am Freitag, den 10. April 1953, im Vortragssaal 1
des Deutschen Museums in München

Dr. Josef Schröder, Städt. Krankenhaus Schweinfurt

H. Kriesebeck, Prof., Münster, Chir. Univ. Klinik.

Dr. Eyerbeck Robert – München. Chir. Univ.-Klinik

Dr. Albert Schürholz Münster (Westf.) Chir. Univ. Klinik

Franz Mallin Quierschied/Saar Knappschafts-Krankenhaus

Dr. Adolf Benedikt, Rheydt, Städt. Krankenhaus

Dr. Kurt Wiemers. Köln-Merheim. Chirurg. Klinik

[illegible] Flensburg Diakonissen-Anstalt

Dr. Werner Quaas Marienheide, Bez. Köln
Landeskrankenhaus.

Dr. Kurt Hutter München, Krankenhaus Nymphenburg

Dr. Karl Dietmann, Bonn, Chir. Univ. Klinik

Dr. Horst Ehlers Ludwigsburg

Dr. Klaus Mangel Bremerhaven-M
Städt. Krankenhaus Mitte

Dr. Alfred Rühling. Essen, Elisabethkrankenhaus.

Dr. F. W. v. Mengen-Hemsbach Hamburg A.K. Barmbek

Dr. Walter Mannion, Arnsberg/Westf
z. Zt. Copenhagen WHO +
Anaesthesiology Centre

Dr. Ester Krabbe, Heidelberg, Chirurg. Univ. Klinik
Dr. Elsa v. Lutzeicher Heidelberg Chirurg. Univ. Klinik

Dr. Werner Lang Universitätsklinik Homburg/Saar.

Dr. Heinz Georg, Heidelberg, Chirurg. Univ. Klinik

(Dr. Felix H. Ungar, Basel, Chirurg. Univ.-Klinik)

50 Jahre Deutsche Gesellschaft
für Anästhesiologie und Intensivmedizin

Springer
Berlin
Heidelberg
New York
Hongkong
London
Mailand
Paris
Tokio

50 Jahre Deutsche Gesellschaft für Anästhesiologie und Intensivmedizin

Tradition & Innovation

Herausgegeben von
Jürgen Schüttler

im Auftrag der
Deutschen Gesellschaft für Anästhesiologie
und Intensivmedizin

unter Mitwirkung von
M. Goerig, H. Petermann, J. Schulte am Esch und W. Schwarz

Mit Beiträgen von
K. van Ackern, F. W. Ahnefeld, P. Ahrens, H. Van Aken, D. M. Albrecht, J. Bahr, G. Benad, K. Bonhoeffer, L. Brandt, H. Burchardi, W. Buzello, G. Cunitz, W. F. Dick, A. Doenicke, R. Dudziak, W. Ehmann, K. Eyrich, K. J. Falke, K. Fischer, K. Geiger, M. Georgieff, M. Goerig, C.-A. Greim, C. Griem, T. Hachenberg, V. Hempel, G. Hempelmann, W. Henschel †, M. Johanson, G. Kalff, S.-M. Kasper, D. Kettler, E. A. Kirchner, E. Kochs, M. Körner, K.-H. Kopp, W. J. Kox, U. M. Krause, U. Kreimeier, C. Krier, R. Larsen, H. Laubenthal, P. Lawin †, C. Lehmann, H. Lennartz, H. Liebal, J. Link, E. Martin, G. Mewes, K.-J. Meyer, J. Mildenberger, J. Nadstawek, C. Nemes, G. Nöldge-Schomburg, D. Olthoff, H. W. Opderbecke, K. Peter, H. Petermann, J. Peters, S. Piepenbrock, C. Puchstein, J. Radke, K. Reinhart, W. Röse, N. Roewer, R. Rossaint, H. Rüffert, E. Rügheimer, W. Sauerwein, A. Scheffler, G. Schelling, P. Schmucker, A. Schneeweiß, M. Schneider, J. Scholz, J. Schüttler, J. Schulte am Esch, W. Schwarz, H. Schwilden, C. Stein, H. Stoeckel, M. Strätling, J.-P. Striebel, K. Taeger, J. Tarnow, G. Tempel, F. Tautenhahn, T. Uhlig, K. Unertl, P. Uter, J. Wawersik, K.-H. Weis, W. Weißauer, M. Wendt, H. Wulf, M. Zenz, M. Zindler

Springer

Prof. Dr. Jürgen Schüttler
Klinik für Anästhesiologie
Friedrich-Alexander-Universität
Erlangen-Nürnberg
Krankenhausstraße 12

91054 Erlangen

ISBN 3-540-00057-7 Springer-Verlag Berlin Heidelberg New York

Bibliografische Information der Deutschen Bibliothek
Die Deutsche Bibliothek verzeichnet diese Publikation in der Deutschen Nationalbibliografie; detaillierte bibliografische Daten sind im Internet über *http://dnb.ddb.de* abrufbar.

Springer-Verlag Berlin Heidelberg New York
ein Unternehmen der BertelsmannSpringer Science+Business Media GmbH
http://www.springer.medizin.de

Planung: Ulrike Hartmann, Heidelberg
Desk Editing: Gisela Schmitt, Heidelberg
Copy Editing: L. Picht, Heidelberg
Layout und Herstellung: W. Bischoff, Heidelberg
Umschlag- und Innengestaltung: deblik, Berlin
Datenkonvertierung und Umbruch: Fotosatz-Service Köhler GmbH, Würzburg
Reproduktion der Abbildungen: Orthographie, Heidelberg

Gedruckt auf säurefreiem Papier 22/BF3160 – 5 4 3 2 1 0

Geleitwort des Präsidiums der DGAI

Die Deutsche Gesellschaft für Anästhesiologie und Intensivmedizin (DGAI) feiert in diesem Jahr das Jubiläum ihres 50-jährigen Bestehens. Am 10. April 1953 wurde in München die „Deutsche Gesellschaft für Anaesthesie" gegründet; am 14. September 1956 beschloss der 56. Deutsche Ärztetag in Lindau, den „Facharzt für Anästhesie" in die Facharztordnung aufzunehmen. Damit war die formale Verselbständigung des noch relativ jungen Fachgebietes vollzogen.

Mit der Einführung der Anästhesie in die moderne Medizin begann der ungewöhnlich erfolgreiche Weg einer Fachdisziplin, in Deutschland wie in anderen Ländern. Der Weg in die Selbstständigkeit des Fachs jedoch war, wie wir das in der vorliegenden Festschrift noch einmal nachlesen können, kein einfacher. Die Gründung einer Fachgesellschaft allein und die Einführung eines Facharztes für Anästhesie bedeuteten nicht notwendigerweise, dass die Anästhesie als ein mit den anderen medizinischen Spezialitäten gleichgestelltes Fach angesehen wurde. Die Anästhesie musste diese Position hart erkämpfen. Sie konnte die Gleichberechtigung und ihre heutige erfolgreiche Position im Wesentlichen durch zwei Voraussetzungen erreichen: Es gelang den Anästhesisten in und um den Operationssaal die Operateure und Patienten durch Leistung zu überzeugen. Zum anderen konnte das Fach im Fächerspektrum der Medizin seinen wissenschaftlichen Platz erobern und ausfüllen. Es gibt in Deutschland heute keine Universitätsklinik ohne Lehrstuhl für Anästhesiologie. Das ist mit Leistung, aber auch mit Visionen und mit dem Gespür für das Mögliche der Gründergeneration unserer Anästhesisten in Deutschland gelungen. Diesen Kolleginnen und Kollegen, den Pionieren, gilt unser besonderer Dank für das, was sie für unser Fach erreicht haben.

Nochmal – dieses sei im Rahmen eines Jubiläumsjahres erlaubt, erneut hervorzuheben – Anästhesie ist eine Erfolgsgeschichte, nicht nur des Faches selbst, sondern auch all dessen, was sich mittelbar und unmittelbar daraus entwickelt hat. Eng verbunden mit der Entstehungsgeschichte der Anästhesie ist die Entwicklung der operativen Intensivmedizin. Die Anästhesisten konnten zeigen, dass sie auf dem Boden ihrer fachlichen Qualifikation über das eigentliche Narkoseverfahren hinaus intra- und postoperativ die Sorge für die Vitalfunktionen der Patienten übernehmen und damit den Operateur in einem für den Operationserfolg entscheidenden Bereich entlasten konnten: „Der Operateur widmet sich ganz nur seiner Operation, während der Anästhesist alle vitalen Funktionen des Kranken steuert und überwacht" (K.H. Bauer, 1955: Langenbecks Arch klin Chir 282, 163–177). Schon während der Narkose betreibt der Anästhesist intraoperative Intensivmedizin. Daraus ergibt sich folgerichtig die hohe Kompetenz, die unserem Fach in der Intensivmedizin inzwischen auch über die direkt postoperative Phase hinaus zukommt.

Gleiches gilt für die Notfallmedizin und die Schmerztherapie. Die vier tragenden Säulen **Anästhesie, Intensivmedizin, Notfallmedizin und Schmerztherapie** haben sich konsequent im Rahmen unseres Faches entwickelt: „Die Anästhesiologie umfasst die allgemeine und lokale Anästhesie einschließlich deren Vor- und Nachbehandlung, die Aufrechterhaltung der vitalen Funktionen während operativer Eingriffe, die Wiederbelebung und die Intensivtherapie in Zusammenarbeit mit den für das Grundleiden zuständigen Ärzten", wie das Fachgebiet in der Weiterbildungsordnung von 1968 erstmals definiert wurde – eine prägnante Formulierung, die maßgeblich auf den damaligen Präsidenten der DGAW, Hans Wolfgang Opderbecke zurückgeht.

Durch die Attraktivität, die unser Fach bei jungen Kolleginnen und Kollegen genoss und nach wie vor genießt, konnte die anästhesiologische Versorgung in Deutschland mit qualifizierten Anästhesisten in der unmittelbaren Vergangenheit sichergestellt werden.

Die Anästhesie entstammt der Chirurgie. Sie hat ihre Leistungen aber von Anfang an auch den anderen operativen Fächern jederzeit angeboten, wenn die Nachfrage dafür bestand. Die Anästhesie wird ihre operativen Wurzeln nie verleugnen. Durch ihre tagtägliche Zusammenarbeit mit allen operativen Kollegen sind die Anästhesisten zu einem Integrationsfaktor in der operativen Medizin geworden.

Die erfolgreiche Auseinandersetzung um die Selbstständigkeit unseres Fachs, der hohe klinische und wissenschaftliche Rang, den die Anästhesie inzwischen genießt – all das verpflichtet uns, dieses Fach – auf den Schultern unserer Vorgängergeneration stehend – weiter zu entwickeln. Bei aller Vielfalt der Entwicklungen in den verschiedenen Aufgabenbereichen der Anästhesiologie ist uns dabei als ein besonderes Vermächtnis die Bewahrung der „Einheit des Faches in der Vielfalt" aufgegeben, ein kostbares Gut, um das die DGAI von anderen medizinischen Fachgesellschaften zu Recht beneidet wird. Dies soll uns Verpflichtung sein, aber auch Rückhalt, wenn es gilt, in dem Spannungsfeld von medizinischem Fortschritt, demographischer Entwicklung der Bevölkerung, Anspruch der Patienten und dem Strukturwandel im Gesundheitswesen den hohen Standard unseres Faches in Klinik und

Wissenschaft zu halten. So verstanden können wir mit Zuversicht in die Zukunft schauen.

Es soll abschließend nicht versäumt werden, dem Schriftführer unserer Gesellschaft, Herrn Kollegen Jürgen Schüttler und seinem Team sowie den zahlreichen Autoren für ihr engagiertes Zusammenwirken bei der Abfassung und der Herausgabe dieser Festschrift den Dank der Deutschen Gesellschaft für Anästhesiologie und Intensivmedizin auszusprechen. Unser Dank gilt auch dem Springer-Verlag und seinen Mitarbeitern für die mustergültige und reibungslose Zusammenarbeit bei der gelungenen editorischen Gestaltung und der termingerechten Produktion dieses Bandes. Zu danken ist nicht zuletzt auch den Sponsoren, deren großzügige Unterstützung die Drucklegung dieser Festschrift erst ermöglicht hat.

Prof. Dr. Eike Martin
Präsident der Deutschen Gesellschaft
für Anästhesiologie und Intensivmedizin

Prof. Dr. Dr. h.c. Klaus van Ackern
Generalsekretär der Deutschen Gesellschaft
für Anästhesiologie und Intensivmedizin

Grußwort der Bundesärztekammer

Den Mitgliedern der Deutschen Gesellschaft für Anästhesiologie und Intensivmedizin übermittle ich auf diesem Wege die besten Grüße der Bundesärztekammer und des Deutschen Ärztetages zum 50-jährigen Bestehen Ihres Fachgebietes in Deutschland. Auch wenn die Facharztbezeichnung durch Beschluss des Deutschen Ärztetages 1953 eingeführt wurde, hat es mehr als drei Jahrzehnte gedauert, ehe sich das Fach stabil etablieren konnte. Gerade die Anästhesiologie und Intensivmedizin hat entscheidend zu den Fortschritten – insbesondere der modernen operativen Medizin – beigetragen.

Der Weg, der hierzu begangen wurde, ist es im Rahmen einer Festschrift wert, ihn bis zu seinen Ursprüngen zurückzuverfolgen. Es ist in diesem Zusammenhang von Interesse, anhand der Protokolle aus den Jahren 1952 und 1953 die Argumente aus den Beratungen der Gremien der ärztlichen Selbstverwaltung wiederzugeben, die zur Einführung des Gebietes Anästhesie im Jahr der Gründung ihrer Gesellschaft geführt haben.

Als erste deutsche Ärztekammer hat die Ärztekammer Nordrhein 1952 die Einführung des Gebietes Anästhesie beschlossen. Dies dokumentiert das Protokoll der Sitzung des Vorstandes der Ärztekammer Nordrhein vom 3. Dezember des Jahres 1952. Der spätere Vorsitzende der Kassenärztlichen Bundesvereinigung, Dr. Muschallik teilte mit,

„dass er, nachdem die Vorarbeiten soweit gediehen seien, es für zweckmäßig hielte, den Vorstand über die derzeitige Lage der Verhältnisse in der Frage der Facharztanerkennung auf dem Gebiet der Anästhesie zu unterrichten. Man könne jetzt das Fazit ziehen, dass die Ärztekammer den richtigen Weg gewählt habe. Sie sei damit im Bundesgebiet allen Ärztekammern voraus. Nunmehr habe auch die Arbeitsgemeinschaft die Ärztekammer Nordrhein beauftragt, die Prüfung der Ausbildung auch bei Ärzten anderer Ärztekammern vorzunehmen und die vorläufige Anerkennung auszusprechen".

Und weiter:

„Es sei zu hoffen, dass das Fachgebiet der Anästhesie auf dem 56. Deutschen Ärztetag in die neue Facharztordnung aufgenommen werde."

„Bezüglich der Ausbildung sei man sich darüber klar, dass der Facharzt für Anästhesie über besonders weitreichende Kenntnisse verfügen müsse. Andererseits sei aber nicht beabsichtigt, die Ausbildungszeit für dieses Fachgebiet über die Ausbildungszeiten der Facharztgebiete, beispielsweise der Chirurgie oder Frauenkrankheiten auszudehnen. Für die Ausbildung habe man nunmehr folgende Zeiten vorgesehen:

2 Jahre Anästhesie, 2 Jahre Chirurgie, 1 Jahr Innere

Außerdem halte man es für zweckmäßig, wenn man dem Anwärter für das Gebiet der Anästhesie auferlegt, während des zusätzlichen Jahres anstelle allgemeinärztlicher Tätigkeit Pharmakologie und Physiologie zu treiben."

Soweit das Zitat mit dem die Einführung in Nordrhein erfolgreich begründet wurde. Ein Vorstandsmitglied, Dr. Consten, Pädiater und späterer Präsident der Ärztekammer Nordrhein erwähnte die Schwierigkeiten, die darin bestünden, den Facharzt für Anästhesie „wirtschaftlich sicherzustellen, da der Anästhesist immer eine Zwitterstellung haben werde."

Dr. Muschallik erklärte, dass es zunächst darauf ankomme, einen Facharzt für Anästhesie überhaupt zu schaffen „das weitere würde sich dann ergeben". Dagegen erhob sich kein Widerspruch, wie das Protokoll vermerkt.

Auf dem 56. Deutschen Ärztetag 1953 in Lindau wurde dann durch das Präsidiumsmitglied Dr. Rodewald der Antrag gestellt und begründet, der zur Aufnahme der Facharztbezeichnung „Anästhesie" in die Weiterbildungsordnung aller Ärztekammern führte. Unterstützt wurde dieser Antrag durch den Beitrag des die Deutsche Gesellschaft für Chirurgie vertretenden Gastredners Prof. Dr. Kurt Denecke, der unter anderem ausführte:

„Es muss der Narkotisist als gleichberechtigter Kollege neben dem Chirurgen stehen und die volle Verantwortung für seine Handlungen und seine Maßnahmen tragen. Voraussetzung für eine solche Übernahme der Verantwortung durch den Narkotiseur ist die entsprechende theoretische Ausbildung, die sich demnach auf die Fächer beziehen muss, die weit ab von der Chirurgie liegen und dem Chirurgen völlig fremd sind. Ich erinnere speziell an die Pharmakologie."

Soviel aus den Quelltexten aus den Protokollen der Ärztekammer Nordrhein und der Bundesärztekammer. Sie sprechen im Kontext der damaligen Situation für sich.

Das Gebiet Anästhesiologie hat sich nach über 50 Jahren auf einem hohen klinischen und wissenschaftlichen Niveau in Deutschland konsolidiert. Der Strukturwandel im Gesundheitswesen wird, wie in anderen Fächern, aufgrund der gesetzgeberischen Vorgaben insbesondere der DRG's hohe Anforderungen an die Ärztinnen und Ärzte des Gebietes Anästhesiologie und Intensivmedizin stellen.

Daher begrüße ich insbesondere Ihre Auseinandersetzung mit dem Themenfeld der Palliativmedizin, die durch die gesetzgeberischen Beschlüsse in unseren Nachbarländern, an die insbesondere der Kammerbereich Nordrhein, in dem ich als Präsident tätig bin, angrenzt, eine hohe Aktualität erlangt hat. Hierzu hat der Deutsche Ärztetag auf seiner Tagung in Rostock im Mai 2002 einen überzeugenden Beschluss zum belgischen Gesetz zur Legalisierung der Euthanasie gefasst[1].

Mit allen guten Wünschen für eine gedeihliche Weiterentwicklung Ihres Fachgebietes und Ihrer Fachgesellschaft verbleibe ich
mit den besten kollegialen Grüßen
Ihr

Prof. Dr. med. Jörg-Dietrich Hoppe
Präsident der Bundesärztekammer
und des Deutschen Ärztetages

1 Beschluss 105. Deutscher Ärztetag (2002) Entschließung zum Belgischen Gesetz zur Legalisierung der Euthanasie. www.bundesaerztekammer.de/30/Aerztetag/105_DAET/03Beschluss/Top1/32.html

Grußwort der Deutschen Krankenhausgesellschaft

Zum 50-jährigen Bestehen der Deutschen Gesellschaft für Anästhesiologie und Intensivmedizin gratuliere ich im Namen der Deutschen Krankenhausgesellschaft.

In den letzten 50 Jahren hat die Medizin eine rasante Entwicklung erfahren, die über alle Fachbereiche hinweg die Ärzte vor immer neue Herausforderungen gestellt hat. Dieser Prozess ist in der DGAI fachkompetent begleitet worden.

Aufgrund der Nähe der DGAI zum Krankenhausbereich können wir heute somit auch auf eine Jahrzehnte andauernde konstruktive Zusammenarbeit zwischen DGAI und DKG zurückblicken. Beispielhaft möchte ich hier nur die gemeinsame Implementierung und Etablierung der Weiterbildung in der Krankenpflege für den Bereich Anästhesie und Intensivmedizin hervorheben. Als ersten Schritt auf diesem Weg hat 1969 die DGAI (die sich damals noch Deutsche Gesellschaft für Anästhesie und Wiederbelebung nannte) eine Empfehlung zur „Ausbildung von Anästhesieschwestern und Pflegern" beschlossen. Damit gab es erstmalig eine bundeseinheitliche Weiterbildungsordnung. Sie sah eine einjährige, berufsbegleitende Weiterbildung mit 100 Unterrichtsstunden, eine Abschlussprüfung und Zeugniserteilung vor. Aufgrund der raschen Entwicklungen in den Bereichen Anästhesie und Intensivpflege hat die DKG unter Weiterentwicklung ihrer Empfehlung vom 25. Mai 1971, im Rahmen gemeinsamer Beratungen unter anderem mit der DGAI ein „Muster für die landesrechtliche Ordnung der Weiterbildung und Prüfung zu Krankenschwestern, Krankenpflegern und Kinderkrankenschwestern in der Intensivpflege" erarbeitet und zur Anwendung empfohlen. Diese Empfehlung wurde Ende 1976 verabschiedet.

Das Spannungsverhältnis zwischen neuen medizinisch-wissenschaftlichen Erkenntnissen und technische Möglichkeiten einerseits und der Erhalt unserer sozialen Sicherungssysteme andererseits wird uns auch in den nächsten Jahren und Jahrzehnten beschäftigen. Mit einer Fülle nicht immer in allen Konsequenzen ausreichend durchdachter politischer Entscheidungen hat der Gesetzgeber versucht, den „Spagat" zwischen medizinisch Möglichem und allgemein solidarisch Finanzierbarem „in den Griff" zu bekommen.

Der Krankenhausbereich war in den letzten Jahren daher von erheblichen Effizienzsteigerungen gekennzeichnet: Die Krankenhäuser versorgen mit immer weniger Betten und Personal immer mehr und immer ältere Patienten, die aufgrund medizinisch-technischen Fortschritts immer früher entlassen werden können. Dass dies nicht zu Lasten der Patienten ging, ist neben der Einsatzbereitschaft auch auf das kompetente Wissen der Krankenhausärzte zurückzuführen, was eines der wesentlichen Belange der DGAI ist.

Die DKG wünscht der DGAI bei der Vielzahl der schwierigen Aufgaben, die auch in der Zukunft auf sie zu kommen, Mut und Selbstvertrauen; wo wir gemeinsam zusammen arbeiten können, wollen wir dies gerne tun.

Dr. Burghard Rocke
Präsident
Deutsche Krankenhausgesellschaft

Grußwort des Berufsverbandes Deutscher Anästhesisten

Als Vertreter des Berufsverbandes Deutscher Anästhesisten, gleichsam des „jüngeren Bruders" unserer – da vornehmlich wissenschaftlich orientiert – „schlaueren" und mittlerweile auch reifer gewordenen „größeren Schwester" DGAI, mit der uns ein ungewöhnlich harmonisches und daher auch besonders fruchtbares Verhältnis verbindet, erlaube ich mir hiermit der Deutschen Gesellschaft für Anästhesiologie und Intensivmedizin von Herzen zu ihrem 50. Geburtstag zu gratulieren!

Da die Uhren im Verbandswesen bekanntlich langsamer gehen als im „normalen" Leben, bedeuten 50 Jahre für eine medizinisch-wissenschaftliche Fachgesellschaft für sich genommen noch nicht allzu viel. Betrachtet man jedoch das in diesem halben Jahrhundert Geleistete, so ist das, was diese vergleichsweise noch junge Gesellschaft „auf die Beine gestellt" und erreicht hat, beachtlich!

Aus berufspolitischer Sicht ist es bereits die Vielzahl der meist gemeinsam mit dem BDA erarbeiteten „Entschließungen, Empfehlungen, Vereinbarungen und Leitlinien", die uns zum Teil schon seit Jahrzehnten bei unserer täglichen Arbeit im Operationssaal, auf der Intensivstation, in der Notfallmedizin ebenso wie in der Schmerztherapie den Rücken stärken und vor allem in der interdisziplinären Zusammenarbeit Sicherheit geben. Sie sind eine nicht hoch genug einzuschätzende Hilfe, die im Zuge der zunehmenden Arbeitsteiligkeit immer mehr in den Vordergrund tretenden „Schnittstellenproblematiken" zu entschärfen.

Die eigentliche Domäne einer wissenschaftlichen Fachgesellschaft ist natürlich die Befassung mit wissenschaftlichen Fragen, möglichst hochkarätige Forschung und Vermittlung der dabei erarbeiteten Erkenntnisse u.a. auf entsprechenden Kongressen, wie etwa dem DAC 2003!

Dass unser Fach den heute überaus gängigen Separierungsbestrebungen so erfolgreich widerstehen konnte und weiterhin als Ganzes firmiert, liegt nicht zuletzt u.a. daran, dass sich unter dem wissenschaftlichen Dach der DGAI mittlerweile zehn wissenschaftliche Arbeitskreise und zahlreiche problembezogene Kommissionen einzelnen Aufgaben und Problemen widmen. Die so destillierte „reine Lehre" wiederum in die Realität des beruflichen Alltags um- und dort durchzusetzen ist Aufgabe des Berufsverbandes.

Gemeinsames Informationsorgan, vorzugsweise für die Mitglieder von DGAI, BDA und DAAF, aber auch für alle anderen anästhesiologisch Interessierten und Tätigen, ist die „Anästhesiologie & Intensivmedizin", die mittlerweile mit einer Auflage von 18.000 Exemplaren monatlich eine nicht zu unterschätzende Rolle im Reigen der anästhesiologischen Fachzeitschriften in Deutschland spielt.

Darüber hinaus ist die DGAI – drittgrößte Anästhesiegesellschaft der Welt – in Deutschland eine der mitgliederstärksten medizinisch-wissenschaftlichen Fachgesellschaften! Allerdings darf man bei einer derartigen Betrachtung nicht einfach die „Masse der Mitglieder" mit der „Klasse der erarbeiteten Ergebnisse" gleichsetzen.

Derartige Erfolge kommen nicht von ungefähr, sondern stellen sich nur ein, wenn es Menschen gibt, deren erste Frage nicht – wie heute vielfach gang und gäbe – lautet: „Was kann die Gesellschaft oder der Verband für mich tun?", sondern: „Was kann ich für diese Einrichtungen tun?". DGAI und BDA waren und sind in der glücklichen Lage, zahlreiche aus solchem Holz geschnitzte Persönlichkeiten in ihren Reihen zu haben, wobei einzelne in beiden Verbänden – ich erwähne ohne jeden Anspruch auf Vollständigkeit nur die Namen Charlotte Lehmann, Hans Wolfgang Opderbecke und Walther Weißauer – Bahnbrechendes geleistet und dafür gesorgt haben, die Kräfte von DGAI und BDA zu bündeln und auf gemeinsame Ziele auszurichten!

Von dem, was unser Fach und damit auch die DGAI ausmacht, kann man sich alljährlich auf den Deutschen Anästhesiekongressen einen guten Überblick verschaffen. So wird auch der DAC 2003 in München, dem Geburtsort der DGAI, die ganze Breite unseres nun im Sinne der Gebietsanerkennung ebenfalls 50 Jahre alten Fachs widerspiegeln und eine Vielzahl von Highlights präsentieren.

Dabei kommt die bereits erwähnte und von Anfang an bestehende Verbundenheit von DGAI und BDA auf dem DAC auch dieses Jahr wieder zum Ausdruck: Er bietet reichlich Gelegenheit, berufspolitische Themen und Probleme, die uns Anästhesisten auf den Nägeln brennen, in entsprechenden Foren und – erstmalig für BDA-Mitglieder kostenfreien – Seminaren darzustellen und zu diskutieren.

Denn die Einführung der DRGs, mittlerweile ein leidiger Dauerbrenner, immer neue Kostendämpfungsmaßnahmen der dafür politisch jeweils Verantwortlichen, offene Rechts- und Gebührenfragen machen – so bedauerlich das sein mag – auch vor dem 50-jährigen Jubiläum der DGAI nicht halt, sondern werden uns auch weiterhin intensiv beschäftigen und fordern den engen Schulterschluss unserer Verbände.

Andererseits müssen gerade diese Themen offensiv angegangen werden, um nicht nur der Wissenschaft, sondern vor allem einer auf modernen medizinisch-naturwissenschaftlichen Erkenntnissen fußenden, optimalen Krankenbehandlung sowie einer zeitgemäßen Berufsausübung den nötigen Spielraum zu schaffen und zu erhalten.

Dies zu erreichen, muss das Ziel unserer gemeinsamen Anstrengungen sein!

Professor Dr. med. Bernd Landauer
Präsident des Berufsverbandes Deutscher Anästhesisten

Inhalt

1 Die Anästhesie vor 1945

2 Die Entwicklung der wissenschaftlichen Fachgesellschaft

3 Die vier Säulen der Anästhesiologie

4 Die Etablierung der Anästhesiologie in Deutschland

Autorenverzeichnis

Ackern, K. van, Prof. Dr. Dr. h.c.
Institut für Anästhesiologie
und Operative Intensivmedizin
der Fakultät für Klinische Medizin
Mannheim der Universität Heidelberg,
Universitätsklinikum,
Theodor-Kutzer-Ufer 1–3,
68167 Mannheim

Aken, H. Van, Prof. Dr.
Klinik und Poliklinik
für Anästhesiologie
und Operative Intensivmedizin,
Universitätsklinikum Münster,
Albert-Schweitzer-Str. 33,
48149 Münster

Albrecht, D. M., Prof. Dr.
Klinik und Poliklinik
für Anaesthesiologie und Intensivtherapie, Universitätsklinikum
Carl Gustav Carus der Technischen
Universität Dresden,
Fetscherstraße 74, 01307 Dresden

Bahr, J., Dr.
Zentrum Anaesthesiologie, Rettungs- und Intensivmedizin, Klinikum der
Georg-August-Universität Göttingen,
Robert-Koch-Str. 40, 37070 Göttingen

Benad, G., Prof. Dr.
Parkweg 16, 18196 Beselin

Bonhoeffer, K.
Südl. Auffahrtsallee 40,
80639 München

Brandt, L., Prof. Dr.
Zentrum für Anästhesie,
Intensivmedizin und Schmerztherapie
der Klinikum Wuppertal GmbH,
Heusnerstr. 40, 42283 Wuppertal

Burchardi, H., Prof. Dr.
Zentrum Anaesthesiologie, Rettungs- und Intensivmedizin, Klinikum der
Georg-August-Universität Göttingen,
Robert-Koch-Str. 40, 37070 Göttingen

Buzello, W., Prof. Dr.
Klinik und Poliklinik
für Anaesthesiologie und Operative
Intensivmedizin der Universität
zu Köln, 50924 Köln

Cunitz, G., Prof. Dr.
Trienendorfer Str. 90A,
58300 Wetter

Dick, W. F., Prof. Dr. Dr. h.c.
Klinik für Anästhesiologie,
Klinikum der Universität Mainz,
Langenbeckstr. 1, 55131 Mainz

Doenicke, A., Prof. Dr.
Hartstr. 80, 82110 Germering

Dudziak, R., Prof. Dr.
Klinik für Anästhesiologie,
Intensivmedizin und Schmerztherapie,
Klinikum der Johann Wolfgang
Goethe-Universität Frankfurt
am Main, Theodor-Stern-Kai 7,
60590 Frankfurt am Main

Ehmann, W., Dr.
Obere Hurststr. 4, 71679 Asperg

Falke, K. J., Prof. Dr.
Klinik für Anästhesiologie und
operative Intensivmedizin,
Medizinische Fakultät der Humboldt-Universität zu Berlin –
Charité-Campus Virchow-Klinikum,
Augustenburger Platz 1,
13353 Berlin

Geiger, K., Prof. Dr. Dr. h.c.
Anaesthesiologische
Universitätsklinik Feiburg,
Hugstetter Str. 55,
79106 Freiburg

Georgieff, M., Prof. Dr.
Klinik für Anästhesiologie,
Universitätsklinikum Ulm,
Steinhövelstr. 9, 89075 Ulm

Goerig, M., Dr.
Klinik und Poliklinik
für Anästhesiologie, Universitätsklinikum Hamburg-Eppendorf,
Martinistr. 52, 20251 Hamburg

Greim, C.-A., Dr.
Klinik für Anaesthesiologie
der Universität Würzburg,
Josef-Schneider-Str. 2,
97080 Würzburg

Griem, C., Dr.
Klinik für Anaesthesiologie
und operative Intensivmedizin,
Klinikum Benjamin Franklin
der Freien Universität Berlin,
Hindenburgdamm 30, 12200 Berlin

Hachenberg, T., Prof. Dr.
Universitätsklinik für Anaesthesiologie und Intensivtherapie,
Klinikum der Otto-von-Guericke-Universität Magdeburg,
Leipziger Str. 44, 39120 Magdeburg

Hempelmann, G., Prof. Dr. Dr. h.c.
Abteilung Anaesthesiologie,
Intensivmedizin, Schmerztherapie,
Universitätsklinikum Gießen,
Rudolf-Buchheim-Str. 7,
35392 Gießen

Henschel, W., Prof. Dr. †

Hoeft, A., Prof. Dr.
Klinik und Poliklinik für
Anästhesiologie und Spezielle
Intensivmedizin der Rheinischen
Friedrich-Wilhelms-Universität Bonn,
Sigmund-Freud-Straße 25,
53105 Bonn

Kalff, G., Prof. Dr.
Orthstr. 10, 52072 Aachen

Kasper, S.-M., Priv.-Doz. Dr.
Klinik und Poliklinik für Anaesthesiologie und Operative Intensivmedizin
der Universität zu Köln, 50924 Köln

Kettler, D., Prof. Dr. Dr. h.c.
Zentrum Anaesthesiologie, Rettungs- und Intensivmedizin, Klinikum der
Georg-August-Universität Göttingen,
Robert-Koch-Str. 40, 37070 Göttingen

Kirchner, E. A., Dr. h. c.
Anaesthesiologische Universitätsklinik
Feiburg, Hugstetter Str. 55,
79106 Freiburg

Kochs, E. Prof. Dr.
Klinik für Anaesthesiologie,
Klinikum rechts der Isar der
Technischen Universität München,
Ismaninger Str. 22, 81675 München

Körner, M., Dr.
Schönwasserstr. 252, 56072 Krefeld

Kopp, K.-H., Prof. Dr.
Anaesthesiologische Universitätsklinik Feiburg, Hugstetter Str. 55, 79106 Freiburg

Kox, W. J., Prof. Dr. Dr.
Klinik für Anästhesiologie und operative Intensivmedizin, Medizinische Fakultät der Humboldt-Universität zu Berlin – Campus Charité Mitte, Schumannstraße 20–21, 10117 Berlin

Krause, U. M., Dr.
Klinik für Anästhesiologie und operative Intensivmedizin, Zentralkrankenhaus Sankt-Jürgenstraße, St.-Jürgen-Str. 1, 28205 Bremen

Kreimeier, U., Prof. Dr.
Klinik für Anaesthesiologie der Universität München, Marchioninistr. 15, 81377 München

Krier, C., Prof. Dr.
Klinik für Anästhesiologie und operative Intensivmedizin am Katharinenhospital, Klinikum Stuttgart, Kriegsbergstraße 60, 70174 Stuttgart

Larsen, R., Prof. Dr.
Klinik für Anästhesiologie und Intensivmedizin, Universitätsklinken des Saarlandes, Kirrberger Straße, 66421 Homburg/Saar

Laubenthal, H., Prof. Dr.
Universitätsklinik für Anaesthesiologie, St. Josef-Hospital der Ruhr-Universität Bochum, Gudrunstraße 56, 44791 Bochum

Lawin, P., Prof. Dr. Dr. h.c. †

Lehmann, C., Dr.
Pienzenauer Str. 160, 81925 München

Lennartz, H., Prof. Dr.
Römerweg 12, 35287 Amöneburg

Liebal, H. Dr.
Klinik für Anaesthesiologie und Intensivmedizin, Städtisches Krankenhaus Martha-Maria Halle-Dölau gGmbH, Röntgenstr. 1, 06120 Halle

Link, J., Prof. Dr.
Klinik für Anaesthesiologie und operative Intensivmedizin, Klinikum Benjamin Franklin der Freien Universität Berlin, Hindenburgdamm 30, 12200 Berlin

Martin, E., Prof. Dr.
Klinik für Anaesthesiologie, Universitätsklinikum Heidelberg, Im Neuenheimer Feld 110, 69120 Heidelberg

Mewes, G., Dr.
Klinik für Anästhesie und Intensivtherapie, Klinikum Mansfelder Land, Haus Eisleben, Hohetorstr. 25, 06295 Lutherstadt Eisleben

Meyer, K.-J., Dr.
Klinik für Anaesthesiologie, operative Intensivmedizin und Schmerztherapie, St.-Elisabeth-Klinik, Postfach 1373, 66713 Saarlouis

Mildenberger, J., Dr.
Klinik für Anaesthesiologie der Universität Würzburg, Josef-Schneider-Str. 2, 97080 Würzburg

Nadstawek, J., Prof. Dr. Dr. h.c.
Klinik und Poliklinik für Anästhesiologie und Spezielle Intensivmedizin der Rheinischen Friedrich-Wilhelms-Universität Bonn, Sigmund-Freud-Straße 25, 53105 Bonn

Nemes, C., Dr.
Mühlbachstr. 41, 88662 Überlingen a. Bodensee

Nöldge-Schomburg, G., Prof. Dr.
Klinik und Poliklinik für Anästhesiologie und Intensivtherapie der Universität Rostock, Postfach 100888, 18055 Rostock

Opderbecke, H. W., Prof. Dr.
Kesslerplatz 10, 90489 Nürnberg

Peter, K., Prof. Dr. Dr. h.c.
Klinik für Anaesthesiologie der Universität München, Marchioninistr. 15, 81377 München

Petermann, H., M.A.
Institut für Theorie und Geschichte der Medizin, Universitätsklinikum Münster, Waldeyerstraße 27, 48149 Münster

Peters, J., Prof. Dr.
Klinik für Anästhesiologie und Intensivmedizin, Universitätsklinikum Essen, Hufelandstr. 55, 45122 Essen

Piepenbrock, S., Prof. Dr.
Zentrum Anästhesiologie, Medizinischen Hochschule Hannover, Carl-Neuberg-Str. 1, 30625 Hannover

Puchstein, C., Prof. Dr.
Klinik für Anästhesiologie und operative Intensivmedizin, Marienhospital Herne, Universitätsklinik der Ruhr-Universität Bochum, Hölkeskampring 40, 44625 Herne

Radke, J., Prof. Dr.
Universitätsklinik für Anästhesiologie und operative Intensivmedizin, Martin-Luther-Universität Halle/Wittenberg, Ernst-Grube-Str. 40, 06120 Halle

Reinhart, K., Prof. Dr.
Klinik für Anästhesiologie und Intensivtherapie, Klinikum der Universität Jena, Bachstraße 18, 07740 Jena

Röse, W., Prof. Dr.
Förderstedter Str. 19, 39112 Magdeburg

Roewer, N., Prof. Dr.
Klinik für Anaesthesiologie der Universität Würzburg, Josef-Schneider-Str. 2, 97080 Würzburg

Rossaint, R., Prof. Dr.
Klinik für Anästhesiologie, Medizinische Einrichtungen der RWTH Aachen, Pauwelsstraße 30, 52074 Aachen

H. Rüffert
Klinik und Poliklinik für Anästhesiologie und Intensivtherapie, Universitätsklinikum Leipzig, Liebigstr. 20A, 04103 Leipzig

Sauerwein, W., Dr.
Alpensteinweg 10B, 78464 Konstanz

Scheffler, A., Dr.
Abteilung Anästhesie
und Intensivmedizin,
Kreiskrankenhaus Schönebeck,
Postfach 1242, 39202 Schönebeck

G. Schelling
Klinik für Anaesthesiologie
der Universität München,
Marchioninistr. 15, 81377 München

Schmucker, P., Prof. Dr.
Klinik für Anästhesiologie,
Universitätsklinikum
Schleswig-Holstein Campus Lübeck,
Ratzeburger Allee 160, 23538 Lübeck

Schneeweiß, A., Dr.
Klinik für Anästhesiologie,
Universitätsklinikum
Schleswig-Holstein Campus Lübeck,
Ratzeburger Allee 160, 23538 Lübeck

Schneider, M., Dr.
Klinik für Anästhesiologie
und interdisziplinäre
Intensivmedizin,
Diakoniekrankenhaus,
Lafontainestr. 15, 06005 Halle

Scholz, J., Prof. Dr.
Klinik für Anästhesiologie
und Operative Intensivmedizin,
Universitätsklinikum Schleswig-Holstein Campus Kiel,
Schwanenweg 21, 24105 Kiel

Schüttler, J., Prof. Dr.
Klinik für Anästhesiologie,
Klinikum der Universität
Erlangen-Nürnberg,
Krankenhausstr. 12, 91054 Erlangen

Schulte am Esch, J., Prof. Dr. Dr. h.c.
Klinik und Poliklinik
für Anästhesiologie,
Universitätsklinikum
Hamburg-Eppendorf,
Martinistr. 52, 20251 Hamburg

Schwarz, W.
Klinik für Anästhesiologie,
Klinikum der Universität
Erlangen-Nürnberg,
Krankenhausstr. 12, 91054 Erlangen

Schwilden, H., Prof. Dr. Dr.
Klinik für Anästhesiologie,
Klinikum der Universität
Erlangen-Nürnberg,
Krankenhausstr. 12, 91054 Erlangen

Stoeckel, H., Prof. Dr. Dr. h.c. mult.
Horst-Stoeckel-Museum für
die Geschichte der Anästhesiologie,
Klinikum der Universität Bonn,
Sigmund-Freud-Straße 25,
53105 Bonn

Strätling, M., Dr.
Klinik für Anästhesiologie,
Universitätsklinikum
Schleswig-Holstein
Campus Lübeck,
Ratzeburger Allee 160, 23538 Lübeck

Striebel, J.-P., Prof. Dr.
Institut für Anästhesiologie
und Operative Intensivmedizin
der Fakultät für Klinische Medizin
Mannheim der Universität Heidelberg,
Universitätsklinikum,
Theodor-Kutzer-Ufer 1–3,
68167 Mannheim

Taeger, K., Prof. Dr.
Klinik für Anästhesiologie
der Universität Regensburg,
Franz-Josef-Strauß-Allee 11,
93042 Regensburg

Tarnow, J., Prof. Dr.
Klinik für Anaesthesiologie,
Klinikum der Heinrich-Heine-Universität Düsseldorf,
Moorenstr. 5, 40225 Düsseldorf

Tempel, G., Prof. Dr.
Klinik für Anaesthesiologie,
Klinikum rechts der Isar der
Technischen Universität München,
Ismaninger Str. 22, 81675 München

Tautenhahn, E., Dr.
Klinik für Anästhesie
und Intensivtherapie,
St. Salvator-Krankenhaus,
Gleimstr. 5, 38820 Halberstadt

Unertl, K., Prof. Dr.
Klinik für Anaesthesiologie
und Transfusionsmedizin,
Universitätsklinikum Tübingen,
Hoppe-Seyler-Str. 3, 72076 Tübingen

Uter, P., Dr.
Skagenhof 5, 30457 Hannover

T. Uhlig
Klinik für Anästhesiologie und Intensivtherapie, Klinikum der Universität
Jena, Bachstr. 18, 07740 Jena

Wawersik, J., Prof. Dr.
Am Alpengarten 3,
88131 Lindau/Bodensee

Weis, K.-H., Prof. Dr.
Weinbergstr. 10, 97273 Kürnach

Weißauer, W., Prof. Dr. h.c.
Geschäftsstelle des BDA,
Roritzerstr. 27, 90419 Nürnberg

Wendt, M., Prof. Dr.
Klinik und Poliklinik für Anästhesiologie und Intensivmedizin,
Friedrich-Loeffler-Straße 23B,
17487 Greifswald

Wulf, H., Prof. Dr.
Klinik für Anästhesie und Intensivtherapie, Klinikum der Philipps-Universität Marburg, Baldingerstraße,
35043 Marburg

Zenz, M., Prof. Dr.
Klinik für Anästhesiologie,
Intensiv- und Schmerztherapie,
BG-Universitätsklinik Bergmannsheil
der Ruhr-Universität Bochum,
Bürkle-de-la-Camp-Platz 1,
44789 Bochum

Zindler, M., Prof. Dr.
Himmelgeister Landstr. 171,
40589 Düsseldorf

Die Anästhesie vor 1945

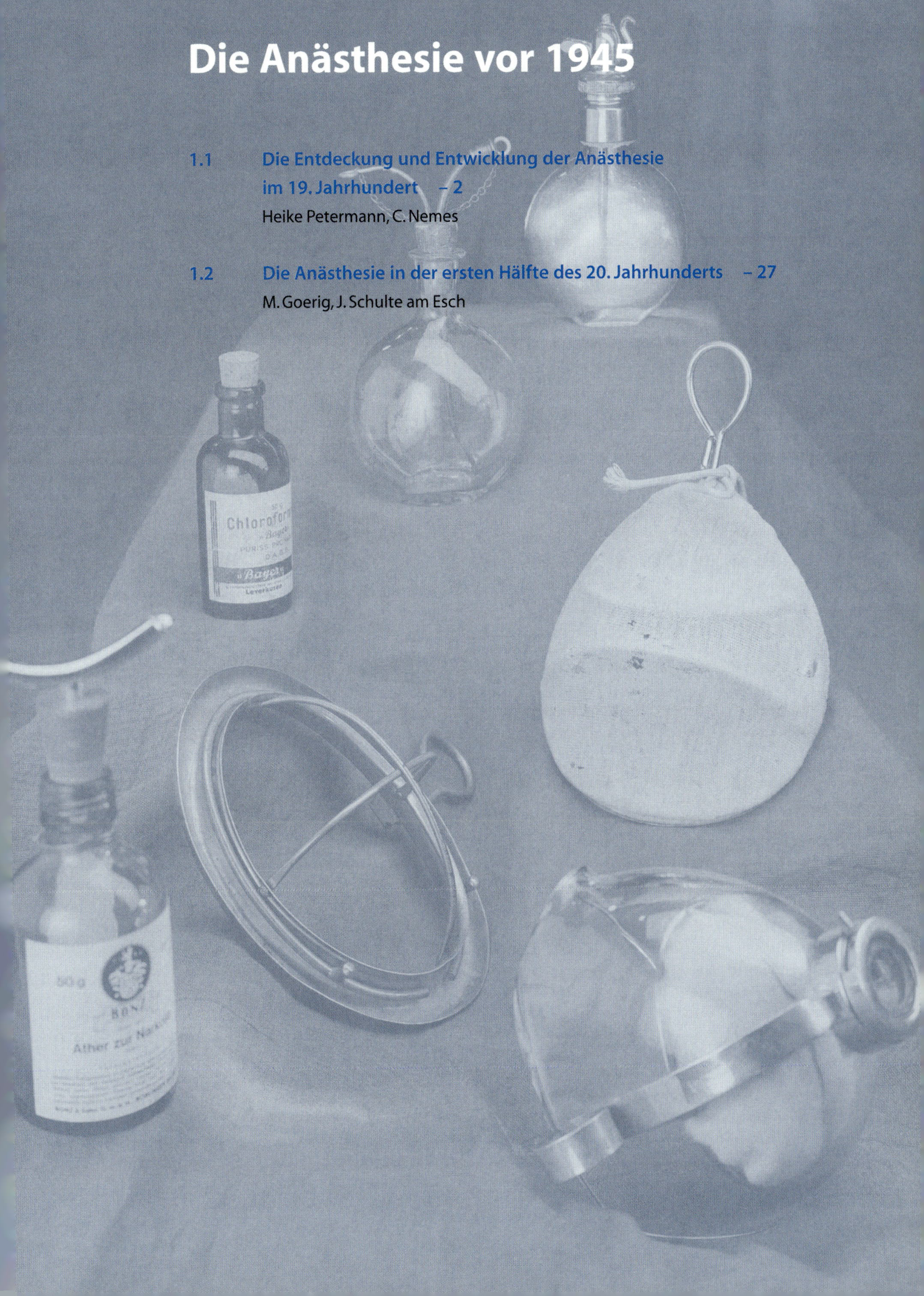

1.1 Die Entdeckung und Entwicklung der Anästhesie im 19. Jahrhundert

Heike Petermann, C. Nemes

„Die wohlthätigste und größte Entdeckung, welche seit Jahrhunderten in der praktischen Medizin gemacht wurde, ist ohne Widerrede die Anwendung des Schwefeläthers bei chirurgischen Operationen. Mit Blitzesschnelle hat dieses Mittel allgemeine Anerkennung gefunden, obwohl bei seinem ersten Auftreten v. a. die Ärzte, und unter diesen wieder ganz vorzüglich die Operirenden ungläubig die Köpfe schüttelten. … Die alte unzerstörbare Volkssage von dem Schlaftrunke ist den Weisen zum Trotze in Erfüllung gegangen, und wie durch ein Wunder, einem göttlichen Geschenke gleich, vom Himmel gefallen. Eine der am schwersten zu erringenden Eigenschaften für den operirenden Arzt … fällt jetzt wenigstens in der Mehrzahl der Fälle ganz weg: jene philosophische Unbarmherzigkeit nämlich, die der Cicero der Ärzte für unerlässlich hielt (sit immisericors Chirurgus, non clamore motus). Man operirt in den gelungsten Fällen der Aethernarkose wie an einem Phantome.“[1]

So urteilte der Würzburger Chirurg Cajetan Textor (1782–1860) im Jahr 1847 über das „neue Mittel zur Schmerzunempfindlichmachung“, das Anfang des Jahres von Amerika auch nach Deutschland gekommen war.

Oder wie Hellmuth Unger in seinem Roman **Narkose. Forscher, Helfer, Scharlatane** schrieb: **„Die Erfindung der Narkose und ihr Siegeszug durch die Welt bedeutet für die Menschheit zugleich den höchsten Triumph im jahrtausendealten Kampf gegen den Schmerz“.**[2]

Die Zeit Anfang des 19. Jahrhunderts war in Europa vom Umbruch geprägt. Die Französische Revolution, die Napoleonischen Kriege und der Wiener Kongress blieben auch für die Länder des Deutschen Bundes nicht ohne Auswirkungen.

Die Ereignisse der Französischen Revolution wurden vom deutschen Bildungsbürgertum sehr unterschiedlich aufgenommen. Die Reaktionen reichten von euphorischer Zustimmung bei F. Klopstock bis zu einer ablehnenden Haltung bei Johann Wolfgang v. Goethe. Der Kunde von der Äthernarkose aus der Neuen Welt erging es ähnlich. Doch im Gegensatz zu den eher abstrakten revolutionären Zielen waren Schmerzen und Leiden bei notwendigen Operationen jedem Menschen sehr viel näher. Dies wird auch dadurch deutlich, dass sich die ersten Hinweise auf Narkotika bereits in der Bibel finden: **„Da versetzte Gott, der Herr, den Menschen in einen tiefen Schlaf, nahm eine seiner Rippen heraus und füllte die Stelle mit Fleisch“** (1. Mose/Genesis 2,21).[3]

Diese Stelle darf nicht wörtlich als Narkose im heutigen Sinne verstanden werden, sondern als Hinweis, dass bereits zur Zeit der Entstehung des Alten Testamentes im 5./4. Jahrhundert v. Chr. Wissen vorhanden war, wie Menschen in einen tiefen Schlaf versetzt werden können.

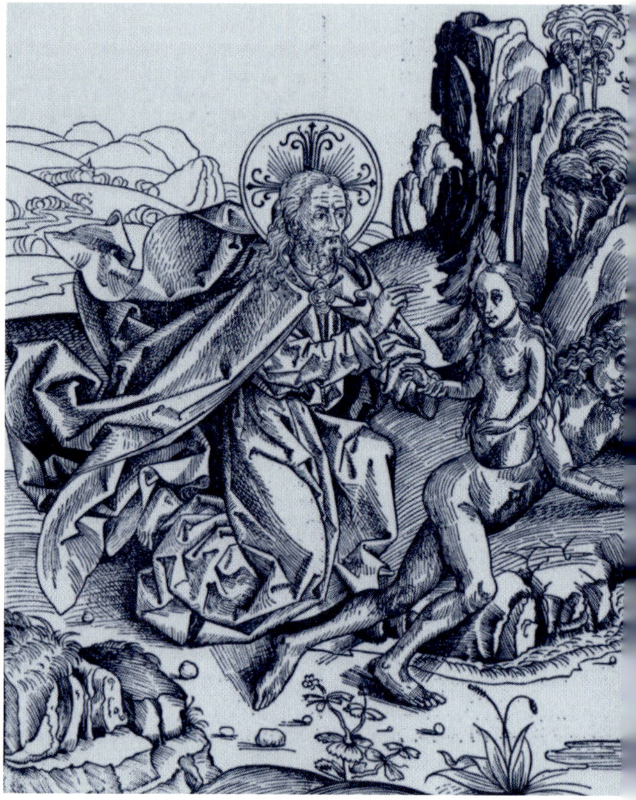

Abb. 1.1. Die Erschaffung Evas aus Adams Rippe im tiefen Schlaf

1.1.1 Wäre Anästhesie bereits im 16. Jahrhundert möglich gewesen?

Die erste Erwähnung des Äthers ist – abgesehen von verschiedentlich angeführten Belegen aus dem 13. Jahrhundert – für das 16. Jahrhundert gesichert. Drei Mediziner hatten zu dieser Zeit maßgeblichen Einfluss: Valerius Cordus, Paracelsus und Andreas Vesal.

In der Abhandlung **Valerii Cordi … Annotationes in P. Dioscoridis Anarzeibei Medica materia libro V …**, von Valerius Cordus verfasst und von Conrad Gesner 1581 in Straßburg herausgegeben, wurde in dem Buch über **Extractionibus** die Zubereitung des Öles von Vitriol in 12 Kapiteln beschrieben wie auch die Anwendung thematisiert. Vitriol, die damalige Bezeichnung für Schwefeläther, wurde v. a. bei Erkrankungen des Verdauungstraktes wie auch bei Fieber verabreicht.[4]

Paracelsus, geboren als Aurelius Philippus Theophrastus Bombastus von Hohenheim, beschrieb in seinem Werk **Operum Medico-Chimicorum sive Paradoxorum** das Vitriol, das dort aufgrund seines Geruches den Beinamen „süß“ erhielt. Zwischen den Pflanzen, die bei den Schlafschwämmen Verwendung fanden, wie Bilsenkraut und Schlafmohn, sowie dem **Sulphur omne a vitriolatis salibus**

est narcoticum, sed lene stelle es eine Verbindung her. Der Schwefeläther sei demnach als einziger von allen Salzen des Vitriols ein Narkotikum, aber ein sanftes. Weiter im Text schilderte er die Wirkung auf Hühner, die davon in Schlaf fielen und ohne jeden Schaden wieder erwachten.[5]

Andreas Vesalius (1514–1564), ein Zeitgenosse, berichtete in seinem bekannten anatomischen Grundlagenwerk **De humani corporis fabrica libri septem** die künstliche Beatmung eines Versuchstieres (Schwein) bei experimentellen anatomischen Untersuchungen:

> „Aber um das Tier sozusagen wieder zum Leben zu erwecken, muss man versuchen im Hauptteil der Luftröhre eine Öffnung zu machen, in die man ein Schilfrohr oder Zuckerrohr einführen kann; Du wirst dann da hineinblasen, sodass sich die Lunge wieder entfalten und das Tier wieder Luft holen kann. ... Und indem ich Sorge trage, die Lungen von Zeit zu Zeit wieder zu entfalten, hört die Bewegung des Herzens und der Arterien nicht auf ..."[6]

Aus diesen Worten lässt sich schließen, dass Vesal die Bedeutung der Atmung bekannt war und er vermutlich als einer der Ersten eine endotracheale Beatmung (Abb. 1.2) durchgeführt hat.

Valerius Cordus beschrieb also eine Arznei, genannt das Öl des Vitriol, und berichtete über dessen Herstellung. Paracelsus erkannte den Effekt seiner einschläfernden Wirkung und Vesal entdeckte die Technik, wie beatmet werden kann. Doch die damaligen Zeitumstände verhinderten die Zusammenführung dieser Erkenntnisse: Die chirurgische Tätigkeit war Aufgabe der Wundärzte, die eine handwerkliche Ausbildung hatten und kaum belesen waren. Daher erkannten sie den möglichen Zusammenhang dieser Entdeckungen nicht. Die meisten der sogenannten „gelehrten Ärzte" hingegen hatten keinerlei

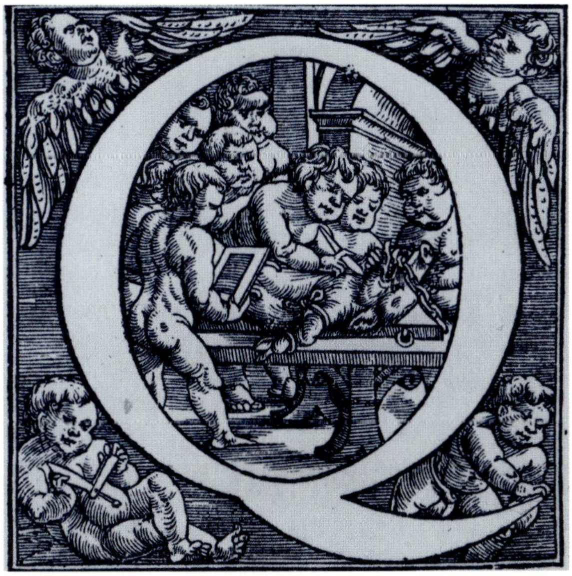

Abb. 1.2. Im Buchstaben Q ist die Durchführung eines Luftröhrenschnittes abgebildet, die Vorbereitung zur endotrachealen Beatmung

Interesse an der Chirurgie und ließen die damit zusammenhängenden Dinge außer Acht. Hinzu kam, dass Valerius Cordus früh starb und Paracelsus bei der Obrigkeit in Ungnade fiel. Nur Andreas Vesal erntete für seine anatomischen Untersuchungen Anerkennung.

Die Voraussetzungen für eine Anästhesie wären im 16. Jahrhundert tatsächlich gegeben gewesen, denn auch die Fertigkeiten der Feinmechaniker jener Zeit hätten ausgereicht, entsprechende Vorrichtungen für die Narkose herzustellen. Jedoch erkannte damals niemand die Zusammenhänge, wie man anästhetisch wirksame Substanzen einsetzen kann, um eine Bewusstlosigkeit bzw. eine Narkose zur Schmerzausschaltung herbeizuführen. Die Patienten mussten während chirurgischer Eingriffe weiterhin Schmerzen ertragen.

Es sollte noch bis zur Mitte des 19. Jahrhunderts dauern, bis man die ersten Narkosen wagte. Denn erst dann vermochte man, das erreichte Wissen klinisch umzusetzen. In der Zwischenzeit wandte man sich eher pseudowissenschaftlichen Methoden der Schmerzbekämpfung zu. So z. B. dem „tierischen Magnetismus" und dem „Mesmerismus", die sich allerdings beide wegen der fehlenden allgemeinen Akzeptanz nicht durchsetzen konnten.

1.1.2 Die Entdeckung der narkotisierenden Wirkung von Dämpfen

Die ersten Versuche mit heute gebräuchlichen Inhalationsanästhetika wie Lachgas galten nicht einer medizinischen Anwendung, sondern dienten eher der Beruhigung zänkischer Frauen oder ganz einfach zur Belustigung, wie Karikaturen zeigen (Abb. 1.3). Letztendlich waren es aber diese Experimente mit unterhaltsamem Charakter, die den Anstoß für die ersten klinischen Untersuchungen gaben.

Ende des 18. Jahrhundert wurden sog. **pneumatische Institute** gegründet, um den therapeutischen Nutzen von Gasen zu erforschen. Wegweisend war die Pneumatische Anstalt in Bristol, begründet 1798 von dem Arzt und Chemiker Thomas Beddoes (1760–1804; s. 1.1.13). So gelangte zu Beginn des 19. Jahrhunderts auch der Schwefeläther, der bereits früher als Therapeutikum u. a. bei Asthma und Lungenschwindsucht angewendet worden war, wieder ins Blickfeld des medizinischen Interesses. Michael Faraday (1791–1867) beschrieb im Jahr 1818 den sedativen Effekt dieser Substanz:

> „Wenn die Dämpfe von Äther vermischt mit Raumluft eingeatmet werden, sind seine Wirkungen sehr ähnlich denen von Lachgas. ... Bei der unüberlegten Einatmung von Äther wurde ein Mann in Lethargie versetzt, die mit einigen Unterbrechungen über einen Zeitraum von mehr als dreißig Stunden anhielt ..."[7]

Eine erste Dissertation mit dem Thema **Über die Einatmung von Äther (On ether inhalation)** soll Matthew B. Caleb 1824 in Philadelphia geschrieben haben. Diese An-

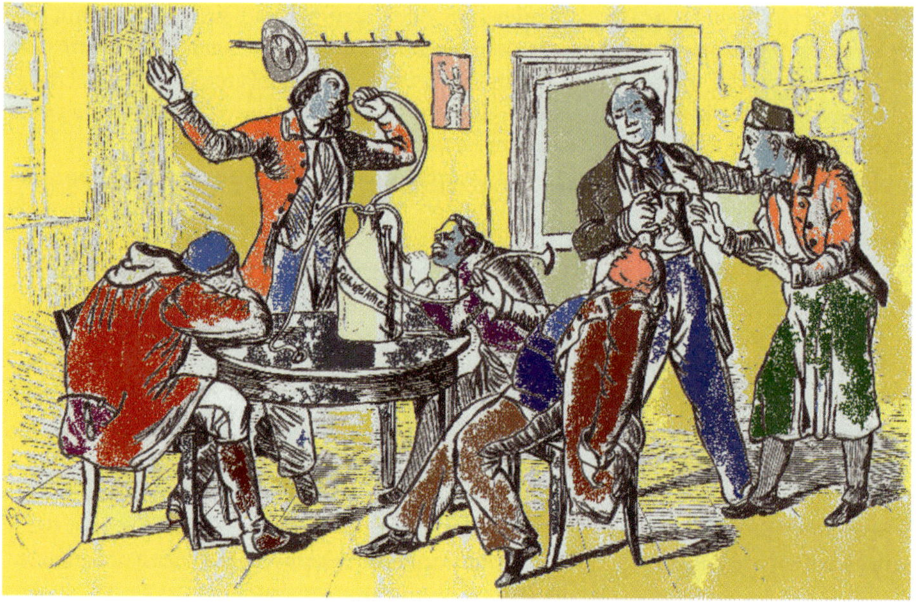

Abb. 1.3. Deutsche Studenten bei einer Ätherbelustigung

nahme lässt sich nur aus der Sekundärliteratur belegen, da die Arbeit selbst verschollen ist.

Henry Hill Hickman in Shropshire, England, griff die Erfahrungen (1800–1830) wieder auf: **Letter on suspended animation containing experiments, showing that it may be safely employed during operations on animals, with the view of ascertaining its probable utility in surgical operations on the human subject. Ironbridge 1824.** Er bewies experimentell, dass bei Tieren Operationen durch das Einatmen eines Gases schmerzlos verlaufen können. Seine Entdeckung fand jedoch weder beim Royal College of Surgeons noch bei der Académie de Médecine in Paris die ihr zustehende Anerkennung.

Und so schrieb noch 1839 Louis Velpeau (1795–1867)[8]:

> „Die Vermeidung von Schmerzen bei Operationen ist eine märchenhafte Vorstellung und man sollte sich heute nicht mehr damit abgeben. Das schneidende Messer und der Schmerz sind der Chirurgie zwei Begriffe, mit denen der Kranke nie einzeln in Berührung kommt, vielmehr muss er sich deren Zusammenwirken logischerweise gefallen lassen."[9]

1.1.3 Die Geschichte des „Äther-Tages": 16. Oktober 1846 – Mittel zur Unempfindlichmachung gegen wundärztliche Operationen

> „Boston, 30. November. Es ist seit langer Zeit ein wichtiges Problem gewesen, in der medicinischen Wissenschaft eine Methode zu erfinden, wodurch der Schmerz bei wundärztlichen Operationen vermindert werden möchte. Ein solches wirksames Mittel ist entdeckt worden."[10]

Mit diesen Worten begann die Meldung über die erste erfolgreiche öffentliche Demonstration der Äthernarkose in Boston (Abb. 1.4). Am 29. November 1846 schrieb John C. Warren, Boston, einen Brief, der dieses Ereignis zum Inhalt hatte, an den Herausgeber der **British and Foreign Medical Review,** London, Dr. Forbes. Dieser veröffentlichte die Mitteilung Ende des Jahres 1846:

> „Ich fand bei meiner Ankunft daher eine Neuigkeit in der medicinischen Welt oder vielmehr eine neue Anwendung einer alten Sache, die wie ich hoffe, Ihrer Aufmerksamkeit wert ist. Es ist dies ein neues Mittel, Kranke während chirurgischer Operationen gegen deren Schmerzen unempfindlich zu machen mittels der Einatmung von Schwefeläther."[11]

Bereits am 30. März 1842 hatte William Crawford Long (1851–1878) eine Operation in Narkose durchgeführt, bei der er 2 kleine Tumoren im Nacken von James Venable entfernte. Seine Ergebnisse veröffentlichte er jedoch erst im Jahr 1849 im **Southern Medical and Surgical Journal.** Als Begründung für die späte Publikation gab er die ungenügende Zahl der Versuche dieser Art an.

Horace Wells (1815–1848) wandte in den Jahren 1844 und 1845 bei 15 Zahnextraktionen eine Betäubung mit Lachgas an. Als er jedoch Anfang 1845 eine erste Demonstration mit Lachgas vornahm, schlug diese fehl. Am 30. September 1846 glückte schließlich die erste Zahnextraktion unter Narkose, bei der man nicht Lachgas, sondern Schwefeläther hatte inhalieren lassen. Mehr als 2 Wochen später fand dann die erste erfolgreiche öffentliche Demonstration statt (Tabelle 1.1).

Am 16. Oktober 1846 war der Chirurg Henry Jacob Bigelow (1818–1890) unter den Zuschauern, als die erste öffentlich angewandte Äthernarkose die Geburtstunde der „modernen Anästhesie" einläutete. Seine Erlebnisse und Erfahrungen schilderte er am 9. November 1846 in einem Vortrag mit dem Thema **Insensibility during surgical Ope-**

Tabelle 1.1. Protokoll der ersten öffentlichen Narkose mit Schwefeläther („Operationsprotokoll")

Datum:	16. Oktober 1846
Chirurg:	Dr. John Collins Warren
Narkotiseur:	Zahnarzt William Thomas Green Morton
Patient:	Gilbert Abott, Geschlecht: männlich, Alter: 20
Uhrzeit:	Nach 10 Uhr vormittags
Diagnose:	Tumor am Hals

ration produced by inhalation, read before the Boston Society for Medical Improvement. Diese Rede veröffentlichte **The Boston Medical and Surgical Journal**[12] am 18. November 1846:

„On the 16th of Oct., 1846, an operation was performed at the hospital, upon a patient who had inhaled a preparation administered by Dr. Morton, a dentist of this city, with the alleged intention of producing insensibility of pain.... The present operation was performed by Dr. Warren, ..."[13]

Am Ende seiner Ausführungen schrieb Bigelow:

„There are various reasons, however, which apologise for the arrangement which I understand to have been made with regard to the application of the new agent.
1st: It is capable of abuse, and can readily be applied to nefarious ends.
2nd: Its action is not yet thoroughly understood, and its use should be restricted to responsible persons.
3rd: One of its greatest fields is the mechanical art of dentistry, many of whose processes are by convention, secret, or protected by patent rights. It is especially with reference to this art, that the patent has been secured. We understand, already, that the proprietor has ceded its use to the Mass. General Hospital, and ... that so soon as necessary arrangements can be made for publicity of the process, great facilities will be offered to those who are disposed to avail themselves of what now promises to be one of the important discoveries of the age."[14]

Bigelow erkannte die Möglichkeiten des neuen Mittels und benannte als vorwiegendes Anwendungsgebiet die Zahnextraktion. Gleichzeitig wies er auch auf die Gefahren des Missbrauches hin und forderte die Offenlegung der Substanz, da diese ja bereits öffentlich angewandt worden und an sich ja wohl bekannt sei. So mussten Morton und Jackson auf die Patentanmeldung von Letheon verzichten. Der verschleiernde Namen war angelehnt an „Lethe", die dichterische Bezeichnung für einen Vergessenheitstrank. Beide veröffentlichten ihre Ergebnisse in **Remarks on the proper mode administering sulphuric ether etc. etc.** (Boston 1847).

1.1.4 Die Frage der Priorität

In den folgenden Monaten bahnte sich ein erbitterter Streit darüber an, wer den Anspruch auf die Priorität der Entdeckung der Äthernarkose habe. In **Lancet** vom 26. Dezember 1846 fand sich folgende Notiz:

„The means used is believed to be the inhalations of the vapour of sulphuric ether for two or three minutes, which, it is stated, produces insensibility for about an equal length of time."

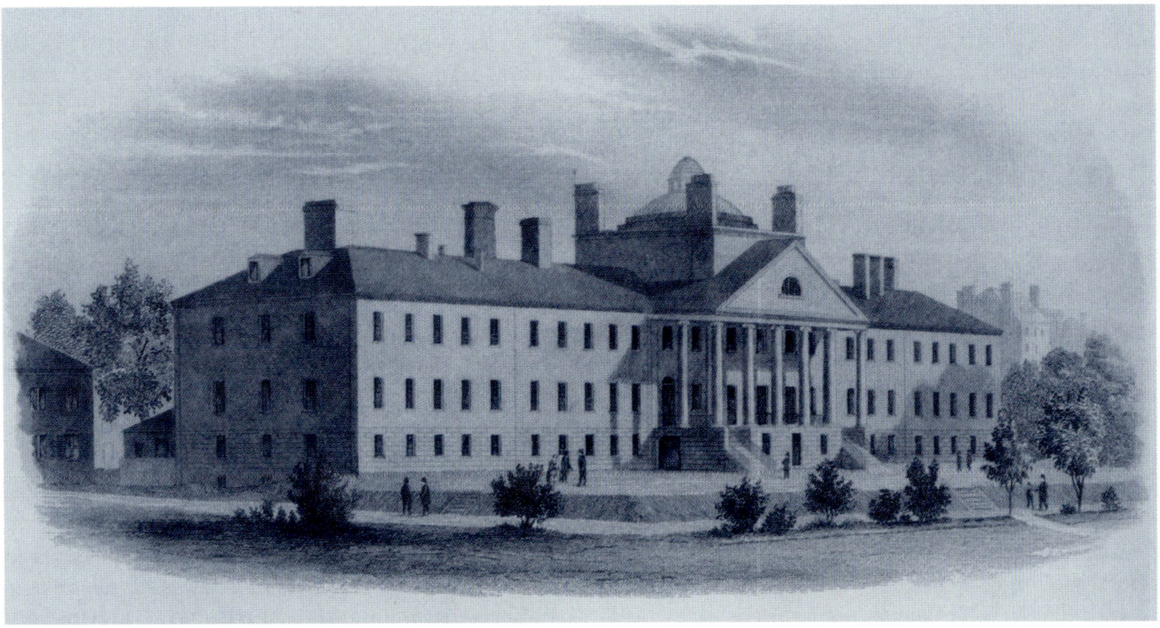

Abb. 1.4. Der Ort der ersten öffentlichen Demonstration der Schwefeläthernarkose am 16. Oktober 1846: Massachussetts General Hospital, Boston

Dies bezog sich auf eine Information in dem oben erwähnten Brief von Bigelow. In der Folgezeit reklamierten verschiedene Autoren die Priorität dieser Entdeckung für sich. An der Diskussion beteiligten sich auch Wells, Morton und Jackson. Dieser Disput wurde jedoch noch im Jahr 1847 im **Lancet** ergebnislos beendet.

Im Jahr 1850 erkannte die Pariser Akademie der Wissenschaften Morton und Jackson für ihre Leistungen einen Preis von 5.000 Francs je zur Hälfte zu: Jackson honorierte man für die Erkenntnis der narkotisierenden Wirkung des Äthers, Morton für die Einführung der von Jackson gemachten Beobachtungen in die praktische Chirurgie. Der Staat Conneticut erkannte hingegen die Priorität an der Entdeckung Wells zu.

Die Lebensschicksale der an der epochalen Entdeckung der Inhalationsnarkose beteiligten Personen sind nicht gerade dazu angetan, sich näher mit dem Thema Inhalationsanästhetika zu beschäftigen: Hickman starb im 30. Lebensjahr; Wells beging im Ätherrausch Selbstmord, nachdem er vergeblich seinen Anspruch auf die Priorität der Erfindung geltend gemacht hatte; Morton verstarb als Trunkenbold und war bei seinem erfolglosen Versuch, die Erfindung zu vermarkten, völlig verarmt. Jackson war seit 1873 geisteskrank, lebte in einer Irrenanstalt und starb 1880 in völliger Umnachtung. Einzig und allein Long hatte ein erfülltes und langes Leben. Er hatte sich auch nicht an dem Streit um die Priorität an der Entdeckung beteiligt. **„Der große Streit um das Vorrecht, Endecker der Narkose gewesen zu sein, ist vorüber. Die Toten schweigen."** [15]

Die öffentliche Demonstration eines Mittels zur **Unempfindlichkeit gegen Schmerzen** am 16. Oktober 1846 im Massachusetts General Hospital, Boston, verhalf der Substanz Schwefeläther und der durch sie induzierten Inhalationsnarkose zum Durchbruch. Die Vorführung verlief problemlos und wurde mit dem Ausspruch **„Gentleman, this is no humbug"** als großer Erfolg gefeiert. Der Siegeszug der Inhalationsnarkose konnte beginnen. Er hatte in den USA seinen Ursprung und setzte sich zunächst in Frankreich und in Großbritannien sowie darüber hinaus dann weltweit fort.

1.1.5 Die Nachricht erreicht Europa

Mehrere Briefe verbreiteten die Nachricht von der großen Entdeckung in Europa. Einen davon schickte Bigelow selbst mit dem letzten Schiff vor Wintereinbruch an seinen Freund Francis Boot (1792–1863) in Liverpool, der ihn am 16. Dezember 1846 erhielt. Am 18. Dezember 1846 hat bereits eine der ersten Operationen unter Anwendung von Äther zur Narkose stattgefunden.[16] Die englische Militärzeitung **Army and Navy Medical Intelligence** berichtete am 26. Dezember 1846 darüber (◻ Abb. 1.5).

Nach Frankreich gelangte die Nachricht wahrscheinlich durch den amerikanischen Patentanwalt Edward Morton, der am 19. oder 20. Dezember 1846 in Paris eintraf und dort die Interessen Mortons vertrat. Am 22. Dezember 1846 führte Jobert de Lamballe (1799–1867) die erste Äthernarkose in Paris durch. Zur ersten öffentlichen Demonstration kam es erst am 12. Januar 1847 durch den Chirurgen Joseph François Malgaigne (1806–1876). Das neue Mittel wurde zur selben Zeit auch an anderen Pariser Krankenhäusern erprobt. Von den ersten Versuchen berichteten Louis Velpeau (1795–1867) und Philibert Joseph Roux (1780–1854) in der Sitzung der Akademie der Wissenschaften am 25. Januar 1847 in Paris. Velpeau stellte hierzu zwei Thesen auf:

1) Die Einatmung des Aethers ist jetzt immer von günstigem Erfolge begleitet und
2) es folgt ihr durchaus kein Nachtheil, und man kann an einem und demselben Individuum dieselbe ohne alles Nachweh zwei bis dreimal nach einander wiederholen.[17]

Nicht nur die medizinische Fachpresse, sondern auch die politischen Journale verbreiteten die Kunde von diesen ersten Versuchen. Sehr bald wurde die Anwendung des Schwefeläthers auch zum Thema von Karikaturen wie auch von satirischen Anmerkungen:

> „Punch empfiehlt den Schwefeläther im Parlament anzuwenden, sodass gewisse unliebe Maßregeln angenommen, oder auch Parteien zu Kochfleisch verhackt werden können, ohne dass es den Mitgliedern wehe tue. Noch besser wär' es jedes Mitglied mit einer Aetherblase zu versehen, für den Fall daß einer der vielen langweiligen Gesellen (bores) Im Haus eine Rede hielte." [18]

1.1.6 Die ersten Anwendungen im deutschsprachigen Raum

„Der schöne Traum, dass der Schmerz von uns genommen …" So begann der Berliner Chirurg Johann Friedrich Dieffenbach (1792–1847) seine Abhandlung **Der Aether gegen den Schmerz.**[19] Dieser Traum wurde im deutschsprachigen Raum im Januar 1847 zur Wirklichkeit. Die Nachricht von dem „neuen Mittel" erhielten einige Chirurgen, die umgehend mit der Anwendung der Narkose mit Schwefeläther begannen.

Die Meldung über diese Entdeckung erschien am 1. Januar 1847 in der **Deutschen Allgemeinen Zeitung** in Leipzig, am 6. Januar thematisierte sie der **Nürnberger Kurier** und am 10. Januar konnte man sie in der **Allgemeinen Zeitung** Augsburg nachlesen. Obwohl Johann Ferdinand Heyfelder (1798–1869) sich selbst als den ersten Anwender der Schwefeläthernarkose im deutschsprachigen Raum bezeichnete, so war ihm Hermann A. Demme (1802–1867) am 23. Januar 1847 in Bern – wenn auch nur um einen Tag – zuvorgekommen. Am gleichen Tag wie Heyfelder, dem 24. Januar 1847, ließen auch die beiden Leipziger Ärzte Heinrich E. Weikert und Carl F.E. Obenaus das erste Mal die narkotisch wirkenden Dämpfe von Schwefeläther einatmen. Einen Tag später führten Franz

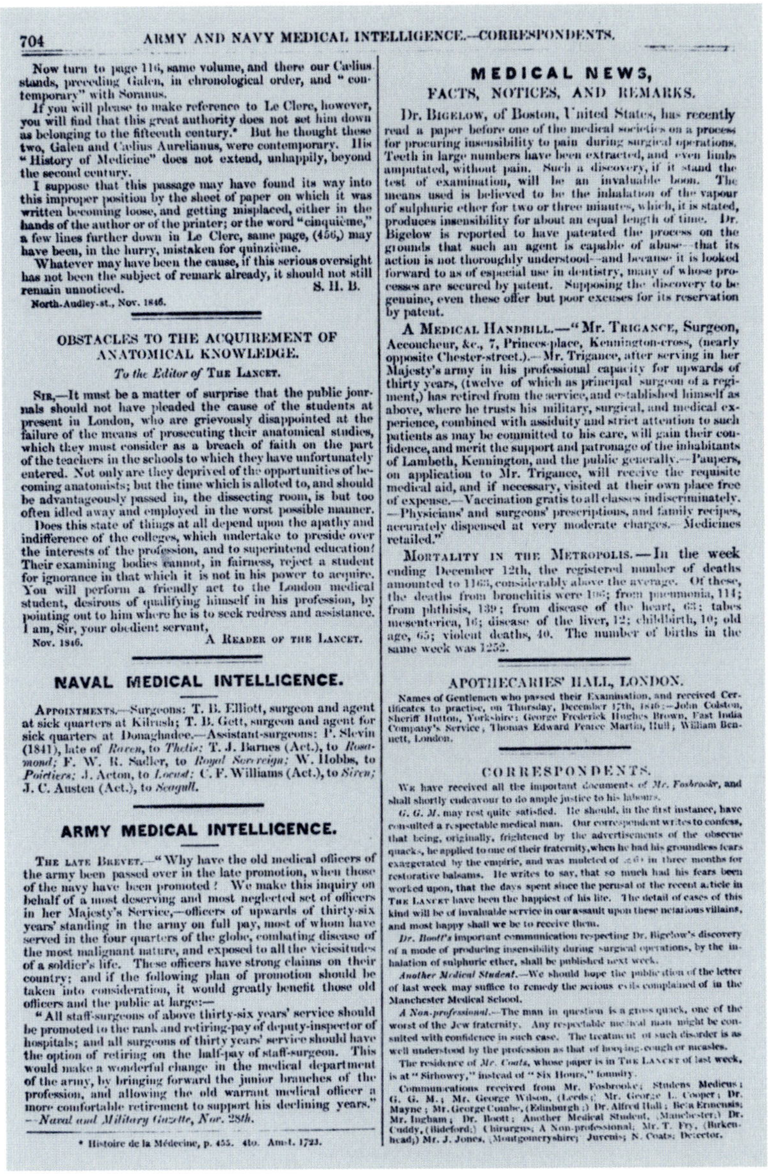

704 ARMY AND NAVY MEDICAL INTELLIGENCE.—CORRESPONDENTS.

Now turn to page 116, same volume, and there our Cælius stands, preceding Galen, in chronological order, and "contemporary" with Soranus.

If you will please to make reference to Le Clerc, however, you will find that this great authority does not set him down as belonging to the fifteenth century.* But he thought these two, Galen and Cælius Aurelianus, were contemporary. His "History of Medicine" does not extend, unhappily, beyond the second century.

I suppose that this passage may have found its way into this improper position by the sheet of paper on which it was written becoming loose, and getting misplaced, either in the hands of the author or of the printer; or the word "cinquième," a few lines further down in Le Clerc, same page, (456,) may have been, in the hurry, mistaken for quinzième.

Whatever may have been the cause, if this serious oversight has not been the subject of remark already, it should not still remain unnoticed.

S. H. B.

North-Audley-st., Nov. 1846.

OBSTACLES TO THE ACQUIREMENT OF ANATOMICAL KNOWLEDGE.

To the Editor of The Lancet.

Sir,—It must be a matter of surprise that the public journals should not have pleaded the cause of the students at present in London, who are grievously disappointed at the failure of the means of prosecuting their anatomical studies, which they must consider as a breach of faith on the part of the teachers in the schools to which they have unfortunately entered. Not only are they deprived of the opportunities of becoming anatomists; but the time which is alloted to, and should be advantageously passed in, the dissecting room, is but too often idled away and employed in the worst possible manner.

Does this state of things at all depend upon the apathy and indifference of the colleges, which undertake to preside over the interests of the profession, and to superintend education? Their examining bodies cannot, in fairness, reject a student for ignorance in that which it is not in his power to acquire. You will perform a friendly act to the London medical student, desirous of qualifying himself in his profession, by pointing out to him where he is to seek redress and assistance. I am, Sir, your obedient servant,

Nov. 1846. A Reader of the Lancet.

NAVAL MEDICAL INTELLIGENCE.

Appointments.—Surgeons: T. B. Elliott, surgeon and agent at sick quarters at Kilrush; T. B. Gett, surgeon and agent for sick quarters at Donaghadee.—Assistant-surgeons: P. Slevin (1841), late of *Raven*, to *Thetis*; T. J. Barnes (Act.), to *Rosamond*; F. W. R. Sadler, to *Royal Sovereign*; W. Hobbs, to *Poictiers*; J. Acton, to *Locust*; C. F. Williams (Act.), to *Siren*; J. C. Austen (Act.), to *Seagull*.

ARMY MEDICAL INTELLIGENCE.

The late Brevet.—"Why have the old medical officers of the army been passed over in the late promotion, when those of the navy have been promoted? We make this inquiry on behalf of a most deserving and most neglected set of officers in her Majesty's Service,—officers of upwards of thirty-six years' standing in the army on full pay, most of whom have served in the four quarters of the globe, combating disease of the most malignant nature, and exposed to all the vicissitudes of a soldier's life. These officers have strong claims on their country; and if the following plan of promotion should be taken into consideration, it would greatly benefit those old officers and the public at large:—

"All staff-surgeons of above thirty-six years' service should be promoted to the rank and retiring-pay of deputy-inspector of hospitals; and all surgeons of thirty years' service should have the option of retiring on the half-pay of staff-surgeon. This would make a wonderful change in the medical department of the army, by bringing forward the junior branches of the profession, and allowing the old warrant medical officer a more comfortable retirement to support his declining years."—*Naval and Military Gazette, Nov. 28th.*

* Histoire de la Médecine, p. 455. 4to. Amst. 1723.

MEDICAL NEWS,

FACTS, NOTICES, AND REMARKS.

Dr. Bigelow, of Boston, United States, has recently read a paper before one of the medical societies on a process for procuring insensibility to pain during surgical operations. Teeth in large numbers have been extracted, and even limbs amputated, without pain. Such a discovery, if it stand the test of examination, will be an invaluable boon. The means used is believed to be the inhalation of the vapour of sulphuric ether for two or three minutes, which, it is stated, produces insensibility for about an equal length of time. Dr. Bigelow is reported to have patented the process on the grounds that such an agent is capable of abuse—that its action is not thoroughly understood—and because it is looked forward to as of especial use in dentistry, many of whose processes are secured by patent. Supposing the discovery to be genuine, even these offer but poor excuses for its reservation by patent.

A Medical Handbill.—"Mr. Trigance, Surgeon, Accoucheur, &c., 7, Princes-place, Kennington-cross, (nearly opposite Chester-street.).—Mr. Trigance, after serving in her Majesty's army in his professional capacity for upwards of thirty years, (twelve of which as principal surgeon of a regiment,) has retired from the service, and established himself as above, where he trusts his military, surgical, and medical experience, combined with assiduity and strict attention to such patients as may be committed to his care, will gain their confidence, and merit the support and patronage of the inhabitants of Lambeth, Kennington, and the public generally.—Paupers, on application to Mr. Trigance, will receive the requisite medical aid, and if necessary, visited at their own place free of expense.—Vaccination gratis to all classes indiscriminately.—Physicians' and surgeons' prescriptions, and family recipes, accurately dispensed at very moderate charges.—Medicines retailed."

Mortality in the Metropolis.—In the week ending December 12th, the registered number of deaths amounted to 1163, considerably above the average. Of these, the deaths from bronchitis were 186; from pneumonia, 114; from phthisis, 139; from disease of the heart, 63; tabes mesenterica, 16; disease of the liver, 12; childbirth, 10; old age, 65; violent deaths, 40. The number of births in the same week was 1252.

APOTHECARIES' HALL, LONDON.

Names of Gentlemen who passed their Examination, and received Certificates to practise, on Thursday, December 17th, 1846:—John Colston, Sheriff Hutton, Yorkshire; George Frederick Hughes Brown, East India Company's Service; Thomas Edward Peace Martin, Hull; William Bennett, London.

CORRESPONDENTS.

We have received all the important documents of *Mr. Fosbrooke*, and shall shortly endeavour to do ample justice to his labours.

G. G. M. may rest quite satisfied. He should, in the first instance, have consulted a respectable medical man. Our correspondent writes to confess, that being, originally, frightened by the advertisements of the obscene quacks, he applied to one of their fraternity, when he had his groundless fears exaggerated by the empiric, and was mulcted of £60 in three months for restorative balsams. He writes to say, that so much had his fears been worked upon, that the days spent since the perusal of the recent article in The Lancet have been the happiest of his life. The detail of cases of this kind will be of invaluable service in our assault upon these nefarious villains, and most happy shall we be to receive them.

Dr. Boott's important communication respecting Dr. Bigelow's discovery of a mode of producing insensibility during surgical operations, by the inhalation of sulphuric ether, shall be published next week.

Another Medical Student.—We should hope the publication of the letter of last week may suffice to remedy the serious evils complained of in the Manchester Medical School.

A Non-professional.—The man in question is a gross quack, one of the worst of the Jew fraternity. Any respectable medical man might be consulted with confidence in such case. The treatment of such disorder is as well understood by the profession as that of hooping-cough or measles.

The residence of *Mr. Coats*, whose paper is in The Lancet of last week, is at "Sirhowey," instead of "Six Hours," foundry.

Communications received from Mr. Fosbrooke; Studens Medicus; G. G. M.; Mr. George Wilson, (Leeds;) Mr. George L. Cooper; Dr. Mayne; Mr. George Combe, (Edinburgh;) Dr. Alfred Hall; Beta Erinensis; Mr. Ingham; Dr. Boott; Another Medical Student, (Manchester;) Dr. Cuddy, (Bideford;) Chirurgus; A Non-professional; Mr. T. Fry, (Birkenhead;) Mr. J. Jones, (Montgomeryshire;) Juvenis; N. Coats; Detector.

Abb. 1.5. Die erste Nachricht in *Army and navy medical intelligence* (1847)

Tabelle 1.2. Die ersten Äthernarkosen 1847

Name	Ort	Datum
Hermann A. Demme	Bern	23. Januar
Johann F. Heyfelder	Erlangen	24. Januar
Heinrich EW Weikert/ Carl FE Obenaus	Leipzig	24. Januar
Franz Chr. v. Rothmund	München	25. Januar
Victor von Bruns	Tübingen	25. Januar
Hermann W. Berend	Berlin	6. Februar
Cajetan Textor	Würzburg	6. Februar
Johann F. Dieffenbach	Berlin/Charité	6. Februar
Anton Reisinger	Augsburg	7. Februar
Adam Hammer	Mannheim	18. Februar
Ludwig Ziehl	Nürnberg	19. Februar

Schuh (1805–1865) in Wien und Franz Christoph von Rothmund (1801 1891) in München ihre Versuche mit dem neuen Narkotikum durch (Tabelle 1.2).

1.1.7 Die Rolle des Vereins Deutscher Aerzte in Paris

Keine unbedeutende Rolle scheint der **Verein deutscher Aerzte in Paris** bei der Verbreitung der Nachricht von der „epochemachenden Entdeckung" gespielt zu haben.[20] In jenen Jahren trafen sich in Paris nicht nur deutsche Gelehrte, Dichter und Mediziner, sondern auch Ärzte aus aller Welt. Um die Kommunikation und die Verbreitung des Wissens zu fördern, wurde 1844 der **Verein Deutscher Aerzte** begründet. Dieser traf sich meist wöchentlich zu wissenschaftlichen Sitzungen. Bei den Treffen im Jahr 1847 unternahm man auch Selbstversuche zu „Aetherisierun-

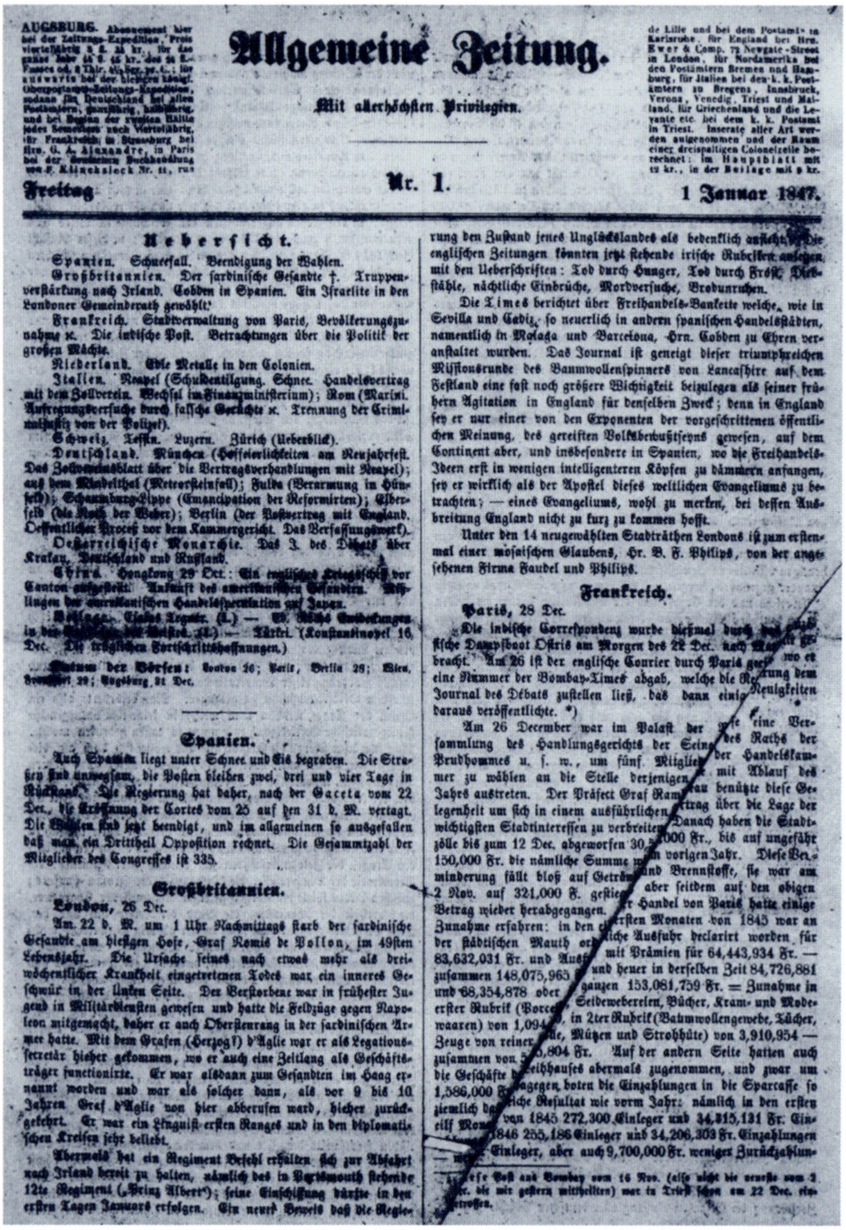
AUGSBURG. Abonnement hier bei der Zeitungs-Expedition, Preis vierteljährig 3 fl. 33 kr., für das ganze Jahr 14 fl. 45 kr. des 24 fl.-Fusses od. 8 Thlr. 4½ Sgr. pr. C.; für auswärts bei der hiesigen königl. Oberpostamts-Zeitungs-Expedition, sodann für Deutschland bei allen Postämtern, ganzjährig, halbjährig, und bei Beginn der zweiten Hälfte jedes Semesters auch vierteljährig, für Frankreich: in Strassburg bei Hrn. G. A. Alexandre, in Paris bei der [illegible] Buchhandlung von F. Klincksieck Nr. 11, rue

Allgemeine Zeitung.

Mit allerhöchsten Privilegien.

de Lille und bei dem Postamt in Karlsruhe, für England bei Hrn. Ewer & Comp. 72 Newgate-Street in London, für Nordamerika bei den Postämtern Bremen und Hamburg, für Italien bei den k. k. Postämtern zu Bregenz, Innsbruck, Verona, Venedig, Triest und Mailand, für Griechenland und die Levante etc. bei dem k. k. Postamt in Triest. Inserate aller Art werden angenommen und der Raum einer dreispaltigen Colonelzeile berechnet: im Hauptblatt mit 12 kr., in der Beilage mit 9 kr.

Freitag Nr. 1. 1 Januar 1847.

Uebersicht.

Spanien. Schneefall. Beendigung der Wahlen.

Großbritannien. Der sardinische Gesandte †. Truppenverstärkung nach Irland. Cobden in Spanien. Ein Israelite in den Londoner Gemeinderath gewählt.

Frankreich. Stadtverwaltung von Paris, Bevölkerungszunahme ꝛc. Die indische Post. Betrachtungen über die Politik der großen Mächte.

Niederland. Edle Metalle in den Colonien.

Italien. Neapel (Schuldentilgung. Schnee. Handelsvertrag mit dem Zollverein. Wechsel im Finanzministerium); Rom (Marini. Aufregungsversuche durch falsche Gerüchte ꝛc. Trennung der Criminaljustiz von der Polizei).

Schweiz. Tessin. Luzern. Zürich (Ueberblick).

Deutschland. München (Hoffeierlichkeiten am Neujahrfest. Das Zollvereinsblatt über die Vertragsverhandlungen mit Neapel); aus dem [illegible] (Meteorsteinfall); Fulda (Verarmung im Hünfeld); Schaumburg-Lippe (Emancipation der Reformirten); Elberfeld (die Noth der Weber); Berlin (der Postvertrag mit England. Oeffentlicher Proceß vor dem Kammergericht. Das Verfassungswerk).

Oesterreichische Monarchie. Das J. des Débats über Krakau, Deutschland und Rußland.

China. Hongkong 29 Oct.: Ein englisches Kriegsschiff vor Canton aufgestellt. Ankunft des amerikanischen Gesandten. Mißlingen der [illegible] Handelsspeculation auf Japan.

Beilage. [illegible] (I.) — [illegible] Entdeckungen in den [illegible] (II.) — Türkei. (Konstantinopel 16 Dec. Die trüglichen Fortschrittshoffnungen.)

Datum der Börsen: London 26; Paris, Berlin 28; Wien, Frankfurt 29; Augsburg 31 Dec.

Spanien.

Auch Spanien liegt unter Schnee und Eis begraben. Die Straßen sind unwegsam, die Posten bleiben zwei, drei und vier Tage im Rückstand. Die Regierung hat daher, nach der Gaceta vom 22 Dec., die Eröffnung der Cortes vom 25 auf den 31 d. M. vertagt. Die Wahlen sind jetzt beendigt, und im allgemeinen so ausgefallen daß man ein Drittheil Opposition rechnet. Die Gesammtzahl der Mitglieder des Congresses ist 335.

Großbritannien.

London, 26 Dec.

Am 22 d. M. um 1 Uhr Nachmittags starb der sardinische Gesandte am hiesigen Hofe, Graf Romis de Pollon, im 49sten Lebensjahr. Die Ursache seines nach etwas mehr als dreiwöchentlicher Krankheit eingetretenen Todes war ein inneres Geschwür in der linken Seite. Der Verstorbene war in frühester Jugend in Militärdiensten gewesen und hatte die Feldzüge gegen Napoleon mitgemacht, daher er auch Oberstenrang in der sardinischen Armee hatte. Mit dem Grafen (Herzog?) d'Aglie war er als Legationssecretär hieher gekommen, wo er auch eine Zeitlang als Geschäftsträger functionirte. Er war alsdann zum Gesandten im Haag ernannt worden und war als solcher dann, als vor 9 bis 10 Jahren Graf d'Aglie von hier abberufen ward, hieher zurückgekehrt. Er war ein Linguist ersten Ranges und in den diplomatischen Kreisen sehr beliebt.

Abermals hat ein Regiment Befehl erhalten sich zur Abfahrt nach Irland bereit zu halten, nämlich das in Portsmouth stehende 12te Regiment („Prinz Albert"); seine Einschiffung dürfte in den ersten Tagen Januars erfolgen. Ein neuer Beweis daß die Regierung den Zustand jenes Unglückslandes als bedenklich ansieht. Die englischen Zeitungen könnten jetzt stehende irische Rubriken anlegen mit den Ueberschriften: Tod durch Hunger, Tod durch Frost, Diebstähle, nächtliche Einbrüche, Mordversuche, Brodunruhen.

Die Times berichtet über Freihandels-Bankette welche, wie in Sevilla und Cadiz, so neuerlich in andern spanischen Handelsstädten, namentlich in Malaga und Barcelona, Hrn. Cobden zu Ehren veranstaltet wurden. Das Journal ist geneigt dieser triumphreichen Missionsrunde des Baumwollenspinners von Lancashire auf dem Festland eine fast noch größere Wichtigkeit beizulegen als seiner frühern Agitation in England für denselben Zweck; denn in England sey er nur einer von den Exponenten der vorgeschrittenen öffentlichen Meinung, des gereiften Volksbewußtseyns gewesen, auf dem Continent aber, und insbesondere in Spanien, wo die Freihandels-Ideen erst in wenigen intelligenteren Köpfen zu dämmern anfangen, sey er wirklich als der Apostel dieses weltlichen Evangeliums zu betrachten; — eines Evangeliums, wohl zu merken, bei dessen Ausbreitung England nicht zu kurz zu kommen hofft.

Unter den 14 neugewählten Stadträthen Londons ist zum erstenmal einer mosaischen Glaubens, Hr. B. F. Philips, von der angesehenen Firma Faudel und Philips.

Frankreich.

Paris, 28 Dec.

Die indische Correspondenz wurde dießmal durch [illegible] sische Dampfboot Osiris am Morgen des 22 Dec. nach [illegible] bracht. Am 26 ist der englische Courier durch Paris [illegible] wo er eine Nummer der Bombay-Times abgab, welche die Re[illegible]rung dem Journal des Débats zustellen ließ, das dann einig[illegible] Neuigkeiten daraus veröffentlichte. *)

Am 26 December war im Palast der [illegible] eine Versammlung des Handlungsgerichts der Seine [illegible] des Raths der Prudhommes u. s. w., um fünf Mitglie[illegible] der Handelskammer zu wählen an die Stelle derjenigen [illegible] mit Ablauf des Jahrs austreten. Der Präfect Graf Ram[illegible] benützte diese Gelegenheit um sich in einem ausführlichen [illegible]trag über die Lage der wichtigsten Stadtinteressen zu verbreiten. Danach haben die Stadtzölle bis zum 12 Dec. abgeworfen 30,[illegible]000 Fr., bis auf ungefähr 150,000 Fr. die nämliche Summe [illegible] vorigen Jahr. Diese Verminderung fällt bloß auf Getr[illegible] und Brennstoffe, sie war am 2 Nov. auf 321,000 F. gestie[illegible] aber seitdem auf den obigen Betrag wieder herabgegangen. [illegible] Handel von Paris hatte einige Zunahme erfahren: in den [illegible]ersten Monaten von 1845 war an der städtischen Mauth or[illegible]liche Ausfuhr declarirt worden für 83,632,031 Fr. und Aus[illegible] mit Prämien für 64,443,934 Fr. — zusammen 148,075,965 [illegible] und heuer in derselben Zeit 84,726,881 und 68,354,878 oder [illegible] ganzen 153,081,759 Fr. = Zunahme in erster Rubrik (Porce[illegible], Seidewebereien, Bücher, Kram- und Modewaaren) von 1,094[illegible], in 2ter Rubrik (Baumwollengewebe, Tücher, Zeuge von reiner [illegible]le, Mützen und Strohhüte) von 3,910,954 — zusammen von [illegible],804 Fr. Auf der andern Seite hatten auch die Geschäfte [illegible]eihhauses abermals zugenommen, und zwar um 1,586,000 [illegible] gegen boten die Einzahlungen in die Sparcasse so ziemlich da[illegible]liche Resultat wie vorm Jahr: nämlich in den ersten eilf Mona[illegible] von 1845 272,300 Einleger und 34,315,131 Fr. Ein[illegible] 1846 255,186 Einleger und 34,206,303 Fr. Einzahlungen [illegible] Einleger, aber auch 9,700,000 Fr. weniger Zurückzahlungen.

*) [illegible]se Post aus Bombay vom 16 Nov. (also nicht die neueste vom 2 [illegible], die wir gestern mittheilten) war in Triest schon am 22 Dec. eingetroffen.

Abb. 1.6. *Allgemeine Zeitung, Augsburg.* Titelblatt vom 1. Januar 1847

gen". Nach dem morgendlichen Kaffee atmeten einige der Herren bei 16–18° Raumtemperatur Schwefelätherdämpfe unterschiedlich lange ein. Sie kontrollierten deren Auswirkungen auf Atmung, Puls und Schmerzgefühl und protokollierten ihre Beobachtungen.

In **Schmidts Jahrbücher** wurde 1847 notiert:

„In ihrem Wochenbericht teilt die Pariser Gazette das Resultat der Beobachtungen, die die Gesellschaft deutscher Aerzte in Paris über die Aetherinhalationen gemacht hat, mit, indem sie ihnen ihrer Genauigkeit u[nd] Gründlichkeit wegen ein ganz besonderes Lob erteilt."[21]

Die führenden deutschen Chirurgen waren Mitglieder des **Vereins deutscher Aerzte in Paris** wie Viktor v. Bruns (1823–1883), Textor, Rothmund und Heyfelder, ebenso zählte auch Aloys Martin (1818–1891) zu ihnen, der in Paris weilende Münchner Chirurg. Allein er veröffentlichte 11 Beiträge über die Anwendung von Schwefeläther in der **Allgemeinen Zeitung** aus Augsburg. Seine Berichte gelangten mit Pferdekutschen zunächst über größere Städte wie z. B. Straßburg und Karlsruhe zur Augsburger Redaktion der **Allgemeinen Zeitung**, wo sie meist **„am Mittag des dritten Tages"** eintrafen.

Seit Januar 1847 nahm Martin regelmäßig an den Sitzungen des Vereins teil. Außerdem beteiligte er sich an den Diskussionen über die französischen Versuche wie auch über den Prioritätsstreit zwischen Morton und Jackson sowie Wells, die in der Französischen Akademie fortgeführt worden waren. Seine detaillierten Schilderungen berichteten auch von den Eigenversuchen mit Ätherinhalationen, die von ihm selbst sowie zahlreichen Mitgliedern des **Vereins Deutscher Aerzte in Paris** durchgeführt wurden. Durch seine publizistische Tätigkeit trug er damit wesentlich zur Verbreitung der Entdeckung der narkotischen Eigenschaften des Äthers im gesamten deutschen Sprachraum bei.

1.1.8 Der Auslöser für die ersten Anwendungen des Schwefeläthers

Die wissenschaftlichen Untersuchungen wurden in Bayern von allerhöchster Seite angeregt, denn Heyfelder erhielt am 19. Januar 1847 einen „Höchsten Ministerial-Erlaß", die Versuche mit dem Schwefeläther durchzuführen (▫ Abb. 1.7). Eine Notiz im Königlich-Bayerischen Intelligenz-Blatt vom 17. Februar 1847 wies darauf hin:

> „An sämtliche Distrikts-Polizeibehörden und Gerichts-Physikate von Mittelfranken. … Die in der genannten Klinik [Erlangen] angestellten Versuche mit dem Schwefeläther, um Schmerzlosigkeit bei chirurgischen Operationen zu erzeugen, deren Zahl bereits 40 beträgt, haben fast ohne Ausnahme ein sehr günstiges Resultat ergeben, nie aber üble Zufälle u.s.w. zur Folge gehabt. Um die Erfahrungen über dieses neue wichtige Mittel sicher zu stellen, wäre es wünschenswert, wenn von den Gerichtsphysikaten jene armen Kranken, an denen größere oder kleinere Operationen vorgenommen werden müssen, der chirurgischen Klinik jetzt zugewiesen würden, um so mehr, als durch höchsten Ministerial-Erlaß vom 19. Januar d[es] J[ahre]s die Anwendung dieses Mittels dem Professor der Chirurgie tunlichst aufgegeben wurde, und zu operierende Kranke in der Klinik entweder ganz unentgeldlich, oder gegen geringen täglichen Beitrag behandelt und verpflegt werden. Ansbach, am 13. Februar 1847. Königliche Regierung von Mittelfranken, Kammer des Innern, Freiherr von Andrian."[22]

Ob es ähnliche „auslösende Faktoren" auch für die Versuche der anderen Chirurgen in den Ländern des Deutschen Bundes gab, ist noch nicht geklärt.

Von den 105 Anwendungen von Schwefeläther, die in Erlangen bis März 1847 stattfanden, waren 90 Zahnextraktionen und nur 15 chirurgische Eingriffe. Zu den chirurgischen Operationen gehörten das Entfernen von Geschwüren, Bruchoperationen und Amputationen von Extremitäten. Operationen im Bauchraum führte man so gut wie nicht durch. Die 105 Eingriffe nahm man an 74 Patienten vor, von denen 24 Frauen, 31 Männer und 19 Kinder waren. Die Mehrzahl von ihnen verfügte über kein oder nur ein sehr geringes Einkommen, wie anhand ihrer Berufe oder ihres Familienstandes zu erkennen ist. Daher kann angenommen werden, dass diese ein Angebot zur kostenlosen Behandlung nutzten. Ob dieser Umstand von Bedeutung war, wurde von Heyfelder in keiner seiner Schriften erwähnt. Diejenigen Patienten, die über ausreichende finanzielle Mittel verfügten, vermieden damals den Gang in die Klinik und wurden zu Hause behandelt. Aufgrund der hygienischen Verhältnisse bestand durch den Aufenthalt in der Klinik erhebliches Infektionsrisiko.

Die Einführung schmerzfreier Operationen hatte daher – abgesehen von der deutlichen Zunahme von Zahnextraktionen – zunächst kaum Auswirkungen auf die Anzahl und die Art der durchgeführten Eingriffe. Erst mit der Möglichkeit zur relativen Keimfreiheit (Antisepsis) eröffneten sich gegen Ende des 19. Jahrhunderts neue chirurgische Möglichkeiten. In anderen Kliniken dürfte die Situation ähnlich wie in Erlangen gewesen sein.

Ausschließlich zu experimentellen Zwecken wurden 17 Selbstversuche von Studenten, Assistenzärzten und auch von Heyfelder selbst vorgenommen und die Beobachtungen dabei protokolliert (▫ Abb. 1.8). Unter „standardisierten Bedingungen" verstand man die Uhrzeit und die Raumtemperatur.

Zeitgleich mit den klinischen Anwendungen führten Ernst von Bibra (1806–1878) und Emil Harleß (1820–1862) in ihrem Nürnberger Labor tierexperimentelle Studien durch. Darüber hinaus wurden die Gewebe, die bei chirurgischen Eingriffen durch Heyfelder entnommenen worden waren, chemisch untersucht. Die Versuchsabläufe,

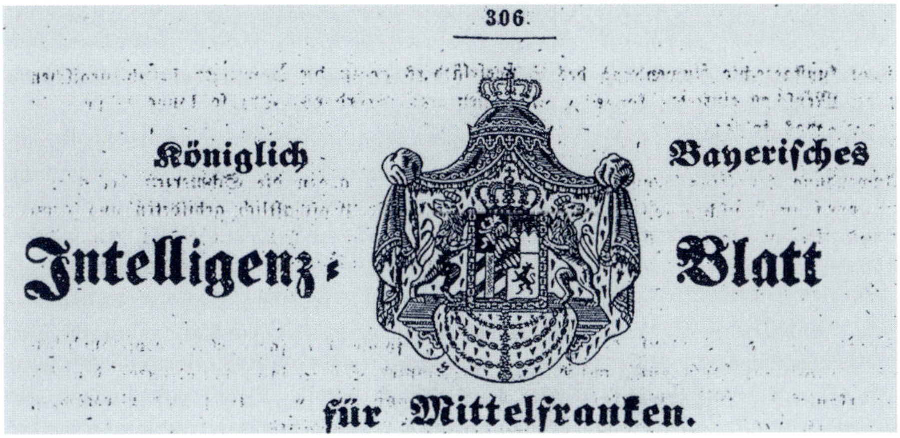

▫ **Abb. 1.7.** *Königlich-Bayerisches Intelligenzblatt für Mittelfranken.* (Titelblatt)

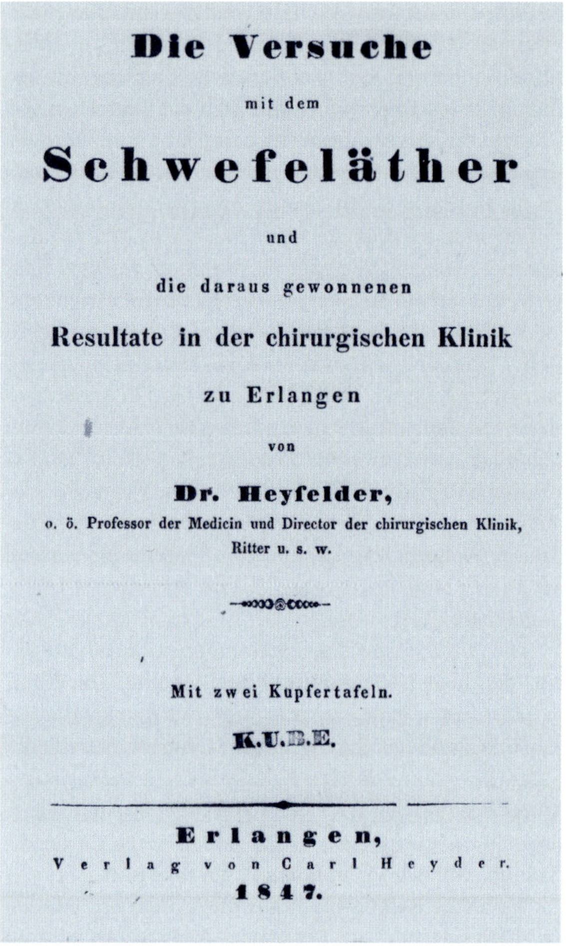
Die Versuche

mit dem

Schwefeläther

und

die daraus gewonnenen

Resultate in der chirurgischen Klinik

zu Erlangen

von

Dr. Heyfelder,

o. ö. Professor der Medicin und Director der chirurgischen Klinik,
Ritter u. s. w.

Mit zwei Kupfertafeln.

K.U.B.E.

Erlangen,
Verlag von Carl Heyder.
1847.

Abb. 1.8. Heyfelder JF (1847) *Die Versuche mit dem Schwefeläther…* (Titelblatt)

die verwendeten Apparaturen sowie die Ergebnisse ihrer Untersuchungen beschrieben sie in der Schrift **Die Wirkung des Schwefeläther in chemischer und physiologischer Hinsicht** (Erlangen 1847). Nicht nur mit Hilfe dieser Experimente, sondern auch mit chemischen Analysen von Blut und Urin bei Heyfelders ätherisierten Patienten durch Professor Eugen v. Gorup-Besanez (1817–1878) versuchte man, sich dem Phänomen des neuen, schmerzstillenden Mittels zu nähern.

Heyfelder stellte als Ergebnis seiner Untersuchungen fest, dass die meisten Operationen mit einer Schwefeläthernarkose durchführbar waren. Obwohl die Wirkungen der Ätherinhalationen sehr unterschiedlich waren, so könnten doch nach seiner Einschätzung vier Zustände beschrieben werden:

1. Die vollkommene Empfindungs- und Bewusstlosigkeit, die nicht selten mit einem vollständigen Kollaps verbunden ist,
2. die sehr deutlich merkbare Verminderung der Empfindung bei nicht vollständig aufgehobenem Bewusstsein oder bei vorhandenem hellem Bewusstsein,
3. Exaltation mit fehlendem Bewusstsein,
4. Exaltation mit vorhandenem Bewusstsein und mit vorhandenem, manchmal auch gesteigertem Empfindungsvermögen.

Heyfelder kam zu folgendem Schluss:

> „Für die Durchführung einer Operation, mag sie in die Kategorie der grossen oder kleinen gehören, eignen sich eigentlich nur die beiden ersten Zustände, nicht so der dritte und vierte, obwohl wir auch in diesen operirt […] haben." [23]

Wie er haben andere Autoren ebenfalls die Stadien der Äthernarkose beschrieben. Einer der ersten war John Snow (1813–1853), der auch Tabellen über die Flüchtigkeit des Äthers in Abhängigkeit von der Temperatur entwickelte. Das sich bereits hier andeutende Schema zur Stadieneinteilung der Äthernarkose wurde jedoch erst im Jahre 1920 von Arthur Guedel (1883–1956) entwickelt, veröffentlicht und zum Bestandteil vieler Lehrbücher.

Wie Heyfelder sandte auch Robert Ritter von Welz (1814–1874) seine Arbeit über die Würzburger Versuche und den von ihm konstruierten Apparat an König Ludwig I von Bayern. Wie aus dem **Königlich Bayerischen Intelligenzblatt für Mittelfranken** (28.10.1847) hervorgeht, wurde seinem Gesuch um „Anempfehlung eines von ihm konstruierten Apparates" entsprochen.

Auch andere Chirurgen im deutschsprachigen Raum fassten die Ergebnisse ihrer Arbeiten in Publikationen zusammen. Ob sie diese ebenfalls an offizielle Stellen schickten, ist (noch) nicht geklärt.

1.1.9 Die ersten Veröffentlichungen

Auf die Einführung der Äthernarkose folgte eine Vielzahl von Veröffentlichungen wie Monographien, Artikel in Periodika, Berichte in Zeitungen und wissenschaftliche Veröffentlichungen (Dissertationen).

Monographien

In den deutschsprachigen Ländern konnten bis heute 20 Monographien über Äthernarkose „aufgespürt" werden. Die meisten der Autoren waren Erstanwender der neuen Methode. Es erscheint aus heutiger Sicht interessant, dass die Verfasser nicht ausschließlich Universitäten angehörten, sondern einige von ihnen waren als Hausärzte und auch als Zahnärzte tätig.

Die Inhalte dieser Monographien sind breit gestreut: zwölf Arbeiten behandelten alle Aspekte der Anwendung von Äther, ausschließlich mit Geburtshilfe beschäftigten sich drei. Jeweils ein Werk befasste sich mit Physiologie, Geschichte und Zahnheilkunde. Eine Abhandlung war, wie es sich auch aus den Rezensionen ergibt, mehr populärwissenschaftlich abgefasst. Nur ein Autor nahm zum Einsatz der Schwefeläthernarkose sehr kritisch Stellung und wies als einziger auf Todesfälle in Zusammenhang mit der neuen Substanz hin. Die Mehrzahl der Autoren stellte ihre

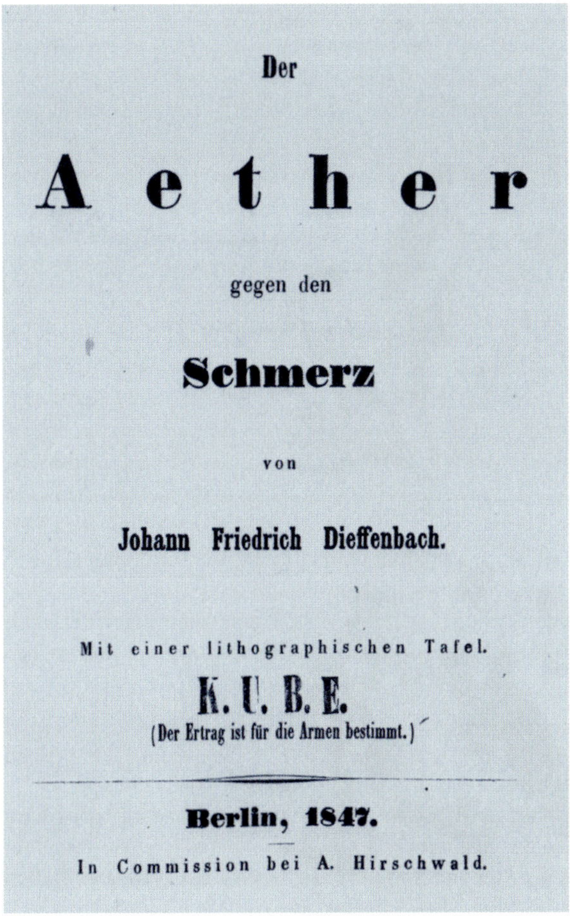
Der

Aether

gegen den

Schmerz

von

Johann Friedrich Dieffenbach.

Mit einer lithographischen Tafel.

K. U. B. E.

(Der Ertrag ist für die Armen bestimmt.)

Berlin, 1847.

In Commission bei A. Hirschwald.

Abb. 1.9. Dieffenbach JF (1847) *Der Aether gegen den Schmerz*. Berlin. (Titelblatt)

eigene Leistung in den Vordergrund und beurteilte daher die Anwendung der Äthernarkose grundsätzlich positiv.

Um die Verbreitung der Bücher bemühten sich die Verlage durch Werbung in der regionalen Tagespresse wie auch auf den Innenseiten unterschiedlichster Veröffentlichungen.

Betrachtet man den Werdegang der Buchautoren, so finden sich zahlreiche Hinweise, dass sie sich untereinander kannten. Einige von ihnen waren Schüler von Textor, dem Würzburger Professor für Chirurgie und Augenheilkunde, so auch Demme in Bern, Dieffenbach in Berlin (Abb. 1.9) und Rothmund in München. Die anderen waren Mitglieder des bereits erwähnten **Vereins Deutscher Aerzte in Paris** wie Heyfelder, Ritter von Welz, Viktor v. Bruns (1823–1883, Tübingen), und Adam Hammer (1818–1878, Mannheim). Die übrigen Autoren hatten, wie sich belegen lässt, Kontakt zum einem oder anderen ihrer bereits genannten Kollegen.

Periodika

Schon in der Mitte des 19. Jahrhunderts fanden wissenschaftliche Zeitschriften, die Periodika, einen großen Zuspruch. So konnte man v. a. im Jahr 1847 eine Vielzahl von Artikeln und Notizen über die Anwendung von Schwefeläther in verschiedenen Zeitschriften nachlesen. Diese sollten die neuen Erkenntnisse einem großen Kreis von Fachkollegen möglichst umgehend zur Kenntnis bringen.

Die angeführten Periodika orientierten sich vorwiegend an den Themen der praktischen Medizin, wie ihre Titel und die darin enthaltenen Beiträge belegen:

Liste der deutschsprachigen medizinischen Periodika aus dem Jahr 1847

- *Allgemeine medicinische Central-Zeitung*, Berlin, Jg. 16
- *Allgemeine Zeitung für Militär-Aerzte*
- *Archiv für die gesamte Medicin*, Jena, Bd. 8
- *Archiv für physiologische Heilkunde*. Stuttgart. Jg. 6
- *Archiv für physiologische Medizin*
- *Hannoversche Annalen für die gesamte Heilkunde*. Hannover (N.F. 7, 1, 2)
- *Harless Zeitschrift*. Bd. 4
- *Heidelberger medizinische Annalen*
- *Journal für Chirurgie und Augenheilkunde*, Bd. 7
- *Journal für Kinderkrankheiten*. Erlangen. Jg. 6
- *Medicinische Zeitung*. Hrsg. Vereine für Heilkunde in Preußen. Jg. 16
- *Medizinisches Correspondenzblatt bayerischer Aerzte*, Erlangen
- *Medicinisches Correspondenz-Blatt des württembergischen Ärztlichen Vereins*, Stuttgart, Bd. 17
- *Neue medicinisch-chirurgische Zeitung*, München, Jg. 5, Bd. 1–4
- *Neue Zeitschrift für Geburtskunde*, Berlin, Bd. 22
- *Notizen aus dem Gebiete der Natur- und Heilkunde*, Weimar, 3. Reihe, Jg. 2
- *Oesterreichische medizinische Wochenschrift*, Wien, Jg. 7
- *Oesterreichisches medizinisches Jahrbuch*, Wien
- *Repertorium für die Pharmazie*, Nürnberg. 2. Reihe, Bd. 45–46
- *Rheinische Monatsschrift für praktische Aerzte*, Köln, Jg. 1
- *Schweizerische Zeitschrift für Medicin, Chirurgie und Geburtshülfe*, Jg. 6
- *Vierteljahresschrift für praktische Heilkunde*, Prag
- *Wochenschrift für die gesamte Heilkunde*, Berlin, Jg. 13, H. 1–52
- *Zeitschrift des Norddeutschen Chirurgen-Vereins für Medicin, Chirurgie und Geburtshülfe*, Magdeburg, Jg. 1
- *Zeitschrift für physiologische Heilkunde*
- *Zeitschrift für rationelle Medizin*, Heidelberg, Jg. 6
- *Zeitschrift der k.k. Gesellschaft der Aerzte zu Wien, redigirt von Karl Haller*, Wien, Jg. 4
- *Zeitschrift für die gesammte Medicin*, Hamburg, Bd. 34

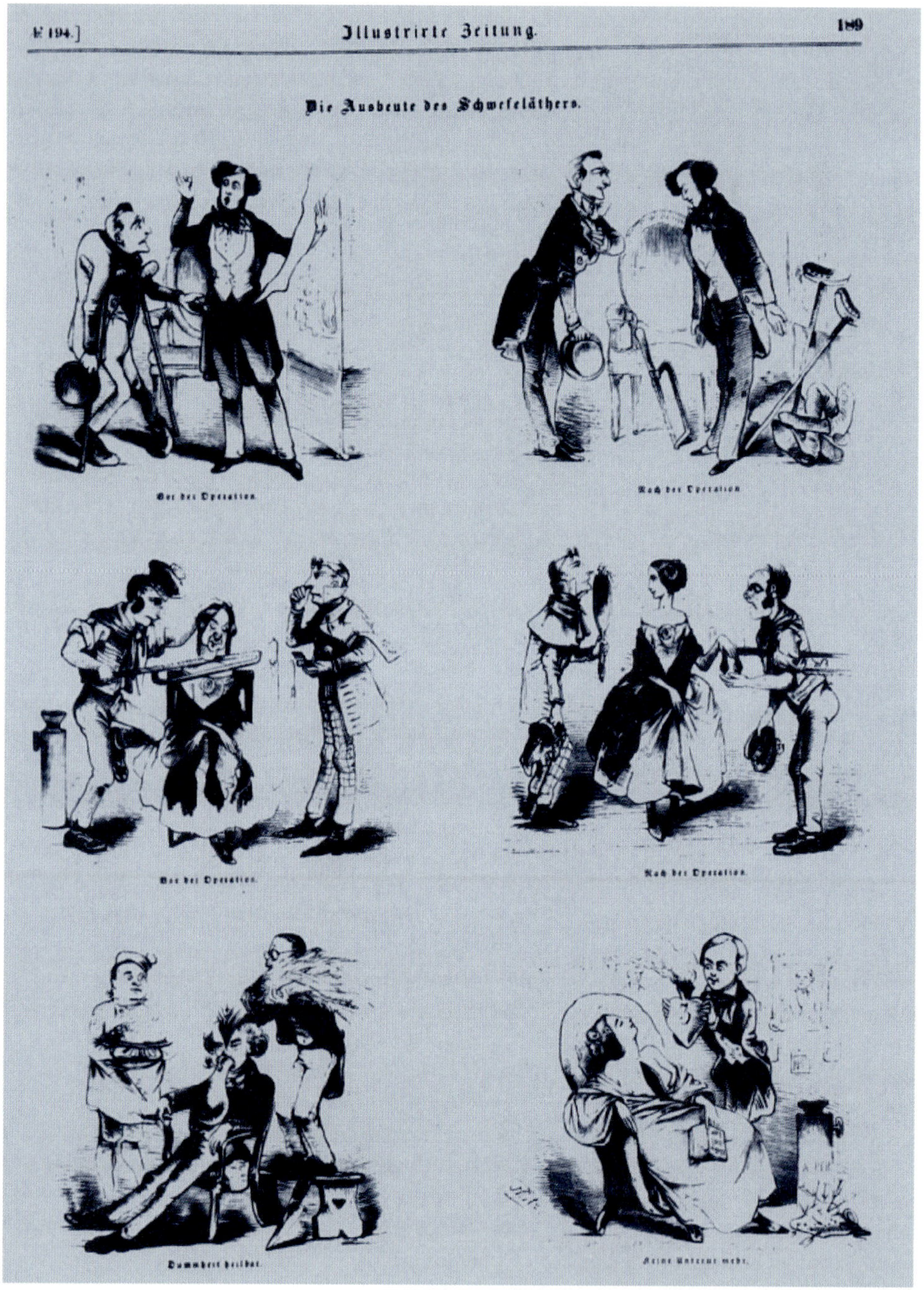

Abb. 1.10. Die Ausbeute des Schwefeläthers (Karikaturen)

Im Vordergrund der in diesen 28 Zeitschriften erschienenen Beiträge zum Thema Schwefeläther standen allgemeine Beschreibungen der beobachteten Wirkungen des neu entdeckten Anästhetikums. Die Anzahl der Artikel über die Handhabung und Wirkung des Inhalationsanästhetikums Chloroform im Jahr 1848 fiel dagegen deutlich geringer aus.

Zeitungen

Die Bedeutung der zunehmenden Anzahl an Zeitungen gründete in ihrer raschen Verbreitung und der aktuellen Berichterstattung. Sie waren ein wirkungsvolles Medium, denn seit Einführung der allgemeinen Schulpflicht Anfang des 19. Jahrhunderts nahm die Bildung der Bevölkerung zu. So erklärt sich das wachsende Interesse am Tagesgeschehen in Politik, Wissenschaft und Kultur, das die Gründung neuer Zeitungen förderte.

Zu nennen sind hier u. a.: **Deutsche Allgemeine Zeitung, Königlich privilegierte Berlinische Zeitung, Kölnische Zeitung, Illustrierte Zeitung** und **Allgemeine Zeitung Augsburg**. Die Nachricht über die Entdeckung der Äthernarkose erschien in Bayern im **Nürnberger Kurier** noch vor der Augsburger Zeitung trotz deren weiter Verbreitung. Am 10. Januar 1847 las man dann in der ersten Nach-

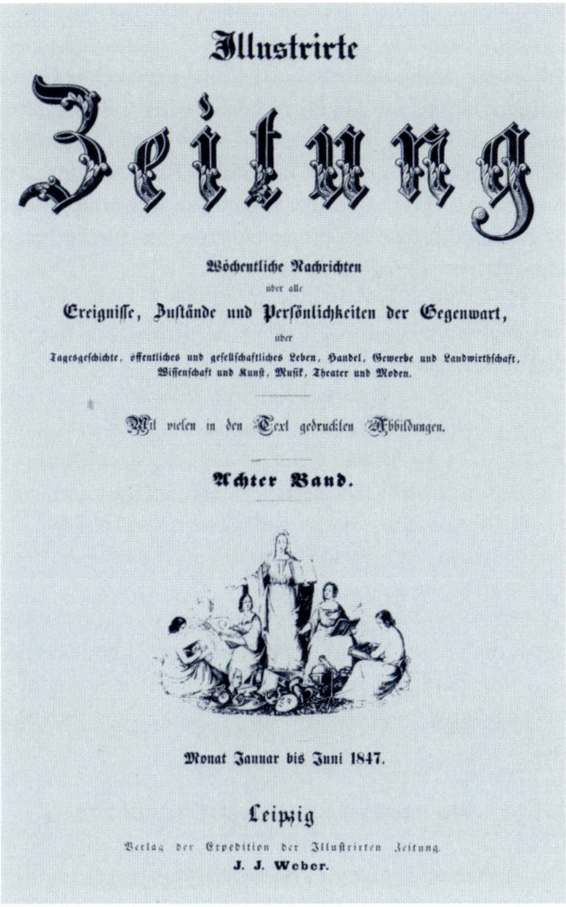

Illustrirte
Zeitung
Wöchentliche Nachrichten
über alle
Ereignisse, Zustände und Persönlichkeiten der Gegenwart,
über
Tagesgeschichte, öffentliches und gesellschaftliches Leben, Handel, Gewerbe und Landwirthschaft, Wissenschaft und Kunst, Musik, Theater und Moden.
Mit vielen in den Text gedruckten Abbildungen.
Achter Band.
Monat Januar bis Juni 1847.
Leipzig
Verlag der Expedition der Illustrirten Zeitung.
J. J. Weber.

◘ **Abb. 1.11.** *Illustrierte Zeitung*, Leipzig (Titelblatt)

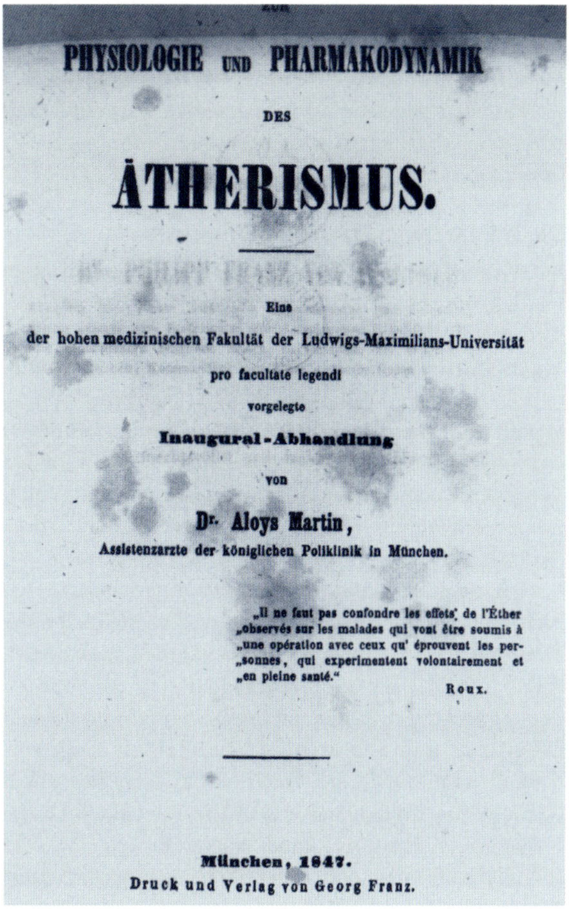

PHYSIOLOGIE UND PHARMAKODYNAMIK
DES
ÄTHERISMUS.
Eine
der hohen medizinischen Fakultät der Ludwigs-Maximilians-Universität
pro facultate legendi
vorgelegte
Inaugural-Abhandlung
von
Dr. Aloys Martin,
Assistenzarzte der königlichen Poliklinik in München.

„Il ne faut pas confondre les effets de l'Éther „observés sur les malades qui vont être soumis à „une opération avec ceux qu' éprouvent les per- „sonnes, qui experimentent volontairement et „en pleine santé."
Roux.

München, 1847.
Druck und Verlag von Georg Franz.

◘ **Abb. 1.12.** Martin A (1847) *Die Physiologie und Pharmakodynamik des Aetherismus*. Franz, München

richt in der **Allgemeinen Zeitung Augsburg** über das neue Mittel unter dem Titel **Eine Entdeckung in der Chirurgie**.

Es folgte eine Reihe von weiteren Beiträgen zu den unterschiedlichen Anwendungsmöglichkeiten von Schwefeläther (◘ Abb. 1.10).

Eine breite Leserschicht sprachen zu jener Zeit die sog. „Familienzeitschriften" an (◘ Abb. 1.11). Sie boten mit ihrem Spektrum an regionalen und überregionalen Informationen und unterhaltenden Beiträgen für jeden etwas. Durch die Cholera-Epidemien und den Streit um die Notwendigkeit der Pockenschutzimpfung erfuhren medizinische Themen in diesen Zeitschriften eine Belebung, da die Menschen ein vitales Interesse daran zeigten.

In den Familienzeitschriften standen viele Artikel mit medizinischem Inhalt, vorwiegend jedoch solche, die der Volksaufklärung dienten und populär über die Medizin informierten. Nur wenige Beiträge beschäftigen sich mit dem neuen Mittel Schwefeläther, wie „Der Schwefeläther als Mittel zur Erleichterung wundärztlicher Operationen"[24] in der **Illustrierten Zeitung** Leipzig, und seiner Anwendung mittels eigens gefertigter Apparate zur Schwefelätherinhalation. Der Beginn der Anästhesie nahm in den Familienzeitschriften keine gegenüber anderen medizinischen Themen hervorgehobene Rolle ein.

Wissenschaftliche Arbeiten

Eine besondere Form der wissenschaftlichen Monographien bilden die Dissertationen. Bereits 1847 wurden neun Arbeiten zur Anwendung der narkotischen Wirkung des Schwefeläthers angefertigt. Die führenden Hochschulen zu dieser Zeit waren Jena, Göttingen und Tübingen. In den Kliniken dieser Hochschulen wurde schon sehr bald mit der Anwendung des neuen Mittels begonnen. Doch es fällt auf, dass keine der Dissertationen an diesen medizinischen Fakultäten angefertigt worden war. Drei Arbeiten erschienen in Berlin, jeweils eine in Bonn, Berlin, Königsberg und München. Davon beschäftigten sich zwei Abhandlungen mit Fallbeschreibungen und die anderen sieben mit der allgemeinen Anwendung der Äthernarkose. Dabei wurden auch tierexperimentelle Untersuchungen behandelt.

Allein die Dissertation von Aloys Martin (◘ Abb. 1.12) war **pro venia legendi** und damit im heutigen Sinne wahrscheinlich die erste Habilitationsschrift über ein anästhesiologisches Thema. Diese Arbeit wurde – wie die aller anderen – gedruckt und dafür auch von einem lokalen Buchhändler in der regionalen Presse, wie z. B. im **Fränkischen Merkur** aus Bamberg geworben.

Für alle Dissertationen mag der letzte Satz der Arbeit von Barschall gelten: **„Die Hypothese, ein interimistischer Gedanke, ist immer besser als Gedankenlosigkeit."**[25]

Die Adressaten der Publikationen

Vorwiegend waren die Veröffentlichungen geschrieben worden, um die eigenen Fachkollegen über die Untersuchungen zu den Inhalationsanästhetika zu informieren. Sie vermittelten Informationen über die dabei gewonnenen Erfahrungen und Erkenntnisse. Gleichzeitig berichtete man aber auch über die benutzten Apparate und Vorrichtungen und die dabei aufgetretenen Probleme. In den Veröffentlichungen konnte das eigene Können dargestellt werden und die eigene Reputation erhielt öffentlichkeitswirksam eine Aufwertung.

Die verschiedenen Veröffentlichungen berichteten häufig über die gleichen Themen und so stellt sich die Frage nach dem „Warum". Ein Blick auf die Landkarte erklärt dies: Im Jahr 1847 vereinigten sich die meisten deutschsprachigen Länder im Deutschen Bund, behielten dabei aber ihre Souveränität. Die meisten Veröffentlichungen waren in ihrer Verbreitung durch die gegebenen Grenzen beschränkt und erreichten ausschließlich die Bevölkerung im eigenen Land. Wenige Arbeiten, wie die grundlegende Abhandlung über tierexperimentelle Untersuchungen mit Schwefeläther von Bibra u. Harleß, hatten eine Verbreitung darüber hinaus.

Über die Wirkung der Veröffentlichungen stellte Aloys Martin in einem Aufsatz zur Würdigung der Äthereinatmung fest:

> „Richtig ist wohl der Satz: jede Wahrheit kann nur dann ihre Geltung finden, wenn die Herrschaft des Falschen in allen seinen verschiedenen Gestalten erst zu Grabe getragen worden ist, weßhalb denn auch die jugendliche nordamerikanische Entdeckung sofort die herbe Schule der Kritik und Anfeindung wird durchmachen müssen, um danach erst zu dem ihr gebührenden Platz in der Heilkunde gelangen zu können."[26]

1.1.10 Die staatlichen Verordnungen

Die Anwendung des Schwefeläthers fand ein sehr großes Interesse in der Öffentlichkeit, und so wurde viel ausprobiert und experimentiert, und das nicht nur von Menschen, die dafür die notwendigen Kenntnisse hatten. In den Veröffentlichungen der ersten Jahre waren kaum Komplikationen bei der Anwendung der neuen Inhalationsanästhetika durch Ärzte zugeordnet worden.[27] Dennoch sah sich der Staat sehr früh veranlasst, die Anwendung in geregelte Bahnen zu lenken.

In Bayern erkannte man frühzeitig die Gefahr eines möglichen Missbrauches und bestimmte bereits am 28. Februar 1847 im **Intelligenzblatt für Oberbayern** in einer Verordnung, dass die Anwendung des Schwefeläthers nur **„unter Aufsicht und Leitung practischer Aerzte vorgenommen werden dürfe, keineswegs aber von dem untergeordneten wundärztlichen Personale alleine"**.[28] Die Verordnung für das Königreich Bayern (◘ Abb. 1.13) folgte am 6. Juni 1847 und regelte **Die Anwendung des Schwefeläthers gegen die Schmerzen bei chirurgischen Operationen an Menschen.**[29]

Heyfelder selbst wandte sich gegen die Anwendung von Schwefeläther durch niederes ärztliches Personal, wie Hebammen und Bader:

> „Somit nehme ich keinen Anstand, die Aetherinhalationen ... als ein grosses Mittel zu bezeichnen, dem man aber nur dann eine segensreiche Zukunft verheissen kann, wenn es ausschließlich von rationellen und gewissenhaften Aerzten angewendet wird, die zu individualisiren verstehen und nicht wie gemeine Routiniers alles über einen Kamm scheren wollen."[30]

Auch die anderen Staaten des Deutschen Bundes erließen Verordnungen zur Regelung der Anwendung von Schwefeläther und Chloroform, wie z. B. Hannover und Sachsen.

1.1.11 Ein neues Narkotikum: Chloroform

> „Dem *Edinburgh Mercury* zufolge hat Professor Simpson in Edinburgh ein neues den Schmerz übertäubendes Mittel entdeckt, welches den Schwefeläther bei chirurgischen Operationen bald verdrängen werde. Es heißt Chloroform, und soll vor dem Schwefeläther den Vorzug haben, dass es schneller und mit geringerem Quantum betäubt, jeden Apparat überflüssig macht, indem man dem Patienten bloß Mund und Nase mit etwas wenigem dieses Stoffs zu bestreichen braucht, dass es somit wohlfeiler ist, und endlich was die Hauptsache, dass es von angenehmerem Geruch ist und den Kranken weniger der Gefahr von Convulsionen aussetzt. Mehrere Fälle glücklicher Anwendung dieses Mittels bei größeren wundärztlichen Operationen werden erzählt."[31]

Das Chloroform entdeckten 1831 Justus von Liebig (1803–1873) und Eugène Souberain (1797–1858) und Jean-Baptiste Dumas (1800–1884) analysierte es 1835. Für medizinische Zwecke benutzte es erstmals am 4. November 1847 James Young Simpson (1811–1870). Über die Vorzüge des neuen Inhalationsanästhetikums Chloroform konnte man bereits in einem Bericht der **Augsburger Allgemeinen Zeitung** vom 17. Dezember 1847 lesen:

> „Die Vorzüge des Chloroforms vor dem Aether mögen etwa folgendermaßen zusammengefasst werden:
>
> 1) seine Wirkung ist rascher und nachhaltiger; eine, höchstens zwei Minuten reichen hin, um das Bewusstsein völlig zu ertödten. ...

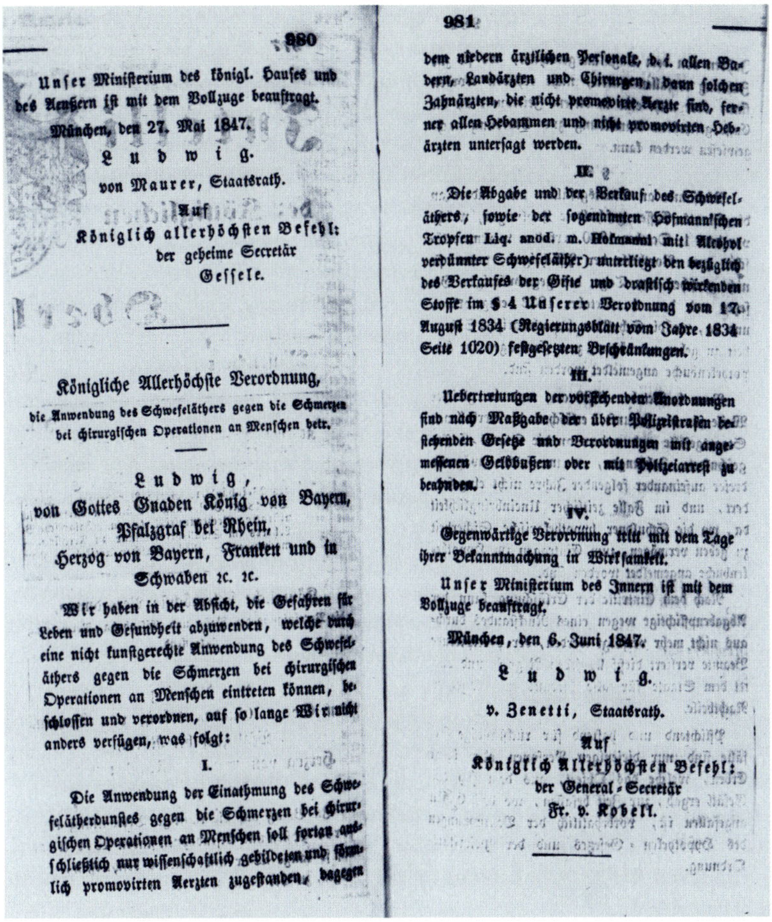

980

Unser Ministerium des königl. Hauses und des Aeußern ist mit dem Vollzuge beauftragt.

München, den 27. Mai 1847.

Ludwig.

von Maurer, Staatsrath.

Auf Königlich allerhöchsten Befehl:
der geheime Secretär
Gessele.

Königliche Allerhöchste Verordnung,

die Anwendung des Schwefeläthers gegen die Schmerzen bei chirurgischen Operationen an Menschen betr.

Ludwig,
von Gottes Gnaden König von Bayern,
Pfalzgraf bei Rhein,
Herzog von Bayern, Franken und in Schwaben etc. etc.

Wir haben in der Absicht, die Gefahren für Leben und Gesundheit abzuwenden, welche durch eine nicht kunstgerechte Anwendung des Schwefeläthers gegen die Schmerzen bei chirurgischen Operationen an Menschen eintreten können, beschlossen und verordnen, auf so lange Wir nicht anders verfügen, was folgt:

I.

Die Anwendung der Einathmung des Schwefelätherdunstes gegen die Schmerzen bei chirurgischen Operationen an Menschen soll fortan ausschließlich nur wissenschaftlich gebildeten und förmlich promovirten Aerzten zugestanden, dagegen

981

dem niedern ärztlichen Personale, d. i. allen Badern, Landärzten und Chirurgen, dann solchen Zahnärzten, die nicht promovirte Aerzte sind, ferner allen Hebammen und nicht promovirten Hebärzten untersagt werden.

II.

Die Abgabe und der Verkauf des Schwefeläthers, sowie der sogenannten Hofmannischen Tropfen Liq. anod. m. Hofmanni mit Alcohol verdünnter Schwefeläther) unterliegt den bezüglich des Verkaufes der Gifte und drastisch wirkenden Stoffe im § 4 Unserer Verordnung vom 17. August 1834 (Regierungsblatt vom Jahre 1834 Seite 1020) festgesetzten Beschränkungen.

III.

Uebertretungen der vorstehenden Anordnungen sind nach Maßgabe der über Polizeistrafen bestehenden Gesetze und Verordnungen mit angemessenen Geldbußen oder mit Polizeiarrest zu beahnden.

IV.

Gegenwärtige Verordnung tritt mit dem Tage ihrer Bekanntmachung in Wirksamkeit.

Unser Ministerium des Innern ist mit dem Vollzuge beauftragt.

München, den 6. Juni 1847.

Ludwig.

v. Zenetti, Staatsrath.

Auf Königlich Allerhöchsten Befehl:
der General-Secretär
Fr. v. Kobell.

Abb. 1.13. *Königliche allerhöchste Verordnung, die Anwendung des Schwefeläthers gegen die Schmerzen bei chirurgischen Operationen an Menschen betr.* (6. Juni 1847)

2) Die durch den Gebrauch des Chloroforms erzeugte Narkose sieht dem natürlichen Schlaf weit ähnlicher als der Aetherismus. Der Ausdruck des Gesichts ist ruhig, das Auge starr, die Pupillen sind erweitert, sehr oft schnarchen die Operanden. Das Erwachen geschieht plötzlich …
3) Das Nervensystem ist minder angegriffen. Der Blutandrang nach dem Gesicht und dem Gehirn ist geringe; auch leiden die Patienten weniger Kopfschmerz."[32]

Die Nachricht von der Entdeckung des Chloroforms veranlasste die Ärzte, sowohl in Erlangen wie auch in München und Würzburg erste Versuche mit Chloroform durchzuführen. In München gingen der klinischen Erprobung tierexperimentelle Untersuchungen von Martin und Ludwig Binswanger an verschiedenen Tiergattungen voraus.[33] So urteilte Martin bereits 1847 in seinem Artikel über das Formylperchlorid (Chloroform):

„Kurz es entbehrt das Formylperchlorid bei seiner therapeutischen Anwendung einer Menge Unbequemlichkeiten, welche die Aethereinathmung trotz aller bisherigen Bemühungen dennoch mit sich führen musste, und wird dieselben auch fortan entbehren, da sie in seinen eigenartigen chemischen Qualitäten begründet ist."[34]

Ähnlich dem Schwefeläther war auch das Chloroform innerhalb kürzester Zeit weit verbreitet, wie die ersten Veröffentlichungen belegen. So erscheint es auch nicht weiter verwunderlich, dass bereits 6 Wochen nach der Einführung, Ende Januar 1848, in Bayern eine Verordnung über die Anwendung des Chloroforms erlassen wurde. Diese beschränkte wie diejenige für Schwefeläther den Kreis der Personen, denen die Anwendung von Chloroform erlaubt wurde.

Heyfelder veröffentlichte dann am 23. April 1848 seine Abhandlung **„Die Versuche mit dem Schwefeläther, Salzäther und Chloroform und die daraus gewonnenen Resultate in der chirurgischen Klinik zu Erlangen"**[35] Am Schluss der Arbeit fasste er seine Erkenntnisse über die neuen Inhalationsanästhetika in 19 Punkten zusammen, von denen die wichtigsten sind:

„1) Das Chloroform atmet sich leichter und angenehmer ein, als der Schwefeläther, welcher in dieser Beziehung auch gegen den Salzäther zurücksteht. …
4) Die Wirkung des Chloroforms ist nicht allein rascher, sondern auch anhaltender, als die des Salzäthers und des Schwefeläthers, die Wirkung des Salzäthers ist am meisten flüchtig. …
10) Wiewohl das Chloroform entschieden kräftiger wirkt, als der Schwefel- und Salzäther, so steht doch so viel

fest, dass es, mit nötiger Umsicht angewendet, ebenso wenig gefährlich ist, als beide Aetherarten. …

15) Es gibt keine Zustände …, in welchem die Inhalationen des Aethers vor dem Chloroform den Vorzug verdienen. Nur ein unbesiegbarer Widerwille kann bestimmen, den Aether statt des Chloroforms inhalieren zu lassen.

16) Die Anwendung des Chloroforms ist leichter und einfacher da es keines besonderen Apparats dabei bedarf, und da ein einfaches Taschentuch oder eine Compresse genügt. …

18) Dem gemäß eignet sich das Chloroform nicht allein eher für die Hospitalpraxis, sondern auch für jede Privatpraxis und selbst für die Militärpraxis im Kriege." [36]

Heyfelder subsummierte nicht nur seine eigenen Ergebnisse, sondern gab gleichzeitig auch eine Übersicht, warum das Chloroform dem Äther vorgezogen werde. In einem Punkt allerdings irrte er: Eigene Apparaturen für die Anwendung von Chloroform wurden trotz all seiner Vorzüge dennoch für nötig erachtet, wie die folgenden Jahre gezeigt haben.

Bereits im Jahr 1847 konnte man in vielen Zeitschriften in Europa lesen: „Schwefeläther übertroffen durch Chloroform". Seine endgültige Anerkennung erfuhr das Inhalationsanästhetikum Chloroform, nachdem Simpson und Snow es in den Jahren 1853 und 1857 bei zwei Entbindungen von Königin Viktoria von Großbritannien und Irland (1819–1901) angewandt hatten – der bekannten „narcose à la reine".

Seit Einführung des Chloroforms Ende des Jahres 1847 wurde der Schwefeläther fast vollständig verdrängt. Es sollte bis zum Ende des 19. Jahrhunderts dauern, bis sich die Frage Chloroform oder Schwefeläther erneut stellte. Die Frage, welches Inhalationsanästhetikum bei der Anwendung zu bevorzugen sei, war allerdings endgültig erst zu beantworten, nachdem Ernst Gurlt (1825–1899) Statistiken über die Häufigkeit von Zwischenfällen bei den einzelnen Anästhetika erstellt hatte. Bei der Anwendung von Chloroform kam es danach gehäuft zu Zwischenfällen und so erlebte der Schwefeläther eine Renaissance.

1.1.12 Die ersten Apparate

Neben der Nachricht vom neuen Inhalationsanästhetikum Schwefeläther unterrichteten die Abhandlungen des Jahres 1847 ihre Leser auch über die verschiedenen Methoden der Applikation. Bereits im 2. Bericht der **Allgemeinen Zeitung, Augsburg,** vom 17. Januar 1847 stand die Beschreibung eines einfachen Apparates zur Inhalation von Schwefeläther:

„Eine gewöhnliche, aber sehr große Blase wird mit einem Hals versehen, an welchen sich ein elfenbeinernes Mundstück mit großer Oeffnung anschrauben lässt; ein Hahn ist nicht nötig. Man gieße in die Blase eine Unze guten gewöhnlichen Schwefeläthers, und blase dieselbe mit dem Mund auf bis sie beinahe voll ist. Man drücke den Daumen an das Mundstück und schüttle die Blase sodass sich die darin enthaltene Luft mit dem Dunste sättige. Sobald der Kranke zur Operation bereit ist, halte man ihm die Nase zu, und bringe ihm das Mundstück zwischen die Lippen, welche man rings mit dem Fingern andrückt. Jetzt muss er mittelst der Blase ein- und ausatmen, und nach einer oder zwei Minuten werden seine Lippen ihre Schließkraft verlieren." [37]

Diese Apparatur des Bristoler Chemikers Herapath zeichnete sich durch eine einfache Konstruktion aus und fand daher große Zustimmung. Diese setzte man bei vielen der ersten Schwefelätheranwendungen versuchsweise ein. Einige der ersten Anwender, wie Heyfelder oder Welz, konstruierten jedoch frühzeitig ihre eigenen Apparaturen (▪ Abb. 1.14). Schon bei der ersten öffentlichen Demonstration der Schwefeläthernarkose benutzte Morton einen speziell entwickelten Apparat aus Glas, in dem ein Schwamm lag.

Im Europa des Jahres 1847 befanden sich die „Entwicklungszentren" für die Schwefelätherapparate in Paris, Berlin und Leipzig. Die Vorrichtungen wurden nach verschiedenen Vorstellungen konstruiert und aus allen denkbaren Materialien hergestellt: Es gab feinmechanische Arbeiten aus Metall, Apparate aus Glas in Flaschenform,

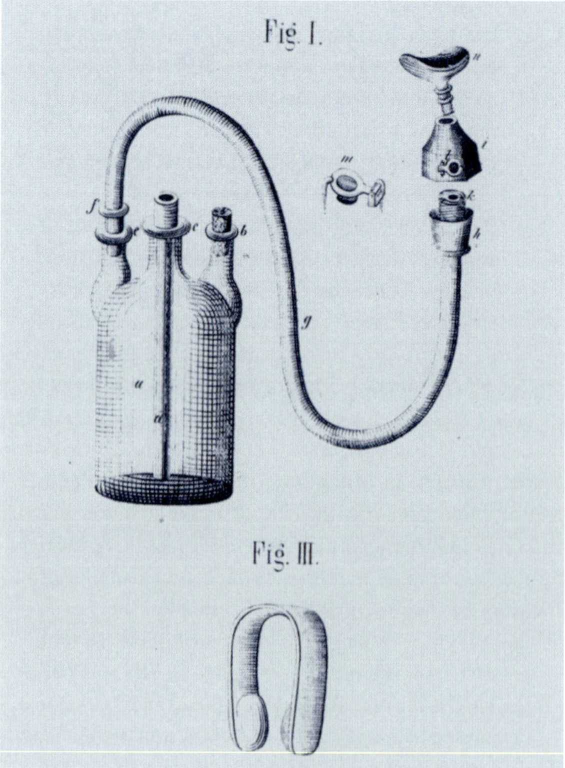

▪ **Abb. 1.14.** Erlangen: Apparat von Heyfelder (1847)

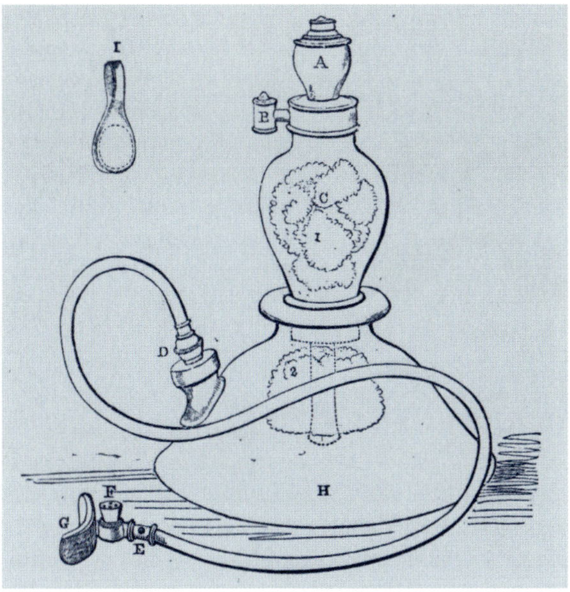

Abb. 1.15. Paris: Apparat nach Charrière (1847)

Vorrichtungen mit Schwamm oder einem Wasserbad. Alle sollten den folgenden allgemeinen Konstruktionsprinzipien genügen:

- Die Abmessungen für die Ein- und Ausatmungsröhren mussten weit genug sein.
- Die Luft, die eingeatmet wird, musste mit Äther angereichert werden.
- Die Inspirationsluft musste „frisch" sein, d. h. es durfte nicht die ausgeatmete Luft sein.
- Die Exspiration durfte nicht behindert werden.
- Das Mundstück durfte das Einatmen der Raumluft nicht erlauben.
- Der Luftstrom musste regulierbar sein.
- Die Nasenatmung musste verhindert werden.

Diese Gesichtspunkte wurden bei einer Vielzahl von Apparaten verwirklicht. Die bekanntesten Beispiele hierfür sind der Apparat von Snow (Abb. 1.15; mit Wasserbad und Spirale im Innern, um den Weg der Inspirationsluft für die Anreicherung mit Äther zu verlängern), der Apparat von Boot u. Robinson (gefertigt von Hooper), der Apparat von Charrière (Abb. 1.16; mit Netzgitter zur Erdung, um die Entzündung des Äthers zu verhindern) und der Apparat von Alfred Smee (mit Wasserbad; Abb. 1.17).

Neben den konstruktiven Voraussetzungen, sollten diese Apparate v. a. einfach, solide und preiswert sein. Eine weitere Forderung war, dass sie leicht zu tragen sein mussten. Das Hauptproblem dieser Vorrichtungen bestand darin, dass nicht exakt nachprüfbar war, welche Menge und Konzentration an Äther bzw. Chloroform der Patient eingeatmet hatte. Das Volumen der eingeatmeten Luft und die Flüchtigkeit des Äthers und des Chloroforms in Abhängigkeit von der (Raum-)temperatur waren nur annähernd zu bestimmen. Aus diesem Grund entwickelte Snow Tabellen, die ihm eine exaktere Dosierung ermöglichen sollten.

Die verschiedenen Ausführungen der Apparate sowie ihre Preise veröffentlichten die Mechaniker in Zeitungsanzeigen oder sie wurden über Mund-zu-Mund-Propaganda weitergetragen. Karl Hammerschmidt (1801–1874) beschrieb in einem Artikel die verschiedenen Gerätetypen zur Inhalation von Schwefeläther und gab auch die Preise dafür an. Diese variierten zwischen 40 Kronen(taler) und 12 Gulden. Damit entsprach der Preis des teuersten Apparats dem Monatseinkommen eines Arbeiters, während die preiswerteren immer noch so teuer waren wie die monatlichen Einnahmen armer Leute. Günstiger war der Preis für Schwefeläther, er betrug 24 Kronen(taler) für ungefähr 29 ml.

In der Anfangszeit der Äthernarkose benutzten die beiden Entdecker Jackson und Morton oft auch nur ein Taschentuch, das sie vor Mund und Nase hielten und auf das

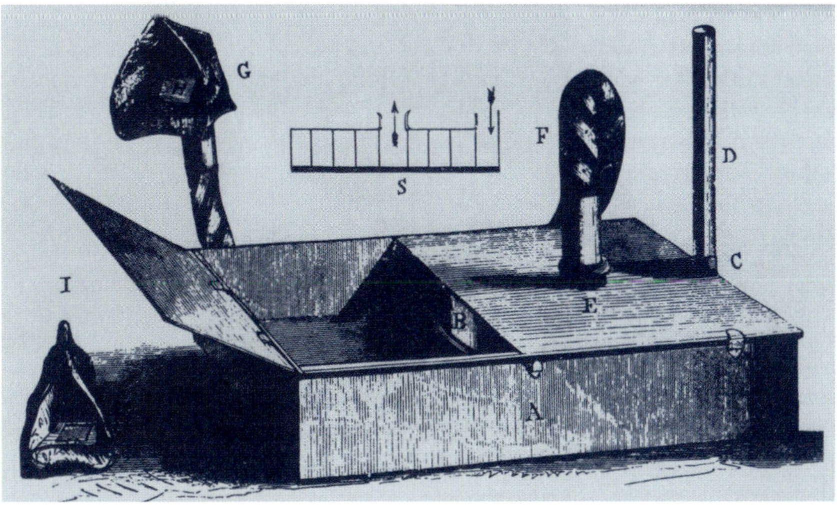

Abb. 1.16.
London: Apparat von Snow (1847)

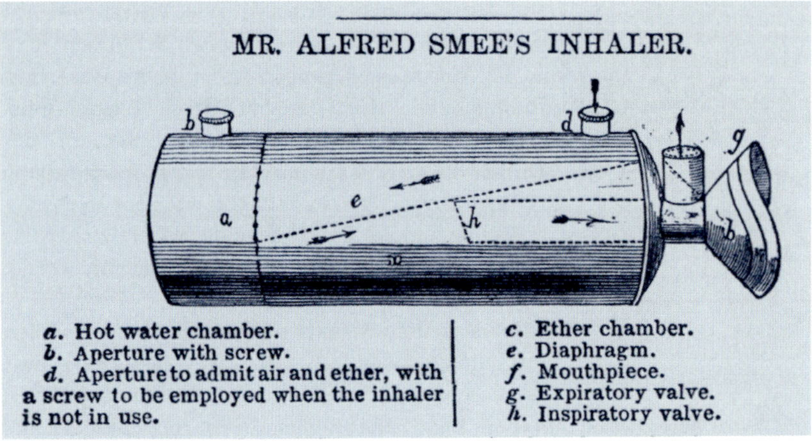

Abb. 1.17. London: Apparat von Smee (1847)

sie den Äther auftropften. Eine ebenfalls „sehr einfache Methode zur Anwendung des Schwefeläthers" wird 1847 beschrieben:

> „Herr Dr. Hupfauf war genötiget bei einer Gebärenden die Wendung auf die Füsse zu machen, und da eine sehr schwierige Operation in Aussicht stand, wünschte er Narkose durch Schwefeläther zu bewirken. Eines jeden Apparates entbehrend kam er auf folgenden genialen Gedanken und einfache Anwendungsart: Er nahm einen gewöhnlichen Badeschwamm, tauchte ihn in siedendheisses Wasser, drückte ihn sodann aus, goss nun etwa eine Drachme Aether auf denselben. Der auf diese Weise mit Aether geschwängerte Schwamm war der zu Operirenden vor die Nase gehalten, der Mund fest geschlossen, und nach wenigen Sekunden trat schon die erwünschte Narkose ein, während welcher durch die schwierige Wendung ein scheintodtes Kind entwickelt wurde, was jedoch bald wieder in Leben gerufen ward."[38]

Damit erlebte der Schlafschwamm, eine Anwendungsform des Mittelalters, eine Renaissance – wenn auch auf andere Art und Weise.

Diese Methode regte andere Chirurgen an, ähnliche Konzepte zu realisieren. Die Überlegungen führten zu den auch heute noch bekannten Masken. Man legte sie dem Patienten auf das Gesicht, vorwiegend über die Nase, und tropfte darauf ein Inhalationsanästhetikum, Äther oder Chloroform. Auf diese Weise atmete der Patient mit Narkotikum angereicherte Luft ein.

Eine Unterscheidung der Masken ist nach der Art und Weise der Anwendung möglich. Manche beruhten auf dem „Erstickungsprinzip", wobei ausschließlich mit Äther „geschwängerte" Luft eingeatmet werden konnte. Ein bekanntes Beispiel hierfür ist die von Gustave Juillard (1836–1911) im Jahr 1887 entwickelte Maske. Die andere Möglichkeit der Anwendung war nach dem „Taschentuchprinzip" konstruiert, dabei konnte auch Raumluft eingeatmet werden. Friedrich Esmarch (1823–1908) veröffentlichte 1877 seine entsprechende Entwicklung (Abb. 1.18). Auf dem gleichen Prinzip basierte auch die bekannteste Narkosemaske von Curt Schimmelbusch (1860–1895), die dieser 1890 vorgestellt hat. Ergänzt wurden diese Gerätschaften durch spezielle Tropf-Flaschen, die eine genaue Dosierung von Äther oder Chloroform ermöglichten. Die Masken erreichten eine weite Verbreitung und wurden ein „Standard-Narkosegerät". In Europa benutzte man sie bis zur Mitte des 20. Jahrhunderts und in den Ländern der 3. Welt werden sie bis heute noch eingesetzt.

In den letzten Jahrzehnten des 19. Jahrhunderts kam es zu entscheidenden Innovationen bei den Vorrichtungen zur Anwendung der Inhalationsnarkose. Das Ziel war es, die Menge an zugeführtem Inhalationsanästhetikum genauer zu bestimmen. Einer der ersten, dem dies gelang, war Ferdinand Junker (1828–1901) mit seinem nach ihm benannten Inhaler (1867). Eine wesentliche Weiterentwicklung gelang dann Otto Kappeler (1841–1909):

> „Er entwickelte … einen eigenen Apparat: mittels eines Gebläses … wurde Luft durch ein mit Chloroform gefülltes Gefäß geleitet, wodurch sich diese mit Chloroformdämpfen sättigt, um dann zur Maske weitergetrieben zu werden.[39]

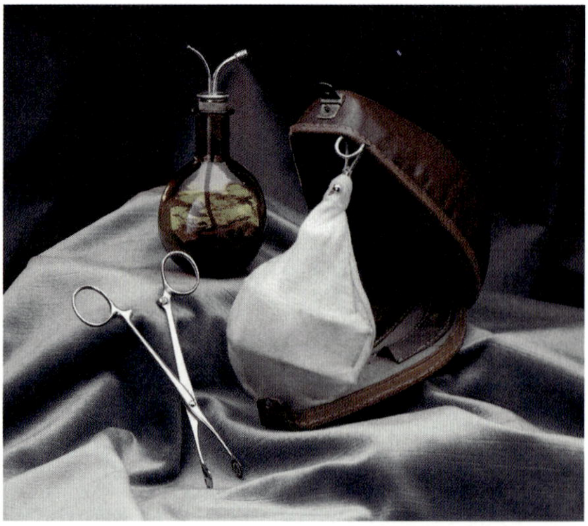

Abb. 1.18. Set zur Chloroformnarkose nach Esmarch (1879). (© Karl-Heinz Krauskopf)

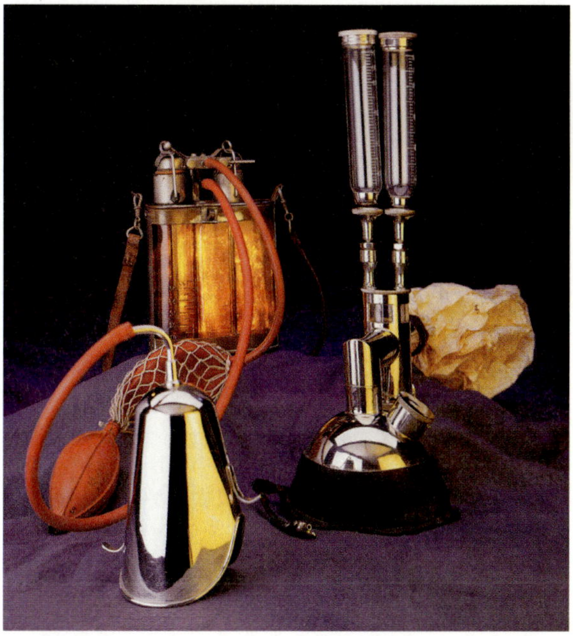

Abb. 1.19. Inhaler zur Mischnarkose nach Braun (1901). (© Karl-Heinz Krauskopf)

Seine Konstruktion zum Einatmen von Chloroform ließ er 1890 patentieren. Ein ähnliches Konzept verfolgten auch andere wie Louis Ombrédanne (1871–1956), doch unterschieden sich ihre Realisationen in der Ausführung z. T. erheblich. Der Ombrédanne-Inhalator (1908) erfreute sich großer Beliebtheit und man nutzte ihn bis weit in das 20. Jahrhundert hinein. Heinrich Braun (1862–1934) entwickelte diese Vorstellungen ebenfalls weiter und stellte im Jahr 1901 einen „Narkotisierungsapparat für Narkosen mit Aether-Chloroformdampf-Gemenge", das hieß für Mischnarkosen von Äther und Chloroform vor (Abb. 1.19).

Das Bestreben, die Dosierung der Inhalationsanästhetika zu optimieren, war der Auslöser für die Entwicklung von Narkoseapparaten im eigentlichen Sinne. Deren Entwicklung beginnt in den 1880er-Jahren, als es möglich wurde, Sauerstoff in Flaschen zu speichern und die Ventiltechnik entsprechend entwickelt war. Eines der ersten Geräte war der bekannte Roth-Dräger-Apparat (1902).

1.1.13 Ein weiteres Narkotikum: Lachgas

Die frühe Geschichte von Lachgas

In den **Philosophical Transactions** stellte 1772 Joseph Priestley (1733–1804) seine Erkennnisse der Eigenschaften von Gasen vor: **Experiments and observations on different kinds of air.**[40] Er gilt als Endecker des Stickoxyduls, des Lachgases, doch wurde die Substanz vermutlich erst um die Jahreswende 1773/1774 das erste Mal dargestellt oder isoliert. Die früheren Versuche endeten, soweit dies heute noch nachzuvollziehen ist, bei anderen Reaktionsstufen. Der chemische Name für die neue Substanz ergab sich aus seiner Eigenschaft: **„Dephlogisticated nitrous air is the term ... because it admitted a candle to burn in it."**[41]

Die Untersuchungen über verschiedene Gase, die Priestley durchführte, regten Mediziner und Naturwissenschaftler an, über deren therapeutischen Nutzen nachzudenken. In der **Medical Pneumatic Institution** in Clifton, Bristol, arbeitete auch Humphry Davy (1778–1829), einer der bekanntesten Mitarbeiter von Beddoes, die Experimente mit verschiedenen Gasen durchführten. Sie konnten dazu eine Apparatur verwenden, die von James Watt (1736–1819), dem Erfinder der Dampfmaschine, und von Beddoes konstruiert worden war (Abb. 1.20). Davys Aufgabe war es, die physikalischen, chemischen und biologischen Möglichkeiten verschiedener Gase, vor allem aber

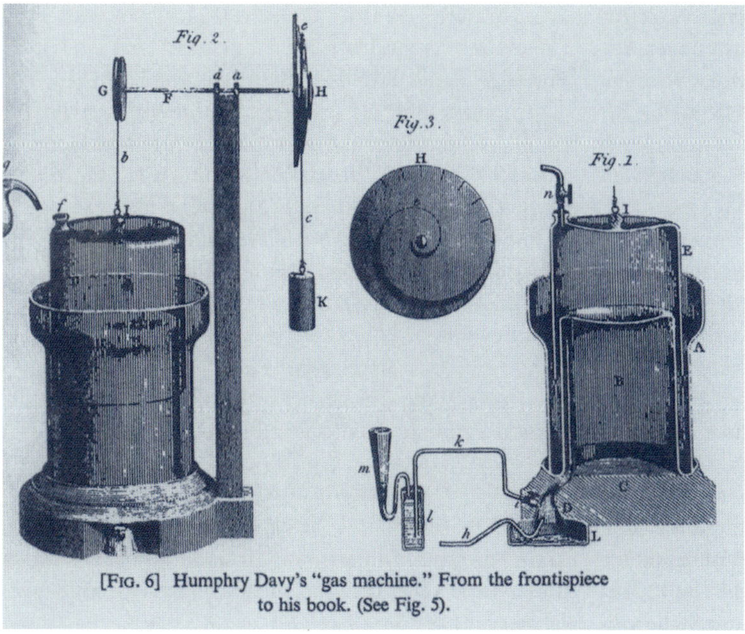

Abb. 1.20.
Die „Gasmaschine" nach Beddoes und Watt (1800)

von Stickoxydul zu untersuchen. Die Ergebnisse seiner umfangreichen Untersuchungen veröffentlichte er im Jahr 1800 mit dem Titel **Researches, chemical and philosophical, chiefly concerning Nitrous Oxide, or dephlogisticated Nitrous air, and its respiration.** Diese Arbeit wurde 12 Jahre später ins Deutsche übersetzt und erschien mit dem Titel: **Chemische Untersuchungen über die Verbindung des Stickstoffs mit Sauerstoff und Wasserstoff, und besonders über das oxydierte Stickgas. Lemgo 1812.**

Die „schmerzbetäubende" Eigenschaft von Stickoxydul erfuhr Davy eher zufällig im Selbstexperiment. Bei seinen Versuchen mit dieser Substanz hielt er über die betäubende Wirkung fest:

> „As nitrous oxide in its extensive operation appears capable of destroying physical pain, it may probably be used with advantage during surgical operations in which no great effusion of blood takes place." [42]

Damit war er vermutlich der Erste, der die schmerzaufhebende Wirkung von Stickoxydul schilderte, denn ihn befreiten die Dämpfe von seinen Kopf- und Zahnschmerzen. Er schloss daraus, dass dieses damit bei chirurgischen Operationen ohne großen Blutverlust benutzt werden könne. Seine Erkenntnisse fanden jedoch keine weitere Beachtung und die anästhetischen Eigenschaften von Stickoxydul gerieten erst einmal in Vergessenheit.

Schon bald nach seiner Entdeckung wurde das Stickoxydul unter der Bezeichnung Lachgas, wie auch schon der Äther, zur öffentlichen Belustigung auf Jahrmärkten angewandt. Auf einer Einladung zu einer Demonstration am 5. Juni 1824 im Adelphi Theater im englischen Strand wurde angekündigt, dass Sir Humphry Davy die Wirkungen des Lachgases demonstrieren werde.[43] Eingerahmt wurde diese Vorführung durch ein Varieté-Programm mit optischen Erscheinungen, singenden Gläsern und anderen Illusionen (Abb. 1.21). Neben diesen öffentlichen Veranstaltungen kursierten zahlreiche Zeichnungen, die den Einfluss von Lachgas auf die Menschen karikierten. Bis in die 1840er-Jahre können Belege für öffentliche Belustigungen und Karikaturen nachgewiesen werden, doch vermutlich führte man die Veranstaltungen noch bis weit in die 1860er-Jahre fort.

Am 10. Dezember 1844 veranstaltete Gardner Quincy Colton (1814–1898) eine große „Ausstellung", bei der die Wirkungen von Lachgas demonstriert wurden. An dieser nahm auch der Zahnarzt Horace Wells teil und beobachtete bei einem Teilnehmer, der sich an einem Stuhl gestoßen hatte, dass dieser offenbar unter Einwirkung des inhalierten Gases keine Schmerzen verspürte. So ließ er sich am Tag darauf einen Zahn extrahieren, nachdem er Lachgas eingeatmet hatte. Die Operation erfolgte völlig schmerzfrei. Im Jahr 1845 wollte er diese Entdeckung dann am Massachussetts General Hospital in Boston öffentlich demonstrieren, doch der Versuch schlug fehl: Der Patient atmete zu wenig Stickoxydul aus der Blase ein. Die vermeintliche Entdeckung wurde als „Humbug" bezeichnet. Nach der erfolgreichen Demonstration von Schwefeläther am 16. Oktober 1846 war die Suche nach einem „Mittel zur Unempfindlichmachung bei Schmerzen" erst einmal zu Ende und damit auch die Anwendung von Lachgas.

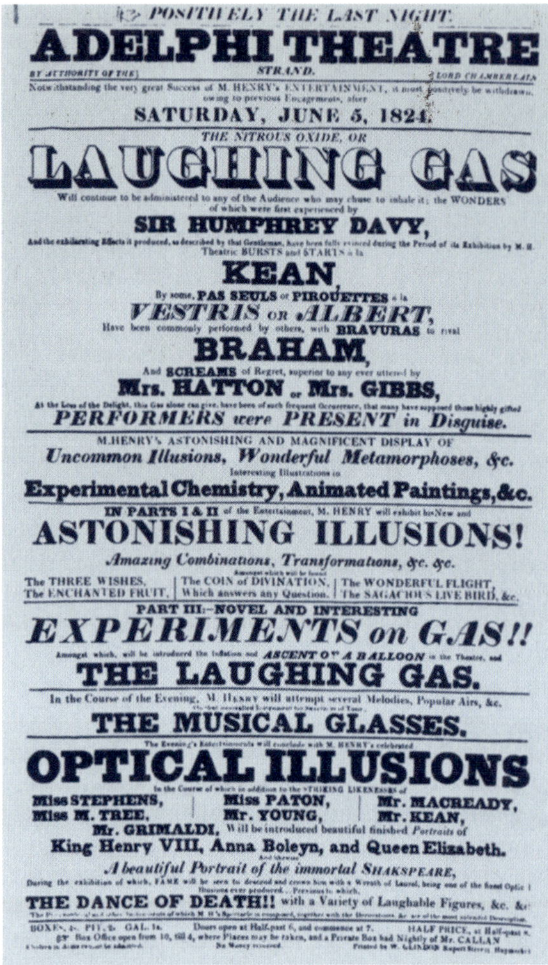

Abb. 1.21. Plakat einer Lachgasdemonstration mit Humphry Davy

Colton glaubte jedoch weiter an die Wirksamkeit des Lachgases und aufgrund seiner Erfahrungen etablierte er „The Colton Dental Association". So führte er 1862 in New Haven, Conn., und später in New York Lachgas in die Zahnbehandlung ein. Nach Werbung und Mundpropaganda war es ihm und seinen Kollegen möglich, in wenigen Monaten mehr als 1.000 Patienten zu behandeln. Bis zum Jahr 1877 erhöhte sich die Zahl auf mehr als 92.000 Personen, ohne dass ein einziger Todesfall eintrat. Die Anwendung des Lachgases beschränkte sich allerdings auf zahnärztliche Behandlungen.

Die ersten Anwendungen von Lachgas in der Chirurgie

Erste Veröffentlichungen zur Anwendung von Lachgas in den operativen Disziplinen erschienen in den 1880er-Jahren:

„1875 begann Paul Bert die Versuche mit Lachgas-Sauerstoff in origineller Weise zu erneuern, indem er das Gemenge durch Druck auf das ursprüngliche Volumen des darin enthaltenen Lachgases brachte und zur Compensation die Verabreichung in Kammern mit entsprechend erhöhtem Luftdruck durchführte."[44]

In seiner Überdruckkammer (Abb. 1.22) realisierte Paul Bert (1883–1886) die Anwendung der Kombination von Stickoxydul und Sauerstoff, die damals als besonders geeignet erschien. Doch schon im Jahr 1883 stellte er fest, dass die Notwendigkeit von komplizierten und kostspieligen Apparaturen nur größeren Krankenhäusern die Anwendung von Lachgas ermöglichte. 1886 publizierten Theodor Hillischer (1850–1926) und Albert Döderlein (1860–1942) ihre Erfahrungen mit der Lachgasnarkose. Hillischer schlug dabei vor, die Kombination von N_2O und O_2 „Schlafgas" zu nennen, um es von „Lust- oder Lachgas" für N_2O zu unterscheiden. Die Erkenntnisse seiner Versuche führten zu folgenden Schlussfolgerungen:

„1) Die Lustgasnarcose würde nach verhältnismässig kurzem Zeitraume wegen Sauerstoffmangels zur Asphyxie und zum Tode führen.

2) Die Narcose mit $N_2O + O_2$ ist einer bedeutenden Verlängerung, selbst auf den längsten Zeitraum, der je zur Durchführung einer chirurgischen Operation nöthig ist, fähig. Es erwächst daraus der ausserordentliche Vorteil, ohne Besorgnis den Patienten auch über den Eintritt des Stadius anaesthetic hinaus behufs tiefer Narcose einatmen lassen zu können.

3) Die einfache Lustgasnarcose erzeugt leicht Dyspnoe … und hat namentlich bei reizbaren Individuen ein mitunter beängstigendes Exercitationsstadium.

4) Dieses Reizungsstadium fehlt bei der Narcose mit dem Lustgas-Sauerstoffgemenge (Schlafgas) vollständig oder ist ganz unbedeutend ausgebildet. Patienten, welche schon beide Arten Narcose versucht haben, geben … stricte an, dass sowohl die Inhalation als auch die Narcose bei Lustgas-Sauerstoffeinatmung (Schlafgas) ganz unvergleichlich angenehmer sei.

5) Cyanose, welche bei Lustgasnarcosen mit Rückatmung meistens, bei Lustgasnarcosen mit Ausatmung häufig auftritt, ist bei der gemischten Narcose (Schlafgas) eine seltene Ausnahme.

6) Die Dauer bis zum Eintritte der Narcose ist bei der Inhalation des Lustgas-Sauerstoffgemisches (Schlafgases) etwas länger als bei der Atmung mit reinem Lustgas …"[45]

Weiter forderte er in seinem Artikel, dass die Lustgasnarkose mit Rückatmung verboten wird, da experimentell eine CO_2-Anreicherung im Blut festgestellt worden war. Darüber hinaus empfahl er, dass ein Arzt sich seine Gase (Sauerstoff und Stickoyxydul) selbst zubereiten solle, wenn er mehr als 800–1000 Lachgasnarkosen im Jahr durchführe. Am Schluss seiner Ausführung stellte er fest:

„Alle chirurgischen Lehrkanzeln sollten sich mit Lustgas-Sauerstoff-Narcosen (Schlafgas) befassen. Aether und Chloroform würden allmählich immer mehr durch Lustgas-Sauerstoff ersetzt und gar mancher Chloroformtod vermieden werden. Möchte es mir durch meine Mittheilungen gelungen sein, hierzu Einiges beizutragen."[46]

Doch bis dahin war es noch ein weiter Weg. Die Beimengung von Luft oder Sauerstoff sollte die Gefahr der Asphyxie beseitigen und damit gleichzeitig eine fortgesetzte Einatmung ermöglichen. Der große Vorteil der Lachgas-Sauerstoff-Narkose war nach Bert, dass **„bei völliger Anästhesie die Lebensreflexe erhalten sind, … sodass der Operateur stets Herr der Situation ist."** [47] Nachdem Döderlein im Winter 1885/86 die Lachgas-Sauerstoff-Narkose in der Geburtshilfe einsetzte, glaubte er aufgrund seiner Erfahrungen, **„für die normale Geburt und für solche pathologische, wo eine Erschlaffung des Uterus nicht direct erwünscht erscheint, die Anwendung des Stickoxydulsauerstoffes zur Beseitigung der Schmerzen dringend empfehlen zu können."** [48] Um eine Anwendung auch für „Stadtgeburten" (Hausgeburten) zu ermöglichen, fertigte man einen etwa 200 l fassenden Gummiballon für Lachgas an, der portabel war.

Bereits im Jahr 1881 wies Stanislaus Klikowitsch (1853–1910), Petersburg, bei der Veröffentlichung seiner Ergebnisse darauf hin, dass **„die Hauptübelstände bei der Anwendung des Stickstoffoxyduls seine verhältnismässige Kostspieligkeit und Unportabilität seien".**[49] Die ökonomischen Gesichtspunkte spielten jedoch eher eine untergeordnete Rolle.

Die ersten Erfahrungen beim Einsatz eines Lachgas-Sauerstoff-Gemisches für die Narkose waren durchweg positiv, dennoch konnte sich dieses Verfahren vorerst nicht durchsetzen, wie die Gurlt-Narkosestatistiken ausweisen. Erst mit der Entwicklung und Etablierung der ersten Narkoseapparate für Lachgas begann sich dieses Inhalationsanästhetikum in der Anästhesie zu verbreiten.

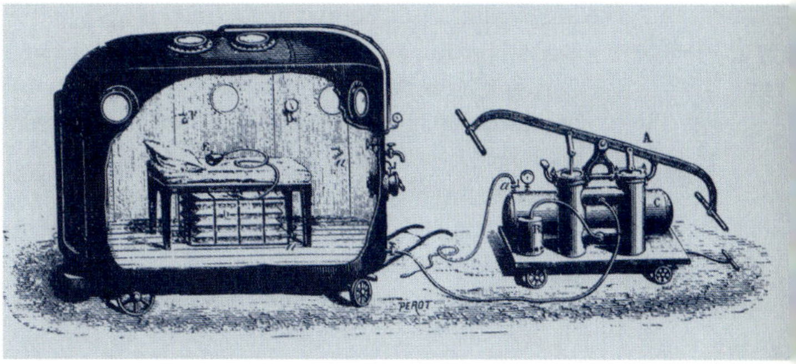

Abb. 1.22. *La chloche mobile* – die Überdruckkammer

Die Häufigkeit der Anwendung von Lachgas

> „Bekanntlich wurde in der ersten Sitzung des vorjährigen Kongresses … beschlossen, im Schosse der Deutschen Gesellschaft für Chirurgie eine Sammelforschung über die von Mitgliedern derselben während eines gewissen Zeitraumes beobachteten Narkosen zu veranstalten." [50]

So begann der Chirurg Ernst Julius Gurlt (1825–1899) die Ausführungen zu seiner ersten Datensammlung. Durch seine Statistiken wurde belegt, dass im deutschsprachigen Raum Lachgas zur Anästhesie bei einer Vielzahl von Zahnextraktionen eingesetzt wurde. Zum Teil wurde die Applikation von Lachgas durch die Gabe von Äther ergänzt.

In dem ersten Bericht aus dem Jahr 1891 berichtete er über 24.625 Narkosen, in der Statistik wurde keine einzige Lachgasnarkose angeführt. In weiteren Anlagen fanden sich Hinweise, dass ein Berliner Zahnarzt Lachgas verwendete (▫ Abb. 1.23), und über die Anwendung meinte, dass **„eine leichte und vorsichtige Chloroformnarkose dem Organismus weniger schädlich zu sein schien … als die nur in Begleitung einer Cyanose schmerzlos wirkende Lachgas-Narkose."** [51]

In der nächsten Statistik (1892) wurde die Lachgasnarkose bei den 61.526 Narkosen wiederum nicht erwähnt.

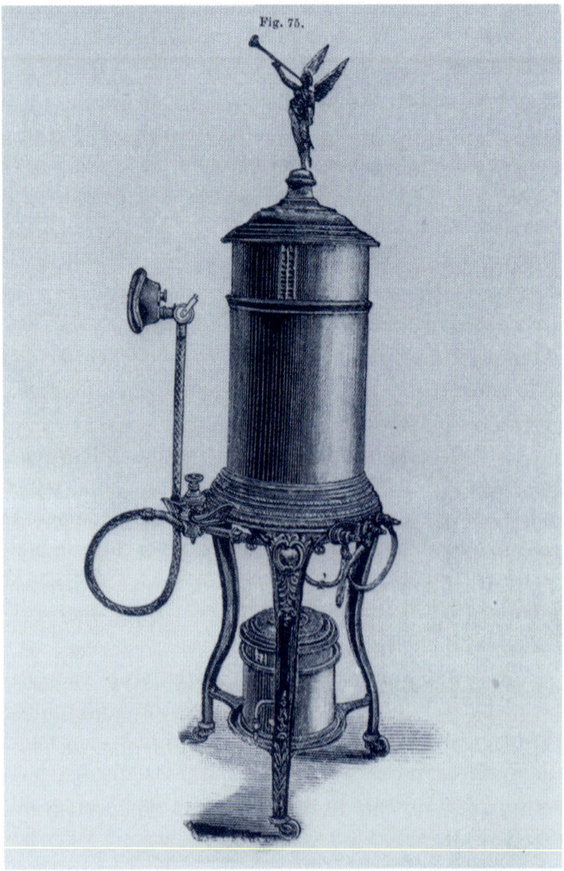

▫ **Abb. 1.23.** Verzierter Behälter für Lachgas

Bei der Behandlung der einzelnen Narkosemittel ging Gurlt jedoch auf das Stickoxydul ein. Im zahnärztlichen Institut der Berliner Universität **„verliefen die 47 Betäubungen mit Bromaethyl zwar gut, zeigten aber dem Stickoxydul gegenüber, besonders in Bezug auf die Nachwirkungen, manche Uebelstände, welche Anlass gaben, bald zu letzterem Mittel wieder zurückzukehren."** [52] Stickoxydul, das sich nur für kurze Zahnoperationen eignet, fand unter Punkt g) Erwähnung, der jedoch in der Übersichtsstatistik fehlte.

Im zahnärztlichen Institut der Berliner Universität wurden seit Oktober 1884 10.646 Betäubungen ausgeführt, daneben noch 818 Narkosen in einer zahnärztlichen Praxis von 1883–1893. Seit 1886 wurden die Lachgasnarkosen dort nach dem Vorschlag von Hillischer teilweise mit Zusatz von wenig Sauerstoff ausgeführt. **„Bei Anwendung des reinen Gases wurden die Patienten in einigen wenigen Fällen ängstlich blau im Gesicht, was bei der Mischung mit Sauerstoff nicht mehr beobachtet wurde."** [53] Ein Todesfall oder eine ernste Lebensgefahr wurde dabei nicht beobachtet.

Im Jahr 1894 berichtete die Narkose-Statistik[54] wieder nicht über Lachgasnarkosen. In den Erläuterungen fand der Bericht des Privatdozenten für Zahnheilkunde, Boennecken aus Bonn, Erwähnung, dem Lachgas und Sauerstoff in Stahlflaschen zur Verfügung standen. Die Schlafgasnarkose mit Stickoxydul (N_2O) mit 5–10% Sauerstoff war seiner Meinung nach zu kurz und zu oberflächlich:

> „Mehr als zwei schmerzlose Zahnextraktionen sind selten möglich. Die Patienten geben gewöhnlich an, sie hätten den Eingriff gefühlt. Dagegen scheint die Schlafgasnarkose selbst bei Personen mit Fettherz ungefährlich. Das Wohlbefinden beim Erwachen ist ein auffallend gutes." [55]

Im fünften Bericht (1895) wurden 20.352 Lachgasnarkosen bei Zahnoperationen angeführt, die Herr Süersen in einem Zeitraum von 68 Monaten durchführte. Damit wandte man Stickoxydul wiederum lediglich in der zahnärztlichen Praxis an, wie Gurlt schon im Jahr 1893 anmerkte. Es wurden 31.623 Zähne gezogen und das Gas im komprimierten Zustand verwendet. Außerdem berichtete Paul Ritter, Zahnarzt in Berlin, über einige leichtere Operationen, bei denen er einige Male Stickoxydul angewandt habe.

Der letzte Bericht wurde im Jahr 1897 veröffentlicht und umfasste die Statistik für die Jahre 1895/96 (29.526 Narkosen) und 1896/97 (32.009 Narkosen). Bei diesen Aufstellungen fehlten Angaben zu Lachgas in der Statistik völlig.

Die Statistiken von Gurlt stellten einen der ersten Beiträge zu einer Qualitätssicherung in der Anästhesie dar. Diese Zusammenstellungen veranlasste die Deutsche Gesellschaft für Chirurgie. Sie sollten die Frage beantworten, welches der gebräuchlichen Narkotika das ungefährlichste sei. Im Mittelpunkt stand dabei der Streit Chloroform vs. Äther. Johannes v. Mikulicz stellte zu den Ergebnissen 1901 fest:

> „Durch 7 Jahre durchgeführte Sammelforschungen haben das imposante Material von 33.429 Narkosen ergeben mit einer Gesamtmortalität von 1:2.429. Weitaus die Mehrzahl derselben (24.806) war mit reinem Chloroform ausgeführt; die Mortalität betrug dabei 1:2.075; nur in etwa einem Sechstel der Narkosen war reiner Aether verwandt worden mit einer Mortalität von 1:5.112. In noch kleinen Bruchtheilen waren die Narkosen mit Bromäthyl, der Billroth'schen Mischung, sowie die gemischten Chloroform-Aethernarkosen vertreten."[56]

Mit Bromäthyl führte man 10.793 Narkosen durch mit einer Mortalität von 1:3.370, mit Pental 631 Narkosen und einer Mortalität von 1:213. Außerdem waren noch Regionalanästhesien mit Kokain und dem Schleich-Infiltrationsverfahren angegeben. Die Anwendung der Lachgasnarkose bezog sich nur auf die zahnärztliche Praxis. Für die Chirurgie fehlten Angaben zur Lachgasnarkose im Berichtszeitraum (1891–1896) in der Narkosestatistik von Gurlt völlig. So kann man daraus schließen, dass die Narkose mit Stickoxydul in diesem Zeitraum kein Standard-Anästhesieverfahren war. Inwieweit dennoch Lachgas in der Chirurgie in dieser Zeit angewandt wurde, kann nur aus einzelnen Veröffentlichungen erschlossen werden.

1.1.14 Der Siegeszug der Narkose

Mit der ersten erfolgreichen Schwefeläthernarkose im Jahr 1846 wurden der Narkose in den Operationssälen der Welt die Türen geöffnet. Es war nicht nur die Schmerzfreiheit, die dem Patienten von jetzt an geboten werden konnte, sondern die Vielzahl an chirurgischen Therapien, die man zuvor als unmöglich erachtete. Rückblickend fällt auf, dass wirkliche Fortschritte in der „Behandlung mit dem Messer" erst gegen Ende des 19. Jahrhunderts erreicht wurden. Anfangs beschränkte man die Äthernarkose nur auf kurze Zeit, da eine Steuerung der eingeatmeten Dämpfe sehr schlecht oder gar nicht möglich war.

Neue Kenntnisse über die pharmakologischen Eigenschaften der verwendeten Substanzen und die Innovationen auf dem Gebiet der Inhalationsapparate verbesserten das System und damit die Anwendbarkeit. Auch bei erfolgreich und schmerzfrei verlaufenen Operationen starben in den Anfangsjahren postoperativ immer noch, relativ gesehen, die gleiche Anzahl an Menschen. Dies änderte sich erst, als die Probleme der Keimfreiheit, der Anti- und Asepsis, beginnend mit dem Phenolzerstäuber von Joseph Lister (1867) gelöst waren. Außerdem standen für die Behandlung von Infektionen bis Anfang des 20. Jahrhunderts keine wirksamen Medikamente zur Verfügung. Erst die Entdeckung des Penicillins (1929) brachte hier den entscheidenden Durchbruch.

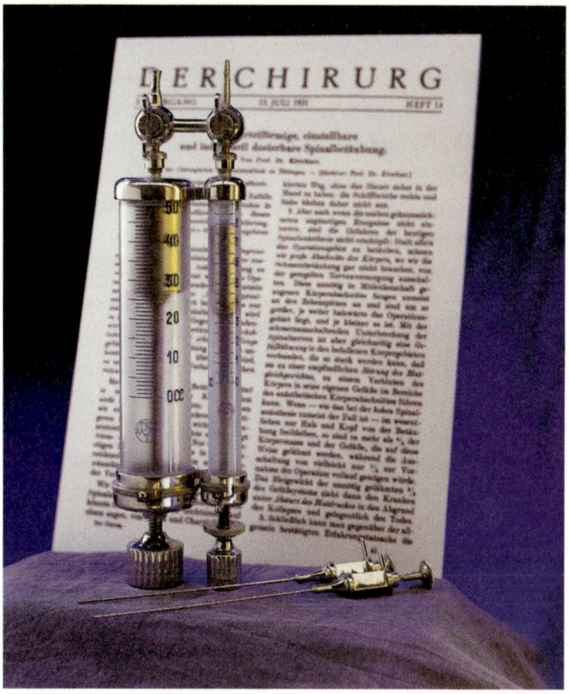

Abb. 1.24. Set zur Spinalanästhesie (1932). (© Karl-Heinz Krauskopf)

Neben den Innovationen im technischen Bereich sowie den Untersuchungen über geeignete Inhalationsanästhetika suchte man nach weiteren Methoden, um vollkommene Schmerzfreiheit zu schaffen. So gab es ideenreiche Chirurgen, die sich entweder um die Entwicklung unterschiedlicher Regionalanästhesieverfahren (Abb. 1.24) bemühten oder sich um die Vorteile der rektalen bzw. der intravenösen Anwendung von Anästhetika verdient machten. Eine weite Verbreitung des schon in den Anfängen der Anästhesie recht beachtlichen Spektrums unterschiedlicher Verfahren fand jedoch erst im 20. Jahrhundert statt. Parallel zu den Anästhesieverfahren wurden viele – aus dem heutigen Klinikalltag nicht wegzudenkende – therapeutische und diagnostische Methoden eingeführt. Sie wurden bald als wichtige Überwachungsmethoden, auch für den Anästhesisten, erkannt. Dazu zählen u. a. die Auskultation durch René Laennec (1816), die Messung der Temperatur u. a. durch Carl Wunderlich (um 1850) und die Blutdruckmessung nach Scipione Riva-Rocci (1896).

Wegweisend waren wiederum auch die neuen Erkenntnisse bei der Aufzeichnung der Herzstromkurve und bei der Bluttransfusion. Die graphische Darstellung der kardiovaskulären Dynamik wurde von Etienne Jules Marey (1850–1904) im Jahr 1878 als Sphygmographie entwickelt. Darauf aufbauend wurden dann Anfang des 20. Jahrhunderts die ersten Aufzeichnungen der bioelektrischen Potenziale bzw. Potenzialdifferenzen – Elektrokardiogramm – möglich.

Die ersten systematischen Untersuchungen zur Infusion von Flüssigkeiten, wie auch von Blut, wurden im

19. Jahrhundert durchgeführt. 1802/03 veröffentlichte Paul Scheel (1773–1811), Stadtarzt und Professor für Geburtshilfe in Kopenhagen, die Schrift über **Die Transfusion des Blutes und die Einspritzung der Arzneyen in die Adern.** Er fasste in diesem zweiteiligen Werk alle bis dahin darüber bekannten Versuche zusammen. Im Jahr 1828 veröffentlichte Dieffenbach eine Fortsetzung des Scheel-Werkes und publizierte 1830 seine eigenen Versuche.

Eine ausführliche Diskussion zu diesem Thema fand auf dem **„Dritten Congress der Deutschen Gesellschaft für Chirurgie"** im April 1874 in Berlin statt. Ernst v. Bergmann (1836–1907) stellte noch am 2. August 1883 fest:

> „Die noch vor nicht 10 Jahren prophezeite, neue, blutspendende Ära der Medizin ist ... bereits im Keim erstickt und schnell zu Grabe getragen worden. Wir müssen uns eben im Können bescheiden, so lange wir noch im Wissen zurückstehen."[57]

Bis zur Entdeckung der Blutgruppen Anfang des 20. Jahrhunderts hatte dieser Satz Gültigkeit.

Das fachliche Selbstverständnis der Anästhesie steckte Ende des 19. Jahrhunderts in Deutschland noch in den Anfängen. Die geringe Bedeutung, die man dieser Aufgabe damals zumaß, dokumentiert sich in der Tatsache, dass häufig unerfahrene chirurgische Assistenzärzte oder Schwestern die Tätigkeit als Narkotiseure übernehmen mussten. Erst die zunehmende Komplexität der Allgemeinanästhesieverfahren im 20. Jahrhundert, medizintechnische Innovationen und eine gestiegene Herausforderung durch invasivere Operationen führten auch in Deutschland zu einem wachsenden Interesse an einer professionalisierten ärztlichen Anästhesie. Bis zur Gründung einer Fachgesellschaft (1953) war es jedoch noch ein weiter Weg.

Anhang

Die Bedeutung des Wortes Anästhesie

Wie viele andere Worte in der medizinischen Terminologie haben die Begriffe Anästhesie und auch Narkose ihre Wurzeln in der griechischen Antike. Im Altgriechischen stand **Anaisthesia** [ἀναισϑησία] für Gefühllosigkeit, während **Narkosis** [νάϱκωσιζ] die Erstarrung beschrieb. Beides bezeichnete einen Zustand und ließ dabei offen, ob diesem eine Handlung voranging. Den Schlaf beschrieb hingegen das Wort Hypnos [υπνοζ], so wie auch die Griechen den Gott des Schlafes nannten.

Noch im Jahr 1844 wurden im **Kritisch-etymologisch-medicinischen Lexikon** von Ludwig A. Kraus Narkose und Anästhesie als krankhafte Zustände beschrieben: **Narcosis** wurde als Betäubung und Fühllosigkeit, v. a. als die Trägheit der Verdauungswerkzeuge erklärt. **Anästhesie** wurde aber als die Unempfindlichkeit und die (sowohl irritable als paralytische) Torpidität ausgelegt.[58] Über die Ursachen dieser Unpässlichkeiten schwieg das Lexikon.

Nach den ersten erfolgreichen und öffentlichen Demonstrationen der Narkose mit Schwefeläther schrieb Oliver Wendel Holmes am 21. November 1846 in seinem Brief an W.T.G. Morton:

> „The state should, I think, be called „Anaesthesia". This signifies insensibility, more particularly (as used by Linnaeus and Cullen) to objects of touch.... The adjective will be „Anaesthetic". Thus we might say, the state of anaesthesia, or the anaesthetic state."[59]

Damit wird für den durch Äther hervorgerufenen Zustand der Begriff „Anästhesie" eingeführt. Man muss annehmen, dass die ersten Äthernarkosen aufgrund der mangelnden Erfahrung der Mediziner und der Eigenschaften des Inhalationsanästhetikums dabei mehr einen Zustand zwischen Analgesie und Anästhesie erzeugten. Für den deutschsprachigen Raum schlug Martin den Begriff „Aetherisation" vor.[60] Mit Einführung der Chloroform-Narkose wurde „Anästhesie" dann ein allgemein gebräuchlicher Begriff. Daneben verwendete man in Europa einige Zeit noch Ätherisation und Chloroformization parallel.

In seinem Buch **The physiology of anesthesia** schrieb H.K. Beecher 1938:

> „Anesthesia and narcosis are conditions in which the normal response to stimuli of the whole or part of the body are temporarily depressed. While, strictly speaking, we have no right to assume that these conditions are identical, it is probable that they are manifestations of the same general process."[61]

Im Laufe der Zeit gewann man immer mehr Erkenntnisse über einzelne Stadien der Anästhesie. So erhielt der Begriff seine moderne Bedeutung.

In der 6. Auflage des Duden, Bd. 5, findet sich die aktuelle Erklärung der beiden Bezeichnungen Narkose und Anästhesie. Narkose wird dort definiert als die **„allgemeine Betäubung des Organismus mit zentraler Schmerz- und Bewusstseinsausschaltung durch Zufuhr von Betäubungsmitteln".**[62] Der Begriff „Anästhesie" umfasst demnach die **„Ausschaltung der Schmerzempfindung (z. B. durch Narkose) oder das Fehlen der Schmerzempfindung (bei Nervenschädigungen)".**[63] In Erweiterung des griechischen Ursprungs des Wortes bedeutet der beschriebene Zustand heute das Ergebnis einer Handlung. Beide Termini sind Teil des Fachgebietes Anästhesiologie: Sie ist **„die Wissenschaft von der Schmerzbetäubung, den Narkose- und Wiederbelebungsverfahren".**[64]

Fußnoten zu Unterkap. 1.1

1 Wendehorst 1976, S. 128 f.
2 Unger 1951, S. 1.
3 Die Bibel im heutigen Deutsch (1982), S. 4.
4 Cordus 1561, fol. 228.
5 Paracelsus 1605, S. 125.

6 Vesal 1543, S. 661; Übersetzung zit. nach Keys 1968, S. 90.
7 Zit. nach Keys 1968, S. 35.
8 *Médecine operat.* Paris 1839, t. L, p. 32.
9 Schönbauer 1947, S. 167.
10 Beilage zur *Deutschen Allgemeinen Zeitung*, Leipzig, Nr. 1 (1. Januar 1847).
11 Zit. nach Martin 1847a, S. 5.
12 Vol. 35, 1846, No. 16, p. 308 ff.
13 Foundations 1965, Bd. 1, S. 287.
14 Foundations 1965, Bd. 1, S. 295.
15 Unger (1951) S. 227.
16 Pharmaceutical Journal 1847, S. 337.
17 Zit. nach Martin 1847a, S. 30.
18 AAZ 1847, S. 130.
19 Dieffenbach 1847, S. 1.
20 Goerig 1998, S. 96–104.
21 *Schmidts Jahrbücher* 1847; 54: 82.
22 Kgl. Bayerisches Intelligenzblatt 1847, Nr. 27, S. 173.
23 Heyfelder 1847, S. 75.
24 *Illustrirte Zeitung*, S. 189.
25 Barschall 1847, S. 34.
26 *AAZ* (07.08.1847); Beil, S. 124.
27 Siehe hierzu Petermann u. Goerig 1998.
28 *Intelligenzblatt der Kgl. Regierung von Oberbayern* Nr. 11, 12. März 1847, Sp. 437.
29 *Intelligenzblatt der Kgl. Regierung von Oberbayern*, Nr. 28, 09. Juli 1847. Sp. 890 f.
30 Heyfelder 1847, S. 83.
31 *AAZ* 1847, 27. Nov., S. 2641.
32 *AAZ* 1847, 17. Dez., S. 2801.
33 *AAZ* 1847, 11. Dez, S. 2757.
34 *AAZ* 1847, 16. Dez., S. 2796.
35 Erlangen 1848.
36 Heyfelder 1848, S. 157 f.
37 *AAZ* 1847, S. 130.
38 *Medicinisches Correspondenz-Blatt Bayerischer Aerzte* 1847, S. 417 f.
39 Goerig u. Schulte am Esch 1995, S. 432 f.
40 *Philosophical Transactions* 1772, S. 147.
41 Smith 1965a, S. 790.
42 Davy 1800, S. 556.
43 Smith (1965b) S. 876.
44 Hillischer 1886, S. 4.
45 Hillischer 1886, S. 28.
46 Hillischer 1886, S. 31.
47 Döderlein 1886, S. 87.
48 Döderlein 1886, S. 97.
49 Döderlein 1886, S 89.
50 Gurlt 1891, S. 282.
51 Gurlt (1891) S. 296.
52 Gurlt 1893a, S. 103.
53 Gurlt 1893b, S. 158.
54 Gurlt 1894, S. 223–274.
55 Gurlt 1894, S. 242.
56 v. Mikulicz 1901, S. 757.
57 v. Brunn, S. 967.
58 Zit. nach Schadewaldt 1980, S. XXXIII.
59 Zit. nach Duncum 1947, S. 562.
60 *AAZ* 1847, Beilage S. 24.
61 Zit. nach Duncum 1947, S. 564.
62 *Duden*, Bd. 5, S. 542.
63 *Duden*, Bd. 5, S. 61.
64 *Duden*, Bd. 5, S. 61.

Literatur zu Unterkap. 1.1

Ackerknecht, EH (1979[4]) Geschichte der Medizin. Enke, Stuttgart
Allgemeine Zeitung (1847) Augsburg [AAZ]
Aronson S (1930) Geschichte der Lachgasnarkose. Kyklos 3: 183–257
Bäder B (1993) Presse und Medizin im Spannungsverhältnis. Neudruck zweier Pionierstudien der Medizinkommunikation. Universitätsverlag Brockmeyer, Bochum
Barschall L (1847) De casu quodam anaesthesiae dimidiatae. Medizinische Dissertation, Universität Königsberg
Baum J, Nemes C (1995) Funktionsanalyse historischer Rückatem-Absorptionssysteme. Anästhesist 44: S53
BayHStA (1847) Amtsbücher, 8°188b. 1847
Bigelow HJ (1846) Insensibility during surgical operations produced by inhalation. Boston Med Surg J 35: 309–317
Brandt L, Fehr G (1996) Eine Entdeckung in der Chirurgie. Die ersten Monate der modernen Anästhesie im Spiegel der deutschsprachigen Tagespresse. Abbott, Wiesbaden
Brunn W von (1942) Zur Geschichte der Bluttransfusion. Zentralbl Chir 69: 961–968
Brunn W von (1963) Medizinische Zeitschriften im neunzehnten Jahrhundert. Beiträge zur Geschichte der allgemein-medizinischen Fachpresse. Thieme, Stuttgart
Cohen E (1907) Das Lachgas. Eine chemisch-kulturhistorische Studie. Leipzig
Cordus V (1561) Annotationes in Pedacii Dioscoridis Anazarbei de medica materia libros V … Straßburg
Davy H (1800) Researches, chemical and philosophical chiefly concerning Nitrous Oxide, or dephlogisticated Nitrous Air, and its Respiration. London
Deutsche Allgemeine Zeitung (1847) Leipzig [DAZ]
Dieffenbach JF (1847) Der Aether gegen den Schmerz. Hirschwald, Berlin
Döderlein A (1886) Ueber Stickoxydul-Sauerstoffanästhesie. Arch Gynäkol 27: 85–101
Duncum B (1947) The development of inhalation anaesthesia. Oxford University Press, London
Duncum BM (1947) The development of inhalation anaesthesia. Royal Soc Med Press, London
Eulenburg A (1898) Real-Encyclopädie der gesammten Heilkunde. Medizinisch-chirurgisches Handwörterbuch für praktische Ärzte. Bd 16. Urban & Schwarzenberg, Wien
Faulconer A, TE Keys (1965) Foundations of anaesthesiology, vol 1.2. Springfield/IL
Flourens MJP (1847) Note touchant l'action de l'éther sur les centres nerveux. Compt Rend Acad Sci Paris 24: 340–344
Gerste R (1985) Die Entwicklung der Anästhesie im Spiegel der medizinischen Fachzeitschriften des 19. Jahrhunderts. Medizinische Dissertation, Universität Düsseldorf
Goerig M, Nemes C (1998) Aloys Martin und der Verein deutscher Aerzte in Paris. AINS 33: 96–104
Goerig M, Schulte am Esch J (1995) Otto Kappeler, ein Wegbereiter der deutschsprachigen Anästhesie. AINS 30: 426–435
Gurlt E (1891) Zur Narkotisirungs-Statistik. Arch klin Chir 42: 282–301
Gurlt E (1893a) Zur Narkotisirungs-Statistik. Arch klin Chir 45: 55–113
Gurlt E (1893b) Zur Narkotisirungs-Statistik. Arch klin Chir 46: 139–176
Gurlt E (1894) Zur Narkotisirungs-Statistik. Arch klin Chir 48: 223–274
Gurlt E (1896) Zur Narkotisirungs-Statistik. Arch klin Chir 51: 91–168
Gurlt E (1897) Zur Narkotisirungs-Statistik. Arch klin Chir 55: 473–519
Heyfelder JF (1847) Die Versuche mit dem Schwefeläther und die daraus gewonnen Resultate in der chirurgischen Klinik zu Erlangen. Heyder, Erlangen
Heyfelder JF (1848) Die Versuche mit dem Schwefeläther, Saltzäther und Chloroform und die daraus gewonnen Resultate in der chirurgischen Klinik zu Erlangen. Heyder, Erlangen

Hillischer HT (1996) Ueber die allgemeine Verwendbarkeit der Lustgas-Sauerstoffnarcosen in der Chirurgie und den respiratorischen Gaswechsel bei Lustgas und Lustgas-Sauerstoff. Österr Ungar Vierteljahresschr Zahnheilkd 2: 252–343 (Sonderdruck 32 S)
Hintzenstern U von, Petermann H, Schwarz W (2001) Frühe Erlanger Beiträge zur Theorie und Praxis der Äther- und Chloroformnarkose. T 2: Die tierexperimentellen Untersuchungen von Ernst von Bibra und Emil Harless. Anästhesist 50: 869–880
Hintzenstern U von, Schwarz W (1996) Frühe Erlanger Beiträge zur Theorie und Praxis der Äther- und Chloroformnarkose. T 1: Heyfelders klinische Versuche mit Äther und Chloroform. Anästhesist 45: 131–139
Hübner L (1969) Hundert Jahre Anästhesie in Berlin im Spiegel der medizinischen Fachpresse. Berlin
Illustrirte Zeitung (1847) Leipzig
Intelligenzblatt für Mittelfranken (1847) 54
Keys TE (1968) Die Geschichte der chirurgischen Anästhesie. Springer, Berlin
Kirchner J (1969–77) Die Zeitschriften des deutschen Sprachgebietes von 1831 bis 1870. T 1, T 2. Stuttgart
Königlich Bayerisches Intelligenz-Blatt (1847) 14
Koszyk K (1966) Deutsche Presse im 19. Jahrhundert. Geschichte der deutschen Presse. T 2, Berlin
Martin A (1847a) Geschichte der Entdeckung und Ausbreitung des Aetherismus. Buchners Repertorium für die Pharmacie 96: 351–387
Martin A (1847b) Zur Physiologie und Pharmakodynamik des Aetherismus. Franz, München
Martin A, Binswanger L (1848) Das Chloroform in seinen Wirkungen auf Menschen und Tiere. Leipzig
Medicinisches Korrespondenzblatt Bayerischer Aerzte (1847) Erlangen
Mikulicz J von (1901) Die Methoden der Schmerzbetäubung und ihre gegenseitige Abgrenzung. In: Archiv für klinische Chirurgie. Bd 64. Hirschwald, Berlin
Mörgeli C (1999) Die Werkstatt des Chirurgen. Zur Geschichte des Operationssaals. Editiones Roche, Basel
Nemes C (1994) Aloys Martin, Wegbereiter der chirurgischen Anästhesie in Deutschland. Anästhesist 43: 330–331
Paracelsus (1605) Operum Medico-Chimicorum sive Paradoxorum. Tomus Genuinus Septimus. Frankfurt
Petermann H (1997) Die Einführung der Äthernarkose und die Obrigkeit in Bayern. Erlanger Bausteine zur fränkischen Heimatforschung. 45: 189–200.
Petermann H (1998) „Der schöne Traum..." German publications on ether and chloroform narcosis in 1847. In: Proceedings 4th ISHA. Dräger, Lübeck, S 251–258
Petermann H, Klinik für Anästhesiologie (Hrsg) (1997) „Der schöne Traum, dass der Schmerz von uns genommen, ist zur Wirklichkeit geworden." 1847 – Erste Äthernarkosen in Erlangen. Erlangen
Petermann H, Goerig M (1998) Early reports on death under anaesthesia in the German speaking countries. Proceedings of the 4th ISHA. Dräger-Druck, Lübeck, S 171–178
Pharmaceutical Journal (1846/47)
Plötz J (1999) Die Kunde von der Äthernarkose in der Lokalpresse des Jahres 1847 am Beispiel von Bamberg. Anästhesist 48: 444–448
Priestley J (1772) Observations on different kinds of air. Philosoph Transact London 62: 147
Röse W, Scharff W (1993) Qualitätskontrolle vor 100 Jahren. AINS 28: 254–257
Rothschuh KE (1976) Die Bedeutung apparativer Hilfsmittel für die Entwicklung der biologischen Wissenschaften im 19. Jahrhundert. In: Naturwissenschaft, Technik und Wirtschaft im 19. Jahrhundert. T 1. Vandenhoeck & Ruprecht, Göttingen, S 161–185
Schadewaldt H (1975) Aphorismen zum medizinischen Buch- und Zeitschriftenwesen. Die Medizinische Welt N F 26: 1–4
Schadewaldt H (1980) Von Galens „Narkosis" zur modernen „Balanced anaesthesia". 25 Jahre DGAI. Jahrestagung 1978. Springer, Berlin Heidelberg New York Tokio
Schönbauer L (1947) 100 Jahre Aethernarkose. Wien klin Wochenschr 59: 164–170
Schulte am Esch J, Goerig M (1997) Anaesthetic equipment in the history of German anaesthesia. Dräger, Lübeck
Schulte am Esch J, Goerig M (Hrsg) (1998) Proceedings of the 4th International Symposium on the History of Anaesthesia. Dräger, Lübeck
Schwarz, W (1987) 140 Jahre – Erste Äthernarkose in Deutschland. Anaesthesist 36: 23–25
Smith WDA (1965a) A history of nitrous oxide and oxygen anaesthesia. Part I: Joseph Priestley to Humphry Davy. Br J Anaesth 37: 790–798.
Smith WDA (1965b) A history of nitrous oxide and oxygen anaesthesia. Part II: Davy's researches in relation to inhalation anaesthesia. Br J Anaesth 37: 871–882
Smith WDA (1966a) A history of nitrous oxide and oxygen anaesthesia. Part IV: Hickman and the „Introduction of certain gases into the lungs". Br J Anaesth 38: 58–72
Smith WDA (1966b) A history of nitrous oxide and oxygen anaesthesia. Part V: The crucial experiment, its eclipse, and its revival. Br J Anaesth 38: 143–156
Smith WDA (1966c) A history of nitrous oxide and oxygen anaesthesia. Part VII: 1868 – Nitrous oxide anaesthesia takes root in Great Britain. Br J Anaesth 38: 551–568
Smith WDA (1966d) A history of nitrous oxide and oxygen anaesthesia. Part IX: The introduction of nitrous oxide and oxygen anaesthesia. Br J Anaesth 38: 950–963
Smith, WDA (1967) A history of nitrous oxide and oxygen anaesthesia. Part X: The early manufacture, storage and purity of nitrous oxide. Br J Anaesth 39: 351–381
Snow J (1848) On narcotism by the inhalation of vapours. Wilson & Ogilvy, London
Sudhoff K (1903) Das medizinische Zeitschriftenwesen in Deutschland bis zur Mitte des 19. Jahrhunderts. Münch med Wochenschr 50: 455–463
Thomas KB (1975) The development of anaesthetic apparatus. Blackwell Scientific Publications, Oxford
Tindal A (1973) The perfect anaesthetic, anaesthesia by the method of Paul Bert. Anesth Analg 52: 361–368
Unger H (1951) Narkose. Forscher, Helfer, Scharlatane. Hofmann & Campe, Hamburg
Vesal A (1543) De humani corporis fabrica libri septem. Basel
Walser H (1957) Zur Einführung der Äthernarkose im deutschen Sprachgebiet im Jahre 1847. Sauerländer, Aarau
Wendehorst A (1976) Das Juliusspital in Würzburg. Bd 1 Kulturgeschichte. Würzburg

1.2 Die Anästhesie in der ersten Hälfte des 20. Jahrhunderts

M. Goerig, J. Schulte am Esch

Die Grenzen der Chirurgie lagen seit eh und je im Mangel einer Asepsis und im Fehlen einer zufriedenstellenden Schmerzbekämpfung. Als 1846 die Kunde über die neu entdeckten anästhetischen Eigenschaften des Äthers nach Europa gelangte, wurde dies vielfach zunächst als „Yankee-Erfindung" und als „typische nordamerikanische Windbeutelei" abgetan. Der französische Physiologe Marie Jean Pierre Flourens (1794–1867) warnte zudem eindringlich vor den mit der Ätheranwendung verbundenen Gefahren und meinte:

> „Der Äther, der den Schmerz tötet, tötet auch das Leben und dieses neue Mittel, das die Chirurgie erobern wird, ist gleichermaßen großartig und furchtbar!" [1].

Flourens sollte mit seiner Einschätzung Recht behalten, denn nur wenige Wochen später ereignete sich ein erster tödlicher Narkosezwischenfall [2]. Trotz der Verwendung anderer, als ungefährlich gepriesener Inhalationsnarkotika, kam es in den nächsten Jahrzehnten immer wieder zu tödlichen Narkoseverläufen, sodass die Bedenken der Patienten vor einer Narkose häufig größer waren als vor dem eigentlichen operativen Eingriff und den damit verbundenen Schmerzen. Angesichts dieser Ängste überrascht es nicht, dass noch im ausgehenden 19. Jahrhundert auch führende deutschsprachige Chirurgen, so beispielsweise der Breslauer Johannes v. Mikulicz-Radecki (1865–1905; ◻ Abb. 1.25) **„jede Narkose als gefährlich"** bezeichneten.

Als von Mikulicz-Radecki dies äußerte, waren die Fortschritte auf dem Gebiet der Asepsis bzw. Antisepsis bereits unübersehbar geworden, denn Wundinfektionen ließen sich bei chirurgischen Eingriffen nun meist vermeiden. Er duldete daher – wie damals anderenorts durchaus noch üblich – in seinem Operationssaal keinerlei Straßenkleidung. Sichtbare Zeichen der praktizierten Asepsis waren die Handschuhe, der Mundschutz und die hellen, sterilisierbaren Leinenmäntel, die von den Medizinern bald auch außerhalb des Operationssaals getragen wurden. Aus den Ärzten wurden so phänotypisch die vielzitierten „Halbgötter in Weiß".

Im Gegensatz zu den Fortschritten, die man mit der Keimfreiheit erzielt hatte, blieben die Fortschritte auf dem Gebiet der Narkose weniger spektakulär. Es gab nur wenige bedeutsame Neuerungen, die zu einer nachhaltigen Verbesserung der Narkose und zu einer Verringerung der vielfältigen Narkosegefahren geführt hätten.

Von Mikulicz-Radecki, der 1905 an einem Malignom erkrankte und verstarb, erlebte zahlreiche der sich in den nächsten Jahren abzeichnenden Verbesserungen auf dem Gebiet des Narkosewesens nicht mehr, von denen im Folgenden die Rede sein wird. Er konnte sich allerdings an seinem Lebensende noch selbst von den Vorzügen der Lokalanästhesie überzeugen, die im Vergleich zur Vollnarkose mit sehr viel weniger Risiken für den Patienten verbunden war. Skeptisch verfolgte er die allgemeine Hinwendung zum Äther, nachdem jahrzehntelang das Chloroform das am häufigsten verwendete Inhalationsnarkotikum gewesen war.

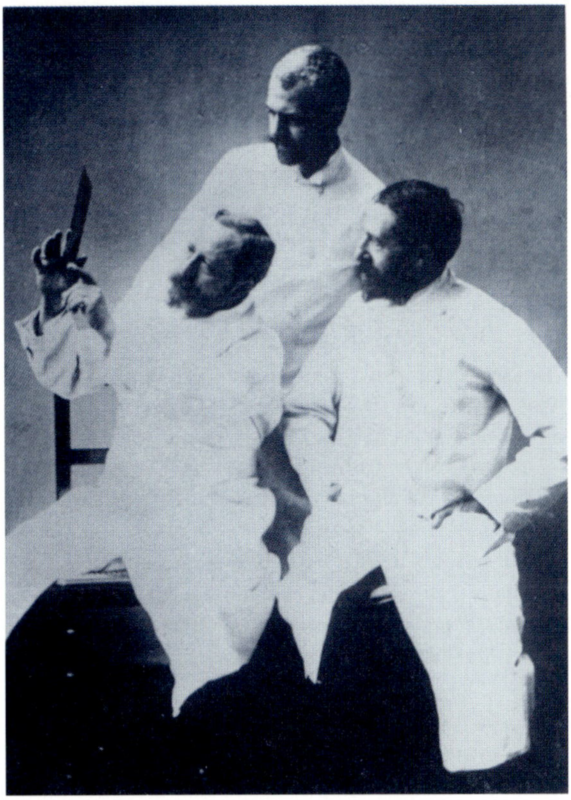

◻ **Abb. 1.25.** Der Breslauer Chirurg Johannes von Mikulicz-Radecki, *Bildmitte,* beim Betrachten der ersten Röntgenbilder an der Chirurgischen Klinik in Breslau; v. Mikulicz-Radecki bezeichnete die Durchführung einer Narkose als eine „der feinsten ärztlichen Kunstleistungen"

Er war noch als Chirurg in Breslau tätig, als 1904 sein Mitarbeiter Ferdinand Sauerbruch über epochemachende lungen- und herzchirurgische Eingriffe in einer Unterdruckkammer berichtete und es zu ersten Diskussionen um das Für und Wider einer positiven Druckbeatmung kam. Von Mikulicz-Radecki lernte auch noch die ersten Narkoseapparate kennen, die mit Druckgaszylindern für die Luft-Sauerstoff-Narkose sowie mit Präzisionstropfenzählern für Äther oder Chloroform ausgestattet waren. Er ließ an seiner Klinik die Patienten mit Skopolamin-Morphium präoperativ behandeln, um sie ruhig zu stellen, und erlebte noch die Anfänge einer intravenösen Infusionstherapie bei chirurgischen Eingriffen.

Dies sind nur einige der bedeutsamen anästhesiebezogenen Neuerungen, zu denen es innerhalb einer Zeitspanne von etwas mehr als 10 Jahren gekommen war. Zwar gibt es keinen roten Faden, der sich geradlinig bis hin zu einer modernen Narkose verfolgen ließe, dennoch sollen in dem folgenden Beitrag einige der entscheidenden Entwicklungen in der Anästhesie geschildert werden, zu denen es in den Jahren von 1880–1950 kam.

Jahrzehntelang hat sich die Vorstellung erhalten, dass Narkosen immer mit einer Vergiftung des Organismus verbunden sind und tiefe Narkosestadien daher zu vermeiden seien. Nicht nur Ärzte, sondern auch Patienten wussten um die vielfältigen Gefahren einer jeden Narkose. Der bereits erwähnte v. Mikulicz-Radecki sprach dies offen an und war davon überzeugt, dass **„jede Narkose gefährlich"** und

> … eine Vergiftung ist, deren wir uns erlaubterweise, autorisiert vom Staate, … zu Heilzwecken bedienen … Diese Vergiftung hat die Bestimmung, Bewegung, Gefühl und Bewusstsein des Kranken aufzuheben, d. h. einen Schlaf herbeizuführen, der viel tiefer als der natürliche ist, einen Schlaf, der den Kranken an den Rand des Todes führt [3].

1.2.1 Empfehlungen zur Durchführung einer Narkose im Jahre 1922

Auch in den Empfehlungen zur Durchführung von Narkosen in einer über Jahrzehnte führenden chirurgischen Operationslehre kommen diese Sorgen zum Ausdruck. Verfasser war der Zwickauer Chirurg Heinrich Braun (1862–1934), der um die Jahrhundertwende zahlreiche bedeutende Neuerungen auf dem Gebiet der Vollnarkose und der örtlichen Betäubungstechnik eingeführt hatte und selbst als erfahrener Narkotiseur galt:

> Die Narkose soll nicht tiefer sein, als unbedingt erforderlich ist. Bei der überwiegenden Mehrzahl aller Operationen kann sie, vorausgesetzt dass der Kranke gut fixiert ist, so flach sein, dass der Hornhautreflex in der Regel nicht verschwindet, die Atmung nicht schnarchend wird und der Kehldeckel nicht zurücksinkt.
> Es schadet durchaus nichts, wenn die Narkose einmal zu flach ist, es schadet auch nicht, wenn der Kranke sich einmal bewegt, es schadet nur, wenn die Narkose unnötig tief ist. Eine Gefahr für die Kranken sind deshalb ungeduldige Operateure, welche bei zu großer Abflachung der Narkose dem Narkotisierenden ihr Missfallen zu erkennen geben. Denn dieser wird dabei gezwungen, die Narkose andauernd zu tief zu halten [4].

1.2.2 Der Atemweg – eine anästhesiologische Herausforderung

Die Empfehlungen beider Chirurgen, keine tiefen Narkosestadien herbeizuführen, sollte einerseits eine Vergiftung des Organismus mit Narkotika verhindern, andererseits aber auch eine Atemwegsobstruktion durch die zurückfallende Zunge vermeiden helfen. Bereits die Pioniere der Äthernarkose hatten auf die „Erscheinung der Erstickungsgefahr" hingewiesen und das Auftreten mit einer schlechten Anwendung der Anästhetika in Zusammenhang gebracht. Sie hatten mit ihrer Vermutung durchaus Recht, hatten aber zunächst keine Vorstellung von den eigentlichen Ursachen dieses Phänomens und auch John Snow (1813–1858) erkannte im Auftreten von Schnarchen noch keine Gefahrenmomente. Der in Kiel arbeitende Friedrich Esmarch (1823–1908) wies aber 1877 in einem kriegschirurgischen Handbuch auf einige bei Narkose notwendige Vorsichtsmaßnahmen hin und empfahl bei stockender Atmung **„sogleich den Mund zu öffnen und den Unterkiefer mit beiden Händen … so nach vorne zu ziehen, dass die untere Zahnreihe vor die obere trete"** [5].

In den folgenden Jahren wurde sein einfach durchzuführender Handgriff allgemein bekannt [6]. Hinzu kam, dass die drohenden Gefahren durch eine die Atemwege verlegende Zunge in dem 1880 von Otto Kappeler (1841–1909) verfassten ersten deutschsprachigen Anästhesielehrbuch **Anaesthetica** beschrieben und die einfachen Möglichkeiten ihrer Beseitigung durch Anwendung des Handgriffes erörtert wurden. Eine Abbildung machte zudem die Durchführung allgemein verständlich.

Einfache Handgriffe und Hilfsmittel zum Freihalten der Atemwege

Da es jedoch nicht immer gelang, mit dem Handgriff die Atemwegsverlegung wirksam zu vermeiden, beschrieben in den nächsten Jahren zahlreiche Ärzte verschiedene Techniken und Hilfsmittel zur Lösung des Problems. Größere Beachtung fanden beispielsweise die Lagerungsempfehlungen (◘ Abb. 1.26) des Düsseldorfer Chirurgen Oskar Witzel (1856–1925). Auch der von dem Hamburger Arzt Walter Kühl (1862–1951) angegebene, einfach durchzuführende sog. „Kinn-Schulter-Griff" erwies sich als wirksames Manöver zur Vermeidung einer bedrohlichen Atemwegsobstruktion, da die empfohlene Seitwärtsdrehung des Kopfes zur Erweiterung des Aditus laryngis und damit zur Beseitigung einer Obstruktion führte.

Die auf dem Gebiet des Rettungswesen ausgewiesenen Berliner Adolf Loewy (1862–1937) und George Meyer (1860–1923) empfahlen daher, das Lagerungsmanöver ausgiebig anzuwenden. Unverständlicherweise unterblieben allerdings in Anästhesie- oder Chirurgielehrbüchern diese Hinweise. Ließ sich eine Atemwegsobstruktion durch die skizzierten einfachen Lagerungsmaßnahmen nicht beheben, wurde der Mund häufig – wie schon Jahrzehnte zuvor in Lehrbüchern empfohlen – mit einem Mundsperrer gewaltsam geöffnet und die Zunge mit einer Zungenzange gefasst und nach vorne gezogen [7]. Da Patienten nach operativen Eingriffen zuweilen mehr über die an der Zunge vorhandenen Schmerzen als über

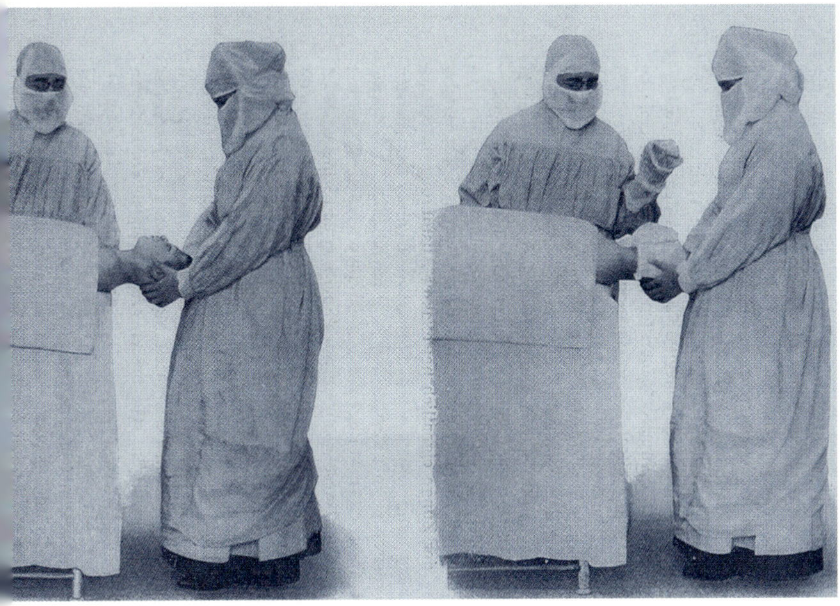

Abb. 1.26. Die von dem Düsseldorfer Chirurgen Oskar Witzel empfohlene Lagerung zur Narkoseeinleitung. Hierzu wurde der Kopf des Patienten tief gelagert und maximal weit überstreckt. Durch diese Lagerungstechnik sollten Aspirationen vermieden und freie Atemwege geschaffen werden. Man beachte, dass die mit der Narkosedurchführung beauftragten Personen bereits aus hygienischen Gründen einen Schutzkittel, Mundschutz und Handschuhe tragen

eigentliche Operationsschmerzen klagten, warnten nicht wenige Chirurgen vor diesem **„Marterwerkzeug ersten Ranges"** [8].

In den 1920er-Jahren beschrieben zahlreiche Chirurgen eine Vielzahl weiterer mechanischer Hilfsmittel zum Freihalten der Atemwege. Viele dieser Instrumente waren zwar wirksam, fanden aber keine weitere Verbreitung mehr, nachdem 1925 der Hamburger Chirurg Helmut Schmidt (1897–1979) in einer Publikation auf die Vorzüge des Mayo-Tubus zur Beherrschung akuter Obstruktion durch die zurückfallende Zunge hingewiesen hatte. Seither zählt dieses einfache Hilfsmittel ebenso zum Rüstzeug eines jeden Anästhesisten wie ein Trachealtubus, dessen Anwendung schon Jahrzehnte zuvor zum Freihalten der Atemwege und zur Aspirationsvermeidung empfohlen worden war.

Die Sicherung der Atemwege durch die Intubation

Die Intubation der Trachea zu Narkosezwecken hat 1869 der damals in Rostock arbeitende Friedrich Trendelenburg (1844–1924) erstmals am Kranken angewendet, um damit bei intraoralen Eingriffen eine Aspiration von Blut und Schleim zu vermeiden. Im Gegensatz zur heute üblichen Vorgehensweise tracheotomierte Trendelenburg allerdings die Patienten am Vortag und führte einen metallenen Tubus erst mit Beginn der Operation in die Luftröhre ein. Das Narkotikum wurde dann über einen speziellen metallenen Trichter, dessen Eingussöffnung mit Gaze bespannt war, geträufelt.

Mit einer orotrachealen Intubation gelang es 1880 dem englischen Chirurgen William McEwen (1848–1924) die zuvor übliche Tracheotomie zu vermeiden. Sein Bericht blieb aber weitgehend unbeachtet und geriet nahezu in Vergessenheit. Am Ende des 19. Jahrhunderts berichteten einige Chirurgen erneut über erfolgreiche Intubationsnarkosen, so beispielsweise Karel Maydl (1853–1903) in Prag oder Victor Eisenmenger (1864–1932) in Wien. Eisenmenger verwendete hierzu bereits 1893 einen aus Gummi hergestellten Tubus, der mit einem Cuff und Pilotballon versehen war [9].

Der Beitrag von Franz Kuhn

In Deutschland griff der in Kassel arbeitende Chirurg Franz Kuhn (1866–1929; Abb. 1.27) um 1900 die Idee einer Intubationsnarkose erneut auf und versuchte mit zahlreichen Publikationen der Methode den Durchbruch zu verschaffen [10]. Als Tubus entwickelte er hierzu unterschiedlich große, biegsame Metallspiralrohre. Auf Kongressen

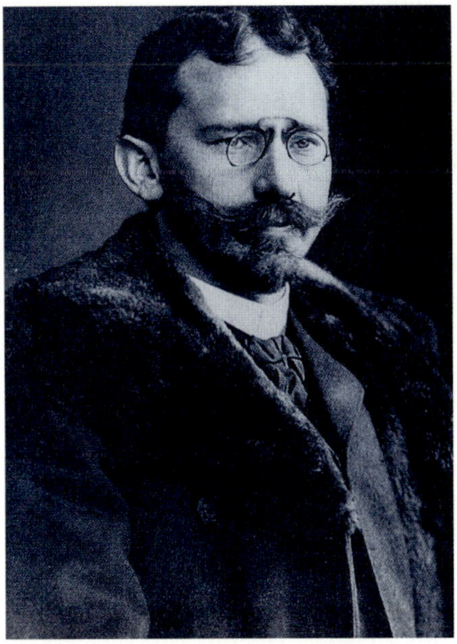

Abb. 1.27. Franz Kuhn, der Wegbereiter der Intubationsnarkose

und in Publikationen empfahl er die Methode zur Wiederbelebung, zur Anwendung bei Asphyxie und v. a. zur Chloroformnarkose und wies dabei auf die Bedeutung freier, sicherer Atemwege durch „Tubage" der Trachea hin. Allerdings wurden seine Vorstellungen seiner von ihm „pulmonale Narkose" genannten Technik nur skeptisch aufgenommen, so auch 1902 auf einer Naturforschertagung, als er über erste Erfahrungen mit dem neuen Verfahren berichtete. Unglücklicherweise gelang es Kuhn selbst bei einem tief narkotisierten Patienten nicht, den Tubus einzuführen, sodass Skeptiker der Methode sich in ihrer Abneigung gegen das Verfahren bestätigt sahen, obwohl der ungestörte Gasaustausch durch einen Tubus eine bessere An- und Abflutung der Inhalationsnarkotika und somit eine bessere Steuerbarkeit der Narkose ergeben hatte [11].

Auf diese Vorzüge hatte Kuhn schon in einer Kasuistik hingewiesen:

> „Herr K. aus Kassel wurde am 1. Mai 1902 wegen Cholelithiasis operiert. Die anfangs ohne Tubage ausgeführte Narkose erwies sich als unzureichend zur Durchführung der Operation. Ein fortwährendes Anstrengen der Bauchpresse, fast kontinuierliche Würge- und Brechbewegungen, die bei weiteren Zugaben von Chloroform einer sehr starken Atemnot, einer beängstigenden Zyanose den Platz räumten, kurz: eine nicht nur für Laparatomien, sondern auch im allgemeinen sehr schlechte Narkose zeigte uns die Tubage indiziert. Dieselbe gelang sofort: erst zwei tiefe Atemzüge, welche deutlich hörbar große Luftmengen durch das Metallrohr inspirierten, dann eine ganz ruhige Atmung. Die Gesichtsfarbe, welche noch gerade vorher stark livid zyanotisch gewesen war, wurde momentan eine frisch rosige, der Puls wurde voller und langsamer, alle früheren unangenehmen Begleiterscheinungen der Narkose waren weg" [12].

Zur Kontroverse von Franz Kuhn mit Ferdinand Sauerbruch

Nahezu zeitgleich mit Kuhns Bemühungen, die Atemwege während Narkosen mit einem in die Trachea eingebrachten Tubus vor Aspirationen zu sichern, berichtete Ferdinand Sauerbruch (1875–1951), ein Mitarbeiter von Mikulicz-Radecki in Breslau, 1904 über erste, in einer von ihm konstruierten Unterdruckkammer durchgeführte Operationen an der Lunge. Zur Vermeidung eines Pneumothorax wandte er dabei das von ihm entwickelte Druckdifferenz- oder Unterdruckverfahren an, bei welchem eine den Patienten mit Ausnahme des Kopfes umgebende Unterdruckkammer die Lunge vor einem vollständigen Kollaps bewahrte (◘ Abb. 1.28; [13]).

Sauerbruch, der nach den ersten Berichten seiner Operationsverfahren weltweite Beachtung gefunden hatte, lehnte die von Kuhn zur Vermeidung eines Pneumothorax bei lungenchirurgischen Eingriffen vorgeschlagene positive Druckatmung über einen tracheal eingeführten

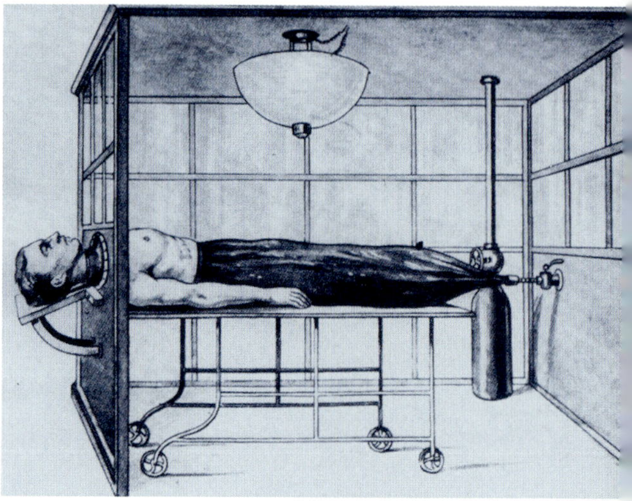

◘ **Abb. 1.28.** Die Unterdruckkammer nach Sauerbruch

Tubus genauso als unphysiologisch ab wie das Überdruckverfahren des Heidelberger Internisten Ludolph Brauer (1865–1951), bei welchem der Patient über eine dicht sitzende Narkosemaske gegen einen Überdruck ausatmete, sodass die Lunge je nach Einregulierung des Überdrucks in einem entsprechend geblähten Zustand gehalten wurde (◘ Abb. 1.29). Letztendlich setzte sich diese Methode auf dem Kontinent durch [14]. Als meist gebrauchte Geräte kamen der Tiegel-Henle- (◘ Abb. 1.30) und der Roth-Dräger-Überdrucknarkoseapparat zur Anwendung.

Als bemerkenswerte Modifikation statt der Überdruckregulierung durch ein in Wasser getauchtes Ausatemrohr empfahl 1913 der Tübinger Chirurg Paul Bruns (1846–1916) die Verwendung einer von ihm entwickelten Maske, die mit einem einstellbaren Überdruckventil versehen war [15]. Da Sauerbruch über Jahrzehnte an seiner Auffassung festhielt, konnte sich die Intubationsnarkose aufgrund seines prägenden Einflusses sowohl in Deutschland als auch im europäischen Raum nicht durchsetzen.

Die Insufflationsnarkose – eine von Sauerbruch ebenfalls abgelehnte Anästhesietechnik

Die großen Fortschritte auf dem Gebiet der Thoraxchirurgie wurden daher in den folgenden Jahrzehnten in Amerika erzielt, wo die 1909 von den amerikanischen Physiologen Samuel James Meltzer (1851–1922) und John Auer (1875–1948) entwickelte Insufflationsnarkosetechnik eine rasche Verbreitung erfuhr. Sauerbruch lehnte auch diese Methode ab, bei der über einen dünnen Katheter narkosegashaltige Luft-Sauerstoff-Gemische in den Pharynx oder die Trachea eingebracht wurden. Obwohl der New Yorker Chirurg Charles Elsberg (1871–1948) im gleichen Jahre erstmals über erfolgreich verlaufene lungenchirurgische Eingriffe berichtete und sich das Verfahren tausendfach bewährte, konnte sich auch diese Anästhesie-

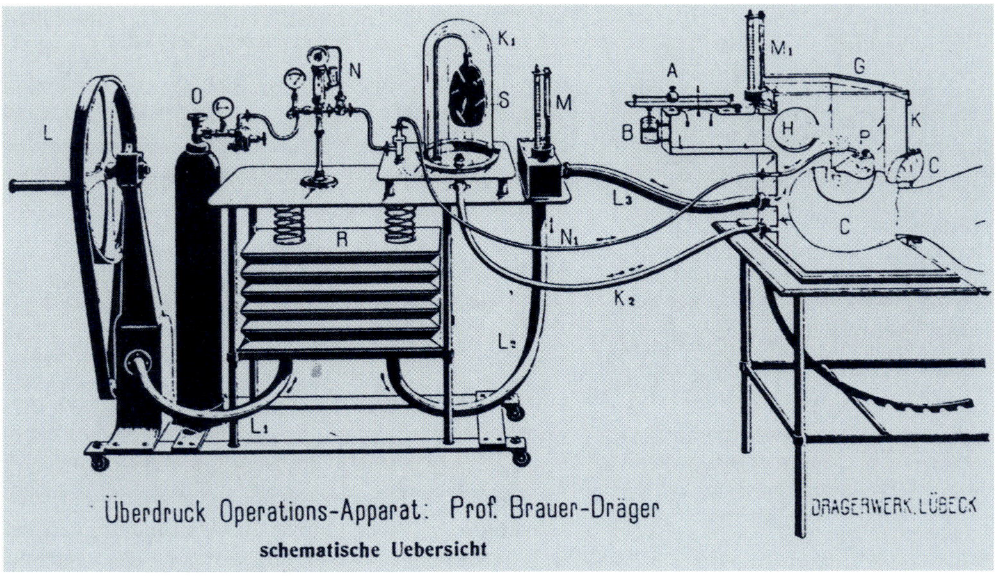

Abb. 1.29. Das von dem Marburger Internisten Ludolph Brauer bevorzugte Konzept, die Pneumothoraxgefahren bei lungenchirurgischen Eingriffen zu vermeiden

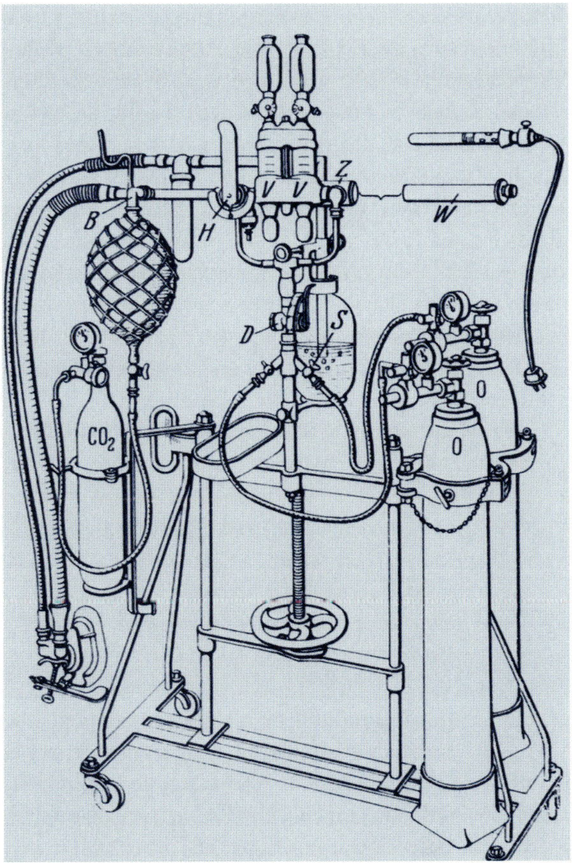

Abb. 1.30. Der von dem Breslauer Chirurgen Max Tiegel entwickelte Überdrucknarkoseapparat

technik unter dem prägenden Einfluss von Sauerbruch hierzulande nicht durchsetzen [16].

Der 1. Weltkrieg brachte in England einen Umschwung, als man vor der Notwendigkeit stand, gesichtsverletzte Soldaten zur Durchführung plastischer Operationen unter Ausschluss der Aspirationsgefahr zu narkotisieren. Das Verdienst, die endotracheale Narkose und ihre Technik zu einer klinischen Routinemethode ausgebaut zu haben, ist mit den Namen der in London arbeitenden Anästhesisten Stanley Rowbotham (1890–1985) und Ivan Whiteside Magill (1888–1986) verknüpft [17]. Beide beherrschten die blinde Intubationstechnik nahezu perfekt und mussten daher nicht auf das bereits 1895 von dem Berliner HNO-Arzt Alfred Kirstein (1863–1922) entwickelte Laryngoskop zurückgreifen [18].

Das von Kirstein „Autoskop" genannte Gerät fand trotz rascher Verbreitung bei den HNO-Ärzten bei orotrachealen Intubationen zunächst kaum Verwendung, da das Einführen des Tubus damals üblicherweise entweder in tiefer Narkose oder nach vorheriger örtlicher Betäubung unter digitaler Kontrolle erfolgte. (Abb. 1.31) An dieser Praxis hielt man jahrzehntelang fest, ein Umstand, der auch aus heutiger Sicht durchaus nachvollziehbar ist, denn wenn in Lehrbüchern überhaupt irgendwelche Angaben zur Intubationsnarkose gemacht wurden, beschränkte man sich auf die Beschreibung der Einführtechnik und erläuterte sie mit einer Abbildung. Zu Indikationen oder Kontraindikationen bezog man keine Stellung.

Die fehlende Verbreitung der Intubationsnarkose im deutschen Sprachraum noch nach dem 2. Weltkrieg kann nicht besser dokumentiert werden als durch eine Abbildung, die Paul Moritsch (1896–1966) in seiner 1949 erschienen Monographie **Die Schmerzverhütung bei chir-**

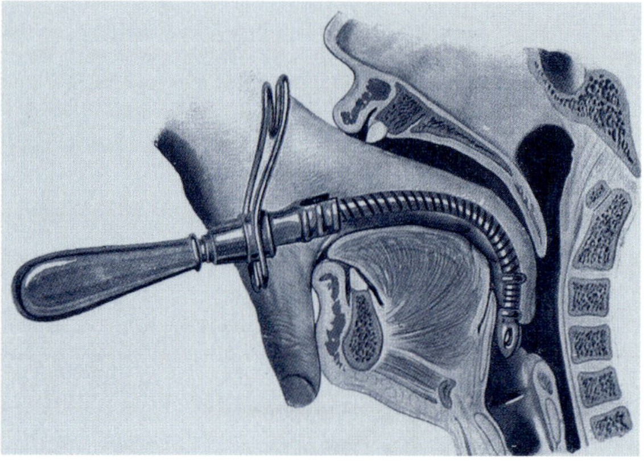

Abb. 1.31. Technik der digitalen orotrachealen Intubation, wie sie von Franz Kuhn praktiziert wurde: Der linke Zeigefinger zieht die Zunge und den Kehldeckel nach vorne, während der mit einem Mandrin versehene Tubus mit der rechten Hand am linken Zeigefinger entlang in den Kehlkopf geschoben wird

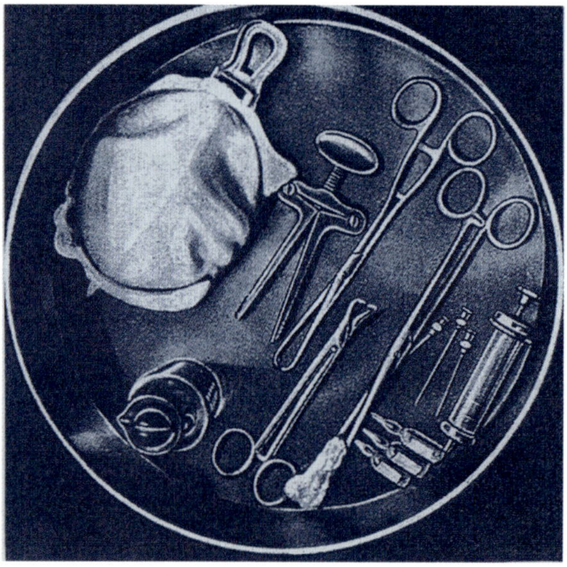

Abb. 1.32. Das Handwerkszeug des Narkotiseurs aus dem Jahre 1949: Narkosemaske nach Schimmelbusch, Äthertropfflasche, Mundöffner nach Heister, Zungenzange nach v. Eiselsberg, Wäscheklemme nach Backhaus, Stieltupferzange mit Schloss, Injektionsspritze mit Nadeln und Analeptika

urgischen Eingriffen verwendet hat (Abb. 1.32; [19]). Zu diesem Zeitpunkt wurde die Intubationsnarkose im angloamerikanischen Sprachgebiet bereits häufig angewendet und die Durchführung unter Zuhilfenahme der Laryngoskope in gängigen Lehrbüchern detailliert beschrieben. Moritsch hingegen verzichtete auf die Wiedergabe von Instrumenten zur Intubation und als notwendiges Equipment für den Narkotiseur führte er eine Narkosemaske nach Schimmelbusch, einen Mundöffner nach Heister, eine Zungenzange nach von Eiselsberg, eine Wäscheklemme nach Backhaus sowie einen Stieltupferzange auf! Die Wiedergabe dieser vielfach auch als „Marterinstrumente" bezeichneten Hilfsmittel in dieser Publikation belegt, dass es im deutschen Sprachraum trotz bedeutender technischer Fortschritte auf dem Gebiet des internationalen Narkosewesens zu keinem grundlegenden Wandel gegenüber den bereits im ausgehenden 19. Jahrhundert praktizierten Narkosemethoden gekommen war. Die Äthertropfnarkose mit der 1890 eingeführten Schimmelbusch-Maske war noch immer allgegenwärtig.

1.2.3 Von der Äthertropfnarkose und der Schimmelbusch-Maske zur Apparatnarkose

Für Jahrzehnte beherrschte die 1890 von dem Berliner Chirurgen Curt Schimmelbusch (1860–1895) beschriebene gleichnamige Maske die Operationssäle weltweit [20]. Der Grund für die langdauernde Bevorzugung der Maskennarkose gegenüber der vereinzelt erfolgreich geübten endotrachealen Narkose lag nicht nur am Widerstand führender Chirurgen, sondern auch in der weit verbreiteten Meinung, die Intubation sei schwierig und könne nur von erfahrenen Personen erfolgreich durchgeführt werden. Wie bei der Einführung der Intubationsnarkose hatten Chirurgen auch bei Einführung der Apparatnarkose ihre Vorbehalte und es galt vielseitige Widerstände zu überwinden. Zu den Skeptikern zählte der Düsseldorfer Oskar Witzel (1856–1925), der sich in hohem Maße um den Ausbau der Tropfnarkosetechnik verdient gemacht hatte [21].

Die Verwendung von Narkoseapparaten lehnte er nicht nur aus Kostengründen ab, sondern brachte auch zum Ausdruck, dass viele von ihnen zu groß, unhandlich und zu umständlich zu bedienen seien. Vermutlich hatte ihn der 1895 von dem Bonner Pharmakologen Julius Geppert (1860–1922) entwickelte und an seiner Klinik erprobte Narkoseapparat keineswegs überzeugt:

> „Die komplizierten Apparate bieten gar keinen Vorteil gegenüber der Erzeugung eines Luft-Chloroform-Aether-Gemisches, wie wir es durch unsere Tropftechnik erreichen, ganz davon abgesehen, dass der praktische Arzt nicht mit einem Möbelwagen zur Narkose auszieht … Die Apparate haben auch wieder ihren Weg in die Nebenräume gefunden und die alte Maske ist wieder zu Ehren gekommen."

Ob Witzel die Verwendung der ab 1900 zunehmend zur Verfügung stehenden Narkoseinhalatoren ebenso abgelehnt hat, wissen wir nicht, sie waren aber bedeutend einfacher zu handhaben und waren erheblich preisgünstiger als die mit Luft-Sauerstoff-Gemischen arbeitenden großen Narkoseapparate, zu denen sie in einer direkten Konkurrenz standen.

Die Apparate nach Ferdinand Junker und Heinrich Braun

Zu den einfachen Gebläseapparaten zählten gerätetechnische Modifikationen des 1867 von Ferdinand Adalbert

Junker (1828–1901) entwickelten Gerätes [22]. Otto Kappelers 1890 patentiertes Modell fand im Gegensatz zu der Geräteentwicklung des Leipziger Chirurgen Heinrich Braun (1862–1934) keine große Verbreitung [23] Bei allen genannten Geräten wurde mit Hilfe eines Ballons Luft durch einen Chloroform- oder Ätherbehälter zur Gesichtsmaske des Patienten geblasen (◘ Abb. 1.33). Die Apparate konnten um den Hals des Narkosearztes oder an einen Ständer gehängt werden, sodass die eine Hand des Narkosearztes für die Maske frei war, während die andere das Gebläse bediente.

Statt über eine aufgesetzte Maske konnten die narkotikahaltigen Gasgemische auch über eine spezielle pharyngeal positionierte Kanüle dem Kranken zugeführt werden, wenn Operationen im Mund- oder Gesichtsbereich durchgeführt werden mussten. Das von Braun 1903 vorgestellte und unter dem Namen „Narkomed" in den Handel gebrachte Gerät fand eine rasche Verbreitung, da zahlreiche Anwender es vorzogen, zur Narkoseeinleitung Chloroform zu verwenden und nach Erreichen des Toleranzstadiums die Narkose dann mit dem weniger gefährlichen Äther fortzuführen. Die geschilderte Applikationsweise der Narkotikazufuhr war jedoch häufig mit der Gefahr von Überdosierungen verbunden; trotzdem fand das Gerät auch noch in der Zeit nach dem 2. Weltkrieg häufige Anwendung.

Bei zahlreichen Patienten dürften intraoperative Komplikationen durch hypoxämische Zustände mitverursacht worden sein, eine Gefahr, die Chirurgen schon unmittelbar nach der Entdeckung der Narkose erkannt hatten. Johann Nepomuk Ritter von Nussbaum (1829–1890) aus München warnte vor dieser Gefahr in seinem 1867 erschienenen Lehrbuch wie folgt:

> „Bei jeder unter Chloroformnarkose ausgeführten Operation sehen wir dunkles Blut, solange die Anästhesie eine vollkommene ist. Dasselbe wird heller rot, sobald der Kranke erwacht. Eine mangelnde Oxidation ist daher unverkennbar und zur Anästhesie unerlässlich. Sonst stand bei Operationen die Gefahr der Blutung obenan, jetzt hat ihr die Gefahr der Narcose diesen Ehrenplatz streitig gemacht" [24].

Häufig wurden die geschilderten Hypoxämien durch eine Obstruktion der oberen Luftwege durch die zurückfallende Zunge hervorgerufen. Die Therapie der Wahl bestand zunächst im Ausführen des Esmarch-Manövers. Ließ sich hierdurch die Atemwegsverlegung nicht beseitigen, war es über Jahrzehnte gängige Praxis, den Mund mit einem Mundsperrer zuöffnen und die Zunge gewaltsam mit einer Zungenfasszange nach vorne zu ziehen. Führten diese Maßnahmen zu keiner raschen Besserung, kam häufig nur noch eine Nottracheotomie in Frage, denn die wenigsten Chirurgen waren mit der weit atraumatischeren Intubationstechnik vertraut, für die sich v. a. Franz Kuhn aus Kassel stark gemacht hatte.

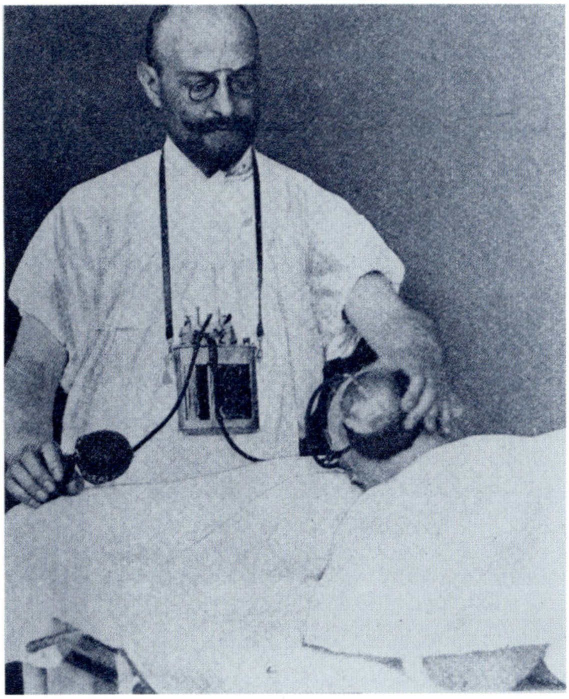

◘ **Abb. 1.33.** Anwendung des von Heinrich Braun um 1905 entwickelten Mischnarkoseapparates. Der Narkotiseur blies dabei mit Hilfe eines Gummigebläses Luft in die mit Äther oder Chloroform gefüllte Flasche. Das Narkotikagemisch wurde dann dem Patienten über eine dicht sitzende Maske zugeleitet

Apparate für Narkosen mit Luft-Sauerstoff-Anwendung

Als Franz Kuhn um die Jahrhundertwende wiederholt über die vorteilhafte Intubationstechnik zum Freihalten der Atemwege bei Narkosen berichtete, verfügte er bereits über Narkoseapparate, die mit Druckgasflaschen für Luft-Sauerstoff-Gemische ausgestattet waren. Durch das Linde-Verfahren konnte Sauerstoff in nahezu unbegrenzter Menge kostengünstig hergestellt und in transportablen Druckgasflaschen gespeichert werden. Neuentwickelte Misch- und Reduzierventile erlaubten seine gefahrlose Entnahme und Applikation und haben so zur raschen Ausweitung der Sauerstoffanwendung in ärztlichen Praxen und in Krankenhäusern beigetragen, denn zuvor wurde der Sauerstoff in Apotheken hergestellt und dann in großen Gummisäcken abgefüllt, aus denen die Kranken das Gas einatmen mussten. Der Vorrat war verständlichermaßen gering, sodass nur eine kurze Zeit inhaliert werden konnte.

Nachdem sich die ersten Sauerstoff-Inhalationsgeräte in der ärztlichen Praxis als sicher erwiesen hatten, war es ein logischer Schritt, Narkosegeräte mit Druckgasflaschen für Luft-Sauerstoff-Gemische auszurüsten. Große Verbreitung fanden nach der Jahrhundertwende die verschiedenen Modelle der in Lübeck ansässigen Dräger-Werke, bei denen mit einer patentierten Tropfvorrichtung erstmals eine exaktere Äther- oder Chloroformapplikation möglich wurde (◘ Abb. 1.34).

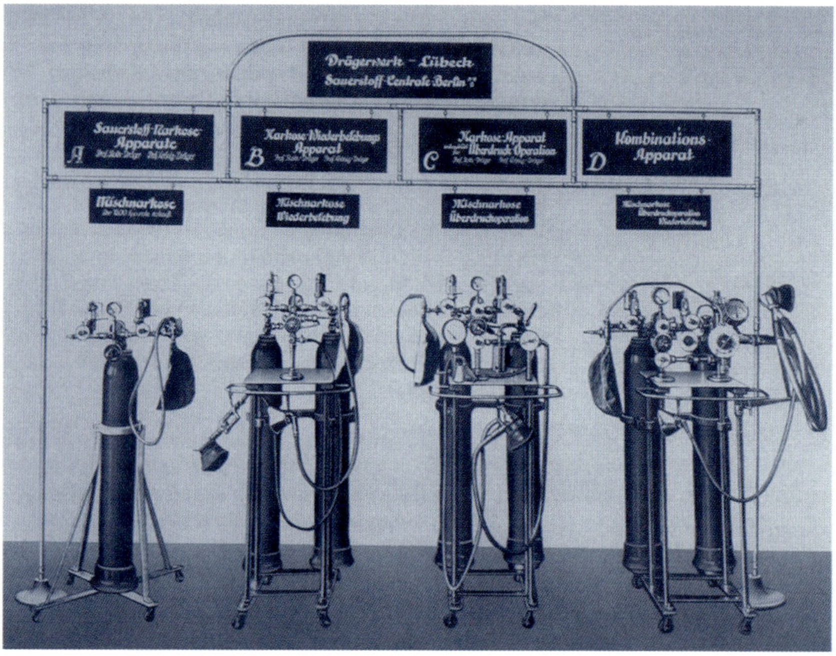

■ **Abb. 1.34.** Produktpalette verschiedener Narkosegeräte der Firma Dräger aus Lübeck

Respiratoreinsatz bei Curareapplikation

Vor dem Hintergrund der apparativen Möglichkeiten, Patienten auch beatmen zu können, überrascht es nicht, dass sich Chirurgen schon frühzeitig mit der Frage auseinander setzten, bei abdominalchirurgischen Eingriffen Curare zur Muskelerschlaffung zu verabreichen. Der Leipziger Chirurg Arthur Läwen (1876–1958) wagte als Erster diesen Schritt. Die Gründe, die ihn zu diesem Vorgehen veranlassten, beschrieb er in einer 1912 veröffentlichten Arbeit wie folgt:

> „Ein großer Übelstand bei oberflächlicher Narkose ist der, dass die Kranken, namentlich bei der Bauchdeckennaht die Bauchmuskulatur übermäßig so anspannen, dass eine ordnungsgemäße Schichtnaht sehr erschwert wird … Gerade diese ist daran Schuld, dass im letzten Stadium der Operation noch zu tief narkotisiert wird. Hierdurch wird wieder die Gefahr der Überdosierung in die Nähe gerückt" [25].

Um eine generalisierte Wirkung des Curare zu vermeiden, verabreichte er nur geringe Dosen subkutan, da ohnehin „die Herstellung einer völligen Lähmung der Bauch- und der übrigen Muskulatur … auch gar nicht" erforderlich sei. Obwohl Läwen im Resümee zu einer positiven Beurteilung der neuen Anästhesietechnik kam, konnte er die geplanten Untersuchungen mit einer intravenösen Applikation infolge eines Mangels an gereinigtem Curare nicht weiter fortsetzen. Es unterblieben damit auch seine Überlegungen, narkotisierte Patienten mit einem von ihm entwickelten elektrisch betriebenen Respirationsapparat über eine Tracheotomiekanüle zu beatmen.

Das in Zusammenarbeit mit seinem Arbeitskollegen Roderich Sievers (1878–1943) entwickelte Gerät war bereits 1910 erprobt worden, wobei sich das Atemhubvolumen, wie in der Originalarbeit angemerkt „unter Berücksichtigung der sichtbaren Thoraxhebung" individuell so verändern ließ, dass „die Atmungsbewegungen des Thorax einen natürlichen Charakter tragen" (■ Abb. 1.35; [26]).

Obwohl sich beide Autoren begeistert über die Erfahrungen mit diesem Gerät äußerten, fand der Artikel nur wenig Resonanz. Es mag auch hier der prägende Einfluss von Ferdinand Sauerbruch gewesen sein, der die Intubation und Beatmungsverfahren mit positivem Druck generell als unphysiologisch ablehnte. Dadurch kam auch eine Verwendung von Muskelrelaxanzien nicht in Frage, denn die hätte notwendigerweise die Beatmung des Patienten erfordert. Läwen erlebte allerdings noch die Einführung der Curareanwendung als klinische Routinemethode in der Anästhesie, zu der es nach dem 2. Weltkrieg weltweit kommen sollte, nachdem die kanadischen Anästhesisten Harold Randall Griffith (1896–1985) und Enid Johnson (1909–1972) auf die Vorzüge dieser Technik in einem Beitrag 1942 erneut hingewiesen hatten [27].

Der Stickoxydul-Narkose-Apparat nach Prof. Dr. Sudeck und Dr. Helmut Schmidt – ein modernes Kreisnarkosegerät

Die große Popularität der Lachgasanwendung bei amerikanischen Chirurgen und Zahnärzten führte nach der Jahrhundertwende auch in Deutschland zu einem wachsenden Interesse an diesem Anästhetikum. Vielfältige Bemühungen wurden unternommen, hierzulande entsprechende Apparate einzuführen. Einen wegweisenden Narkoseapparat für Lachgas-Sauerstoff-Gemische entwickelte um 1910 der Heidelberger Gynäkologe Maximilian Neu (1877–1940) mit den in Aachen ansässigen Rota-Wer-

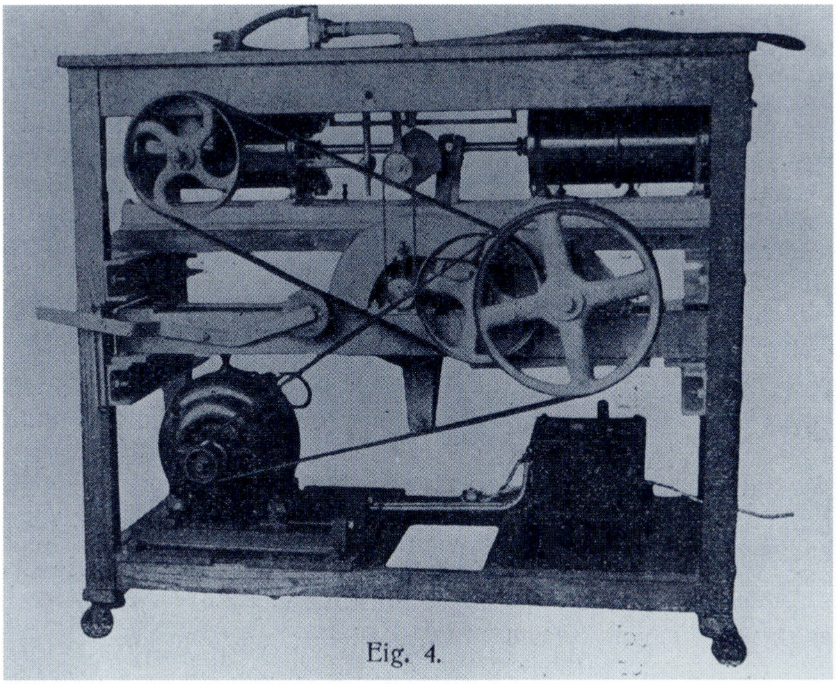

Abb. 1.35. Der elektrisch betriebene Respirationsapparat, den der Leipziger Chirurg Arthur Läwen zusammen mit Roderich Sievers 1910 entwickelte. Der Patient konnte über eine Tracheotomiekanüle beatmet werden, der hierfür notwendige Beatmungsschlauch und die Tracheotomiekanüle sind auf dem Gerät liegend zu erkennen

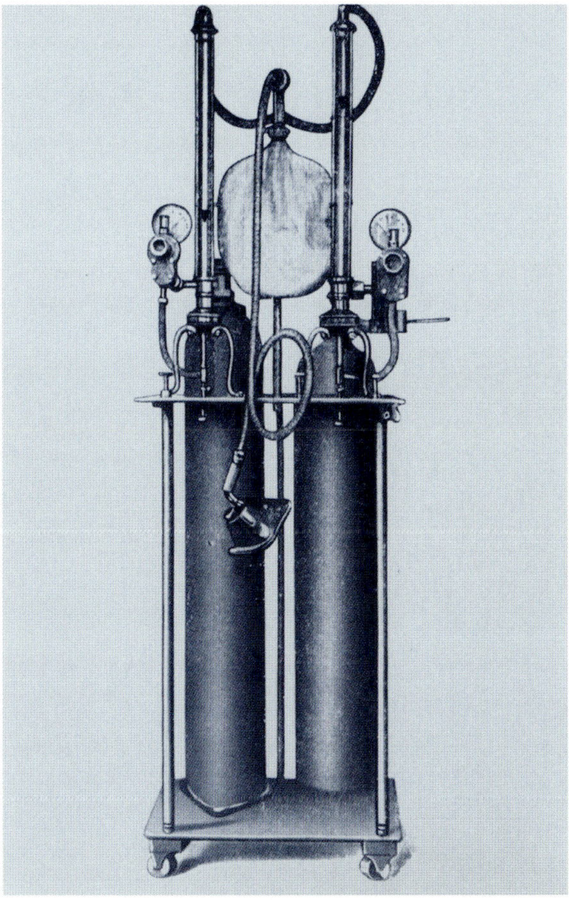

Abb. 1.36. Der von Maximilian Neu um 1910 benutzte Lachgas-Sauerstoff-Narkoseapparat der Deutschen Rotawerke, Aachen. Dank der patentierten Messvorrichtung mit Rotametern ließen sich erstmals hypoxämische Lachgas-Sauerstoff-Gemische vermeiden

ken. Patentierte Flussmesser, die sog. Rotameter, erlaubten erstmals eine exakte Dosierung beider Gase (Abb. 1.36; [28]). Damit ließen sich hypoxämische Gasgemische während Lachgas-Sauerstoff-Anwendungen sicher vermeiden.

Da sich mit der Lachgas-Sauerstoff-Anästhesie keine ausreichend tiefen Narkosestadien erreichen ließen, fand die Lachgasnarkosetechnik zunächst nur bei Gynäkologen, nicht hingegen bei Chirurgen eine gewisse Verbreitung [29]. Dies änderte sich, als die Narkoseapparate mit einer zusätzlichen Ätherverdampfervorrichtung ausgerüstet wurden. Diese Entwicklungen sind mit den Namen der Hamburger Chirurgen Paul Sudeck (1866–1945) und Helmut Schmidt (1895–1979) verbunden. In enger Zusammenarbeit mit der Firma Dräger aus Lübeck entstand um 1925 der „Stickoxydul-Narkose-Apparat nach Prof. Dr. Sudeck und Dr. Helmut Schmidt". Seine sichere Anwendung und seine richtungweisende Technologie mit getrennten Schläuchen für Ein- und Ausatmung, großflächigen, widerstandsarmen Ein- und Ausatemventilen, Kohlesäureabsorber und einem Atembeutel zur manuellen Beatmung waren einige der Gründe, die zu seiner weltweiten Verbreitung beigetragen haben (Abb. 1.37a,b; [30]).

Die Bedeutung der Narcylennarkose

Das 1926 erstmals vorgestellte „Modell A" der Dräger-Werke basierte aus technischer Sicht auf einer Entwicklung, die man für das hoch explosible Narkotikum Narcylen im Jahr 1923 realisiert hatte (Abb. 1.38). Da das Narcylen – es handelte sich hierbei um für medizinische Zwecke hochgereinigtes Acetylen – eine rasch einsetzende und abklingende hypnotische Wirkung hatte, weitgehend kreislauf- und atemindifferente Eigenschaften be-

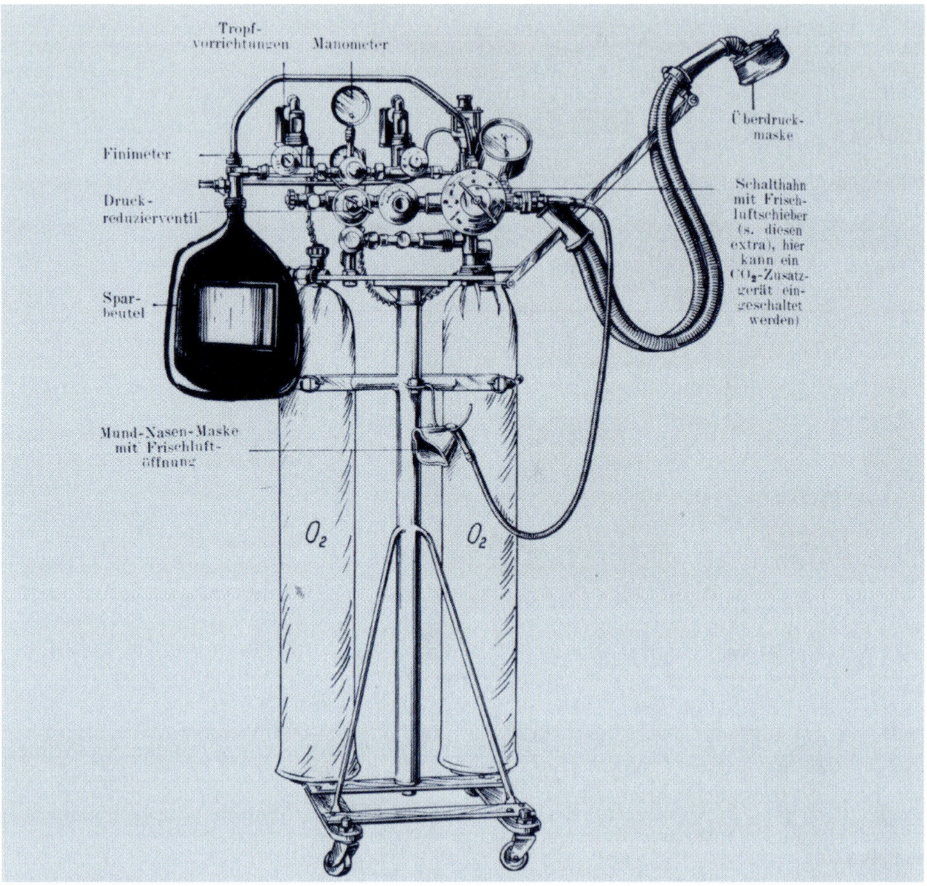

a

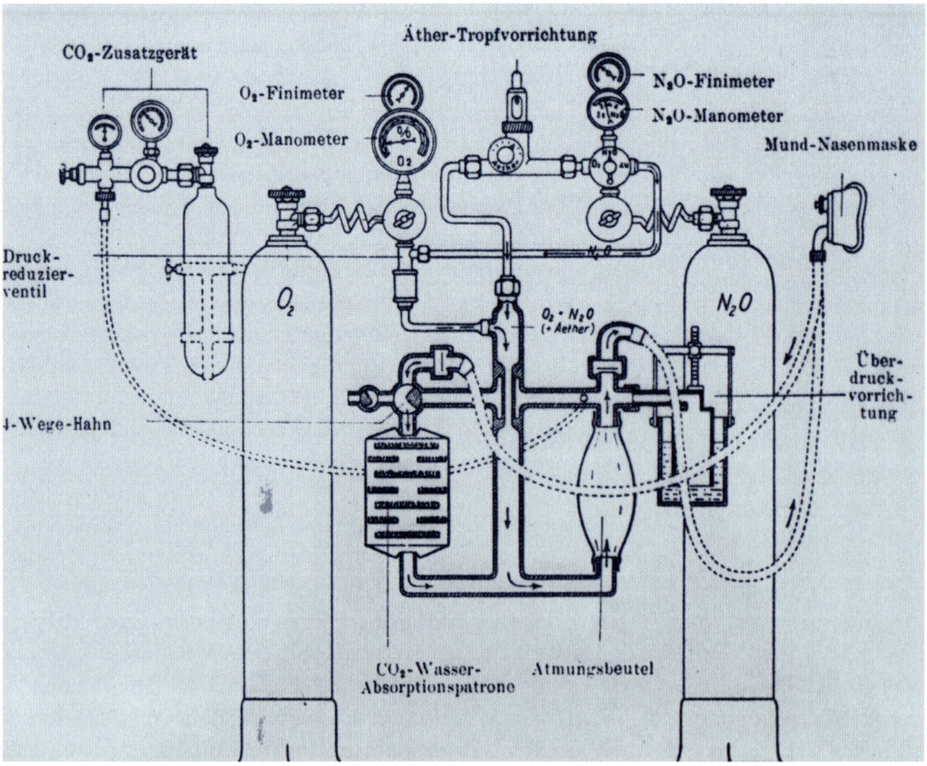

b

Abb. 1.37. **a** Der „Dräger-Lachgas-Sauerstoff-Narkoseapparat nach Prof. Dr. Sudeck, Dr. Schmidt, Dr. Ing. Dräger", das sog. „Modell A". Es handelte sich weltweit um das erste Kreisnarkosegerät für Lachgas-Sauerstoff-Gemische, das weite Verbreitung fand. **b** Funktionschema zum Lachgas-Sauerstoff-Narkoseapparat der Firma Dräger, „Modell A" ca. 1925

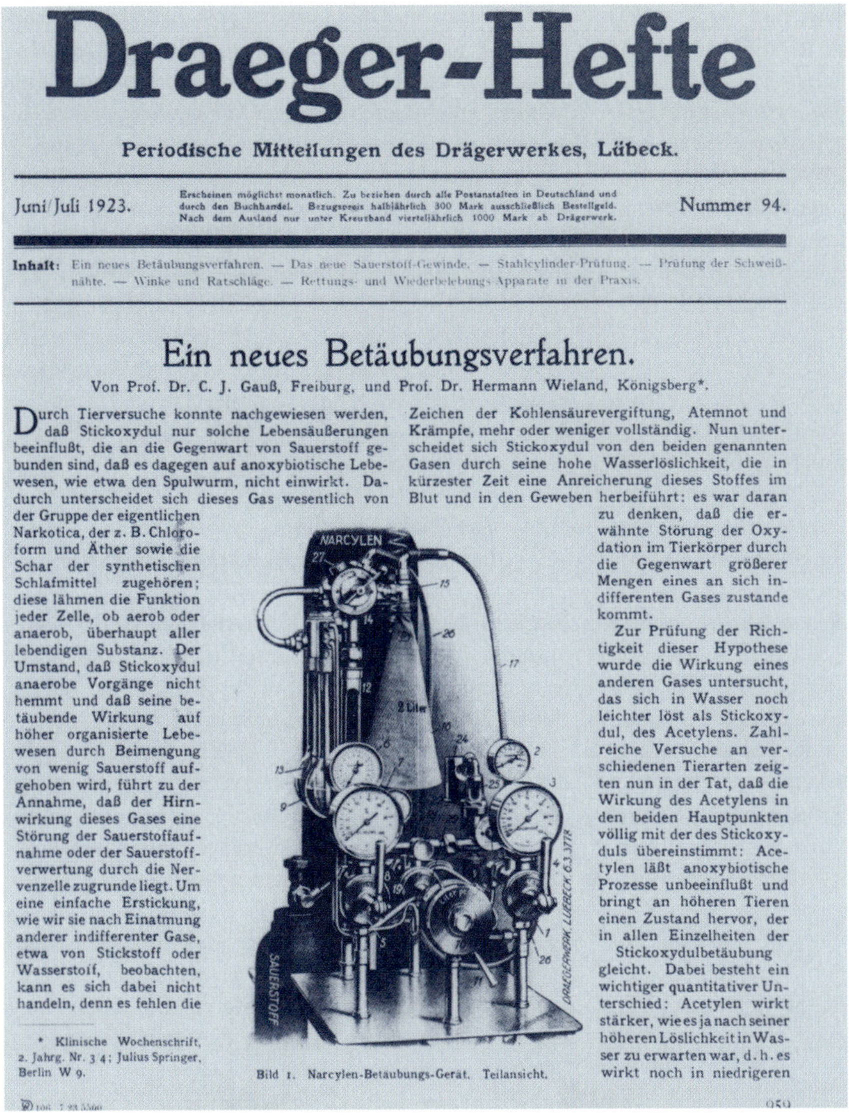

Draeger-Hefte

Periodische Mitteilungen des Drägerwerkes, Lübeck.

Juni/Juli 1923. Erscheinen möglichst monatlich. Zu beziehen durch alle Postanstalten in Deutschland und durch den Buchhandel. Bezugspreis halbjährlich 300 Mark ausschließlich Bestellgeld. Nach dem Ausland nur unter Kreuzband vierteljährlich 1000 Mark ab Drägerwerk. Nummer 94.

Inhalt: Ein neues Betäubungsverfahren. — Das neue Sauerstoff-Gewinde. — Stahlcylinder-Prüfung. — Prüfung der Schweißnähte. — Winke und Ratschläge. — Rettungs- und Wiederbelebungs-Apparate in der Praxis.

Ein neues Betäubungsverfahren.

Von Prof. Dr. C. J. Gauß, Freiburg, und Prof. Dr. Hermann Wieland, Königsberg*.

Durch Tierversuche konnte nachgewiesen werden, daß Stickoxydul nur solche Lebensäußerungen beeinflußt, die an die Gegenwart von Sauerstoff gebunden sind, daß es dagegen auf anoxybiotische Lebewesen, wie etwa den Spulwurm, nicht einwirkt. Dadurch unterscheidet sich dieses Gas wesentlich von der Gruppe der eigentlichen Narkotica, der z. B. Chloroform und Äther sowie die Schar der synthetischen Schlafmittel zugehören; diese lähmen die Funktion jeder Zelle, ob aerob oder anaerob, überhaupt aller lebendigen Substanz. Der Umstand, daß Stickoxydul anaerobe Vorgänge nicht hemmt und daß seine betäubende Wirkung auf höher organisierte Lebewesen durch Beimengung von wenig Sauerstoff aufgehoben wird, führt zu der Annahme, daß der Hirnwirkung dieses Gases eine Störung der Sauerstoffaufnahme oder der Sauerstoffverwertung durch die Nervenzelle zugrunde liegt. Um eine einfache Erstickung, wie wir sie nach Einatmung anderer indifferenter Gase, etwa von Stickstoff oder Wasserstoff, beobachten, kann es sich dabei nicht handeln, denn es fehlen die Zeichen der Kohlensäurevergiftung, Atemnot und Krämpfe, mehr oder weniger vollständig. Nun unterscheidet sich Stickoxydul von den beiden genannten Gasen durch seine hohe Wasserlöslichkeit, die in kürzester Zeit eine Anreicherung dieses Stoffes im Blut und in den Geweben herbeiführt: es war daran zu denken, daß die erwähnte Störung der Oxydation im Tierkörper durch die Gegenwart größerer Mengen eines an sich indifferenten Gases zustande kommt.

Zur Prüfung der Richtigkeit dieser Hypothese wurde die Wirkung eines anderen Gases untersucht, das sich in Wasser noch leichter löst als Stickoxydul, des Acetylens. Zahlreiche Versuche an verschiedenen Tierarten zeigten nun in der Tat, daß die Wirkung des Acetylens in den beiden Hauptpunkten völlig mit der des Stickoxyduls übereinstimmt: Acetylen läßt anoxybiotische Prozesse unbeeinflußt und bringt an höheren Tieren einen Zustand hervor, der in allen Einzelheiten der Stickoxydulbetäubung gleicht. Dabei besteht ein wichtiger quantitativer Unterschied: Acetylen wirkt stärker, wie es ja nach seiner höheren Löslichkeit in Wasser zu erwarten war, d. h. es wirkt noch in niedrigeren

Bild 1. Narcylen-Betäubungs-Gerät. Teilansicht.

* Klinische Wochenschrift, 2. Jahrg. Nr. 34; Julius Springer, Berlin W 9.

950

Abb. 1.38. Der von dem Würzburger Gynäkologen Carl Joseph Gauss und dem Pharmakologen Hermann Wieland entwickelte Narcylen-Narkoseapparat, der um 1924 verfügbar wurde

saß und im Organismus keiner Metabolisierung unterlag, unterschied es sich nachhaltig von den damals verwendeten Inhalationsnarkotika, kurz: es galt als das ideale Inhalationsnarkotikum. Um den hohen Verbrauch des teuren Narkotikums zu verringern, wurde in dem Narcylen-Narkoseapparat erstmals die Kreisnarkosetechnik realisiert. Mit der auch „Kreisatmer" genannten neuen Technik sollte zusätzlich die Explosionsgefahr durch austretende Narkosegase verringert werden.

Trotz dieser Vorsichtsmaßnahmen ereigneten sich wiederholt Explosionsunglücke, die zu einem vorübergehenden Anwendungsverbot von Narcylen führten. Untersuchungen zeigten, dass v. a. bislang nicht bedachte statische Aufladungen für die Mehrzahl der Explosionen verantwortlich waren. Man erließ daher zahlreiche, z. T. heute noch gültige arbeitsmedizinische Sicherheitsrichtlinien. Die Sicherheitsvorschriften führten zu einem deutlichen Rückgang von Explosionsunglücken, sodass man 1940 in einem Übersichtsartikel über Brand- und Explosionsgefahren bei Narkosen feststellen konnte, **„… es gibt praktisch keine Explosionsgefahr mehr"** [31].

In zahlreichen Publikationen zur Narcylennarkose wurde darauf hingewiesen, dass durch die Kreisnarkosetechnik auch die Narkosegasbelastung in den Op.-Bereichen wirksam reduziert werden konnte. Auf diese Vorgänge machte der Würzburger Gynäkologe Carl Joseph Gauss (1875–1958) bereits in den ersten Erfahrungsberichten aufmerksam, denn

> „alle an der Narcylenbetäubung mehr oder minder beteiligten Personen empfinden beim Kreisatmer die fast völlige Beseitigung des Narcylengeruches aus dem Betäubungsraum als eine große Wohltat" [32].

Narkosegasbelastung in Operationsbereichen

Gauss sprach mit der Narkosegasbelastung in den Op.-Bereichen eine Thematik an, die bereits um 1880 in Fachzeitschriften diskutiert worden, letztendlich aber ohne Konsequenzen geblieben war. In einer bis dahin nicht gekannten Deutlichkeit wies allerdings 1918 der Dresdener Chirurg Georg Kelling (1866–1945) auf diese nicht weiter hinnehmbaren Zustände hin:

> „Die Chloroform- und Ätherdämpfe mischen sich in der Luft des Operationssaales bei länger dauernden operativen Eingriffen in unangenehmer Weise bei. Sie können auch auf die Dauer schädlich wirken, besonders für den Narkotiseur, aber auch für den Operateur und die Assistenten. Die Mittel, die man angewendet hat, um die Narkosedämpfe zu beseitigen, sind im allgemeinen ungenügend" [33].

Die damals gängigen Verfahren zur Beseitigung der mehr „unangenehm" als potenziell gesundheitsgefährdend empfundenen Narkosegase waren mehr als unzureichend, denn sie bestanden lediglich in einer ausgiebigen Lüftung des Operationssaales. Als technische Neuigkeit entwickelte Kelling u. a. eine modern zu bezeichnende Narkosefortleitvorrichtungen und entwickelte eine spezielle Narkosemaske (Abb. 1.39), um die überschüssigen Narkosegase ins Freie abzuleiten, die

> „auf die Dauer schädlich wirken, besonders auf den Narkotiseur ... Bedenkt man, welche ausgebreitete Anwendung die Absaugvorrichtungen in der Gewerbeindustrie finden, so muss es Wunder nehmen, dass wir Ärzte für den beschriebene Zweck noch keinen genügenden Gebrauch davon gemacht haben."

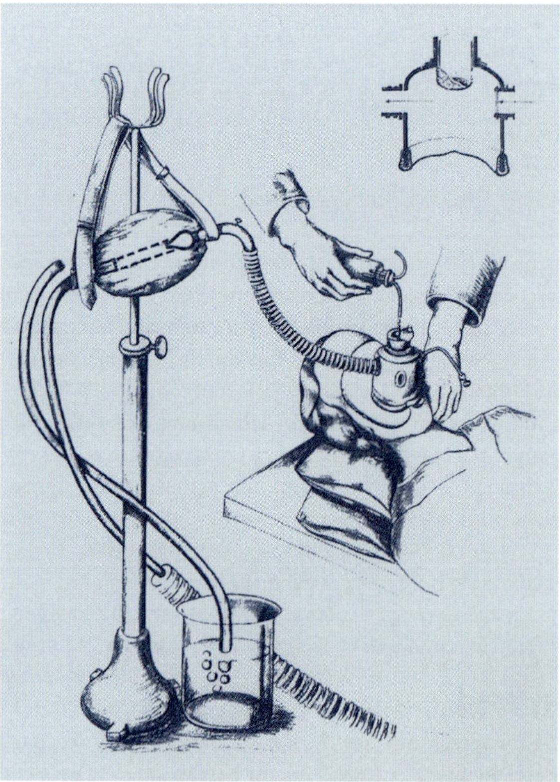

Abb. 1.39. Narkosemaske zum Ableiten der Narkosegase nach Georg Kelling

In den folgenden Jahren erarbeiteten zahlreiche Chirurgen auch aus heutiger Sicht durchaus beachtliche Lösungsvorschläge. Neben einfachen, aber wirksamen Maßnahmen wie beispielsweise der Verwendung von Aktivkohlefiltern zur Adsorption der Narkosegase [34], kam es bereits in den 30er-Jahren zum Einbau effizienter Klima- und Entlüftungsanlagen in Krankenhäusern [35].

Die Wirksamkeit der getroffenen Maßnahmen war nicht nur subjektiv wahrnehmbar, sondern konnte bereits 1928 von Gewerbehygienikern durch Raumgasanalysen in Op.-Bereichen der Charité bestätigt werden: in mehreren Versuchsreihen entnahmen sie vor und nach Anwendung eines speziellen Narkosefortleitungssystems Luftproben und wiesen eine erhebliche Verringerung der ätherhaltigen Raumluft nach [36].

1.2.4 Zur Narkosetechnik bei abdominalchirurgischen Eingriffen

Nachdem bereits 1847 der englische Gynäkologe James Simpson (1811–1870) einen unmittelbaren Zusammenhang zwischen einer intraoperativ abgelaufenen Aspiration und dem tödlich endenden Narkoseverlauf beschrieben hatte, wurde es allgemein üblich, den Patienten für einige Stunden vor einer geplanten Narkose nüchtern zu lassen. Da man die physiologische Entleerungsdauer des Magen auf etwa 6 h berechnete, sollten Patienten in dieser Zeitspanne keine Nahrung mehr aufnehmen.

Der in Tübingen wirkende Chirurg Viktor Bruns (1823–1883) relativierte allerdings das mehrstündige präoperative Nüchternheitsgebot, da es seiner Meinung nach bestehende Erschöpfungszustände verschlimmern würde; eine vergleichbare Meinung vertraten auch andere Chirurgen, so beispielsweise der Hamburger Hermann Kümmell (1852–1937) oder der Berner Theodor Kocher (1841–1917). Beide hatten sogar nichts dagegen einzuwenden, dass v. a. Alkoholiker noch 45 Minuten vor Narkoseeinleitung Tee mit Rotwein oder Cognac erhielten [37]. Auch v. Mikulicz-Radecki war als einer der führenden Abdominalchirurgen seiner Zeit mit den vielseitigen Problemen der Narkose bei nicht nüchternen Patienten bestens vertraut. Er lehnte es ab, **„jede Narkose schablonenhaft so tief zu gestalten, dass nicht nur das Bewusstsein des Patienten aufhört, sondern auch die Reflexe erloschen sind,"** und plädierte daher vehement für die Anwendung der sog. „Halbnarkose", einer Narkosetechnik, bei der nur das Bewusstsein, nicht aber die Schutzreflexe herabgesetzt sein sollten [38]. In Phasen besonderer Aspirationsgefährdung musste der Narkotiseur die Zufuhr der Narkotika unterbrechen und den Patienten in einen Trancezustand bringen, in dem er auf Anrufe reagieren und evtl. in den Kehlkopf fließende Flüssigkeit expektorieren konnte. Bevorzugt kam daher die Technik der Halbnarkose bei abdominalchirurgischen Eingriffen zur Anwendung.

„1. Jeder Narkotisierende hat sich ausschließlich mit der Narkose zu beschäftigen.

2. Der Narkotisierende führt die Narkose ohne Unterbrechung von Anfang bis zu Ende; er verläßt den Kranken erst dann, wenn derselbe zum Bewußtsein zurückgekehrt ist, eventuell begleitet er ihn auf die Station.

3. Die Übertragung der einmal begonnenen Narkose an einen zweiten Arzt ist unter keiner Bedingung zulässig, auch nicht vorübergehend. Die Verantwortung für die Narkose trägt ausschließlich derjenige, der sie zu Anfang übernommen hat.

4. Bei jedem Kranken ist nachzusehen, ob künstliche Zähne vorhanden sind, und sind dieselben zu entfernen.

5. Der Narkotisierende muß stets bei sich haben: den Mundspiegel und die Zungenzange.

6. Der Magen muß mit der Magensonde entleert werden:
   a) bei allen Kranken, die nicht mindestens 6 Stunden vor der Operation gefastet haben;
   b) die an irgendeiner Art des Magen- oder Darmverschlusses leiden (Stenosis pylori, inkarzerierte Hernie, alle Arten von Ileus usw.).

7. In den Vorbereitungsräumen sind die Kranken nur ganz oberflächlich zu narkotisieren, eine tiefe Narkose darf nur im Operationssaal selbst und nur im Beisein des verantwortlichen Assistenzarztes eingeleitet werden.

8. Wer gegen die vorangehenden Bestimmungen verstößt, hat persönlich alle Konsequenzen zu tragen, die sich aus einer eventuell eintretenden Gefahr für das Leben des Narkotisierten ergeben. Für die Überwachung und Durchführung der vorstehenden Bestimmungen ist der Assistenzarzt, zu dessen Station der zu Narkotisierende gehört oder gehören soll, verantwortlich."

Abb. 1.40. Vorschrift zur Durchführung der Narkose aus der von Johannes v. Mikulicz-Radecki geleiteten Chirurgischen Universitätsklinik in Breslau

Vorschriften zur Vermeidung von Komplikationen

Von Mikulicz-Radecki war wahrscheinlich der erste Chirurg im deutschen Sprachraum, der in seiner Klinik in allen Operations- und Vorbereitungsräumen Vorschriften zur Vermeidung gröberer Verstöße bei der Narkose aushängen ließ. Zu den Vorschriften zählte auch die Anweisung, bei denjenigen Patienten mit einer Magensonde den Magen zu entleeren, **„die nicht mindestens 6 h vor der Operationen gefastet haben und bei solchen, die an irgendeiner Art eines Magen- oder Darmverschlusses leiden"**, wobei er insbesondere auf Erkrankungen wie **„Stenosis pylori, inkarzerierte Hernien und alle Arten von Ileus"** hinwies (Abb. 1.40; [39]). Andere Chirurgen folgten seinem Vorschlag, die Mitarbeiter durch öffentliche Bekanntmachung auf ihre Pflichten bei der Patientenüberwachung vor, während und nach Narkosen hinzuweisen.

Technische Hilfsmittel zur Vermeidung einer Aspiration während Narkosen

Als rein technische Neuerung zur Vermeidung einer Aspiration entwickelte v. Mikulicz-Radeckis Mitarbeiter Walter Kausch (1867–1928) 1903 eine mit einem aufblasbaren Gummiballon versehene Magensonde. Kausch empfahl sie vor Narkosebeginn gut eingefettet in den Magen einzuführen und sie dann oralwärts an die Cardia zurückzuziehen, um ein Höhertreten von Speiseresten in den Ösophagus zu vermeiden. Nach Wiedererlangung des Bewusstseins und der Schluckreflexe wurde sie wieder entfernt. Thomas Jurasz, ein Mitarbeiter der Chirurgischen Universitätsklinik in Leipzig, stellte wenige Jahre später eine von ihm „Kardiaabschlusssonde" genannte verbesserte Magensonde vor, die er nicht nur bei Narkosen, sondern bei allen mit Erbrechen einhergehenden Zuständen angewendet wissen wollte,

> „bei denen die normalen Schutzreflexe herabgesetzt oder das Bewusstsein getrübt ist, wie z. B. bei schweren Gehirnerschütterungen oder anderen cerebralen Affektionen" [40].

Beide Sondenentwicklungen fanden bei Chirurgen nur wenig Verbreitung und Anwendung; in Chirurgielehrbüchern blieben sie nahezu unerwähnt, so dass sie in Vergessenheit gerieten. Erst Anfang der 1950er-Jahre wurde dieses Konzept zur Verhinderung von Aspiration und Regurgitation durch eine im Magen positionierte, dann cardiawärts gezogene blockbare Sonde in Amerika „wiederentdeckt".

Friedrich Trendelenburg zählte zu den Chirurgen, die sich schon im auslaufenden 19. Jahrhundert mit den Möglichkeiten einer intraoperativen Aspirationsvermeidung auseinandergesetzt hatten. Wie bereits dargelegt, empfahl er bei intraoralen Eingriffen die Durchführung einer Tracheotomie, bevor dann eine spezielle, von ihm entwickelte Trachealkanüle mit aufblasbarer Blockermanschette eingesetzt wurde. Mit einem aufgesetzten Trichter ließen sich sogar Inhalationsnarkosen durchführen. Dennoch ereigneten sich immer wieder Aspirationszwischenfälle, da die Materialien häufig von unzureichender Qualität waren und eine Abdichtung nicht immer gewährleistet war.

Dies veranlasste seinen chirurgischen Kollegen Eugen Hahn (1841–1902) zur Entwicklung einer speziellen Pressschwammkanüle, die dank ihrer problemlosen Anwendung bis Anfang der 1940er-Jahre vielfache Verwendung fand. Es erübrigt sich darauf hinzuweisen, dass die von Franz Kuhn propagierte „pulmonale Narkose“ mit einem in der Trachea liegenden Tubus eine weitreichende Sicherheit gegen Aspirationen bot. Dennoch fand seine Technik kaum Verbreitung, da sie allgemein als schwierig durchzuführen galt und der einflussreiche Ferdinand Sauerbruch ihre Vorteile nicht wahrhaben wollte.

Im Allgemeinen verliefen abdominalchirurgische Eingriffe bis zur Entwicklung aseptischer Maßregeln und geeigneter Narkoseverfahren selten erfolgreich. Das Abdomen blieb wie der Thorax für Chirurgen ein „Noli-me-tangere-Operationsgebiet“ und Eingriffe wurden nur in hoffnungslosen Situationen als letzte Therapieoption unternommen. In den frühen Publikationen, in denen Chirurgen über geglückte abdominalchirurgische Eingriffe berichteten, wurde allerdings über die Art der Narkose und ihren Verlauf meist nur wenige Angaben gemacht. Einheitliche Empfehlungen zu ihrer Durchführung gab es nicht.

Die allgemein geübte Zurückhaltung, eine mit vielseitigen Gefahren verbundene Laparatomie überhaupt auszuführen, wird eindrucksvoll durch eine Aussage des Berliner Internisten Paul Fürbringer (1849–1930) belegt, der während eines Kongresses den Stellenwert internistischer Therapiemaßnahmen bei Krankheitsbildern mit Ileussymptomatik ansprach:

> „Die Erfolge der inneren Therapie sind nicht schlecht genug und die Chirurgen noch nicht gut genug, um die Behandlung des Darmverschlusses allein den Chirurgen zu überlassen“ (zit. nach [41]).

Zu diesem Zeitpunkt wurden Narkosen mehrheitlich mit dem besonders parenchymtoxisch und kreislaufdepressiv wirkenden Chloroform durchgeführt. Da das Narkotikum zudem meist in unkontrollierter Weise auf ein Taschentuch oder auf eine der zahlreichen einfachen Narkosemasken aufgetropft wurde, blieben anästhesiebedingte Zwischenfälle durch Überdosierungen nicht aus. Eingedenk dieser Risiken zögerten Patienten und Chirurgen besonders bei Schwerstkranken, operative Eingriffe, insbesondere bauchchirurgische Eingriffe überhaupt ins Auge zu fassen. Diese allgemeine Zurückhaltung wird anhand von Angaben der Chirurgischen Abteilung des Krankenhauses am Friedrichshain in Berlin ersichtlich, das damals zu den größten im Deutschen Reich zählte. Dort wurden in den Jahren von etwa 1880–1890 bei einer Gesamtzahl von 7091 Operationen nur 138 Laparatomien durchgeführt, davon waren 5 Appendektomien und 145 Herniotomien.

Bis zur Jahrhundertwende blieb das Chloroform das am meisten verwendete Inhalationsnarkotikum, bis es dem allgemeinen Trend folgend wieder durch den Äther ersetzt wurde. Diese Kehrtwendung wurde nach den ersten Hinweisen des Berliner Chirurgen Ernst Julius Gurlt (1825–1899) vorgenommen, der in umfangreichen statistischen Untersuchungen zeigen konnte, dass eine von 2.907 Chloroformnarkosen tödlich verlief, bei der Äthernarkose mit diesem Ereignis jedoch erst nach 14.646 Anwendungen zu rechnen war. Diese eindeutigen Ergebnisse beendeten damals in Deutschland einen die Chirurgen entzweienden wissenschaftlichen Streit um die Frage „Äther oder Chloroform“ [42].

In Österreich hielt man aber über viele Jahre weiter an dem von Theodor Billroth (1829–1894) entwickelten Narkotikagemisch, der sog. „Billroth-Mischung“ fest, die sich aus Äther, Chloroform und Alkohol zusammensetzte. Inwieweit Billroth diese Narkosemischung auch bei seiner epochemachenden Magenresektion 1881 verwendete, ist von ihm im offiziellen Bericht über die geglückte Operation nicht festgehalten worden. Er vermerkte lediglich, dass er die Narkose seinem „erfahrenen Privat-Assistenten“ Domenico Barbieri (1845–1906) übertragen habe, da es mir

> „ein Bedürfnis war, mich sorgenfrei … ganz allein der Operation hinzugeben. Das besonders für Laparatomien hergerichtete Operationszimmer war aus bekannten Gründen bis auf 24 °C geheizt. Alle meine Herren Assistenten waren von der wichtigen Bedeutung unseres Unternehmens durchdrungen; es kam nicht die geringste Störung vor, keine Minute unnöthigen Aufenthaltes … Die Operation hatte mit der langsam vorgenommenen Narkose 1 1/2 h gedauert. Keine Schwäche, kein Erbrechen, kein Schmerz nach der Operation … Die Patientin, eine sehr verständliche Frau, fühlt sich ganz wohl, liegt ausserordentlich ruhig, schläft mit Hilfe einer kleinen Morphininjektion den grössten Theil der Nacht. Kein Wundschmerz …“ [43].

In den folgenden Jahren berichteten Chirurgen mehrheitlich nur noch über in Äthernarkose durchgeführte Operationen. Der Frankfurter Chirurg Ludwig Rehn (1849–1930) beispielsweise äußerte sich in einem Beitrag zu Verletzungen des Magens durch stumpfe Gewalteinwirkungen auf dem Deutschen Chirurgenkongress 1896 auch zu Fragen der Narkoseführung:

> „Ich glaube mich nicht zu täuschen, wenn ich sage, dass wir durch die Aethernarkose in den Stand gesetzt sind, unsere Anschauungen über die Zulässigkeit der Narkose im Shock zu modificiren. Eine Reihe von Erfahrungen hat mir bewiesen, dass wir bei Aethergebrauch sehr wohl in schwerem Collaps operativ eingreifen können“ [44].

Andere Kliniken und Chirurgen hielten dessen ungeachtet am Chloroform fest. Entgegen der allgemeinen Entwicklung blieb es auch nach der Jahrhundertwende an der von Anton Freiherr von Eiselsberg (1860–1939) geleiteten I. Chirurgischen Klinik in Wien das bevorzugte Inhalationsnarkotikum. Er erwähnte allerdings auch, dass man das Chloroform mit Sauerstoff anreicherte, ein Hinweis, dass seine Operationssäle entsprechend dem neuesten Stand der Technik mit Narkoseapparaten ausgestattet waren, die über Druckgasflaschen und geeignete Entnahmeventile verfügten. Von Eiselsbergs Mitarbeiter Paul Clairmont (1875–1942) erwähnte dies beiläufig in einem Beitrag, in dem er die Ergebnisse von 258 Magenoperationen analysierte. Nur ausnahmsweise wurden seinem Bericht zufolge die Operationen in Infiltrationsanästhesie vorgenommen. Hierbei handelte es sich dann meist um kachektische Patienten, denen eine Vollnarkose nicht mehr zuzumuten war. Mussten Bougierungen des Ösophagus infolge von Verätzungen oder karzinomatösen Veränderungen mit nachfolgender Stenosierung vorgenommen werden, vermied man – wenn möglich – Vollnarkosen und verabreichte den Patienten Morphium, eine Vorgehensweise, die weit verbreitet gewesen sein dürfte [45].

Die immer wieder bekannt gewordenen fatalen Narkosezwischenfälle waren für den später noch zu würdigenden Berliner Chirurgen Carl Ludwig Schleich (1859–1922) Grund genug, sich eingehend mit alternativen schmerzausschaltenden Verfahren auseinanderzusetzen. Nach der Entdeckung der anästhetischen Eigenschaften des Kokains durch Carl Koller (1857–1944) blieb die Anwendung zunächst auf Schleimhautbereiche begrenzt. Mit der topischen Applikation, der subkutanen sowie intra- bzw. perineuralen Injektionen des Kokains wurden dann neue Wege beschritten, die schmerzfreies Operieren erlaubten. Mit dem weiteren Ausbau der Leitungsanästhesieverfahren sowie der Anwendung hochwirksamer Kokainersatzstoffe waren damit die wesentlichen Grundlagen für den Ausbau der Lokalanästhesie geschaffen, sodass mancherorts die örtlichen Anästhesieverfahren die Vollnarkosetechnik nahezu vollständig ersetzten.

Bevorzugt wurden sie bei Patienten angewendet, die aufgrund ihrer Erkrankung als nicht mehr narkosefähig galten. Die örtlichen Betäubungsverfahren wurden im Vergleich zur Vollnarkose als weniger gefahrvoll angesehen. Die Infiltrationsanästhesie erlaubte erstmals auch in der allgemein-medizinischen Praxis die ambulante Durchführung kleinerer chirurgischer Eingriffe und fand daher rasch eine große Verbreitung [46]. Häufig kombinierten Chirurgen die örtliche Betäubung mit einer flachen Vollnarkose oder ließen die Patienten nur in besonders schmerzhaften Operationsphasen kurzfristig Inhalationsnarkotika einatmen. Johannes Bakes (1870–1929) vom Kaiser-Franz-Josef-Hospital bezeichnete dieses Vorgehen als „combinierte Narkose". Sie gestaltete sich folgendermaßen:

> „Mit Schleich'scher Localanästhesie eröffnen wir das Abdomen, im Ätherrausch erfolgt die genaue Orientierung im Bauche mit gleichzeitiger Eventration der Organe, Zurechtlegung derselben zur Operation und üblicher Abgrenzung des Operationsterrains. Hierauf wird … der Eingriff am Magen und Darm, also die eigentliche Operation, ganz ohne jede Anästhesie vollständig schmerzlos ausgeführt. Bei der Reposition der eventrirten Organe nach Beenden der Operation ist manchmal ein neuerlicher Aetherrausch von Nöthen. Zu bemerken wäre noch, dass bei diversen grossen Eingriffen der Aetherrausch mehrere Male wiederholt werden kann, wenn es sich darum handelt, schmerzhafte Manipulationen zu wiederholen. Die Vorzüge dieser Methode, welche wir heuer bei 57 Laparot. mit beinahe durchwegs glänzenden Resultaten angewendet haben, sind folgende: das postoperative Stadium ist geradezu ein ideales; die Kranken sprechen nach der Operation über den Eingriff mit der Umgebung, postnarkotische Nausea und Erbrechen gehört zu den allergrössten Seltenheiten, kurz, die Operirten sind nach einem stundenlang währenden Eingriffe so frisch wie sonst nach keiner Narcose. Der Operationsact selbst geht ohne jede Überhastung, ohne Furcht vor plötzlichen, mit der Allgemeinnarkose verbundenen Unglücksfällen, sehr exact und in ruhigem Tempo vor sich. Das sogenannte-Schnell-Operiren ist vollständig unnöthig geworden" [47].

Andere Chirurgen wiederum kombinierten die Narkose mit einer gleichzeitigen Morphiuminjektion oder führten die Operation im „Dämmerschlaf" mit subkutan verabreichten Morphin-Skopolamin-Gemischen durch. Erst wenn die erwünschte Medikamentenwirkung eingetreten war, führte man dann die Leitungs- oder Infiltrationsanästhesie des Operationsgebietes durch. Diese Vorgehensweise fand eine rasche Verbreitung. Auch der Berliner Chirurg Ernst v. Bergmann (1836–1907), der 1894 Schleichs Entdeckung als die „erste deutsche chirurgische Großtat überhaupt" bezeichnet hatte, ließ sich kurz vor seinem Tode in einer Infiltrationsanästhesie nach Schleich abdominalchirurgisch operieren.

Ursprünge der Prämedikation

Nahezu zeitgleich zu den Bemühungen, die orotracheale Intubation, die Äthertropfnarkose oder lokalanästhesiologische Techniken zu etablieren, kam es am Beginn des 20. Jahrhunderts zur Einführung einer präoperativen Gabe von Medikamenten mit analgetischen, anxiolytischen, hypnotischen und salivationshemmenenden Eigenschaften. Der in einer psychiatrischen Klinik in Emmendingen arbeitende Eduard Schneiderlin (1875–?) war der erste, der 1900 über die vorteilhafte Anwendung einer Mischung von Skopolamin und Morphium berichtete, eine Technik, die er als **„neue Narkose"** pries (Abb. 1.41). Wie er in seiner Originalpublikation vermerkte, wollte er hierdurch den **„Act des Narcotisirens … mit den qualvollen Sensationen"** für Patient und Arzt angenehmer gestalten und beiden die **„Scenen, die … für den fühlenden Menschen etwas Widerwärtiges darstellen, … ersparen"** [48].

Der Freiburger Chirurg Bertholt Korff (1859–1918) erkannte umgehend die Vorzüge von präoperativ verab-

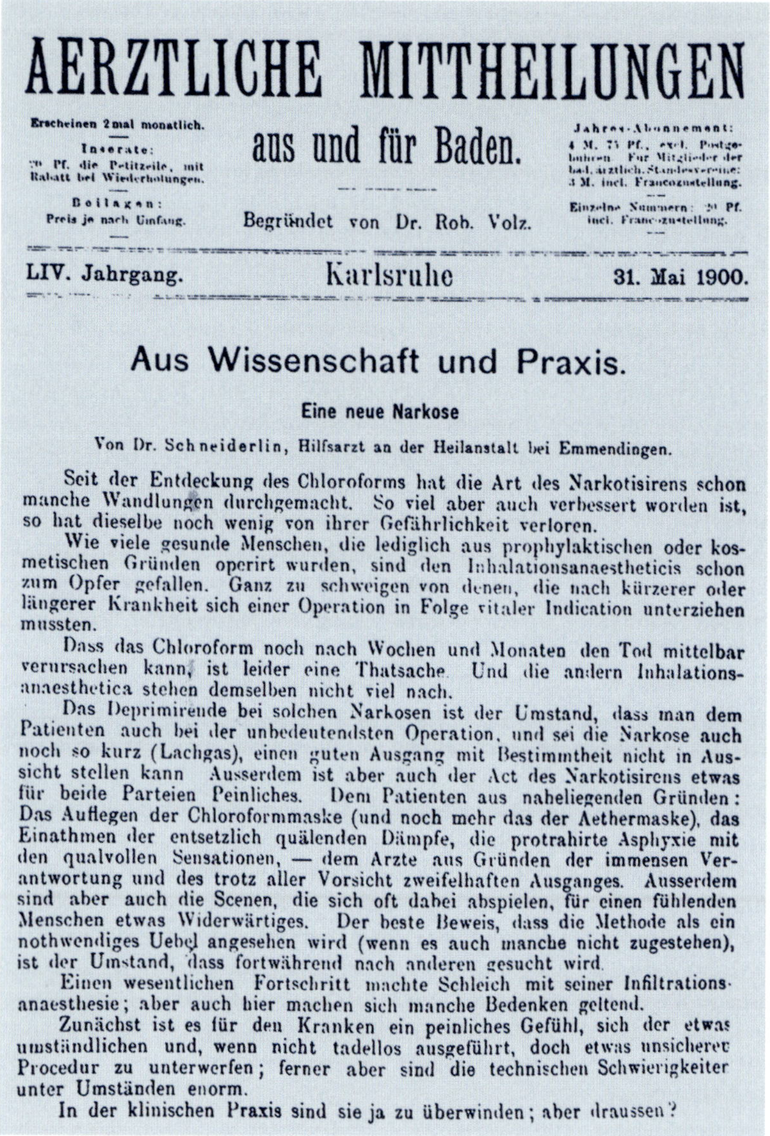

AERZTLICHE MITTHEILUNGEN

Erscheinen 2mal monatlich.

Inserate:
20 Pf. die Petitzeile, mit Rabatt bei Wiederholungen.

Beilagen:
Preis je nach Umfang.

aus und für Baden.

Begründet von Dr. Rob. Volz.

Jahres-Abonnement:
4 M. 75 Pf., excl. Postgebühren. Für Mitglieder der bad. ärztlich. Standesvereine: 3 M. incl. Francozustellung.

Einzelne Nummern: 20 Pf. incl. Francozustellung.

LIV. Jahrgang. Karlsruhe 31. Mai 1900.

Aus Wissenschaft und Praxis.

Eine neue Narkose

Von Dr. Schneiderlin, Hilfsarzt an der Heilanstalt bei Emmendingen.

Seit der Entdeckung des Chloroforms hat die Art des Narkotisirens schon manche Wandlungen durchgemacht. So viel aber auch verbessert worden ist, so hat dieselbe noch wenig von ihrer Gefährlichkeit verloren.

Wie viele gesunde Menschen, die lediglich aus prophylaktischen oder kosmetischen Gründen operirt wurden, sind den Inhalationsanaestheticis schon zum Opfer gefallen. Ganz zu schweigen von denen, die nach kürzerer oder längerer Krankheit sich einer Operation in Folge vitaler Indication unterziehen mussten.

Dass das Chloroform noch nach Wochen und Monaten den Tod mittelbar verursachen kann, ist leider eine Thatsache. Und die andern Inhalationsanaesthetica stehen demselben nicht viel nach.

Das Deprimirende bei solchen Narkosen ist der Umstand, dass man dem Patienten auch bei der unbedeutendsten Operation, und sei die Narkose auch noch so kurz (Lachgas), einen guten Ausgang mit Bestimmtheit nicht in Aussicht stellen kann. Ausserdem ist aber auch der Act des Narkotisirens etwas für beide Parteien Peinliches. Dem Patienten aus naheliegenden Gründen: Das Auflegen der Chloroformmaske (und noch mehr das der Aethermaske), das Einathmen der entsetzlich quälenden Dämpfe, die protrahirte Asphyxie mit den qualvollen Sensationen, — dem Arzte aus Gründen der immensen Verantwortung und des trotz aller Vorsicht zweifelhaften Ausganges. Ausserdem sind aber auch die Scenen, die sich oft dabei abspielen, für einen fühlenden Menschen etwas Widerwärtiges. Der beste Beweis, dass die Methode als ein nothwendiges Uebel angesehen wird (wenn es auch manche nicht zugestehen), ist der Umstand, dass fortwährend nach anderen gesucht wird.

Einen wesentlichen Fortschritt machte Schleich mit seiner Infiltrationsanaesthesie; aber auch hier machen sich manche Bedenken geltend.

Zunächst ist es für den Kranken ein peinliches Gefühl, sich der etwas umständlichen und, wenn nicht tadellos ausgeführt, doch etwas unsicherer Procedur zu unterwerfen; ferner aber sind die technischen Schwierigkeiten unter Umständen enorm.

In der klinischen Praxis sind sie ja zu überwinden; aber draussen?

Abb. 1.41. Titelblatt der Publikation, in der Eduard Schneiderlin – ein Psychiater – erstmals über die subkutane Injektion eines hochdosierten Skopolamin-Morphium-Gemisches für Narkosezwecke berichtete. Mit modifizierten Dosierungen wurde das Verfahren in der operativen Chirurgie und Gynäkologie später allgemein als „Dämmerschlaf" bekannt

reichtem Skopolamin-Morphium und sprach sich für ihre großzügige Anwendung aus. Unglücklicherweise ereigneten sich mit den zunächst von Schneiderlin gewählten Dosierungen gefährliche Intoxikationszwischenfälle, sodass Skeptiker die Vorteile der Medikamentengabe in Frage stellten. Mit überarbeiteten Dosierungsempfehlungen und mit der Verwendung synthetisch hergestellter und damit exakt dosierbarer Präparate ließen sich diese Nebenwirkungen weitgehend vermeiden, sodass die zwischenzeitlich von dem Freiburger Gynäkologen Carl Joseph Gauss (1875–1957) als **„Dämmerschlaf"** bezeichnete Anästhesietechnik eine rasche Verbreitung fand [49].

Edgar Scholz (1873–1940) – ein Hamburger Chirurg – wies auf die günstige Beeinflussung des psychischen Operationstraumas durch eine präoperative Skopolamin-Morphium-Gabe hin, mahnte aber zugleich auch die Voraussetzungen einer patientengerechten Narkoseeinleitung an, wo **„völlige Ruhe … Vorbedingung ist … Die Maske wird nicht fest aufgedrückt, es muss aller Zwang vermieden werden … Ein Kampf muss bei ängstlichen Patienten unbedingt vermieden werden"** [50]. Dem Ziel einer schonenden Narkoseeinleitung dienten in vielen Krankenhausneubauten die bereits um die Jahrhundertwende eingerichteten „Narkosezimmer". Hier musste **„absolute Ruhe herrschen, nur der Arzt und eine Schwester sind darin thätig, gesprochen wird kein Wort, nur das Klappern des Ventils und der Tropfenfall des Narkoseapparates ist zu hören"** – so eine Schilderung zur Narkoseeinleitung aus der Jahrhundertwende [51].

Neben den sedierenden und anxiolytischen Wirkungen einer präoperativen Skopolamin-Morphium-Gabe waren auch ausgeprägte antiemetische Effekte zu beobachten. Hermann Kümmell (1852–1937) wies auf diese Vorzüge ausdrücklich hin: **„Uebelsein und Erbrechen"** zählen **„zu den seltenen Ausnahmen, was gerade bei Laparatomierten nicht hoch genug einzuschätzen."**

Neben der Herbeiführung einer angstfreien Narkose registrierten Chirurgen einen merklichen Rückgang postoperativer Pneumonien, ein Phänomen, für das man zunächst keine Erklärung hatte. In weitergehenden Analysen kam dann der bereits erwähnte Hermann Kümmell zur Überzeugung, dass es die sekretionshemmenden Eigenschaften des Skopolamins waren, die hierfür in Frage kamen. Mehr noch, der Narkoseverlauf gestaltete sich durch die medikamentöse Vorbehandlung sehr viel ruhiger, auch der Narkotikaverbrauch konnte deutlich verringert werden. Auf dem Deutschen Chirurgenkongress machte Kümmell erstmals 1905 auf diese Zusammenhänge aufmerksam und fasste seine Ergebnisse wie folgt zusammen:

> „Die austrocknende Wirkung des Skopolamins verhütet nach unseren Erfahrungen ganz zweifellos das Auftreten von Bronchitiden und die daran anschließenden Pneumonien" [52].

Ebenso wie Kümmell befürwortete der Münchner Chirurg Albert Krecke (1863–1932) die frühzeitige Mobilisierung abdominalchirurgisch operierter Patienten. Wie Kümmell maß er einer bereits präoperativ beginnenden Lungengymnastik eine große Bedeutung zu, wobei der Patient seiner Meinung nach postoperativ 25-mal pro Stunde tief einatmen sollte, **„sodass auch die tief gelegenen Lungenalveolen ausgiebig ventiliert werden."** Mit dieser Atemgymnastik sollte unter Kontrolle einer „Wärterin" unmittelbar nach dem Erwachen aus der Narkose begonnen werden [53]. An der von Kümmell geleiteten Hamburger Klinik war es sogar üblich, den Patienten ein Gummikissen aufblasen zu lassen.

1.2.5 Arthur Menzel und Ernst Julius Gurlt – die frühen Protagonisten einer Qualitätssicherung in der Anästhesie

Nach der enthusiastisch begrüßten Einführung und raschen Verbreitung der Äther- bzw. Chloroformnarkose ereigneten sich zunehmend anästhesiebedingte Todesfälle, sodass sich bereits um 1880 verschiedene medizinische Gremien mit den Nebenwirkungen der verwendeten Anästhetika befassten. Im deutschen Sprachgebiet forderte 1877 als Erster der Triester Chirurg und Billroth-Schüler Arthur Menzel (1844–1878), Anästhesieleistungen systematisch zu erfassen und dabei auftretende Nebenwirkungen zu dokumentieren. Er empfahl zudem, die Narkoseleistungen in die damals bereits üblichen Jahresberichte der Kliniken mit aufzunehmen, wodurch auch statistische Vergleiche unterschiedlicher Anwender möglich werden würden [54]. Seine Anregung blieb zunächst unbeachtet, bis der bereits erwähnte Schweizer Chirurg Otto Kappeler 1890 erneut einen entsprechenden Vorschlag auf dem Deutschen Chirurgenkongress unterbreitete, „eine Sammelforschung über die chirurgische Anästhesierung" einzuleiten. Der Berliner Chirurgen Ernst Julius Gurlt (1825–1899) übernahm dann diese Aufgabe und verschickte in den folgenden Jahren wiederholt „Einladungs-Circulare", in denen er um Beantwortung folgender Fragen bat:

- *Angabe der Beobachtungszeit*
- *Angaben, welche Betäubungsmittel bzw. deren Präparate (Chlororoform–Äther, Mischungen derselben usw.) und wie oft die einzelnen derselben angewandt worden sind*
- *Bezugsquellen derselben*
- *angewendete Apparate etc.,*
- *Angabe der Zeitdauer ungewöhnlich langer (1 Stunde und darüber) fortgesetzter Narkosen*
- *Verbrauch der Betäubungsmittel pro Minute, oder im Verbrauch bei ungewöhnlich lange dauernden Narkosen, oder Maximalverbrauch bei ungewöhnlich lange dauernden Narkosen*
- *Angabe, ob und in welcher Anzahl von gleichzeitigen Morphium- oder anderen Injektionen Gebrauch gemacht wurde,*
- *Uebele Zufälle bei und nach den Narkosen:*
  - *a) Asphyxien (Behandlungen derselben, Tracheotomien usw.)*
  - *b) Todesfälle (Ursachen, Sectionsergebnisse usw.).*

Diese nicht nur im Deutschen Reich, sondern bis nach Österreich, Russland, Holland und Nordamerika versandten Fragebögen stellen einen frühen Beitrag zur anästhesiologischen Qualitätskontrolle dar. Die zwischen 1891 und 1897 erschienenen, auf beantworteten Fragebögen und Zusatzkommentaren beruhenden Berichte „Zur Narkotisierungs-Statistik" – allgemein als Gurlt-Statistik bezeichnet – hatten zur Folge, dass das bis dahin meist verwendete Narkotikum Chloroform durch den ungefährlicheren Äther abgelöst wurde [55]. Trotz der in den nächsten Jahren vollzogenen Rückkehr zum Äther blieben Narkosen mit zahlreichen nicht vorhersehbaren Risiken verbunden, wobei Ärzten und Patienten neben dem postoperativ oft tagelang anhaltenden Erbrechen die sog. Ätherpneumonie große Sorgen bereitete.

1.2.6 Die Lokalanästhesie

Große Hoffnungen, den um die Jahrhundertwende häufig noch tödlichen Verlauf einer Lungenentzündung nach Vollnarkosen vermeiden zu können, setzte man in die von dem Berliner Chirurgen Carl Ludwig Schleich (1859–1922; ◘ Abb. 1.42) am Ende des 19. Jahrhunderts entwickelte „Infiltrationsanästhesie", auf die bereits hingewiesen wurde. Mit Schleichs Infiltrationsanästhesie erübrigte sich die Verwendung hochkonzentrierter Kokainlösungen, mit denen zunächst die ersten tastenden Schritte der Lokalanästhesie bei chirurgischen Eingriffen gemacht worden waren [56]. Die kritiklose Anwendung der konzentrierten

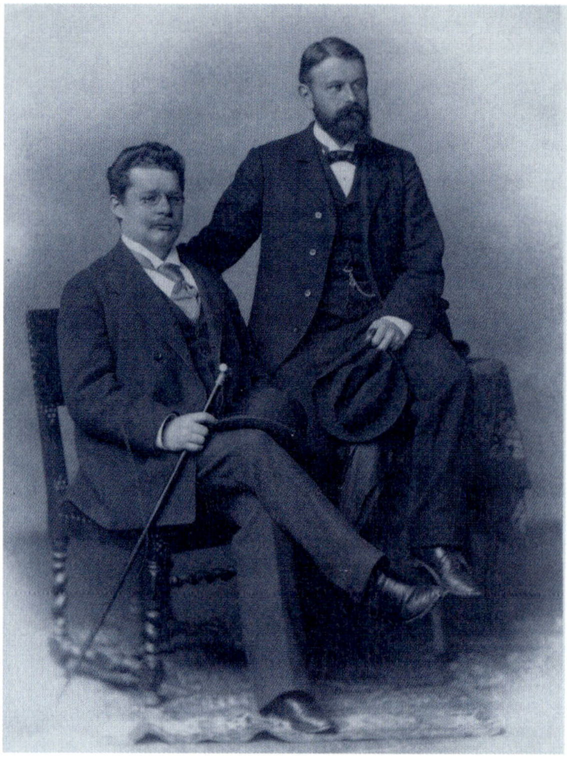

Abb. 1.42. Der Berliner Chirurg Carl-Ludwig Schleich *(links)*, hier zusammen mit seinem Freund Karl Briegleb. Er erwarb sich große Verdienste um die Einführung der von ihm „Infiltrationsanästhesie" genannten örtlichen Betäubungstechnik. Schleich zählte aber auch zu den ersten Chirurgen, die eine gezielte Ausbildung in der Narkosenlehre forderten. Briegleb machte die Anästhesie nach Schleich v. a. bei praktischen Ärzten bekannt

Kokainlösungen führte jedoch in wachsendem Umfang zu Intoxikationszwischenfällen, sodass die Vorzüge der Lokalanästhesie generell in Frage gestellt wurden, eines Verfahrens, das durch die Entdeckung der anästhetischen Eigenschaften des Kokains durch den in Wien arbeitenden Carl Koller (1857–1944) rasch weltweite Verbreitung gefunden hatte [57].

Die Infiltrationsanästhesie des Berliner Chirurgen Carl Ludwig Schleich

Schleich ging so vor, dass er von der zunächst mit einem Kältespray unempfindlich gemachten Einstichstelle aus das Operationsgebiet mit hochgradig verdünnten Kokainlösungen schichtweise umspritzte. Ohne größere Intoxikationsgefahren konnte er so bei nahezu allen Eingriffen eine weitgehende Schmerzfreiheit erzielen, und dies nicht nur bei kleineren operativen, sondern auch bei umfangreichen Eingriffen wie beispielsweise Laparatomien. Vor allem unter der Berliner Ärzteschaft verbreitete sich rasch seine im Vergleich zur damaligen Vollnarkose weitgehend ungefährliche Technik. Als er auf dem Deutschen Chirurgenkongress 1892 erstmals das Verfahren vor einem großem Auditorium vorstellte, wurden seine Ausführungen allerdings mit großer Skepsis aufgenommen. Vor allem seine Schlussbemerkungen erregten den Zorn der Zuhörerschaft:

> „Wer heute noch eine Chloroformnarkose macht, ohne zuvor die vom Vortragenden empfohlene Methode erprobt zu haben, lädt vom wissenschaftlichen, moralischen und strafrechtlichen Gesichtspunkte aus schwere Verantwortung auf sich" [58, 58a].

Wegen dieser unglücklichen Formulierung wurde er vom Vorsitzenden des Saales verwiesen, und dies, obwohl nur wenige der anwesenden Kollegen das neue Betäubungsverfahren überhaupt kannten.

Trotz dieser schroffen Ablehnung konnte sich der Gedanke der lokalen Anästhesie rasch durchsetzen. Gemäß seinen Vorstellungen, dass jede Narkose mit einer Vergiftung des Organismus einhergehe, wurde der bedeutende Breslauer Johannes v. Mikulicz-Radecki einer der einflussreichsten Befürworter der „Infiltrationsanästhesie". Zu ihren Anhängern zählte auch Ernst v. Bergmann (1836–1907), der nach erfolgreich verlaufenen öffentlichen Demonstrationen auf dem Chirurgenkongress 1893 die Wirksamkeit des Schleich-Verfahrens bestätigte:

> „Der Referent kann ... die Anwendung der Schleichschen Infiltrationsanästhesie für Operationen in gesunder Haut ... empfehlen und muss anerkennen, dass Herr Schleich sich um die Ausbildung seiner Methode ein nicht zu unterschätzendes Verdienst erworben hat" [59].

Schon wenige Jahre später wandten Chirurgen in aller Welt das Schleich-Verfahren an, so auch der Wiener Anton Freiherr v. Eiselsberg. Für ihn stand daher fest, **„über die Vorteile der Infiltrationsanästhesie zu sprechen, ist überflüssig"** [60]. In späteren Jahren bedauerten zahlreiche Chirurgen den Eklat auf dem Chirurgenkongress von 1892 und v. Bergmann ging sogar so weit, die Vorkommnisse als einen **„Schandfleck für die Chirurgie"** zu bezeichnen.

Der Ausbau der Lokalanästhesie durch Heinrich Braun

Der weitere Ausbau der Lokalanästhesie ist eng mit dem Namen des Leipziger Chirurgen Heinrich Braun (1862–1934; Abb. 1.43) verknüpft [61]. Bereits 1903 empfahl er, der Kokainlösung Adrenalin hinzuzufügen, um eine zu rasche Resorption der verabreichten Lokalanästhetika zu vermeiden. Durch die Kombination beider Mittel konnten weitgehend gefahrlos größere Kokainmengen verabreicht werden, wodurch umfangreichere operative Eingriffe ermöglicht wurden.

Mit dem Namen Brauns ist aber auch die Einführung des synthetisch hergestellten Novocains verbunden, das ab 1905 zur Verfügung stand [62]. Das Novocain blieb für viele Jahrzehnte das bei der Infiltrations- oder Leitungsanästhesie am meisten verwendete Lokalanästhetikum, obwohl es auch zahlreiche andere, hochwirksame Präparate gab. Braun hat durch sein erstmals 1905 publiziertes

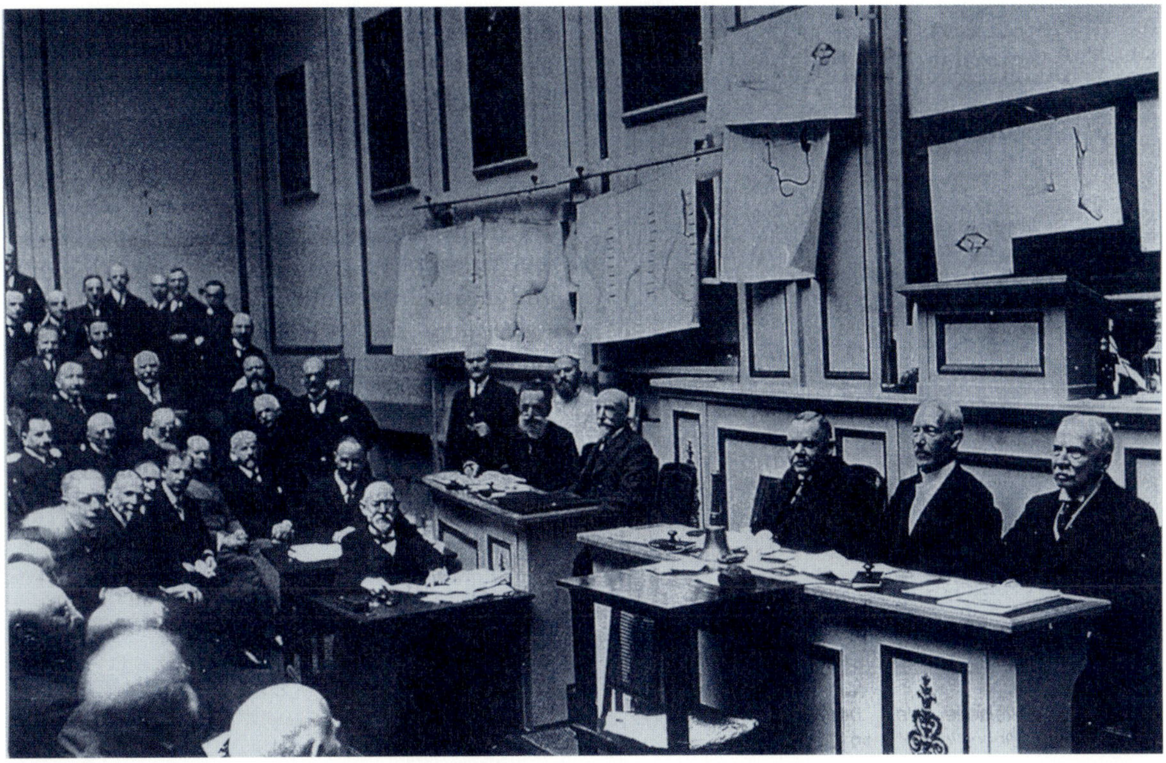

Abb. 1.43. Der Leipziger Chirurg Heinrich Braun. Er galt schon zu Lebzeiten als Wegbereiter einer wissenschaftlich ausgerichteten Lokalanästhesie und verfasste hierzu ein in zahlreichen Auflagen erschienenes Standardlehrbuch der Lokalanästhesie. Die Abbildung zeigt ihn in der *Bildmitte* auf einer Chirurgentagung in Berlin, links von ihm sitzt der Hamburger Chirurg Hermann Kümmell, zu seiner Rechten ist August Borchard erkennbar

und bis 1951 in neun überarbeiteten Neuauflagen erschienenes **Lehrbuch der örtlichen Betäubung** sehr zur Verbreitung der örtlichen Betäubungsverfahren beigetragen.

August Bier – Vater der Rückenmarkanästhesie und der intravenösen Lokalanästhesie

Das Novocain wurde nach seiner Einführung von August Bier (1861–1949; Abb. 1.44a, b) auch für die Spinalanästhesie empfohlen, nachdem er hierzu zunächst auf das giftigere Kokain hatte zurückgreifen müssen [63]. Mit der von ihm 1899 erstmals beschriebenen Spinalanästhesie wollte Bier den Patienten das häufig tagelange postoperative Erbrechen nach Äthernarkosen ersparen. Diese nahezu nach jeder zweiten Äthernarkose auftretende Begleiterscheinung war nicht nur für die Patienten äußerst unangenehm; sie war auch problematisch, denn durch sie wurden beim abdominalchirurgisch Operierten häufig die Nahtdehiszenzen hervorgerufen, die das Operationsergebnis in höchstem Maße gefährdeten [64].

Nach einer ersten Welle der Euphorie für das neue Verfahren ereigneten sich teilweise tödliche Zwischenfälle, sodass zunächst auch Bier vor einer kritiklosen Anwendung warnte. Hinzu kam, dass über viele Jahre auch das Problem langanhaltender, therapieresistenter Kopfschmerzen nicht zu lösen war. Die Spinalanästhesie wurde chirurgischerseits daher nur ausnahmsweise angewendet. Bei Gynäkologen hingegen erfreute sie sich von Anbeginn an einer großen Popularität, sodass der Basler Gynäkologe Oskar Kreis (1872–1958) die Spinalanästhesie bereits 1900 bei geburtshilflichen Eingriffen erprobte [65].

Im Gegensatz zur Spinalanästhesie erlangte eine 1908 von Bier angegebene „intravenöse Lokalanästhesie“ oder auch als „Venenanästhesie“ bekannt gewordene Leitungsanästhesie keine größere Bedeutung. Da sie zeitaufwendig und nicht ungefährlich war, fand sie keine größere Verbreitung; hinzu kam, dass die Anästhesie trotz lege artis durchgeführter Technik häufig unzureichend blieb [66]. Durch die Beschreibung einer axillären Blockadetechnik des Plexus brachialis durch Georg Hirschel (1897–1963) und die Angabe des supraklavikulären Zugangswegs zum Plexus durch Dietrich Kulenkampff (1880–1963) 1911 entfielen die Indikationsbereiche für die intravenöse Lokalanästhesie an der oberen Extremität. Da im gleichen Jahr der Heinrich Braun-Schüler Arthur Läwen über die kombinierte Blockade des Nervus ischiadicus und des Nervus femoralis für Operationen an den Beinen berichtete, entfielen auch hier die Gründe, die Venenanästhesie anzuwenden [67]. Entgegen Biers enthusiastischer Einschätzung in seinem ersten Bericht geriet das Verfahren rasch in Vergessenheit.

Hinzu kam, dass bereits 1912 der Tübinger Georg Perthes (1869–1927) eine atraumatische Elektrostimulations-

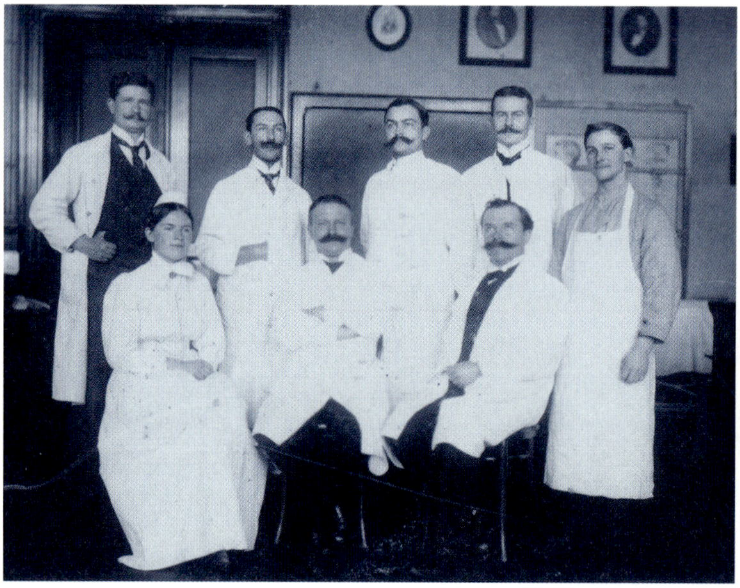

a

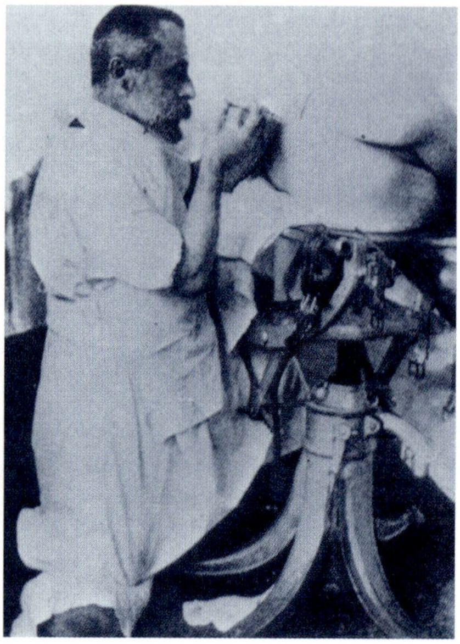

b

Abb. 1.44. **a** Der Chirurg August Bier *(Bildmitte)* im Kreise seiner Mitarbeiter an der Chirurgischen Universitätsklinik Greifswald. **b** Die Durchführung einer Rückenmarkanästhesie. Man beachte, dass die Punktion – wie damals allgemein üblich – ohne Handschuhe durchgeführt wird

methode zur sicheren und atraumatischen Lokalisation von peripheren Nerven angegeben hatte. Obwohl in gängigen Lehrbüchern der Lokalanästhesie auf die Identifizierungsmöglichkeit hingewiesen wurde, fand Perthes' Empfehlung kaum Nachahmung, sodass seine Methode unverständlicherweise in Vergessenheit geriet und erst Anfang der 1960er-Jahre durch amerikanische Autoren „wiederentdeckt" wurde [68].

Neue Popularität erlangte diese Form der Leitungsanästhesie bei Chirurgen erst Mitte der 1920er-Jahre, nachdem stumpfe, atraumatische Spinalkanülen und neue Lokalanästhetika zur Verfügung standen [69]. Außerdem kamen neue Techniken zur Anwendung, Entwicklungen, die v. a. mit dem Namen des amerikanischen Chirurgen George Pitkin (1885–1943) verbunden sind. Als Lokalanästhetikum benutzte er eine durch Alkoholzusatz hypobar eingestellte Procainlösung, die er Spinocain nannte. Durch Lagerungsmaßnahmen gelang es ihm, das Anästhesieniveau auf gewünschte Segmente zu beschränken, wodurch sich Blutdruckabfälle weitgehend vermeiden ließen.

Er wies auch auf die Möglichkeit hin, durch eine Seitenlagerung des Patienten eine streng seitenbetonte Analgesie zu erzielen. Zur Vermeidung postspinaler Kopfschmerzen forderte er die Verwendung möglichst dünner, stumpfer Punktionskanülen, wobei das ideale Kaliber seiner Ansicht nach bei 20–22 Gauge lag. (Abb. 1.45; [70]) Pitkins Publikationen fanden auch in Deutschland große Beachtung und wurden am Ende der 1920er-Jahre v. a. durch den Hamburger Helmut Schmidt allgemein bekannt gemacht [71].

Der damals in Tübingen wirkende Martin Kirschner bemühte sich ebenfalls um eine Weiterentwicklung der Spinalanästhesie. 1932 berichtete er erstmals über die

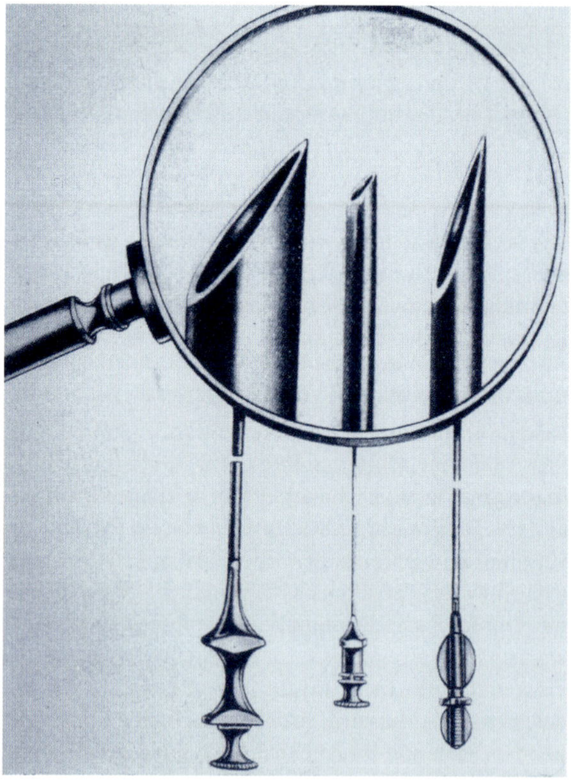

Abb. 1.45. Die von Helmut Schmidt bereits 1929 propagierte Punktionskanüle für die Spinalanästhesie. Man beachte, dass er aus Gründen einer atraumatischen subarachnoidalen Punktion die Verwendung der mittleren hier abgebildeten Kanüle mit abgeschrägter und stumpfer Spitze empfahl

Technik der „einstellbaren gürtelförmigen und individuell dosierbaren Spinalanästhesie" [72]. Der Patient wurde hierbei in Kopftieflagerung mit erhöhtem Steiß auf die Seite gelagert; dann wurden etwa 10 ml Liquor entnommen, und das entnommene Volumen durch Luft ersetzt. Anschließend wurde ein hypobares, liquorunlösliches Lokalanästhetikum subarachnoidal injiziert. Dieses von Kirschner als „Anästhesieplombe" bezeichnete Anästhetikum sammelte sich auf der Oberfläche des Liquors wie eine Ölschicht auf Wasser an. Nur die Nervenwurzeln, die Kontakt mit dem Lokalanästhetikum hatten, wurden betäubt, die kaudal gelegenen Nervenwurzeln wurden hingegen durch die eingebrachte Luft, die kranial gelegenen durch den Liquor vor der Einwirkung des Lokalanästhetikums geschützt.

Die geschilderte Technik betäubte nur wenige Spinalnerven, wodurch die gürtelförmige Anästhesie zustande kam. Durch die Zugabe oder durch die Wegnahme von Luft mit einem von ihm entwickelten Spezialgerät ließ sich die Höhenausdehnung des anästhetischen Gürtels steuern. Um absolute Schmerzfreiheit bei den häufig lang dauernden Oberbaucheingriffen zu gewährleisten, führte Kirschner mit Hilfe des von ihm ebenfalls entwickelten „Hochdrucklokalanästhesieapparates" eine Infiltration des parietalen Peritoneums im Bereich des Bauchschnittes sowie des Ganglion solare und der Nn. vagi durch [73].

Neben einer großzügigen perioperativen Medikation mit einer Skopolamin-Ephetonin-Mischung befürwortete Kirschner, die Patienten durch aufgesetzte Kopfhörer mit Musik aus dem Radio oder dem Grammophon abzulenken. Beachtenswert ist in einem Artikel aus dem Jahre 1936 sein Hinweis, dass sich hierfür auch die Verwendung eines Fernsehapparates eignen würde [74].

Paravertebrale Leitungsanästhesie

In dem Bestreben, die teilweise gefährlichen Nebenwirkungen der Spinalanästhesie zu umgehen, wurden in den folgenden Jahren nahezu alle heute etablierten regionalanästhesiologischen Verfahren entwickelt. Zu diesen zählten auch die paravertebrale und die epiduralen Anästhesietechnik, die schon frühzeitig zur Schmerzbekämpfung nach abdominalchirurgischen Eingriffen angewandt wurden.

Die Paravertebralanästhesie beschrieb erstmals 1908 der damals in Tübingen wirkende Gynäkologe Hugo Sellheim (1871–1936), sie fand aber chirurgischerseits erst nach den Publikationen von Max Kappis (1881–1938) aus Hannover eine größere Beachtung [75]. Kappis empfahl ihre Anwendung auch zur Differenzialdiagnose bei unklaren abdominalchirurgischen Beschwerden, ein Vorgehen, das in den 1920er-Jahren v. a. von dem bereits erwähnten Leipziger Chirurgen Arthur Läwen weiter verfolgt wurde. Aus toxikologischen Gründen verwendete er bereits 1912 bikarbonathaltige Lokalanästhetikalösungen, wodurch die Qualität und Ausbreitung der sensiblen und motorischen Blockade verbessert wurde. Die neue Novokainzubereitung zeichnete sich zudem durch eine rasche Anschlagzeit und längere Analgesie aus.

Läwen befürwortete die großzügige Anwendung paravertebraler Blockaden zur postoperativen Schmerztherapie und sah in dem Verfahren v. a. für Patienten nach Cholecystektomien, Gastrektomien oder Nephrektomien große Vorteile. Durch diese gezielten Maßnahmen hoffte er, die Inzidenz der gefürchteten postoperativer Pneumonie weiter zu verringern, da mit dem Wegfall der Schmerzen die Patienten wieder tief durchatmen und gut expektorieren konnten [76].

Von der Sakral- zur Epiduralanästhesie

Läwens Name ist auch mit dem Ausbau der Epiduralanästhesie verbunden, die ursprünglich zur Schmerzbekämpfung bei urologischen und geburtshilflichen Eingriffen entwickelt worden war. Da die Injektion der Anästhetika zunächst durch den Hiatus sacralis in den Epiduralraum erfolgte, war für viele Jahre die Bezeichnung „Sakralanästhesie" üblich. Je nach Ausbreitungsgrad unterschied man eine tiefe von der hohen Sakralanästhesie. Aus technischen und pharmakologischen Gründen ließ die Qualität der Leitungsanästhesie anfänglich manche Wünsche offen, sodass das Verfahren zunächst von Gynäkologen und Chirurgen mehrheitlich abgelehnt wurde. Diese Vorbehalte hinderten Läwen jedoch nicht, diese Methode der Leitungsanästhesie unter Verwendung seiner speziellen Lokalanästhetikazubereitung und spezieller Lagerungsmaßnahmen zu einem sicheren Verfahren auszubauen, das schmerzfreies Operieren auch im Oberbauch erlaubte.

Der in Worms tätige Chirurg Lothar Heidenhain (1860–1940) zählte zu den begeisterten Anhängern der Sakralanästhesie und bezeichnete sie **„bei allen Operationen im Bereiche des Beckens ... für die beste Anästhesie, welche es gibt"**. Für Eingriffe am Magen lehnte er sie hingegen völlig ab, da **„es mir eine zu große psychische Quälerei"** ist, **„so große Operationen, die $1^1/_2$ Stunden oder länger dauern, ohne Narkose zu machen"** [77].

Erwähnenswert ist ebenfalls die bereits 1912 von Läwen praktizierte Kombination der epiduralen Leitungsanästhesie mit einer Vollnarkose. Als besonderen Vorteil bei dieser Vorgehensweise hob er das gute postoperative **„somatische Befinden"** hervor, eine Einschätzung, die auch andere Chirurgen teilten. Trotz überzeugender Anästhesiequalität in den Händen erfahrener Anwender geriet die Sakralanästhesie in Vergessenheit und wurde erst Anfang der 1930er-Jahre zeitgleich mit der Renaissance der Spinalanästhesie erneut populär.

Ohne Kenntnis der umfangreichen Forscherarbeit des spanischen Militärarztes Mirave Pagès (1886–1923), der bereits 1920 auf die lumbale Punktionsmöglichkeit des epiduralen Raumes hingewiesen hatte, machte der Italiener Achille Mario Dogliotti (1897–1966) Anfang der 1930er-Jahre erneut auf das Leitungsanästhesieverfahren aufmerksam [78]. Durch seine Publikation im deutschen Sprachraum erlangte die dann üblicherweise „Periduralanästhesie" genannte Technik vielerorts eine gewisse Verbreitung, zumal Dogliotti auch eindeutige Angaben zur sicheren Identifizierung des epiduralen Raumes gemacht hatte.

In Anlehnung an die von dem bereits erwähnten Martin Kirschner propagierte segmentale Spinalanästhesie berichteten in den späten 1930er-Jahren zahlreiche Chirurgen, beispielsweise aus Erlangen, über gute Erfahrungen mit der Epiduralanästhesie. Manche setzten dem Lokalanästhetikum eine hochvisköse Gelatinelösung zu, wodurch das Lokalanästhetikum an die Nervenwurzeln „fixiert" und eine segmental begrenzte Anästhesie erreicht werden sollte [79]. Ab 1943 wurde vielerorts die Gelatinelösung durch eine spezielle hochvisköse Peristonzubereitung ersetzt [80].

1.2.7 Intravenöse Verfahren

Die intravenöse Äthernarkose

Auf der Suche nach Alternativen zur Inhalationsnarkose und zur Lokalanästhesie erlangte um 1910 die von dem Würzburger Chirurgen Ludwig Burkhardt (1872–1922) inaugurierte intravenöse Chloroform- und Äthernarkose über viele Jahre eine gewisse Bedeutung. Hierbei erhielt der Patient nach vorheriger Venae sectio eine angewärmte 4%ige Ätherlösung intravenös verabreicht, die nach wenigen Minuten zu tiefer Narkose führte. War dieses Narkosestadium erreicht, wurde die Zufuhr zunächst beendet und erst wieder fortgesetzt, wenn flachere Stadien erkennbar wurden [81].

Zahlreiche Chirurgen, so der Hamburger Hermann Kümmell (1852–1937), zeigten sich von dem neuen Verfahren begeistert und wendeten es bevorzugt bei Eingriffen im Mund- oder Gesichtsbereich an. Auch hirnchirurgische Eingriffe zählten zu den Indikationsbereichen für diese Anästhesietechnik, die sich insbesondere bei Patienten im hypovolämischen Schock, so bei geplatzter Tubargravidität oder traumatischer Milzruptur, bewährte (▣ Abb. 1.46; [82]). Walther Hauch (1879–1962) betonte den Segen dieser Narkoseform, die zum Überleben zahlreicher ausgebluteter Patienten beigetrug. Da die Patienten bis zu 3 l der ätherhaltigen Kochsalzlösung als Infusion erhalten hatten, sind seine Angaben auch aus heutiger Sicht nachvollziehbar.

Während des 1. Weltkrieges kam die intravenöse Äthernarkose zuweilen auch bei verletzten Soldaten zur Anwendung, ein Grund für Chirurgen am Nürnberger Krankenhaus, das Verfahren großzügig anzuwenden. 1926 berichteten sie über 1000 erfolgreiche Anwendungen ohne einen einzigen Todesfall [83].

Die kurze Schilderung zur Entwicklung der intravenösen Äthernarkose wäre unvollständig, wenn nicht an die Entdeckung einer neuen „Classe von Schlafmitteln"

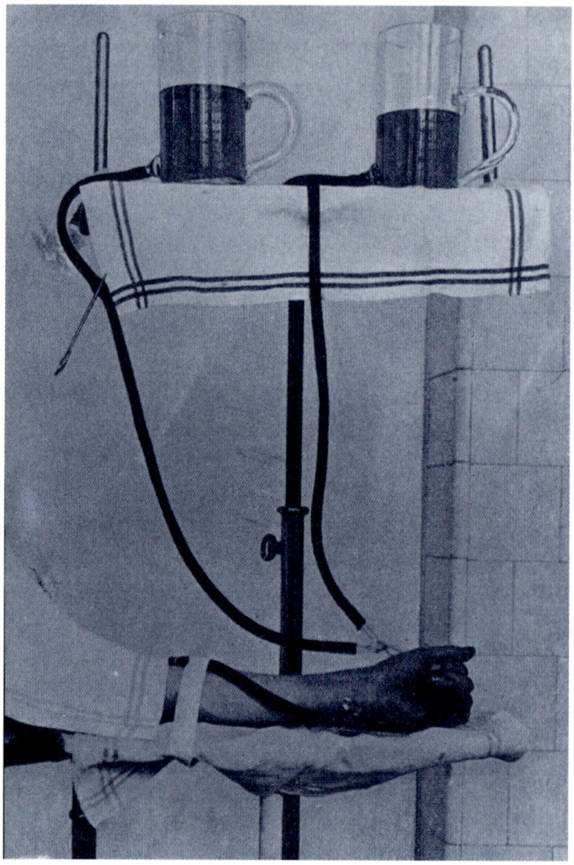

▣ **Abb. 1.46.** Das Instrumentarium für die intravenöse Äthernarkose, wie es am Eppendorfer Krankenhaus in Hamburg um 1914 benutzt wurde

erinnert werden würde, über die 1902 Emil Fischer (1852–1919) und Joseph Freiherr v. Mering (1849–1909) berichteten: die Rede ist von der „Diäthylbarbitursäure" [84]. Das erste, lange Zeit verbreitete Präparat war das „Veronal", das zum Stammkörper der neuen Stoffgruppe wurde. Seine pharmakologischen Eigenschaften erlaubten allerdings nur eine orale Gabe. Mit der Synthese von intravenös injizierbaren Barbitursäurederivaten Anfang der 1920er Jahre ergaben sich erstmals auch Indikationsbereiche in der operativen Medizin.

1927 berichtete dann der Berliner Rudolf Bumm (1899–1942) über erste Erfahrungen mit einem „Pernocton" genannten Präparat. Aufgrund seiner pharmakologischen Eigenschaften führte es zu sehr langen Nachschlafphasen, sodass eine häufigere Anwendung zunächst unterblieb [85]. Weitere Begleiterscheinungen, wie starke Blutdrucksenkung oder Atemstillstände bestärkten Kritiker des Verfahrens in ihrer Auffassung, vorerst Abstand von dieser Narkoseform zu nehmen.

Evipan

Die klinische Anwendung des von Hellmut Weese (1897–1954) (▣ Abb. 1.47a) entwickelten intravenös injizierbaren, kurz wirksamen Barbituratsäurederivats Evi-

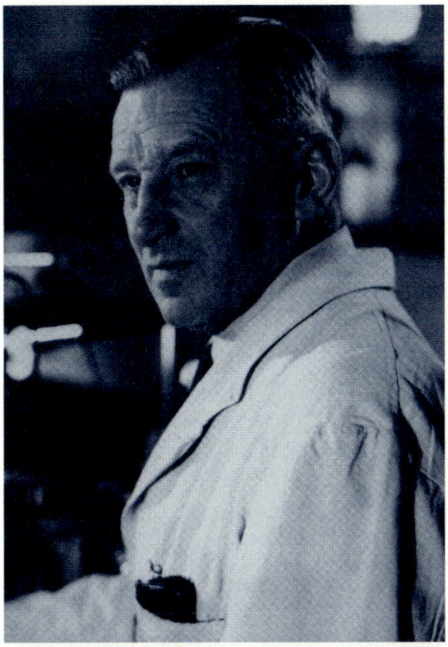

a

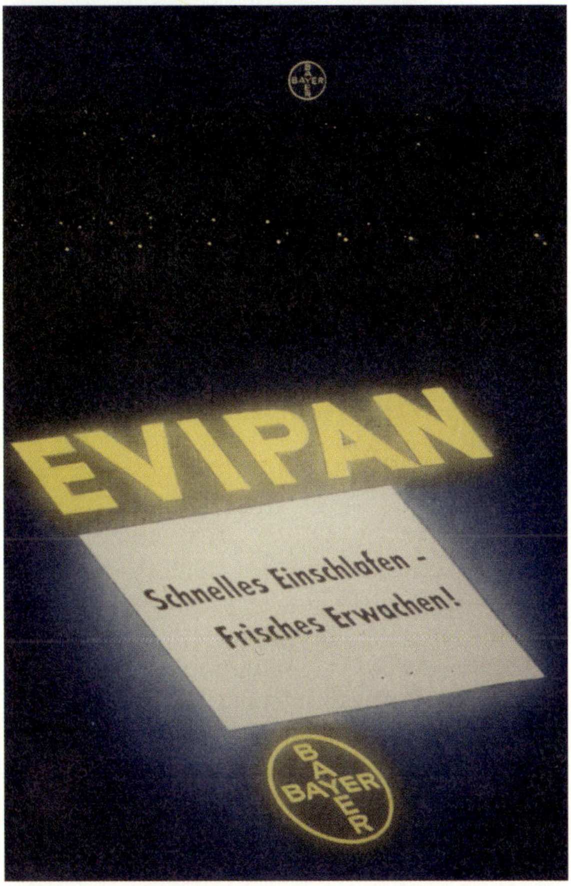

b

Abb. 1.47. **a** Hellmut Weese. Er war 1932 an der Einführung von Evipan beteiligt und hatte maßgeblichen Anteil an der Entwicklung der Blutersatzflüssigkeit Periston. Nach dem 2. Weltkrieg forderte er nachhaltig die Gründung einer Deutschen Narkosegesellschaft. **b** Reklameschrift für Evipan

pan leitete 1932 eine neue Ära der Anästhesie ein. Durch die „Schlafspritze in den Arm" konnten den Patienten v. a. die sehr störenden Sensationen bei der Einleitung der Inhalationsnarkose erspart werden [86]. Innerhalb weniger Monate wurde es tausendfach verabreicht, ohne dass schwerwiegende Komplikationen bekannt wurden. Damit wurde Weese, wie sein Freund Hans Killian es einmal formuliert hat, zum **„Schöpfer der modernen intravenösen Narkose, welche förmlich einen Siegeszug durch die Welt nahm"** [87].

Killians Aussage war keineswegs übertrieben, denn bereits 10 Jahre später konnte über eine 10-Millionenfache Anwendung berichtet werden (Abb. 1.47b; [88]).

In Anerkennung seiner Verdienste um die Entwicklung und Einführung des Evipans hat Weese zahlreiche Ehrungen erfahren, so beispielsweise 1938, als er in New York zum Ehrenmitglied der International Research Society ernannt wurde. Zuvor hatte er sich auf Einladung zahlreicher Universitäten vom hohen Stand der dort praktizierten Anästhesieverfahren überzeugen können, sicherlich ein Grund für ihn, nach dem Krieg den Narkosespezialismus auch in Deutschland zu fordern [89].

1.2.8 Rektale Anästhesietechniken

Die rasche Verbreitung der Evipannarkose machte ein Narkoseverfahren nahezu überflüssig, das von Anbeginn bei Chirurgen umstritten war: die rektale Avertinnarkose. Die Vorzüge der Rektalnarkose, wie die bequeme Applikationsart, das Vermeiden von Exzitationserscheinungen sowie die hohe Akzeptanz bei Patienten führte dazu, dass der Hersteller das Präparat schon wenige Jahre nach der Einführung im Jahre 1927 durch den Wuppertaler Chirurgen Otto Butzengeiger (1885–1968) in Werbeschriften (Abb. 1.48) ohne Übertreibung wie folgt preisen konnte:

> „Die rektale Avertinnarkose hat sich schon heute ein dauerndes Bürgerrecht in den deutschen Krankenhäusern erworben .... Der Hauptvorzug der Avertin-Basisnarkose ist die äußerst humane Form ihrer Anwendung und Wirkung, und die mit Beginn des Einlaufs einsetzende, z. T. auch retrograde Amnesie für alle mit der Operation und der Betäubung einhergehenden Vorgänge macht sie zu dem seelisch schonenden Verfahren, das wir kennen" [90].

Die Avertinanwendung war allerdings zunächst von schwerwiegenden Komplikationen überschattet. Diese veranlassten den Berliner Chirurgen Ferdinand Sauerbruch u. a. zu Vorwürfen, der Hersteller habe das Präparat voreilig und ohne eingehende klinische Prüfung für die allgemeine Anwendung freigegeben. Unter Beachtung der von dem Pharmakologen Walter Straub (1874–1944) empfohlenen Höchstdosierung wurde dann eine weitgehend sichere Anwendung möglich. Die Avertinwirkung war zumeist eine verblüffende, denn das Einschlafen ging – eine

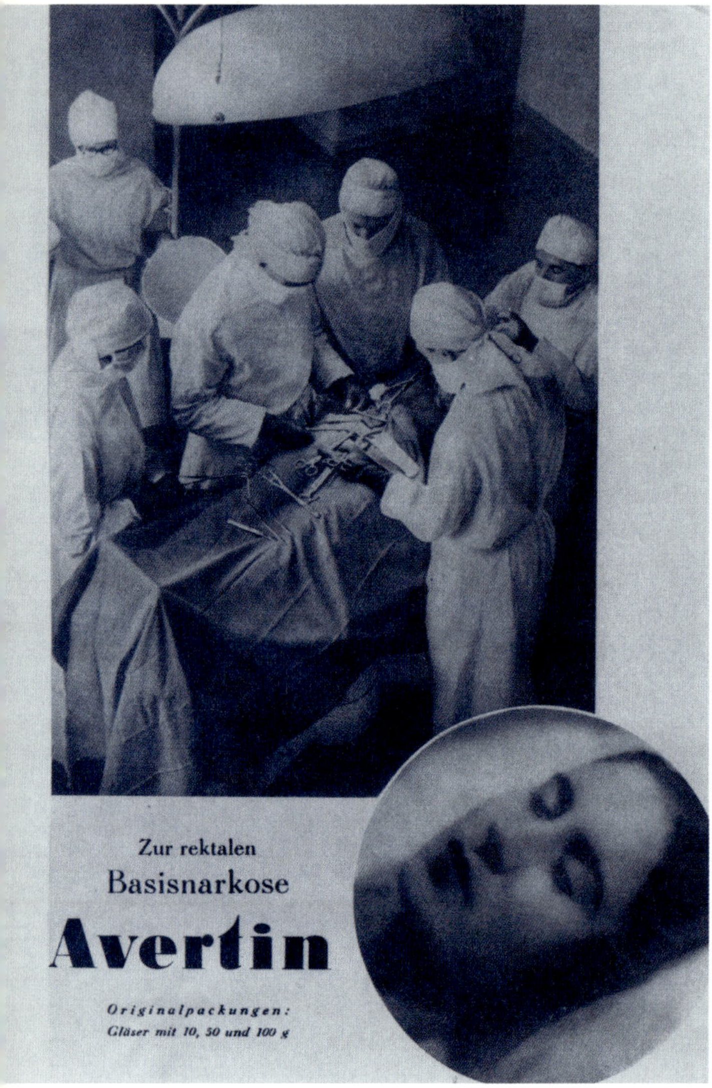

Abb. 1.48. Werbeschrift für das rektal anzuwendende Narkotikum Avertin

ruhige Umgebung vorausgesetzt – gleichmäßig und ohne Exzitation einher. Nach 4 Minuten begannen die Kranken einzuschlafen, nach 6–8 min war ein tiefer Schlaf erreicht. Avertin kam daher bei Kranken zur Anwendung, denen man Spannung, Unruhe und das Erleben der Vorbereitung zur Narkose und Operation ersparen wollte. Namentlich bei Kindern und Basedow-Kranken erwies sich das Präparat als segensreich, sodass es bis Mitte der 60er-Jahre zum unverzichtbaren Rüstzeug vieler Anästhesisten zählte. Ein Höchstmaß psychischer Schonung wurde mit der sog. „Avertinüberraschungsnarkose" erreicht, die folgendermaßen verlief:

> „Bei Basedowkranken … fügen wir regelmäßig eine kleine rektale Kochsalzeinspritzung unter dem Vorwand durch, dass eine den Magen angreifende Vorbereitungsmedizin dadurch verabfolgt wird. Als Operationstag wird dem Kranken ein späterer Termin genannt als der wirklich angesetzte Tag. Er schläft infolgedessen in der Nacht vor der Operation ebenso unbesorgt und beruhigt wie sonst. Am nächsten Morgen ist in der Darmspritze Avertin statt Kochsalz: Ohne jeden Argwohn, scheinbar von Morgenmüdigkeit übermannt, schlummert der Patient ein und sinkt in Narkoseschlaf" [91].

1.2.9 Bluttransfusion und Infusionstherapie

Als der Berliner Chirurg Rudolf Bumm an der Charité erste Versuche einer intravenösen Barbituratnarkose mit Pernocton unternahm, war die Technik der Bluttransfusion zwar bereits bekannt, sie spielte aber in der täglichen Praxis kaum eine Rolle. Diese Einschätzung wird durch Angaben aus der Chirurgischen Abteilung der Universitätsklinik Heidelberg bestätigt, denen zufolge es im Verlauf des Jahres 1927 zu insgesamt nur 25 Bluttransfusionen gekommen war. Die allgemeine Zurückhaltung bei Bluttransfusionen muss aber zu diesem Zeitpunkt überraschen, denn mit der Entdeckung der Blutgruppen durch Karl Landsteiner (1868–1943) im Jahre 1901 waren die wesentlichen Ursachen der zuvor immer wieder beobachteten Unverträglichkeitsreaktionen geklärt worden.

Ein weiterer Schritt zur gefahrlosen Bluttransfusion wurde durch die um 1920 von dem Hamburger Chirurgen Franz Oehlecker (1874–1957; Abb. 1.49a) inaugurierte biologische Probe erreicht. Hierbei erhielt der Empfänger zunächst nur wenige Milliliter des Spenderblutes mit einer Glasspritze verabreicht (Abb. 1.49b). Kam es dann zu irgendwelchen Zeichen einer Unverträglichkeitsreaktion wie Kreuzschmerzen oder Missempfindungen im Bereich der Vene, Schweißausbruch, Herzrasen, sah man von weiteren Injektionen ab und versuchte es erneut mit dem Blut eines anderen Spenders [92]. Schon zu Lebzeiten Oehleckers würdigte Friedrich Trendelenburg dessen Verdienste und sprach davon, dass **„die Transfusion … dank den Arbeiten von … Oehlecker … zu einem sicher wirksamen und so gut wie ganz ungefährlichen Heilmittel geworden sei"** [93].

Das von Oehlecker propagierte Bluttransfusionsverfahren wurde später häufig auch unter Zuhilfenahme spezieller Rollerpumpen durchgeführt (Abb. 1.50).

Diese Verfahren ersetzten rasch die operativen Techniken, mit denen noch wenige Jahre zuvor Bluttransfusionen vorgenommen worden waren. Der Heidelberger Chirurg Karl-Heinrich Bauer (1890–1971) war während seiner Würzburger Studentenzeit wiederholt Zeuge bei derart durchgeführten Bluttransfusionen gewesen. Sie müssen ihn nachhaltig beeindruckt haben, denn noch 1958 erwähnte er sie in seiner Eröffnungsansprache auf dem 75. Deutschen Chirurgenkongress:

> „… In Würzburg erlebte ich mit, wie Enderlen einem Kanonier mit Milzruptur durch kniffelige Arterien-Venen-Naht Blut von einem Leutnant transfundierte. Die Blut-

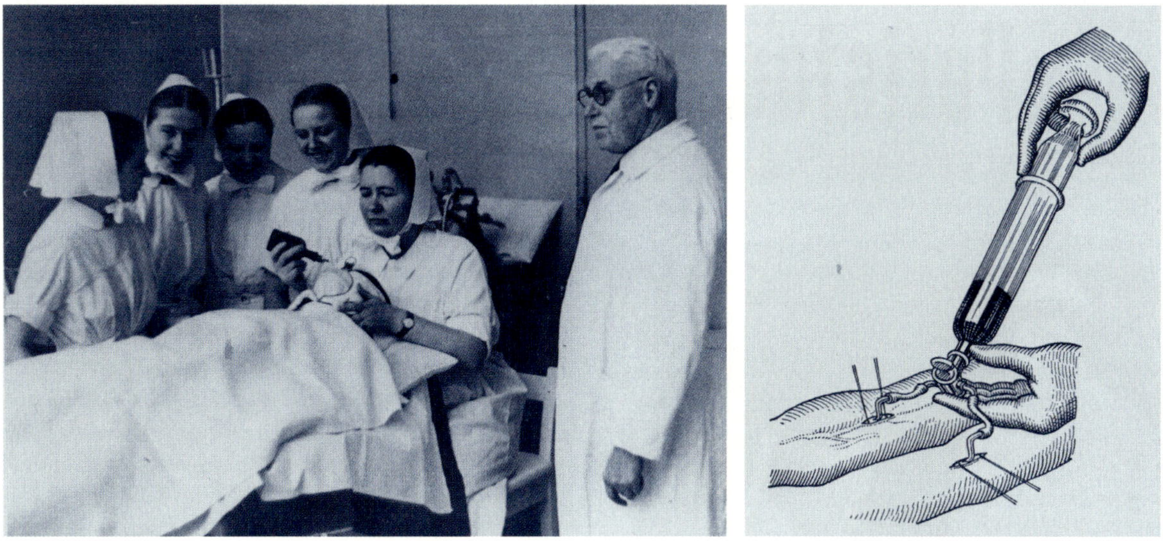

a b

Abb. 1.49. a Durchführung einer Äthertropfnarkose um 1940. Wie damals üblich, übernahmen meist Schwestern die Durchführung der Narkose. Auf dem Bild ist der Hamburger Chirurg Franz Oehlecker zu erkennen, der sich um den Ausbau des Bluttransfusionswesens in Deutschland besondere Verdienste erworben hat. **b** Prinzip der von Oehlecker propagierten Bluttransfusion unter Zuhilfenahme von Glasspritzen

gruppen waren noch unbekannt. Niemand wusste, wieviel Blut hinüber floß. Enderlen, selbst ein starker Raucher, ließ den Spender eine Virginia rauchen. Als dieser aufhörte zu rauchen, hörte Enderlen auf zu transfundieren. So fing es an" [94].

Parallel zu der wachsenden Erfahrung und den zunehmend sicher werdenden Bluttransfusionen – ab Mitte der 1920er-Jahre standen erstmals geprüfte Testsera zur Blutgruppendiagnostik zur Verfügung – vergrößerte sich rasch der Fremdblutbedarf, sodass man die Gründung von „Blutspendediensten" ins Auge fasste. Die spitaleigenen Spenderorganisationen, die als „Transfusionsinstitut", „Blutbank", „Blutspendedienst" bezeichnet wurden, entstanden Anfang der 1930er-Jahre vornehmlich unter der Führung von Chirurgen, z. B. in Zürich unter Paul Clairmont (1875–1942) oder in Berlin unter Ernst Unger (1875–1938; [95]).

Mit der zunehmenden Verbreitung der Anästhesie kamen auch subkutane und intramuskuläre Injektionstechniken zur Anwendung. Intravenöse Injektionstechniken blieben hingegen noch lange obsolet und wurden mehrheitlich als zu gefahrvoll abgelehnt. Dadurch unterblieben auch Bemühungen, den Patienten zur Beherrschung akuter Volumenmangelzustände Kochsalzlösung intravenös zu verabreichen. Nach ersten tierexperimentellen Versuchen, u. a. durch den Physiologen Hugo Kronecker (1839–1914) und den Gynäkologen Emil

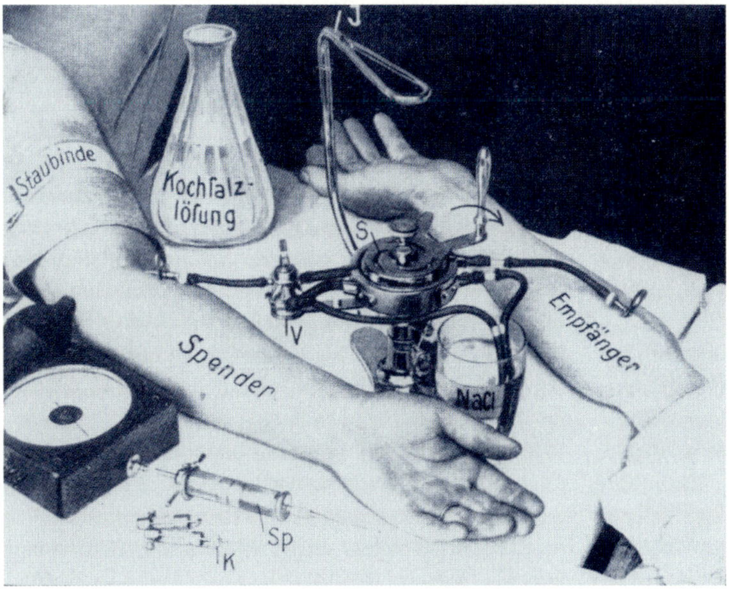

Abb. 1.50.
Die Durchführung einer Bluttransfusion unter Verwendung der von dem Kieler Chirurgen Alfred Beck angegebenen Rollerpumpe „Satrans"

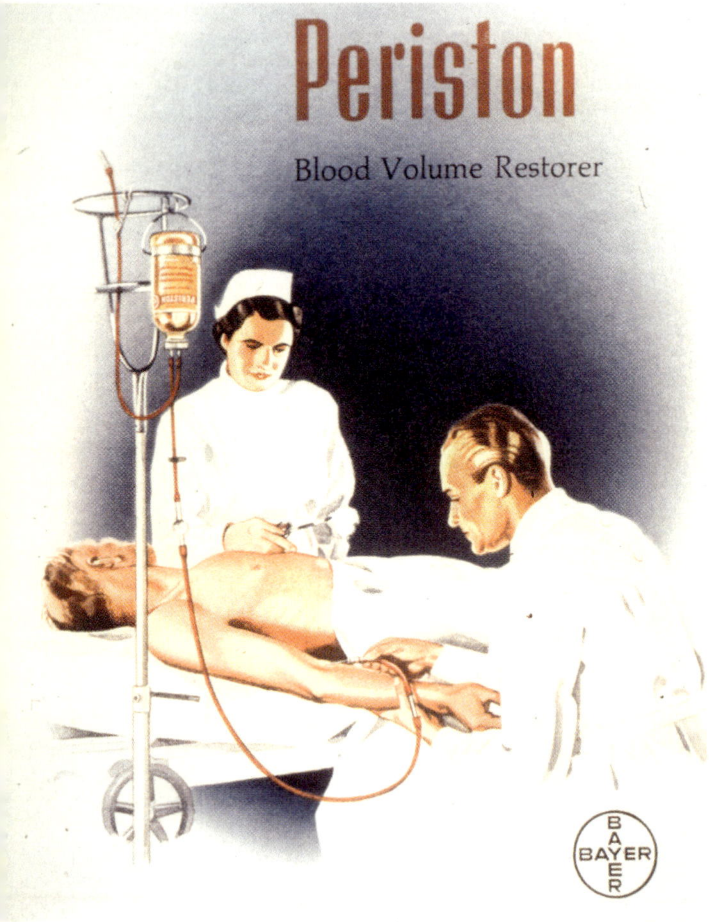

Abb. 1.51. Reklameschrift für das Volumenersatzpräparat „Periston"

Schwarz (1865–1918), wagten dann ab 1880 vornehmlich Gynäkologen und Chirurgen Infusionen vorzunehmen [96].

Sie erfolgten zunächst intraarteriell, bevor der in Leipzig arbeitende Chirurg Albert Sigmund Landerer (1854–1904) über erfolgreich intravenös verabreichte Infusionen berichtete. Seine guten Erfahrungen mit den intravenösen Infusionen veranlassten ihn, in seinem 1890 erstmals erschienenen populären Lehrbuch der Chirurgie auf diese Applikationsmöglichkeit hinzuweisen. Trotz seiner Empfehlungen, die Infusion intravenös vorzunehmen, blieben aber über Jahrzehnte die subkutane oder rektale Infusion bevorzugte Applikationswege. Es war jedoch auch gängige Praxis, bei eröffnetem Abdomen eine Kochsalzinfusion peritoneal vorzunehmen [97].

Zeitgleich zur allgemeinen Verbreitung intravenöser Therapiemaßnahmen wurden bereits vor Ausbruch des 1. Weltkrieges verschiedene Infusionslösungen zur Beherrschung akuter Volumenmangelzustände verfügbar. Ihre Zusammensetzung blieb jedoch noch über Jahre Gegenstand kontroverser Diskussionen. Weite Verbreitung fand beispielsweise eine von dem Pharmakologen Walter Straub (1874–1944) entwickelte sog. „Serum-Salzlösung", die man mit gekochtem Wasser aus einer Pulvermischung selbst zubereiten konnte. Auch die von den „Sächsischen Serum Werken" hergestellte „Normosal-Lösung", die ab Mitte der 1920er-Jahre in Ampullen abgefüllt zur Verfügung stand, war jahrelang sehr populär.

Bei akuten Volumenmangelzuständen verabreichte man bereits Ende der 20er-Jahre den Kranken zur rascheren Volumenauffüllung hypertone Infusionslösungen. In einem Übersichtsartikel wies der Berliner Chirurg Friedrich Schück auf die überzeugenden Kreislaufwirkungen hin, die **„meist schon nach drei Minuten nachweisbar, nach fünf Minuten stets vorhanden waren"** [98]. Da auch durch die Infusion großer Mengen an Kochsalzlösungen häufig nur vorübergehende Kreislaufstabilisierungen zu beobachten waren, erprobten Chirurgen schon während des 1. Weltkrieges Lösungen, die aufgrund einer Zumischung von Gummi arabicum eine im Vergleich zu reinen Kochsalzlösungen längere intravasale Verweildauer aufwiesen. Trotz eindeutiger Volumenwirkungen verboten jedoch die auftretenden Nebenwirkungen wie Schüttelfrost oder Fieber eine generelle Anwendung. Man griff daher wieder auf Kochsalzlösungen zurück, denen man Vasopressoren zusetzte [99].

Ab Mitte der 1920er-Jahre standen dann zahlreiche, unterschiedlich zusammengesetzte, teilweise bereits in Glasflaschen steril abgefüllte Infusionslösungen zur Verfügung. Als während des 2. Weltkrieges der Mangel an einer nachhaltig wirkenden, indifferenten und verträglichen Blutersatzflüssigkeit erkannt wurde, entwickelte der bereits erwähnte Hellmut Weese eine blutisotone kolloidhaltige Lösung, die als „Periston" in den Handel kam (Abb. 1.51). Dieses Präparat bewährte sich in Hunderttausenden von Fällen und wurde nicht nur bei Wund- und Operationsschock erfolgreich angewendet, sondern erwies sich auch in der Behandlung der mit einem Kollaps einhergehenden Infektionserkrankungen oder bei Verbrennungen als geeignete Infusionslösung.

1.2.10 Zur Überwachung und Dokumentation des narkotisierten Patienten

Obwohl bereits 1847 der Erlanger Chirurg Johann Ferdinand Heyfelder gefordert hatte, **„die Circulation und Respiration während der Narkose"** unausgesetzt zu kontrollieren, wurden hierüber keine Aufzeichnungen vorgenommen. Erst um die Jahrhundertwende begann man, Herzfrequenz, Blutdruckverhalten und den Narkotikaverbrauch auf sog. „ether charts" zu vermerken, eine Entwicklung, die v. a. mit den Bemühungen des amerikanischen Neurochirurgen Harvey Cushing (1869–1939) verbunden ist. Während einer Europareise hatte Cushing das von Scipione Riva-Rocci (1863–1937) entwickelte Blutdruckmessgerät kennengelernt und sich nach seiner Rückkehr ein entsprechendes Gerät bauen lassen.

Von einer regelmäßigen Anwendung und Dokumentation dieses Messparameters auf Narkoseprotokollen wollten seine chirurgischen Kollegen jedoch zunächst nichts wissen, und noch 1903 wurde in einem offiziellen Statement des Massachusetts General Hospital sein Vorschlag wie folgt abgelehnt: **„The adoption of blood pressure measurement in surgical patients does not at present appear to be necessary as a routine measure"** [100].

Trotz dieses Statements dokumentierten in den folgenden Jahren immer mehr Chirurgen in einem „Narkoseprotokoll" ihre intraoperativen Beobachtungen über Pulsqualität, Blutdruck, Atmung oder Narkotikaverbrauch. Die Einführung des Narkoseprotokolls in Deutschland ist das Verdienst des Hamburger Chirurgen Helmut Schmidt (1895–1979; ◘ Abb. 1.52), der während eines Studienaufenthaltes in Amerika Ende der 1920er-Jahre die Vorteile einer engmaschigen intraoperativen Dokumentation von Vitalparametern kennen gelernt hatte. Nach Deutschland zurückgekehrt, führte er dann 1929 das Narkoseprotokoll, von ihm damals noch „Narkosetafel" genannt, an der Chirurgischen Abteilung des Eppendorfer Krankenhauses in Hamburg ein (◘ Abb. 1.53). Über viele Jahrzehnte wurde es – nur geringfügig modifiziert – verwendet.

Wie schon um die Jahrhundertwende in Amerika fand auch Schmidt mit seinem Eintreten für diese heute selbstverständliche Dokumentation keineswegs die Zustimmung seiner chirurgischen Kollegen. Der Mannheimer Chirurg Franz Rost (1884–1935) vertrat beispielsweise in einem Übersichtsartikel zum Stellenwert der Blutdruckmessung in der Chirurgie die Meinung, dass

> „die ständige Überwachung … während der Operation mit Hilfe des Blutdruckapparates" *nicht erforderlich sei* … „Wir wollen doch nicht vergessen, dass der alte klassische Pulsus durus et mollis nichts anderes darstellt als den Blutdruck, sodass wir durch einfaches Fühlen des Pulses den Blutdruck jederzeit genau bestimmen können. … Die Blutdruckmessung ist zur Zeit etwas Mode" [101].

Automatisierte Blutdruckkontrolle

Möglicherweise bezog sich Rost auf Aussagen seines damals in Tübingen wirkenden chirurgischen Kollegen Martin Kirschner, die dieser in einem „Wesentliche Probleme der Chirurgie" überschriebenen Übersichtsartikel 1927 angesprochen hatte. Hierzu zählte er auch die Entwicklung von Geräten, die eine

> „fortlaufende graphische Aufzeichnung der Herz- und Pulsaktion sowie der Blutdruckwerte ermöglichten, damit Veränderungen dem Auge in ihrem ersten Beginn deutlich angezeigt *werden* … Nach bisherigen Erscheinungen scheint bei Operationen das Absinken des Blutdruckes ein besonders verlässliches Zeichen des gefahrvollen Nachlassens der Kräfte zu sein und scheint der eigentlichen Katastrophe bis zu einem gewissen Grade vorauszueilen …"

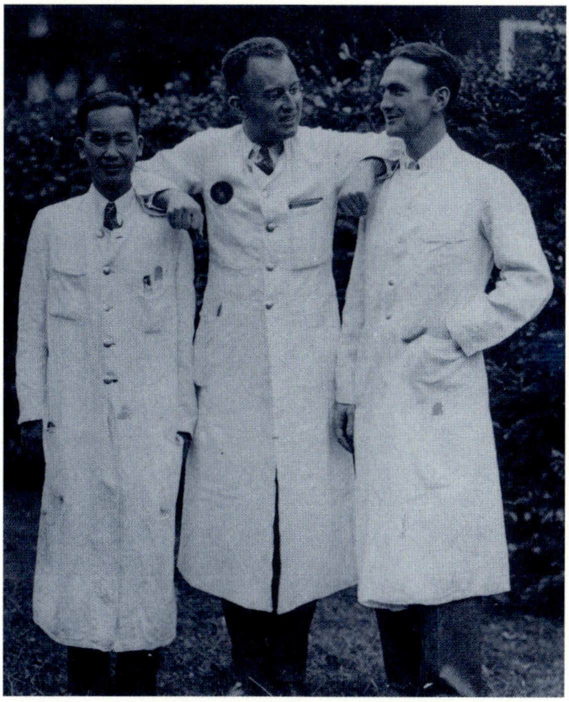

◘ **Abb. 1.52.** Der Hamburger Chirurg Helmut Schmidt *(Bildmitte)* mit zwei amerikanischen Gästen. Dank seiner Forschungen und zahlreicher Publikationen konnte sich Anfang der 1930er-Jahre die Technik der Lachgas-Sauerstoff-Narkose in Deutschland durchsetzen

Kirschner deutete dabei an, dass an seiner Klinik an der Entwicklung eines Apparates für die automatisierte, fortlaufende und graphische Darstellung des Blutdruckes gearbeitet wurde, ohne dass dies jedoch **„bisher gelungen wäre"** [102].

Wenige Jahre später – 1933 – konnte die Firma Siemens über eine erste derartige Geräteentwicklung berichten. Die „Autonograph" genannte Apparatur ermöglichte eine fortlaufende Blutdruckmessung und gestattete sogar einen Ausdruck der gemessenen Blutdruckwerte. Von Herstellerseite wurde es daher **„zur sicheren Narkoseüberwachung"** empfohlen: **„… Die verzeichnete Blutdruckkurve** kann **… jederzeit als sicherer Beleg für die einwandfreie Narkoseüberwachung in eventuellen forensischen Fällen"** herangezogen werden (◘ Abb. 1.54; [103]).

Der Wiener Chirurg Fritz v. Schürer-Waldheim (1896–1990) war an entsprechenden apparatetechnischen Entwicklungen ebenfalls beteiligt und stellte auf dem Deutschen Chirurgenkongress 1937 ein „Kardiotron" genanntes Gerät vor, das eine umfangreiche Überwachung kreislaufrelevanter Parameter erlaubte (◘ Abb. 1.55). Mit Hilfe von piezoelektrischen Kristallen wurden bei diesem Gerät sogar schwache Puls- oder Blutdrucksignale so verstärkt, dass der Narkotiseur in Gefahrenmomenten durch akustische und optische Warnsysteme aufmerksam gemacht wurde [104]. Sich hieraus ergebende Vorteile im Sinne des „In somno securitas" fanden internationale Beachtung, so u. a. durch den an der Mayo-Klinik in Ro-

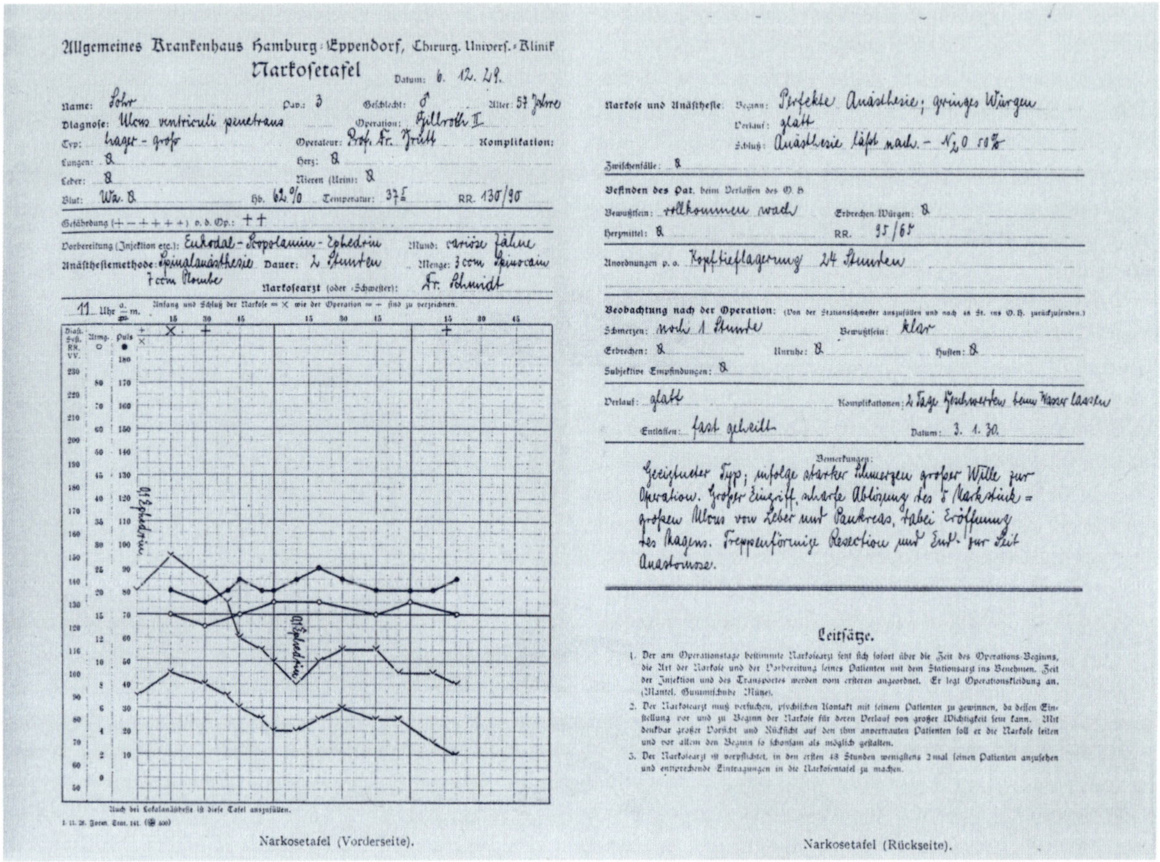

Allgemeines Krankenhaus Hamburg-Eppendorf, Chirurg. Univers.-Klinik

Narkosetafel

Datum: 6. 12. 29.

Name: Sohr Pav.: 3 Geschlecht: ♂ Alter: 57 Jahre

Diagnose: Ulcus ventriculi penetrans Operation: Billroth II

Typ: hager - groß Operateur: Prof. Dr. Brütt Komplikation:

Lungen: Ø Herz: Ø

Leber: Ø Nieren (Urin): Ø

Blut: Wa. Ø Hb. 62 % Temperatur: 37,5 RR. 130/90

Gefährdung (+ — + + + +) o. d. Op.: + +

Vorbereitung (Injektion etc.): Eukodal - Scopolamin - Ephedrin Mund: cariöse Zähne

Anästhesiemethode: Spinalanästhesie 7 ccm Plombe Dauer: 2 Stunden Menge: 3 ccm Spinocain

Narkosearzt (oder Schwester): Dr. Schmidt

11 Uhr a. m. Anfang und Schluß der Narkose = X wie der Operation = + sind zu verzeichnen.

Diast. Syst. RR. VV. Atmg. ○ Puls ●

Auch bei Lokalanästhesie ist diese Tafel auszufüllen.

Narkosetafel (Vorderseite).

Narkose und Anästhesie: Beginn: Perfekte Anästhesie; geringes Würgen
Verlauf: glatt
Schluß: Anästhesie läßt nach. - N_2O 50 %

Zwischenfälle: Ø

Befinden des Pat. beim Verlassen des O. H.

Bewußtsein: vollkommen wach Erbrechen Würgen: Ø

Herzmittel: Ø RR. 95/65

Anordnungen p. o. Kopftieflagerung 24 Stunden

Beobachtung nach der Operation: (Von der Stationsschwester auszufüllen und nach 48 St. ins O. H. zurückzusenden.)

Schmerzen: noch 1 Stunde Bewußtsein: klar

Erbrechen: Ø Unruhe: Ø Husten: Ø

Subjektive Empfindungen: Ø

Verlauf: glatt Komplikationen: 2 Tage Beschwerden beim Wasser lassen

Entlassen: fast geheilt Datum: 3. 1. 30.

Bemerkungen:
Geeigneter Typ; infolge starker Schmerzen großer Wille zur Operation. Großer Eingriff, scharfe Ablösung des 5 Markstück-großen Ulcus von Leber und Pankreas, dabei Eröffnung des Magens. Treppenförmige Resection und End- zur Seit Anastomose.

Leitsätze.

1. Der am Operationstage bestimmte Narkosearzt setzt sich sofort über die Zeit des Operations-Beginns, die Art der Narkose und der Vorbereitung seines Patienten mit dem Stationsarzt ins Benehmen. Zeit der Injektion und des Transportes werden vom ersteren angeordnet. Er legt Operationskleidung an. (Mantel, Gummischuhe, Mütze).
2. Der Narkosearzt muß versuchen, psychischen Kontakt mit seinem Patienten zu gewinnen, da dessen Einstellung vor und zu Beginn der Narkose für deren Verlauf von großer Wichtigkeit sein kann. Mit denkbar großer Vorsicht und Rücksicht auf den ihm anvertrauten Patienten soll er die Narkose leiten und vor allem den Beginn so schonsam als möglich gestalten.
3. Der Narkosearzt ist verpflichtet, in den ersten 48 Stunden wenigstens 2mal seinen Patienten anzusehen und entsprechende Eintragungen in die Narkosentafel zu machen.

Narkosetafel (Rückseite).

Abb. 1.53. Die Vor- und Rückseite des ersten in Deutschland verwendeten Narkoseprotokolls. Es wurde von dem am Allgemeinen Krankenhaus Hamburg-Eppendorf arbeitenden Chirurgen Helmut Schmidt 1928 eingeführt

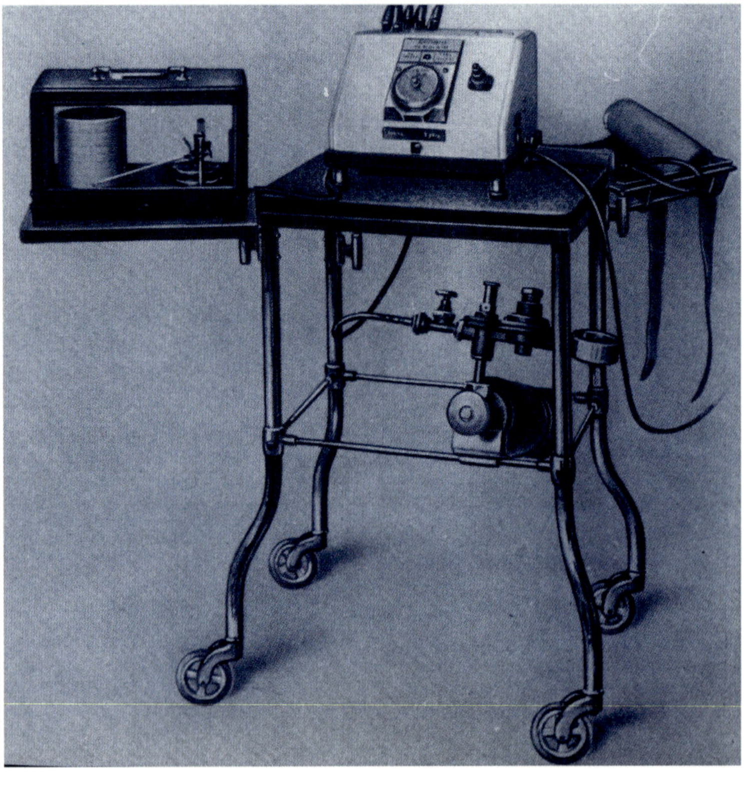

Abb. 1.54. Die von der Firma Siemens hergestellte automatisch arbeitende Blutdruckmessapparatur „Autonograph". Sie ermöglichte erstmals eine Dokumentation und einen Ausdruck der ermittelten Messparameter

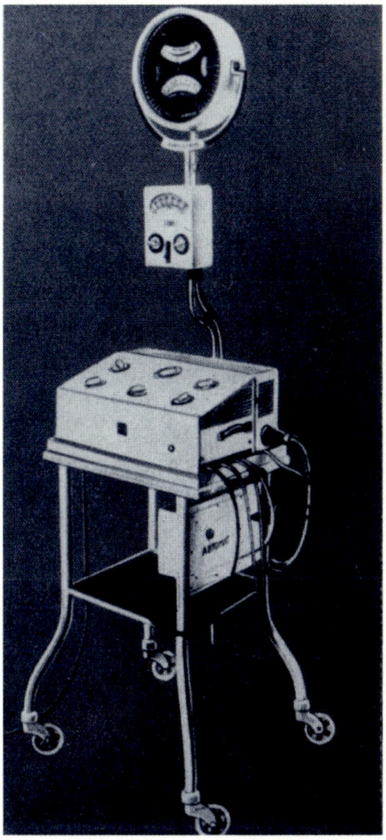

Abb. 1.55. Das von dem Wiener Chirurgen Fritz von Schürer um 1938 entwickelte Überwachungsgerät „Kardiotron". Es erlaubte eine fortlaufende Überwachung von Herzfrequenz, Blutdruck und Atmung. Durch optische und akustische Alarme wurde der Narkotiseur auf eventuelle Gefahrenmomente hingewiesen

chester arbeitenden Anästhesisten John Silas Lundy (1894–1973), der ein solches Gerät in einem Operationssaal der Chirurgischen Abteilung des Korolinska Krankenhauses in Stockholm gesehen hatte [105].

Intraoperatives Elektrokardiogramm

Die fortlaufende Überwachung der elektrischen Herzaktion wurde in den Operationssälen erst um 1970 üblich. Erste Bemühungen einer fortlaufenden intraoperativen Aufzeichnung gab es aber schon Ende der 1920er-Jahre, so beispielsweise an der Chirurgischen Universitätsklinik in Freiburg. Mit Hilfe spezieller Spiegelsysteme wurde das EKG an eine Wand des Operationsraumes projiziert. Eine Analyse war jedoch meist nicht möglich, da eine artefaktfreie Aufzeichnung durch Bewegungen des Patienten, aber auch durch chirurgische oder anästhesiologische Manipulationen nicht möglich war [106].

Neben diesen technischen Schwierigkeiten war man sich damals chirurgischerseits über den Stellenwert der intraoperativen EKG-Aufzeichnung noch nicht einig. Diese Schlussfolgerung erlaubt zumindest eine Aussage von Werner Wachsmuth (1900–1990) aus dem Jahre 1928, der meinte:

> „Einen praktischen Wert der Elektrokardiographie während der Operation können wir nicht erkennen. Wir halten die alten klinischen Hilfsmittel wie Puls und Blutdruck-Beobachtung, für ausreichend" [107].

Die postoperative Überwachung des chirurgischen Patienten

Schon frühzeitig erhoben Chirurgen die Forderung, Patienten nicht nur intra-, sondern auch postoperativ engmaschig zu überwachen. Die heute üblichen postoperativen Überwachungsmaßnahme von Frischoperierten auf Wach- oder Intensivstationen sind keineswegs eine Errungenschaft unserer Tage. Schon um die Jahrhundertwende wurde in Krankenhausneubauten häufig ein dem Op.-Trakt angegliedertes Überwachungszimmer eingerichtet. Bereits Walter Kausch erwähnte anlässlich der Inbetriebnahme eines Neubaus des Städtischen Auguste-Victoria-Krankenhauses in Berlin **„einen Erholungsraum für Operierte, die noch ärztlicher Hilfe bedürfen"**, wobei er in Parenthese einen aus heutiger Sicht bemerkenswerten Kommentar anfügte: **„ein recht wichtiger Raum, der kaum irgendwo vorhanden ist"** [108].

Der für Innovationen immer aufgeschlossene Tübinger Chirurg Martin Kirschner (1879–1942) erkannte darin für seine Patienten eindeutige Vorteile und bestand daher darauf, in dem 1930 errichteten Neubau der chirurgischen Klinik eine **„Abteilung für Frischoperierte und Schwerkranke"** einzurichten, wo die **„Pflege am Tage und namentlich auch während der Nacht besonders … durch erprobte und erfahrenste Pflegepersonen"** sichergestellt war. Aber nicht nur von der pflegerischen Seite wurden die Schwerstkranken bestmöglich versorgt, denn Kirschner bestand darauf, dass die Behandlungseinheit von einem „Oberarzt" geleitet werden müsse, der selbstständig alle wichtigen medizinischen Entscheidungen umgehend zu treffen hatte. Kirschner wies auch auf die Bedeutung einer engen und vertrauensvollen Zusammenarbeit mit dem Pflegepersonal hin, da erfahrungsgemäß der **„durch eine jahrelange Tätigkeit geschärfte Blick einer tüchtigen Oberschwester … manches umständliche ärztliche Untersuchungsverfahren in den Schatten stellen"** würde [109].

Wir wissen natürlich nicht, wie häufig Patienten auf seiner **„Abteilung für Frischoperierte und Schwerkranke"** aufgenommen werden mussten, die aufgrund einer unzulänglich durchgeführten Narkose Schaden genommen hatten. Es ist auch nicht bekannt, ob Kirschner eine Spezialisierung in der Anästhesie befürwortet oder unterstützt hat, man weiß aber, dass er Neuerungen immer aufgeschlossen war und daher um 1938 den englischen Anästhesisten Sir Robert Macintosh (1897–1989) nach Heidelberg eingeladen hat, um über Neuerungen auf dem Gebiet der Anästhesie zu berichten.

Es ist durchaus denkbar, dass sich beide auch über die Vorzüge eines Narkosespezialismus ausgetauscht haben.

Immerhin war Macintosh einer der bedeutendsten Repräsentanten der englischen Anästhesisten. Die Frage einer speziellen Ausbildung der die Narkose durchführenden Ärzte war schon länger von kontroversen Auffassungen bestimmt, wie im Folgenden dargelegt wird [110].

1.2.11 Auf dem Weg zum Narkosespezialisten

Obwohl die Durchführung von Narkosen zunächst eine ärztliche Aufgabe war, übernahmen bald nicht-ärztliche Mitarbeiter diese Tätigkeit. Diese Entwicklung setzte sich fort, obwohl mit der zunehmenden Verbreitung der Äther- und Chloroformnarkose auch ihre Gefahren bekannt wurden. Bis weit in die Mitte des 20. Jahrhunderts übernahmen Narkoseschwestern oder -pfleger die Ausführung der Narkosen und nicht – wie zu erwarten gewesen wäre – in der Narkosedurchführung versierte Ärzte.

Frühe Hinweise zu Forderungen nach Spezialisten für die Narkose

Diese Entwicklung muss eigentlich überraschen, denn schon 1847 hatte Johann Ferdinand Heyfelder gefordert,

> „die Aetherinhalation … ausschließlich von rationellen und gewissenhaften Aerzten *ausführen zu lassen,* die zu individualisiren verstehen und nicht wie gemeine Routiniers alles über einen Kamm scheeren wollen. Dem niederen ärztlichen Personale, wie Hebammen, Badern und wie sie sonst heissen, sollte der Gebrauch der Aetherinhalationen nicht gestattet werden …" [111].

Mit der zunehmenden Anwendung verschiedener Inhalationsnarkotika ergab sich auch wegen des möglichen Missbrauchs für die Medizinalbehörden immer stärker die Notwendigkeit, den Umgang mit diesen Pharmaka durch Verordnungen zu regeln. Im Königreich Bayern beispielsweise wurde der zur Verabreichung von Chloroform berechtigte Personenkreis 1848 in einer „Königlich Allerhöchsten Verordnung" detailliert aufgelistet und diese

> „nur wissenschaftlich gebildeten und förmlich promovierten Aerzten zugestanden, dagegen dem niedern aerztlichen Personale, d. h. allen Badern, Landaerzten und Chirurgen, dann solchen … die nicht promovierte Aerzte sind, ferner allen Hebammen … . untersagt" [112].

Wertschätzung einer gut durchgeführten Narkose

Der Münchner Chirurg Nepomuk Nussbaum (1829–1890) bezeichnete 1878

> „die Kunst der Anaesthesirung" *als* „keine unbedeutende, sie erfordert wahrlich mehr Wissen, Ruhe und Energie, als manche große Operation. Deshalb sieht man auch so viel mehr Chirurgen, die schön operieren als solche, die schön chloroformieren. Dieser Vorgang ist aber nach jeder Richtung hin so wichtig, dass man ihm nicht genug Sorgfalt schenken kann" [113].

Auch der Wiener Militärchirurg Ignatz Neudörfer (1825–1898) wies wenige Jahre später – 1883 – auf die Vorteile einer Aufgabenverteilung zwischen Chirurg und Narkotiseur hin und pries die Verhältnisse in England. Er bezweifelte allerdings, dass zur Durchführung einer Narkose Ärzte erforderlich seien, denn **„es ist … auch nicht nöthig, dass er [der Chirurg] sich mit diesen Arbeiten befasse … Jeder Laie lässt sich zu diesen Arbeiten abrichten"** [114]. Der deutsch-schweizer Chirurg Otto Kappeler sah diese Vorzüge ebenfalls und sprach sie offen 1890 an:

> „Sollte nicht die englische Sitte, wonach die Anaesthesirung eigenen Anaesthesirern überantwortet ist, und der Operateur sonach folgerichtig auch die Verantwortlichkeit hinsichtlich der Narkose auf diese abschiebt, eine große Gefahr in sich bergen" [115]?

Wie viele seiner chirurgischen Kollegen sah Kappeler trotz zahlreicher Zwischenfälle keinen zwingenden Grund, die Narkose speziell ausgebildeten Kollegen zu übertragen. Vielmehr neigte er zu der damals weit verbreiten Auffassung, die Ursachen hierfür

> „gewissen pathologischen Zuständen des Organismus … aufzubürden, … es sind namentlich zwei krankhafte Veränderungen, die ganz besonders die Gefahr der Chloroformirung erhöhen …: der Alcoholismus und die fettige Entartung des Herzmuskels."

Trotz eindeutig erkannter Zusammenhänge von mangelnder Erfahrung und einer erhöhten Komplikationsrate konnte Kappeler sich zu einer eindeutigen Aussage zugunsten eines selbständigen Chloroformierers nicht durchringen, denn auch er fürchtete die weitere Aufsplitterung der Chirurgie in einzelne Spezialgebiete [116].

Argumente für einen Narkosespezialismus

Die trotzdem immer lauter werdenden Forderungen nach einer Spezialisierung veranlassten zahlreiche Ärzte, aber auch staatliche Behörden zu Stellungnahmen. Der Kieler Internist Heinrich Quincke (1844–1922) beispielsweise befürwortete eine – **„wenn nötig"** – staatlich **gelenkte „Entwicklung des Spezialistenwesens"**, das Preußische Kultusministerium warnte 1891 hingegen in einer Denkschrift vor dem um sich greifenden Spezialistentum, das sich dann natürlich auch auf die Anästhesie bezogen hätte.

Die in der Denkschrift zum Ausdruck gebrachten Vorbehalte gegenüber der Spezialisierung haben möglicherweise auch dazu geführt, dass die Forderungen des Berliner Chirurgen Carl Ludwig Schleich nach einer Verbesserung des Narkosewesens durch staatliche Organe kaum Beachtung fanden. Als einer der ersten prominenten Chirurgen prangerte Schleich die unhaltbaren Zustände bei der Durchführung von Narkosen an und verlangte eine bessere Ausbildung in der Narkoselehre. Schleich stand mit seinen Forderungen, das Narkosewesen zu reorganisieren, keineswegs alleine da [117]. Auch sein Berliner Kollege Heinz Wohlgemuth (1863–1936) sprach das Problem einer verbesserten Ausbildung der Ärzte über Jahre in zahlreichen Publikationen an:

> „Kann denn der Kranke nicht verlangen, dass der, dem er Gesundheit und Leben anvertraut, Übung und Erfahrung im Umgehen mit den das Leben u. U. gefährdenden Mitteln hat? Und nun sehe man sich die Narkosen an, die von Ungeübten gemacht werden. Sie wissen wohl, dass in der tiefen Narkose die Cornealreflexe erloschen sind. Und nun fangen sie an, knapp nach der eingeleiteten Narkose mit dem Finger auf den Cornae – auf beiden natürlich – herumzutrommeln, jede halbe, jede Viertelminute. Was, wenn die Atmung nicht glatt ist, von diesen Helfern der Menschen oft mit dem Heister'schen Spekulum, mit der Zungenzange und anderen Marterwerkzeugen gesündigt wird, das möchte wohl kein Operateur am eigenen Leib jemals erfahren wollen. ... Und doch ist die ganze Narkosefrage so einfach zu lösen. Man sorge für eine gründliche Ausbildung der Studierenden in der allgemeinen und lokalen Anästhesie, man gebe den Krankenhäusern und Kliniken einen Assistenten, und die Zufälligkeiten und Unglücksfälle in der Narkose werden auf ein Minimum herabsinken" [118].

Wohlgemuths Forderungen nach einer Reorganisation des Narkosewesens wurden von einer wachsenden Zahl renommierter Chirurgen unterstützt. Mehrheitlich hoben sie auf die sich hieraus ergebenden Vorteile für ihre Patienten ab und bedauerten, wie beispielsweise der Wiener Chirurg Anton Freiherr von Eiselsberg, dass

> „leider die Einrichtung der Berufsnarkotiseure, wie es in England viele gibt, bei uns noch nicht allgemein durchgeführt wird ... Wäre dies der Fall, dann würde doch wohl die gegenwärtige Reaktion gegen die allgemeine Anästhesie keine so starke sein" [119].

Hans Kehr (1862–1916) sprach von **„grobem Unfug"**, Narkosen einer x-beliebigen Person zu überlassen, denn **„eine gute Narkose ist fast mehr wert als die beste Operationstechnik und die geschickteste Assistenz."** Ohne die Gewissenhaftigkeit und Sorgfalt der von Schwestern durchgeführten Narkosen in Abrede zu stellen, wurden in seiner Klinik Patienten nur von einem in der Narkoseführung erfahrenen Assistenzarzt betreut, gemäß seinem Credo: **„Eine Narkose sollte nur ein Arzt machen."** Überzeugt davon, dass der Fortschritt der Chirurgie und neuer Operationsmethoden auf das Engste mit der Qualität der Narkose verbunden sei, schrieb er schon 1913: **„Ich meine, dass die Zukunft der Gallensteinchirurgie nicht in dem weiteren Ausbau der Operationsmethoden liegt, sondern ... vielmehr in der Verbesserung der Narkose ..."** [120].

Für den in Hamburg wirkenden Benno Wilhelm Müller (1873–1947) waren die Missstände beim Narkosewesen v. a. durch die fehlende Erfahrung und im unzureichenden Wissensstand der Narkotiseure selbst begründet. Dennoch sah er die weitere Entwicklung in seinem 1908 erschienenen Lehrbuch „Narkologie" hoffnungsvoll:

> „Es ist nur eine Frage der Zeit, und auch in Deutschland wird sich die Änderung in den chirurgischen Kliniken einstellen und wir werden besondere Ärzte anstellen, welche nur die Leitung der Narkose übernehmen. Die große Ausdehnung des wissenschaftlichen Materials macht es auch nötig, dass an den Universitäten Vorlesungen über Narkologie gehalten werden, damit auch den Studierenden ein besserer Einblick in die Tiefe der Narkosenwissenschaft geboten wird ..."

Wie andere vor ihm, wies er auf die medikolegalen Probleme hin, **„ehe der Arzt zu einer allgemeinen Narkose schreitet"**, denn

> ... das Strafgesetz hat einen bedeutenden Einfluss auch in diesen Teilen der ärztlichen Tätigkeit erlangt, weshalb der Arzt mit ganzem Beherrschen der Theorie und Praxis genau erwägen muss, ob eine Narkose gerechtfertigt ist und ob der Kranke durch die Narkose nicht Nachteil erleidet" [121].

Der Widerstand gegen Narkosespezialisten formiert sich

Den Befürwortern einer Spezialisierung standen zahlreiche Kollegen gegenüber, die diese Entwicklung vehement ablehnten. Zu ihnen zählten viele bekannte Chirurgen, so beispielsweise der bereits erwähnte von Mikulicz-Radecki, der sich wiederholt selbst zu aktuellen Fragen der Narkosewissenschaft geäußert hatte und sie als eine **„der feinsten ärztlichen Kunstleistungen"** bezeichnete. Die Diskussion um die Einführung selbstständiger Narkotiseure innerhalb der Ärzteschaft war vor dem 1. Weltkrieg so weit fortgeschritten, dass die Problematik in Anästhesielehrbüchern angesprochen wurde. Max v. Brunn (1875–1924) bemerkte beispielsweise in seiner 1913 erschienen Monographie: **„Auch in Deutschland trifft man hie und da eine gewisse Sehnsucht nach solchen Narkosespezialisten, ohne dass es indessen gelungen wäre, diese Spezies irgendwo tatsächlich lebendig zu erhalten"** [122].

Die Missstände auf dem Gebiet des Narkosewesens müssen bis Anfang der 20er-Jahre schwerwiegend gewesen sein und sogar Heinrich Braun bestätigte ihre Existenz in seinen Lebenserinnerungen: **„Es wurde damals in Deutschland an wenigen Stellen gut narkotisiert und die Klagen, welche u. a. von Schleich und Dumont über die mangelhafte Ausbildung der Ärzte in der Narkosenlehre und Narkosentechnik geäußert wurden, waren wohl berechtigt"**. Daraus allerdings zu folgern, Braun habe die Etablierung des Faches Anästhesie aktiv unterstützt, trifft nicht zu. Im Gegensatz dazu brachte der Greifswalder Chirurg Friedrich Pels-Leusden (1866–1944) seine Ablehnung in einem populären Lehrbuch dezidiert zum Ausdruck: **„Narkosespezialisten, wie in Amerika, haben wir**

glücklicherweise noch nicht und werden hoffentlich auch nicht damit beschert werden" [123].

Pels-Leusdens schroffe Ablehnung muss in zeitlichem Zusammenhang mit nach dem 1. Weltkrieg lauter werdenden Appellen nach einer Reorganisation des Narkosewesens in Deutschland und nach Etablierung eigenständiger Fachärzte gesehen werden. Die Diskussion, die in Forderungen nach beamteten Stellen für Narkotiseure gipfelte, wurde u. a. von heimkehrenden, meist in alliierte Gefangenschaft geratenen oder internierten Militärärzten initiiert. Wiederholt brachten sie zum Ausdruck, **„dass die wirklich glänzende und segensreiche Einrichtung des Narkosespezialisten sich möglichst rasch in Deutschland einbürgern möge"** [124].

Obwohl andere auf dem Deutschen Chirurgenkongress 1921 die Auffassung vertraten, dass es **„auf die Dauer recht stumpfsinnig sei, nichts zu tun als Narkotisieren"** [125], wurden vor diesem Gremium auch Forderungen nach Einführung eines **„Facharztes für Narkose"** erhoben [126]. Für andere war hingegen bereits damals das Hinzuziehen eines **„sein Spezialgebiet in allen Teilen beherrschenden Fachnarkotiseurs"** selbstverständlich. Neben fachlichen Gründen wiesen andere auf die strafrechtliche Verantwortlichkeit des mit einer Narkose beauftragten Arztes hin, eine Diskussion, die bereits vor dem 1. Weltkrieg begonnen hatte [127].

Da im Gegensatz zu den angloamerikanische Ländern die Honorierung der anästhesiologischen Leistungen in Deutschland völlig unzureichend war, gab es nur wenige Ärzte, die sich beruflich für das „Narkotisieren" entschieden. Max Kappis (1871–1938) sah darin einen wesentlichen Grund für das mangelnde Interesse an Fragen der Narkose:

> „Ich glaube, dass die Deutschen zurzeit zu arm sind, um Narkosefachärzte ausreichend zu bezahlen, und damit steht und fällt der Narkosefacharzt und sein Nachwuchs. So wird die deutsche Chirurgie für Jahre und Jahrzehnte auf diesen Vorteil verzichten müssen" [128].

Zum Beitrag der Hamburger Ärzte Ernst von der Porten und Helmut Schmidt

Diese pessimistische Einschätzung verhinderte jedoch nicht, dass sich Einzelne ausschließlich als Narkotiseur betätigten. Zu ihnen zählte Ernst von der Porten (1884–1940; ◘ Abb. 1.56), der nach zwischenzeitlicher Ausbildung bei dem an anästhesiologischen Fragestellungen interessierten Paul Sudeck (1866–1945) schon vor dem 1. Weltkrieg als „Narkosespezialist" in Hamburg arbeitete. Nachhaltig setzte sich von der Porten für eine Verbesserung des Narkosewesens in Deutschland ein und engagierte sich bei der Herausgabe der ersten deutschsprachigen Anästhesiezeitschrift **Der Schmerz**, zu deren Mitbegründern er 1928 zählte (◘ Abb. 1.57).

Nach der 1929 erfolgten Fusion der Zeitschrift mit der Konkurrenzzeitschrift **Narkose und Anaesthesie** zum neuen Journal **Schmerz, Narkose und Anaesthesie** verringerte sich aus nicht mehr nachvollziehbaren Gründen sein Engagement für die neue Zeitschrift. Möglicherweise war dies Ausdruck persönlicher Ressentiments ihm gegenüber, da nach der Fusion beider Zeitschriften seine Forderungen nach einer Spezialisierung nicht mehr so vehement vorgetragen wurden, wie er es sich erwünscht hätte, eine Entwicklung, die Helmut Schmidt Jahrzehnte später als Sieg der „alten Rauschebärte" bezeichnet hat. Denkbar ist aber auch, dass die anderen – vornehmlich universitären – Herausgeber auf eine Zusammenarbeit mit ihm, der vornehmlich als Anästhesist arbeitete, keinen Wert mehr gelegt haben.

Hinzu kam, dass er aufgrund seiner jüdischen Herkunft nach der Machtergreifung durch die Nationalsozialisten vielseitigen Repressalien ausgesetzt war, denen er sich zunächst durch Flucht nach Belgien entziehen konnte. Nach Deportation in ein in Südfrankreich gelegenes Lager verübte er dort gemeinsam mit seiner Ehefrau 1940 Suizid [129].

Vor dem Hintergrund der skizzierten Diskussionen um die Einführung von Narkosespezialisten ist es nicht verwunderlich, dass trotz großer Fortschritte auf dem Gebiet der Inhalations- und örtlichen Betäubungstechnik die weitere Entwicklung zum Spezialfach in Deutschland nur zögerlich verlief. Allerdings wurde mit der Einführung der Lachgas-Sauerstoff-Anästhesie und der Narcylennarkose, die an die Verfügbarkeit komplexer Narkoseapparate geknüpft waren, der Ruf nach geschultem Personal immer lauter. Bei der Avertinnarkose oder den in wachsendem

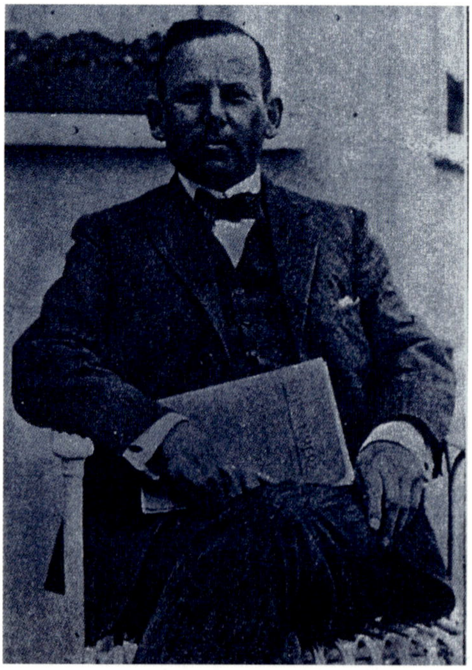

◘ **Abb. 1.56.** Ernst von der Porten, der in Hamburg als Narkosespezialist arbeitete und sich für die Etablierung von Narkosespezialisten einsetzte

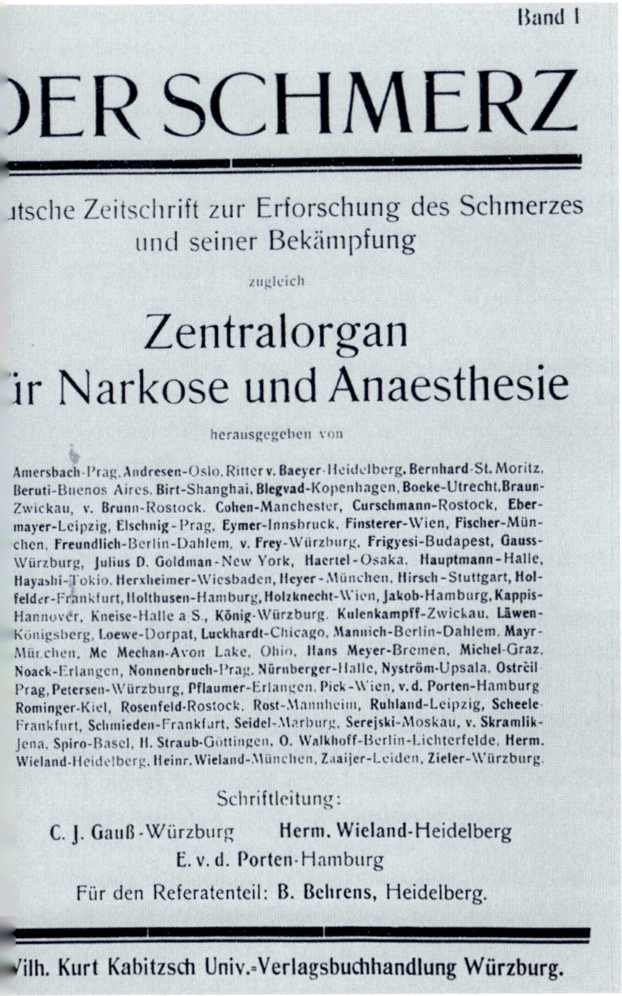

Band I

)ER SCHMERZ

ıtsche Zeitschrift zur Erforschung des Schmerzes und seiner Bekämpfung

zugleich

Zentralorgan
ir Narkose und Anaesthesie

herausgegeben von

Amersbach-Prag, Andresen-Oslo, Ritter v. Baeyer-Heidelberg, Bernhard-St. Moritz, Beruti-Buenos Aires, Birt-Shanghai, Blegvad-Kopenhagen, Boeke-Utrecht, Braun-Zwickau, v. Brunn-Rostock, Cohen-Manchester, Curschmann-Rostock, Ebermayer-Leipzig, Elschnig-Prag, Eymer-Innsbruck, Finsterer-Wien, Fischer-München, Freundlich-Berlin-Dahlem, v. Frey-Würzburg, Frigyesi-Budapest, Gauss-Würzburg, Julius D. Goldman-New York, Haertel-Osaka, Hauptmann-Halle, Hayashi-Tokio, Herxheimer-Wiesbaden, Heyer-München, Hirsch-Stuttgart, Holfelder-Frankfurt, Holthusen-Hamburg, Holzknecht-Wien, Jakob-Hamburg, Kappis-Hannover, Kneise-Halle a. S., König-Würzburg, Kulenkampff-Zwickau, Läwen-Königsberg, Loewe-Dorpat, Luckhardt-Chicago, Mannich-Berlin-Dahlem, Mayr-München, Mc Mechan-Avon Lake, Ohio, Hans Meyer-Bremen, Michel-Graz, Noack-Erlangen, Nonnenbruch-Prag, Nürnberger-Halle, Nyström-Upsala, Ostrčil-Prag, Petersen-Würzburg, Pflaumer-Erlangen, Pick-Wien, v. d. Porten-Hamburg, Rominger-Kiel, Rosenfeld-Rostock, Rost-Mannheim, Ruhland-Leipzig, Scheele-Frankfurt, Schmieden-Frankfurt, Seidel-Marburg, Serejski-Moskau, v. Skramlik-Jena, Spiro-Basel, H. Straub-Göttingen, O. Walkhoff-Berlin-Lichterfelde, Herm. Wieland-Heidelberg, Heinr. Wieland-München, Zaaijer-Leiden, Zieler-Würzburg.

Schriftleitung:

C. J. Gauß-Würzburg Herm. Wieland-Heidelberg
E. v. d. Porten-Hamburg

Für den Referatenteil: B. Behrens, Heidelberg.

Vilh. Kurt Kabitzsch Univ.-Verlagsbuchhandlung Würzburg.

Abb. 1.57. Titelseite der ersten deutschen Anästhesiezeitschrift *Der Schmerz* aus dem Jahre 1928

Umfang zum Einsatz kommenden intravenösen Narkoseverfahren waren die Risiken ebenfalls unverkennbar. Die Narkose musste endlich Spezialisten übertragen werden [130]! Daher engagierten sich in den 1920er-Jahren einige an universitären Einrichtungen arbeitende Chirurgen für den Ausbau eines professionellen Narkosewesens, so beispielsweise Helmut Schmidt (1895–1979) in Hamburg, Hans Killian (1892–1982; Abb. 1.58) in Freiburg oder Fritz Hesse (1897–1980) in Leipzig.

Internationale Kontakte

Um das Narkosewesen im angloamerikanischen Sprachraum kennen zu lernen, reisten Killian und Schmidt 1928 zu einem mehrmonatigen Studienaufenthalt nach Nordamerika. In einem Vortrag auf dem von der „International Anesthesia Research Society" veranstalteten Kongress berichtete Schmidt über seine Bemühungen, das Spezialfach der Anästhesiologie in Deutschland zu etablieren:

> „My colleague and I represent the modest beginning of a modern German Society of Anesthetists. We, as surgeons,

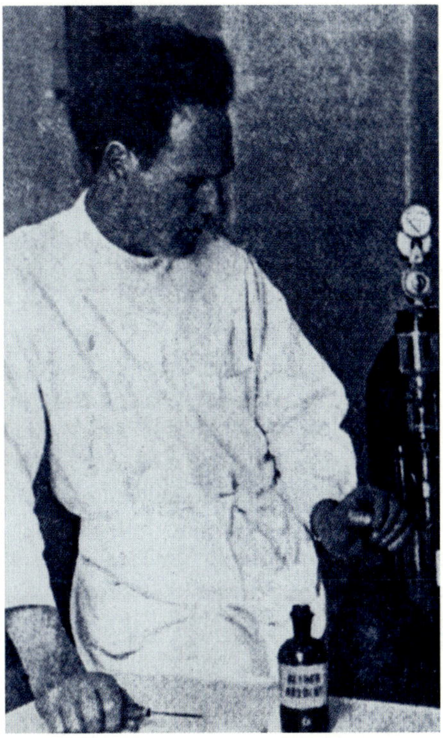

Abb. 1.58. Der Freiburger Chirurg Hans Killian, der sich nachhaltig um die Etablierung einer Deutschen Gesellschaft für Anästhesie bemüht hat

> are convinced of the importance of anesthesia as a specialty ... We in Germany hope to make progress when we are in a position to educate practioneers in the expert methods of anesthesia ... The University of Hamburg is the first in Germany to attempt this and as a lecturer there it will be my special desire to develop the educational aims and progress of this most important branch of medical practice. It is our intention to establish in Hamburg a school of anesthesia ..."

1928 habilitierte sich Schmidt auch für das Fach „Narkose" und ein erster Schritt seiner skizzierten **„school of anesthesia"** war erreicht. In **Anesthesia and Analgesia** würdigte man die vielseitigen Bemühungen, sprach von **„Germany on the way to organized professional anesthesia"** und wies auf einen im September 1928 in Hamburg stattfindenden Kongress hin:

> „... A congress of physicians and scientists which will take place in Hamburg, Germany, in September of this year and will then be made the basis of a plan for swinging Germany into line for professional anesthesia and association with the international organization of the specialty."

Dem Bericht zufolge war man davon überzeugt, dass **„when the German medical profession becomes convinced that organized professional anesthesia is the thing, the specialty will be rapidly developed"** [131].

Die 90. Versammlung Deutscher Naturforscher und Ärzte 1928 in Hamburg – ein Werben für den Narkosespezialismus

Im September 1928 fand die 90. Versammlung Deutscher Naturforscher und Ärzte in Hamburg statt, auf der in einer gemeinsamen Sitzung der Abteilungen Chirurgie, Pharmakologie und Geburtshilfe und Gynäkologie unter dem Thema „Die Gasnarkose und ihre Bedeutung für das Narkoseproblem" anästhesiologische Fragestellungen diskutiert wurden. Nach den Vorstellungen einiger Protagonisten sollte es zur Gründung einer Deutschen Narkosegesellschaft kommen. Francis Hoeffer McMechan (1879–1939) überbrachte als Generalsekretär die Grüße der „International Anesthesia Research Society" und wies auf die Bedeutung der Tagung hin: **„Als wir in Amerika hörten, dass man in Deutschland zum ersten Male beabsichtige, eine gemeinsame Sitzung über Narkosefragen abzuhalten, haben wir den Weg zu dieser uns bedeutungsvoll erscheinenden Tagung nicht gescheut"** [132].

In einem später erschienenen Kongressbericht würdigte er das Ereignis nochmals und sprach davon **„Thursday, September 20, 1928, will long be remembered as the day on which the specialty of anesthesia came into its own in Germany"**. Auf der Tagung warben nicht nur Schmidt, sondern auch Killian nachhaltig für einen „Narkosespezialismus" in Deutschland. Insbesondere Schmidt forderte eine Neuerung der Narkosekunst nicht durch Schwestern und Gelegenheitsnarkotiseure, sondern durch Spezialisten mit einer „safety first anesthesia", die letztendlich nur mit solchen Spezialisten erreichbar sei. Das von Gegnern des „Narkosespezialismus" wiederholt vorgebrachte Argument zusätzlicher finanzieller Belastungen – sei es für den Patienten oder für die Krankenhausträger – sprach er ebenfalls an:

> „Was die Wirtschaftlichkeit des Spezialismus betrifft, so bin ich überzeugt, dass auch bei uns der Patient eine spezialistische Narkose tragen kann. Für größere Betriebe würde sie sich selbst bezahlt machen, wenn der Aufenthalt der Patienten im Krankenhaus abgekürzt werden könnte und nur einige Komplikationen durch Anwendung verbesserter Methoden und guter Spezialisten vermieden würden."

Die Reaktion der Chirurgen

Obwohl in zahlreichen Vorträgen die spezielle Problematik einer Verselbstständigung der Anästhesie nicht angesprochen und weitergehende Forderungen nach Gründung einer Deutschen Narkosegesellschaft nicht erhoben worden waren, lehnte der ebenfalls teilnehmende Freiburger Ordinarius für Chirurgie Eduard Rehn (1880–1972) in einem Schlusswort jegliche Bestrebungen nach einem Narkosespezialismus entschieden ab: **„Ich kann mich mit diesem Vorschlag nicht einverstanden erklären, sondern halte ihn für unsere Verhältnisse zum mindesten verfrüht ... Ebenso muss ich die Schaffung einer Dozentur für Narkose ablehnen."** Rehn ging in seiner Ablehnung so weit, dass er sogar **„der Einführung kollegmässiger Narkoseübungen an klinischem Material"** skeptisch gegenüberstand [133].

Hans Killians Vorschläge zur Neuordnung des Narkosewesens in Deutschland

Die Diskussion um die Gründung einer Deutschen Narkosegesellschaft war damit zunächst beendet. Erst 10 Jahre später unternahm Hans Killian auf dem Chirurgenkongress in Berlin 1939 einen erneuten Vorstoß in dieser Richtung. Vor dem Hintergrund zahlreicher Klagen beim Reichsgesundheitsführer Leonardo Conti (1900–1945) über die Unzulänglichkeiten bei der Durchführung von Narkosen in den deutschen Sanitätseinrichtungen veröffentlichte Killian 1941 in dem Anästhesiejournal **Schmerz – Narkose – Anaesthesie** seine schon 1939 unterbreiteten Vorstellungen zur Neuordnung des Narkosewesens in Deutschland und machte damit seine Forderungen allgemein bekannt [134]. Obwohl die Thematik 1943 auf der letzten Chirurgentagung während des Krieges nochmals angesprochen wurde, verhinderten die Kriegswirren wahrscheinlich eine weitergehende Diskussion.

Unter dem Einfluss der in Amerika und England gemachten großen Fortschritte auf dem Gebiet der Anästhesie kam es dann am Ende der 1940er-Jahre auch in Deutschland zu entsprechenden Diskussionen um die Etablierung der Anästhesie als selbstständiges Fach. Hans Killian gehörte damals ebenso wieder wie Hellmut Weese zu den bedeutendsten und vehementesten Befürwortern einer Verselbstständigung der Anästhesie, zu der es 1953 endlich kommen sollte [135].

Wichtige Entwicklungen in der Anästhesie von 1880–1950

- 1884 Carl Koller entdeckt die anästhetischen Eigenschaften des Kokains.
- 1888 Maximilian Oberst entwickelt die später nach ihm benannte Oberst'sche Anästhesie, die 1890 sein Mitarbeiter Ludwig Pernice durch eine Publikation allgemein bekannt macht.
- 1890 Curt Schimmelbusch stellt seine populäre Narkosemaske vor.
- 1892 Carl Ludwig Schleich propagiert die Anwendung seiner „Infiltrationsanästhesie".
- 1893 Viktor Eisenmenger entwickelt einen Endotrachealtubus aus Gummi, der mit einer Blockermanschette und einem Pilotballon versehen ist.
- 1895 Julius Ernst Gurlt belegt in umfangreichen Statistiken die Vorteile einer Äther- gegenüber der Chloroformanwendung.
- 1896 Alfred Kirstein veröffentlicht seine *Die Autoskopie des Kehlkopfes und der Luftröhre* überschriebene Monographie.
- 1898 August Bier erprobt erstmals die Spinalanästhesie.
- 1900 Eduard Schneiderlin verwendet Skopolamin-Morphium-Gemische zur Schmerzausschaltung.
- 1901 Hans Horst Meyer und Charles Overton entwickeln die Lipoidtheorie der Narkose.
- 1902 Die Firma Dräger stellt mit Druckgasflaschen für Luft-Sauerstoffgemische ausgestattete Narkoseapparate her, die über eine patentierten Tropfvorrichtung für Chloroform verfügen.
- 1903 Emil Fischer und Joseph Freiherr von Mering führen mit Veronal das erste Barbiturat ein.
- 1903 Richard v. Steinbüchel beschreibt die Vorzüge einer präoperativen Skopolamin-Morphium-Gabe bei geburtshilflichen Eingriffen, ein Konzept, das dann v. a. von Carl-Joseph Gauss als „Dämmerschlaf" bekannt wird.
- 1904 Alfred Einhorn synthetisiert Novokain.
- 1905 Heinrich Braun setzt Novokain erstmals klinisch ein.
- 1907 Das erste Modell des Pulmotors wird der Öffentlichkeit vorgestellt.
- 1908 August Bier beschreibt die intravenöse Lokalanästhesie.
- 1909 Ludwig Burkhardt verabreicht Chloroform- oder Äther intravenös.
- 1910 Maximilian Neu stellt einen Lachgas-Sauerstoff-Narkoseapparat vor, der zur genauen Dosierung der Gasgemische mit Rotametern ausgerüstet ist
- 1911 Franz Kuhn veröffentlicht seine Monographie *Die perorale Intubation*.
- 1912 Arthur Läwen unternimmt erste klinische Versuche einer Curareanwendung.
- 1916 Elisabeth Bredenfeld berichtet über intravenöse Morphin- und Skopolamininjektionen.
- 1918 Georg Kelling weist auf mögliche gesundheitliche Gefahren bei einer chronischen Narkotikaexposition hin.
- 1921 Fidel Pagès wählt den lumbalen Zugang zum Periduralraum.
- 1922 Anton Hellwig berichtet über die lebensrettende Anwendung des Atemstimulans „Lobelin" während einer Narkose.
- 1923 Carl-Joseph Gauss und Hermann Wieland benutzen für das hochexplosible Inhalationsnarkotikum Narcylen erstmals ein Kreisnarkosegerät.
- 1925 Einführung des Dräger-Narkoseapparates für die Lachgas-Sauerstoff-Narkose (Modell A).
- 1927 Otto Butzengeiger berichtet über erste Erfahrungen mit dem rektal verabreichten Narkotikum Avertin.
- 1927 Werner Forssmann führt im Selbstversuch einen Herzkatheter herznah ein.
- 1928 In Deutschland erscheinen die ersten Narkosezeitschriften: *Der Schmerz* und *Narkose und Anaesthesie*.
- 1929 Hans Berger regt EEG-Untersuchungen bei narkotisierten Patienten an.
- 1930 Helmut Schmidt empfiehlt die Verwendung von Narkoseprotokollen.
- 1931 Achille Dogliotti weist erneut auf die lumbale Punktionsmöglichkeit des Periduralraumes hin.
- 1932 Hellmut Weese berichtet über erfolgreiche Evipananwendungen.
- 1933 Automatisch arbeitende Blutdruckmessapparaturen werden verfügbar.
- 1939 Otto Schaumann und Otto Eisleb stellen das erste synthetisch hergestellte morphinartige Analgetikum, Pethidin, her.
- 1940 Norbert Henning empfiehlt die intraossären Injektionsverfahren.
- 1942 Carl-Joseph Gauss erprobt die Verwendung selbst steuerbarer Lachgas-Sauerstoff-Analgesieapparate in der Geburtshilfe.
- 1943 Gerhard Hecht und Hellmut Weese veröffentlichen einen ersten Erfahrungsbericht über eine isotonische Blutersatzlösung, das „Periston".
- 1948 Lachgas-Sauerstoff-Geräte, die über Flowmeter verfügen, werden verfügbar.
- 1949 Gründung einer Narkosekommission durch die Deutsche Gesellschaft für Chirurgie und die Deutsche Gesellschaft für Pharmakologie.

Eine Auswahl von Lehrbüchern der Narkose, die in den Jahren von 1880 bis 1950 in Deutschland erschienen sind

- 1880 Kappeler, O.: *Anaesthetica*. Enke, Stuttgart
- 1881 Tauber, E.: *Anaesthetica*. Verlag von August Hirschwald, Berlin
- 1893 Garré, C.: *Die Aethernarkose*. Verlag der Laupp'schen Buchhandlung, Tübingen
- 1897 Czempin, A.: *Die Technik der Chloroformnarkose für Ärzte und Studierende*. Enslin, Berlin
- 1898 Müller, J.: *Anaesthetika. Ueber die verschiedenen, gebräuchlichen Anästhetika, ihre Wirkungsweise und die Gefahren bei ihrer Anwendung*. Verlag von Mitcher & Röstell, Berlin
- 1898 Hankel, E.: *Handbuch der Inhalations-Anaesthetica*. Verlag von Alfred Langkammer, Leipzig
- 1902 Koblanck, G.: *Die Chloroform- und Äthernarkose in der Praxis*. Bergmann, Wiesbaden
- 1903 Steinbüchel, R. von: *Schmerzverminderung und Narkose in der Geburtshilfe mit spezieller Berücksichtigung der kombinierten Skopolamin-Morphium-Anästhesie*. Franz Deuticke Verlag, Leipzig Wien
- 1903 Dumont, F.: *Handbuch der allgemeinen und lokalen Anästhesie*. Urban & Schwarzenberg, Berlin Wien
- 1905 Martin, M.: *Die Anästhesie in der ärztlichen Praxis*. Lehmanns, München
- 1906 Witzel, O., F. Wenzel, P. Hackenbruch: *Die Schmerzverhütung in der Chirurgie*. Lehmanns, München
- 1907 Hirsch, M.: *Der Ätherrausch*. Franz Deuticke Verlag, Leipzig Wien
- 1908 Müller, W.B.: *Narkologie. Ein Handbuch der Wissenschaft über allgemeine und lokale Schmerzbetäubung (Narkosen und Methoden der lokalen Anästhesie)*. Trenkel Verlag, Berlin
- 1913 Brunn, M. v.: *Die Allgemeinnarkose*. Enke, Stuttgart
- 1914 Wein, D.: *Die Anästhesie in der Zahnheilkunde*. Bergmann, Wiesbaden
- 1919 Winterstein, H.: *Die Narkose*. Springer, Berlin
- 1921 Kühl, W.: *Handbuch der Narkose und der Vorbereitung vor Narkosen*. W. Gente, Wissenschaftlicher Verlag, Hamburg
- 1926 Antoine, T., Pfab, B.: *Die Inhalationsnarkose*. Springer, Berlin Wien
- 1934 Killian, H.: *Narkose zu operativen Zwecken*. Springer, Berlin
- 1934 Hesse, F., L. Lendle, R. Schoen: *Allgemeinnarkose und örtliche Betäubung*. Barth, Leipzig
- 1936 Härtel, F., H. Jenico: *Anleitung zur Schmerzbekämpfung. Steinkopf*, Dresden Leipzig
- 1944 Hesse, F.: *Kleines Narkosebuch – Eine Anleitung zur Allgemeinnarkose für Schwestern und Heilgehilfen*. Barth, Leipzig
- 1947 Schiffbäumer, A.: *Grundlagen der Narkose in Theorie und Praxis*. Wissenschaftl. Verlagsgesellschaft, Stuttgart
- 1950 Henley, J.: *Einführung in die Praxis der modernen Inhalationsnarkose*. de Gruyter, Berlin

Eine Auswahl von Lehrbüchern der Lokalanästhesie, die in den Jahren von 1880 bis 1950 in Deutschland erschienen sind

- 1887 Viau, G.: *Die lokale Anästhesie bei Zahnextraktionen*. Hirschwald, Berlin
- 1894 Schleich, C.L.: *Schmerzlose Operationen*. Springer, Berlin
- 1897 Hackenbruch, P.: *Oertliche Schmerzlosigkeit bei Operationen*. Lehmanns, Wiesbaden
- 1905 Braun, H.: *Die Lokalanästhesie, ihre wissenschaftlichen Grundlagen und praktische Anwendung*. Barth, Leipzig 1905
- 1907 Bosse, B.: *Die Lumbalanästhesie*. Urban & Schwarzenberg, Berlin Wien
- 1910 Schlesinger A.: *Die Praxis der lokalen Anästhesie*. Urban & Schwarzenberg, Berlin Wien
- 1911 Fischer, G.: *Die lokale Anästhesie in der Zahnheilkunde mit spezieller Berücksichtigung der Schleimhaut- und Leitungsanästhesie*. Meußer, Berlin
- 1913 Hirschel, G.: *Lehrbuch der Lokalanästhesie für Studierende und Ärzte*. Bergmann, Wiesbaden
- 1913 Homeier, F.: *Die Anwendungsweise der Lokalanästhesie in der Chirurgie*. Hirschwald, Berlin
- 1916 Härtel, F.: *Die Lokalanästhesie*. Enke, Stuttgart
- 1922 Brunn, M. v.: *Die Lumbalanästhesie*. Enke, Stuttgart
- 1923 Finsterer, H.: *Die Methoden der Lokalanästhesie in der Bauchchirurgie und ihre Erfolge*. Urban & Schwarzenberg, Berlin Wien
- 1925 Hirsch, C.: *Lehrbuch der Lokalanästhesie des Ohres und der oberen Luft- und Speisewege*. Enke, Stuttgart
- 1944 Kirschner, M: *Die Hochdrucklokalanästhesie*. Springer, Berlin

Literatur zu Unterkap. 1.2

1. Flourens MJP (1847) Note touchant l'administration de l'éther sur les centres nerveux. Comptes Rendus des Séances de l'Académie des Sciences. 24: 340–344
2. Adams CN (1998) Early reports on deaths under anaesthesia. In: Schulte am Esch J, Goerig M (eds) Proceedings of the Fourth International Symposium on the History of Anaesthesia. Dräger-Druck, Lübeck, S. 157–156
3. Mikulicz-Radecki J von (1901) Die Methoden der Schmerzbetäubung und ihre gegenseitige Abgrenzung. Arch Klin Chir 64: 785–790
4. Braun H (1922) Narkosemethoden. In: Bier–Braun–Kümmell (Hrsg) Chirurgische Operationslehre, Bd I. Barth, Leipzig
5. Esmarch F (1877) Handbuch der kriegschirurgischen Technik. Rumpler, Hannover
6. Wilkinson D (1992) Keeping the airway open. Esmarch's maneuvre or Heiberg's heave? In: Fink BR, Morris LE, Stephen CR (eds) The history of anesthesia. Proceedings of the Third International Symposium, Atlanta 1992. Library-Museum of Anesthesiology, Park Ridge, Illinois, pp 443–446
7. Goerig M (2001) Geschichte der Sicherung der Atemwege. In: Krier C, Georgi R (Hrsg) Airway Management. Die Sicherung der Atemwege. Thieme, Stuttgart
8. Böhrer H, Goerig M (1994) Einfache Narkosehandgriffe und Hilfsmittel. AINS 29: 178–179
9. Eisenmenger V (1893) Zur Tamponade des Larynx nach Prof. Maydl. Wien Med Wochenschr 43: 199–200
10. Kuhn F (1911) Die perorale Intubation. Karger, Berlin
11. Kieser F (1964) Die Persönlichkeit und das Wirken von Franz Kuhn. Med. Dissertation, Düsseldorf
12. Zinganell K (1974) Briefe an die Herausgeber – Franz Kuhn, Pionier der peroralen Intubation. Anaesthesist 23: 308–311
13. Sauerbruch F (1904) Zur Pathologie des offenen Pneumothorax und die Grundlage meines Verfahrens zu seiner Ausschaltung. Mitt Grenzgeb Med Chir 13: 399–480
14. Wiedemann K, Fleischer E (1992) Zur Geschichte der Anästhesie in der Thoraxchirurgie: Pneumothoraxproblem, Intubation, Einlungenventilation. AINS 27: 3–10
15. Brunn M von (1913) Die Allgemeinnarkose. Enke, Stuttgart
16. Aiysi K, Goerig M (1992) The merits of Samuel James Meltzer and John Auer for the development of apneic oxygenation. In: Fink BR, Morris LE, Stephen CR (eds) The history of anesthesia. Proceedings of the Third International Symposium. Wood Library-Museum of Anesthesiology 1992, pp 32–40
17. Irmer W, Koss FH (1951) Grundlagen der endotrachealen Narkose. Barth, Leipzig
18. Kirstein A (1895) Autoskopie des Larynx und der Trachea (Besichtigung ohne Spiegel). Bln Klin Wochenschr 22: 476–478
19. Moritsch P (1949) Die Schmerzverhütung bei chirurgischen Eingriffen. Maudrich, Wien
20. Reinhardt M, Eberhardt E (1994) Einführung einer Maske für Chloroform und Äthernarkosen aus ursprünglich aseptischen Überlegungen. AINS 29: 30–35
21. Witzel O (1895) Praktische Erwägungen über das Operiren unter Anwendung der Narkose. Dtsch Med Wochenschr 30: 605–608; Witzel O (1902) Wie sollen wir narkotisieren? Münch Med Wochenschr 48: 1993–1998
22. Junker F (1867) Description of a new apparatus for administration of narcotic vapours. Med Times Gaz II: 590
23. Goerig M, Schulte am Esch J (1995) Otto Kappeler – ein Wegbereiter der deutschsprachigen Anästhesie. AINS 30: 426–435
24. Nussbaum N (1878) Anaesthetica. In: Pitha-Billroth (Hrsg.) Handbuch der allgemeinen und speciellen Chirurgie. 1. Band, 2. Abteilung. Enke, Erlangen
25. Läwen A (1912) Ueber die Verbindung der Lokalanästhesie mit der Narkose, über hohe Extraduralanästhesie und epidurale Injektionen anästhesierender Lösungen bei tabischen Magenkrisen. Bruns Beitr Klin Chir 80: 168–180
26. Läwen A, Sievers R (1910) Zur praktischen Anwendung der instrumentellen künstlichen Respiration am Menschen. Münch Med Wochenschr 41: 2221–2225
27. Griffith HR, Johnson GE (1942) The use of curare in general anesthesia. Anesthesiology 3: 418–420
28. Rendell-Baker L (1992) The development of nitrous oxide-oxygen apparatus. Anesthesia History Newsletter, vol 10, no 1: 11–14
29. Neu M (1910) Ein Verfahren zur Stickoxydul-Sauerstoffnarkose. Münch Med Wochenschr 36: 1873–1875
30. Wawersik J (1982) Die Geschichte des Narkoseapparates in Grundzügen. Anaesthesist. 31: 541–548
31. Gauss CJ (1925) Die Narcylenbetäubung mit dem Kreisatmer. Zbl Gyn 23: 1218–1226
32. Wilde B (1940) Der heutige Stand der Gasnarkose. Die Narcylenbetäubung. Schmerz – Narkose – Anästhesie 13: 19–32
33. Kelling G (1918) Über die Beseitigung der Narkosedämpfe aus dem Operationssaale. Zbl Chir 35: 602–606
34. Hölscher F (1925) Zur Beseitigung der ausgeatmeten Narkosegase. Zbl Chir 25: 1558–1559
35. Schum H (1935) Die neue Klimaanlage im Operationssaal des Staatskrankenhauses der Landespolizei. Chirurg 7: 115–123
36. Hirsch J, Kappus KL (1928) Über die Mengen des Narkoseäthers in der Luft von Operationssälen. Z Hygiene Infektionskrankh 110: 391–398
37. Goerig M, Schulte am Esch J (1996) Ursprünge des Nüchternheitsgebotes. AINS 31: 245–248
38. Mikulicz-Radecki J von (1901) Die Methoden der Schmerzbetäubung und ihre gegenseitige Abgrenzung. Arch Klin Chir 64: 785–790
39. Brunn M von (1913) Die Allgemeinnarkose. Enke, Stuttgart
40. Jurasz AT (1914) Kardiaabschlusssonde. Münch Med Wochenschr 37: 1936–1937
41. Scheidler K (1974) Hundert Jahre Krankenhaus im Friedrichshain. Festschriftz. Berlin
42. Röse W (1995) Die „Narkotisierungsstatistik" von Ernst Julius Gurlt aus dem Jahre 1895 – Ein früher Beitrag zur Qualitätskontrolle in der Anästhesie. Anaesthesiol Reanimat 20: 157–161
43. Billroth T (1881) Offenes Schreiben an Herrn Dr. C. Wittelshöfer. Wien Med Wochenschr 6: 162–164
44. Rehn L (1896) Verletzungen des Magens durch stumpfe Gewalt. Verhandl Dtsch Ges Chir 354–371
45. Clairmont P (1905) Bericht über 258 von Prof. v. Eiselsberg durchgeführte Magenoperationen. Arch Klin Chir 180–322
46. Goerig M, Schulte am Esch J (1993) Carl Ludwig Schleich – Wegbereiter ausschließlich der Lokalanästhesie? AINS 28: 113–124
47. Bakes J (1905) Zur operativen Therapie des callösen Magengeschwürs. Arch Klin Chir 76: 1129–1150
48. Schneiderlin E (1900) Eine neue Narkose. Aerztliche Mitteilungen aus und für Baden 10: 101–103
49. Gauss CJ (1906) Bericht über das erste Tausend Geburten im Skopolamin-Dämmerschlaf. Münch Med Wochenschr 4: 561–562
50. Scholz E (1914) Ueber das Narkotisieren ängstlicher Menschen. Bruns Beitr Klin Chir 92: 11–26
51. Kümmell H (1907) Das Operationsgebäude des Eppendorfer Krankenhauses nach seiner Neugestaltung. Bruns Beitr Klin Chir 55: 373–395
52. Kümmell H (1905) Diskussionsbemerkung auf dem Deutschen Chirurgenkongresses 1905. Verhandl Dtsch Ges Chir 34: 114–115
53. Krecke A (1910) Ueber Vor- und Nachbehandlung bei Bauchoperationen, insbesondere über das frühzeitige Aufstehenlassen. Münch Med Wochenschr 39: 2037–2041

54. Menzel A (1877) Zur Statistik der Narkose. Ein Vorschlag. Cbl Chir 4: 65–66
55. Röse W (1995) Die „Narkotisierungsstatistik" von Ernst Julius Gurlt aus dem Jahre 1895 – Ein früher Beitrag zur Qualitätskontrolle in der Anästhesie. Anaesthesiol Reanimat 20: 157–161
56. Sydow FW (1987) Geschichte der Lokal und Leitungsanästhesie. In: Zinganell K (Hrsg) Anästhesie – historisch gesehen. Springer, Berlin Heidelberg New York Tokyo, S 38–53
57. Koller C (1884) Vorläufige Mittheilung ueber locale Anästhesierung am Auge. Klin Monatsbl Augenheilk 22 [Beilageheft]: 60–63
58. Schleich CL (1892) Die Infiltrationsanästhesie (locale Anästhesie) und ihr Verhalten zur allgemeinen Narcose (Inhalationsanästhesie). Verh Dtsch Ges Chir 21: 121–125
58a. Schleich CL (1891) Ueber locale Anaesthesie, mit Krankenvorstellung. Bln Klin Wochenschr 51:1202
59. Bergmann E von (1894) Über die vor der Sitzung von Herrn Schleich demonstrierte Infiltrations-Anästhesie. Verhandl Dtsch Ges Chir 23:101–102
60. Eiselsberg F von (1903) Wandlungen in der modernen Chirurgie. Wien Klin Wochenschr 19: 563–568
61. Röse W (1982) Heinrich Braun. Anaesthesiol Reanimat 20: 3–7
62. Braun H (1905) Über einige neue lokale Anaesthetica. (Stovain, Alypin, Novocain). Münch Med Wochenschr 41: 1667–1671
63. Bier A (1899) Versuche über Cocainisirung des Rückenmarkes. Dtsch Z Chir 51: 361–369
64. Goerig M, Schulte am Esch J (1999) Zur Erinnerung an August Bier (1864–1949). AINS 34: 463–474
65. Kreis O (1900) Ueber Medullarnarkose bei Gebärenden. Zbl Gyn 28: 724–729
66. Holmes C (1969) The history and development of intravenous regional anesthesia. Acta Anaesthesiol Scand [Suppl] 36: 11–18
67. Läwen A (1911) Über Leitungsanästhesie an der unteren Extremität, mit Bemerkungen über die Technik von Injektionen an den Nervus ischiadicus bei der Behandlung der Ischias. Dtsch Z Chir 111: 252–268
68. Goerig M, Schulte am Esch J (1990) Georg Perthes – Ein Wegbereiter moderner Regionalanästhesie-Techniken? Anaesthesist Regionalanaesthesie 13: 1–5
69. Schmidt H (1929) Pitkins kontrollierbare Spinalanästhesie mit viskotischen, spezifisch leichteren Novocainlösungen. Arch Klin Chir 157: 206–211
70. Pitkin G (1928) Controllable spinal anesthesia. Am J Surg 5: 537–553
71. Schmidt H (1930) Lumbalanästhesie mit spezifisch leichter viskotischer Novokainlösung (Spinocain) und prophylaktische Stabilisierung des Blutdrucks durch Ephedrin. Klin Wochenschr 16: 748–756
72. Kirschner M (1931) Eine gürtelförmige, einstellbare und individuell dosierbare Spinalbetäubung. Chirurg 3: 633–644
73. Weisser C (1992) Martin Kirschner's willkürlich begrenzte und individuell dosierbare gürtelförmige Spinalanästhesie. Grundlagen-Technik – aktuelle Bedeutung. Ein Beitrag zur Geschichte der Regionalanästhesie. Würzburger Medizinhistorische Mitteilungen 10: 39–52
74. Goerig M, Schulte am Esch J (1994) Martin Kirschner – Anästhesist – Notfallmediziner – Schmerztherapeut. AINS 28: 343–353
75. Kappis M (1912) Ueber Leitungsanästhesie an Bauch, Brust, Arm und Hals durch Injektionen am Foramen intervertebrale. Münch Med Wochenschr 12: 794–796
76. Läwen A (1922) Ueber segmentäre Schmerzaufhebung durch paravertebrale Novokaininjektionen zur Differentialdiagnose intraabdomineller Erkrankungen. Münch Med Wochenschr 40: 1426–1426
77. Heidenhain L (1924) Diskussionsbemerkung auf dem Deutschen Chirurgenkongress 1924. Arch Klin Chir 133: 181
78. Dogliotti AM (1931) Eine neue Methode der regionären Anästhesie: Die peridurale segmentäre Anästhesie. Zbl Chir 50: 3141–3145
79. Denecke K (1937) Periduralanästhesie in der Chirurgie. Zbl Chir 64: 130–132
80. Düttmann W (1941) Die peridurale, segmentale Anästhesie. Zbl Chir 12: 530–535
81. Burkhardt L (1911) Über intravenöse Narkosen. Münch Med Wochenschr 15: 778–782.
82. Kümmell H (1914) Weitere Erfahrungen über intravenöse Äthernarkose. Bruns Beitr Klin Chir 92: 27–36
83. Kreuter E, Streichele E (1926) 1000 Isopral-Äthernarkosen ohne Todesfall. Bruns Beitr Klin Chir 137: 455–466
84. Fischer E, Mering J (1903) Ueber eine neue Classe von Schlafmitteln. Ther d Gegenw 5: 97–101
85. Bumm R (1927) Intravenöse Narkosen mit Barbitursäurederivaten. Klin Wochenschr 6: 725–726
86. Goerig M, Schulte am Esch J (1997) Hellmut Weese – Der Versuch einer Würdigung seiner Bedeutung für die deutschsprachige Anästhesie. AINS 32: 678–685
87. Killian H (1954) Die Narkose. Thieme, Stuttgart
88. Adams RC (1944) Intravenous Anesthesia. Paul B. Hoebner, New York
89. Persönliche Mitteilung von Frau K. Weese, der Witwe von H. Weese, Juli 2002
90. Anonymus (1934) Werbeschrift der Firma Bayer für Avertin
91. Schlossmann H (1948) Psycheschonende Narkose. Chirurg 4: 145–148
92. Oehlecker F (1926) Bluttransfusion. Ergebnisse der ges Medizin 9: 578–633
93. Trendelenburg F (1923) Die ersten 25 Jahre der Deutschen Gesellschaft für Chirurgie. Springer, Berlin
94. Bauer KH (1958) Eröffnungsansprache zur 75. Tagung der deutschen Gesellschaft für Chirurgie. Langenbecks Arch Klin Chir 289: 163–177
95. Klimpel V (1987) Das chirurgische Erbe: Hans Kehr und Ernst Unger. Zbl f Chir 11: 740–743
96. Buess H (1946) Zur Frühgeschichte intravenöser Injektionen. CIBA-Zeitschrift 100: 3594–3606
97. Müller P (1886) Zur Nachbehandlung schwerer Laparatomien. Correspondenz-Blatt für Schweizer Aerzte 32: 537–540 und 33: 565–568
98. Schück F (1932) Schockbekämpfung durch intravenöse Injektion hypertonischer Lösungen. Zbl Chir 34: 2027–2029
99. Goerig M, Standl T (1998) Reanimation beim hypovolämischen Schock. Bemerkung zur Arbeit von U. Kreimeier et al. Anaesthesist 47: 432–433
100. Anonymus (1902) Bulletin No 2. Divison of Surgery, Massachusetts General Hospital
101. Rost F (1929) Der Wert der Blutdruckmessung in der Chirurgie. Chirurg 9: 385–388
102. Kirschner M (1928) Wesentliche Probleme der Chirurgie. Dtsch Med Wochenschr 37: 1541–1544
103. Anonymus (1932) Werbeprospekt der Firma Siemens-Reiniger für den „Autonograph nach Dr. Lange zum fortlaufenden selbsttätigen Messen und Registrieren des menschlichen Blutdrucks". Berlin
104. Jaeger F (1937) Die Blutdruck- und Pulskontrolle während der Operation. Schmerz – Narkose – Anästhesie 1: 44–47
105. Lundy (1938) Proceedings of the staff-meetings at the Mayo Clinic, vol 13. 29: 449
106. Rehn E, Resinger H (1927) Zur Technik der Projektion und Registrierung von Herzaktionsstromkurven bei Operationen. Klin Wochenschr 1: 20–21
107. Wachsmuth W, Eismeyer F (1929) Einfluss operativer Eingriffe auf die Herztätigkeit. Dtsch Z Chir 209: 145

108. Kausch W (1909) Das Operationshaus des Auguste Viktoria-Krankenhauses zu Schöneberg. Z Krankenpflege 11: 321–327
109. Kirschner M (1930) Zum Neubau der chirurgischen Universitätsklinik in Tübingen. III. Der Behandlungsbau. Chirurg 5: 202–215
110. Persönliche Mitteilung von Hartwig Kirschner, dem Sohn von M. Kirschner, an den Autor (1996)
111. Heyfelder JH (1847) Die Versuche über den Schwefeläther und die daraus gewonnenen Resultate in der chirurgischen Klinik zu Erlangen. Heyder, Erlangen.
112. Petermann H (1997) Die ersten Ätheranwendungen in Erlangen und Bayern. In: Petermann H (Hrsg) Erste Äthernarkosen in Erlangen. Lengenfelder, Erlangen
113. Nussbaum N (1874) Anaesthetica. In: Pitha-Billroth (Hrsg) Handbuch der allgemeinen und speciellen Chirurgie. 1. Bd, 2. Abteilung. Enke, Stuttgart
114. Neudörfer I (1883) Zur Aether- und Stickoxydulnarkose. Dtsch Z Chir 18: 461–483
115. Kappeler O (1890) Über die Methoden der Chloroformirung, insbesondere über die Chloroformirung mit messbaren Chloroformluftmischungen. Arch Klin Chir 40: 844–868
116. Goerig M, Schulte am Esch J (1995) Otto Kappeler – ein Wegbereiter der deutschsprachigen Anästhesie. AINS 30: 426–435
117. Schleich CL (1894) Schmerzlose Operationen. Springer, Berlin
118. Wohlgemuth H (1908) Bessere Ausbildung in der Narkose und Anästhesie! Dtsch Med Wochenschr 1595–1596
119. Eiselsberg F von (1903) Wandlungen in der modernen Chirurgie. Wien Klin Wochenschr 19: 563–568
120. Kehr H (1913) Die Chirurgie der Gallenwege. Enke, Stuttgart
121. Müller WB (1908) Narkologie. Trenkel, Berlin
122. Brunn M von (1913) Die Allgemeinnarkose. Enke, Stuttgart
123. Pels-Leusden F (1925) Chirurgische Operationslehre. Urban & Schwarzenberg, Berlin Wien
124. Busch JP zum (1921) Der Facharzt für Narkose. Dtsch Med Wochenschr 31: 900–901
125. Kausch W (1921) Bemerkung während des Deutschen Chirurgenkongresses. Verhandl Dtsch Ges Chir 45: 139
126. Kritzler H (1925) Der Facharzt für Narkose. Dtsch Med Wochenschr 25: 719
127. Borntraeger J (1892) Ueber die strafrechtliche Verantwortlichkeit des Arztes bei der Anwendung des Chloroforms und anderer Inhalations-Anästhetica. Hirschwald, Berlin
128. Kappis M (1931) Narkose und Lokalanästhesie. In: Klemperer G, Klemperer F (Hrsg) Neue Deutsche Klinik, Bd 17. Urban & Schwarzenberg, Berlin Wien
129. Tschöp M (1986) Ernst von der Porten. Springer, Berlin Heidelberg New York Tokyo
130. Goerig M, Schulte am Esch J (1997) Helmut Schmidt – Ein Protagonist moderner Anästhesie in Deutschland. AINS 31: 621–631
131. Schmidt H (1929) Inhalation or injection narcosis? The development of the specialty of anesthesia in Germany. Current Res Anesth Analg 8: 20–23
132. McMechan FH (1928) Greetings of American Anesthetist to the new German journals of anesthesia – Der Schmerz and Narkose und Anaesthesie. Current Res Anesth Analg 7: 193
133. Rehn E (1929) Schlusswort. In: 90. Versammlung der Gesellschaft Deutscher Naturforscher und Ärzte in Hamburg am 16–22. September 1928. Zbl Chir 3:159–174
134. Killian H (1941) Plan zur Neuordnung des Narkosewesens in Deutschland. Schmerz – Narkose – Anaesthesie 14: 73–87
135. Killian H (1950) Gedanken und Vorschläge zur Frage des Narkose Spezialarztes. Dtsch Med Wochenschr 22: 739–741

Die Entwicklung der wissenschaftlichen Fachgesellschaft

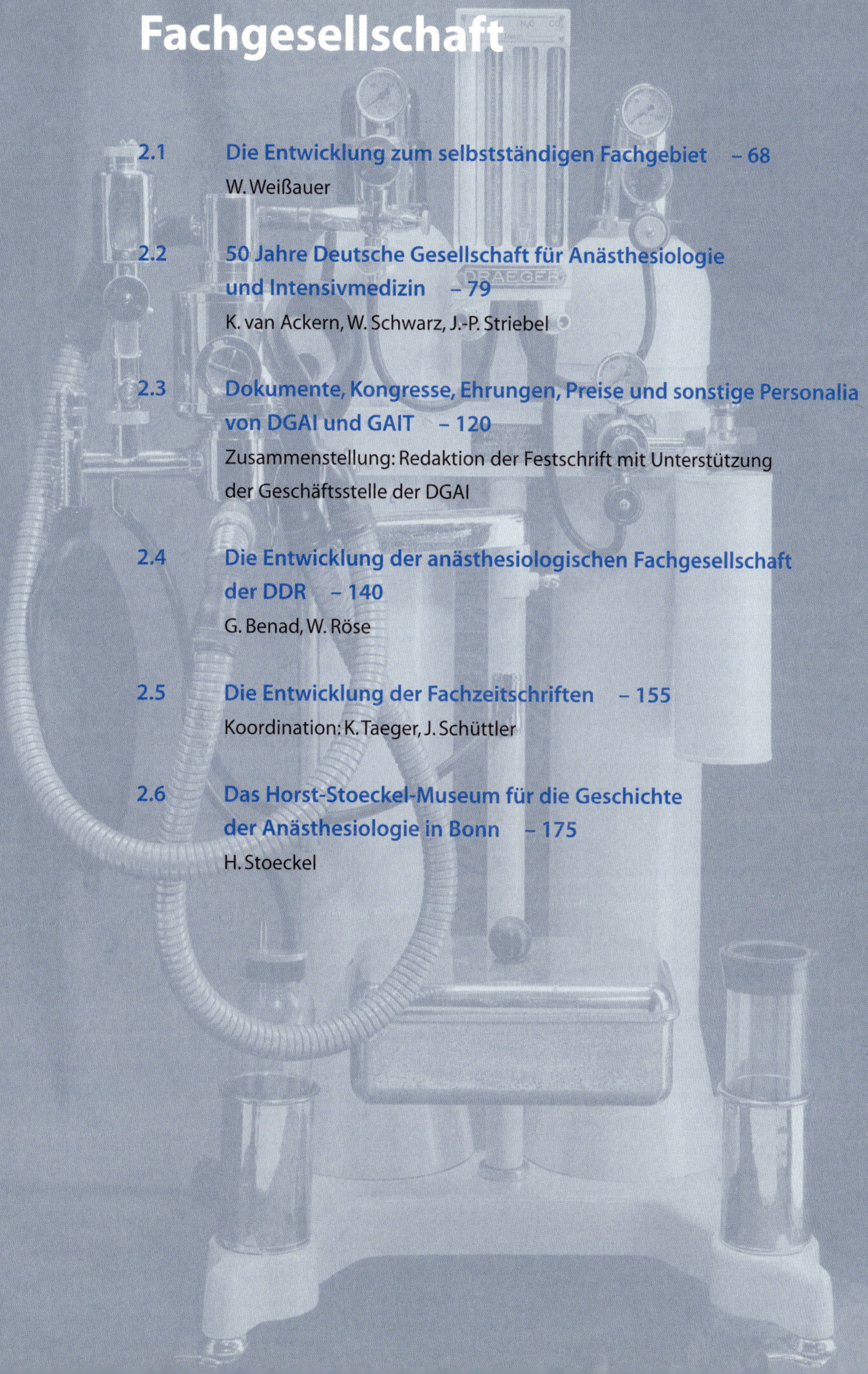

2.1 Die Entwicklung zum selbstständigen Fachgebiet

W. Weißauer

2.1.1 Vorbemerkung

Selbstständigkeit, auch berufliche Selbstständigkeit, meint stets ein Stück Freiheit, einen mehr oder minder großen Horizont der Unabhängigkeit von fremdem, dominierendem Willen. Die Feststellung der Bundesärzteordnung (§ 1, Abs. 2) „Der ärztliche Beruf ist seiner Natur nach ein freier Beruf", meint als essenzielles Stück dieser Freiheit die Unabhängigkeit des Arztes von den Weisungen Außenstehender im Kernbereich seiner Berufstätigkeit. Selbstständigkeit, bezogen auf unser Thema, meint die Unabhängigkeit des Anästhesisten von fachlichen Weisungen anderer (operativer) Fachvertreter bei seinen fachspezifischen Leistungen sowie von organisatorischer Subordination unter andere Fachabteilungen und Kliniken.

Die Frage nach der Freiheit „wovon" beantwortet sich meist leicht. Die sehr viel schwierigere Frage nach dem „Wozu" führt zur Analyse von Inhalt und Grenzen der Freiheit und zu der Erkenntnis: Die Selbstständigkeit des Anästhesisten ist kein Selbstzweck; sie ist eingebunden in seine Pflicht als Arzt, das Beste, das Wirksamste für seinen Patienten zu tun. Richtig im Sinne einer Bewertungsskala ist die Lösung, die bei der Abwägung von Freiheit und Bindung des Anästhesisten im Rahmen der Kooperation mit anderen Fachgebieten dem wohlverstandenen Interesse des Patienten am besten Rechnung trägt.

Diese Lösung galt es auf dem Weg des Fachgebietes in die Selbstständigkeit zu finden.

2.1.2 Die Ausgangssituation

Am 14. September 1953 beschloss der 56. Deutsche Ärztetag in Lindau den „Facharzt für Anästhesie" in die Facharztordnung aufzunehmen. Damit war nach langer Tragezeit und mit einigen Geburtswehen das neue Fachgebiet aus dem Schoß der großen Mutter Chirurgie geboren.

Aber noch war das neue Kind nicht abgenabelt. Denn die berufsrechtliche Anerkennung der neuen Disziplin war das Eine, das Einräumen eines neuen Status an die Vertreter des Fachgebietes ein Anderes. Die Anerkennung als Facharzt für Anästhesie, die bei entsprechender Qualifikation nun möglich war, bedeutete und bedeutet nach ärztlichem Berufsrecht noch immer zunächst nicht mehr und nichts Anderes als die Erlaubnis, die Facharztbezeichnung zu führen und damit im Rahmen der Berufsausübung auf die Spezialisierung hinzuweisen.

Die Anästhesie war bis zur Anerkennung als neues Fachgebiet (bestenfalls) eine Subspezialität der Chirurgie. Dem entsprach der Status ihrer Pioniere im hierarchischen Organisations- und Gliederungssystem der Universitätskliniken und der Fachabteilungen der Krankenhäuser. Sie unterstanden dem fachlichen und organisatorischen Weisungsrecht der Leiter der operativen Kliniken/Fachabteilungen, in die sie integriert waren.

Dass es die Anästhesie nicht leicht haben würde, sich in Deutschland einen gleichberechtigten Status im Kreis der etablierten Fachgebiete zu erkämpfen, war schon nach der Vorgeschichte unverkennbar. Mit der Entdeckung effizienter Narkotika ging Mitte des 19. Jahrhunderts ein Menschheitstraum in Erfüllung. Die Humanisierung der operativen Medizin stand zusammen mit der Asepsis und der Unterbindung der Blutgefäße am Beginn des Jahrhunderts der Chirurgie. Aber es dauerte, anders als v. a. in der angelsächsischen Medizin, in Deutschland ein Jahrhundert bis zur Anerkennung der Anästhesie als Spezialgebiet der Medizin.

Auf Seiten der Chirurgen setzte sich nach dem 2. Weltkrieg relativ rasch die Erkenntnis durch, dass die modernen Anästhesieverfahren für den Fortschritt der operativen Medizin unentbehrlich sind und dass sie eine fachliche Spezialisierung erfordern. Bei den Präliminarien zum Beschluss des Deutschen Ärztetages war die Tendenz der Chirurgen unverkennbar, dem Anästhesisten zwar eine gewisse fachliche Selbstständigkeit einzuräumen, jedoch an der Gesamtverantwortung des Chirurgen für die Operation sowie an seiner Leitungs- und Entscheidungsbefugnis festzuhalten.

Die Diskussionen um die Anerkennung der Anästhesie als Fachgebiet und die Stellungnahmen führender Chirurgen sind mit vielen wörtlichen Zitaten anschaulich dargestellt im Beitrag: **40 Jahre Facharzt für Anästhesie** (Bräutigam 1993).

2.1.3 Wissenschaftspolitische und berufspolitische Zielsetzungen

Von den Pionieren sagt man, die ersten hätten den Tod, die zweiten die Not und die dritten das Brot. Ziel des neuen Fachgebietes musste es sein, die zeitliche Spanne dreier Pioniergenerationen auf eine zu reduzieren, d. h. die volle Selbstständigkeit der Anästhesie innerhalb eines Lebensalters durchzusetzen, und das Los der Pioniere in jeder Entwicklungsphase deutlich komfortabler zu gestalten, als dies dem zitierten Erfahrungssatz entspricht.

Die Erkenntnis „natura non facit saltus" gilt auch für jegliches Menschenwerk. Das Ziel der vollen Selbstständigkeit ließ sich nur Schritt für Schritt erreichen. Nach ihren spezifischen Schwerpunkten lassen sich drei Phasen unterscheiden, wobei die vorhergehende Phase jeweils die Grundlage für die folgende schaffte, sie in fließenden Übergängen vorbereitete und lokal oder regional ihre Ergebnisse auch schon vorwegnahm.

Politik, auch Wissenschafts- und Berufspolitik, ist die Kunst des Möglichen. Dazu gehörte die Erkenntnis, das neue Fachgebiet werde seine volle Selbstständigkeit und Gleichberechtigung nur durchsetzen können, wenn es in der Wissenschaft seinen Platz ausfüllt und die Anästhesisten durch ihre Leistung im Operationssaal die Operateure davon zu überzeugen vermögen, dass sie sehr viel mehr sind als „Narkotiseure“ oder „Anästhesieassistenten“, dass sie vielmehr aufgrund ihres fachlichen Standards befähigt sind, über das Betäubungsverfahren hinaus intra- und postoperativ die Sorge für die Vitalfunktionen in voller eigener Verantwortung zu übernehmen und damit den Operateur in einem für den Operationserfolg entscheidenden Bereich umfassend zu entlasten.

Die Zeit war dafür reif, denn der Fortschritt der operativen Medizin zu immer größeren, längerdauernden und risikoreicheren Eingriffen setzte geradezu zwingend voraus, dass der Operateur sich voll auf den speziellen Eingriff konzentrieren kann.

Eine gute Argumentation im Meinungsstreit um die Selbstständigkeit des Anästhesisten war angewiesen auf Fakten, auf die sie sich stützen konnte. Um die Selbstständigkeit der Anästhesisten verdient gemacht haben sich primär diejenigen, die als Pioniere und Protagonisten die Grundlagen für die wissenschaftliche Anerkennung des Faches und die anästhesiologischen Qualitätsstandards geschaffen haben, die durch die Weiterbildung einer Vielzahl junger Kollegen die Deckung des Personalbedarfs ermöglichten und durch ihre innovativen Fähigkeiten das Fach über seine ursprünglichen Grenzen hinaus weiterentwickelten. Vor allem mit der maßgeblichen Förderung der operativen Intensivmedizin, des Bluttransfusionswesens, der Notfallmedizin und der Schmerztherapie hat das junge Fachgebiet zugleich einen bedeutenden Beitrag zu den Fortschritten der Medizin geleistet.

2.1.4 Die autonome Organisation des Fachgebietes

Frühzeitig haben die Pioniere des Fachgebietes erkannt, dass sich die selbst gesteckten Ziele nur mit einer Organisation der Mitglieder in Verbänden erreichen lassen. Die Deutsche Gesellschaft für Anaesthesie wurde am 10. April 1953 gegründet, also bereits vor der Anerkennung des Fachgebietes. Aufgabe der medizinisch-wissenschaftlichen Gesellschaft ist die Förderung der Wissenschaft und Forschung sowie die Sicherung eines hohen Qualitätsstandards auf breiter Basis.

Mehrere Jahrzehnte vor der Diskussion um die Qualitätssicherung und das Instrument der Leitlinien hat die Deutsche Gesellschaft für Anästhesie durch ihre Entschließungen und Empfehlungen bestimmenden Einfluss auf die Strukturqualität und die Prozessqualität genommen und dabei systematisch alle Problembereiche aufgearbeitet.

Der Berufsverband Deutscher Anästhesisten wurde 1961 gegründet, kurz bevor die offene Auseinandersetzung zwischen Chirurgen und Anästhesisten über die Stellung des Anästhesisten bei der Zusammenarbeit im Operationssaal mit dem Gutachten von K. Engisch begannen. Aufgabe des Berufsverbandes ist es, die Interessen seiner Mitglieder zu fördern. Dazu gehört auch und vor allem die Sicherung der wirtschaftlichen Existenzgrundlagen.

Der ärztliche Beruf ist kein Gewerbe. Existieren und personell wachsen in Richtung auf die volle Bedarfsdeckung konnte das neue Fachgebiet aber nur dann, wenn die fachspezifischen Leistungen in allen Formen der Berufsausübung angemessen honoriert und für die angestellten und beamteten Ärzte adäquate Stellen geschaffen wurden.

Einen Gutteil seines Erfolges verdankt das Fachgebiet der Tatsache, dass wissenschaftliche Gesellschaft und Berufsverband von allem Anfang an eng zusammenarbeiteten.

2.1.5 Die erste Phase auf dem Weg zur Selbstständigkeit

Die interdisziplinäre Anerkennung der Gleichberechtigung

Die Arbeitsteilung und Kooperation zwischen Fachärzten verschiedener Gebiete bei der Behandlung desselben Patienten war 1953 längst Routine.

Schlechterdings neu an der Kooperation zwischen Operateur und Anästhesist war jedoch, dass hier die Vertreter verschiedener Fachgebiete nicht nach oder nebeneinander, sondern **miteinander** – in engster Zusammenarbeit am Operationstisch – eine gemeinsame Aufgabe zu erfüllen haben, wobei beide Partner unmittelbar aufeinander angewiesen sind. Auf Komplikationen im operativen Bereich (z. B. hohe Blutverluste durch Gefäßverletzungen) muss der Anästhesist reagieren und steht dabei u. U. vor einer äußerst schwierigen Aufgabe. Umgekehrt muss der Operateur sein Programm ändern und reduzieren oder u. U. den Eingriff wegen schwerwiegender Probleme bei der Aufrechterhaltung der Vitalfunktionen sogar abbrechen.

Damit stellt sich zwangsläufig die Frage, wie diese Kooperation angesichts der engen Verflechtung der Arbeitsbereiche, der Wechselwirkungen von Komplikationen, der physiologischen Belastungen des Patienten durch den speziellen Eingriff und das Betäubungsverfahren sowie der gemeinsamen Belastung von Operateur und Anästhesist durch Risiken und mögliche Misserfolge zu organisieren ist, um ein Optimum an Erfolgsaussichten zu erreichen und die typischen Gefahren der Arbeitsteilung auf das unvermeidbare Maß zu reduzieren. Zur Nagelprobe, ob dies gelungen ist, kommt es nach folgenschweren Behandlungsmisserfolgen im Schadenersatzprozess und/oder im Strafverfahren wegen fahrlässiger Körperverletzung oder fahrlässiger Tötung.

Die haftungsrechtliche Situation

Zu prüfen ist im Haftungsprozess, ob der Operateur oder der Anästhesist oder beide für den Schaden einzustehen haben. Diese Prüfung fällt verhältnismäßig leicht, wenn es um die Haftung des unmittelbar Handelnden geht und um Bereiche, die eindeutig einem der beiden Partner zuzuordnen sind. Der Operateur haftet im Beispiel der Gefäßverletzung für die Folgen allein, wenn er die fachspezifischen Sorgfaltsstandards außer Acht gelassen und der Anästhesist innerhalb seines Aufgabenbereiches alles getan hat, um den drohenden Schaden so gering wie möglich zu halten. Umgekehrt haftet der Anästhesist allein wegen einer Verletzung der (primären) Sorgfaltspflichten, wenn er den Patienten durch eine erkennbare Überdosierung der Betäubungsmittel schädigt.

Sehr viel schwieriger ist die Abgrenzung der Verantwortung, wenn der iatrogene Schaden auf Koordinationsmängeln und Verständigungsfehlern, also auf den typischen Risiken der Arbeitsteilung beruht. Gefahrenquellen sind in der Zusammenarbeit zwischen Operateur und Anästhesist v. a. die unerkannten negativen Kompetenzkonflikte, bei denen beide Beteiligte davon ausgehen, der Partner sei für eine bestimmte Maßnahme zuständig, z. B. für die Bereitstellung von Blut vor einer Operation, bei der mit höheren Blutverlusten zu rechnen ist.

Beide haben für ihre Auffassung u. U. plausible Argumente: Der Operateur hält den Anästhesisten für zuständig, weil dieser intraoperativ die Bluttransfusion durchführt, der Anästhesist aber den Operateur, weil er durch seinen Eingriff den Blutverlust verursacht. Stehen während der Operation die benötigten Blutkonserven nicht rechtzeitig zur Verfügung und kommt es deshalb zu einem Gesundheitsschaden, so liegt der Vorwurf des Organisationsverschuldens nahe. Er richtet sich im Zweifel gegen beide Partner, weil **beide** für die ordnungsgemäße Organisation der Zusammenarbeit zu sorgen haben.

Vertikale und horizontale Arbeitsteilung

Innerhalb der Kliniken/Fachabteilungen ist die Organisation eindeutig nach dem hierarchischem Prinzip der vertikalen Arbeitsteilung geregelt. Die leitenden Ärzte sind für die Versorgung der Patienten innerhalb ihrer fachlichen Aufgabenbereiche verantwortlich. Dazu überträgt ihnen der Krankenhausträger das fachliche Weisungsrecht gegenüber allen ärztlichen und nichtärztlichen Mitarbeitern, die in ihrem Aufgabenbereich tätig werden. Diese für die **vertikale** Arbeitsteilung typische hierarchische Struktur gilt seit jeher im Operationssaal im Verhältnis zwischen dem Operateur und den ihm assistierenden „Ärzten" und sonstigen Assistenzkräften.

Im Verhältnis zwischen den Kliniken/Fachabteilungen und ihren leitenden Ärzte, d. h. im Rahmen der **horizontalen** Arbeitsteilung, gibt es keine fachlichen Weisungsrechte und Weisungspflichten. Es stellte sich aber die Frage, ob nicht für die Zusammenarbeit zwischen Operateur und Anästhesist am Operationstisch eine Ausnahme gelten und dem Operateur ein Direktionsrecht eingeräumt werden muss, um die Erfüllung der gemeinsamen Aufgabe durch eine fachübergreifende Leitung zu gewährleisten.

Es lag umso näher, im Operationssaal nach dem hierarchischem Prinzip weiterzuverfahren, als auch die angelsächsische Doktrin vom Operateur als „captain of the ship" und dem Anästhesisten als Steuermann in die gleiche Richtung wies, obwohl doch dort die Anästhesie schon seit mehr als einem halben Jahrhundert als Fachgebiet anerkannt war. Andererseits verfehlte eine Organisationsform, die den als Spezialisten anerkannten Anästhesisten der fachlichen Weisung des Vertreters eines anderen Faches unterstellt, den Sinn der Spezialisierung in der Medizin. Zudem müsste das mit der Gesamtverantwortung für die Operation verbundene Weisungsrecht notwendig mit Kontrollpflichten und einer fachlichen Weisungspflicht korrespondieren, die es dem Operateur nicht erlauben würden, sich voll auf den speziellen Eingriff zu konzentrieren.

Rechtsgutachten als Hilfe zur Meinungsbildung

In der für beide Seiten schwierigen Orientierungsphase veröffentlichte der namhafte Strafrechtslehrer und Arztrechtler K. Engisch 1961 ein Gutachten mit dem Titel: **Wie ist rechtlich die Verantwortlichkeit des Chirurgen im Verhältnis zur Verantwortlichkeit des Anästhesisten bei ärztlichen Operationen zu bestimmen und zu begrenzen?** (Engisch 1961).

Sein Resümee: „Ich komme damit zu dem Gesamtergebnis, dass ungeachtet der Berechtigung, sich in gewissen Grenzen auf den Narkosefacharzt und sein einwandfreies Funktionieren zu verlassen, vor wie während und nach der Operation die im Interesse des dem Operateur sich anvertrauenden Patienten begründete allgemeine Sorgfaltspflicht und Verantwortlichkeit des Chirurgen bei Bestand bleibt und suprema lex zu sein hat".

Das Gutachten postulierte damit das Direktionsrecht des Chirurgen gegenüber dem Anästhesisten in allen Phasen der Zusammenarbeit.

Es gibt das süffisante Bonmot: „Früher schickte man die seidene Schnur, heute schickt man ein Rechtsgutachten". Der Unterschied ist freilich evident. Auf das Gutachten kann man sich mit einem Gegengutachten revanchieren. Wenn es überzeugt, zieht man damit den Kopf aus der Schlinge und reicht die seidene Schnur zurück.

Das Gegengutachten erstattete der Verfasser dieses Beitrags, medizinisch-fachlich ebenso umfassend wie objektiv beraten durch Charlotte Lehmann, die einige Monate davor den Berufsverband Deutsche Anästhesisten gegründet hatte.

Bei Licht besehen war in der Situation eines unerklärten kalten Krieges um die Prädominanz des Chirurgen und die fachliche Selbstständigkeit des Anästhesisten die Erstattung eines Rechtsgutachtens durch einen namhaften, im Arztrecht erfahrenen Juristen der richtige Schritt. Damit waren die Fronten abgesteckt und die Anästhesie gefordert, ihre Gegenargumente auf den Tisch zu legen. Die offene Auseinandersetzung konnte beginnen mit dem Ziel, einem medizinisch wie forensisch gleich gefährlichen Schwebezustand ein Ende zu machen.

Die Legitimation des Juristen, sich als Gutachter mit Organisationsfragen zu befassen, hat ihre Grenzen. Es kann nicht seine Sache sein, sich in medizinische Fachfragen einzumischen. Auch die sachgerechte Regelung der interdisziplinären Kooperation medizinischer Spezialisten ist prinzipiell eine originäre medizinische Fachfrage, die letztlich nur anhand der praktischen Kooperationserfordernisse beantwortet werden kann.

Der Zugang des Juristen zu dieser Materie führt über die schmale Brücke des Haftungsrechts. Er kann nur prüfen, welche Prinzipien und Regelungsmodelle geeignet sind, die typischen Gefahren der Arbeitsteilung zwischen ärztlichen Spezialisten auf ein unvermeidbares Maß zu reduzieren und dem Patienten ein Höchstmaß an Sicherheit zu gewährleisten. Anders als in der Rolle des Richters oder auch des von beiden Seiten bestellten Schiedsrichters kann der Gutachter den Streit nicht entscheiden, er kann nur versuchen die Beteiligten durch seine Argumente zu überzeugen und damit einer einvernehmlichen Lösung den Weg bereiten.

Stehen mehrere Modelle zur Wahl, mit denen das Problem bewältigt werden kann, so verdient das einfacher strukturierte, leichter überschaubare schon deshalb den Vorzug, weil es die größere Chance hat, auf breiter Basis in die Praxis umgesetzt zu werden. Der äußere Anschein kann jedoch täuschen.

Das hierarchische Prinzip und die These von der Prädominanz des Chirurgen

Zweifellos kann das hierarchische Prinzip, das bei der Erfüllung einer gemeinsamen Aufgabe einem leitenden Arzt die Gesamtverantwortung und damit korrespondierend das Direktionsrecht überträgt, primär als die einfachste aller denkbaren Lösungen gelten. Aber der Teufel steckt bekanntlich im Detail. Analysiert man die Zusammenfassung des Gutachtens Engisch, so wird schnell erkennbar, dass das Prinzip der Prädominanz des Chirurgen mehr neue Fragen aufwirft als es zu beantworten vermag. Rechtlich stellt sich v. a. das Problem, wo denn das fachliche Weisungsrecht des Operateurs und damit unlösbar verbunden seine fachlichen Weisungsrechte und Überwachungspflichten beginnen und wo sie enden.

Wenn Engisch in der zitierten Zusammenfassung formuliert, dass die Verantwortlichkeit des Chirurgen „ungeachtet der Berechtigung, sich in gewissen Grenzen auf den Narkosefacharzt und sein einwandfreies Funktionieren zu verlassen" bei Bestand bleibe, so sind diese „gewissen" Grenzen bei näherer Betrachtung eben gerade **höchst ungewisse** Grenzen. Um sie zu konkretisieren, bedürfte es entweder einer erschöpfenden Kasuistik aller Situationen der Kooperation, bei denen das Weisungsrecht bestehen soll, oder eines sachbezogenen Prinzips, das nach Art einer Generalklausel die essenziellen Kriterien festlegt, unter denen das Weisungsrecht gelten soll. Das Prinzip einer personenbezogenen Prädominanz reicht dazu nicht aus, es ist strikt kontraproduktiv. Die Grenzziehung zwischen den Aufgaben- und Verantwortungsbereichen von Operateur und Anästhesist muss nach objektiven, im Falle eines Behandlungsmisserfolges nachprüfbaren Kriterien bestimmt werden; sie darf – schon zu seinem eigenen Schutz vor forensischen Konsequenzen – nicht der subjektiven Entscheidung des Operateurs überlassen bleiben.

Auch von der Sache her erbringt die These von der Prädominanz des Chirurgen keine adäquate Lösung. Räumt man dem Chirurgen ein weitgehendes fachliches Weisungsrecht und damit korrespondierend Kontroll- und Weisungspflichten ein, so wird, wie erwähnt, der Sinn der Spezialisierung und der Arbeitsteilung verfehlt; der Operateur darf sich nicht mehr auf den speziellen Eingriff konzentrieren. Reduziert man die Weisungsrechte auf die Fälle, in denen der Anästhesist die Grenzen des Vertrauensgrundsatzes überschreitet, so wird die Leitungsfunktion ineffektiv. Sie wird zum Statussymbol, zudem mit fatalen forensischen Konsequenzen. Hat der Operateur das Direktionsrecht, so muss er sich bei Behandlungsmisserfolgen, die auf Fehlleistungen des Anästhesisten beruhen, im Schadenersatzprozess und im Strafverfahren fragen lassen, was er denn getan hat, um seiner Gesamtverantwortung gerecht zu werden.

Engisch hat seine These von der Prädominanz des Chirurgen mit Beispielen belegt, in denen sich der Anästhesist zweifellos an den Vorgaben des Operateurs zu orientieren hat. Die Bindung des Anästhesisten ergibt sich hier aus der Natur der Sache. Die Anästhesie ist eine akzessorische Leistung. Sie soll die Operation erleichtern und nicht selten überhaupt erst möglich machen. Es versteht sich wegen der Akzessorietät des Betäubungsverfahrens von selbst, dass der Chirurg über die Operationsindikation und den Zeitpunkt der Operation (das Hic et Nunc) entscheidet und dass der Anästhesist sich bei der Wahl seines Verfahrens an den Erfordernissen der geplanten Operation zu orientieren hat. Es gibt aber umgekehrt – wie gleichfalls bereits erwähnt – sachliche Erfordernisse aus dem Aufgabengebiet des Anästhesisten, auf die der Chirurg reagieren muss bis hin zum Verzicht auf den geplanten Eingriff oder zum Abbruch der Operation.

Schon dieses Beispiel demonstriert, dass die Probleme der interdisziplinären Kooperation nicht auf der Ebene der persönlichen Prädominanz eines Fachvertreters, sondern nur anhand der Prädominanz der sachlichen Erfordernisse gelöst werden können.

Die These von der fachlichen Gleichberechtigung und Selbstständigkeit des Anästhesisten

Im Gegengutachten (Weißauer 1962) entwickelte der Verfasser das System einer horizontalen Arbeitsteilung, das basiert auf Prinzipien, die aufeinander aufbauen und sich wechselseitig ergänzen. Es sind dies:

Der Grundsatz der strikten Aufgabenteilung

Operateur und Anästhesist nehmen ihre fachlichen Aufgaben selbstständig und in voller eigener ärztlicher wie rechtlicher Verantwortung wahr. Es gibt keine wechselseitigen Weisungsrechte und Überwachungspflichten. Die Aufgaben sind so zu verteilen, dass positive und negative Kompetenzkonflikte in der Zusammenarbeit vermieden werden.

Der Vertrauensgrundsatz

Operateur und Anästhesist dürfen sich wechselseitig darauf verlassen, dass der Partner seine Aufgaben ordnungsgemäß erledigt. Der Vertrauensgrundsatz endet, wenn sich Zweifel an der Qualifikation des Partners aufdrängen oder wenn seine Entscheidung offenkundig nicht den sachlichen Erfordernissen entspricht, sondern willkürlich getroffen wird. Wer ohne Nachprüfungspflicht einen Fehler entdeckt, muss den Partner darauf hinweisen.

Die wechselseitige Koordinierungspflicht

Die Erfüllung der gemeinsamen Aufgabe setzt zwingend eine weitreichende wechselseitige **Koordinierung** und die wechselseitige Rücksichtnahme auf die sachlichen Erfordernisse im Aufgabenbereich des Partners voraus. Hat der Operateur die Wahl zwischen zwei für ihn gleich gut geeigneten Lagerungen des Patienten auf dem Operationstisch, so hat er die zu wählen, die aus anästhesiologischer Sicht für die Überwachung und Aufrechterhaltung der Vitalfunktionen am günstigsten ist. Das Gleiche gilt umgekehrt für die Wahl des Anästhesieverfahrens. Diese wechselseitige Rücksichtnahme sollte ein selbstverständlicher Akt kollegialer Courtoisie sein. Sie beruht darüber hinaus aber auch auf einer eindeutigen Rechtspflicht. Wer eine ärztliche Behandlung übernimmt, erhält damit die Garantenstellung, die ihn verpflichtet, das Beste, das Wirksamste für den Patienten zu tun.

Die Prädominanz der sachlichen Erfordernisse bei der Konfliktlösung

Trotz aller fachlicher Koordination und wechselseitiger Rücksichtnahme sind bei der Zusammenarbeit zwischen Operateur und Anästhesist Konfliktsituationen von der Natur der Sache her vorprogrammiert, in denen sich die sachlichen Erfordernisse widersprechen.

Bejaht der Operateur die Eingriffsindikation, ergeben sich aber aus der Sicht des Anästhesisten Bedenken hinsichtlich der Belastungsfähigkeit der Vitalfunktionen, so müssen Operateur und Anästhesist die indizierenden und kontraindizierenden Faktoren gewichten und allein unter dem Aspekt des Vorrangs der sachlichen Erfordernisse gegeneinander abwägen. In der Regel wird sich eine einvernehmliche Lösung finden, etwa weil sich der Anästhesist davon überzeugen lässt, dass die Operation dem Patienten trotz aller risikoerhöhenden Umstände die einzige und letzte Chance bietet.

Die Kompetenz des Operateurs zum Stichentscheid

Können sich Operateur und Anästhesist nicht über die Abwägung und Gewichtung der widerstreitenden sachlichen Erfordernisse einigen, steht also Meinung gegen Meinung, so ist es Aufgabe des Operateurs, den **Stichentscheid** zu treffen. Er trägt dabei die ärztliche und rechtliche Verantwortung für die sorgfältige Abwägung der aus seiner Sicht für den Eingriff sprechenden Faktoren gegen die Bedenken, die aus der fachspezifischen Sicht des Anästhesisten gegen den Eingriff sprechen. Bleibt der Operateur bei seiner Entscheidung, so darf und muss sie der Anästhesist im Rahmen und in den Grenzen des Vertrauensgrundsatzes akzeptieren.

> Die Kompetenz des Chirurgen zur Entscheidung im Konfliktfall ergibt sich aus seiner fachspezifischen Aufgabe unter Abwägung der indizierenden und der kontraindizierenden Faktoren, die der Nutzen-Risiko-Bilanz zugrunde liegt, über die Eingriffsindikation zu entscheiden. Seine Verpflichtung, strikt anhand des Vorrangs der sachlichen Erfordernisse zu entscheiden, also die Bedenken des Anästhesisten voll in seine Abwägung einzubeziehen, bedeutet für den Patienten ein Optimum an Sicherheit. Bei alledem darf nicht übersehen werden, dass der Patient, wenn er willensfähig ist, nach Aufklärung über die indizierenden und kontraindizierenden Faktoren die letzte Entscheidung trifft. Er kann die Einwilligung, selbst in einen vital indizierten, lebensrettenden Eingriff kraft seines Selbstbestimmungsrechtes verweigern.

Die interdisziplinäre Vereinbarung zwischen Anästhesie und Chirurgie

Da die Chirurgie nicht auf das Gegengutachten reagierte, baten die anästhesiologischen Verbände den Gutachter K. Engisch um seine Stellungnahme zum Gegengutachten. Er erwiderte, es handle sich um eine sehr bemerkenswerte Arbeit, zu der sich vieles sagen ließe, einiges auch dagegen, er habe aber keine Zeit, sich erneut mit diesem Thema zu befassen. Mit dieser noblen Antwort war der Gutachterstreit zu Gunsten der Anästhesie entschieden. Im November 1964 vereinbarten die Deutsche Gesellschaft für Anaesthesie, vertreten durch K. Wiemers, und die Deutsche Gesellschaft für Chirurgie, vertreten durch H. Krauss, die

Richtlinien für die Stellung des leitenden Anästhesisten (DGA u. DGCh 1965). Die alles entscheidende Aussage enthält Nr. 1.2 der Vereinbarung:

> „Der Fachanästhesist trägt in seinem Aufgabenbereich die volle ärztliche und juristische Verantwortung. Daher steht ihm auch die gleiche Selbstständigkeit wie anderen Fachvertretern zu."

In Nr. 1.1 umschreibt die Vereinbarung im Sinne der strikten Aufgabenteilung bereits den Aufgabenbereich der klinischen Anästhesie und skizziert in 1.3 die Kooperationsgrundsätze.

Im August 1982 wurde dieses erste interdisziplinäre Abkommen konkretisiert und differenziert durch die Vereinbarung des Berufsverbandes Deutscher Anästhesisten mit dem Berufsverband der Deutschen Chirurgen über die **Zusammenarbeit bei der operativen Patientenversorgung** (BDA u. BDC 1982) sowie in der Folge detailliert durch die Vereinbarung der Berufsverbände über die **Verantwortung für die prä-, intra- und postoperative Lagerung des Patienten** (BDA u. BDC 1982) und die Vereinbarung über die **Zusammenarbeit bei der Bluttransfusion** (BDA u. BDC 1989).

Die oben skizzierten Grundsätze des Gegengutachtens über die Arbeitsteilung und die Zusammenarbeit zwischen Operateur und Anästhesist, die diesen Vereinbarungen zugrunde liegen, sind inzwischen allgemein anerkannt, auch von der Rechtsprechung. Sie liegen einer Reihe weiterer Vereinbarungen der anästhesiologischen Verbände mit anderen Fachgebieten, wie Gynäkologie (DGAI et al. 1996), HNO (DGAW et al. 1976), Ophthalmologie (DGAI u. DOG 1998), Orthopädie (BDA u. BVO 1984), Urologie (BDU u. BDA 1972) und Zahnmedizin zugrunde, die sich in den Grundsatzfragen an der Vereinbarung mit den Chirurgen orientieren.

Mit den „Richtlinien" war das erste große Ziel, die interdisziplinäre Anerkennung der Anästhesie als selbstständiges und gleichberechtigtes Fachgebiet nach dem 1. Jahrzehnt erreicht.

Eine aktuelle Zusammenstellung der interdisziplinären Vereinbarungen des Fachgebietes mit den Kommentaren des Verfassers findet sich im Loseblattwerk **Entschließungen, Empfehlungen, Vereinbarungen, Leitlinien** (Opderbecke u. Weißauer 1999).

2.1.6 Die zweite Phase auf dem Weg zur Selbstständigkeit

Die Durchsetzung der organisatorischen Selbstständigkeit

Die interdisziplinäre Anerkennung der Selbstständigkeit und Gleichberechtigung des neuen Fachgebietes war die unabdingbare Voraussetzung für seine gesamte weitere Entwicklung. Sie änderte jedoch per se nichts am Status des Anästhesisten innerhalb der Organisationsstruktur der stationären und ambulanten Versorgung. Um organisatorisch wie rechtlich den Vertretern der anderen Fächer gleichgestellt zu werden, bedurfte es der faktischen Anerkennung der Anästhesie als selbstständige und eigenständige Klinik/Institut bzw. als Fachabteilung innerhalb des Gliederungssystems der stationären Versorgung durch die Krankenhausträger und der rechtlichen Gleichstellung des Anästhesisten durch die Träger der Kassenärztlichen Versorgung im ambulanten Bereich. Dabei stand das Fachgebiet vor einem doppelten Handicap:

- Auch 1964 gab es erst einen kleinen Bruchteil der für die stationäre und ambulante Versorgung benötigten Anästhesisten und
- selbst für diese wenigen Anästhesisten fehlte es an adäquaten Stellen in den Universitätskliniken und Krankenhäusern sowie an gesicherten Teilnahmeformen im Bereich der ambulanten Versorgung.

Die Ursachen für dieses Handicap liegen zum einen in der um Jahrzehnte verspäteten Anerkennung der Anästhesie als Fachgebiet. Zum anderen fehlte es in den operativen Fächern an einer systematischen Ausbildung anästhesiologischer Subspezialisten auf breiter Basis, mit denen die Lücken an Fachanästhesisten rasch hätten gefüllt werden können. Die Durchführung der Anästhesie lag weitgehend in den Händen der Schwestern; die Mitarbeiter der operativen Abteilungen, die im Bereich der Anästhesie eingesetzt wurden, sahen darin meist nur eine (ungeliebte) interimistische Aufgabe.

Es ist die leidige Folge von Versäumnissen, dass sie meist weitere notwendige Entwicklungen verzögern. Solange die neuen Fachärzte den Status von Mitarbeitern der operativen Kliniken und Fachabteilungen behielten, verfügten sie weder über eigenes Personal noch über eigene Einrichtungen. Sie unterstanden zudem der ärztlich-organisatorischen Weisung der Leiter der operativen Einheiten, wobei innerhalb der hierarchischen Struktur der vertikalen Arbeitsteilung organisatorisches und fachliches Weisungsrecht ineinander fließen und sich im Klinikalltag kaum präzise trennen lassen. Selbst die interdisziplinäre Anerkennung der fachlichen Selbstständigkeit des Anästhesisten stand damit im chirurgischen Alltag auf tönernen Füßen.

Die Zahl der anästhesiologischen Weiterbildungsstellen war in dieser Ausgangssituation eng begrenzt und der Anreiz, sich für das Fachgebiet zu entscheiden, gering. Es war absehbar, dass es selbst bei optimaler Entwicklung Jahrzehnte dauern musste, bis eine für die umfassende anästhesiologische Versorgung ausreichende Zahl von Fachanästhesisten verfügbar war. Um den dafür erforderlichen Personalbedarf wenigstens anzudeuten: Der Berufsverband hatte 1964 rund 200 Mitglieder. Für 10 operativ tätige Krankenhäuser war 1964 etwa ein Anästhesist verfügbar.

Angesichts der Personalnot verboten sich weitreichende Forderungen auf Übernahme der anästhesiologischen Versorgung von selbst. Der gordische Knoten konnte nicht mit einem Schwertstreich durchschlagen werden; er musste mit viel Geduld und einem subtilen Taktgefühl aufgelöst werden.

Das Problem der Übergangszeit

Übergangszeiten sind gefährlich, weil sie Not- und Übergangslösungen erfordern und selbst Fehlleistungen Raum geben, die sich meist nur schwer wieder beseitigen lassen, weil sie in Besitzstandsschutz erwachsen und unterschiedlichste Motive der Beteiligten oder schließlich auch nur das simple Trägheitsprinzip für ihre Beibehaltung sorgen. Nichts ist bekanntlich dauerhafter als das Provisorium.

Dabei war zu bedenken: Für die Krankenhausträger bedeutete der Übergang zur fachanästhesiologischen Versorgung einen erheblichen Personalmehraufwand, der um so höher zu veranschlagen war, je umfassender anstelle von Schwestern und Pflegern unter der Leitung der Operateure nun die Anästhesie durch Fachärzte übernommen werden sollte.

Für das Fachgebiet ging es in diesen frühen Jahren zum einen darum, Fehlentwicklungen zu verhindern und zum anderen die organisatorischen Voraussetzungen für eine rasche personelle Weiterentwicklung des Fachgebietes zu schaffen.

Das Konzept der Schwesternnarkose und die Ausbildung von Anästhesieschwestern

Es lag nahe, zumindest für eine Übergangszeit, die personellen Lücken durch die Ausbildung von Anästhesieschwestern zu füllen. Zur Diskussion gestellt und lebhaft befürwortet hat eine solche Spezialausbildung vor allem A.W. Fischer, Kiel (Fischer 1959). Unmittelbar Anlass dazu gab eine Entschließung der Schwesterngemeinschaft (Elster 1958), die darauf hinwies, dass es nicht zu den Aufgaben einer Schwester gehöre, Inhalationsnarkosen, Trachealnarkosen, intravenöse Narkosen und überhaupt Narkosen zu geben, die eine Bedienung von Apparaten erfordere. Diese Narkosen gehörten in das Aufgabengebiet des Arztes und dürften vom Pflegepersonal nicht verlangt werden.

A.W. Fischer trat dieser Auffassung entgegen. Er bedauerte den Rückzug der Schwestern aus der Narkose und meinte, die modernen Narkosegeräte seien in Wirklichkeit viel einfacher als sie aussähen. In den meisten Krankenhäusern seien die Narkoseschwestern unentbehrlich. Eine Spezialausbildung der Schwestern könne die Lücke bis zum Heranwachsen einer ausreichenden Zahl von Fachanästhesisten schließen.

W. Hügin wies in seiner Erwiderung auf Fischer (Hügin 1960) darauf hin, dass die Narkose nur auf der Basis tieferer Kenntnisse der Pharmakologie und der Physiologie sicher sei. Sie sei also eigentlich eine ärztliche Aufgabe. Im Übrigen trat er Fischer darin bei, dass gegenwärtig auf Narkoseschwestern nicht verzichtet werden könne und verwies auf die Ausbildung von „Nurse Anesthetists“ und „Anesthesia Technicians“ in einzelnen Staaten der USA in 5-jährigen Lehrgängen sowie auf die Ausbildung diplomierter Schwestern und Krankenpfleger in einer 2 Jahre dauernden Narkoseschulung in Basel.

Der Verfasser analysierte in der Publikation **Die Problematik der Schwesternnarkose und die Ausbildung von Anästhesieschwestern** (Weißauer 1963a) dieses Konzept unter rechtlichen Gesichtspunkten mit dem Ergebnis, dass der Gesetzgeber klar zwischen der Heilhilfstätigkeit und der Ausübung der Heilkunde unterscheidet, sowie weiter, dass die Narkose auch aus der Sicht der Rechtsprechung eindeutig eine ärztliche Verrichtung ist, die Schwestern und Pflegern selbst nach einer Spezialausbildung nicht zur selbständigen und eigenverantwortlichen Durchführung übertragen werden kann.

Auf die technische Durchführung von Narkosen durch Schwestern könne zwar zzt. nicht verzichtet werden, die Schwestern müssten aber, wovon auch Fischer und Hügin ausgehen, unter fortdauernder Leitung und Überwachung eines Arztes stehen, der ihnen die erforderlichen Weisungen erteilt und die volle rechtliche und ärztliche Verantwortung für die Narkose trägt. Damit liegt das Risiko der straf- und zivilrechtlichen Haftung für die Narkose durch Schwestern und Pfleger, die anstelle des Anästhesisten eingesetzt werden, eindeutig beim Operateur.

Der Verfasser kam zu dem Fazit: Da Schwestern und Pfleger aufgrund der zwingenden rechtlichen Vorgaben die Narkose in keiner Phase selbstständig und eigenverantwortlich durchführen dürfen, sondern stets nur unter ärztlicher Aufsicht, ist die Schwesternnarkose bei allen Operationen ausgeschlossen, bei denen abzusehen ist, dass sie zumindest zeitweise die volle Konzentration des Operationsteams auf den speziellen Eingriff erfordern.

Das Gleiche gilt umgekehrt, wenn das Betäubungsverfahren und die Überwachung der vitalen Funktionen wegen des schlechten Allgemeinzustandes des Patienten, wegen individueller risikoerhöhender Faktoren oder der Belastung des Organismus durch den speziellen Eingriff und das Betäubungsverfahren zumindest während einzelner intraoperativer Phasen die ungeteilte Aufmerksamkeit des Arztes bei der Steuerung der Narkose und der Überwachung/Aufrechterhaltung der Vitalfunktionen erfordert.

Nicht übertragen werden kann die Durchführung auf nicht-ärztliche Mitarbeiter auch dann, wenn die Narkosetechnik (einschließlich der Ermittlung der Parameter für die Überwachung der Vitalfunktionen) ärztliche Kenntnisse und Erfahrungen erfordert. Damit stellte sich die Frage, ob es sich zu einem Zeitpunkt des Schwesternmangels und der Hinweise auf einen bevorstehenden Ärzteüberschuss lohnte, nur begrenzt einsetzbare Narkoseschwestern auszubilden, statt sich voll auf die Weiterbildung von Fachärzten zu konzentrieren. Die letztere Auffassung setzte sich durch.

Um keine Missverständnisse zu produzieren: Es ist strikt zu unterscheiden zwischen dem Programm, Narkoseschwestern auszubilden, die anstatt des Anästhesisten Narkosen durchführen, und der vom Fachgebiet systematisch entwickelten Weiterbildung von Fachschwestern und -pflegern, die dem Anästhesisten bei der Vorbereitung, Durchführung und Nachbereitung der Anästhesie assistieren.

Die Diskussion um die Schwesternnarkose lebte – mit veränderten Vorzeichen – unter dem Stichwort „Parallelnarkose" bald wieder auf. Es ging nun um die Frage, ob und unter welchen Voraussetzungen der Anästhesist die ärztliche und rechtliche Verantwortung für Narkosen an zwei Operationstischen übernehmen kann, an denen Anästhesieschwestern/-pfleger oder noch nicht ausreichend qualifizierte Ärzte für die Durchführung der Narkose zur Verfügung stehen. Einen ersten Schlussstrich zog hier die Entschließung: **Zulässigkeit und Grenzen der Parallelverfahren in der Anästhesie** (Opderbecke u. Weißauer 1983a). Sie stellt in Übereinstimmung mit der Rechtsprechung des Bundesgerichtshofes strenge Anforderungen an die Zulässigkeit von Parallelnarkosen, die nur als Notlösung bei akutem Personalmangel in Betracht kommen können. Die routinemäßige Anordnung von Parallelnarkosen und damit auch ihre Einbeziehung in die Personalbedarfsberechnung lehnt die Entschließung entschieden ab.

Wenn hier Diskussionen und Argumente wiedergegeben werden, die vor Jahrzehnten hochaktuell waren, so geschieht dies aus der (leidvollen) Erfahrung, dass sich solche Diskussionen bei jedem Mangel an Anästhesisten, der sich zzt. bereits wieder ankündigt, und ebenso im Rahmen der permanenten Rationalisierungsdebatten mit größter Regelmäßigkeit wiederholen.

Die Organisation der anästhesiologischen Versorgung

Vorgegeben war durch die historische Entwicklung der Anästhesie als Subspezialität der Chirurgie eine dezentrale Organisationsform. Die Pioniere des Fachgebietes versorgten die operative Klinik oder Fachabteilung, der sie angehörten.

Eine organisatorisch und rechtlich selbstständige, mit den anderen Fachgebieten gleichberechtigte Stellung setzte demgegenüber voraus, dass die Anästhesie innerhalb der Universitätskliniken und Krankenhäuser zentral organisiert und leitenden Anästhesisten unterstellt wurde.

Die Richtlinien von 1964 bedeuteten auch insoweit eine Weichenstellung. In Nr. 2.2 fordern sie die anästhesiologische Versorgung durch zentrale Anästhesieabteilungen für alle operativ tätigen Kliniken und in Nr. 2.1 die Gleichstellung des leitenden Anästhesisten mit den übrigen Chef- und Abteilungsärzten bis hin zur Einräumung des Liquidationsrechtes. All dies sollte für die Universitätskliniken sowie für die großen und mittleren Krankenhäuser gelten. Für die kleinen Krankenhäuser gingen die Vertragspartner der Vereinbarung davon aus, dass sich ihre Versorgung auf längere Sicht nur durch niedergelassene Anästhesisten sicherstellen lasse, was z. T. aber schon daran scheitere, dass es keine Möglichkeiten gebe, die Tätigkeit bei den Kassenpatienten zu vergüten.

In ihrer Entschließung zur Organisation der anästhesiologischen Versorgung von Universitätskliniken und Krankenhäusern (DGAW 1968) spricht sich die Deutsche Gesellschaft für Anaesthesie und Wiederbelebung erneut nachdrücklich für die zentrale Organisationsform aus. Sie zeigt ihre Vorteile für eine optimale Patientenversorgung auf und erteilt dezentralen Organisationsformen eine eindeutige Absage nicht zuletzt unter dem Aspekt, dass sie zu einer Zersplitterung des Fachgebietes führen müssten.

Das Konzept der zentralen Versorgung setzte sich aufgrund der Überzeugungsarbeit des Fachgebietes rasch durch. Die Realisierung klarer Erkenntnisse scheitert in der Praxis aber oft an Problemen ihrer Umsetzung. Es war deshalb eine der dringenden Aufgaben des Fachgebietes die rechtlichen Vorfragen zu klären sowie Modelle und Strukturformen für die zentrale anästhesiologische Versorgung zu erarbeiten und sie den Fachkollegen für ihre Verhandlungen mit den Krankenhausträgern zur Verfügung zu stellen.

Eine Vorarbeit erbrachte der Verfasser mit dem Beitrag: **Die rechtliche Verantwortung des leitenden Anästhesisten** (Weißauer 1963). Aufgezeigt wurden hier zunächst die Organisationsstrukturen zentraler anästhesiologischer Einheiten, die Rechtsstellung des leitenden Anästhesisten im Verhältnis zum Krankenhausträger sowie die Grenzen der Weisungsrechte und Überwachungspflichten im Verhältnis zum ärztlichen Direktor und den leitenden Ärzten der anderen Kliniken/Fachabteilungen. Es folgte die Darstellung der fachlichen Weisungsrechte und Überwachungspflichten gegenüber den eigenen ärztlichen und nicht-ärztlichen Mitarbeitern sowie die Erörterung der haftungsrechtlichen Konsequenzen von Fehlleistungen, Struktur- und Organisationsmängeln für alle Beteiligten.

Um die umfangreichen und in der Anfangsphase oft recht schwierigen Vertragsberatungen der Fachkollegen und der Krankenhausträger zu erleichtern, veröffentlichten H.W. Opderbecke und der Verfasser einen Mustervertrag für leitende Anästhesisten (M I), der im Laufe der Jahre erweitert und den veränderten Verhältnissen angepasst wurde (Opderbecke u. Weißauer 1966).

Es folgten Modelle für die kollegiale Leitung von Anästhesieabteilungen (M II), für die zentrale anästhesiologische Versorgung mehrerer Krankenhäuser – Regionales Anästhesiezentrum (M III), für ein anästhesiologisches Verbundsystem (M IV), für die Versorgung von Anstaltskrankenhäusern durch freipraktizierende Anästhesisten (M V), sowie Musterverträge für die belegärztliche Tätigkeit niedergelassener Anästhesisten (M VI), für die gemeinsame Berufsausübung niedergelassener Anästhesisten (M VII) und ein Modell für die anästhesiologische Versorgung von Krankenhäusern im Rahmen einer Nebentätigkeit (M VIII), jeweils mit Kommentaren und Verweisungen auf spezielle Abhandlungen. Bereits 1967 war ein erster Mustervertrag für die anästhesiologische Versorgung der Belegkrankenhäuser durch niedergelassene Anästhesisten erschienen (Weißauer u. Henschel 1967).

In einem Sammelband **Anästhesist und Krankenhaus** (Opderbecke u Weißauer 1980) sind die Vertragsmuster und Strukturmodelle mit weiteren Kommentierungen sowie einschlägigen Abhandlungen zusammengefasst.

Für die ambulante Versorgung gelang es, die Kassenzulassung der niedergelassenen und die Beteiligung der leitenden Krankenhausanästhesisten durchzusetzen. Für die stationäre belegärztliche Tätigkeit wurden die niedergelassenen Anästhesisten als (Quasi-)belegärzte anerkannt.

Wie die differenzierten Vertragsmodelle demonstrieren, gelang es nach 1964 Schritt für Schritt, immer größere Teile des Bedarfs an fachanästhesiologischen Leistungen zu angemessenen Vertragsbedingungen zu decken und adäquate Organisationsformen durchzusetzen. Drei Jahrzehnte nach Anerkennung der Anästhesie als Fachgebiet war auch der dringendste Personalbedarf gedeckt.

2.1.7 Die dritte Phase auf dem Weg zur Selbstständigkeit

Bestimmung von Inhalt und Grenzen des Fachgebietes

Elementare Voraussetzung und Grundlage für die Entwicklung jedes selbstständigen Berufes ist ein bestimmbarer und abgrenzbarer Aufgabenbereich, der das Berufsbild prägt. Dies gilt auch für die medizinischen Disziplinen. Der das jeweilige Berufsbild prägende Aufgabenbereich ist das in seinen Inhalten und Grenzen mehr oder minder exakt bestimmbare medizinische Gebiet („Fachgebiet"), auf das sich die fachspezifische Tätigkeit erstreckt und sie zugleich begrenzt.

Als die Weiterbildungsordnungen der Länderärztekammern die Anästhesie als neues Fachgebiet anerkannten, definierten sie Inhalt und Grenzen der Fachgebiete noch nicht. Genuiner Bestandteil des neuen Fachgebietes, das was ihm an fachspezifischer Zuständigkeit nach allgemeinem Verständnis in die Wiege gelegt wurde, war die intraoperative Schmerzausschaltung und nicht mehr.

Selbst dieser, der Humanisierung der Medizin zuzurechnende Aufgabenbereich, war mehrfach limitiert: Er umfasste primär nur die Allgemeinanästhesie; den Problemen beim Umgang mit den neuen Narkosetechniken sowie mit den dazu entwickelten Geräten und technischen Einrichtungen verdankte das Fachgebiet 1953 seine Anerkennung. Im Bereich der Regionalanästhesien, die überwiegend die Operateure für ihre fachspezifischen Anforderungen entwickelt hatten, gab es offenbar zunächst kein Bedürfnis für eine fachanästhesiologische Versorgung.

Aber auch für die Narkose selbst verlieh die Anerkennung seines Fachgebietes dem Anästhesisten kein „Monopol". Die Narkose wurde dadurch nicht etwa für die Operateure zu einer fachfremden Tätigkeit. Solange das Fachgebiet die volle anästhesiologische Versorgung personell nicht sicherstellen konnte, verbot sich jede Monopolforderung von selbst.

Die intra- und postoperative Überwachung und Aufrechterhaltung der Vitalfunktionen war zunächst nicht mehr als ein Annex des Betäubungsverfahrens, im Schwerpunkt bezogen auf die Steuerung der Narkose sowie die Beherrschung der von ihr ausgehenden Belastungen der Vitalfunktionen und der Narkoserisiken.

Im Ringen um die Selbstständigkeit des Fachgebietes war es die letzte Herausforderung, seine Inhalte und Grenzen so zu definieren und festzuschreiben, wie dies dem spezifischen Leistungsvermögen des Faches und den Bedürfnissen der Patientenversorgung entspricht. Dazu bedurfte es keiner spektakulären Auseinandersetzungen. Die entscheidenden Fortschritte in der Entwicklung des Berufsbildes des Anästhesisten konnten im Einverständnis und mit ausdrücklicher Zustimmung der operativen Fächer erzielt werden.

Bei der Zusammenarbeit am Operationstisch demonstrierten die Anästhesisten, dass die Sorge für die Vitalfunktionen sich auf die operative Gesamtbelastung bezog und dass mit dem Beitrag des Anästhesisten zur Sicherheit des Patienten die Grenzen der Operabilität weit über das bisher Mögliche hinausgeschoben werden konnten. Damit war evident, dass der Beitrag des Anästhesisten zur Patientensicherheit seinem Auftrag zur Humanisierung der Medizin zumindest gleichgewichtig war. Der Anästhesist wurde damit vom „Narkosearzt" zum Partner des Operateurs, der intra- und perioperativ den „internistischen" Part übernahm. Festgeschrieben wurde diese neue Partnerschaft und die weitreichende Arbeitsteilung in der Vereinbarung der Berufsverbände der Chirurgen und Anästhesisten von 1982. Sie stellt die Grundsätze der horizontalen Arbeitsteilung dar und konkretisiert den Grundsatz der strikten Arbeitsteilung für die prä-, intra- und postoperative Zusammenarbeit gerade auch unter den Aspekten, die sich aus der Zuständigkeit des Anästhesisten für die Aufrechterhaltung der Vitalfunktionen ergeben.

Fortuna fortes adjuvat

Dem Tüchtigen half hier auch das Glück. Es war ein Glücksfall für das Fachgebiet, dass es just in dem Zeitpunkt anerkannt wurde und schrittweise Selbstständigkeit erlangte, als sich die **Intensivmedizin** zu entwickeln begann. Soweit es um die Wissenschaft und die Technik des Betäubungsverfahrens ging, konnten und mussten die Pioniere auf die Kenntnisse und Erfahrungen der Kollegen in den Ländern zurückgreifen, in denen die Anästhesie seit Jahrzehnten oder einem halben Jahrhundert als Fachgebiet etabliert war. Bei der Entwicklung der Intensivmedizin war dagegen die Eigeninitiative und die Innovationsfähigkeit des jungen Fachgebietes gefordert, sowohl im medizinischen wie im organisatorischen Bereich und nicht zuletzt auch bei der Klärung der schwerwiegenden ethischen und rechtlichen Fragen im Bereich der Intensivbehandlung und ihren Grenzsituationen.

Die Erkenntnis, dass die operative Intensivmedizin letztlich die Fortsetzung der Sorge für die Vitalfunktionen bedeutet, die dem Anästhesisten intra- und perioperativ obliegt, setzte sich rasch durch.

Anfängliche Meinungsverschiedenheiten zwischen Anästhesisten und Internisten über die zweckmäßige Organisation der Intensivmedizin wurden 1970 durch eine Vereinbarung beigelegt, die 1979 durch die **Gemeinsame Empfehlung für die Fachgebiete Anästhesiologie und Innere Medizin zur Organisation der Intensivmedizin am Krankenhaus** (DGAI et al. 1980) ersetzt wurde. Nach Nr. 2.1 der Empfehlung soll die interdisziplinäre operative Intensiveinheit der Leitung des Anästhesisten unterstehen, die der interdisziplinären konservativen der Leitung des Internisten.

Ebenfalls bereits 1970 schlossen die chirurgischen und anästhesiologischen Verbände eine Vereinbarung über die Aufgabenabgrenzung und die Zusammenarbeit in der Intensivmedizin (DGCh et al. 1970). Nach Nr. 2.3 der Vereinbarung sollen Aufwachräume und interdisziplinäre operative Intensiveinheiten dem Anästhesisten unterstehen. Es folgten im selben Jahr Vereinbarungen gleichen Inhalts mit den Neurochirurgen (DGN u. DGAW 1971), 1972 mit den Urologen (Weißauer u. Henschel 1972), 1976 mit den HNO-Ärzten (DGAW et al. 1976), 1984 mit den Orthopäden (BDA u. BVO 1984) und 1996 mit den Gynäkologen (DGAI et al. 1996). Mit der Übernahme der ärztlich-organisatorischen Leitung der interdisziplinären operativen Intensiveinheiten wurde der Anästhesist nun auch zum bettenführenden Arzt.

Zur medizinischen wie organisatorischen Entwicklung der **Notfallmedizin** hat die Anästhesie wesentliche Beiträge geleistet. Die notfallmedizinische Versorgung ist als interdisziplinäre Aufgabe anerkannt. Soweit es um Unfälle und andere vital bedrohliche Notfälle geht, ist der Anästhesist für diese Aufgabe prädestiniert, weil am Notfallort und auf dem Transport ins Krankenhaus die Aufrechterhaltung oder Wiederherstellung der Vitalfunktionen im Vordergrund steht.

Eine interdisziplinäre Aufgabe ist auch die **Schmerztherapie.** Sieht man die Millionen chronisch Schmerzkranker, so besteht hier noch ein großer Nachholbedarf in der Humanisierung unseres Gesundheitswesens. Anästhesisten haben sich sehr frühzeitig dieser Aufgabe angenommen. Anerkannt wird in den Weiterbildungsordnungen die Zuständigkeit des Anästhesisten für die Schmerztherapie mit den Methoden seines Fachgebietes.

2.1.8 Wegmarken des Erreichten

Nahezu symbolhaft für den Lohn aller Mühen stehen gegen Ende der 3 Jahrzehnte des Ringens um die fachliche Selbstständigkeit der Anästhesie 3 Werke:

- Die Vereinbarung zwischen Anästhesisten und Chirurgen von 1982 über die Zusammenarbeit in der operativen Medizin, die nicht nur alle Grundsätze der horizontalen Arbeitsteilung rezipiert, sondern das Prinzip der strikten Arbeitsteilung anhand der wichtigsten Kooperationsphasen auch noch konkretisiert und damit die Anerkennung der Anästhesie als selbständiges und gleichberechtigtes Fachgebiet eindrucksvoll bestätigt (BDA u. BDC 1982).
- Die Sammlung von Musterverträgen, Stellungnahmen und Publikationen, in der Broschüre „Anästhesist und Krankenhaus", in der es um die organisatorische Selbstständigkeit und Gleichberechtigung der Anästhesie im Gliederungssystem der Fachabteilungen geht (Opderbecke u. Weißauer 1980).
- Die Sammlung „Entschließungen, Empfehlungen, Vereinbarungen" von 1983. Ihr Untertitel „Ein Beitrag zur Qualitätssicherung in der Medizin", weist auf die Maxime hin, unter der alle Aktivitäten des Fachgebietes standen, auch wenn es um die Selbstständigkeit des Fachgebietes ging (Opderbecke u. Weißauer 1983b).

2.1.9 Resümee

Die Generation der anästhesiologischen Pioniere hat das gelobte Land der beruflichen Selbstständigkeit nicht nur gesehen und betreten, sondern auch noch darin gelebt. Für die neue Generation galt und gilt: „Was du ererbt von deinen Vätern hast, erwirb es, um es zu besitzen".
Dabei ist, meint der Verfasser, die Selbstständigkeit des Faches außer Gefahr. Das Rad der anästhesiologischen Geschichte lässt sich nicht zurückdrehen. Näher liegt wohl die Tendenz einer Einengung des Fachgebietes durch Subspezialisierungen, die innerhalb des Berufsbildes des Anästhesisten heranwachsen und sich zu neuen selbständigen Fachgebieten entwickeln können. Vermutlich ist es oft schwerer, im reißenden Strom der Zeit das Erworbene zu erhalten, als Neuland zu gewinnen.

2

Literatur zu Unterkap. 2.1

BDA und BDC (1982) Vereinbarung zwischen dem Berufsverband Deutscher Anästhesisten und dem Berufsverband der Deutschen Chirurgen über die Zusammenarbeit bei der operativen Patientenversorgung. Anästh Intensivmed 23: 403–405

BDA und BDC (1987) Verantwortung für die prä-, intra- und postoperative Lagerung des Patienten. Anästh Intensivmed 28: 65

BDA und BDC (1989) Vereinbarung über die Zusammenarbeit bei der Bluttransfusion. Anästh Intensivmed 30: 375

BDA und BVO (1984) Vereinbarung zwischen dem Berufsverband Deutscher Anästhesisten und dem Berufsverband der Fachärzte für Orthopädie über die Zusammenarbeit bei der operativen Patientenversorgung. Anästh Intensivmed 25: 464–466

Bräutigam K-H (1993) 40 Jahre Facharzt für Anästhesie. Anästh Intensivmed 34: 259–268

DGA und DGCh (1964) Richtlinien für die Stellung des leitenden Anästhesisten. Anaesthesist 14: 31–32

DGAI et al. (1980) Gemeinsame Empfehlung für die Fachgebiete Anästhesiologie und Innere Medizin zur Organisation der Intensivmedizin am Krankenhaus. Anästh Intensivmed 21: 166–168

DGAI et al. (1996) Vereinbarungen über die Zusammenarbeit in der operativen Gynäkologie und in der Geburtshilfe. Anästh Intensivmed 37: 414–418

DGAI und DOG (1998) Gemeinsame Empfehlungen über die Zusammenarbeit in der operativen Ophthalmologie der Deutschen Gesellschaft für Anästhesiologie und Intensivmedizin und der Deutschen Ophthalmologischen Gesellschaft. Anästh Intensivmed 39: 309–310

DGAW (1968) Entschließung der Deutschen Gesellschaft für Anaesthesie und Wiederbelebung zur Organisation der anästhesiologischen Versorgung von Universitätskliniken und Krankenhäusern. Anaesthesist 17: 111–114

DGAW et al. (1976) Vereinbarungen über die Zusammenarbeit in der HNO-Heilkunde. Anästh Inform 17: 354

DGCh et al. (1970) Vereinbarungen zwischen den Fachgebieten Chirurgie und Anästhesie über die Aufgabenabgrenzung und die Zusammenarbeit in der Intensivmedizin. Anästh Inform 11: 167

DGN und DGAW (1971) Empfehlungen zur Organisation der Anästhesie im Rahmen der Neurochirurgie. Anästh Inform 12: 34–35

DGU und BDA (1972) Vereinbarungen über die Aufgabenabgrenzung und die Zusammenarbeit im operativen Bereich und in der Intensivmedizin des Berufsverbandes der Deutschen Urologen und des Berufsverbandes Deutscher Anästhesisten. Anästh Inform 13: 220–221

Elster R (1958) Hinweis der Schwesternschaft. Ärztl Mitteilungen 43: 1213

Engisch K (1961) Wie ist rechtlich die Verantwortlichkeit des Chirurgen im Verhältnis zur Verantwortlichkeit des Anästhesisten bei ärztlichen Operationen zu bestimmen und zu begrenzen? Langenbecks Arch Chir 297: 236–254

Fischer AW (1959) Wieweit können Schwestern oder Pfleger an Narkosen beteiligt werden? Chirurg 30: 535–536

Fischer AW (1960) Erwiderung zu der Stellungnahme von W. Hügin. Chirurg 31: 201

Hügin W (1960) Wieweit können Schwestern oder Pfleger an Narkosen beteiligt werden? (Stellungnahme zu dem Aufsatz von A.W. Fischer). Chirurg 31: 200

Opderbecke HW, Weißauer W (1966) Ein Mustervertrag für leitende Anästhesisten. Anästh Inform 7: 4–14

Opderbecke HW, Weißauer W (Hrsg) (1980) Anästhesist und Krankenhaus. Perimed, Erlangen.

Opderbecke HW, Weißauer W (1983a) Zulässigkeit und Grenzen der „Parallelnarkose". Anästh Intensivmed 24: 214–218

Opderbecke HW, Weißauer W (Hrsg) (1983b) Entschließungen, Empfehlungen, Vereinbarungen. Perimed, Erlangen

Opderbecke HW, Weißauer W (Hrsg) (1999) Entschließungen, Empfehlungen, Vereinbarungen, Leitlinien. 3. Aufl. Aktiv Druck, Ebelsbach

Weißauer W (1962) Arbeitsteilung und Abgrenzung der Verantwortung zwischen Anästhesist und Operateur. Anaesthesist 11: 239–256

Weißauer W (1963a) Die Problematik der Schwesternnarkose und die Ausbildung von Anästhesieschwestern. Anaesthesist 12: 156–161

Weißauer W (1963b) Die rechtliche Verantwortung des leitenden Anästhesisten. Anästhesist 13: 385–395

Weißauer W, Henschel W (1967) Der Anaesthesist im Belegkrankenhaus. Anästh Inform 8: 5–26

2.2 50 Jahre Deutsche Gesellschaft für Anästhesiologie und Intensivmedizin

K. van Ackern, W. Schwarz, J.-P. Striebel

„Auch in Deutschland trifft man hie und da eine gewisse Sehnsucht nach solchen Narkosespezialisten, ohne dass es indessen gelungen wäre, diese Species irgendwo tatsächlich lebendig zu erhalten". (Max v. Brunn, 1875–1924; [74])

Am 10. April 1953 wurde anlässlich des 70. Jahreskongresses der **Deutschen Gesellschaft für Chirurgie** in München die **Deutsche Gesellschaft für Anaesthesie** gegründet. Im September des gleichen Jahres beschloss der 56. Deutsche Ärztetag in Lindau, den „Facharzt für Anästhesie" in die Facharztordnung aufzunehmen. Die Anerkennung der Anästhesie als selbstständiges Fachgebiet in Deutschland war damit vollzogen.

Fünfzig Jahre nach diesen Ereignissen soll im Rahmen dieses Kapitels ein kurzer Abriss der Geschichte der **Deutschen Gesellschaft für Anästhesiologie und Intensivmedizin** gegeben werden, ohne Anspruch auf Vollständigkeit und differenzierte historische Aufarbeitung. Es werden Originaldokumente, die bestimmte Entwicklungsschritte belegen, ganz oder in Auszügen präsentiert und, wo dies möglich ist, auch Stimmen der Zeitzeugen, der „Pioniere", aus Protokollen, Briefen, Berichten und Publikationen zu Worte kommen.

2.2.1 Erste Schritte

Die Gründung der **Deutschen Gesellschaft für Anaesthesie** im Jahre 1953 erfolgte im Vergleich zu Ländern wie z. B. Großbritannien und den Vereinigten Staaten von Amerika spät [68]. So wurde bereits 1883 die **Society of Anaesthetists of London** gegründet. 1905 beschloss eine Gruppe anästhesiologisch interessierter Ärzte in den USA die Gründung der **Society of Anesthetists of Long Island**, der Vorläuferin der späteren **American Society of Anesthesiologists**. Trotz der enormen klinischen Fortschritte, die die Anästhesie v. a. in den angloamerikanischen und skandinavischen Ländern nachweisen konnte, schenkten die Chirurgen in Deutschland dieser Entwicklung wenig Bedeutung.

Die verzögerte Etablierung der Anästhesie in der deutschen Medizin ist erstaunlich, da doch von deutschen Wissenschaftlern und Ärzten am Ende des 19. und zu Beginn des 20. Jahrhunderts wesentliche Impulse und Beiträge für die Entwicklung in den Bereichen Lokalanästhesie, Regionalanästhesie, Allgemeinanästhesie und Verfahrenstechniken ausgingen (s. Kap. 1). Es wäre allerdings undifferenziert zu behaupten, die deutschen Chirurgen seien insgesamt ablehnend gewesen. Es gab sowohl Befürworter als auch Gegner einer Verselbstständigung der Anästhesie. Obwohl auch in Deutschland die Operateure durchaus die Meinung vertraten, dass die Anästhesie ein essenzieller Bestandteil des ärztlichen Berufsbildes sei und in der Ausbildung berücksichtigt werden müsse, konnte sich die Auffassung, dafür ein eigenes Fachgebiet einzurichten, lange nicht durchsetzen. Erst nach Ende des 1. Weltkrieges führten Kontakte zwischen anästhesiologisch interessierten Chirurgen und Pharmakologen mit den bereits etablierten Fachgesellschaften in Großbritannien und den USA zu der wiederholt und nachhaltig formulierten Forderung, ein eigenständiges ärztliches Fachgebiet für dieses Berufsfeld zu schaffen.

Zu den Pionieren der Entwicklung eines eigenen Faches Anästhesie in Deutschland zählt u. a. der Hamburger Arzt Ernst von der Porten, der sich selbst bereits 1922 als „professioneller Anästhesist" bezeichnete [71]. Er forderte, dass jeder, der Anästhesien durchführen wolle, das ganze Spektrum der Theorie und Praxis beherrschen sollte und eine sorgfältige Ausbildung durchlaufen haben müsste. Seine Besuche 1923 bei Fachkollegen in Großbritannien, besonders aber seine Teilnahme – als einziger Repräsentant des Kontinents – an einem Fachkongress in Nottingham im Jahre 1926 ermöglichten ihm neue Verbindungen sowohl zu britischen, aber auch zu amerikanischen Anästhesisten und deren wissenschaftlichen Gesellschaften. Erfahrungen und Erkenntnisse aus diesen Kontakten bewogen ihn zu dem Entschluss, die Etablierung der Anästhesie als eigenes Fachgebiet mit eigenem Publikationsorgan im Sinne eines Fachjournals analog zum Ausland in Deutschland weiter voranzutreiben.

Einige bedeutende Meilensteine auf dem langen Weg bis zur Anerkennung der Anästhesie als eigenständige Fachdisziplin in der deutschen Medizin brachte das wirtschaftliche Rezessionsjahr 1928 (s. Kap. 1.2). Hans Killian aus Freiburg und Helmut Schmidt aus Hamburg, beides junge chirurgische Assistenten, unternahmen in diesem Jahr auf Einladung der International Anesthesia Research Society eine mehrmonatige Studien- und Vortragsreise, die sie in die Vereinigten Staaten, nach Kanada und England führte [35, 41, 65]. Im Jahre 1928 erschienen unabhängig voneinander 2 Fachzeitschriften: **Der Schmerz**, herausgegeben von Carl Joseph Gauss (Gynäkologie, Würzburg), Hermann Wieland (Pharmakologie, Heidelberg), Ernst von der Porten (Anästhesie, Hamburg) und B. Behrends (Pharmazie, Heidelberg), sowie **Narkose und Anaesthesie**, herausgegeben von H. Franken (Gynäkologie, Freiburg), Hans Killian (Chirurgie, Freiburg), Helmut Schmidt (Chirurgie, Hamburg) und H. Schlossmann (Pharmakologie, Düsseldorf). Nach dem 1. Jahrgang wurden beide Journale zu einer gemeinsamen Zeitschrift **Schmerz, Narkose, Anaesthesie** zusammengelegt, die erfolgreich über 16 Jahrgänge existierte. Ende 1944 musste sie – wie zahlreiche andere wissenschaftliche Zeitschriften in Deutschland auch – ihr Erscheinen einstellen.

Im September 1928 fand anlässlich der Jahrestagung der **Gesellschaft Deutscher Naturforscher und Ärzte** in

Hamburg eine gemeinsame Sitzung der Abteilungen Chirurgie, Pharmakologie und Gynäkologie zum Thema **„Die Gasnarkose und ihre Bedeutung für das Narkoseproblem"** statt [9]. Dieser sog. **„Erste deutsche Narkosekongress"** [66], wie diese Sitzung rückblickend gelegentlich apostrophiert wurde, hatte im Vorfeld bei den jungen deutschen Protagonisten der Anästhesie hochgespannte Erwartungen geweckt. Bei ihren Vorträgen in den USA hatten Hans Killian und Helmut Schmidt angekündigt, dass bei dieser Tagung die Gründung einer deutschen Anästhesiegesellschaft geplant sei [2]. Um dieses Vorhaben zu unterstützen und das Ereignis auch international zu würdigen, sagte der Generalsekretär der International Anesthesia Research Society, Francis Hoeffer McMechan, seine Teilnahme an der Hamburger Tagung zu. In einem Grußwort [47, 48] zu Beginn der Sitzung brachte er seine damit verbundenen Hoffnungen zum Ausdruck, und H. Killian und H. Schmidt versuchten in ihren Beiträgen einen programmatischen Durchbruch zu erreichen.

Beeindruckt von der Professionalität der amerikanischen und englischen Anästhesisten berichteten sie über die Entwicklungen und die berufliche Situation in diesen Ländern [38, 65]. Vor allem Helmut Schmidt kritisierte in seinem Beitrag **„Die Gasnarkose vom Standpunkt des amerikanischen Narkosespezialisten"** [65] vor dem Hintergrund der organisatorischen und berufspraktischen Strukturen der Anästhesie, wie er sie bei seinen Besuchen in zahlreichen Kliniken in den USA, Kanada und England kennengelernt hatte, die in der deutschen Medizin weit verbreitete Ansicht, dass der „Narkosespezialismus" nicht notwendig sei. Er sei überzeugt, dass man den Ernst der Narkose häufig unterbewerte, obwohl sie für den Patienten oft ein höheres Risiko oder eine größere Schädigung darstelle als die Operation. Narkosespezialisten würden die Anästhesie sicherer und risikoärmer machen und so den Krankenhausaufenthalt verkürzen. Damit würde sich die Einführung einer professionellen Anästhesie von selbst finanzieren.

Schmidt plädierte daher abschließend für einen „gemäßigten Spezialismus an den Universitäten und großen Krankenhäusern" in Deutschland. Dieses Plädoyer fiel jedoch auf taube Ohren. Der Freiburger Ordinarius für Chirurgie Eduard Rehn lehnte in seinem Schlusswort am Ende der Sitzung eine Professionalisierung der Anästhesie als „zum Mindesten verfrüht" [9] ab: **„Die alten ‚Rauschebärte' waren ‚zorngerötet', dass man ihnen einen zweiten mitverantwortlichen Mann an die Seite stellen wollte"**, hat es H. Schmidt rückblickend später einmal formuliert [66].

Auch die Fachvorträge der Sitzung führten zu keiner einheitlichen Empfehlung für die praktische Narkose [60]. Der allgemeinen Verunsicherung am Ende dieses Tages gab H. Killian in einem originellen Eintrag in das Gästebuch von H. Schmidt Ausdruck (Abb. 2.1): Eine Gruppe offensichtlich verunsicherter Chirurgen umsteht einen Patienten und fragt sich: **„Mit was sollen wir nach diesem Kongress noch narkotisieren?"** [66].

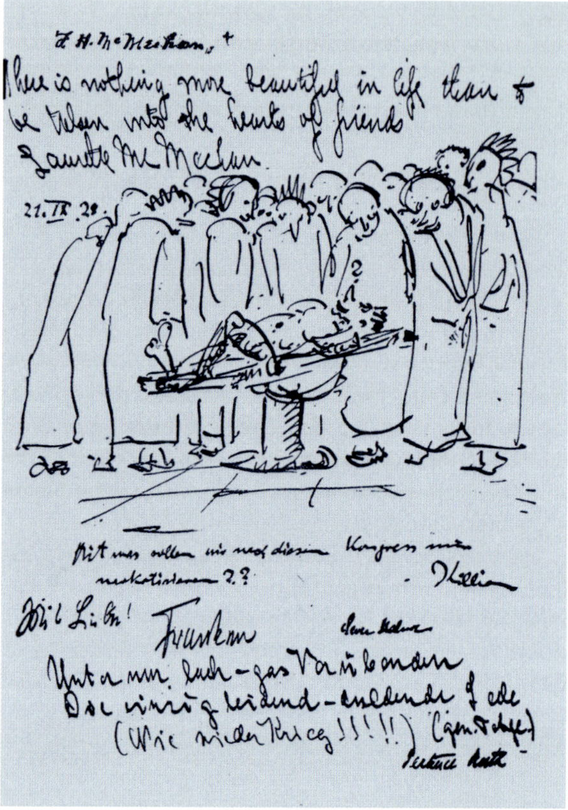

Abb. 2.1. Einträge vom 21.09.1928 im Gästebuch von Helmut Schmidt

Während sich Hans Killian in der Folgezeit zunächst nicht weiter äußerte, entschied sich sein chirurgischer Kollege Helmut Schmidt im Zusammenhang mit seiner Habilitation für ein 2-jähriges, intensives theoretisches und praktisches Engagement für die Anästhesie an der Chirurgischen Klinik in Hamburg-Eppendorf. Wegen der völlig ungesicherten Berufsaussichten entschied er sich dann allerdings, seine Karriere als Chirurg fortzusetzen [66]. Rückblickend ist es für uns heute kaum noch nachzuvollziehen, wie Vorbehalte bei den Chirurgen in Deutschland die Entwicklung der Anästhesie, die gerade ihrer operativen Arbeit und den Patienten zugute kam, im Gegensatz zu Großbritannien oder den USA über Jahrzehnte verzögern konnten und sie damit ihren Patienten die Vorteile einer professionalisierten Anästhesie weitgehend vorenthielten.

Es vergingen weitere 11 Jahre, in denen heftig über die verschiedenen Anästhesiemethoden und unterschiedliche Anästhetika diskutiert wurde, ohne dass sich Wesentliches an der Ausbildung der Ärzte oder an der Entwicklung der Anästhesie zu einer anerkannten medizinischen Spezialität änderte. Auf dem Jahreskongress der **Deutschen Gesellschaft für Chirurgie** im Jahr 1939 trug Hans Killian am Ende seines Referates über Mischnarkosen seine Vorstellungen über die Organisationsform des Faches Anästhesie einschließlich Ausbildung, Forschung und Lehre an das Präsidium der Deutschen Gesellschaft für Chirurgie heran [36]:

> „Sie alle wissen, dass in praktischer Hinsicht das Narkoseproblem in Deutschland nicht gelöst erscheint, und ich habe mich deshalb, angeregt durch dieses Referat, veranlasst gefühlt, in einer kurzen Denkschrift eine kritische Übersicht über die gegenwärtige Situation des deutschen Narkosewesens zu geben und entsprechende Vorschläge zur Verbesserung in wissenschaftlicher und in praktischer Hinsicht auszuarbeiten. Ich überreiche unserem Herrn Vorsitzenden diese Denkschrift mit der Bitte, sie dem Ausschuss der Deutschen Gesellschaft für Chirurgie vorzulegen, damit sie als Basis einer Aussprache gelegentlich dienen kann. Es geschieht dies in der Hoffnung, dass wir bald den Vorsprung des Auslandes auf dem Gebiet der praktischen Narkose einholen können."

Gleichzeitig übersandte er dieses Memorandum auch an den Reichsärzteführer.

Killians Forderungen waren [36]:

1. Die Gründung einer deutschen Gesellschaft für Narkose und Anästhesie
2. Umwandlung der Zeitschrift *Schmerz, Narkose, Anästhesie* in ein deutsches Zentralorgan für Narkose und Anästhesie
3. Die Einführung eines Narkosearztes
4. Verbesserte Ausbildung der Studenten in Narkose und Anästhesie
5. Keine Anästhesie ohne vorangegangene Unterweisung und ohne spezielle Kontrolle
6. Schaffung eines Deutschen Institutes für Narkose und Anästhesie, als zentrale Forschungsstelle „einer großen akademischen chirurgischen Klinik angegliedert".

Antwort erhielt Killian ein halbes Jahr später von der **Reichsärztekammer** (▫ Abb. 2.2a, b; [69]), nachdem der Reichsärzteführer über das Hauptamt für Volksgesundheit zunächst Stellungnahmen des **NS-Dozentenbundes** und der **Deutschen Gesellschaft für Chirurgie** eingeholt und die Akten dann der Reichsärztekammer zur Weiterbearbeitung übergeben hatte. Gestützt auf die Stellungnahme des NS-Dozentenbundes und ein Gutachten des Erlanger Ordinarius für Chirurgie, Otto Goetze, lehnte die Reichsärztekammer mit Schreiben vom 14. September 1939 den Antrag Killians auf Verselbstständigung der Anästhesie mit Entschiedenheit ab, wenngleich ein Mangel an Ausbildung in der

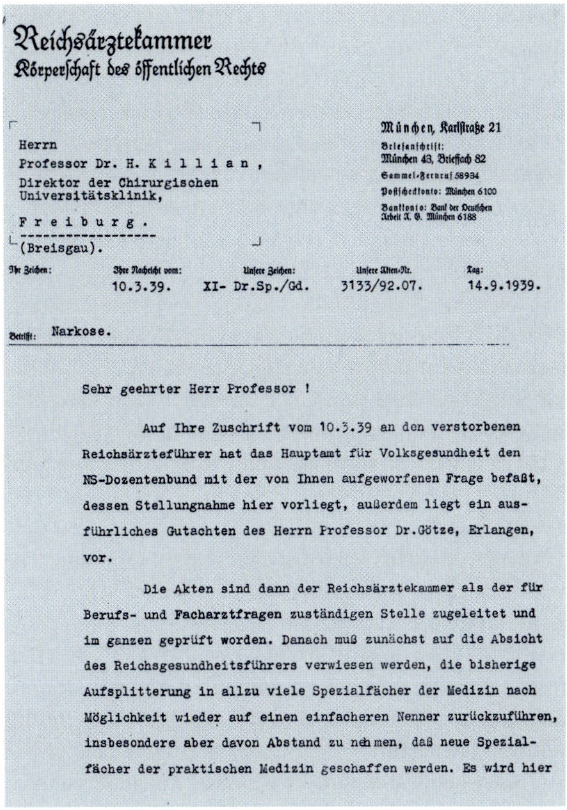

Reichsärztekammer
Körperschaft des öffentlichen Rechts

Herrn
Professor Dr. H. K i l l i a n ,
Direktor der Chirurgischen
Universitätsklinik,

F r e i b u r g .
(Breisgau).

München, Karlstraße 21
Briefanschrift:
München 43, Brieffach 82
Sammel-Fernruf 58934
Postscheckkonto: München 6100
Bankkonto: Bank der Deutschen Arbeit A. G. München 6188

Ihr Zeichen:	Ihre Nachricht vom:	Unsere Zeichen:	Unsere Akten-Nr.	Tag:
	10.3.39.	XI- Dr.Sp./Gd.	3133/92.07.	14.9.1939.

Betrifft: Narkose.

Sehr geehrter Herr Professor !

Auf Ihre Zuschrift vom 10.3.39 an den verstorbenen Reichsärzteführer hat das Hauptamt für Volksgesundheit den NS-Dozentenbund mit der von Ihnen aufgeworfenen Frage befaßt, dessen Stellungnahme hier vorliegt, außerdem liegt ein ausführliches Gutachten des Herrn Professor Dr.Götze, Erlangen, vor.

Die Akten sind dann der Reichsärztekammer als der für Berufs- und Facharztfragen zuständigen Stelle zugeleitet und im ganzen geprüft worden. Danach muß zunächst auf die Absicht des Reichsgesundheitsführers verwiesen werden, die bisherige Aufsplitterung in allzu viele Spezialfächer der Medizin nach Möglichkeit wieder auf einen einfacheren Nenner zurückzuführen, insbesondere aber davon Abstand zu nehmen, daß neue Spezialfächer der praktischen Medizin geschaffen werden. Es wird hier

a

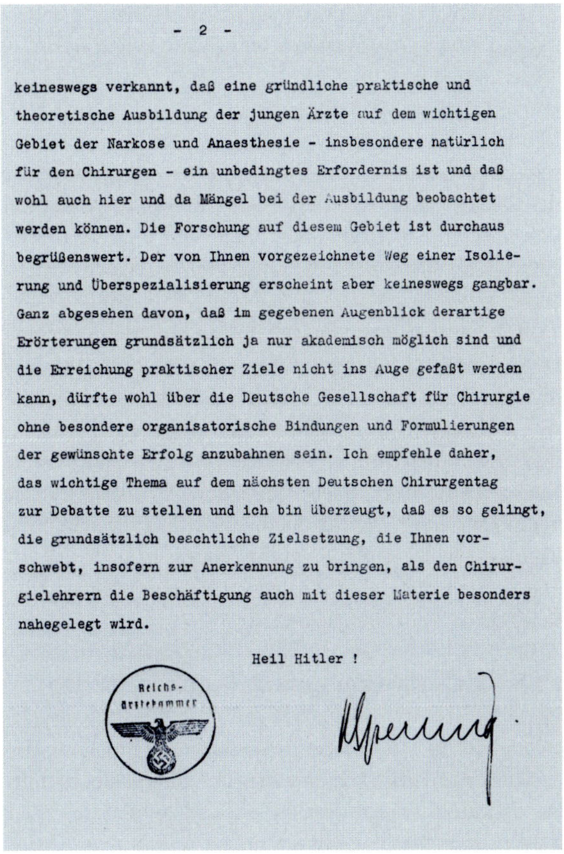

\- 2 -

keineswegs verkannt, daß eine gründliche praktische und theoretische Ausbildung der jungen Ärzte auf dem wichtigen Gebiet der Narkose und Anaesthesie - insbesondere natürlich für den Chirurgen - ein unbedingtes Erfordernis ist und daß wohl auch hier und da Mängel bei der Ausbildung beobachtet werden können. Die Forschung auf diesem Gebiet ist durchaus begrüßenswert. Der von Ihnen vorgezeichnete Weg einer Isolierung und Überspezialisierung erscheint aber keineswegs gangbar. Ganz abgesehen davon, daß im gegebenen Augenblick derartige Erörterungen grundsätzlich ja nur akademisch möglich sind und die Erreichung praktischer Ziele nicht ins Auge gefaßt werden kann, dürfte wohl über die Deutsche Gesellschaft für Chirurgie ohne besondere organisatorische Bindungen und Formulierungen der gewünschte Erfolg anzubahnen sein. Ich empfehle daher, das wichtige Thema auf dem nächsten Deutschen Chirurgentag zur Debatte zu stellen und ich bin überzeugt, daß es so gelingt, die grundsätzlich beachtliche Zielsetzung, die Ihnen vorschwebt, insofern zur Anerkennung zu bringen, als den Chirurgielehrern die Beschäftigung auch mit dieser Materie besonders nahegelegt wird.

Heil Hitler !

b

▫ **Abb. 2.2a, b.** Schreiben der Reichsärztekammer an Hans Killian vom 14.09.1939

Anästhesie durchaus anerkannt wurde. Man empfahl ihm deshalb,

> „das wichtige Thema auf dem nächsten Deutschen Chirurgentag zur Debatte zu stellen und ich bin überzeugt, dass es so gelingt, die grundsätzlich beachtliche Zielsetzung, die Ihnen vorschwebt, insofern zur Anerkennung zu bringen, als den Chirurgielehrern die Beschäftigung auch mit dieser Materie besonders nahegelegt wird."

Bedauerlicherweise sind die Akten der Reichsärztekammer bei einem Bombenangriff gegen Ende des 2. Weltkrieges weitgehend vernichtet worden, sodass eine Einsicht in die Stellungnahmen zu Killians Antrag bisher nicht möglich war. Doch können wir die Argumentation des Gutachtens von O. Goetze aus zwei Publikationen [25, 26] im Zusammenhang mit den Bestrebungen der Röntgendiagnostik nach Verselbstständigung [42] rekonstruieren. Ein selbstständiges chirurgisches Spezialfach zeichne sich – so Goetze – **„durch eine eigene umfassende Diagnostik und eine eigene umfassende Therapie"** aus. Das treffe **„nicht zu für die Röntgentherapie und erst recht nicht für die Röntgendiagnostik"**. Er klassifizierte die Röntgendiagnostik als

> „Hilfswissenschaft, die uns ein diagnostisches Hilfsmittel ähnlich dem Mikroskop zum Sichtbarmachen dessen zur Verfügung stellte, was wir durch die Pathologie und die pathologische Anatomie lernten und täglich weiter lernen müssen."

Wir dürfen vermuten, dass Goetze die Anästhesie in seinem Gutachten an das Hauptamt für Volksgesundheit in diesem Sinne ebenfalls als Hilfswissenschaft im Rahmen der Chirurgie einordnete und eine Verselbstständigung sowie die Einrichtung eines eigenen Facharztes ablehnte.

Die von der **Reichsärztekammer** angeregte erneute Diskussion kam wegen des beginnenden 2. Weltkrieges nicht mehr zustande. Auch Killians Versuch, eine Diskussion durch Publikation seiner Vorschläge in der Dezemberausgabe 1941 von **Schmerz, Narkose, Anaesthesie** in Gang zu bringen [37], blieb ohne Resonanz. In dieser Phase behinderte nicht nur die ablehnende Haltung der Chirurgen die weitere Entwicklung, sondern auch die zunehmende Isolation der deutschen Medizin während des Krieges.

2.2.2 Die Entwicklung nach dem 2. Weltkrieg

Der Stand der Anästhesie in Deutschland am Ende des 2. Weltkrieges entsprach etwa dem der Jahrhundertwende. Bevorzugte Methode war die Äthertropfnarkose über die Schimmelbusch-Maske. Ergänzt wurde diese durch die intravenöse Barbituratnarkose, sei es als intravenöse Mononarkose oder in Kombination mit der Äthertropfnarkose. Ausgebildete Narkosespezialisten gab es nicht. Dieser Zustand führte nicht nur zu zahlreichen Narkosezwischenfällen mit Todesfolge [58] sondern auch zu einer erheblichen Einschränkung der Indikationen zur Operation sowohl was den Zustand des Patienten, Alter und Vorerkrankung betraf wie auch das Ausmaß der Operation. Eine größere Operation, wie etwa eine Magenresektion bei einem 60-jährigen Patienten, schien nicht indiziert zu sein.

Sehr bald aber drangen auch wieder Nachrichten über medizinische Entwicklungen aus dem Ausland nach Deutschland. So erfuhren die deutschen Chirurgen von den enormen Fortschritten, die mit dem 1944 synthetisierten Curare, der zum Routineverfahren weiterentwickelten Intubationstechnik und den neuen Narkosegeräten insbesondere bei Eingriffen am Herzen und an der Lunge möglich waren (s. Kap. 3.1). Kenntnisse dieser Art wurden in Deutschland zuerst dort verfügbar, wo Kontakte zu ausländischen Anästhesisten bestanden.

So berichtete beispielsweise Jean Henley, Anästhesistin aus New York, 1949 erstmals in Giessen über ihre Erfahrungen und übermittelte bis 1951 an vielen Kliniken der amerikanischen Besatzungszone Deutschlands die neuen Erkenntnisse. Der von Robert Macintosh in Oxford ausgebildete Schweizer Kollege Karl Mülly gab seine Erfahrungen bei Vorträgen in Düsseldorf, Marburg, Heidelberg und München weiter. Für die Chirurgie eröffneten sich dadurch auch in Deutschland neue Möglichkeiten in der Behandlung einer großen Anzahl von Kranken mit Lungentuberkulose. Durch die ersten Intubationskatheter der Firma Rüsch, Waiblingen, 1947, und durch das erste deutsche Kreislauf-Narkosegerät Modell „F" der Dräger-Werke, Lübeck, 1948, waren die technischen Voraussetzungen zwar wesentlich verbessert worden, dennoch fehlte es in Deutschland zunächst nicht nur an der notwendigen Anzahl von geeigneten technischen Geräten, sondern mehr noch an Ärzten, die damit umgehen konnten.

Vor diesem Hintergrund fand vom 6.–11. Juni 1949 in Frankfurt die 66. Tagung der Deutschen Gesellschaft für Chirurgie, der erste Chirurgenkongress nach dem 2. Weltkrieg unter dem Vorsitz von Eduard Rehn, Freiburg, statt. In seinem Vortrag über „Curare und verwandte Substanzen zur Verbesserung der Narkose" [39] warf Hans Killian – 10 Jahre nach seinem historischen Vorstoß auf der Jahrestagung der Deutschen Gesellschaft für Chirurgie im Jahre 1939 – zum Schluss die Frage auf, „ob es nicht ratsam sei, in Deutschland Spezialisten für Narkose und Anästhesie auszubilden". Eduard Rehn nahm in der Aussprache unmittelbar dazu Stellung:

> „Ich glaube, dass die ganze Entwicklung der Chirurgie dahin geht, dass wir zwar nicht für alle Eingriffe, aber doch für die große und größte Chirurgie und für bestimmte Operationen um eine Spezialisierung der Nar-

kose und Anästhesie nicht herumkommen können. Ich stehe deshalb bereits im Begriff, an meiner Klinik eine Dozentur für Narkose, welche aus der Pharmakologie und Chirurgie herauswachsen soll, zu entwickeln, um so weitere erforderliche Kräfte heranzubilden."

Einige Chirurgen (u. a. Georg Ernst Konietzny, Hamburg, Emil Karl Frey, München, Friedrich Bernhard, Gießen, und Ernst Derra, Düsseldorf) berichteten auf diesem Kongress ebenfalls über die neuen Operationsmöglichkeiten mit Hilfe der Intubationstechnik und der Möglichkeit der künstlichen Beatmung.

2.2.3 Anhaltender Widerstand der Deutschen Gesellschaft für Chirurgie [7, 8]

Der 52. Deutsche Ärztetag im September 1949 in Hannover beschloss zukunftsweisend, auch den Facharzt für Anästhesie als Nummer 18 neben dem der Neurochirurgie, Bakteriologie-Serologie und Bakteriologie-Mikrobiologie in die neue Facharztordnung aufzunehmen. Als Ausbildungszeit wurden 3 Jahre gefordert. Davon musste eine 2-jährige Ausbildungszeit in Narkosetechnik unter Anleitung eines Facharztes erfolgen, 1 Jahr konnte chirurgische, internistische oder physiologisch pharmakologische Ausbildungszeit beinhalten. Zeitgleich mit dem Ärztetag waren in der Zeitschrift **Der Krankenhausarzt** mehrere Beiträge – einer auch von Hans Killian mit einer Aktualisierung seiner Forderungen aus der Vorkriegszeit – zur Narkosearztfrage erschienen, die sich durchweg im gleichen Sinne äußerten [32, 33, 38, 52].

Der Beschluss des Ärztetages wurde jedoch von den wissenschaftlichen Fachgesellschaften, so auch vom Ausschuss der **Deutschen Gesellschaft für Chirurgie** am 22. Oktober 1949, unter Hinweis auf deren Mitbestimmungsrecht zurückgewiesen. Die führenden deutschen Chirurgen hatten zwar den Wert moderner Narkoseverfahren durchaus erkannt, sie glaubten aber, dass ein Narkosespezialist nur für ganz bestimmte große Eingriffe, vorzugsweise in der Thoraxchirurgie, benötigt werde, und hielten deshalb im Gegensatz zu ihren Kollegen im westlichen Ausland die Einführung eines eigenen Facharztes für überzogen.

Der Ausschuss der Deutschen Gesellschaft für Chirurgie befasste sich im Mai 1950 erneut mit der Facharztfrage und bekräftigte seine ablehnende Haltung in einem Schreiben an den Präsidenten des Deutschen Ärztetages, Hans Neuffer. Intern legte sich der Ausschuss fest, dass man kein unabhängiges Zentralinstitut zur Ausbildung von Narkosespezialisten wolle. Stattdessen denke man an eine Narkosedozentur in Verbindung mit einer Narkoseabteilung als Abteilung der Chirurgischen Klinik, über deren Aufgaben in einem Schreiben des damaligen Präsidenten der Deutschen Gesellschaft für Chirurgie, Erich von Redwitz, Bonn, an den Schriftführer Arthur Hübner u. a. Folgendes näher ausgeführt wurde:

a) Ausbildung von eigenen und fremden Ärzten theoretisch und praktisch.
b) Überwachung sämtlicher Anästhesien in der Klinik. Zuvor ist die Indikation für die Anästhesie in jedem einzelnen Fall zwischen Operateur und Narkosespezialist gemäß Vereinbarung mit dem Chef zu treffen, vorausgesetzt, dass der Narkosearzt die Anamnese und den Befund jedes einzelnen Patienten voll und ganz überblickt!
c) Lehraufträge für den Unterricht von Studenten.
d) Alle Möglichkeiten zur Forschung sollen gegeben werden.

Eine Bitte der Deutschen Pharmakologischen Gesellschaft um eine gemeinsame Stellungnahme zu Richtlinien für die Ausbildung von Anästhesieärzten wurde folgendermaßen beschieden:

„Es sei vielmehr die Frage der Ausbildung von Narkoseschwestern zu prüfen, die nach den deutschen Verhältnissen besser einsatzfähig wären. Nach deutschem Recht ist noch immer der Operateur für die gesamte Operation verantwortlich, der Narkotiseur ist sein „Erfüllungsgehilfe". Es müssten also auch die gesetzlichen Bestimmungen erst geändert werden. Anästhesiespezialisten seien vorerst abzulehnen, doch sollte man einige Dozenturen für Anästhesie schaffen, die sich dieser Forschung und Ausbildung widmen sollen. Für diese müsste man allerdings einen Teil der Vorbildung in Pharmakologie fordern" (s. Kap. 1.2).

Für die 67. Tagung der Deutschen Gesellschaft für Chirurgie Ende Mai 1950 in Frankfurt/M. unter dem Vorsitz von Erich v. Redwitz, Bonn, war wieder eine ganze Reihe von Beiträgen zum Stand der Anästhesieverfahren in der Chirurgie geplant und neben dem Hauptreferenten Ernst Derra, Düsseldorf, der das Thema **„Der heutige Stand der Anästhesieverfahren in der Chirurgie"** bearbeitete und sich auch zur Ausbildung von Anästhesisten äußerte [10], einige Referenten aus dem Ausland eingeladen: Torsten Gordh, Stockholm, Geoffrey Organe, London, und Robert Macintosh, Oxford.

Trotz dieses Aufgebotes konnte in der ausführlichen Aussprache kein weiterer wesentlicher Fortschritt erzielt werden. Als Fritz Hesse, Saarbrücken, ein entschiedener Verfechter und Förderer eines selbstständigen Facharztes für Anästhesie [29] forderte,

„dass die Ausbildung der Narkosefachärzte, besser der Berufsanästhesisten, auf einer ganz breiten Basis erfolgen muss, damit sie nicht von vornherein lediglich zu Technikern degradiert werden, sondern auch auf dem Gebiet der Forschung allen anderen Fachärzten gleichrangig bleiben," entgegnete ihm E. Derra [30]:

> „Es braucht nicht in jedem kleinen Krankenhaus ein Anästhesist zu sein; es genügen 5–6 Narkoseschulen mit Spezialisten, die die Forschung und Lehre weitertreiben. Dort können dann Assistenten, die daran Interesse haben, ausgebildet werden."

Der Vorsitzende E. v. Redwitz selbst warnte in seiner Replik auf eine Stellungnahme von Robert Macintosh angesichts der besonderen Verhältnisse in Deutschland im Namen des Ausschusses der Gesellschaft nochmals vor der voreiligen Schaffung eines neuen Facharztes. Er setze sich für Dozenturen und Lehraufträge für Anästhesie ein. So könne die Frage des Bedürfnisses nach Schaffung eines eigenen Standes von Anästhesisten mit größerer Ruhe und ohne Hast bearbeitet werden. Er teilte außerdem mit, dass die Gesellschaft eine Kommission ernennen werde, welche zusammen mit einer von der Deutschen Gesellschaft für Pharmakologie benannten Kommission die ganze Frage erneut prüfen werde [30].

Im Sommersemester 1950 starteten 3 Dozenten an der Medizinischen Akademie Düsseldorf eine Initiative, um die zu diesem Zeitpunkt begrenzten Zugeständnisse der Deutschen Gesellschaft für Chirurgie für eine strukturierte Ausbildung in der Anästhesie in die Tat umzusetzen. Das „Drei-Männer-Kolleg" über „Narkose und Anästhesie" war die erste universitäre Vorlesungsreihe zur Anästhesie nach dem 2. Weltkrieg in Deutschland und fand im Rahmen des Faches Pharmakologie und Toxikologie (2-stündig nach Vereinbarung) und nicht im Rahmen der Chirurgie statt. Die Dozenten waren Helmut Weese, Chefpharmakologe der Bayer-Werke und zu dieser Zeit auch Ordinarius für Pharmakologie in Düsseldorf – er hatte 1932 das Evipan eingeführt –, Helmut Schmidt, Remscheid, der sich 1928 bei Paul Sudeck in Hamburg über das Lachgas habilitiert hatte, sowie Ferdinand H. Koss, Oberarzt an der Klinik Derras, gemeinsam mit Wolfgang Irmer Verfasser des 1951 erschienen ersten Lehrbuchs über die Endotrachealnarkose in Deutschland.

Unmittelbar nach diesem Chirurgenkongress lud das Sozialministerium des Landes Nordrhein-Westfalen mit Schreiben vom 5. Juni 1950 zur „Beratung des Problems der Ausbildung von Anästhesieassistenten bzw. Anästhesiefachärzten und der eventuellen Einrichtung von sog. Narkoseschulen" im Rahmen eines eigens dafür gebildeten Unterausschusses im Landesgesundheitsrat als Sachverständige auch die Direktoren der Chirurgischen Universitätskliniken des Landes ein. Erich v. Redwitz konnte bei dieser Sitzung die Meinung der Deutschen Gesellschaft für Chirurgie, dass die Schaffung eines Facharztes für Anästhesie verfrüht sei, durchsetzen, erklärte sich aber mit seinem Kollegen Ernst Derra aus Düsseldorf bereit, in ihren Fakultäten für die Schaffung von Dozenturen für Narkose zu arbeiten. Der Sozialminister wurde gebeten, sich beim Kultus- und Finanzminister für die Schaffung entsprechender Stellen zu verwenden und Auslandstipendien für die Ausbildung von Anästhesieärzten bereitzustellen.

Auf dem 53. Deutschen Ärztetag in Bonn (1950) wurde zwar die Diskussion zur Novellierung der Facharztordnung um ein weiteres Jahr verschoben, aber der Marburger Bund gab inzwischen seine Absicht zur Gründung einer Vereinigung der Anästhesisten bekannt. Diese Tatsache und die forcierten Aktivitäten des Sozialministeriums von Nordrhein-Westfalen in Richtung Anerkennung von Narkoseärzten – Anzeichen für die politische Virulenz dieser Angelegenheit – zeigten in der gemeinsam mit der Deutschen Gesellschaft für Pharmakologie gerade ins Leben gerufenen Narkose-Kommission und im Ausschuss der Deutschen Gesellschaft für Chirurgie Wirkung. Die Narkosekommission unter Federführung von Karl Heinrich Bauer kam unter diesem öffentlichen Druck zu der Überzeugung, dass die Schaffung eines Narkose-Facharztes wohl nicht mehr aufzuhalten sei, und legte dem Ausschuss der Deutschen Gesellschaft für Chirurgie Ende November 1950 ihren Bericht ([17]; ◘ Abb. 2.3) und nachfolgende Notiz an die medizinische Presse vor, die – einstimmig gebilligt – an die Fachpresse und die Wochenschriften versandt wurde [16]:

> „Die Narkosefacharztfrage ist in vollem Gange. Die von der Deutschen Pharmakologischen Gesellschaft und der Deutschen Gesellschaft für Chirurgie eingesetzte „Narkosekommission" kam zu Vorschlägen an die zuständigen Dienststellen bzw. Standesorganisationen. Die praktische Ausbildung von Narkosefachärzten soll gebunden bleiben an Kliniken, deren genügend hohe Operationsziffern eine ausreichende Gewähr für eine entsprechend große Zahl von Narkosen bieten. Neben der praktischen Ausbildung (ein Jahr Chirurgie und zwei Jahre ausschließlich Narkosetätigkeit) werden als theoretische Vertiefung ein Jahr Physiologie oder Pharmakologie oder Innere Medizin gefordert.
> Die praktische Ausbildung von Narkosefachärzten ist bereits an einer Reihe von Kliniken seit ca. 3 Jahren im Gang, Habilitationen für das Fach der Narkoselehre sind an mehreren Universitäten schon in Vorbereitung."

Mit der Annahme des Berichtes der Narkosekommission gab die Deutsche Gesellschaft für Chirurgie ihren jahrzehntelangen Widerstand gegen die Einführung eines Facharztes für Anästhesie auf. Allerdings war es ihren Vertretern in dieser Kommission, insbesondere wohl Karl Heinrich Bauer gelungen, neben den in der Presseerklärung genannten Punkten die Regelung durchzusetzen, **„dass innerhalb der Kliniken die Narkosefachärzte den Charakter als Oberärzte erreichen sollen, jedoch unter jeweiliger Unterstellung unter den Direktor der betr. Klinik bzw. Krankenhausabteilung"**. Damit war zunächst eine in die hierarchische Struktur der Chirurgie eingebundene Entwicklung der Anästhesie vorgezeichnet.

Der Vorstand der Deutschen Gesellschaft für Chirurgie beehrt sich, folgenden Bericht der Narkose-Kommission zu überreichen:

Die von der Deutschen Pharmakologischen Gesellschaft und der Deutschen Gesellschaft für Chirurgie eingesetzte Narkose-Kommission hat am 25. 10. 50 in Heidelberg getagt. Es nahmen daran teil als Pharmakologen: Prof. LENDLE - Göttingen, Prof. WEESE - Elberfeld, als Chirurgen: Prof. K. H. BAUER - Heidelberg und Prof. DERRA - Düsseldorf.

Die Kommission kam zu folgenden Feststellungen bzw. Vorschlägen: Die praktische Ausbildung von Narkosefachärzten ist an chirurgische Kliniken und Krankenhäuser mit entsprechend hohen Operationsziffern (nicht unter 3000 Operationen im Jahr) gebunden, da nur bei großen Operationszahlen genügend zahlreiche und genügend vielseitige Narkosen anfallen. Wegen der Besonderheiten des technischen Vorgehens müssen die betr. Kliniken zugleich auch thoraxchirurgische Abteilungen mit entsprechenden thoraxinneren Operationen aufweisen.

Es besteht ferner Übereinstimmung darin, daß die praktische Ausbildung für die Facharztanerkennung allein nicht als ausreichend angesehen werden kann. Zur Vertiefung des theoretischen Fachwissens werden ein Jahr Physiologie oder Pharmakologie oder innere Medizin, und als praktische Ausbildung ein Jahr Chirurgie und zwei Jahre praktische Anaesthesie gefordert. Entsprechend diesen Forderungen wird die Frage berufsständischer bzw. amtlicher Anerkennung als Narkosefacharzt erst vom Jahre 1952 an aktuell.

Es besteht Einigkeit darüber, daß innerhalb der Kliniken die Narkosefachärzte den Charakter als Oberärzte erreichen sollen, jedoch unter jeweiliger Unterstellung unter den Direktor der betr. Klinik bzw. Krankenhausabteilung. Die Möglichkeit einer Niederlassung als Narkosefacharzt in freier Praxis ist von vornherein vorgesehen.

Eine besondere Förderung der Narkosefacharztfrage wird in der Zulassung von Privatdozenten für das Fach der allgemeinen und örtlichen Betäubung gesehen. Entsprechende Habilitationen sind bereits an mehreren Stellen in Vorbereitung, nachdem die praktische Ausbildung besonderer Narkoseärzte an verschiedenen Kliniken bereits seit bald 3 Jahren in Gang ist.

Vorlesungen für Studierende der Medizin und Zahnheilkunde sollen tunlich von Privatdozenten für allgemeine und örtliche Betäubung gehalten werden.

Narkosepersonal soll aus dem Bestande der betr. Kliniken entnommen werden, wobei Erhöhung des Personalbestandes entsprechend der Zahl der für Narkosezwecke abgestellten Hilfskräfte dringend erforderlich ist.

Fortbildungskurse in Anaesthesiefragen für Fachärzte für Chirurgie, Gynäkologie etc. sind in Aussicht genommen.

Vorstand und Ausschuß der Deutschen Gesellschaft für Chirurgie haben vorstehenden Feststellungen bzw. Vorschlägen in ihrer Münchner Sitzung vom 25. November 1950 zugestimmt.

Die Deutsche Gesellschaft für Chirurgie

Der 1. Schriftführer:

A. Hübner

Abb. 2.3. Bericht der Narkosekommission vom November 1950

Neben der rein fachlichen Diskussion, die auch auf den folgenden Chirurgenkongressen fortgesetzt wurde, gewannen nach diesem erzwungenen „Kurswechsel" zunehmend auch berufspolitische Gesichtspunkte, wie Facharztfrage, Planstellen, Arbeitsverträge, Fachgesellschaft an Gewicht.

Einen authentischen Eindruck von den widerstreitenden Auffassungen innerhalb der Deutschen Gesellschaft für Chirurgie vermittelt ein persönlicher Bericht von Martin Zindler über diese von ihm miterlebte und mitgestaltete Pionierzeit, aus dem an dieser Stelle auszugsweise zitiert werden soll:

2.2.4 Der Kampf um die Selbstständigkeit (Martin Zindler)

Ein wichtiger Meilenstein auf dem Wege zur Anerkennung als Spezialgebiet und zur vollen Selbstständigkeit (bis zum Lehrstuhl) war 1950 das Hauptreferat des Ordinarius für Chirurgie in Düsseldorf Ernst Derra (mit dem ich später zusammenarbeitete) am 67. Kongress der **Deutschen Gesellschaft für Chirurgie** „Der heutige Stand der Anästhesieverfahren in der Chirurgie" [10], bei dem er im Schlusswort sagte:

> „Die moderne Anästhesiologie ist eine vielfältige und diffizile Kunst geworden. Im Ausland hat man Narkosefachschulen geschaffen, die Spezialisten heranbilden. Das ist die beste Lösung, die auch an unseren größeren Krankenhäusern nicht zu umgehen sein wird.
> Wir dürfen nicht mehr länger zögern. Eine den deutschen Verhältnissen angepasste Form wäre die Errichtung einiger Lehrstühle an Hochschulen, welchen sowohl die Ausübung der Anästhesisten im Rahmen einer großen Klinik, wie der Lehre und Forschung obliegt."

Damals, als es in Deutschland nur etwa 30 chirurgische Assistenten mit Erfahrungen in der sog. „modernen" Narkose, d. h. der Intubationsnarkose gab, die sich gewissermaßen in Nebenbeschäftigung – ohne Aussicht auf eine gesicherte Lebensexistenz – mit der Anästhesie befassten, waren das weitsichtige, geradezu prophetische Worte. Einflussreiche Chirurgen waren noch immer entschieden gegen die Verselbstständigung der Anästhesie.

Zu diesem Kongress war auch Sir Robert Macintosh eingeladen, der 1934 in Oxford durch eine Stiftung des Autofabrikanten Lord Nuffield den ersten Lehrstuhl für Anästhesie in Europa bekommen hatte. Er äußerte in der Diskussion, dass ohne Zweifel die Auswahl des Anästhesieverfahrens dem Anästhesisten zukäme. Damals – 1950 – waren die zuhörenden Chirurgen sehr erstaunt, dass ihnen dieses in ihren Augen selbstverständliche Recht entzogen werden könnte.

Am Ende der Sitzung gab der Kongresspräsident E. v. Redwitz bekannt, dass sich der Ausschuss der Deutschen Gesellschaft für Chirurgie mit den Problemen der Anästhesisten beschäftigt hätte und vor der voreiligen Schaffung eines Facharztes für Anästhesie warnen würde [30]. Im Protokoll dieser Ausschusssitzung steht, dass nicht die Ausbildung von Anästhesieärzten notwendig wäre, sondern die bessere Schulung der Anästhesieschwestern.

Der Federführende der 1950 eingesetzten Narkosekommission K.H. Bauer, Ordinarius für Chirurgie in Heidelberg, hat die Entwicklung und die Selbstständigkeit der Anästhesie in Deutschland für viele kostbare Jahre aufgehalten. Sein Ziel war es, unbedingt zu verhindern, dass die Anästhesisten selbstständig wurden. Deshalb betonte er immer wieder, dass im Operationssaal nur einer die Verantwortung tragen könne, der Chirurg, zu dem ja auch die Patienten kämen. Diese Verantwortung wäre unteilbar und deshalb müssten die Anästhesisten weisungsgebunden bleiben.

Noch 1955 – also 2 Jahre nach Einführung des Facharztes für Anästhesie – sagte Bauer auf dem Chirurgenkongress in seinem Hauptreferat „Die Wandlungen der Anästhesie vom Standpunkt des Operateurs" [6]: **„Aus der Allgemeinen Chirurgie die Anästhesie auszulösen, hieße ihr das Herzstück nehmen"** [sic!]. Und weiter: Selbstständige Institute für Anästhesie lägen seines Erachtens nicht im Interesse der Anästhesisten selbst.

2.2.5 Weitere Schritte zur Verselbstständigung der Anästhesiologie

Der Bericht der Narkosekommission wurde in verschiedenen Zeitschriften, u. a. in der **Medizinischen Welt, Der Krankenhausarzt** und **Der Anaesthesist** [17] veröffentlicht. Auch der Marburger Bund bezog durch Günter Möller, Wuppertal-Barmen, Stellung zu den Vorschlägen der Deutschen Gesellschaft für Chirurgie und zu den Ausführungen von Hans Killian [49]. Möller wies darauf hin, dass das Aufgabenfeld des Anästhesisten wesentlich umfassender sei, Narkosen nur von Ärzten zu geben seien. Er stellte einen detaillierten Lehrplan für die Ausbildung vor. Die Ausbildung sei jedoch keinesfalls nur eine Aufgabe der Universitäten, sondern vorwiegend der Krankenhäuser. Daraus folgernd sei der Deutsche Facharztausschuss durch die Ärztekammern und nicht durch die Universitäten ins Leben gerufen worden.

In einer Sitzung des Gesamtvorstandes der Arbeitsgemeinschaft der westdeutschen Ärztekammer am 13. Januar 1951 in Köln wurde zur Neueinführung einer Facharztbezeichnung für Anästhesisten einstimmig nachfolgender Text verabschiedet:

> „Die endgültigen Bestimmungen sollen nach Besprechungen mit der Deutschen Gesellschaft für Chirurgie, der Deutschen Gesellschaft für Innere Medizin, der Deutschen Pharmakologischen Gesellschaft und der Deutschen Physiologischen Gesellschaft festgelegt werden.
> In den Ärztlichen Mitteilungen soll bekannt gegeben werden, dass für den zukünftigen Facharzt für Anästhesie die Weiterbildung in den Fächern der Inneren Medizin, Physiologie, Pharmakologie und Chirurgie neben einer Spezialweiterbildung in Anästhesie, deren Dauer 2 Jahre betragen wird, und die an einer großen chirurgischen Klinik abgeleistet werden muss, zwingende Voraussetzung ist."

Da eine Abstimmung mit den Fachgesellschaften zwischenzeitlich noch nicht erfolgt war, stimmte der Gesamtvorstand der Arbeitsgemeinschaft der Westdeutschen Ärztekammern auf seiner Sitzung am 15. September 1951 in Düsseldorf der Ärztetagsvorlage zur Änderung der Berufs- und Facharztordnung ohne Berücksichtigung der Anästhesie zu. Der Ärztetag beschloss daraufhin, die Regelung der Facharztfrage für Anästhesie bis zu einer bundeseinheitlichen Regelung den Landesärztekammern anheim zu stellen. Unter Bezugnahme auf diese Entscheidung wurde in Einzelfällen bereits eine vorläufige Anerkennung als Facharzt für Anästhesie ausgesprochen. Dabei erwies sich die Kammer Nordrhein erneut als Vorreiter.

Ebenfalls im Jahre 1951 kamen Rudolf Frey, Heidelberg, Otto Mayrhofer, Wien, und Werner Hügin, Basel, überein, die Tradition der Vorkriegszeitschrift **Schmerz, Narkose, Anaesthesie** wieder aufzugreifen und eine eigene internationale deutschsprachige Fachzeitschrift zu gründen. In Analogie zu **Der Chirurg** wurde als Titel der neuen Zeitschrift **Der Anaesthesist** gewählt. Für die Herausgabe konnte der Springer-Verlag, Heidelberg, gewonnen werden, obgleich zu diesem Zeitpunkt in Deutschland nur etwa 17 Anästhesisten hauptamtlich tätig waren. Das erste Heft erschien Ende April 1952. Das Engagement des Verlages hat sich, wie die weitere Entwicklung zeigte, gelohnt (s. Kap. 2.5.1).

Im Jahre 1952 stellte Ernst Derra in seinen „Gedanken zur Neuordnung des Narkosewesens in Deutschland" [11], publiziert in **Das Krankenhaus**, fest, dass ein Anästhesist nicht nur in der Thorax-, sondern auch in der Allgemeinchirurgie und anderen operativen Fächern sinnvoll tätig sein könne. Eine Unterstellung unter den Chirurgen wurde allerdings von ihm im Sinne der Empfehlungen der Narkosekommission auch weiterhin vertreten. Als problematisch sah er die Finanzierung anästhesiologisch tätiger Assistenten, solange die Kostenträger die Notwendigkeit eines solchen Facharztes nicht anerkennen würden.

Nach dem Scheitern einer von der damaligen Mehrheit im Bundestag beabsichtigten gesetzlichen Regelung der ärztlichen Berufs- und Facharztordnung – der Bundesrat hatte dem Gesetz seine Zustimmung verweigert – beschloss der Gesamtvorstand der Arbeitsgemeinschaft der Westdeutschen Ärztekammern Anfang 1952, den Landesärztekammern zu empfehlen, künftig die Facharztbeschlüsse des jeweiligen Ärztetages umzusetzen und durch Vereinbarungen die gegenseitige Anerkennung in allen Kammerbereichen sicherzustellen. Bereits im März 1952 machte die Ärztekammer des Saarlandes – das Saarland stand damals noch unter französischer Verwaltung – als erste Gebrauch von dieser Empfehlung und führte in die saarländische Facharztordnung den „Facharzt für Narkose und Anaesthesie" ein. Die erste Facharztanerkennung in Deutschland erhielt Werner Sauerwein vom Bürgerspital Saarbrücken am 27. Mai 1953 (◘ Abb. 2.4), also noch vor der entscheidenden Sitzung des Deutschen Ärztetages in Lindau, auf dem die Delegierten den „Facharzt für Anästhesie" beschlossen hatten (s. unten).

Auf der 69. Tagung der **Deutschen Gesellschaft für Chirurgie** im April 1952 in München beschäftigte sich deren Vorsitzender Karl Heinrich Bauer, Heidelberg, in seiner Eröffnungsansprache „Zur geistigen Situation unseres Faches" [5] im Zusammenhang mit dem Problem der Zersplitterung der Chirurgie durch Spezialisierung auch mit der Anästhesie. Er erkannte die erweiterten Möglichkeiten für die Chirurgie durch die moderne Anästhesie an, die jüngste chirurgische Spezialität, wie er sie bezeichnete. Seine eigene Aufgeschlossenheit dem Problem „Anästhesist" gegenüber zeige sich darin, dass er an seiner Klinik eine eigene Anästhesieabteilung eingerichtet und für diesen Kongress eine

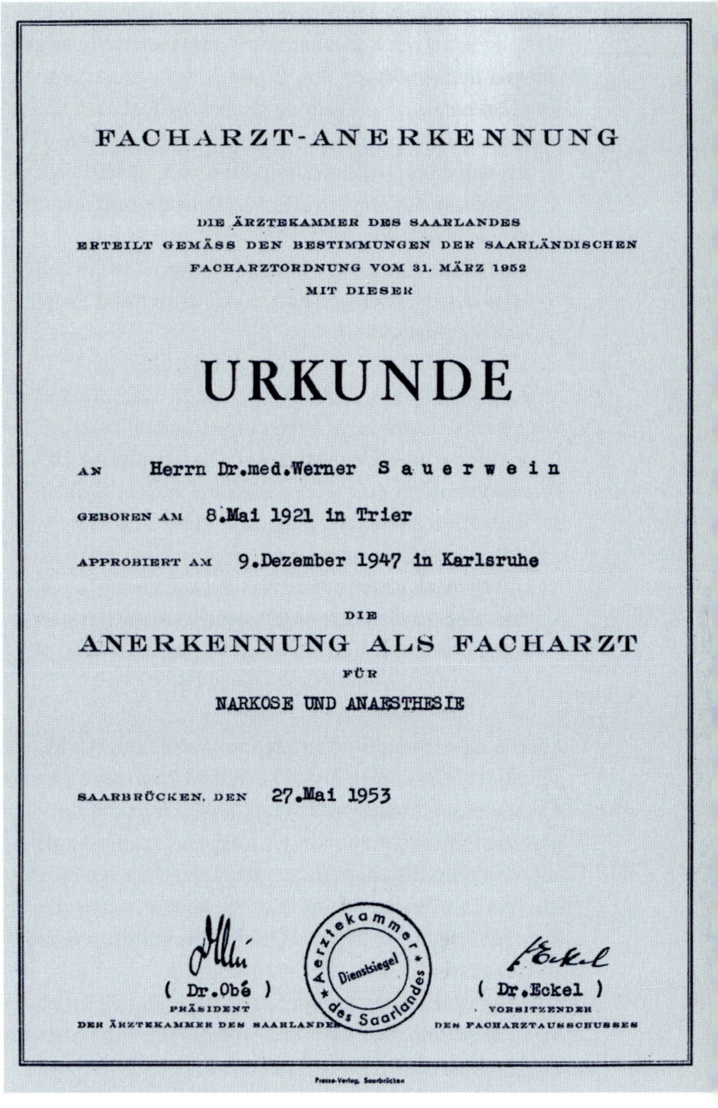
FACHARZT-ANERKENNUNG

DIE ÄRZTEKAMMER DES SAARLANDES
ERTEILT GEMÄSS DEN BESTIMMUNGEN DER SAARLÄNDISCHEN
FACHARZTORDNUNG VOM 31. MÄRZ 1952
MIT DIESER

URKUNDE

AN Herrn Dr.med.Werner Sauerwein

GEBOREN AM 8.Mai 1921 in Trier

APPROBIERT AM 9.Dezember 1947 in Karlsruhe

DIE

ANERKENNUNG ALS FACHARZT

FÜR

NARKOSE UND ANAESTHESIE

SAARBRÜCKEN, DEN 27.Mai 1953

(Dr.Obé) PRÄSIDENT DER ÄRZTEKAMMER DES SAARLANDES

Ärztekammer des Saarlandes Dienstsiegel

(Dr.Eckel) VORSITZENDER DES FACHARZTAUSSCHUSSES

Presse-Verlag, Saarbrücken

◘ **Abb. 2.4.** Das erste deutsche Facharztzeugnis für Anästhesie

neue Sektion „Moderne Anaesthesie" geschaffen habe. Er stellte fest:

> „Der Operateur kann den Kranken nie selber narkotisieren und der Anästhesist kann ihn nicht operieren. Aber Operateur und Anästhesist arbeiten im gleichen Haus, im gleichen Raum, zur gleichen Zeit, am gleichen Kranken. Ernste Zusammenarbeit ist also die einzig mögliche Folgerung. Was ist natürlicher, als dass diese Zusammenarbeit im Operationssaal sich auch durch Zusammenarbeit auf dem Kongress widerspiegelt."

Aber der Anästhesist sei, wie alle anderen Spezialisten in der Chirurgie auch,

> „an das Dach gebunden, unter dem die Operation sich abspielt. Und mit diesem „Unter-einem-Dach"-Prinzip bekommt die zentrifugale Entwicklung des Spezialistentums bis zu einem erheblichen Grade wieder eine zentripetale Richtung."

Die durchaus notwendigen Spezialisten sollten also nicht die volle Selbstständigkeit erhalten. Im Sinne der maßgeblich von ihm geprägten Empfehlung der Narkosekommission fasste er seine Vorstellungen noch einmal zusammen:

> „Was wir aber können, das ist, jede noch bestehende allgemein chirurgische Klinik zu einem föderalistischen System aller chirurgischen Spezialfächer auszubauen, den kleineren Abteilungen größere Selbstständigkeit einräumen, sie aber alle zusammenhalten durch das eiserne Band der Allgemeinen Chirurgie. Sie allein ist die magna charta operationum."

Im Auftrag des Präsidenten übernahm Emil Karl Frey, München, den Vorsitz der neu eingerichteten Sektionssitzung „Moderne Anästhesie" [23]. Er räumte in seinen Vorbemerkungen ein: Wie es auch für andere Teilgebiete der Chirurgie gesonderte Fachärzte gebe,

> „ist angesichts der überragenden Bedeutung der modernen Narkoseverfahren kaum etwas dagegen einzuwenden, dass ein wirklicher Könner auf seinem Gebiet, der die vorgeschriebene Ausbildung nachweisen kann, auch als Facharzt für Anästhesie anerkannt wird."

Aber auch er sei der Meinung, die Anästhesie nicht aus der allgemeinen Chirurgie herauszulösen und an der Alleinverantwortung des Operateurs festzuhalten, **„freilich in vollem Einvernehmen und in engster Zusammenarbeit mit dem Anästhesisten"**. Er erntete offensichtlich für diese widersprüchliche Formulierung **„Alleinverantwortung des Operateurs in engster Zusammenarbeit mit dem Anästhesisten"** keinen Widerspruch. Emil Karl Frey erinnerte in diesem Zusammenhang auch an das Ergebnis der gemeinsam mit den Pharmakologen eingesetzten Narkosekommission. Eventuelle Anfragen seien an den Federführenden der Kommission, Karl Heinrich Bauer zu richten. Außerdem kündigte er noch das bevorstehende Erscheinen der Zeitschrift **Der Anaesthesist** an, in deren erstem Heft ein ausführlicher Verhandlungsbericht über die in München gehaltenen Fachvorträge zur modernen Anästhesie veröffentlicht wurde.

Im Vorfeld des Deutschen Ärztetages 1952 wurde beschlossen, das Thema der Facharztordnung nicht erneut zu behandeln und statt dessen eine endgültig überarbeitete Fassung der Berufs- und Facharztordnung erst für 1953 vorzulegen.

2.2.6 Die Gründung einer Deutschen Arbeitsgemeinschaft für Anaesthesiologie

Im Oktober des Jahres 1951 erfolgte in Österreich die Gründung einer eigenen Fachgesellschaft, der **Österreichischen Gesellschaft für Anaesthesiologie**, die staatliche Anerkennung des Facharztes für Anästhesiologie folgte im Juni des Jahres 1952. Im September des gleichen Jahres fand dann in Salzburg der 1. Österreichische Kongress für Anästhesiologie statt. Von deutscher Seite waren Ludwig Zürn, München, Heinz-Joachim Bark, Todtmoos, Wolfgang Irmer, Düsseldorf, Werner Sauerwein, Saarbrücken, Rudolf Frey, Heidelberg, Joachim Fischer, José Hernandez-Richter, München, Hans Wilhelm Buchholz, Hamburg, und Paul Schostok, Giessen, mit Vorträgen beteiligt.

Auf dieser Fachtagung in Salzburg und unter dem Eindruck der Anerkennung der Anästhesisten durch die Chirurgen in Österreich trafen sich die anwesenden deutschen Teilnehmer am 5. September um die Mittagszeit in der kleinen Aula des Studiengebäudes und beschlossen die Gründung einer **Deutschen Arbeitsgemeinschaft für Anaesthesiologie**, um, wie es im Gründungsprotokoll heißt, Narkose und Anästhesiologie durch gemeinsame Arbeit zu fördern, die Arbeitsbedingungen in Praxis und Theorie zu verbessern und die Anerkennung eines Facharztes für Anästhesie und seine Ausbildung zu erreichen. Die Gründungsurkunde[1] trägt 23 Unterschriften (▪ Abb. 2.5a,b; [8]). Die Gründungsmitglieder wählten Heinz-Joachim Bark zu ihrem Vorsitzenden. Er war zu dieser Zeit Anästhesiemitarbeiter an der Grenzlandklinik Wehrawald bei Todtmoos im Schwarzwald. Die Arbeitsgemeinschaft sollte als Vorläuferin einer deutschen Fachgesellschaft dienen, deren Gründung man für das folgende Jahr in München andachte.

Das Jahr 1952 markiert also einen entscheidenden Meilenstein für die Anästhesiologie in Deutschland: Die **Deutsche Arbeitsgemeinschaft für Anaesthesiologie** wurde gegründet. Es erschien die Zeitschrift **Der Anaesthesist** und auf dem Kongress der Deutschen Gesellschaft für Chirurgie wurde eine Sektion „Moderne Anaesthesie" eingerichtet. Die Anerkennung des Fachgebietes war in greifbare Nähe gerückt.

In diesem Sinne konnte der Vorsitzende Heinz-Joachim Bark im Dezember sein erstes Rundschreiben an alle Mitglieder der neu gegründeten Arbeitsgemeinschaft versenden mit folgendem Inhalt:

1. Die Satzungen und die Facharztbestimmungen sind im Entwurf fertig.
2. Verbindung zum Deutschen Ärztetag ist aufgenommen. Prof. Neuffer [der damalige Präsident des Ärztetages] befürwortet den Antrag zur Aufnahme des Facharztes.
3. Die Verbindung zur Deutschen Gesellschaft für Chirurgie ist hergestellt. Der Vorsitzende, Prof. Borchers, ist unseren Bestrebungen gegenüber aufgeschlossen. Der Anästhesie-Sitzungstag ist der 11. April 1953.
4. Die nächste Geschäftssitzung findet am 10. April 1953 in München statt. Zu folgenden Referaten sind aufgefordert:
   - L. Zürn: Zur Organisation unserer zukünftigen Tagungen.

▼

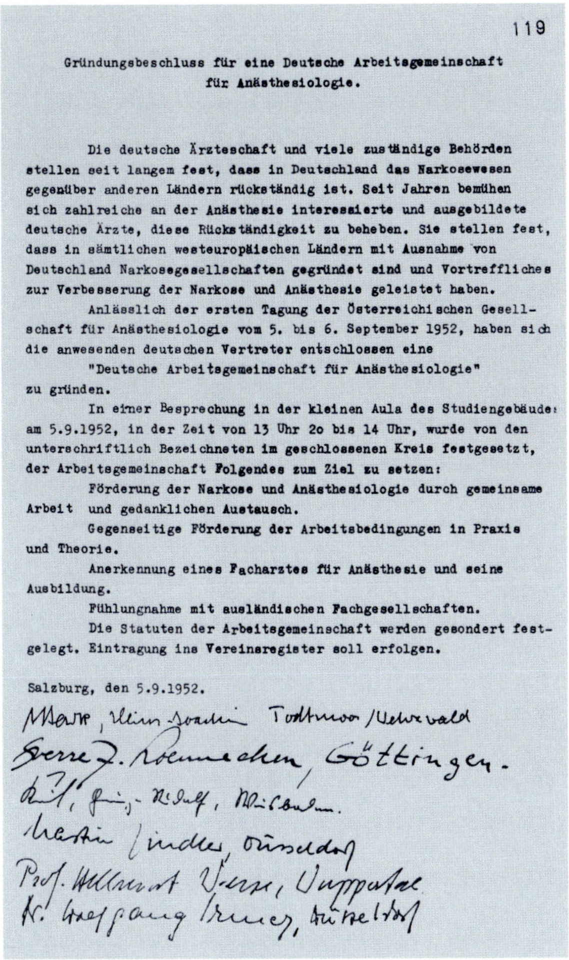

119

Gründungsbeschluss für eine Deutsche Arbeitsgemeinschaft für Anästhesiologie.

Die deutsche Ärzteschaft und viele zuständige Behörden stellen seit langem fest, dass in Deutschland das Narkosewesen gegenüber anderen Ländern rückständig ist. Seit Jahren bemühen sich zahlreiche an der Anästhesie interessierte und ausgebildete deutsche Ärzte, diese Rückständigkeit zu beheben. Sie stellen fest, dass in sämtlichen westeuropäischen Ländern mit Ausnahme von Deutschland Narkosegesellschaften gegründet sind und Vortreffliches zur Verbesserung der Narkose und Anästhesie geleistet haben.

Anlässlich der ersten Tagung der Österreichischen Gesellschaft für Anästhesiologie vom 5. bis 6. September 1952, haben sich die anwesenden deutschen Vertreter entschlossen eine

"Deutsche Arbeitsgemeinschaft für Anästhesiologie"

zu gründen.

In einer Besprechung in der kleinen Aula des Studiengebäudes am 5.9.1952, in der Zeit von 13 Uhr 20 bis 14 Uhr, wurde von den unterschriftlich Bezeichneten im geschlossenen Kreis festgesetzt, der Arbeitsgemeinschaft Folgendes zum Ziel zu setzen:

Förderung der Narkose und Anästhesiologie durch gemeinsame Arbeit und gedanklichen Austausch.

Gegenseitige Förderung der Arbeitsbedingungen in Praxis und Theorie.

Anerkennung eines Facharztes für Anästhesie und seine Ausbildung.

Fühlungnahme mit ausländischen Fachgesellschaften.

Die Statuten der Arbeitsgemeinschaft werden gesondert festgelegt. Eintragung ins Vereinsregister soll erfolgen.

Salzburg, den 5.9.1952.

a

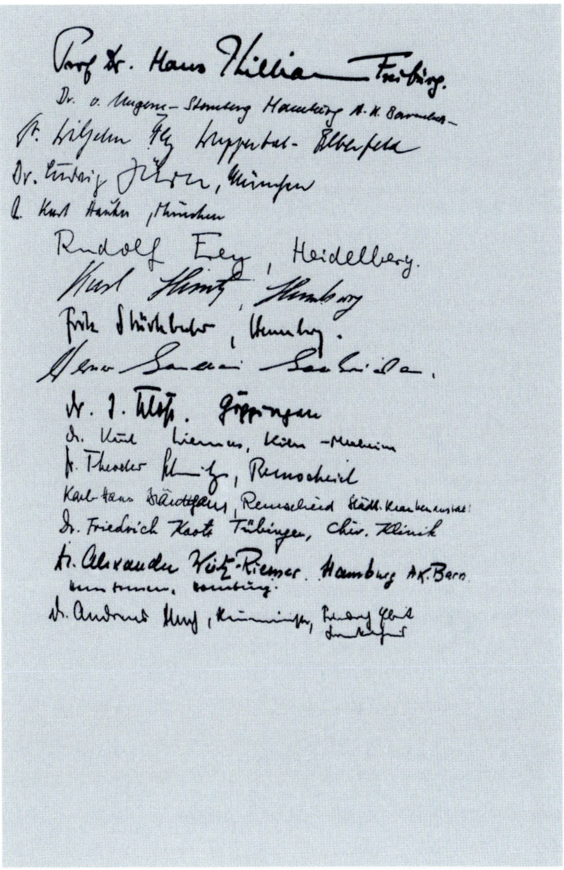

b

◘ Abb. 2.5a, b.
Gründungsbeschluss der Deutschen Arbeitsgemeinschaft für Anaesthesiologie vom 5. 9. 1952

- R. Frey: Verlesung und Besprechung des Satzungsentwurfes.
- M. Zindler. Voraussetzungen zur Anerkennung als Facharzt.
- S. Loennecken: Wie kann ein Existenzminimum geschaffen werden.
- P. Schostok: Organisation des Kassenwesens.
- R. Frey: Organ der Gesellschaft „Der Anaesthesist".
- W. Irmer und F. H. Koss: Stellung des „Chirurgo-Anästhesisten".
- K. Horatz: Stellung des Anästhesisten in der Öffentlichkeit.

5. Nach Diskussion soll die Gründung der Deutschen Gesellschaft für Anaesthesie erfolgen und der Vorstand für das nächste Jahr gewählt werden.
6. Am 9.4.53 gemeinsames Abendessen der Anästhesisten, bei dem noch schwebende Fragen abgeklärt werden können.
7. Die Verhandlungen mit regionalen Ärztekammern sind zufrieden stellend bis erfolgreich gewesen.
8. P. Schostok, der Kassenführer, bittet um Aufnahme des Hinweises, den in Salzburg festgelegten Beitrag in Höhe von DM 10,00 jährlich möglichst sofort einzuzahlen.
9. Auf Betreiben M. Zindlers hat die Ärztekammer Nordrhein den Facharzt für Anästhesiologie bereits anerkannt und soll das einheitlich für das gesamte Bundesgebiet regeln. Es wird noch diskutiert, ob am Ende der Ausbildung eine schriftliche oder mündliche Prüfung erfolgen soll.

2.2.7 Die Gründung der Deutschen Gesellschaft für Anaesthesie (DGA)

Am 10. April 1953 wurde im Rahmen des Kongresses der Deutschen Gesellschaft für Chirurgie in München auf der Geschäftssitzung der Deutschen Arbeitsgemeinschaft für Anästhesiologie die **Deutsche Gesellschaft für Anaesthesie (DGA)** gegründet [22, 23, 46, 53]. Ort des Geschehens war der Vortragssaal 1 im Deutschen Museum. Die Gründungsurkunde (◘ Abb. 2.6)[2] wurde von den anwesenden Anästhesisten und der Anästhesie nahe stehenden Chir-

DEUTSCHE GESELLSCHAFT FÜR ANAESTHESIE

Der Vorsitzende für das Jahr 1953/54:
DR. J. BARK

Heilstätte Wehrawald, den
Todtmoos/Schwarzwald

P r o t o k o l l

über die Gründungsversammlung der Deutschen Gesellschaft für Anaesthesie am Freitag, den 10.4.1953 im Vortragssaal 1 des Deutschen Museums in München.

Der Vorsitzende der am 5. September 1952 in Salzburg gegründeten Deutschen Arbeitsgemeinschaft für Anaesthesiologie, Herr Dr. J. Bark, berief die deutschen Spezialisten für Anaesthesie auf den 10. April 1953, 9 Uhr vormittags, in das Deutsche Museum in München ein. Es versammelten sich ca. 70 Anaesthesisten.

Die beiliegenden Satzungen wurden einstimmig angenommen. Die Annahme wurde durch Unterschrift bestätigt.

Es wurden die Fragen der zukünftigen Kongresse für Anaesthesie diskutiert, die zusammen mit den oesterreichischen und schweizerischen Anaesthesie-Gesellschaften abgehalten werden sollen.

Die von Dozent Dr. R. Frey, Heidelberg, Chir. Univ. Klinik, redigierte Zeitschrift "Der Anaesthesist" (Springer-Verlag) wurde zum Organ der Gesellschaft gewählt.

Es wurden gewählt:

1.) Dr. J. Bark, Wehrawald, zum 1. Vorsitzenden,
2.) Dozent Dr. R. Frey, Heidelberg, zum 1. (ständigen) Schriftführer,
3.) Dr. G. Müller, Wuppertal-Barmen, Stahlstr. 11, zum Kassenführer.

In den Ausschuß wurden gewählt:

Dr. O. Just, Berlin, zum 2. Schriftführer, der den ständigen Schriftführer vertritt und zum Vertreter in Berlin,

a

- 2 -

Dr. K. Zindler, Düsseldorf, zum Sachbearbeiter für Facharztfragen,

Dr. Horatz, Hamburg, zum Sachbearbeiter für Presse und Rundfunk,

Dr. W. Irmer, Düsseldorf, zum Verbindungsmann zu den nebenberuflichen Anaesthesisten.

Im Anschluß an die Gründungsversammlung wurde die 1. wissenschaftliche Sitzung (14 - 19 Uhr) im Hörsaal 1 abgehalten. Die 2. wissenschaftliche Sitzung wurde am Samstag, den 11. April, gemeinsam mit der Deutschen Gesellschaft für Chirurgie im Kongreßsaal des Deutschen Museums mit ca. 1 200 Teilnehmern abgehalten.

München, den 10. April 1953
Dr. Fr./Ha

R. Frey.

(Priv.Doz. Dr. R. Frey)
1. (ständiger) Schriftführer

b

S a t z u n g e n
der
Deutschen Gesellschaft für Anaesthesie

§ 1. Name, Zweck und Sitz der Gesellschaft

Die Deutsche Gesellschaft für Anaesthesie (= D.G.A.) bezweckt, deutsche Ärzte zu gemeinsamer Arbeit am Ausbau und Fortschritt der Anaesthesie zu vereinen und die Interessen ihrer Mitglieder zu wahren. Sie ist ein gemeinnütziger eingetragener Verein im Sinne des § 21 BGB.
Sie hat ihren Sitz am jeweiligen Wohnsitz des Schriftführers.

Die Eintragung ins Vereinsregister erfolgt beim Amtsgericht Heidelberg.

§ 2. Kongresse

Zur Erreichung dieses Zweckes veranstaltet die D.G.A. jährlich - in der Regel gemeinsam mit dem Kongress der Deutschen Gesellschaft für Chirurgie - eine Zusammenkunft. Tag, Ort und Programm der Tagung, sowie die Zahl der Sitzungstage bestimmt der Vorstand der Gesellschaft.

§ 3. Vermögen

Das Vermögen der D.G.A. setzt sich zusammen aus Kapital und Barvermögen, entstanden aus den Jahresbeiträgen und aus Zuwendungen, welche der D.G.A. von Mitgliedern oder von Dritten gemacht werden.

Das Vermögen verwaltet der Kassenführer. Ausgaben außerhalb des laufenden Geschäftsbetriebes bedürfen der Gegenzeichnung durch den Vorsitzenden. Der Kassenführer ist verpflichtet, jährlich einen Kassenbericht zu erstatten. Nach Überprüfung und Richtigbefund durch zwei von der Vollversammlung gewählte ordentliche Mitglieder wird ihm von der Vollversammlung Entlastung erteilt.

§ 4. Zusammensetzung und Organe

Die D.G.A. besteht aus ordentlichen, außerordentlichen, korrespondierenden und aus Ehrenmitgliedern, sowie einem wissenschaftlichen Beirat.

Offizielles Mitteilungsblatt der D.G.A. ist die Zeitschrift "Der Anaesthesist".

§ 5. Mitglieder

Mitglied der Gesellschaft kann werden, wer sich in anerkannter Weise praktisch oder wissenschaftlich mit Anaesthesie beschäftigt.

Wer in die Gesellschaft als Mitglied aufgenommen werden will, muß einen schriftlichen Antrag an den Schriftführer stellen. Über die Aufnahme entscheidet ein vom Vorstand zu ernennender Ausschuß nach Anhörung zweier ordentlicher Mitglieder, die den Antragsteller kennen.

c

- 2 -

Ordentliche Mitglieder müssen Fachärzte für Anaesthesie sein gemäß den beigefügten Facharztbestimmungen.
Pharmakologen, Physiologen, Chirurgen und andere Ärzte und Wissenschaftler, sowie Anaesthesisten, die noch in Ausbildung begriffen sind oder die Tätigkeit als Anaesthesist nur nebenberuflich ausüben, können als außerordentliche Mitglieder aufgenommen werden. Diese nehmen an den wissenschaftlichen Verhandlungen in gleicher Weise teil, wie die ordentlichen Mitglieder und haben beratende Stimme.

Ausländische Anaesthesisten, die zur Förderung der Anaesthesie in Deutschland beigetragen haben, können als korrespondierende Mitglieder aufgenommen werden.

§ 6. Ehrenmitglieder

Hervorragende Ärzte, Naturforscher und Gelehrte, die durch ihre Arbeiten zur Förderung der Anaesthesie wesentlich beigetragen haben, können zu Ehrenmitgliedern oder korrespondierenden Mitgliedern ernannt werden.

Hervorragende Vertreter anderer Fachgebiete, die den Problemen der Anaesthesie aufgeschlossen gegenüberstehen, können in den Beirat der Gesellschaft berufen werden. Sie beraten die Gesellschaft in Fragen ihrer Fachgebiete.

Die Ernennung von Ehrenmitgliedern erfolgt auf der Hauptversammlung. Zur Ernennung von Ehrenmitgliedern bedarf es des einstimmigen Beschlusses des Vorstands und einer Mehrheit von 4/5 der anwesenden Mitglieder; zur Ernennung korrespondierender Mitglieder und des Beirates des einstimmigen Beschlusses des Ausschusses.

§ 7. Beiträge

Der Jahresbeitrag der ordentlichen und außerordentlichen Mitglieder wird von der Hauptversammlung festgesetzt.

Ehrenmitglieder und korrespondierende Mitglieder, sowie Mitglieder des Beirates sind nicht zur Entrichtung von Beiträgen verpflichtet.

Die Zahlung der Beiträge erfolgt in der ersten Hälfte des Jahres an den Kassenführer.

§ 8. Ausschluß von Mitgliedern

Mitgliedern, welche durch ihr Verhalten die Zwecke und das Ansehen der Gesellschaft schädigen, kann auf einstimmigen Antrag des Vorstandes der Rat zum Austritt gegeben werden. Kommen sie dem Rat nicht nach, können sie durch die Vollversammlung mit 2/3-Mehrheit ausgeschlossen werden.

Ein Mitglied, das trotz zweimaliger Mahnung des Kassenführers mit seinem Beitrag - ohne hinreichenden Grund - länger als ein Jahr im Rückstand bleibt, gilt als ausgeschieden und wird in der Liste gestrichen. Wiedereintritt in die Gesellschaft kann nur mit Genehmigung des Vorstandes erfolgen, sobald die rückständigen Beiträge nachgezahlt worden sind.

Ein Mitglied, das zum Verlust der Bürgerlichen Ehrenrechte rechtskräftig verurteilt ist, verliert ohne weiteres die Mitgliedschaft.

d

Abb. 2.6a–h. Gründungsprotokoll und Gründungsbeschluss der Deutschen Gesellschaft für Anaesthesie vom 10.04.1953

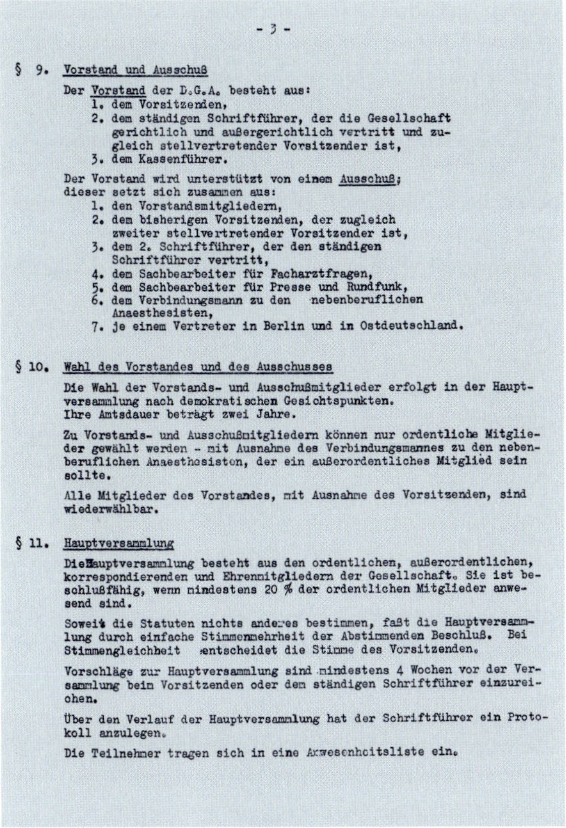

\- 3 -

§ 9. Vorstand und Ausschuß

Der Vorstand der D.G.A. besteht aus:

1. dem Vorsitzenden,
2. dem ständigen Schriftführer, der die Gesellschaft gerichtlich und außergerichtlich vertritt und zugleich stellvertretender Vorsitzender ist,
3. dem Kassenführer.

Der Vorstand wird unterstützt von einem Ausschuß; dieser setzt sich zusammen aus:

1. den Vorstandsmitgliedern,
2. dem bisherigen Vorsitzenden, der zugleich zweiter stellvertretender Vorsitzender ist,
3. dem 2. Schriftführer, der den ständigen Schriftführer vertritt,
4. dem Sachbearbeiter für Facharztfragen,
5. dem Sachbearbeiter für Presse und Rundfunk,
6. dem Verbindungsmann zu den nebenberuflichen Anaesthesisten,
7. je einem Vertreter in Berlin und in Ostdeutschland.

§ 10. Wahl des Vorstandes und des Ausschusses

Die Wahl der Vorstands- und Ausschußmitglieder erfolgt in der Hauptversammlung nach demokratischen Gesichtspunkten.
Ihre Amtsdauer beträgt zwei Jahre.

Zu Vorstands- und Ausschußmitgliedern können nur ordentliche Mitglieder gewählt werden – mit Ausnahme des Verbindungsmannes zu den nebenberuflichen Anaesthesisten, der ein außerordentliches Mitglied sein sollte.

Alle Mitglieder des Vorstandes, mit Ausnahme des Vorsitzenden, sind wiederwählbar.

§ 11. Hauptversammlung

Die Hauptversammlung besteht aus den ordentlichen, außerordentlichen, korrespondierenden und Ehrenmitgliedern der Gesellschaft. Sie ist beschlußfähig, wenn mindestens 20 % der ordentlichen Mitglieder anwesend sind.

Soweit die Statuten nichts anderes bestimmen, faßt die Hauptversammlung durch einfache Stimmenmehrheit der Abstimmenden Beschluß. Bei Stimmengleichheit entscheidet die Stimme des Vorsitzenden.

Vorschläge zur Hauptversammlung sind mindestens 4 Wochen vor der Versammlung beim Vorsitzenden oder dem ständigen Schriftführer einzureichen.

Über den Verlauf der Hauptversammlung hat der Schriftführer ein Protokoll anzulegen.

Die Teilnehmer tragen sich in eine Anwesenheitsliste ein.

e

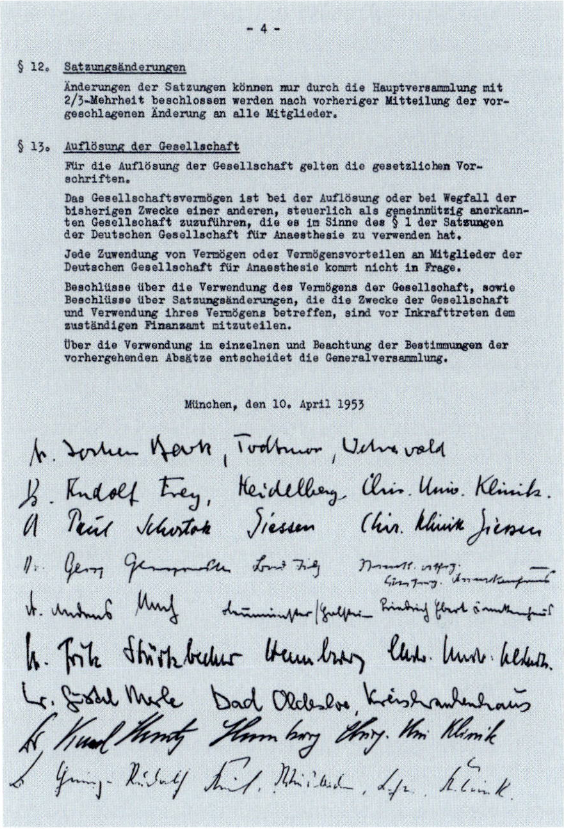

\- 4 -

§ 12. Satzungsänderungen

Änderungen der Satzungen können nur durch die Hauptversammlung mit 2/3-Mehrheit beschlossen werden nach vorheriger Mitteilung der vorgeschlagenen Änderung an alle Mitglieder.

§ 13. Auflösung der Gesellschaft

Für die Auflösung der Gesellschaft gelten die gesetzlichen Vorschriften.

Das Gesellschaftsvermögen ist bei der Auflösung oder bei Wegfall der bisherigen Zwecke einer anderen, steuerlich als gemeinnützig anerkannten Gesellschaft zuzuführen, die es im Sinne des § 1 der Satzungen der Deutschen Gesellschaft für Anaesthesie zu verwenden hat.

Jede Zuwendung von Vermögen oder Vermögensvorteilen an Mitglieder der Deutschen Gesellschaft für Anaesthesie kommt nicht in Frage.

Beschlüsse über die Verwendung des Vermögens der Gesellschaft, sowie Beschlüsse über Satzungsänderungen, die die Zwecke der Gesellschaft und Verwendung ihres Vermögens betreffen, sind vor Inkrafttreten dem zuständigen Finanzamt mitzuteilen.

Über die Verwendung im einzelnen und Beachtung der Bestimmungen der vorhergehenden Absätze entscheidet die Generalversammlung.

München, den 10. April 1953

f

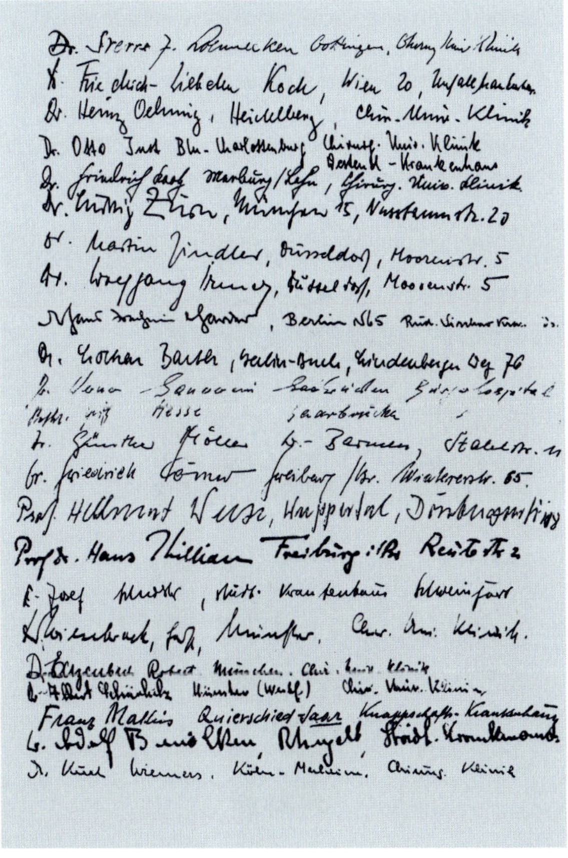

g

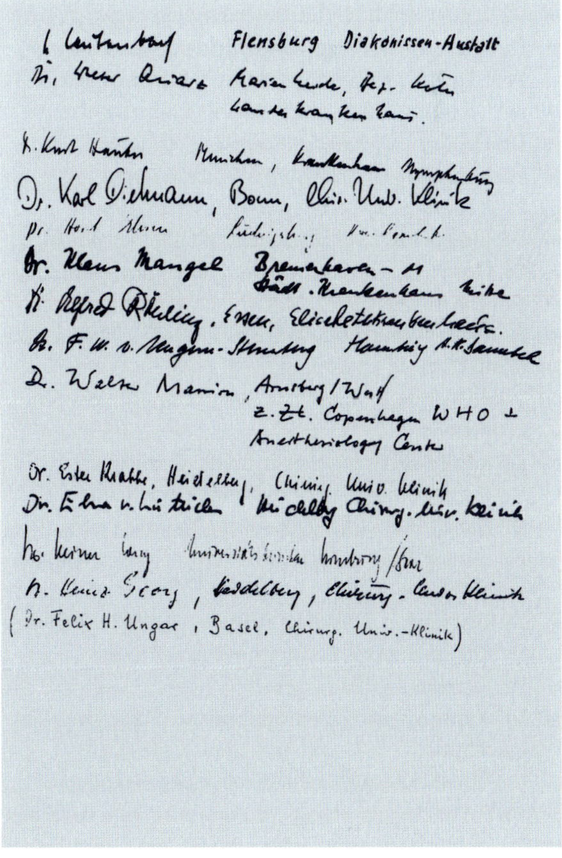

h

Abb. 2.6e–h

urgen und Pharmakologen unterzeichnet. Die Urkunde trägt insgesamt 46 Unterschriften. Sie lauten in der originalen Reihenfolge:

- Dr. Jochen Bark, Todtmoos, Wehrawald
- Dr. Rudolf Frey, Heidelberg, Chir. Univ.-Klinik
- Dr. Paul Schostok, Giessen, Chir. Klinik Giessen
- Dr. Georg Glogowski, Bad Tölz
- Dr. Andreas Flach, Neumünster/Holstein, Friedrich-Ebert-Krankenhaus
- Dr. Fritz Stürtzbecher, Hamburg, Chir. Univ.-Krankenhaus
- Frau Dr. Gustel Merle, Bad Oldesloe, Kreiskrankenhaus
- Dr. Karl Horatz, Hamburg, Chirg. Univ.-Klinik
- Dr. Georg-Rudolf Keil, Wiesbaden, Städt. Kliniken
- Dr. Sverre Loennecken, Göttingen, Chir. Univ.-Klinik
- Dr. Friedrich-Wilhelm Koch, Wien 20, Unfallkrankenhaus
- Dr. Heinz Oehmig, Heidelberg, Chir. Univ.-Klinik
- Dr. Otto Just, Berlin-Charlottenburg, Chirurg. Univ.-Klinik, Westendkrankenhaus
- Dr. Friedrich Kootz, Marburg/Lahn, Chirurg. Univ.-Klinik
- Dr. Ludwig Zürn, München 15, Nussbaumstraße
- Dr. Martin Zindler, Düsseldorf, Moorenstr. 5
- Dr. Wolfgang Irmer, Düsseldorf, Moorenstr. 5
- Dr. Hans Joachim Harder, Berlin N 65, Rudolf Virchow Krankenhaus
- Dr. Lothar Barth, Berlin-Buch, Lindenberger Weg 76
- Dr. Werner Sauerwein, Saarbrücken, Bürgerhospital
- Prof. Dr. Fritz Hesse, Saarbrücken, Bürgerhospital
- Dr. Günther Möller, Wuppertal-Barmen, Stahlstr. 11
- Dr. Friedrich Körner, Freiburg/Br., Wintererstr. 65
- Prof. Hellmut Weese, Wuppertal, Dönberger Str. 8
- Prof. Dr. Hans Killian, Freiburg i. Br., Reutestr. 2
- Dr. Josef Schuster, Städt. Krankenhaus, Schweinfurt
- Dr. Horst Wiesebrock, Münster, Chir. Univ.-Klinik
- Dr. Robert Enzenbach, München, Chir. Univ.-Klinik
- Dr. Albert Schürholz, Münster (Westf.), Chir. Univ.-Klinik
- Franz Mathis, Quierschied/Saar, Knappschafts-Krankenhaus
- Dr. Adolf Benolken, Rheydt, Städt. Krankenanst.
- Dr. Kurt Wiemers, Köln-Merheim, Chir. Klinik
- Dr. Hans Lautenbach, Flensburg, Diakonissen-Anstalt
- Dr. Walter Quarz, Marienheide, Bez. Köln, Landeskrankenhaus
- Dr. Kurt Hauber, München, Krankenhaus Nymphenburg
- Dr. Karl Dietmann, Bonn, Chir. Univ.-Klinik
- Dr. Horst Ehren, Ludwigsburg
- Dr. Klaus Mangel, Bremerhaven-M, Städt. Krankenhaus Mitte
- Dr. Alfred Rohling, Essen, Elisabethkrankenhaus
- Dr. F.W. v. Ungern-Sternberg, Hamburg, A.K. Barmbek
- Dr. Walter Massion, Arnsberg/Westf., zzt. Copenhagen WHO-Anesthesiology Center
- Frau Dr. Esther Krabbe, Heidelberg, Chir. Univ.-Klinik
- Frau Dr. Elma v. Lüttichau, Heidelberg, Chir. Univ.-Klinik
- Dr. Heiner Lang, Universitätskliniken Homburg/Saar
- Dr. Heinz Georg, Heidelberg, Chirurg. Univ.-Klinik
- (Dr. Felix H. Ungar, Basel, Chirurg. Univ.-Klinik)

Jochen Bark, Todtmoos, wurde zum 1. Vorsitzenden gewählt. Er leitete im Anschluss an die Gründungsversammlung die erste wissenschaftliche Sitzung der neuen Gesellschaft.

Prof. Dr. Richard Heinz-Joachim (Jochen) Bark (◘ Abb. 2.7)

Geboren am 23. Januar 1918 in Weißenborn bei Zeitz/Thüringen; gestorben am 14. April 1963; 1937–1943 Medizinstudium in Freiburg/Br., München und Königsberg, unterbrochen durch Kriegseinsatz; 1943 Promotion; 1946 Chirurg. Universitätsklinik Freiburg (Eduard Rehn) und HNO-Klinik (Fritz Zoellner); 1949 Thoraxchirurgie an der operativen Lungenheilstätte Wehrawald, Todtmoos; 1949 Anästhesieausbildung bei Sir Robert Macintosh, Oxford; 1949 Anästhesietätigkeit in der Lungenheilstätte Wehrawald, Todtmoos; 1952–1954 Gründungsvorsitzender der Deutschen Arbeitsgemeinschaft für Anästhesiologie und der Deutschen Gesellschaft für Anästhesie; 1954 von Theodor Naegeli an die Chirurgische Universitätsklinik Tübingen gerufen zum Aufbau einer selbstständigen Anästhesieabteilung; ab 1955 der Nachfolger von Theodor Naegeli Hofrat Walter Dick verhinderte über 13 Jahre die Verselbstständigung der Anästhesie am Universitätsklinikum Tübingen; 1956 Habilitation: „Die Narkosetiefe, Untersuchungen mit dem EEG"; 1960–1963 Vizepräsident des Weltbundes der Anästhesiegesellschaften.

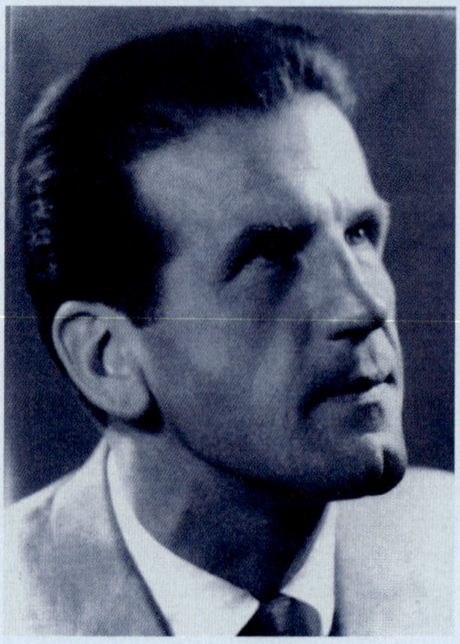

◘ **Abb. 2.7.** Heinz-Joachim Bark (1918–1963)

Die von Rudolf Frey, Heidelberg, redigierte Zeitschrift **Der Anaesthesist** wurde zum offiziellen Publikationsorgan der Gesellschaft bestimmt (s. Kap. 2.5.1).

Es wurden ferner gewählt: Rudolf Frey, Heidelberg, als 1. und ständiger Schriftführer; Günter Möller, Wuppertal-Barmen, als Kassenführer; Otto Just, Berlin, als 2. Schriftführer und Vertreter in Berlin; Martin Zindler, Düsseldorf, als Sachbearbeiter für Facharztfragen; Karl Horatz, Hamburg, als Sachbearbeiter für Presse und Rundfunk; Wolfgang Irmer, Düsseldorf, als Verbindungsmann zu den nebenberuflichen Anästhesisten.

Die DGA wurde beim Amtsgericht Heidelberg in das Vereinsregister eingetragen (Abb. 2.8).

Am darauf folgenden Tag fand eine gemeinsame Anästhesiesitzung mit den Chirurgen unter dem Präsidenten der **Deutschen Gesellschaft für Chirurgie** Eduard Borchers, Aachen, statt (Abb. 2.9). E. Borchers war es auch, der im August 1953 in einem Rundschreiben an die Direktoren der chirurgischen Universitätskliniken die von Jochen Bark an ihn herangetragene Bitte der DGA weitergab, ausreichend Planstellen für Anästhesisten bereitzustellen und zu überlegen, ob nicht eine Art von „Anästhesieabteilungen" errichtet werden sollten, von denen aus auch die übrigen Kliniken im Bedarfsfalle versorgt werden könnten. Er betonte abschließend, dass es im Interesse einer engen Zusammenarbeit mit den Anästhesisten an den Chirurgen läge, deren berechtigte Wünsche nicht nur anzuerkennen, sondern bei deren Erfüllung auch behilflich zu sein.

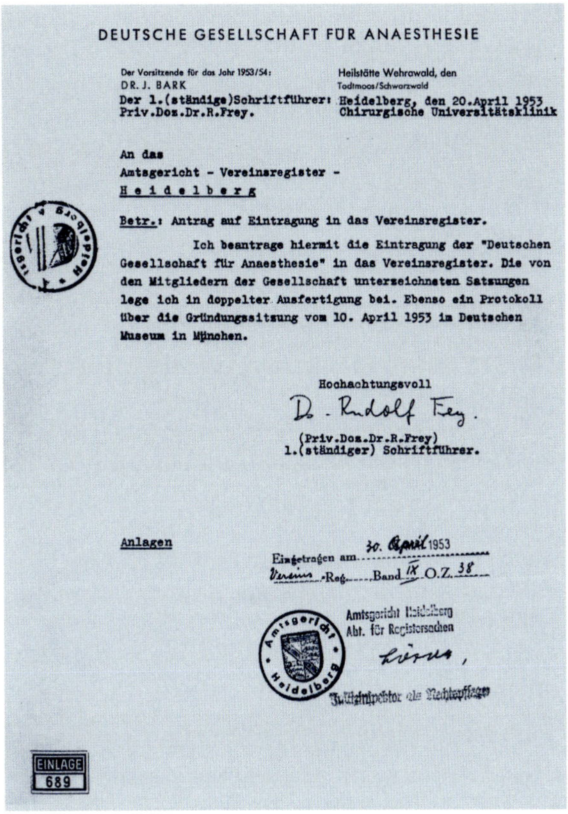

DEUTSCHE GESELLSCHAFT FÜR ANAESTHESIE

Der Vorsitzende für das Jahr 1953/54:
DR. J. BARK
Der 1.(ständige)Schriftführer:
Priv.Doz.Dr.R.Frey.

Heilstätte Wehrawald, den
Todtmoos/Schwarzwald
Heidelberg, den 20.April 1953
Chirurgische Universitätsklinik

An das
Amtsgericht - Vereinsregister -
Heidelberg

Betr.: Antrag auf Eintragung in das Vereinsregister.

Ich beantrage hiermit die Eintragung der "Deutschen Gesellschaft für Anaesthesie" in das Vereinsregister. Die von den Mitgliedern der Gesellschaft unterzeichneten Satzungen lege ich in doppelter Ausfertigung bei. Ebenso ein Protokoll über die Gründungssitzung vom 10. April 1953 im Deutschen Museum in München.

Hochachtungsvoll
Dr. Rudolf Frey.
(Priv.Doz.Dr.R.Frey)
1.(ständiger) Schriftführer.

Anlagen

Eingetragen am 30. April 1953
Vereins-Reg. Band IX O.Z. 38

Amtsgericht Heidelberg
Abt. für Registersachen

Amtsgericht Heidelberg

EINLAGE
689

Abb. 2.8. Eintragung der DGA im Vereinsregister beim Amtsgericht Heidelberg

2.2.8 Die Einführung des „Facharztes für Anästhesie"

Auf dem 56. Deutschen Ärztetag vom 19. und 20. September 1953 in Lindau stand der Antrag zur Abstimmung, den „Facharzt für Anästhesie" in die deutsche Facharztordnung aufzunehmen. Man könnte fast eine Ironie der Geschichte darin sehen, dass Otto Goetze, der in seinem Gutachten von 1939 gegen einen Facharzt für Anästhesie votiert hatte, 1953 Präsident der **Deutschen Gesellschaft für Chirurgie** war, als diese Frage – 14 Jahre nach seiner Stellungnahme – erneut zur Entscheidung anstand.

Aus gesundheitlichen Gründen trug er das Votum seiner Fachgesellschaft nicht persönlich vor, sondern entsandte einen Vertreter. Dieser befürwortete im Auftrag der Deutschen Gesellschaften für Chirurgie diesen Antrag mit großer Dringlichkeit [4]. Zur Begründung führte er u. a. aus, dass bei der bisherigen Praxis die Verantwortung für die Narkosen von Schwestern und jungen Assistenten beim Chirurgen liegen müsse. Dies sei aber bei den großen, modernen Operationen nicht mehr möglich, denn sie verlangen die ungeteilte Aufmerksamkeit für den Eingriff. Es müsse daher der „Narkotisist" als gleichberechtigter Kollege neben dem Chirurgen stehen und die volle Verantwortung für seine Handlungen und seine Maßnahmen tragen.

> „Voraussetzung nun aber für eine solche Übernahme der Verantwortung durch den Narkotiseur ist die entsprechende theoretische Ausbildung, die sich demnach auf Fächer beziehen muss, die weit ab von der Chirurgie liegen und dem Chirurgen völlig fremd sind. Ich erinnere speziell an die Pharmakologie. Es ergibt sich weiterhin die Notwendigkeit der Forschung auf diesem Gebiete. Also nicht nur aus der Praxis, sondern auch aus diesen Erwägungen ist zu fordern, dass dem Narkotisisten die Qualität eines entsprechenden Facharztes gegeben wird" [4].

Auch die **Deutsche Gesellschaft für Gynäkologie** hatte dem Vorschlag auf Einführung des „Facharztes für Anästhesie" im Vorfeld des Ärztetages zugestimmt. Die Vorlage wurde von den Delegierten mit großer Mehrheit angenommen.

In Ergänzung zur Facharztordnung war für das Weiterbildungscurriculum eine Zeit von 5 Jahren vorgesehen, worin 1 Jahr Weiterbildung in Chirurgie, ein halbes Jahr Weiterbildung in Pharmakologie oder Physiologie, ein halbes Jahr Weiterbildung in der Inneren Medizin und 1 Jahr allgemeinärztliche Tätigkeit – damals generell für alle Weiterbildungsgänge – zusätzlich enthalten waren.

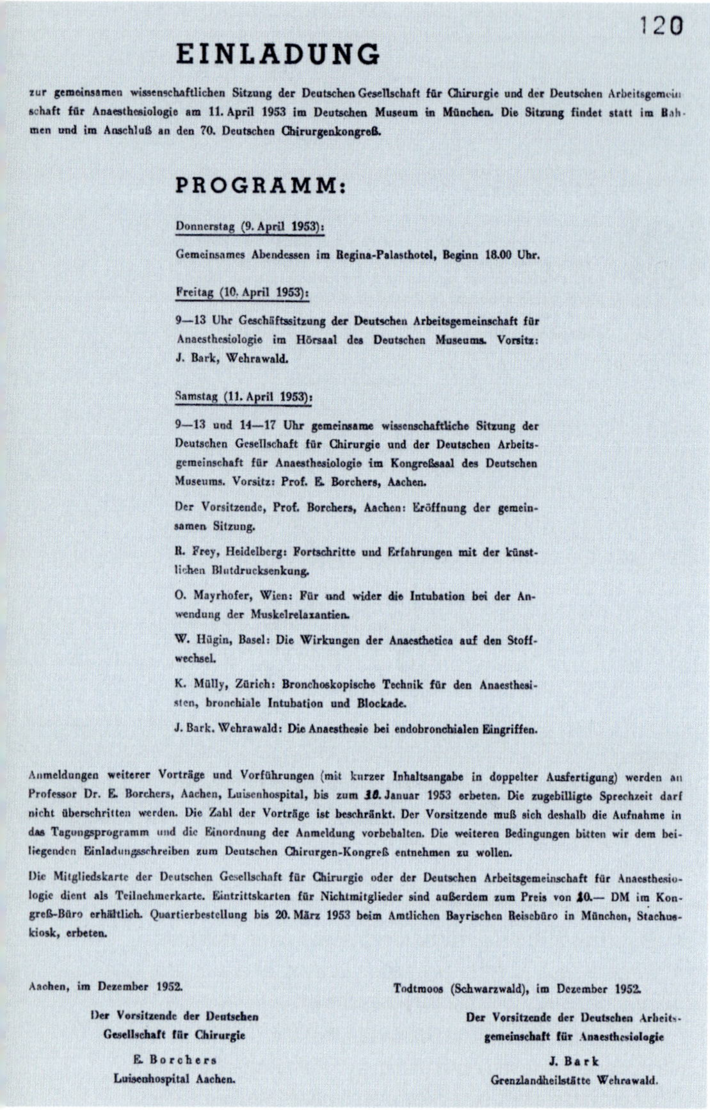

120

EINLADUNG

zur gemeinsamen wissenschaftlichen Sitzung der Deutschen Gesellschaft für Chirurgie und der Deutschen Arbeitsgemeinschaft für Anaesthesiologie am 11. April 1953 im Deutschen Museum in München. Die Sitzung findet statt im Rahmen und im Anschluß an den 70. Deutschen Chirurgenkongreß.

PROGRAMM:

Donnerstag (9. April 1953):

Gemeinsames Abendessen im Regina-Palasthotel, Beginn 18.00 Uhr.

Freitag (10. April 1953):

9—13 Uhr Geschäftssitzung der Deutschen Arbeitsgemeinschaft für Anaesthesiologie im Hörsaal des Deutschen Museums. Vorsitz: J. Bark, Wehrawald.

Samstag (11. April 1953):

9—13 und 14—17 Uhr gemeinsame wissenschaftliche Sitzung der Deutschen Gesellschaft für Chirurgie und der Deutschen Arbeitsgemeinschaft für Anaesthesiologie im Kongreßsaal des Deutschen Museums. Vorsitz: Prof. E. Borchers, Aachen.

Der Vorsitzende, Prof. Borchers, Aachen: Eröffnung der gemeinsamen Sitzung.

R. Frey, Heidelberg: Fortschritte und Erfahrungen mit der künstlichen Blutdrucksenkung.

O. Mayrhofer, Wien: Für und wider die Intubation bei der Anwendung der Muskelrelaxantien.

W. Hügin, Basel: Die Wirkungen der Anaesthetica auf den Stoffwechsel.

K. Mülly, Zürich: Bronchoskopische Technik für den Anaesthesisten, bronchiale Intubation und Blockade.

J. Bark, Wehrawald: Die Anaesthesie bei endobronchialen Eingriffen.

Anmeldungen weiterer Vorträge und Vorführungen (mit kurzer Inhaltsangabe in doppelter Ausfertigung) werden an Professor Dr. E. Borchers, Aachen, Luisenhospital, bis zum 10. Januar 1953 erbeten. Die zugebilligte Sprechzeit darf nicht überschritten werden. Die Zahl der Vorträge ist beschränkt. Der Vorsitzende muß sich deshalb die Aufnahme in das Tagungsprogramm und die Einordnung der Anmeldung vorbehalten. Die weiteren Bedingungen bitten wir dem beiliegenden Einladungsschreiben zum Deutschen Chirurgen-Kongreß entnehmen zu wollen.

Die Mitgliedskarte der Deutschen Gesellschaft für Chirurgie oder der Deutschen Arbeitsgemeinschaft für Anaesthesiologie dient als Teilnehmerkarte. Eintrittskarten für Nichtmitglieder sind außerdem zum Preis von 10.— DM im Kongreß-Büro erhältlich. Quartierbestellung bis 20. März 1953 beim Amtlichen Bayrischen Reisebüro in München, Stachuskiosk, erbeten.

Aachen, im Dezember 1952.

Der Vorsitzende der Deutschen Gesellschaft für Chirurgie
E. Borchers
Luisenhospital Aachen.

Todtmoos (Schwarzwald), im Dezember 1952.

Der Vorsitzende der Deutschen Arbeitsgemeinschaft für Anaesthesiologie
J. Bark
Grenzlandheilstätte Wehrawald.

Abb. 2.9. Einladung zur gemeinsamen wissenschaftlichen Sitzung mit der Deutschen Gesellschaft für Chirurgie am 11. 4. 1953

Die praktische und theoretische Weiterbildung in der Anästhesie umfasste 2 Jahre [3].

Maßgeblichen Anteil an diesem Erfolg hatten die chirurgischen Mentoren Hans Killian (Abb. 2.10), Donaueschingen, Helmut Schmidt, Chefarzt für Chirurgie in Remscheid, und Fritz Hesse, Chefarzt für Chirurgie in Saarbrücken, sowie der Pharmakologe Hellmut Weese, Wuppertal, der es mit Hilfe Ernst Derras verstand, sich die Unterstützung des Sozialministeriums von Nordrhein-Westfalen für sein Anliegen zu sichern. Damit war im Jahr 1953 der endgültige Durchbruch für die Anästhesie in Deutschland gelungen: Die **Deutsche Gesellschaft für Anaesthesie** war gegründet, der **„Facharzt für Anästhesie"** in die deutsche Facharztordnung aufgenommen.

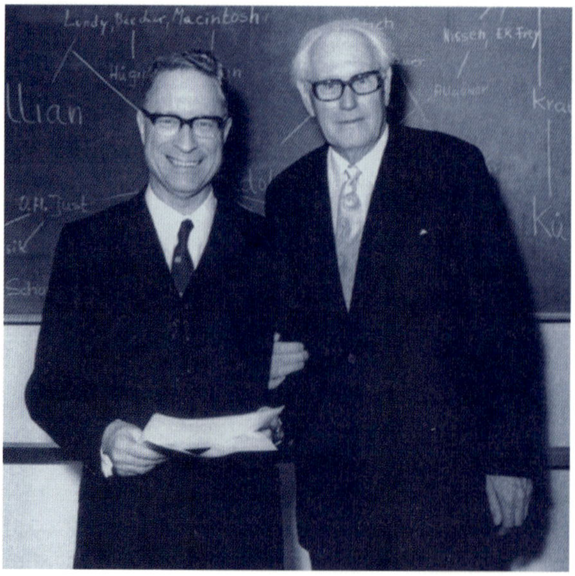

Abb. 2.10. Zwei Pioniere der Deutschen Anästhesiologie *(von links)*: Rudolf Frey und Hans Killian, anlässlich der Festsitzung zum 80. Geburtstag von Hans Killian am 6. April 1972 in Mainz

2.2.9 Die hierarchische Entflechtung der Fachgebiete Chirurgie und Anästhesie

Die Gründung einer eigenen Fachgesellschaft und die Einführung eines Facharztes für Anästhesie bedeuteten aber nicht, dass die Anästhesie damit den anderen medizinischen Fächern als selbstständiges Fach gleichgestellt gewesen wäre. Die Anästhesisten blieben zunächst weiterhin Mitarbeiter der Klinik, in der sie bisher schon tätig waren, also in der Regel der Chirurgie. Es vergingen noch mehr als 10 Jahre bis die Partnerschaft mit den Operateuren als selbstständiges und eigenverantwortliches Fach wirklich erreicht war. Aber es ging aufwärts: Die ersten Anästhesisten kamen in Oberarztposition und erhielten eigene Abteilungen innerhalb der Chirurgie zugesprochen.

Zwei Jahre nach Einführung des Facharztes für Anästhesie referierte Karl Heinrich Bauer auf dem Jahreskongress der **Deutschen Gesellschaft für Chirurgie** 1955 über „Die Wandlungen der Anästhesie vom Standpunkt des Operateurs" [6] und erläuterte dabei noch einmal seine Auffassung über die Stellung der Anästhesie. Seine Anerkennung für die Leistungen der Anästhesisten aus der Sicht der Chirurgen fiel noch deutlicher aus als anlässlich seiner Präsidentenrede beim Jahreskongress der Deutschen Gesellschaft für Chirurgie im Jahre 1952. Wir stehen

> „heute im Operationssaal vor der irreversiblen Tatsache der Arbeitsteilung: der Operateur widmet sich ganz und nur seiner Operation, während der Anästhesist alle vitalen Funktionen des Kranken steuert und überwacht. Wer Paradoxa liebt, kann es auch so ausdrücken: der Anästhesist ist der Spezialist für alles Nichtoperative, für alles Nicht-

spezialistische, gewissermaßen für alles allgemein Chirurgische, während der Operateur Spezialist für die spezielle Operation ist."

Als Richtschnur für die Zusammenarbeit im Operationssaal formulierte er: **„Zusammenarbeit durch Arbeitsteilung, beides als Voraussetzung höherer Leistung bei geringeren Gefahren."** Selbstverständlich müsse der Anästhesist bei seinem Einsatz auch eine Lebenszeitstellung erreichen können. Dagegen halte er Wünsche, wie z. B. Ordinariate oder Anästhesie als Prüfungsfach für verfrüht. Von der Tendenz, **„die Anästhesie aus der Chirurgie herauszulösen und sie als Sonderfach über alle operierenden Fächer auszudehnen"**, müsse er abraten. Für ihn gehöre die Anästhesie nach wie vor unter das Dach der allgemeinen Chirurgie: **„Aus ihr die Anästhesie auslösen, hieße der allgemeinen Chirurgie ihr Herzstück nehmen."**

Der Anästhesist sei zwar als Facharzt für seine Narkose juristisch verantwortlich, aber nicht voll. Denn der Patient sei unteilbar und der Vertragspartner des Patienten sei der Operateur. Daraus resultiere eine Prädominanz der Operation und damit des Operateurs. K.H. Bauer, als Repräsentant der Chirurgie, war also immer noch nicht bereit, der Anästhesie ihre volle Verantwortung zuzugestehen, auch wenn er sich dabei einer logisch nicht konsequenten Begründung bediente: Der Anästhesist sei zwar als Facharzt für seine Narkose juristisch verantwortlich, die Gesamtverantwortung des Chirurgen sei jedoch unteilbar.

Im Jahr 1961 versuchte er diese Auffassung durch ein juristisches Gutachten zu untermauern. In einer Phase intensiver Verhandlungen der Narkosekommission der Deutschen Gesellschaft für Chirurgie mit Vertretern der DGA beauftragte er den Ordinarius für Strafrecht an der Universität München und ausgewiesenen Experten für Arztrecht Karl Engisch mit einem Gutachten, das dieser 1961 vorlegte: **„Wie ist rechtlich die Verantwortlichkeit des Chirurgen im Verhältnis zur Verantwortlichkeit des Anästhesisten bei ärztlichen Operationen zu bestimmen und zu begrenzen?"** [19]. Zum Zeitpunkt der Erstellung dieses Gutachtens war die arbeitsteilige Zusammenarbeit von Ärzten verschiedener Fachgebiete längst als Routine anerkannt und der aus dem Straßenverkehrsrecht stammende Begriff „Vertrauensgrundsatz" in die Betrachtung der arbeitsteiligen Operation bereits eingeführt.

Günther Stratenwerth, ebenfalls ein bedeutender Strafrechtler, hatte in einer vielbeachteten Abhandlung diese Auffassung unter dem Gesichtspunkt der ärztlichen Sorgfaltspflicht noch weiter vertieft [70]. Stratenwerth arbeitete dabei heraus, dass der Arzt auf die sorgfaltsgemäße Mitwirkung anderer Personen – im Hinblick auf deren Eigenverantwortlichkeit – vertrauen dürfe, **„sofern nicht besondere Umstände die Gefahr einer Sorgfaltsverletzung begründen"**. Andernfalls wäre eine wirkliche Arbeitsteilung praktisch nicht möglich. Genau um die Geltung und die Tragweite dieses Vertrauensgrundsatzes ging es in dem Gutachten von Karl Engisch [19].

Ausgehend von den oben erwähnten Äußerungen Karl Heinrich Bauers auf dem Kongress der **Deutschen Gesellschaft für Chirurgie** 1955 [6] kam Engisch [19] bei seiner Erörterung strafrechtlicher Implikationen der im Interesse des Patienten notwendigen Zusammenarbeit von Chirurg und Anästhesist zu einer kritischen Sicht des Vertrauensverhältnisses,

„denn die Verantwortung des Operateurs ist nach der heute herrschenden rechtlichen Auffassung immer noch eine so allumfassende, dass sie ungeachtet der Geltung des Vertrauensgrundsatzes niemals in irgendeinem Sektor schlechthin entfällt."

Er bestätigte damit aus juristischer Sicht die Auffassung von K.H. Bauer, dass es zwischen Chirurg und Anästhesist keine geteilte Verantwortung geben könne.

„Denn ‚Teilung' der Verantwortung würde bedeuten, dass es einen Bereich gibt, um den sich der Chirurg unter gar keinen Umständen zu kümmern hätte, in dem der Anästhesist ausschließlich die Verantwortung trägt. Einen solchen Bereich gibt es aber nicht. Es gibt nur Bereiche, innerhalb deren es als Erfüllung der auch hier dem Chirurgen stets obliegenden Sorgfaltspflicht genügen darf, dass er sich eines vertrauenswürdigen Anästhesisten bedient und diesem die Einzelheiten seines Vorgehens überlässt."

Die im Interesse des sich dem Operateur anvertrauenden Patienten begründete allgemeine Sorgfaltspflicht des Chirurgen bleibe ungeschmälert bestehen.

Diese eindeutige Bestätigung der hierarchischen Unterordnung des Anästhesisten als „Erfüllungsgehilfe" des prädominanten Chirurgen durch einen anerkannten Rechtswissenschaftler war für die Vertreter des jungen Faches in Deutschland eine herbe Enttäuschung. Sie stellte die klinische Selbstständigkeit, die man gerade errungen zu haben glaubte, wieder in Frage. Auch die wissenschaftliche Zukunft schien gefährdet zu sein.

Im Jahr zuvor – 1960 – hatte der Wissenschaftsrat in seinen Empfehlungen zum Ausbau der wissenschaftlichen Hochschulen [80] gerade erst den Anstoß zur Schaffung von Extraordinariaten für Anästhesiologie in den medizinischen Fakultäten gegeben, die jeweils als Kristallisationskerne für die Einrichtung einer „Anästhesisten-Gruppe zur Betreuung aller operativen Kliniken" dienen sollten (s. Kap. 4.1). Das Fachgebiet sah sich 22 Jahre nach Hans Killians Frage auf dem ersten Nachkriegskongress der Deutschen Gesellschaft für Chirurgie, als die Anästhesie im westlichen Ausland bereits etabliert war, einer großen Herausforderung gegenüber.

Wenn es nicht gelang, dieses Gutachten adäquat zu „parieren", bestand die Gefahr, dass das Berufsbild des Anästhesisten an Attraktivität verlieren und die wei-

2

tere Entwicklung des Faches zumindest erheblich gebremst würde.

Es wurden also zunächst Kontakte zu juristischen Ordinarien gesucht, die auf dem Gebiet des Arztrechts ausgewiesen waren. Dies erwies sich als schwieriges Unterfangen, denn wer wollte schon gegen einen so renommierten Kollegen wie Karl Engisch Stellung beziehen? Noch bevor etwas erreicht werden konnte, berichtete Charlotte Lehmann, damals 2. Schriftführerin, bei der Vorstandssitzung der DGA am 2. Dezember 1961, dass ihr anlässlich eines Gesprächs bei der Bayerischen Landesärztekammer Walther Weißauer aus dem Bayerischen Staatsministerium der Justiz als besonders kompetenter Arztrechtler empfohlen worden sei. Sie fügte noch an, dass ihr Informant der Meinung sei, **„dass ein von Weißauer erstelltes Gutachten jedem Ordinariusgutachten standhalte"**.

Charlotte Lehmann erhielt daraufhin vom Vorstand den Auftrag, sich mit Weißauer in Verbindung zu setzen. Sie konnte ihn für das Gegengutachten gewinnen. Bereits einige Tage vor der nächsten Vorstandssitzung der DGA am 2. Juni 1962 lagen den Vorstandsmitgliedern die Fahnenabzüge zu seiner umfassenden Ausarbeitung **„Arbeitsteilung und Abgrenzung der Verantwortung zwischen Anästhesist und Operateur"** [76] vor. Bei dieser Sitzung wurden gemeinsam mit dem Autor letzte Ergänzungen eingearbeitet.

Es gelang Walther Weißauer in seinem Gutachten, die Probleme der interdisziplinären Kooperation von der Ebene der persönlichen Prädominanz eines Fachvertreters auf die Ebene der Prädominanz der sachlichen Erfordernisse zurückzuführen und dafür ein schlüssiges System einer horizontalen, nicht mehr hierarchisch gebundenen Arbeitsteilung zu entwickeln. Neben dem Grundsatz der strikten Aufgabenteilung und dem Grundsatz des Vertrauens sah er als Konstituenten der vollen fachlichen Gleichberechtigung und Selbstständigkeit des Anästhesisten die wechselseitige Koordinierungspflicht, die Prädominanz der sachlichen Erfordernisse bei der Konfliktlösung sowie – gerade dies war noch einmal eine wichtige Klärung – die Kompetenz des Operateurs zum „Stichentscheid".

Eine sinnvolle Arbeit im Operationssaal sei also nur möglich, wenn beide Partner sich eigenverantwortlich und weisungsfrei ihrem jeweiligen Arbeitsbereich widmen und darauf vertrauen könnten, dass jeder mit den erforderlichen Kenntnissen und der gebotenen Sorgfalt tätig würde (s. auch Kap. 2.1). Das Gutachten wurde in **Der Anaesthesist** [76] veröffentlicht und als Sonderdruck breit gestreut. Dieses Gutachten war der entscheidende Meilenstein bei der Verselbstständigung vom Mutterfach Chirurgie.

Dem weitblickenden Engagement von Charlotte Lehmann war es zu verdanken, dass es damals gelang, Walther Weißauer nicht nur für das Gutachten zu gewinnen, sondern ihn bleibend als Berater in die weitere Entwicklung des Faches und seiner Organisationen einzubinden. Walther Weißauer, der spätere Justiziar der DGAI und des **Berufsverbandes Deutscher Chirurgen**, wurde dank seiner Gutachten und Kommentare zu Gerichtsurteilen zu einem der bedeutendsten Medizinjuristen des deutschen Sprachraums.

Dank seiner intensiven Beschäftigung mit den Vorstellungen und Problemen des Fachgebietes Anästhesie konnte er in über 40 Jahren zahlreiche schwierige berufliche Fragen lösen. Auf zwei Eckpunkte, die die weitere Entwicklung der Anästhesie wesentlich beeinflusst haben, wird im folgenden noch eingegangen: Seine Stellungnahme zur Schwesternnarkose und seine Beteiligung an den wesentlich auf der Initiative von Hans Wolfgang Opderbecke beruhenden Grundlagenverträgen mit anderen

Prof. Dr. med. h. c. Walther Weißauer (Abb. 2.11)

Geboren am 10. November 1921 in Freising; 1948 Abschluss des Jurastudiums mit dem Assessorexamen, Berufung an das Bayerische Staatsministerium der Justiz; 1952–1954 Richter am Landgericht München; 1954–1984 Bayerisches Staatsministerium der Justiz mit dem Schwerpunkt Verfassungs- und Völkervertragsrecht; 1962 Rechtsgutachten *„Arbeitsteilung und Abgrenzung der Verantwortung zwischen Anästhesist und Operateur"*, Beginn seiner beratenden Tätigkeit für die Anästhesie; 1966 Ehrenmitglied der DGAW; 1973 Ehrenmitglied des BDA; 1975 Ehrenpromotion zum Dr. med. h. c. durch die Medizinische Fakultät der Friedrich-Alexander-Universität Erlangen-Nürnberg; 1987 Ernennung zum Honorarprofessor durch den Minister für Wissenschaft und Kunst des Landes Baden-Württemberg; 1991 Großes Verdienstkreuz des Verdienstordens der Bundesrepublik Deutschland.

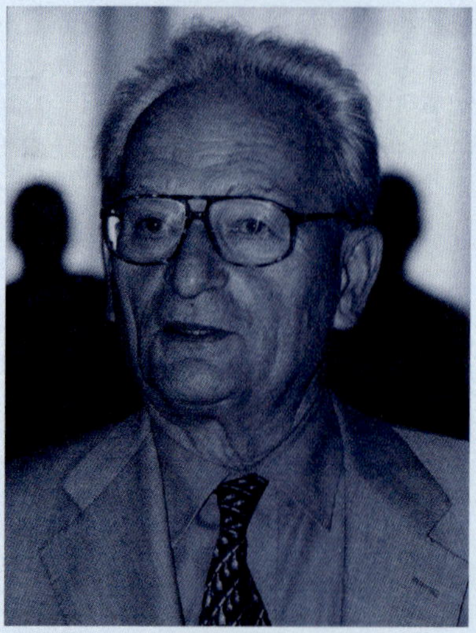

Abb. 2.11. Walther Weißauer

Fachgebieten. Es ist sicher nicht übertrieben, wenn man rückblickend feststellt, dass das junge Fachgebiet bei seiner Entwicklung und Selbstfindung besonders ihm sehr viel zu verdanken hat. In Kapitel 2.1 dieser Festschrift hat er mit der dem Juristen eigenen Nüchternheit und systematischen Klarheit eine „Summe" seiner Tätigkeit für das Fachgebiet und seine Mitglieder gezogen.

Die jahrelangen zähen und z. T. sehr emotional geführten Verhandlungen mit der Narkosekommission der Deutschen Gesellschaft für Chirurgie über die Stellung des Anästhesisten konnten Dank der Versachlichung in der Argumentation durch das Gutachten von Weißauer im November 1964 mit den gemeinsam von beiden Fachgesellschaften getragenen **„Richtlinien für die Stellung des leitenden Anästhesisten"** [12] zu einem ersten Abschluss gebracht werden.

Dieses vom Präsidenten der **Deutschen Gesellschaft für Anaesthesie**, Kurt Wiemers, und dem Präsidenten der **Deutschen Gesellschaft für Chirurgie**, Hermann Krauß, unterzeichnete Dokument explizierte neben allgemeinen Grundsätzen zur Fachgebietsdefinition und der Kompetenzabgrenzung zwischen Chirurg und Anästhesist in mehreren Punkten die Stellung und Tätigkeit des Anästhesisten an Universitätskliniken und am kleinen Krankenhaus von der Chefarztposition, der Einbindung in die medizinische Fakultät, der Niederlassung bis hin zur Regelung der Liquidation von Privatpatienten. Weitblickend war es, dass unter Punkt 6 dieser Richtlinien ausgeführt ist:

> „Dem leitenden Anästhesisten unterstehen die Aufwachräume, in denen die Patienten nach der Operation bis zur stationären Weiterverlegung verbleiben (Recovery room). Die Wachstation (Frischoperierten- und Akut-Krankenstation) wird in enger Zusammenarbeit mit dem Anästhesisten in der Regel vom Chirurgen geleitet."

Mit dieser Formulierung, die auf den damaligen Präsidenten Kurt Wiemers zurückgeht, war bereits eine Weichenstellung in Richtung der späteren Kompetenz der Anästhesie auf dem Gebiet der Intensivmedizin erfolgt. Die Klammerbemerkung selbst erklärt sich aus der Tatsache, dass K. Wiemers unmittelbar vor Beginn seiner Präsidentschaft von einem längeren Aufenthalt in den USA zurückgekehrt war.

Mit diesen Richtlinien konnte 11 Jahre nach Einführung des Facharztes für Anästhesie die Gleichberechtigung mit allen anderen Fachgebieten an den deutschen medizinischen Fakultäten und den deutschen Krankenhäusern endlich festgeschrieben werden. Die sachlich stringente juristische Klärung der Begrifflichkeit und der Grundlagen im Verhältnis zwischen Anästhesist und Operateur durch das Gutachten von Walther Weißauer hatte es vermocht, den emotional begründeten Widerstand zahlreicher Chirurgen gegen die Gleichstellung des Anästhesisten im Operationssaal definitiv zu überwinden.

In den folgenden Jahren konnten ausgehend von diesen Richtlinien – gewissermaßen einem „Grundlagenvertrag" – die interdisziplinären Vereinbarungen mit den Chirurgen und sukzessive auch mit anderen operativen Fachgebieten und den Internisten über die Zusammenarbeit in der operativen Patientenversorgung und der Intensivmedizin ausgehandelt und abgeschlossen werden [56].

Zum Gelingen dieses Vertragsgefüges und der weiteren Entwicklung des jungen Faches hat ganz entscheidend beigetragen, dass neben dem beratenden Juristen Walther Weißauer ab 1964 mit Hans Wolfgang Opderbecke auch ein Arzt mit juristischem Sachverstand und großem diplomatischem Geschick in den Vorstand der Fachgesellschaft eintrat. Es war ein besonderer Glücksfall, dass diese beiden Männer in der Anästhesie zusammengefunden haben. Sie ergänzten sich in geradezu kongenialer Weise bei der Aufarbeitung und Definition der ärztlichen Tätigkeit in der Anästhesie und der forensisch-juristischen Implikationen im Rahmen der interdisziplinären Zusammenarbeit des Anästhesisten mit den Vertretern anderer Fachgebiete. Sie haben mit ihrem Pragmatismus und dem Gespür für das Mögliche, aber auch mit ihren Vorstellungen und Visionen, das Fach Anästhesie entscheidend vorangebracht und geprägt.

Der bekannte Heidelberger Rechtsmediziner Adolf Laufs nannte H.W. Opderbecke und W. Weißauer in seinem Festvortrags **„Anästhesiologie und Recht – ein zuträgliches Verhältnis?"** anlässlich einer Veranstaltung zum 30-jährigen Bestehen des Lehrstuhls für Anästhesiologie an der Universität Heidelberg im Jahre 1993 die beiden „Dioskuren der Medizin". Der Erfolg ihres Zusammenwirkens dokumentiert sich u. a. in einer ungewöhnlich großen Anzahl gemeinsamer Publikationen. Über 3 Jahrzehnte hat Opderbecke in den verschiedenen Funktionen, die er in der Fachgesellschaft und später zusätzlich auch im Berufsverband und anderen Organisationen innehatte, durch seine beharrliche Arbeit und durch die ihm eigene Verknüpfung von sachlicher Zielstrebigkeit und persönlicher Verbindlichkeit die deutsche Anästhesie auf ihrem Weg begleitet [81].

Auch die wohl prägnanteste Definition des Faches Anästhesie, die Definition in der Weiterbildungsordnung für Ärzte geht maßgeblich auf Hans Wolfgang Opderbecke zurück:

> „Die Anästhesiologie umfasst die allgemeine und lokale Anästhesie einschließlich der Vor- und Nachbehandlung, die Aufrechterhaltung der vitalen Funktionen während operativer Eingriffe, die Wiederbelebung sowie die Intensivtherapie und Schmerztherapie in Zusammenarbeit mit den für das Grundleiden zuständigen Ärzten."

2

Dr. med. Hans Wolfgang Opderbecke (Abb. 2.12)

Geboren am 5. Juni 1922 in Düsseldorf; 1943–1950 Medizinstudium zunächst an der Universität Köln und dann an der Medizinischen Akademie – jetzt Heinrich-Heine-Universität – zu Düsseldorf, an der er 1950 sein medizinisches Staatsexamen ablegte und zum Doktor der Medizin promovierte; 1950–1951 Pflichtassistentenzeit in innerer Medizin am Städt. Krankenhaus Düsseldorf-Benrath.

1952 begann Opderbecke an der Chirurgischen Lungenheilstätte Holsterhausen seine Weiterbildung zum Lungenfacharzt. Dabei erwachte sein Interesse an dem damals noch jungen Fach Anästhesie; 1956 Wechsel an die Chirurgische Klinik der Städt. Krankenanstalten in Nürnberg; 1957 Facharzt für Lungenkrankheiten; 1960 Facharzt für Anästhesie; 1962 Leitender Arzt des Klinischen Instituts für Anästhesiologie an den Städtischen Krankenanstalten Nürnberg; 1977 Habilitation mit der Schrift „Anästhesie und ärztliche Sorgfaltspflicht" an der Medizinischen Fakultät der Friedrich-Alexander-Universität Erlangen-Nürnberg; 1982 apl. Professur; 1987 Ruhestand;

1967 und 1968 Präsident der DGAW; 1972–1977 2. Schriftführer der DGAW; 1973–1993 Übernahme der Schriftleitung der Zeitschrift *Anästhesiologische Informationen*, seit 1978 *Anästhesiologie & Intensivmedizin*; 1977–1993 Generalsekretär der *DGAI*; 1983 – 1993 ehrenamtlicher Geschäftsführer der gemeinsamen Geschäftsstelle von BDA und DGAI in Nürnberg. Er ist Ehrenmitglied der Deutschen Gesellschaft für Anästhesiologie, des Berufsverbands Deutscher Anästhesisten, des Verbandes der Leitenden Krankenhausärzte Deutschlands, der Deutschen interdisziplinären Vereinigung für Intensiv- und Notfallmedizin, deren Schriftführer er von 1977 bis 1990 war, und Träger weiterer Auszeichnungen, wie der Ernst-von-der-Porten-Medaille des BDA und der Wolfgang-Müller-Osten-Medaille des Berufsverbandes Deutscher Chirurgen. Der Präsident der Bundesrepublik Deutschland verlieh ihm 1988 das Bundesverdienstkreuz 1. Klasse.

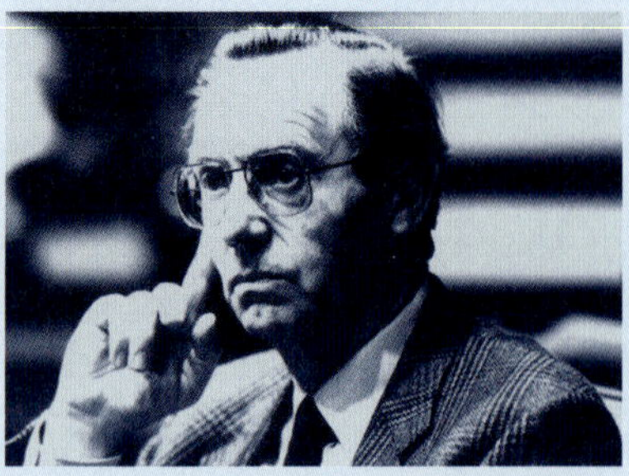

Abb. 2.12. Hans Wolfgang Opderbecke

2.2.10 Die akademische Etablierung der Anästhesiologie

Die 1960 mit der Schaffung eines Extraordinariats für Anästhesiologie an der Medizinischen Fakultät der Universität Mainz und seine Besetzung mit Rudolf Frey (s. Kap. 4.3.27) begonnene und durch die Empfehlung des Wissenschaftsrates [80] vom gleichen Jahr bekräftigte Etablierung der Anästhesiologie als eigenständiges akademisches Fach an den deutschen Hochschulen konnte nach Abschluss der gemeinsamen Empfehlung mit den Chirurgen [12] zügig voranschreiten. Bereits 1966, als noch lange nicht an allen Medizinischen Fakultäten Extraordinariate geschaffen waren, wurde Karl Horatz am Universitätskrankenhaus Hamburg-Eppendorf auf das erste Ordinariat für Anästhesiologie in Deutschland berufen (s. Kap. 4.3.17).

Die akademische Verankerung der Anästhesiologie ist ein sehr wichtiger Aspekt der Etablierung des Faches. Nur ein medizinisches Fach, das sich wissenschaftlich definiert und weiterbildet, hat langfristig eine Chance zu überleben. Deshalb ist diesem Aspekt in der vorliegenden Festschrift ein eigenes Kapitel gewidmet (s. Kap. 4).

2.2.11 Die Mitarbeit von Pflegekräften in der Anästhesie

Der akute Mangel an Anästhesisten stellte die DGA Ende der 1950er-Jahre vor ein weiteres schwieriges Problem. Wie groß der Bedarf an Anästhesieärzten war, zeigte eine von Martin Zindler, dem Präsidenten der DGA für die Jahre 1958–1959, durchgeführte Erhebung. Deutschland hatte 1959 – bezogen auf 1 Mio. Einwohner – mit Abstand die wenigsten Anästhesisten (Tabelle 2.1). In absoluten Zahlen bedeutete dies, dass Deutschland zu diesem Zeitpunkt mit 80 Fachärzten gegenüber Österreich 720 Fachanästhesisten weniger hatte. Dazu noch einmal aus dem Bericht von Martin Zindler:

„Dieser katastrophale Rückstand (der ja vorher und viele Jahre hinterher entsprechend bestand) hatte verhängnisvolle Folgen, da durch das Fehlen von 720 Experten (im Vergleich zu Österreich) so viele Operationen, z. B.

Tabelle 2.1. Anzahl der Fachanästhesisten bezogen auf 1 Mio. Einwohner

USA	>50
Großbritannien	ca. 50
Dänemark	23
Belgien	15
Niederlande	15
Frankreich	14
Österreich	14
Deutschland	1,3

bei besonderen Risiken oder schlechtem Zustand und bei Greisen und Säuglingen nicht durchgeführt werden konnten. Wie viele Komplikationen und Todesfälle vermeidbar gewesen wären, kann man kaum abschätzen, zumal der Rückstand z. B. gegenüber Österreich erst nach Jahrzehnten aufgeholt werden konnte."

In dieser Situation berief Martin Zindler als Präsident der DGA die Leiter der Anästhesieabteilungen an den deutschen Universitäten zu einer Sitzung nach Göttingen ein, um über diese Notsituation zu beraten. Das Ergebnis dieser Göttinger Tagung am 1. Februar 1959 im Göttinger Ärztehaus war ein gemeinsames Memorandum, in dem der gravierende Mangel an Fachanästhesisten mit Zahlen belegt wurde und die verantwortlichen Stellen in Politik, Gesundheitsverwaltung, Universitäten und bei den Kostenträgern zum Handeln aufgefordert wurden, diesem Personalmangel abzuhelfen. Man errechnete im Vergleich zu den Verhältnissen in anderen Ländern einen Bedarf von mindestens 2.000 Fachanästhesisten. Es sollte noch etwa 2 Jahrzehnte dauern, bis man dieses Ziel erreicht hatte.

Wie sollte man in der Zwischenzeit vorgehen? Zwar wurde eindeutig geklärt, dass die Anästhesie ein ärztliche Aufgabe ist, aber wer sollte sie durchführen, wenn kein Arzt verfügbar war? Noch gab es Schwestern, die bisher Narkosen durchgeführt hatten. Konnten diese einfach vom Operateur mit der Durchführung einer Narkose beauftragt werden? Die **Deutsche Schwesterngemeinschaft** stellte in einer 1958 veröffentlichten Entschließung [18] fest,

> „dass es nicht zu den Aufgaben einer Schwester gehört, Inhalationsnarkosen, Trachealnarkosen, intravenöse Narkosen und überhaupt alle Narkosen zu geben, die eine Bedienung von Apparaten erfordern. Diese Narkosen gehören in das Aufgabengebiet des Arztes und dürfen vom Pflegepersonal nicht verlangt werden."

Von chirurgischer Seite wurde dieser Auffassung widersprochen und eine Spezialausbildung für Narkoseschwestern gefordert, um die Lücke zu schließen, bis es genügend Anästhesisten gebe [20]. In einer Erwiderung führte Werner Hügin [31], Basel, aus, dass die Narkose zwar eigentlich ärztliche Aufgabe sei, in der gegenwärtigen Mangelsituation aber nicht auf die Mitarbeit von Narkoseschwestern verzichtet werden könne. Er sprach sich daher ebenfalls für eine qualifizierte Narkoseschulung von Pflegekräften aus. Der Vorstand der DGA bat Walther Weißauer um ein klärendes Gutachten, das dieser 1963 unter dem Titel **„Die Problematik der Schwesternnarkose und die Ausbildung von Anästhesieschwestern"** [77] vorlegte (s. auch Kap. 2.1).

Er legte dar, dass Pflegekräfte eine Narkose aufgrund der zwingenden rechtlichen Vorgaben immer nur unter ärztlicher Aufsicht durchführen dürfen, sei dies nun ein Anästhesist oder der Operateur selbst. Eine Schwesternnarkose verbiete sich also immer dann, wenn entweder der spezielle Eingriff voraussichtlich die volle Konzentration des Operationsteams erfordere, oder das Anästhesieverfahren während bestimmter intraoperativer Phasen die ungeteilte Aufmerksamkeit des Arztes bei der Steuerung der Narkose und der Überwachung bzw. Aufrechterhaltung der Vitalfunktionen verlange. Das gleiche gelte, wenn die Narkosetechnik ärztliche Kenntnisse und Erfahrungen erfordere. Er endete mit der Frage, ob es sich angesichts des bestehenden Schwesternmangels und eines sich abzeichnenden Ärzteüberschusses lohne, nur bedingt einsetzbare Narkoseschwestern auszubilden, statt sich voll auf die Weiterbildung von Fachärzten für Anästhesie zu konzentrieren.

Die Rechtsverhältnisse waren damit geklärt, aber die Problematik beschäftigte die Gesellschaft noch bis in die 1970er-Jahre hinein. Die wissenschaftliche Fachgesellschaft wurde von sich aus aktiv und entwickelte unter Federführung von Friedrich Wilhelm Ahnefeld, Ulm, ein Konzept für eine Weiterbildung zur/m Fachschwester/-pfleger für Anästhesie und Intensivpflege, das auf den von W. Weißauer erarbeiteten rechtlichen Grundlagen beruhte. Es konnte schließlich gemeinsam mit der Deutschen Krankenhausgesellschaft (DKG) verwirklicht werden [15, 56]. Mit der Durchsetzung der Fachpflegeweiterbildung für das Pflegepersonal in Anästhesie und Intensivpflege hat die Anästhesie den entscheidenden ersten Schritt für die qualifizierte Pflegeweiterbildung in der bundesdeutschen Medizin getan.

Die im Zusammenhang mit der Schwesternnarkose diskutierte Rechtsproblematik tauchte Anfang der 1980er-Jahre unter dem Stichwort „Parallelnarkose" noch einmal auf. Es ging diesmal um die Frage, ob und unter welchen Voraussetzungen der Anästhesist die ärztliche und rechtliche Verantwortung für Narkosen an 2 Operationstischen übernehmen kann, an denen Anästhesieschwestern/-pfleger bzw. noch nicht ausreichend qualifizierte Ärzte für die Durchführung der Narkose zur Verfügung stehen.

In einem Beitrag **„Zulässigkeit und Grenzen der ‚Parallelnarkose'"** [79] erläuterten Walther Weißauer und Hans Wolfgang Opderbecke die Problematik anhand eines BGH-Urteils und zeigten Lösungsmöglichkeiten auf. Danach kommen Parallelnarkosen nur als Notlösung bei akutem Personalmangel und unter Erfüllung strenger Anforderungen in Frage. Abschließend wurde zu dieser Problematik einige Jahre später eine Entschließung des Berufsverbandes Deutscher Anästhesisten „Zulässigkeit und Grenzen der Parallelverfahren in der Anästhesiologie" veröffentlicht [56].

2.2.12 Die Unterstützung der wissenschaftlichen Gesellschaft durch einen Berufsverband

Anfang der 1960er-Jahre erwies es sich aufgrund der vielfältigen und unterschiedlichen Fragen, die zu bearbeiten waren, als notwendig, der wissenschaftlichen Gesellschaft einen Berufsverband an die Seite zu stellen, um die immer bedeutender werdenden Aufgaben der Berufspolitik, die

Vertretung materieller Interessen und die Frage berufspraktischer Dienstleistungen für die Mitglieder (z. B. Fragen der Honorar- und Gebührenordnung, Vertragsberatung, Rechtsberatung, berufsbezogene Fortbildung, Berufshaftpflicht usw.) abdecken zu können. Die DGA hatte bis dahin stets Anstrengungen unternommen, auch die drängenden berufspraktischen Fragen zu beantworten. So startete die DGA im Dezember 1959 die Herausgabe eines eigenen Mitteilungsblattes, um gerade solche Informationen an die Mitglieder weitergeben zu können, die den Rahmen des wissenschaftlichen Organs **Der Anaesthesist** gesprengt hätten [55].

Diese **Informationen der DGA** erschienen zunächst als hektografierte Rundbriefe, später dann broschiert. Durch Vermittlung von Jürgen Stoffregen, Göttingen, konnte Ende Oktober 1959 der Göttinger Medizinjournalist Karl Heise als Pressesprecher der Gesellschaft und als Redakteur für das Mitteilungsblatt gewonnen werden. Für uns heute unverständlich belastete gerade diese berufspolitische Initiative der DGA die damals laufenden Gespräche mit der Narkosekommission der Deutschen Gesellschaft für Chirurgie. Dem Wortführer der Chirurgen, Karl Heinrich Bauer, galt die Beschäftigung eines Journalisten und die Herausgabe eines solchen Informationsblattes als **„unakademisch, beispiellos und abwegig"** und für eine wissenschaftliche Fachgesellschaft für nicht angemessen.

Auf der Vorstandssitzung der DGA am 19. November 1960 unter der Leitung des damaligen Vorsitzenden Otto Just, Heidelberg, die sich auch mit dieser Meinungsäußerung befasste, wurde beschlossen, **„dass man mit der Bildung eines Berufsverbandes im Rahmen der DGA, der für Public Relations und „Informationen" zuständig wäre, den Angriffen der Chirurgen Einhalt gebieten könne. Der Gedanke zur Gründung einer „Abteilung für Berufsfragen" findet allgemeine Zustimmung"**. Seither änderte man den Titel der in etwa zweimonatiger Folge erscheinenden Mitteilungshefte zunächst in **Informationen der Abteilung für Berufsfragen der DGA**. Nach der Gründung des **Berufsverbandes Deutscher Anästhesisten (BDA)** im Jahr 1961 erfolgte eine Umbenennung in **Informationen der DGA und des BDA**.

Charlotte Lehmann, die als Schriftführerin ohnehin schon intensiv in die Redaktion eingebunden war, übernahm 1968 selbst die Schriftleitung. Im Jahre 1970 konnte der Demeter-Verlag für die Herstellung und den Vertrieb der Zeitschrift gewonnen werden, die nunmehr den prägnanten Titel **Anästhesiologische Informationen** erhielt. Seit dem Septemberheft 1978 führt die Zeitschrift den heutigen Titel **Anästhesiologie und Intensivmedizin**. Die Schriftleitung hatte 1973 von Charlotte Lehmann auf Hans Wolfgang Opderbecke gewechselt, der sie 1994 an Bernd Landauer, München, weiterreichte und von dem sie Anfang 2002 Kai Taeger, Regensburg, übernahm. Die Auflage der Zeitschrift beträgt heute 18.000 Exemplare pro Ausgabe und wird allen Mitgliedern der DGAI und des BDA im Rahmen der Mitgliedschaft zur Verfügung gestellt (s. auch Kap. 2.5.4).

Die beschlossene Einrichtung einer **„Abteilung für Berufsfragen"** der DGA kam außer im Titel des Mitteilungsblattes nicht weiter zum Tragen, sondern wurde 3 Monate später, nachdem man sich intensiv mit den vereinsrechtlichen Implikationen dieses Vorhabens auseinander gesetzt hatte, durch einen neuen Beschluss des Vorstands der DGA am 23. Februar 1961 überholt: **„Um die Angriffe der Chirurgen bezüglich des Informationsblattes parieren zu können, wird beschlossen, einen Berufsverband zu gründen, dessen Mitteilungsblatt die Informationen sind."** Charlotte Lehmann wurde als 2. Schriftführerin mit den weiteren Vorbereitungen beauftragt und konnte auf der nächsten Vorstandssitzung im April neben einem Satzungsentwurf auch schon einen Entwurf zur strukturellen und personellen Gestaltung des Vorstands und des Beirats des neuen Vereins vorlegen.

Entscheidend waren dabei Weichenstellungen, eine enge Verknüpfung zwischen der DGA und dem neuen Berufsverband sicher zu stellen, damit die Zweigleisigkeit nicht zwangsläufig zu einem Auseinanderdriften der Zielsetzungen führt. Nach den im Vereinsrecht festgelegten Regularien wurde der **Berufsverband Deutscher Anästhesisten e.V.** gegründet und im Vereinsregister beim Amtsgericht in München eingetragen [55].

Zu den speziellen Leistungen des BDA für seine Mitglieder gehört seit 1964 eine kostenlose Vertragsberatung, die anfangs vom Vertreter der Krankenhausanästhesisten im Präsidium durchgeführt wurde. Sehr viel später wurde dafür im Zusammenhang mit der Einrichtung einer eigenen Vertragsberatungsstelle eine Zusammenarbeit mit der Anwaltssozietät Prof. Dr. Dr. Klaus Ulsenheimer, München, aufgenommen. Die Vertragsberatung wurde seit 1966 auf Initiative von Hans Wolfgang Operbecke und Walther Weißauer durch Musterverträge mit Kommentierungen für die unterschiedlichsten Gegebenheiten ergänzt [78]. Diese Musterverträge konnten an vielen Stellen die Vertragsgestaltung leitender Anästhesisten entscheidend positiv beeinflussen.

Der BDA hat Dank des Engagements und des Durchsetzungsvermögens seiner häufig langjährigen Präsidenten Karl Horatz, Karl-Hans Bräutigam, Walter Henschel, Karl Hutschenreuter, Peter Uter, Klaus Zinganell und Bernd Landauer sowie anderer Funktionsträger sehr rasch an Eigengewicht und Eigendynamik gewonnen und in den über 4 Jahrzehnten seither mit nachhaltigem Erfolg zur Konsolidierung und weiteren Ausgestaltung des Berufsfeldes der Anästhesisten beigetragen.

Als besonders glücklich erwies sich die intendierte und auch realisierte enge Verknüpfung von DGA und BDA. Von Anfang an hatte der Vorsitzende der DGA qua Satzung Sitz und Stimme im Vorstand des BDA, nach einer entsprechenden Satzungsänderung der DGA ab 1963 auch der Vorsitzende des BDA im Vorstand der DGA. Ein wesentliches Moment dieser wechselseitigen Verknüpfung war auch die langjährige Personalunion im Amt des Schriftführers (bis 2000 H.W. Opderbecke und Klaus Fischer, Bremen). Die Synergien, die aus diesem dynamischen Miteinander beider Verbände bis heute resultieren, haben entscheidend zum Erfolg und zu dem hohem Ansehen beigetragen, das die Anästhesie im Kreis der deutschen medizinischen Fachgebiete genießt.

2.2.13 Die Kompetenz in der Notfallmedizin: Von der DGA zur DGAW

Anästhesisten hatten – wie in Kap. 3.3 dargestellt ist – maßgeblichen Anteil an der konzeptionellen und strukturellen Entwicklung der Notfallmedizin im Nachkriegsdeutschland. Insbesondere Rudolf Frey, der mit seinen Schülern (insbesondere Friedrich Wilhelm Ahnefeld und Wolfgang Dick) auf diesem Gebiet besonderes Engagement zeigte, arbeitete immer wieder heraus, dass der Anästhesist aufgrund seiner Kompetenz in der perioperativen Betreuung des Patienten eine natürliche Kompetenz auf dem Gebiet der Notfall- und Rettungsmedizin habe. Er war es auch, der während der Präsidentschaft von Karl Horatz bei der Vorstandssitzung der DGA am 21. April 1965 gemeinsam mit Martin Zindler den Antrag einbrachte, die Deutsche Gesellschaft für Anaesthesie in **Deutsche Gesellschaft für Anaesthesie und Reanimation** umzubenennen. In der Begründung ihres Antrags führten sie aus:

> „Die Tätigkeit der Anästhesisten hat sich in der letzten Zeit immer mehr ausgedehnt, besonders auch auf das Gebiet der Wiederbelebung. Der Anästhesist geht täglich mit Bewusstlosen und Atemgelähmten um und ist deshalb der geeignete und erfahrenste Fachmann zur Wiederbelebung. Das wird auch durch die Beiträge des Anästhesisten zur Entwicklung der Wiederbelebung offensichtlich."

Es wurde zugleich festgehalten, dass diese Umbenennung der Fachgesellschaft keinerlei Monopolanspruch auf dem Gebiet der Notfallmedizin bedeute, **„wie ja auch z. B. Nichtmitglieder der Deutschen Gesellschaft für Bluttransfusion durchaus Bluttransfusionen durchführen können"**. Und weiter:

> „Wir wollen uns aber der Entwicklung und Pflege der Wiederbelebung besonders annehmen. Das ist ja auch in der wiederholten Behandlung als Kongressthema und besonders in der Ausbildung von Ärzten durch Anästheseabteilungen (in Düsseldorf wurden bisher schon über 2000 Ärzte ausgebildet) und von Studenten zum Ausdruck gekommen."

Auch würden Anästhesisten für Kongresse anderer Fachgebiete immer wieder als ausgewiesene Experten zu Vorträgen aufgefordert. Auf der Grundlage der Vereinbarung mit den Chirurgen sah man sich zu dieser Namensänderung berechtigt, Einsprüche erwartete man eher von internistischer Seite. Diskutiert wurde dann noch die Frage, ob man die Bezeichnung **Reanimation** oder **Wiederbelebung** in den Namen aufgenommen werden sollte. Man habe sich nach eingehender Beratung für **Wiederbelebung** entschieden, führte Horatz vor der Mitgliederversammlung am 17. September 1965 in Zürich aus, da **„Wiederbelebung im Gegensatz zu Reanimation auch dem Laien verständlich sei"**. Der Antrag auf Namensänderung in **Deutsche Gesellschaft für Anaesthesie und Wiederbelebung (DGAW)** wurde von den anwesenden Mitgliedern einstimmig angenommen und nach Eintragung im Vereinsregister 1966 wirksam.

Die Fachgesellschaft hat in den fast 4 Jahrzehnten seit dieser Entscheidung – nach 1979 dann auch im Rahmen der Deutschen Interdisziplinären Vereinigung für Intensivmedizin – über zahlreiche Entschließungen, Empfehlungen und Vereinbarungen am weiteren Ausbau und der steten Erneuerung notfallmedizinischer Strukturen und der Sicherstellung der Aus-, Weiter- und Fortbildung im ärztlichen und rettungsdienstlichen Bereich erfolgreich mitgewirkt [56]. Vielfach sind hierbei Initiativen von der Anästhesie ausgegangen. Anästhesisten haben immer wieder an entscheidenden Stellen des Notfall- und Rettungswesens und den Einrichtungen des Katastrophenschutzes in verantwortlicher Position mitgearbeitet und werden dies auch weiterhin tun.

2.2.14 Anästhesie und Intensivmedizin: von der DGAW zur DGAI

Ganz ähnlich wie in der Notfallmedizin war die Entwicklung auf dem Gebiet der Intensivmedizin (s. Kap. 3.2). Die Tätigkeit des Anästhesisten auf der Intensivstation wurde von Anfang an als eine Ausweitung seiner üblichen Tätigkeit im Operationssaal gesehen. Schon während der Narkose betreibt der Anästhesist intraoperative Intensivmedizin. Der Anästhesist war und ist in seiner Tätigkeit wie kaum ein anderer Fachkollege auf die kontinuierliche Kontrolle und das dauernde Erfassen der Vitalfunktionen seiner Patienten und deren Aufrechterhaltung ausgerichtet. Die DGAW erkannte frühzeitig, dass die Beschäftigung mit der Intensivmedizin die Arbeits- und Arbeitsbedingungen des Anästhesisten in positiver Weise beeinflussen und die Attraktivität des Berufsweges für junge Kollegen erheblich steigern würde. Erstmalig wurde das Thema Intensivmedizin im Rahmen der Erarbeitung der Richtlinien für die Stellung des leitenden Anästhesisten in einer Vorstandssitzung am 29.10.1964 angesprochen. Es wurde ausgeführt, dem Anästhesisten böte sich die einmalige Chance, sein im Operationssaal erworbenes Geschick und Wissen noch beträchtlich auszubauen. Er könne seine pathophysiologischen Kenntnisse vertiefen und könne Erfahrungen und Sicherheit in der Beurteilung einer Vielzahl klinischer Situationen gewinnen. Das sei eine nicht zu unterschätzende Chance in einem medizinischen Versorgungssystem, das sich immer stärker in Spezialitäten und Subspezialitäten aufsplittere.

Die DGAW hat sich seit Mitte der 1960er-Jahre nachdrücklich und beispielhaft für die Entwicklung der Intensivmedizin eingesetzt. Anfang der 1970er-Jahre konnte die DGAW nach z. T. zähen Verhandlungen in einer Reihe von Vereinbarungen mit den Fachgesellschaften der Inneren Medizin und dann folgend auch der Chirurgie sowie einer Reihe weiterer operativer Fächer die berechtigten und wohlbegründeten Interessen der Anästhesisten im Zusammenhang mit der Aufgabenverteilung und der Zusammenarbeit in der Intensivmedizin festschreiben (s. Kap. 3.2.1). Insbesondere im Krankenhausbereich bildeten diese Empfehlungen und Vereinbarungen in der Folgezeit die Grundlage für die flächendeckende organisatorische Etablierung und Strukturierung der Intensivmedizin.

Auch im Zusammenhang mit den Aktivitäten der DGAW auf dem Gebiet der Intensivmedizin ist an das produktive und synergistische Zusammenwirken mit der DKG zu erinnern. Bereits anlässlich einer ersten Fühlungnahme zwischen Vertretern von DGAW und BDA unter Leitung des damaligen Präsidenten der DGAW Hans Wolfgang Opderbecke und Vertretern der DKG Ende März 1967 in Düsseldorf wurden die für die Zusammenarbeit in den folgenden Jahrzehnten bestimmenden Hauptthemen angesprochen: 1. Stellung des leitenden Anästhesisten am Krankenhaus, 2. Aufgaben des Anästhesisten im Aufwachraum, auf der Wachstation und im Intensivpflegezentrum und 3. Personalbedarfsfragen. Die Anästhesie konnte sich – nicht zuletzt wegen ihrer guten persönlichen Verbindungen zu dieser Organisation – immer wieder mit ihrer Expertise in die Formulierung von Empfehlungen der DKG einbringen und erhielt auf diese Weise wiederum Unterstützung für ihre Anliegen in überlebenswichtigen Fragen wie beispielsweise der bis in die jüngste Zeit umstrittenen Personalbedarfsermittlung [56].

Wie in Kap. 3.2.1 dargestellt ist, führten die internationalen Aktivitäten auf dem Gebiet der Intensivmedizin Anfang der 1970er-Jahre in der DGAW 1974 zu der Frage, wer denn national wie international die deutsche Intensivmedizin vertreten solle. Im darauf folgenden Jahr regte Peter Lawin, Münster, in einem Antrag an den damaligen Präsidenten der DGAW, Walter Henschel, an, eine Arbeitsgemeinschaft Intensivmedizin innerhalb der Gesellschaft zu bilden und zu diskutieren, ob nicht der Name der Gesellschaft um den Begriff Intensivmedizin erweitert werden solle. Dieser Antrag wurde mehrfach angesprochen – zunächst ohne konkretes Ergebnis. Im Vorfeld des 25-jährigen Bestehens der Gesellschaft plädierte Walther Weißauer im Rahmen einer Diskussion von ohnehin notwendigen Satzungsänderungen bei der Sitzung des engeren Präsidiums am 21. Januar 1977 dann nachdrücklich dafür, den Begriff „Intensivtherapie" bzw. „Intensivmedizin" in die Satzung einzubringen.

Er stellte die Frage, ob auch eine diesbezügliche Namensänderung der Gesellschaft nützlich sei. Nach intensiver Diskussion bei zwei Sitzungen des Engeren Präsidiums – Karl-Heinz Weis, Würzburg, hatte als Präsident bei der Sitzung des Engeren Präsidiums am 6. Mai 1977 vorgeschlagen, den Begriff „Wiederbelebung" zu streichen, die Begriffe „Anästhesiologie" und „Intensivmedizin" seien ausreichend – wurde die Frage schließlich ohne eine definitive Entscheidung bei der Sitzung des erweiterten Präsidiums am 7. Mai 1977 in 3 Namensvarianten zur nochmaligen Diskussion und Beschlussfassung vorgelegt:

1. Deutsche Gesellschaft für Anästhesiologie, Reanimation und Intensivmedizin
2. Deutsche Gesellschaft für Anästhesiologie und Intensivmedizin
3. Deutsche Gesellschaft für Anästhesiologie

Im Protokoll wurde zunächst als gemeinsamer Konsens festgehalten, **„dass der Begriff „Anästhesiologie" im Namen der Gesellschaft führend sein und bleiben solle"**. Weiter heißt es dann:

> „Die sehr ausführliche und lebhafte Diskussion ergibt den gemeinsamen Wunsch, den Begriff „Intensivmedizin" unbedingt in den Namen der Gesellschaft einzubringen, zumal es eine Deutsche Gesellschaft für internistische Intensivmedizin gibt. Die Intensivmedizin sei eine ureigene Tätigkeit der deutschen Anästhesisten, deshalb gehöre sie auch zum Namen unserer Gesellschaft. Auch die Öffentlichkeit müsse wissen, dass Anästhesisten außer Anästhesie auch anderes tun würden."

Nachdem auch noch die unterschiedlichen Meinungen über eine Beibehaltung oder den Wegfall der Bezeichnung Wiederbelebung bzw. Reanimation erörtert wurden – würde beispielsweise ein Wegfall dieser Bezeichnung „die Aufgabe eines Anspruches bedeuten, was Rückwirkungen auf das Rettungswesen bzw. die Notfallmedizin haben könnte" –, ergab die Abstimmung ein einmütiges Votum für den Namensvorschlag **Deutsche Gesellschaft für Anästhesiologie und Intensivmedizin** und in gesonderter Abstimmung ebenfalls für die Abkürzung **DGAI**. Beide Vorschläge wurden von der Mitgliederversammlung der DGAW am 19. November 1977 in Saarbrücken zusammen mit den übrigen vorgelegten Satzungsänderungen angenommen. Wiederum nach Eintragung der Satzungsänderungen im Vereinsregister in Heidelberg konnte der neue Name der Fachgesellschaft ab 1978 offiziell geführt werden.

2.2.15 Die Gründung der Deutschen Interdisziplinären Vereinigung für Intensivmedizin (DIVI)

Bereits vor dieser Namensänderung war im Bereich der inneren Medizin die dort bestehende **Arbeitsgemeinschaft für internistische Intensivmedizin in Deutsche Ge-**

sellschaft für internistische Intensivmedizin umbenannt worden. Zur wissenschaftlichen und organisatorischen Entwicklung im Fachgebiet Pädiatrie war die **Arbeitsgemeinschaft für Neonatologie und pädiatrische Intensivmedizin** gegründet worden. Um den multidisziplinären Ansatz der Intensivmedizin in Deutschland auch nach außen hin zu dokumentieren, gründeten am 29. Januar 1977 in Frankfurt/M. Vertreter dieser Vereinigungen gemeinsam mit Vertretern des **Berufsverbandes Deutscher Anästhesisten** und des **Berufsverbandes Deutscher Internisten** die **Deutsche interdisziplinäre Vereinigung für Intensivmedizin (DIVI)** im Sinne eines Dachverbands, um damit den Bestrebungen, auch in der Bundesrepublik Deutschland – angeregt durch internationale Entwicklungen – eine „Deutsche Gesellschaft für Intensivmedizin" zu gründen, endgültig den Wind aus den Segeln zu nehmen und den Gedanken des multidisziplinären Zugangs zur Intensivmedizin in der deutschen Medizin bleibend zu verankern.

Die DIVI, der sich in rascher Folge auch andere auf dem Gebiet der Intensivmedizin tätige Fachorganisationen und Berufsverbände anschlossen, begründete damit eine erfolgreiche Tradition des interdisziplinären Zusammenwirkens auf dem Gebiet der Intensivmedizin, in der Vertretung der gemeinsamen Belange der Intensivmedizin gegenüber Behörden, ärztlichen Berufsvertretungen und dritten Stellen, in der Kommunikation mit wissenschaftlichen Vereinigungen im Ausland, die sich mit der Intensivmedizin in Wissenschaft und Praxis befassen, durch Ausrichtung eines nationalen Kongresses und in der Beteiligung an internationalen Kongressen auf dem Gebiet der Intensivmedizin sowie in der Vertretung von Belangen der Intensivmedizin auf internationaler Ebene. Mehrere Mitglieder der DGAI waren über Jahre im Vorstand der DIVI vertreten und haben die Entwicklung des Verbandes nachhaltig geprägt: Hans Wolfgang Opderbecke, dessen geistesgegenwärtigem Plädoyer es zu verdanken war, dass die beabsichtigte Gründung einer selbstständigen „Deutschen Gesellschaft für Intensivmedizin" nicht zustande kam, von 1977–1990 als Schriftführer. Peter Lawin, Münster, fällt das Verdienst zu, als Präsident der DIVI 1991 in Hamburg den 1. Deutschen interdisziplinären Kongress für Intensivmedizin initiiert und ausgerichtet zu haben. Dieser Kongress findet seither alle 2 Jahre statt.

2.2.16 Die Gründung der Deutschen Akademie für anästhesiologische Fortbildung (DAAF)

Am 16. November 1977 gründeten Mitglieder der DGAW und des BDA in Saarbrücken eine **Deutsche Akademie für anästhesiologische Fortbildung (DAAF)**. Das satzungsgemäße Ziel sollte die Förderung der Aus-, Weiter- und Fortbildung in der Anästhesiologie und Intensivmedizin sein durch Erarbeiten von Lehrzielen und Lernkatalogen, durch die Bereitstellung von Lehrmitteln und die Vermittlung von Referenten, durch die technische und finanzielle Unterstützung von Tagungen, Kongressen und anderen Veranstaltungen sowie durch eigene Veranstaltungen, soweit die DGAW oder der BDA dies im Einzelfall vorschlagen. Die Anästhesisten waren ihrer Zeit in dieser Frage weit voraus, ihre Fachgesellschaft war die erste und lange auch die einzige, die eine „Akademie für Ärztliche Fortbildung" hatte.

Erst viel später sind auch andere, so die Radiologen, die Kardiologen und die Chirurgen diesem Beispiel gefolgt. Die Arbeit der DAAF engagiert sich heute v. a. auf dem Gebiet der Kompetenzerhaltung aus- und weitergebildeter Ärzte in der Anästhesiologie, deren kontinuierliche medizinische Fortbildung („continuing medical education", CME) oder kontinuierliche professionelle Entwicklung („continuous professional development", CPD) [73]. Schwerpunktmäßige Angebote der DAAF sind die jährlichen Refresher-Kurse beim Deutschen Anästhesiekongress, die einwöchigen Repetitorien für Anästhesiologie und Intensivmedizin und eine strukturierte Fortbildungsreihe in der Zeitschrift **Anästhesiologie & Intensivmedizin** mit dem Angebot zur Selbstevaluation für den Fortbildungsnachweis. Der jeweilige Präsident der DAAF ist Mitglied des engeren Präsidiums der DGAI. Der Gründungspräsident war Karl Hutschenreuter, Homburg-Saar, der amtierende Präsident ist Hugo Van Aken, Münster.

2.2.17 Schmerztherapie: Die „4. Säule" der Anästhesiologie

Während die beiden Säulen Notfallmedizin und Intensivmedizin neben der Stammsäule Anästhesie bereits in den 1960er- und 1970er-Jahren ihre feste Verankerung in der deutschen Anästhesiologie gefunden hatten, erfuhr die anästhesiologische Schmerztherapie, wie von Michael Zenz in Kap. 3.4 dargestellt, in der deutschen Anästhesie, abgesehen von einigen engagierten Zentren – allen voran Mainz mit Hans-U. Gerbershagen –, bis zum Weltkongress 1980 in Hamburg eine eher stiefmütterliche Behandlung. Erst die spinale Opiatanalgesie beförderte, wie M. Zenz es ausdrückte, die Anästhesisten von einem Tag auf den anderen in eine zentrale und akzeptierte Führungsrolle in der Schmerztherapie.

Die zunehmenden Aktivitäten fanden ihren Niederschlag auch bei der Fachgesellschaft und führen 1989 zur Gründung eines **Wissenschaftlichen Arbeitskreises für Schmerztherapie der DGAI**, nachdem ein solcher von den Kollegen in der DDR bereits 1982 eingerichtet worden war. Auch bei der Schmerztherapie wurde von Anfang an klargestellt, das die Anästhesiologie keinerlei Ausschließlichkeitsanspruch auf dieses Arbeitsgebiet der Medizin erhebe. Beginnend ab 1991 wurde in Vereinbarungen des

BDA die interdisziplinäre Zusammenarbeit mit anderen Fachgebieten in der Schmerztherapie geregelt.

Da eine Qualifizierung in der Schmerztherapie im Rahmen der Weiterbildung nicht unmittelbar durchsetzbar war, führte die DGAI in Zusammenarbeit mit dem Arbeitskreis Schmerztherapie 1993 ein eigenes Fortbildungszertifikat spezielle Schmerztherapie ein, das solange Geltung haben sollte, bis die Schmerztherapie eine Berücksichtigung in der Weiterbildungsordnung finden würde. Dieses Ziel wurde 1996 erreicht mit der Einführung einer Zusatzbezeichnung spezielle Schmerztherapie durch den 99. Deutschen Ärztetag.

Ein weiterer wesentlicher Schritt zur interdisziplinären Einbindung der Schmerztherapie gelang 1995 mit der ganz wesentlich von der DGAI mit initiierten Gründung der **Deutschen Interdisziplinären Vereinigung für Schmerztherapie (DIVS)** als Dachverband der auf dem Gebiet der Schmerztherapie tätigen Fachverbände, in Analogie zur DIVI auf dem Gebiet der Intensivmedizin.

Gerade die Schmerztherapie hat sich in den letzten Jahren als ein Tätigkeitsgebiet erwiesen, auf dem wegen des strukturellen Nachholbedarfs in der Patientenversorgung noch Manches zu bewegen ist. In diesem Sinne ist auch die Aufforderung bei der Mitgliederversammlung 1998 zu verstehen, dort, wo sich der Bedarf nachweisen lasse, Anträge auf Einrichtung von Schmerzambulanzen und die Bereitstellung von Schmerzbetten zu stellen. Die Schmerztherapie ist also auf dem besten Wege, sich als standfeste 4. Säule des Fachgebietes Anästhesiologie zu bewähren.

2.2.18 25 Jahre DGAI: „Wir verlassen Würzburg heiterer"

Unter ihrem neuen Namen versammelte sich die **Deutsche Gesellschaft für Anästhesiologie und Intensivmedizin** am 12. Oktober 1978 anlässlich ihrer Jahrestagung in Würzburg zu einem Festakt, um die 25. Wiederkehr ihrer Gründung festlich zu begehen. Präsident dieses Jahres und mit der Ausrichtung des Kongresses befasst war Karl-Heinz Weis, Würzburg. In einem Kongressbericht mit dem Titel „Wir verlassen Würzburg heiterer" [28] lesen wir über dieses Ereignis:

> „Herbstsonnenschein lag über der Jahrestagung der DGAI in Würzburg, vielleicht ein Geburtstagsgeschenk zur 25. Wiederkehr der Gründung der Deutschen Gesellschaft für Anästhesiologie und Intensivmedizin. Ein Festakt zu Beginn der Tagung im Kaisersaal der Residenz war dem Rückblick in Stolz und Freude, aber ohne Traditionspathos gewidmet. Seit 1953 ist eine moderne und dynamische Fachgesellschaft gewachsen, der heute rund 2.300 Mitglieder angehören. Die Hauptaufgabengebiete, so meinte Professor Weis in seiner Festansprache, seien nunmehr abgesteckt, jetzt gelte es dafür zu sorgen, eine möglichst lückenlose anästhesiologische Versorgung der Bevölkerung mit möglichst gut ausgebildeten Anästhesisten anzustreben.
> Zur immer lauter werdenden Kritik der Publizistik an dem angeblich inhumanen Krankenhaus mit seiner Technik sagte der Präsident, jegliche Operation frei von Schmerzen vornehmen zu können und jedem Schwerkranken auf der Intensivtherapiestation das bewusste und quälende Erlebnis seiner Leiden ersparen zu können, das sei der Beitrag der Anästhesisten zur Diskussion um die Humanität im Krankenhaus."

Die Anwesenheit der Präsidenten der Deutschen Gesellschaft für Chirurgie, der Deutschen Gesellschaft für Hals-Nasen-Ohren-Heilkunde, Kopf- und Halschirurgie, der Deutschen Gesellschaft für Mund-, Kiefer- und Gesichtschirurgie, der Deutschen Gesellschaft für Pharmakologie und der Deutschen Gesellschaft für Rechtsmedizin sowie Gruß- und Glückwunschadressen der Präsidenten der wissenschaftlichen Gesellschaften für Augenheilkunde, Gynäkologie/Geburtshilfe, Neurochirurgie, Orthopädie und Urologie dokumentierten den Stellenwert und die Anerkennung, die das noch junge Fach im Kreise der medizinischen wissenschaftlichen Fachgesellschaften zu diesem Zeitpunkt bereits gefunden hatte. Die internationale Einbindung der DGAI kam in den Glückwunschschreiben des Präsidenten der American Society of Anesthesiologists, Jack Moyers, und des Präsidenten der Japan Society of Anesthesiologists, Tsutomu Oyama, zum Ausdruck [50, 57]. Der Präsident Karl-Heinz Weis konnte mit Genugtuung darauf hinweisen, dass die internationale Anerkennung der Gesellschaft „zum Silberjubiläum" die Ehre eingebracht habe, **„im Auftrage des Weltbundes der Anästhesisten den Weltkongress 1980 in der Bundesrepublik auszurichten"** [75].

Anlässlich dieses Jubiläumskongresses führte Karl-Heinz Weis die seither traditionelle Hellmut-Weese-Gedächtnisvorlesung zu Ehren dieser bedeutenden Forscherpersönlichkeit aus der Pionierzeit der deutschen Anästhesiologie ein [14]. Der Pharmakologe Hellmut Weese war klinischen Fragestellungen gegenüber immer offen gewesen und hatte seiner Verbundenheit mit dem Fach Anästhesie und den Anästhesisten durch Mitunterzeichnung der Gründungsurkunde der DGA überzeugend Ausdruck gegeben (s. oben und auch Kap. 1.2). Für die 1. Hellmut-Weese-Gedächtnisvorlesung hatte man den damaligen Medizinhistoriker der Düsseldorfer Universität, Hans Schadewaldt, gewinnen können [62].

In einem Widmungsheft der Zeitschrift **Anästhesiologie und Intensivmedizin** „Zum 25-jährigen Bestehen der Deutschen Gesellschaft für Anästhesiologie und Intensivmedizin", das zum Kongress erschien, wurde in 11 Beiträgen das gesamte Spektrum von der Gründung der Fachgesellschaft, über die Entwicklung in den Tätigkeitsfeldern des Anästhesisten, die Probleme und neuen

Entwicklungen in der Fortbildung bis zu den Zukunftsperspektiven der Anästhesiologie aufgespannt [24].

Rudolf Frey konnte in seinem Rückblick als 1. Schriftführer der Gesellschaft auf diese Jahre dankbar feststellen, dass der Vorsprung anderer Länder auf dem Gebiet der Anästhesie und Intensivmedizin in den letzten 25 Jahren habe eingeholt, manchmal sogar überholt werden können [23]. Wesentlich habe dazu die weltweite kollegiale und selbstlose Zusammenarbeit und Unterstützung beigetragen, welche die deutschen Anästhesisten bei der Gründung ihres Faches erhalten hätten. Diese ganze Entwicklung wäre ohne die Hilfe und Beratung durch international führende Persönlichkeiten des Fachgebietes nicht möglich gewesen, wie, um nur einige Namen zu nennen, Sir Robert Macintosh (Oxford), Jean Henley (New York), Benjamin H. Robbins (Nashville, Tennessee), Ernst Kern und Jean Lassner (Paris), Harold Griffith (Montreal), Enrico Ciocatto (Turin), Cornelis R. Ritsema van Eck (Groningen), Werner Hügin (Basel), Otto Mayrhofer (Wien) und Hideo Yamamura (Tokio). Letzterer habe eine besondere Beziehung zur Gründung unserer Gesellschaft gehabt, da die stark von Deutschland beeinflusste japanische Medizin ähnliche Schwierigkeiten bei der Einführung des neuen Fachgebietes zu überwinden hatte.

In dem abschließenden Beitrag dieses Widmungsheftes mit dem programmatischen Untertitel **„Vom Narkotiseur zum Homöostatiker"** [61] entwickelte Erich Rügheimer aus einer kritischen Betrachtung der damaligen Situation – unter Hinweis auf das Erreichte, wie es in den übrigen Beiträgen dargelegt worden war – grundlegende Perspektiven für ein gewandeltes und sich weiter wandelndes Selbstverständnis der deutschen Anästhesiologie. Dabei bezog er auch die damals noch nicht so ohne weiteres sichtbaren, gewissermaßen erst „heraufdämmernden" Belastungen mit in seine Überlegungen ein: **„Stellenabbaupläne, Überlastquoten im Lehrangebot, reduzierte Forschungsetats, Kostendämpfungsgesetz usw. sind Reizworte, die deutliche Schatten auf unsere Zukunft werfen."** Auf die Thesen dieses Beitrags wird an anderer Stelle in dieser Festschrift näher eingegangen (s. Kap. 3.5).

2.2.19 Die Gründung der European Academy of Anaesthesiology (EAA)

Ein wichtiges Ereignis des Jubiläumsjahres der DGAI auf europäischer Ebene war die Gründung der **European Academy of Anaesthesiology (EAA)** anlässlich des 5. Europäischen Anästhesiekongresses im September 1978 in Paris [44]. Nachdem ein von den nationalen Anästhesiegesellschaften benanntes Führungskomitee die vorbereitenden Arbeiten erledigt hatte, konnte in Paris die konstituierende Generalversammlung stattfinden. Dazu hatten 21 der damals 27 europäischen Anästhesiegesellschaften Delegierte entsandt, 4 Gesellschaften aus Osteuropa nahmen als Beobachter teil, lediglich zwei hatten die Gründungsabsichten abgelehnt. Die deutsche Delegation wurde vom Präsidenten Karl-Heinz Weis geleitet. Die versammelten Mitglieder wählten den ersten Senat und ein Exekutivkomitee mit Jean Lassner, Paris, als erstem Präsidenten.

Die Akademie versteht sich nicht als nationale Vertretung oder Vertretung nationaler Organisationen, sondern als Zusammenschluss von Einzelpersönlichkeiten, die auf Vorschlag und mit Unterstützung von Mitgliedern aufgenommen werden können, wenn sie die satzungsgemäßen Kriterien erfüllen. Die Akademie hat ein wesentliches Ziel erreicht und ein Europäisches Diplom für Anästhesiologie geschaffen, das heute einen hohen Stellenwert für die Qualitätssicherung und Qualitätsverbesserung der anästhesiologischen Weiterbildung in Europa besitzt. Die Akademie veranstaltet außerdem zertifizierte internationale Fortbildungskurse an von ihr ausgewählten Kliniken und gibt die Zeitschrift **European Journal of Anaesthesiology (EJA)** heraus.

Die ersten deutschen „Academicians", die zu Präsidenten der EAA gewählt wurden, sind Wolfgang Dick, Mainz, der dieses Amt 1991–1994 innehatte, nachdem er bereits seit 1983 Hon. Secretary der Akademie gewesen war. Derzeitiger Präsident der EAA für die Amtsperiode 2000–2003 ist Hugo Van Aken, Münster, und für die Amtsperiode nach 2003 wurde Thomas Pasch, Zürich, gewählt.

2.2.20 Der 7. Weltkongress der Anästhesiegesellschaften in Hamburg (1980): internationale Anerkennung der deutschen Anästhesiologie

Zwei Jahre nach dem Jubiläumskongress in Würzburg war die DGAI Gastgeber für den 7. Weltkongress der Anästhesiegesellschaften in Hamburg. Vom 14. bis 21. September 1980 trafen sich im Congress Centrum Hamburg 5.655 Anästhesisten aus 69 Ländern und dazu über 300 eingeladene Wissenschaftler und offizielle Repräsentanten der **World Federation of Societies of Anaesthesiologists (WFSA)**. Der Hamburger Weltkongress war, wie der Kongresspräsident Erich Rügheimer in seinem Schlussbericht über die Tätigkeit des Organisationskomitees vor dem erweiterten Präsidium der DGAI am 14. September 1981 in Berlin feststellen konnte [62],

> „für unsere Fachgesellschaft in doppelter Hinsicht ein großer Erfolg: Erfreulich war einmal das durchweg hohe Niveau des vielfältigen und differenzierten wissenschaftlichen Programms unseres Kongresses, das auch dem Spezialisten zahlreiche Anregungen bot. Der Eindruck, den unser wissenschaftliches Programm hinterließ, wurde abgerundet durch die Tatsache, dass die Proceedings bereits ein halbes Jahr nach Kongressende in ansprechender Form gedruckt vorlagen. Zu danken ist dies im Wesentlichen dem intensiven Einsatz und den stets originellen Ideen von Martin Zindler als Federführendem des wissen-

2

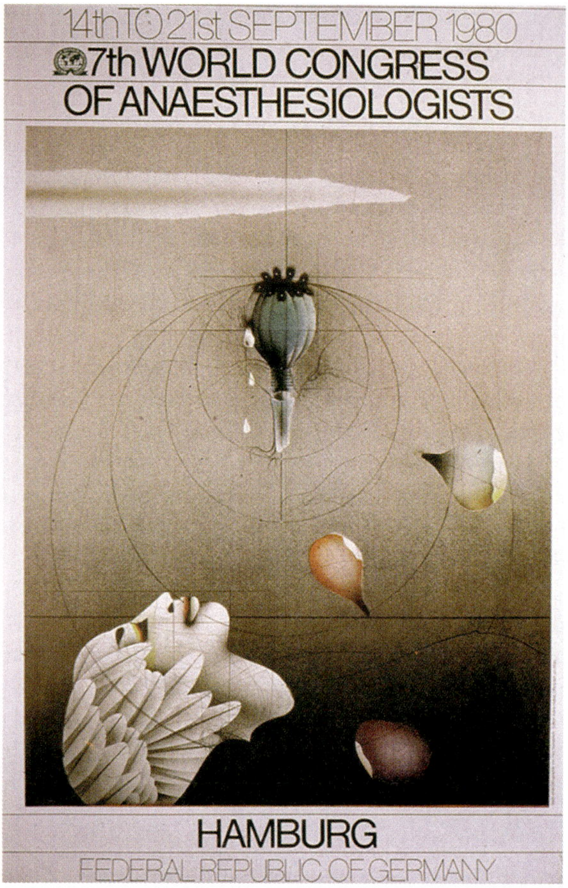

Abb. 2.13. Plakat zum 7. Weltkongress der Anästhesiegesellschaften 1980 in Hamburg

> schaftlichen Komitees. Zum anderen: Wir hatten uns das Ziel gesteckt, unsere Kollegen aus aller Welt als großzügige und aufmerksame Gastgeber mit der von uns erwarteten „Perfektion" und zugleich mit Herzlichkeit zu betreuen. Dass wir das Ziel erreicht haben und der Weltkongress auch in dieser Hinsicht ein überwältigender Erfolg für unsere Fachgesellschaft wurde, ist – wie ich stets betont habe – nur als die Summe der Bemühungen aller Mitglieder dieser Gesellschaft zu begreifen."

Als ein bleibender Gewinn – nicht nur – für die deutsche Anästhesie erwies sich die Idee, für die Gestaltung des Kongressplakates einen künstlerischen Wettbewerb auszuloben. Man konnte für die gemeinsame Realisierung dieses Vorhabens die Galerie Huber, Offenbach, gewinnen. Es kamen 7 Grafiken zum Thema „Anästhesie" von Klaus Böttger, Bruno Bruni, Simon Dittrich, Rudolf Hausner, Bernhard Jäger, Peter Paul und Paul Wunderlich zur Auswahl. Das Präsidium der DGAI entschied sich dafür, den überzeugenden Entwurf von Paul Wunderlich als „Signet" für den Weltkongress in Hamburg zu wählen (Abb. 2.13). Die DGAI erwarb das Recht, dieses Bild nicht nur für das Plakat, sondern für alle Drucksachen im Zusammenhang mit dem Weltkongress verwenden zu können. Selten dürfte die Visualisierung eines medizinischen Themas spontan soviel positive Resonanz gefunden haben. Auch manch späterer Plakatentwurf lässt seine permutative Herkunft aus der Gestaltung von Paul Wunderlich erkennen oder erahnen. Die Galerie Huber legte zum Weltkongress eine Mappe „Kunst und Anästhesie" mit allen 7 Originalgrafiken auf.

2.2.21 Rückblick auf das bisher Erreichte: eine Zwischenbilanz

Die Entwicklung der Anästhesie zu einem selbstständigen und eigenverantwortlichen Fach war ein unablässiges, jahrzehntelang andauerndes Ringen. Rückblickend ist aus heutiger Sicht vieles für uns nur noch bedingt verständlich:

- Das Ringen setzte Anfang der 30er-Jahre ein, nachdem im Vorfeld bereits zahlreiche Wissenschaftler und Ärzte in Deutschland auf dem Gebiet der Anästhesie Pionierarbeit geleistet hatten.
- Dieses Ringen begann, als im westlichen Ausland die Anästhesie schon größtenteils etabliert war.
- Dieses Ringen setzte sich auch dann noch fort, nachdem 1953 die wissenschaftliche Gesellschaft unseres Faches gegründet und der Facharzt für Anästhesiologie geschaffen worden war.

Erst die Macht des Faktischen – als sich erwiesen hatte, dass die Anästhesie zum Wohle des Patienten im Kreise der operativen Fächer unabdingbar war, und nachdem auch die volle Gleichberechtigung juristisch geklärt war – führte die Auseinandersetzungen um das Fach Anästhesie zu einem guten Ende. Dabei waren sich doch alle Beteiligten an dieser Auseinandersetzung, wie sie es immer wieder betonten, über die segensreiche Wirkung der Anästhesie zum Wohle der Patienten im Gründe völlig einig.

Eine Frage stellt sich in diesem Zusammenhang: Hat die andauernde und für die Beteiligten auf Seiten der Anästhesie gewiss schmerzhafte Retardierung auf dem Weg zur Selbstständigkeit des Faches möglicherweise auch positive Seiten?

Einige Gesichtspunkte seien hierzu angedeutet:

Prekäre Situationen und mühsame, bedrängende Auseinandersetzungen bewirken, um sich behaupten zu können, Solidarität, ein hohes Gut, das die deutsche Anästhesie bis heute bewahren konnte. Die gelebte Einheit in aller Vielfalt ist sicherlich auch eine Folge davon.

Die Herausforderung, der dieses Fach ausgesetzt war, hat gewiss eine starke Anziehungskraft auf mutige, innovativ ausgerichtete Personen ausgeübt, die sich in ihrer Persönlichkeit an dieser Herausforderung profilieren und auszeichnen konnten.

Die stetige, jahrzehntelange Auseinandersetzung hat dazu geführt, dass die Anästhesie ihre Eigenständigkeit und

Eigenverantwortlichkeit sehr viel stärker herausgearbeitet und juristisch untermauert hat, als in anderen Ländern. Wie in keinem anderen Land hat die Anästhesie in Deutschland ihre Zusammenarbeit mit anderen Fächern, im Wesentlichen natürlich mit den operativen Fachdisziplinen, durch vertragliche Vereinbarungen geregelt [56].

2.2.22 Die Ära der Konsolidierung: DGAI im Wandel

Das Ziel einer ausreichenden anästhesiologischen Versorgung in der Bundesrepublik Deutschland war weitgehendst erreicht [34, 59, 64]. Die Kompetenz des Anästhesisten in der Intensivmedizin, Notfallmedizin und Schmerztherapie war allgemein anerkannt und wissenschaftlich war die Anästhesiologie an allen deutschen Universitäten durch Lehrstühle etabliert. F.W. Ahnefeld stellte in einem Neujahrsaufruf zu Beginn seiner Präsidentschaft 1983 fest: **„Wir haben die Entwicklungsjahre verlassen und befinden uns in der Phase der Konsolidierung".** Er gab aber auch gleich zu bedenken: **„Wir sind zwar inzwischen ein anerkanntes und selbstständiges Fachgebiet innerhalb der Medizin. Es ist aber falsch daraus den Schluss zu ziehen, dass das Wichtigste erreicht ist."**

Konsolidierung und Wandel – unter diesen scheinbar gegensätzlichen Thesen sollen im Folgenden einige Aspekte der weiteren Entwicklung der DGAI beschrieben werden.

Konsolidierung zeigt sich in der zunehmenden Professionalisierung der Infrastruktur der DGAI. In der Gruppe der jeweiligen Vorstands- bzw. später Präsidiumsmitglieder der Gesellschaft sorgten von Anfang an insbesondere die Schriftführer mit ihren Sekretariaten für die notwendige Kontinuität in der Verbandsarbeit. In der Gründungssatzung hatte man die Funktionen eines 1. ständigen Schriftführers und eines als Vertreter fungierenden 2. Schriftführers geschaffen.

Während der 1. Schriftführer – fast 25 Jahre lang hatte Rudolf Frey dieses Amt ohne Unterbrechung inne – als Vertreter des Vorsitzenden im Laufe der Jahre mehr „strategisch" nach außen wirkte, baute Charlotte Lehmann, die das Amt des 2. Schriftführers 1958 übernahm, dieses Amt gewissermaßen zur „logistischen Operationszentrale" der Gesellschaft aus, wo beispielsweise die Mitgliederkartei geführt, die Sitzungsprotokolle geschrieben, die Verbandszeitschrift redigiert und erstmals auch systematisch alle Geschäftsvorgänge und Dokumente archiviert wurden. Wesentliche Stütze war ihr dabei ihre Sekretärin Marianne Winter, die sich weit über ihre dienstlichen Aufgaben in der Klinik hinaus für die Belange der Gesellschaft und auch des Berufsverbandes engagierte.

Ab 1972 führte Hans Wolfgang Opderbecke dieses Amt im gleichen Sinne weiter.

Als Rudolf Frey auf der Mitgliederversammlung 1976 in Travemünde mit den Worten: **„25 Jahre Einsatz und Kampf sind genug!"** seinen Entschluss bekanntgab, nicht mehr für das Amt des 1. Schriftführers zu kandidieren, wurde Hans Wolfgang Opderbecke, Nürnberg, zu seinem Nachfolger gewählt. Nach der Wahl gab der damalige Präsident der DGAW, Walter Henschel, bekannt, dass das Präsidium beschlossen habe, den 1. Schriftführer künftig „Generalsekretär" und den 2. Schriftführer künftig „Schriftführer" zu bezeichnen.

Das Präsidium trug damit der neuen Aufgabenverteilung ab 1977 Rechnung, wonach der Generalsekretär den Präsidenten bei der Wahrnehmung der Interessen der Ge-

Frau Dr. med. Charlotte Lehmann (Abb. 2.14)

Geboren am 6. Februar 1922 in Pyritz/Pommern; Medizinstudium in Breslau, Wien und Kiel; Volontärassistentin im Landeskrankenhaus Neustadt in Holstein und an der Universitätsfrauenklinik in Kiel; Promotion in Kiel; 1948 Assistenzärztin am Pathologischen Institut der Universität München; 1949–1952 Assistenzärztin an der Chirurgischen Abteilung des Städtischen Krankenhauses rechts der Isar; 1952–1953 Auslandsaufenthalte in der Schweiz, England, Frankreich, USA; 1953 Fachärztin für Anästhesie; ab 1954 Aufbau der Anästhesieabteilung am Städtischen Krankenhauses rechts der Isar; 1958–1971 2. Schriftführer der DGA/DGAW; 1961–1971 Schriftführerin des BDA; 1968–1972 Schriftleiterin der *Anästhesiologischen Informationen*; 1972 Chefärztin am Städtischen Krankenhaus Neuperlach, München; 1973 Schriftleiterin der *„Wissenschaftlichen Informationen Fresenius-Stiftung – Anästhesie, Wiederbelebung, Intensivbehandlung"*; Ehrenmitglied des *Berufsverbandes Deutscher Anästhesisten*.

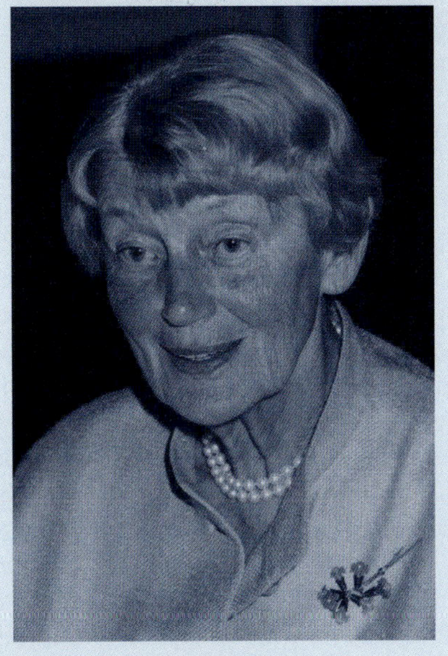

Abb. 2.14. Charlotte Lehmann

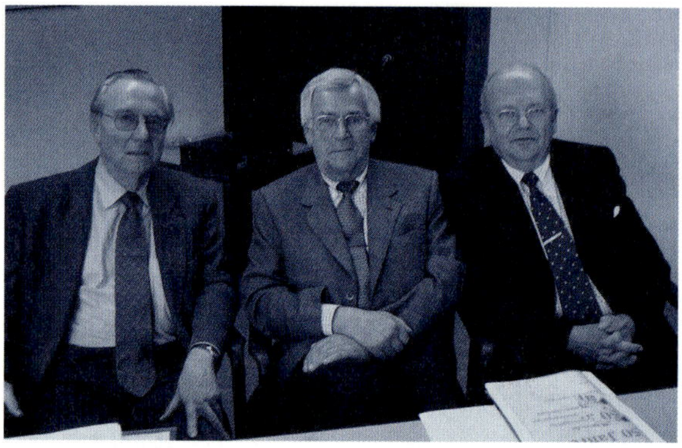

■ **Abb. 2.15.** Die Generalsekretäre der DGAI (*von links*): Hans Wolfgang Opderbecke, Friedrich Wilhelm Ahnefeld, Klaus van Ackern

sellschaft gegenüber Behörden, Verbänden und wissenschaftlichen Gesellschaften sowie bei der Führung der laufenden Geschäfte unterstützt, während der Schriftführer für den Schriftwechsel mit den Mitgliedern, insbesondere in allen die Mitgliedschaft betreffenden Angelegenheiten, und für die Erstellung des Mitgliederverzeichnisses zuständig ist und das Protokoll über die Mitgliederversammlung sowie die Sitzungen des Engeren und Erweiterten Präsidiums führt.

Das Amt und die Funktion des Generalsekretärs bewährte sich in den 25 Jahren seither als ein starkes Moment der Kontinuität in der Fachgesellschaft. Es gab in diesem Zeitraum drei Generalsekretäre: Hans Wolfgang Opderbecke (bis 1992), Friedrich Wilhelm Ahnefeld (1993–1996) und seit 1997 Klaus van Ackern (■ Abb. 2.15).

Der mit dem Wachsen der Verbände zunehmende Arbeitsanfall war mit der Zeit nicht mehr nur in „Nebentätigkeit" durch die jeweiligen Klinikmitarbeiterinnen und Klinikmitarbeiter zu bewältigen, es wurden den Sekretariaten von Fall zu Fall auch zusätzliche, von der Gesellschaft bezahlte Sekretärinnen zugeordnet, so beispielsweise die langjährige Mitarbeiterin beim Generalsekretär in Nürnberg, Gertraud Mulligan, der die Gesellschaft 1994 in Würdigung ihres vorbildlichen Einsatzes und in Anerkennung ihrer Wertschätzung, die sie sich sowohl bei den Präsidien als auch bei den Mitgliedern der DGAI und des BDA erworben hat, die Franz-Kuhn-Medaille verlieh [13].

2.2.23 Ende der ehrenamtlichen Verbandstätigkeit: Einrichtung einer Geschäftsstelle

Die Zeit fast ausschließlich ehrenamtlicher Verbandstätigkeit endete definitiv 1979 mit dem Beschluss des Erweiterten Präsidiums, beim damaligen Generalsekretär in Nürnberg eine Geschäftsstelle einzurichten. Das „zu Füßen" der Nürnberger Burg gelegene Anwesen Obere Schmiedgasse 11 (■ Abb. 2.16) bildete für einige Jahre – zum ersten Mal in der Geschichte der Gesellschaft – eine eigene

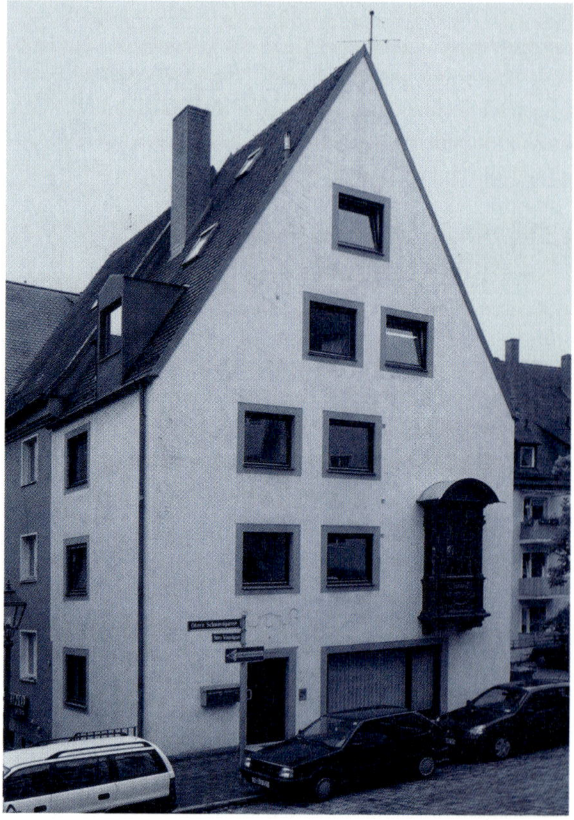

■ **Abb. 2.16.** Die erste Geschäftsstelle von DGAI und BDA in Nürnberg, Obere Schmiedgasse 11

Anlaufstelle für Funktionsträger, Mitglieder und Gäste, und zwar gemeinsam für DGAI und BDA (■ Abb. 2.17). Die Geschäftsstelle bot auch den erforderlichen Raum für das Archiv beider Verbände, das 1982 eingerichtet worden war, um neben den laufenden Geschäftsvorgängen auch Dokumente aus der Pionierzeit der Gesellschaft zusammenführen und sammeln zu können, bevor sie unwiederbringlich verloren gehen. Vor allem aus den ersten Jahren nach der Gründung der DGA sind Unterlagen bisher nur sehr lückenhaft vorhanden. Man wandte sich daher auch an die Mitglieder, evtl. auftauchende alte Aktenbestände oder persönliche Unterlagen dem Archiv der Gesellschaft zur Verfügung zu stellen [54].

Die in den Folgejahren weiter rasch zunehmenden Mitgliederzahlen (■ Abb. 2.18) beider Verbände, insbesondere nach der Wiedervereinigung Deutschlands, und die damit weiter wachsenden Verwaltungs- und Beratungsaufgaben führten 1990 zu dem Entschluss, eine Büroetage für eine vergrößerte Geschäftsstelle zu erwerben und als einen weiteren Schritt der Professionalisierung einen hauptamtlichen Geschäftsführer zu bestellen, der die gewählten Funktionsträger von DGAI und BDA, insbesondere den Generalsekretär, von der allgemeinen Geschäftsführung entlasten solle. Drei Jahre nach diesem Beschluss konnte die Geschäftsstelle die neuen Räumlichkeiten in der Roritzerstraße 27 in Nürnberg (■ Abb. 2.19)

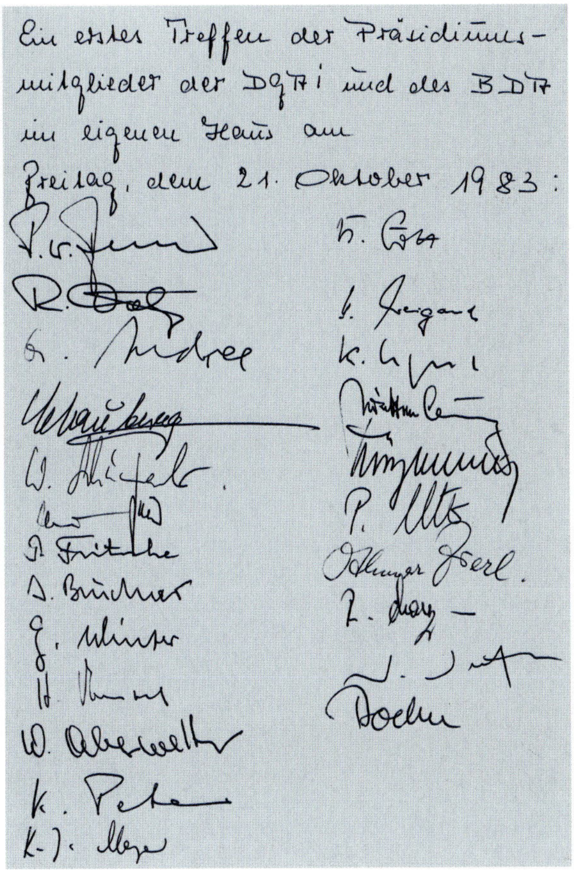
Ein erstes Treffen der Präsidiums-
mitglieder der DGAI und des BDA
im eigenen Haus am
Freitag, den 21. Oktober 1983:

■ **Abb. 2.17.** Eintrag im Gästebuch der Geschäftsstelle anlässlich eines ersten Treffens der Präsidien von DGAI und BDA „im eigenen Haus" am 21.10.1983

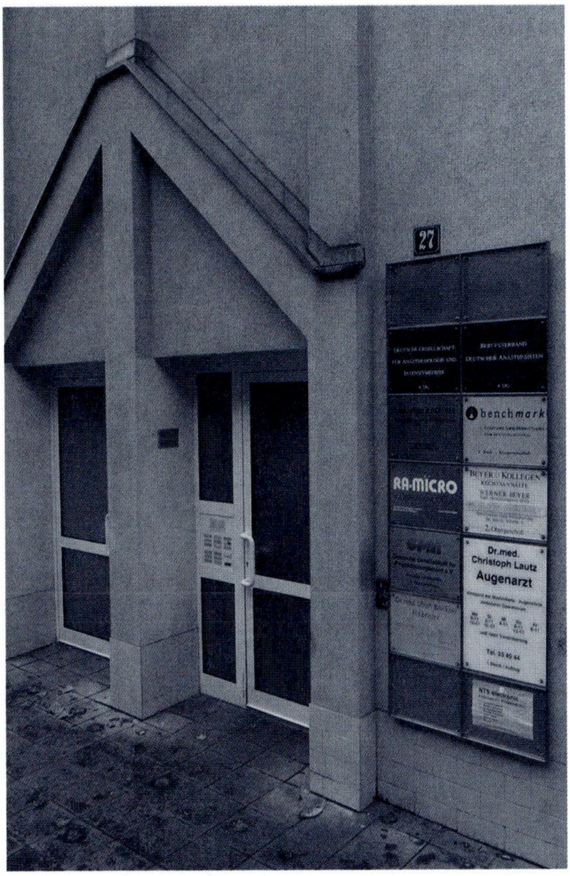

■ **Abb. 2.19.** Die gegenwärtige Geschäftsstelle von DGAI und BDA in Nürnberg, Roritzerstraße 27

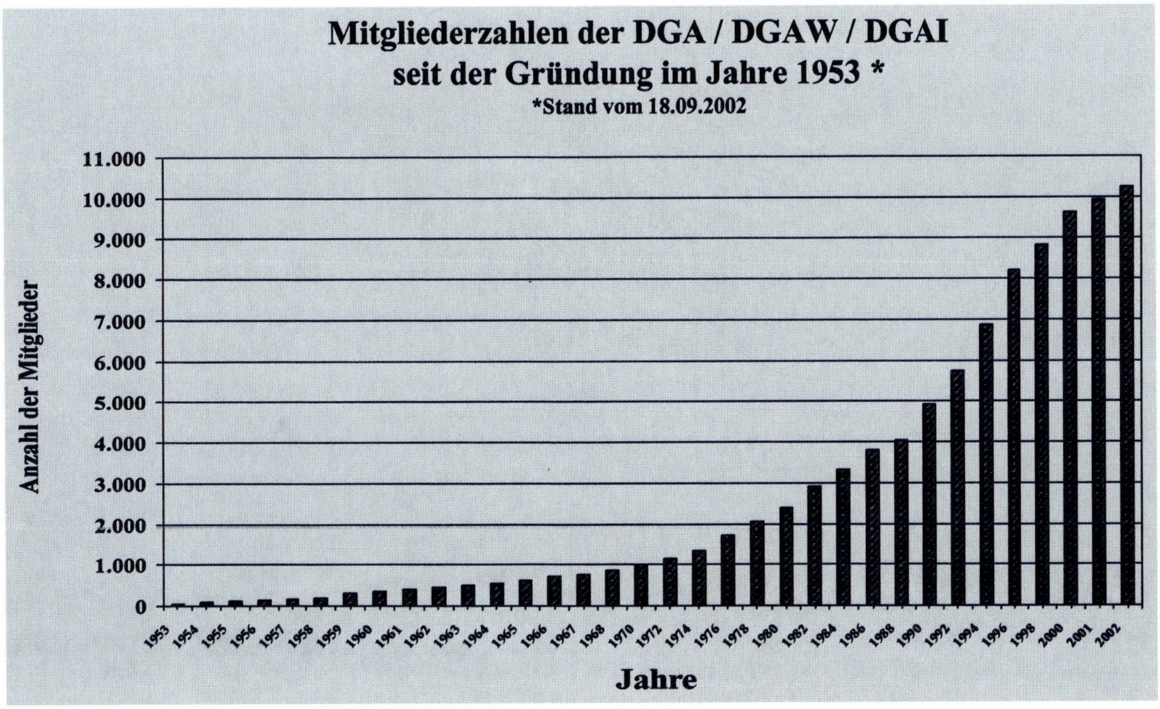

■ **Abb. 2.18.** Entwicklung der Mitgliederzahlen der DGAI

beziehen, und zum 1. Juni 1993 konnte Herr Diplom-Sozialwirt Holger Sorgatz seine Tätigkeit als hauptamtlicher Geschäftsführer von DGAI und BDA aufnehmen.

Einen weiteren Schritt zur konsolidierenden Professionalisierung der Gesellschaft bedeutete der Beschluss des Erweiterten Präsidiums vom Mai 1985, das seit 1981 beim Kassenführer Jürgen Brückner in Berlin bestehende Kongresssekretariat zu ersetzen. Auf Empfehlung des Präsidiums der DGAI gründete der BDA die **Medizinische Congressorganisation Nürnberg (MCN)** als unabhängige GmbH, die seither für DGAI, BDA, DAAF, für die verschiedenen Landesverbände und auch für andere Fachgesellschaften mit ihren Serviceleistungen zur Verfügung steht. MCN konnte sich unter der Geschäftsführung von Walther Weißauer und Bernd Gottesmann innerhalb weniger Jahre erfolgreich im Feld des medizinischen Kongressmanagements positionieren. Die GmbH wurde 1999 in eine kleine Aktiengesellschaft umgewandelt.

2.2.24 Ein Museum für Geschichte der Anästhesiologie

Während das Archiv eher eine nach innen gerichtete Aktivität der Gesellschaft darstellt, bedeutete die Eröffnung des **Horst-Stoeckel-Museums für die Geschichte der Anästhesiologie** einen Schritt an die Öffentlichkeit (Abb. 2.20). Rund 450 Exponate und eine Bibliothek mit über 3.000 Bänden, die Horst Stoeckel in nur 6 Jahren zusammengetragen hat, vermitteln anschaulich die historische Entwicklung der Anästhesiologie als wissenschaftliche Disziplin und als klinisches Fach ([51]; eine ausführliche Darstellung findet sich in Kap. 2.6).

2.2.25 Die Einheit des Faches: neue Wege

Fortschritt und Fortentwicklung beruhen ganz wesentlich auf Spezialisierung. Das Gewicht eines Faches hängt von seiner Einigkeit und Einheit ab. Wie ist es möglich, einerseits die notwendige Spezialisierung zuzulassen, andererseits aber auch die Einheit des Faches zu sichern, die als kostbares Gut über Jahrzehnte erkämpft wurde? Der „Königsweg“ besteht darin, diese Spezialisierung aktiv zu fördern, aber gleichzeitig ein schützendes Dach verfügbar zu haben.

Immer wieder wurde deshalb auf Klausurtagungen – unabhängig vom taktischen Tagesgeschäft – unter strategischen Gesichtspunkten über die aktuelle Situation und mögliche mittel- bis längerfristige Perspektiven für das Fachgebiet nachgedacht, um absehbare Entwicklungen frühzeitig erkennen und gegebenenfalls agieren und nicht nur reagieren zu können. Diese Klausurtagungen (1979, 1981, 1993, 1997, 2000, 2001) befruchteten die Gremienarbeit der Gesellschaft durch vielfältige Impulse. Neben der Konsolidierung der Gesellschaft war also auch ein steter

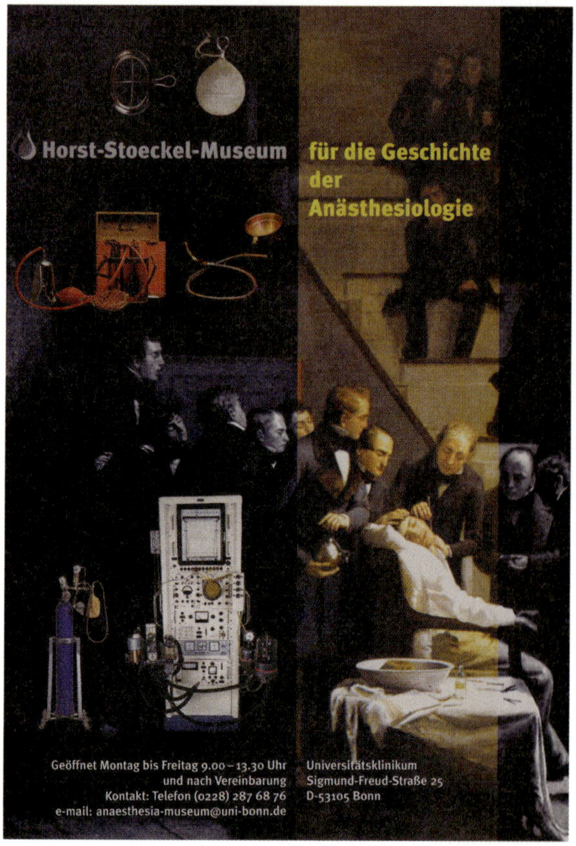

Abb. 2.20. Plakat des Horst-Stoeckel-Museums für die Geschichte der Anästhesiologie in Bonn

Wandel, waren in Anpassung an sich ändernde Rahmenbedingungen und zur Bewältigung neuer Herausforderungen weiter innovative Ideen und beharrliche Arbeit notwendig.

2.2.26 Die wissenschaftlichen Arbeitskreise: vielfältige Glieder des einen Faches

Die operativen Fächer haben sich in den zurückliegenden Jahrzehnten weiterentwickelt und diversifiziert. Allein die „Mutter“ der operativen Spezialitäten, die Chirurgie, hat sich in zahlreiche wissenschaftliche Fachgesellschaften aufgeteilt. Dadurch, aber auch durch die Spezialisierungstendenzen innerhalb der Anästhesie selbst, die von den Entwicklungen in den operativen Fächern nicht immer zu trennen ist, stand die Anästhesie vor der Aufgabe, dieser neuen Herausforderung gerecht zu werden.

Deshalb beschloss die DGAI 1986 – Präsident war Dietrich Kettler – die Einrichtung von wissenschaftlichen Arbeitskreisen, die laut Geschäftsordnung des Engeren und des Erweiterten Präsidiums der DGAI **„zur Förderung des wissenschaftlichen und berufspolitischen Fortschritts sowie zum Erfahrungsaustausch auf speziellen Aufgabenbereichen der Anästhesiologie“** eingesetzt werden können. Dadurch ist es rückblickend gelungen, engagierte

Kollegen mit ihren jeweiligen speziellen Interessen, Kenntnissen und Erfahrungen produktiv in die wissenschaftliche Gesellschaft einzubeziehen und der notwendigen Spezialisierung Raum zu geben. Durch diese aktive Förderung und Integration von Spezialisten ist es möglich gewesen, die Stärke der Anästhesie – **„die Einheit des Faches in der Vielfalt"** – zu bewahren, ein kostbares Gut, um das die DGAI von anderen wissenschaftlichen medizinischen Fachgesellschaften zu Recht beneidet wird.

Waren es zunächst ab 1987 die Arbeitskreise für Kinderanästhesie und Kardioanästhesie, so kamen 1989 der erwähnte Arbeitskreis für Schmerztherapie und 1991 der für Neuroanästhesie hinzu. Im Frühjahr 1993 suchte das engere Präsidium der DGAI das Gespräch mit den Sprechern der damals bestehenden Arbeitskreise und man entwickelte gemeinsam das bereits erwähnte Konzept der speziellen DGAI-internen Fortbildung.

Es gibt inzwischen noch 4 weitere wissenschaftliche Arbeitskreise der DGAI, neben Intensivmedizin, Notfallmedizin und Regionalanästhesie auch den 1993 auf dem ZAK in Dresden gegründeten Arbeitskreis für Geschichte der Anästhesie, zwei gemeinsame Arbeitskreise mit dem BDA (Anästhesie und Ökonomie bzw. Recht) sowie einen Interdisziplinären Arbeitskreis Zahnärztliche Anästhesie. Die Arbeitskreise haben sich als gelungenes Modell zur Fokussierung der speziellen Anliegen unterschiedlicher Interessensgruppen innerhalb der Mitglieder und gleichzeitig zur Bündelung von deren Engagement im Interesse des Faches als Ganzem erwiesen.

2.2.27 Der Deutsche Anästhesiekongress: Die Einheit des Faches wird erlebbar

Die vielbeschworene Einheit des Faches ist keineswegs nur ein idealistisches Konstrukt. Die Einheit des Faches scheint auch heute noch in der Synopse des Einzelwissens auf, sei es in einem Lehrbuch oder insbesondere immer wieder auch bei einem Kongress. Deshalb hat der **Deutsche Anästhesiekongress** als gemeinsame Veranstaltung der deutschen Anästhesisten eine zentrale Bedeutung im Leben unserer wissenschaftlichen Gesellschaft.

Der heutige **Deutsche Anästhesiekongress** hat sich u. a. aus den von Karl Heinrich Bauer 1952 inaugurierten Sondersitzungen für **„Moderne Anaesthesie"** auf dem deutschen Chirurgenkongress heraus entwickelt. Diese Situation war für die junge Fachgesellschaft von Vorteil, da man die Infrastruktur und die Synergien einer traditionsreichen Veranstaltung nutzen konnte.

Der erste unabhängig von anderen Strukturen organisierte Deutsche Anästhesiekongress mit vorangehender Vorstandssitzung und nachfolgender Mitgliederversammlung fand zum Thema **„Die Langzeitbeatmung"** am 5. und 6. November 1966 in München im Hörsaal des Krankenhauses rechts der Isar statt. Die Leitung hatte der damalige Vorsitzende der DGAW Karl Horatz, organisiert war die Tagung von der 2. Schriftführerin Charlotte Lehmann. Von da an fand jeweils im Jahr zwischen zwei ZAKs eine selbstständige Jahrestagung der DGAW bzw. später der DGAI statt, ab 1989 auch in den Jahren, in denen der ZAK nicht in Deutschland durchgeführt wurde.

Davor hatte man von 1967 bis 1985 die ZAK-Jahre für berufspolitisch ausgerichtete Tagungen des BDA genutzt. Ab 1986 fungierte der DAK dann als gemeinsame Jahrestagung der DGAI, des BDA und der DAAF, unter deren Verantwortung der jährliche Refresher-Kurs in den DAK eingebunden wurde.

Wegen der herausragenden Bedeutung des Jahreskongresses im und für das Leben der wissenschaftlichen Fachgesellschaft haben sich die Gremien der DGAI wiederholt mit der Struktur und der Gestaltung der Tagungen beschäftigt.

So wurde 1983 zwischen DGAI und Vertretern der Industrie ein Industriebeirat gegründet, um die Zusammenarbeit zwischen der Industrie, die ja über die Ausstellung einen grundlegenden Beitrag zur Finanzierung der Jahrestagung leistet, und der Gesellschaft gerade im Zusammenhang mit Kongressausstellungen und Kongressfragen zu verbessern.

Die rasche Zunahme von Fortbildungsveranstaltungen in der Anästhesie seit Ende der 1970er-Jahre führte wegen mangelnder Terminabstimmung immer wieder zu zeitlichen und thematischen Interferenzen. Die Gesellschaft richtete deshalb eine Koordinationsstelle ein, bei der Tagungstermine angefragt und mitgeteilt werden konnten. Die gesammelten Veranstaltungsdaten gingen in den laufend geführten Kongresskalender in der Verbandszeitschrift ein.

Bis in die 1980er-Jahre war es üblich, die Kongressbeiträge in Kurzfassung in einem Abstraktband zum Kongress aufzulegen und nach der Veranstaltung in ausführlicher Fassung in einem Kongressband zu veröffentlichen. Die Publikation dieser Kongressberichte gestaltete sich zunehmend schwieriger, sodass allein schon durch das verzögerte Erscheinen der Informationsgehalt an Aktualität verlor. Auf der Mitgliederversammlung 1981 wurde an dieser Praxis Kritik geübt und das Präsidium um Überlegungen gebeten, diese unbefriedigende Situation zu ändern. Die Anregung, die Abstrakts zitierfähig als Supplementband einer der wissenschaftlichen Zeitschriften zu publizieren, wurde aufgegriffen.

Die Abstraktbände erschienen dann überwiegend als Supplement zu **Der Anaesthesist** im Springer-Verlag. Im Jahre 1988 beschloss das Präsidium, nur noch Abstraktbände, aber aus finanziellen Gründen in Zukunft keine Kongressbände mehr zu publizieren. Da die Zeitschrift **Anästhesiologie und Intensivmedizin** im alleinigen Besitz der Anästhesie ist (DGAI, BDA, DAAF) – Besitzer von **Der Anaesthesist** und **AINS** sind die jeweiligen Verlagshäuser – und auch einen nennenswerten Impact-Faktor aufweist,

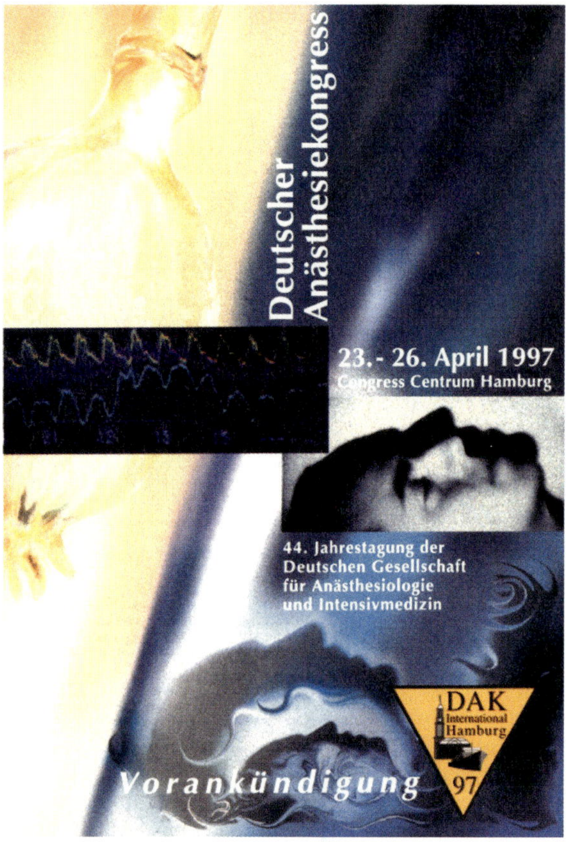

Abb. 2.21. Plakat zum DAK-International 1997 in Hamburg

darüber hinaus die größte Auflage vorweisen kann, beschloss das Präsidium 1999, die Abstraktbände künftig nur noch in dieser Zeitschrift zu veröffentlichen.

Die zunehmende Größe des DAK führte dazu, dass nicht mehr alle angemeldeten Beiträge als freie Vorträge oder Poster zur Präsentation angenommen werden konnten. Davon waren insbesondere die ganz jungen, am Anfang ihrer wissenschaftlichen Tätigkeit stehenden Anästhesisten betroffen, für die es aber gerade wichtig wäre, sich mit ihren Untersuchungen der Diskussion stellen zu können.

Auf gemeinsame Anregung von Dietrich Kettler, Göttingen, und Karl-Heinz Weis, Würzburg, wurden 1986 die wissenschaftlichen Arbeitstage der DGAI in Würzburg etabliert. Diese jährlich stattfindende Veranstaltung hat sich inzwischen als ein wichtiges Instrument zur Förderung des wissenschaftlichen Nachwuchses in der Anästhesiologie bewährt. Die dargebotenen wissenschaftlichen Leistungen werden von einem Gremium der DGAI begutachtet und die beste Arbeit mit dem DGAI-Forschungsstipedium ausgezeichnet. Dieses Stipendium, das auf eine Initiative des seinerzeitigen Vorsitzenden des Vorstandes der Fresenius-Stiftung Bad Homburg, Dr. Manfred Specker, zurückgeht, wird jeweils im Rahmen des darauf folgenden Deutschen Anästhesiekongresses verliehen.

Vor dem Hintergrund der zunehmenden Internationalisierung, der voranschreitenden europäischen Einigung und der Öffnung Osteuropas diskutierte das Präsidium 1995, auch die Arbeit der DGAI zu internationalisieren. Als sichtbares Zeichen hierfür wurde der Beschluss gefasst, den DAK zukünftig jährlich als **Internationalen Deutschen Anästhesiekongress (DAK-International)** mit besonderer Ausrichtung auf ein Schwerpunktland bzw. eine Schwerpunktregion zunächst vornehmlich in Osteuropa auszurichten. Das Epitheton **International** solle auch signalisieren, wie Klaus van Ackern in seiner Eröffnungsansprache anlässlich des DAK-96-International ausführte [72], dass die DGAI, als nunmehr größter Fachverband für Anästhesiologie in Europa, bereit sei, auch im größeren Rahmen Verantwortung zu übernehmen, wie sich dies beispielsweise auch in dem Stipendiatenprogramm der DGAI dokumentiert.

Beim DAK-International 1996 setzte man beispielsweise den Schwerpunkt Osteuropa. 1997, unter der Präsidentschaft von Jochen Schulte am Esch, Hamburg, stellte man das Thema **„Standards zwischen Tradition und Erneuerung"** [67] in seiner internationalen Einbindung zur Diskussion (Abb. 2.21). Gleichzeit fand im Anschluss an den DAK-International 1997 in Hamburg auch das „4th International Symposium on the History of Anaesthesia" statt. Beim DAK-International 1998 in Frankfurt war die DGAI unter ihrem Präsidenten Gunter Hempel-

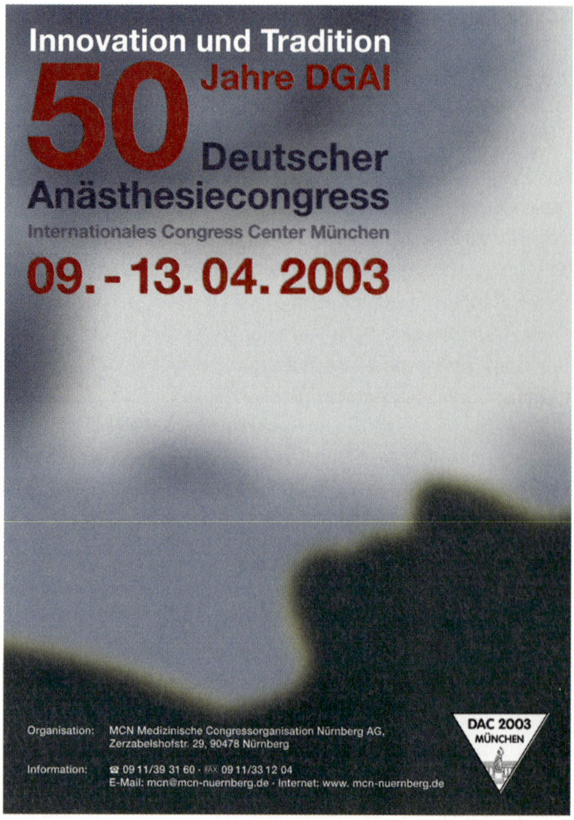

Abb. 2.22. Plakat zum Jubiläumskongress DAC-2003 in München

mann, Gießen, zugleich Gastgeber für den „8th European Congress of Anaesthesiology“ [27]. Und schließlich hatte man beim DAK-International 1999 aus Anlass des 50-jährigen Gründungsjubiläums der skandinavischen Anästhesiegesellschaften schwerpunktmäßig die 5 skandinavischen Anästhesiefachgesellschaften in das Programm eingebunden, Fachgesellschaften, die in den Pionier- und Aufbaujahren der deutschen Anästhesiologie bereitwillig und großzügig Unterstützung gewährt haben [63].

Erwähnt seien in diesem Zusammenhang noch die von Mitgliedern der DGAI ins Leben gerufenen Arbeitsgemeinschaften deutscher und russischer sowie deutscher und türkischer Anästhesisten, die ebenfalls Ausdruck dieses wachsenden internationalen Bewusstseins sind. Gleiches gilt für den Verein Anästhesie und dritte Welt.

Über viele Jahre hatte sich die Kurzform DAK für den Deutschen Anästhesiekongress eingebürgert. Niemand hatte sich je Gedanken darüber gemacht, dass diese Abkürzung bereits durch einen namhaften deutschen Krankenversicherer patentrechtlich geschützt war. Nun, da der DAK zu einem der größten deutschen medizinischen Fachkongresse herangewachsen war und entsprechend auch in den Medien Resonanz fand, reklamierte das Unternehmen dieses Kürzel für sich. Den Ausweg bot ein sprachlicher Nachvollzug der Internationalisierung des DAK. Ab dem Jubiläumskongress 2003 gilt die neue Bezeichnung: **DAC** (◘ Abb. 2.22).

2.2.28 Der Zentraleuropäische Anästhesiekongress

Gemeinsame Jahrestagungen mit der österreichischen und schweizerischen Gesellschaft für Anästhesiologie waren bereits auf der Gründungsversammlung der Deutschen Gesellschaft für Anaesthesie 1953 in München festgelegt worden. Die Tagungen fanden in den ersten Jahren zeitgleich mit den Jahreskongressen der Deutschen Gesellschaft für Chirurgie statt, und waren zunächst nach thematischen Schwerpunkten ausgerichtet. Auf dem zweiten österreichischen Kongress für Anästhesie 1953 in Velden beschlossen die Vertreter der drei Fachgesellschaften, die gemeinsamen Tagungen künftig **Zentraleuropäischer Anästhesiekongress (ZAK)** zu nennen.

Nach den beiden ersten österreichischen Tagungen wurde die dritte 1954 in München erstmals so bezeichnet. Die gemeinsamen Tagungen wurden reihum bis 1957 jährlich und danach alle zwei Jahre jeweils zwischen dem Europäischen Kongress und dem Weltkongress ausgerichtet. Der ZAK entwickelte sich über 40 Jahre zu einer sehr erfolgreichen Veranstaltung. Die in den 90er-Jahren sich abzeichnende und zunehmende Internationalisierung des Kongresswesens und die neu konzipierten Veranstaltungen der **European Society of Anaesthesiology (ESA)** neben den etablierten Veranstaltungen der **European Academy of Anaesthesiology (EAA)** führten dazu, dass mit dem 24. Zentraleuropäischen Kongress in Wien 1995 diese lange Kongresstradition ein Ende fand, nachdem erstmalig nach der Wiedervereinigung Deutschlands der 23. ZAK 1993 in Dresden möglich geworden war.

2.2.29 Die deutsche Einheit und die Einheit des Faches

Ein weiterer – völlig unerwarteter – Aspekt der Einheit des Faches ergab sich aus der Wiedervereinigung Deutschlands im Jahr 1989. Die durch den Bau der Berliner Mauer gewissermaßen „zementierte“ Zweigleisigkeit in der Entwicklung der organisierten Anästhesie in den beiden deutschen Staaten, wie sie in Kap. 2.4 von Gottfried Benad und Wolfgang Röse aufgezeichnet ist, fand nach rund 3 Jahrzehnten ein glückliches Ende. Da ein Zusammenschluss der **Gesellschaft für Anaesthesiologie und Intensivtherapie der DDR (GAIT)** mit der DGAI, wie sich bei den intensiven bilateralen Gesprächen der Beauftragten beider Gesellschaften herausstellte, aus vereinsrechtlichen Gründen nicht möglich war, wurde die Anästhesiegesellschaft der DDR auf deren letzter Mitgliederversammlung am 23. Oktober 1990 in Gera durch einstimmigen Beschluss der anwesenden Mitglieder aufgelöst. Den Mitgliedern der bisherigen GAIT wurde angeboten, der DGAI als nunmehr wieder gesamtdeutscher Anästhesiegesellschaft beizutreten.

Die DGA war ja im April 1953 – 2 Monate vor dem Volksaufstand am 17. Juni – in der Tat noch als gesamtdeutsche Gesellschaft gegründet worden. Lothar Barth aus Berlin hatte an der Gründungsversammlung in München teilgenommen und die Gründungsurkunde mit unterschrieben. In den ersten Jahren waren die ostdeutschen Kollegen ganz selbstverständlich Mitglieder der Gesellschaft mit allen Rechten und Pflichten. In den jährlichen Berichten des 2. Schriftführers zum Mitgliederstand wurden sie mit aufgeführt und im Mitgliederverzeichnis gelistet. Selbst als wegen der fehlenden Konvertibilität der DDR-Mark die Mitgliedsbeiträge nicht mehr transferiert werden konnten, gelang es Lothar Barth 1960 in Ostberlin ein DGA-Konto einzurichten, auf das die ostdeutschen Kollegen ab 1961 ihre Beiträge einzahlen konnten.

Nach dem Bau der Berliner Mauer am 13. August 1961 verschärfte die Regierung der DDR durch Abschneiden der direkten Reise- und Kommunikationsmöglichkeiten nach dem Westen den bereits vorher bestehenden Druck auf ihre Wissenschaftler, DDR-eigene Strukturen aufzubauen und alle noch gesamtdeutsch agierenden wissenschaftlichen Einrichtungen mit Sitz in der Bundesrepublik zu verlassen. Im Jahre 1960 hatte Lothar Barth einen **Zentralen Arbeitskreis Anästhesiologie und Anästhesietechnik** gegründet, dem sowohl Anästhesisten als auch Vertreter der medizintechnischen Industrie angehörten, am 7. März 1964 erfolgte die Gründung einer eigenen

Anästhesiegesellschaft, der **Sektion Anaesthesiologie der Deutschen Gesellschaft für Klinische Medizin.** Der damalige Präsident der DGA, Kurt Wiemers, und Charlotte Lehmann konnten zu diesem Gründungsakt nach Ostberlin reisen. Lehmann veröffentlichte einen ausführlichen Bericht [45] über dieses Ereignis, in dem sie richtungweisend feststellte: **„Die Mitgliedschaft in der Deutschen Gesellschaft für Anaesthesie wird durch den Beitritt zur Sektion Anaesthesiologie nicht berührt."** Es wurde in der Folgezeit sogar diskutiert, ob der jeweilige Vorsitzende der Sektion Anästhesiologie zum Ausschussmitglied der DGA ernannt werden sollte. Am 4. November 1966 musste der Vorstand der DGA davon absehen, **„weil die Entwicklung der letzten Monate als unerfreulich bezeichnet werden muss und die Sektion Anaesthesiologie bisher keine gleichen Angebote gemacht hat".**

Als dann nach Aufnahme der DDR-Gesellschaft in die **WFSA** (1968) innerhalb weniger Monate 60 der bisher 140 DDR-Anästhesisten mit einem von den Behörden vorgefertigten Einheitsschreiben ihren Austritt aus der DGA erklären mussten, kam der Vorstand überein, die Mitgliedschaft der DDR-Anästhesisten ruhen zu lassen, ihnen allerdings die Informationen weiter zuzusenden. Im Nachhinein erwies sich der Beschluss, die Mitgliedschaft ruhen zu lassen, als vorausschauend: diese Kollegen brauchten nach Auflösung der GAIT nicht in die DGAI einzutreten, sondern konnten ihre ruhende Mitgliedschaft einfach wieder aktivieren. Sie waren auch in den Zeiten der erzwungenen Trennung Mitglieder der DGAI geblieben.

Auf der ersten gesamtdeutschen Mitgliederversammlung am 21. März 1991 im Rahmen des DAK in Mannheim wurde eines dieser „reaktivierten" Mitglieder, Gottfried Benad aus Rostock, zum Präsidenten der DGAI für das Jahr 1993 gewählt. In seinem Dank für das ihm bei dieser Wahlentscheidung entgegengebrachte Vertrauen führte er aus, es sei gerade zu diesem Zeitpunkt für ihn eine symbolhafte Entscheidung, die das Zusammengehörigkeitsgefühl aller deutschen Anästhesisten untermauere. Es blieb als Wermutstropfen dieser Entwicklung, dass aus Satzungsgründen die Fachschwestern und Fachpfleger für Anästhesiologie und Intensivmedizin nicht als außerordentliche Mitglieder, wie vorher in der GAIT, in die DGAI übernommen werden konnten (s. Kap. 2.4).

2.2.30 Heutige Aufgaben, Organisation und Struktur der DGAI: das Rüstzeug für die Zukunft

Zwecke der Gesellschaft

Die Gesellschaft bezweckt, Ärzte zu gemeinsamer Arbeit am Ausbau und Fortschritt der Anästhesiologie, Intensivmedizin, Notfallmedizin und Schmerztherapie zu vereinen und auf diesen Gebieten die bestmögliche Versorgung der Bevölkerung sicherzustellen.

Aufgaben

Zu den Aufgaben der DGAI gehören laut Satzung u. a.:

- Weiterentwicklung der Anästhesiologie in Wissenschaft und Praxis
- Vertretung der anästhesiologischen Interessen in Lehre und Forschung
- Wahrung der Interessen des Fachgebietes gegenüber anderen wissenschaftlich-medizinischen Fachgesellschaften und gemeinsam mit dem Berufsverband Deutscher Anästhesisten gegenüber Ministerien, Behörden und Verbänden
- Festlegung der Schwerpunkte anästhesiologischer Fort- und Weiterbildung
- Entwicklung und Förderung von Maßnahmen der Qualitätssicherung
- Veranstaltung und Förderung wissenschaftlicher Tagungen und Durchführung von Fortbildungs- und Weiterbildungsmaßnahmen
- Mitwirken an der Gestaltung und Fortentwicklung der ärztlichen Weiterbildungsordnung in Zusammenarbeit mit der Bundesärztekammer und den Landesärztekammern
- Öffentlichkeitsarbeit für das Berufsbild des Anästhesisten.
- Veranstaltung des Deutschen Anästhesiekongresses und regionaler sowie internationaler Anästhesiekongresse
- Herausgabe der Zeitschrift **Anästhesiologie & Intensivmedizin**

Die Organe und Einrichtungen der Gesellschaft

- Vorstand
- das Engere Präsidium,
- das Erweiterte Präsidium,
- die Mitgliederversammlung,
- Landesverbände
- der Wissenschaftliche Beirat
- Wissenschaftliche Arbeitskreise
- Kommissionen
- Landesbeauftragte für Qualitätssicherung
- Deutsche Akademie für Anästhesiologische Fortbildung (DAAF)
- Gemeinsame Geschäftsstelle von DGAI und BDA.

Der Vorstand

Der Vorstand besteht aus dem Präsidenten und dem Ersten Vizepräsidenten. Jedes der beiden Vorstandsmitglieder ist berechtigt, die Gesellschaft gerichtlich und außergerichtlich zu vertreten.

Das Engere Präsidium

Das Engere Präsidium besteht aus dem Präsidenten, dem 1. und 2. Vizepräsidenten, dem Generalsekretär, dem Schriftführer, dem Kassenführer, dem Vertreter der Landesvorsitzenden, dem jeweiligen Präsidenten des

Berufsverbandes Deutscher Anästhesisten (BDA) und dem jeweiligen Präsidenten der **Deutschen Akademie für Anästhesiologische Fortbildung (DAAF)**. Das Engere Präsidium hat die Beschlüsse der Mitgliederversammlung und des Erweiterten Präsidiums vorzubereiten und durchzuführen. Es überwacht die Führung der laufenden Geschäfte und hat alle Aufgaben der Gesellschaft wahrzunehmen, die nicht anderen Organen übertragen sind.

Der **Präsident** führt die laufenden Geschäfte im Benehmen mit den beiden Vizepräsidenten; er beruft die Sitzung des Engeren Präsidiums schriftlich unter Mitteilung der Tagesordnung ein und auf schriftlich begründeten Antrag von zwei seiner Mitglieder ist das Engere Präsidium innerhalb von 4 Wochen zu einer Sitzung einzuberufen. Für die Amtszeit des Präsidenten ist sein Vorgänger im Präsidentenamt 1. Vize-, sein gewählter Nachfolger 2. Vizepräsident. Im Falle der Verhinderung des Präsidenten hat der 1. Vizepräsident dessen Aufgaben wahrzunehmen.

Der **Generalsekretär** unterstützt den Präsidenten bei der Wahrnehmung der Interessen der Gesellschaft gegenüber Behörden, Verbänden und wissenschaftlichen Gesellschaften sowie bei der Führung der laufenden Geschäfte. Zusammen mit dem Kassenführer ist er für den Zahlungsverkehr zeichnungsberechtigt

Der **Schriftführer** ist zuständig für den Schriftwechsel mit den Mitgliedern, insbesondere in allen die Mitgliedschaft in der DGAI betreffenden Angelegenheiten, und für die Erstellung des Mitgliederverzeichnisses. Er, im Falle seiner Verhinderung der Generalsekretär, führt das Protokoll über die Mitgliederversammlung sowie die Sitzungen des Engeren und Erweiterten Präsidiums.

Der **Kassenführer** verwaltet die Kasse der Gesellschaft und führt ordnungsgemäß Buch über alle Einnahmen und Ausgaben. Im Falle seiner Verhinderung wird er durch den Generalsekretär vertreten. Sämtliche Ausgaben, insbesondere Bankaufträge, bedürfen der Gegenzeichnung des Generalsekretärs; im Falle der Verhinderung des Kassenführers oder des Generalsekretärs zeichnet der Präsident gegen. Ausgaben außerhalb des laufenden Geschäftsbereiches benötigen die vorherige Zustimmung des Präsidenten. Der Kassenführer nimmt Zahlungen für die Gesellschaft gegen Quittung in Empfang. Er hat der Hauptversammlung einen Rechenschaftsbericht zu erstatten. Nach Überprüfung und Richtigbefund des Kassenberichts durch zwei von der Hauptversammlung gewählte ordentliche Mitglieder wird dem Kassenführer von der Hauptversammlung Entlastung erteilt.

Der **Vertreter der Landesvorsitzenden** unterrichtet das Engere Präsidium und die anderen Organe der Gesellschaft über die Ergebnisse der Landesversammlungen und über die Vorschläge, die von den Landesvorsitzenden an ihn heran getragen werden. Er informiert die Landesvorsitzenden über die Ergebnisse der Sitzungen des Engeren Präsidiums und über die laufenden Geschäfte.

Das Erweiterte Präsidium

Das Erweiterte Präsidium besteht aus den Mitgliedern des Engeren Präsidiums, den letzten 3 Präsidenten der DGAI, die dieses Amt vor dem amtierenden Ersten Vizepräsidenten innehatten, den Landesvorsitzenden und dem Vertreter der außerordentlichen Mitglieder.

Die Mitgliederversammlung

Einmal in jedem Jahr findet eine ordentliche Mitgliederversammlung (Hauptversammlung) in der Regel im Zusammenhang mit einem Kongress statt. Eine außerordentliche Mitgliederversammlung ist einzuberufen, wenn die Interessen der Gesellschaft dies erfordern oder wenn ein Drittel der ordentlichen Mitglieder oder das Engere oder Erweiterte Präsidium dies verlangen.

Der Wissenschaftliche Beirat

Sachverständige Vertreter anderer Fachgebiete können für die Dauer von 5 Jahren in den Wissenschaftlichen Beirat der Gesellschaft berufen werden.

Die Landesverbände

Zur Wahrnehmung regionaler Aufgaben der DGAI wurden Landesverbände eingerichtet. Sie sind rechtlich nicht selbstständige Untergliederungen der DGAI. Die Mitgliederversammlung der DGAI kann beschließen, dass in Ländern, in denen mehr als eine Landesärztekammer besteht, für den Bereich jeder Landesärztekammer ein Landesverband eingerichtet wird.

Die Veröffentlichungsorgane der Gesellschaft

Zu den Veröffentlichungsorganen der Gesellschaft gehören die Zeitschriften **Anästhesiologie & Intensivmedizin** als offizielles Organ, **Der Anaesthesist, Anästhesiologie, Intensivmedizin, Notfallmedizin, Schmerztherapie (AINS)** und **Anaesthesiologie und Reanimation** als Organe der DGAI (s. Kap. 2.5).

Die Kommissionen (Stand: 2002)

Kommissionen werden zur Bearbeitung von Fragen allgemeiner und fachlicher Art durch das Präsidium der **DGAI** eingesetzt. Sie haben die Aufgabe, dem Präsidium Vorschläge zu unterbreiten und, wenn nötig, Gutachten zu erstellen und in Sachfragen zu unterstützen.

- Die ständigen Kommissionen:
  - Kommission für Fort- und Weiterbildung
  - Kommission für Normung und technische Sicherheit
- Ad-hoc-Kommissionen:
  - Ad-hoc-Kommission „Atemwegskontrolle"
  - Ad-hoc-Kommission „Diagnosis Related Groups"
  - Kommission Leitlinien Anästhesiologie

2

Tabelle 2.2. Ehrungen der DGAI

Ehrungen der DGAI	*Heinrich-Braun-Medaille*	*Ehrenmitgliedschaft*	*Korrespondierende Mitgliedschaft*
Beschlossen am:	20.04.1991	Siehe Satzung	Siehe Satzung
Vergabemodus:	Fallweise	Fallweise	Fallweise
Gebiet:	Anästhesiologie	Anästhesiologie	Anästhesioilogie
Vorschlag durch:	Präsidentenbeirat Engeres Präsidium	Präsidentenbeirat Engeres Präsidium	Präsidentenbeirat Engeres Präsidium
Entscheidung durch:	Erweitertes Präsidium	Erweitertes Präsidium	Erweitertes Präsidium
Anlass und Ort der Vergabe:	DAK	DAK	DAK
Höhe/Art des Preises:	Medaille (Silber) Urkunde	Urkunde	Urkunde
Sponsor:	DGAI	–	–
Veröffentlichung in:	Organe der DGAI	Organe der DGAI	Organe der DGIA
Besonderes:	Höchste Auszeichnung der DGAI	–	Nur ausländische Anästhesisten
Ehrungen der DGAI:	***DGAI-Ehrennadel***	***Franz-Kuhn-Medaille***	***Rudolf-Frey-Medaille***
Beschlossen am:	23.11.1989	19.06.1987	19.06.1987
Vergabemodus:	Fallweise	Fallweise	Fallweise
Gebiet:	Anästhesiologie	Anästhesiologie	Notfallmedizin
Vorschlag durch:	Präsidentenbeirat Engeres Präsidium	Präsidentenbeirat Engeres Präsidium	Präsidentenbeirat Engeres Präsidium
Entscheidung durch:	Erweitertes Präsidium	Erweitertes Präsidium	Erweitertes Präsidium
Anlass und Ort der Vergabe:	DAK	DAK	DAK
Höhe/Art des Preises:	Nadel (Gold)	Medaille (Silber) Urkunde	Medaille (Silber) Urkunde
Sponsor:	DGAI	DGAI	DGAI
Veröffentlichung in:	Organe der DGAI	Organe der DGAI	Organe der DGIA
Besonderes:	Nur DGAI-Mitglieder	Für Nichtmitglieder	–

- Die gemeinsamen Kommissionen (DGAI und BDA)
  - Arbeitsausschuss „Bluttransfusion“
  - Kongresskommission
  - Kommission „Qualitätsmanagement und Qualitätssicherung“

Die wissenschaftlichen Arbeitskreise (Stand: 2002)

Sie befassen sich mit speziellen wissenschaftlichen und praktisch-klinischen Fragestellungen von Teilbereichen der Anästhesiologie oder der Intensivmedizin. Die Mitwirkung in den Arbeitskreisen steht allen Mitgliedern der DGAI offen.

- Wissenschaftliche Arbeitskreise der DGAI:
  - Wissenschaftlicher Arbeitskreis Geschichte der Anästhesie
  - Wissenschaftlicher Arbeitskreis Intensivmedizin
  - Wissenschaftlicher Arbeitskreis Kardioanästhesie
  - Wissenschaftlicher Arbeitskreis Kinderanästhesie
  - Wissenschaftlicher Arbeitskreis Neuroanästhesie
  - Wissenschaftlicher Arbeitskreis Notfallmedizin
  - Wissenschaftlicher Arbeitskreis Regionalanästhesie
  - Wissenschaftlicher Arbeitskreis Schmerztherapie der DGAI
- Gemeinsame Arbeitskreise (DGAI und BDA):
  - Gemeinsamer Arbeitskreis Anästhesie und Ökonomie
  - Gemeinsamer Arbeitskreis Anästhesie und Recht
- Interdisziplinäre Arbeitskreise:
  - Interdisziplinärer Arbeitskreis Zahnärztlicher Anästhesie

Wissenschaftliche Preise und Ehrungen der DGAI

Die DGAI verleiht eine Reihe von wissenschaftlichen Preisen und Ehrungen, die hinsichtlich der Vergabemodalitäten in den Tabellen 2.2 und 2.3 zusammengestellt sind. Listen mit den Preisträgern und den geehrten Personen finden sich in Kap. 2.3.

Die Deutsche Akademie für Anästhesiologische Fortbildung (DAAF)

Sie wird von DGAI und BDA gemeinsam getragen und führt Weiter- und Fortbildungsveranstaltungen für Anästhesisten durch. Ein bewährtes Fortbildungsinstrument sind die Refresher-Kurse, Repetitorien und Trainingsprogramme am Anästhesiesimulator, deren Ziel es ist, zu aktuellen und wichtigen Themen des Fachgebietes das vorhandene Wissen aufzufrischen und auf den jeweils aktuellen Stand zu bringen.

2.2.31 Ausblick: Der Anästhesist auf dem Wege zum Arzt für perioperative Medizin?

Am Ende dieses Durchgangs durch 50 Jahre Deutsche Gesellschaft für Anästhesiologie und Intensivmedizin bleibt noch die Frage, wohin die Reise der Anästhesiologie und

Tabelle 2.3. Wissenschaftliche Preise der DGAI

Wissenschaftliche Preise der DGAI	*August-Bier-Preis*	*Karl-Thomas-Preis*	*Carl-Ludwig-Schleich-Preis*
Beschlossen am:	22.03.1997	08.04.1989	11.03.2001
Vergabemodus:	Jährlich	Jährlich	Jährlich
Gebiet:	Regionalanästhesie	Anästhesiologie	Schmerztherapie
Vorschlag durch:	Ausschreibung	Ausschreibung	Ausschreibung
Entscheidung durch:	Preiskommission	Preiskommission	Preiskommission
Anlass und Ort der Vergabe:	DAK	DAK	DAK
Höhe/Art des Preises:	EUR 5.000,–	EUR 5.000,–	1. Preis: EUR 4.000,– 2. Preis: EUR 2.000,– 3. Preis: EUR 1.000,–
Sponsor:	Astra Zeneka	B. Braun	Jansen-CILAG
Veröffentlichung in:	Organe DGAI	Organe der DGAI	Organe der DGAI
Besonderes:	Nur DGAI-Mitglieder	Nur DGAI-Mitglieder	Nur DGAI-Mitglieder
Wissenschaftliche Preise der DGAI	***DGAI-Forschungsstipendium der Fresenius-Stiftung***	***Poster-Preise***	***Pflegeförderpreis***
Beschlossen am:	20.11.1992	–	09.03.2001
Vergabemodus:	Jährlich	Jährlich	Jährlich
Gebiet:	Anästhesiologie	Anästhesiologie	Anästhesiologie
Vorschlag durch:	Wiss. Komitee der Wiss. Arbeitstage	Preiskommission	Preiskommission
Entscheidung durch:	Erweitertes Wiss. Komitee	Preiskommission	Preiskommission
Anlass und Ort der Vergabe:	DAK	DAK	DAK
Höhe/Art des Preises:	EUR 10.000,–	1. Preis: EUR 750,– 2. Preis: EUR 500,– 3. Preis: EUR 380,–	EUR 500,–
Sponsor:	Fresenius-Stiftung	DGAI	Smith Medical
Veröffentlichung in:	Organe DGAI	Organe der DGAI	*Pflegezeiten* und *A & I*
Besonderes:	Nur DGAI-Mitglieder Teilnehmer der Wiss. Arbeitstage	Teilnehmer der DAK-Ausstellung	Pflegekräfte

ihrer Fachgesellschaft gehen wird? Ganz am Beginn dieses Weges hatte Rudolf Frey, der Visionär des jungen Faches in Deutschland, in seinem Beitrag **„Die Stellung des Anaesthesiologen zwischen Chirurgie und innerer Medizin"** [21] eine auf der Tätigkeit im Operationssaal beruhende, aber weit darüber hinausreichende Einbindung in die Medizin vorgezeichnet: von der präoperativen Vorbereitung, der postoperativen Nachsorge, der Intensiv- und Rettungsmedizin bis hin zur Konsiliartätigkeit auch in anderen Fächern, in denen er mit seiner Kompetenz in der Reanimation, dem Schock, der Schmerzbekämpfung und der parenteralen Ernährung gefordert sei.

Er sah in der Anästhesie ein medizinisches Querschnittsfach, das angewandte innere Medizin, Physiologie und Pharmakologie zugleich umfasse und den Anästhesisten auf diese Weise für diese vielfältige Tätigkeit qualifiziere, die er nie isoliert, sondern – gerade im Operationssaal – eingebunden in ein Team erbringe. Man kann sich des Eindrucks nicht erwehren, dass Rudolf Frey vor genau 40 Jahren vorausblickend das vor Augen hatte, was wir heute meinen, wenn wir vom Anästhesisten als einem Arzt für perioperative Medizin sprechen.

Unabhängig davon, wohin die Reise tatsächlich gehen wird, kommt es – und darauf hat Rudolf Frey seine Kollegen immer wieder hingewiesen – entscheidend darauf an, mit welcher Grundeinstellung, aus welchem Ethos heraus wir ans Werk gehen. Deshalb sei hier zum Abschluss noch einmal ein Absatz aus Freys Beitrag zum 25-jährigen Bestehen der DGAI zitiert, der an Aktualität seither nichts verloren hat:

> „Die Geschichte der deutschen Anästhesie bestätigt die seit der hippokratischen Medizin bekannten Gesetze: „Höchste Leistungen in Klinik, Lehre und Forschung werden nicht erreicht durch Befehle, durch Ausübung von Macht, durch Funktionäre oder Intrigen, sondern durch freie und freiwillige Zusammenarbeit freier Männer, die aus ethischen und humanitären Motiven Fortschritte erkämpfen für das eine Ziel: Das Wohl des Kranken. Gemeint ist hierbei nicht nur der individuelle Kranke, sondern auch das Wohl der gesamten Menschheit, die wir heute mehr als je in ihrer Geschichte in Gefahr sehen – trotz (oder gar wegen?) aller technischen und materiellen Fortschritte" [22].

2

2.2.32 Danksagung

Die Chronisten danken den Herren Prof. Dr. Dr. h.c. Friedrich Wilhelm Ahnefeld, Ulm, Prof. Dr. Klaus Fischer, Bremen, Prof. Dr. Hans Wolfgang Opderbecke, Nürnberg, und Prof. Dr. Erich Rügheimer, Erlangen, für wertvolle Hinweise und Anregungen. Ein besonderer Dank geht an die Mitarbeiterinnen und Mitarbeiter der gemeinsamen Geschäftsstelle der DGAI und des BDA für die engagierte Unterstützung bei den Archivrecherchen und bei der Zusammenstellung des Anhangs.

Fußnoten zu Unterkap. 2.2

[1] Die Originalurkunde ist bisher verschollen. Die in Abb. 2.7 wiedergegebene Kopie stammt aus dem Nachlass des langjährigen 1. Schriftführers der Gesellschaft, Rudolf Frey.

[2] Auch das Original dieser Urkunde ist bisher verschollen. Die in Abb. 2.8 wiedergegebene Kopie stammt ebenfalls aus dem Nachlass von Rudolf Frey. Diese Kopie diente auch als Vorlage für den Nachdruck der Gründungsdokumente anlässlich des Deutschen Anästhesiekongresses – International – 1996 in Nürnberg, die der Präsident der DGAI 1995/1996, Klaus van Ackern, herausgegeben hat.

Literatur zu Unterkap. 2.2

Wörtliche Zitate aus Protokollen und anderen Unterlagen des Archivs der DGAI sind im Text nachprüfbar kenntlich gemacht.

1. Ahnefeld FW (1983) Neujahrsaufruf des Präsidenten der DGAI. Anästh Intensivmed 24: 1
2. Anonymous (1928) Germany on the way to organized professional anesthesia. Curr Res Anesth Analg 7: 195–196
3. Arbeitsgemeinschaft der Westdeutschen Ärztekammern (Hrsg) (1953) 56. Deutscher Ärztetag. Geschlossene Sitzung am 19. September 1953 im Stadttheater Lindau. Ärztl Mitteilungen 38: 532–534
4. Arbeitsgemeinschaft der Westdeutschen Ärztekammern (Hrsg) (1953) Stenographischer Bericht des 56. Deutschen Ärztetages am 19. und 20. September 1953, Lindau/Bodensee. Ärzte-Verlag, Köln, S 22–24 und Anhang 2, S 60–61
5. Bauer KH (1952) Zur geistigen Situation unseres Faches. Langenbecks Arch Chir 273: 9–14
6. Bauer KH (1955) Die Wandlungen der Anästhesie vom Standpunkt des Operateurs. Langenbecks Arch Chir 282: 163–207
7. Bräutigam K-H (1993) 40 Jahre „Facharzt für Anästhesie". Anästh Intensivmed 34: 259–268
8. Bräutigam K-H (1997) Die Entwicklung des Fachgebietes. In: Brandt L (Hrsg) Illustrierte Geschichte der Anästhesie. Wissenschaftliche Verlagsgesellschaft, Stuttgart, S 176–203
9. Brütt H, Kümmel H (1929) 90. Versammlung der Gesellschaft Deutscher Naturforscher und Ärzte in Hamburg am 16.–22. September 1928. Zentralbl Chir 56:143–185 u. 217–241
10. Derra E (1951) Der heutige Stand der Anästhesieverfahren in der Chirurgie. Langenbecks Arch klin Chir 267: 231–256
11. Derra E (1952) Gedanken zur Neuordnung des Narkosewesens in Deutschland. Krankenhaus 44: 49–51
12. DGA und Deutsche Gesellschaft für Chirurgie (1965) Richtlinien für die Stellung des leitenden Anästhesisten. Anaesthesist 14: 31–32
13. DGAI (1994) Franz-Kuhn-Medaille an Frau Gertraud Mulligan verliehen. Anästh Intensivmed 35: 296
14. DGAI (1978) Hellmut-Weese-Gedächtnisvorlesung. Anästh Intensivmed 19: 601
15. DGAW (1973) Entschließung der Deutschen Gesellschaft für Anästhesie und Wiederbelebung über die Weiterbildung von Fachschwestern und Fachpflegern. Anästh Inform 14: 28–33
16. Deutsche Gesellschaft für Chirurgie (1950) Notiz für medizinische Presse. Berlin-Grunewald
17. Deutsche Gesellschaft für Chirurgie (1952) Bericht der Narkosekommission. Anästhesist 1: 32
18. Elster R (1958) Hinweis der Schwesterngemeinschaft. Ärztl Mitteil 43: 1213
19. Engisch K (1961) Wie ist rechtlich die Verantwortlichkeit des Chirurgen im Verhältnis zur Verantwortlichkeit des Anästhesisten bei ärztlichen Operationen zu bestimmen und zu begrenzen? Langenbecks Arch klin Chir 297: 236–254
20. Fischer AW (1959) Wieweit können Schwestern oder Pfleger an Narkosen beteiligt werden? Chirurg 30: 535–536
21. Frey R (1963) Die Stellung des Anaesthesiologen zwischen Chirurgie und innerer Medizin. Anaesthesist 12: 270–271
22. Frey R (1978) Die Gründung der Deutschen Gesellschaft für Anaesthesie. Anästh Intensivmed 19: 373–376
23. Frey R, Bauer M, Krabbe E (1953) Bericht über die erste Tagung der Deutschen Gesellschaft für Anaesthesie am 10. und 11. April 1953 im Deutschen Museum in München. Anaesthesist 2: 149–156
24. Frey R, Henschel WF, Horatz K, Hutschenreuter K, Just OH, Lawin P, Rügheimer E, Weis KH, Wiemers K, Zindler M (1978) Zum 25-jährigen Bestehen der Deutschen Gesellschaft für Anästhesiologie und Intensivmedizin. Anästh Intensivmed 19: 369–453
25. Goetze O (1939) Allgemeinchirurgie und Spezialfach. Langenbecks Arch klin Chir 196: 129–133
26. Goetze O (1940) Das Problem der Universalität in der modernen Heilkunst. Zentralbl Chir 67: 204–210
27. Hempelmann G (1998) 10. Europäischer Anästhesiekongress/45. Deutscher Anästhesiekongress 1998. Anästh Intensivmed 39: 286
28. Henke W (1978) „Wir verlassen Würzburg heiterer". Anästh Intensivmed 19: 610–611
29. Hesse F (1951) Das Aufgabengebiet des Facharztes für Narkose und Anästhesie. Med Welt 20: 356–358
30. Hesse F, Derra E, Macintosh R, Redwitz Ev (1951) Aussprache zu 2–8. Langenbecks Arch Chir 267: 24–60
31. Hügin W (1960) Wie weit können Schwestern oder Pfleger an Narkosen beteiligt werden? Chirurg 31: 200
32. Hunter AR (1949) Die Narkose als ärztliches Spezialfach. Krankenhausarzt 22: 8–11
33. Junghanns H (1949) „Narkosearzt" als neue Facharztmöglichkeit. Krankenhausarzt 22: 19–20
34. Kettler D (1985) Grußwort des Präsidenten der DGAI zum Neuen Jahr. Anästh Intensivmed 26: 1
35. Killian H (1928) Über amerikanische Narkoseverhältnisse. Narkose Anaesthesie 1: 448–463
36. Killian H (1939) A.C.E. Narkosegemische. Langenbecks Arch klin Chir 196: 211
37. Killian H (1941) Plan zur Neuordnung des Narkosewesens in Deutschland. Schmerz Narkose Anaesthesie 14: 73–87
38. Killian H (1949) Reorganisation des Narkosewesens. Krankenhausarzt 22: 15–19
39. Killian H (1950) Die Verwendung des Curare und verwandter Substanzen für die Verbesserung der Narkose. Langenbecks Arch klin Chir 264: 241–246
40. Killian H (1950) Gedanken und Vorschläge zur Frage des Narkosespezialisten. Deutsch med Wochenschr 75: 9–741
41. Killian H (1964) 40 Jahre Narkoseforschung. Erfahrungen und Erlebnisse. Verlag der Deutschen Hochschullehrer-Zeitung, Tübingen
42. Kirschner M (1939) Die Stellung der Röntgenologie zu den Kliniken. Chirurg 11: 361–368.

43. Kremer K (1951) Sondersitzung: Moderne Anästhesie. Zentralbl Chir 77: 948–955
44. Lassner J, Frey R (1979) Bericht über den Europäischen Anästhesiekongress vom 4.–8. September 1978 in Paris und die Gründung der Europäischen Akademie für Anästhesiologie. Anästh Intensivmed 20: 205–207
45. Lehmann C (1964) Bericht über die Gründungsversammlung der Sektion Anästhesiologie der Deutschen Gesellschaft für Klinische Medizin am 7. März 1964 in Berlin. Anaesthesist 13: 395–396
46. Lehmann C (1967) Die Deutsche Gesellschaft für Anästhesie und Wiederbelebung. Gründung und Entwicklung. Anaesthesist 16: 259–268
47. McMechan FH (1928) Zur 90. Versammlung deutscher Naturforscher und Ärzte, Hamburg, September 1928. Narkose Anaesthesie 1: 529–530
48. McMechan FH (1929) Invitation to Germany to join the ranks of international anesthesia during the Hamburg congress. Curr Res Anesth Analg 8: 196
49. Möller G (1951) Gedanken zur Entwicklung des Narkose-Fachwesens in Deutschland. Westfälisches Ärztebl 5: 167–169
50. Moyers J (1978) Greetings on the occasion of the 25th Anniversary of the DGAI. Anästh Intensivmed 19: 613
51. Nadstawek J (2000) Eröffnung des Horst-Stoeckel-Museums für die Geschichte der Anästhesiologie. Anästh Intensivmed 41: 714
52. Niedermayer F (1949) „Der Narkosearzt". Krankenhausarzt 22: 20–22
53. Opderbecke HW (1978) Zum 25-jährigen Bestehen der Deutschen Gesellschaft für Anästhesiologie und Intensivmedizin. Anästh Intensivmed 19: 369–371
54. Opderbecke HW (1983) Gründung eines Archivs der Deutschen Anästhesie. Anästh Intensivmed 24: 379
55. Opderbecke HW (2001) Als der Berufsverband laufen lernte. Anästh Intensivmed 42: 819–827
56. Opderbecke HW, Weissauer W (Hrsg) (1999) Entschließungen, Empfehlungen, Vereinbarungen, Leitlinien. 3. Aufl. Aktiv Druck & Verlag, Ebelsbach
57. Oyama T (1978) Congratulations 25th anniversary. Anästh Intensivmed 19: 455
58. Pribilla O (1964) Der Tod in der Narkose. Anaesthesist 10: 340–345
59. Purschke R (1995) Anästhesie auf dem Weg ins 3. Jahrtausend. Anästh Intensivmed 36: 41
60. Rieder W (1929) Gasnarkose. Chirurg 1: 83–84
61. Rügheimer E (1978) Zukunftsperspektiven der Anästhesiologie. Vom Narkotiseur zum Homöostatiker. Anästh Intensivmed 19: 450–453
62. Rügheimer E (1981) Schlussbericht des Kongresspräsidenten über die Tätigkeit des Organisationskomitees für den 7. Weltkongress für Anästhesiologie vom 14. bis 21. September 1980 in Hamburg vor dem Erweiterten Präsidium der DGAI am 14. September 1981 in Berlin. Anästh Intensivmed 22: 411–412
63. Schadewaldt H (1978) Von Galens „Nárkosis" zur modernen „Balanced anaesthesia". Anästh Intensivmed 19: 589–601
64. Schara J (1981) Grußwort. Anästh Intensivmed 22: 1
65. Schmidt H (1928) Die Gasnarkose vom Standpunkt des amerikanischen Narkosespezialisten. Narkose Anaesthesie 1: 530–540
66. Schmidt H (1972) Gruß an Hans Killian. In: Frey R, Bonica JJ, Foldes FF et al (Hrsg) Erlebte Geschichte der Anästhesie. Festsitzung zum 80. Geburtstag von Hans Killian am 6. April 1972 in Mainz. Eigenverlag, Mainz, S 23–26
67. Schulte am Esch J (1997) Ansprache des Präsidenten der DGAI anlässlich der Eröffnung des Deutschen Anästhesiekongresses – DAK '97 – International. Anästh Intensivmed 38: 448–450
68. Schwarz W (1989) Attempts to establish anaesthesiology as a specialty in German medicine. In: Atkinson RS, Boulton TB (eds) The history of anaesthesia. Royal Society of Medicine Services, London New York, S 170–175
69. Sperling F (1939). Schreiben XI-Dr.Sp./Gd. zu Akte Nr 3133/92.07. vom 14.9.1939
70. Stratenwerth G (1961) Arbeitsteilung und ärztliche Sorgfaltspflicht. In: Bockelmann, P, Gallas W (Hrsg) Festschrift für Eberhard Schmidt zum 70. Geburtstag. Vandenhoeck & Ruprecht, Göttingen, S. 383–400.
71. Tschöp M (1986) Ernst von der Porten 1884–1940 in der Geschichte der deutschen Anästhesiologie. Springer, Berlin Heidelberg New York Tokyo
72. van Ackern K (1996) Eröffnungsansprache des Präsidenten der DGAI anlässlich des Deutschen Anästhesiekongresses – DAK '96 – International. Anästh Intensivmed 37: 617–620
73. Van Aken H (2002) 25 Jahre DAAF. Anästh Intensivmed 43: 577–580
74. von Brunn M (1913) Die Allgemeinnarkose. Enke, Stuttgart
75. Weis K-H (1978) Ansprache des Präsidenten der DGAI zum 25jährigen Gründungsjubiläum. Anästh Intensivmed 19: 581–588
76. Weißauer W (1962) Arbeitsteilung und Abgrenzung der Verantwortung zwischen Anästhesist und Operateur. Anästhesist 11: 239–271
77. Weißauer, W (1963) Zur Problematik der Schwesternnarkose und die Ausbildung von Anästhesieschwestern. Anästhesist 12: 156–161
78. Weißauer W, Opderbecke HW (Hrsg) (1980) Anästhesist und Krankenhaus. Perimed, Erlangen
79. Weißauer W, Opderbecke HW (1983) Zulässigkeit und Grenzen der „Parallelnarkose". Anästh Intensivmed 24: 214–218
80. Wissenschaftsrat (1960) Empfehlungen des Wissenschaftsrates zum Ausbau der wissenschaftlichen Einrichtungen. Teil 1: Wissenschaftliche Hochschulen. Mohr, Tübingen
81. Zinganell K (1993) Der Lotse geht von Bord. Anästh Intensivmed 34: 383–384

2.3 Dokumente, Kongresse, Ehrungen, Preise und sonstige Personalia von DGAI und GAIT

Zusammenstellung: Redaktion der Festschrift mit Unterstützung der Geschäftsstelle der DGAI

2.3.1 Übersicht

2.3.2 Präsidenten der DGAI 1953–2003

- **1953–1954: Heinz-Joachim Bark †**
  - Todtmoos/Tübingen
  - **Curriculum vitae:** s. S. 92
- **1955–1956: Ludwig Zürn †**
  - München
- **1957–1958: Martin Zindler**
  - Düsseldorf
  - **Curriculum vitae:** s. S. 374
- **1959–1962: Otto H. Just**
  - Berlin/Heidelberg
  - **Curriculm vitae:** s. S. 444

- **Priv.-Doz. Dr. med. Ludwig Zürn † (s. S. 512, Abb. 1)**
  Geboren am 27. Juni 1921 in Zimmern, Baden, gestorben am 3. Mai 1959; 1940–1944 Medizinstudium in Berlin und Würzburg; 1944 Promotion in Würzburg; 1945–1948 Krankenhaus Walldürn; ab 1948 Chirurgie an der Chirurgischen Universitätsklinik München; seit September 1949 ausschließlich Anästhesie, Studienaufenthalte bei K. Mülly und T. Gordh, Pharmakologie in München und Gent; 1951 Leiter der Anästhesieabteilung der Chirurgischen Universitätsklinik München; 1955 Habilitation; 1958 beamteter Oberarzt der Chirurgischen Universitätsklinik München.

- **Prof. Dr. med. Walter F. Henschel †**
  Geboren am 11. Januar 1926 in Weimar; gestorben am 7. Juni 2002; 1948–1953 Medizinstudium in Jena und Berlin; 1954 Promotion in Jena; 1955 Hufeland-Krankenhaus Berlin-Buch; 1956 Chirurg. Universitätsklinik, Klinikum Westend FU Berlin; 1961 Facharztanerkennung für Anästhesie; 1961 Chefarzt der Anästhesieabteilung des ZKH St.-Jürgen-Straße, Bremen; 1976–1987 Ärztlicher Direktor des ZKH St.-Jürgen-Straße, Bremen; 1979 Honorarprofessor der Medizinischen Fakultät der Universität Göttingen; 1991 Ruhestand.

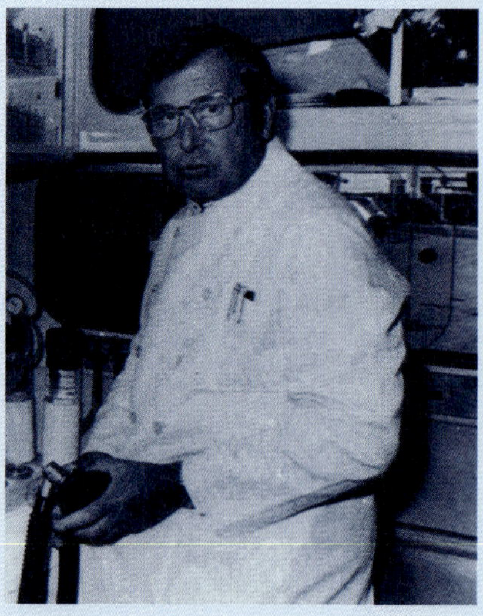

Abb. 2.23. Walter F. Henschel

- **1963–1964: Kurt Wiemers**
  - Freiburg im Breisgau
  - **Curriculum vitae:** s. S. 399
- **1965–1966: Karl Horatz †**
  - Hamburg
  - **Curriculum vitae:** s. S. 431

- **Dr. med. Joachim Schara**
Geboren am 29.10.1928 in Konstadt/Oberschlesien; 1949–1954 Studium der Medizin in Hamburg; 1955 Promotion in Hamburg; 1955 Internship Cincinnati, Ohio, USA; 1956–1957 Anästhesie Albert-Einstein Med. Center Philadelphia, PA. (Goldstein); 1958 Anästhesie Lahey-Clinic, Boston, Mass; 1958 Postgrad. Philadelphia, Pa; 1959–1969 Chirurgie Bremen (Scheringer, Rieder); 1960 Lungenfunktion Bremen (Buhr); 1961 Facharztanerkennung für Anästhesie; 1961–1962 Leiter der Anästhesie-Abteilung am ZKH Bremen-Blumenthal; 1963 Leiter der Anästhesie-Abteilung Wuppertal-Barmen; 1993 Ruhestand.

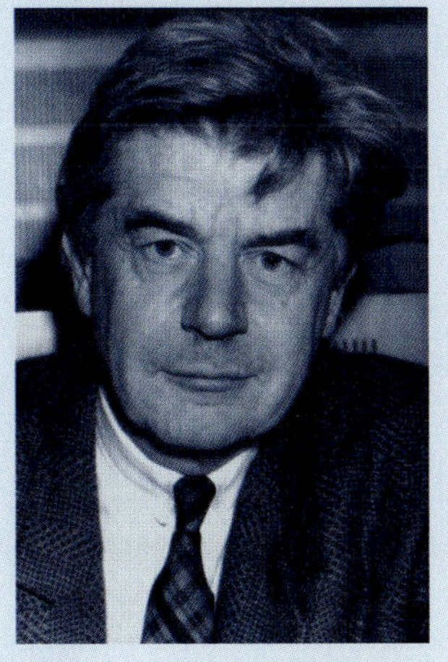

Abb. 2.24. Joachim Schara

- **Prof. Dr. med. Klaus Fischer**
Geboren am 3. Mai 1936 in Berlin; 1959–1964 Studium der Medizin an den Universitäten Kiel, Göttingen, Innsbruck und Wien; 1964 Promotion an der Georg-August-Universität Göttingen; Weiterbildung an der Anästhesieabteilung des Klinikums der Universität Kiel;1969 Facharztanerkennung für Anästhesie; 1970 und 1971 kommissarische Leitung der Anästhesieabteilung; nach der Berufung von Prof. Dr. J. Wawersik leitender Oberarzt und stellvertretender Abteilungsleiter; 1978 Habilitation (Tierexperimentelle Untersuchungen zum Einfluss verschiedener Anästhetika auf die Kontraktionsdynamik des Herzens); 1978 Chefarzt der Abteilung für Anästhesie und Operative Intensivmedizin an der Evangelischen Diakonissenanstalt in Bremen; 2002 Ruhestand; 1999 Verleihung der Anästhesie-Ehrennadel der *DGAI*; 2001 Anästhesie-Ehrennadel in Gold des *BDA*.

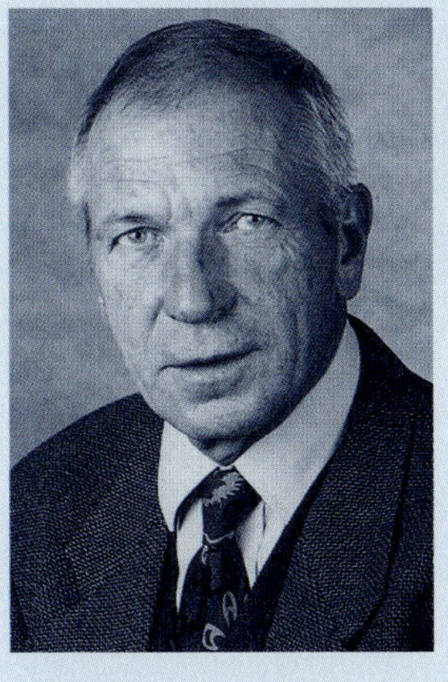

Abb. 2.25. Klaus Fischer

- **1967–1968: Hans W. Opderbecke**
  - Nürnberg
  - **Curriculum vitae:** s. S. 98
- **1969–1970: Karl Hutschenreuter †**
  - Homburg/Saar
  - **Curriculum vitae:** s. S. 449
- **1971–1972: Peter Lawin †**
  - Hamburg/Münster
  - **Curriculum vitae:** s. S. 527
- **1973–1974: Erich Rügheimer**
  - Erlangen
  - **Curriculum vitae:** s. S. 381
- **1975–1976: Walter F. Henschel †**
  - Bremen (s. S. 120)
- **1977–1978: Karl H. Weis**
  - Würzburg
  - **Curriculum vitae:** s. S. 561
- **1979–1980: Erich Rügheimer**
  - Erlangen
  - **Curriculum vitae:** s. S. 381
- **1981–1982: Joachim Schara**
  - Wuppertal
- **1983–1984: Friedrich W. Ahnefeld**
  - Ulm
  - **Curriculum vitae:** s. S. 551
- **1985–1986: Dietrich Kettler**
  - Göttingen
  - **Curriculum vitae:** s. S. 411
- **1987–1988: Klaus Peter**
  - München
  - **Curriculum vitae:** s. S. 514
- **1989–1990: Klaus Fischer**
  - Bremen
- **1991–1992: Klaus Eyrich**
  - Berlin
  - **Curriculum vitae:** s. S. 349
- **1993: Gottfried Benad**
  - Rostock
  - **Curriculum vitae:** s. S. 539

- **Prof. Dr. med. Reinhard Purschke**
  Geboren am 16. Februar 1938 in Kreuzenort/Oberschlesien; 1958–1964 Studium der Medizin in Bonn; 1968 Promotion an der Universität Bonn; 1969–1977 Anästhesie an der Universität Düsseldorf (M. Zindler); 1972 Facharztanerkennung für Anästhesie; 1973 Oberarzt am Institut für Anästhesie, Universität Düsseldorf; 1974 Habilitation; 1977 Chefarzt der Abteilung für Anästhesiologie am St. Johannes-Hospital, Dortmund; 1978 a.o. Professor.

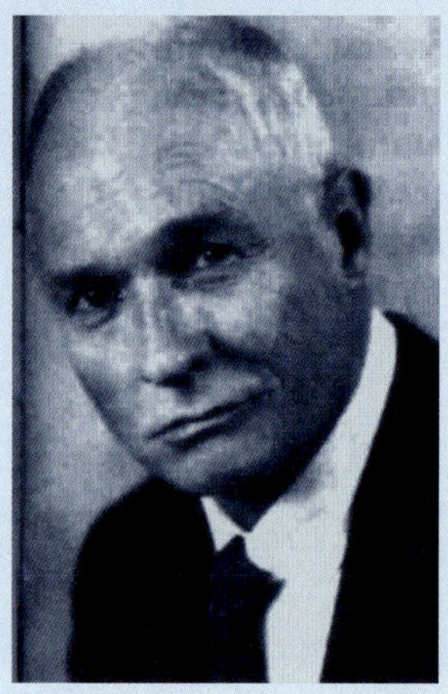

Abb. 2.26. Reinhard Purschke

- **Prof. Dr. med. Detlev Patschke**
  Geboren am 13. November 1939 in Königsberg; 1961–1966 Studium der Medizin; 1966 Promotion in Erlangen; ab 1968 Weiterbildung in der Anästhesie in Erlangen (Rügheimer); ab 1969 in Berlin (Eberlein); 1973 Facharztanerkennung für Anästhesie; 1975 Habilitation in Berlin; 1977 Anästhesie Gießen; 1980 Chefarzt der Abteilung für Anästhesie und operative Intensivmedizin, Paracelsus-Klinik, Marl; 1991 Ärztlicher Direktor.

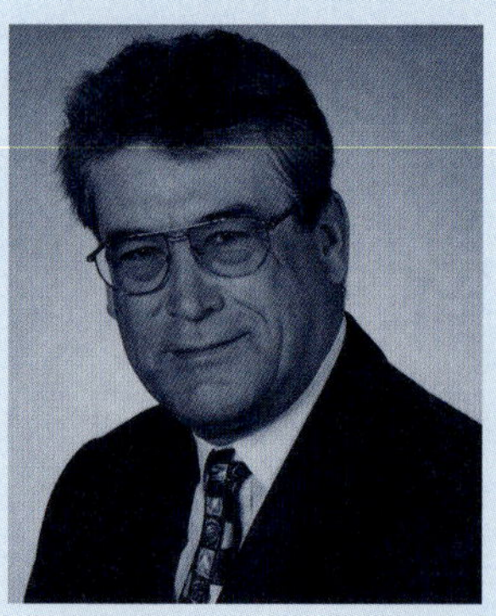

Abb. 2.27. Detlev Patschke

- **1994: Rafael Dudziak**
  - Frankfurt
  - Curriculum vitae: s. S. 394
- **1995: Reinhard Purschke**
  - Dortmund
- **1996: Klaus van Ackern**
  - Mannheim
  - Curriculum vitae: s. S. 503
- **1997: Jochen Schulte am Esch**
  - Hamburg
  - Curriculum vitae: s. S. 432
- **1998: Gunter Hempelmann**
  - Gießen
  - Curriculum vitae: s. S. 404
- **1999: Detlev Patschke**
  - Marl
- **2000: Klaus Geiger**
  - Freiburg
  - Curriculum vitae: s. S. 400
- **2001: Eberhard Götz**
  - Darmstadt

- **Prof. Dr. med. Eberhard Götz**
  Geboren am 11. Mai 1930 in Darmstadt; 1958 1963 Studium der Medizin in Mainz, München und Tübingen; 1964 Promotion in Tübingen; 1967–1968 Truppenarzt an der Luftwaffenschule Fürstenfeldbruck; danach Assistentenzeit in Tübingen und München; 1970 verantwortlicher Arzt für die Blutbank der Chirurgischen Universitätsklinik München; 1971 Facharztanerkennung für Anästhesie; 1972–1976 Funktionsoberarzt München; 1975 Habilitation in München; 1976–1981 Oberarzt an der Klinik für Anästhesiologie der Universität Münster; 1978 apl. Professor Univ. Münster; 1981 Direktor des Instituts für Anästhesiologie und operative Intensivmedizin am Klinikum Darmstadt.

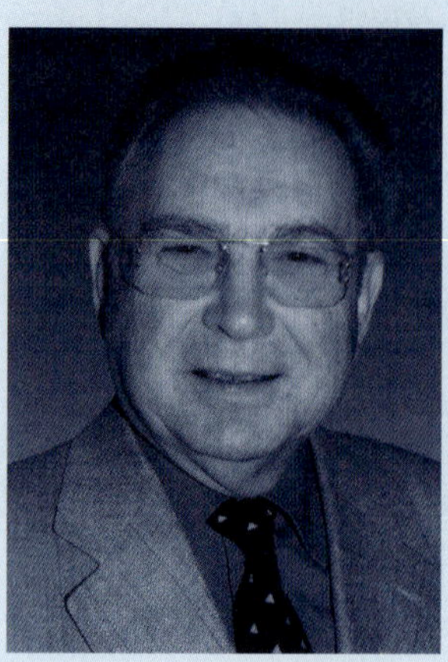

Abb. 2.28. Eberhard Götz

- **2002 Jörg Tarnow**
  - Düsseldorf
  - **Curriculum vitae:** s. S. 376
- **2003 Eike Martin**
  - Heidelberg
  - **Curriculum vitae:** s. S. 446

2.3.3 Präsidenten der Gesellschaft für Anaesthesiologie und Intensivtherapie der DDR (GAIT) 1964–1990

- **1964–1966: Manfred Meyer**
  - Berlin
- **1966–1970: Hartwig Ferdinand Poppelbaum**
  - Berlin
- **1970–1972: Manfred Schädlich**
  - Berlin
  - **Curriculum vitae:** s. S. 337
- **1972–1975: Gottfried Benad**
  - Rostock
  - **Curriculum vitae:** s. S. 349
- **1975–1977: Wolfgang Röse**
  - Magdeburg
  - **Curriculum vitae:** s. S. 487 f.
- **1977–1979: Ulrich Strahl**
  - Berlin (s. S. 124)
- **1979–1981: Manfred Lüder**
  - Berlin (s. S. 124)
- **1981–1984 Ingrid Hörning**
  - Cottbus (s. S. 124)

- **Prof. Dr. med. habil. Manfred Meyer, F.F.A.R.C.S.**
  Geboren am 2. August 1928 in Chemnitz; 1946–1952 Studium der Medizin in Leipzig; 1952 Promotion; 1952 Pflichtassistent am Kreiskrankenhaus Burgstädt; 1954 Neurochirurgie Städt. Klinikum Berlin-Buch; 1956 Anästhesie Röbert-Rössle-Klinik der Akademie der Wissenschaften der DDR (Lothar Barth); 1958 Studienaufenthalte in Großbritannien (Mushin, Payne); 1958 Facharzt für Anästhesiologie, danach Oberarzt; 1959–1965 Leiter der Abteilung für Experimentelle Anästhesiologie; 1965–1971 Chefarzt der Intensivtherapie-Abteilung, Robert-Rössle-Klinik Berlin, Habilitation; 1972 Chefarzt der Forschungsabteilung für Intensivmedizin; 1974 Professor für Anästhesiologie und Lehrstuhl für Anaesthesiologie der Akademie für Ärztliche Fortbildung der DDR; 1995 Ruhestand;
  1983 Fellow of the Faculty of Anaesthetists of the Royal College of Surgeons of England (FFARCS).

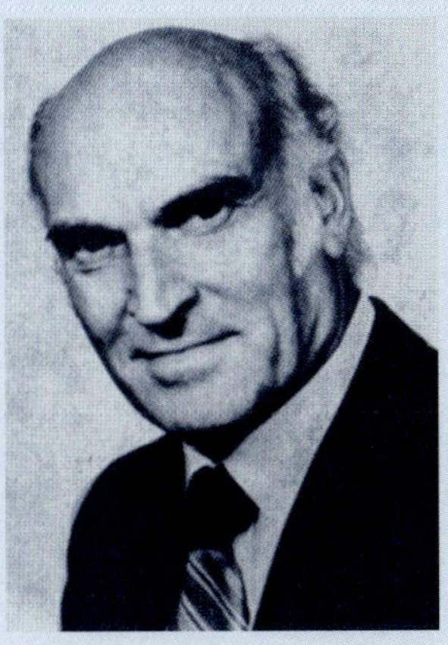

Abb. 2.29. Manfred Meyer

- **Prof. Dr. med. habil. Hartwig Ferdinand Poppelbaum**
  Geboren am 28. Juli 1920 in Frankfurt/M.; 1939–1945 Medizinstudium in Marburg; 1945 Promotion in Marburg; Assistenzarzt für Anästhesie in Frankreich und chirurgischer Assistent in Biedenkopf/Lahn; 1951–1957 Bezirkskrankenhaus am Sund in Stralsund; 1954 Facharztanerkennung für Chirurgie; 1956 Facharztanerkennung für Anästhesiologie; Studienaufenthalte in Oxford und Moskau; 1957 in Stockholm (Crafoord), 1958 Leiter der Bronchologischen Abteilung, Forschungsinstitut für Tuberkulose und Lungenkrankheiten Berlin-Buch; 1960 Chefarzt II. Institut für Anästhesiologie, Städtisches Krankenhaus Berlin-Buch; 1967–1974 Leitung des Lehrstuhls für Anästhesiologie und der Zentralen Fachkommission für Anaesthesiologie der Akademie für Ärztliche Fortbildung der DDR; 1970 Habilitation; 1976 Honorardozent und 1979 Honorarprofessor für Anästhesiologie an der Akademie für Ärztliche Fortbildung der DDR; 1988 Ruhestand.

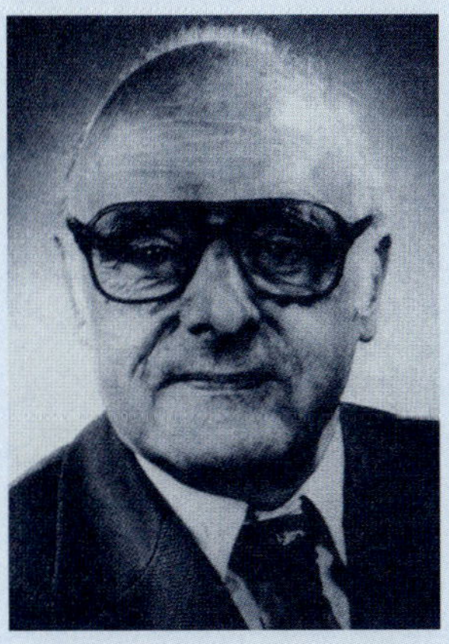

Abb. 2.30. Hartwig Ferdinand Poppelbaum

2

- **Dr. med. Ulrich Strahl †**
Geboren am 9. April 1922 in Berlin; gestorben am 4. Dezember 1999; 1943–1949 Studium in Berlin und Königsberg; 1949, Promotion in Berlin; ab 1949 Chirurgie am Städtischen Krankenhaus Prenzlauer Berg und am Städtischen Krankenhaus Berlin-Buch; 1954 Studienaufenthalt in Basel; 1955 Facharztanerkennung für Chirurgie; 1956 Leitender Arzt der Anästhesie-Abteilung; 1957 Studienaufenthalt Kopenhagen; 1958 Facharztanerkennung für Anästhesiologie; 1958 Chefarzt der Anästhesieabteilung und Beatmungszentrum Berlin-Buch; 1959 Studienaufenthalt in Rotterdam; 1977–1980 Ärztlicher Direktor der Schnellen Medizinischen Hilfe Berlin; 1987 Ruhestand;
1965 Purkyne-Medaille; 1979 Ehrenmitglied der Tschechoslowakischen Gesellschaft für Anästhesiologie und Resuscitation.

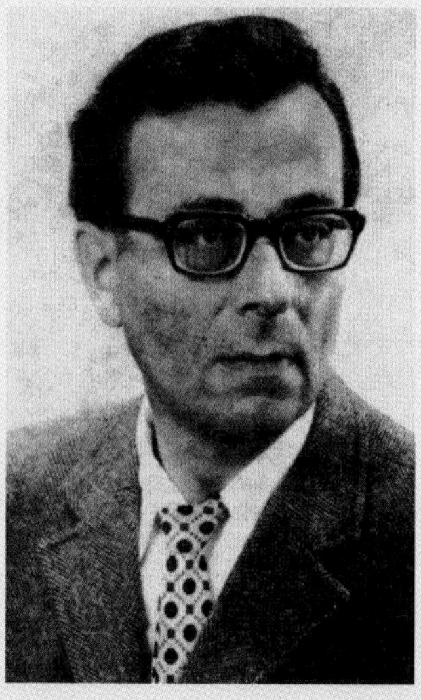

Abb. 2.31. Ulrich Strahl

- **Prof. Dr. med. habil. Manfred Lüder**
Geboren am 23. November 1930 in Berlin; 1951–1956 Medizinstudium an der Humboldt-Universität; 1956 Promotion; 1957–1959 Pflichtassistentenzeit am Kreiskrankenhaus Beeskow und allgemeinpraktisches Jahr; 1959 Anästhesie am Zentralinstitutes für Krebsforschung der Akademie der Wissenschaften der DDR, Berlin-Buch; 1963 Facharztanerkennung für Anästhesiologie; 1969 Habilitation an der Karl-Marx-Universität Leipzig; 1972 Chefarzt der Abteilung für Experimentelle und Klinische Anästhesiologie, Zentralinstitut für Krebsforschung der Akademie der Wissenschaften der DDR; 1979 Professor für Anästhesiologie an der Akademie der Wissenschaften der DDR; 1995 Ruhestand.

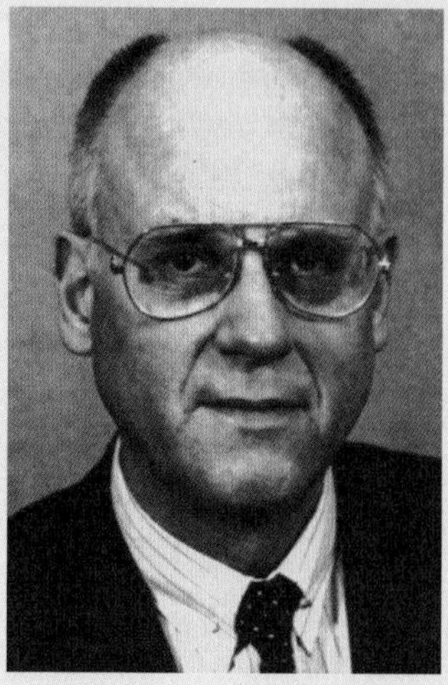

Abb. 2.32. Manfred Lüder

- **Dr. med. Ingrid Hörning**
Geboren am 19. September 1935 in Naumburg/Saale; 1953–1958 Studium der Medizin an der Martin-Luther-Universität Halle/Wittenberg; 1958 Promotion; 1958–1961 Pflichtassistenz und allgemeinpraktisches Jahr; 1961 Anästhesiologie am Kreiskrankenhaus Burg bei Magdeburg; 1962–1965 Anästhesie an der Chirurgischen Klinik der Medizinischen Akademie Magdeburg (Frau Prof. Wilken); 1965 Facharztanerkennung für Anästhesiologie; ab 1966 Chefärztin der Anästhesieabteilung am Bezirkskrankenhaus Cottbus; 1998 Ruhestand.

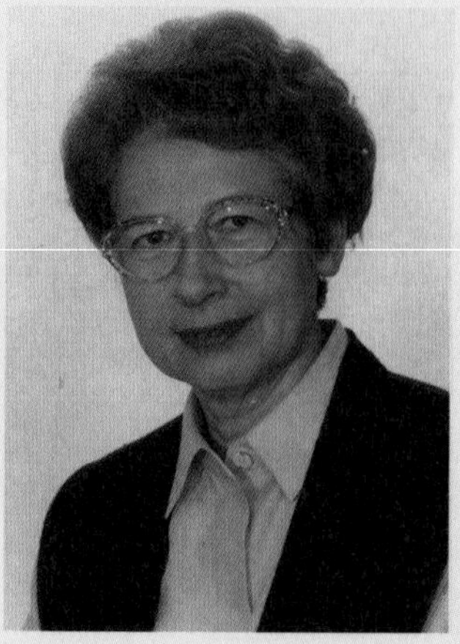

Abb. 2.33. Ingrid Hörning

- **Dr. med. habil. Heinz Hache †**
  Geboren am 8. Juli 1928 in Gleiwitz; gestorben am 6. Dezember 1991; 1948–1955 Medizinstudium an der Universität Leipzig; 1955 Promotion; 1955–1956 Pflichtassistentenzeit im Bezirkskrankenhaus Friedrichstadt; 1956–1957 dienstverpflichtet als Assistenzarzt in der VP-Klinik; ab 1957 Chirurgie am Bezirkskrankenhaus Dresden-Friedrichstadt; 1961 Facharztanerkennung für Chirurgie; 1961 Oberarzt der Chirurgischen Klinik Dresden-Friedrichstadt; 1964 Facharztanerkennung für Anästhesiologie und Intensivtherapie; 1966 Ernennung zum Chefarzt der Anästhesie-Abteilung Dresden-Friedrichstadt, 1983 Habilitation an der Universität Dresden.

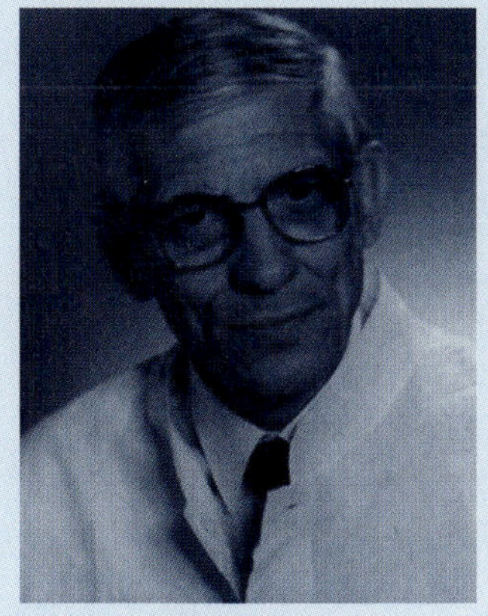

Abb. 2.34. Heinz Hache

- **1984–1987: Klaus Borchert**
  - Greifswald
  - Curriculum vitae: s. S. 422
- **1987–1990: Heinz Hache**
  - Dresden

2.3.4 Funktionsträger im Präsidium seit Gründung der Deutschen Gesellschaft für Anästhesie

1953	J. Bark †, Tübingen	Vorsitzender
	R. Frey †, Heidelberg	1. Schriftführer
	G. Möller, Wuppertal	Kassenführer
1954	J. Bark †, Tübingen	Vorsitzender
	R. Frey †, Heidelberg	1. Schriftführer
	H. Oehmig, Heidelberg	Kassenführer
1955	L. Zürn †, München	Vorsitzender
	R. Frey †, Heidelberg	1. Schriftführer
	H. Oehmig, Heidelberg	Kassenführer
1956	L. Zürn †, München	Vorsitzender
	R. Frey †, Heidelberg	1. Schriftführer
	H. Oehmig, Köln	Kassenführer
1957	M. Zindler, Düsseldorf	Vorsitzender
	L. Zürn †, München	Stellvertretender Vorsitzender
	R. Frey †, Heidelberg	1. Schriftführer
	O. Just, Berlin	2. Schriftführer
	H. Oehmig, Köln	Kassenführer
1958	M. Zindler, Düsseldorf	Vorsitzender
	L. Zürn †, München	Stellvertretender Vorsitzender
	R. Frey, Heidelberg	1. Schriftführer
	O. Just, Berlin	2. Schriftführer
	H. Oehmig, Köln	Kassenführer
1959	O. Just, Berlin	Vorsitzender
	M. Zindler, Düsseldorf	1. Stellvertretender Vorsitzender
	J. Bark †, Tübingen	2. Stellvertretender Vorsitzender
	R. Frey †, Heidelberg	1. Schriftführer
	C. Lehmann, München	2. Schriftführer
	H. Oehmig, Köln	Kassenführer
1960	O. Just, Berlin	Vorsitzender
	M. Zindler, Düsseldorf	1. Stellvertretender Vorsitzender
	J. Bark †, Tübingen	2. Stellvertretender Vorsitzender
	R. Frey †, Heidelberg	1. Schriftführer
	C. Lehmann, München	2. Schriftführer
	H. Oehmig, Marburg	Kassenführer
1961	O. Just, Berlin	Präsident
	M. Zindler, Düsseldorf	Vizepräsident
	R. Frey †, Mainz	1. Schriftführer
	C. Lehmann, München	2. Schriftführer
	H. Oehmig, Köln	Kassenführer
1962	O. Just, K. Wiemers	Präsident
	M. Zindler, Düsseldorf	Vizepräsident
	R. Frey †, Mainz	1. Schriftführer
	C. Lehmann, München	2. Schriftführer
	R. Beer †, München	Kassenführer
1963	K. Wiemers, Freiburg	Präsident
	O. Just, Heidelberg	Vizepräsident
	R. Frey †, Mainz	1. Schriftführer
	C. Lehmann, München	2. Schriftführer
	R. Beer †, München	Kassenführer
	K. Horatz †, Hamburg	Präsident BDA
1964	K. Wiemers, Freiburg	Präsident
	O. Just, Heidelberg	Vizepräsident
	R. Frey †, Mainz	1. Schriftführer
	C. Lehmann, München	2. Schriftführer
	R. Beer †, München	Kassenführer
	K.H. Bräutigam †, Stuttgart	Präsident BDA
1965	K. Horatz †, Hamburg	Präsident
	K. Wiemers, Freiburg	Vizepräsident
	R. Frey †, Mainz	1. Schriftführer
	C. Lehmann, München	2. Schriftführer
	R. Beer †, München	Kassenführer
	K. H. Bräutigam †, Stuttgart	Präsident BDA

1966	K. Horatz †, Hamburg	Präsident
	K. Wiemers, Freiburg	Vizepräsident
	R. Frey †, Mainz	1. Schriftführer
	C. Lehmann, München	2. Schriftführer
	R. Beer †, München	Kassenführer
	W.F. Henschel †, Bremen	Präsident BDA
1967	H.W. Opderbecke, Nürnberg	Präsident
	K. Horatz †, Hamburg	Vizepräsident
	R. Frey †, Mainz	1. Schriftführer
	C. Lehmann, München	2. Schriftführer
	R. Beer †, München	Kassenführer
	W. F. Henschel †, Bremen	Präsident BDA
1968	H. W. Opderbecke, Nürnberg	Präsident
	K. Horatz †, Hamburg	Vizepräsident
	R. Frey †, Mainz	1. Schriftführer
	C. Lehmann, München	2. Schriftführer
	R. Beer †, München	Kassenführer
	W.F. Henschel †, Bremen	Präsident BDA
1969	K. Hutschenreuter †, Homburg	Präsident
	H.W. Opderbecke, Nürnberg	Vizepräsident
	R. Frey †, Mainz	1. Schriftführer
	C. Lehmann, München	2. Schriftführer
	R. Beer †, München	Kassenführer
	W.F. Henschel †, Bremen	Präsident BDA
1970	K. Hutschenreuter †, Homburg	Präsident
	H.W. Opderbecke, Nürnberg	Vizepräsident
	R. Frey †, Mainz	1. Schriftführer
	C. Lehmann, München	2. Schriftführer
	R. Beer †, München	Kassenführer
	W. F. Henschel †, Bremen	Präsident BDA
1971	P. Lawin †, Hamburg	Präsident
	K. Hutschenreuter †, Homburg	Vizepräsident
	R. Frey †, Mainz	1. Schriftführer
	H.W. Opderbecke, Nürnberg	2. Schriftführer
	R. Beer †, München	Kassenführer
	W.F. Henschel †, Bremen	Präsident BDA
1972	P. Lawin †, Hamburg	Präsident
	K. Hutschenreuter †, Homburg	Vizepräsident
	R. Frey †, Mainz	1. Schriftführer
	H.W. Opderbecke, Nürnberg	2. Schriftführer
	R. Beer †, München	Kassenführer
	W.F. Henschel †, Bremen	Präsident BDA
1973	E. Rügheimer, Erlangen	Präsident
	P. Lawin †, Hamburg	Vizepräsident
	R. Frey †, Mainz	1. Schriftführer
	H.W. Opderbecke, Nürnberg	2. Schriftführer
	R. Beer †, München	Kassenführer
	W.F. Henschel †, Bremen	Präsident BDA
1974	E. Rügheimer, Erlangen	Präsident
	P. Lawin †, Hamburg	Vizepräsident
	R. Frey †, Mainz	1. Schriftführer
	H.W. Opderbecke, Nürnberg	2. Schriftführer
	R. Beer †, München	Kassenführer
	K. Hutschenreuter †, Homburg	Präsident BDA
	J. Schara, Wuppertal	Vertreter der Landesvorsitzenden
1975	W.F. Henschel †, Bremen	Präsident
	E. Rügheimer, Erlangen	Vizepräsident
	R. Frey †, Mainz	1. Schriftführer
	W.F. Henschel †, Bremen	2. Schriftführer
	R. Beer †, München	Kassenführer
	K. Hutschenreuter †, Homburg	Präsident BDA
	H. Kronschwitz, Frankfurt	Vertreter der Landesvorsitzenden
1976	W.F. Henschel †, Bremen	Präsident
	E. Rügheimer, Erlangen	Vizepräsident
	R. Frey †, Mainz	1. Schriftführer
	W. F. Henschel †, Bremen	2. Schriftführer
	R. Beer †, München	Kassenführer
	K. Hutschenreuter †, Homburg	Präsident BDA
	H. Kronschwitz, Frankfurt	Vertreter der Landesvorsitzenden
1977	K.-H. Weis, Würzburg	Präsident
	W.F. Henschel †, Bremen	Vizepräsident
	H.W. Opderbecke, Nürnberg	Generalsekretär
	K. Eyrich, Würzburg	Schriftführer
	J.B. Brückner, Berlin	
	K. Hutschenreuter †, Homburg	Präsident BDA
	H. Kronschwitz, Frankfurt	Vertreter der Landesvorsitzenden
1978	K.-H. Weis, Würzburg	Präsident
	W.F. Henschel †, Bremen	Vizepräsident
	H.W. Opderbecke, Nürnberg	Generalsekretär
	K. Eyrich, Würzburg	Schriftführer
	J.B. Brückner, Berlin	Kassenführer
	K. Hutschenreuter †, Homburg	Präsident BDA
	H. Kronschwitz, Frankfurt	Vertreter der Landesvorsitzenden
1979	E. Rügheimer, Erlangen	Präsident
	K.-H. Weis, Würzburg	Vizepräsident
	H.W. Opderbecke, Nürnberg	Generalsekretär
	K. Eyrich, Würzburg	Schriftführer
	J.B. Brückner, Berlin	Kassenführer
	K. Hutschenreuter †, Homburg	Präsident BDA
	W.F. Henschel †, Bremen	Vertreter der Landesvorsitzenden
1980	E. Rügheimer, Erlangen	Präsident
	K.-H. Weis, Würzburg	Vizepräsident
	H.W. Opderbecke, Nürnberg	Generalsekretär
	K. Eyrich, Würzburg	Schriftführer
	J.B. Brückner, Berlin	Kassenführer
	P. Uter, Hannover	Präsident BDA
	W.F. Henschel †, Bremen	Vertreter der Landesvorsitzenden

Jahr	Präsident	1. Vizepräsident	2. Vizepräsident	Generalsekretär	Schriftführer	Kassenführer	Vertreter der Landesvorsitzenden	Präsident BDA	Präsident DAAF
1981	J. Schara, Wuppertal	E. Rügheimer, Erlangen		H.W. Opderbecke, Nürnberg	K. Eyrich, Berlin	J.B. Brückner, Berlin	J. Wawersik, Kiel	P. Uter, Hannover	K. Hutschenreuter †, Homburg
1982	J. Schara, Wuppertal	E. Rügheimer, Erlangen		H. W. Opderbecke, Nürnberg	K. Eyrich, Berlin	J.B. Brückner, Berlin	J. Wawersik, Kiel	P. Uter, Hannover	K. Hutschenreuter †, Homburg
1983	F.W. Ahnefeld, Ulm	J. Schara, Wuppertal		H.W. Opderbecke, Nürnberg	K. Eyrich, Berlin	J.B. Brückner, Berlin	J. Wawersik, Kiel	P. Uter, Hannover	K. Hutschenreuter †, Homburg
1984	F.W. Ahnefeld, Ulm	J. Schara, Wuppertal		H.W. Opderbecke, Nürnberg	K. Eyrich, Berlin	J.B. Brückner, Berlin	J. Wawersik, Kiel	P. Uter, Hannover	K. Hutschenreuter †, Homburg
1985	D. Kettler, Göttingen	F.W. Ahnefeld, Ulm		H.W. Opderbecke, Nürnberg	K. Eyrich, Berlin	J.B. Brückner, Berlin	K. Fischer, Bremen	P. Uter, Hannover	K. Hutschenreuter †, Homburg
1986	D. Kettler, Göttingen	F.W. Ahnefeld, Ulm		H.W. Opderbecke, Nürnberg	K. Eyrich, Berlin	J.B. Brückner, Berlin	K. Fischer, Bremen	P. Uter, Hannover	K. Hutschenreuter †, Homburg
1987	K. Peter, München	D. Kettler, Göttingen		H.W. Opderbecke, Nürnberg	K. Eyrich, Berlin	K.-H. Weis, Würzburg	K. Fischer, Bremen	P. Uter, Hannover	K. Hutschenreuter †, Homburg
1988	K. Peter, München	D. Kettler, Göttingen		H.W. Opderbecke, Nürnberg	K. Eyrich, Berlin	K.-H. Weis, Würzburg	K. Fischer, Bremen	K. Zinganell, Kassel	K. Hutschenreuter †, Homburg
1989	K. Fischer, Bremen	K. Peter, München		H.W. Opderbecke, Nürnberg	K. Eyrich, Berlin	K.-H. Weis, Würzburg	D. Patschke, Marl	K. Zinganell, Kassel	K. Hutschenreuter †, Homburg
1990	K. Fischer, Bremen	K. Peter, München		H.W. Opderbecke, Nürnberg	K. Eyrich, Berlin	K.-H. Weis, Würzburg	D. Patschke, Marl	K. Zinganell, Kassel	K. Hutschenreuter †, Homburg
1991	K. Eyrich, Berlin	K. Fischer, Bremen		H.W. Opderbecke, Nürnberg	K. Fischer, Bremen	K.-H. Weis, Würzburg	D. Patschke, Marl	K. Zinganell, Kassel	G. Hempelmann, Gießen
1992	K. Eyrich, Berlin	K. Fischer, Bremen	G. Benad, Rostock	H.W. Opderbecke, Nürnberg	K. Fischer, Bremen	K.-H. Weis, Würzburg	D. Patschke, Marl	K. Zinganell, Kassel	G. Hempelmann, Gießen
1993	G. Benad, Rostock	K. Eyrich, Berlin	R. Dudziak, Frankfurt	F.W. Ahnefeld, Ulm	K. Fischer, Bremen	K.-H. Weis, Würzburg	D. Patschke, Marl	K. Zinganell, Kassel	G. Hempelmann, Gießen
1994	R. Dudziak, Frankfurt	G. Benad, Rostock	R. Purschke, Dortmund	F.W. Ahnefeld, Ulm	K. Fischer, Bremen	K.-H. Weis, Würzburg	D. Patschke, Marl	B. Landauer, München	G. Hempelmann, Gießen
1995	R. Purschke, Dortmund	R. Dudziak, Frankfurt	K. van Ackern, Mannheim	F.W. Ahnefeld, Ulm	K. Fischer, Bremen	K.-H. Weis, Würzburg	D. Patschke, Marl	B. Landauer, München	G. Hempelmann, Gießen
1996	K. van Ackern, Mannheim	R. Purschke, Dortmund	J. Schulte am Esch, Hamburg	F.W. Ahnefeld, Ulm	K. Fischer, Bremen	K.-H. Weis, Würzburg	D. Patschke, Marl	B. Landauer, München	G. Hempelmann, Gießen
1997	J. Schulte am Esch, Hamburg	K. van Ackern, Mannheim	G. Hempelmann, Gießen	K. van Ackern, Mannheim	K. Fischer, Bremen	K.-H. Weis, Würzburg	D. Patschke, Marl	B. Landauer, München	R. Purschke, Dortmund

Jahr	Präsident	1. Vizepräsident	2. Vizepräsident	Generalsekretär	Schriftführer	Kassenführer	Vertreter der Landesvorsitzenden	Präsident BDA	Präsident DAAF
1998	G. Hempelmann, Gießen	J. Schulte am Esch, Hamburg	D. Patschke, Marl	K. van Ackern, Mannheim	K. Fischer, Bremen	K.-H. Weis, Würzburg	D. Patschke, Marl	B. Landauer, München	R. Purschke, Dortmund
1999	D. Patschke, Marl	G. Hempelmann, Gießen	K. Geiger, Freiburg	K. van Ackern, Mannheim	K. Fischer, Bremen	G. Hempelmann, Gießen	E. Kochs, München	B. Landauer, München	R. Purschke, Dortmund
2000	K. Geiger, Freiburg	D. Patschke, Marl	E. Götz, Darmstadt	K. van Ackern, Mannheim	K. Fischer, Bremen	G. Hempelmann, Gießen	E. Kochs, München	B. Landauer, München	R. Purschke, Dortmund
2001	E. Götz, Darmstadt	K. Geiger, Freiburg	J. Tarnow, Düsseldorf	K. van Ackern, Mannheim	J. Schüttler, Erlangen	K. Taeger, Regensburg	J. Radke, Halle	B. Landauer, München	H. Van Aken, Münster
2002	J. Tarnow, Düsseldorf	E. Götz, Darmstadt	E. Martin, Heidelberg	K. van Ackern, Mannheim	J. Schüttler, Erlangen	K. Taeger, Regensburg	J. Radke, Halle	B. Landauer, München	H. Van Aken, Münster
2003	E. Martin, Heidelberg	J. Tarnow, Düsseldorf	C. Krier, Stuttgart	K. van Ackern Mannheim	J. Schüttler, Erlangen	K. Taeger, Regensburg	J. Radke, Halle	B. Landauer, München	H. Van Aken, Münster

2.3.5 Funktionsträger und Delegierte in nationalen und internationalen Organisationen (Auswahl)

World Federation of Societies of Anaesthesiologists (WFSA)

K. Fischer, Bremen	Committee for Safety and Quality of Practice
K. Geiger, Freiburg	Committee for Safety and Quality of Practice
G. Hempelmann, Gießen	Executive Committee/ Committee of Finance
D. Kettler, Göttingen	Committee on Resuscitation Trauma and Intensive Care Medicine
M. Zenz, Bochum	Committee of Pain Relief
H. Van Aken	Committee of Obstetrics

World Federation of Societies of Critical and Intensive Care Medicine

P. Lawin	Treasurer 1985–1989

European Academy of Anaesthesiology

W. Dick, Mainz	Schriftführer 1983–1989 Präsident 1991–1994
H. Van Aken, Münster	Schriftführer 1993–1999 Präsident 2000–2003

Senatoren (in zeitlicher Reihenfolge der Erstwahl):
K.-H. Weis, W. Dick, D. Kettler, H. Stoeckel, H. Van Aken, K. van Ackern, J. Schulte am Esch, J. Schüttler, K. Taeger, J. Scholz

European Federation of Anaesthesiology

D. Kettler, Göttingen	Präsident 2002
H. Van Aken	Präsident 2003

Confederation of European National Societies of Anaesthesiology (CENSA)

D. Kettler, Göttingen	Präsident 1999–2002
G. Hempelmann, Gießen	Convenor of Scientific Meetings

European Society of Intensive Care Medicine (ESICM)

H. Burchardi	Präsident 1998–2000

European Association of Cardiothoracic Anaesthesiologists (EACTA)

H. Sonntag	Präsident 1999–2001

European Resuscitation Council

W. Dick, Mainz	Chairman 1994–1998
D. Kettler, Göttingen	Treasurer seit 1996

World Society of Pain Clinicians (WSPC)

J. Schulte am Esch, Hamburg	Präsident 1990–1992

Union Européenne des Médecins Spécialistes (UEMS) Section Anaesthesiology

H. Van Aken, Münster
K. Fischer, Bremen

Arbeitsgemeinschaft der Wissenschaftlichen Medizinischen Fachgesellschaften (AWMF)
E. Martin, Heidelberg
J. Schulte am Esch, Hamburg

Gemeinschaft Fachärztlicher Berufsverbände (GFB)
H. Van Aken, Münster
K. Fischer, Bremen
E. Mertens, Aachen

2.3.6 1. Sprecherinnen und Sprecher seit Gründung der Wissenschaftlichen Arbeitskreise der DGAI

Kinderanästhesie – gegründet 1987

1987	J. Holzki	Köln
1988	J. Holzki	Köln
1989	J. Holzki	Köln
1990	J. Holzki	Köln
1991	Fr.-J. Kretz	Stuttgart
1992	Fr.-J. Kretz	Stuttgart
1993	Fr.-J. Kretz	Stuttgart
1994	Fr.-J. Kretz	Stuttgart
1995	Fr.-J. Kretz	Stuttgart
1996	Fr.-J. Kretz	Stuttgart
1997	Fr.-J. Kretz	Stuttgart
1998	Fr.-J. Kretz	Stuttgart
1999	W. Büttner	Herne
2000	W. Büttner	Herne
2001	W. Büttner	Herne
	C. Stratmann	Köln
2002	C. Stratmann	Köln

Kardioanästhesie – gegründet 1987

1987	H. Sonntag	Göttingen
1988	H. Sonntag	Göttingen
1989	H. Sonntag	Göttingen
1990	H. Sonntag	Göttingen
1991	H. Sonntag	Göttingen
1992	H. Sonntag	Göttingen
1993	W. Reichelt	Bad Oeynhausen
1994	W. Reichelt	Bad Oeynhausen
1995	W. Reichelt	Bad Oeynhausen
1996	W. Reichelt	Bad Oeynhausen
1997	H. Lange †	Bad Berka
1998	H. Lange †	Bad Berka
1999	U. Schirmer	Ulm
2000	U. Schirmer	Ulm
2001	U. Schirmer	Ulm
2002	U. Schirmer	Ulm

Schmerztherapie – gegründet 1989

1989	G. Hempelmann	Gießen
1990	G. Hempelmann	Gießen
1991	M. Zenz	Bochum
1992	M. Zenz	Bochum
1993	M. Zenz	Bochum
1994	M. Zenz	Bochum
1995	M. Zenz	Bochum
1996	M. Zenz	Bochum
1997	C. Maier	Kiel
1998	C. Maier	Kiel
1999	H. Laubenthal	Bochum
2000	H. Laubenthal	Bochum
2001	H. Laubenthal	Bochum
2002	H. Laubenthal	Bochum

Regionalanästhesie – gegründet 1990

1990	V. Hempel	Konstanz
1991	V. Hempel	Konstanz
1992	V. Hempel	Konstanz
1993	R. Klose	Ludwigshafen
1994	R. Klose	Ludwigshafen
1995	R. Klose	Ludwigshafen
1996	R. Klose	Ludwigshafen
1997	H. Van Aken	Münster
1998	H. Van Aken	Münster
1999	H. Van Aken	Münster
2000	H. Van Aken	Münster
2001	H. Wulf	Marburg
2002	H. Wulf	Marburg

Neuroanästhesie – gegründet 1991

1991	G. Cunitz	Bochum
1992	G. Cunitz	Bochum
1993	G. Cunitz	Bochum
1994	G. Cunitz	Bochum
1995	J.-P. Jantzen	Hannover
1996	J.-P. Jantzen	Hannover
1997	J.-P. Jantzen	Hannover
1998	J.-P. Jantzen	Hannover
1999	J.-P. Jantzen	Hannover
2000	J.-P. Jantzen	Hannover
2001	J.-P. Jantzen	Hannover
2002	C. Werner	München

Geschichte der Anästhesie – gegründet 1993

1993	L. Brandt	Wuppertal
1994	L. Brandt	Wuppertal
1995	L. Brandt	Wuppertal
1996	L. Brandt	Wuppertal
1997	L. Brandt	Wuppertal
1998	M. Goerig	Hamburg
1999	M. Goerig	Hamburg
2000	M. Goerig	Hamburg
2001	M. Goerig	Hamburg
2002	M. Goerig	Hamburg

Anästhesie und Recht – gegründet 1997

1997	J. Radke	Halle
1998	J. Radke	Halle
1999	J. Radke	Halle

2000	J. Radke	Halle
2001	J. Radke	Halle
2002	J. Radke	Halle

Anästhesie und Ökonomie – gegründet 1998

1998	A. Bach †	Heidelberg
1999	A. Bach †	Heidelberg
2000	A. Bach †	Heidelberg
2001	A. Bach †	Heidelberg
2002	G. Geldner	Marburg

Notfallmedizin – gegründet 2000

2000	H.-A. Adams	Hannover
2001	H.-A. Adams	Hannover
2002	K.-H. Altemeyer	Saarbrücken

Intensivmedizin – gegründet 2000

2000	K. Falke	Berlin
2001	K. Falke	Berlin
2002	K. Falke	Berlin

2.3.7 Ehrenmitglieder der DGAI 1953–2002

1953	Prof. Dr. E.K. Frey †	Deutschland
1953	Prof. Dr. Friedrich Hesse †	Deutschland
1953	Prof. Dr. Hans Killian †	Deutschland
1953	Prof. Dr. Helmut Schmidt †	Deutschland
1953	Prof. Dr. Helmut Weese †	Deutschland
1954	Prof. Dr. Dr. h.c. Ernst Derra †	Deutschland
1963	Prof. Dr. Sir Robert Macintosh †	Großbritannien
1963	Prof. Dr. Dr. h.c. Rudolf Nissen †	Schweiz
1966	Prof. Dr. h.c. Walther Weißauer	Deutschland
1971	Prof. Dr. Ludwig Zukschwerdt †	Deutschland
1978	Prof. Dr. Rudolf Frey †	Deutschland
1978	Prof. Dr. Werner Hügin †	Schweiz
1978	Prof. Dr. Dr. h.c. mult. Otto Mayrhofer	Österreich
1980	Prof. Dr. Martin Holmdahl	Schweden
1980	Prof. Dr. Jean Lassner	Frankreich
1980	Prof. Dr. Emanuel M. Papper	USA
1980	Prof. Dr. Hideo Yamamura	Japan
1981	Prof. Dr. Francis Foldes †	USA
1981	Prof. Dr. Jean Henley †	USA
1986	Prof. Dr. Hans-Jürgen Bretschneider †	Deutschland
1986	Prof. Dr. Gertie Marx	USA
1987	Prof. Dr. Hans Bergmann	Österreich
1987	Prof. Dr. Olof Norlander †	Schweden
1987	Prof. Dr. Hans Wolfgang Opderbecke	Deutschland
1993	Prof. Dr. Sir Malcolm Keith Sykes	Großbritannien
1994	Prof. Dr. Erich Rügheimer	Deutschland
1995	Prof. Dr. Otto H. Just	Deutschland
1995	Prof. Dr. Kai Rehder	USA
1995	Prof. Dr. Kurt Wiemers	Deutschland
1995	Prof. Dr. Martin Zindler	Deutschland
1996	Prof. Dr. Dr. h.c. Friedrich Wilhelm Ahnefeld	Deutschland
1996	Prof. Dr. Dr. h. c. mult. Antoni Aronski †	Polen
1996	Prof. Dr. Witold Jurczyk	Polen
1996	Prof. Dr. Dr. Cedric Prys-Roberts	Großbritannien
1996	Prof. Dr. Dr. h. c. Karl Steinbereithner †	Österreich
1996	Prof. Dr. Marek H. Sych †	Polen
1997	Prof. Dr. Richard Kitz	USA
1997	Prof. Dr. Georg Litarczek	Rumänien
1997	Prof. Dr. Jean-Claude Otteni	Frankreich
1997	Prof. Dr. Dr. h.c. mult. Horst Stoeckel	Deutschland
1998	Prof. Dr. David Richard Bevan	Kanada
1998	Dr. T. C. Kester Brown	Australien
1998	Prof. Dr. Dr. h.c. Peter Lawin †	Deutschland
1998	Prof. Dr. Werner F. List	Österreich
1998	Prof. Dr. Dr. Georges Rolly	Belgien
1998	Prof. Dr. Karl-Heinz Weis	Deutschland
1999	Prof. Dr. Gottfried Benad	Deutschland
1999	Prof. Dr. Dr. Harald Breivik	Norwegen
1999	Prof. Dr. Wilhelm Hartel	Deutschland
2000	Prof. Dr. Dr. Pierre Foëx	Großbritannien
2000	Prof. Dr. John Hedley-White	USA
2001	Prof. Dr. Elena A. Damir	Russland
2001	Prof. Dr. Joachim Eckart	Deutschland
2001	Prof. Dr. Dag B. A. Lundberg	Schweden
2002	Prof. Dr. Klaus Fischer	Deutschland
2002	Prof. Dr. Dr. Wolfgang Dick	Deutschland

2.3.8 Korrespondierende Mitglieder der DGAI 1953–2002

Zu korrespondierenden Mitgliedern können ausländische Anästhesisten ernannt werden, die durch ihre Arbeiten wesentlich zur Förderung der Anästhesiologie beigetragen haben. (Aus der Satzung)

	Prof. Dr. L. A. Boeré	The Netherlands
	Dr. Jacques Boureau	France
	Dr. B. John Dillon	USA
	Prof. Dr. Erick Nilsson	Sweden
	Sir Geoffrey Organe †	Great Britain
	Prof. Dr. R. Rizzi	Italy
1966	Prof. Dr. Bruno Haid †	Austria
1966	Prof. Dr. Georg Hossli	Switzerland
1966	Prof. Dr. Werner Hügin †	Switzerland
1966	Prof. Dr. Dr. h.c. mult. Otto Mayrhofer	Austria
1967	Prof. Dr. Jean Lassner	France
1968	Prof. Dr. Henning Poulsen	Denmark

1968	Prof. Dr. Martin Holmdahl	Sweden
1971	Prof. Dr. Peter Safar	USA
1978	Dr. Alfredo Arias	Spain
1978	Prof. Dr. Dr. h.c. mult. Antoni Aronski †	Poland
1978	Prof. Dr. William K. Hamilton	USA
1978	Prof. Dr. Tigran M. Darbinyan	Russia
1978	Prof. Dr. Witold Jurczyk	Poland
1978	Prof. Dr. Richard J. Kitz	USA
1978	Prof. Dr. Jack Moyers †	USA
1978	Dr. E. S. Siker	USA
1978	Dr. Dr. John F. Nunn	Great Britain
1978	Prof. Dr. Hideo Yamamura	Japan
1981	Prof. Dr. Marcel Gemperlé	Switzerland
1981	Prof. Dr. Dr. h. c. Karl Steinbereithner †	Austria
1981	Prof. Dr. Bruno Tschirren	Switzerland
1981	Prof. Dr. Herbert Benzer	Austria
1981	Dr. Franz Kern	Switzerland
1981	Prof. Dr. Hans Bergmann	Austria
1982	Prof. Dr. Josef Hoder †	Czech Republic
1983	Prof. Dr. Zeno Filipescu †	Romania
1983	Prof. Dr. Marek H. Sych †	Poland
1983	Prof. P. A. Fester	South Africa
1983	Prof. Dr. Miquel A. Nalda Felipe	Spain
1985	Thomas B. Boulton, T.D., M.B., B. Chir	Great Britain
1985	Michael T. Inman, M.B., B.S.	Great Britain
1985	Prof. Dr. Graham Smith, B.S.	Great Britain
1986	Dr. Gyula Ugocsai	Hungary
1987	Prof. Dr. Tapani Tammisto	Finland
1987	Prof. Dr. Dr. Burnell R. Brown †	USA
1990	Prof. Dr. habil. Gottfried Benad	Germany
1990	Prof. Dr. Dr. h. c. Joachim Stefan Gravenstein	USA
1990	Prof. Dr. habil. Derk Olthoff	Germany
1997	Prof. Dr. Dag B.A. Lundberg	Sweden
1997	Prof. Dr. Iurie Acalovschi	Romania
1997	Prof. Dr. Philippe André Scherpereel	France
1997	Prof. Dr. Georgs Andrejevs	Latvia
1998	Prof. Dr. Pierre Coriat	France
1998	Prof. Dr. Dr. Maria Janecskó	Hungary
1998	Prof. Dr. Anneke E.E. Meursing	The Netherlands
1998	Prof. Dr. Per Henrik Rosenberg	Finland
1998	Dr. Richard George Walsh	Australia
1999	Prof. Dr. Kutay Akpir	Turkey
1999	Prof. Dr. Karel Cvachovec	Czech Republic
1999	Prof. Dr. Simon de Lange	The Netherlands
2000	Prof. Dr. Ugur Oral	Turkey
2000	Prof. Dr. Dr. Miklós Tekeres	Hungary
2001	Prof. Dr. Armen A. Bunatian	Russia
2001	Prof. Dr. Gian P. Novelli †	Italy
2001	Prof. Dr. Peter M. Suter	Switzerland
2001	Prof. Dr. Dick A. Thomson	Switzerland
2002	Prof. Dr. Leonardus H. D. J. Booij FRCA	The Netherlands
2002	Prof. Dr. Luciano Gattinoni	Italy
2002	Prof. Dr. C. Göran Hedenstierna, FRCA	Sweden

2.3.9 Träger/innen Ehrennadel der DGAI 1990–2002

Die Deutsche Gesellschaft für Anästhesiologie und Intensivmedizin (DGAI) stiftet eine DGAI-Ehrennadel für besondere Verdienste.

Die DGAI-Ehrennadel wird an Mitglieder verliehen, die durch ihre Tätigkeit innerhalb der Gesellschaft in herausragender Weise zur Entwicklung der Anästhesiologie beigetragen haben. (Aus den Statuten)

1990	Prof. Dr. med. Martin Zindler	Deutschland
1990	Prof. Dr. med. Otto-Heinrich Just	Deutschland
1990	Prof. Dr. med. Kurt Wiemers	Deutschland
1991	Prof. Dr. med. Walter Henschel †	Deutschland
1991	Prof. Dr. med. Dr. med. h.c. Karl Hutschenreuther †	Deutschland
1992	Prof. Dr. med. Karl Horatz †	Deutschland
1995	Prof. Dr. med. Joachim Eckart	Deutschland
1998	Prof. Dr. med. Hans Nolte †	Deutschland
1999	Prof. Dr. med. Joachim Otto Arndt	Deutschland
1999	Prof. Dr. med. Klaus Fischer	Deutschland
2001	Prof. Dr. med. Dr. med. h.c. Wolfgang F. Dick	Deutschland
2001	Prof. Dr. med. Reinhard Purschke	Deutschland
2002	Prof. Dr. med. Hilmar Burchardi	Deutschland

2.3.10 Träger und Trägerinnen des Franz-Kuhn-Medaille 1987–2002

Die Deutsche Gesellschaft für Anästhesiologie und Intensivmedizin (DGAI) stiftet eine Franz-Kuhn-Medaille als ehrendes Gedenken an den Pionier der Intubationsnarkose Franz Kuhn (1866–1929). Die Franz-Kuhn-Medaille wird an Persönlichkeiten verliehen, die sich auf nationaler oder internationaler Ebene um die Entwicklung der Anästhesie, Intensivmedizin, Notfallmedizin und/oder Schmerztherapie besondere Verdienste erworben haben. (Aus den Statuten)

1987	Dr. Hans Schleussner	Deutschland
1990	Curt Dehner	Deutschland
1992	Prof. Dr. Siegfried Eichhorn	Deutschland
1993	Prof. Dr. Jean Lassner	Frankreich
1994	Gertraud Mulligan	Deutschland

1995	Dr. Christian Dräger	Deutschland
1995	Dr. Ernst O. Wiethoff †	Deutschland
1996	Wolfgang Pföhler	Deutschland
1996	Dr. Manfred Specker	Deutschland
1997	Georg Kamm	Deutschland/ Tansania
1997	Dr. Joachim Schnell	Deutschland
1998	Dr. Archibald I.J. Brain	Großbritannien
1998	Prof. Dr. Reintraut Burmeister-Rother	Deutschland/ Äthiopien
1998	Dr. jur. Dr.-Ing. E.h., Dipl.-Volkswirt Heinrich v. Pierer	Deutschland
2000	Bernd Gottesmann	Deutschland
2000	Prof. Dr. Dr. Klaus Ulsenheimer	Deutschland
2001	Friedrich Richter	Deutschland
2002	Nicht vergeben	

2.3.11 Trägerinnen und Träger der Heinrich-Braun-Medaille 1991–2002

Der von der ehemaligen Gesellschaft für Anaesthesiologie und Intensivtherapie der DDR (GAIT) gestiftete „Heinrich-Braun-Preis" wird von der Deutschen Gesellschaft für Anästhesiologie und Intensivmedizin (DGAI) übernommen und in eine „Heinrich-Braun-Medaille" umgewandelt.

Die Medaille wird an Persönlichkeiten verliehen, die sich durch langjährige Arbeit außergewöhnliche Verdienste um die Entwicklung der Anästhesiologie erworben haben. (Aus den Statuten)

1991	Prof. Dr. med. h.c. Walther Weißauer
1992	Dr. med. Charlotte Lehmann
1994	Prof. Dr. med. Hans Wolfgang Opderbecke
1999	Prof. Dr. med. Dr. med. h.c. Friedrich Ahnefeld
2002	Prof. Dr. med. Gottfried Benad

2.3.12 Rudolf-Frey-Medaille

Die Deutsche Gesellschaft für Anästhesiologie und Intensivmedizin (DGAI) stiftet eine Rudolf-Frey-Medaille für besondere Verdienste in der Notfallmedizin zur Verleihung an Persönlichkeiten, die sich auf dem Gebiet der Notfallmedizin und des Rettungswesens besondere Verdienste erworben haben. (Aus den Statuten)

1990	Dr. med. Peter Safar
1990	Prof. Dr. med. Dr. med. h.c. Friedrich W. Ahnefeld
1995	Prof. Dr. med. Hans-Peter Schuster
1996	Prof. Dr. med. Dr. med. h.c. Wolfgang Dick
1996	Prof. Dr. med. Dietrich Kettler
1996	Dr. med. Peter Knuth
1997	Dr. med. Bodo Gorgass
1997	Prof. Dr. med. Peter Sefrin

2.3.13 Hellmut-Weese-Gedächtnisvorlesungen

Zur Eröffnung einer jeden nationalen Jahrestagung der DGAI wird eine Hellmut-Weese-Gedächtnisvorlesung veranstaltet.

Als Vortragender soll ein hervorragender Repräsentant der Wissenschaft, Kunst oder Politik gebeten werden. (Aus den Statuten)

1978	Von Galens „Narkosis" zur modernen „balanced anesthesia"	H. Schadewaldt, Düsseldorf
1982	Wege einer patientenorientierten Forschung in der Anästhesiologie	H.-J. Bretschneider, Göttingen
1984	Chirurgische Perspektiven – Historisches und Aktuelles	H.W. Schreiber, Hamburg
1986	Stufen zum Leben	M. Eigen, Göttingen
1988	Gentechnologie – Stand und Ausblick	H.J. Quadbeck-Seeger, Ludwigshafen
1989	Wertrealismus und ärztliche Ethik – Philosophische Aspekte	G. Patzig, Göttingen
1991	Der Mensch im Weltraum – Von der Traumdeutung bis zur Wirklichkeit	H. Scherer, Berlin
1992	Das neue Weltbild unserer alten Erde – Geowissenschaftlicher Vorstoß ins Innere unseres Planeten	R. Emmermann, Potsdam
1994	Gegenwärtige Erkenntnisse auf dem Gebiet der zerebralen Reanimation	K.A. Hossmann, Köln
1995	Einheit im Zwiespalt – Die Deutschen auf Suche nach der Nation	J.G. Reich, Berlin
1996	Die Medizin im Spannungsfeld zwischen Recht und Ökonomie	W. Weißauer, Nürnberg
1997	Gehirn, Sprache und Bewusstsein	D.B. Linke, Bonn
1999	Zwischen Globalisierung, Regionalisierung und Nationalstaat: Perspektiven Deutschlands am Ende des 20. Jahrhunderts	B.N. Kumar, Nürnberg
2001	Proteine und ihre Struktur am Schnittpunkt von Chemie, Physik und Biologie	R. Huber, Martinsried
2002	Aufarbeitung totalitärer Vergangenheit – Last oder Gewinn für die Demokratie?	J. Gauck, Berlin

2.3.14 Preisträger des Karl-Thomas-Preises 1971–2002

Die Deutsche Gesellschaft für Anästhesiologie und Intensivmedizin (DGAI) verleiht jährlich den von der Firmengruppe B. Braun AG, Melsungen, gestifteten Karl-Thomas-Preis in Höhe der ihr dafür zur Verfügung gestellten Mittel an Mitglieder der Gesellschaft für bedeutsame Arbeiten auf dem Gebiet der Anästhesiologie, Intensiv- und Notfallmedizin.

Der Bedeutung des Preises entsprechend, der die Persönlichkeit des Preisträgers ehren und seinen Einsatz für die anästhesiologische Forschung würdigen soll, verdienen Arbeiten den Vorzug, die auf mehrjähriger Beschäftigung mit einem umschriebenen Forschungsgebiet beruhen. (Aus den Statuten)

1971	Dr. med. D. Kettler	Göttingen
1972	Dr. med. K. Standfuss	Köln
1973	Priv.-Doz. Dr. med. I. Rietbrock	Würzburg
1974	Dr. med. H. Sonntag	Göttingen
1975	Priv.-Doz. Dr. med. W. Buzello	Freiburg
1976	Priv.-Doz. Dr. med. J. Busse	Köln
	Dr. med. V. Hempel	Tübingen
1977	–	
1978	Priv.-Doz. Dr. med. K.-J. Fischer	Bremen
1979	Dr. med. F.T. Schuh	Kiel
1980	Prof. Dr. med. J.O. Arndt	Düsseldorf
1981	Prof. Dr. med. A. Doenicke	München
	Prof. Dr. med. W. Lorenz	Marburg
1982	–	
1983	Priv.-Doz. Dr. med. G.H. Meuret	Freiburg
	Dr. med. J. Schüttler	Bonn
1984	Priv.-Doz. Dr. med. G. Lazarus	Würzburg
1985	Priv.-Doz. Dr. med. K.-H. Altemeyer	Ulm/Donau
1986	Dr. med. Dr. rer. nat. H. Schwilden	Bonn
1987	Priv.-Doz. Dr. med. K. Taeger	München
1988	Priv.-Doz. Dr. med. E. Pfenninger	Ulm
1989	Priv.-Doz. Dr. med. H. Stephan	Göttingen
1990	Priv.-Doz. Dr. med. N. Roewer	Hamburg
1991	Priv.-Doz. Dr. med. J. Peters	Düsseldorf
1992	Priv.-Doz. Dr. med. H. J. Bardenheuer	München
1993	Priv.-Doz. Dr. med. H. Böhrer	Heidelberg
	Priv.-Doz. Dr. med. B. Zwissler	München
1994	Dr. med. K.F. Waschke	Heidelberg
1995	Dr. med. Dr. rer. nat. E. Hansen	Regensburg
1996	Priv.-Doz. Dr. med. U. Kreimeier	München
	Dr. med. B. M. Graf	Heidelberg
	Dr. med. H.-U. Strohmenger	Ulm
1998	Priv.-Doz. Dr. med. J. Rathgeber	Göttingen
1999	Dr. med. T. W. L. Scheeren	Düsseldorf
	Dr. med. R. Gust	Heidelberg
2001	Priv.-Doz. Dr. med. B. W. Böttiger	Heidelberg
2002	Dr. med. Peter Kienbaum	Essen

2.3.15 Carl-Ludwig-Schleich-Preis 1974–2002

Die Deutsche Gesellschaft für Anästhesiologie und Intensivmedizin (DGAI) verleiht jährlich den von der Firma Janssen-CILAG GmbH, Neuss, gestifteten Carl-Ludwig-Schleich-Preis in Höhe der ihr dafür zur Verfügung gestellten Mittel an Mitglieder der Gesellschaft für bedeutsame Arbeiten auf dem Gebiet der Schmerztherapie. Der Preis soll die Persönlichkeit des Preisträgers ehren und seinen Einsatz für die anästhesiologische Forschung würdigen. (Aus den Statuten)

1974	Dr. med. H.-G. Auberger	Hamburg
	Arbeitsgruppe: Prof. Dr. med. H. Nolte, Dr. med. J. Meyer, Dr. med. B. Sharifi-Köpf, Dr. med. M. Zenz	Minden
1975–1977	–	
1978	**Arbeitsgruppe:** Dr. med. D. Theis, G. Robbel, M. Theiss, Prof. Dr. med. H.-U. Gerbershagen	Mainz
1979	Prof. Dr. med. R. Dennhardt	Marburg
1980	Prof. Dr. med. H.-J. Wüst	Düsseldorf
1981	Priv.-Doz. Dr. med. M. Zenz	Hannover
1982	Dr. med. G. Sprotte	Würzburg
1983	–	
1984	Dr. med. B. Choi	Hannover
	Prof. Dr. med. E. Kirchner	Hannover
	Priv.-Doz. Dr. med. D. Schaps	Hannover
	Dr. med. W. Seitz	Hannover
1985	Priv.-Doz. Dr. med. K. Reinhart	Berlin
	Arbeitsgruppe: Dr. med. E. Traub, Ulm/Donau, Prof. Dr. med. W. Dick, Dr. med. E. Knoche, Dr. med. J. Muck, Priv.-Doz. Dr. med. H. Kraus, Priv.-Doz. Dr. med. U. Töllner	Ulm/Donau
1986	**Arbeitsgruppe:** Prof. Dr. med. W. Tolksdorf, Dr. med. M. Schmitt, Priv.-Doz. Dr. med. A. Wetzel, Dr. med. P. Singer	Mannheim
1987	**Arbeitsgruppe:** Dr. med. J. Büttner, Prof. Dr. med. R. Klose	Ludwigshafen
1988	Dr. med. H.-A. Adams	Gießen

2

1989	Priv.-Doz. Dr. med. J. Hildebrandt,	Göttingen
	Dr. med. C. Stein	München
1990	Priv.-Doz. Dr. med. P. Lipfert	Düsseldorf
1991	Priv.-Doz. Dr. med. J. Peters	Düsseldorf
	mit der Arbeitsgruppe: Dr. med. B. Kutkuhn, Dr. med. H.A. Medert, Dr. med. R. Schlagecke, Prof. Dr. med. J.O. Arndt und Prof. Dr. med. J. Schüttler	Bonn
1992	Dr. med. H. Wulf	Kiel
	mit der Arbeitsgruppe: Dr. med. P. Münstedt, Dr. med. C. Maier und Priv.-Doz. Dr. med. Dr. rer. nat. B.J. Ebeling	Bonn
1993	–	
1994	Priv.-Doz. Dr. med. W.G. Klement	Düsseldorf
1995	Dr. med. C. Maier	Kiel
1996	Priv.-Doz. Dr. med. M.K. Herbert	Würzburg
1997–2001	– (Es erfolgte keine Ausschreibung des Preises)	
2002	Dr. med. Heike L. Rittner	Berlin

2.3.16 Preisträger des August-Bier-Preises 1998–2002

Die Deutsche Gesellschaft für Anästhesiologie und Intensivmedizin (DGAI) verleiht jährlich den von der Firma AstraZeneca, Wedel, gestifteten August-Bier-Preis in Höhe der ihr dafür zur Verfügung gestellten Mittel an Mitglieder der Gesellschaft für bedeutsame Arbeiten auf dem Gebiet der klinischen Regionalanästhesie. (Aus der Satzung)

1998	Priv.-Doz. Dr. med. Klaus-Dieter Stühmeier	Düsseldorf
	Dr. med. Abraham E. Marcus	Münster
1999	Dr. med. Michael Bräu	Gießen
2000	Priv.-Doz. Dr. med. Harald Groeben	Essen
2001	Priv.-Doz. Dr. med. Dr. phil. Gerhard Brodner	Münster
2002	Dr. med. Christian W. Hönemann	Münster

2.3.17 Preisträger des Fresenius-Stipendiums 1992–2002

Die Fresenius-Stiftung wendet in jedem Kalenderjahr einem bei den Wissenschaftlichen Arbeitstagen der Deutschen Gesellschaft für Anästhesiologie und Intensivmedizin (DGAI) ausgewählten Referenten ein Stipendium von € 10.000,– zu. Mit diesem Stipendium soll die langfristige wissenschaftliche Forschung des Stipendiaten unterstützt werden. Es dient als Beitrag für Sachmittel und/oder persönliche Aufwendungen, durch die seine wissenschaftliche Forschung gefördert wird. (Aus den Statuten)

1992	Dr. med. Jens Scholz	Hamburg
1993	Dr. med. Manfred Thiel	München
1994	Dr. med. Manfred Herbert	Würzburg
1995	Dr. med. Andreas Weyland	Göttingen
1996	Dr. med. Michael Bauer	Homburg
1997	Dr. med. Holger Holthusen	Düsseldorf
1998	Dr. med. Michael Schäfer	Berlin
	Dr. med. Benedikt Pannen	Freiburg
1999	Dr. med. Andrea Olchewski	Gießen
2000	Dr. med. Carla Nau	Erlangen
	Dr. med. Benedikt Preckel	Düsseldorf
2001	Dr. med. P. Friedrich	Bonn
	Dr. med. Thilo Menges	Gießen
2002	Dr. med. Ansgar Brambrink	Mainz
	Dr. med. Peter Kienbaum	Essen

2.3.18 Kongresse der DGAI und ihre Präsidenten

DAC	Kongress	Jahr	Datum	Ort	Präsident DGA/DGAW/DGAI
	1. Österreichischer Kongress für Anästhesiologie (gemeinsam mit der Schweizerischen Gesellschaft für Anästhesiologie und der Deutschen Arbeitsgemeinschaft für Anaesthesiologie)	1952	5.–6. September	Salzburg	Dr. Jochen Bark, Todtmoos
	Wissenschaftliche Sitzung der **Deutschen Gesellschaft für Anaesthesie** im Rahmen des Jahreskongresses der Deutschen Gesellschaft für Chirurgie	1953	10. April	München	Jochen Bark, Todtmoos
1.	2. Österreichischer Kongress für Anästhesie (gemeinsam mit der **Deutschen Gesellschaft für Anaesthesie** und der Schweizerischen Gesellschaft für Anästhesiologie)	1953	17.–19. Mai	Velden	Jochen Bark, Todtmoos/Tübingen
2.	III. Gemeinsame Tagung der **Deutschen Gesellschaft für Anaesthesie**, der Österreichischen Gesellschaft für Anästhesiologie und der Schweizerischen Gesellschaft für Anästhesiologie (Zentraleuropäischer Anästhesiekongress, ZAK)	1954	24.–26. April	München	Jochen Bark, Tübingen
3.	IV. Zentraleuropäischer Anästhesiekongress (ZAK)	1956	23.–25. August	Zürich	Lutz Zürn, München
4.	V. Zentraleuropäischer Anästhesiekongress (ZAK)	1957	13.–15. Juni	Wien	Martin Zindler, Düsseldorf
5.	VI. Zentraleuropäischer Anästhesiekongress (ZAK)	1959	9.–12. September	Düsseldorf	Martin Zindler, Düsseldorf
6.	VII. Zentraleuropäischer Anästhesiekongress (ZAK)	1961	8.–10. September	Genf	Otto Just, Berlin/Heidelberg
7.	VIII. Zentraleuropäischer Anästhesiekongress (ZAK)	1963	12.–14. September	Freiburg	Kurt Wiemers, Freiburg
8.	IX. Zentraleuropäischer Anästhesiekongress (ZAK)	1965	16.–18. September	Zürich	Karl Horatz, Hamburg
9.	Tagung der Deutschen Gesellschaft für Anästhesie und Wiederbelebung	1966	5.–6. November	München	Karl Horatz, Hamburg
10.	X. Zentraleuropäischer Anästhesiekongress (ZAK)	1967	21.–23. September	Salzburg	H.W. Opderbecke, Nürnberg
11.	Deutscher Anästhesiekongress (DAK)	1968	15.–16. November	Nürnberg	H.W. Opderbecke, Nürnberg
12.	XI. Zentraleuropäischer Anästhesiekongress (ZAK)	1969	3.–6. September	Saarbrücken	Karl Hutschenreuter, Homburg/Saar
13.	Deutscher Anästhesiekongress (DAK)	1970	5.–7. November	Nürnberg	Karl Hutschenreuter, Homburg/Saar
14.	XII. Zentraleuropäischer Anästhesiekongress (ZAK)	1971	1.–3. September	Bern	Peter Lawin, Münster
15.	Deutscher Anästhesiekongress (DAK)	1972	23.–25. November	Hamburg	Peter Lawin, Münster
16.	XIII. Zentraleuropäischer Anästhesiekongress (ZAK)	1973	5.–8. September	Linz	Erich Rügheimer, Erlangen
17.	Deutscher Anästhesiekongress (DAK)	1974	2.–5. Oktober	Erlangen	Erich Rügheimer, Erlangen
18.	XIV. Zentraleuropäischer Anästhesiekongress (ZAK)	1975	10.–13. September	Bremen	Walter Henschel, Bremen
19.	Deutscher Anästhesiekongress (DAK)	1976	7.–9. Oktober	Lübeck-Travemünde	Walter Henschel, Bremen
20.	XV. Zentraleuropäischer Anästhesiekongress (ZAK)	1977	13.–16. September	Genf	Karl Heinz Weis, Würzburg
21.	Deutscher Anästhesiekongress (DAK)	1978	12.–14. Oktober	Würzburg	Karl Heinz Weis, Würzburg

DAC	Kongress	Jahr	Datum	Ort	Präsident DGA/DGAW/DGAI
22.	XVI. Zentraleuropäischer Anästhesiekongress (ZAK)	1979	5.–8. September	Innsbruck	Erich Rügheimer, Erlangen
23.	Weltkongress für Anästhesiologie	1980	14.–21. September	Hamburg	Erich Rügheimer, Erlangen
24.	XVII. Zentraleuropäischer Anästhesiekongress (ZAK)	1981	15.–19. September	Berlin	Joachim Schara, Wuppertal
25.	Deutscher Anästhesiekongress (DAK)	1982	2.–6. Oktober	Wiesbaden	Joachim Schara, Wuppertal
26.	XVIII. Zentraleuropäischer Anästhesiekongress (ZAK)	1983	13.–17. September	Zürich	Friedrich Wilhelm Ahnefeld, Ulm
27.	Deutscher Anästhesiekongress (DAK)	1984	26.–30. September	Wiesbaden	Friedrich Wilhelm Ahnefeld, Ulm
28.	Deutscher Anästhesiekongress (DAK)	1985	15.–19. Mai	Bonn	Dietrich Kettler, Göttingen
29.	XIX. Zentraleuropäischer Anästhesiekongress (ZAK)	1985	10.-14. September	Graz	Dietrich Kettler, Göttingen
30.	Deutscher Anästhesiekongress (DAK)	1986	4.–9. März	Wiesbaden	Dietrich Kettler, Göttingen
31.	XX. Zentraleuropäischer Anästhesiekongress (ZAK)	1987	14.–19. September	München	Klaus Peter, München
32.	Deutscher Anästhesiekongress (DAK)	1988	21.–25. September	Mannheim	Klaus Peter, München
33.	Deutscher Anästhesiekongress (DAK)	1989	26.–30. April	Bremen	Klaus Jürgen Fischer, Bremen
34.	XXI. Zentraleuropäischer Anästhesiekongress (ZAK)	1989	12.–16. September	Insbruck	Klaus Jürgen Fischer, Bremen
35.	Deutscher Anästhesiekongress (DAK)	1990	21.–25. März	Mannheim	Klaus Jürgen Fischer, Bremen
36.	Deutscher Anästhesiekongress (DAK)	1991	20.–24. März	Mannheim	Klaus Eyrich, Berlin
37.	XXII. Zentraleuropäischer Anästhesiekongress (ZAK)	1991	10.–14. September	Interlaken	Klaus Eyrich, Berlin
38.	Deutscher Anästhesiekongress (DAK)	1992	26.–30. September	Berlin	Klaus Eyrich, Berlin
39.	XXIII. Zentraleuropäischer Anästhesiekongress (ZAK)	1993	14.–18. September	Dresden	Gottfried Benad, Rostock
40.	Deutscher Anästhesiekongress (DAK)	1994	14.–18. Juni	Nürnberg	Rafael Dudziak, Frankfurt
41.	Deutscher Anästhesiekongress (DAK)	1995	21.–25. März	Hamburg	Reinhard Purschke, Dortmund
42.	XXIV. Zentraleuropäischer Anästhesiekongress (ZAK)	1995	4.–8. September	Wien	Reinhard Purschke, Dortmund
43.	Deutscher Anästhesiekongress (DAK)	1996	19.–22. Juni	Nürnberg	Klaus van Ackern, Mannheim
44.	Deutscher Anästhesiekongress (DAK)	1997	23.–24. April	Hamburg	Jochen Schulte am Esch, Hamburg
45.	10th European Congress of Anaesthesiology (ECA)	1998	30. Juni–4. Juli	Frankfurt	Gunter Hempelmann, Gießen
46.	Deutscher Anästhesiekongress (DAK)	1999	5.–8. Mai	Wiesbaden	Detlef Patschke, Marl
47.	Deutscher Anästhesiekongress (DAK)	2000	6.–9. Mai	München	Klaus Geiger, Freiburg
48.	Deutscher Anästhesiekongress (DAK)	2001	13.–16. Juni	Nürnberg	Eberhard Götz, Darmstadt
49.	Deutscher Anästhesiekongress (DAK)	2002	22.–25. Juni	Nürnberg	Jörg Tarnow, Düsseldorf
50.	Deutscher Anästhesiekongress (DAC)	2003	9.–13. April	München	Eike Martin, Heidelberg

2.3.19 Vereinbarungen der DGAW/DGAI/BDA mit anderen Fachgebieten ab 1965

Jahr	*Fachbereich*
	Chirurgie
1965	Richtlinien für die Stellung des leitenden Anästhesisten
1970	Über die Aufgabenabgrenzung und die Zusammenheit in der Intensivmedizin
1982	Über die Zusammenarbeit bei der operativen Patientenversorgung
1987	Über die Verantwortung für die prä-, intra- und postoperative Lagerung des Patienten
1989	Über die Zusammenarbeit bei der Bluttransfusion
1993	Zur Organisation der postoperativen Schmerztherapie
	Neurochirurgie
1971	Empfehlungen zur Organisation der Anästhesie im Rahmen der Neurochirurgie
	Gynäkologie und Geburtshilfe
1992	Über die Erstversorgung von Neugeborenen
1996	Über die Zusammenarbeit in der operativen Gynäkologie und in der Geburtshilfe
1999	Über die Anwesenheit der Väter bei Sectio caesarea
	Hals-, Nasen-, Ohrenheilkunde, Kopf- und Halschirurgie
1976	Über die Zusammenarbeit in der HNO-Heilkunde
	Innere Medizin
1980	Gemeinsame Empfehlungen für die Fachgebiete Anästhesiologie und Innere Medizin zur Organisation der Intensivmedizin am Krankenhaus
	Opthalmologie
1998	Gemeinsame Empfehlungen über die Zusammenarbeit in der operativen Opthalmologie
	Orthopädie
1984	Über die Zusammenarbeit bei der operativen Patientenversorgung
1991	Über die interdisziplinäre Schmerztherapie
	Urologie
1972	Über die Aufgabenabgrenzung und die Zusammenarbeit im operativen Bereich und in der Intensivmedizin
	Weitere Fachgebiete
1994	Gemeinsame Stellungnahme deutscher wissenschaftlicher Gesellschaften zum Hirntod

2.3.20 Entschließungen der DGAW/DGAI/BDA zur anästhesiologischen und intensivmedizinischen Versorgung, Schmerztherapie, Notfallmedizin, zum Blutransfusionswesen, zur technischen Sicherheit, Qualitätssicherung, zum studentischen Unterricht und zur ärztlichen Weiterbildung

	Anästhesie
1968	Entschließung zur Organisation der anästhesiologischen Versorgung von Universitätskliniken und Krankenhäusern
1971	Entschließung zur Organisation des Faches Anästhesiologie an Universitäten
1981	Stellungnahme zur Stand-by-Funktion des Anästhesisten
1982	Entschließung zur Organisation der anästhesiologischen Versorgung grosser Kliniken
1982	Entschließung zur anästhesiologischen Voruntersuchung
1983	Voraussetzungen zur Durchführung ambulanter Anästhesieverfahren
1985	Stellungnahme zur Struktur klinischer Anästhesieeinrichtungen
1987	Möglichkeiten und Grenzen des Einsatzes von „Ärzten im Praktikum" (AIP) in der Anästhesiologie
1987	Entschließung zum Bereitschaftsdienst und zur Rufbereitschaft in der Anästhesie und in der Chirurgie
1989	Zulässigkeit von Parallelverfahren in der Anästhesiologie
1994	Neue Aufklärungs- und Anamnesebögen
1995	Zum Einsatz von Succinylcholin
1997	Zur Frage der Durchführung von Regionalanästhesien durch Operateure Rückenmarknahe Regionalanästhesien und Thromboembolieprophylaxe/Antikoagulation
1998	Zum Vorgehen bei prolongierter Apnoe nach Succinylcholin und Mivacurium Innerklinische Akutversorgung des Patienten mit Schädel-Hirn-Trauma
	Intensivmedizin
1982	Grundsätze für die Organisation und Einrichtung von Aufwacheinheiten in Krankenhäusern
1985	Stellungnahme zur regionalen Organisation der Intensivmedizin an den Krankenhäusern
1990	Grundsätze zur Organisation der operativen Intensivmedizin
1997	Empfehlungen zur Organisation und Einrichtung von Aufwacheinheiten in Krankenhäusern
1997	Rechtsherzkatheter (Swan-Ganz-Katheter)

Schmerztherapie

1980 Entschließung zur Schmerztherapie

Notfallmedizin

1997 Notfallmedikamente im Rettungsdienst

1998 Grundlagen und Grundsätze zur Weiterentwicklung der Rettungsdienste und der notfallmedizinischen Versorgung der Bevölkerung in der Bundesrepublik Deutschland

Bluttransfusionswesen

1992 Die medikolegale Bedeutung der BGH-Entscheidung zur Aufklärungspflicht bei Bluttransfusionen

1993 Ärztliche Qualifikation für die Wahrnehmung von transfusionsmedizinischen Aufgaben im Krankenhaus

1994 Mindestvoraussetzungen für Eigenblutherstellung

1996 Qualifikation des Transfusionsverantwortlichen

1997 Richtlinie für die Überwachung der Herstellung und des Verkehrs mit Blutzubereitungen

Technische Sicherheit

1997 Umstellung der Gaskennfarben an Anästhesiearbeitsplätzen

Anwendervorschriften des Medizinproduktegesetzes

1999 Atemkalk: Hinweise zu korrektem Umgang und fachgerechter Nutzung

Qualitätssicherung

1989 Richtlinien zur Qualitätssicherung in der Anästhesiologie

Qualitäts- und Qualifikationssicherung praxis-ambulanter Anästhesie

1990 Qualitäts- und Qualifikationssicherung ambulanter anästhesiologischer Leistung im Rahmen der Schmerztherapie

1995 Empfehlungen zur Qualitätssicherung in der Anästhesie

Ausstattung des anästhesiologischen Arbeitsplatzes

1997 Apparative Ausstattung für Aufwachraum, Intensivüberwachung und Intensivtherapie

Studentischer Unterricht

1979 Empfehlungen zum studentischen Unterricht

Ärztliche Weiterbildung

1994 Inhalte der Weiterbildung in der Anästhesiologie

(Muster-)richtlinien für den Inhalt der Weiterbildung

Fakultative Weiterbildung: spezielle anästhesiologische Intensivmedizin

1995 Erteilung einer Weiterbildungsbefugnis für das Fachgebiet Anästhesiologie

1997 Empfehlung zur Weiterbildung und fakultativen Weiterbildung in der Intensivmedizin

Weiterbildung in der Intensivmedizin und der fakultativen Weiterbildung in der speziellen anästhesiologischen Intensivmedizin

Empfehlungen zum Weiterbildungsnachweis

Wahlärztliche Leistungen

1996 Liquidation wahlärztlicher anästhesiologischer Leistungen bei Delegation und Vertretung

1998 Noch einmal zur Frage der Vertretung des Chefarztes bei wahlärztlichen Leistungen

Leitlinien

1997 Leitlinie zur Primärversorgung von Patienten mit Schädel-Hirn-Trauma

1998 Leitlinie zur anästhesiologischen Voruntersuchung

Leitlinie für ambulantes Operieren bzw. Tageschirurgie

Leitlinie zur Durchführung von Regionalanästhesieverfahren in der Geburtshilfe

Leitlinie zur postoperativen Überwachung

1999 Leitlinien zu Grenzen der intensivmedizinischen Behandlungspflicht

2.3.21 Entwicklung DGAI-Mitgliederzahlen 1961–2002 (Stand: 18.09.02)

Jahr	Anzahl der Mitglieder	Jahr	Anzahl der Mitglieder
1961	381	1976	1.735
1962	437	1978	2.060
1963	479	1980	2.400
1964	531	1982	2.929
1965	615	1984	3.320
1966	699	1986	3.822
1967	760	1988	4.042
1968	860	1990	4.945
1969	890	1992	5.746
1970	996	1994	6.881
1971	1.116	1996	8.223
1972	1.159	1998	8.839
1973	1.351	2000	9.643
1974	1.516	2001	9.950
1975	1.318	2002	10.262

2.3.22 Übersicht über wichtige Jahreszahlen im Fachgebiet Anästhesie

Jahr	Ereignis
1928	Gründung der Zeitschriften **Der Schmerz** und **Narkose und Anaesthesie**
1951	Gründung der Zeitschrift **Der Anaesthesist** durch Rudolf Frey, Werner Hügin und Otto Mayrhofer
1951	Gründung der Österreichischen Gesellschaft für Anaesthesiologie
1952	Gründung der Deutschen Arbeitsgemeinschaft für Anaesthesiologie
	Gründung der Schweizerischen Gesellschaft für Anaesthesiologie in Zürich
1953	Gründung der **Deutschen Gesellschaft für Anaesthesie (DGA)**
	Einführung des Facharztes für Anästhesie
1955	Erstes von hauptamtlich tätigen Anästhesisten geschriebenes deutsches Lehrbuch für Anästhesiologie (Frey, Hügin, Mayrhofer)
1961	Gründung des **Berufsverbandes Deutscher Anästhesisten (BDA)**
	Erscheinen des Mitteilungsblatts **Informationen der Deutschen Gesellschaft für Anaesthesie und des Berufsverbandes Deutscher Anästhesisten**
1964	Richtlinien für die Stellung des leitenden Anästhesisten verabschiedet und gemeinsam von der **Deutschen Gesellschaft für Anaesthesie** und der Deutschen Gesellschaft für Chirurgie unterzeichnet
1965	Namensänderung wegen zunehmenden Aufgabenumfangs in **Deutsche Gesellschaft für Anaesthesie und Wiederbelebung (DGAW)** anlässlich des ZAK in Zürich
1968	Übernahme der Schriftleitung der „Informationen der Deutschen Gesellschaft für Anaesthesie und des Berufsverbandes Deutscher Anästhesisten" durch Charlotte Lehmann
	Ärztetag verabschiedet eine neue Weiterbildungsordnung
1970	Umbenennung der Verbandszeitschrift in **Anästhesiologische Informationen**
1972	Novellierung der Weiterbildungsordnung
1973	Übernahme der Schriftleitung der **Anästhesiologischen Informationen** durch Hans Wolfgang Opderbecke
1976	Die DKG veröffentlicht eine landesrechtlichen Ordnung für die Weiterbildung von Krankenschwestern und -pflegern in der Intensivpflege
1977	Gründung der Deutschen interdisziplinären Vereinigung für Intensivmedizin (DIVI)
	Gründung der **Deutschen Akademie für anästhesiologische Fortbildung (DAAF)**
	Hans Wolfgang Opderbecke wird Generalsekretär der DGAW (bis 1992)
1978	Namensänderung in **Deutsche Gesellschaft für Anästhesie und Intensivmedizin (DGAI)**
	Titeländerung der Verbandszeitschrift in **Anästhesiologie und Intensivmedizin**
	1. Helmut-Weese-Gedächnisvorlesung im Rahmen des Deutschen Anästhesiekongresses in Würzburg anlässlich 25-jährigen Bestehens der DGAI
	Gründung der European Academy of Anaesthesiology (EAA) in Paris
1980	7. Weltkongress der Anästhesiegesellschaften in Hamburg
1983	Eröffnung der gemeinsamen Geschäftsstelle von **DGAI** und **BDA** in der Oberen Schmiedgasse 11 in Nürnberg
1985	Gründung der **Medizinischen Congressorganisation Nürnberg GmbH (MCN)**
1987	Gründung der ersten wissenschaftlichen Arbeitskreise der **DGAI**: Kinderanästhesie und Kardioanästhesie
	Gründung der jährlichen wissenschaftlichen Arbeitstage der DGAI in Würzburg
1989	Gründung des wissenschaftlichen Arbeitskreises für Schmerztherapie
1990	Gründung des wissenschaftlichen Arbeitskreises für Regionalanästhesie
1991	Gründung des wissenschaftlichen Arbeitskreises für Neuroanästhesie
1993	Friedrich Wilhelm Ahnefeld wird Generalsekretär der **DGAI** (bis 1996)
	Umzug der gemeinsamen Geschäftsstelle in das Gebäude Roritzerstraße 27 in Nürnberg
	Holger Sorgatz wird hauptamlicher Geschäftsführer der gemeinsamen Geschäftsstelle
	Gründung des wissenschaftlichen Arbeitskreises für Geschichte der Anästhesie
1995	Der letzte (XXIV.) **ZAK** in Wien
1996	Inbetriebnahme des 1. Anästhesiesimulators in Deutschland (Erlangen)
1997	Klaus van Ackern wird Generalsekretär der **DGAI**
	Gründung des wissenschaftlichen Arbeitskreises für Anästhesie und Recht
2000	Gründung der wissenschaftlichen Arbeitskreise für Notfallmedizin und Intensivmedizin
	Eröffnung des Horst-Stoeckel-Museums für die Geschichte der Anästhesiologie in Bonn
2003	50 Jahre Deutsche Gesellschaft für Anästhesiologie und Intensivmedizin

2.4 Die Entwicklung der anästhesiologischen Fachgesellschaft der DDR

G. Benad, W. Röse

Die Entwicklung des Fachgebietes Anästhesiologie in Deutschland, die erst nach dem 2. Weltkrieg begann, ist durch die jahrzehntelange Spaltung des Landes ganz wesentlich beeinflusst worden. Trotz des Bestehens zweier deutscher Staaten gab es in den 50er-Jahren eine in vielen Punkten noch vergleichbare Entwicklung der Anästhesiologie in der BRD und der DDR, innerhalb der anfänglich auch noch sehr viele Gemeinsamkeiten bestanden.

Die 1952 auf der 1. Jahrestagung der „Österreichischen Gesellschaft für Anaesthesiologie" in Salzburg unter dem Vorsitz von Jochen Bark, Todtmoos, gegründete **„Deutsche Arbeitsgemeinschaft für Anaesthesiologie"** hatte ihr Pendant in dem 1960 durch Lothar Barth, Berlin-Buch, gegründeten **„Zentralen Arbeitskreis für Anästhesiologie und Anästhesietechnik" (ZAK)**, dem Anästhesisten und Vertreter der medizintechnischen Industrie angehörten und der dem „Staatssekretariat für Forschung und Technik" unterstellt war. Der ZAK arbeitete eng mit dem Ministerium für Gesundheitswesen der DDR und anderen staatlichen Institutionen zusammen (Barth [2]).

Der Einführung des **„Facharztes für Anästhesie"** auf dem 56. Deutschen Ärztetag in Lindau am 20. September 1953 folgte am 16. April 1956 die staatliche Anerkennung eines **„Facharztes für Anästhesiologie"** in der DDR. In beiden Teilen Deutschlands vollzog sich die Etablierung des Fachgebietes Anästhesiologie als neue, selbstständige medizinische Disziplin erst nach der Überwindung von gewissen – in Ost- und West-Deutschland nahezu identischen – Vorbehalten, die von Vertretern der bereits etablierten Fachgebiete, insbesondere von der „Mutterdisziplin Chirurgie", geäußert wurden.

Wesentliche Unterschiede zwischen Ost- und Westdeutschland bestanden jedoch bei der Bildung einer eigenen anästhesiologischen Fachgesellschaft, die es bis zum Beginn der 50er-Jahre weder in der BRD noch in der DDR gab. Die am 10. April 1953 in München am Rande des Deutschen Chirurgenkongresses auf einer Geschäftssitzung der **„Deutschen Arbeitsgemeinschaft für Anaesthesiologie"** unter dem Vorsitz von Jochen Bark, Todtmoos gegründete **„Deutsche Gesellschaft für Anaesthesie"** *(DGA)* war primär eine gesamtdeutsche Anästhesiegesellschaft (Röse [19]); denn neben den 45 Gründungsmitgliedern aus West-Deutschland unterzeichnete die Gründungsurkunde auch einer der Pioniere der Anästhesiologie aus Ostdeutschland, Lothar Barth, Berlin-Buch (Abb. 2.35 und Abb. 2.36).

Der neu gegründeten DGA traten in den ersten 10 Jahren ihres Bestehens auch viele Anästhesisten der DDR bei,

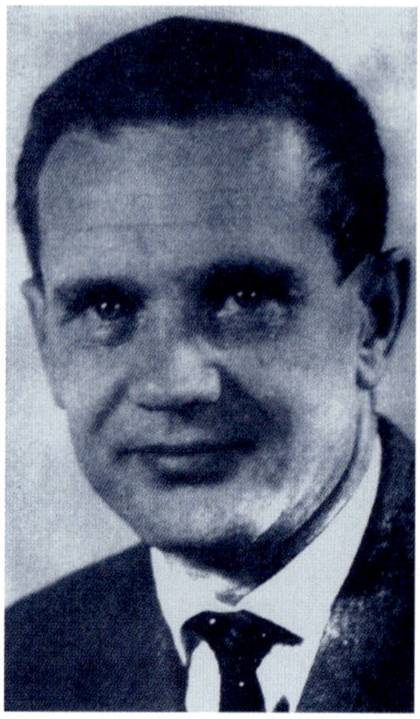

Abb. 2.35. Lothar Barth (1921–1979) Mitbegründer der gesamtdeutschen Anästhesiegesellschaft (DGA) 1953

die wegen der bestehenden Währungsprobleme ihren Mitgliedsbeitrag in Ost-Mark auf ein Sperrkonto der DGA in Ost-Berlin einzahlten. Obwohl die Zahl der Mitglieder der DGA, die in der DDR arbeiteten, vergleichsweise natürlich geringer als die Zahl ihrer westdeutschen Berufskollegen war, so konnte die DGA am Anfang ihrer Entwicklung ihren gesamtdeutschen Charakter für einige Jahre noch bewahren.

Während eine Mitgliedschaft ostdeutscher Anästhesisten in der DGA von der DDR-Regierung zunächst noch hingenommen wurde, war deren Aufrechterhaltung und insbesondere die Teilnahme am wissenschaftlichen Leben der DGA für ostdeutsche Mitglieder mit der Zeit immer schwieriger. Nach dem Bau der Mauer am 13. August 1961 war eine Kommunikation mit der DGA praktisch völlig unmöglich geworden. Kongressbesuche in West-Deutschland waren nun nicht mehr möglich. Die Verbindung zwischen ost- und westdeutschen Kollegen beschränkte sich lediglich auf briefliche Kontakte und vereinzelte Besuche westdeutscher Kollegen auf privater Ebene.

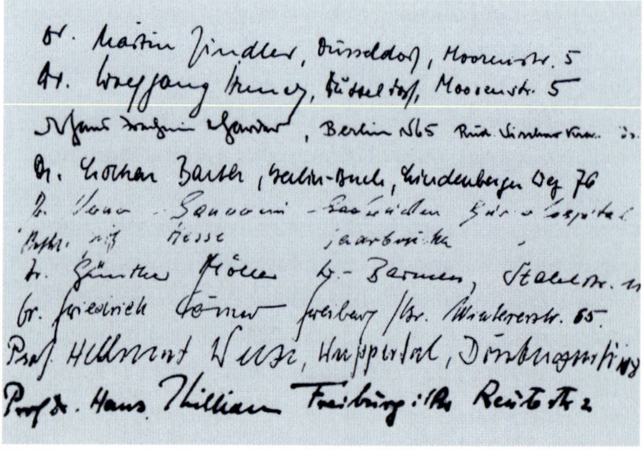

Abb. 2.36. Ausschnitt aus dem Gründungsdokument der DGA 1953

Damit wurde die Frage der Gründung einer eigenen Gesellschaft für die ostdeutschen Anästhesisten immer aktueller, zumal die Anzahl der Fachärzte für Anästhesiologie in der DDR im Jahre 1962 inzwischen auf 80 angestiegen war (Bucklitsch [6, 9]). Ohne eine wissenschaftliche Fachgesellschaft war es für das junge Fach praktisch unmöglich, seine Stellung in der Zusammenarbeit mit den anderen traditionellen Fächern weiter auszubauen. In der DDR hatten sich inzwischen die traditionellen Fachgebiete schon zu Fachgesellschaften in Form von sog. **„Sektionen"** in der damals noch **„Deutsche Gesellschaft für Klinische Medizin"** genannten Dachgesellschaft zusammengeschlossen, die aber relativ bald in **„Gesellschaft für Klinische Medizin der DDR"** umbenannt wurde.

2.4.1 Gründung der „Sektion Anaesthesiologie" in der „Deutschen Gesellschaft für Klinische Medizin"

Diese Situation veranlasste den Leiter des **„Zentralen Arbeitskreises für Anästhesiologie und Anästhesietechnik"**, Lothar Barth, Berlin-Buch, unter seinem Vorsitz mit den Fachärzten für Anästhesiologie Gottfried Benad, Rostock, Wolfgang Bucklitsch, Berlin-Friedrichshain, Karl-Heinz Martin, Halle/Saale, Manfred Meyer, Berlin-Buch, Hartwig Ferdinand Poppelbaum, Berlin-Buch, Manfred Schädlich, Berlin, Ulrich Strahl, Berlin-Buch und Lisa Wilken, Magdeburg, ein Komitee zur Gründung einer anästhesiologischen Gesellschaft in der DDR zu bilden, das am 25. Oktober 1963 die Gründung dieser Gesellschaft vollzog. Barth stellte danach beim Präsidenten der „Deutschen Gesellschaft für Klinische Medizin", F.H. Schulz, den Antrag auf Aufnahme dieser Gesellschaft als **„Sektion Anaesthesiologie"** in die Dachgesellschaft (Bucklitsch [6]). Dieser Antrag des Gründungskomitees wurde am 29. Oktober 1963 vom Präsidenten der „Deutschen Gesellschaft für Klinische Medizin" **„mit dem Ausdruck der Freude"** angenommen (Bucklitsch [6]).

Die Gründungsversammlung der „Sektion Anaesthesiologie" der „Deutschen Gesellschaft für Klinische Medizin" erfolgte am 7. März 1964 im Klub der Kulturschaffenden „Johannes R. Becher" in Berlin. Von den 116 eingeladenen Anästhesisten waren 86 der Einladung gefolgt. Neben dem Direktor des „Generalsekretariats der Medizinisch-Wissenschaftlichen Gesellschaften der DDR" (GSdMWG) des Ministeriums für Gesundheitswesen (MfGe), Lothar Rohland, nahmen an dieser Gründungsversammlung als Ehrengäste die beiden Chirurgen H. Gummel und T. Matthes, beide Berlin-Buch, und zu unserer großen Freude auch der damalige Präsident der DGA, Kurt Wiemers, Freiburg, und die Schriftführerin der DGA, Charlotte Lehmann, München, teil, die einen ausführlichen Bericht über diese Gründungsversammlung in der Zeitschrift **Der Anaesthesist** veröffentlichte (Lehmann [17]).

Die stimmberechtigten 86 ostdeutschen Anästhesisten hatten letztmalig die Gelegenheit, in einer geheimen Wahl, den aus 5 Anästhesisten bestehenden engeren Vorstand aus einer Gruppe von insgesamt 14 Anästhesisten zu wählen. Diese demokratische Wahl wurde von Lothar Rohland sehr skeptisch und kritisch verfolgt, weil sie nicht der in der DDR üblichen Wahlpraxis einer offenen Stimmabgabe zu einer vorher festgelegten „Einheitsliste" entsprach. Die meisten Stimmen entfielen damals auf Lothar Barth, Berlin-Buch (83 Stimmen).

Danach folgten Manfred Meyer, Berlin-Buch (59 Stimmen), Lisa Wilken, Magdeburg (50 Stimmen), Ulrich Strahl, Berlin-Buch (44 Stimmen) und Gerhard Endres, Jena (40 Stimmen). Nach einer internen Beratung der 5 gewählten Mitglieder des engeren Vorstandes, an der auch der Direktor des GSdMWG des MfGe der DDR, L. Rohland, kontrollierend teilnahm und kategorisch erklärte, dass Barth als Vorsitzender des „Zentralen Arbeitskreises Anästhesiologie und Anästhesietechnik" nicht gleichzeitig der „Sektion Anaesthesiologie" vorstehen könne, wurde der Gründungsversammlung mitgeteilt, dass die Funktion des 1. Vorsitzenden der „Sektion Anaesthesiologie" Manfred Meyer, die des Sekretärs Ulrich Strahl und die des Schatzmeisters Lisa Wilken übernommen hatten.

Die restlichen 9 Kollegen, auf die eine geringere Stimmenzahl entfallen war, bildeten den erweiterten Vorstand: G. Benad, Rostock, W. Bucklitsch, Berlin, G. Gmyrek, Leipzig, H. Hartmann, Leipzig, L. Klimpel, Greifswald, K.-H. Martin, Halle/Saale, H.F. Poppelbaum, Berlin-Buch, M. Schädlich, Berlin, und R. Schmerso, Stralsund.

Die 1. Sitzung des engeren und erweiterten Vorstandes fand am 10. Juni 1964 in Berlin-Buch statt. Den 1. Entwurf eines Statuts der Gesellschaft legte G. Benad dem Vorstand am 26. August 1964 vor (Bucklitsch [6]). Aber es dauerte infolge wiederholter Einsprüche des GSdMWF des MfGe und der Dachgesellschaft „Gesellschaft für Klinische Medizin der DDR" noch bis zum 1. Januar 1975, bis ein definitives **„Statut der Gesellschaft für Anaesthesiologie und Reanimation der DDR"** [22] veröffentlicht und an alle Mitglieder verschickt werden konnte (Bucklitsch u. Hörning [10]), das den **„Anforderungen"** des GSdMWG des MfGe und der „Gesellschaft für Klinische Medizin der DDR" entsprach und dabei **„gleichzeitig die Rechte und Pflichten der Mitglieder unserer Gesellschaft in vollem Umfang berücksichtigte"** (Bucklitsch [8]).

Das Statut [22] sah im § 5 „Mitgliedschaft", Abs. 1 und 2 im Gegensatz zur Satzung der DGAW Folgendes vor:

1. „Ordentliche Mitglieder der Gesellschaft können Fachärzte und in Fachausbildung befindliche Ärzte für Anästhesiologie und am Fachgebiet interessierte approbierte Ärzte und Wissenschaftler sowie andere Personen mit abgeschlossener Hochschulbildung werden, die durch ihre Tätigkeit der Arbeit der Gesellschaft nahe stehen und sich für ihre Ziele einsetzen."

2

2. „Außerordentliche Mitglieder können alle Personen ohne abgeschlossene Hochschulbildung werden, die sich mit der Anästhesiologie wissenschaftlich oder technisch-praktisch beschäftigen, wie Techniker, Medizinische Assistenten, medizinisch-technische Assistenten und Fachkrankenschwestern und -pfleger für Anästhesiologie und Intensivtherapie."

Die Öffnung der Gesellschaft insbesondere für „Fachkrankenschwestern und -pfleger für Anästhesiologie und Intensivtherapie" erwies sich in der DDR im Verlauf der weiteren Entwicklung des Fachgebietes sowohl aus der Sicht der Gesellschaft als auch aus der Sicht des mittleren medizinischen Personals als sehr vorteilhaft.

Im Oktober 1965 wurde das erste **Informationsblatt der Sektion Anaesthesiologie** an die Mitglieder verschickt (Bucklitsch [6]). Aber erst ab 1973 konnte regelmäßig viermal jährlich ein **„Mitteilungsblatt"** der Gesellschaft (▫ Abb. 2.37) herausgebracht werden, nachdem es mit größter Mühe gelungen war, das dafür notwendige „Papierkontingent" zu erhalten. 1986 wies das GSdMWG des MfGE die Einstellung der Veröffentlichung des Mitteilungs- und Informationsblattes aus Gründen eines reduzierten Papierkontingentes an (Stober u. Bucklitsch [22]). Trotzdem gab es aber 1987 und 1989 noch zwei weitere Ausgaben des Mitteilungs- und Informationsblattes (1987/I und 1989/I).

1966 erschien das von R. Frey und H. Kronschwitz [13] herausgegebene **Verzeichnis der Fachärzte für Anästhesiologie in Deutschland, Österreich und in der Schweiz**, das im Einvernehmen mit der „Deutschen Gesellschaft für Anaesthesie und Wiederbelebung", der „Sektion Anaesthesiologie" der „Deutschen Gesellschaft für Klinische Medizin", der „Österreichischen Gesellschaft für Anaesthesiologie und Reanimation" und der „Schweizerischen Gesellschaft für Anästhesiologie" entstanden war. Darin sind noch unter der einheitlichen Bezeichnung „Deutschland" (D) die persönlichen und wissenschaftlichen Daten von 351 Fachärzten aus der BRD und von 68 Fachärzten aus der DDR gemeinsam veröffentlicht worden. Der Vorstand der „Sektion Anaesthesiologie" wurde wegen der unterlassenen Erwähnung der Staatsbezeichnung „DDR" vom Direktor des GSdMWG des MfGe, L. Rohland, heftig gerügt.

Erzwungener Austritt der ostdeutschen Anästhesisten aus der DGAW

Vermutlich war das Erscheinen dieses gemeinsamen Facharztverzeichnisses der letzte Auslöser dafür, dass sich der politische Druck auf die ostdeutschen Mitglieder der DGAW von Seiten der SED- und Staatsführung ständig weiter verstärkte. Charlotte Lehmann [17] hatte in ihrem Bericht über die Gründungsveranstaltung der „Sektion Anaesthesiologie" die Meinung der DGA noch einmal sehr deutlich zum Ausdruck gebracht, dass durch den Beitritt ostdeutscher Anästhesisten in die „Sektion Anaesthesiologie" deren schon bestehende Mitgliedschaft in der DGA nicht berührt würde. Gegen diese Auffassung wandte sich das GSdMWG des MfGe jetzt aber sehr energisch, indem es den Standpunkt vertrat, dass man als DDR-Bürger nicht einer wissenschaftlichen Gesellschaft der BRD angehören könne. Mit dieser Meinung trat das GSdMWG des MfGe ebenfalls an ostdeutsche Ärzte aller anderen medizinischen Fachrichtungen heran, die auch noch Mitglieder gesamtdeutscher medizinischer Fachgesellschaften mit Sitz in der BRD waren.

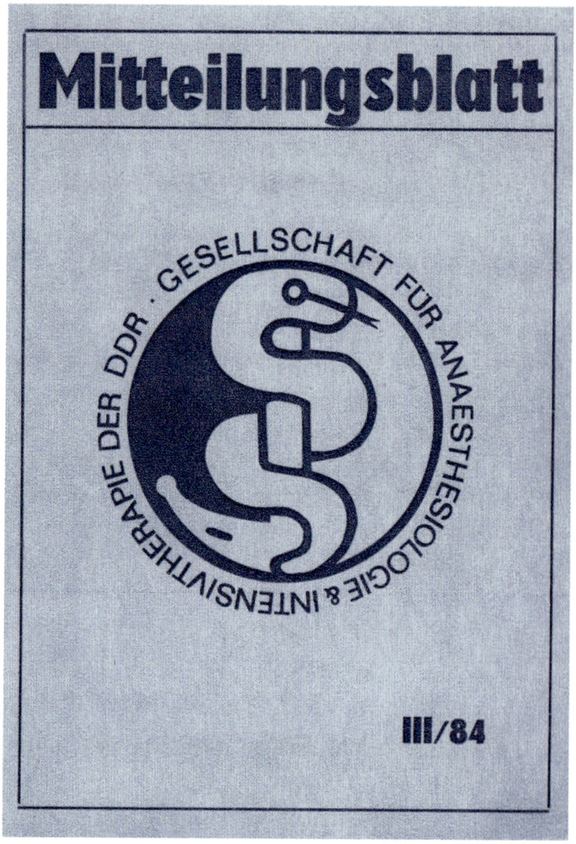

▫ **Abb. 2.37.** Mitteilungsblatt der GAIT 1984/III

Schließlich erging Ende der 60er-Jahre eine Aufforderung des GSdMWG des MfGe an alle ostdeutschen Ärzte, die noch Mitglieder westdeutscher medizinischer Fachgesellschaften waren, unverzüglich aus diesen Gesellschaften auszutreten. Im Rahmen dieser Aktion wurden auch die ostdeutschen Mitglieder der „Deutschen Gesellschaft für Anästhesie und Wiederbelebung" (DGAW) im Jahre 1968 vom GSdMWG des MfGe direkt aufgefordert, ihre Mitgliedschaft in dieser Gesellschaft durch eine Austrittserklärung zu beenden (Stober u. Bucklitsch [23]). Die große Zahl der gleichlautenden Austrittserklärungen, die daraufhin bei der DGAW eingingen, wurden von ihr verständnisvoll zur Kenntnis genommen und mit der Einrichtung einer „ruhenden Mitgliedschaft" für alle Mitglieder aus der DDR beantwortet. Diese Entscheidung erwies sich im Hinblick auf die historische Entwicklung im Jahre 1990 als weise und richtig.

So schmerzlich diese durch die politische Entwicklung im geteilten Deutschland ausgelöste Trennung von der DGAW einerseits auch war, so erwies sich unter diesen speziellen Gesichtspunkten die Gründung einer eigenen anästhesiologischen Fachgesellschaft im Osten andererseits nunmehr als unbedingt erforderlich. Nur auf der Grundlage einer von den anderen medizinischen Fachdisziplinen unabhängigen eigenen Fachgesellschaft war es möglich, die weitere Entwicklung des Fachgebietes nicht nur in der DDR, sondern darüber hinaus auch im internationalen Maßstab zu verfolgen und nach Möglichkeit zu beeinflussen sowie weiter voran zu bringen.

2.4.2 Weitere Entwicklung der DDR-Anästhesiegesellschaft

Dreimalige Namensänderung

Die als **„Sektion Anaesthesiologie"** 1964 gegründete Fachgesellschaft der DDR veränderte in Analogie zur „Deutschen Gesellschaft für Anaesthesie" im Laufe ihrer Entwicklung auch noch zweimal ihren Namen. 1967 wurde aus der „Sektion Anaesthesiologie" auf Vorschlag des Vorstandes die **„Gesellschaft für Anaesthesiologie und Reanimation der DDR"**, eine Bezeichnung, die dem 2. Namen der westdeutschen Anästhesiegesellschaft „Deutsche Gesellschaft für Anaesthesie und Wiederbelebung" (DGAW) sehr nahe kam. Als die DGAW 1977 nochmals ihren Namen änderte und sich **„Deutsche Gesellschaft für Anästhesiologie und Intensivmedizin" (DGAI)** nannte, zog die ostdeutsche Anästhesiegesellschaft 4 Jahre später nach und nannte sich ab 1981 **„Gesellschaft für Anaesthesiologie und Intensivtherapie der DDR" (GAIT)**, um damit auch deutlich zu machen, dass die „interdisziplinäre Intensivtherapie", die bereits 1972 als **„Arbeitsgemeinschaft Interdisziplinäre Intensivtherapie"** dieser Gesellschaft unter der Leitung von G. Baust, Halle/Saale, gegründet worden war, auch im Osten Deutschlands als integraler Bestandteil des Fachgebietes Anästhesiologie betrachtet wurde.

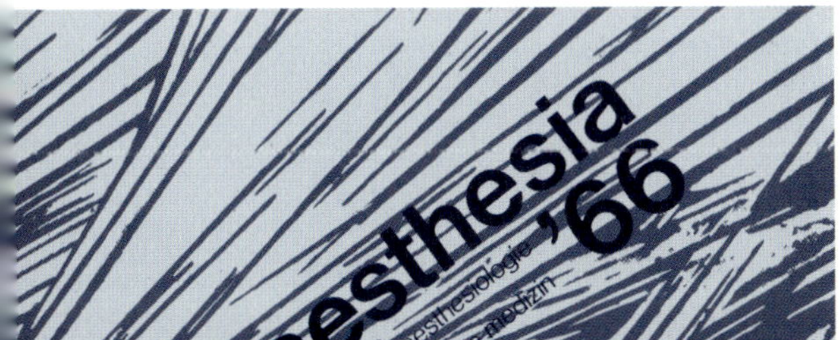

Abb. 2.38. Programmheft zur „anaesthesia '66" (den Hintergrund stellen Kristallmodifikationen von Phenobarbitalschmelzen dar)

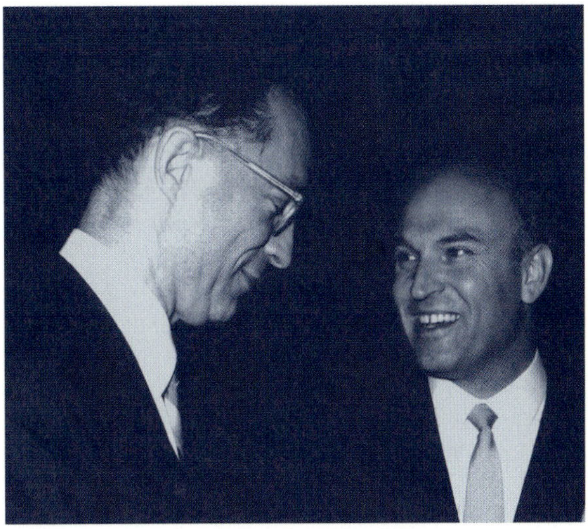

Abb. 2.39. Der Kongresspräsident der „anaesthesia '66", M. Meyer, Berlin-Buch, im Gespräch mit dem Schriftführer der DGAW, R. Frey, Mainz

Kongresse

Höhepunkte des wissenschaftlichen Lebens der „Sektion Anaesthesiologie" waren ihre in der Regel alle 2 Jahre stattfindenden Kongresse. Die Serie dieser DDR-Anästhesiekongresse begann mit der **„anaesthesia '66"**, die vom 26. bis 29. Juli 1966 in Berlin unter der wissenschaftlichen Leitung von M. Meyer, Berlin-Buch, und der organisatorischen Leitung von W. Bucklitsch, Berlin-Friedrichshain, stattfand (Abb. 2.38).

Folgende Themen standen im Mittelpunkt dieses Kongresses:
- Prä- und postoperative Periode
- Herzrhythmusstörungen und Anästhesie
- Blut- und Flüssigkeitsersatz.

Dieser erste DDR-Anästhesiekongress fand auch international eine weite Beachtung. Außerdem war es für viele Jahre der letzte Kongress, an dem das GSdMWG des MfGe der Gesellschaft gestattete, einige Anästhesisten aus West-Deutschland und West-Berlin, unter ihnen auch den damaligen Präsidenten der DGAW, Karl Horatz, Hamburg, und deren Schriftführer, Rudolf Frey, Mainz, (Meyer [18]) nach „Berlin – Hauptstadt der DDR" einzuladen (Abb. 2.39).

Der **„anaesthesia '66"** folgten insgesamt noch 9 weitere Kongresse, die vom jeweiligen 1. Vorsitzenden der entsprechenden Amtsperiode geleitet wurden (Hache [15]):

„anaesthesia '68" 3.–5. September 1968 in Berlin

- Wissenschaftliche Leitung: H.F. Poppelbaum, Berlin-Buch
- Organisatorische Leitung: M. Schädlich, Berlin
- Themen:
  - Akuter lebensbedrohlicher Zustand und Grenzen der Wiederbelebung
  - Hypothermie
  - Sicherheitsmaßnahmen während der Anästhesie

„anaesthesia '70" 7.–10. September 1970 in Berlin

- Wissenschaftliche Leitung: H.F. Poppelbaum, Berlin-Buch
- Organisatorische Leitung: M. Schädlich, Berlin
- Themen:
  - Kinderanästhesie und -intensivtherapie
  - Anästhesie dringlicher Notfälle
  - Medizintechnik

„anaesthesia '72" 4.–6. Juli 1972 in Dresden als Gemeinschaftsveranstaltung mit den Anästhesiegesellschaften der sozialistischen Länder als V. Symposium Anaesthesiologiae Internationale

- Wissenschaftliche Leitung: M. Schädlich, Berlin
- Organisatorische Leitung: H. Hache, Dresden
- Themen:
  - Hirnfunktion und Anästhesie
  - Elektronische Messwerte und Datenverarbeitung
  - Berufsbild des Anästhesisten

„anaesthesia '74" 18.–21. November 1974 in Dresden gemeinsam mit dem Kongress der Fachkrankenschwestern und Fachkrankenpfleger

- Wissenschaftliche Leitung: G. Benad, Rostock
- Organisatorische Leitung: H. Hache, Dresden
- *Themen:*
  - Anästhesieprobleme bei Herz-Kreislauf-Erkrankungen
  - Schädel-Hirn-Trauma
  - Hämotherapie

„anaesthesia '77" 11.–13. Mai 1977 in Karl-Marx-Stadt (Chemnitz) gemeinsam mit dem Kongress der Fachkrankenschwestern und Fachkrankenpfleger

- Wissenschaftliche Leitung: W. Röse, Magdeburg
- Organisatorische Leitung: V. Burkhardt, Karl-Marx-Stadt (Chemnitz)
- Themen:
  - Anästhesie in Notsituationen
  - Schock
  - Anästhesie und Perinatalperiode

„anaesthesia '78" 6.–8. Dezember 1978 in Berlin gemeinsam mit dem Kongress der Fachkrankenschwestern und Fachkrankenpfleger

- Wissenschaftliche Leitung: U. Strahl, Berlin-Buch
- Organisatorische Leitung: G. Gottschalk, Berlin
- Themen:
  - Akute exogene Vergiftungen
  - Anästhesie in der Ambulanz
  - Aspekte der künstlichen Beatmung

„anaesthesia '81" 6.–8. Januar 1981 in Berlin gemeinsam mit dem Kongress der Fachkrankenschwestern und Fachkrankenpfleger

- Wissenschaftliche Leitung: M. Lüder, Berlin-Buch
- Organisatorische Leitung: H.I. Wilke, Berlin
- Themen:
  Gefahren und Komplikationen durch:
  - Geräte und technische Hilfsmittel
  - Arzneimittel
  - Anästhesiologische Maßnahmen

„anaesthesia '83" 5.–8. Dezember 1983 in Berlin gemeinsam mit dem Kongress der Fachkrankenschwestern und Fachkrankenpfleger

- Wissenschaftliche Leitung: Ingrid Hörning, Cottbus
- Organisatorische Leitung: H.I. Wilke, Berlin
- Themen:
  - Anästhesie bei abdominellen Erkrankungen
  - Blutersatz und Blutgerinnung
  - Leitungsanästhesie

Während der Amtsperiode von K. Borchert, Greifswald, sollte die **„anaesthesia '87"** gemeinsam mit dem Kongress der Fachkrankenschwestern und Fachkrankenpfleger ursprünglich im Januar 1987 in Berlin stattfinden. Der Minister für Gesundheitswesen sagte jedoch den schon vorbereiteten Kongress und weitere wissenschaftliche Veranstaltungen anderer Fachgebiete wegen des Schneechaos, das über weite Teile Ost- und West-Deutschlands in gleicher Weise hereingebrochen war, über Nacht ab (Hache [15]; ◘ Abb. 2.40). Ein Teil der dadurch ausgefallenen wissenschaftlichen Vorträge wurde im September 1987 auf der Arbeitstagung in Schwerin gehalten.

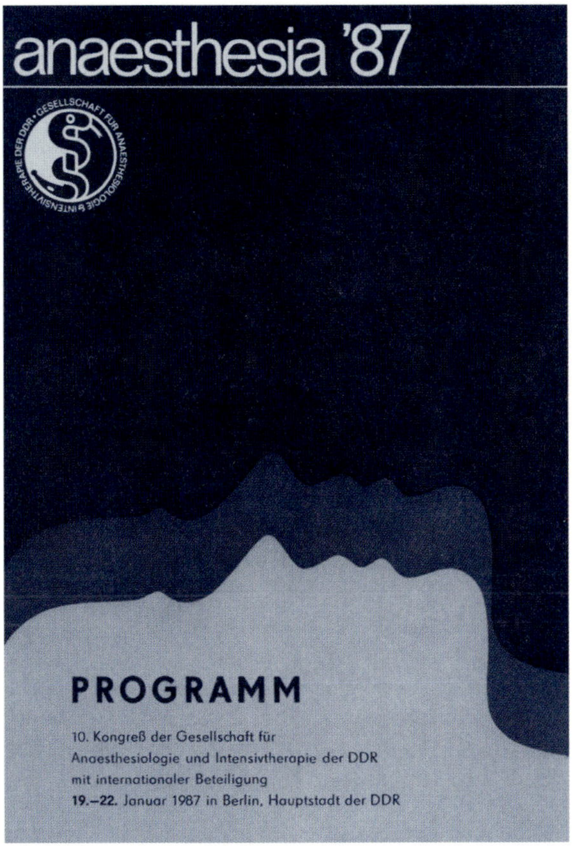

Abb. 2.40. Programmheft der abgesagten „anaesthesia '87"

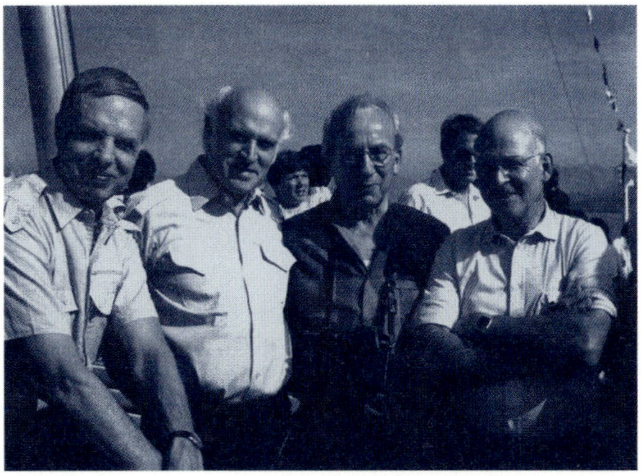

Abb. 2.41. Seltenes Treffen ehemaliger Präsidenten bzw. 1. Vorsitzender der beiden deutschen Anästhesiegesellschaften auf dem ZAK Zürich 1983, *v. l. n. r.* W. Röse, Magdeburg, M. Meyer, Berlin-Buch, K. Hutschenreuter, Homburg, und K. Wiemers, Freiburg

„anaesthesia '90" 4.–7. Februar 1990 in Dresden gemeinsam mit dem Kongress der Fachkrankenschwestern und Fachkrankenpfleger

- Wissenschaftliche Leitung: H. Hache, Dresden
- Organisatorische Leitung: Helga Schiffner, Dresden
- Themen:
  - Septischer Patient
  - Behandlung des chronischen Schmerzes
  - Mikroelektronik und Anästhesie
  - Anästhesie beim geriatrischen Patienten

Von den zwischen 1966 bis 1981 abgehaltenen DDR-Anästhesiekongressen gab die Gesellschaft im Eigenverlag jeweils zweibändige Kongressbände mit insgesamt jeweils etwa 1.200 Seiten heraus, in denen die Eröffnungsansprachen, Grußadressen, Laudationes und die Vorträge in voller Länge veröffentlicht wurden. Diese Kongressbände waren vor dem Erscheinen der DDR-Anästhesie-Zeitschrift **Anaesthesiologie und Reanimation** bis zum Jahr 1976 die einzigen anästhesiologischen Publikationsmöglichkeiten für DDR-Anästhesisten, denn es war ihnen vom Ende der 60er-Jahre an nicht mehr erlaubt, in westdeutschen, anderen westeuropäischen oder US-amerikanischen Zeitschriften zu veröffentlichen (Benad [4]).

Um die Herausgabe dieser deshalb für uns damals so wichtigen Kongressbände hat sich E. Danzmann, Berlin-Buch, sehr verdient gemacht. Vom Kongress „anaesthesia 1987" erschien nur noch ein Kongressband mit einigen Kurzreferaten. In diesem Zusammenhang sei auch auf die unermüdliche Tätigkeit der hauptamtlich in der von H.F. Poppelbaum geleiteten Klinik für Anästhesiologie und Intensivtherapie des Hufeland-Krankenhauses Berlin-Buch arbeitenden Sekretärin, Bärbel Poppe, Berlin-Buch, hingewiesen, die sich darüber hinaus als langjährig einzige Sekretärin der Gesellschaft sehr verdient gemacht hat.

Alle DDR-Anästhesiekongresse fanden unter internationaler Beteiligung statt, wobei neben einigen Anästhesisten aus den sog. kapitalistischen Ländern vorwiegend Kollegen aus den sozialistischen Ländern nach Zustimmung durch das GSdMWG des MfGe eingeladen werden durften. Eine Einladung von westdeutschen Anästhesisten zu diesen Kongressen wurde uns nach 1966 über etwa 15 Jahre von dieser Stelle generell verwehrt. Zahlreiche Gasteinladungen an ostdeutsche Anästhesisten zu nationalen Kongressen der DGAW oder zu den von ihr in der Bundesrepublik Deutschland veranstalteten **„Zentraleuropäischen Anästhesiekongressen"** (ZAK) konnten nicht wahrgenommen werden, während es einer kleinen Zahl von Anästhesisten aus der DDR erlaubt wurde, an einigen ZAK in Österreich und in der Schweiz teilzunehmen (Abb. 2.41).

Erst als bekannt wurde, dass der **„7. Weltkongress für Anästhesiologie"** 1980 in Hamburg von der DGAI veranstaltet wird, trat eine gewisse Veränderung in der bisherigen ablehnenden Haltung des GSdMWG des MfGe beim Eingang von Gasteinladungen an ostdeutsche Anästhesisten zu Kongressen in der Bundesrepublik ein, da vor allem auch aus politischen Gründen DDR-Wissenschaftler auf einem Weltkongress, selbst wenn er in der BRD stattfand, präsent sein sollten. So wurde es sogar der großen Zahl von 17 als Gäste der DGAI eingeladenen ostdeutschen Anästhesisten erlaubt, erstmalig seit dem Bau der Mauer wieder an einem Anästhesiekongress in der Bundesrepublik Deutschland teilzunehmen. Dies hatte auch zur Folge, dass es danach einigen westdeutschen Anästhesisten gestattet wurde, darunter dem Kongresspräsidenten des 7. Weltkongresses, Erich Rügheimer, Erlangen, am DDR-Anästhesiekongress 1981 in Berlin teilzunehmen.

Internationale Symposien

Große internationale Beachtung fanden neben den DDR-Kongressen **„anaesthesia"** auch zwei spezielle, aktuellen anästhesiologischen bzw. intensivmedizinischen Fragen gewidmete internationale Symposien, die in enger Zusammenarbeit mit der Fachgesellschaft von der Akademie der Wissenschaften der DDR unter der Leitung von M. Lüder, Berlin-Buch, 1978 in Berlin zum Thema **„Future Trends in Anaesthesia"** bzw. von der Forschungsabteilung für Intensivmedizin des Städtischen Krankenhauses Berlin-Friedrichshain unter der Leitung von M. Meyer 1980 in Potsdam zum Thema **„Acute Respiratory Insufficiency"** durchgeführt wurden. Für diese beiden internationalen Symposien konnten führende Experten aus 14 europäischen bzw. außereuropäischen Ländern gewonnen werden, Anästhesisten aus der BRD war die Teilnahme an diesen beiden Veranstaltungen durch das GSdMWG des MfGe wiederum versagt worden.

Arbeitstagungen

Zwischen den DDR-Anästhesiekongressen fanden **Arbeitstagungen (AT)** statt, auf denen die Rechenschaftslegung des jeweiligen 1. Vorsitzenden, die Berichterstattungen des Schatzmeisters, des Vorsitzenden der Revisionskommission, der Vorsitzenden der Arbeitsgemeinschaften und des Chefredakteurs der 1976 gegründeten Zeitschrift **Anaesthesiologie und Reanimation** erfolgten, über deren Entwicklung in dieser Festschrift ebenfalls an anderer Stelle (Benad [5]) ausführlich berichtet wird. Auf diesen AT fanden auch die Neuwahlen des vorher mit dem GSdMWG des MfGe abzustimmenden Vorstandes statt. Stets wurden auch verschiedene aktuelle fachliche und berufspolitische Probleme ausführlich erörtert.

Unter diesen 10 Arbeitstagungen soll die 1. Arbeitstagung, die vom 19.–22. April 1971 im Panorama-Hotel in Oberhof unter der wissenschaftlichen Leitung von M. Schädlich, Berlin, und der organisatorischen Leitung von F. Seidel, Arnstadt, stattfand, besonders hervorgehoben werden. In Vorbereitung auf diese 1. Arbeitstagung fand vom 14.–17. Januar 1971 eine Klausurtagung des erweiterten Vorstandes im Betriebsferienheim des „VEB Elektromat Dresden" in Lubmin am Greifswalder Bodden statt. Die Ergebnisse der Klausurtagung wurden im **Informationsblatt II/71** [1] veröffentlicht. Sie bildeten die Grundlage für die Diskussion auf der 1. Arbeitstagung und sind in die Geschichte der Gesellschaft als sog. **„Oberhofer Programm"** (Bucklitsch [7]) eingegangen. In diesem, von der Mitgliederversammlung beschlossenen Oberhofer Programm wird die Stellung des Anästhesisten im Gesundheits- und Sozialwesen der DDR, insbesondere das Berufsbild des Facharztes für Anästhesiologie klar umrissen.

Ferner werden Hinweise zur Profilierung der Anästhesieabteilungen nach einem einheitlichen System, Empfehlungen für eine einheitliche Nomenklatur für die Bezeichnung **„Anästhesieabteilung"** an Kreiskrankenhäusern mit einer anästhesiologisch geleiteten Wachstation bzw. **„Kliniken für Anästhesiologie und Intensivtherapie"** an großen Stadt- und Bezirkskrankenhäusern sowie Universitätskliniken mit einer anästhesiologisch geleiteten **„Interdisziplinären Intensivtherapiestation"** gegeben. Außerdem wurde ein Schlüssel für die weitere Personalplanung für anästhesiologische Einrichtungen aufgestellt. Erarbeitet wurden ferner Hinweise für die Ausbildung der Medizin- und Zahnmedizinstudenten im Fachgebiet Anästhesiologie in Form von obligatorischen Vorlesungen, Praktika und Seminaren mit einer Abschlussprüfung, deren Note Bestandteil des medizinischen und zahnmedizinischen Staatsexamens werden sollte.

Schließlich wurden klare Hinweise für die Gestaltung der Weiterbildung zum **„Facharzt für Anästhesiologie"** und dessen postgradualer Fortbildung sowie zur Entwicklung der anästhesiologischen Forschung gegeben. Das „Oberhofer Programm", das am 17.06.1971 an das Ministerium für Gesundheitswesen der DDR übergeben wurde (Bucklitsch u. Hörning [10]), blieb lange Zeit die wichtigste Arbeitsgrundlage der Fachgesellschaft, aber auch zentraler Stellen im MfGe (Stober u. Bucklitsch [23]), die relativ offen für die darin formulierten Forderungen waren.

Aus dem „Oberhofer Programm" wurde auch die Notwendigkeit zur Bildung von weiteren Arbeitsgemeinschaften abgeleitet. Insgesamt wurden zwischen 1970 und 1982 folgende Arbeitsgemeinschaften gegründet, deren Leitern die Aufgabe zukam, im Auftrag des Vorstandes für spezielle Fragen des Fachgebietes, aber auch für dessen interdisziplinäre Zusammenarbeit mit anderen Fächern, Lösungsvorschläge zu erarbeiten (Stober u. Bucklitsch [23]):

- AG Arbeits- und Lebensbedingungen (1970),
- AG Information und Dokumentation (1970),
- AG Forschung und Technik (1971),
- AG Studentische Ausbildung und Erziehung (1972),
- AG Interdisziplinäre Intensivmedizin (1972),
- AG Kinderanästhesie und -intensivtherapie (1972),
- AG Medizinisch-juristische Fragen (1973). 1982 in AG „Ethik und Recht" umbenannt,
- AG Krankenhausneubau und -rekonstruktion (1977),

▼

- AG Fachschwestern, Fachpfleger und Medizinische Assistenten (1978),
- AG Operativer Hospitalismus in Anästhesiologie, Intensivtherapie und Dringlicher Medizinischer Hilfe (DMH) (1978) und
- AG Schmerz (1982), ab 1988: Sektion Schmerztherapie.

Dieser richtungweisenden 1. Arbeitstagung in Oberhof folgten insgesamt noch 9 weitere Arbeitstagungen (Hache [15]):

2. Arbeitstagung 3.–5. Oktober 1972 in Gera
- Wissenschaftliche Leitung: M. Schädlich, Berlin
- Organisatorische Leitung: F. Seidel, Arnstadt
- Themen:
  - Anästhesie als integrierender Faktor
  - Fragen der Weiterbildung zum Facharzt für Anästhesiologie

3. Arbeitstagung 11.–14. Oktober 1973 in Kühlungsborn
- Wissenschaftliche und organisatorische Leitung: G. Benad, Rostock
- Themen:
  - Dringliche Medizinische Hilfe (DGM)
  - Wasserrettungsdienst

4. Arbeitstagung 19.–22. März 1975 in Eisenach
- Wissenschaftliche Leitung: G. Benad, Rostock
- Organisatorische Leitung: F. Seidel, Arnstadt, und E. Kirbes, Eisenach
- Thema:
  - Probleme der Weiterbildung zum Facharzt für Anästhesiologie

5. Arbeitstagung 10.–13. November 1977 in Wernigerode
- Wissenschaftliche Leitung: W. Röse, Magdeburg
- Organisatorische Leitung: V. Thiele, Wernigerode
- Thema:
  - Die anästhesiologische Versorgung im Kreiskrankenhaus

6. Arbeitstagung 11.–13. November 1979 in Neubrandenburg
- Wissenschaftliche Leitung: U. Strahl, Berlin-Buch
- Organisatorische Leitung: G. Grünewald, Neubrandenburg
- *Rahmenthema:* Grenzen der Reanimation:
  - Apallisches Syndrom
  - Hirntod

7. Arbeitstagung 8.–11. November 1981 in Neubrandenburg
- Wissenschaftliche Leitung: M. Lüder, Berlin-Buch
- Organisatorische Leitung: G. Grünewald, Neubrandenburg
- Thema:
  - Hygiene im Fachgebiet Anästhesiologie

8. Arbeitstagung 26.–28. November 1984 in Magdeburg (▣ Abb. 2.42)
- Wissenschaftliche Leitung: Ingrid Hörning, Cottbus
- Organisatorische Leitung: W. Röse, Magdeburg
- Thema:
  - Medizintechnische Neuentwicklungen

9. Arbeitstagung 23.–25. September 1987 in Schwerin (in Kombination mit der im Januar wegen des Schneechaos abgesagten „anaesthesia '87")
- Wissenschaftliche Leitung: K. Borchert, Greifswald
- Organisatorische Leitung: J. Mesewinkel, Schwerin
- Themen:
  - Postoperative Periode
  - Kardiopulmonale und zerebrale Reanimation

10. Arbeitstagung 23.–25. Oktober 1990 in Gera
- Wissenschaftliche Leitung: H. Hache, Dresden
- Organisatorische Leitung: Uta Weiser, Gera
- Themen:
  - Kinderanästhesie und -intensivtherapie

Beratende Ärzte für Anästhesiologie und Intensivtherapie

Mitte bis Ende der 60er-Jahre wurden von den jeweiligen Bezirksärzten der DDR sog. „**Beratende Ärzte**" für alle medizinischen Fachrichtungen berufen. Im Rahmen dieser Maßnahme wurden auch für das Fachgebiet Anästhesiologie derartige „Beratende Ärzte" tätig, die zunächst „**Beratende Ärzte für Anästhesiologie**" hießen und später die erweiterte Bezeichnung „**Beratende Ärzte für Anästhesiologie und Intensivtherapie**" erhielten. Sie berieten den Bezirksarzt in allen das Fachgebiet Anästhesiologie und Intensivtherapie betreffenden Fragen der strukturellen Entwicklung, der apparativtechnischen Ausrüstung der Gesundheitseinrichtungen und der Weiter- und Fortbildung von Anästhesisten und von Fachkrankenschwestern/Fachkrankenpflegern für Anästhesiologie und Intensivtherapie des jeweiligen Bezirkes. Dadurch konnten die „Beratenden Ärzte" auch einen gewissen Einfluss auf die Entwicklung des Fachgebietes Anästhesiologie und Intensivtherapie auf Bezirksebene nehmen. Die „Beratenden Ärzte für Anästhesiologie und Intensivtherapie" wurden

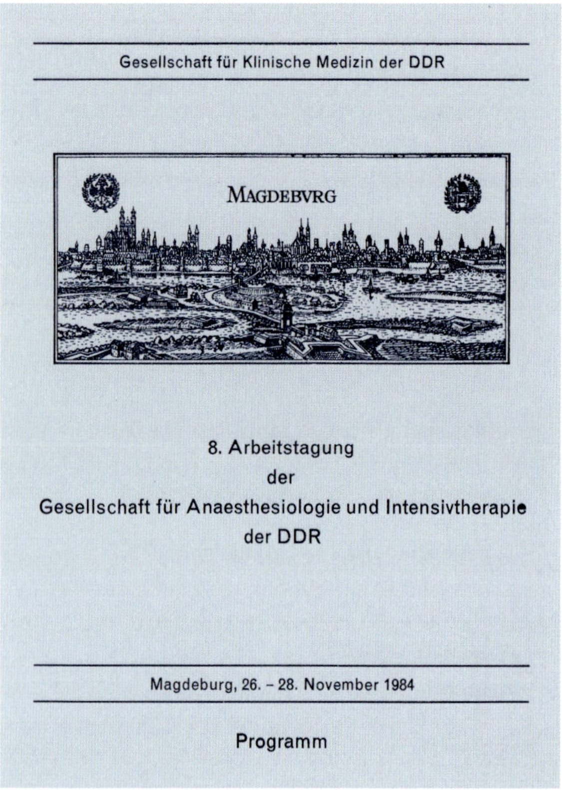

Gesellschaft für Klinische Medizin der DDR

MAGDEBVRG

8. Arbeitstagung
der
Gesellschaft für Anaesthesiologie und Intensivtherapie
der DDR

Magdeburg, 26. – 28. November 1984

Programm

Abb. 2.42. Programmheft zur 8. Arbeitstagung in Magdeburg, 26.–28. November 1984

auch in die Arbeit des Vorstandes der anästhesiologischen Fachgesellschaft einbezogen, indem sie z.B. zu den in der Regel einmal jährlich stattfindenden **„Erweiterten Vorstandssitzungen"** eingeladen wurden. Das schon erwähnte und für die weitere Entwicklung der Anästhesiologie in der DDR richtungweisende „Oberhofer Programm" von 1971 wurde in einer Klausurtagung des erweiterten Vorstandes der Gesellschaft unter Hinzuziehung der „Beratenden Ärzte für Anästhesiologie" in Lubmin vorbereitet (Strahl [24]).

Beratung des Ministeriums für Hoch- und Fachschulwesen (MHF) und des Ministeriums für Gesundheitswesen (MfGe) durch Mitglieder des Vorstandes der GAIT

Mitglieder des Vorstandes wurden zur Lösung bestimmter Grundsatzfragen wiederholt auch zur Beratung des MHF und des MfGe herangezogen.

So war die AG **„Studentische Ausbildung und Erziehung"** nicht nur für die Ausarbeitung und spätere Aktualisierung der landesweit verbindlichen Lehrprogramme für Studenten der Medizin und der Zahnmedizin auf dem Gebiet von Anästhesie, Intensivtherapie, Notfallmedizin und Schmerztherapie verantwortlich, sondern auch für die Erarbeitung einer **„Fachgebietskonzeption Anästhesiologie und Intensivtherapie"** für die medizinischen Hochschuleinrichtungen.

Für das MfGe erarbeitete der Vorstand der Anästhesiegesellschaft u. a. **„Empfehlungen zur Feststellung des Hirntodes" (1980)** und eine **„Konzeption für die anästhesiologische Versorgung der Bevölkerung bei einem Massenanfall Geschädigter (1981).** Gemeinsam mit der „Gesellschaft für Nephrologie der DDR" wurden **„Empfehlungen zur Organspenderkonditionierung zur Nierentransplantation" (1985)** erstellt.

Als 1987 beim MfGe eine sechsköpfige **„Problemkommission Anästhesiologie und Intensivtherapie"** gebildet wurde, die das Ministerium beraten und die Arbeit der „Beratenden Ärzte für Anästhesiologie und Intensivtherapie" in den jeweiligen Bezirken koordinieren sollte, gehörten diesem Gremium vier Vorstandsmitglieder der GAIT an. Eine 1988 von dieser Problemkommission erarbeitete **„Fachgebietskonzeption Anästhesiologie und Intensivtherapie"**, die in enger Zusammenarbeit mit dem erweiterten Vorstand der GAIT zustande gekommen war, wies neben positiven Entwicklungen auch auf dringlich zu beseitigende Mängel in Bezug auf personelle und materielle Arbeitsbedingungen des Fachgebietes hin, u. a. auf das Fehlen von mehr als 1.000 Ärzten und über 3.000 Schwestern und Pflegern.

Internationale Aktivitäten der Gesellschaft

Von ihrer Gründung an entwickelte die DDR-Fachgesellschaft gute Kontakte zu den Anästhesiegesellschaften der sog. sozialistischen Staaten, mit denen es viele Gemeinsamkeiten gab. Diese bestanden nicht nur in den sehr ähnlichen politischen Strukturen dieser Staaten, sondern sie waren v. a. auch durch die in allen sozialistischen Staaten bestehenden sehr begrenzten finanziellen Möglichkeiten mit einem ausgeprägten Devisenmangel charakterisiert. Als Folge davon war das Niveau der medizintechnischen Ausrüstung und der pharmazeutischen Versorgung aller dieser sog. sozialistischen Staaten – einschließlich der DDR – deutlich niedriger als das der sog. kapitalistischen Staaten.

Das zwang alle osteuropäischen Anästhesisten, den Fragen der Ausbildung, der Weiter- und Fortbildung unter starker Hervorhebung des klinischen Monitorings eine besondere Aufmerksamkeit zu widmen. Der allgemeine Devisenmangel schränkte den ohnehin schon aus politischen Gründen reduzierten Reiseverkehr zwischen den Ländern weiter ein, so dass neue Formen des wechselseitigen Austauschs von Informationen und Mitarbeitern gefunden werden mussten.

Unter diesen Bedingungen bildete sich ein besonders enger Kontakt zu unseren Kollegen in der damaligen ČSSR heraus, der zur gemeinsamen Durchführung von **bilateralen Symposien der Anästhesisten der ČSSR und der DDR** führte. Es wurden insgesamt 5 derartige Symposien abwechselnd in der ČSSR und der DDR durchgeführt (Hache [15]):

1. **Bilaterales Anästhesie-Symposium ČSSR/DDR 23.–24. April 1975 in Karlovy Vary (Karlsbad)**
- Wissenschaftliche Leitung: J. Pocta, Prag und G. Benad, Rostock
- Thema:
  - Arbeits- und Lebensbedingungen in Anästhesie und Intensivtherapie

2. **Bilaterales Anästhesiesymposium ČSSR/DDR 25.–26. Mai 1978 in Leipzig**
- Wissenschaftliche Leitung: G. Benad, Rostock und J. Pocta, Prag
- Thema:
  - Geburtshilfliche Anästhesie

3. **Bilaterales Anästhesie-Symposium ČSSR/DDR 2.–4. Juni 1982 in Usti nad Labem (Aussig)**
- Wissenschaftliche Leitung: J. Pocta, Prag und H. Hache, Dresden
- Thema:
  - Reanimation

4. **Bilaterales Anästhesie-Symposium ČSSR/DDR 18.–19. April 1985 in Greifswald**
- Wissenschaftliche Leitung: K. Borchert, Greifswald, und V. Trávnicek, Prag
- Thema:
  - Neuroanästhesie

5. **Bilaterales Anästhesie-Symposium ČSSR/DDR 21.–23. September 1988 in Hradec Kralove (Königgrätz)**
- Wissenschaftliche Leitung: Jarmila Drabková, Prag und H. Hache, Dresden
- Themen:
  - Intoxikationen
  - Kombinationsanästhesien

Aus diesen Begegnungen der Anästhesisten beider Länder entstand auf beiden Seiten auch der Wunsch nach der Durchführung von **bilateralen Symposien der Fachkrankenschwestern und Fachkrankenpfleger der ČSSR und der DDR**. Sie fanden 1984 in Bad Schandau, 1986 in Usti nad Labem (Aussig) und 1989 in Cottbus statt.

Die Kontakte zu den anderen sozialistischen Staaten Osteuropas einschließlich Kubas erfolgten über wechselseitige Einladungen von einzelnen Kollegen zu den jeweiligen nationalen Kongressen. In größerem Rahmen wurden die Kontakte aber auch durch die gemeinsame Durchführung der sog. **„Internationalen Anästhesie-Symposien"** gepflegt. Das erste internationale Symposium der Anästhesiegesellschaften der sozialistischen Länder fand 1965 in Prag/ČSSR statt. Es folgenden weitere Symposien dieser Art 1967 in Poznań (Posen)/Polen, 1970 in Varna/Bulgarien, 1972 in Dresden in Kombination mit dem Kongress „anaesthesia '72" und 1975 in Balatonfüred/Ungarn statt. Danach wurden diese Symposien als **„Internationale Anästhesiekongresse"** weitergeführt. Sie fanden 1977 in Bratislava (Pressburg)/ČSSR, 1979 in Wroclaw (Breslau)/Polen, 1981 in Bukarest/Rumänien und 1986 in Kiew/ UdSSR statt.

Die Teilnahme an diesen Internationalen Anästhesiesymposien bzw. Kongressen in den sozialistischen Ländern war für viele DDR-Anästhesisten auch die einzige Möglichkeit, Kollegen aus der BRD, die sie bisher nur aus der Literatur kannten, einmal persönlich kennen zu lernen und alte Freunde wieder zu sehen; denn diese Anästhesiesymposien in Osteuropa konnten im Gegensatz zu den wissenschaftlichen Tagungen in der DDR auch regelmäßig von westdeutschen Anästhesisten besucht werden.

Sehr enge und freundschaftliche Kontakte hatte die DDR-Fachgesellschaft aber auch zu Anästhesiegesellschaften kapitalistischer europäischer und außereuropäischer Staaten. An erster Stelle müssen hier die guten Beziehungen zur **„Österreichischen Gesellschaft für Anaesthesiologie, Reanimation und Intensivtherapie" (ÖGARI)** genannt werden. Österreichische Anästhesisten gehörten nicht nur zu den regelmäßigen Teilnehmern unserer Kongresse, sondern es kam 1978 sogar zum Abschluss eines Vertrages zwischen beiden Gesellschaften, auf dessen Grundlage ein „devisenloser" Austausch von einigen Mitarbeitern beider Länder möglich wurde. Mitglieder des Vorstandes der ÖGARI, wie O. Mayrhofer, Wien, K. Steinbereithner, Wien, H. Bergmann, Linz, W. List, Graz und andere zählten zu den stets gern gesehenen Gastprofessoren, die neben dem Besuch der DDR-Anästhesiekongresse auch zu Vorlesungen an verschiedene größere universitäre und außeruniversitäre Anästhesieeinrichtungen der DDR eingeladen wurden.

Ein Jahr vor der Wende fand erst- und einmalig ein **„Gemeinsames Symposium der Anästhesiegesellschaften der Deutschen Demokratischen Republik und der Republik Österreich"** vom 26.–27. April 1988 in Dresden unter der Leitung des damaligen Vorsitzenden der GAIT, H. Hache, Dresden, und O. Mayrhofer, Wien, statt. Unter dem Motto dieses Symposiums **„Entwicklungstendenzen des Fachgebietes Anästhesiologie und Intensivtherapie"** wurden die folgende Themen behandelt:
- Probleme der Prämedikation,
- Monitoring als Sicherheitsfaktor in Anästhesiologie und Intensivtherapie,
- Probleme und Aufgaben des Fachgebietes bei der Aus-, Weiter- und Fortbildung,
- Entwicklung der Muskelrelaxanzien.

Eine vertragliche Regelung über eine wissenschaftliche Zusammenarbeit kam 1981 auch mit der **„Association of Anaesthetists of Great Britain and Ireland"** zustande, auf deren Grundlage einige Studienaufenthalte und Gastvorlesungen durchgeführt wurden. Auf diese Weise ent-

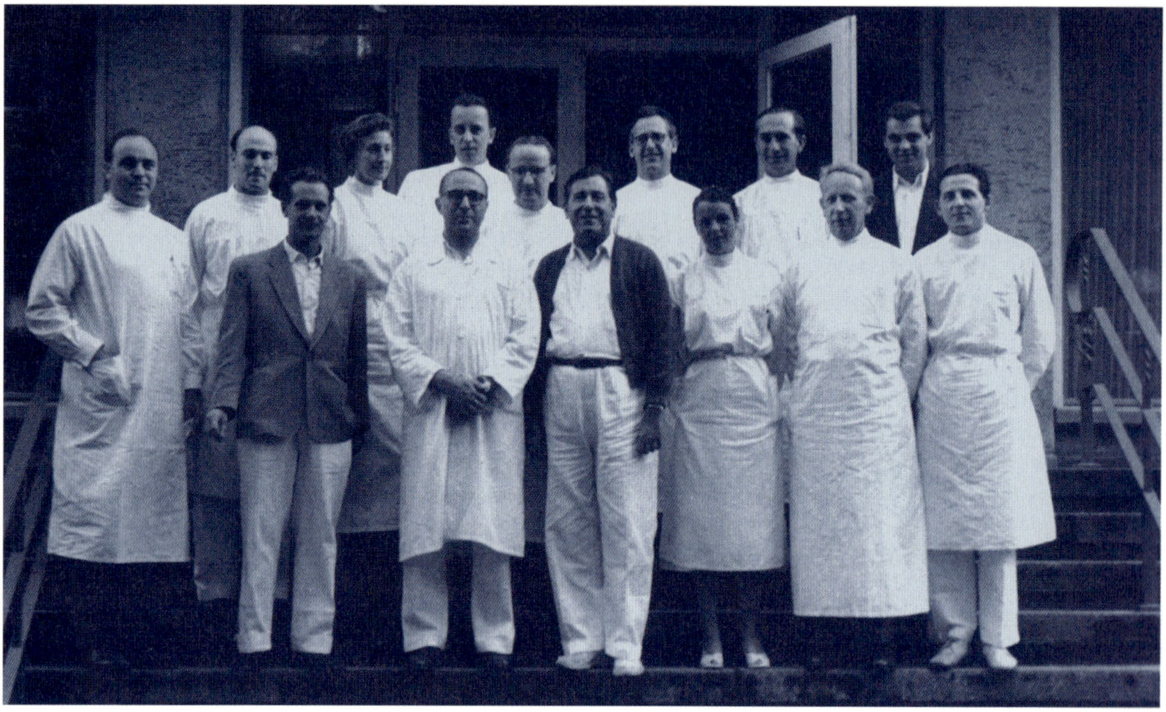

Abb. 2.43. 1. Fortbildungskurs an der Anästhesieabteilung der Robert-Rössle-Klinik Berlin-Buch 1957 unter der Leitung von Chefarzt Dr. L. Barth *(1. Reihe 2. v. l.)* und Prof. Dr. W.W. Mushin, Cardiff *(1. Reihe, 3. v. l.)*, daneben Prof. Dr. H. Gummel, Direktor der Chirurgischen Klinik. Unter den Kursteilnehmern (2. Reihe *v. l. n. r.* OA Dr. M. Meyer, Berlin-Buch, OÄ Dr. Lisa Wilken, Magdeburg, und Dr. M. Schädlich, Halle/Saale, sowie Dr. G. Endres, Jena *(2. Reihe 2. v. r.)*

wickelten sich nützliche Verbindungen zwischen beiden Gesellschaften, und es entstanden wie mit den österreichischen Anästhesisten auch mit den britischen Anästhesisten sehr enge kollegiale und freundschaftliche Beziehungen, deren erste Anfänge eigentlich schon bis in die 50er-Jahre zurückgingen, als so renommierte britische Anästhesisten, wie W.W. Mushin, Cardiff, und J.P. Payne, London, auf den von L. Barth in der Robert-Rössle-Klinik Berlin-Buch organisierten ersten Anästhesie-Fortbildungsveranstaltungen als Gastreferenten auftraten (Barth [2]; Abb. 2.43). Ihnen folgten Sir Robert Macintosh, Oxford, H. Epstein, Oxford, D.D.C. Howat, London, C. Franklin, Manchester, und R. Eltringham, Gloucester, die Gastvorlesungen an verschiedenen anästhesiologischen Einrichtungen der DDR hielten.

Die „Gesellschaft für Anaesthesiologie und Reanimation der DDR" wurde 1968 neben der zu den Gründungsgesellschaften des Weltbundes der Anästhesiegesellschaften gehörenden DGAW auf dem 4. Weltkongress in London als zweite deutsche Anästhesiegesellschaft Mitglied der **„World Federation of Societies of Anaesthesiologists" (WFSA).**

In den Jahren ihrer Mitgliedschaft in der WFSA hat die „Gesellschaft für Anaesthesiologie und Reanimation der DDR" bzw. auch als „GAIT" stets einen sehr engen Kontakt zu den Präsidenten der WFSA, dem Exekutivkomitee und den anderen Organen dieser Weltgesellschaft gepflegt. Präsidenten der WFSA nahmen häufig an den DDR-Anästhesiekongressen teil, so z. B. 1966: G. Organe, UK; 1974: O. Mayrhofer, Österreich; 1977: Q. Gomez, Philippinen, und 1983: J.J. Bonica, USA (Abb. 2.44); C.P. Parsloe, Brasilien, besuchte auf einer Rundreise durch die DDR im Jahre 1984 mehrere größere universitäre und außeruniversitäre Anästhesieeinrichtungen.

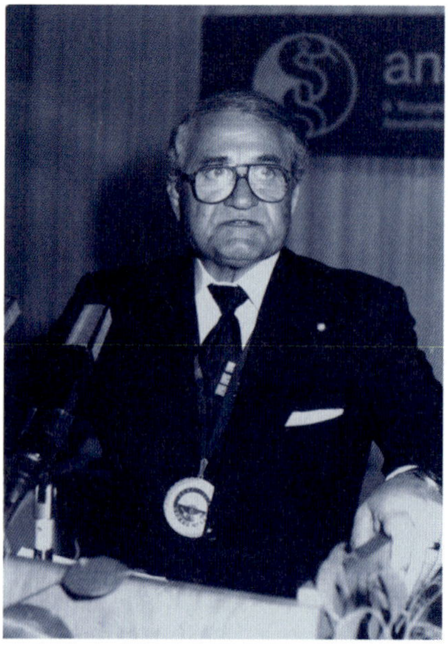

Abb. 2.44. Ansprache des WFSA-Präsidenten, J.J. Bonica, zur „anaesthesia '83" in Berlin

Verschiedene Mitglieder der GAIT arbeiteten aktiv in der WFSA in verschiedenen Wahlfunktionen mit: H.F. Poppelbaum als Vizepräsident von 1972 bis 1976, W. Röse als Mitglied des Exekutivkomitees von 1980 bis 1988, als Vizepräsident von 1988 bis 1992 und als Leiter des „CPR Komitees" von 1988 bis 1996. M. Lüder begründete und leitete das **„Komitee für Sicherheit in der Anästhesie"** von 1984 bis 1992, M. Meyer war von 1984 bis 1988 Mitglied des „Komitees für Ausbildung und wissenschaftliche Angelegenheiten", G. Benad war von 1988 bis 1992 Mitglied und danach von 1992 bis 1996 Leiter des „Komitees für Statuten und Verordnungen".

M. Meyer war von 1981 bis 1985 außerdem Mitglied des Council der **„World Federation of Societies of Intensive and Critical Care Medicine" (WFSICCM)** und leitete das **„Komitee für Internationale Beziehungen"** dieser Gesellschaft.

W. Röse gehörte 1978 zu den Gründungsmitgliedern der **„Europäischen Akademie für Anaesthesiologie" (EAA)**, deren erster Präsident, Jean Lassner, Paris, einer der prominentesten Teilnehmer des DDR-Anästhesiekongresses „anaesthesia '77" in Karl-Marx-Stadt (Chemnitz) war.

2.4.3 Auszeichnungen und Ehrungen

Einer ganzen Reihe von Mitgliedern der DDR-Fachgesellschaft wurden auch internationale und nationale Auszeichnungen und Ehrungen zuteil.

In diesem Zusammenhang ist vor allem die Wahl zum **„Fellow of the Faculty of Anaesthetists of the Royal College of Surgeons of England" (FFARCS)** von L. Barth, (1965), H.F. Poppelbaum (1972; Bucklitsch u. Röse [11]) und von M. Meyer (1982) zu nennen.

Helga Schiffner, Dresden, erhielt für ihre engagierte anästhesiologische Mitarbeit bei der Einführung der Lebertransplantation in der DDR zusammen mit vier weiteren Mitarbeitern des von Wolff geleiteten Dresdner Lebertransplantationszentrums 1978 den **Nationalpreis II. Klasse für Wissenschaft und Technik**. Die gleiche Auszeichnung erhielten 1984 M. Schädlich und D. Olthoff zusammen mit Herzchirurgen für ihre Verdienste um die Entwicklung der Kardioanästhesie und des extrakorporalen Kreislaufs an der Charité Berlin.

G. Benad wurde 1985 als erster deutscher Anästhesist zum Mitglied der **„Deutschen Akademie der Naturforscher Leopoldina"** gewählt. Außerdem ernannten mehrere Anästhesiegesellschaften Mitglieder der GAIT zu **Ehrenmitgliedern bzw. zu Korrespondierenden Mitgliedern.**

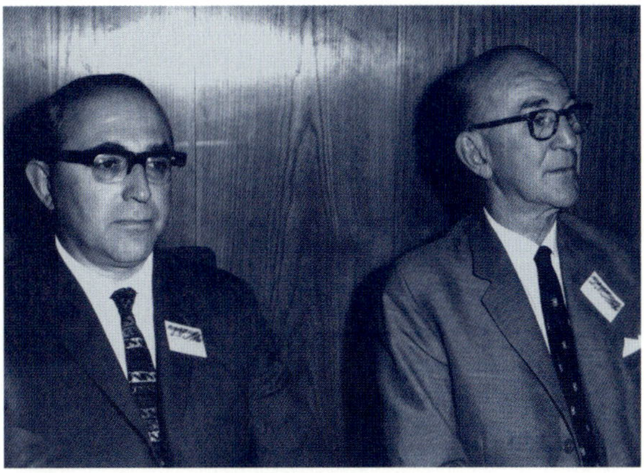

Abb. 2.45. Prof. Dr. W.W. Mushin, Cardiff *(links)*, und Prof. Dr. Sir Robert Macintosh, Oxford *(rechts)*, zwei der ersten, auf der „anaesthesia '66" zu Ehrenmitgliedern der Sektion Anästhesiologie ernannte Anästhesiologen

Ehrenmitgliedschaften

- Tschechoslowakische Gesellschaft für Anaesthesiologie und Resuscitation in der Medizinischen Gesellschaft J.E. Purkinje: Manfred Schädlich, Berlin (1974), Ulrich Strahl, Berlin-Buch (1979), Heinz Hache, Dresden (1984), Gottfried Benad, Rostock (1985), Manfred Meyer, Berlin-Buch (1988).
- Polnische Gesellschaft für Anästhesiologie und Intensivtherapie: Manfred Schädlich, Berlin (1976),
- Rumänische Gesellschaft für Anästhesiologie und Intensivtherapie: Manfred Lüder, Berlin-Buch (1981),
- Bulgarische Gesellschaft für Anaesthesiologie und Reanimation: Manfred Meyer, Berlin-Buch (1980), Gottfried Benad, Rostock (1985),
- Allunionsgesellschaft der Anaesthesiologen und Reanimatologen der UdSSR: Manfred Schädlich, Berlin (1986) und Wolfgang Röse, Magdeburg (1989),
- Ungarische Gesellschaft für Anaesthesiologie und Intensivtherapie: Lothar Barth, Berlin-Buch (1968), Wolfgang Röse, Magdeburg (1977) und Klaus Borchert, Greifswald (1989).

Korrespondierende Mitgliedschaften

- Tschechoslowakische Gesellschaft für Anaesthesiologie und Resuscitation in der Medizinischen Gesellschaft J.E. Purkinje: Günter Baust, Halle/Saale (1977).
- Österreichische Gesellschaft für Anaesthesiologie, Reanimation und Intensivtherapie: Wolfgang Röse, Magdeburg (1989) und Gottfried Benad, Rostock (1989),
- Deutsche Gesellschaft für Anästhesiologie und Intensivmedizin: Derk Olthoff (1990) und Gottfried Benad, Rostock (1990).

2

Ehrungen verschiedener Persönlichkeiten durch die GAIT

Mit der höchsten Auszeichnung, der **Ehrenmitgliedschaft** der DDR-Anästhesiegesellschaft, wurden folgende Anästhesisten sowie Förderer des Fachgebietes aus dem In- und Ausland ausgezeichnet (Abb. 2.45):

Prof. Dr. H. Gummel †	DDR	1966
Prof. Dr. Sir Robert Macintosh †	Großbritannien	1966
Prof. Dr. W.W. Mushin †	Großbritannien	1966
Prof. Dr. W. Negowski	UdSSR	1966
Prof. Dr. H. Epstein	Großbritannien	1968
Prof. Dr. T. Gordh	Schweden	1968
Prof. Dr. S. Pokrczywnicki †	Polen	1968
Doz. MU Dr. J. Hoder †	ČSSR	1970
Prof. Dr. K. Scheidler	DDR	1970
Prof. Dr. L. Shorow †	UdSSR	1970
Prof. Dr. Dr. h.c. mult. O. Mayrhofer	Österreich	1974
Prof. Dr. E. Stojanov	Bulgarien	1977
Q. Gomez	Philippinen	1981
J. Pocta	ČSSR	1981
Prof. Dr. M. Meyer	DDR	1983
Prof. Dr. H. Bergmann	Österreich	1983
Prof. Dr. W. Jurczyk	Polen	1983
Prof. Dr. W. Lembcke †	DDR	1983
Prof. Dr. Elena Damir	UdSSR	1987
Prof. Dr. J. Pokorný	ČSSR	1987
Prof. Dr. M. Schädlich	DDR	1987
Prof. Dr. K. Steinbereithner †	Österreich	1987
Prof. Dr. G. Ugoscai	Ungarn	1990
Prof. Dr. H.F. Poppelbaum	DDR	1990

Die *Korrespondierende Mitgliedschaft* wurde verliehen an:

Prof. Dr. D. Kettler	BRD	1990
Prof. Dr. H.-W. Opderbecke	BRD	1990
Prof. Dr. V.V. Suslov	UdSSR	1990

Die Ehrenplakette der Gesellschaft für Anaesthesiologie und Intensivtherapie der DDR [20] wurde in Anerkennung ihrer Leistungen in der GAIT an W. Bucklitsch, Berlin (1981), W. Röse, Magdeburg (1981) Ingrid Hörning, Cottbus (1987), M. Lüder, Berlin-Buch (1987), D. Fröhlich, Zwickau (1990) und an K.-H. Pickart, Bad Saarow (1990) verliehen.

Mit dem **Heinrich-Braun-Preis der Gesellschaft für Anaesthesiologie und Intensivtherapie der DDR** [21] wurden folgende Mitglieder der GAIT für ihre hervorragenden Habilitationsschriften ausgezeichnet: E. Friis, Berlin (1981), Helga Schiffner, Dresden (1983), Lina Wild, Leipzig (1990) und K. Siegismund, Dresden (1990).

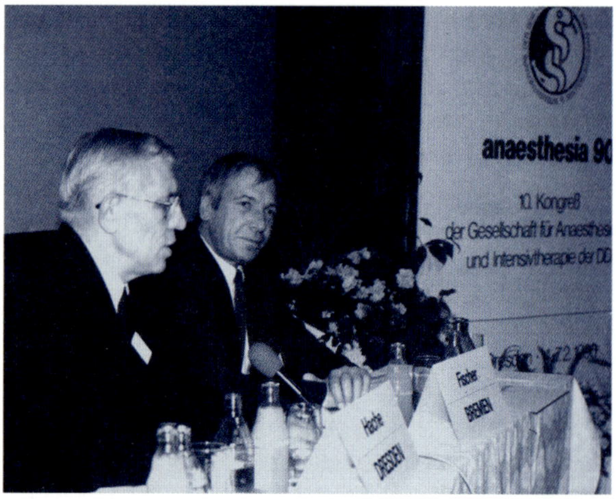

Abb. 2.46. „Es wächst wieder zusammen, was zusammen gehört": 1. Vorsitzender der GAIT, H. Hache, Dresden, und DGAI-Präsident, K. Fischer, Bremen

2.4.4 Letzter Kongress der GAIT „anaesthesia '90" vom 4. bis 7. Februar 1990 in Dresden und die offizielle Wiederaufnahme des Kontaktes zwischen DGAI und GAIT

Einen besonderen Meilenstein in der Geschichte der GAIT und ihrer Beziehung zur DGAI stellt der unter der wissenschaftlichen Leitung von H. Hache vom 4. bis 7. Februar 1990 in Dresden abgehaltene 11. Kongress „anaesthesia '90" dar. Die Mauer war ein Vierteljahr vorher gefallen, und zum ersten Mal konnten auch viele westdeutsche Anästhesisten ungehindert an diesem letzten Kongress der GAIT teilnehmen (Abb. 2.46).

Damit war die über 25 Jahre hinweg bestandene Trennung ost- und westdeutscher Anästhesisten endgültig überwunden. Auf einer allen Teilnehmern bis heute unvergesslichen Versammlung der Mitglieder der GAIT und der DGAI, die während des Kongresses ganz unkonventionell für den 6. Februar 1990 einberufen worden war, wurde mit einer Stimmenenthaltung der Beschluss gefasst, dass beide Gesellschaften unverzüglich Kontakte mit dem Ziel der Vereinigung der GAIT mit der DGAI aufnehmen sollten. Die Präsidenten beider Gesellschaften, K. Fischer, Bremen, und H. Hache, Dresden, führten zusammen mit weiteren Vertretern beider Gesellschaften im Dresdner Hotel Bellevue noch am gleichen Tag ein erstes offizielles Gespräch, das zu einer – zwar noch sehr vorsichtig formulierten, aber dennoch deutlichen – **„Gemeinsamen Erklärung der DGAI und der GAIT"** [16] führte, die von den beiden Präsidenten K. Fischer, Bremen, und H. Hache, Dresden, unterzeichnet wurde. Aus ihr geht hervor, dass die Vorstandsmitglieder beider Gesellschaften der Meinung sind, **„... dass sich in absehbarer Zeit der Zusammenschluss zu einer gemeinsamen deutschen Fachgesellschaft vollziehen wird."** Vereinbarungsgemäß wurde diese gemeinsame Erklärung in den Publikationsorganen beider Gesellschaften veröffentlicht.

Die für etwa 25 Jahre unterbrochene offizielle Kommunikation zwischen den beiden deutschen Anästhesiegesellschaften war durch die beiden Kongresse im Frühjahr 1990 in Dresden und danach in Mannheim während des DAK wieder in Gang gekommen. Die bilateralen Gespräche über den Zusammenschluss beider Fachgesellschaften wurden weiter fortgesetzt. Dabei zeigte es sich, dass eine Fusion beider Gesellschaften nach den bestehenden Vereinsgesetzen der Bundesrepublik Deutschland nicht möglich ist (Hache [14]). Ähnlich wie im Wiedervereinigungsprozess der beiden deutschen Staaten konnte die Wiederzusammenführung der Anästhesisten in einer gemeinsamen Fachgesellschaft nur in Form eines Beitritts der ostdeutschen Anästhesisten in die DGAI bzw. durch eine Reaktivierung der „ruhenden Mitgliedschaft“ der älteren ostdeutschen Anästhesisten, die vor der Bildung der GAIT schon der damaligen DGA angehörten, nach Auflösung der GAIT vollzogen werden.

2.4.5 Auflösung der GAIT

In einem historisch bedeutsamen Rundschreiben des 1. Vorsitzenden, H. Hache, vom 23.07.1990 [14] wurden die Mitglieder der GAIT über diese Problematik informiert und gleichzeitig zu einer letzten Mitgliederversammlung der GAIT am 23. Oktober 1990 nach Gera eingeladen, um über die vom Vorstand der GAIT abgegebene Empfehlung zur Auflösung der GAIT gemäß § 19, Absatz 1 des Statutes der GAIT abzustimmen.

Der Einladung des 1. Vorsitzenden nach Gera waren neben einer großen Zahl von ostdeutschen Anästhesisten auch Mitglieder des Vorstandes der DGAI als Gäste gefolgt. Die anwesenden ostdeutschen Anästhesisten votierten einstimmig für eine Auflösung der GAIT. Eine medizinische Fachgesellschaft, die einmal aus einer Gründungsversammlung von 86 Anästhesisten hervorgegangen war und im Laufe ihrer 26-jährigen Geschichte bis zum 1. Januar 1989 auf 2.201 Mitglieder – davon 1.264 ordentliche Mitglieder, 874 außerordentliche Mitglieder (Fachkrankenschwestern- und Fachkrankenpfleger für Anästhesiologie und Intensivtherapie) sowie 63 Zweitmitglieder – angewachsen war, hörte damit auf zu existieren.

In Übereinstimmung mit dem Vorstand der DGAI wurde der **„Heinrich-Braun-Preis der GAIT“** in Form einer **„Heinrich-Braun-Plakette der DGAI“** als höchste Auszeichnung übernommen (Hache [14]). Die von der GAIT herausgegebene und im VEB Verlag Volk und Gesundheit, Berlin verlegte Zeitschrift **Anaesthesiologie und Reanimation** erschien ab 1. Januar 1991 als Organ der DGAI (Fischer u. Benad [12]).

Das Vermögen der GAIT (nach dem erfolgten Umtausch in DM belief es sich auf etwas über 60.000 DM) wäre gemäß unserem Statut § 19, Absatz 3 bei Auflösung der Gesellschaft an **die „Gesellschaft für Klinische Medizin der DDR“** übergegangen. Da sich die „Gesellschaft für Klinische Medizin der DDR“ schon am 2. April 1990 aufgelöst hatte, war dieser Weg nicht möglich. Die Mitgliederversammlung folgte deshalb dem Vorschlag des Vorstandes (Hache [14]), das nach Abgeltung aller Verbindlichkeiten bestehende Restvermögen der GAIT auf die DGAI zu übertragen.

Rückblickend kann heute festgestellt werden, dass die GAIT trotz der schwierigen äußeren Umstände, der besonderen politischen Konstellation und einer Mangelsituation, die sich in vielen Bereichen hemmend auf die kontinuierliche Entwicklung der materiell-technischen Basis der Anästhesieeinrichtungen der DDR auswirkte, einen wesentlichen Beitrag für die Entwicklung des Fachgebietes Anästhesiologie in allen seinen 4 Bereichen – der Anästhesiologie, der Intensivmedizin, der Notfallmedizin und der Schmerztherapie – nicht nur im nationalen, sondern auch im internationalen Rahmen geleistet hat.

Sehr wäre uns ostdeutschen Anästhesisten daran gelegen gewesen, dieses und jenes positive Element, das durch das zielstrebige Wirken der GAIT im Osten erreicht worden ist, auch noch in die DGAI mit einzubringen. Aber es ist uns leider nicht gelungen, die schon 1969 erreichte Anerkennung des Fachgebietes als obligatorisches Lehrgebiet für Medizin- und Zahnmedizinstudenten, dessen Prüfungsergebnisse ab 1975 als Note im Fachgebiet „Anästhesiologie“ auf den medizinischen und zahnmedizinischen Staatsexamenszeugnissen in Erscheinung trat, sowie die 1986 in der DDR vollzogene Veränderung der Facharztbezeichnung von **„Facharzt für Anästhesiologie“** in **„Facharzt für Anästhesiologie und Intensivtherapie“** und die Einbeziehung von **„Fachschwestern/Fachpflegern für Anästhesiologie und Intensivtherapie“** als außerordentliche Mitglieder der Fachgesellschaft nach der Auflösung der GAIT in die DGAI mit zu übertragen [3].

Wir sollten uns aber deshalb den Blick für all die vielen positiven Dinge, derer wir uns jetzt erfreuen können, nicht trüben lassen, sondern täglich – und dies auch heute immer wieder aufs Neue – dankbar dafür sein, was sich durch die politische Wende im Bereich der Anästhesiologie, darüber hinaus aber auch in unserem persönlichen Leben durch die wiedergewonnene Freiheit zum Positiven verändert hat.

2

Literatur zu Unterkap. 2.4

1. Arbeitsunterlagen der 1. Arbeitstagung der Gesellschaft für Anaesthesiologie und Reanimation der DDR im Panorama-Hotel Oberhof, 19.–22.04.1971, erarbeitet vom erweiterten Vorstand auf der Klausurtagung in Lubmin 14.–17.01.1971. Information II/71 des Vorstandes der Gesellschaft für Anaesthesiologie und Reanimation der DDR, 16 Seiten
2. Barth L (1967) Die Entwicklung der Anaesthesiologie in der DDR. Anaesthesist 16: 268–269
3. Benad G (1998) Effect of Reunification on Anaesthesiology in Former East-Germany. European Academy of Anaesthesiology Newsletter No. 9: 4–5
4. Benad G (2000) 25 Jahre „Anaesthesiologie und Reanimation" - Ein historischer Rückblick. Anaesthesiol Reanimat 25: 4–11
5. Benad G (2003) Entwicklung der Zeitschrift „Anaesthesiologie und Reanimation". In: Schüttler J (Hrsg) 50 Jahre Deutsche Gesellschaft für Anästhesiologie und Intensivmedizin. Springer, Berlin Heidelberg New York Tokio, S 169–174
6. Bucklitsch W (1976) Die Entwicklung der Gesellschaft für Anaesthesiologie und Reanimation der DDR – 1. Mitteilung. Mitteilungsblatt der Gesellschaft für Anaesthesiologie und Reanimation der DDR Nr. I: 5–9
7. Bucklitsch W (1976) Die Entwicklung der Gesellschaft für Anaesthesiologie und Reanimation der DDR – 2. Mitteilung. Mitteilungsblatt der Gesellschaft für Anaesthesiologie und Reanimation der DDR Nr. II: 1–4
8. Bucklitsch W (1976) Die Entwicklung der Gesellschaft für Anaesthesiologie und Reanimation der DDR – 3. Mitteilung. Mitteilungsblatt der Gesellschaft für Anaesthesiologie und Reanimation der DDR Nr. II: 5–7
9. Bucklitsch W (1984) Die Entwicklung der „Gesellschaft für Anaesthesiologie und Intensivtherapie der DDR" – Eine Bilanz zum zwanzigjährigen Bestehen. Anaesthesiol Reanimat 9: 67–74
10. Bucklitsch W, Hörning I (1980) 30 Jahre DDR – 15 Jahre Gesellschaft für Anaesthesiologie und Reanimation der DDR. Mitteilungsblatt der Gesellschaft für Anaesthesiologie und Reanimation der DDR Nr. I: 3–19
11. Bucklitsch, W Röse W (1977) Die Entwicklung der Gesellschaft für Anaesthesiologie und Reanimation der DDR – 4. Mitteilung. Mitteilungsblatt der Gesellschaft für Anaesthesiologie und Reanimation der DDR Nr. I: 2–5
12. Fischer K, Benad G (1991) Zum Geleit – Die Zeitschrift „Anaesthesiologie und Reanimation" erscheint ab 1. Januar 1991 als Organ der Deutschen Gesellschaft für Anästhesiologie und Intensivmedizin. Anaesthesiol Reanimat 16: 3–4
13. Frey R, Kronschwitz H (1966) Verzeichnis der Fachärzte für Anästhesiologie in Deutschland, Österreich und in der Schweiz. Springer, Berlin Heidelberg New York
14. Hache H (1990) Rundschreiben des 1. Vorsitzenden der Gesellschaft für Anaesthesiologie und Intensivtherapie der DDR an die Mitglieder der GAIT vom 23.07.1990
15. Hache H (1991) Abschlussbericht des Vorstandes der Gesellschaft für Anaesthesiologie und Intensivtherapie der DDR. Anästh Intensivmed 32: 8–13
16. Hache H, Fischer K (1990) Gemeinsame Erklärung der Deutschen Gesellschaft für Anästhesiologie und Intensivmedizin (DGAI) und der Gesellschaft für Anaesthesiologie und Intensivtherapie der DDR (GAIT). Anaesthesiol Reanimat 15: 137
17. Lehmann C (1964) Bericht über die Gründungsversammlung der Sektion Anaesthesiologie der Deutschen Gesellschaft für Klinische Medizin am 7. März 1964 in Berlin. Anaesthesist 13: 395–396
18. Meyer M (1966) Eröffnungsansprache zum 1. Kongress der Sektion Anaesthesiologie der Deutschen Gesellschaft für Klinische Medizin „anaesthesia '66", 26. Juli 1966 in Berlin. Kongress-Bericht „anaesthesia '66" 1: 1–10
19. Röse W (1999) 40 Jahre Anästhesie in Deutschland. Anaesthesiol Reanimat 24: 19 –26
20. Ordnung über die Verleihung der Ehrenplakette der Gesellschaft für Anaesthesiologie und Reanimation der DDR. Mitteilungsblatt der Gesellschaft für Anaesthesiologie und Reanimation der DDR 1979; Nr. I: 4
21. Ordnung zur Verleihung des Heinrich-Braun-Preises der Gesellschaft für Anaesthesiologie und Reanimation der DDR. Mitteilungsblatt der Gesellschaft für Anaesthesiologie und Reanimation der DDR 1979; Nr. I: 2–3
22. Statut der Gesellschaft für Anaesthesiologie und Reanimation der DDR vom 1. Januar 1975
23. Stober H-D, Bucklitsch W (1991) Die Geschichte der Gesellschaft für Anaesthesiologie und Intensivtherapie der DDR. Anaesthesiol Reanimat 16: 403–411
24. Strahl U (1979) Die Entwicklung der Anaesthesiologie in der Deutschen Demokratischen Republik. Anaesthesiol Reanimat 4: 131–134

2.5 Die Entwicklung der Fachzeitschriften

Koordination: K. Taeger, J. Schüttler

2.5.1 Die Zeitschrift *Der Anaesthesist*: eine lebendige wissenschaftliche und praxisbezogene Zeitschrift im Wandel der Zeit (1952–2003)

A. Doenicke

Die erste deutschsprachige anästhesiologische Fachzeitschrift **Schmerz, Narkose und Anaesthesie** (1928–1943) hatte große Verdienste um die Beschäftigung mit dem Schmerzproblem und die Weiterentwicklung der Anästhesie. Doch erst die geistige Öffnung nach dem 2. Weltkrieg und die Wiederanknüpfung der Kontakte zu den inzwischen auf dem Gebiet der Anästhesie führenden Ländern Großbritannien, USA und Frankreich ermöglichten in einem zweiten Anlauf die Gründung einer eigenen Zeitschrift (1951) für das neue Fachgebiet „Anästhesiologie".

Im Jahre 1951 trafen sich junge, in der Anästhesie im angloamerikanischen Ausland ausgebildete Mediziner aus Österreich, der Schweiz und aus Deutschland, um nicht nur eine neue Fachgesellschaft, sondern zugleich auch eine entsprechende Fachzeitschrift zu gründen.

Dies war die Geburtsstunde der Zeitschrift **Der Anaesthesist**. Im ersten Editorial [3] gaben die drei Herausgeber R. Frey, Heidelberg, W. Hügin, Basel, O. Mayrhofer, Wien auf Seite 1 des 1. Bandes 1952 die Ziele mit Hinweisen für die Gestaltung der neuen Fachzeitschrift bekannt. **Der Anaesthesist** war im Gründungsjahr Organ der Österreichischen Gesellschaft für Anaesthesiologie (◘ Abb. 2.47). Ab Juni 1953 (Band 2, Heft 3) wurde **Der Anaesthesist** nach Gründung der deutschen Gesellschaft auch Organ der Deutschen Gesellschaft für Anaesthesie und im gleichen Jahr (Heft 4) auch der Schweizerischen Gesellschaft für Anaesthesiologie. Ein Aktiver der ersten Stunde, der Schweizer W. Hügin, hat sich nach einigen Jahren 1959 zurückgezogen. Er überließ das Amt des Herausgebers F. Kern, der es bis 1978 innehatte. Seit 1979 fungierte H.J. Schaer als Herausgeber für die Schweiz.

Der Motor der Gründungsjahre war neben W. Hügin und O. Mayrhofer der unvergessliche R. Frey, der für die deutsche Anästhesiologie als Nestor gelten kann. Er war bis 1969 Schriftleiter und bis 1981 Herausgeber dieser Zeitschrift. 1981 mussten wir für immer von ihm Abschied nehmen. 1969 übernahm Alfred Doenicke das Amt des Schriftleiters und seit 1977 auch das des Herausgebers.

Bis Ende 1991, also 40 Jahre lang, hat das Gründungsmitglied O. Mayrhofer als Herausgeber die Geschicke dieser Zeitschrift entscheidend mit geprägt. Sicherlich eine einmalige Konstellation in der Geschichte einer internationalen wissenschaftlichen Zeitschrift. In den vergangenen zwei Jahrzehnten hat O. Mayrhofer den Schriftleiter bei der Ausübung der nicht immer leichten Aufgabe als Freund und als umsichtiger Ratgeber bei wichtigen Entscheidungen wesentlich unterstützt.

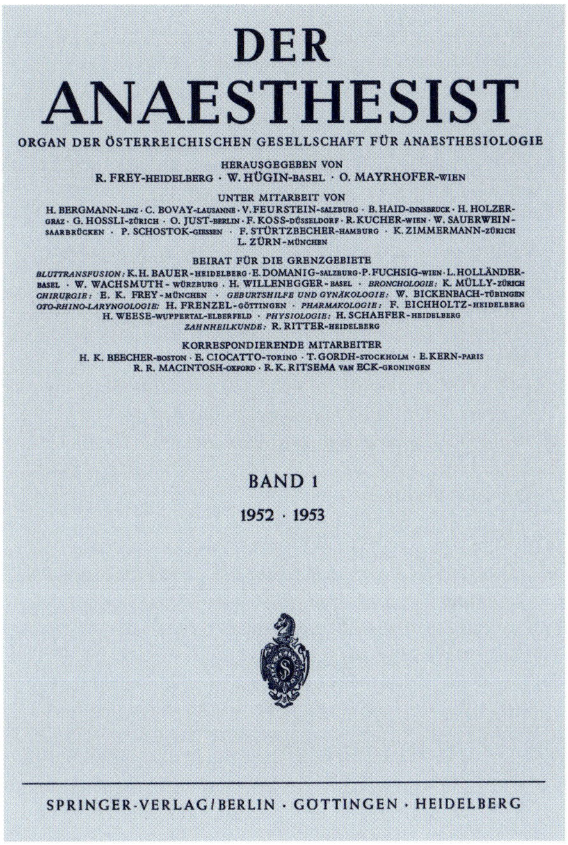
DER
ANAESTHESIST
ORGAN DER ÖSTERREICHISCHEN GESELLSCHAFT FÜR ANAESTHESIOLOGIE

HERAUSGEGEBEN VON
R. FREY-HEIDELBERG · W. HÜGIN-BASEL · O. MAYRHOFER-WIEN

UNTER MITARBEIT VON
H. BERGMANN-LINZ · C. BOVAY-LAUSANNE · V. FEURSTEIN-SALZBURG · B. HAID-INNSBRUCK · H. HOLZER-GRAZ · G. HOSSLI-ZÜRICH · O. JUST-BERLIN · F. KOSS-DÜSSELDORF · R. KUCHER-WIEN · W. SAUERWEIN-SAARBRÜCKEN · P. SCHOSTOK-GIESSEN · F. STÜRTZBECHER-HAMBURG · K. ZIMMERMANN-ZÜRICH L. ZÜRN-MÜNCHEN

BEIRAT FÜR DIE GRENZGEBIETE
BLUTTRANSFUSION: K. H. BAUER-HEIDELBERG · E. DOMANIG-SALZBURG · P. FUCHSIG-WIEN · L. HOLLÄNDER-BASEL · W. WACHSMUTH-WÜRZBURG · H. WILLENEGGER-BASEL · *BRONCHOLOGIE:* K. MÜLLY-ZÜRICH *CHIRURGIE:* E. K. FREY-MÜNCHEN · *GEBURTSHILFE UND GYNÄKOLOGIE:* W. BICKENBACH-TÜBINGEN *OTO-RHINO-LARYNGOLOGIE:* H. FRENZEL-GÖTTINGEN · *PHARMAKOLOGIE:* F. EICHHOLTZ-HEIDELBERG H. WEESE-WUPPERTAL-ELBERFELD · *PHYSIOLOGIE:* H. SCHAEFER-HEIDELBERG *ZAHNHEILKUNDE:* R. RITTER-HEIDELBERG

KORRESPONDIERENDE MITARBEITER
H. K. BEECHER-BOSTON · E. CIOCATTO-TORINO · T. GORDH-STOCKHOLM · E. KERN-PARIS R. R. MACINTOSH-OXFORD · R. K. RITSEMA VAN ECK-GRONINGEN

BAND 1
1952 · 1953

SPRINGER-VERLAG / BERLIN · GÖTTINGEN · HEIDELBERG

◘ **Abb. 2.47.** Titel zu Band 1 von *Der Anaesthesist*

Das internationale Ansehen dieser Zeitschrift wurde durch die Persönlichkeit Otto Mayrhofers mitgeprägt. Die wissenschaftlichen Leistungen und die internationale Anerkennung des Herausgebers O. Mayrhofer wurden in vergangener Zeit im Rahmen mehrerer Laudationes gewürdigt. Dennoch sollte eines nochmals erwähnt werden, da auch einmalig: 12 Jahre lang prägte O. Mayrhofer die WFSA – 8 Jahre als Sekretär (1964 bis 1972) und anschließend 4 Jahre als Präsident. Somit hat der Herausgeber dieser Zeitschrift über lange Zeit die Entwicklung der Anästhesiologie in der ganzen Welt beeinflusst. Veränderungen des Herausgebergremiums und der Schriftleitung seit Gründung im Jahr 1952 sind in ◘ Tabelle 2.4 aufgeführt.

Ab 1953 setzten sich die Mitarbeiter im Redaktionsgremium und im Beirat weitgehend paritätisch aus den drei Gesellschaften für Anästhesie aus Österreich, Deutschland und der Schweiz zusammen.

Von 1969 bis 1974 wurde das Redaktionskomitee (Editorial Board) in Sektionen aufgeteilt (◘ Tabelle 2.5): Originalarbeiten, Übersichten, Reanimation und Intensivtherapie, Fehler und Gefahren, Briefe an die Herausgeber, Technische Neuerungen, Tagungsberichte. Im Beirat

2

Tabelle 2.4. Veränderungen des Herausgebergremiums und der Schriftleitung ab Gründungsjahr 1952

Der Anaesthesist

Jahr	Herausgeber
1952–1959	R. Frey, W. Hügin, O. Mayrhofer
1960–1977	R. Frey, F. Kern, O. Mayrhofer
1977–1978	R. Frey, F. Kern, O. Mayrhofer, A. Doenicke
1979–1981	A. Doenicke, R. Frey, O. Mayrhofer, H. Schaer
1982–1990	A. Doenicke, O. Mayrhofer, H. Schaer
1991–1994	A. Doenicke. W. List, H. Schaer
1995–1998	K. Peter
1998–2002	R. Larsen, K. Peter
	Ehrenherausgeber
Ab 1999	A. Doenicke, O. Mayrhofer

Regional-Anaesthesie

Jahr	Herausgeber
1978–1988	H.C. Niesel, H. Nolte, O. Schulte-Steinberg
1989–1992	J. Neumark, H.C. Niesel, H. Nolte, O. Schulte-Steinberg
	Redaktionssekretär
1967	H. Nolte, M. Halmágyi
1968–1969	M. Halmágyi
	Schriftleitung
1970–1994	A. Doenicke
1995–1997	K. Peter
1998–2002	R. Larsen, K. Peter

Tabelle 2.5. Das Redaktionskomitee und Editorial Board von 1969 bis 1974

Redaktionskomitee/Editorial Board

Originalarbeiten:	H. Bergmann, Linz, R. Frey, Mainz, F. Kern, St. Gallen, O. Mayrhofer, Wien
Übersichten:	A. Doenicke, München, D. Langrehr, Bremen
Reanimation und Intensivtherapie:	M. Halmágyi, Mainz, R. Kucher, Wien, K. Steinbereithner, Wien
Fehler und Gefahren:	B. Tschirren, Bern
Briefe an die Herausgeber:	F. Kern, St. Gallen
Technische Neuerungen:	H. Bergmann, Linz
Tagungsberichte:	R. Frey, Mainz

für die Grenzgebiete wurden Kollegen aufgeführt, die sich besonders um die Entwicklung der Anästhesie in Zentraleuropa verdient gemacht hatten und für die Zeitschrift auch als Gutachter tätig waren. Dieser interdisziplinäre Beirat entfiel ab 1995.

Mit dem 24. Band 1975 wurde die Unterteilung des Redaktionskomitees wieder aufgegeben und im Laufe der Jahre ständig erweitert; als Beispiel eine Zusammenstellung aus dem Jahr 1991 (Tabelle 2.6).

Tabelle 2.6. Das Redaktionskomitee aus dem Jahr 1991

Redaktionskomitee/Editorial Board

G. Benad, Rostock; H. Benzer, Innsbruck; H. Bergmann, Linz; W. Dick, Mainz; R. Dudziak, Frankfurt/M.; R. Gattiker, Zürich; M. Gemperle, Genf; M. Halmágyi, Mainz; D. Kettler, Göttingen; W. List, Graz; T. Pasch, Zürich; K. Peter, München; K. Steinbereithner, Wien; J. Tarnow, Düsseldorf; B. Tschirren, Bern; J. Wawersik, Kiel

Unter Mitarbeit von/Advisory Board

F.W. Ahnefeld, Ulm; K.-H. Altemeyer, Saarbrücken; J.O. Arndt, Düsseldorf; W. Buzello, Köln; K. Falke, Berlin; U. Finsterer, München; S. Fitzal, Wien; W. Heinrichs, Mainz; G. Hempelmann, Gießen; G. Kreienbühl, St. Gallen; K.A. Lehmann, Köln; N. Mutz, Innsbruck; H. Nolte, Minden; D. Olthoff, Leipzig; H.-J. Priebe, Freiburg; D. Scheidegger, Basel; E.R. Schmid, Zürich; H. Sonntag, Göttingen; D. Thomson, Bern; K.H. Weis, Würzburg; M. Zenz, Bochum

Das aktuelle Herausgebergremium, das von der Schriftleitung koordiniert wird und aus den Rubrikherausgebern besteht, die durch einen Beirat unterstützt werden, ist in der gegenwärtigen Zusammensetzung dem Juli-Heft 2002 (Band 51) entnommen (Tabelle 2.7).

Der Anaesthesist hatte wesentlich zur Anerkennung der Selbstständigkeit dieses Fachgebietes (1952) und ebenso zur Gründung eigener Fachgesellschaften in den deutschsprachigen Ländern (1951 und 1952) und eigener gemeinsamer Kongresse dieser Fachgesellschaften (seit 1952) beigetragen. Die gemeinsame Arbeit mit W. Hügin (Basel) an der Zeitschrift hatte auch entscheidende Impulse für die Herausgabe eines **Lehrbuches der Anästhesiologie** (1955, 1968, 1974 und 1977) gegeben. Es hatte sich als segensreich erwiesen, die Zeitschrift von vornherein „übernational" für das gesamte deutsche Sprachgebiet zu konzipieren. Sie konnte wesentlich zur gegenseitigen kollegialen Förderung und zur wissenschaftlichen und beruflichen Zusammenarbeit der mitteleuropäischen Anästhesiologen beitragen. Die so gewonnene wissenschaftliche Reputation war ein wichtiger Faktor bei der seit 1959 einsetzenden Schaffung eigener Lehrstühle für Anästhesiologie an den deutschsprachigen Universitäten.

Regional-Anaesthesie – eine Zeitschrift in der Zeitschrift

Zum Beginn des 27. Erscheinungsjahrs von **Der Anaesthesist** kündigten die Herausgeber eine bedeutsame Neuerung an. Regelmäßige Publikationen aus dem Gebiet der „Regional-Anaesthesie" erscheinen in Zukunft als eine Art „Zeitschrift in der Zeitschrift".

Die neue Zeitschrift, die den Umfang von **Der Anaesthesist** alle 3–4 Monate um etwa 20 Druckseiten erweiterte, wurde von den Herren H.C. Niesel, Ludwigsha-

Tabelle 2.7. Das aktuelle Redaktionskomitee aus dem Jahr 2002

Rubrikherausgeber:	
Leitthemen und Kasuistiken:	K. Peter
Originalien und kurze wissenschaftliche Mitteilungen:	R. Larsen, Homburg/Saar; T. Fuchs-Buder, Homburg/Saar
Klinische Pharmakologie:	J. Schüttler, Erlangen
Allgemeinanästhesie:	M. Jöhr, Luzern; C. Werner, München; B. Zwissler, München
Regionalanästhesie:	D.M. Albrecht, Dresden; V. Hempel, Konstanz
Schmerztherapie:	C. Stein, Berlin
Intensivmedizin:	R. Kuhlen, Aachen; K.E. Unertl, Tübingen
Notfallmedizin:	W. Dick, Mainz; K. Lindner, Innsbruck
Fehler und Gefahren:	W. List, Graz; H. Metzler, Graz
Medizinrecht:	R. Dudziak, Frankfurt; K. Ulsenheimer, München, W. Weißauer, Nürnberg
Medizin aktuell:	F. Christ, München; W. Rößling, Heidelberg
Trends und Medizinökonomie:	E. Martin, Heidelberg
Weiter- und Fortbildung:	H.J. Bardenheuer, Heidelberg; H. Forst, Augsburg; R. Rossaint, Aachen; D. Spahn, Lausanne
Beirat:	
K.-H. Altemeyer, Saarbrücken; M. Bauer, Homburg/Saar; .G. Benad, Rostock; A. Benzer, Innsbruck; P. Biro, Zürich; W. Buhre, Aachen; W. Buzello, Köln; P. Conzen, München; K. Falke, Berlin; S. Fitzal, Wien; H. Gerber, Luzern; B.-M. Graf, Heidelberg; R. Gust, Heidelberg; W. Heinrichs, Mainz; G. Hempelmann, Gießen; A. Hoeft, Bonn; J. Jage, Mainz; J.-P. Jantzen, Hannover; T. Koch, Dresden; E. Kochs, München; H.G. Kress, Wien; K.A. Lehmann, Köln; C. Maier, Bochum; S.C.U. Marsch, Basel; F. Mertzlufft, Bielefeld; T. Möllhoff, Münster; N. Mutz, Innsbruck; J. Neumark, Wien; H.C. Niesel, Ludwigshafen; G. Nöldge-Schomburg, Rostock; D. Olthoff, Leipzig; P.M. Osswald, Hanau; T. Pasch, Zürich; J. Plötz, Bamberg; G. Prause, Graz; H.-J. Priebe, Freiburg; M. Ragaller, Dresden; P. Ravussin, Lausanne; M. Schäfer, Berlin; E.R. Schmid, Zürich; M.C. Schneider, Basel; G. Schwarz, Graz; D. Schwender, Friedrichshafen; H. Schwilden, Erlangen; M. Semsroth, Wien; H.J. Sparr, Innsbruck; K. Taeger, Regensburg; D. Thomson, Bern; M.R. Tramer, Genf; M. Tryba, Kassel; N. Weiler, Mainz; H. Wissing, Frankfurt; M. Zlalunardo, Zürich; M. Zenz, Bochum; M. Zimpfer, Wien	

fen, H. Nolte, Minden und O. Schulte-Steinberg, Starnberg als Herausgeber geleitet und durch den gemeinsamen Schriftleiter A. Doenicke eng mit der Mutterzeitschrift verbunden. 1989 wurde Herr Neumark, Wien, hinzugewählt.

Die Regionalanästhesie hatte während des vergangenen Jahrzehnts innerhalb des Fachgebietes der Anästhesiologie zweifellos große Fortschritte gemacht und an Bedeutung gewonnen. Dieser Tatsache sollte durch die neue Regelung im Rahmen der Zeitschrift sowohl auf dem Sektor der wissenschaftlichen Forschung als auch auf dem der klinischen Praxis Rechnung getragen werden.

Dieses Teilgebiet der Anästhesie hat im Laufe der Jahre volle Anerkennung in Österreich, der Schweiz und Deutschland gefunden. Ein Verdienst des konsequenten Publizierens von praxisnahen Arbeiten, aber auch von wissenschaftlichen Erkenntnissen, beispielsweise über Pharmakokinetik und -dynamik der Lokalanästhetika, um nur einen Aspekt zu nennen.

Die inhaltliche Neuerung „Regional-Anaesthesie" als Teil im **Der Anaesthesist** anzugleichen wurde von H. Bergmann mit einem Editorial 1978 besonders gewürdigt [1]:

> „Historische Daten bezeugen die traditionelle Verbundenheit der deutschsprachigen Anästhesiologie mit der Lokalanästhesie. Die Namen Koller, Wien (Entdeckung der lokalanästhetischen Wirkung des Cocains, 1883), Schleich, Berlin (Infiltrationsanästhesie 1892), Bier, Kiel (erste Spinalanästhesie als beabsichtigte Methode zur operativen Schmerzausschaltung beim Menschen 1898), Einhorn, Hoechst (Entdeckung des Novocains 1905) und Braun, Leipzig (Vasopressorenzusatz zur Wirkungsverlängerung der Lokalanästhesie 1909) sind in diesem Zusammenhang zu nennen."

Die erste deutschsprachige Fachzeitschrift der Anästhesiologie, **Schmerz, Narkose und Anaesthesie**, die in den Jahren 1927 bis 1944 bei Georg Thieme in Leipzig erschienen ist, deutet mit ihrer Namensgebung (Narkose = Allgemeinanästhesie, Anästhesie = Lokalanästhesie) ebenfalls darauf hin, dass den örtlichen Betäubungsmethoden innerhalb der Schmerzausschaltung zu operativen Zwecken schon damals ein gehöriger Platz eingeräumt worden ist.

Die Schaffung eines Zeitschriftenabschnitts, der ausschließlich der Regionalanästhesie gewidmet ist, und die Eigenständigkeit dieses Sonderteils „Regional-Anaesthesie" innerhalb der Fachzeitschrift **Der Anaesthesist** geben schließlich Zeugnis dafür, dass nach langen Jahren des „Vegetierens" der Methoden örtlicher Schmerzausschaltung, bedingt durch die Evolution der modernen Allgemeinanästhesie, die seit etwa 15 Jahren wieder existente

„Renaissance" der Lokalanästhesie nunmehr auch ihren gebührenden offiziellen Platz in der deutschsprachigen Anästhesieliteratur finden wird. Dass diese Maßnahme auch quantitativ mehr als gerechtfertigt erscheint, ergibt sich aus der Tatsache, dass sich in dieser Zeitschrift in den letzten 10 Jahren nicht weniger als 56 Beiträge verstreut finden lassen, die sich mit den Problemen der Regionalanästhesie beschäftigen.

Die Fortschritte, die auf dem Gebiete der Lokalanästhesie zu verzeichnen sind und durch die auch das erneute Interesse an diesen Methoden verständlich wird, beziehen sich auf

- Die Entwicklung neuer Lokalanästhetika,
- technisch-methodische Neuerungen und
- die besseren Kenntnisse über die Physiologie und Pathophysiologie der Lokalanästhesie.

Es scheint uns daher angebracht, die Methoden der Regionalanästhesie zu pflegen und ihre zweifellos vorhandenen Vorteile nicht ungenützt brach liegen zu lassen. Sie im modernisierten Stil auch zu lehren, schließt den Kreis zur Aussage Heinrich Brauns vor nunmehr 73 Jahren, dessen Vorwort zur 1. Auflage seines Buches **Die örtliche Betäubung, ihre wissenschaftlichen Grundlagen und praktische Anwendung** (Leipzig 1905) mit den Worten beginnt:

> „Die Lokalanästhesie auf dem Gebiet der allgemeinen Chirurgie in der Ausdehnung anzuwenden, als es mit Nutzen für die Kranken möglich ist, war bisher nur derjenige in der Lage, der eine erhebliche Zahl einschlägiger Arbeiten studiert und durch Übung und Erfahrung die beschränkten Grenzen des Verfahrens kennen gelernt hatte."

Und er fährt weiter fort: **„Es ist daher wohl an der Zeit, einmal unsere gegenwärtigen Kenntnisse der Lokalanästhesie zusammenzufassen."**

100 Jahre Regionalanästhesie von H. Nolte (1984) Regional-Anaesthesie 1: 113–114

In einem weiteren Editorial wurde von einem der Pioniere der Regionalanästhesie Hans Nolte 1984 zu „100 Jahre Regionalanästhesie" ein geschichtlicher Überblick gegeben [6].

Weniger spektakulär für die breite Öffentlichkeit, jedoch um so enthusiastischer von Ärzten, wurde eine weitere Entdeckung knapp 40 Jahre später aufgenommen: Am 14. September 1884 – also genau vor 100 Jahren – berichtete Dr. Breithard auf dem Ophthalmologenkongress in Heidelberg über die Entdeckung von Dr. Carl Koller aus Wien. Dieser hatte nach intensiven Untersuchungen festgestellt, dass nach Beträufelung der Kornea mit Kokainlösung die Patienten – bei vollem Bewusstsein – keinerlei Schmerzen verspürten, ihre Augen sich nicht reflektorisch nach Betasten von Kornea und Sklera bewegten und auch der Lidreflex fehlte. Dieser Vortrag hinterließ einen tiefen Eindruck und die Nachricht verbreitete sich in Windeseile unter der Ärzteschaft in der ganzen zivilisierten Welt.

Damit wurde das Jahr 1884 zur Geburtsstunde der Regionalanästhesie.

Innerhalb weniger Jahre wurden, besonders in Deutschland, Frankreich und den USA unterschiedliche Techniken der regionalen Schmerzausschaltung mit Kokain entwickelt. Es dauerte nur etwa 3 Jahrzehnte, bis mit neuen Lokalanästhetika (Novocain) praktisch alle heute noch üblichen Regionalanästhesieverfahren entdeckt und ihre klinische Anwendbarkeit entwickelt worden war. An dieser Entwicklung hat die deutsche Medizin – hier besonders die Chirurgie – einen wesentlichen Anteil. Die ersten 30 Jahre nach der Entdeckung der lokalanästhetischen Eigenschaften des Kokains sind mit den Namen von Bier, Braun, Härtel, Hakkenbruch, Hirschel, Kulenkampff, Läwen, Oberst, Perthes, Schleich und Stöckel eng verbunden. Ihnen, aber auch vielen anderen Kollegen, verdanken wir es, dass wir heute auf eine nicht unerheblich Zahl unterschiedlicher Regionalanästhesieverfahren zurückgreifen können.

Nach diesen ersten 30 Jahren Pionierarbeit nahm die Popularität der Regionalanästhesie zwischen 1910 und 1930 einen weiteren, erheblichen Aufschwung. Die peripheren Plexusblockaden wurden weiterentwickelt, die lumbale Periduralanästhesie wurde in den 20er-Jahren eine klinisch verwertbare Methode und die speziellen Möglichkeiten der Spinalanästhesie erfreuen sich großer Anhängerschaft. In diesem Zeitraum war die Regionalanästhesie eine echte Alternative zur Allgemeinanästhesie.

Zwischen 1930 und 1960 sank die Popularität der Regionalanästhesie deutlich ab. In diesen Jahren fand ein überwältigender Fortschritt in der Allgemeinanästhesie statt. Seit 1960 konnte man eine langsame aber stetige Wiederbelebung der Regionalanästhesie beobachten. Dieses hatte mehrere Gründe: Die Komplikationen und besonders die unbeeinflussbaren Nebenwirkungen der Allgemeinanästhesie wurden besser erforscht und erkannt. Die langwirkenden Lokalanästhetika wurden in die Klinik eingeführt. Brauchbares Einmalmaterial, sowohl für die Allgemein- als auch für die Regionalanästhesie, machte sich positiv bemerkbar.

▼

Die entscheidenden Faktoren jedoch, die zu einer Wiederbelebung der Regionalanästhesie führten, sind das größere Wissen und die bessere Ausbildung der Anästhesisten.
Schließlich hat auch die Erkenntnis, dass die postoperative Morbidität und Mortalität für bestimmte Operationen und bei bestimmten Patientengruppen nach Regionalanästhesie deutlich geringer ist als nach Allgemeinanästhesie, dazu geführt, dass der prozentuale Anteil der Regionalanästhesie an der Gesamtzahl der durchgeführten Anästhesien deutlich zugenommen hat. In vielen Krankenhäusern werden heute bereits 40–50% aller Anästhesien durch regionale Betäubungsverfahren erreicht.
Wir dürfen – besonders in Deutschland – den 100. Geburtstag der Regionalanästhesie mit einem gewissen Stolz begehen. Die deutsche Medizin hat für die Entwicklung und Ausbreitung der Regionalanästhesie nicht nur in der Frühphase einen wesentlichen Beitrag geleistet, sondern sich auch während der Renaissance der Regionalanästhesie in den letzten 20 Jahren große Verdienste erworben.
Bei einem Blick in die Zukunft darf man sich die Frage stellen, was könnte die Regionalanästhesie noch populärer machen? Drei wesentlich Faktoren scheinen hierfür entscheidend zu sein:

- Die Indikationen und Kontraindikationen für die Regionalanästhesie müssen noch klarer definiert werden.
- Die Qualität der Regionalanästhesien muss durch bessere Ausbildung und größere Erfahrung verbessert werden.
- Die quantitative Anwendung regionaler Anästhesieverfahren sollte ansteigen, um den Patienten größere Sicherheit und den jungen Kollegen bessere Ausbildungsmöglichkeiten zu bieten.

Mit der Erfahrung von 100 Jahren und gefestigten Vorsätzen können wir beruhigt in das 2. Jahrhundert der Regionalanästhesie eintreten.

10 Jahre „Regional-Anaesthesie" in *Der Anaesthesist*

Nach dem 10-jährigen Bestehen des Sonderteils „Regional-Anaesthesie" haben die drei Herausgeber H.C. Niesel, H. Nolte und O. Schulte-Steinberg rückblickend eine Bestandsaufnahme vorgenommen.

In den vergangenen 10 Jahren hat sich die 4-mal jährlich erscheinende Ausgabe nicht nur behaupten, sondern aufgrund zunehmender Manuskripteinsendungen deutlich verbessern können.

Der Anaesthesist liegt aufgrund seiner Druckauflage im Jahr 1992 von ca. 5.000 pro Heft (2002 sind es 7.000 Abonennten) unter den Anästhesiezeitschriften weltweit hinter **Anesthesiology und British Journal of Anaesthesia** mit an führender Stelle. Somit ist auch die Verbreitung des Sonderteils „Regional-Anaesthesie" beachtenswert. Begrüßenswert auch insofern, als diese deutschsprachige Zeitschrift über die Probleme der Regionalanästhesie durch die Verbindung mit **Der Anaesthesist** im **Index medicus** aufgenommen ist. Letzteres ist z.B. für die amerikanische Ausgabe „Regional Anaesthesia" immer noch nicht erfolgt, obgleich mit dieser Ausgabe bereits im Jahre 1976 begonnen wurde.

Unter den über 250 Publikationen im Sonderteil „Regional-Anaesthesie" liegen in den letzten 10 Jahren die „Briefe an die Herausgeber" nach den Originalarbeiten in der Häufigkeit an 2. Stelle und betrugen etwa 30% der Gesamtveröffentlichungen. Aus dieser Tatsache haben die Herausgeber abgeleitet, dass nicht nur das Interesse an den Arbeiten per se groß war, sondern dass das Teilgebiet der Anästhesie – die Regionalanästhesie – in der medizinischen Öffentlichkeit mit großem Interesse verfolgt und diskutiert wurde.

Ab 1992 wurde der Sonderteil „Regional-Anaesthesie" nicht mehr getrennt aufgeführt, sondern als Sektion in den Hauptteil von **Der Anaesthesist** integriert. Auch änderte sich die 40 Jahre lange Kontinuität im äußeren Erscheinungsbild zugunsten einer modernen Konzeption. Gemäß den „4 Säulen" der Anästhesie betreuten spezielle Sektionsherausgeber die Gebiete Intensivmedizin, Regionalanästhesie, Notfall- und Katastrophenmedizin sowie Schmerztherapie. Gemeinsam mit den Herausgebern sollte somit die wissenschaftliche und organisatorische Arbeit auf eine breitere Basis gestellt werden.

Neue Konzeption: mit ausführlich strukturierten englischen Abstracts

Der internationale Charakter dieser Zeitschrift wurde durch ein ausführliches strukturiertes englisches Abstract v. a. bei den Originalarbeiten hervorgehoben. In dem Abstract sind neben der Fragestellung wichtige Ergebnisse der Arbeit mit Hinweisen auf relevante Abbildungen und Tabellen enthalten. Mit einer kurzen Diskussion und Schlussfolgerung werden den nicht Deutsch sprechenden ausländischen Kollegen die wissenschaftlichen Erkenntnisse deutscher Anästhesisten nähergebracht. Die Kerninhalte deutscher Publikationen können so in den englischsprachigen Bereich transponiert werden. Mit dieser Konzeption sollte eine wissenschaftliche Brücke zu ausländischen Anästhesisten geschlagen werden, ein hoffentlich vielversprechender Beitrag zur Überwindung der Sprachbarriere.

Dem Herausgebergremium wurde in den 80er Jahren immer wieder von wissenschaftlich tätigen Kollegen vorgeschlagen, auch in englischer Sprache abgefasste Arbeiten zu publizieren. 1981 haben die Herausgeber R. Frey, O. Mayrhofer, H.J. Schaer und A. Doenicke gemeinsam mit dem Redaktionskomitee und dem Verlag beschlossen, in

Der Anaesthesist als deutschsprachiger Zeitschrift, nur Arbeiten in deutscher Sprache zu veröffentlichen. Das ausführliche englische Abstract ermöglicht einen zufriedenstellenden Kompromiss.

Impact-Factor

Gerade der in letzter Zeit viel diskutierte „Impact-Factor" einer Zeitschrift kann durch Zitierung der in **Der Anaesthesist** erscheinenden Publikationen durch ausländische, aber v. a. auch durch deutsche Kollegen angehoben werden. Im **Citation Report** 1990 wurde **Der Anaesthesist** innerhalb der Standardjournale auf Platz 10, als einzige deutschsprachige Zeitschrift gelistet.

Weiterbildung und Übersichtsarbeiten

Eine neue Rubrik zu Fragen der anästhesiologischen Weiterbildung wird wichtige Fragestellungen, die auch in den Refresher-Kursen behandelt werden, in sehr kompakter Weise präsentieren.

Einschlägige Themen aus den Bereichen Anästhesie, Intensivmedizin, Notfall- und Katastrophenmedizin sowie Schmerztherapie werden in strukturierter Form, didaktisch gut aufgebaut dargestellt. Sie sollen von einzuladenden, in der Weiterbildung erfahrenen Kollegen behandelt werden. Im Laufe der Jahre kann somit für die in der Ausbildung stehenden Kollegen ein Katalog von informativen Texten dargeboten werden, der als fester Bestandteil der Zeitschrift anzusehen ist. Diese Themen dürften auch für die aus- und weiterbildenden Kollegen, z. B. Chefärzte, ein gutes Instrumentarium zur Wissensvermittlung darstellen.

Weiterhin wurde ein verstärktes Augenmerk auf die eigentlichen Übersichtsarbeiten gerichtet, die idealer weise gepaart mit einem kommentierenden Editorial, spezielle Aspekte anästhesiologischer Praxis umfassend belichten und bewerten.

Die neue Konzeption der Zeitschrift **Der Anaesthesist** bietet demnach sowohl dem wissenschaftlich interessierten Anästhesisten als auch allen noch in der Weiterbildung und Fortbildung stehenden Kollegen vielfältige und sinnvolle Anregungen [2].

In einem Editorial hat Klaus Peter 1996 im Heft 1 von **Der Anaesthesist** zu Veränderungen der inhaltlichen Konzepte Stellung bezogen [7].

Leitthema

Mit Heft 1/1996 änderte **Der Anaesthesist** seine bisherige Konzeption. Neben dem im Umfang ungeschmälerten Anteil an Originalien erscheint erstmals eine neue Form des Übersichtsartikels unter der Überschrift „Leitthema": Vom Rubrikherausgeber angefordert, redigiert und von den Autoren mit einem strukturierten Literaturverzeichnis versehen. In diesem Literaturverzeichnis werden besonders interessante und lesenswerte Literaturstellen mit einem („interessant") bzw. zwei („besonders interessant") Punkten gekennzeichnet. Nicht jeder Leser hat jedoch die Zeit, ausführliche Literaturrecherchen durchzuführen und nicht jeder hat über eine gut ausgestattete Bibliothek Zugang zu den entsprechenden Zeitschriften.

Aus diesem Grund fassen die Autoren der Übersichten bei den mit Punkten gekennzeichneten Artikeln die für das Thema wesentliche Aussage in wenigen Sätzen zusammen. Dem Leser soll so die Möglichkeit gegeben werden, noch gezielter die Artikel auszuwählen, die ihn wirklich interessieren.

Thema der ersten Übersicht in dieser Form ist das akute Lungenversagen oder ARDS.

Die **Originalien** im vorliegenden Heft sind aus dem Bereich der Anästhesie. Neue Inhalationsanästhetika wie Sevofluran und Desfluran müssen sich im klinischen Einsatz bewähren. Nur durch kontrollierte Studien lassen sich Vor- und Nachteile und eventuelle Differenzialindikationen herausarbeiten. Themen aus den Bereichen **Regionalanästhesie, Notfallmedizin und Schmerztherapie** runden das Bild ab.

In der Rubrik **Weiterbildung** wird der Leser in diesem Heft keinen üblichen „State-of-the-art-Artikel" finden, sondern einen mit Sorgfalt formulierten Beitrag über eines der zentralen Themen der modernen Medizin: Ist alles Machbare auch immer medizinisch sinnvoll, bei schwerstkranken Patienten, deren Zustand mit einem Überleben auf längere Sicht nicht vereinbar ist? Einerseits darf nicht die Lebensverlängerung um jeden Preis das Ziel intensivmedizinischer Therapie sein. Andererseits besteht in Zeiten knapper werdender finanzieller Ressourcen jedoch die Gefahr, dass nicht mehr alles medizinisch Sinnvolle in jedem Fall getan werden kann. Besonders in der Notfall- und Intensivmedizin kann eine Therapieentscheidung oft erst dann gefällt werden, wenn in Ruhe alle Gesichtspunkte überdacht wurden.

Im Jahr 1996 hatte O. Mayrhofer in **Der Anaesthesist** Gedanken zu dem Buch **Das Jahrhundert der Chirurgie** (1956) von J. Thorwald dargelegt. Die Abhandlung „150. Geburtstag der Anästhesie: Gedanken zum Jahrhundert der Chirurgie" [4] dokumentiert die großen Leistungen der Anästhesiologen für die operative Medizin und für die Intensivmedizin im Besonderen.

Der Anaesthesist: Begleiter und Förderer der deutschsprachigen Anästhesie

In einem Editorial haben im April 2002 die Herausgeber Klaus Peter und Reinhard Larsen zum 50. Gründungstag der Zeitschrift ihre Neukonzeption dargelegt [8].

> „25 Jahre nach Gründung der Zeitschrift – die Abonnentenzahl betrug inzwischen mehr als 3.000 in aller Welt – zogen die damaligen Herausgeber Rudolf Frey, Otto Mayrhofer und Franz Kern, eine positive Bilanz ihres Wirkens: Der Anaesthesist habe wesentlich zur Anerkennung der Selbstständigkeit des Fachgebietes beigetragen,

ebenso zur Gründung eigener Fachgesellschaften in den deutschsprachigen Ländern sowie zur wissenschaftlichen und beruflichen Zusammenarbeit der mitteleuropäischen Anästhesiologen. Die Geschichte der Anästhesie hat es also besonders gut mit den damaligen Herausgebern gemeint: Sie haben diese noch selbst schreiben können.

Heute, weitere 25 Jahre später, blicken wir zurück auf eine Zeit des raschen Wandels, im Wesentlichen hervorgerufen durch einen Prozess, der schlagwortartig, aber dennoch unscharf als Globalisierung oder Internationalisierung der Medizin bezeichnet werden könnte. In diesem Geschehen, in dem wir mehr Getriebene als Gestaltende sind, verliert die Publikation wissenschaftlicher Ergebnisse in der eigenen Landessprache mehr und mehr an Bedeutung und Anerkennung. Die Sprache der Wissenschaft ist Englisch; ihr Bewertungsmaßstab bei der Veröffentlichung heisst Impact-Faktor!

Die Auswirkungen der „Globalisierung" für die deutschsprachigen Facharztzeitschriften und den Wissenschaftsbetrieb sind unübersehbar: Lag früher der Schwerpunkt auf der Veröffentlichung von Originalarbeiten, so sind in den letzten 5 Jahren die Fort- und Weiterbildungsaufgaben der Zeitschrift in den Vordergrund gerückt. Deutschsprachige Originalarbeiten befassen sich überwiegend mit klinischen Fragestellungen, werden aber mehr und mehr zu Raritäten und verschwinden eines Tages vielleicht vollständig. Die Ergebnisse der Grundlagenforschung oder tierexperimenteller Untersuchungen werden nahezu ausschließlich in englischsprachigen Zeitschriften veröffentlicht, nicht zuletzt durch den Druck, den deutsche Universitäten in Form des geforderten hohen Impact-Faktors von Veröffentlichungen auf ihre Nachwuchsforscher ausüben. Man mag diese Entwicklungen beklagen, aufhalten wird sie niemand.

Um so glücklicher sind aber Herausgeber und Verlag, dass mit der vor einigen Jahren als Reaktion auf diese Veränderungen eingeführten Neukonzeption der Zeitschrift *Der Anaesthesist* an die Erfolgsgeschichte der früheren Herausgeber angeknüpft und die Position der Zeitschrift sogar ausgebaut worden ist. Insbesondere ist ein wesentliches Ziel der Herausgeber weiterhin mit der Zeitschrift eine Brücke zwischen Wissenschaft und Praxis zu schlagen.

Der Anaesthesist von heute ist, auch im internationalen Vergleich, die führende deutschsprachige Anästhesiezeitschrift, erkennbar an stetig steigenden Abonnentenzahlen – besonders in den letzten 6 Jahren – und einem für deutschsprachige Fachzeitschriften hohen Impact-Faktor."

Ein Gründer erinnert sich [5]

Im Heft 5 (Mai 2002) erinnerte sich das Gründungsmitglied der Zeitschrift **Der Anaesthesist** Otto Mayrhofer an die Zeit vor 50 Jahren:

„1951 trafen sich drei nach heutigen Maßstäben geradezu jugendliche Ärzte, um eine Pioniertat zu vollbringen: Die Gründung der ersten deutschsprachigen Fachzeitschrift für Anästhesie. Der ungeheure Wagemut und Optimismus dieser Ärzte – Otto Mayrhofer, Wien, Werner Hügin, Basel, und Rudolf Frey, Heidelberg, lässt sich allein daran ermessen, dass zu jener Zeit das Fachgebiet der Anästhesie nicht offiziell anerkannt war und die Anzahl ihrer Fachvertreter nur etwa 30 betrug. Otto Mayrhofer, letzter Zeitzeuge und Mitherausgeber der Zeitschrift bis 1991, also über den unvorstellbar langen Zeitraum von 40 Jahren, erinnert sich an die Geburtsstunde:

Vor genau 50 Jahren, im April 1952, erschien das erste Heft von Der Anaesthesist. Aus Anlass dieses goldenen Jubiläums darf ich als letzter Überlebender der drei Gründer, als langjähriger Herausgeber und jetziger Ehrenherausgeber eine kurze historische Rückschau darüber geben, wie es damals zur Gründung unserer Zeitschrift gekommen war.

In den Statuten der Österreichischen Gesellschaft für Anaesthesiologie, die im Herbst 1951 gegründet worden war, stand als eines der Vereinsziele die Herausgabe eines wissenschaftlichen Fachorgans. Da die Zeitschrift *Der Chirurg* ein langjährig vom Springer-Verlag betreutes Fachorgan war, wagte ich als Präsident der ÖGA im November 1951 eine Anfrage in Heidelberg und erhielt als Antwort vom Verlag den Rat, mich umgehend mit dem Leiter der Anästhesieabteilung der Heidelberger Chirurgischen Klinik, Dr. Rudolf Frey, in Verbindung zu setzen. Dieser sei nämlich vor kurzem mit dem gleichen Ansinnen an den Springer-Verlag herangetreten.

Von Rudolf Frey kam dann sofort der Vorschlag, ein gemeinsames deutschsprachiges Fachorgan anzustreben. Er würde mit Werner Hügin in Basel, bei dem er einen Teil seiner Ausbildung absolviert hatte, Kontakt aufnehmen, um die schweizerischen Kollegen mit einzubeziehen.

Ich kannte Hügin auch persönlich, weil er mich nach dem Erscheinen meiner kleinen Monographie Intratracheale Narkose (1949) angeschrieben und ich ihn dann 1950, auf dem Rückweg von meiner Ausbildung in New York, in Basel aufgesucht hatte. Er selbst war Schüler von Prof. H.K. Beecher von der Harvard University in Boston. Wir lagen also auf der gleichen Linie. Rudolf Frey brachte noch vor Weihnachten 1951 ein gemeinsames Gespräch beim Senior-Chef des Verlages, Dr. Ferdinand Springer, zustande, das äußerst positiv verlief. Dr. Springer vertrat die Auffassung, dass die Anästhesiologie ein aufstrebendes und zukunftsträchtiges Fach sei, das seine und des Verlages vollste Unterstützung verdiene.

2

Mit einem Umfang von 36 Druckseiten sollte die Zeitschrift zunächst sechsmal im Jahr erscheinen. Wir drei sollten gemeinsam als Herausgeber fungieren und Frey der direkte Kontaktmann zum Verlag sein. In Analogie zu *Der Chirurg* wurde als Titel *Der Anaesthesist* gewählt. Die Zeitschrift sollte möglichst bald das offizielle Organ der – z.T. damals noch gar nicht gegründeten – Fachgesellschaften unserer drei Länder werden. Die Abo-Bedingungen seitens des Verlages waren von Anfang an äußerst kulant.
Wie dann noch vor Ende April die erste Nummer erscheinen konnte, ist mir bis heute ein Rätsel geblieben. Aber wir waren jung – Frey Jahrgang 1917, Hügin 1918 und Mayrhofer 1920 – ambitioniert und voller Tatendrang. Der erste Beitrag stammte aus der Feder des Heidelberger Ordinarius für Physiologie, Hans Schäfer, über die „Theorie der neuromuskulären Übertragung des Muskeltonus", der zweite, von O. Mayrhofer, Wien, „Erfahrungen mit Succinylcholinchlorid, einem neuen, kurzwirkenden Muskelrelaxans", und der dritte mit dem Titel „Vergleichende Untersuchung der muskelerschlaffenden Mittel" war eine Kurzfassung von R. Freys eben fertiggestellter Habilitationsschrift.
Ich [...] wünsche unserer Zeitschrift und ihren Gestaltern viel Glück und Erfolg für das nächste halbe Jahrhundert."

In dem vergangenem halben Jahrhundert haben die Herausgeber von **Der Anaesthesist** von R. Frey, W. Hügin, O. Mayrhofer bis hin zu R. Larsen, K. Peter (2003) immer aus ihrer Sicht und aus den zeitbedingten Umständen die Zeitschrift verändert, entsprechend modernisiert und zum Erfolg geführt; die Abonnentenzahlen von 1.000 (1952) bis 7.000 (2002) zeugen davon.

Die Bedeutung des Verlegers H. Goetze für *Der Anaesthesist*

Besonderer Dank gilt dem Verlag mit den verantwortlichen Herren aus der Gründerzeit, Herrn F. Springer und Herrn H. Götze, bis hin zur Neuzeit, zu den Redaktionsmitgliedern des Verlages im Jahr 2003.

Dass **Der Anaesthesist** in den vergangenen 5 Jahrzehnten so erfolgreich war, ist besonders H. Götze zu verdanken, der zu Lebzeiten wohlwollend den **Anaesthesisten** aus der Sicht des Verlegers begleitete, jedoch auch in kritischen Situationen (1969/1970) Entscheidungen traf, die die Zukunft des **Anaesthesist** und die Herausgeberschaft veränderte.

Wer aus Anlass dieser Jubiläumsausgabe die 51 Bände des **Anaesthesist** zu beleuchten hatte, findet nicht nur wissenschaftlich herausragende Arbeiten, sondern auch Editorials, Übersichten, Originalien, Leitthemen und Weiterbildungsarbeiten von unschätzbarem Wert. Nur einige wenige Abhandlungen mit geschichtlichem Hintergrund wurden für diese Festschrift ausgewählt. Sicher sind im **Anaesthesist** in der Vergangenheit auch nach heutigen Kriterien wertvolle Arbeiten auf dem Gebiet der Inhalationsanästhesie, der i. v.-Hypnotika, i.v.-Narkotika und Intensivmedizin veröffentlicht, die sich lohnen würden, auch mit heutigem Kenntnisstand gelesen zu werden. Dem heute tätigen Anästhesisten und Wissenschaftler ist anzuraten, dem Vergangenen nachzueifern und neue Erkenntnisse auf dem Gebiet der Anästhesie zu veröffentlichen.

Den Herausgebern von Der Anaesthesist und der Redaktion sowie den Mitarbeitern des Verlages wünsche ich viel Glück und Erfolg für die nächsten 50 Jahre.
(Alfred Doenicke)

Literatur zu Unterkap. 2.5.1

1. Bergmann H (1978) Editorial: Regional-Anaesthesie 1: 1–2
2. Doenicke A (1992) Editorial. Anaesthesist 41: 238
3. Frey R, Hügin W, Mayrhofer O. (1952) Editorial. Anaesthesist (1952) 1: 1
4. Mayrhofer O (1996) Gedanken zum 150. Geburtstag der Anästhesie. Anaesthesist 45: 881–883
5. Mayrhofer O (2002) 50 Jahre *Der Anaesthesist* – ein Gründer erinnert sich. Anaesthesist 51: 418–419
6. Nolte H (1984) 100 Jahre Regionalanästhesie. Regional-Anaesthesie 1:113–114
7. Peter K (1996) Editorial. Anaesthesist 45: 1
8. Peter K, Larsen R (2002) *Der Anaesthesist* – Begleiter und Förderer der deutschsprachigen Anästhesie. Anaesthesist 51: 419

2.5.2 Die Zeitschrift *Anästhesiologie und Intensivmedizin*

K. Taeger

Erste Vorläufer der Zeitschrift **Anästhesiologie & Intensivmedizin** waren mit Maschine geschriebene, hektographierte Rundbriefe mit dem Titel: „Informationen der Deutschen Gesellschaft für Anästhesie" (■ Abb. 2.48), herausgegeben vom Vorstand der **Deutschen Gesellschaft für Anaesthesie**, Redaktion: Dr. phil. Karl Heise. Im Rundbrief vom 16.02.1960 umriss Otto Just die Ziele dieser Rundbriefe wie folgt: „Für das rein Fachliche haben wir unsere Zeitschrift **Der Anaesthesist,** alle anderen Fragen aber, wie Anstellungsverhältnisse, Liquidationsfragen, Facharztanerkennungen usw. sollen hier diskutiert werden."

Unter der Überschrift „Bitte um Einsendungen" wurde ausgeführt:

„Die Situation der Anästhesie in der Bundesrepublik unterscheidet sich so vielfältig von der der Anästhesie in den angelsächsischen Ländern, dass es an der Zeit ist, diese Situation gründlich zu analysieren. Niemand ist dazu berufener als die Anästhesisten selbst. Wenn versucht werden soll, in den nächsten Jahren das Anästhesiewesen

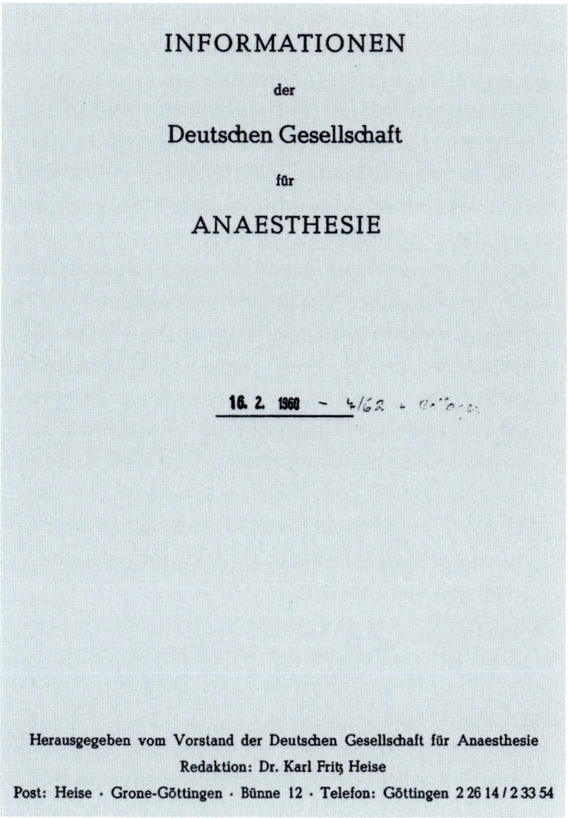

INFORMATIONEN

der

Deutschen Gesellschaft

für

ANAESTHESIE

16. 2. 1960 – 4/62

Herausgegeben vom Vorstand der Deutschen Gesellschaft für Anaesthesie
Redaktion: Dr. Karl Fritz Heise
Post: Heise · Grone-Göttingen · Bünne 12 · Telefon: Göttingen 2 26 14 / 2 33 54

Abb. 2.48. Die erste Ausgabe der „Informationen der *Deutschen Gesellschaft für Anaesthesie*"

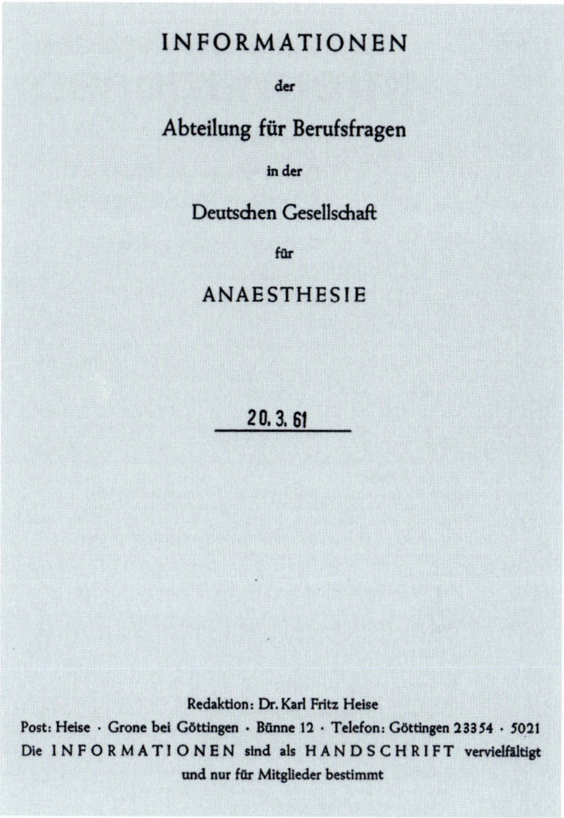

INFORMATIONEN

der

Abteilung für Berufsfragen

in der

Deutschen Gesellschaft

für

ANAESTHESIE

20. 3. 61

Redaktion: Dr. Karl Fritz Heise
Post: Heise · Grone bei Göttingen · Bünne 12 · Telefon: Göttingen 23354 · 5021
Die INFORMATIONEN sind als HANDSCHRIFT vervielfältigt
und nur für Mitglieder bestimmt

Abb. 2.49. Titelseite der „Informationen der Abteilung für Berufsfragen in der Deutschen Gesellschaft für Anaesthesie"

auf das gleich hohe Niveau wie in den angelsächsischen Ländern zu bringen, dann müssen wir uns klar darüber werden, wo wir stehen und wohin wir wollen. Schreiben Sie der Redaktion der „Informationen", wenn Sie sich zu folgenden Gedanken äußern möchten:

- Anästhesie an den Hochschulen
- Die anästhesistische Versorgung der Bevölkerung
- Ersatzkassen und andere Kassen
- Taktische Ansatzpunkte zur Durchsetzung des Anästhesiewesens in der Bundesrepublik

Das sind nur einige Vorschläge. Sicherlich wissen Sie viel mehr dazu zu sagen. Bitte schreiben Sie."

Der nächste Rundbrief, der im Mai 1960 erschienen sein dürfte, enthält interessante, heute kaum mehr glaubhafte Informationen:

„Vergleichszahlen der Fachanästhesisten pro 1 Mio. Einwohner: Dänemark 23, Belgien 15, Holland 15, Frankreich 14, Österreich 14, Deutschland 1,3.
Die Zahl von 50 Anästhesisten pro 1 Mio. Einwohner darf als Normalzustand angesprochen werden. Diese Zahl ist in England und USA schon heute *[gemeint ist das Jahr 1960!]* erreicht. Vergleicht man die Verhältnisse in Deutschland mit der Entwicklung in anderen Ländern wie England, Dänemark, Schweden, Schweiz, Belgien, Frankreich und den Niederlanden, so errechnet sich ein Bedarf von mindestens 2.000 Fachanästhesisten; derzeit gibt es in Deutschland aber nur etwa 90 Fachärzte für Anästhesie!"

Weiter unten heißt es dann:

„In den USA sind über 8.000 Fachanästhesisten tätig. Die UdSSR hat die Notwendigkeit einer Anästhesieausbildung erkannt und bereits 1956 einen Plan aufgestellt, nach dem für je 100 operative Betten ein Facharzt für Anästhesie zur Verfügung stehen soll. In Nordrhein-Westfalen kommt auf 3.500 operative Betten und in der Bundesrepublik auf etwa 2.700 operative Betten ein tätiger Facharzt für Anästhesie."

Im März 1961 erschien zusätzlich zu den „Informationen" ein Blatt mit dem Titel: „Informationen der Abteilung für Berufsfragen in der Deutschen Gesellschaft für Anaesthesie" (Abb. 2.49). Unter den redaktionellen Daten findet sich der Hinweis: **„Die Informationen sind als Handschrift vervielfältigt und nur für Mitglieder bestimmt."**

1962 entwickelte sich daraus ein Mitteilungsblatt **Informationen der Deutschen Gesellschaft für Anaesthesie**

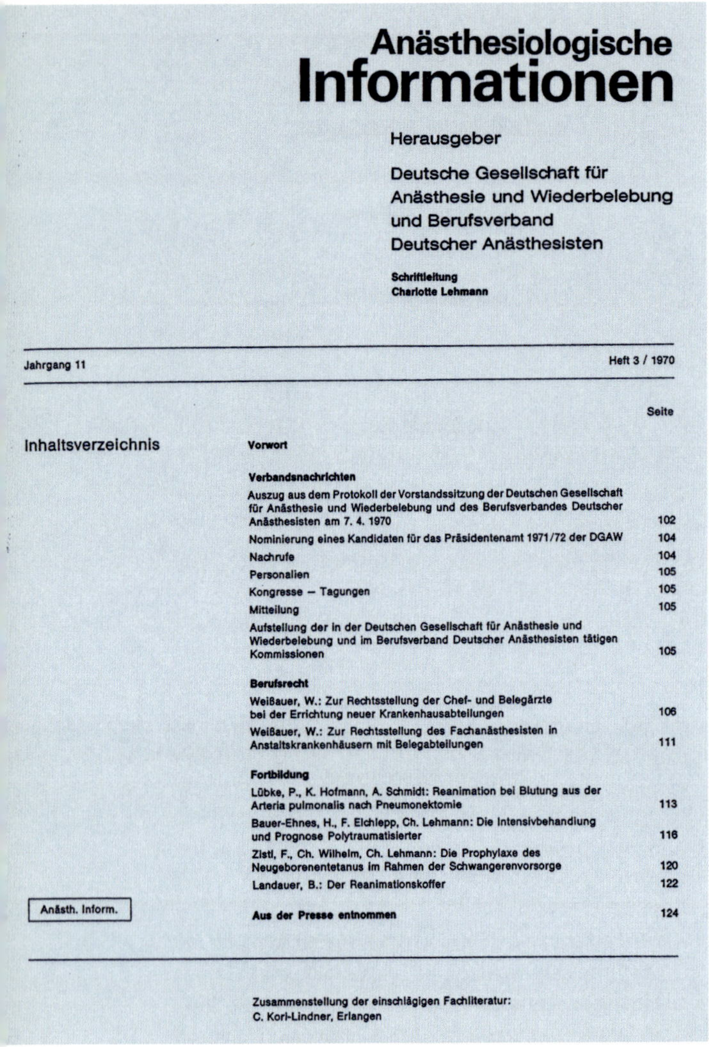

Anästhesiologische
Informationen

Herausgeber
Deutsche Gesellschaft für
Anästhesie und Wiederbelebung
und Berufsverband
Deutscher Anästhesisten

Schriftleitung
Charlotte Lehmann

Jahrgang 11 Heft 3 / 1970

Inhaltsverzeichnis

Anästh. Inform.

Zusammenstellung der einschlägigen Fachliteratur:
C. Kori-Lindner, Erlangen

Abb. 2.50. Das erste Heft der *Anästhesiologischen Informationen* (3/1970)

und des Berufsverbandes Deutscher Anästhesisten, das bereits damals maßgeblich von der seinerzeitigen 2. Schriftführerin der DGA und Schriftführerin des 1961 gegründeten BDA, Charlotte Lehmann, München, mitgestaltet wurde [1].

Worüber wurden die Anästhesisten damals informiert? In den **Informationen** fanden sich Vorworte der Präsidenten der DGA, Einladungen zu Hauptversammlungen, Satzungen, Stellenangebote, Kongresskalender, Nachrufe, Presseberichte, Protokolle der Hauptversammlungen, oft im Wortlaut, aber auch viel Berufsrecht und -politik, beispielsweise Richtlinien für die Stellung leitender Anästhesisten im Krankenhaus.

1964 beendete K. Heise seine Tätigkeit als Redakteur. Neuer Schriftleiter wurde Willy Reichstein, der das Blatt als Schriftleiter verlegte. 1965 wurde die **Deutsche Gesellschaft für Anästhesie** in die **Deutsche Gesellschaft für Anästhesie und Wiederbelebung** umbenannt. 1968 übernahm Charlotte Lehmann die Schriftleitung.

Bis 1970 waren die **Informationen** im Wesentlichen mit Verbandsnachrichten, Berufsrecht und Berufspolitik gefüllt. Im April 1970 teilte C. Lehmann den Lesern mit:

> „Die Neugestaltung der *Anästhesiologischen Informationen [so hieß das Blatt nun (Abb. 2.50)]* ermöglicht es, auch fachliche Abhandlungen aufzunehmen, also zur beruflichen Fortbildung beizutragen, deren Förderung zu den satzungsgemäßen Aufgaben der Deutschen Gesellschaft für Anaesthesie und Wiederbelebung und des Berufsverbandes Deutscher Anästhesisten gehört. Diese Referate erstreben keine Konkurrenz zu unseren wissenschaftlichen Zeitschriften [...], sondern sind lediglich dazu gedacht, das Wissen des Anästhesisten durch die Wiedergabe praktischer Erfahrungsberichte zu vertiefen. Das Schwergewicht der „Informationen" liegt auch in Zukunft in der berufspolitischen Thematik, also in Berichten über die Arbeit innerhalb der Deutschen Gesellschaft für Anaesthesie und Wiederbelebung und des Berufsverbandes Deutscher Anästhesisten."

In der gleichen Mitteilung der Schriftleitung ging C. Lehmann auf einen weiteren, für diese Zeitschrift wesentlichen Aspekt ein:

> „Seit der Übernahme der Schriftleitung der Informationen und der Bearbeitung des Anzeigengeschäfts gelang es mir, eine so gute wirtschaftliche Basis zu schaffen, dass sich jetzt der Verlag Karl Demeter, Gräfelfing/München, bereit erklärte, die finanzielle Abwicklung der Herausgabe der Informationen zu übernehmen. Das Heft wird – wie bisher – jedem Mitglied kostenlos zur Verfügung gestellt, ohne dass DGAW und Berufsverband finanzielle Belastungen erfahren."

In einem Vorwort des Juliheftes 1970 nahmen auch die Präsidenten der DGAW und des BDA wie folgt Stellung:

> „Dank der Initiative von Dr. C. Lehmann erscheinen unsere *Informationen* in einem neuen Format, in veränderter äußerer Aufmachung und – gleichfalls mit Zustimmung des Vorstandes der DGAW als auch des Berufsverbandes Deutscher Anästhesisten – mit einem gegenüber früher erweiterten Titel als *Anästhesiologische Informationen*. Die Änderung der Bezeichnung in *Anästhesiologische Informationen* hatte zum Ziel, dass die Zeitschrift in die 'Periodica Medica' und damit in die Reihe der 'zitier- und referierfähigen wissenschaftlichen Publikationsorgane' aufgenommen wird."

Wie sich in den Folgejahren zeigte, war es C. Lehmann damit gelungen, in Zusammenarbeit mit dem Demeter-Verlag, die Informationen in eine Fachzeitschrift mit wissenschaftlichem Niveau umzuwandeln.

1973 zog sich C. Lehmann aus der Schriftleitung zurück, die nun Hans Wolfgang Opderbecke übertragen wurde. Mit Beginn des Jahres 1974 übernahm der Peri-

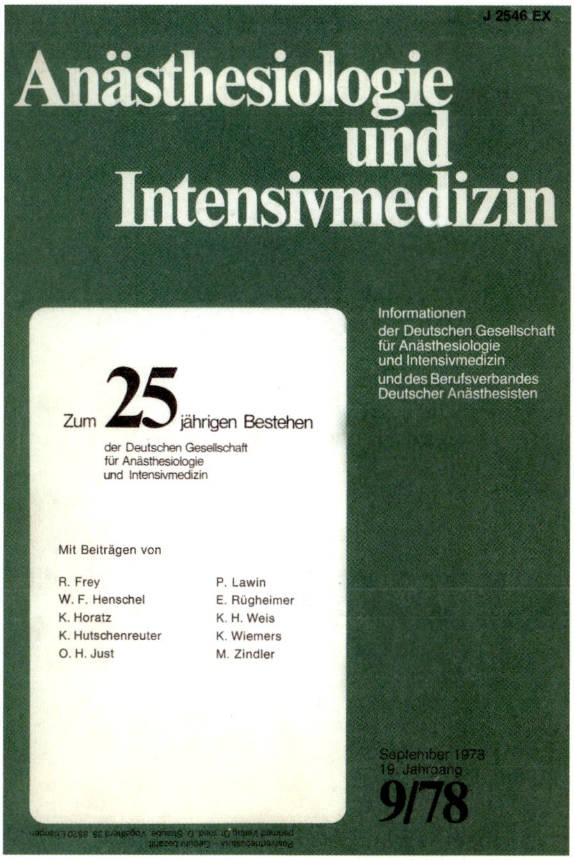

Abb. 2.51. Das erste Heft mit dem Titel *Anästhesiologie und Intensivmedizin* anlässlich des 25-jährigen Jubiläums der DGAI

med-Verlag Dr. D. Straube in Erlangen die Zeitschrift, die nun auch mit einem veränderten Layout erschien.

1976 wurde zur Unterstützung des Schriftleiters Wolfgang Henke als Assistent in das Redaktionskomitee aufgenommen. Zwei Jahre später übernahm Eckhard Gebert diese Aufgabe. Ab dem Septemberheft 1978 wurde die Zeitschrift in **Anästhesiologie und Intensivmedizin** umbenannt (Abb. 2.51). Wiederum 2 Jahre später übernahm Elmar Bock die Funktion eines Redaktionsassistenten. 1981 wurde in den Fortbildungsteil das sog. „Thema des Monats" aufgenommen und unter dieser Überschrift angeforderte Abhandlungen zu wechselnden Themen präsentiert. Blättert man Hefte aus dieser Zeit durch, so fällt auf, in welch hohem Maße die Industrie damals in der Lage war, die Zeitschrift zu unterstützen. Nahezu jede 2. Seite war eine Anzeige!

Mit Beginn des Jahrgangs 1984 zeichnete als 3. Herausgeber der Zeitschrift **Anästhesiologie und Intensivmedizin** neben der **Deutschen Gesellschaft für Anästhesiologie und Intensivmedizin** und dem **Berufsverband Deutscher Anästhesisten** auch die **Deutsche Akademie für Anästhesiologische Fortbildung**. Gleichzeitig wurde die Schriftleitung um je 1 Mitglied für das Ressort Fortbildung (K.P. Peter), das Ressort Recht (W.W. Weißauer) und P. Schmucker (Assistenz) erweitert. Zur Unterstützung der Schriftleitung wurde darüber hinaus auch das Redaktionskomitee vergrößert in der Hoffnung, auf diese Weise das Manuskriptaufkommen und das Niveau der Zeitschrift deutlich anzuheben. 1985 wurde Schmucker von K. Taeger in der Assistenz der Schriftleitung abgelöst. Ab 1986 musste das Inhaltsverzeichnis zweisprachig gedruckt werden, da die Zeitschrift nun in Current contents aufgenommen worden war. 1987 schied E. Bock aufgrund seiner schweren Erkrankung aus der Schriftleitung aus.

In den nun folgenden Jahrgängen fällt auf, dass die Firmenanzeigen zunehmend weniger werden, eine Tendenz, die bis heute anhält und die Fortführung der Zeitschrift im bisherigen Umfang erheblich erschwert. 1992 wurde die Schriftleitung in der Weise umgruppiert, dass nun Klaus Peter und Kai Taeger für den Fortbildungsteil der Zeitschrift die Verantwortung übernahmen. 1994 wurde Holger Sorgatz in die Schriftleitung aufgenommen.

Ab Heft 4 des Jahrgangs 1994 übernahm Bernd Landauer die Gesamtschriftleitung von H.W. Opderbecke. Aus diesem Anlass äußerte sich Opderbecke unter der Überschrift: „In eigener Sache" wie folgt:

> „In meinen Augen stellt die Zeitschrift Anästhesiologie und Intensivmedizin das Rückgrat der verbandspolitischen Arbeit unseres Fachgebietes dar. Sie dient nicht nur der Fortbildung der Mitglieder unserer Verbände, sondern auch der Erörterung berufsrechtlicher und berufspolitischer Fragestellungen aus der Sicht der Anästhesiologie. Über die Information ihres Leserkreises hinaus ist sie ein Sprachrohr, mit dem auch Einfluss auf medico-legale und gesundheitspolitische Entscheidungen genommen werden kann" [1].

Die zunehmend geringer werdenden Einnahmen aus dem Anzeigengeschäft führten ab 1995 dazu, dass die Zeitschrift nicht mehr durchgängig monatlich erscheinen konnte, sondern im Sommer Doppelhefte gebildet werden mussten.

1996 ging **Anästhesiologie & Intensivmedizin** vom Perimed- auf den Blackwell-Verlag über, was sich im Wesentlichen in einer neuen Umschlaggestaltung und einem Wechsel von der Farbe grün nach blau ausdrückte (Abb. 2.52). Im gleichen Jahr schied K. Peter aus der Schriftleitung aus. Die Schriftleitung wurde neu geordnet. Gesamtschriftleiter war weiterhin B. Landauer, unterstützt von K. van Ackern, K. Geiger, G. Hack, A. Hoeft, K. Taeger und W. Weißauer, für die Redaktion war H. Sorgatz verantwortlich. Diese Aufstockung der Schriftleitung erfolgte wieder in der Erwartung, dadurch die Qualität der Beiträge und das Manuskriptaufkommen weiter verbessern zu können. 1999 wurde J. Radke in die Schriftleitung aufgenommen. K. Taeger übernahm die Aufgabe der stellvertretenden Gesamtschriftleitung.

1999 wurden erstmals die Abstracts der wissenschaftlichen Arbeitstage der DGAI in Würzburg in die Zeitschrift aufgenommen, ebenso die Abstracts des **Deut-**

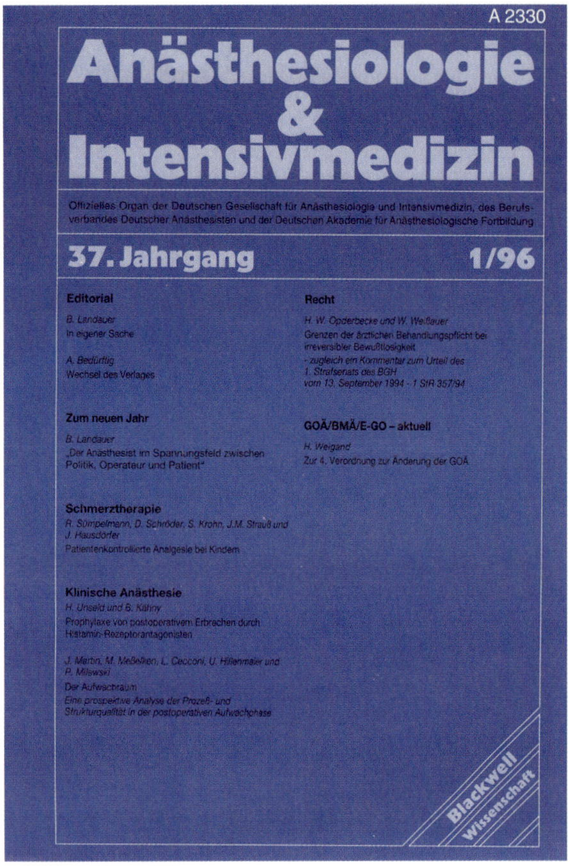

A 2330

Anästhesiologie & Intensivmedizin

Offizielles Organ der Deutschen Gesellschaft für Anästhesiologie und Intensivmedizin, des Berufsverbandes Deutscher Anästhesisten und der Deutschen Akademie für Anästhesiologische Fortbildung

37. Jahrgang 1/96

Editorial

B. Landauer
In eigener Sache

A. Bedürftig
Wechsel des Verlages

Zum neuen Jahr

B. Landauer
„Der Anästhesist im Spannungsfeld zwischen Politik, Operateur und Patient"

Schmerztherapie

R. Sümpelmann, D. Schröder, S. Krohn, J.M. Strauß und J. Hausdörfer
Patientenkontrollierte Analgesie bei Kindern

Klinische Anästhesie

H. Unseld und B. Kähny
Prophylaxe von postoperativem Erbrechen durch Histamin-Rezeptorantagonisten

J. Martin, M. Meßelken, L. Cecconi, U. Hillenmaier und P. Milewski
Der Aufwachraum
Eine prospektive Analyse der Prozeß- und Strukturqualität in der postoperativen Aufwachphase

Recht

H. W. Opderbecke und W. Weißauer
Grenzen der ärztlichen Behandlungspflicht bei irreversibler Bewußtlosigkeit
- zugleich ein Kommentar zum Urteil des 1. Strafsenats des BGH vom 13. September 1994 - 1 StR 357/94

GOÄ/BMÄ/E-GO – aktuell

H. Weigand
Zur 4. Verordnung zur Änderung der GOÄ

Blackwell Wissenschaft

Abb. 2.52. Die erste Ausgabe aus dem Blackwell-Verlag

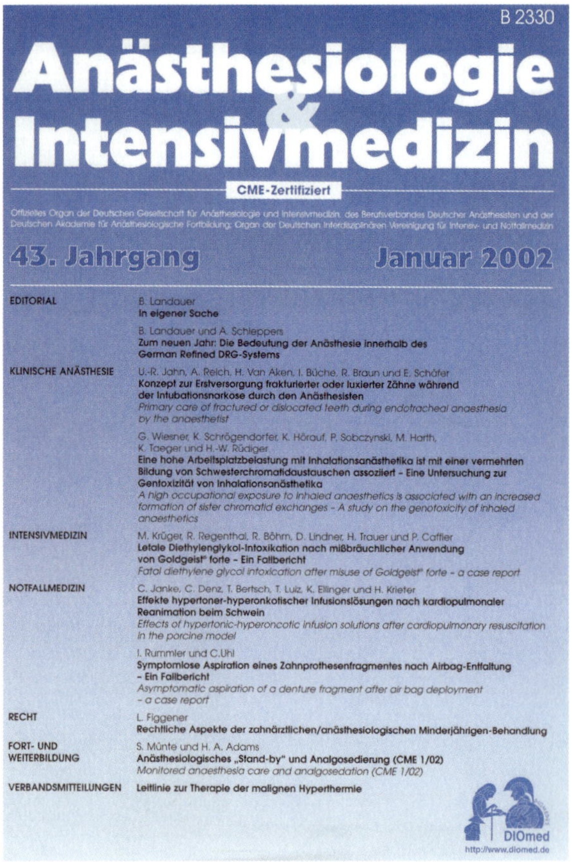

B 2330

Anästhesiologie & Intensivmedizin

CME-Zertifiziert

Offizielles Organ der Deutschen Gesellschaft für Anästhesiologie und Intensivmedizin, des Berufsverbandes Deutscher Anästhesisten und der Deutschen Akademie für Anästhesiologische Fortbildung; Organ der Deutschen Interdisziplinären Vereinigung für Intensiv- und Notfallmedizin

43. Jahrgang Januar 2002

EDITORIAL
B. Landauer
In eigener Sache

B. Landauer und A. Schleppers
Zum neuen Jahr: Die Bedeutung der Anästhesie innerhalb des German Refined DRG-Systems

KLINISCHE ANÄSTHESIE
U.-R. Jahn, A. Reich, H. Van Aken, I. Büche, R. Braun und E. Schäfer
Konzept zur Erstversorgung frakturierter oder luxierter Zähne während der Intubationsnarkose durch den Anästhesisten
Primary care of fractured or dislocated teeth during endotracheal anaesthesia by the anaesthetist

G. Wiesner, K. Schrögendorfer, K. Hörauf, P. Sobczynski, M. Harth, K. Taeger und H.-W. Rüdiger
Eine hohe Arbeitsplatzbelastung mit Inhalationsanästhetika ist mit einer vermehrten Bildung von Schwesterchromatidaustauschen assoziiert – Eine Untersuchung zur Gentoxizität von Inhalationsanästhetika
A high occupational exposure to inhaled anaesthetics is associated with an increased formation of sister chromatid exchanges – A study on the genotoxicity of inhaled anaesthetics

INTENSIVMEDIZIN
M. Krüger, R. Regenthal, R. Böhm, D. Lindner, H. Trauer und P. Caffier
Letale Diethylenglykol-Intoxikation nach mißbräuchlicher Anwendung von Goldgeist® forte – Ein Fallbericht
Fatal diethylene glycol intoxication after misuse of Goldgeist® forte – a case report

NOTFALLMEDIZIN
C. Janke, C. Denz, T. Bertsch, T. Luiz, K. Ellinger und H. Krieter
Effekte hypertoner-hyperonkotischer Infusionslösungen nach kardiopulmonaler Reanimation beim Schwein
Effects of hypertonic-hyperoncotic infusion solutions after cardiopulmonary resuscitation in the porcine model

I. Rummler und C.Uhl
Symptomlose Aspiration eines Zahnprothesenfragmentes nach Airbag-Entfaltung – Ein Fallbericht
Asymptomatic aspiration of a denture fragment after air bag deployment – a case report

RECHT
L. Figgener
Rechtliche Aspekte der zahnärztlichen/anästhesiologischen Minderjährigen-Behandlung

FORT- UND WEITERBILDUNG
S. Münte und H. A. Adams
Anästhesiologisches „Stand-by" und Analgosedierung (CME 1/02)
Monitored anaesthesia care and analgosedation (CME 1/02)

VERBANDSMITTEILUNGEN
Leitlinie zur Therapie der malignen Hyperthermie

DIOmed
http://www.diomed.de

Abb. 2.53. Die aktuelle Gestaltung von *Anästhesiologie & Intensivmedizin*

schen Anästhesiekongresses ab dem Jahr 2000. Im zurückliegenden Jahr schließlich wurde eine neue, von der Deutschen Akademie für Anästhesiologische Fortbildung betreute Rubrik „Weiter- und Fortbildung" eingerichtet. Sie ist als strukturierte, interaktive Fortbildung durch die Landesärztekammern anerkannt und ermöglicht den Erwerb von maximal 10 Fortbildungspunkten pro Jahr. Ende 2001 schied Bernd Landauer aus der Schriftleitung aus, neuer Gesamtschriftleiter wurde Kai Taeger. Zum gleichen Zeitpunkt wurde die Zeitschrift vom DIOmed Verlag übernommen (Abb. 2.53).

Zieht man Bilanz, so können wir feststellen, dass die Intentionen von Lehmann und Opderbecke, Anästhesiologie & Intensivmedizin zu einer angesehenen Fachzeitschrift mit Einfluss auf medikolegale und gesundheitspolitische Entwicklungen zu machen, zu einer Informationsquelle in berufsrechtlichen und berufspolitischen Fragen und zu einem Werkzeug der kontinuierlichen Fort- und Weiterbildung, voll und ganz gelungen ist. Anästhesiologie & Intensivmedizin hat von allen deutschsprachigen Anästhesiezeitschriften die bei weitem höchste Auflage, erreicht alle Mitglieder der DGAI und des BDA und weist einen respektablen Impact-Faktor auf. Nach wie vor gilt, was Just bereits 1960 feststellte, dass die rege Mitarbeit der Mitglieder der DGAI, des BDA und der DAAF an dieser Zeitschrift das zentrale Element des anhaltenden Erfolges der Zeitschrift Anästhesiologie & Intensivmedizin ist.

Literatur zu Unterkap. 2.5.2

1. Opderbecke HW (1994) In eigener Sache. Anästh Intensivmed 35:51

2.5.3 Entwicklung der Zeitschrift *Anästhesiologie, Intensivmedizin, Notfallmedizin, Schmerztherapie* (1966–2003)

C. Krier

Im Jahre 1966 gründete O.H. Just, Ordinarius für Anästhesiologie in Heidelberg, die Zeitschrift für Praktische Anästhesie und Wiederbelebung. Diese im Stuttgarter Georg-Thieme-Verlag herausgegebene, neue deutschsprachige wissenschaftliche Zeitschrift legte einen eindeutigen Fokus auf praxisorientierte Veröffentlichungen. Ziel des Gründungsherausgebers war es, mit klinikbezogenen Themen die Fort- und Weiterbildung der Anästhesisten im deutschsprachigen Raum auf ein hohes Niveau zu heben und eine Plattform für junge Wissenschaftler und Kliniker

Tabelle 2.8. Bezeichnung der Zeitschrift und Entwicklung der Heftzahl 1966–2003

Jahrgang	Titel	Heftzahl
1966–1973	Praktische Anästhesie und Wiederbelebung	6
1974–1979	Praktische Anästhesie, Wiederbelebung und Intensivtherapie	6
1980–1990	Anästhesiologie, Intensivtherapie, Notfallmedizin	6
1991–heute	AINS Anästhesiologie, Intensivmedizin, Notfallmedizin, Schmerztherapie	8 (1991–1995) 10 (1996) 12 (1997–heute)

für ihre Publikationen aus der klinischen Anästhesie anzubieten. Folgerichtig hieß die Zeitschrift vor 37 Jahren **Zeitschrift für Praktische Anästhesie und Wiederbelebung**, wurde aber in der Folgezeit mehrfach umbenannt, um den sich erweiternden Aspekten des Fachgebietes Anästhesiologie gerecht zu werden (Tabelle 2.8).

Die Zeitschrift war einem stetigen Wandel unterzogen und spiegelt im Jahre 2003, dem 38. Jahrgang, die 4 Säulen des Fachbereiches Anästhesiologie, die Anästhesie, die Intensivmedizin, die Notfallmedizin und die Schmerztherapie sowohl inhaltlich als auch formal mit dem Titel **AINS** wider. **AINS** wird im **Science Citation Index Extended, Index medicus/Medline**, und **EMBASE/Excerpta Medica** gelistet und weist einen aktuellen Impact-Faktor von 0,473 auf. Beginnend mit einer Auflage um 2.500/Jahr erreichte **AINS** seinen Auflagenhöhepunkt Mitte der 1990er-Jahre mit über 5500 Abonnenten.

Unter zunächst nicht so günstigen Umständen, aber mit voller Unterstützung des damaligen Verlegers G. Hauff (1927–2001) erschien im April 1966 das erste Heft der „blauen Zeitschrift“ (Abb. 2.54), neben der bereits 1949 gegründeten Zeitschrift **Der Anaesthesist** im Heidelberger Springer-Verlag und der etwas jüngeren, zunächst rein berufspolitisch orientierten Zeitschrift **Anästhesiologische Informationen.** Alleinherausgeber war O.H. Just, Heidelberg, für die Redaktion zeichneten H. Auberger, Köln, P. Lawin, Hamburg, und H. Lutz, Heidelberg verantwortlich. Im wissenschaftlichen Beirat fanden sich so renommierte Namen wie A. Dönhardt, Hamburg, M. Gemperle, Genf, W. Henschel, Bremen, K. Hutschenreuter, Homburg, H.W. Opderbecke, Nürnberg, und E. Rügheimer, Erlangen.

Viel zu früh verstarb Horst Lutz im Jahr 1987, die Redaktion wurde mit H. Stoeckel, Bonn erweitert. K. Wiedemann, Heidelberg, wurde ab 1987 in die Redaktion, also in das erweiterte Herausgebergremium aufgenommen und C. Krier, Heidelberg, begann seine Arbeit als Redaktionsassistent; ein Redaktionskomitee wurde Mitte der 80er-Jahre gebildet: Namen wie K. van Ackern, damals München, H. Van Aken, damals Leuven, J. Arndt, Düsseldorf, K. Geiger,

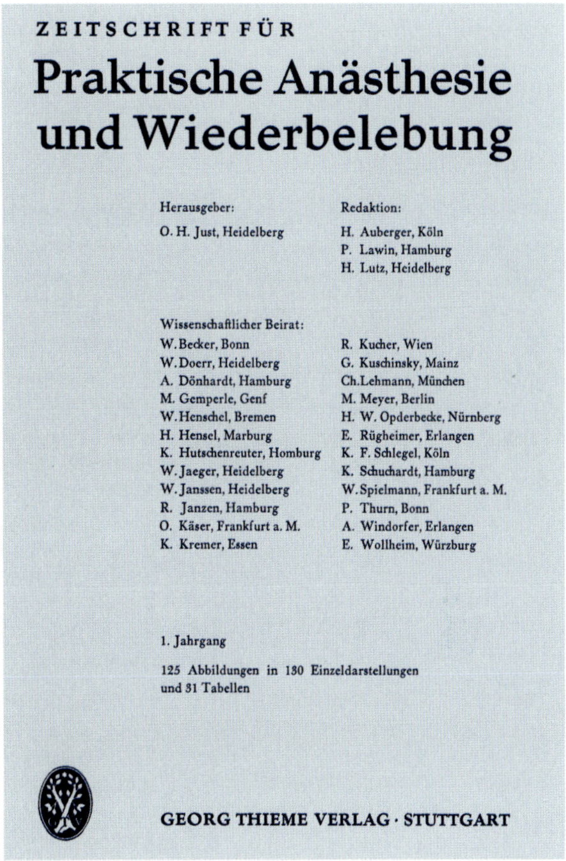
ZEITSCHRIFT FÜR

Praktische Anästhesie und Wiederbelebung

Herausgeber:
O. H. Just, Heidelberg

Redaktion:
H. Auberger, Köln
P. Lawin, Hamburg
H. Lutz, Heidelberg

Wissenschaftlicher Beirat:

W. Becker, Bonn
W. Doerr, Heidelberg
A. Dönhardt, Hamburg
M. Gemperle, Genf
W. Henschel, Bremen
H. Hensel, Marburg
K. Hutschenreuter, Homburg
W. Jaeger, Heidelberg
W. Janssen, Heidelberg
R. Janzen, Hamburg
O. Käser, Frankfurt a. M.
K. Kremer, Essen

R. Kucher, Wien
G. Kuschinsky, Mainz
Ch. Lehmann, München
M. Meyer, Berlin
H. W. Opderbecke, Nürnberg
E. Rügheimer, Erlangen
K. F. Schlegel, Köln
K. Schuchardt, Hamburg
W. Spielmann, Frankfurt a. M.
P. Thurn, Bonn
A. Windorfer, Erlangen
E. Wollheim, Würzburg

1. Jahrgang

125 Abbildungen in 130 Einzeldarstellungen
und 31 Tabellen

GEORG THIEME VERLAG · STUTTGART

Abb. 2.54. *Zeitschrift für Praktische Anästhesie und Wiederbelebung*

Freiburg, J. Hildebrandt, Göttingen, F. Lackner, Wien, R. Larsen, damals Göttingen, P. Lauven, damals Bonn, J. Schulte am Esch, Hamburg, S. Schwarz, Wien, P. Suter, Genf, J. Tarnow, Düsseldorf, D. Thomson, damals Basel und M. Zimpfer, Wien, zeugen sowohl von dem gewachsenen Renommee als auch von der Internationalität des Organs.

Die weitere Entwicklung der engeren und erweiterten Herausgeberschaft geht aus Tabelle 2.9 hervor. 1990 gab O.H. Just mit dem Zeitpunkt seiner Emeritierung vertragsgemäss die Herausgeberschaft an P. Lawin und H. Stoeckel ab. C. Krier kam 1994 in den Herausgeberstab und war bis 2001 für die Redaktion verantwortlich, die 2002 an H.A. Adams, Hannover, überging. Auch strukturell erfuhr *AINS* als offizielles Organ der **Deutschen Gesellschaft für Anästhesiologie und Intensivmedizin** immer wieder Entwicklungen, die zum Ziel hatten, den veränderten Bedürfnissen der Leserschaft zu entsprechen.

1991 wurden auf Initiative der neuen Herausgeber neben der Änderung des Namens in seine noch heute gültige Bezeichnung **AINS** eine völlig neue Struktur in die Wege geleitet. Neben den Originalia, die weiterhin Kernstück einer wissenschaftlichen Zeitschrift sind und bleiben, wurde eine strukturierte Fort- und Weiterbildung mit klar erkennbaren Rubriken aufgenommen: Übersicht, Die Kontroverse, Mini-Symposium, Blick ins Nach-

2

Tabelle 2.9. Entwicklung der engeren und erweiterten Herausgeberschaft von *AINS* 1966–2003

Jahrgang	Herausgeber	Herausgeber/Mitherausgeber
1966	O.H. Just	H. Auberger, P. Lawin, H. Lutz
1987	O.H.Just	P. Lawin, H. Stoeckel, K. Wiedemann
1988	O.H. Just	P. Lawin, J. Schulte am Esch, H. Stoeckel, K. Wiedemann,
1990	O.H. Just	C. Krier, R. Larsen, P. Lawin, J. Schulte am Esch, H. Stoeckel
1991	P. Lawin, H. Stoeckel	G. Hempelmann, C. Krier, R. Larsen, J. Schulte am Esch
1994	P. Lawin, H. Stoeckel, C. Krier	K. van Ackern, K. Geiger, M. Georgieff, G. Hempelmann, E. Kochs, R. Larsen, E. Martin, J. Schulte am Esch
1995	G. Hempelmann, J. Schulte am Esch, C. Krier,	K. van Ackern, W. Buzello, K. Geiger, M. Georgieff, A. Hoeft, E. Kochs, R. Larsen, E. Martin, K. Reinhart, N. Roewer, P. Schmucker, M. Wendt
1996	G. Hempelmann, J. Schulte am Esch, C. Krier,	K. van Ackern, W. Buzello, K. Geiger, M. Georgieff, A.F. Hammerle, A. Hoeft, E. Kochs, R. Larsen, E. Martin, K. Reinhart, N. Roewer, Würzburg, P. Schmucker, M. Wendt, M. Zimpfer
1997	G. Hempelmann, J. Schulte am Esch, C. Krier,	K. van Ackern, D.M. Albrecht, W. Buzello, K. Geiger, M. Georgieff, A.F. Hammerle, A. Hoeft, E. Kochs, J. Peters, R. Larsen, E. Martin, K. Reinhart, N. Roewer, P. Schmucker, J. Tarnow, M. Wendt, M. Zimpfer
1998	G. Hempelmann, J. Schulte am Esch, C. Krier	K. van Ackern, W. Buzello, S. Fitzal, K. Geiger, M. Georgieff, A.F. Hammerle, A. Hoeft, E. Kochs, K.H. Lindner, T. Pasch, J. Peters, E. Martin, K. Reinhart, N. Roewer, P. Schmucker, J. Tarnow, M. Wendt, M. Zimpfer
1999	G. Hempelmann, J. Schulte am Esch, C. Krier,	K. van Ackern, W. Buzello, S. Fitzal, K. Geiger, M. Georgieff, A.F. Hammerle, A. Hoeft, E. Kochs, K.H. Lindner, E. Martin, T. Pasch, J. Peters, K. Reinhart, N. Roewer, P. Schmucker, J. Tarnow, M. Wendt, M. Zimpfer
2000	G. Hempelmann, J. Schulte am Esch, C. Krier,	K. van Ackern, D. Balogh, W. Buzello, S. Fitzal, K. Geiger, M. Georgieff, A. Hoeft, Bonn, E. Kochs, G. Nöldge-Schomburg, T. Pasch, J. Peters, K. Reinhart, N. Roewer, P. Schmucker, J. Scholz, J. Tarnow, M. Wendt, M. Zimpfer
2001	G. Hempelmann, J. Schulte am Esch, C. Krier	K. van Ackern, D. Balogh, W. Buzello, S. Fitzal, K. Geiger, M. Georgieff, A. Hoeft, E. Kochs, G. Nöldge-Schomburg, T. Pasch, J. Peters, K. Reinhart, N. Roewer, P. Schmucker, J. Scholz, J. Tarnow, M. Zimpfer
2002	G. Hempelmann, J. Schulte am Esch, C. Krier, H.A. Adams	K. van Ackern, D. Balogh, W. Buzello, S. Fitzal, K. Geiger, M. Georgieff, T. Hachenberg, A. Hoeft, E. Kochs, W.J. Kox, M. Leuwer, W. List, G. Nöldge-Schomburg, T. Pasch, J. Peters, S. Piepenbrock, K. Reinhart, N. Roewer, P. Schmucker, J. Scholz, J. Schüttler, J. Tarnow, K. Ulsenheimer, H. Van Aken, H. Wulf, R. Zander, M. Zimpfer

barfach, Weiterbildungsbeitrag. Neben Editorials und Fallberichten sowie bei Bedarf Kongressberichten war ab 1991 eine klare, didaktisch sinnvolle Gliederung in der Heftstruktur und in den einzelnen Beiträgen (strukturierte Abstracts in deutscher und englischer Sprache) zu erkennen. Einzelne besondere Themen, die den normalen Heftumfang gesprengt hätten, wurden in Sonderheften dargestellt.

Die Kooperation mit den österreichischen Kollegen, die von Anfang an gegeben war, wurde im 30. Jahrgang der Zeitschrift vertieft und renommierte Anästhesisten, Intensivmediziner und Schmerztherapeuten aus Österreich wurden in unterschiedliche Herausgeber- und Redaktionsgremien aufgenommen. 2002 wurde das Profil der Zeitschrift (Abb. 2.55) nochmals geschärft und die Rubriken „Aktuelle Medizin und Forschung“ und „Auslandsspiegel“ zusätzlich zu den bewährten Rubriken aufgenommen; ab 2002 sind für diese einzelnen Rubriken jeweils renommierte Experten verantwortlich.

Durch die neue Rubrik „Aktuelle Medizin“ soll der Blick des Anästhesisten, als typischer Vertreter eines Querschnittsfaches, über sein ursprüngliches Fachgebiet hinaus erweitert werden und der Leser fundierte Informationen über die gesamte theoretische und klinische Medizin erhalten. Damit möchte **AINS** – wie in der Vergangenheit – auch in Zukunft zwei wichtige Aufgaben erfüllen: Die rasche Verbreitung neuer wissenschaftlicher Erkenntnisse in den Rubriken Originalia und Mini-Symposium und eine kontinuierliche Fort- und Weiterbildung auf hohem Niveau in den vier Bereichen der Anästhesiologie und in den angrenzenden Gebieten der Medizin.

Sehr früh haben Herausgeber und der Thieme-Verlag begonnen, sich in den neuen elektronischen Medien zu platzieren und **AINS** ist seit 1999 im Internet mit strukturierten Abstracts (in englischer und deutscher Sprache) und Volltext aufzurufen (http://www.thieme.de/ains).

Angelehnt an die **AINS** und von den gleichen Gesamtherausgebern (Hempelmann, Krier, Schulte am Esch) betreut erschien in den Jahren 1999–2001 das 4-bändige

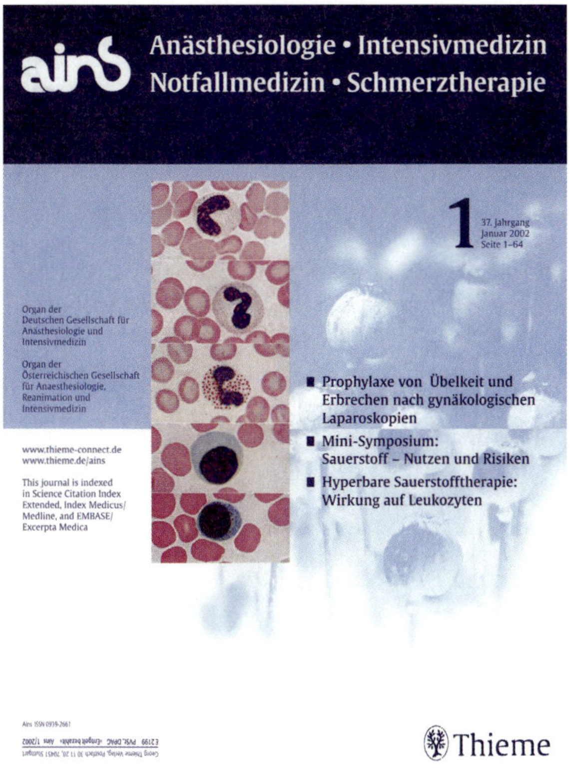

Abb. 2.55. Aktuelles Cover (2002)

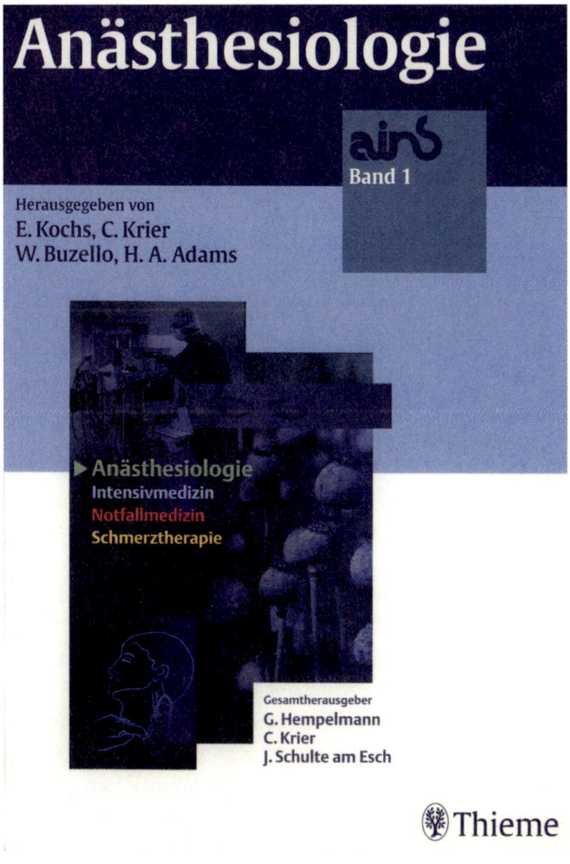

Abb. 2.56. Buchcover Band 1 *Anästhesiologie*

Lehrbuch *AINS* mit den Einzelbänden **Notfallmedizin** (1999; Hrsg.: Hempelmann, Adams, Sefrin), **Intensivmedizin** (2001; Hrsg.: Van Aken, Reinhart, Zimpfer) **Anästhesiologie** (2001; Hrsg.: Kochs, Krier, Buzello, Adams) (Abb. 2.56), und **Schmerztherapie** (2002; Hrsg.: Beck, Martin, Motsch, Schulte am Esch). Autoren aus Deutschland, Österreich und der Schweiz haben damit ein Standardlehrbuch des gesamten Fachgebietes geschaffen, das die gleichen Ansprüche an Aktualität und Didaktik erfüllen soll wie die gleichnamige Zeitschrift *AINS*.

2.5.4 Entwicklung der Zeitschrift *Anaesthesiologie und Reanimation*

G. Benad

Die Entwicklung der Zeitschrift **Anaesthesiologie und Reanimation** spiegelt in besonderer Weise die Schwierigkeiten und Probleme wider, denen Anästhesisten in der DDR ausgesetzt waren, die die Ergebnisse ihrer wissenschaftlichen Arbeit in geeigneter Weise publizieren wollten (Benad [8]).

Während es in den 50er- und 60er-Jahren durchaus möglich war, wissenschaftliche Arbeiten zur Publikation bei Zeitschriftenredaktionen der Bundesrepublik Deutschland oder anderer westeuropäischer Länder einzureichen, veränderte sich diese Situation nach der 1969 durchgeführten III. Hochschulreform der DDR, deren Ziel die „sozialistische Umgestaltung der Hochschulen" war, grundlegend. Es kam zu einem verstärkten politischen Druck der SED auf Professoren, wissenschaftliche Mitarbeiter und Studenten [2] sowie zu einer Zerschlagung alt bewährter, bis dahin noch erhalten gebliebener, gesamtdeutsch vergleichbarer universitärer Strukturen. Fakultäten wurden in Bereiche umgewandelt, die staatliche Leitungsstrukturen erhielten. Auf der Ebene der Universität wurden verschiedene Direktorate gegründet, unter denen sich insbesondere das Direktorat für Internationale Beziehungen (DIB) hemmend auf die Publikationstätigkeit in „westlichen" Zeitschriften auswirkte und diese nach und nach nahezu völlig unterband.

Neben der Herstellung von internationalen Verbindungen – v. a. zu den sog. sozialistischen Staaten – bestand eine der Hauptaufgaben des DIB in der Kontrolle des Ein- und Ausganges des gesamten dienstlichen Schriftgutes mit dem Ausland, zu dem definitionsgemäß auch die Bundesrepublik Deutschland gehörte. Die zum Versand vorgesehenen Briefe mussten offen über den Prorektor für Medizin an das DIB weiter gereicht werden, das nach Kontrolle darüber entschied, ob die Briefe weitergeleitet oder zurückgeschickt wurden. Die eingehende Post erreichte den Empfänger auf dem gleichen „Dienstweg" in stets geöffnetem Zustand.

Diese Verfahrensweise machte eine Publikation in einer „westlichen" Zeitschrift nahezu unmöglich. Nur in wenigen Ausnahmefällen wurde nach einer Sonderprüfung durch den Prorektor für Medizin die Erlaubnis zur Veröffentlichung außerhalb der DDR erteilt.

Somit blieb den ostdeutschen Anästhesisten keine andere Wahl, als Arbeiten zu speziellen anästhesiologischen Problemen der Chirurgie bzw. der Gynäkologie und Geburtshilfe den in der DDR verbliebenen traditionsreichen beiden Zeitschriften, die auch in der Bundesrepublik weit verbreitet waren, dem **Zentralblatt für Chirurgie** oder dem **Zentralblatt für Gynaekologie**, anzubieten. Außerdem gab es neben der in der DDR erscheinenden **Zeitschrift für die gesamte Innere Medizin** noch 3 weitere DDR-Zeitschriften mit einem mehr interdisziplinären Profil **(Das Deutsche Gesundheitswesen, Zeitschrift für ärztliche Fortbildung und medicamentum)**, aber keine anästhesiologische Fachzeitschrift. Dieser entscheidende Mangel wurde auch nicht durch die alle 2 Jahre erscheinenden beiden Kongressbände und durch das ab 1973 von der Gesellschaft für Anaesthesiologie und Reanimation der DDR vierteljährlich herausgegebene Mitteilungsblatt beseitigt.

Dies wirkte sich unter dem Aspekt des damals auch in der DDR stattfindenden Ringens um die Anerkennung der Anästhesiologie als eine von den operativen Fächern – in Sonderheit von der Chirurgie – unabhängige, selbstständige Fachdisziplin sehr ungünstig aus. Aus diesem Grund lehnte G. Benad 1973 auch ein Angebot des damaligen Chefredakteurs des **Zentralblattes für Chirurgie**, W. Schmitt, Rostock [26, 27] ab, in 2 der 52 jährlich erscheinenden Hefte dieser Zeitschrift ausschließlich anästhesiologische Arbeiten zu veröffentlichen.

In logischer Konsequenz dieser Situation beschloss der Vorstand der Fachgesellschaft 1973 die Gründung einer eigenen Zeitschrift und beauftragte G. Benad in seiner Eigenschaft als damaligem 1. Vorsitzenden, einen entsprechenden Antrag beim dafür zuständigen „Generalsekretariat der Medizinisch-Wissenschaftlichen Gesellschaften beim Ministerium für Gesundheitswesen der DDR", kurz „GS" genannt, zu stellen. Gegen den vorgesehenen Titel „Zeitschrift für Anaesthesie, Intensivtherapie und Dringliche Medizinische Hilfe" versuchte der damalige Vorsitzende der „Gesellschaft für Innere Medizin der DDR", G. Klumbies, Jena [15] zu intervenieren. Schließlich setzen wir uns aber mit der Aufnahme dieser 3 Arbeitsgebiete in den Untertitel der Zeitschrift durch, die als Haupttitel in Anlehnung an den damaligen Namen der Fachgesellschaft die Bezeichnung **Anaesthesiologie und Reanimation** erhalten sollte.

Am 08.10.1974 teilte der Direktor des „GS", L. Rohland [23], der Gesellschaft mit:

> „...dass der Antrag der Gesellschaft für Anaesthesiologie und Reanimation auf Neugründung eines eigenen Publikationsorgans ohne konzeptionelle Veränderungen vom Minister für Gesundheitswesen und dem Sekretariat des ZK der SED bestätigt worden ist."

Es vergingen aber noch einmal 15 Monate, bevor eine Zusage des VEB Verlag Volk und Gesundheit, Berlin erfolgte und der Druckerei „Magnus Poser", Jena das dafür notwendige Papierkontingent zugewiesen wurde. Der Direktor des „GS" holte in dieser Zeit vom 1. Vorsitzenden eine mit dem Vorstand der Gesellschaft abgestimmte Vorschlagsliste über die personelle Zusammensetzung des Redaktionskollegiums ein. Getrennt davon beauftragte L. Rohland aber auch den Sekretär der SED-Parteigruppe der Gesellschaft um die Aufstellung einer solchen Liste [1].

Schließlich bestätigte das „GS" das Redaktionskollegium der Zeitschrift in folgender Zusammensetzung:

- Chefredakteur: G. Benad, Rostock
- Redaktionssekretär: K. Borchert, Rostock
- Redaktionskollegiumsmitglieder: die Anästhesisten M. Meyer, Berlin, M. Schädlich, Berlin, Inge Schneider, Berlin, U. Strahl, Berlin und H. Winkler, Jena
- Darüber hinaus gehörten dem Redaktionskollegium der Pharmakologe H. Bekemeier, Halle/Saale, der Internist G. Felsch, Jena, der Chirurg H. Röding, Potsdam, der Internist K. Scheidler, Berlin, und der Gynäkologe H. Wilken, Wismar, an.

Dem Redaktionskollegium stand ein interdisziplinär zusammengesetzter wissenschaftlicher Beirat zur Seite, dessen Zusammensetzung ebenfalls der Zustimmung des „GS" bedurfte [4]. Ihm gehörten an:
Der Kieferchirurg W. Bethmann, Leipzig; die Anästhesisten A. Bunatian und T.M. Darbinyan, Moskau; der Pädiater J. Frenzel, Jena; der Pneumologe H. Friedel, Lostau; die Anästhesisten T. Jakab, Budapest und W. Jurczyk, Posen; der Nephrologe H. Klinkmann, Rostock; der Ophthalmologe K.-E. Krüger, Halle/Saale; der Urologe M. Mebel, Berlin; der Neurochirurg H.-G. Niebeling, Leipzig; der Anästhesist J. Pocta, Prag; der Rechtsmediziner W. Reimann, Dresden; der Transfusionsarzt J. Roewer, Rostock; der Anästhesist S.K. Saev, Sofia; der Pathophysiologe V. Sinz, Dresden; der Kinderchirurg W. Tischer, Greifswald, und der Hals-Nasen-Ohren-Arzt J. Wilke, Erfurt.

Nachdem alle Sach-und Personalfragen geklärt waren, konnte G. Benad schließlich nach über 2-jährigen Bemühungen im **Mitteilungsblatt der Gesellschaft für Anaesthesiologie und Reanimation der DDR** Nr. II/1975 mit dem folgenden offenen Brief unter der Überschrift: **„Anaesthesiologie und Reanimation – Zeitschrift für Anaesthesie, Intensivtherapie und Dringliche Medizinische Hilfe"** das baldige Erscheinen einer von der **Gesellschaft für Anaesthesiologie und Reanimation der DDR** herausgegebenen Zeitschrift ankündigen, für die inzwischen vom

„Presseamt der DDR“ die Lizenznummer 1649 vergeben worden war [3]:

> „Sehr geehrte Frau Kollegin, sehr geehrter Herr Kollege,
> Ich kann Ihnen heute die erfreuliche Mitteilung machen, dass das Presseamt der DDR mit Wirkung vom 01.01.1976 die Lizenz für die Herausgabe einer DDR-eigenen Anästhesiezeitschrift erteilt hat.
> Die Zeitschrift hat die Aufgabe, vorwiegend praxisbezogene Erkenntnisse und Erfahrungen sowie Forschungsergebnisse aus den Gebieten Anästhesie, Intensivtherapie und der Dringlichen Medizinischen Hilfe zu vermitteln. Entsprechend der interdisziplinären Stellung des Fachgebietes Anästhesiologie wendet sich dieses Publikationsorgan somit nicht nur an Anästhesiologen, sondern auch an Ärzte aller klinischen Fachrichtungen.
> Die Zeitschrift wird in Form von 4 Heften à 64 Seiten im Format 16,7 mal 24 cm erscheinen. Der Preis beläuft sich auf 15 Mark pro Heft. Im Hinblick auf die Gestaltung der ersten Hefte möchte ich Ihnen mitteilen, dass ich ab sofort Arbeiten zur Veröffentlichung entgegennehme, bei deren Abfassung die im Anschluss veröffentlichten Hinweise für Autoren unbedingt zu berücksichtigen sind. Außerdem darf ich Ihnen mitteilen, dass von Seiten des Verlages eine Werbung um Abonnenten für unsere Zeitschrift erfolgen wird, die über den Postzeitungsvertrieb zum Versand kommen wird.
> Mit den besten kollegialen Empfehlungen Ihr
> MR Prof. Dr. sc. med. G. Benad“

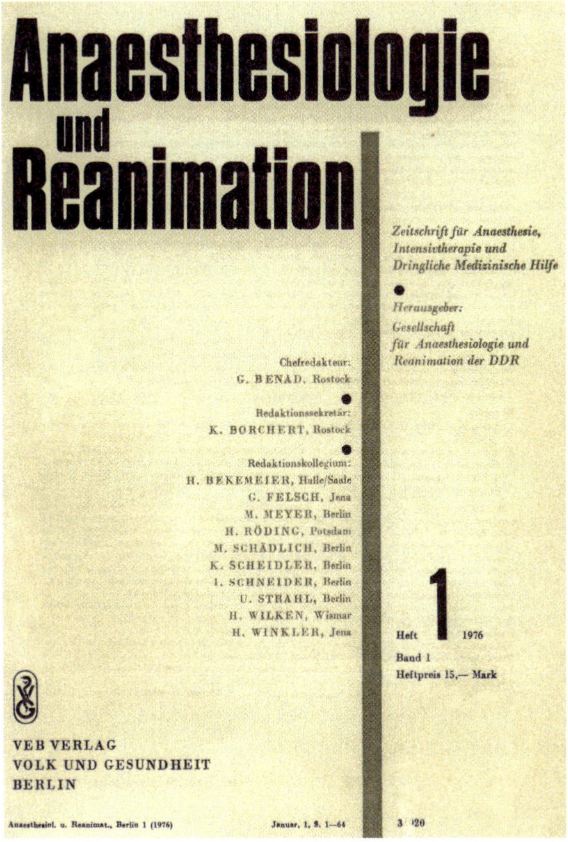

Abb. 2.57. Titel der Erstausgabe von *Anaesthesiologie und Reanimation*, Heft 1, Band 1 (1976)

Das erste Heft der Zeitschrift (Abb. 2.57) wurde im Januar des Jahres 1976 mit einem Geleitwort des damaligen Ministers für Gesundheitswesen der DDR, L. Mecklinger [19], eröffnet, in dem die Bedeutung des Anästhesisten bei der anästhesiologischen Sicherung von Risikoeingriffen, der Entwicklung der Herzchirurgie und der Organtransplantation sowie der Dringlichen Medizinischen Hilfe (DMH) und seine Schrittmacherfunktion bei der Gründung der ersten Intensivtherapie-Abteilungen hervorgehoben wurden.

In dem Grußwort des damaligen Präsidenten des **Weltbundes der Anästhesiegesellschaften**, O. Mayrhofer, Wien [18], wurde auf die Bedeutung von wissenschaftlichen Zeitschriften für die Lösung der zahlreichen Aufgaben des **Weltbundes der Anästhesiegesellschaften** hingewiesen. Er begrüßte die Gründung der Zeitschrift als ein sehr erfreuliches Zeichen der Aufwärtsentwicklung unseres Faches und wünschte der neuen Zeitschrift **Anaesthesiologie und Reanimation** viel Glück und Erfolg auf ihrem Weg.

Daran schlossen sich Grußworte des damaligen 1. Vorsitzenden der **Gesellschaft für Anaesthesiologie und Reanimation der DDR**, W. Röse, Magdeburg, und des Chefredakteurs an [24].

Die neue Publikationsmöglichkeit von anästhesiologischen, intensivmedizinischen, notfallmedizinischen und zunächst nur in geringer Zahl auch von Arbeiten aus dem Gebiet der Schmerzbehandlung in einer von der DDR-Fachgesellschaft herausgegebenen eigenen Fachzeitschrift wurde insbesondere von den DDR-Anästhesisten schnell aufgegriffen.

Während in den ersten Jahren Arbeiten aus West-Deutschland und den westeuropäischen Ländern noch zu den Seltenheiten zählten, kam es bis zur Wende zu einer ständig zunehmenden Zahl von Arbeiten von Autoren aus den sog. „kapitalistischen Ländern“. Sie lag im Jahre 1989 bei 33% [21].

Der mit einer Auflagenhöhe von 1.200 Exemplaren begonnene Vertrieb der Zeitschrift erfolgte in den ersten Jahren vorwiegend in der DDR und in einigen Ländern des sog. „sozialistischen Währungsgebietes“ (SW), während es zunächst nur wenige Abonnenten in den Ländern des sog. „nicht-sozialistischen Währungsgebietes“ (NSW) gab. Die Zahl der Abonnenten aus den einzelnen Bereichen betrug 1976: DDR 946, SW 32 und NSW 34 Abonnenten. Im Laufe der Zeit kam es zu einer insgesamt steigenden Abonnentenzahl und zu einer Zunahme ausländischer Abonnenten. So erhöhte sich 1989 die Abonnentenzahl auf DDR 1.190, NSW 301 und SW 51 Abonnenten; die Auflagenhöhe betrug insgesamt 1.600 Exemplare [21].

Daraus wird auch ersichtlich, dass die Zeitschrift nicht nur für die DDR-Anästhesisten von großer Bedeutung war, sondern dass sie auch insbesondere von den Anästhesisten der sog. „sozialistischen Länder" angenommen wurde, weil diese Anästhesisten unter den gleichen Informationsschwierigkeiten litten wie ihre Kollegen in der DDR und darüber hinaus, weil sie unsere Zeitschrift in ihren Landeswährungen bezahlen konnten, während die Abonnenten aus dem NSW natürlich in Devisen bezahlen mussten.

Dass die Zeitschrift aber auch in nicht-sozialistischen Ländern Beachtung fand, geht u. a. aus einer Besprechung des Heftes 1 des 2. Bandes unserer Zeitschrift aus dem Jahre 1978 durch P. Foëx [12] in der britischen Anästhesiezeitschrift **Anaesthesia** hervor, in der er nach einer Wiedergabe der wesentlichen Inhalte dieses Heftes zu folgender abschließender Einschätzung der Zeitschrift **Anaesthesiologie und Reanimation** kam: **„The Journal is well presented and makes one more aware of the quality of research carried out in East Germany".**

Vorteilhaft war es in unserer damaligen Situation, für Rezensenten mit Hilfe von Buchbesprechungen für unsere Zeitschrift – insbesondere von Büchern aus dem NSW-Bereich auf diese Weise an Bücher heranzukommen, die selbst in den Bibliotheken infolge eingeschränkter Valuta-Mittel nicht immer zu finden waren.

Ähnlich positiv wirkte sich auch der in Zusammenarbeit mit dem Verlag organisierte Austausch unserer Zeitschrift mit folgenden Anästhesiezeitschriften aus:

- Der Anaesthesist,
- Anästhesiologie und Intensivmedizin,
- Anästhesie – Intensivtherapie – Notfallmedizin,
- anästhesiologische praxis,
- Acta Anaesthesiologica Belgica,
- Acta Anaesthesiologica Scandinavica,
- Anaesthesia and Intensive Care,
- Anesthesiology,
- Anesthesia and Analgesia,
- British Journal of Anaesthesia,
- Cahiers d'Anesthésiologie,
- Canadian Anaesthetists' Society Journal

Diese und die Schriftenreihen **Klinische Anästhesiologie und Intensivtherapie** und **Anästhesiologie und Intensivmedizin** und die Referateblätter „Excerpta Medica – Anesthesiology" und „Wissenschaftliche Informationen Fresenius-Stiftung – Anästhesie, Wiederbelebung und Intensivbehandlung", veröffentlichten zugleich auch Zusammenfassungen von Arbeiten unserer Zeitschrift.

Gelegentlich erreichten den Autor diese Zeitschriften aus heute nicht mehr exakt eruierbaren Gründen gar nicht, obwohl sie von den entsprechenden Verlagen zum Versand gebracht worden waren, wie sich durch Nachfrage bei den Verlagen und in Gesprächen mit den ausländischen Chefredakteuren während verschiedener Kongresse herausstellte.

Gelegentlich wurden wissenschaftliche Fachzeitschriften, die an die Klinikadresse gerichtet waren, sogar von der Zollverwaltung der DDR beschlagnahmt. So wurde u. a. ein „Beschlagnahme-/Einziehungs-Entscheid" der Zollverwaltung der DDR Schwerin, vom 07.05.1973 mit der Nummer B 171665" [10] zugeschickt, aus dem hervorging, dass ein Heft der Zeitschrift **anästhesiologische praxis**, das auf dem Titelblatt G. Benad als Mitglied der Schriftleitung sogar deutlich auswies, **„...wegen des Verstoßes gegen die Verordnung über den Geschenkpaket- und -päckchenverkehr auf dem Postwege mit Westdeutschland, Westberlin und dem Ausland vom 5.8. 1954 (Gesetzblatt S. 727)"** beschlagnahmt worden war.

Erst nach einem Einspruch und einer längeren Korrespondenz mit der Schweriner Zollverwaltung wurde diese Beschlagnahme aufgehoben, und man schickte das Heft einige Wochen später doch noch zu.

In einem solchen Rückblick darf keineswegs eine Darstellung der „DDR-spezifischen" Schwierigkeiten der Chefredakteurstätigkeit fehlen. Alle vom Chefredakteur oder vom Vorstand der Gesellschaft angeregten personellen Veränderungen der Zusammensetzung des Redaktionskollegiums oder des Wissenschaftlichen Beirates konnten niemals in eigener Verantwortung geregelt werden, sondern sie bedurften immer der Zustimmung des Direktors des „GS". Auch stieß z.B. der Wunsch nach einer Verbesserung der drucktechnischen Gestaltung durch Einführung des Zweispaltendrucks auf unüberwindliche Schwierigkeiten und wurde zurückgewiesen.

Vorübergehend musste wegen des Mangels an Hochglanzpapier der Druck auf minderwertigem Papier erfolgen, was erst nach Hinweisen auf den damit verbundenen Verlust an internationalem Ansehen der Zeitschrift, die 1986 in den **Index Medicus** und in **Medline** [22] aufgenommen worden war, wieder behoben werden konnte [5].

Zu besonderen politischen Anlässen, wie z. B. dem 100. Geburtstag von Wilhelm Pieck, dem IX. Parteitag der SED oder dem 30. Jahrestag der DDR-Gründung [16] erhielten die Chefredakteure Auflagen vom „Koordinierungsrat der Medizinisch Wissenschaftlichen Fachgesellschaften der DDR" und vom „GS" [28], dazu spezielle Beiträge mit einer Würdigung dieser Ereignisse zu veröffentlichen. Einige Chefredakteure, wie z. B. der des **Deutschen Gesundheitswesens** [25], fügten sich dieser Auflage. In der Zeitschrift **Anaesthesiologie und Reanimation** fanden sich jedoch keine entsprechenden Hinweise und keine Würdigung dieser politischen Ereignisse. 1979 wurde lediglich ein Beitrag des damaligen 1. Vorsitzenden der **Gesellschaft für Anaesthesiologie und Reanimation der DDR**, Ulrich Strahl mit dem neutralen Thema: „Die Entwicklung der Anästhesiologie in der DDR" [29] veröffentlicht.

Aber auch solche Dinge, wie die bereits 1977 erhobene Forderung nach einer Erweiterung der Zeitschrift von 4 auf 6 Hefte pro Jahr, konnten vom Verlag **„…wegen der angespannten Papierversorgung“** [20] nicht sofort erfüllt werden, sondern es dauerte noch 4 weitere Jahre, bevor das „GS“ schließlich seine Zustimmung zur Umfangserweiterung der Zeitschrift gab.

Nach der Wende war es zunächst erfreulich zu beobachten, wie relativ schnell sich der ehemalige „VEB Verlag Volk und Gesundheit“ – nun umstrukturiert in „Verlag Gesundheit GmbH“ – an die neuen marktwirtschaftlichen Verhältnisse anpasste und jetzt auch bereit war, zur Verbesserung der Finanzierung der Zeitschrift Anzeigen medizintechnischer und pharmazeutischer Firmen aufzunehmen, um deren Beschaffung sich aber der Chefredakteur selbst kümmern musste [6].

Daneben gab es auch wendebedingte Probleme, wie z. B. die sich abzeichnende Auflösung der seit 1981 in **Gesellschaft für Anaesthesiologie und Intensivtherapie der DDR** [9] umbenannten Fachgesellschaft, die ja Herausgeber von **Anaesthesiologie und Reanimation** war.

Auf dem letzten DDR-Anästhesiekongress (anaesthesia ’90) erfolgte am 07.02.1990 in Dresden nach einer fast 26-jährigen Pause wieder ein erstes offizielles Treffen von Vorstandsmitgliedern beider Gesellschaften. Ihre letzte Zusammenkunft hatte am 07.03.1964 auf der ebenfalls vom Direktor des „GS“ kontrollierten Gründungsversammlung der ostdeutschen Fachgesellschaft – damals noch unter der Bezeichnung „Sektion Anaesthesiologie der Deutschen Gesellschaft für Klinische Medizin“ – in Ost-Berlin stattgefunden (Lehmann [17])! Dem ersten Gespräch nach dem Fall der Mauer in Dresden, über das noch ein recht vorsichtig formuliertes gemeinsames Resümee veröffentlicht wurde: **„…dass sich in absehbarer Zeit der Zusammenschluss zu einer gemeinsamen deutschen Fachgesellschaft vollziehen wird“** (Hache u. Fischer [14]), folgten bald weitere gemeinsame Gesprächsrunden im März 1990 auf dem **Deutschen Anästhesiekongress (DAK 90)** in Mannheim und im Sommer 1990 in Berlin, auf denen sich die Deutsche Gesellschaft für Anästhesiologie und Intensivmedizin dazu bereit erklärte, mit Wirkung vom 1. Januar 1991 die Zeitschrift **Anaesthesiologie und Reanimation** auch als ihr Organ zu übernehmen (Fischer u. Benad [11]).

Zwischenzeitlich zeigten sich bei einem Gespräch am 28.02.1990 in Berlin zwischen Vertretern des VEB Verlag Volk und Gesundheit unter der Leitung von R. Künzel, Berlin, und Vertretern des Perimed-Verlages unter der Leitung von D. Straube, Erlangen, zu dem auch der Chefredakteur der Zeitschrift **Anaesthesiologie und Reanimation** eingeladen worden war, insofern noch einmal Schwierigkeiten, als dabei deutlich wurde, dass es offenbar schon Absprachen zwischen beiden Verlagsleitern über eine eventuelle Fusion der beiden Anästhesiezeitschriften **Anaesthesiologie und Reanimation** und **Anästhesiologie und Intensivmedizin** gab, ohne dass die Chefredaktion und die zu diesem Zeitpunkt noch existierende Gesellschaft für Anaesthesiologie und Intensivtherapie der DDR darüber informiert worden war. Auf Intervention des Chefredakteurs wurde diese Vorstellung aber wieder verworfen [7]. Jedoch blieb das Schicksal der Zeitschrift weiterhin unklar; denn inzwischen zeichnete sich die Auflösung des Berliner Verlages Gesundheit GmbH immer deutlicher ab, sodass der Chefredakteur Gespräche über einen Anschluss der Zeitschrift an den Springer-Verlag führte (Graf-Baumann [13]), die jedoch ergebnislos verliefen.

Nach der Auflösung des Verlages Gesundheit GmbH, Berlin wurde die Zeitschrift schließlich von 1992 bis 1999 von der Selecta Verlagsgesellschaft mbH, München – Wiesbaden mit einem 1993 geringfügig veränderten äußeren Erscheinungsbild und mit einer Auflagenhöhe von 1000 Exemplaren übernommen Das Profil der Zeitschrift hat sich auch im Jahr 2000 nach dem Übergang der Selecta Verlagsgesellschaft mbH München – Wiesbaden in die Medical Tribune Verlagsgesellschaft mbH Wiesbaden nicht verändert. Die Zeitschrift publiziert nach wie vor Arbeiten aus allen vier Arbeitsbereichen des Anästhesisten – Anästhesiologie, Intensivmedizin, Notfallmedizin und Schmerztherapie. Sie ist heute die einzige der zu DDR-Zeiten gegründeten medizinischen Fachzeitschriften, die im Rahmen der Wende nicht abgewickelt wurde und die nunmehr im Jahr 2003 in das 28. Jahr ihres ununterbrochenen Bestehens eintritt.

Literatur zu Unterkap. 2.5.4

1. Benad G (1973) Brief an den Direktor des „Generalsekretariates der Medizinisch-Wissenschaftlichen Gesellschaften beim Ministerium für Gesundheitswesen der DDR“, Dr. L. Rohland, vom 03.07.1973, in dem auf eine Festlegung des Generalsekretariates Bezug genommen wurde, dass in Vorbereitung der Bildung eines Leitungsgremiums der Zeitschrift (Chefredakteur, Redaktionssekretär und Redaktionskollegium) dem Direktor des „GS der MWG beim MfGe der DDR“ zwei getrennte Listen mit namentlichen Vorschlägen – eine vom 1. Vorsitzenden der Gesellschaft und eine davon unabhängige Namensliste vom Parteigruppensekretär der Gesellschaft – vorgelegt werden soll.
2. Benad G (1998) Effect of Reunification on Anaesthesiology in Former East-Germany. European Academy of Anaesthesiology Newsletter No. 9: 4–5
3. Benad G (1975) Mitteilung an die Mitglieder der „Gesellschaft für Anaesthesiologie und Reanimation der DDR“ zur Gründung der Zeitschrift „Anaesthesiologie und Reanimation“. Mitteilungsblatt der Gesellschaft für Anaesthesiologie und Reanimation der DDR Nr. II: 6–7
4. Benad G (1985) Brief des Chefredakteurs an das „GS der MWG beim MfGe der DDR“ z. Hd. von Frau Hartenauer vom 02.01.1985 im Hinblick auf die Erweiterung des Wissenschaftlichen Beirates der Zeitschrift „Anaesthesiologie und Reanimation“
5. Benad G (1989) Brief des Chefredakteurs, Prof. Dr. G. Benad, an den Direktor des „VEB Verlag Volk und Gesundheit“, Dr. Rolf Künzel, vom 30.10.1989 wegen mangelhafter Papierqualität des Heftes 4 des Jahres 1989 und der damit verbundenen negativen Auswirkungen der Abonnentenentwicklung v. a. im Ausland
6. Benad G (1990) Rundschreiben des Chefredakteurs an pharmazeutische und medizintechnische Firmen im Hinblick auf die Veröffentlichung von Annoncen in der Zeitschrift „Anaesthesiologie und Reanimation“ vom 19.02.1990

2

7. Benad G (1990) Brief des Chefredakteurs, Prof. Dr. G. Benad, an den Direktor des „VEB Verlag Volk und Gesundheit", Dr. Rolf Künzel vom 6. März 1990 in Auswertung einer gemeinsamen Beratung zwischen dem Perimed-Verlag, Erlangen, und dem VEB Verlag Volk und Gesundheit, Berlin, im Hotel Steigenberger, Berlin (West) am 28.02.1990
8. Benad G (2000) 25 Jahre „Anaesthesiologie und Reanimation" – Ein historischer Rückblick. Anaesthesiol Reanimat 25: 4–11
9. Benad G, Röse W (1999) Strukturelle Entwicklung der Intensivmedizin in der ehemaligen DDR. Anaesthesist 48: 251–262
10. Beschlagnahme-/Einziehungs-Bescheid der Zollverwaltung der DDR Schwerin vom 7.5. 1973 Nr. B 171665
11. Fischer K, Benad G (1991) Zum Geleit: Die Zeitschrift „Anaesthesiologie und Reanimation" erscheint ab 1. Januar 1991 als Organ der Deutschen Gesellschaft für Anästhesiologie und Intensivmedizin. Anaesthesiol Reanimat 16: 2–3
12. Foëx P (1978) Book Review: Anaesthesiologie und Reanimation. Anaesthesia 33: 850–851
13. Graf-Baumann T (1990) Brief an Prof. Dr. G. Benad über das weitere Schicksal der Zeitschrift „Anaesthesiologie und Reanimation" vom 03.08.1990
14. Hache H, Fischer K (1990) Gemeinsame Erklärung der „Deutschen Gesellschaft für Anästhesiologie und Intensivmedizin" (DGAI) und der „Gesellschaft für Anaesthesiologie und Intensivtherapie der DDR" (GAIT). Anaesthesiol Reanimat 15: 137
15. Klumbies G (1974) Brief des Vorsitzenden der „Gesellschaft für Innere Medizin der DDR" an den Vorsitzenden der „Gesellschaft für Anaesthesiologie und Reanimation der DDR", Prof. Dr. G. Benad, mit einem Einspruch zu der vorgesehenen Namensgebung der Zeitschrift „Anaesthesiologie und Reanimation" vom 17.01.1974
16. Koordinierungsrat der Medizinisch-Wissenschaftlichen Gesellschaften der Deutschen Demokratischen Republik (1978) Konzeption zur Vorbereitung des 30. Jahrestages der Gründung der DDR im Verantwortungsbereich der Medizinisch-Wissenschaftlichen Gesellschaften
17. Lehmann C (1964) Bericht über die Gründungsversammlung der „Sektion Anaesthesiologie" der „Deutschen Gesellschaft für Klinische Medizin" am 7. März 1964 in Berlin. Anaesthesist 13: 395–396
18. Mayrhofer O (1976) Grußwort des Präsidenten des „Weltbundes der Anästhesiegesellschaften". Anaesthesiol Reanimat 1: 4
19. Mecklinger L (1976) Zum Geleit. Anaesthesiol Reanimat 1: 3
20. Protokoll der Redaktionskollegiumssitzung der Zeitschrift „Anaesthesiologie und Reanimation" in Berlin mit Hinweis auf ein eingeschränktes Papierkontingent vom 02.11.1977
21. Protokoll der Redaktionskollegiumssitzung der Zeitschrift „Anaesthesiologie und Reanimation" in Berlin mit einer Analyse zur Herkunft der publizierten Arbeiten und der Abonnentenentwicklung vom 13.12.1989
22. Rada R (1986) Editor Index Medicus, Department of Health & Human Services of the National Institutes of Health and National Library of Medicine, Bethesda/MD/USA: Brief an den Chefredakteur der Zeitschrift „Anaesthesiologie und Reanimation", Dr. G. Benad, Rostock mit der Mitteilung der Aufnahme der Zeitschrift in den „Index Medicus" und in „Medline" vom 23.05.1986
23. Rohland L (1974)Brief des Direktors des „GS der MWG beim MfGe der DDR" an den Vorsitzenden der „Gesellschaft fiir Anaesthesiologie und Reanimation der DDR", Prof. Dr. G. Benad, mit der Bestätigung der Gründung der Zeitschrift „Anaesthesiologie und Reanimation" vom 08.10.1974
24. Röse W Benad G (1976) Anaesthesiol Reanimat 1: 5
25. Schmincke W (1976) Wilhelm Pieck – Sohn und Führer der Arbeiterklasse, Präsident der Deutschen Demokratischen Republik. Deutsches Gesundheitswesen 31: 1–2
26. Schmitt W (1972) Editorial anlässlich der Übernahme der Chefredaktion des „Zentralblattes für Chirurgie" durch Prof. Dr. W. Schmitt, Rostock. Zbl Chir 97: 2
27. Schmitt W (1973) Persönliche Mitteilung an Prof. Dr. G. Benad im Hinblick auf die Reservierung von jährlich zwei Heften der Wochenzeitschrift „Zentralblatt für Chirurgie" für anästhesiologische Arbeiten
28. Stiebritz (1976) Rundschreiben des Direktors „GS der MWG beim MfGe der DDR" an die Chefredakteure der wissenschaftlichen Zeitschriften der DDR im Hinblick auf die Durchführung einer fachgebietsbezogenen Auswertung der Beschlüsse und Dokumente des IX. Parteitages der SED in den Zeitschriften vom 01.12.1976
29. Strahl U (1979) Die Entwicklung der Anästhesiologie in der Deutschen Demokratischen Republik. Anaesthesiol Reanimat 4: 131–134

2.6 Das Horst-Stoeckel-Museum für die Geschichte der Anästhesiologie in Bonn

H. Stoeckel

„Wer die Vergangenheit nicht kennt, wird die Zukunft nicht in den Griff bekommen" (Golo Mann)

„Der schöne Traum, dass der Schmerz von uns genommen, ist Wirklichkeit geworden." Diese poetischen Worte wählte der berühmte Berliner Chirurg J.F. Dieffenbach kurz nach der Entdeckung der Narkose 1846 in Boston, in dem Jahr, in dem die erste Äthernarkose in Deutschland von Heyfelder am 24. Januar 1847 in Erlangen vorgenommen wurde. Am gleichen Tag führten die Leipziger Zahnärzte H.E. Weickert und C.F.E. Obenaus eine Zahnextraktion in Äthernarkose durch, die aber nur in Form einer kurzen Zeitungsnotiz bekannt gemacht wurde. Endlich konnten jetzt Chirurgen schmerzfrei operieren. Bis dahin kam der Gang zum Chirurgen fast einer Folter gleich. Zwar kannte man in früheren Jahrhunderten zur Schmerzbetäubung z. B. sog. Schlafschwämme, die mit narkotischen Substanzen getränkt waren, aber ihre Wirkung war nur unzureichend.

Nach einem vergeblichen Versuch mit Lachgas als Narkotikum durch den US-Amerikaner H. Wells 1845 und den erst Jahre später (1849) veröffentlichten Äthernarkosen seines Landsmanns C.W. Long aus dem Jahr 1842, gelang weltweit erstmals am 16. Oktober 1846 die erfolgreiche Demonstration einer Narkose durch W.T.G. Morton in Boston/Mass. (▫ Abb. 2.58). Damit war die naturwissenschaftliche Medizin, die sich noch in einem frühen Entwicklungsstadium befand, in das Zeitalter der modernen Narkose für operative Zwecke eingetreten. Dieses Datum gilt bis heute als „Geburtsstunde" der Anästhesiologie. Mit der Entdeckung der Narkose war die erste der beiden Geißeln der damaligen Chirurgie erfolgreich angegangen worden – die andere waren die das Leben gefährdenden Wundinfektionen. Der operative Schmerz war besiegt. Die Kunde von der Entdeckung der Narkose konnte sich in kürzester Zeit über die zivilisierte Welt ausbreiten.

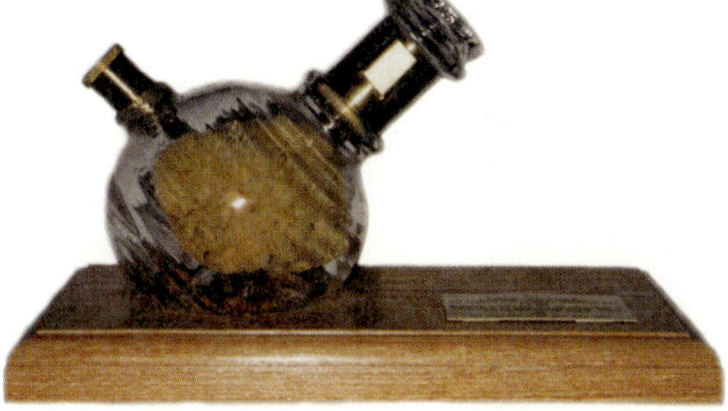

▫ **Abb. 2.58.** Die „Bostoner Glaskugel", das Gerät mit dem 1846 die erste erfolgreiche Demonstration einer Äthernarkose durchgeführt wurde (Replik)

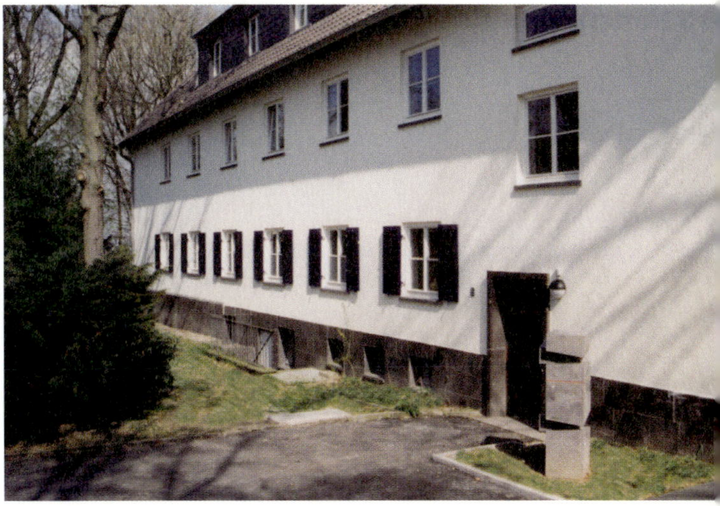

▫ **Abb. 2.59.** Das Museum im Universitätsklinikum auf dem Venusberg

Rund 150 Jahre später, am 7. Oktober 2000, wurde in Bonn das **Horst-Stoeckel-Museum für die Geschichte der Anästhesiologie** eröffnet (▫ Abb. 2.59). Das Museum und die dazugehörige Bibliothek sind aus der Privatsammlung des em. Professors für Anästhesiologie H. Stoeckel und einer größeren Anzahl von Exponaten, Büchern und Zeitschriften entstanden, die in den letzten 7 Jahren für den Aufbau des Museums von ca. 150 Stiftern und Leihgebern, namentlich deutschen Anästhesisten und Industrieunternehmen, zur Verfügung gestellt worden sind. Im Rahmen eines Festaktes mit Beteiligung ausländischer medizin- und anästhesiehistorischer Museen erfolgte die Schenkung an die Friedrich-Wilhelms-Universität in Bonn. Diese hatte die Räumlichkeiten mit einem Umfang von 500 m^2 einschließlich der Nebenräume zur Verfügung gestellt und die Kosten der erheblichen Umbau- und Renovierungsmaßnahmen getragen. Die Sammelperioden der Dauerausstellung und der Bibliothek umfassen die Zeit von der ersten erfolgreichen Demonstration einer Äthernarkose im Jahre 1846 bis zum Jahre 2003, dem Jahr des 50. Jubiläums der Gründung der **Deutschen Gesellschaft für Anästhesiologie und Intensivmedizin** (ursprünglich **Deutsche Gesellschaft für Anaesthesie**).

Wie kam es zu der Idee der Gründung eines Anästhesiemuseums in Bonn?

Der schon „immer" an der Geschichte der Anästhesiologie interessierte Initiator und Gründer des Museums erhielt bei einem Empfang zur Einweihung eines Klinikneubaus im Jahre 1994 – etwa 1 ½ Jahre vor seiner Emeritierung – zwei anästhesiologische Gegenstände aus der Pionierzeit überreicht. Diese Geschenke wirkten als Initialzündung: wenn ca. 100 Jahre alte „Trophäen" auf „einen Schlag" noch erhältlich waren, dann sollte es vielleicht sogar möglich sein, ein ganzes Museum zu kreieren. Andere Pläne für eine vernünftige Gestaltung des kurz bevorstehenden Ruhestandes wurden aufgegeben. Eine überaus intensive und erfolgreiche Suche nach Geräten, Medika-

2

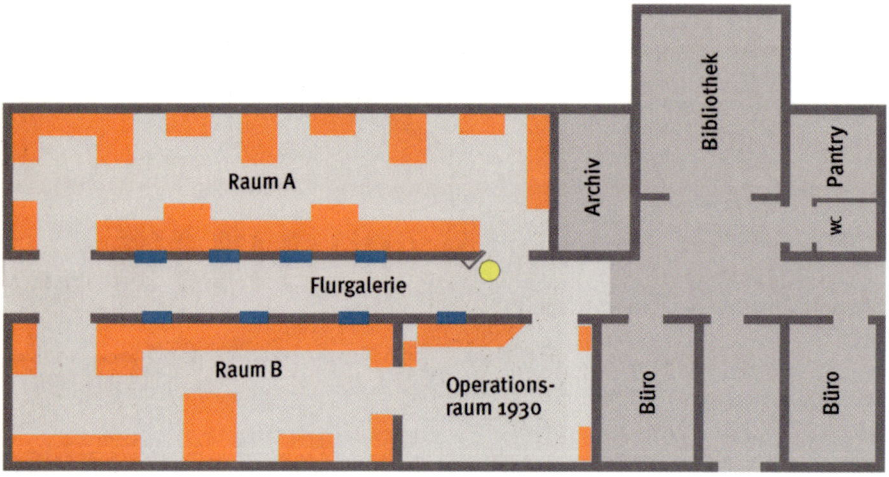

Abb. 2.60.
Grundrissplan des Museums

menten, Büchern und Zeitschriften begann. Es zeigte sich bald, dass als Standort das Universitätsklinikum auf dem Venusberg in Bonn ideal war, da von vorne herein eine Aufbauzeit von 10 Jahren veranschlagt werden musste, d.h. für die möglichst professionelle Errichtung eines Museums war – anders als bei einer üblichen Sammlung – eine permanente tägliche Arbeit notwendig.

Inzwischen, 2 Jahre nach der Eröffnung, hat das Museum im In- und Ausland einen hohen Bekanntheitsgrad insbesondere in Fachkreisen, aber auch unter Laien aufzuweisen, wie die Besucherzahlen belegen. Nach einer publizierten Aussage eines renommierten Anästhesie-Historikers zählt das Museum zu den international „großen Vier".

Eine wesentliche Voraussetzung für das Gelingen war die engagierte Mitarbeit einer Gruppe von Freunden und Förderern, beginnend mit einem stark geforderten Bauleiter, dem versierten Diplomdesigner, dem überaus geschickten Feinmechanikermeister, einer Sekretärin, die mit den multiplen modernen Medien souverän umzugehen versteht und die gleichzeitig die Bibliothek und den Förderverein verwalten konnte –, und an vorderster Stelle natürlich der Einsatz der bisher 150 Stifter und Sponsoren, die für kontinuierliche „Alimentation" Sorge tragen – ganz besonders der **Deutschen Gesellschaft für Anästhesiologie und Intensivmedizin**, deren 50. Gründungsjubiläum in diesem Jahr begangen wird, und in gleichem Maße auch des **Berufsverbands Deutscher Anästhesisten**.

Die Ausstellung selbst zeigt in den im Sinne eines „corporate design" ansprechend hergerichteten Räumen eines früheren Schwesternwohnheims und didaktisch gut aufgestellt die hauptsächlichen Bereiche der Anästhesie- und Wiederbelebungstechniken sowie der Intensivmedizin (Abb. 2.60). Auf 280 m² Ausstellungsfläche können neben einem vollständig eingerichteten Operationsraum

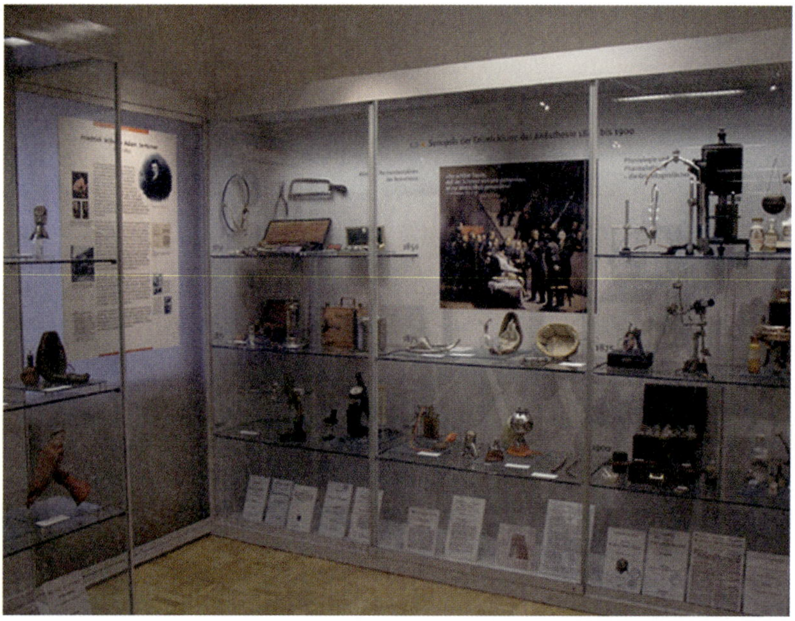

Abb. 2.61.
Blick in die Exponate-Ausstellung

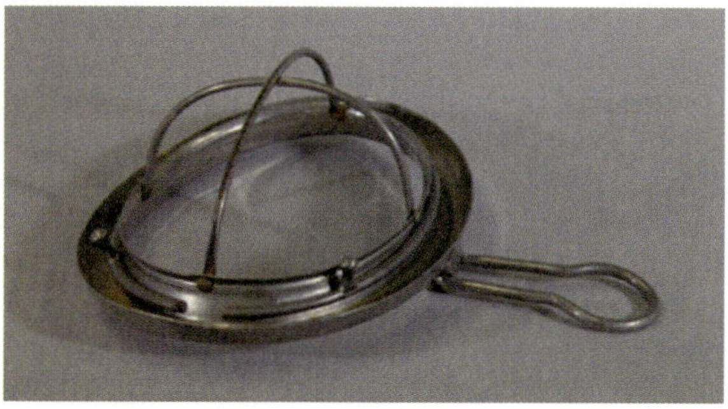

■ **Abb. 2.62.** Die weltweit bekannte, 1890 von Curt Schimmelbusch in Berlin entwickelte Maske für die Äther-Tropfnarkose

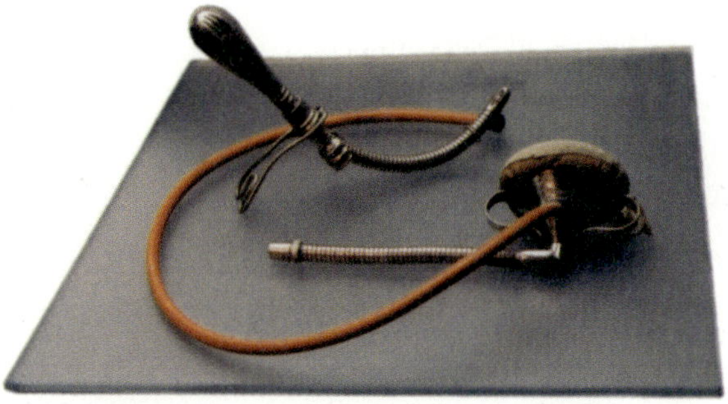

■ **Abb. 2.64.** Narkosetubus für die orale Intubation, von F. Kuhn 1900/1910 in Kassel entwickelt

aus dem Jahre 1930 – ein von den Besuchern als besonders eindrucksvoll bezeichnetes Highlight des Museums – in 36 Vitrinen mit jeweils einem eigenen Hauptthema 850 Exponate besichtigt werden. Relativ häufig vertreten sind Narkosegeräte – überwiegend Originale – des 19. und frühen 20. Jahrhunderts aus Deutschland, aber auch besonders aus Großbritannien, den USA und Frankreich und anderen europäischen Ländern.

Der Rundgang beginnt mit einer Besonderheit: mit einer dreiteiligen großen Vitrine, in der – jeweils auf 3 Ebenen in 25-Jahresperioden – eine Synopsis der Anästhesieentwicklung in den Zeiträumen 1850, 1875 und 1900 in Beziehung zu den klinischen Partnern und den Grundlagenfächern Pharmakologie und Physiologie dargestellt wird (■ Abb. 2.61).

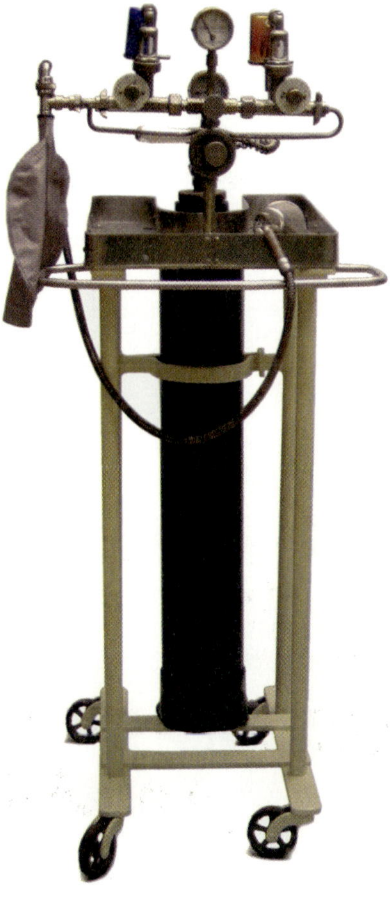

■ **Abb. 2.63.** Roth-Dräger-Narkosegerät von 1902 für Äther und Chloroform mit komprimiertem Sauerstoff und Injektor-Dosiersystem

Einer von 2 großen Räumen ist ausschließlich der Entwicklung der Inhalationsnarkose gewidmet. Die Vielfalt der Exponate reicht von den ersten portablen Narkosegeräten aus Glas um die Mitte des 19. Jahrhunderts über die Drahtmasken – z. B. die weltweit bekannte Schimmelbusch-Maske (■ Abb. 2.62) – für die sog. Tropfnarkose und die Apparate des frühen 20. Jahrhunderts, die mit fortgeschrittenen Dosiervorrichtungen und mit komprimiertem Sauerstoff ausgerüstet sind. Als Pars pro toto sei hier das Roth-Dräger-Gerät aus dem Jahre 1902 hervorgehoben (■ Abb. 2.63). Einen weiteren Meilenstein stellt die erste Anästhesie-Workstation von Heinz Oehmig aus dem Jahre 1958 dar, den Prototypen der modernen integrierten Überwachung vitaler Patientenparameter.

Im 2. Raum werden die Fortschritte der Methoden für die Freihaltung der Atemwege, die örtliche Betäubung, die rektale und intravenöse Narkose, die Muskelrelaxation sowie die Wiederbelebung der Atmung und des Kreislaufs gezeigt: Die frühen Anästhesisten setzten für die regionale Anästhesie zunächst Kokain ein, bis Novocain, das erste synthetische Lokalanästhetikum, das nicht wie Kokain süchtig machte und sich deshalb weltweit durchsetzen konnte, 1905 von der Hoechst AG entwickelt und verfügbar wurde.

Eine epochale Erfindung zur Lösung des kardinalen Problems der Freihaltung der Atemwege, die endotracheale Intubation wird u. a. in Form der Narkoseapparatur von Trendelenburg gezeigt. Diese Urform der Intubation „arbeitet" noch mittels Tracheostomiekanüle, besitzt aber bereits einen aufblasbaren „Cuff" (1869!). Ein weiteres wichtiges Exponat ist der flexible Metalltubus von F. Kuhn in Kassel, der die Intubationstechnik mit Kehlkopfkanülen bei Diphtheriekranken in den USA kennengelernt hatte (■ Abb. 2.64). Er entwickelte zwischen 1900 und 1910 maßgeblich das Verfahren der oralen Intubation der Luftröhre.

In einer relativ umfangreichen Sammlung können die in den 1950er- bis 1990er-Jahren entwickelten Verfahren

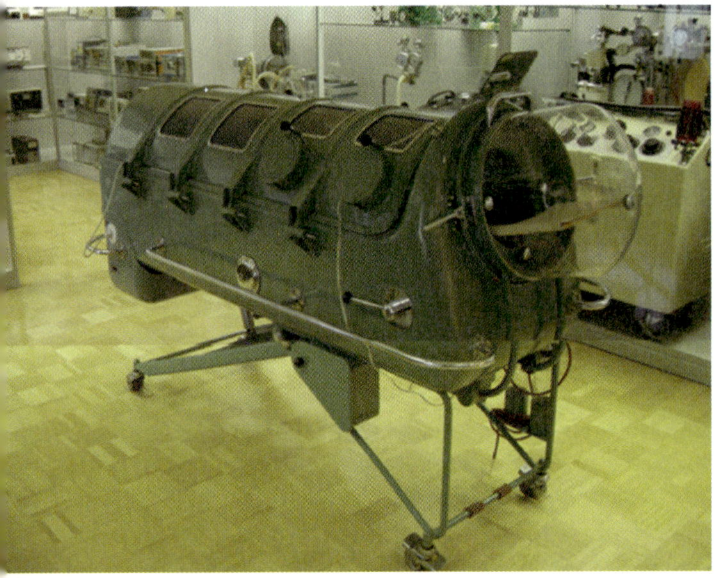

Abb. 2.65. Sogenannte „Eiserne Lunge" der Fa. Dräger 1952 – ein Vorläufer der modernen Langzeitbeatmung in der Intensivmedizin

der intensivmedizinischen Beatmung besichtigt werden, beginnend mit ihrem „Vorfahren", der sog. Eisernen Lunge (Abb. 2.65), die bei den Besuchern eine besondere Aufmerksamkeit hervorruft, über die mechanischen Beatmungsgeräte bis zu den modernen elektronischen Hightech-Respiratoren.

Einer der wesentlichen technischen Fortschritte nach dem 2. Weltkrieg ist – neben der Einführung der Kunststoffe – die Entwicklung apparativer Verfahren für die Überwachung der vitalen Funktionen, aber auch des Narkosegeräts und der Narkotika selbst. Von der Blutdruckmessung nach Riva-Rocci (Abb. 2.66) aus dem Jahre 1900 über die ersten Sphygmographen und z. B. das Kapillarelektrometer, beide noch aus dem 19. Jahrhundert, bis zum computergestützten integrierten Narkosearbeitsplatz (workstation) der Gegenwart reicht der Bogen der gezeigten Exponate.

Bemerkenswert ist eine nahezu vollständige Sammlung der in der Anästhesiologie verwendeten Medikamente von den ersten Inhalationsnarkotika Lachgas, Äther und Chloroform, dem ersten örtlichen Betäubungsmittel Kokain, dem epochalen Narkoseeinleitungsmittel „Evipan-Natrium" (Abb. 2.67), dem ersten in Kanada 1942 klinisch verwendeten Curarepräparat „Intocostrin" und Kreislauf- und Schmerzmitteln, die auch in der Notfallmedizin verwendet wurden, bis zu den heute gebräuchlichen Arzneien. Genannt seien hier nur Campher, Coffein und Cardiazol, das Opiumalkaloid Morphin oder Pantopon und Scophedal (auch als S.E.E., d. h. Scopolamin-Enkodal-Ephetonin, bekannt).

Aus dem 2. Weltkrieg ist eine Blutkonserve der sowjetischen Armee erhalten geblieben. Die Glukosekristalle des Stabilisators der Konserve der Blutgruppe A_2 sind durch den Glasbehälter noch gut zu erkennen. Während die US-Armee mit humanem Trockenplasma in einer Vakuumflasche ihren Beitrag zum Blutersatz leistete, konnten die Deutschen bereits das erste Blutersatzmittel auf kolloidaler Basis, das Periston der Bayer AG vorweisen.

Nach der Eröffnung des Museums wurden aus dem Bereich der Pharmakognosie die 3 noch heute für die Anästhesie wesentlichen Pharmakonklassen – Opium/Morphin (Analgetika; Abb. 2.68), Kokain (Lokalanästhetika) und Curare (Muskelrelaxanzien) – zusätzlich in ihren Entwicklungsreihen, beginnend mit dem kulturgeschichtlichen Gebrauch als Drogen bzw. Jagdmittel in Asien und Südamerika, über die Phase der Herstellung in Apotheken bis zur großindustriellen Arzneimittelerzeugung dargestellt. Insgesamt wird im Bonner Museum besonderer Wert auf die Berücksichtigung des umfangreichen Medikamentenfundus für alle Teilbereiche der Anästhesiologie

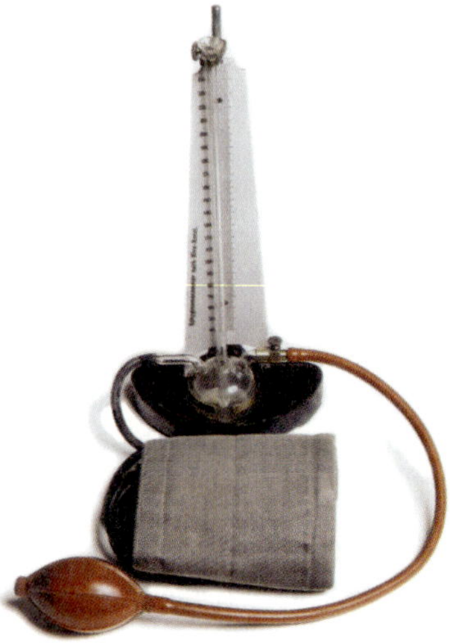

Abb. 2.66. Original-Blutdruckmessgerät von S. Riva-Rocci 1900 in Pavia entwickelt (Manschette ergänzt)

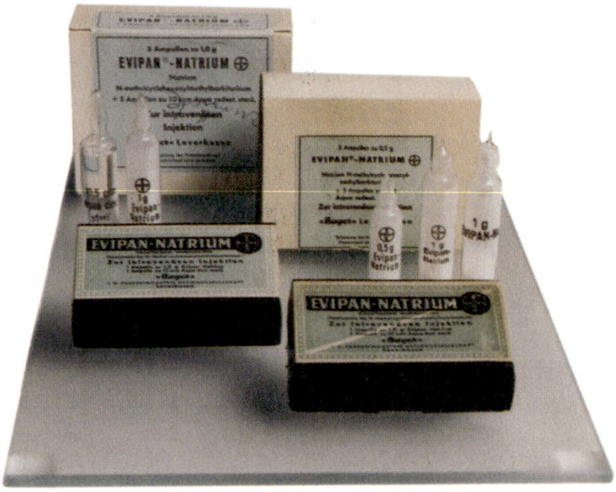

Abb. 2.67. Das epochale Narkoseeinleitungsmedikament Evipan-Natrium, 1932 von H. Weese, Bayer AG Leverkusen, eingeführt

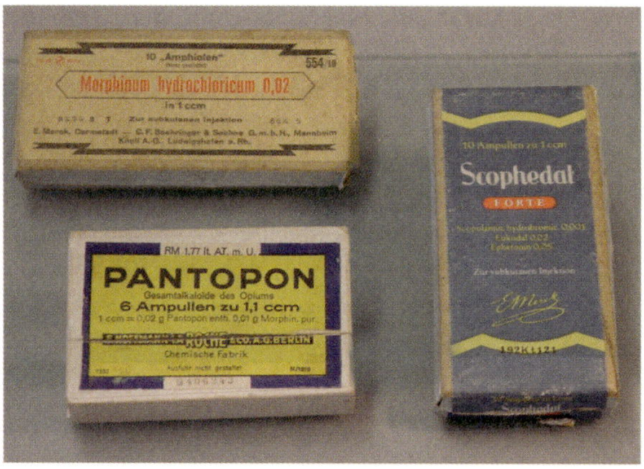

Abb. 2.68. Frühe Opioide: Morphinum hydrochlor., Pantopon und Scophedal

gelegt, sodass bisher 150 Arzneimittel – außer den Inhalationsanästhetika – ausgestellt werden konnten. Auch hier – wie bei den Geräten – sind noch Lücken vorhanden, die inzwischen schwierig zu schließen sind. Dies gilt insbesondere für Exponate aus der Zeit vor dem 2. Weltkrieg, also aus den ersten 100 Jahren der Geschichte unseres Faches.

Der Rundgang endet mit einem besonderen Höhepunkt der Ausstellung, der kompletten Ausstattung eines Operationsraums aus dem Jahre 1930 (Abb. 2.69). Manche Besucher bewundern die schönen alten Instrumentenschränke. In diesem Bereich sind auch die beiden sehenswerten Vitrinen mit den Themen Infusions- und Transfusionstechniken aufgestellt.

Ergänzt wird die Geräteausstellung durch eine sog. Pioniergalerie, in der frühe Pioniere – das waren v. a. Zahnärzte, Chirurgen, Geburtshelfer, Pharmakologen und Physiologen – auf großformatigen Postern mit Porträts, Kurzbiografien und ihren Pionierleistungen für die Anästhesiologie gezeigt werden.

Außerdem werden in einer Galerie im Flur in Wandvitrinen, unter Ausnutzung von ehemaligen Türfassungen, die ersten deutschsprachigen Lehrbücher, wissenschaftliche Monographien und die Zeitschriften zusammen mit Fotos und Kurzbiografien der Gründungsherausgeber gezeigt, in denen die seinerzeit „explosionsartige" Verbreitung der neu entdeckten Äther- und Chloroformnarkose nachvollzogen werden kann.

Die zum Museum gehörende Bibliothek mit zzt. 3.800 Buchtiteln und den wichtigen in- und ausländischen Zeitschriften stellt den „geistigen" Hintergrund für die beabsichtigte Beteiligung junger Wissenschaftler an der „Aufarbeitung" der Geschichte der Anästhesiologie dar (Abb. 2.70). Für diesen Zweck stehen 2 Studierzimmer mit PC und Internetanschluss zur Verfügung.

Was bietet das Museum dem interessierten Besucher?

Die Besichtigung ist an allen Werktagen von 9.00 bis 13.30 Uhr möglich. Führungen für Gruppen von 15 bis 30 Teilnehmern finden nach Voranmeldung und Termin-

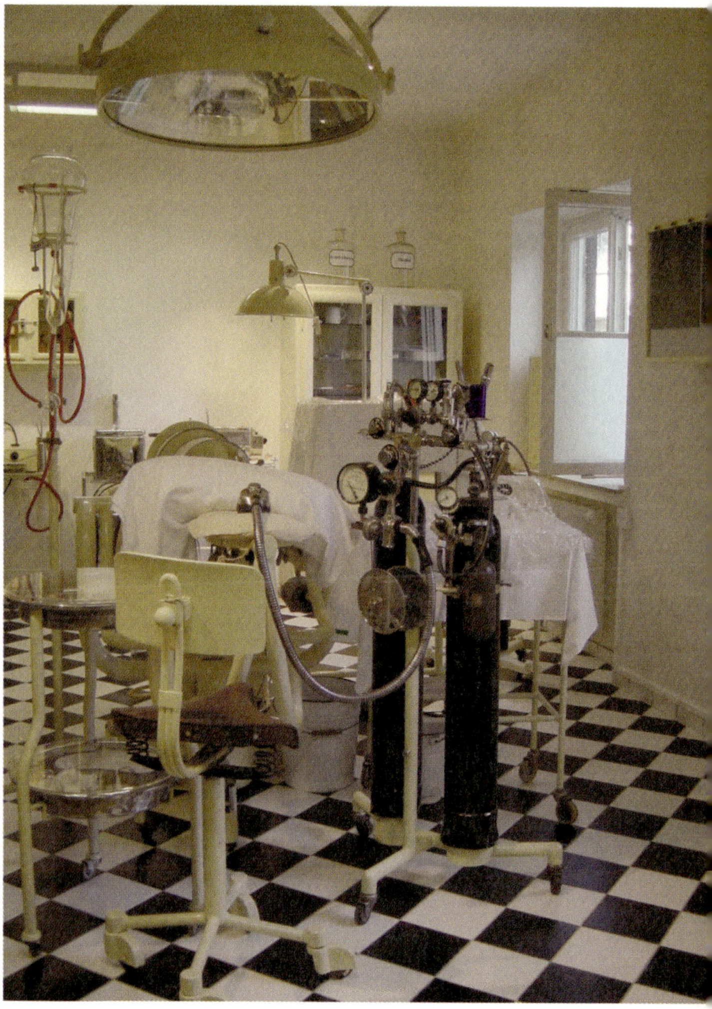

Abb. 2.69. Operationsraum 1930 mit Narkosegerät Modell MÜ von Dräger/Lübeck, Infusionsvorrichtung und der chirurgischen Ausstattung

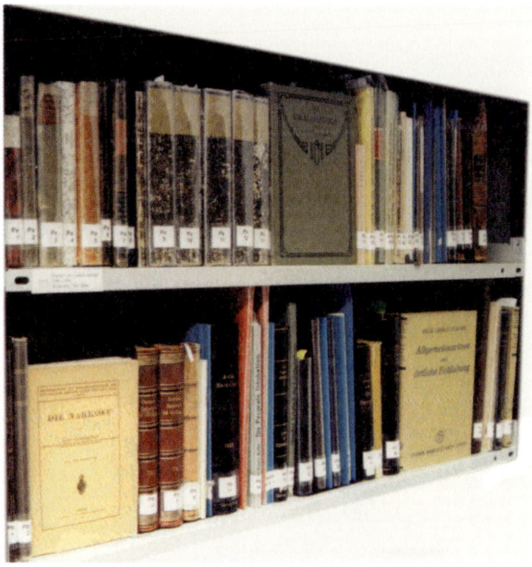

Abb. 2.70. Die Bibliothek mit zzt. 3.800 Buchtiteln und Zeitschriften aus dem Zeitraum 1846–2000

absprache auch werktags am späteren Nachmittag und Samstag vormittags statt. Die Bibliothek steht zu den Öffnungszeiten des Museums zur Verfügung.

Das Horst-Stoeckel-Museum für die Geschichte der Anästhesiologie zeigt in eindrucksvoller Weise, wie sich mit der „Geburt" der Äthernarkose in der Frühphase naturwissenschaftlicher Denkweise, einer ersten wissenschaftlichen Revolution in der Entwicklung der modernen operativen Medizin, bei anfänglich langsamen Fortschritten in 150 Jahren eine hochtechnisierte, selbst inzwischen spezialisierte und selbstständige Disziplin herausgebildet hat. Gleichzeitig wird hier am Beispiel der Anästhesiologie die Theorie von T.S. Kuhn evident, die besagt, dass die Grundlagen einer Wissenschaft aus einem Satz von Paradigmen bestehen und der wissenschaftliche Fortschritt sich in der graduellen Akkumulation neuer Informationen und in der folgenden graduellen Korrektur fehlerhafter Erkenntnisse manifestiert – bis ein neues, das frühere revolutionierendes Paradigma entsteht. Ein solches Ereignis war die Entdeckung der Anästhesie.

Die vier Säulen der Anästhesiologie

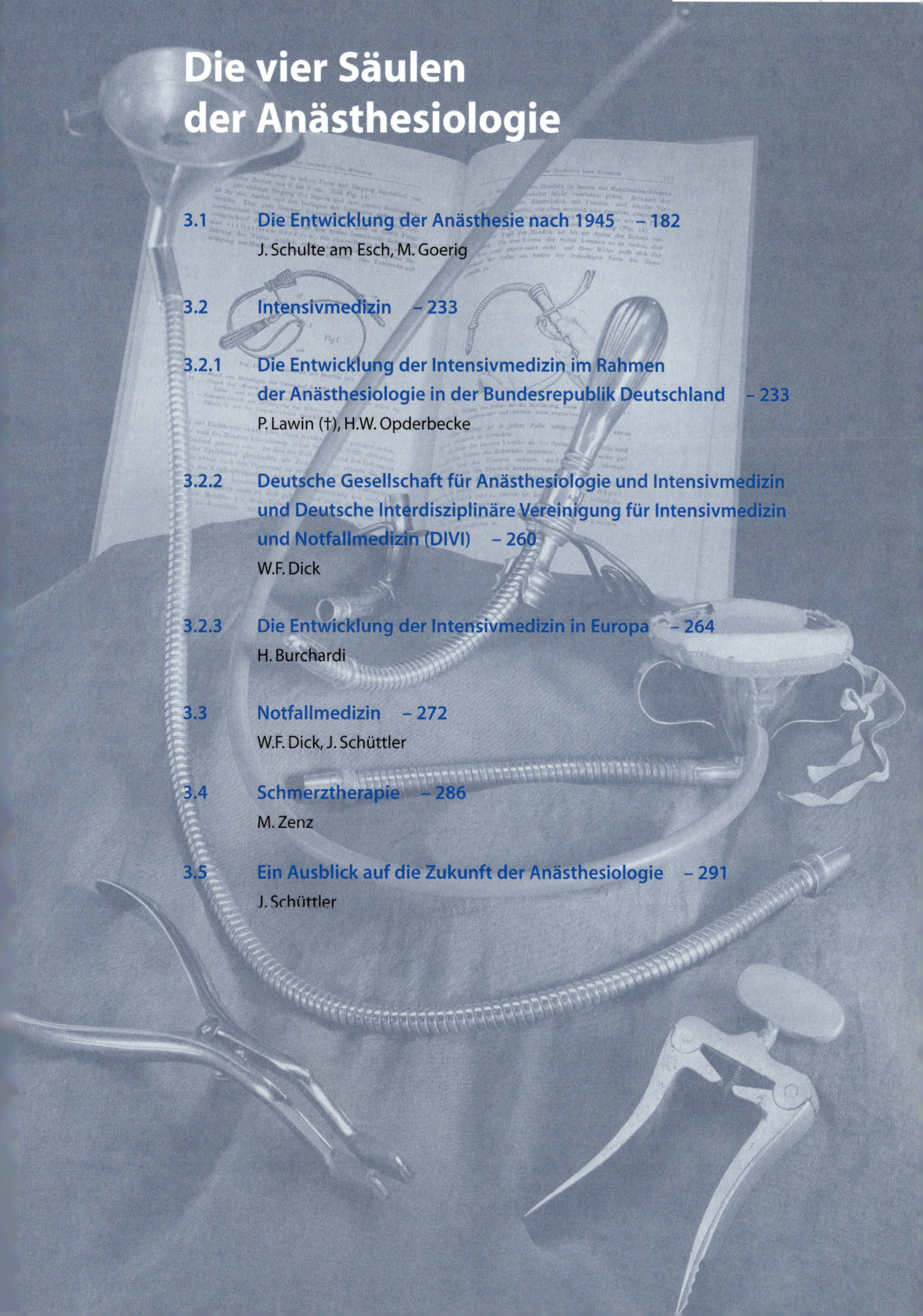

3.1 Die Entwicklung der Anästhesie nach 1945

J. Schulte am Esch, M. Goerig

3.1.1 Einleitung

Die Entwicklung der Anästhesiologie lässt in Anlehnung an Lucien E. Morris (*1914) drei Epochen erkennen: Bis Ende des 19. Jahrhunderts die Epoche des „Trial-and-Error" im Umgang mit Äther und Chloroform, mit begrenzten konzeptionellen Möglichkeiten und zahlreichen Komplikationen und Todesfällen. Die Periode bis zum 2. Weltkrieg mit Forschungsansätzen und bedeutenden Entwicklungen von Medikamenten und der apparativen Ausstattung. Und dann die dritte Periode nach dem 2. Weltkrieg bis heute – die Ära der Anästhesiologen – mit der Entwicklung zu einer umfassenden perioperativen Versorgung und dem Schmerzmanagement, einer deutlichen Positionierung in der Fort- und Weiterbildung, der formalen Institutionalisierung unseres Faches, der Gründung unserer Fachgesellschaft sowie dem wachsenden Bewusstsein für die Herausforderungen, die durch den Anspruch an eine hohe Patientensicherheit von der Anästhesiologie bewältigt werden müssen [1].

> „Wir Anästhesisten lebten damals in der Nachkriegszeit in einer Aufbruchsstimmung, die Anästhesie hatte ihre große Stunde! Sie war das Neue in der Medizin, der Anästhesist der Spezialist für die künstliche Beatmung, die endotracheale Intubation, die Wiederbelebung, die Muskelrelaxierung – Bedingungen, die dem Chirurgen den Griff in den Thorax und zum Herzen ermöglichten und ihm auch im Bauchraum und im Schädelinneren erträglichere Operationsbedingungen schafften. Die gesamte operative Medizin hat damals einen neuen Anfang gemacht und vorher kaum für möglich gehaltenen Aufschwung genommen" [2].

Mit diesen Worten gab der Krefelder Manfred Körner (*1923) 1983 anlässlich seiner Verabschiedung als Chefarzt in einem persönlichen Rückblick ein Stimmungsbild, das auch aus heutiger Sicht die damit verbundenen Herausforderungen nachvollziehbar macht, denn trotz großer Fortschritte v. a. im angloamerikanischen und skandinavischen Raum wurde der Anästhesiologie damals seitens der Chirurgen hierzulande noch keine große Beachtung geschenkt. Der Stand der Narkosetechnik unterschied sich bezüglich der Methoden kaum von denen, die man bereits um die Jahrhundertwende kannte: die Durchführung der Narkose überließ man jungen, unerfahrenen Ärzten oder beauftragte Schwestern, die die Patienten mit einer Schimmelbuschmaske und Äther narkotisieren mussten.

Einflussreiche Vertreter der deutschen Chirurgie waren an dieser wenig fortschrittlichen Entwicklung nicht schuldlos, da sie in der sich anbahnenden Spezialisierung der Anästhesie eher Nachteile als Vorteile sahen. Hinzu kam, dass durch die Kriegsereignisse ein internationaler Erfahrungsaustausch, wie bereits in den 30er-Jahren, unmöglich geworden war.

In einer Reihe von Krankenhäusern bediente man sich bereits während des 2. Weltkrieges des in Kriegslazaretten weit verbreiteten, intravenös zu verabreichenden Evipans zur Einleitung der Narkose, die mit Äther fortgeführt wurde. Diese Vorgehensweise trug sehr zum Patientenkomfort bei, da so die minutenlang mit Reizhusten, Erstickungsgefühl oder Erbrechen einhergehende Narkoseeinleitung mit Äther umgangen werden konnte. Weit verbreitet war in den 50er-Jahren die Evipan-Mononarkose, deren Anwendung eingehende Erfahrung erforderte, um überdosierungsbedingte Kreislaufdepression, zentral bedingte Atemlähmung oder akut auftretende Atemwegsobstruktion durch die zurückfallende Zunge zu vermeiden. Eine Überbrückung der Gefahrensituationen mittels der heute verfügbaren Maskenbeatmung mit dem Ambubeutel oder dem Beatmungsbeutel am Narkosegerät war noch nicht möglich. Die Effizienz der Mund-zu-Mund oder Mund-zu-Nase Beatmung war nahezu unbekannt bzw. hatte nur geringe Verbreitung gefunden; es kamen überwiegend die bereits im vorigen Jahrhundert beschriebenen Methoden nach Henry Silvester (1829–1908) oder Benjamin Howard (1836–1900) zur Anwendung [3].

Kreislauf- und Atemanaleptika, Kiefersperrer, Gaumenhebel und Zungenzange zählten neben der Brechschale zu den unabdingbaren Utensilien, die für Standardnarkosen bereitgestellt wurden. Die Zufuhr sauerstoffangereicherter Luftgemische aus Druckgasbehältern stellte eher eine Ausnahme dar, eine zentrale Gasversorgung war nicht eingeführt. Die Infusionstherapie, auch bei länger dauernden Eingriffen, war ebenfalls kaum üblich, sie erfolgte meist subcutan oder rektal und nur ausnahmsweise – wie heute allgemein üblich – intravenös [4].

Das perioperative Monitoring bestand in der engmaschigen Puls- und nicht regelhaft in einer Blutdruckkontrolle, in der Atemwegskontrolle, der Beachtung der regelmäßigen unbehinderten Atmung und in der Überprüfung des Hautkolorits. Eine Dokumentation auf einem Narkoseprotokoll fand nur ausnahmsweise statt, obwohl das den praktizierten Beispielen an einigen deutsche Kliniken schon in den 20er-Jahren entsprochen hätte. Die Narkosebedingungen in den 50er-Jahren führten im Vergleich zu heute zu einer erhöhten perioperativen Morbidität und Mortalität. Die nicht nur anästhesiologisch eingeschränkten Gegebenheiten führten im Vergleich zu heute zu einer sehr viel engeren und strengeren Indikationsstellung in Bezug auf Operationen.

Während 2003 der Begriff der „Narkoseunfähigkeit" kaum mehr existiert und eine Altersbegrenzung auch bei großen operativen Eingriffen praktisch die Indikationen zum Eingriff nicht beeinflusst, erschienen in den Nachkriegsjahren z. B. Magenresektionen bei über 60-jährigen

Patienten kaum indiziert. Bluttransfusionen gestalteten sich zeitaufwendig, die Beschaffung geeigneter Spender war oft beschwerlich und die Standardisierung bei der Blutgruppenbestimmung ließ häufig zu wünschen übrig. Ernstere Begleiterkrankungen wie beispielsweise insulinpflichtiger Diabetes mellitus, arterieller Hypertonus, Nierenerkrankungen bzw. eingeschränkte pulmonale oder kardiale Leistungsfähigkeit galten wegen der damit verbundenen zusätzlichen Risiken als Kontraindikationen für die Durchführung größerer operativer Interventionen.

Dass diese beschränkten anästhesiologischen und damit oft auch operativen Möglichkeiten heute der Vergangenheit angehören, ist v. a. der rasanten Entwicklung der Anästhesie seit Mitte der 1950er- und 60er-Jahre zuzuschreiben. Diese Entwicklungen sind entscheidend durch den Enthusiasmus junger Ärzte geprägt worden, die sich mit Begeisterung dem jungen Fach widmeten, ohne zunächst eine gesicherte Berufsperspektive zu haben.

3.1.2 Zur Etablierung des Faches seit 1945

Seit Beginn der 50er-Jahre hat die Anzahl der Fachärzte für Anästhesie kontinuierlich zugenommen. Dies führte zu einer zunehmend besseren anästhesiologischen Versorgung. Kam vor etwa 40 Jahren auf rund 104.000 Einwohner lediglich ein Arzt für Anästhesiologie [6], so hat sich diese Relation bis zum heutigen Zeitpunkt um den Faktor 20 verbessert (1:5.300). Die Zahl von in der Anästhesie tätigen Ärzten liegt zum heutigen Zeitpunkt bei ca. 15.300 [7]. Diese Zunahme wäre ohne die wachsende Zahl ausbildungsberechtigter Anästhesieabteilungen in Deutschland in den 60er und 70er nicht möglich gewesen. Die Entwicklung der Zahlen beeindruckt, gibt jedoch nicht die ungezählten, Kräfte zehrenden Auseinandersetzungen im Operationssaal wieder, die zu dem führten, was die jungen Kollegen heute vorfinden.

> „Wir stehen heute im Operationssaal vor der irreversiblen Tatsache der Arbeitsteilung: Der Operateur widmet sich ganz und nur seiner Operation, während der Anästhesist alle vitalen Funktionen des Kranken steuert und überwacht. Wer Paradoxa liebt, kann es auch so ausdrücken: Der Anästhesist ist der Spezialist für alles Nichtoperative, für alles Nichtspezifische, gewissermaßen für alles Allgemeinchirurgische, während der Operateur Spezialist für die Operation ist" [8].

Mit dieser Aussage musste 1955 der Heidelberger Chirurg Karl-Heinrich Bauer (1890–1978) nach langen Diskussionen, auf die später noch eingegangen wird, anerkennen, dass die Durchführung von Narkosen nicht mehr in den Händen der Chirurgen, sondern nun verantwortlich bei den Anästhesisten lag. Die zuvor chirurgischerseits und 1961 in einem Gutachten von dem Münchner Strafrechtler Karl Engisch (1899–1969) vertretene Auffassung, die dem Anästhesisten lediglich die Rolle eines Erfüllungsgehilfen für den Chirurgen zugewiesen hatte, war nicht hinnehmbar [9].

Im Auftrag des Berufsverbands Deutscher Anästhesisten (BDA), der 1961 gegründet worden war, gewann die Münchner Anästhesistin Charlotte Lehmann (*1922) den damaligen Regierungsdirektor am Bayerischen Justizministerium, Walther Weißauer (*1921), für ein mit „Arbeitsteilung und Abgrenzung der Verantwortung zwischen Anästhesist und Operateur" überschriebenes Gegengutachten [10], das die anästhesiologischerseits vertretene Auffassung bestätigte und – als Durchbruch für unser Fachgebiet – zu einer Revision des Standpunkts der Chirurgen zu Gunsten der Anästhesisten führte [11].

Das Urteil festigte auch die Rolle des neu gegründeten Berufsverbandes, der sich u. a. mit arbeits- und gebührenrechtlichen Fragen auseinander setzten musste. Die Gründung des BDA neben der DGA war seinerzeit geradezu zwingend geworden, da trotz festgeschriebener Facharztanerkennung seit 1953 die Vergütung anästhesiologischer Leistungen durch die Kassen ungeklärt blieb. Wie bei allen anderen Fachdisziplinen musste die Ausübung des Liquidationsrechts und eine ausreichende Honorierung der Anästhesieleistung durch die Ersatzkassen sichergestellt sein, zumal entsprechende Gebührenziffern in der Preußischen Gebührenordnung für Privatliquidation und in der Allgemeinen Deutschen Gebührenordnung nicht vorgesehen waren. Diese offenen Fragen mussten gelöst werden, um auch jungen Ärzten eine Berufsperspektive zu bieten.

Die Beschäftigung mit standespolitischen, arbeits- und gebührenrechtlichen Fragen und deren öffentliche Diskussion in der Zeitschrift **Der Anaesthesist** wäre mit der Gefahr eines Verlustes der Gemeinnützigkeit der Deutschen Gesellschaft für Anaesthesie verbunden gewesen. Deshalb war die Entscheidung, unabhängig von der wissenschaftlichen Gesellschaft einen „Berufsverband Deutscher Anästhesisten" zu gründen, eine Notwendigkeit [12].

Dieses bedeutende berufspolitische Gutachten und seine Konsequenzen für die Anästhesie, die damit als gleichberechtigte Fachdisziplin anerkannt werden musste, hatte zur Folge, dass bei Krankenhausträgern und Operateuren bestehende Bedenken hinsichtlich der fachlichen Eigenverantwortung des Anästhesisten ausgeräumt werden konnten. Es kam im weiteren erstmals zu vertraglichen Regelungen zwischen Chirurgen und Anästhesisten. Als erste dieser Vereinbarungen wurden 1964 von den Präsidenten beider Gesellschaften, Hermann Krauss (1899–1972) für die Chirurgie und Kurt Wiemers (*1920) für die Anästhesie, die „Richtlinien für die Stellung des leitenden Anästhesisten" unterzeichnet [13]. Diese Vereinbarung sah u. a. vor, dass der leitende Anästhesist den übrigen Chef- bzw. Abteilungsärzten gleichgestellt sein sollte. An Universitäten sollten planmäßige Extraordinariate geschaffen werden unter gleichzeitiger Ernennung der Professoren zum Direktor oder Vorstand der Anästhesieabteilung. Der Ausbau zentraler Anästhesieabteilungen für alle operativ tätigen Kliniken wurde befürwortet. Man einigte sich darüber hinaus erstmals auf Zuständigkeiten, die den Aufwachraum und die Wachstation (Intensivüberwachungseinheit) betrafen. Zudem wurde festgehalten, dass an großen Anästhesieabteilungen neben einer ausreichenden Anzahl von Weiterbildungsstellen auch unbefristete Positionen für erfahrene Mitarbeiter mit abgeschlossener Facharztausbildung unter angemessenen Arbeitsbedingungen geschaffen werden müssten.

10 Jahre zuvor hatte man an eine derart rasche Etablierung des Faches Anästhesiologie nicht denken können. Im Gegensatz zu zahlreichen anderen Ländern, wie den USA, England, den skandinavischen Ländern, Frankreich und den Beneluxländern hatte noch in den späten 40er-Jahren in Deutschland die Durchführung und die Verantwortung für die Anästhesie ausschließlich in den Händen der Operateure gelegen. Im Gegensatz zu den auf angloamerikanischer Seite gemachten großen Fortschritten auf dem Gebiet der Anästhesie, v. a. auf dem Gebiet der Thoraxchirurgie, bestand hierzulande großer Nachholbedarf, sich mit modernen Narkoseverfahren vertraut zu machen.

Weitsichtig denkende Chirurgen mussten eingestehen, dass diese Verfahren v. a. bei großen abdominellen und besonders bei thoraxchirurgischen Eingriffen den herkömmlichen Anästhesietechniken überlegen waren. Zahlreiche Chirurgen standen daher den Spezialisierungstendenzen der Anästhesisten durchaus aufgeschlossen gegenüber. Sie wurden in ihrer Auffassung durch die vielfältigen Demonstrationen und Besuche von ausländischen Narkosespezialisten bestärkt, die an chirurgischen Kliniken und universitären Einrichtungen das Repertoire moderner Anästhesieverfahren unter Einschluss der endotrachealen Intubation unter Anwendung von Muskelrelaxanzien demonstrierten.

Es sei in diesem Zusammenhang an den Schweizer Thoraxchirurgen Karl Eduard Mülly (1909–1986) erinnert, der seit 1940 als Assistenzarzt bei dem Züricher Chirurgen Alfred Brunner (1890–1972) sich intensiv mit anästhesiologischen Fragestellungen auseinander setzte und zu diesem Zweck Kontakte mit englischen und skandinavischen Anästhesisten suchte. 1947 hospitierte er an der von Clarence Crafoord (1899–1984) geleiteten thoraxchirurgischen Abteilung des Sabbatsberg-Krankenhauses in Stockholm und erlernte dort die moderne Intubationsanästhesie. Mülly erkannte die Vorzüge der Intubationsnarkose gegenüber den verschiedenen Verfahren der damals üblichen Lokalanästhesie und führte sie unmittelbar nach seiner Rückkehr noch im November 1947 in Zürich zunächst bei thorax- und großen abdominalchirurgischen Eingriffen ein [14].

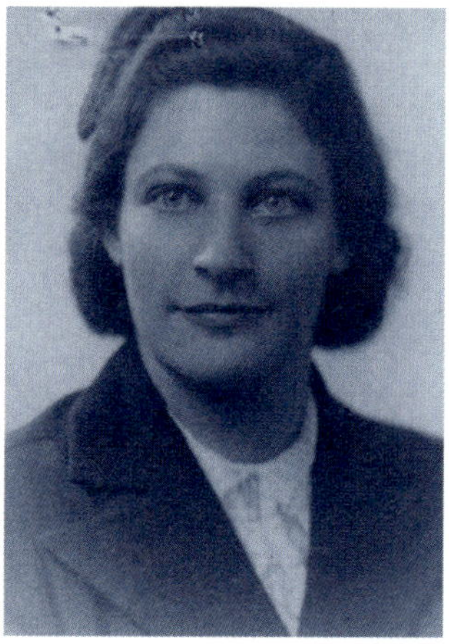

Abb. 3.1. Jean Henley

Da Brunner als ehemaliger Schüler Sauerbruchs nach dem Krieg zahlreichen deutschen Chirurgen mehrwöchige Hospitationsaufenthalte an seiner Klinik ermöglichen konnte, lernten diese bei Mülly auch die technischen und methodischen Neuerungen moderner Narkoseverfahren kennen: die endotracheale Intubation, das geschlossene Narkosesystem mit Kohlensäureabsorption, die Anwendung von Muskelrelaxanzien und Beatmung, die Schockbekämpfung oder das Führen eines Narkoseprotokolls. Bedeutsam war aber auch der Umstand, dass die in Zürich praktizierte moderne Narkose Ausdruck eines neuen Fachgebietes war, das auf einer wissenschaftlichen Grundlage basierte und eine fachliche Spezialisierung der auf diesem Gebiet tätigen Ärzte verlangte. Nicht überraschend haben daher die Kurse bei zahlreichen Chirurgen ein wachsendes Interesse für das „neue Fach Anästhesiologie" hervorgerufen, sodass nicht wenige von ihnen sich von der Chirurgie losgelöst und dem neuen Fach zugewandt haben.

Bedeutenden Einfluss hat aber auch die amerikanische Anästhesistin Jean Henley (1910–1994; Abb. 3.1) ausgeübt, die in der zweiten Hälfte des Jahres 1949 v. a. an zahlreichen chirurgischen Universitätskliniken im Bereich der amerikanischen Besatzungszone ihre deutschen Kollegen mit der Technik der endotrachealen Intubationsnarkose vertraut machte [15]. Für mehrere Monate arbeitet sie u a. an den Chirurgischen Universitätskliniken in Heidelberg und Gießen. Bevor sie Anfang 1950 nach Amerika zurückkehrte, verfasste sie mit **Einführung in die Praxis der modernen Inhalationsnarkose** (Abb. 3.2) ein kurzgefasstes Lehrbuch über moderne Anästhesieverfahren, das erste, das in Deutschland nach dem 2. Weltkrieg erschienen ist [16]. Die Bedeutung dieses Buches wird dadurch unterstrichen, dass es eine Druckauflage von über 15.000 erreichte.

In Anbetracht ihrer vielseitigen und verdienstvollen Tätigkeit wurde Jean Henley 1981 zum Ehrenmitglied der DGAI ernannt.

Wesentliche Fortschritte in der Chirurgie konnten nur mit modernen Anästhesieverfahren möglich werden. Am

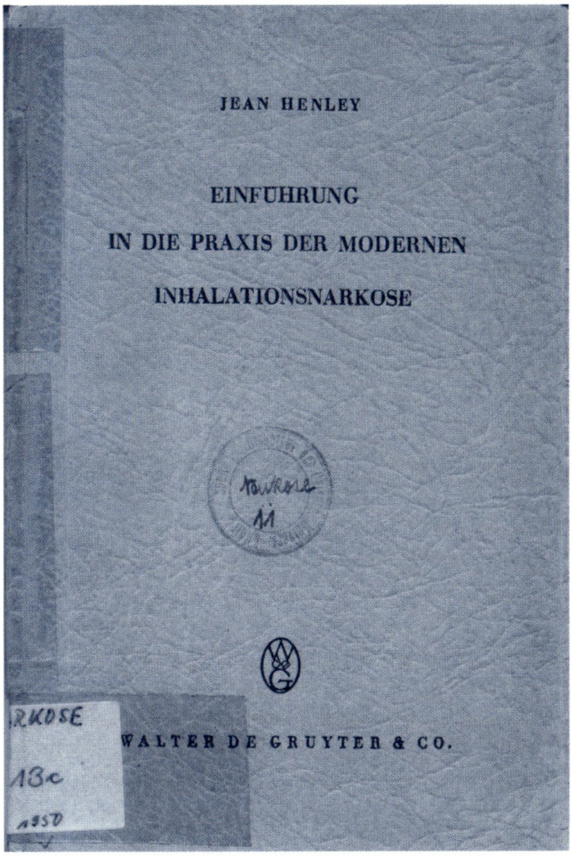

Abb. 3.2. Das erste nach 1945 erschienene Anästhesielehrbuch in Deutschland

augenfälligsten war dies auf dem Gebiet der Thoraxchirurgie, wo die chirurgische Behandlung der Lungentuberkulose und des Bronchialkarzinoms in den Vordergrund rückte. Es überrascht daher nicht, dass auch gerade von thoraxchirurgischen Einrichtungen bedeutende Impulse ausgingen, Narkosespezialisten ausbilden zu lassen. So ging beispielsweise der an der Lungenheilstätte Wehrawald/Todtmoos im Schwarzwald arbeitende Jochen Bark (1918–1963) bereits 1949 für eine halbes Jahr zu Sir Robert Macintosh nach Oxford in England [17], der an der Münchner Universitätsklinik arbeitende Ludwig Zürn (1921–1959) erwarb entsprechende Kenntnisse in Stockholm [18].

K.H. Bauer konnte seinen Mitarbeiter Rudolf Frey (1917–1981) zu Werner Hügin (1918–2001) nach Basel schicken, nachdem dieser zuvor 2 Jahre lang bei Henry K. Beecher (1904–1976) in Boston gearbeitet hatte. Längere Studienaufenthalte in Paris und Oxford schlossen sich dann später an. Zahlreiche andere folgten ihnen in späteren Jahren, teils aufgrund eigener Initiative, teils über persönliche Bekanntschaften Freys mit ausländischen Kollegen. Auf Einladung erhielt beispielsweise Martin Zindler (*1922) bei Robert Dunning Dripps (*1913) an der University of Pennsylvania in Philadelphia eine 3-jährige Ausbildung [18]. Zum Kreis derer, die im europäischen Ausland, v. a. in England oder Schweden, entsprechende Kenntnisse erwerben konnten, zählten auch einige weitere Kollegen, die bei Sir Robert Macintosh (1897–1989) in Oxford hospitierten. Darüber hinaus hatte z. B. Karl Hutschenreuter (1920–1996) aus Jena die Möglichkeit, bei Thorsten Gordh (*1920) in Stockholm und bei Georg Hossli (*1921) in Zürich zu arbeiten.

Das wachsende Interesse an anästhesiologischen Fragestellungen und die zwischenzeitlich chirurgischerseits erkannte Bedeutung moderner Anästhesietechniken für die Fortschritte der operativen Medizin veranlasste schon 1949 den Kongresspräsidenten Eduard Rehn (1881–1972) aus Freiburg, sich in seiner Eröffnungsansprache auf dem ersten Chirurgenkongress nach dem 2. Weltkrieg zum Problem des Narkosespezialismus zu äußern:

> „Damit kommen wir zu einer sehr heiklen Frage für uns in Deutschland: Sollen wir dem Beispiel amerikanischer und anderer Länder folgen und Narkosespezialisten heranziehen oder nicht? Ich glaube, dass die ganze Entwicklung der Chirurgie dahin geht, dass wir zwar nicht für alle Eingriffe, aber doch für die große und größte Chirurgie und für bestimmte Operationen um eine Spezialisierung der Narkose und Anästhesie nicht herumkommen können. Ich stehe deshalb bereits im Begriff, an meiner Klinik eine Dozentur für Narkose, welche aus der Pharmakologie und Chirurgie herauswachsen soll, zu entwickeln, um so weitere erforderliche Kräfte heranzubilden" [20].

Ausdruck des gewachsenen Interesses an der Anästhesiefrage waren auch auf anderen Tagungen geführte Diskussionen um die Einführung des Facharztes für Anästhesie, so u. a. auf dem Deutschen Therapie-Kongress in Karlsruhe im September 1949 und auf dem kurze Zeit später in Hannover stattfindenden 52. Deutschen Ärztetag. Hier wurde erstmals im Rahmen einer neuen Facharztordnung als neue Spezialität der Facharzt für Anästhesie beschlossen. Diese Beschlüsse ließen sich jedoch nicht umsetzen, da sie zunächst noch von den anderen wissenschaftlichen Fachgesellschaften abgelehnt wurden [21].

Als im Oktober 1949 der Ausschuss der Deutschen Gesellschaft für Chirurgie in Frankfurt tagte, der auch die Hauptthemen des nächsten Kongresses (1950) festlegte (Abb. 3.3), einigte man sich neben thematischen Schwerpunkten zu Fragen der Chirurgie des Magens, der Drüsen mit innerer Sekretion sowie des Bandscheibenvorfalls darüber, erstmals auch zu Fragen der Narkose Stellung zu beziehen. Um den Teilnehmern einen aktuellen Stand der zwischenzeitlich im europäischen Ausland gemachten Fortschritte auf dem Gebiet der Anästhesie zu vermitteln, wurden in einer „Der heutige Stand der Anästhesieverfahren in der Chirurgie" überschriebenen Sitzung mit Jeoffrey Stephen William Organe (1908–1985), Thorsten Gordh (*1920) und Sir Robert Macintosh (1897–1989) bedeutende ausländische Vertreter der Anästhesie eingeladen. Macintosh gab im Rahmen seiner Ausführungen ein

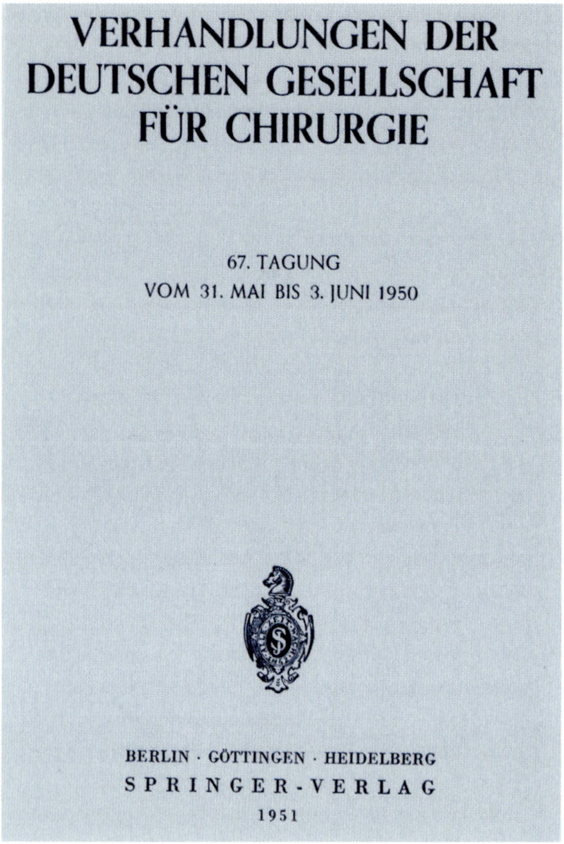
VERHANDLUNGEN DER
DEUTSCHEN GESELLSCHAFT
FÜR CHIRURGIE

67. TAGUNG
VOM 31. MAI BIS 3. JUNI 1950

BERLIN · GÖTTINGEN · HEIDELBERG
SPRINGER-VERLAG
1951

Abb. 3.3. Kongressband des Chirurgenkongresses 1950

klares Plädoyer für die Anästhesie ab und beantwortete einige vorbereitete Fragen wie folgt:

> „Zur ersten Frage, wer soll die Anästhesie bestimmen? ... kein Zweifel darüber, dass der Anästhesist die Narkose wählen muss. Ich glaube, wenn der Anästhesist nicht mehr über die Narkose weiß als Sie, dann sollten sie mit ihm tauschen.
> Eine weitere Frage möchte ich beantworten: Welches ist die beste Anästhesie für eine Magenoperation? Ich glaube, dass es hierfür keine präzise Antwort gibt. Es gibt kein schlechtes Anästhesiemittel, sondern nur schlechte Anästhesisten. Ich selbst habe Operationen durchgemacht, aber ich habe nicht die Anästhesiemittel ausgewählt, sondern den Anästhesisten gut ausgesucht.
> Die dritte Frage ging ... dahin, ob bei einem Patienten, der Curare bekommen hat, intubiert werden soll oder nicht. Das ist wiederum eine Frage, der keine Wichtigkeit beizumessen ist, wenn der Anästhesist kompetent ist. Ich würde mich freuen, wenn die Chirurgen derartige Fragen absolut dem Anästhesisten überlassen würden. Es ist richtig, vollkommene Operationsbedingungen und vollkommene Sicherheit für den Patienten zu verlangen, und das ist die Pflicht des ausübenden Anästhesisten, ihm diese zu geben. Ich bin ganz sicher, dass diese beiden Dinge miteinander in Einklang gebracht werden können".

Von deutscher Seite wurden die Hauptreferate zur Narkose von dem Pharmakologen Hellmut Weese (1897–1954), den Chirurgen Ernst Derra (1901–1979), Gerhard Düttmann (1890–1960), Fritz Linder (1912–1994) und Hans Wilhelm Buchholtz (1912–2002) gehalten. Aber auch andere anästhesiebezogene Beiträge wurden vorgestellt, die eindeutige Forderungen nach einer Spezialisierung der Anästhesie erhoben.

Fritz Hesse (1897–1981) aus Saarbrücken forderte beispielsweise,

> „dass die Ausbildung der Narkosefachärzte, besser der Berufsanästhesisten, auf einer ganz breiten Basis erfolgen muss, damit sie nicht von vornherein lediglich zu Technikern degradiert werden, sondern auch auf dem Gebiet der Forschung allen anderen Disziplinen gleichrangig bleiben. Der Berufsanästhesist soll alle Methoden der operativen Schmerzausschaltung beherrschen und anwenden können, er muss ... pharmakologisch, physiologisch und pathologisch-anatomisch sehr gut vorgebildet sein, er muss erfahren sein auf allen chirurgischen Gebieten und er muss selbstverständlich sein ureigenstes Fachgebiet meisterhaft beherrschen. Bei einer solchen Vorbildung unseres Anästhesisten wird die Chirurgie und werden die Kranken profitieren" [23].

In der sich anschließenden Diskussion wurden die völlig unterschiedlichen Vorstellungen zur weiteren Entwicklung deutlich. Von Seiten der Chirurgen herrschte überwiegend die Meinung vor, dass ein Anästhesist nur für besonders komplizierte Operationen wie beispielsweise im Oberbauch, am Herzen und der Lunge erforderlich sei. Derra, der am Beginn seiner chirurgischen Karriere selbst über viele Jahre anästhesiebezogene Forschung betrieben hatte und der an seiner Düsseldorfer Klinik den Hauptanstoß zur modernen Narkose mit Hilfe eines englischen Anästhesisten und zweier geeigneter Mitarbeiter (Wolfgang Irmer (1920–1979) und Ferdinand Koss (1912–1970) gegeben hatte, lehnte Hesses Überlegungen ab. Offenbar wollte er sich mit dem übermächtigen K.H. Bauer nicht überwerfen und meinte:

> „Es braucht nicht in jedem kleinen Krankenhaus ein Anästhesist zu sein; es genügen 5–6 Narkoseschulen mit Spezialisten, die die Forschung und Lehre weiter treiben. Dort können dann Assistenten, die daran Interesse haben, ausgebildet werden ...". *[Im übrigen könne]* „aus jedem Krankenhaus der eine oder andere geeignete Assistent sich auf ähnliche Weise neben seiner chirurgischen Tätigkeit die notwendigen Kenntnisse spezieller Narkosen aneignen. Viele Ärzte, die an meiner Klinik dieses Verfahren erlernten, haben den letzteren Weg beschritten ..."

Chirurgischerseits erkannte man die Tragweite der sich abzeichnenden Entwicklung und bildete zusammen mit der Deutschen Gesellschaft für Pharmakologie 1950 eine Narkosekommission, um die Facharztfrage erneut zu prüfen

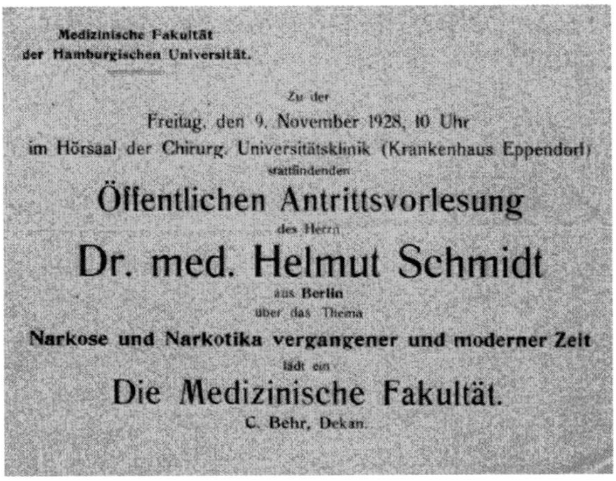
Medizinische Fakultät
der Hamburgischen Universität.

Zu der
Freitag, den 9. November 1928, 10 Uhr
im Hörsaal der Chirurg. Universitätsklinik (Krankenhaus Eppendorf)
stattfindenden
Öffentlichen Antrittsvorlesung
des Herrn
Dr. med. Helmut Schmidt
aus Berlin
über das Thema
Narkose und Narkotika vergangener und moderner Zeit
lädt ein
Die Medizinische Fakultät.
C. Behr, Dekan.

Abb. 3.4. Einladung zur Antrittsvorlesung von Helmut Schmidt in Hamburg 1928

[25]. Gemeinsam wies man auch auf die rechtlichen Unsicherheiten hin und brachte als Alternative die Ausbildung von Narkose-Schwestern ins Gespräch:

> „Es ist vielmehr die Frage der Ausbildung von Narkose-Schwestern zu prüfen, die nach den deutschen Verhältnissen einsatzfähig wären. Nach deutschem Recht ist immer der Operateur für die gesamte Operation verantwortlich, der Narkotiseur ist sein Erfüllungsgehilfe“ [26].

Trotz dieser deutlichen Ablehnung zur Verselbständigung des Faches Anästhesie ließen sich zahlreiche Kollegen nicht entmutigen und beschlossen, die Anästhesie zu ihrem Spezialgebiet zu machen, und das, obwohl es offiziell noch nicht einmal einen Ansatz zu einer Facharztanerkennung hierfür gab. Zu ihnen zählte auch der Remscheider Helmut Schmidt (1895–1979), der sich 1928 in Hamburg mit einem anästhesiologischen Thema habilitiert hatte (Abb. 3.4) und als Chirurg schon seit Jahren Anästhesisten ausbildete [27].

Zu dieser Zeit gab es offiziell noch keinen Facharzt für Anästhesie. Nachdem im Verlauf des Jahres 1951 keine wesentlichen neuen Gesichtspunkte im Hinblick auf eine Schaffung eines Facharztes für Anästhesie zu erkennen waren, wird in Derras vorgestellten „Gedanken zur Neuordnung des Narkosewesens“ erstmals ein gewisses Umdenken auch bei Chirurgen erkennbar [28]. Trotz der ungeklärten finanziellen Absicherung befürwortete er nun erstmals, interessierte Assistenzärzte für eine Übergangsperiode an spezielle Ausbildungszentren zu schicken.

Auf der Anfang 1952 tagenden Sitzung des Gesamtvorstandes der Arbeitsgemeinschaft der Westdeutschen Ärztekammern beschloss man gegenseitige Facharztanerkennungen, wodurch ein wichtiger Schritt einer allgemeinen Anerkennung erreicht wurde. Die Ärztekammer des Saarlandes, die damals noch unter französischer Verwaltung stand, übernahm diese Empfehlung als erste [29]. In Ergänzung der Saarländischen Facharztordnung führte sie zum 31.03.1952 den neugeschaffenen „Facharzt für Narkose und Anaesthesie“ ein, der bereits nach einer 4-jährigen und nicht – wie vom Facharztausschuss der Arbeitsgemeinschaft der Westdeutschen Ärztekammern vorgeschlagen – 5-jährigen Ausbildungszeit erworben werden konnte [30].

Als erster erhielt der in den Jahren von 1949–1950 u. a. in Lyon ausgebildete und in Saarbrücken arbeitende Werner Sauerwein (*1921) am 27. Mai 1953 die Facharztanerkennung von der Ärztekammer des Saarlandes ausgehändigt [31]. Ausdruck seiner Kompetenz war u. a., dass er schon 1951 zum Leitenden Anästhesisten am Bürgerhospital in Saarbrücken ernannt worden war, in dem dann 1956 die erste Anästhesieabteilung an einem kommunalen Krankenhaus in der Bundesrepublik errichtet werden konnte [32].

Besondere Probleme im Hinblick auf die Facharztanerkennung ergaben sich in West-Berlin. In den ersten Nachkriegsjahren wurde auf der Grundlage der Berufsordnung aus dem Jahre 1937 die Facharztanerkennung vom Landesgesundheitsamt, einer Behörde des damaligen Magistrats von Groß-Berlin, an dessen Spitze ein Stadtrat stand, ausgesprochen [33]. Nach juristischen Auseinandersetzungen stellte ein Verwaltungsgericht fest, dass die Facharztanerkennung in die Zuständigkeit der ärztlichen Selbstverwaltung gehört, doch diese gab es aufgrund alliierter Vorbehalte noch nicht.

Ein Ausweg aus diesem Dilemma kam dann dadurch zustande, dass sich die Ärztekammer Hamburg bereit erklärte, den Berliner Ärzten die Facharztanerkennung auszusprechen. Hierzu wurde in Berlin ein „Facharztanerkennungs-Vorprüfungsausschuss“ gegründet. Er überprüfte die eingereichten Facharztanträge und leitete sie an die Ärztekammer Hamburg zur Facharztanerkennung weiter. Nachdem Ende der 50er-Jahre politische Vorbehalte durch die Alliierten, eine Ärztekammer auch in Berlin zu gründen, fallengelassen wurden und auch politische Widerstände ausgeräumt waren, kam es 1962 auch im letzten Bundesland der damaligen Bundesrepublik zur Wahl einer Delegiertenversammlung der Ärztekammer [34].

Da nach dem Willen der Narkosekommission der Deutschen Gesellschaft für Pharmakologie und der Deutschen Gesellschaft für Chirurgie das neue Fachgebiet unter der Verantwortung des Chirurgen verbleiben sollte, wurde jahrelang an dieser Regelung festgehalten, vornehmlich auch an universitären Einrichtungen. Anders verlief diese Entwicklung am Städtischen Krankenhaus in Krefeld, wo es Manfred Körner bereits 1958 gelungen war, die Anästhesie aus der Chirurgie heraus zu lösen und in einer selbständigen Abteilung fortzuführen, der ersten in Deutschland überhaupt. Damit hatte auch erstmals eine Kommune das Fachgebiet Anästhesiologie als gleichberechtigt anerkannt, ein Schritt, der – mit großen zeitlichen Verzögerungen – zu entsprechenden Umsetzungen auch in anderen Städten führte.

Trotz dieser mancherorts erzielten Erfolge erfuhren Anästhesisten auch von Krankenhaus- oder Versicherungsträgern kaum eine Unterstützung, was zugleich mit einer mangelnden Bereitschaft der Anerkennung des Anästhesisten als eigenverantwortlichem und somit selbstständigem Partner unter den Fachärzten eines Krankenhauses bedeutete.

Entsprechend verhielten sich zahllose Chirurgen in ihren Kliniken und vertraten die Auffassung eines „Alleinherrschers im Operationssaal". Zu ihnen zählte lange Zeit auch der Heidelberger Chirurg K.H. Bauer, der in seiner Eröffnungsrede „Zur geistigen Situation unseres Faches" im April 1952 in München die 69. Tagung der Deutschen Gesellschaft für Chirurgie eröffnete, auch auf die Spezialisierungstendenzen innerhalb der Chirurgie zu sprechen kam. Mit einer selbstständigen Anästhesie, wie sie bereits im Saarland Realität geworden war, war er nicht einverstanden, vielmehr wollte er sie nach dem Prinzip „Alles unter einen Dach" angesiedelt sehen:

> „Musterbeispiel scheint mir der jüngste chirurgische Spezialist, der Anästhesist zu sein. Die Einrichtung einer eigenen Anästhesieabteilung an meiner Klinik und Neueinrichtung einer eigenen Sektion „Moderne Anästhesie" auf diesem Kongress zeigen wohl zur Genüge, dass ich für meine Person dem Problem „Anästhesist" aufgeschlossen und positiv gegenüberstehe. Der Operateur kann den Kranken nie selber narkotisieren und der Anästhesist kann ihn nicht operieren. Aber Operateur und Anästhesist arbeiten im gleichen Haus, im gleichen Raum, zur gleichen Zeit, am gleichen Kranken. Ernste Zusammenarbeit ist also die einzig mögliche Folgerung" [35].

Obwohl am nächsten Tag die bereits angesprochene Sitzung „Moderne Anästhesie" stattfand, in der zahlreiche Protagonisten auch der deutschsprachigen Anästhesie über ihre Erfahrungen berichteten, waren weitere Fortschritte betreffs der Anästhesiefacharztfrage nicht erkennbar. Auf einer Sitzung der Arbeitsgemeinschaft der Westdeutschen Ärztekammern beschloss man erneut, die Diskussion der neuen Berufs- und Facharztordnung auf den 1953 in Lindau stattfindenden Ärztetag zu verschieben. Überzeugt davon, dass die Facharztfrage weitgehend geregelt sei und nun nur noch zwischen einer zu gründenden Gesellschaft und den Fachvertretern der Länder geregelt werden müsse, entpflichteten die Deutsche Gesellschaft für Chirurgie und die Deutsche Gesellschaft für Pharmakologe die gemeinsame Narkosekommission von deren Aufgaben.

Dieser Schritt dürfte nachhaltig durch die Ereignisse in Österreich beeinflusst worden sein, wo es durch eine Verordnung des Bundesministeriums für Soziale Verwaltung vom 18. Juni zur offiziellen Anerkennung des Sonderfaches für Anästhesiologie gekommen war [36]. An dem wenige Wochen später in Salzburg stattfindenden 1. Österreichischen Kongress für Anaesthesiologie nahmen zahlreiche Kollegen aus Deutschland teil und gründeten am 5. September die „Deutsche Arbeitsgemeinschaft für Anaesthesiologie" als Vorläufer einer „Deutschen Gesellschaft".

Zum Vorsitzenden wählte man Jochen Bark (1918–1963), der bereits Ende der 40er-Jahre in der thoraxchirurgischen Heilstätte Wehrawald/Todtmoos Intubationsarkosen bei lungenchirgischen Eingriffen durchführte. Über ein Stipendium des Schweizerischen „Aktionskomitees zur Bekämpfung der Tuberkulose im Grenzland" konnte er von Oktober 1949 bis März 1950 bei Sir Ivan Whitehead Magill (1888–1986) in London und bei Sir Robert Macintosh (1897–1989) in Oxford (s. oben) weitere Kenntnisse erwerben, nachdem er schon zuvor an verschiedenen Lungenheilstätten in der Schweiz entsprechende Erfahrungen gesammelt hatte. Jochen Bark hat dann zum Jahreswechsel 1952/53 in einem Rundschreiben die Mitglieder der Arbeitsgemeinschaft zu einer während des Chirurgenkongresses in München stattfindenden wissenschaftlichen Sitzung eingeladen. Die in dem Schreiben angesprochene Themenverteilung ließ unzweideutig auf die Gründung einer Deutschen Gesellschaft für Anaesthesie schließen, da er darin u. a. erwähnte:

1. „Die Satzung und die Facharztbestimmungen sind im Entwurf fertig
2. Verbindung zum Deutschen Ärztetag ist aufgenommen: Professor Neuffer, der Präsident des Ärztetages, befürwortet den Antrag zur Aufnahme des Facharztes
3. Die Verbindung zur deutschen Gesellschaft für Chirurgie ist hergestellt. Der Vorsitzende, Professor Borchers, Aachen, ist unseren Bestrebungen gegenüber aufgeschlossen. Der Anästhesiesitzungstag ist der 11. April
4. Die nächste Geschäftssitzung findet am 10. April in München statt. Zu folgenden Referaten sind aufgefordert....
5. Nach Diskussion soll die Gründung der deutschen Gesellschaft erfolgen und der Vorstand für das nächste Jahr gewählt werden"...

Am 10. April 1952 kam es dann im Deutschen Museum zur Gründung der Deutschen Gesellschaft für Anaesthesie (DGA; s. Kap. 2.2). Am Ende der Tagung überreichte der neugewählte 1. Vorsitzende Jochen Bark Hans Killian (1892–1982) und Hellmut Weese die Ehrenmitgliedschaft der neu gegründeten Gesellschaft, und würdigte damit deren jahrelange Unterstützung, dieses Ziel zu erreichen. Dem Remscheider Chirurgen Helmut Schmidt wurde die Ehrenmitgliedschaft ebenfalls zuteil [37].

Ein halbes Jahr später wurde auf dem in Lindau tagenden 56. Ärztetag mit überwältigender Mehrheit die Aufnahme der Anästhesiologie als 16. Fachgebiet in die Facharztordnung beschlossen. Der Facharzt für Anästhesie war damit etabliert. Die Weiterbildungszeit – davon 2 Jahre Anästhesie – wurde auf 5 Jahre festgelegt. Man einigte sich aber auch auf Übergangsbestimmungen, die vornehmlich für die seit mehreren Jahren als Anästhesisten tätigen Kollegen in Frage kamen [38].

1967 wurde in einer Entwurfsversion für die neue Facharztordnung, die eine Weiterbildungszeit von 4 Jahren vorsah, die Weiterbildungsberechtigung zum Facharzt für Anästhesie an die Bedingung geknüpft,

> „dass regelmäßig wöchentliche Kolloquien über physiologische und pharmakologische Grundlagen der Anästhesie und Wiederbelebung sowie über die Anästhesieverfahren und -Zwischenfälle abgehalten werden müssen. Ferner muss eine anästhesiologische Fachbibliothek vorhanden sein, welche die Möglichkeit bietet, Zeitschriftenbesprechungen und Literaturreferate durchzuführen. Die Weiterbildungsberechtigung für vier Jahre setzt außerdem voraus, dass regelmäßig Kolloquien über Narkosezwischenfälle unter Teilnahme eines Pathologen abgehalten werden."

Die sich im Verlauf der Jahre ergebende Ausweitung des Fachgebietes erforderte ein den neuen Verhältnissen angepasste und sinngemäßere Aufgliederung der Ausbildungszeit. Ein verbindlicher Ausbildungskatalog wurde erstellt und die Schaffung von Richtlinien zur Erteilung der Weiterbildungsberechtigung festgelegt. Da die Weiterbildung vorzugsweise auf den Einsatz in der Chirurgie ausgerichtet war, das Tätigkeitsfeld des Anästhesisten sich aber auf alle operativen Bereiche erstreckt, wurde die Weiterbildung zunächst ausschließlich anästhesiebezogen angelegt und konsequenterweise in der 1968 neu erlassenen Facharztordnung wie folgt definiert:

> „Das Fachgebiet der Anästhesie umfasst die allgemeine und lokale Anästhesie einschließlich deren Vor- und Nachbehandlung; die Aufrechterhaltung der vitalen Funktionen während operativer Eingriffe; die Wiederbelebung und Intensivtherapie in Zusammenarbeit mit dem für das Grundleiden zuständigen Ärzten." [40]

Das Selbstbewusstsein und das Engagement der jungen Anästhesisten führte aber in keiner Weise dazu, dass es in den 50er- und 60er-Jahren eine ausreichende Zahl ausgebildeter Anästhesisten gab. Finanzielle Unabwägbarkeiten, fehlende Planstellen in den Krankenhäusern und Ausbildungskliniken sowie persönliche Belastungen sind nur einige Gründe, die erwähnt werden sollen. Da die zukünftige Entwicklung der Anästhesie trotz der offiziellen Facharztanerkennung ungewiss war und maßgebende Chirurgen zögerten, dem Anästhesisten eine selbstständige Position einzuräumen, war es auch aus heutiger Sicht verständlich, dass die ersten Mitarbeiter von Anästhesieeinrichtungen trotz eines lebhaften Interesses an dem neuen Fach diesem dennoch den Rücken und zur Chirurgie zurückkehrten. Im Vergleich zu anderen europäischen Ländern blieb in Deutschland die Entwicklung der Facharztzahlen überproportional zurück.

Um diesen erheblichen Personalmangel auszugleichen, forderte deshalb das Präsidium der Deutschen Gesellschaft für Anaesthesie, die Fachsparte intensiv zu fördern. Entsprechende Forderungen hatten bereits im Februar 1959 die Leiter der Anästhesie-Abteilungen an den Deutschen Universitäten in einem später als „Göttinger Appell" bekannt gewordenen Aufruf veröffentlicht [41]. Trotz unverkennbarer Fortschritte auf dem Gebiet des Narkosewesens und „hervorragender Ergebnisse chirurgischer Zentren", wiesen die Leiter in ihrer Denkschrift darauf hin, dass **„mindestens 95% aller Narkosen von nicht-ärztlichem Personal oder von Ärzten ausgeführt werden, die für diese Aufgabe nicht speziell ausgebildet sind"**. Sie machten auf die grundlegend anderen Verhältnisse z. B. in England aufmerksam, wo bereits 1959 mehr als 2000 Fachanästhesisten tätig waren, denen lediglich 80 in Deutschland gegenüberstanden.

Hochrechnungen 1959 zufolge war in Nordrhein-Westfalen ein Facharzt für Anästhesie für 3.500 operative Betten, in der Bundesrepublik insgesamt für etwa 2.700 Betten zuständig. Angesichts dieser unhaltbaren Zustände forderten sie die Schaffung entsprechender Planstellen an universitären und nicht-universitären Einrichtungen [42].

In seinem 1970 erschienen Buch **Der Arzt** sprach der ehemalige Direktor der Medizinischen Poliklinik in Düsseldorf, Prof. Hans Schulten das Problem ebenfalls an:

> „Leider hat man in Deutschland noch nicht die Konsequenz gezogen, den Anästhesisten als eigenen Chefarzt selbständig zu machen, wie es im Ausland meist geschehen ist, sondern führt ihn als Assistenten oder Oberarzt in einer Stellung, die auf Dauer nicht befriedigen kann. Das ist sicher einer der Gründe, warum ein so enormer Nachwuchsmangel in diesem interessanten Fach besteht...." [43].

Schultens Aussage wurde durch Angaben aus dem Jahre 1962 bestätigt, denen zufolge nur 6 Anästhesisten in der Bundesrepublik eine Stellung als leitender Krankenhausarzt innehatten. Demgegenüber waren 1.062 Chirurgen, 202 Lungenfachärzten, 193 Radiologen oder Strahlentherapeuten und 69 Urologen in einer entsprechenden Position. Lediglich 100 Anästhesisten waren als Oberärzte tätig oder besetzten eine planmäßige Assistentenstelle.

Die fehlende Attraktivität des Faches führte dazu, dass in den 1960 vorhandenen 3.604 Krankenhäusern in Westdeutschland nur ein Bruchteil der Narkosen von Anästhesisten durchgeführt werden konnte, ein Anteil, der sich 10 Jahre später nur unwesentlich geändert haben dürfte, als es ca. 900 Anästhesisten gab. Schätzungsweise nur 25% aller Operationen wurden von Narkoseärzten betreut, wobei ein Arzt nicht selten für mehrere Patienten gleichzeitig in verschiedenen Operationssälen tätig war [44]. Seinerzeit ereigneten sich wiederholt schwerwiegende und tödliche Zwischenfälle, die v. a. in der Laienpresse, wie auch in der medizinischen Fachliteratur Anlass für kontroverse Diskussionen war. Der Kieler Gerichtsmediziner Otto Pribilla (*1920) vermutete 1964 indirekt in seinem im **Anaesthesisten** veröffentlichten Bericht „Der Tod in der Narkose" einen Zusammenhang: **„Im Rahmen der gerichtsärztlichen Begutachtung haben wir den Eindruck gewonnen, dass die Zahl derartiger Fälle [Todesfälle in der Narkose] in den letzten Jahren zunimmt"** [45].

Für den Gutachter war es meist sehr schwierig, den genauen Hergang der Narkosefälle zu rekonstruieren und neben fachlichen Defiziten beklagte er auch das häufige Fehlen **„jeglicher Notizen über die Narkoseeinzelheiten"**. Als Konsequenz aus seinen Untersuchungen stellte er einen Katalog von Forderungen auf und regte u. a. an, jeden Narkosetod amtlich zu untersuchen, eine medizinische Zentralstelle einzurichten, die jeden Narkosetod in Deutschland registriert sowie die bislang geübte Zurückhaltung bei Publikationen von Narkosezwischenfällen vergleichbar den Entwicklungen in England oder Amerika aufzugeben. Für viele weitere Jahre blieb allerdings die Durchführung der Narkosen – wie schon um die Jahrhundertwende – eine Aufgabe zahlloser nichtärztlicher Mitarbeiter und weniger, hoffnungslos überlasteter Narkoseärzte.

Die auch in der Öffentlichkeit wiederholt geführte Diskussion um die mit einer Narkose verbundenen Risiken veranlasste 1970 den Berufsverband der Deutschen Chirurgen und den Berufsverband Deutscher Anästhesisten zu einer gemeinsamen Presseerklärung, die im Deutschen Ärzteblatt veröffentlicht wurde:

> „Wo kein Fachanästhesist verfügbar ist, wird die Narkose oft einem chirurgischen Assistenz- oder Oberarzt übertragen. Sofern Schwestern oder Pfleger mit der Aufgabe betraut werden, unterstehen sie der Anleitung und Überwachung des Operateurs, der für ihre Tätigkeit die volle und rechtliche Verantwortung zu tragen hat. Es ist daher nicht vertretbar, wenn die Öffentlichkeit durch alarmierende Presseberichte beunruhigt oder Vertreter anderer operativer Disziplinen diskreditiert werden, die wegen des Mangels an Fachanästhesisten noch mit Narkosehelfern zusammenarbeiten. Beide Fachgebiete sind in ständiger Fühlungsnahme bestrebt, die gemeinsamen Probleme kollegial und im Interesse der Patienten zu lösen" [46].

Durch die politische Entwicklung bedingt, konnten die in der DDR anästhesiologisch tätigen Kollegen, welche die Deutsche Gesellschaft für Anaesthesie 1953 in München z. T. mit begründet hatten, nach dem Mauerbau kaum noch an wissenschaftlichen Veranstaltungen und an Kongressen in Westdeutschland und West-Berlin teilnehmen. 1956 wurde durch das Ministerium für Gesundheitswesen der DDR der Facharzt für Anästhesiologie eingeführt und die Ausbildungszeit zunächst auf 6 Jahre, in einer ab 1967 gültigen Fassung auf 5 Jahre festgelegt. Die berufliche Weiterbildung wurde nachhaltig von der „Deutschen Akademie für Ärztliche Fortbildung" unterstützt und zahlreiche Kongresse, Symposien und Kurse – auch unter internationaler Beteiligung, v. a. von englischen Kollegen, durchgeführt. Beachtlich waren auch die Bemühungen um die Fortbildung des nichtärztlichen Personals. Die Lehrpläne wurden hierbei unter Federführung des Ministeriums für Gesundheitswesen erstellt [47].

Ein einschneidender Schritt im Hinblick auf die Entwicklung der Fachgesellschaft deutete sich bereits 1960 an, als der „Zentrale Arbeitskreis (ZAK) für Forschung und Technik Anaesthesiologie und Anaesthesietechnik" ins Leben gerufen wurde [48]. Im März 1964 kam es zur Gründung der „Sektion Anaesthesiologie in der Deutschen Gesellschaft für Klinische Medizin" in Ost-Berlin, aus der dann 1967 die „Gesellschaft für Anaesthesiologie der DDR" hervorging. Aufgrund der gewachsenen Tätigkeitsfelder auf dem Gebiet der Intensivmedizin änderte sie 1977 ihren Namen in „Gesellschaft für Anaesthesiologie und Intensivtherapie der DDR" (GAIT) [49]. Trotz dieser neu gegründeten Gesellschaft blieben auch in der DDR die personellen Engpässe über viele Jahre unübersehbar.

Die folgenden Angaben, die sich in einer 1967 von der Münchner Anästhesistin Charlotte Lehmann im **Anaesthesisten** veröffentlichten Zusammenstellung finden ließen, verdeutlichen diese Engpässe: Von den insgesamt 746 bei der Deutschen Gesellschaft für Anaesthesie und Wiederbelebung 1967 gemeldeten Mitgliedern waren 141, davon 50 Fachärzte, in der DDR tätig, in der Bundesrepublik ca. 400 [50].

In den 1960er- und 70er-Jahre entwickelte sich die Anästhesiologie klinisch und wissenschaftlich enorm. Die Realität im Krankenhaus wurde durch den Mangel an weitergebildeten Anästhesisten und die Tatsache, dass sämtliche operativen Disziplinen in zunehmendem Maße fachanästhesiologisch betreut werden wollten, bestimmt. Diese zunehmend geforderte Versorgung sämtlicher operativer Fächer machte eine Schwäche in der bisherigen anästhesiologischen Weiterbildung deutlich: Die bislang auf die Chirurgie ausgerichtete Präsenz hatte dazu geführt, dass in der Facharztweiterbildung die spezifische anästhesiologische Leistung in den anderen operativen Disziplinen nicht ausreichend Berücksichtigung gefunden hatte. Deshalb wurde von der Deutschen Gesellschaft für Anaesthesie und Wiederbelebung 1966 eine Empfehlung für eine neue Facharztordnung, die der Deutsche Ärztetag 1968 verabschieden sollte, vorgelegt, in der die Weiterbildung ausschließlich auf anästhesiologische Inhalte ausgelegt war. Das bedeutete einen Verzicht auf das chirurgische Jahr sowie lediglich eine 6-monatige Anerkennung von Zeiten in der Pharmakologie, Physiologie, inneren Medizin, Lungenfunktionsdiagnostik oder Blutgruppenserologie.

Während der weiterhin nur 4-jährigen Weiterbildung wurden im Spektrum der selbstständig auszuführenden Anästhesien z. B. Narkosen für intrathorakale Eingriffe, Narkosen bei Säuglingen und Kindern bis zum 5. Lebensjahr und 200 Narkosen in mindestens zwei außerchirurgischen Fächern verlangt. Darüber hinaus wurden Erfahrungen mit der kontrollierten Blutdrucksenkung, der Hypothermie, der Wiederbelebung, dem Transfusionswesen, intravenösen Injektionstechniken und dem Wasser-, Elektrolyt- und Säure-Basenhaushalt sowie schließlich auch neben den theoretischen Grundlagen praktische Kenntnisse in der Intensivtherapie einschließlich der Langzeitbeatmung vorgeschrieben. Problematisch an dieser Weiterbildungsordnung (ohne chirurgische Pflichtzeit) war zunächst, dass den Weiterzubildenden nun von Seiten der anästhesiologischen Lehrer das Verständnis für Denken, Vorgehensweisen und Techniken der Chirurgen nahegebracht werden musste.

Nahezu 2 Jahrzehnte in der anästhesiologischen Entwicklung diente der festen Verankerung der Anästhesieabteilungen in Krankenhäusern und Kliniken. Eine Fülle von technischen und methodischen Neuerungen wurden z. T. aus dem englischsprachigen Raum durch im Ausland ausgebildete Kollegen mitgebracht und in Deutschland eingeführt. Die Anästhesiologie entwickelte sich zunehmend zu einem klinisch unverzichtbaren integrativen Fach mit einem wachsenden, soliden wissenschaftlichen Hintergrund, dessen Wurzeln v. a. auch in Physiologie und Pharmakologie lagen.

1987 beschloss der 90. Deutsche Ärztetag eine fortgeschriebene Facharztordnung auch für die Anästhesiologie, wobei bedauerlicherweise wiederum an der Weiterbildungszeit von vier Jahren festgehalten wurde, obwohl schon seit langem von den wissenschaftlichen Fachgesellschaften eine fünfjährige Weiterbildungszeit für dringend erforderlich gehalten worden war [51].

In der neuen Facharztweiterbildung waren 6 Monate Intensivmedizin, mindestens 3 Jahre Narkosetätigkeit im operativen Bereich sowie eine Steigerung der Gesamtzahl der Anästhesien um 50% und die Verdoppelung der Anzahl der in den sonstigen operativen Gebieten durchgeführten Narkosen vorgeschrieben, wobei Narkosen in der Frauenheilkunde insbesondere bei Section caesarea erstmalig gefordert waren. Auch die Zunahme der Lokal- und Leitungsanästhesien in der Klinik fand den Niederschlag in entsprechenden Anforderungen im Anästhesiekatalog bezüglich der Nachweise über Regionalanästhesien und rückenmarksnahe Leitungsanästhesien [52].

Schon 1992 auf dem 95. Deutschen Ärztetag wurde eine weitere Korrektur der gesamten Facharztordnung beschlossen. Auch für die Anästhesie kam es hier wiederum zu bedeutsamen Veränderungen; es wurde nun die 5-jährige Weiterbildungszeit durchgesetzt und definiert:

> „Die Anästhesie umfasst die allgemeine und lokale Anästhesie einschließlich der Vor- und Nachbehandlung, die Aufrechterhaltung der vitalen Funktionen während operativer Eingriffe, die Wiederbelebung sowie die Intensivmedizin und die Schmerztherapie" [53].

Damit war die Gleichstellung der deutschen Anästhesie mit den meisten anderen großen europäischen Ländern realisiert. Bemerkenswert ist die Einführung der Schmerztherapie als vierte Säule im Fach neben der Narkose zum operativen Eingriff, der Intensivmedizin und der Notfallmedizin. Insbesondere in den letzten 10–15 Jahren wurde die Entwicklung von Schmerzbehandlungseinrichtungen an Universitätskliniken wie auch an Allgemeinen Krankenhäusern bundesweit vorangetrieben. Schmerzambulanzen sind in den meisten Krankenhäusern Standard, konsequenterweise ist die Entwicklung Betten führender Schmerzstationen unter der Leitung des Anästhesisten von zunehmenden Interesse im Sinne der von John Bonica (1914–1994) an der Universität von Washington erstmals 1961 gegründeten Schmerzklinik, die unter dem Aspekt eines „interdisciplinary approach" der Schmerztherapie betrieben wurde.

Auch in der letzten Novelle zur Weiterbildungsordnung durch den Deutschen Ärztetag bezüglich der Schmerzbehandlung durch die Anästhesiologie kam es zu der Definition **„... in Zusammenarbeit mit den für das Grundleiden zuständigen Ärzte"**, um damit einen Alleinvertretungsanspruch für die Anästhesisten nicht zu ermöglichen.

Mit diesen vier Säulen des Faches Anästhesiologie war die Grundlage geschaffen, das Fach in Kliniken und Krankenhäusern fest zu integrieren und zu stabilisieren und somit eine Versorgung des Patienten unter anästhesiologischer Mitwirkung von der präklinischen Betreuung über die klinische Erstversorgung, über die Narkoseführung im Operationssaal bis hin zur postoperativen akuten Schmerzbehandlung und darüber hinaus zur chronischen Schmerztherapie sicher zu stellen.

Schon in den 20er-Jahren wurden durch Exponenten der Anästhesiologie in verschiedenen Universitätseinrichtungen, die der Anästhesiologie zugewandt waren, akademischer Unterricht für Studenten in Narkosetechnik und kompetente Weiter- und Fortbildung für Ärzte gefördert [54]. Dennoch kam es erst nach dem 2. Weltkrieg mit der Etablierung der vielfältigen Anästhesiestrukturen in Deutschland und dem wachsenden Bedürfnis, anästhesiologische Forschung zu realisieren, zu der rasanten Entwicklung des Faches sowohl in den Grundlagen als auch in den klinischen Fertigkeiten. Einige der Anästhesiologie gegenüber aufgeschlossene Chirurgen förderten das Fach Anästhesiologie konsequent und forderten ausgebildete Narkoseärzte in ihren Kliniken.

Das ging so weit, dass der Chirurg Rudolf Nissen (1896–1976) den an ihn ergangenen Ruf an die Hamburger Universität 1950 u. a. aufgrund des Fehlens ausgebildeter Narkoseärzte abgelehnt hatte. Basierend auf den Erfahrungen in den USA hatte Nissen schon im Vorfeld von ernsthaften Berufungsgesprächen zu erkennen gegeben, dass eine eigene Anästhesieabteilung mit einem Leiter und weiteren Assistenten nur eine der Voraussetzungen für eine mögliche Zusage sei, denn **„die Zeiten seien vorbei…, in denen man Narkosen von Schwestern und Pflegern nebenbei machen lassen könne"** [55].

In verschiedenen deutschen Kliniken gab es Bemühungen, Abteilungsvorsteherstellen für Anästhesiologie zu schaffen; z. B. wurde schon im Frühjahr 1960 eine solche für das Gebiet der Anästhesiologie auf Betreiben des Chirurgen Ludwig Zukschwerdt (1902–1974) für Karl Horatz (1913–1996) umgesetzt. 1960 wurde das erste Extra-Ordinariat für Rudolf Frey (1917–1981) in Mainz geschaffen und das zweite 1962 in Düsseldorf für Martin Zindler. 1966 wurde das Extra-Ordinariat in Hamburg in ein reguläres Ordinariat für klinische Anästhesiologie umgewandelt, es kam damit zum ersten Lehrstuhl für Anästhesiologie an der Hamburger Klinik mit dem ersten ordentlichen Professor für Anästhesiologie in Deutschland, Professor Dr. Karl Horatz.

In den folgenden 10 Jahren wurden anästhesiologische Lehrstühle an nahezu allen deutschen Universitäten etabliert. In der damaligen Zeit waren die wissenschaftlich engagierten Kollegen vornehmlich um die Einführung standardisierter Verfahren der Anästhesiologie und Intensivmedizin bemüht. Entsprechend den Forderungen der damaligen Zeit wurde eine Vielzahl von klinisch bedeutsamen Fragestellungen wissenschaftlich bearbeitet. Vor diesem Hintergrund ist es verständlich, dass eine grundlagenorientierte Forschung nur bedingt erkennbar wurde. In den 80er- und 90er-Jahren kam es neben dem Ausbau von leistungsstarken Anästhesieabteilungen an den Universitäten zu einer konsequenten Strukturierung der Forschung an zahlreichen Kliniken. Die Ergebnisse der Forschungsaktivitäten in Anästhesiologieeinrichtungen und der interdisziplinären Forschung führten dazu, dass es zu zahlreichen Kongress- und Publikationsaktivitäten auf z. T. sehr hohem wissenschaftlichen Niveau kam.

Trotz der sehr aktiven Forschungsbemühungen in der Anästhesiologie muss insgesamt jedoch am Beginn des 21. Jahrhunderts darüber nachgedacht werden, wo eine spezifische anästhesiologische Forschung in den nächsten Dezennien hingehen wird vor dem Hintergrund, dass die zukunftsorientierte akademische Forschungstätigkeit von einer erfolgreichen begutachteten Drittmitteleinwerbung und der Einbindung in die internationale und interdisziplinäre Forschungsförderung abhängen wird (s. Kap. 3.5).

In der Nachkriegszeit seit 1945 kam es auch zu einer zunehmenden Ausgestaltung der akademischen Lehre zum Thema Narkose. Dies knüpfte an Traditionen an, die schon in den 20er- und 30er-Jahres des vergangenen Jahrhunderts mancherorts eingeführt waren. Anästhesiologische Universitätskliniken boten Hauptvorlesungen zu den Themen Anästhesie, Intensivmedizin und Schmerztherapie an, die auch prüfungsrelevante Inhalte im Hinblick auf die mündliche Prüfung im zweiten Teil der ärztlichen Prüfung vermitteln müssen.

Studentische Lehre wird auch in Zukunft Grundlage für die Motivation junger Mediziner für das Fach Anästhesiologie sein. Exzellente Lehre an der Universität und hochrangige Weiter- und Fortbildung sind auch weiterhin die Basis, um das Fach Anästhesiologie mit seinen vier Säulen nicht nur als Versorgungsfach in den Kliniken zu erhalten, sondern auch als akademische Einrichtung an den Universitäten und als Ernst zu nehmende Forschungsinstitution zukünftig zu festigen.

3.1.3 Lehrbücher und Schriftenreihen

Jahrzehntelang hat das erstmals 1955 von Rudolf Frey (1917–1981), Werner Hügin (1918–2001) und Otto Mayrhofer (*1920) herausgegebene **Lehrbuch der Anaesthesiologie** (▫ Abb. 3.5) die deutschsprachigen Anästhesisten begleitet.

Im Gegensatz zu der 1954 erschienenen, von Hans Killian und Hellmut Weese, verfassten Monographie **Die Narkose** erlebte dieses Lehrbuch verschiedene Neuauflagen und war zunächst auch in der DDR weit verbreitet. Durch die politischen Entwicklungen bedingt und nach dem Mauerbau war es für die an Fragen der Anästhesie interessierten Kollegen in der DRR nahezu unmöglich, dieses Buch zu erwerben, ein Umstand, der durch zahlreiche dort verfasste Lehrbücher bzw. insbesondere durch Übersetzungen vornehmlich angloamerikanischer Standardwerke mehr als ausgeglichen worden ist.

Die zunehmend erweiterten Aufgabenbereiche der Anästhesie machten beginnend mit der 5. Auflage eine getrennte Darstellung von Anästhesie und Intensivmedizin des Lehrbuches von Frey, Hügin und Mayrhofer erforderlich. Von Alfred Doenicke (*1928), Dietrich Kettler (*1936), Werner List (*1933), Jörg Tarnow (*1940) und Dick Thomson (*1939) wurde die **Anästhesie** herausgegeben. Die rasche Entwicklung der vier Säulen des Faches Anästhesiologie, Intensivmedizin, Notfallmedizin und Schmerztherapie spiegelte sich auch in der im Jahre 2001 abgeschlossenen 4-bändigen, umfassenden Monographie **AINS** wieder, die von Gunter Hempelmann (*1940), Claude Krier (*1948) und Jochen Schulte am Esch (*1939) als Gesamtherausgebern realisiert wurde.

Die in den letzten Jahrzehnten erzielten Fortschritte unseres Fachgebietes werden in den jeweiligen Anästhesiebänden dieser beiden Werke mit je mehr als 1.600 Seiten deutlich. Zum Vergleich hierzu hatte die 1950 von der

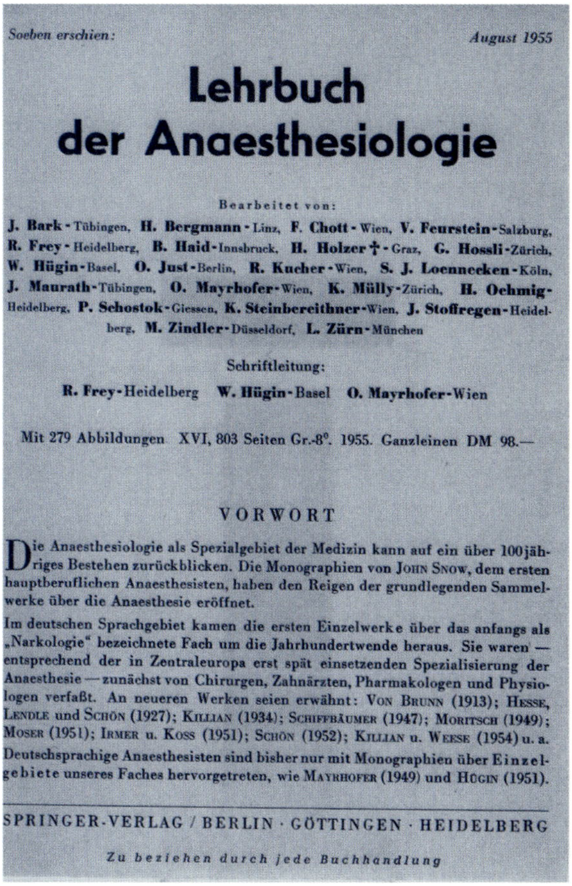

Soeben erschien: *August 1955*

Lehrbuch der Anaesthesiologie

Bearbeitet von:

J. Bark-Tübingen, **H. Bergmann**-Linz, **F. Chott**-Wien, **V. Feurstein**-Salzburg, **R. Frey**-Heidelberg, **B. Haid**-Innsbruck, **H. Holzer** † -Graz, **G. Hossli**-Zürich, **W. Hügin**-Basel, **O. Just**-Berlin, **R. Kucher**-Wien, **S. J. Loennecken**-Köln, **J. Maurath**-Tübingen, **O. Mayrhofer**-Wien, **K. Mülly**-Zürich, **H. Oehmig**-Heidelberg, **P. Schostok**-Giessen, **K. Steinbereithner**-Wien, **J. Stoffregen**-Heidelberg, **M. Zindler**-Düsseldorf, **L. Zürn**-München

Schriftleitung:

R. Frey-Heidelberg **W. Hügin**-Basel **O. Mayrhofer**-Wien

Mit 279 Abbildungen XVI, 803 Seiten Gr.-8°. 1955. Ganzleinen DM 98.—

VORWORT

Die Anaesthesiologie als Spezialgebiet der Medizin kann auf ein über 100jähriges Bestehen zurückblicken. Die Monographien von John Snow, dem ersten hauptberuflichen Anaesthesisten, haben den Reigen der grundlegenden Sammelwerke über die Anaesthesie eröffnet.

Im deutschen Sprachgebiet kamen die ersten Einzelwerke über das anfangs als „Narkologie" bezeichnete Fach um die Jahrhundertwende heraus. Sie waren — entsprechend der in Zentraleuropa erst spät einsetzenden Spezialisierung der Anaesthesie — zunächst von Chirurgen, Zahnärzten, Pharmakologen und Physiologen verfaßt. An neueren Werken seien erwähnt: Von Brunn (1913); Hesse, Lendle und Schön (1927); Killian (1934); Schiffbäumer (1947); Moritsch (1949); Moser (1951); Irmer u. Koss (1951); Schön (1952); Killian u. Weese (1954) u. a. Deutschsprachige Anaesthesisten sind bisher nur mit Monographien über Einzelgebiete unseres Faches hervorgetreten, wie Mayrhofer (1949) und Hügin (1951).

SPRINGER-VERLAG / BERLIN · GÖTTINGEN · HEIDELBERG

Zu beziehen durch jede Buchhandlung

Abb. 3.5. Vorankündigung zum 1955 erstmals erschienenen Lehrbuch von Frey, Hügin und Mayrhofer

amerikanischen Anästhesistin Jean Henley (1910–1994) verfasste und in über 15.000 (!) Exemplaren verkaufte **Einführung in die Praxis der modernen Inhalationsnarkose** – das erste in Deutschland nach dem 2. Weltkrieg erschienene Buch seiner Art über moderne Anästhesieverfahren – einen Gesamtumfang von etwa 120 Seiten! Wenn auch die Darstellung zur Durchführung von Narkosen in mancher Hinsicht nicht mehr heutigen Vorstellungen entspricht, so gilt dies nicht für das Vorwort, in dem u. a. Folgendes nachgelesen werden kann:

> „Die Fortschritte hinsichtlich der Mittel und der Methoden der Narkosen sind vielleicht weniger wichtig als das grundlegende Verständnis für die Physiologie des unter Narkose stehenden Patienten und für die Pharmakologie der verwendeten Mittel, welche uns die Forschung der letztvergangenen Jahre zur Verfügung gestellt hat. Es kann eigentlich jedes Mittel und jede Methode in den meisten Fällen mit dem gleichen guten Erfolg angewandt werden, wenn der Narkosespezialist weiß, was er mit ihnen erreichen will. Die heutige Literatur ist reich an Empfehlungen der verschiedenen Methoden zur Lösung ein und desselben Problems. Sie sind wohl alle gleich wirkungsvoll in der Hand derer, die sie beherrschen" [56].

Ähnlich äußerten sich 50 Jahre später die Herausgeber des Bandes **Anästhesiologie** von AINS in ihrem Vorwort zu den Zielen ihres Werkes:

> „Die in den letzten Jahren erzielten großen Fortschritte unseres Fachgebietes ermöglichen eine individuelle, an den Patienten, seinen Vorerkrankungen und Besonderheiten sowie die speziellen diagnostischen oder operativen Maßnahmen angepasste Versorgung … Die Handlungsanweisungen werden vor dem Hintergrund der jederzeitigen Ableitbarkeit aus Physiologie und Pathophysiologie so konkret wie möglich gegeben … Den Herausgebern ist bewusst, dass es in vielen Fällen nicht den einzig gültigen Königsweg gibt" [57].

Weite Verbreitung hat das 1984 in erster Auflage erschienene und von dem damals in Göttingen arbeitenden Reinhard Larsen (*1943) verfasste Buch **Anästhesie** gefunden. Im Gegensatz zu den zahlreichen bereits damals verfügbaren Anästhesielehrbüchern beansprucht „Der Larsen" kein klassisches, sondern ein „Weiterbildungsbuch" für die sich in der Weiterbildung befindlichen Assistenten zu sein. Durch die didaktisch und abbildungstechnische Konzeption wird dieses Ziel erreicht. Ein Beleg für die große Resonanz des Buches ist zweifelsohne das Erscheinen der zwischenzeitlich 8. überarbeiteten Auflage.

Über die genannten hinaus entstanden zahlreiche andere Lehrbücher der Anästhesie, die in der nachfolgenden Übersicht aufgelistet sind, eine weitergehende Würdigung würde den Rahmen dieser Darstellung sprengen.

Auswahl einiger Lehrbücher der Anästhesie, die von 1950 bis 2001 in der Bundesrepublik erschienen sind

- 1950 Henley J.: *Einführung in die Praxis der modernen Inhalationsnarkose.* de Gruyter, Berlin
- 1950 Fuchs E.: *Die zentrale Analgesie und Kurznarkose mit Stickoxydul.* Hüllenhagen & Grieh, Hamburg
- 1951 Irmer K., Koss F.H.: *Grundlagen der endotrachealen Narkose mit künstlicher Beatmung in der Thoraxchirurgie.* Barth, München
- 1951 Moser H.: *Die Praxis der modernen Narkose.* Maudrich, Wien
- 1952 Hunter A.R.: *Praktischer Leitfaden der Allgemein- und Spinalanästhesie.* Wiss. Verlagsgesellschaft, Stuttgart
- 1952 Schön F.: *Theorie und Praxis der Allgemeinen Anästhesie.* Hanser, München
- 1953 Gillepsie N: *Die Endotrachealnarkose.* Oppermann, Hannover
- 1954 Killian H., Weese H.: *Die Narkose. Ein Lehr- und Handbuch.* Thieme, Stuttgart

▼

- 1954 Wittig G.: *Narkose und Anästhesie*. de Gruyter, Berlin
- 1955 Hügin W., Mayrhofer O., Frey R.: *Lehrbuch der Anaesthesiologie*. Springer, Berlin Heidelberg (2. Auflage 1971; 3. Auflage 1972; 4. Auflage 1977)
- 1962 Pflüger H.: *Kurzlehrbuch der modernen Anästhesie*. Schattauer, Stuttgart
- 1973 Herden H.N., Lawin P.: *Anästhesiefibel*. Thieme, Stuttgart
- 1977 Podlesch I.: *Anästhesie und Intensivbehandlung im Säuglings- und Kindesalter*. Thieme, Stuttgart
- 1980 Dudziak R.: *Lehrbuch der Anästhesiologie*. Schattauer, Stuttgart
- 1981 Grabow L.: *Hirnfunktion unter dem Einfluss der Allgemeinanästhesie*. Fischer, Stuttgart
- 1982 Doenicke A., Kettler D., List W.F., Tarnow J., Thomson D.: *Lehrbuch der Anästhesiologie und Intensivmedizin*. Springer, Berlin Heidelberg New York (Neuauflage 1992)
- 1983 Tarnow J.: *Anästhesie und Kardiologie in der Herzchirurgie*. Springer, Berlin Heidelberg New York
- 1984 Larsen R.: *Anästhesie bei Herz-, Thorax- und Gefäßchirurgie. Grundlagen und Praxis. Thoraxanästhesie*. Springer, Berlin Heidelberg New York
- 1984 Lutz H. et al.: *Anästhesiologische Praxis*. Springer, Berlin Heidelberg New York
- 1985 Larsen R.: *Anästhesie*. Urban & Schwarzenberg, München Wien Baltimore
- 1985 Kretz F.J.: *Anästhesie im Kindesalter*. Springer, Berlin Heidelberg New York
- 1987 List W.F., Ostwald P.M.: *Komplikationen in der Anästhesie*. Springer, Berlin Heidelberg New York
- Osswald, P.M., Hartung H.J.: *Anleitungen zur anästhesiologischen Praxis*. Bergmann, München
- 1988 Lipp M. et al.: *Anästhesiologische Aspekte in der Zahnmedizin*. Bibliomed, Melsungen
- 1988 Baum J.: *Die Inhalationsnarkose mit niedrigem Frischgasflow*. Thieme, Stuttgart
- 1989 Kretz F.J., Schäfer J., Eyrich K.: *Anästhesie, Intensivmedizin, Notfallmedizin, Schmerztherapie*. Springer, Berlin Heidelberg New York
- 1989 Peter K., Frey L., Hobbhahn J.: *Anästhesiologie*. Enke, Stuttgart
- 1992 Jöhr M.: *Kinderanästhesie*. Urban & Schwarzenberg, München Wien Baltimore
- 1995 Georgieff M., Schirmer U.: *Klinische Anästhesiologie*. Springer, Berlin Heidelberg New York
- 1996 Brandt L., Krauskopf K.H., Somons F.: *Handbuch der Kardioanästhesie*. Wiss. Verlagsgesellschaft, Stuttgart
- 1996 Biro P. et al.: *Anästhesie bei seltenen Erkrankungen*. Springer, Berlin Heidelberg New York
- 1997 Martin E.: *Facharztlehrbuch Anästhesiologie*. Blackwell, Berlin Wien
- 1998 Heck M., Fresenius M.: *Repetitorium Anästhesiologie*. Springer, Berlin Heidelberg New York
- 1999 Roewer N., Thiel H.: *Anästhesie Compact*. Thieme, Stuttgart
- 2000 Scherer, R.: *Anästhesiologie – Ein handlungsorientiertes Lehrbuch*. Thieme, Stuttgart
- 2000 Jantzen J.P., Löffler W.: *Neuroanästhesie – Grundlagen – Klinik – Neuromonitoring – Intensivmedizin*. Thieme, Stuttgart
- 2000 Schulte am Esch J., Kochs E., Bause HW.: *Anästhesie und Intensivmedizin*. Thieme, Stuttgart
- 2001 Striebel H.W.: *Die Anästhesie*. Schattauer, Stuttgart
- 2001 Kochs E., Krier C., Buzello W., Adams H.A.: *AINS, Band 1, Anästhesiologie*. Thieme, Stuttgart

Diese große Zahl der Buchpublikationen unterstreicht damit eindrucksvoll die Bedeutung, die das Fach in der kurzen Zeitspanne seines Bestehens erfahren hat. Neben diesen Lehrbüchern wurde eine Vielzahl anästhesiebezogener Bücher und Skripten im Kitteltaschenformat verfügbar, die sich an die in Ausbildung befindlichen Kollegen, die Studenten und das anästhesiologische Fachpersonal wenden und z. T. große Akzeptanz und Verbreitung gefunden haben.

In den folgenden Jahren kamen zahlreiche Übersetzungen angloamerikanischer Monographien hinzu, die auch in der Bundesrepublik eine große Verbreitung gefunden haben. Zu den Lehrbüchern, die sich durch ihre Darstellung besonders hervorheben, zählt die von Lothar Barth (1921–1979) 1962 in erster Auflage erschienene **Moderne Narkose** (◘ Abb. 3.6), die nicht nur in Deutschland weite Beachtung gefunden hat. Eine Zweitauflage wurde 1966 verfügbar, durch Barths Übersiedlung nach Westdeutschland 1972 kam aber eine Neuauflage nicht mehr zustande.

Der als Wegbereiter moderner Anästhesieverfahren in der DDR geltende Hans Ferdinand Poppelbaum (*1920) übersetzte über 30 Jahre lang nicht nur im angloamerikanischen Sprachraum weit verbreitete Anästhesiestandardwerke, die in der DDR verlegt wurden. Dadurch ließ sich ein Wissenstransfer moderner internationaler Anästhesietechniken verwirklichen. Die bekanntesten Übersetzungen bzw. Monographien sind in der nachfolgenden Übersicht aufgelistet.

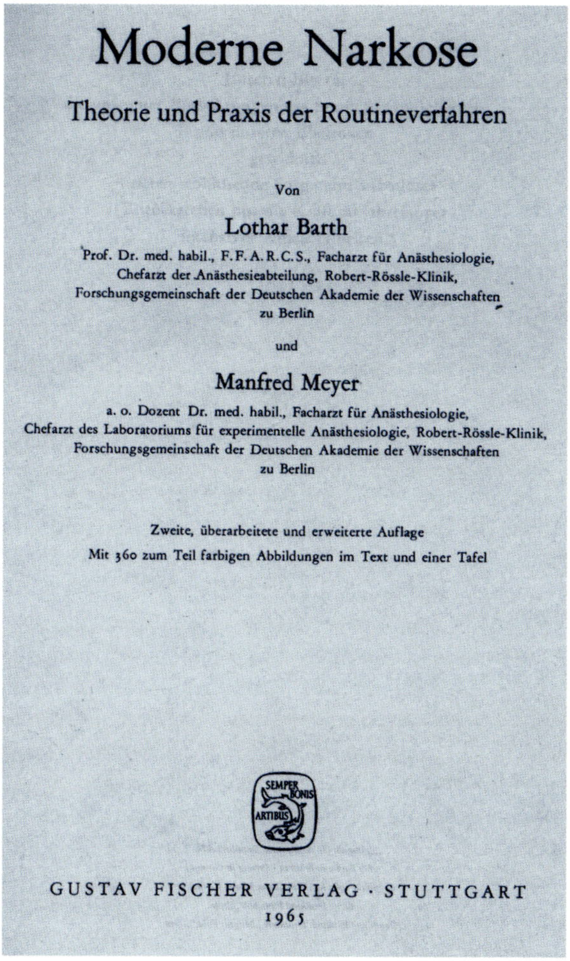

Moderne Narkose

Theorie und Praxis der Routineverfahren

Von

Lothar Barth

Prof. Dr. med. habil., F. F. A. R. C. S., Facharzt für Anästhesiologie,
Chefarzt der Anästhesieabteilung, Robert-Rössle-Klinik,
Forschungsgemeinschaft der Deutschen Akademie der Wissenschaften
zu Berlin

und

Manfred Meyer

a. o. Dozent Dr. med. habil., Facharzt für Anästhesiologie,
Chefarzt des Laboratoriums für experimentelle Anästhesiologie, Robert-Rössle-Klinik,
Forschungsgemeinschaft der Deutschen Akademie der Wissenschaften
zu Berlin

Zweite, überarbeitete und erweiterte Auflage
Mit 360 zum Teil farbigen Abbildungen im Text und einer Tafel

SEMPER BONIS ARTIBUS

GUSTAV FISCHER VERLAG · STUTTGART
1965

Abb. 3.6. Titel des ersten Lehrbuches in der DDR von Barth u. Meyer

Auswahl einiger Standardwerke vorwiegend englischer Autoren, die durch Hans Ferdinand Poppelbaum übersetzt worden sind

- 1960 *Grundlagen der Allgemeinnarkose*, VEB Volk und Gesundheit, Berlin
- 1962 *Physik für Anästhesisten*. Hüthig, Heidelberg
- 1962 *Automatische Ventilation der Lungen*. Akademie-Verlag, Berlin
- 1965 *Grundlagen und Praxis der geburtshilflichen Anästhesie*. VEB Volk und Gesundheit, Berlin
- 1967 *Thoraxanästhesie*. VEB Volk und Gesundheit, Berlin
- 1968 *Elektrokardiographie für den Anästhesisten*. VEB Volk und Gesundheit, Berlin
- 1978 *Synopsis der Anästhesie*. 2. Aufl. 1985. VEB Volk und Gesundheit, Berlin
- 1982 *Lumbalpunktion, intradurale und extradurale Spinalanalgesie*. VEB Volk und Gesundheit, Berlin
- 1983 *Vorbereitung der Anästhesie*. VEB Volk und Gesundheit, Berlin
- 1985 *Arzneimittelwechselwirkungen in der Anästhesie und Intensivtherapie*. G. Fischer, Stuttgart New York
- 1990 *Anästhesiologische und internistische Betreuung in der perioperativen Phase*. G. Fischer, Stuttgart New York

Neben den Übersetzungen gab es in der DDR auch zahlreiche eigene Monografien, die überraschender Weise in Westdeutschland weitgehend unbeachtet blieben. Eine Auswahl dieser Bücher zeigt folgende Übersicht:

Auswahl einiger Lehrbücher, die von DDR-Autoren verfasst worden sind

- 1962 Barth L., Meyer M.: *Moderne Narkose*. G. Fischer, Jena
- 1975 Schoeppner H., Dietze R., Mielke U.: *Anästhesie und Reanimation in der Kinderneurologie*. Thieme, Leipzig
- 1977 Benad G., Schädlich M.: *Grundriß der Anästhesiologie – Lehrbuch für Studenten*. 4. Aufl. Volk und Gesundheit, Berlin
- 1980 Langanke D., Warm R.: *Anästhesie und Intensivtherapie in der Geburtshilfe und Neonatologie*. Thieme, Leipzig
- 1983 Meyer M., Schädlich M.: *Allgemeine Anästhesie*. Volk und Gesundheit, Berlin
- 1986 Baust G., Borchert K.: *Interdisziplinäre Intensivtherapie*. Volk und Gesundheit, Berlin
- 1987 Meyer M.: *Physiologische und pharmakologische Grundlagen der Anästhesie*. Volk und Gesundheit, Berlin

Über die an anderer Stelle dieser Festschrift gewürdigten deutschen Zeitschriften des Fachs und die besprochenen Lehrbücher hinaus war Ausdruck des gewachsenen Selbstbewusstseins der Anästhesie die Herausgabe einiger Schriftenreihen, in denen neben der umfassenden Darstellung bestimmter anästhesiebezogener Fragestellungen vielfach Symposiums- oder Kongress-Referate z. T. einschließlich der sich anschließenden Diskussionen wiedergegebenen wurden. Über Jahre fanden v. a. die folgenden Publikationen weite Verbreitung:

Die bis zum Band 94 unter der Titelreihe „Anesthesiology and Resuscitation", teilweise auch in englischer Sprache erschienene Fachbuchreihe wurde mit dem Band 95 in „Anaesthesiologie und Wiederbelebung" umbenannt. Mit dem Band 226 „Herzfunktion unter Beatmung" wurde die 1964 erschienene und ursprünglich von R. Frey, S. Kern und O. Mayrhofer initiierte Reihe eingestellt. Vor allem von Ulmer Anästhesisten wurde redaktionell eine seit

1973 herausgegebene Buchbandreihe betreut, die sich „Klinische Anästhesiologie und Intensivtherapie" nannte. Mit dem Band 47 wurde 1995 der letzte Band dieser Reihe verfügbar.

Im Thieme-Verlag erschien seit 1976 eine gemeinsam von den Anästhesisten Peter Lawin (1930–2002) und Horst Stoeckel (*1930), dem Chirurgen Georg Rodewald (1921–1991) sowie dem Internisten Paul Schölmerich (*1916) 1976 ins Leben gerufene Buchreihe, die sich „Intensivmedizin, Notfallmedizin, Anästhesiologie" nannte. Diese Buchbandserie war über Jahre als „INA"-Reihe bekannt und wurde 1992 mit dem Band 82 **Anästhesie und Intensivmedizin bei diagnostischen Eingriffen** ebenfalls eingestellt.

Offenbar waren derartige Publikationsreihen im Vergleich zu anderen für die Weiter- und Fortbildung, z. B. über online-Dienste, verfügbaren Medien nicht mehr attraktiv genug, um weiter fortgeführt zu werden.

3.1.4 Weiter- und Fortbildung in der Anästhesiologie

„Nichts veraltet heute schneller als Wissen" (Roman Herzog 1997)

Vor dem Hintergrund einer Informations- und Wissensexplosion in der Medizin muss das lebenslange Lernen das Ziel bei der Weiter- und Fortbildung sein, da nur so zukünftige Herausforderungen auch in unserem Fach gemeistert werden können. Diese Notwendigkeit wurde anästhesiologischerseits frühzeitig erkannt und führte bereits 1977 zur Gründung der in Düsseldorf angesiedelten Deutschen Akademie für Anästhesiologische Fortbildung (DAAF) durch die DGAI und den BDA. Die als gemeinnützig anerkannte Institution verfolgt mit ihren Zielen eine konsequente Aus-, Weiter- und Fortbildung in der Anästhesie, Intensiv- und Notfallmedizin sowie der Schmerztherapie.

Die DAAF übernahm einige im angloamerikanischen Sprachraum bereits etablierte Entwicklungen. Diese als „Continuing Medical Education" bezeichneten Fortbildungskonzepte werden auch in Deutschland eine herausragende Rolle bei der Weiter- und Fortbildung einnehmen. Es zeichnete sich bereits 1999 auf dem 102. Deutschen Ärztetag in Cottbus ab, die bislang beschlossenen landeseigenen Zertifizierungen ab 2003 durch eine bundeseinheitliche Empfehlung eines Fortbildungszertifikats zu ergänzen bzw. zu ersetzen. Zukünftig können derartige Zertifikate möglicherweise durch europaweit gültige Zertifizierungen abgelöst werden. Beispielhaft sei in diesem Zusammenhang an das vom Royal College of Surgeons of Ireland in Zusammenarbeit mit der Harvard Medical International vorgestellte Weiterbildungskonzept erinnert, das zwischenzeitlich nicht nur in Europa weite Verbreitung gefunden hat [59].

Neben diesen Fort- und Weiterbildungskonzepten hat in den vergangenen ca. 10 Jahren in der Anästhesie das Simulatortraining eine wachsende Akzeptanz und Anwendung gefunden. Es hat seine Ursprünge in der Luftfahrt und ist in diesem Bereich bereits seit Jahrzehnten als fester Bestandteil der Aus- und Weiterbildung etabliert. Bereits Ende der 60er-Jahre wurden erste Simulatorsysteme, die beispielsweise eine korrekte endotracheale Intubation und Lage erkennen konnten, verfügbar [60]. Neue Impulse, Simulatorsysteme für die Anästhesie zu entwickeln, gingen mit der Verfügbarkeit preiswerter Mikrocomputer und geeigneter Softwareprodukte Anfang der 80er-Jahre einher [61].

Bei den zwischenzeitlich an verschiedenen anästhesiologischen Universitätskliniken (Aachen, Bonn, Berlin, Düsseldorf, Erlangen, Göttingen, Hamburg, Heidelberg, Mainz, Tübingen und Würzburg) existierenden Anästhesiesimulatoren (▣ Abb. 3.7) kommen Simulationspuppen zur Anwendung, die über umfangreiche physiologische, pharmakologische, respiratorische und hämodynamische Modelle verfügen und mittels derer realitätsnahe Szenarien für jedes beliebige Ausbildungsniveau ablaufen lassen können. Neben medizinischen Aspekten lernen die Kursteilnehmer anhand der sich anschließenden Videofilm-unter-

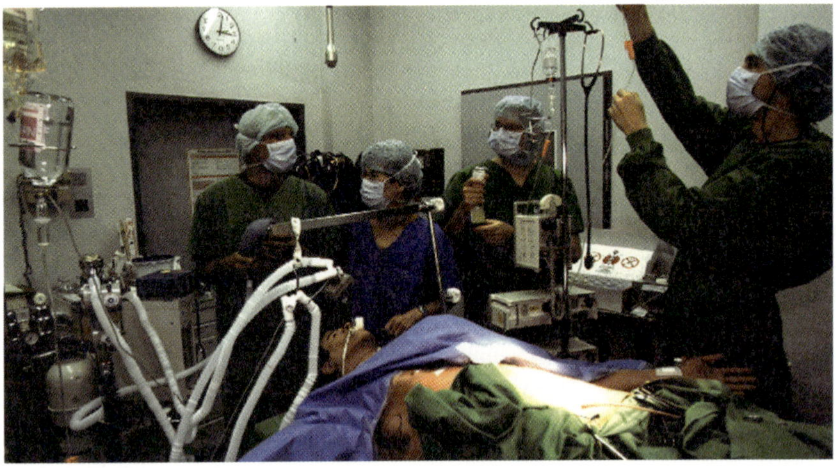

▣ **Abb. 3.7.** Training am Anästhesie-Simulator

stützten Fallanalysen das eigene Verhalten in Krisensituationen zu verbessern lernen. Dies soll v. a. durch Kommunikationstechniken und Integration aller vorhandener personeller Ressourcen geschehen in einem Konzept, das als Crew bzw. Crisis Resource Management (CRM) bezeichnet wird [62].

Die im Simulator mögliche, höchst realistische Auseinandersetzung mit alltäglichen anästhesierelevanten Problemen führte dazu, dass in einigen Ländern Europas, so in Dänemark, demnächst in den Niederlanden, für die Facharztanerkennung die Absolvierung eines Simulatortrainings vorgeschrieben ist. In Deutschland zertifizieren bereits zahlreiche Landesärztekammern diese Kurse, die u. a. auf Kongressen, wie z. B. auf dem DAC, angeboten werden.

3.1.5 Entwicklung der Anästhesietechniken

Techniken zum sicheren Freimachen und Freihalten der Atemwege sind heute in Anästhesiologie, Intensivmedizin und Notfallmedizin unverzichtbar. Deshalb soll in der Retrospektive noch einmal daran erinnert werden, dass nach dem 2. Weltkrieg die Durchführung von Intubationsnarkosen im deutschsprachigen Raum lediglich speziellen Kliniken vorbehalten war und initial nicht vorausgesehen werden konnte, dass sich die Intubationstechniken zur Routinemaßnahme entwickeln würden. Erst am Beginn der 50er-Jahre setzte sich die endotracheale Intubation breiter durch, da speziell die Entwicklung in Deutschland vom Anfang des letzten Jahrhunderts bis 1945 unter dem Einfluss der Infiltrationsanästhesie nach Schleich stand.

Weiterhin hat die Vorstellung des Chirurgen Ferdinand Sauerbruch (1875–1951), eine Eröffnung des Thorax könne nur in Unterdruck-Operationskammern unter Spontanatmung realisiert werden, verhindert, dass sich die weitgehend überzeugenden Ansätze der peroralen Intubation durch Franz Kuhn (1866–1929), zusammenfassend publiziert 1911 [63], durchsetzen konnten. Somit kamen auch die Überdruckbeatmungstechniken nicht voran [64]. Der zögerliche Einsatz der intratrachealen Intubation hängt sicherlich auch sehr eng mit der Tatsache zusammen, dass eine Akzeptanz dieser Techniken eine große Zahl versierter Anästhesisten zur Voraussetzung gehabt hätte, eine Entwicklung, die Sauerbruch, aber auch andere Chirurgen, zeitlebens abgelehnt hatten.

Mit der Verfügbarkeit von Muskelrelaxanzien wurde für ausgedehnte chirurgische Interventionen die endotracheale Intubation und die künstliche Beatmung essenziell. Parallel zu der wachsenden Verbreitung der Intubationsnarkose Anfang der 50er-Jahre wurde in der anästhesiologischen Fachliteratur zunehmend über Zwischenfälle und Komplikationen dieser Methoden berichtet. Ursachen hierfür waren z. B. traumatisierende Techniken wie die blind-nasale Intubation beim spontan atmenden Patienten, die von Kuhn beschriebene taktile orotracheale Intubation sowie andere blinde Intubationstechniken. Die endotrachealen Intubationstechniken verbreiteten sich nicht nur in den Universitätseinrichtungen, sondern auch an Krankenhäusern unterschiedlicher Größe. Zunehmende Indikationsstellungen für die verschiedenartigsten operativen Maßnahmen bei sehr speziellen Patienten erforderten auch eine wachsende Erfahrung in verschiedensten Varianten eines Airway-Managements: Patienten mit Missbildungen im Mund- und Gesichtsbereich, teilweise schon im Neugeborenenalter, Krankheitsbilder wie z. B. Akromegalie, posttraumatische Erschwernisse und Kriegsverletzungen des Kehlkopfes stellten die Anästhesisten vor z. T. auf konventionellem Wege nicht zu bewältigende Intubationsschwierigkeiten [65].

Vielfältige Publikationen über die Anwendung fiberoptischer Systeme zur Lösung derartiger Probleme fanden rasch Beachtung, nachdem 1967 fiberoptische Bronchoskope (▫ Abb. 3.8) erstmals durch japanische Autoren zur Anwendung gekommen waren und Helmut Kronschwitz (*1928) im **Anaesthesisten** 1969 über erste Erfahrungen mit einem fiberoptischen System in Deutschland berichtete [66]. Anfang der 80er-Jahre waren Fiberbronchoskope in den meisten größeren Kliniken verfügbar, sodass auch die Forderung nach praktischer Unterweisung in fiberoptischen Intubationstechniken im Rahmen der Facharztweiterbildung gestellt wurde [67].

Seit 1983 hat die durch Archie Brain (*1943) entwickelte Kehlkopfmaske (▫ Abb. 3.9) weltweite Verbreitung gefunden [68]. Als Alternative zum endotrachealen Tubus und zur Gesichtsmaske hat sie heute einen beachtlichen Anteil unter den atemwegssichernden Techniken gefunden. Auch während „Can't-intubate-" und „Can't-ventilate-Situationen" entstandene lebensbedrohliche Zustände können oftmals mit dieser Technik beherrscht werden [69].

Inzwischen sind auch in Deutschland Algorithmen verbreitet, nach denen ein Airway-Management konzeptionell abgewickelt werden muss, um Krisensituationen sicher zu beherrschen. Entscheidende Bedeutung für die Qualitätsentwicklung in den Intubationstechniken haben über die Jahrzehnte auch die verwendeten Tubusmaterialien gehabt. Eine hohe Anzahl von Patienten mit Schluck- und Sprechstörungen war die Konsequenz der Anwendung wenig elastischer Gummischläuche nach 1945. Auch die Cuff-tragenden Gummituben der 50er- und 60er-Jahre führten zu Druckmarken im Verlauf des Intubationsweges und zu Trachealstenosen insbesondere durch zu hohen Cuffdruck. Die Häufigkeit von Blockermanschetten-bedingten, schwerwiegenden Schleimhautläsionen mit anschließender Stenosebildung verringerte sich seit der Einführung plastischer Tubusmaterialien Mitte der 70er-Jahre rapide.

Durch die heute ausschließlich angewendeten Einmalmaterialien nahm schließlich auch eine Reihe von Komplikationen, bedingt durch die Sterilisation und

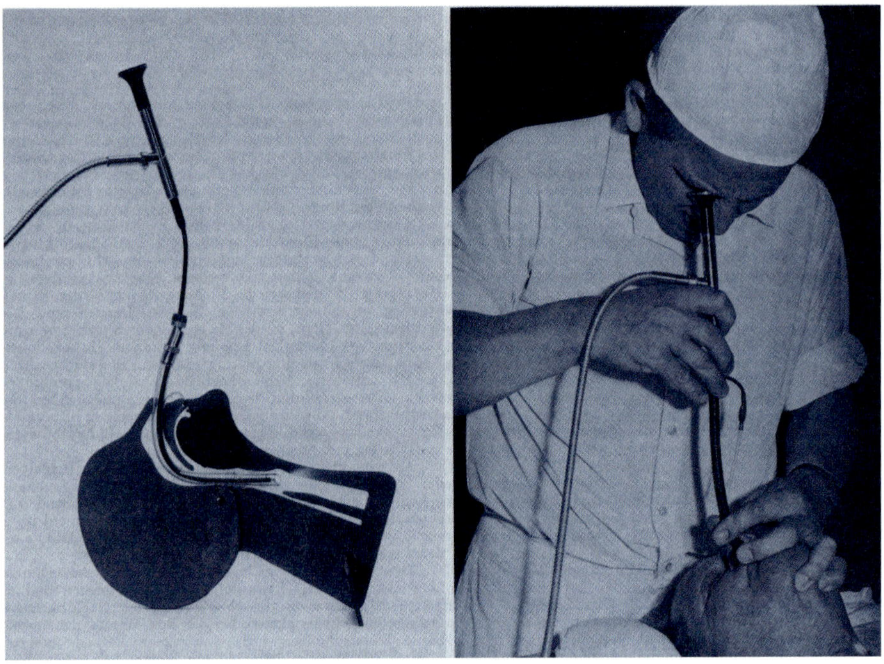

■ Abb. 3.8. Fiberoptische Intubation (um 1969)

Wiederverwendung von Tuben, wie z. B. Ballonhernien, ab [70], darüber hinaus wurden die von handelsüblichen Desinfektionsmitteln ausgehenden Gefahren gegenstandlos [71].

Nach dem 2. Weltkrieg stand in den Operationssälen für die Narkose neben Lachgas überwiegend Diäthyl-Äther zur Verfügung. Vielenorts wurde auch das in den 30er-Jahren von Ralph M. Waters (1883–1979) erstmalig eingesetzte Cyclopropan angewendet [72]. Dieses schnell und stark wirkende Gas hatte in Kombination mit Sauerstoff eine hohe Explosivität und wurde deshalb bald aus den Operationssälen verbannt, wohingegen der in Kombination mit Sauerstoff ebenfalls explosive Äther sich noch bis in die 60er-Jahre hinein in vielen Operationssälen gehalten hat [73]. Äthermononarkosen verliefen in dem bekannten Guedel-Schema mit ausgeprägter Exzitation und Hypersalivation und boten somit einen relativ geringen Anwendungskomfort.

Sehr rasche Verbreitung fand das 1956 von der englischen Firma ICI neu eingeführte Inhalationsanästhetikum Halothan, das nach ersten klinischen Untersuchungen durch James Raventos (1905–1983) bald auch in Deutschland verfügbar wurde und im Vergleich zu damals angewendeten Inhalationsanästhetika, v. a. Äther, große Vorteile hatte [74].

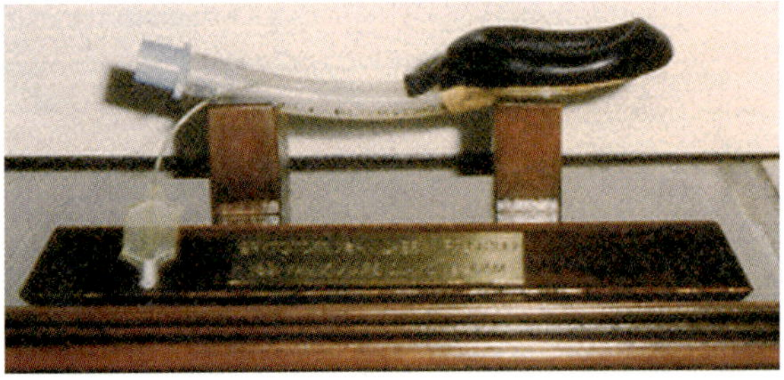

■ Abb. 3.9. Prototyp der Kehlkopfmaske nach Archie Brain (1981)

Es war in anästhesierelevanten Konzentrationen auch in Kombination mit Sauerstoff nicht entflammbar, in niedrigen Dosen hoch wirksam und besaß gering ausgeprägte Muskel-relaxierende sowie deutlich Blutdruck-senkende Eigenschaften. Die zudem fehlenden Schleimhautreizungen und die bronchodilatatorischen Eigenschaften waren weitere Vorteile der Halothan-Anwendung im Vergleich zu Äther. Bedingt durch die ungenau zu dosierenden Verdunstungssprudler aus der Ätherära, die zumeist auch für Halothan eingesetzt wurden, kam es zu nicht vertretbaren Risiken für die Patienten. Anfang der 60er-Jahre konnten dann genauer arbeitende Dosiergeräte, z. B. die von der Firma Dräger als Vapor bezeichneten Präzisionsverdunster angewendet werden [75]. Darüber hinaus erlaubten die ersten z.B. von Helmut Vonderschmitt (1914–1998) geschaffenen Halothan-Messgeräte, sog. Narkometer, eine fortlaufende Konzentrationsmessung [76].

Diese mit Halothan eingeführte Generation der Fluorkohlenwasserstoffe wurde höchst erfolgreich millionenfach weltweit angewendet. Die Erfolge wurden jedoch durch Mitteilungen über einzelne Fälle postoperativen Leberversagens überschattet. Diese erstmals 1958 erschienenen Berichte fanden erst ca. 1963 Beachtung und wurden aufgrund des klinischen Verlaufs, der Parallelen zur infektiösen Hepatitis zeigte, als Halothan-Hepatitis bezeichnet [77]. Jedoch ließ sich in großen internationalen Studien mit großen Patientenzahlen das Leberversagen im Zusammenhang mit Halothan-Anwendung niemals gehäuft nachweisen. Später konnte gezeigt werden, dass 20% des Halothans u. a. zu Trifluoressigsäure verstoffwechselt werden, die in Verbindung mit der Zellmembran der Hepatozyten eine antigene Wirkung entfalten kann. Es stellte sich heraus, dass bei disponierten Patienten immunologische Reaktionen mit einer sog. Halothan-Hepatitis mit sehr geringer Inzidenz auftreten können [78].

Das 1966 eingeführte Methoxyfluran mit hoher analgetischer Potenz fand rasche Verbreitung, wurde jedoch aus dem Verkehr gezogen, nachdem gezeigt werden konnte, dass eine 50- bis 70%ige Metabolisierung durch Biotransformation zu nierenschädigenden Intermediärprodukten führt [79]. 1971 kam es zur Einführung des Enfluran, das trotz fraglicher nephrotoxischer Eigenschaften und der Irritation des ZNS bei vorbestehenden ZNS-Erkrankungen – insbesondere bei Krampfleiden – weiter eingesetzt wurde. Nach der Synthetisierung des Isoflurans mit vernachlässigbar geringer Biotransformation und gering ausgeprägten Nebenwirkungen werden vielerorts die bis dahin gebräuchlichen volatilen Anästhetika Halothan und Enfluran hierdurch ersetzt. Mit Desfluran und Sevofluran wurden Anfang der 90er-Jahre zwei weitere hoch potente halogenierte Kohlenwasserstoffe als Inhalationsanästhetika eingeführt, die aufgrund ihrer pharmakokinetischen Eigenschaften weitere Vorteile gegenüber den bislang verwendeten Inhalationsanästhetika aufwiesen [80]. Beide erlangten rasche Verbreitung. Auch diese Substanzen zeigten in der Klinik einige Besonderheiten, die jedoch kein Anlass waren, die Substanzen aus der klinischen Anwendung herauszunehmen.

In jüngster Zeit, seit Ende der 90er-Jahre, wird als nahezu ideales Anästhetikum das Edelgas Xenon in multizentrischen klinischen Studien untersucht, für das möglicherweise Indikationen bei Patienten mit kardiozirkulatorischem Risiko bestehen können. Einer zukünftigen klinischen Anwendung stehen derzeit die geringe Verfügbarkeit und der hohe Preis entgegen.

Unabhängig von der Entwicklung der Inhalationsanästhesie setzte sich schon Anfang der 50er-Jahre zunehmend die Erkenntnis durch, dass Narkosen durch Verabreichung von Kombinationen unterschiedlicher Pharmaka den Forderungen nach ausreichender Analgesie, vegetativer Dämpfung und Muskelerschlaffung am ehesten gerecht werden. Erste Ansätze zu diesem Konzept wurden 1910 von dem amerikanischen Chirurgen George Crile (1864–1943) mit seiner als „Antinoziassoziation" bekannt gewordenen Anästhesietechnik in einer Kombination von Leitungsanästhesie und einer leichten Vollnarkose verwirklicht [81]. Der amerikanische Anästhesist John C. Lundy (1894–1973) führte Anfang der 20er-Jahre erstmals den Begriff der „balanced anesthesia" ein [82].

Seit Beginn der 50er-Jahre wurde zunächst durch die Franzosen Henri Laborit (1914–1995) und Pierre Hugenard (1916–1996) eine Neuroplegie durch Verabreichung des „Cocktail lytique" versucht [83]. Durch diesen Pethidin-Procain-Hydergin-Promethazin-Cocktail in Verbindung mit Lachgas und Curare sollte eine neuro-vegetative

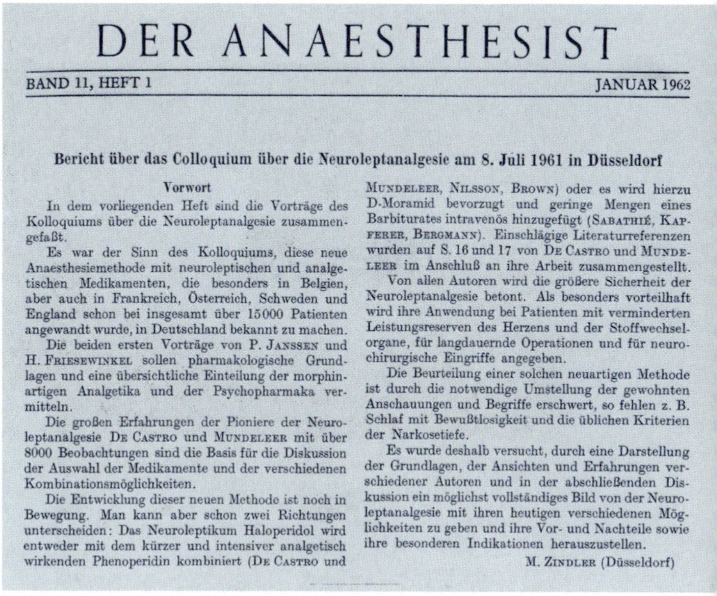
DER ANAESTHESIST

BAND 11, HEFT 1 — JANUAR 1962

Bericht über das Colloquium über die Neuroleptanalgesie am 8. Juli 1961 in Düsseldorf

Vorwort

In dem vorliegenden Heft sind die Vorträge des Kolloquiums über die Neuroleptanalgesie zusammengefaßt.

Es war der Sinn des Kolloquiums, diese neue Anaesthesiemethode mit neuroleptischen und analgetischen Medikamenten, die besonders in Belgien, aber auch in Frankreich, Österreich, Schweden und England schon bei insgesamt über 15000 Patienten angewandt wurde, in Deutschland bekannt zu machen.

Die beiden ersten Vorträge von P. Janssen und H. Friesewinkel sollen pharmakologische Grundlagen und eine übersichtliche Einteilung der morphinartigen Analgetika und der Psychopharmaka vermitteln.

Die großen Erfahrungen der Pioniere der Neuroleptanalgesie De Castro und Mundeleer mit über 8000 Beobachtungen sind die Basis für die Diskussion der Auswahl der Medikamente und der verschiedenen Kombinationsmöglichkeiten.

Die Entwicklung dieser neuen Methode ist noch in Bewegung. Man kann aber schon zwei Richtungen unterscheiden: Das Neuroleptikum Haloperidol wird entweder mit dem kürzer und intensiver analgetisch wirkenden Phenoperidin kombiniert (De Castro und Mundeleer, Nilsson, Brown) oder es wird hierzu D-Moramid bevorzugt und geringe Mengen eines Barbiturates intravenös hinzugefügt (Sabathié, Kapferer, Bergmann). Einschlägige Literaturreferenzen wurden auf S. 16 und 17 von De Castro und Mundeleer im Anschluß an ihre Arbeit zusammengestellt.

Von allen Autoren wird die größere Sicherheit der Neuroleptanalgesie betont. Als besonders vorteilhaft wird ihre Anwendung bei Patienten mit verminderten Leistungsreserven des Herzens und der Stoffwechselorgane, für langdauernde Operationen und für neurochirurgische Eingriffe angegeben.

Die Beurteilung einer solchen neuartigen Methode ist durch die notwendige Umstellung der gewohnten Anschauungen und Begriffe erschwert, so fehlen z. B. Schlaf mit Bewußtlosigkeit und die üblichen Kriterien der Narkosetiefe.

Es wurde deshalb versucht, durch eine Darstellung der Grundlagen, der Ansichten und Erfahrungen verschiedener Autoren und in der abschließenden Diskussion ein möglichst vollständiges Bild von der Neuroleptanalgesie mit ihren heutigen verschiedenen Möglichkeiten zu geben und ihre Vor- und Nachteile sowie ihre besonderen Indikationen herauszustellen.

M. Zindler (Düsseldorf)

Abb. 3.10. Erste Erfahrungsberichte zur NLA in *Der Anaesthesist* (1962)

Blockade bei ausreichender Narkose und Muskelentspannung erreicht werden. Dieses Verfahren konnte sich aufgrund der unzureichenden Kreislaufstabilisierung nicht durchsetzen, jedoch wurde die Weiterentwicklung des Cocktail lytique für viele Jahre in Deutschland v. a. durch den Bremer Walter Henschel (1926–2002) als Neuroleptanalgesie (NLA) verbreitet [84].

Dieses NLA-Verfahren wurde erstmals 1959 von Joris de Castro (1919–1990) und Paul Mundeleer (*1914) auf dem 10. Französischen Anästhesiekongress in Lyon vorgestellt [85]. Die Neuroleptanalgesie war wegen der mangelnden Anästhesie und Reflexdämpfung nur für kleinere operative Maßnahmen geeignet. Mit der Kombination als Neuroleptanästhesie mit Lachgas und Muskelrelaxans konnte eine potente Narkose realisiert werden mit den Grundelementen Anästhesie, Analgesie und neurovegetative Dämpfung sowie Muskelerschlaffung. Der raschen Popularitätssteigerung der NLA waren sicherlich auch die Berichte über Zwischenfälle mit Leberversagen bei Halothananwendung förderlich. 1962 wurde ausführlich über das erste internationale Symposium zur NLA in der Zeitschrift **Der Anaesthesist** berichtet (Abb. 3.10; [86]).

Später wurden Dehydrobenzperidol als Neuroleptikum und Fentanyl als Analgetikum verwendet und als Standard-NLA-Technik bezeichnet, als deren Nebenwirkung die postoperative Atemdepression, extrapyramidale Bewegungsstörungen, Verwirrtheitszustände sowie lang anhaltende Sedierung beobachtet wurden. Zudem kam es trotz hoch dosierter Analgetika zu starken Blutdruck- und Herzfrequenzanstiegen bedingt durch Intubationsreiz und chirurgische Stimulation z. B. bei Eröffnung von Sternum oder Peritoneum.

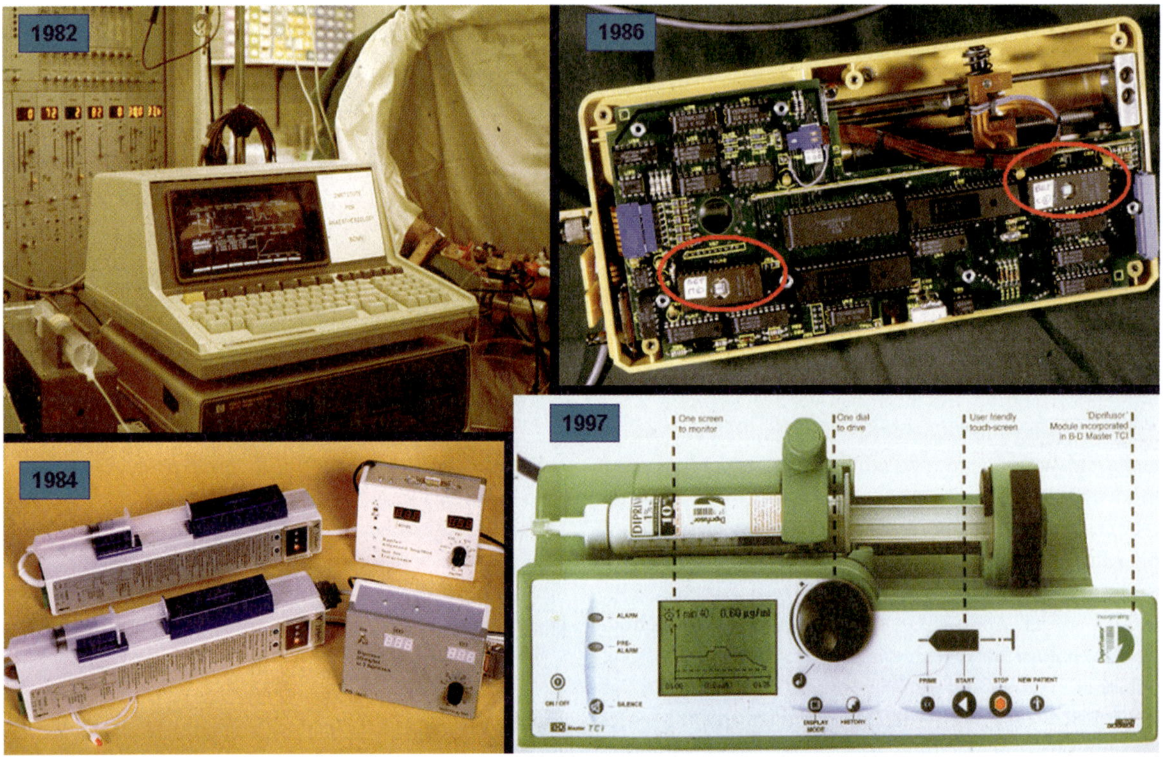

■ **Abb. 3.11.** Target-controlled-Infusion (TCI). Entwicklung vom ersten Prototyp (1982) über kleinere Einzelsysteme (1984) mit redundanter EPROM-Technologie (1986) bis zur anwendungsreifen TCI-Pumpe (1997)

Die Forderung nach besser steuerbaren intravenösen Anästhetika führte Anfang der 70er-Jahre zur Einführung zahlreicher neuer intravenös applizierbarer Hypnotika, Neuroleptika und Analgetika. Die pharmakokinetischen Eigenschaften wie kurze Anschlagzeit und schnelle Eliminationshalbwertzeit und somit rascher Wirkungseintritt und -verlust dieser nicht im Bolus, sondern mit Präzisionspumpen kontinuierlich zu verabreichenden Substanzen brachten neue Gesichtspunkte mit sich. Nach einer Vielzahl von pharmakokinetischen und pharmakodynamischen Untersuchungen konnten enge Korrelationen zwischen erwünschter klinischer Wirkung und der Menge des verabreichten Anästhetikums hergestellt werden. Darüber hinaus wurde das Konzept der „target controlled infusion" (TCI; ■ Abb. 3.11) entwickelt [87]. Mikroprozessor-gesteuerte Pumpensysteme übernehmen bei der TCI die dem Ablauf angepasste Dosierung der gewählten Pharmaka.

1987 berichteten Mitarbeiter der Bonner Arbeitsgruppe von Horst Stoeckel (*1930) erstmals über die erfolgreiche Durchführung einer „closed loop total intravenous anaesthesia" [88]. Während bei der Target-controlled-infusion-Technik das System keine Rückmeldung über die tatsächlichen Konstellationen erhält und somit die Applikation der Substanzen im „open loop" erfolgt, war bei dieser Closed-loop-Technik das EEG-Signal des Patienten auf der Basis pharmakokinetisch-pharmakodynamischer Berechnungen der Zielparameter (■ Abb. 3.12). Diese Konzepte wurden in Anlehnung an die Bemühungen der amerikanischen Anästhesisten Raymond F. Courtin (1912–2001), Reginald G. Bickford (1913–1998) und Albert Faulconer (1911–1985) entwickelt, die schon 1950 die Möglichkeiten einer automatisierten EEG-gesteuerten Ätherapplikation untersucht hatten [89].

Zusammenfassend betrachtet, kamen in den 50 Jahren seit der Gründung der Deutschen Gesellschaft für Anaesthesie eine Fülle neu entwickelter Inhalationsanästhe-

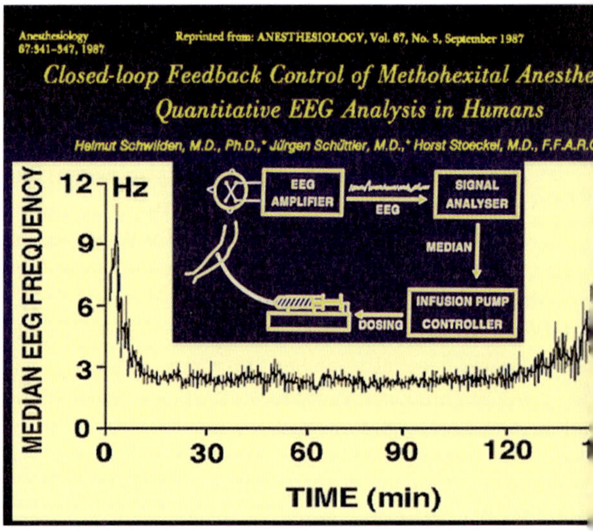

■ **Abb. 3.12.** Closed-loop-Anästhesie mittels EEG

tika mit zunehmend professionelleren Dosiersystemen in Kombination mit Sauerstoff und Lachgas zum Einsatz. Durch die Weiterentwicklungen auf dem Gebiet der Analgetika wurden in vielen Zentren Kombinationen mit den potenten neu entwickelten Opioiden realisiert. Im Weiteren erlangten mittels entsprechender pharmakokinetisch-pharmakodynamischer Erkenntnisse die intravenösen Anästhesietechniken unter Anwendung moderner Hypnotika und Analgetika mit kürzerer Wirkdauer zunehmende Bedeutung.

Seit vielen Jahren hat sich in der Klinik die sog. „balanced anaesthesia" in modernerer Form durchgesetzt. Bei diesem Narkoseverfahren kommen die verschiedenen spezifisch wirksamen Pharmaka zur Anwendung: potente Hypnotika, Analgetika und Sedativa, kombiniert mit modernen Inhalationsanästhetika unter Anwendung von Muskelrelaxanzien. Diese Narkosetechniken erlauben heute bei geringer Dosierung der Einzelsubstanz einen optimalen Kombinationseffekt.

3.1.6 Regionalanästhesie

Über viele Jahrzehnte beherrschte die Äthertropfnarkose den Operationssaal völlig. Sie wurde zwischenzeitlich durch verschiedene örtliche Betäubungsverfahren verdrängt, u. a. durch die bereits 1899 beschriebene Spinalanästhesie. Erst in den 20er- und 30er-Jahren des vorigen Jahrhunderts erlebten die regionalen Anästhesietechniken eine gewisse Renaissance [90].

Nach 1945, mit der Einführung und wachsenden Verbreitung der endotrachealen Intubation unter Relaxation, wurden die verschiedenen örtlichen Betäubungsverfahren wieder zurückgedrängt. Entgegen mancher Auffassung war dieses Phänomen keineswegs auf Deutschland beschränkt, sondern konnte weltweit beobachtet werden. Die skizzierten Entwicklungen verliefen an der Mayo-Klinik in Rochester nahezu identisch mit der an der Chirurgischen Universitätsklinik in Heidelberg, wie dies aus Grafiken hervorgeht, die Anfang der 50er-Jahre veröffentlicht worden sind [90].

Auch nach der Gründung der DGA blieb die Vollnarkose über Jahrzehnte das bevorzugte Anästhesieverfahren in deutschen Kliniken. Beispielhaft sei in diesem Zusammenhang auf Angaben aus dem Institut für Anästhesie in Homburg/Saar aus dem Jahre 1984 verwiesen, denen zufolge fast 84% aller Anästhesieleistungen in Form einer Vollnarkose erbracht wurden [91]. Kamen regionalanästhesiologische Techniken zur Anwendung, so handelte es sich überwiegend um die Spinal- bzw. seltener um Periduralanästhesien; Intravenöse oder Plexusanästhesien hatten einen deutlich geringeren Anteil. Die Spinalanästhesien, Epiduralanästhesien sowie Plexusanästhesien waren zunächst von den Chirurgen vornehmlich selbst durchgeführte Methoden. Die Operateure hatten infolge des vorhandenen Mangels an erfahrenen Anästhesisten hierzu kaum eine Alternative. Mit der zunehmenden Verbreitung fachanästhesiologisch geleiteter Abteilungen verringerte sich der Anteil der Regionalanästhesien, ein Umstand, für den es verschiedene, aus heutiger Sicht jedoch nachvollziehbare Erklärungen gab:

Zum einen verfügten nur wenige Anästhesisten über eigene Erfahrungen mit der Regionalanästhesie. Hinzu kamen Befürchtungen über neurologische Komplikationen und sich hieraus ergebende forensische Konsequenzen, Vorbehalte, die durch die zunehmende Häufigkeit von z. T. begründeten Kunstfehlerprozessen in Verbindung mit Zwischenfällen bei regionalen Anästhesieverfahren bedingt waren. Vielenorts lehnten Patienten aufgrund eigener, negativer Erfahrungen regionalanästhesiologische Verfahren ab, die vor dem Hintergrund der zwischenzeitlich gemachten Fortschritte auf dem Gebiet der Vollnarkose zu sehen sind [92].

Hans Nolte (1929–1998), der sich Anfang der 70er-Jahre große Verdienste um die Verbreitung lokalanästhesiologischer Techniken erworben hat, sah in den nicht endenden Diskussionen mit den Chirurgen über die Wahl des geeigneten Anästhesieverfahrens einen weiteren Grund, dass regionale Anästhesietechniken kaum mehr Berücksichtigung fanden. Die Anästhesisten wendeten Allgemeinanästhesien wie die so genannte „balanced anaesthesia" unter Anwendung von Muskelrelaxanzien an unter Zuhilfenahme von aktuellen Inhalations- und Injektionsanästhetika sowie moderner Narkose- und Beatmungsgeräte, mit denen Chirurgen nicht umgehen konnten.

Diese Entwicklungen führten jedoch dazu, dass die erste Generation von Fach-Anästhesisten den verschiedenen Verfahren der Allgemeinanästhesie in der Ausbildung ein weitaus größeres Gewicht im Vergleich zu regionalanästhesiologischen Verfahren einräumte. Zahllosen Fachärzten fehlte die Vertrautheit mit Regionalanästhesieverfahren, mit der Folge, dass später erste praktische Anwendungen lokalanästhesiologischer Verfahren oftmals unbefriedigend verliefen [93].

Ausgehend von den z. B. bei geburtshilflichen Eingriffen und in der Extremitätenchirurgie zwischenzeitlich gemachten guten Erfahrungen fand ab Mitte der 70er-Jahre die Regionalanästhesie wieder ein wachsendes Interesse bei Anästhesisten. Diese Entwicklung ist möglicherweise durch die nahezu zeitgleich geführten Diskussionen um die Hepato- und Nephrotoxizität gewisser Inhalationsanästhetika beeinflusst worden. Zunehmend fand die Regionalanästhesie auch im Rahmen einer gezielten postoperativen Schmerztherapie Anwendung und Verbreitung, darüber hinaus fanden regionale Techniken zunehmend Eingang in Behandlungskonzepte für chronisch Schmerzkranke.

Diese Entwicklungen führten dazu, dass seit 1978 in der Zeitschrift **Der Anaesthesist** ein vierteljährlicher Sonderteil „Regional-Anaesthesie" erschien. Dieser Son-

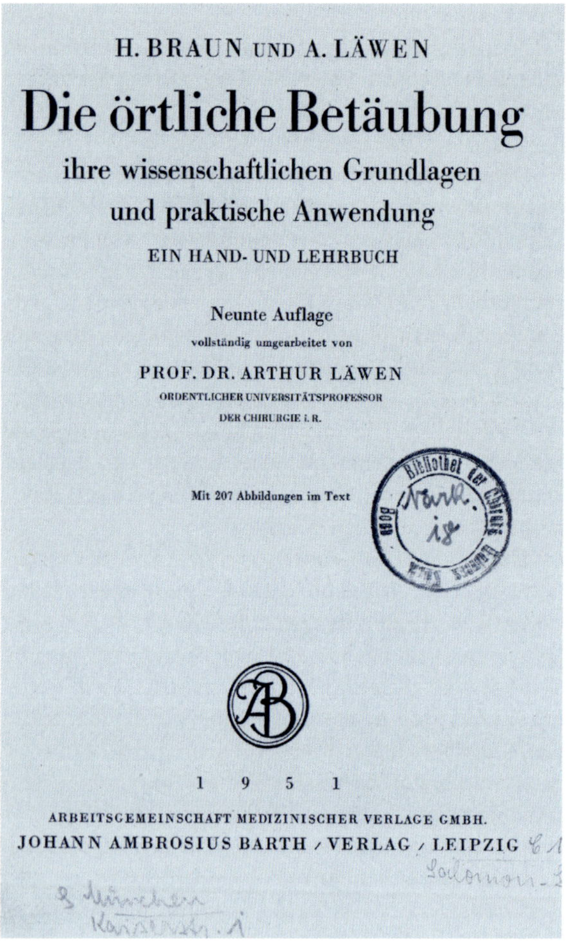
H. BRAUN UND A. LÄWEN

Die örtliche Betäubung

ihre wissenschaftlichen Grundlagen
und praktische Anwendung

EIN HAND- UND LEHRBUCH

Neunte Auflage
vollständig umgearbeitet von

PROF. DR. ARTHUR LÄWEN
ORDENTLICHER UNIVERSITÄTSPROFESSOR
DER CHIRURGIE i. R.

Mit 207 Abbildungen im Text

1 9 5 1

ARBEITSGEMEINSCHAFT MEDIZINISCHER VERLAGE GMBH.
JOHANN AMBROSIUS BARTH / VERLAG / LEIPZIG

■ Abb. 3.13. Letzte Ausgabe des Lehrbuchs von Heinrich Braun, bearbeitet von Arthur Läwen

derteil war ein sichtbares Zeichen für das zunehmende Interesse und den wachsenden Umfang der von Anästhesisten durchgeführten, technisch aufwendigen Regionalanästhesieverfahren. In einem Editorial begründete Hans Bergmann (*1921) den Regionalsonderteil v. a. mit dem gewachsenen Interesse an lokalanästhesiologischen Fragestellungen und neuen Methoden und wies auf die zwischenzeitlich eingeführten neuen Lokalanästhetika wie Bupivacain, Carticain und Etidocain hin [94]. Von wachsender Bedeutung für die Regionalanästhesietechniken waren auch die Einmalmaterialien, mit denen die Häufigkeit schwerwiegender iatrogener Komplikationen vermindert werden konnte.

Die zunehmende Verbreitung regionalanästhesiologischer Verfahren führte verständlicherweise auch zu einer wachsenden Nachfrage nach Lehrbüchern über Lokalanästhesie. Die 1951 erschienene und von Arthur Läwen (1876–1958) bearbeitete 9. Auflage des Lehrbuchs von Heinrich Braun (1862–1934) **Die örtliche Betäubung** (■ Abb. 3.13; [95]) entsprach zwar in mancher Hinsicht nicht mehr den aktuellen Bedürfnissen, blieb aber dennoch ein populäres und viel benutztes Nachschlagewerk. 1959 wurde von Hans Killian die Monographie zur Regionalanästhesie **Lokalanästhesie und Lokalanästhetika** verfasst, die über viele Jahr zum Wegbegleiter der an der Lokalanästhesie interessierten Kollegen geworden war [96].

Eine Reihe wenig umfänglicher Darstellungen, wie das 1967 im Taschenformat erschienene **Kompendium der Lokalanästhesie** von Hans Georg Auberger (1925–1981) hat die größte Verbreitung gefunden. 1982 erschien eine wesentlich erweiterte 4. Auflage, die in Zusammenarbeit mit dem Ludwigshafener Anästhesisten Hans Christoph Niesel (*1936) herausgegeben wurde. In dem Vorwort dieser Auflage sprachen beide von einer zwischenzeitlich erfolgten **„Renaissance der Regionalanästhesie"** und bemerkten beinahe überschwänglich, dass **„nachdem die Grenzen der Allgemeinanästhesie"** erkannt worden seien, **„beide Techniken nun gleichwertig nebeneinander"** stünden [97].

Vergleichbares Interesse brachten Anästhesisten einem 1981 erstmals erschienen **Lehrbuch Regionalanästhesie** entgegen, das in praxisorientierter Weise verschiedene Techniken für den operativen und geburtshilflichen Bereich darlegt und das von Hans Christoph Niesel (*1936), Christel Panhans (*1941) und Michael Zenz (*1945) zwischenzeitlich redigiert wurde.

Zusammen mit dem indischen Anästhesisten Phulchard P. Raj (*1919) und dem aus Amerika stammenden Michael D. Stanton-Hicks (*1937) verfasste Hans Nolte eine in englischer und deutscher Sprache erschienene Monographie **Illustrated Manual of Regional Anesthesia** (■ Abb. 3.14), die wissenschaftlich und klinisch hohe Anforderungen erfüllte [98]. Auch abbildungstechnisch und didaktisch war die Publikation Anlass für die Stiftung Buchkunst vom Börsenverein des Deutschen Buchhandels, sie 1988 als „Schönstes Buch des Jahres" zu prämieren [99].

Die jahrzehntelang etablierten Lokalanästhesieverfahren wurden v. a. im Verlauf der 80er-Jahre durch neue, invasive Techniken ergänzt. Die damit verbundenen zusätzlichen Risiken führten zu langanhaltenden Diskussionen auf Kongressen, aber auch in der Fachliteratur. In diesem Zusammenhang muss v. a. die thorakale Periduralanästhesie erwähnt werden, deren Anwendung wegen der damit möglicherweise verbundenen Risiken zu kontroversen Diskussionen führte [100].

Obwohl die Diskussion um die Vor- und Nachteile einer thorakalen Epiduralanästhesie noch nicht abgeschlossen ist, hat v. a. deren Kombination mit einer Allgemeinanästhesie wachsende Verbreitung gefunden. Dies ist v. a. auf die konsequente Nutzung des Epiduralkatheters im Verlauf der postoperativen Therapie im Rahmen eines multimodalen Konzeptes zurückzuführen, in dem durch Schmerzfreiheit u. a. eine frühe postoperative Mobilisation und Physiotherapie möglich wird. Zudem erlaubt der die Darmmotilität steigernde Effekt eine frühzeitige ente-

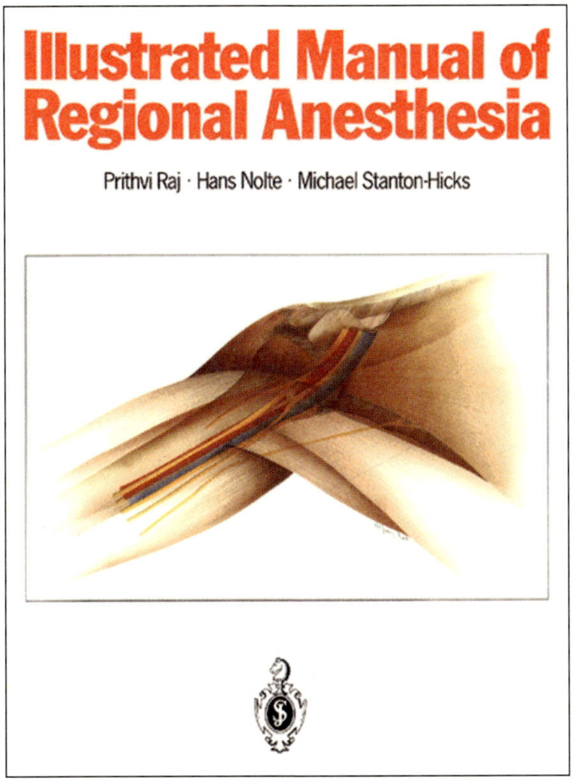

Abb. 3.14. Englische Ausgabe der Arbeit von Raj, Nolte und Stanton-Hicks (1988)

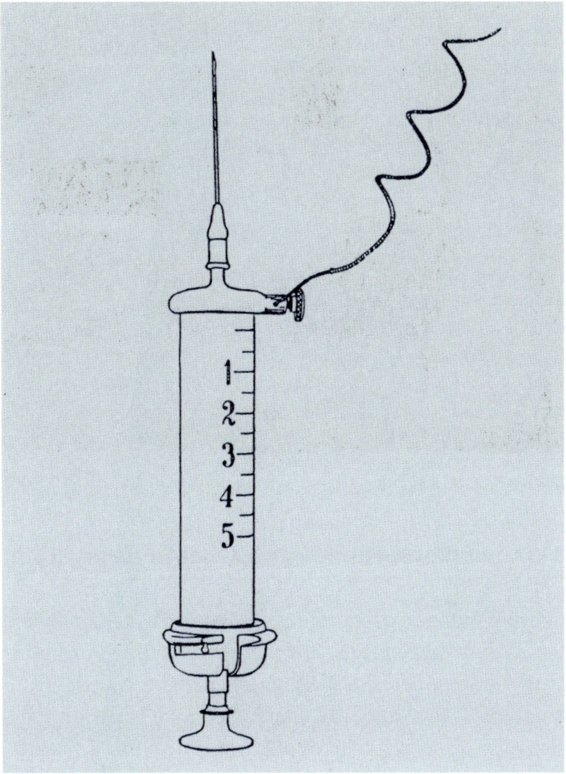

Abb. 3.15. Elektrostimulationskanüle zur Lokalisation peripherer Nerven (1920er-Jahre)

rale Ernährung. Auch die DGAI hat 1995 eindeutige Empfehlungen zur Durchführung – hier v. a. bei einer kombinierten Anwendung – veröffentlicht [101] Nicht zuletzt hierdurch kam es in den letzten Jahren zu einer zunehmenden Verbreitung der Verfahren.

Erste Erfahrungen sammelte man dabei zuerst in den 60er- und 70er-Jahren in Form der Single-shot-Methode, die jedoch mit der zunehmenden Verbreitung der Kathetertechnik zunächst vom Lumbalbereich ausgehend, sich dann auch auf die thorakale Punktionsebene ausdehnte [102].

In der Zwischenzeit hat sich die Katheterperiduralanalgesie auch bei Tumorpatienten zur längerfristigen Schmerztherapie bewährt und vielen urologischen, gynäkologischen oder abdominalchirurgischen Patienten konnte über Wochen oder Monate Schmerzfreiheit ermöglicht werden.

Als Alternative zu den zwischenzeitlich weit verbreiteten rückenmarknahen regionalen Analgesie- und Anästhesietechniken und als Ergänzung zu den verschiedenen perkutanen Plexusanästhesieverfahren der oberen Extremität kommen auch in Deutschland in wachsendem Umfang v. a. bei Patienten in der Unfallchirurgie und Orthopädie wieder periphere regionale Nervenblockaden zum Einsatz (Abb. 3.15). Auf die Bedeutung dieser Verfahren wurde erst kürzlich in einem Editorial hingewiesen und die Autoren erinnerten in ihrem mit „Peripheral Nerve Blocks-Regional Anesthesia for the New Millenium“ überschriebenen Beitrag an die damit verbunden Vorzüge gegenüber den anderen Methoden [103].

Eine sichere Identifizierung entsprechender Nerven und Plexus ist in diesen Fällen besonders wünschenswert, jedoch ohne Hilfsmittel nicht denkbar. Jahrzehntelang war das Auslösen von Parästhesien zur Identifizierung von Nerven und Plexus eine gängige Methode bei regionalanästhesiologischen Techniken. Durch derartige Verfahren induzierte Nervenschädigungen führten aus medikolegalen Gründen zu begründeten Vorbehalten seitens zahlreicher Anästhesisten. Diese Vorbehalte wurden durch eine technische Entwicklung weitgehend gegenstandslos, die maßgeblich zur wachsenden Verbreitung verschiedener regionalanästhesiologischer Techniken beigetragen hat: die nahezu atraumatische Lokalisation peripherer Nerven mit Hilfe von Nervenstimulationsgeräten.

Obwohl bereits 1911 von dem Tübinger Chirurgen Georg Perthes (1869–1927) empfohlen und in zahlreichen Lehrbüchern der Lokalanästhesie aus der damaligen Zeit beschrieben, wurde die Methode erst Mitte der 60er-Jahre von amerikanischen Kollegen „wiederentdeckt“. Sie fand dann auch hierzulande eine rasche Verbreitung [104]. Die verbesserten Möglichkeiten einer Identifizierung der zu blockierenden Nerven und Plexus führte zu zunehmender Anwendung kontinuierlicher Verfahren mit Hilfe eingebrachter spezieller Katheter (Abb. 3.16).

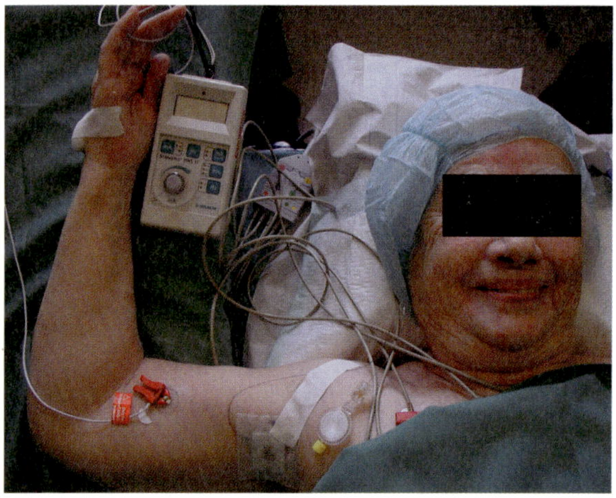

Abb. 3.16. Lokalisation eines Nervs mittels Nervenstimulator (2002)

3.1.7 Narkosebeatmung und -beatmungsgeräte

Obwohl schon 1934 von dem amerikanischen Anästhesisten Arthur Guedel (1883–1954) eine Beatmung zur Erzielung ruhiger Operationsbedingungen in der Bauchchirurgie empfohlen wurde [105], dauerte es noch Jahrzehnte, bis sich dieses Konzept generell durchsetzen konnte. Erste Ansätze einer Umsetzung der Forderungen Guedels wurden nach dem 2. Weltkrieg erkennbar, als thoraxchirurgische Eingriffe in wachsendem Umfang in Intubationsnarkose mit Relaxierung durchgeführt wurden. Obwohl die seinerzeit zur Verfügung stehenden Narkoseapparate mit den Durchflussmessern (Rotametern) für mehrere Gase, Bronchusabsaugung mit Ejektorantrieb, „Kreislaufteilen" mit wiederbefüllbaren CO_2-Absorbern, konischen Steckverbindern und widerstandsarmen Glimmerplättchen-Ventilen zahlreiche Funktionselemente aufwiesen, die wir auch heute – wenn auch in weiterentwickelter Form – in den Narkosegeräten wiederfinden, gehörte eine automatische Beatmungsvorrichtung jedoch noch nicht zur Standardausrüstung. Die Patienten wurden zunächst mit einem Ziehharmonika-ähnlichen, in das Beatmungssystem integrierten Beatmungsbalg manuell assistiert beatmet [106].

Die zunehmende Erfahrung mit der Intubationsnarkosetechnik unter Zuhilfenahme von Muskelrelaxanzien bei langdauernden Eingriffen führte seitens der Ärzte zur Forderung nach automatisch arbeitenden Narkose-Beatmungsgeräten. Dem stand entgegen, dass jahrelang viele Anästhesisten der manuellen Beatmung den Vorzug gaben unter der Vorstellung, dass mit „geschulter Hand" die Beatmung besser zu kontrollieren und sich ändernde Widerstände in den Atemwegen sensibler zu erkennen wären [107].

Die geschilderten Vorbehalte gegenüber den zur Verfügung stehenden Narkosebeatmungsgeräten waren nicht unbegründet. Bei Geräten wie z. B. dem 1952 entwickelten und nach dem alten Pulmotor-Prinzip arbeitenden Pulmomat der Firma Dräger, der mit Pressluft oder Sauerstoff betrieben und als Zusatzgerät zu allen Dräger-Narkoseapparaten mit Kreissystem angeschlossen werden konnte, ergaben sich zunächst in der Handhabung gewisse Schwierigkeiten bei der zuverlässigen Einstellung von Beatmungsdruck und Beatmungsvolumen, da der Frischgaszufluss das effektive Beatmungsvolumen beeinflusste [108]. Mit der Einführung von Volumetern konnten diese Schwierigkeiten überwunden werden [109].

Diese Einschränkungen gelten natürlich auch für viele andere, damals entwickelte Narkosebeatmungsgeräte, z. B. den von dem schwedischen Anästhesisten Carl-Gunnar Engström (*1913) entwickelten und nach ihm benannten Respirator (Abb. 3.17), mit dem im Gegensatz zu dem von der Firma Dräger hergestellten Pulmotor-Beatmungsgerät definierte Hubvolumina verabreicht werden konnten [110]. Individueller einstellbare Beatmungsmuster waren mit dem neu-entwickelten Ventilationsnomogramm möglich [111].

Ab 1960 wurden an den Kreisteilen der Narkoseapparate mechanisch arbeitende Vorrichtungen zur Messung von Beatmungsvolumina und Beatmungsdruck eingeführt [112]. Die Verwendung des unverändert populären Äthers machte explosionssichere Narkosegeräte notwendig, z. B. den in diesem Zusammenhang entwickelten „Narkosespiromat 5000", der elektrisch angetrieben für die damaligen Verhältnisse eine breite Palette von Beat-

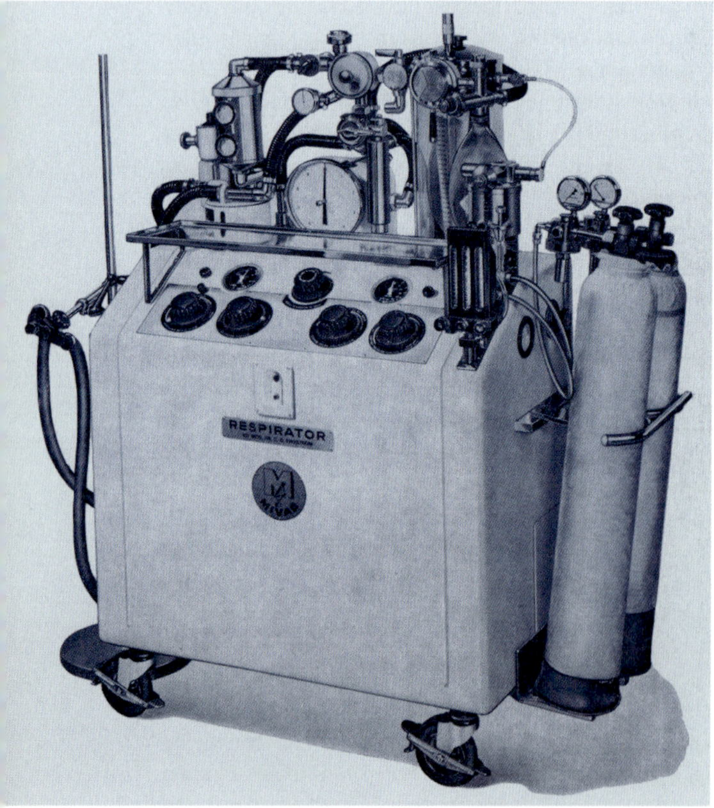

Abb. 3.17. „Engström Respirator 200" (1960)

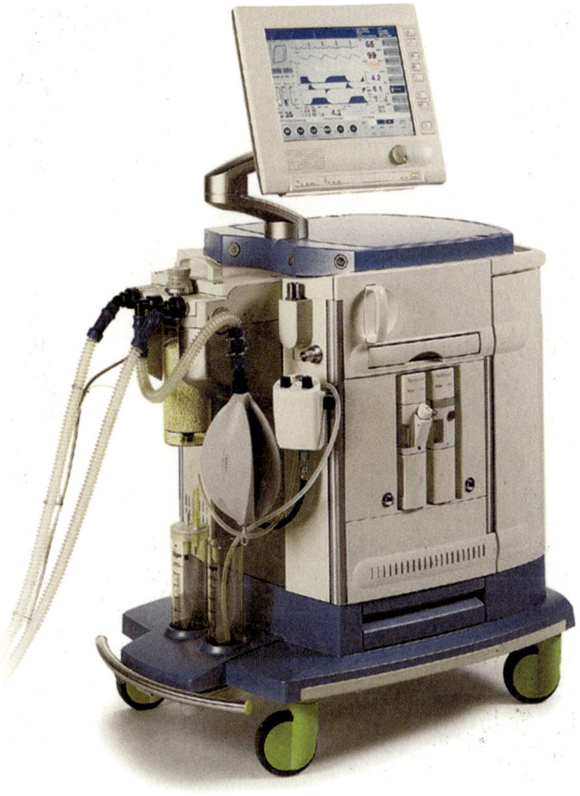

Abb. 3.18. „Zeus" als aktuelle Narkosegerätentwicklung (2002)

mungsmustern ermöglichte [113]: exakte Vorwahl und Anpassung des Beatmungsvolumens zwischen 50 und 1000 ml, variable Beatmungsfrequenz von 10 bis 40/min, Druckreserve (+45 mbar) zur Sicherstellung eines konstanten Atemvolumens auch bei erhöhten Atemwiderständen und eine individuell einstellbare Beatmungsmittellage sowie ein frei wähl- und veränderbares Atemzeitverhältnis zwischen 1:1 und 1:2.

Jahrelang wurden kontroverse Diskussionen über die verschiedenen maschinellen Beatmungsformen während Narkose geführt, z. B. positiv-negative Druckbeatmung oder intermittierende Überdruckbeatmung. Bei der erstgenannten Form war man von der geringeren Kreislaufbelastung überzeugt; durch die negative Beatmungskomponente sollte der venöse Rückfluss besonders gefördert werden. Tierexperimentelle Untersuchungen zeigten jedoch, dass durch diese Beatmungsform die alveoläre Oberflächenspannung nachhaltig verringert wird und die Atelektaseneigung zunimmt. Als Konsequenz setzte sich die intermittierende positive Druckbeatmung durch. Ergänzende Entwicklungen elektronischer Komponenten und der Einbau von Monitorsystemen zur Erfassung verschiedener Messparameter wie z. B. Hubvolumen, Frequenz, Beatmungsspitzen- und Plateaudruck und die Möglichkeit, In- und Exspirationsverhältnis einzustellen, führten zu weiteren, bereits im Operationssaal einsetzenden differenzierten Beatmungsstrategien [114].

Narkosebeatmungssysteme wie z. B. der **Cicero** und **Cato** sowie das nach einem neuen technischen Konzept vollelektronisch gesteuerte geschlossene Narkosebeatmungssystem **Physioflex** der Firma Dräger sind Beispiele hierfür aus den 90er-Jahren bis zur heutigen Zeit mit der Entwicklung des integrierten Anästhesiearbeitsplatzes Kion, Fa. Siemens (Abb. 3.21) bzw. Zeus, Fa. Dräger (Abb. 3.18).

Als nach dem 2. Weltkrieg mit dem Wiederaufbau bzw. Neubau von Krankenhäusern begonnen wurde, wurden Pläne zum Einbau von zentralen Gasversorgungsanlagen nur ausnahmsweise umgesetzt. Anfang der 60er-Jahre erkannte man jedoch die Vorteile der in Amerika bereits in den 30er-Jahren realisierten „Piping-Systems". Sowohl aus wirtschaftlichen Gründen als auch zur Gefahrenvermeidung waren separate Stahlflaschen für Narkosegeräte nicht mehr vertretbar. Erst durch den Einbau zentraler medizinischer Gas-, Druckluft und Vakuumanlagen in den Krankenhäusern wurde der Betrieb der zahlreichen Narkosegeräte, Inhalations- und Insufflationseinrichtungen, Sauerstoff- und Klimazelte, Inkubatoren und Beatmungsgeräte möglich [115].

3.1.8 Patientenüberwachung, Gefäßzugänge und Dokumentation

Monitoring

„Man beachte unausgesetzt die Circulation und Respiration während der Narkose" – diese Forderung erhob bereits 1847 der Erlanger Chirurg Johann Ferdinand Heyfelder in seiner Monographie zur Äthernarkose [116]. Jahrzehntelang übernahm der sog. „Pulsarius" diese Aufgabe, später kam die Pupillenkontrolle und die Messung des Blutdrucks hinzu, doch eine Dokumentation auf einem Narkoseprotokoll – wie heute üblich – war nicht vorgesehen.

An dieser Überwachungspraxis wurde vielenorts noch Anfang der 50er-Jahre festgehalten, obwohl es schon in den 20er- und 30er-Jahren Ansätze gegeben hatte, gewisse biologische Messgrößen automatisch fortlaufend messtechnisch zu erfassen und akustisch oder optisch darzustellen. Man hoffte so, operations- oder narkosebedingte Störungen rechtzeitig zu erkennen. Sich anbahnende Fehlsteuerungen sollten frühzeitig erfasst und behandelbar und dadurch Komplikationen verhindert werden [117].

Kriegsbedingt konnten diese Entwicklungen nicht weiter verfolgt werden, sodass sie erst nach Kriegsende erneut wieder aufgegriffen wurden. 1955 hielt der bereits erwähnte Heidelberger Chirurg K. H. Bauer auf der 72. Tagung der Deutschen Gesellschaft für Chirurgie einen „Die Wandlungen der Anaesthesie vom Standpunkt des Operateurs" überschriebenen Vortrag, in dem er eine Reihe von Angaben [118] zu den damals an der Heidelberger Klinik zur Anwendung kommenden Überwachungsgeräten machte (Abb. 3.19). Es ist ein eindruckvoller Beleg für die zahlreichen, zwischenzeitlich auf diesem Gebiet gemach-

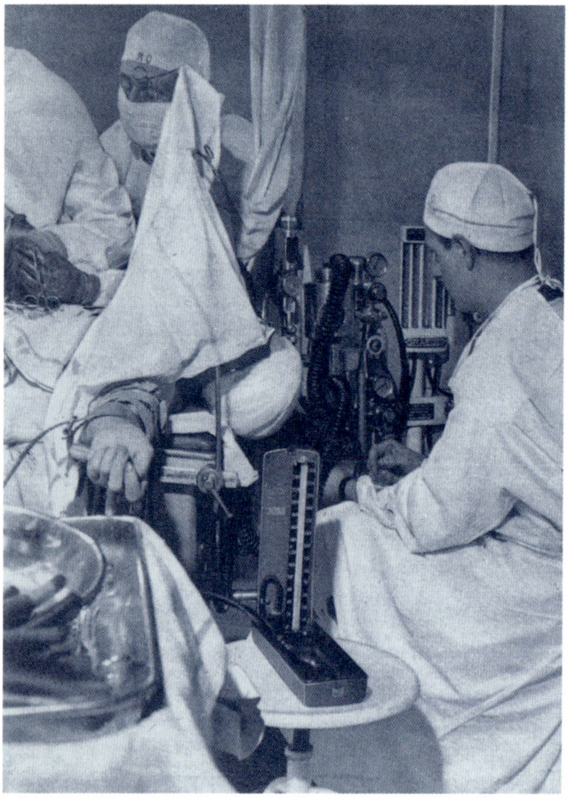

Abb. 3.19. Narkosearbeitsplatz um 1950

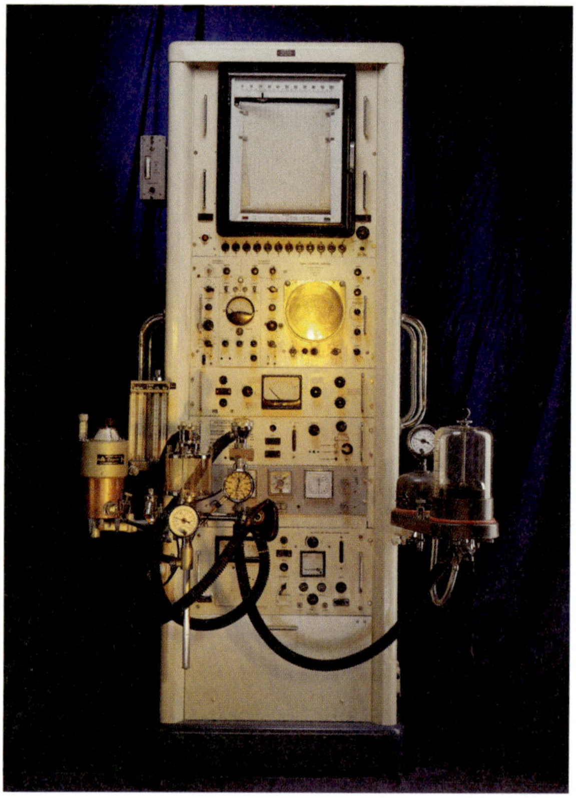

Abb. 3.20. Der von Heinz Oehmig entwickelte integrierte Anästhesiearbeitsplatz mit umfassendem Monitoring (um 1960)

ten Fortschritte, denn neben Apparaturen zur Erfassung des Atemminutenvolumens erwähnte er auch Apparateentwicklungen zur fortlaufenden Aufzeichnung und Sichtbarmachung von Temperatur, EKG, Blutdruck, EEG, Atmung.

Die von ihm als „physiologische Apparate im Operationssaal" bezeichneten Geräte erlaubten auch Konzentrationsmessungen von Sauerstoff und Kohlendioxyd im Atemgasgemisch sowie die nicht-invasive Sauerstoffsättigung, so wie wir es heute von der Pulsoximetrie her kennen. Die meisten der erwähnten Geräte fanden damals noch keine allgemeine Verbreitung in den Operationssälen; dennoch hätten die von ihm erwähnten Monitorsysteme zweifelsohne noch in den 80er-Jahren zu einer erhöhen Sicherheit in zahllosen Operationssälen beigetragen.

Zu den deutschsprachigen Anästhesisten, die in Anlehnung Galileo Galileis Wahlspruch: **„Messen was messbar ist und messbar machen, was noch nicht gemessen werden kann"** die Bedeutung einer engmaschigen Überwachung des narkotisierten Patienten erkannt und durch eigene innovative Entwicklungen Bedeutendes geleistet haben, zählen u. a. Heinz Oehmig (*1919) und Helmut Vonderschmitt (1914–1998). Beide beschäftigten sich schon Mitte der 50er-Jahre eingehend mit den apparativen Möglichkeiten einer möglichst umfassenden Überwachung physiologischer Parameter des narkotisierten Patienten.

Als Leiter der Anästhesieabteilung an der Chirurgischen Universitätsklinik in Marburg/Lahn entwickelte Oehmig bereits Ende der 50er-Jahre mit der „Narkose-Überwachungsanlage mit integriertem elektronischen Respirator und Narkosegerät" (Abb. 3.20) einen auch aus heutiger Sicht als modern zu bezeichnenden Anästhesiearbeitsplatz, der die fortlaufende Erfassung und Dokumentation von zentraler Herz- und peripherer Pulsfrequenz, Atemminutenvolumen, endexspiratorische und inspiratorische CO_2-Konzentration, sowie exspiratorische O_2-Konzentration erlaubte.

Ergänzt wurde die Apparatur durch einen mehrkanaligen Schnellschreiber zur Registrierung von EKG und EEG, des CO_2-Verlaufs des Atemgases sowie des gemessenen Blutdrucks und der Pulswelle [119].

Oehmigs Anregung, entsprechende Monitorsysteme in den Operationsbereichen vermehrt einzuführen, wurde vielenorts zurückgewiesen. Unterstützung erhielt aber Oehmig von dem an der Frankfurter Universitätsklinik arbeitenden Helmut Vonderschmitt, der wie schon Oehmig durch die Kombination verschiedener einzeln verfügbarer Monitorkomponenten eine modern zu bezeichnende Überwachungsanlage für narkotisierte Patienten entwickelt hatte, die ebenfalls eine fortlaufende Dokumentation erlaubte [120].

Die zunehmende Forderung nach einer apparativen Überwachung des narkotisierten Patienten wurde allerdings vielenorts als übertrieben abgelehnt. Manche wollten entsprechende Monitorsysteme allenfalls in speziellen Bereichen der Chirurgie wie beispielsweise in der Herzchirurgie oder in Forschungsinstituten angewandt wissen, **„ihre systematische Einführung in allen Operationssälen, für Fälle der allgemeinen Chirurgie, wie es manche vorschlagen und sogar ausführen, erscheint mir entschieden eine Übertreibung"** [121]. Die Zurückhaltung ist auch aus heutiger Sicht durchaus verständlich, da sich in vielen Kliniken die Intubationsnarkose noch nicht durchgesetzt hatte und die Äthertropfnarkose mit der Schimmelbusch-Maske das gängige Narkoseverfahren darstellte.

Die wachsende Verbreitung der Apparatnarkose mit Intubation und kontrollierter Beatmung und die immer umfangreicher werdenden operativen Eingriffe machten eine Überwachung des narkotisierten Patienten unumgänglich, wobei Mitte der 70er-Jahre v. a. die elektronischen Messapparaturen eine fortlaufende EKG- und Pulsaufzeichnung erlaubten. Aus nicht mehr nachvollziehbaren Gründen fanden bereits Mitte der 50er-Jahre verfügbar gewordene Geräteentwicklungen zur Überwachung des Kohlendioxid-Gehaltes der Ausatemluft erst spät den Weg in Operationsbereiche. Das gleiche gilt für Überwachungsgeräte der Sauerstoffsättigung des Blutes, die prinzipiell schon Ende der 40er-Jahren vorhanden waren [122]. Die Idee, die Oximetrie mit einer Photoplethysmographie zur Pulsoximetrie weiterzuentwickeln, geht auf japanische Forscher zurück. Bis jedoch auch unter klinischen Bedingungen zufriedenstellend arbeitende Systeme zur Verfügung standen, dauerte es bis Anfang der 80er-Jahre, als entsprechende Mikroprozessoren und lichtemittierende Dioden (LEDs) mit einer sehr konstanten Lichtqualität verfügbar wurden. Es kam dann zur raschen Verbreitung von Pulsoximetern [123].

Vergleichbar verzögert setzten sich Messvorrichtungen zur Kohlendixyd-Bestimmung in der Ausatemluft durch, obwohl schon 1952 mit dem URAS-Gerät eine exakt arbeitende Apparatur zur Verfügung stand, die sich auch bei Narkosen bewährt hatte [124]. Erst Anfang der 80er-Jahre wurden dann entsprechende Messgeräte in Narkosegeräten integriert (◘ Abb. 3.21). Die DGAI erkannte frühzeitig die Bedeutung von Messvorrichtungen zur fortlaufenden Erfassung der Kohlendioxidkonzentration sowie der Sauerstoffsättigung am Patienten. So wurde von Seiten der DGAI beispielsweise 1989 in einer Veröffentlichung die Ausstattung eines „nichtoperativen Arbeitsplatzes" empfohlen und schon wenige Jahre später als essenziell vorgeschrieben [125].

Gefäßzugänge

Das wachsende Wissen um die Bedeutung einer adäquaten perioperativen Infusionstherapie chirurgischer Patienten hat am Ende der 50er-Jahre nachhaltig zur Verbreitung intravenöser Infusionsmaßnahmen beigetragen. Sie löste die seit der Jahrhundertwende bis in die 60er-Jahre noch praktizierte subkutane Infusionstherapie ab. Die intravenösen Infusionen erfolgten meist mit wiederverwendbaren Injektionskanülen, Flügelkanülen oder Doppelkanülen aus Edelstahl. Sie erwiesen sich häufig als ungeeignet, da die Spitze der Metallnadeln nicht selten die Venen perforierte und Paravasate zur Folge hatte. Diese Nachteile waren bei der von dem Heidelberger Anästhesisten Otto Just (*1922) entwickelten flexiblen Kunstoffkanüle, die von der Firma B. Braun Melsungen AG herge-

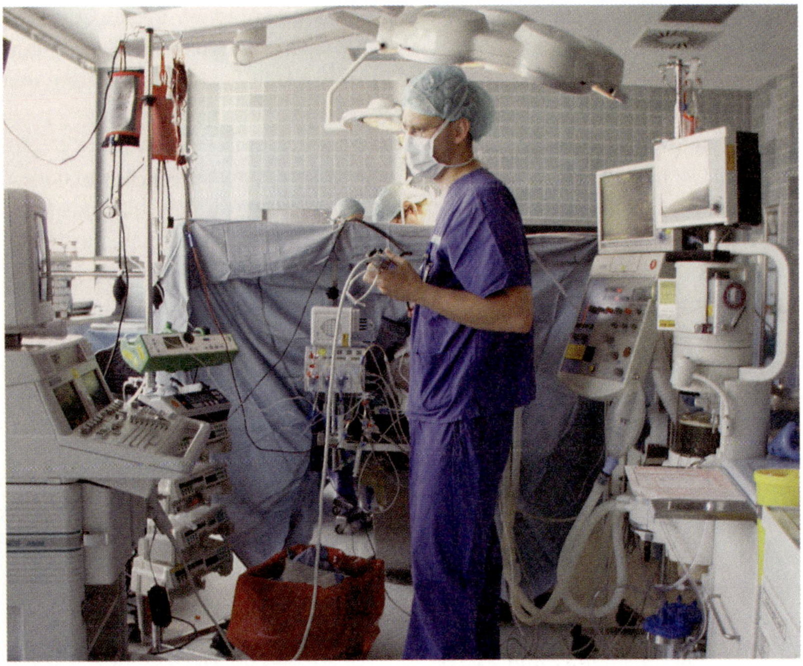

◘ **Abb. 3.21.**
Moderner Anästhesie-Arbeitsplatz (2002)

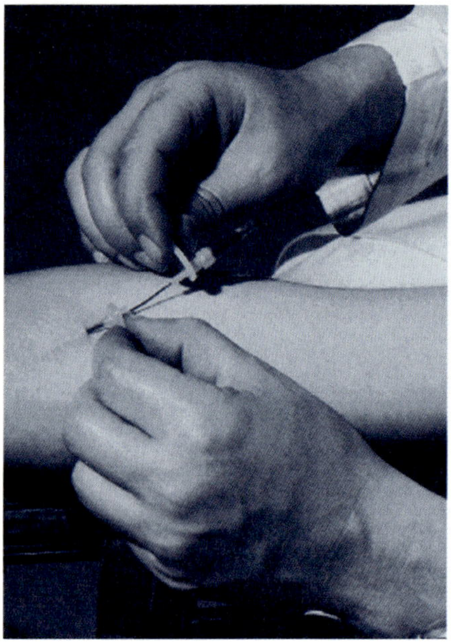

Abb. 3.22. Venenverweilkanüle „Braunüle 1962"

stellt als Braunüle (Abb. 3.22) 1966 in den Handel kam, kaum noch zu beobachten, sodass diese eine rasche Verbreitung fand [126].

Die zunehmende Verbreitung einer länger dauernden Infusionstherapie bei kritisch Kranken führte Mitte der 60er-Jahre zur häufigeren Insertion dünnwandiger Katheter bis zur intrathorakalen Vena cava. Die bekannt gewordenen Komplikationen, v. a. auf dem Boden einer vom Katheter ausgehenden Thrombosierung oder Katheterperforation, machten eine strenge Indikationsstellung und aseptisches Vorgehen unumgänglich. Dank verbesserter Materialien, atraumatischer Punktionstechniken, durch die sich eine Venae sectio erübrigte, sowie mit wachsender Erfahrung ließ sich innerhalb weniger Jahre eine weitgehend sichere Anwendungen mit den Venenkathetern erzielen.

Der Berliner Chirurg Werner Forssmann (1904–1979) konnte den Siegeszug der von ihm nach Selbstversuchen beschriebenen Herzkatheranwendung noch erleben. Es ist weitgehend unbekannt geblieben, dass Forssmann für die Anwendung von Venenkathetern einen Indikationsbereich vornehmlich im Rahmen der Wiederbelebung bei Narkosen gesehen hatte, weniger hingegen die kardiologische Funktionsdiagnostik, die zunächst über viele Jahre im Vordergrund des Interesses stand:

> „Bei plötzlichen Gefahrenzuständen, die … Kranken durch Aussetzen der Herztätigkeit drohen, … bei Herzkrankheiten oder auch bei Narkosezwischenfällen … ist man gezwungen, eine schnelle örtliche Arzneimittelbehandlung vorzunehmen: In solchen Fällen bleibt oft als einzige Rettung der Versuch einer intrakardialen Injektion, die dann gelegentlich lebensrettend wirken, aber auch zum Tode führen kann. Diese Erfahrung veranlasste mich, nach einem neuen Wege zu suchen, auf dem man gefahrloser in das Herz eindringen kann, und so versuchte ich, die Sondierung des rechten Herzens vom Venensystem aus" [127].

Forssmann fand bei seinen deutschen Kollegen nicht nur mit seinen Empfehlungen, das Verfahren bei Wiederbelebungen anzuwenden, wenig Zustimmung. Auch seine Anregung, **„Stoffwechseluntersuchungen und Untersuchungen der Herztätigkeit"** durchzuführen, blieb weitgehend unbeachtet, sodass der weitere Ausbau der Herzkatheteruntersuchung v. a. durch amerikanische Autoren vorangetrieben wurde. Dies führte u. a. zur Vormachtstellung der amerikanischen Kardiologen, die die Herzkathetertechnik nicht nur in die Diagnostik bei kongenitalen Herzfehlern, sondern auch bei schwer Unfallverletzten im hämorrhagischen Schock eingesetzt haben.

Die Erkenntnis, dass der Lungenarterienkreislauf und der linke Ventrikel eine funktionelle Einheit darstellen und der mittlere Pulmonalarteriendruck („pulmonary wedge-pressure") dem diastolischen Füllungsdruck der linken Herzkammer entspricht, war bedeutsam, da eine direkte Sondierung der linken Herzkammer oftmals nicht mehr erforderlich war. Vielmehr erlaubte die ungefährlichere Rechtsherzkatheteruntersuchung mittels Einschwemmkatheter erstmals eine Beurteilung der linksventrikulären Funktion, so z. B. nach einem akuten Herzinfarkt oder im Schock. Eine wesentliche Erleichterung, die Katheter in die Lungenstrombahn einzubringen, wurde mit dem 1970 von Harold James Swan (*1922) und William Ganz (*1919) eingeführten doppellumigen Balloneinschwemmkatheter möglich [128]. Die wachsende Anwendung führte zu einem neuen pathophysiologischen Verständnis über das Vor- und Rückwärtsversagen des Herzens nicht nur bei kardiologischen Risikopatienten. Auch anästhesiologischerseits wurden diese Erkenntnisse aufgegriffen und führten zu einer Neuorientierung der therapeutischen Strategien.

Weiterentwicklungen der Einschwemmkatheter mit Einarbeitung von Thermistoren und Stimulationssonden erlauben zudem, das Herzminutenvolumen über das Temperaturverdünnungsverfahren zu bestimmen, das intrakardiale Elektrokardiogramm abzuleiten und den rechten Vorhof bzw. rechten Ventrikel elektrisch zu stimulieren. Erste Erfahrungen im Umgang mit diesen Kathetersystemen sammelten auch die deutschen Anästhesisten zunächst bei herzchirurgischen Eingriffen, Erkenntnisse, die dann einer wachsenden Anwendung von kritisch kranken Patienten zugute kamen. Die weniger invasiven perkutanen Punktionstechniken taten ein Übriges [129].

Trotz aller Fortschritte im Umgang mit den invasiven Messverfahrenstechniken – hier v. a. dem Swan-Ganz-Katheter – ließen sich Komplikationen nicht vermeiden, sodass von Amerika ausgehende Diskussionen um die Vor- und Nachteile des Verfahrens auch in Deutschland geführt wurden. Dies veranlasste 1997 das Präsidium der Deutschen Gesellschaft für Anästhesiologie und Intensivmedizin zu einer Stellungnahme [130].

Neue Überwachungsverfahren

Auf der Suche nach weniger invasiven Diagnostik- und Überwachungsmaßnahmen konnten sich in den letzten 2 Jahrzehnten Techniken etablieren, die sich den Nutzen von Ultraschallwellen zu eigen machen. In der Anästhesie haben in der Zwischenzeit die Echokardiographie und die transkranielle Dopplersonographie einen festen Stellenwert im Repertoire des perioperativen Monitorings gefunden [131]. Der wachsenden Bedeutung der Echokardiographie entsprechend hat die Fachgesellschaft zwischenzeitlich Ausbildungsrichtlinien verabschiedet [132]. Wie die Echokardiographie findet auch die transkranielle Doppler-Sonographie eine zunehmende Anwendung im Op.-Bereich [133].

Die fortlaufende EKG-Überwachung erfolgte initial über Oszilloskope. Da sie Anfang der 50er-Jahre zunächst in Herzkatheterlaboratorien zur Anwendung gekommen waren, war auch die Bezeichnung „Kardioskop" üblich. Die Qualität der aufgezeigten EKGs sowie der angezeigten Herzfrequenz war jedoch mit heutigen Standards nicht zu vergleichen, denn neben Artefakten bei der Bildwiedergabe kamen vielseitige Probleme der Signalerkennung hinzu. Über viele Jahre war es daher üblich, die EKG Signale über in die Haut eingebrachte Nadelelektroden bzw. spiralförmige Stichelektroden abzuleiten. Besonderheiten der EKG-Ableitung ergaben sich häufig während Operationen, wobei eine Artefaktunterdrückung bei Wechselstrominterferenz oder Netzbrummen sowie bei der Diathermiestromanwendung lange Zeit unlösbare Probleme bereitete. Die Probleme mit einer artefaktfreien Aufzeichnung des EKG sowie ökonomische Gründe waren wesentliche Ursache dafür, dass die entsprechenden Geräte erst Mitte der 70er-Jahre allgemeine Verbreitung gefunden haben [134].

Zur Überwachung beatmeter Patienten wurden Mitte der 60er-Jahre verschiedene Respiratormonitore verfügbar [135]. Neben der Messung der inspiratorischen Sauerstoffkonzentration, dem Beatmungsdruck, dem Atemzug- und Atemminutenvolumen wurden erst in den 80er-Jahren Überwachungsgeräte zur Alarmierung bei Diskonnektion oder Stenose verfügbar, nachdem schon Jahre zuvor von technischer Seite praktikable Lösungsvorschläge erarbeitet worden waren, um beispielsweise Tubusdiskonnektionen zu erkennen. Hinzu kamen verschiedene apparative Möglichkeiten, die eine fortlaufende Messung der Narkosegaskonzentration im Atemkreis erlaubten.

Aufwacheinheit

Da das Aufwachen aus einer Narkose ein von der Art und Dauer der Anästhesie und der Operation abhängiger, z. T. über Stunden währender Prozess ist, werden heute nahezu alle Patienten nach Operationen zunächst in einen Aufwachraum übernommen, bevor sie auf eine bettenführende Normalstation verlegt werden. Die Vorteile eines solchen Vorgehens erkannte bereits 1909 der Berliner Chirurg Walther Kausch (1866–1928). Ebenso wie in Amerika wurden in Anlehnung an das von Kausch konzipierte „Ausruhzimmer für Operierte" schon in den 30er- und 40er-Jahren als „recovery room" bezeichnete Überwachungszimmer eingerichtet.

Als es nach dem 2. Weltkrieg zur Einführung moderner Narkoseverfahren mit Intubation und Relaxierung kam, erforderte die ständige Erweiterung der Operationsindikation in Abdominal-, Thorax- und später Herzchirurgie bei Patienten aller Altersklassen auch in Deutschland die Schaffung entsprechender Überwachungsbereiche, da sich hierdurch oftmals schwerwiegende Zwischenfälle und Komplikationen sowie gleichzeitig eine Überlastung der bettenführenden Stationen vermeiden ließ. Mitte der 50er-Jahre – teilweise schon früher – kam es vielenorts zur Schaffung postoperativer Wachstationen [136]. Thematisch wurde das Problem auf Anästhesiekongressen z. B. 1957 in Wien diskutiert, als ein englischer Kollege über 10-jährige Erfahrungen mit einer postoperativen Wachstation berichtete (◘ Abb. 3.23). Überzeugt vom Vorteil derartiger Überwachungseinrichtungen empfahl er seinen deutschen Anästhesiekollegen, die folgenden, uneingeschränkt auch heute noch gültigen Prinzipien bei der Einrichtung von Wachstationen zu berücksichtigen [137]:

- die Station muss für 24 h durchgehend mit Personal besetzt sein;
- alle Patienten, die Narkose hatten, müssen durch die Station geschleust werden;
- das Pflegepersonal muss qualitativ speziell ausgewählt sein;
- das Personal darf niemals in Gruppen, sondern nur einzeln ausgewechselt werden;
- größter Wert muss auf genaue Protokollführung gelegt werden;
- die Wachstation muss in der Nähe des Operationstraktes liegen;
- ärztliche Hilfe muss jederzeit und sofort zur Verfügung stehen.

Frühzeitig berichtete Helmut Kronschwitz über eigene Erfahrungen in Berlin-Buch. Die organisatorisch und personell den genannten Vorgaben sehr ähnlich konzipierte Wachstation bewährte sich in einem Zeitraum von mehr als 5 Jahren v. a. bei über 1.140 thorax- und bauchchirurgisch operierten Patienten [138]. Die Bedeutung von Wachstationen erkannten auch Vertreter der Deutschen Gesellschaft für Chirurgie und der Deutschen Gesellschaft

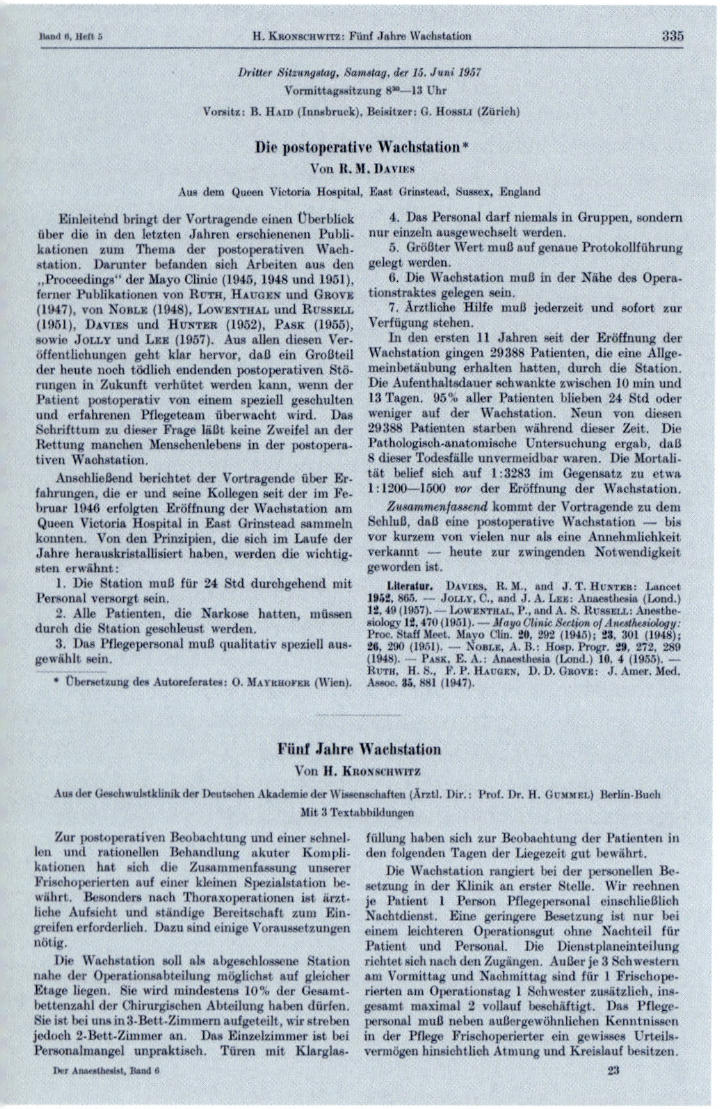

Band 6, Heft 5 H. Kronschwitz: Fünf Jahre Wachstation 335

Dritter Sitzungstag, Samstag, der 15. Juni 1957
Vormittagssitzung 8^30–13 Uhr
Vorsitz: B. Haid (Innsbruck), Beisitzer: G. Hossli (Zürich)

Die postoperative Wachstation*

Von R. M. Davies

Aus dem Queen Victoria Hospital, East Grinstead, Sussex, England

Einleitend bringt der Vortragende einen Überblick über die in den letzten Jahren erschienenen Publikationen zum Thema der postoperativen Wachstation. Darunter befanden sich Arbeiten aus den „Proceedings" der Mayo Clinic (1945, 1948 und 1951), ferner Publikationen von Ruth, Haugen und Grove (1947), von Noble (1948), Lowenthal und Russell (1951), Davies und Hunter (1952), Pask (1955), sowie Jolly und Lee (1957). Aus allen diesen Veröffentlichungen geht klar hervor, daß ein Großteil der heute noch tödlich endenden postoperativen Störungen in Zukunft verhütet werden kann, wenn der Patient postoperativ von einem speziell geschulten und erfahrenen Pflegeteam überwacht wird. Das Schrifttum zu dieser Frage läßt keine Zweifel an der Rettung manchen Menschenlebens in der postoperativen Wachstation.

Anschließend berichtet der Vortragende über Erfahrungen, die er und seine Kollegen seit der im Februar 1946 erfolgten Eröffnung der Wachstation am Queen Victoria Hospital in East Grinstead sammeln konnten. Von den Prinzipien, die sich im Laufe der Jahre herauskristallisiert haben, werden die wichtigsten erwähnt:

1. Die Station muß für 24 Std durchgehend mit Personal versorgt sein.
2. Alle Patienten, die Narkose hatten, müssen durch die Station geschleust werden.
3. Das Pflegepersonal muß qualitativ speziell ausgewählt sein.
4. Das Personal darf niemals in Gruppen, sondern nur einzeln ausgewechselt werden.
5. Größter Wert muß auf genaue Protokollführung gelegt werden.
6. Die Wachstation muß in der Nähe des Operationstraktes gelegen sein.
7. Ärztliche Hilfe muß jederzeit und sofort zur Verfügung stehen.

In den ersten 11 Jahren seit der Eröffnung der Wachstation gingen 29388 Patienten, die eine Allgemeinbetäubung erhalten hatten, durch die Station. Die Aufenthaltsdauer schwankte zwischen 10 min und 13 Tagen. 95% aller Patienten blieben 24 Std oder weniger auf der Wachstation. Neun von diesen 29388 Patienten starben während dieser Zeit. Die Pathologisch-anatomische Untersuchung ergab, daß 8 dieser Todesfälle unvermeidbar waren. Die Mortalität belief sich auf 1:3283 im Gegensatz zu etwa 1:1200–1500 *vor* der Eröffnung der Wachstation.

Zusammenfassend kommt der Vortragende zu dem Schluß, daß eine postoperative Wachstation — bis vor kurzem von vielen nur als eine Annehmlichkeit verkannt — heute zur zwingenden Notwendigkeit geworden ist.

Literatur. Davies, R. M., and J. T. Hunter: Lancet **1952**, 865. — Jolly, C., and J. A. Lee: Anaesthesia (Lond.) **12**, 49 (1957). — Lowenthal, P., and A. S. Russell: Anesthesiology **12**, 470 (1951). — *Mayo Clinic Section of Anesthesiology:* Proc. Staff Meet. Mayo Clin. **20**, 292 (1945); **23**, 301 (1948); **26**, 290 (1951). — Noble, A. B.: Hosp. Progr. **29**, 272, 289 (1948). — Pask, E. A.: Anaesthesia (Lond.) **10**, 4 (1955). — Ruth, H. S., F. P. Haugen, D. D. Grove: J. Amer. Med. Assoc. **35**, 881 (1947).

* Übersetzung des Autoreferates: O. Mayrhofer (Wien).

Fünf Jahre Wachstation

Von H. Kronschwitz

Aus der Geschwulstklinik der Deutschen Akademie der Wissenschaften (Ärztl. Dir.: Prof. Dr. H. Gummel) Berlin-Buch

Mit 3 Textabbildungen

Zur postoperativen Beobachtung und einer schnellen und rationellen Behandlung akuter Komplikationen hat sich die Zusammenfassung unserer Frischoperierten auf einer kleinen Spezialstation bewährt. Besonders nach Thoraxoperationen ist ärztliche Aufsicht und ständige Bereitschaft zum Eingreifen erforderlich. Dazu sind einige Voraussetzungen nötig.

Die Wachstation soll als abgeschlossene Station nahe der Operationsabteilung möglichst auf gleicher Etage liegen. Sie wird mindestens 10% der Gesamtbettenzahl der Chirurgischen Abteilung haben dürfen. Sie ist bei uns in 3-Bett-Zimmern aufgeteilt, wir streben jedoch 2-Bett-Zimmer an. Das Einzelzimmer ist bei Personalmangel unpraktisch. Türen mit Klarglasfüllung haben sich zur Beobachtung der Patienten in den folgenden Tagen der Liegezeit gut bewährt.

Die Wachstation rangiert bei der personellen Besetzung in der Klinik an erster Stelle. Wir rechnen je Patient 1 Person Pflegepersonal einschließlich Nachtdienst. Eine geringere Besetzung ist nur bei einem leichteren Operationsgut ohne Nachteil für Patient und Personal. Die Dienstplaneinteilung richtet sich nach den Zugängen. Außer je 3 Schwestern am Vormittag und Nachmittag sind für 1 Frischoperierten am Operationstag 1 Schwester zusätzlich, insgesamt maximal 2 vollauf beschäftigt. Das Pflegepersonal muß neben außergewöhnlichen Kenntnissen in der Pflege Frischoperierter ein gewisses Urteilsvermögen hinsichtlich Atmung und Kreislauf besitzen.

Der Anaesthesist, Band 6 23

Abb. 3.23. Erste Erfahrungsberichte über postoperative Wachstationen (1957)

für Anaesthesiologie, als sie sich 1965 auf eine gemeinsame Vereinbarung über die Zuständigkeit für operierte Patienten einigten. In der Vereinbarung wurde die organisatorische Zuordnung der Aufwacheinheiten zur Anästhesie allgemein anerkannt. Darüber hinaus wurde anlässlich einer Anhörung des Deutschen Städtetages zu Fragen der Organisation der Intensivmedizin an kommunalen Krankenhäusern im Herbst 1967 führenden Anästhesisten deutlich, dass es an der Zeit war, die postoperativen Versorgungsstrukturen aus Sicht der Anästhesie zu definieren.

1967 veröffentlichte die DGAW eine Stellungnahme zur Organisation von Aufwachraum, Wachstation und der Intensivbehandlung am Krankenhaus [139]. Von bleibendem Wert hat sich die Begriffsbestimmung für Aufwachraum, Wachstation und Intensivbehandlung erwiesen, die damals erstmalig gegeben wurde. Der Aufwachraum hat sich seither als Bindeglied mit „Stellwerk-Funktion" zwischen Operationsabteilung und allgemeinem Pflegebereich bewährt. Baulich wurde der Aufwachraum daher eng der operativen Einheit räumlich angebunden und organisatorisch und fachlich der Anästhesie unterstellt.

Technische Sicherheit, Richtlinien, Standards

Da bis Mitte der 60er-Jahre explosible Inhalationsanästhetika wie Äther oder Cyclopropan in Op.-Bereichen verwendet wurden, ergaben sich besondere sicherheitstechnische Probleme. Trotz vielseitiger Vorsichtsmaßnahmen ereigneten sich Explosionsunglücke, die durch Nichtbeachtung bestehender Vorschriften ausgelöst wurden. Als Gefahren steigernd erwiesen sich insbesondere die sauerstoffangereicherten Äthermischungen sowie die elektrostatischen Aufladungen an den Narkoseapparaten [140]. Der Züricher Anästhesist Werner Hügin machte Anfang der 50er-Jahre auf zahlreiche, heute nicht mehr nachvollziehbare Probleme aufmerksam, mit denen Anästhesisten noch vor wenigen Jahrzehnten konfrontiert waren [141].

Zeitgleich zu Bemühungen, die Sicherheit von Patienten in Narkose durch eine bessere Ausbildung der Anästhesisten sowie durch ein erweitertes Monitoring zu erhöhen, wurde schon Mitte der 60er-Jahre von der Fachgesellschaft ein Normenausschuss gebildet, der in enger Zusammenarbeit mit Ingenieuren des Deutschen Normenausschusses der Industrie und Fachvertretern der Gesellschaft die Standardisierung von den in der Anästhesie verwandten Geräten voranzutreiben sollte. Die Gründung des Normenausschusses stellte eine wichtigen Schritt bei der Etablierung des heute als Qualitätsmanagement umschriebenen Handelns in der Anästhesie dar [142].

Beispielhaft sei in diesem Zusammenhang daran erinnert, dass über viele Jahre die verwendeten Intubationskatheter keineswegs wie heute üblich in einer Standardlänge hergestellt wurden oder eine cm-Markierungen aufwiesen [143]. Hinzu kam, dass neu entwickelten Materialien im Vergleich zu heute nur unzureichend auf ihre Biokompatibilität hin überprüft zur Anwendung am Menschen kamen. Weitere Probleme ergaben sich häufig mit importierten in der Anästhesie verwendeten Geräten, die an die in Deutschland geltende Deutsche Industrie-Norm (DIN) nur mit speziellen Zusatzadaptoren angeschlossen werden konnten.

Erwähnt werden sollen auch die sich über Jahre hinziehenden europäischen Diskussionen zur einheitlichen Farbkodierung für Luft-, Sauerstoff- oder Lachgasleitungen an Narkosegeräten. Um Verwechslungsgefahren unterschiedlicher Gase weiter zu verringern, wurden für die Wandentnahmestellen neue, europaeinheitliche (ISO-Norm) Steckverbindungen für Gasanschlüsse festgeschrieben [144]. Durch die spezielle Festlegung der Gassteckergeometrie für jedes Gas wird eine Gasverwechslung ausgeschlossen [145]. Dem vergleichbaren Ziel dienen spezielle Sicherheitsfüllsysteme für die Vapore [146].

Narkoseprotokoll und -dokumentation

Die zunehmende Verbreitung moderner Anästhesieverfahren mit Intubation, Muskelrelaxierung und kontrollierter (Wechseldruck-)beatmung oder die Anwendung kombinierter Verfahren von Lokalanästhesie mit einer Vollnarkose führte schon Anfang der 50er-Jahre zu Forderungen, eine regelmäßige Niederschrift des Narkoseverlaufs auf einem Narkoseprotokoll einzuführen. Die Einführung des Narkoseprotokolls beendete damit die jahrzehntelang gängige Praxis, bei der eine durchgeführte Narkose lediglich durch kurze Anmerkungen in der Krankengeschichte gewürdigt worden war. Mit einer lückenlosen Dokumentation sollte einerseits eine „Komplikationsprophylaxe" möglich werden, anderseits sollten aber verschiedene Anästhesieverfahren im Hinblick auf mögliche Nebenwirkungen auch zu statistischen Zwecken herangezogen werden können, um neue theoretische und praktische Erkenntnisse zu gewinnen (◘ Abb. 3.24).

Die umständliche und zeitraubende Auswertung aus handschriftlichen Aufzeichnungen in den Anästhesieprotokollen führte daher schon frühzeitig zu Überlegungen, mit Hilfe des bereits 1880 von Hermann Hollerith (1860–1929) beschriebenen Verfahrens gewünschte statistische Angaben aus den Anästhesieprotokollen „nachvollziehbar" erstellen zu können. Einen ersten Erfahrungsbericht über ein entsprechendes Dokumentationssystem mit Anästhesiekarteikarten nach dem Lochkartensystem wurde bereits 1953 in **Der Anaesthesist** vorgestellt [147].

Mit der zunehmenden Verbreitung der maschinellen Datenverarbeitung Mitte der 60er-Jahre berichteten dann erneut verschiedene Autoren über Erfahrungen mit eigenen Anästhesie-Dokumentationssystemen. Die fehlende Akzeptanz der elektronischen Datenerfassung, die häufig nicht gegebene Qualität und Quantität der erzielten Ergebnisse sowie die mit der Erfassung verbundenen hohen Kosten waren vielfach Gründe, von der geplanten Fortsetzung dieser Datendokumentation abzusehen [148].

Heute muss gemäß § 11 der Berufsordnung für Ärzte eine entsprechende Aufzeichnung auch bei Anästhesien erfolgen. Der Bedeutung dieser Aufgabe entsprechend hat die Fachgesellschaft erstmals 1989 die Mindestinhalte der erforderlichen Dokumentation festgeschrieben. Sie wurden 1991–1992 um die Anforderungen zur Durchführung von Leistungserfassung und Qualitätssicherungsmaßnahmen in der Anästhesie erweitert. In Zusammenarbeit mit der Deutschen Krankenhausmanagement Beratungs- und Forschungsgesellschaft hat die DGAI Anfang der 90er-Jahre empfohlen, die bislang üblicherweise registrierten medizinisch relevanten, patientenbezogenen Daten durch weitere, verfahrensbezogene, qualitätsrelevante Daten zu ergänzen. Diese umfassen die Registrierung von Zwischenfällen, Ereignissen und Komplikationen (ZEK) während und unmittelbar nach dem Anästhesieverfahren, die Erfassung von postoperativ auftretenden Störungen, Beschwerden und Komplikationen durch Patientenbefragung bzw. -untersuchung und/oder Auswertung der Arzt- und Pflegedokumentation zur Erfassung von Faktoren der Ergebnisqualität. Fakultativ sollte eine postoperative Patientenbefragung zur Ermittlung der Patientenzufriedenheit mittels eines Fragebogens hinzukommen [149].

Durch die regelmäßige Dokumentation sollten Überschreitungen von Toleranzbereichen erkennbar werden und gegebenenfalls zu Überprüfungen führen, die Qualitätsdefizite, die hierfür möglicherweise ursächlich in Frage kommen, aufzeigen sollten. Da die Datenverarbeitung in Übereinstimmung mit datenschutzrechtlichen Bestim-

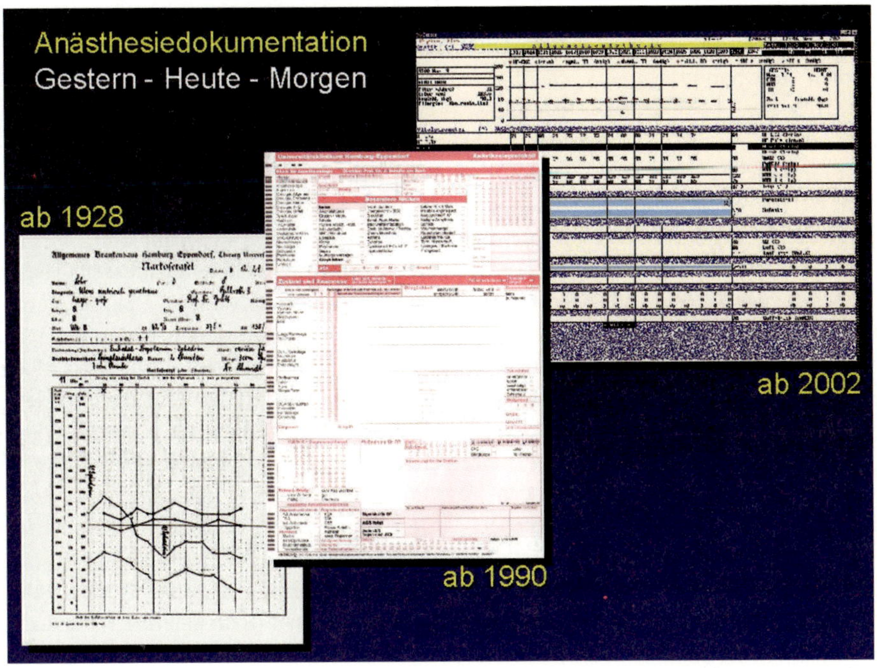

◘ **Abb. 3.24.** Anästhesiedokumentation im Laufe der Jahrzehnte mungen nicht nur eine hausinterne und regionale, sondern auch nationale Erstellung eines umfangreichen Zentralanästhesieregisters erlaubt, ist es erstmals möglich geworden, einen umfassenden Überblick über die Arbeit der Anästhesisten, die Art der Anästhesien sowie aufgetretene Komplikationen zu erstellen.

Neben dieser, vornehmlich der Qualitätssicherung von Anästhesieverfahren dienenden Dokumentation, können mit der elektronischen Datenverarbeitung die durch die Anästhesie erbrachten Leistungen rasch erfasst werden. Die heute zur Verfügung stehenden Programme erlauben eine schnelle und übersichtliche Erfassung von Daten für den Personalbedarf, die Arbeitsplatzauslastung und den Sachmittelbedarf.

3.1.9 Anästhesietechniken in verschiedenen operativen Disziplinen

Die Etablierung moderner Anästhesieverfahren mit Intubation, kontrollierter Beatmung und Relaxierung sowie das umfangreiche Monitoring der Patienten waren Voraussetzungen, die zu den vor wenigen Jahrzehnten noch nicht vorstellbaren Fortschritten in den operativen Disziplinen geführt haben. Im Folgenden sollen beispielhaft einige Entwicklungen auf dem Gebiet der Herz-, Neuro- und Transplantationschirurgie sowie in der Gynäkologie und Geburtshilfe geschildert werden.

Herzchirurgie

Die Herzchirurgie hat in den letzten 4 Jahrzehnten zunehmend an Bedeutung in der operativen Krankenversorgung gewonnen. In den 80 im Jahre 2002 vorhandenen herzchirurgischen Zentren wurden knapp 97.000 Herzoperationen mit Hilfe der Herz-Lungen-Maschine durchgeführt, deren Qualität jedem internationalen Vergleich stand hält [150]. Die niedrigen Mortalitätsangaben bei einem zunehmend altersextremen und polymorbiden Patientengut sind zugleich Ausdruck des hohen Qualitätsstandards der Anästhesie.

Als Martin Zindler am 9. Februar 1955 die Narkose bei einer Patientin für die erste offene Herzoperationen unter Oberflächenkühlung in Europa an der Universitätsklinik in Düsseldorf durchführte [151], konnte niemand voraussehen, dass die Mehrzahl kardiochirurgischer Eingriffe eines Tages an nicht-universitären Einrichtungen vorgenommen werden würde. Aber auch ohne die bedeutenden technischen Fortschritte hätte sich dieser spezielle Bereich nicht so rasant entwickeln können. Ebenso war wenig vorstellbar, dass Patienten nach herzchirurgischen Eingriffen bereits am Op.-Tag wieder weitgehend mobilisiert und nach wenigen Tagen entlassungsfähig sein würden.

Auch auf dem Sektor der Herzchirurgie waren die operativen Möglichkeiten und die besseren Ergebnisse ohne die Fortschritte der Anästhesie undenkbar. Standen zunächst nur Bubble- oder Scheiben-Oxygeneratoren zur Verfügung, konnten sich Anfang der 80er-Jahre die Membranoxygeneratoren durchsetzen; hinzu kamen Entwicklungen von heparinbeschichteten Systemen („heparin-coated circuits“; [152]). Durch die technischen Neuerungen ließen sich eine Vielzahl von Problemen verringern, die für die postoperativ auftretenden Komplikationen mit verantwortlich gemacht wurden. Es sei in diesem Zusammenhang z. B. an die Verringerung neurologischer, pulmonaler oder auch nephrogener Komplikationen erinnert, die zuvor das Schicksal der Patienten bestimmt hatten. Die früher häufigen Gerinnungsprobleme und die sich hieraus ergebenden Komplikationen, die Vermeidung von Fremdblutgaben sowie die Anwendung einer fallangepassten Hämotherapie waren weitere Fortschritte.

Dank ausgereifter Operationstechniken und gezielter pharmakologischer Interventionen durch die Anästhesisten kann heute bei bestimmten herzchirurgischen Eingriffen bei einem elektiven Patientengut auf die Verwendung der extrakorporalen Zirkulation verzichtet werden („off pump coronary artery bypass“, OPCAB; [153]). Damit lassen sich v. a. neurologische Komplikationen durch die ECC vermeiden. Wie schon in anderen Bereichen der Chirurgie kommen bei herzchirurgischen Eingriffen auch minimalinvasive Verfahren zur Anwendung, hier als minimal-invasive Eingriffe („minimal invasive direct coronary artery bypass“, MIDCAB; [154]) bezeichnet. Operationen mit extrakorporaler Zirkulation über alternative Zugangswege („port access cardiac surgery“ – PACS) sind ebenso üblich geworden wie Roboter-assistierte Eingriffe. Wurden Patienten früher bei herzchirurgischen Eingriffen konsequent gekühlt, wird heutzutage eine Vielzahl der Patienten lediglich in milder, vereinzelt auch ohne Hypothermie operiert. Diese Technik wird als „warm heart surgery“ umschrieben.

Als anästhesiologische Techniken kamen initial eine tiefe Äthernarkose und Hypothermie im Eiswasserbad (◘ Abb. 3.25) zur Anwendung. Über viele Jahre wurde an der Düsseldorfer Universitätsklinik diese Technik der Oberflächenkühlung beibehalten. Später wurde die Temperatur der Patienten allerdings nicht mehr durch ein Kälteimmersionsbad, sondern – wie anderenorts – über wasserdurchströmte Kühlmatten – gesenkt [155].

Zu diesem Zeitpunkt kamen aber auch bereits Herz-Lungen-Maschinen zum Einsatz, die dem Operateur längere Zeit für intrakardiale Operationen erlaubte. Nachdem ein erster Einsatz in Berlin noch Oktober 1957 nicht erfolgreich verlaufen war, gelang im Februar 1958 dem Marburger Chirurgen Rudolf Zenker (1903–1979) die Korrektur eines Herzfehlers unter Zuhilfenahme der Herz-Lungen-Maschine [156]. Otto Just (*1922), der schon Mitte der 50er-Jahre in Berlin zu den Wegbereitern moderner Anästhesieverfahren zählte und für die Durchführung der Anästhesie bei den ersten herzchirurgischen Eingriffen in Berlin verantwortlich war, sah darin allerdings keine anästhesiologische Besonderheit mehr, denn 1959 leitete er

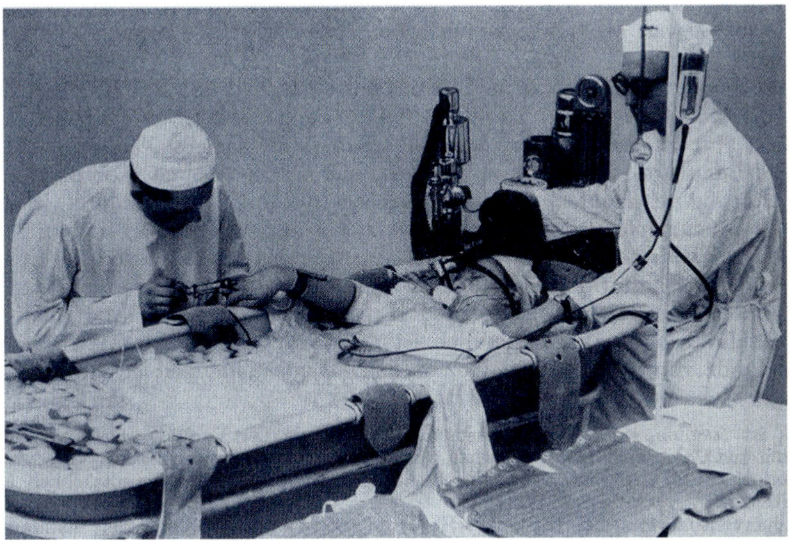

■ **Abb. 3.25.**
Narkotisierte Patientin im Eiswasserbad. Künstliche Beatmung mit Beatmungsbalg (1955)

einen Übersichtsartikel zur „Anaesthesie bei Herzoperationen mit extrakorporaler Zirkulation" mit folgender Einschätzung ein: **„Die Anästhesie bei Herzoperationen mit extrakorporaler Zirkulation bringt keine anderen Probleme, als die bisherigen operativen Eingriffe am Herzen mit oder ohne Hypothermie"** [157].

Rüdiger Beer (1925–1975), der die Anästhesie bei der ersten erfolgreichen Operation am offenen Herzen unter Zuhilfenahme der ECC durchführte, hat in späteren Jahren wiederholt Übersichtsarbeiten zu Fragen der Narkoseführung bei herzchirurgischen Eingriffen veröffentlicht und war Autor des Beitrags „Spezielle Anästhesieprobleme bei Eingriffen am Herzen und an den großen Gefäßen" in der neu bearbeiteten und erweiterten Auflage des von Frey, Hügin und Mayrhofer verfassten **Lehrbuchs der Anästhesiologie und Wiederbelebung** [158].

Wie zu erwarten, musste im Laufe der Zeit das anästhesiologische Management den unterschiedlichen chirurgischen „Anforderungsprofilen" angepasst werden. Zunächst kamen nahezu ausschließlich die Inhalationsanästhetika zur Anwendung. Äther und Cyclopropan in lachgashaltigen Sauerstoffgemischen wurden durch Halothan, Enfluran bzw. später durch Isofluran ersetzt [159]. Methoxyfluran wurde zunächst gerne bei koronarchirurgischen Eingriffen benutzt, da im Vergleich zu Halothan weniger Rhythmusstörungen zu beobachten waren. Methoxyfluran wurde ebenso wie die anderen Inhalationsanästhetika Ende der 70 Jahre durch die „high dose fentanyl anesthesia" ersetzt, die sich zum Standardverfahren in der Anästhesie bei herzchirurgischen Eingriffen und bei anderen Hochrisikoeingriffen entwickelte [160]. Parallel hierzu war die Anwendung balancierter Anästhesieverfahren weit verbreitet, ebenso die rein intravenösen Verfahren.

Gegenstand aktueller Forschungen sind Überlegungen, herzchirurgische Eingriffe auch in thorakaler Epiduralanästhesie als supportives Verfahren in der Kardioanästhesie durchzuführen [161]. Die mit einer Vollheparinisierung verbundenen vielseitigen Probleme, z. B. in Form epiduraler oder spinaler Hämatome, bedingen jedoch, dass diese Verfahren herkömmliche Anästhesietechniken kaum ersetzen können [162]. Die verschiedenen Anästhesiekonzepte hatten zur Folge, dass die Patienten postoperativ erst zu sehr unterschiedlichen Zeitpunkten extubiert werden konnten. Nachdem zunächst eine längere postoperative Nachbeatmung nach herzchirurgischen Eingriffen üblich und noch Mitte der 60er-Jahre in einer Studie ein verbessertes Outcome und eine geringere Morbidität postoperativ beatmeter Patienten beschrieben worden war, machte später die weit verbreitete hochdosierte Fentanyl-Anwendung eine postoperative Beatmung erforderlich [163].

Parallel hierzu gab es allerdings auch Bemühungen, durch geeignete Anästhesietechniken die länger dauernde und nicht unproblematische Nachbeatmung zu vermeiden. Aufbauend auf Erkenntnissen, nach denen die Vorzüge einer Frühextubation nach herzchirurgischen Eingriffen herausgestellt worden waren, wurden neue anästhesiologische Konzepte entwickelt, die im „Fast Track Konzept" Berücksichtigung finden [164]. Das Konzept lässt sich jedoch nur erfolgreich realisieren, wenn die postoperative Nachsorge Ausdruck eines Teamgedankens ist und in enger Kooperation von Anästhesisten, Chirurgen, Intensivmedizinern und Pflegepersonal umgesetzt wird. Nach der auf dem Operationstisch endenden Narkose muss der wache Patient unter adäquater Schmerztherapie auf die Intensivstation überführt werden.

Zeitgleich zum Wandel anästhesiologischer Verfahren erweiterte sich das Spektrum der zur Verfügung stehenden Überwachungsmöglichkeiten: den Röhrenmonitoren von einst stehen heute hochauflösende computerunterstützte Systeme zur Verfügung, ST-Segmentanalye und Trenddarstellungen ermöglichen frühzeitige Erfassung sich anbahnender Komplikationen. Die transösophageale Doppler-Echokardiografie-(TEE-)Technologie gestattet

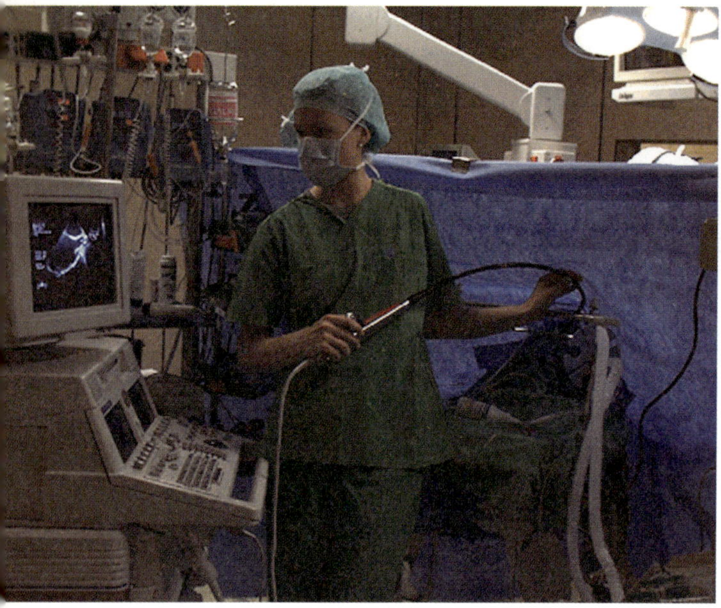

Abb. 3.26. Intraoperative transösophageale Doppler-Echokardiographie bei einem herzchirurgischen Eingriff (2002)

dem Anästhesisten einen noch vor 15 Jahren kaum vorstellbaren routinemäßigen „Blick ins Herz" und ermöglicht nicht nur eine umfassende kardiale online-Beurteilung von Anatomie und Performance, sondern erlaubt u. a. eine vergleichende Beurteilung der Klappenfunktion vor und nach operativen Eingriffen (Abb. 3.26). Die intraoperative Anwendung des TEE hat zwischenzeitlich den Status eines „golden standard" erreicht, da sie v. a. bei klappenerhaltenden rekonstruktiven Maßnahmen eine unmittelbare Funktionskontrolle erlaubt [165].

Die im Rahmen herzchirurgischer Eingriffe auftretende Rate neurologischer Komplikationen von vorübergehenden neuropsychologischen Dysfunktionen bis hin zu irreversiblen Stroke-Ereignissen bedeutet nicht nur eine schwere Beeinträchtigung für Patienten und Angehörige, sondern erlangt auch eine ökonomische Bedeutung. Da chirurgischerseits nur bedingt Möglichkeiten ihrer Vermeidung gegeben sind, müssen neuroprotektive anästhesiologische Strategien verfolgt werden. Dem Temperaturmanagement fällt hierbei eine zentrale Rolle zu; die Phase der Wiederaufwärmung während der EKZ muss daher langsam unter Vermeidung von Temperaturen über 37 °C erfolgen. Inwieweit zukünftig ein verbessertes Neuromonitoring dazu beitragen kann, die neurologischen Komplikationen zu reduzieren, kann heute noch nicht beantwortet werden. Möglicherweise werden computerunterstützte EEG-Systeme zukünftig das perioperative Risikomangement in der Kardiochirurgie erleichtern und verbessern helfen.

Herzschrittmachertherapie

Bradykarde Rhythmusstörungen werden seit nahezu 4 Jahrzehnten erfolgreich mit Herzschrittmachern behandelt. Erste Aggregate wurden von v. a. von Herzchirurgen implantiert, um die bei Hypothermie oder nach herzchirurgischen Eingriffen auftretenden Herzstillstände, meist in Form von vorübergehenden oder bleibenden AV-Blocks, zu überbrücken. Ein Meilenstein in der weiteren Entwicklung der Herzschrittmachertherapie war die Implantation eines Schrittmachers durch Ake Senning (1915–2000) im Karolinska Hospital in Schweden 1958. An eine rasche Verbreitung von Schrittmacherimplantationen war aber zunächst nicht zu denken, da es zuvor zahllose mit den Elektroden und dem Aggregat verbundene technische Probleme zu lösen galt. Hinzu kamen die zusätzlichen Risiken durch Vollnarkose. Die zunehmende Erfahrung und technische Weiterentwicklung von Herzschrittmachern und der hierzu notwendigen Elektrodensysteme machten es jedoch ab Mitte der 1960er-Jahre möglich, fast nur noch transvenös platzierbare intrakardiale Elektroden zu verwenden Die Implantation des Herzschrittmachers erfolgte subkutan in Lokalanästhesie [166].

Trotz dieser technischen Vereinfachung veröffentlichte der Rostocker Anästhesist Gottfried Benad (*1936) 1966 einen Übersichtsartikel, den er mit der Feststellung einleitete, dass es **„sich bei der Durchführung einer Narkose ... eines Patienten mit av-Überleitungsstörungen von vornherein um einen Eingriff mit einem sehr großen Risiko"** handeln würde [167]. Benads Aussage wurde durch Mitteilungen in einer ein Jahr zuvor von Mitarbeitern der Abteilung für Anästhesiologie der Medizinischen Akademie in Düsseldorf verfassten Publikation unterstrichen, der zufolge 6 von 50 derartiger Patienten postoperativ nach einer Woche verstorben waren. Die Mehrzahl der Patienten mit diesen Störungen ist heute durch eine bessere präoperative kardiologische Vorbehandlung und intraoperative Überwachung weitaus weniger gefährdet [168].

Trotz dieser operativen und anästhesiologischen Problemlösungen stehen nach wie vor Schrittmacher zur Verfügung, die eine weitgehende physiologische Leistungsbreite ermöglichen. Zu den frequenzadaptierten Schrittmachersystemen sind in den 80er-Jahren Aggregate mit antitachykarden und/oder kardioverte Funktionen hinzugekommen, sog. Kardioverter/Defibrillatoren (ICD; [169]). Nicht weniger dramatisch verliefen die Fortschritte auf dem Gebiet der Rhythmuschirurgie; die in den 70er-Jahren noch häufigere WPW-Chirurgie wurde hier durch die risikoärmeren Möglichkeiten der Katheterablation abgelöst, sodass diese invasiveren Maßnahmen heute nur noch in Ausnahmefällen zur Anwendung kommen müssen [170]. Im Zusammenhang mit den heute angewendeten vielfältigen Schrittmacherkonzepten müssen dem Anästhesisten die technischen Grundlagen der eingesetzten Technik in Verbindung mit Hochfrequenzstromanwendung beachten, um bei Anästhesien derartiger Patienten intraoperative Pacemakerausfälle vermeiden zu können.

Neurochirurgie

Zu Beginn des 20. Jahrhunderts beschränkten sich Anästhesiemaßnahmen bei neurochirurgischen Eingriffen auf die Durchführung einer örtlichen Betäubung zur Trepanation. Parallel zur zunehmenden Anwendung der Intubationsnarkose bei thorax- und abdominalchirurgischen Eingriffen wurde in Deutschland mit Beginn der 1950er-Jahre die überwiegende Zahl neurochirurgischer Operationen in Allgemeinanästhesie unter Einsatz der endotrachealen Intubation in Muskelrelaxation und der kontrollierten Beatmung durchgeführt. Dieser späte Zeitpunkt für die Anwendung von Kombinationsanästhesien verwundert umso mehr, als schon Fedor Krause (1857–1937) am Ende des 19. Jahrhunderts, als überwiegend Äther und Chloroform zur Anwendung für neurochirurgische Eingriffe kamen, vor den mit diesen Anästhetika verbundenen Gefahren der Hirnschwellung aufmerksam gemacht hatte.

Erst Jahrzehnte später, 1942, wies der amerikanische Anästhesist Henry K. Beecher (1904–1976) auf die Risiken einer Hirnschwellung bedingt durch Hypoxie und Hyperkapnie hin und hob in diesem Zusammenhang die Bedeutung freier Atemwege bei neurochirurgischen Patienten hervor [171]. Als Übergang zwischen den überwiegenden Lokalanästhesien und der Intubations-Kombinationsnarkose fand die rektale Avertinnarkose zum neurochirurgischen Eingriff eine gewisse Verbreitung, die noch 1955 in dem von Frey, Hügin und Mayrhofer herausgegebenen Anästhesielehrbuch als die **„auch heute noch wohl am häufigsten angewandte"** Anästhesietechnik beschrieben worden ist. Nach Paul Schostok (*1914) hatte das Avertin **„einen hemmenden Einfluss auf die Entstehung einer Hirnschwellung"**, eine Eigenschaft, die zuvor bereits Beecher auch den Barbituraten zugeschrieben hatte [172].

Die atemdepressionsbedingte Hyperkapnie und damit die starke Dilatation der Hirngefäße mit der Gefahr einer Hirnschwellung, die schon seit den 40er-Jahren bekannt war, führte nicht zur konsequenten Beatmung neurochirurgischer Patienten. Vielmehr wurde in den gängigen Lehrbüchern vor einer kontrollierten Beatmung intubierter Patienten gewarnt, da diese mit einer mechanisch bedingten venösen Kongestion und Volumenvermehrung des Hirns einhergehen würde. Noch 1971 wurde in der zweiten, neu bearbeiteten Auflage des genannten Anästhesielehrbuches die kontrollierte Beatmung des narkotisierten Patienten nicht gefordert.

Seinerzeit wurden manchenorts auch Eingriffe in der hinteren Schädelgrube beim intubierten Patienten durchgeführt, ohne diesen jedoch kontrolliert zu beatmen. Auch in der Bauchlage sah man somit keine Notwendigkeit zur Beatmung unter der Annahme, dass unter Spontanatmung die Änderung des Spontanatemrhythmus drohende Gefahren für den Hirnstamm frühzeitig anzeigen würde. Obwohl schon 1946 von Seymour S. Kety (1916–2000) und Carl F. Smith gezeigt worden war, dass der Blutfluss und der Hirnmetabolismus durch unterschiedliche Beatmungsmuster beeinflusst werden können, wurde an dieser beschriebenen Praxis noch bis Mitte de 60er-Jahre festgehalten [173].

Ein Durchbruch für ein Umdenken in der Narkosetechnik kam mit dem Beitrag von Diana Furness (*1929) aus Melbourne, die 1957 im **British Journal of Anaesthesia** ihre Standardanästhesietechnik für neurochirurgische Prozeduren beschrieb [174]. Diese Technik schloss die Einleitung der Anästhesie mit Thiopental, die endotracheale Intubation mit Succinylcholin und nach Lokalanästhesie der Trachea sowie die Unterhaltung der Narkose mit Lachgas-Sauerstoffgemischen, Muskelrelaxation und kontrollierter Beatmung ein. Im Prinzip wird diese Konzeption, wenn auch mit anderen Substanzen, bis heute beibehalten.

Auch die reine Inhalationsnarkose mit Halothan wurde über 10 Jahre manchenorts konsequent eingesetzt, bis 1967 von Jennet und Mitarbeitern die den intrakraniellen Druck steigernde Wirkung des Halothans bei Patienten mit primär schon erhöhtem intrakraniellen Druck gezeigt wurde [175]; dagegen hielt John D. Michenfelder (*1931) diese Ergebnisse für die Folge eines methodischen Fehlers [176]. Einen festen Platz bei zerebrovaskulären Operationen erlangte in den späten 50er-Jahren bis Mitte der 70er-Jahre an vielen Zentren in Deutschland die kontrollierte Blutdrucksenkung in Hypothermie. Mittels Abkühlung der Patienten durch Ventilatoren und Kühlmatten wurde eine Oberflächenkühlung auf ca. 30°C angestrebt, um in Präparationsphasen höheren Schweregrades z. B. bei Aneurysmen und Angiomen 15–20 Minuten lang eine ausgeprägte kontrollierte Blutdrucksenkung durchführen zu können.

Darüber hinaus gab es auch einzelne Ansätze für die selektive Hirnkühlung durch Perfusion des Hirngewebes über die A. carotis mit auf etwa 10°C abgekühltem Blut in Oberflächengesamthypothermie von 30°C und Drosselung der Blutzufuhr über Karotiden und Aa. vertebrales für bis zu 40 Minuten [177]. Unbeschadet der hirnprotektiven Wirkung der Hypothermie während Ischämien konnte mit diesen Techniken das entscheidende Problem der Vasospasmen postoperativ nicht verhindert werden. Erst in den 70er-Jahren nach Einführung der Operationsmikroskope und der Kalziumantagonisten zur Spasmolyse brach eine neue Ära in der Anästhesie zu neurochirurgischen Eingriffen am zerebralen Gefäßsystem an [178].

Auch Anästhesisten haben sich zusammen mit Neurochirurgen und Vertretern anderer Disziplinen für die neuroprotektiven Effekte der genannten Hypothermie (◘ Abb. 3.27), insbesondere aber auch der hoch dosierten Barbituarattherapie interessiert. In zahlreichen Untersuchungen konnte gezeigt werden, dass ein Barbiturat das Gehirn weder vor den Folgen einer kompletten Ischämie noch einer inkompletten Ischämie schützt. Als einzige Wirkung der Barbiturate und anderer intravenöser Hyp-

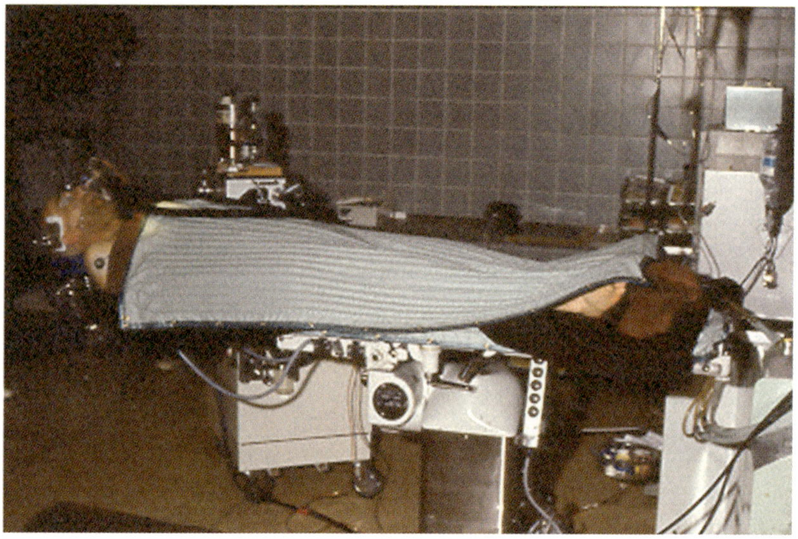

Abb. 3.27. Oberflächenhypothermie bei einem neurochirurgischen Eingriff

notika bleibt die den intrakraniellen Druck senkende Eigenschaft.

Große Fortschritte wurden auch zu Beginn der 1960er-Jahre in der Vermeidung von Luftembolien bei neurochirurgischen Operationen in sitzender Position erreicht, zunächst mit präkordialen oder ösophagealen Stethoskopen, um das mahlende Geräusch bei foudroyanter Luftembolie zu diagnostizieren und mittels Vorhof nah positionierten zentralvenösen Kathetern die Luft abzusaugen. Seit 1969 wurde die Dopplertechnik in die Neurochirurgie eingeführt und die bemerkenswert hohe Luftembolierate mittels dieser Technik gezeigt. Heute wird zur Luftemboliedetektion in entsprechenden Risikofällen die transösophageale Echokardiographie benutzt [179].

Derzeit kann dem grundsätzlichen Vorgehen seitens der Anästhesie, wie von Furness 1967 gezeigt, nichts Grundlegendes hinzu gefügt werden. Die Narkosen zu neurochirurgischen Eingriffen werden mittels Inhalationsanästhetika oder Opioiden vertieft, im Prinzip sind keine besonderen Anästhetika in der Neurochirurgie zu bevorzugen. Dies ist insbesondere auch der Tatsache zuzuschreiben, dass zunehmend weniger traumatisierende neurochirurgische Techniken angewendet werden, sodass derzeit keine zusätzlichen grundlegend neuen Anforderungen an die Anästhesie zu stellen sind.

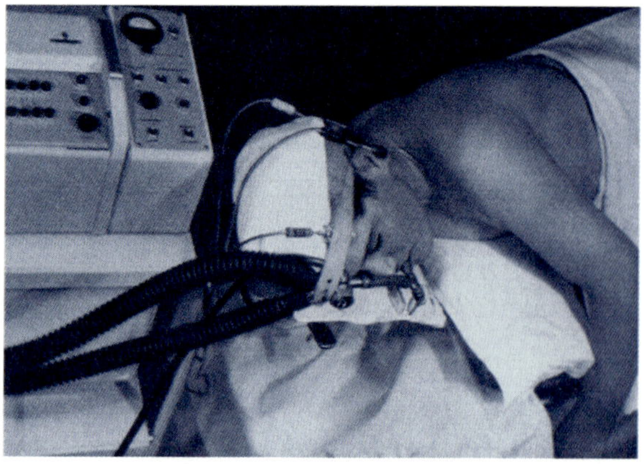

Abb. 3.28. Narkosetiefemessung mittels Elektroenzephalogramm (1953)

Wachsendes klinisches und wissenschaftliches Interesse ist mit der Entwicklung von Überwachungsmethoden auf der Basis der verfügbaren Technologien entstanden. Neben der Ableitung des spontanen EEGs und der somatosensorisch und akustisch evozierten Potenziale wurden auch unter den störsignalreichen Operationssaalbedingungen geeignete Überwachungsmethoden gefunden, wie z. B. 1969 der „Cerebral Function Monitor" und in den 70er- und frühen 80er-Jahren mittels Fast-Fourier-Transformation und Ableitung verschiedener EEG-Parameter (Abb. 3.28, Abb. 3.29), die Trendüberwachung der hirnelektrischen Aktivitäten, die auch unter Narkosebedingungen für verschiedene neurochirurgische Eingriffe hilfreich sind [180].

Gynäkologie und Geburtshilfe

Die Anästhesie in der Gynäkologie und Geburtshilfe hat in mehrfacher Hinsicht eine eigene Entwicklung erlebt. Eine Besonderheit waren umfangreiche Erfahrungen mit der „Selbstnarkose" durch die Einatmung von Trichloräthylen oder mit einer „Demand-Anästhesietechnik" durch Inhalation von lachgashaltigen Luft-Sauerstoff-Gemischen. Regionalanästhesiologische Verfahren etablierten sich sowohl zur Schmerzbekämpfung während der Geburt als kontinuierliche Technik als auch als Kombinationen von Lokalanästhesieverfahren mit der Vollnarkose zu gynäkologischen Eingriffen.

In der Geburtshilfe führte nach dem Krieg der Göttinger Gynäkologe Hans Hosemann (1913–1994) eine bereits in England weit verbreitete Anästhesiechnik ein, die dann auch hierzulande über viele Jahre große Resonanz gefunden hat: Die Analgesie mit Trichloräthylen [181]. Das Anästhetikum wurde über einen speziellen Inhalator einge-

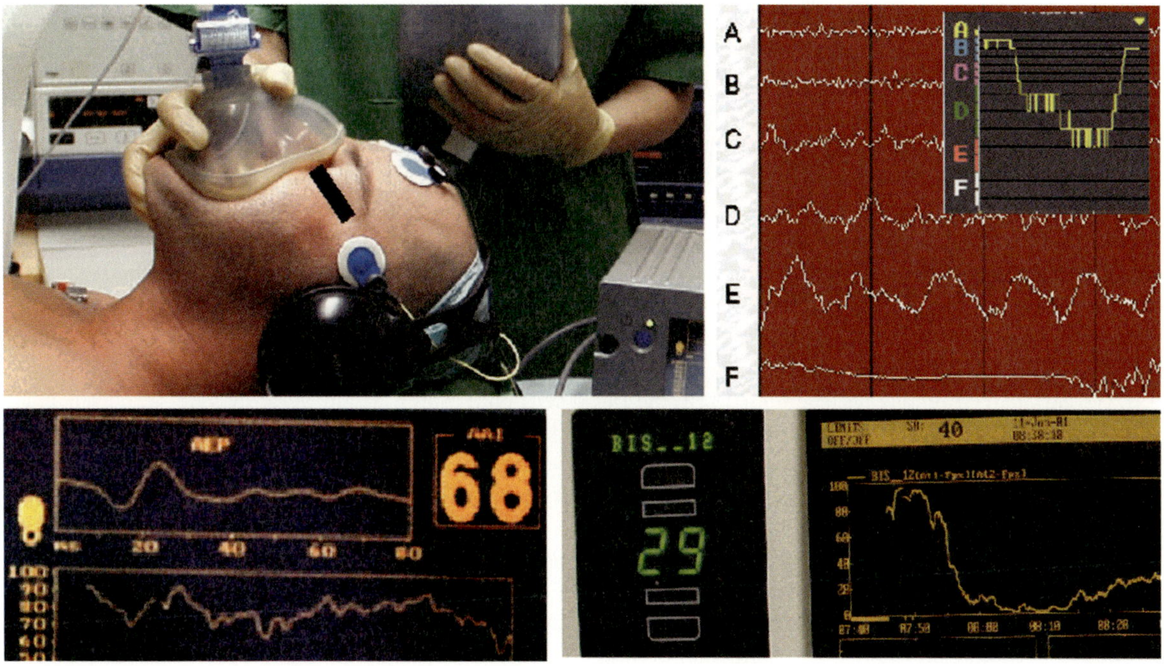

Abb. 3.29. Perioperatives EEG-Monitoring (2002) mit zurzeit verfügbaren Parametern wie Bispectralindex (*unten rechts*), Narcotrendstadien (*oben rechts*) und Index einer automatischen Analyse akustisch evozierter Potentiale (AAI; *unten links*)

atmet, der den Schwangeren um den Hals gehängt wurde. Nach 15–30 Atemzügen verspürten die Kreißenden eine bis 15 Minuten andauernde Schmerzlinderung, die zeitgleich eintretende Somnolenz führte dazu, dass das Gerät aus der Hand abglitt und weitere Inhalationen unterblieben. Die einfache und weitgehend unproblematische Anwendung war ein Grund für eine jahrelange Verbreitung in den Kreißsälen [182].

Wenige Jahre nach der Einführung der Chloräthyl-Analgesietechnik erlangte auch die Verwendung von lachgashaltigen Sauerstoffgemischen in der Geburtshilfe eine gewisse Popularität. Auf Anregung des Würzburger Gynäkologen Carl Josef Gauss (1875–1957) entwickelte die Firma Dräger Anfang der 40er-Jahre ein entsprechendes Gerät, das 1949 als „Dräger Spezial-Lachgas-Analgesie- und -Narkoseapparat nach Prof. Dr. C.J. Gauss" (Abb. 3.30) vorgestellt wurde [183]. Nach Einstellen der Lachgas-Sauerstoff-Konzentration und einer kurzen Unterweisung atmete die Kreißende beim Herannahen einer Wehe über eine dichtsitzende Maske das Anästhesiegemisch ein. Da diese einfach zu bedienenden Geräte auch mit einer Ätherzusatzvorrichtung versehen werden konnten, ließen sich – wenn erforderlich – mit diesen auch kleinere operative Eingriffe wie Dammnähte oder Cürettagen ausführen [184].

Zeitgleich mit der häufigeren Anwendung der Trichloräthylen-Analgesie oder der Lachgas-Sauerstoff-Anästhesie kam es in manchen Kliniken zu einer Renaissance verschiedener Regionalanästhesieverfahren im Rahmen der Geburtshilfe. Nachdem bereits in den 20er- und 30er-Jahren die Lumbalanästhesie als **„das beste Anästhesieverfahren in der Gynäkologie"** bezeichnet worden war [185] und daher vielerorts angewendet wurde, ergänzten Anfang der 50er-Jahre endovaginale Techniken wie der Parazervikalblock oder der Pudendusblock das Repertoire schmerzlindernder Verfahren.

Als Lokalanästhetika wurden unterschiedlich konzentrierte Lösungen des neu entwickelten Xylocains ver-

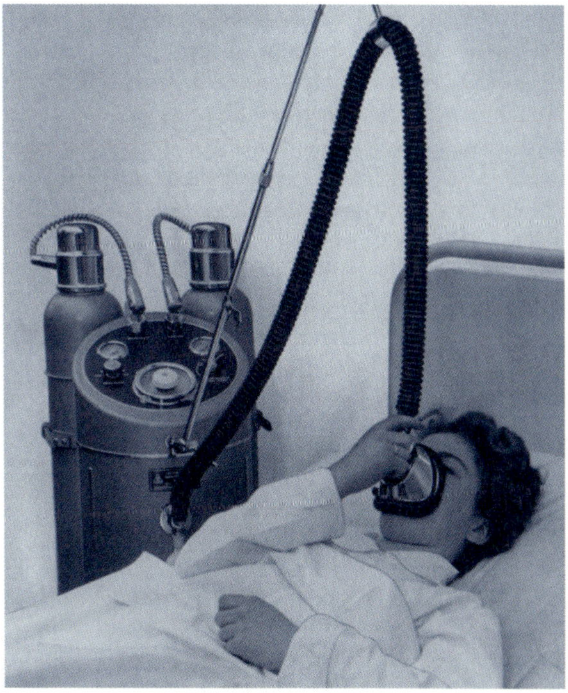

Abb. 3.30. Patientengesteuerter Lachgas-Analgesieapparat (1955)

wandt, die – wie heute auch noch üblich – meist von den Geburtshelfern selbst injiziert wurden. Hinzu kamen darüber hinaus die Sakral, Spinal- oder Epiduralanästhesie zur Schmerzlinderung, die von den Geburtshelfern in Form der Single-shot-Injektionstechnik vorgenommen wurden. Es erschienen aber bereits in den 1950er-Jahren auch Mitteilungen über kontinuierliche Verfahren mit Kathetersystemen, die als sog. **„Dauerperiduralanästhesien"** bezeichnet wurden. Der Hamburger Gynäkologe Hans Karl Wendl (*1925) berichtete bereits 1958 im **Anaesthesisten** über die Vorzüge der Methode, die seinerzeit in Amerika vielerorts angewendet wurde und sehr populär war. Die geringe Verbreitung der epiduralen Leitungsanästhesien hatte nach Wendls Auffassung ihre Ursache in deren Aufwändigkeit und der Notwendigkeit, Anästhesisten verfügbar zu haben [186].

Die zunehmende Erfahrung im Umgang mit den unterschiedlichen Regionalanästhesieverfahren führte dann Anfang der 1970er-Jahre zur routinemäßigen Anwendung von kontinuierlichen Verfahren der Periduralanästhesie mit Kathetersystemen zur Schmerzlinderung unter der Geburt [187]. Seit Beginn der 1990er-Jahre konnten sich auch bei der Sectio caesarea die Spinal- und Epiduralanästhesie etablieren, nachdem zuvor im Gegensatz zum angloamerikanischen Raum in Deutschland noch die Vollnarkoseverfahren dominiert hatten. Hierdurch ließen sich v. a. aspirations- und intubationsbedingte mütterliche wie auch kindliche Todesfälle weiter verringern [188].

Geburtserleichternde Verfahren der Schmerztherapie mittels epiduraler Techniken in einer Kombination von niedrig dosierten Lokalanästhetika und Opioden sind in den vergangenen Jahren sehr erfolgreich als sog. „walking epidurals" bekannt geworden [189].

Die weitere Ausweitung der diagnostischen Laparaskopie und der Übergang von diagnostischen zu operativen Eingriffen ist mit dem Namen des Kieler Gynäkologen Kurt Semm (*1927) verbunden. Wie schon bei den laparaskopischen Eingriffen für diverse gynäkologische Operationen erwies sich auch für andere endoskopische Eingriffe, z. B. in der Chirurgie des Abdomens, Thorax und Mediastinums, die Intubationsnarkose mit einer druckkontrollierten Ventilation als das Anästhesieverfahren der Wahl. Die Anästhesie kann als Inhalations-, als balancierte oder als total-intravenöse Anästhesie geführt werden [190].

Transplantationschirurgie

Es ist ein alter Traum der Medizin, erkrankte Organe vollständig zu entfernen und durch neue, gesunde zu ersetzen. Zu den Wegbereitern der Organtransplantation zählt der Franzosen Alexis Carrel (1873–1944), der bereits um 1910 exakte operationstechnische Angaben zu Transplantationen machte. Bemerkenswert sind auch seine Empfehlungen, eine Organkonservierung über eine Kühlung des Organs zu erzielen. Dennoch dauerte es noch Jahrzehnte, bis es Anfang der 1950er-Jahre zu den ersten Organtransplantationen kam. Nicht beherrschbare Abstoßungsreaktionen begrenzten jedoch zunächst die Überlebenszeit transplantierter Organe, obwohl es in den 1960er-Jahren gelang, durch die kombinierte Gabe von hochdosierten Kortikosteroiden, 6-Merkaptopurin, Azathioprin und Antilymphozytenserum eine Immunsuppression zu erzielen.

Andere immunsuppressive Therapien wie Ganzkörperbestrahlung, Bestrahlung des Transplantates oder ACTH-Gaben verliefen weniger erfolgreich. Ein Durchbruch der Immunsuppression wurde schließlich durch das 1976 eingeführte Cyclosporin A erzielt. Zu diesem Zeitpunkt waren schon verschiedene Verfahren einer Histokompatibilitätstestung etabliert und somit weitere wesentliche Voraussetzungen für eine erfolgreiche Organtransplantation geschaffen worden.

Hinzu kam, dass diagnostische Verfahren und Kriterien des Hirntodes als unabdingbare Voraussetzung für eine Organentnahme geklärt waren. Bereits 1959 hatten die französischen Neurophysiologen Pierre Mollaret (*1915) und Maurice Goulon (*1922) unter dem Begriff „coma depassé" einen irreversiblen Zustand beschrieben, in dem bei künstlicher Beatmung und erhaltener Herztätigkeit keinerlei Lebensäußerungen des Gehirns zu erkennen sind. Knapp 10 Jahre später legte das „Ad hoc committee of the Harvard Medical School to examine the definition of brain death" eine ausführliche Kriterienbeschreibung des Hirntodes vor, der den bis dahin gängigen Begriff des „irreversiblen Komas" durch den des „Hirntodes" ersetzte [191]. In Deutschland veröffentlichte 1968 die Deutsche Gesellschaft für Chirurgie eine „Todeszeichen und Todesbestimmung" überschriebene Erklärung [192]. Der Wissenschaftliche Beirat der Bundesärztekammer (BÄK) griff die Fragestellung 1979 erneut auf und publizierte 1982 eine Stellungnahme „Kriterien des Hirntodes", die seither mehrfach, zuletzt 1997, der wissenschaftlichen Entwicklung angepasst wurde [193]. Durch diese in Deutschland getroffenen Regelungen sollten Unsicherheiten, wie sie z. B. in Amerika bezüglich des endgültigen Todes von Organspendern bekannt geworden waren, vermieden werden. Bedeutsam war auch, dass es 1968 zur Gründung der Koordinationsstelle zur Organvermittlung, der Eurotransplant in Leiden, kam.

Die gewaltigen Fortschritte der Transplantationsmedizin, die im Folgenden beispielhaft anhand einiger Entwicklungen auf dem Gebiet der Herz-, Leber- und Nierentransplantation geschildert werden sollen, bringen es mit sich, dass Anästhesisten heute in wachsendem Umfang mit organtransplantierten Patienten für nicht transplantationschirurgische Eingriffe konfrontiert werden. Ausdruck dieser noch vor Jahrzehnten nicht für denkbar gehaltenen Entwicklung ist die Einbeziehung entsprechender Kapitel in Lehrbüchern der Anästhesiologie, in denen spezielle anästhesiologische Fragestellungen bei transplantierten Patienten dargestellt werden [194].

Als es 1967 zur ersten Herztransplantation durch Christiaan Barnard (1923–2002) kam, war dies ein Meilenstein in der Geschichte der Transplantationsmedizin. Obwohl sein Patient nicht lange überlebte, führte dies zu einem weltweiten Interesse an Organtransplantationen. Als ein Indiz für das auch bei deutschen Anästhesisten wachsende Interesse an den auf sie zukommenden Herausforderungen kann die Veröffentlichung eines Übersichtsartikels des amerikanischen Chirurgen William Adams zu dieser Thematik angesehen werden, der 1970 im Anaesthesisten erschien. Obwohl Adams keine weiterführenden Angaben zu anästhesiologischen Fragestellungen bei Transplantationen machte, ging er auf einige Probleme näher ein, die nach den ersten, bereits 1963 bzw. 1964 von ihm vorgenommenen Lungentransplantationen aufgetreten waren [195].

Zum Zeitpunkt der Veröffentlichung seines Beitrages waren allerdings nicht nur in Deutschland wesentliche Voraussetzungen einer verbesserten Patienten- und Transplantatüberlebensrate noch nicht vorhanden. Ein entscheidender Fortschritt war hierbei die Entwicklung von Konservierungslösungen, von denen die Ende der 1960er-Jahre eingeführte Eurocollins (University-of-Wisconsin-Bretschneider-Solution) bis heute die größte Verbreitung gefunden hat. Sie erlaubt eine sichere Organkonservierung über mehrere Stunden, sodass entsprechend vorbehandelte Spendernieren beispielsweise nach seiner Methode nur noch der Kühlung während des Transportes bedürfen.

Seitdem 1967 die erste mit Thiopental und Halothan durchgeführte orthotope Herztransplantation durchgeführt worden ist [196], kommen die unterschiedlichsten Anästhesieverfahren wie „balanced anaesthesia“, „High-Dose-Opiat-Narkose“ und TIVA zur Anwendung. Wie bei vielen anderen Narkoseverfahren ist dies ein Beleg dafür, dass die Wahl des Anästhesieverfahrens weit weniger von Bedeutung ist als das Verständnis für die Pathophysiologie der terminalen Myokardinsuffizienz. Die Verwendung von Inhalationsnarkotika ist wegen der myokardial depressiven Wirkungen und der damit verbundenen häufigeren Blutdruckabfälle geringer verbreitet. Bei den intravenösen Techniken treten diese Nebenwirkungen weniger häufig auf, nachteilig erweist sich jedoch bei deren Anwendung und der häufig vorbestehenden Leber- und Niereninsuffizienz die verzögerte Elimination.

Nachdem in den Jahren von 1969 bis 1977 im Durchschnitt weltweit nur 30–40 Herzen transplantiert worden waren, kam es dank verbesserter Möglichkeiten einer Immunsuppression durch Cyclosporin am Ende der 1980er- und Anfang der 1990er-Jahre nicht nur in Deutschland zu einer raschen Zunahme der Herztransplantationen. Im Jahre 2000 konnten in Deutschland 407 Herztransplantationen vorgenommen werden.

Trotz der rückläufigen Transplantationsfrequenz sind Herztransplantationen heute an entsprechenden Zentren zu einem Routineeingriff geworden; die Fortschritte auf immunologischem Gebiet, die Erfolge in der Behandlung von Infektionen und der Zugewinn an Erfahrung bei Herztransplantationen führten zu einer Verringerung der 30-Tage-Mortalität; sie ließ sich bereits in der Zeitspanne von 1980 bis 1988 von 17% auf weniger als 9% reduzieren. Parallel hierzu erhöhte sich die Langzeitüberlebensrate nach Herztransplantation kontinuierlich. Sie liegt heute nach einem Jahr bei etwa 90%, nach 5 Jahren bei 80% und bei etwa 70% nach 10 Jahren [197].

Die Geschichte der Lebertransplantation, die zu den schwierigsten chirurgischen Eingriffen zählt, beginnt 1963, als der Chirurg Thomas Starzl (*1926) diesen Eingriff erstmals durchführte. Diese und wenige weitere Transplantationen verliefen jedoch nicht erfolgreich, sodass er zunächst keine weiteren durchführte. Aufgrund der verbesserten pharmakologischen Möglichkeiten einer Immunsuppression wurden Lebertransplantationen Ende der 1960er-Jahre nicht nur in Amerika wieder aufgenommen, auch in Europa etablierte sich 1968 eine Forschergruppe in Cambridge [198].

In Deutschland führte der Bonner Chirurg Alfred Gütgemann (1907–1985) im Juni 1969 die erste Transplantation einer humanen Leber durch. Zu diesem Zeitpunkt waren weltweit erst 39 klinische Lebertransplantationen (LTX) bekannt. Der Patient überlebte den Eingriff 7 Monate. Weitere Lebertransplantationen der Bonner Arbeitsgruppe verliefen jedoch weniger erfolgreich, sodass man zunächst auf weitere Transplantationen verzichtete. Bis Anfang der 1980er-Jahre blieben Lebertransplantationen in Deutschland auf drei Zentren beschränkt, neben Bonn wurde der Eingriff insbesondere in Hannover und an der Charité in Berlin vorgenommen. Die Transplantationsfrequenz war mit 10 Eingriffen pro Jahr in den Zentren gering. Die verbesserten Möglichkeiten einer Immunsuppression führten Mitte der 1980er-Jahre zu einer steten Zunahme von Lebertransplantationen, sodass 1986 bereits mehr als 100 LTX vorgenommen wurden. Diese Zahl erhöhte sich 1991 auf fast 500.

Die progredienten Transplantationszahlen und steigernder Organbedarf führten zu Bestrebungen, die Verfügbarkeit von Organen zu erhöhen. Im Bereich der Lebertransplantation führte dies zu neuen Operationstechniken wie Transplantatreduktion, Split-Leber- und Lebendspenden [199]. In Deutschland ist die Etablierung dieser aufwändigen chirurgischen Verfahren v. a. mit den Namen Hannoveraner und Hamburger Arbeitsgruppen verbunden [200]. Ausdruck der zunehmend häufiger angewandten Operationstechnik sind die statistischen Angaben aus dem Jahre 2000, als es in der Bundesrepublik Deutschland zu 630 Lebertransplantationen kam, wobei in 550 Fällen eine ganze Leber, in 80 Fällen eine Split-Leber übertragen wurde [201].

Zur Aufrechterhaltung der Narkose bei Lebertransplantationen wird regelhaft eine Kombination aus i.v.-An-

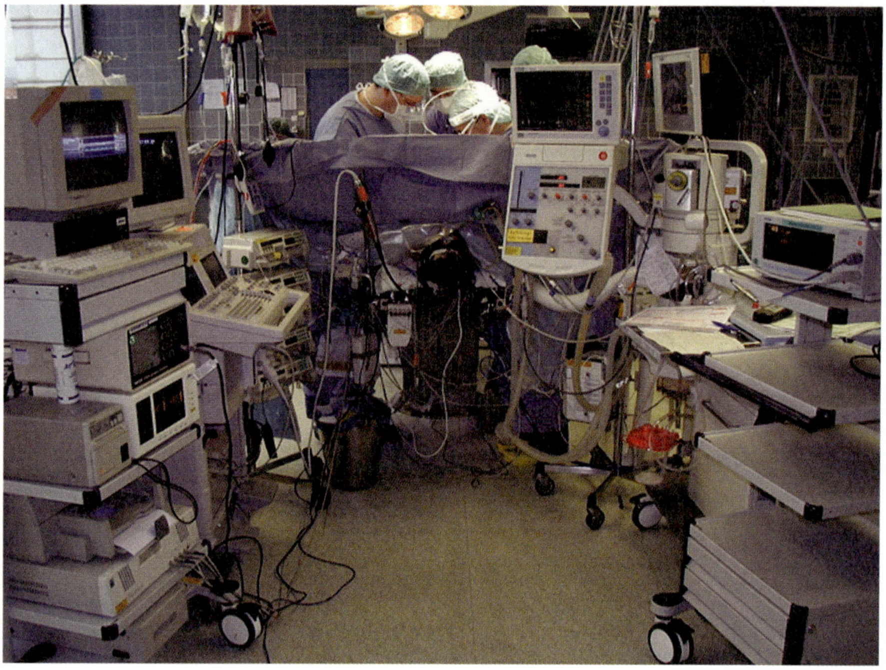

Abb. 3.31. Monitoring während einer Lebertransplantation

ästhetika und Isofluran verwendet, nachdem sowohl im Tierversuch als auch bei Untersuchungen am Menschen eine bessere Aufrechterhaltung der Leberdurchblutung unter Isofluran nachgewiesen werden konnte [202].

Die Narkoseführung muss den unterschiedlichen Phasen einer Lebertransplantation angepasst werden, da die intraoperativen Probleme einer Lebertransplantation vielschichtig sind. Dies gilt für jede Phase einer Lebertransplantation: die Präparationsphase, die anhepatische Phase, die Reperfusionsphase und die neohepatische Phase. Sie alle sind durch spezifische Probleme charakterisiert [203].

Die skizzierten Techniken bedeuten nicht nur eine fachliche, sondern auch erhebliche organisatorische Herausforderungen für die Anästhesiologie (Abb. 3.31). Grundlegende Kenntnisse der Immunologie und Pathophysiologie, interdisziplinäres Denken und Handeln sind daher unabdingbar.

Die Anfänge der Nierentransplantation lassen sich bis Anfang der 1950er-Jahre zurückverfolgen. Die bereits damals erzielten Erfolge haben der allgemeinen Organverpflanzung den Weg geebnet, sodass es schon in den 1980er-Jahren zu einer ständig größer werdende Diskrepanz von Patienten auf der Warteliste und durchgeführten Transplantationen kam. Im Gegensatz hierzu werden terminal niereninsuffiziente Patienten heute in einem klinisch besseren Zustand einer Transplantation zugeführt. Somit können Narkosen bei diesen polymorbiden und zunehmend älter werdenden Patienten mit einem kalkulierbaren Risiko vorgenommen werden. Regelhaft wird bei diesen Patienten eine balancierte Anästhesie durchgeführt. Opioide und volatile Anästhetika – insbesondere Isofluran wegen dessen geringer Metabolisierung – finden hier bevorzugt Verwendung. Auf Enfluran wurde schon frühzeitig wegen der fraglich nephrotoxischen Nebenwirkungen durch Plasma-Fluoride verzichtet. Neben der Organtransplantation hirntoter Spender kommen in den vergangenen Jahren in wachsendem Umfang auch Nieren von Lebendspendern zur Transplantation: Wurden im Jahre 1981 lediglich 19 Nierenlebendspenden durchgeführt, so wurde im Jahre 2000 bei 346 Patienten eine Nierenlebendspende vorgenommen [204].

Im Allgemeinen bieten Nierenlebendspender keine speziellen anästhesiologischen Probleme. Da der Nierenspender jedoch einen akuten Verlust von 50% des Nierenparenchyms erleidet und daher eine verzögerte Elimination nierengängiger Narkotika nicht ausgeschlossen werden kann, kommen vorzugsweise gut steuerbare Pharmaka zur Anwendung, die über Lungen und Leber metabolisiert oder ausgeschieden werden. Sie unterscheiden sich damit nachhaltig von den vor Jahrzehnten verwendeten. Insbesondere muss ihre bessere Steuerbarkeit hervorgehoben werden, wobei diese Aussage gleichermaßen für die Inhalationsnarkotika, Opioide und Muskelrelaxanzien zutrifft. Dadurch werden auch bei jahrelang dialysepflichtigen und nicht selten polymorbiden Kranken problemlose Narkoseverläufe möglich.

3.1.10 Wissenschaftliche Tagungen der deutschen Anästhesiologie

Jahrestagungen zusammen mit der österreichischen und schweizerischen Gesellschaft für Anaesthesie waren bereits auf der ersten Jahrestagung der Deutschen Gesellschaft für Anaesthesie in München 1953 festgelegt worden. Die Tagungen fanden in den ersten Jahren zeitgleich mit den Jahreskongressen der Deutschen Gesellschaft für Chirurgie statt. Sie waren zunächst thematisch schwerpunktmäßig ausgerichtet und wurden im Vergleich zu heutigen Deutschen Anästhesiekongressen von nur wenigen Anästhesisten besucht. Auf dem zweiten, 1953 in Velden stattfindenden österreichischen Kongress für Anaesthesiologie beschlossen die Vertreter der drei Fachgesellschaften, in 2jährigen Intervallen jeweils zwischen Welt- und Europäischen Anästhesiekongressen Tagungen abzuhalten, die Zentraleuropäische Anästhesiekongresse (ZAK) benannt wurden. Nach den beiden ersten österreichischen Tagungen wurde die dritte 1954 in München stattfindende erstmals als ZAK bezeichnet. Sie entwickelte sich 40 Jahre lang zu einer sehr erfolgreichen Veranstaltung. Die in den 90er-Jahren sich abzeichnende und zunehmende Internationalisierung des Kongresswesens und die neu konzipierten Veranstaltungen der European Society of Anaesthesiology (ESA) neben den etablierten Veranstaltungen der European Academy of Anaesthesiology führten dazu, dass mit dem 24. Zentraleuropäischen Kongress in Wien 1995 diese lang dauernde Kongresstradition ein Ende fand, nachdem erstmalig nach der Wiedervereinigung Deutschlands der 23. ZAK 1993 in Dresden unter dem Kongresspräsidenten Gottfried Benad (*1932) aus Rostock möglich geworden war (◘ Abb. 3.32; [205]).

An dem 1955 im holländischen Scheveningen erstmals abgehaltenen ersten Weltkongress für Anästhesiologie nahmen zahlreiche deutsche Anästhesisten teil. Unter ihrem ersten Präsidenten Jochen Bark unternahm die erst wenige Jahre zuvor gegründete Deutsche Gesellschaft für Anaesthesie große Anstrengungen, den durch den 2. Weltkrieg bedingten Erfahrungsmangel aufzuholen, um mit der internationalen Entwicklung Schritt zu halten. Ausdruck der internationalen Anerkennung, die man der neu gegründeten DGA entgegenbrachte, war die Mitgliedschaft in der European Regional Section of the World Federation of Societies of Anaesthesiologists und damit in der Weltvereinigung der Anästhesisten selbst. 25 Jahre später, 1980, richtete die deutsche Anästhesiologie sehr erfolgreich den 7. Weltkongress der Anästhesisten unter ihrem Präsidenten Erich Rügheimer (*1926) in Hamburg aus.

Die jeweiligen Präsidenten der Deutschen Anästhesiegesellschaft organisierten die Jahreskongresse über lange Zeit an ihren Wohn- bzw. Dienstorten. Es stellte sich jedoch Anfang der 80er-Jahre heraus, dass die Organisation und Durchführung derartiger Veranstaltungen durch die wachsenden Teilnehmerzahlen und die länger andauernden Tagungen aufgrund der Zunahme von wissenschaftlichen Präsentationen sinnvollerweise durch ein professionell arbeitendes Unternehmen vorbereitet und durchgeführt werden sollten. Aus berufspolitischen, aber auch steuerrechtlichen Gründen wurde eine medizinische Kongressorganisation 1985 nicht von der steuerlich als gemeinnützig eingestuften wissenschaftlichen Fachgesellschaft DGAI gegründet, sondern vom Berufsverband Deutscher Anästhesisten. Seither begleitet die Medizinische Congressorganisation Nürnberg (MCN) die früher ausschließlich durch die Präsidenten selbst realisierten Jahrestagungen organisatorisch, sodass sich die Präsidenten in Zusammenarbeit mit den Wissenschaftlichen Komitees den wissenschaftlichen Inhalten der Tagungen schwerpunktmäßig widmen können.

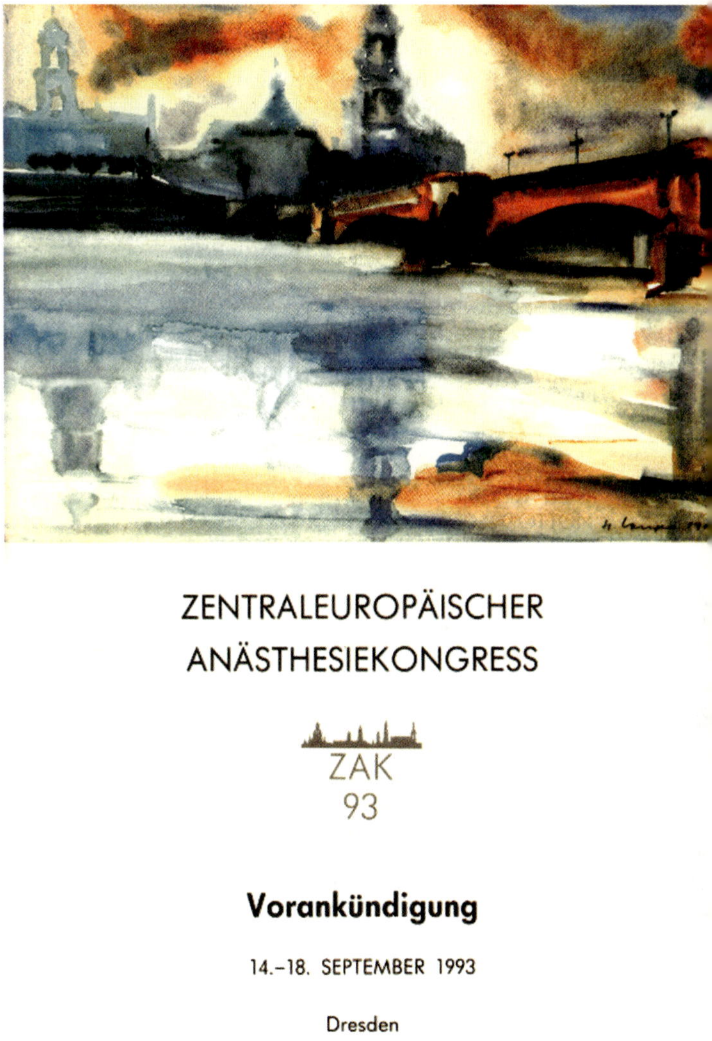

◘ Abb. 3.32. Vorankündigung des Zentraleuropäischen Anästhesie-Kongresses (ZAK) in Dresden 1993

Hinzu kommen die seit Anfang der 90er-Jahre an Bedeutung zunehmenden regionalen Anästhesietage der DGAI, wie ab 1991 die Anästhesietage Sachsen-Anhalt, die 1992 ergänzt durch Berlin als Anästhesietage Berlin–Sachsen-Anhalt und seit 1995 als Anästhesietage Berlin–Brandenburg–Sachsen–Sachsen-Anhalt (ABBSA) durchgeführt werden. Die Norddeutschen Anästhesietage (NAT) finden seit 1988, die Süddeutschen Anästhesietage (SAT) seit 1989 und die Mitteldeutschen Anästhesietage (MAT) seit 1991 statt. Als erster hatte der Bayerische Landesverband zu einem Bayerischen Anästhesistentag (BAT) schon

1970 eingeladen. Die Organisation und Durchführung dieser Regionalveranstaltungen liegen in den Händen von MCN, wobei die DGAI über Jahre bemüht ist, die Teilnehmerzahlen der Regionalveranstaltungen zu steigern, deren Summe der Besucherzahl bei den Deutschen Anästhesiekongressen mit ca. 4.200 Teilnehmern entspricht.

Unter dem steigenden Kostendruck der vergangenen 10 Jahre und der verminderten Möglichkeit, die Vielzahl der anästhesiologischen Tagungen zu finanzieren und insbesondere den Deutschen Anästhesiekongress und die genannten Regionaltagungen kostenneutral zu halten, wurde 2002 ein Organisationsausschuss für das wissenschaftliche Programm vom Präsidium der DGAI eingesetzt, um die Attraktivität der wissenschaftlichen Programme zu steigern. Ein Kongressorganisationskomitee berät die jeweiligen Präsidenten bezüglich der in Zusammenarbeit mit MCN optimierten Kongressabläufe. Die Sicherstellung einer qualitativ hochwertigen Weiter- und Fortbildung sowie eine überzeugende Präsentation der Ergebnisse wissenschaftlicher Leistungen u. a. auf den genannten Kongressen wird in Zukunft entscheidend sein, um einen qualitativ anspruchsvollen wissenschaftlichen und klinischen Nachwuchs an das Fach Anästhesiologie zu binden.

3.1.11 Qualitätsgesichtspunkte

Arbeitsplatzsicherheit

Die vereinzelt in der Fachliteratur veröffentlichten Kasuistiken zur Hepatotoxizität von Halothan seit 1959 bzw. zur Nephrotoxizität des Methoxyflurans Anfang der 70er-Jahre führten in der Fachliteratur zu Diskussionen über eine eventuelle gesundheitliche Gefährdung durch eine chronische Exposition. Gefördert wurden diese Diskussionen durch tierexperimentelle Untersuchungen, in denen gezeigt werden konnte, dass es bei Langzeit-Inhalation von subhypnotischen Halothan-Konzentrationen zu Veränderungen des Leberparenchyms kommen kann. Anfang der 70er-Jahre verlagerte sich diese Diskussion konsequenterweise auch auf eine potenzielle Gefährdung des Anästhesie- und Operationspersonals [206].

Der späte Zeitpunkt von Bemühungen, die objektiv nachweisbare Narkosegaskontamination durch Inhalationsanästhetika mittels geeigneter Maßnahmen zu vermeiden, überrascht, da schon Anfang der 20er-Jahre der unhaltbare Zustand der chronischen Narkosegasexposition angeprangert worden war. **„Wir wissen, welche Schutzmaßnahmen Röntgenärzte treffen, aber wir sind von unserem Wissen her noch weit entfernt, geeignete Maßnahmen auch für diejenigen zu fordern, die Narkosen durchführen"**, konstatierte der damalige Präsident der amerikanischen Anästhesiegesellschaft Francis Hoeffer McMechan (1875–1939) 1922 in einem Nachruf auf einen Chicagoer Narkosearzt, der an den toxischen Folgen chronischer Ätherbelastung verstorben war [207].

Diese frühen Forderungen von McMechan wurde durch Hinweise aus den 60er-Jahren unterstrichen, dass Spuren von Inhalationsanästhetika im ppm-Bereich die Luft von Narkoseeinleitungsräumen der Operationssäle und Aufwachräume kontaminierte und somit eine potenzielle Gefahr für die Gesundheit der dort Tätigen darstellt. Es wurden Untersuchungen russischer Autoren bekannt, die bei Mitarbeiterinnen in Operationsbereichen höhere Abortraten bei chronischer Exposition mit verschiedenen Inhalationsnarkotika nachweisen konnten im Vergleich zu einem Kollektiv ohne derartige Exposition [208].

Die Auffassung, dass Lachgas eine nahezu inerte Substanz sei, führte dazu, dass es lange Zeit keine gesetzlichen Vorgaben zur maximalen Arbeitsplatzkonzentration für Lachgas gab, zumal eine zuständige Expertenkommission der DFG die Substanz als unproblematisch beurteilt hatte. Anfang der 1980er-Jahre gab es eine Revision dieser Vorstellung, nachdem gezeigt werden konnte, dass es nach einer längeren Exposition mit Lachgasgemischen u. a. zu einer Pancytopenie und zu megaloblastischen Veränderungen des Knochenmarks durch eine Inaktivierung der Methionin-Synthetase kommen kann [209]. Unter dem Eindruck dieser neuen Erkenntnisse, aber auch in Ermangelung von Richtgrößen, legte 1990 das Amt für Arbeitsschutz der Freien und Hansestadt Hamburg Grenzwerte für Lachgas auf 50 ppm (ml/m^3) fest, unbeschadet dessen wurde dieser Wert seit 1993 bundesweit auf 100 ppm (ml/m^3) festgelegt [210].

Ungeachtet der Gegebenheit, dass für andere Inhalationsanästhetika eindeutige Schädigungen nicht nachweisbar waren, wurden – wie bereits schon im europäischen Ausland – auch in Deutschland Grenzwerte für die verschiedenen Inhalationsanästhetika in der Raumluft festgelegt. Die Deutsche Gesellschaft für Anaesthesie und Wiederbelebung zusammen mit dem Berufsverband Deutscher Anästhesisten verabschiedete auf einer Tagung 1974 eine Empfehlung dahingehend, **„die Einrichtung leistungsfähiger Absaugvorrichtungen allen Krankenhausträgern zur Pflicht zu machen"** [211].

Nur 3 Jahre später, 1977, kam es zu entsprechenden Empfehlungen der Berufsgenossenschaft für Gesundheitsdienst und Wohlfahrtspflege. In verschiedenen Studien konnte nachgewiesen werden, dass eine sichere Reduktion der Raumluftkonzentrationen sämtlicher Inhalationsanästhetika nahezu ausschließlich durch derartige Absauganlagen, nicht hingegen durch Filtersysteme zu erreichen ist. Zur Risikoreduktion durch Narkosegasleckagen – v. a. während der Narkoseeinleitung bei Kindern – wurde darüber hinaus Mitte der 80er-Jahre u. a. ein effektiv arbeitendes Doppelmaskensystem verfügbar [212].

Trotz funktionstüchtiger Absauganlagen und unter Beachtung des vorgeschriebenen Raumluftwechsels konnte in den 1980er-Jahren darüber hinaus nachgewiesen werden, dass v. a. das häufige Auf- und Abnehmen der Maske bei hohem Frischgasflow und hoch eingestelltem Narkotikavapor zu einer nicht tolerablen Narkosegasbelastung in den Op.-Bereichen führen kann, und dass andererseits unter Beachtung optimaler Vorgehensweisen auch bei Maskennarkosen die gesetzlichen Auflagen der Maximalen Arbeitsplatzkonzentration (MAK-Werte) für die verschiedenen volatilen Anästhetika eingehalten werden können. In Deutschland werden die MAK-Werte durch eine Senatskommission der DFG, die zur Prüfung gesundheitlicher Arbeitsstoffe zuständig ist, jeweils vorläufig festgelegt.

Qualitätssicherung und -verbesserung

Als erste medizinische Fachgesellschaft bemühte sich die Deutsche Gesellschaft für Anaesthesie und Wiederbelebung Anfang der 1970er-Jahre um die Verbesserung der Sicherheit medizintechnischer Geräte und sprach hierzu zahlreiche Empfehlungen aus: Einführung einer Weiterbildung für das Pflegepersonal, die Einrichtung technischer Service-Zentren, zahlreiche Empfehlungen, um die Anwendungssicherheit der Geräte zu verbessern.

Unmittelbarer Anstoß zur Erarbeitung dieser Stellungnahme dürften die z. T. alarmierenden Ergebnisse der Überprüfungen medizinisch-technischer Geräte durch verschiedene technische Überwachungseinrichtungen in Nordrhein-Westfalen und vom TÜV Rheinland gewesen sein. Hinzu kamen unkalkulierbare Mängel z. B. bei importierten Geräten, sodass der Bundestag 1979 die Gesetzesgrundlagen für medizinisch-technische Geräte verschärfte [213]. Die hierzu geführten Diskussionen machten weitergehende neue rechtliche Rahmenbedingungen unausweichlich und führten zu der 1986 in Kraft getretenen Medizingeräteverordnung. Eine Vielzahl der nun gesetzlichen Auflagen waren bereits Jahre zuvor von der DGAI-Kommission für Sicherheit und Instandhaltung medizinisch-technischer Geräte in Veröffentlichungen gefordert worden [214].

Schon 1979 veröffentlichte die DGAI erstmals eine Liste von Empfehlungen zur Sicherheit medizinisch-technischer Geräte beim Einsatz in der Anästhesiologie, die in den folgenden Jahren durch aktualisierte Mitteilungen ergänzt wurden. Durch eine Reihe von Gesetzen, Verordnungen und Vorschriften, teils auf nationaler, teils auf EU-Ebene wurden seither die gerätetechnischen Voraussetzungen für die Durchführung von Narkosen festgeschrieben. In der Bundesrepublik Deutschland sind diese erstmals in der 1986 eingeführten Medizingeräteverordnung (MedGV) zusammengefasst worden. Seit 1994 regelte das Medizinproduktgesetz (MPG), ab 1998 die Europäische Norm 740 diese gesetzlichen Vorgaben. Die beiden letztgenannten Verordnungen wurden 1999 durch die seither gültige Medizinprodukte-Betreiberordnung (MPBetreibVO) ersetzt, wobei das Ziel der Medizinprodukte-Betreiberordnung das gleiche wie das der bewährten MedGV ist: Patienten, Beschäftigte, Anwender und Dritte sollen vor Gefahren, die durch die Anwendung von Medizinprodukten auftreten können, geschützt werden [215]. Zudem wird durch die Verordnung dem wachsenden Patientenschutz Rechnung getragen. Zurzeit erstellt das Bundesministerium für Gesundheit (BMG) eine gründliche Analyse der bisherigen Erfahrungen durch die Verordnung.

Insbesondere durch die Europäische Norm 740 wurde erstmals die Ausstattung der Anästhesiearbeitplätze detailliert festgeschrieben. Besonderer Wert wurde auf die Ausstattung eines „Standard-Anästhesiearbeitsplatzes" sowie darüber hinaus auf die spezielle Ausstattung eines „erweiterten Arbeitsplatzes" mit Überwachungs- und Alarm- sowie Schutzmodulen gelegt. Der hierzu erforderliche Rahmen wurde 1989 von der DGAI und dem BDA in Richtlinien festgelegt.

In Fortführung dieser Richtlinien wurde in späteren Mitteilungen die Ausstattung verschiedener anästhesiologischer Arbeitsplätze zusammengestellt, z. B. „Nichtoperativer Arbeitsplatzes", „Allgemeine operative Medizin" (Diagnostik, Geburthilfe u. a.), „Kinderanästhesie-Arbeitsplatz", „Thorax-Chirurgie bzw. Chirurgie der großen arteriellen Gefäße", „Kardioanästhesie-Arbeitsplatz", „Neurochirurgie" sowie „Ambulante Anästhesie" [216].

Komplikationen der Anästhesie

Unabhängig von den Bemühungen um die Arbeitsplatz- und Gerätesicherheit können Komplikationen in der Anästhesie in einem unterschiedlichen Umfang und variablem Schweregrad auftreten. Im Rahmen der Qualitätssicherung wird versucht, derartige Ereignisse im Narkoseprotokoll zu dokumentieren (Abb. 3.33), wobei die 1992

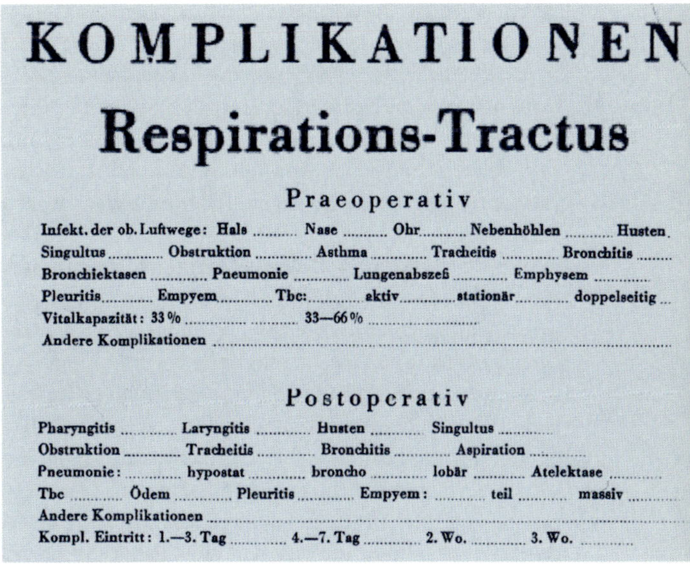
KOMPLIKATIONEN

Respirations-Tractus

Praeoperativ

Infekt. der ob. Luftwege: Hals .... Nase .... Ohr .... Nebenhöhlen .... Husten
Singultus .... Obstruktion .... Asthma .... Tracheitis .... Bronchitis ....
Bronchiektasen .... Pneumonie .... Lungenabszeß .... Emphysem ....
Pleuritis .... Empyem .... Tbc: .... aktiv .... stationär .... doppelseitig ..
Vitalkapazität: 33 % .... 33—66 % ....
Andere Komplikationen ....

Postoperativ

Pharyngitis .... Laryngitis .... Husten .... Singultus ....
Obstruktion .... Tracheitis .... Bronchitis .... Aspiration ....
Pneumonie: .... hypostat .... broncho .... lobär .... Atelektase ....
Tbc .... Ödem .... Pleuritis .... Empyem: .... teil .... massiv ....
Andere Komplikationen ....
Kompl. Eintritt: 1.—3. Tag .... 4.—7. Tag .... 2. Wo. .... 3. Wo. ....

Abb. 3.33. Erfassung der Atemwegskomplikationen im Protokoll nach Jean Henley (1950)

1. AVB-Art	
1000	**Atmung, nicht näher bezeichnet**
1100	**Atemwege, nicht näher bezeichnet**
1101	Laryngospasmus
1102	Bronchospasmus
1103	Atemwegsverletzung
1104	Stridor (Kehlkopfbereich)
1105	Aspiration
1106	Atemwegsverlegung
1200	**Atmungsregulation/Gasaustausch, nicht näher bezeichnet**
1201	Hypoxämie
1202	Lungenödem
1203	Hyperventilation
1204	Hypoventilation
1300	**Intubation, nicht näher bezeichnet**
1301	Unvorhergesehene schwierige Intubation
1302	Sekundär fiberoptische Intubation
1303	Intubation unmöglich
1304	Fehlintubation
1305	Einseitige Intubation
1306	Reintubation
1307	RSI (Crushintubation) mißlungen
1308	Fiberoptische Intubation mißlungen
1400	**Tubusprobleme, nicht näher bezeichnet**
1401	Dekonnektion
1402	Tubus abgeknickt
1403	Tubus defekt
1404	Akzidentelle Extubation
1900	**Sonstiges Atmung, nicht näher bezeichnet**
1901	Pneumothorax
1902	Hämatothorax
1903	Pneumonie
1904	Geplante Extubation nicht möglich
1905	Ungeplante (Nach-)Beatmung erforderlich
1999	Sonstige Atmungsstörungen

Abb. 3.34. Kodierung für anästhesiologische Verlaufsbeobachtungen (AVB; 2002)

eingeführte Bezeichnung ZEK (Zwischenfälle, Ereignisse, Komplikationen) 1999 durch den Begriff AVB (Anästhesiologische Verlaufsbeobachtung; Abb. 3.34) ersetzt worden ist [217].

In der von der Amerikanischen Anästhesiegesellschaft veröffentlichten Closed-Claims-Studie wurden die bis 1991 in Folge von Narkosekomplikationen gestellten Regressansprüche analysiert. Probleme im Bereich des respiratorischen Systems mit inadäquater Ventilation oder Oxygenierung, schwierigen Intubationen, Fehlintubation, Aspiration oder Bronchospasmus boten am häufigsten Anlass für Regressforderungen. Darüber hinaus waren auch Gehirn- und Nervenschäden überdurchschnittlich häufig zu beobachten. Geräteprobleme, Störungen des Herz-Kreislauf-Systems sowie falsche Dosierung bzw. Verwechslung der verabreichten Medikamente waren weitere Ursachen [218].

Neben den objektiven Verlaufsbeobachtungen erlangten die vom Patienten subjektiv geschilderten Erlebnisse Bedeutung, die bislang nicht dokumentiert wurden, die jedoch bei diesen zu schwerwiegenden psychischen Alterationen führen können. Beispielhaft sei hier an die intraoperative Awareness erinnert.

Um anästhesiebedingte Morbidität und Mortalität zu erfassen, muss zwischen folgenden Faktoren differenziert werden: primär anästhesiebedingt (Anästhesie als wesentliche Ursache), primär operationsbedingt (chirurgischer Eingriff als beitragender Faktor), vornehmlich patientenbedingt.

Bislang ist bedauerlicherweise die Zeitdauer für den Einschluss eines perioperativen Todesfalles in die statistische Auswertung nicht definiert worden [219]. Die meisten Autoren beschränken sich bei ihren Angaben auf eine 24-stündige Zeitspanne, andere hingegen berücksichtigen die gesamte postoperative Phase. In allen Veröffentlichungen wird jedoch darauf hingewiesen, dass die anästhesiebedingte Sterblichkeit in einem hohen Maße vom Ausgangszustand des Patienten abhängig ist: eine steigende ASA-Klassifizierung geht mit einer Zunahme von Komplikationen und Todesfällen einher.

Vor 1960 lag die primär anästhesiebedingte Mortalität in Deutschland bei 4 pro 100.000 Narkosen, um 1960 bei 2 pro 100.000, 1970 bei 1:100.000, heute dürfte sie 0,5 Todesfälle pro 100.000 Narkosen betragen. 80% dieser Todesfälle gelten als vermeidbar, sodass der Faktor Mensch zu einem hohen Prozentsatz beiträgt. Ursächlich kommen respiratorische Probleme mit einer Fehlintubation (30%), Gerätefehlbedienung (mehr als 20%) und Aspiration (10–20%) in Frage.

Wird die patientenbedingte 7 Tage-Mortalität nach der ASA-Klassifizierung zugrunde gelegt, so muss bei ASA-I-Patienten mit keinem Ereignis gerechnet werden, bei ASA II-Patienten in 0,04%, bei ASA-III-Patienten in 0,6% und bei ASA-IV-Patienten in 8% der Fälle [220]. Eine weitere Verringerung der Mortalität ist möglicherweise durch folgende Vorgehensweise zu erreichen: verbesserte Aus- und Weiterbildung, Optimierung der Patientenüberwachung, Standardisierung von Anästhesieabläufen, Reduktion von Müdigkeit und Schlafentzug sowie Simulatortraining [221].

Juristische Gesichtspunkte in der Anästhesiologie und Aufklärung

Bis in die 1960er-Jahre hinein galt der Misserfolg ärztlicher Behandlung als schicksalhaft. Die medizinische Entwicklung und der wachsende Anspruch auf eine komplikationslose medizinische Versorgung führten zunehmend zu medikolegalen Konflikten sowie zur Befriedigung von zivilrechtlichen Ansprüchen.

Das wachsende medikolegale Bewusstsein, das einerseits durch bekannt gewordene Zwischenfälle, andererseits durch die zunehmend häufiger fachärztlich durchgeführten invasiveren Narkoseverfahren hervorgerufen wurde, führte von Seiten der Anästhesiologen zu Überlegungen, Patienten bereits präoperativ einen Patientenfragebogen ausfüllen zu lassen. Eine Broschüre soll ihn dabei informieren und ihm helfen, unnötige Ängste und Befürchtungen vor der geplanten Narkose abzubauen. Sie dient aber dazu, das gemeinsam zu führende Gespräch vorzubereiten und den Anästhesisten über anästhesierelevante Begleiterkrankungen und frühere Narkoseverläufe zu informieren.

Eine erste diesbezügliche Mitteilung machte Ottheinz Schulte-Steinberg (*1920), als er 1967 in der Zeitschrift **Der Anaesthesist** ein entsprechendes Formblatt vorstellte und dabei auf die Vorzüge wichtiger Vorinformationen zu früheren Narkoseverläufen, so beispielsweise einer Intubationsschwierigkeit, hinwies [222]. Es dauerte jedoch noch Jahre, bis 1978 ein ausführlicher Aufklärungs- und Anamnesebogen für Erwachsene und Kinder vom BDA erstellt wurde [223]. Der Fragebogen, der keineswegs das ärztliche Gespräch ersetzen sollte, sondern vorbereiten half, fand eine rasche Verbreitung und Akzeptanz. In enger Zusammenarbeit mit dem Justitiar der DGAI, Walther Weißauer, Mitgliedern des BDA und einem Verlag wurde 1981 ein für Patienten zugeschnittener Anästhesie-Aufklärungsbogen erarbeitet und die Aufklärungsbroschüre mit einer sachgerechten Einwilligungserklärung zur Durchführung von Anästhesien und Narkosen verbunden [224]. Mit der schriftlichen Grundinformation in Form eines dem Kranken zu übergebenden Merkblattes sowie dem sich anschließenden mündlichen Aufklärungsgespräch wurde auch Vorgaben des Bundesgerichtshofes entsprochen, in denen eine verständliche Stufenaufklärung gefordert worden war [225].

Unabhängig von diesen Aktivitäten der Fachgesellschaft haben in der Zwischenzeit zahlreiche Autoren eigene Informationsschriften über das Wesen und den Ablauf einer Anästhesie und Narkose verfasst. Ergänzt werden diese Broschüren durch Ratgeber für Angehörige von Patienten, die auf Intensivstationen ausliegen. Die Vorzüge, mit einer speziell für das Fachgebiet Anästhesiologie zugeschnittenen Broschüre dem Patienten in verständlicher Form die Grundlagen der einzelnen Anästhesieverfahren und Überwachungsmaßnahmen zu schildern, war schon frühzeitig erkannt worden. Auf der Jahrestagung der DGAW 1974 wurde erstmals über die Vorzüge einer schriftlichen Patienteninformation berichtet. Schon kurze Zeit später führte der Erlanger Anästhesist Erich Rügheimer (*1926) an seiner Klinik eine „Sie sollen wissen, wie sicher Sie hier sind" überschriebene Broschüre ein [226]. Zahlreiche andere folgten in den nächsten Jahren, ohne dass jedoch sich diese Patienteninformation offenbar generell hat durchsetzen können.

Noch bevor derartige Informationsschriften und die hieraus entwickelten Aufklärungs- und Einwilligungserklärungen für Patienten allgemeine Verbreitung gefunden hatten, waren die auf dem sog. „Vertrauensgrundsatz" beruhenden Beziehungen zwischen Operateur und Anästhesist rechtlich eindeutig festgelegt worden. Der dabei zum Ausdruck gebrachte „Vertrauensgrundsatz" wurde zunächst kontrovers diskutiert, fand dann jedoch allgemeine Anerkennung und wurde von den beteiligten Ärzten sowie den beteiligten wissenschaftlichen Fachgesellschaften und Berufsverbänden als Grundlage zur Zusammenarbeit akzeptiert, sodass die Fachgesellschaft und der Berufsverband ab Mitte der 1960er-Jahre mit den operativen Fächern Vereinbarungen über die Zusammenarbeit treffen konnten.

In zahlreichen, seither getroffenen weiteren Vereinbarungen bestätigte sich die von Anästhesisten immer zum Ausdruck gebrachte Auffassung, dass sie ihre Tätigkeit selbstständig, weisungsfrei und damit eigenverantwortlich ausüben. Dadurch bedingt liegt die Wahl des Anästhesieverfahrens in ihrem Kompetenzbereich, eine Entscheidung, die uns heutzutage selbstverständlich erscheint, vor Jahrzehnten aber häufig noch zu kontroversen Diskussionen führte.

Ein zentrales Problem, das ausgiebige Aufklärung und Einwilligung des Patienten notwendig macht, ist die verbotene ärztliche Eigenmacht. Die Rechtsprechung gesteht dem Arzt kein vom Willen des Patienten unabhängiges Behandlungsrecht zu, zur Indikation und zur Durchführung des Eingriffs muss die Einwilligung hinzutreten. Deshalb muss der volljährige einsichts- und willensfähige Patient entsprechend seiner eigenen Entscheidungsfähigkeit angemessen aufgeklärt werden.

Damit der Patient weiß, in was er einwilligt, muss der Arzt im Rahmen der Aufklärung Art, Wesen, Bedeutung und Tragweite der Behandlung einschließlich der Nebeneingriffe in einer für Laien verständlichen Sprache deutlich machen.

Zu den für den Anästhesisten derzeit angewendeten rechtlichen Aspekten, die sich über Jahrzehnte entwickelten, gehört darüber hinaus die Haftung für die initiierte Maßnahme und die Art des durchgeführten Eingriffs. Die Narkose oder die Intensivbehandlung, in die der Patient rechtswirksam eingewilligt hat, ist rechtmäßig, auch wenn sie misslingt. Führt die Maßnahme jedoch zum Schaden des Patienten, drohen zivilrechtliche Haftung und strafrechtliche Verantwortung, wenn der Anästhesist Leistungen und Sorgfaltstandards missachtet. Weiterhin ist geltende Rechtsmeinung, dass der Patient Anspruch auf eine Behandlung nach Facharztstandard innerhalb und außerhalb der Regeldienstzeit hat. Dies ist als Qualitätsmaßstab gemeint, wobei die Delegation von anästhesiologischen Aufgaben an ärztliche Mitarbeiter durch die aufsichtsführenden Fachärzte diesen Facharztstandard sicherstellt. Facharztstandard im weiteren Sinne bedeutet auch die Bereitstellung der erforderlichen personellen und räumlich apparativen Ausstattung am Narkosearbeitsplatz, für die der Krankenhausträger zu sorgen hat. Weiterhin gelten die Grundsätze strikter Arbeitsteilung und der Vertrauensgrundsatz, insbesondere für das Verhältnis zwischen Operateur und Anästhesist.

3.1.12 Herausforderungen für die Anästhesiologie

Demografische Entwicklung, medizinischer Fortschritt und ökonomische Restriktionen

In den vergangenen Jahrzehnten wird durch die enorme Wissensexplosion und die Verfügbarkeit innovativer Technologien in der Medizin und damit auch in der Anästhesiologie immer mehr machbar. Die neuen Behandlungskonzepte führen als Konsequenz jedoch zu immer neu zu finanzierenden Leistungen. In steigendem Maße werden heute alte Patienten operativ versorgt und der Bericht der Enquête-Kommission „Demografischer Wandel", der im Jahr 2002 veröffentlicht worden ist, macht die zunehmende Überalterung unserer Gesellschaft deutlich: Hiernach sind heute 2,9 Mio. Menschen in Deutschland älter als 80 Jahre, in 20 Jahren wird deren Zahl etwa 5,1 Mio. erreichen, und Schätzungen zufolge wird im Jahr 2050 jeder 10. Deutsche über 80 Jahre alt sein [227]. Diese Entwicklung wird auch durch folgende Tabelle verdeutlicht [228]:

Jahr	Gesamtbevölkerungszahl in Deutschland in Mio.	Davon Anzahl der 65-jährigen und älteren Menschen in Mio.
1950	69,34	6,9
1960	73,15	8,5
1970	78	10,8
1980	78,4	11,5
1990	79,75	11,9
2000	>82	>13,6

Ökonomische Zwänge und die Gesundheitspolitik behindern durch extreme Bürokratisierung und das Nicht-zur-Verfügung-stellen struktureller Entwicklungsmöglichkeiten besonders im neuen Jahrhundert derartige Möglichkeiten der Medizin empfindlich. Insbesondere durch die Gesundheitsstrukturreform im Jahre 2000 kam es zu einem Paradigmenwechsel in der Finanzierung von Krankenhausleistungen: Das Gesamtbudget der Kliniken, das bisher überwiegend (zu 80%) aus Pflegesätzen, zu einem geringeren Teil (20%) aus Pauschalentgelten ermittelt wurde, wird zukünftig in der Akutmedizin – also auch in der Anästhesiologie – lediglich noch über Fallpauschalen abgerechnet werden. Diese auf „diagnosis-related groups" (DRG) bezogene Abrechnungsform stellt in den Bereichen EDV, Dokumentation und Controlling völlig neue Anforderungen an die Kliniken. Die DRGs waren ursprünglich in den USA entstanden, um den Verbrauch medizinischer Ressourcen zu überprüfen und die Qualitätssicherung bei der stationären Patientenbehandlung zu unterstützen.

Mittlerweile werden verschiedene Systeme international, z. B. in Australien, Großbritannien, Schweiz, Frankreich, Skandinavien, Belgien und Irland eingesetzt, um die Krankenhausfinanzierung zu steuern, ohne bislang allerdings eine nachweisbare Kostensenkung zu erreichen. Aus der medizinischen Perspektive ist ein derartiges System besonders problematisch, weil überwiegend die betriebswirtschaftliche Fallschwere und nicht die medizinische Komplexität eines Behandlungsfalls abgebildet wird und somit derartige DRG-Systeme auch für medizinische Qualitätsvergleiche nur sehr bedingt brauchbar sind. Somit ist in den ersten Jahren dieses Jahrhunderts das Spannungsfeld im Krankenhaus gewachsen, der Leistungs- und Effizienzdruck nimmt ständig auch für Anästhesisten zu, zumal die anästhesiologischen Leistungen in dem geplanten Bewertungssystem der DRGs nur unzureichend abgebildet sind.

Um vorhandene Ressourcen bestmöglich nutzen zu können, ist ein effizientes Op.-Management obligat und macht die Integration von Op.- und Anästhesie-Leistungen in den gesamten Leistungsprozess des Krankenhauses sinnvoll [229]. In diesem Zusammenhang haben sich auch die Einrichtungen von Prämedikationsambulanzen als hilfreich erwiesen. Darüber hinaus bedingen die notwendigen zeitlichen und personellen Erfordernisse eine Optimierung der Vor- und Nachbereitungsabläufe, wodurch die Personalkosten-intensiven Wechselzeiten verringert und damit die effektiven Operationssaal-Nutzungszeiten verbessert werden können.

Zusammenfassend kann über die Entwicklung und den heutigen Stand der Anästhesie festgehalten werden: Die heute verfügbaren anästhesiologischen Techniken erlauben es, für die speziellen Erkrankungen und spezifischen operativen Erfordernisse eines Patienten optimale Verfahren einzusetzen. Somit kann auch die ständig wachsende Zahl von Patienten mit einer Vielzahl limitierender Begleiterkrankungen belastenden operativen Eingriffen zugeführt werden.
Die ethischen Grundlagen der Tätigkeit des Arztes und speziell auch des Anästhesisten insbesondere müssen vor dem Hintergrund der rasanten Entwicklung der medizinischen Möglichkeiten in der Anästhesiologie ständig aktuell bewertet und vor dem Hintergrund der ökonomischen Zwänge neu überdacht werden.
Die anästhesiologischen Verfahren bieten heute große Sicherheit und Qualität. Auch wenn Anästhesisten zunehmend durch fachübergreifende Aufgaben gefordert und durch administrative Leistungen belastet werden, müssen sie sich neben der klinischen Anästhesie im Rahmen der vier Säulen des Faches Anästhesiologie auch in der Intensivmedizin, der Notfallmedizin und der Schmerztherapie sowie in akademischen Belangen angemessen darstellen.

Literatur zu Unterkap. 3.1

1. Morris E (1998) Pain and analgesia for operative interventions from 1847–1997. In: Schulte am Esch J, Goerig M (eds) The Fourth International Symposium on the History of Anaesthesia – Proceedings. Dräger-Druck, Lübeck, S 57–72
2. Körner M (1983) Die Entwicklung der Anästhesiologie in Krefeld von 1958–1983. Anästh Intensivmed 11: 369–372
3. Killian H, Dönhardt A (1955) Die Wiederbelebung. Thieme, Stuttgart
4. Schega HW (1955) Überblick über die Grundlagen der modernen Infusionstherapie. Anaesthesist 2: 53–59
5. Pribilla O (1979) Natürlicher und nicht natürlicher Tod in der Anästhesie. Anästhesiol Intensivmed 9: 221–224
6. Lehmann C (1967) Die Deutsche Gesellschaft für Anästhesie und Wiederbelebung. Gründung und Entwicklung. Anaesthesist 9: 267–267
7. Sorgatz H (2002) Dipl.-SozW, Geschäftsführer der DGAI/BDA-Geschäftstelle in Nürnberg, persönliche Mitteilung August 2002
8. Bauer KH (1955) Die Wandlungen der Anästhesie vom Standpunkt des Operateurs. Langenbecks Arch Klin Chir 282: 163–176
9. Engisch K (1961) Wie ist rechtlich die Verantwortlichkeit des Chirurgen im Verhältnis zur Verantwortlichkeit des Anästhesisten bei ärztlichen Operationen zu bestimmen und zu begrenzen? Langenbecks Arch Klin Chir 297: 236–254
10. Weißauer W (1962) Arbeitsteilung und Abgrenzung der Verantwortung zwischen Anästhesist und Operateur. Anaesthesist 11: 239–256
11. Opderbecke HW (2001) Historische Vignette: Als der Berufsverband laufen lernte. In: Landauer B, Sorgatz H (Hrsg) 40 Jahre Berufsverband Deutscher Anästhesisten. Hermann GmbH, Nürnberg, S 16–19
12. Bräutigam H K (1997) Die Entwicklung des Fachgebietes. In: Brandt L (Hrsg) Illustrierte Geschichte der Anästhesie. Wissenschaftliche Verlagsgesellschaft mbH, Stuttgart, S 176–203
13. Wiemers K, Krauss H (1956) Richtlinien für die Stellung des leitenden Anästhesisten. Anaesthesist 1: 31–32
14. Hossli G (1986) Prof. Dr. K. Mülly. Anaesthesist 6: 393
15. Zeitlin G, Goerig M (2002) Dr. Jean Henley, an American pioneer of modern German anesthesia. (Zur Publikation bei Anesthesiology angenommen)
16. Henley J (1950) Einführung in die Praxis der modernen Inhalationsnarkose. de Gruyter Verlag, Berlin
17. Menzel H (1997) Jochen Bark – a German pioneer of modern anaesthesiology. In: Schulte am Esch J, Goerig M (eds) The Fourth International Symposium on the History of Anaesthesia – Proceedings. Dräger-Druck, Lübeck, S 117–121
18. Klöss J (2002) Persönliche Mitteilung, Korrespondenz vom Juli 2002
19. Zindler M (1999) Maschinengeschriebenes Manuskript eines Vortrages in Bochum über „Die Entwicklung der Anästhesie in Deutschland nach dem Krieg"
20. Rehn E (1950) Aussprache. Langenbecks Arch Klin Chir 264: 246
21. Bräutigam KH (1993) 40 Jahre „Facharzt für Anästhesie". Anästh Intensivmed 34: 259–268
22. Macintosh R (1951) Aussprachen zu 2–8. Langenbecks Arch Klin Chir 267: 59–60
23. Hesse F (1951) Aussprache. Langenbecks Arch Klin Chir 267: 41
24. Derra E (1951) Aussprachen zu 2–8. Langenbecks Arch Klin Chir 267: 231–253
25. Hübner A (1951) Standes- und Berufsfragen. Der Krankenhausarzt 9: 92
26. Bräutigam KH (1993) 40 Jahre „Facharzt für Anästhesie". Anästhesiol Intensivmed 34: 259–268
27. Goerig M, Schulte am Esch J (1996) Helmut Schmidt – Ein Protagonist moderner Anästhesie in Deutschland. AINS 31: 621–631
28. Derra (1952) Gedanken zur Neuordnung des Narkosewesens in Deutschland. Das Krankenhaus 44: 49–51
29. Loch F C, Loris W (1997) Der saarländische Sonderweg. Dtsch Ärztebl B38: 1958–1961
30. Anonymus (1953) Fachnachrichten. Ergänzung der Saarländischen Facharztordnung vom 31.3. 52. (Amtsblatt S. 409). Anaesthesist 4: 112
31. Bräutigam KH (1997) Die Entwicklung des Fachgebietes. In: Brandt L (Hrsg) Illustrierte Geschichte der Anästhesie. Wissenschaftliche Verlagsgesellschaft mbH, Stuttgart, S 176–203
32. Fritsche P (1986) Werner Sauerwein zum 65. Geburtstag. Anästhesiol Intensivmed 5: 165
33. Stützbecher M (2002) Berlin. Persönliche Mitteilung, Korrespondenz vom August 2002
34. Schmidt W (1997) Lang währendes Provisorium. Der besondere Weg Berlins in die Bundesärztekammer. Dtsch Ärztebl 48: 2573–2575
35. Bauer KH (1952) Zur geistigen Situation unseres Faches. Langenbecks Arch Klin Chir 273: 9–14
36. Bergmann H (1952) Bericht über den Ersten Österreichischen Kongreß für Anaesthesiologie, veranstaltet von der Österreichischen Gesellschaft für Anaesthesiologie, in Salzburg am 5. und 6. September 1952. Anaesthesist 5: 150–156
37. Killian H (1964) 40 Jahre Narkoseforschung. Verlag der Deutschen Hochschullehrer-Zeitung, Tübingen
38. Anonymus (1953) Stenographische Niederschrift des 56. Deutschen Ärztetages in Lindau vom 19./20. 9. 1953, S 22–24
39. Lehmann C (1967) Die Deutsche Gesellschaft für Anaesthesie und Wiederbelebung. Gründung und Entwicklung. Anaesthesist 9: 259–268
40. Ärztekammer Hamburg (1969) Berufsordnung der Hamburger Ärzteschaft vom 20. Mai 1969. In der Fassung vom 19. Januar 1971. Handbuch für das Gesundheitswesen in Hamburg. Ärztekammer Hamburg
41. Anonymus (1959) Mehr Narkoseärzte gefordert. Münch Med Wochenschr 16: 820
42. Horatz K, Stoffregen J (1959) Bericht über das Anästhesistentreffen am 1. Februar in Göttingen. Anaesthesist 7: 212–213
43. Schulten H (1970) Der Arzt. Thieme, Stuttgart
44. Blüchel K (1976) Die weißen Magier. Fischer, Frankfurt/Main
45. Pribilla O (1964) Der Tod in der Narkose. Anaesthesist 10: 340–345
46. Berufsverband der Deutschen Chirurgen und Berufsverband Deutscher Anästhesisten (1970) Gemeinsame Erklärung des Berufsverbandes der Deutschen Chirurgen und des Berufsverbandes Deutscher Anästhesisten. Dtsch Ärztebl 10. Oktober
47. Brosig G (1968) Die Entwicklung der Anästhesiologie in Mitteleuropa. Anaesthesist 4: 144–148
48. Barth L (1967) Die Entwicklung der Anästhesiologie in der DDR. Anaesthesist 9: 268–269
49. Benad G, Röse W (2003) Die Entwicklung der anästhesiologischen Fachgesellschaft der DDR (= Kap. 2.4 in diesem Buch)
50. Lehmann C (1967) Die Deutsche Gesellschaft für Anaesthesie und Wiederbelebung. Gründung und Entwicklung. Anaesthesist 9: 259–268
51. Beschluss des Engeren Präsidiums der DGAI (1984) Empfehlung zur Weiterbildungsdauer in der Anästhesiologie. Anästhesiol Intensivmed 25: 441
52. Ärztekammer Hamburg (1987) Auszug aus der Weiterbildungsordnung der Hamburger Ärzte vom 27.11. 1987 und den entsprechenden Richtlinien zum Inhalt der Weiterbildung. Ärztekammer Hamburg
53. Ärztekammer Hamburg (1987) Auszug aus der Weiterbildungsordnung der Hamburger Ärzte vom 1.4. 1996 in der Fassung der Änderung von 7.5. 2001. Ärztekammer Hamburg

54. Goerig M, Schulte am Esch J (1996) Helmut Schmidt – Ein Protagonist moderner Anästhesie in Deutschland. AINS 31: 621–631
55. Alnor J (1987) Die Geschichte der Chirurgie in Hamburg-Eppendorf. Med. Diss. Universität Hamburg
56. Henley J (1950) Einführung in die Praxis der modernen Inhalationsnarkose. De Gruyter, Berlin
57. Kochs (2001) Vorwort. In: Kochs E, Krier C, Buzello W, Adams HA (Hrsg) Anästhesiologie. Thieme, Stuttgart
58. Larsen R (1984) Anästhesie. Urban & Schwarzenberg, München
59. Christ F (2002) Fallbasiertes Lernen und Weiter- und Fortbildung der Anästhesiologie, Notfall- und Intensivmedizin. Anaesthesist 51:425–426
60. Denson JS, Abrahamson SA (1969) Computer-controlled patient simulator. JAMA 208: 504–508
61. Schüttler J, Lussi C (2001) Simulatoren in der Anästhesie. In: Kochs E, Krier C, Buzello W, Adams HA (Hrsg) Anästhesiologie. Thieme, Stuttgart, S 1601–1606
62. Howard SK et al. (1997) Anesthetic crisis management training: teaching anaesthesiologists to handle critical incidents. Aviat Space Environ Med 63: 763–770
63. Kuhn F (1911) Die perorale Intubation. Karger, Berlin
64. Barth L, Meyer M (1965) Moderne Narkose. Fischer, Stuttgart
65. Eichler J, Oelkers H (1961) Über die Narkosetechnik bei chronischer Kieferklemme unter besonderer Berücksichtigung der Bechterew-Patienten. Anaesthesist 10: 82–84
66. Kronschwitz H (1969) Die nasotracheale Intubation mit einem Intubations-Fiberskop. Anaesthesist 18: 58–59
67. Kleemann P et al. (1984) Die Intubation mit dem flexiblen Fiberbrochoskop. Anästh Intensivmed 25: 287–295
68. Brain A (1983) The laryngeal mask – a new concept in airway-management. Br J Anaesth 55: 801–805
69. Schulte am Esch J (1993) Die Kehlkopfmaske – ein weiteres Konzept zur Atemwegssicherung. AINS 28: 133–134
70. Rieger A (2001) Intubationsschäden: Inzidenz, Komplikationen, Konsequenzen. In: Krier C, Georgi R (Hrsg) Airway-Management. Die Sicherung der Atemwege. Thieme, Stuttgart, S 138–153
71. Büch H et al. (1968) Gefährliche Schleimhautschäden durch Endotracheal-Katheter infolge Anreicherung von Phenolen aus einem Desinfektionsmittel. Anaesthesist 17: 204–209
72. Waters RM, Schmidt ER (1934) Cyclopropane anesthesia. JAMA 103: 975–983
73. Haid B (1953) Die Cyclopropannarkose. Anaesthesist 2: 128–131
74. Raventos J (1956) The action of Fluothane – a new volatile agent. Br J Pharmacol 11: 394–398
75. Hill DW (1964) Der Dräger-Verdunster „Vapor". Anaesthesist 13: 11–15
76. Vonderschmitt H (1960) Zur Technik der Halothan-Narkose. Der Anaesthesist 9: 112–113
77. Kreienbühl G (1981) „Hepatitis" nach Halothananästhesie. Anaesthesist 30: 1–10
78. Brown BR jr, Sipes IG (1977) Biotransformation and hepatotoxicity of halothane. Biochem Pharmacol 26: 2019–2024
79. Virtue RW et al. (1966) Difluoromethyl 1,1,2-Trifluoro-2-Clorethlyl ether as an anaesthetic agent: results with dogs, and a preliminary note on observations with man. Can Anaesth Soc J 13: 233–241
80. Hobhahn J et al. (1997) Der Einfluss von Sevofluran und Desfluran auf die Einleitungs- und Aufwachphase – ein Vergleich mit den herkömmlichen Inhalationsanästhetika und Propofol. Anästh und Intensivmed 38: 607–615
81. Crile GW (1911) Nitrous-oxide anesthesia and a note on anoci-association, a new principle in operative surgery. Surg Gynec Obstet 13: 170–173
82. Lundy JS (1926) Balanced anesthesia. Minnesota Med 9: 399–404
83. Laborit H (1954) Potenzierte Narkose. Langenbecks Arch Klin Chir 279: 723–732
84. Henschel WF (1990) Standardtechnik auch noch heute? In: Henschel WF (Hrsg) 30 Jahre Neuroleptanalgesie. Urban & Schwarzenberg, Müchen Wien Baltimore, S 21–29
85. De Castro J, Mundeleer P (1959) Anesthésie sans Barbituriques: La Neuroleptanalgésie (R. 1046, R. 1625, Hydergine, Procaine). Anesth, Analg Réanimat 16: 1022–1024
86. Zindler M (1962) Bericht über das Colloquium über die Neuroleptanalgesie am 8. Juli 1961 in Düsseldorf. Anaesthesist 11: 1
87. Schüttler J, Schwilden H, Stoeckel H (1983) Pharmacokinetics as applied to total intravenous anaesthesia. Practical implications. Anaesthesia 38 Suppl: 53–6
88. Schwilden H, Schüttler J, Stoeckel H (1987) Closed-loop feedback control of methohexital anesthesia by quantitative EEG analysis in humans. Anesthesiology 67: 341–347
89. Bickfordt RG et al. (1951) Automatic electrocencephalographic control of general anesthesia. Clin Neurophysiol 3: 83–90
90. Frey R et al. (1952) Die Schmerzausschaltung an der Chirurgischen Universitätsklinik Heidelberg von 1852–1952. Anaesthesist 1: 97–100
91. Hutschenreuter K (1984) 20 Jahre Institut für Anästhesie Homburg Saar – Entwicklung und Stand der Homburger Anästhesie. Anästh Intensivmed 25: 365–37
92. Nolte H (1997) Die Geschichte der Regionalanästhesie. In: Brandt L (Hrsg) Illustrierte Geschichte der Anästhesie. Wissenschaftliche Verlagsgesellschaft mbH, Stuttgart, S 223–248
93. Nolte H (1993) Die neuere Entwicklung der Regional- und Allgemeinanästhesie in Mitteleuropa. Anästh Intensivmed 34: 385–390
94. Bergmann H (1978) Editorial Regional-Anaesthesie. Regional-Anaesthesie 1: 1–2
95. Braun H, Läwen A (1951) Die örtliche Betäubung. Barth, Leipzig
96. Killian H (1959) Lokalanästhesie und Lokalanästhetika. Thieme, Stuttgart
97. Niesel HC, Auberger HG (1982) Regionalanästhesie, Lokalanästhesie, Regionale Schmerztherapie. Thieme, Stuttgart
98. Nolte H, Stanton-Hicks MD, P. Raj (1998) Illustrated Manual of Regional Anesthesia. Springer, Berlin Heidelberg New York
99. Klemm-Nolte L (2002) Witwe des Anästhesisten Hans Nolte, persönliche Mitteilung Juli 2002
100. Weis KH (1994) Cave: Thorakale Katheter-Epiduralanästhesie zur postoperativen Schmerztherapie. Kasuistik zweier Patienten mit irreversibler Querschnittslähmung. Anästh Intensivmed 35: 202–203
101. Beschluss des Engeren Präsidiums der DGAI (1995) Stellungnahme der DGAI: Forum Epiduralanästhesie. Anästh Intensivmed 36: 68
102. Wulf H (1999) Kombination von thorakaler Epiduralanästhesie und Allgemeinanästhesie. Riskanter Luxus oder evidenter Nutzen? Anaesthesist 48: 357–358
103. Harlocker TH (1998) Peripheral nerve blocks-regional anesthesia for the new millenium. Regional Anesthesia and Pain Medicine 23: 237–240
104. Goerig M, Schulte am Esch (1990) Georg Perthes – Ein Wegbereiter moderner Regionalanästhesie-Techniken? Regional-Anaesthesie 13: 1–5
105. Guedel AE, Treweek DN (1934) Ether apnoeas. Curr Res Anesth Analg 13: 263–264
106. Piolono G, Hügin W (1958) Fragen der Allgemeinbetäubung bei oto-rhinologischen Operationen. Anaesthesist 7: 208–218
107. Herden HN, Lawin P (1973) Anästhesiefibel. Thieme, Stuttgart
108. Fürniss H (1984) Vom Dräger Poliomaten zum Spiromaten. In: Lawin P, Peter K, Scherer R (Hrsg) Maschinelle Beatmung gestern – heute – morgen. Thieme, Stuttgart, S 28–43
109. Fürniss H (1959) Narkose, Narkosebeatmung und Beatmung in der Ersten Hilfe. Lübeck

110. Resse G (1956) Zur automatischen Narkosebeatmung. Chirurg 4: 186–190
111. Radford et al. (1954) Clinical use of nomogram to estimate proper ventilation during artificial respiration. New Engl J Med 251: 877–882
112. Haupt J (2001) Ehemaliger leitender Ingenieur der Dräger-Werke, Lübeck. Korrespondenz vom Juli 2001
113. Haupt J (1970) Die Entwicklung der Dräger-Narkoseapparate. Dräger-Werke, Lübeck
114. Rügheimer E (1984) Bilanz der Beatmung. In: Lawin P, Peter K, Scherer R (Hrsg) Maschinelle Beatmung gestern – heute – morgen. Thieme, Stuttgart, S 75–89
115. Wilke HJ (1970) Die Dräger Zentralversorgungsanlagen für in der Medizin verwendete Gase und Vakuum im Krankenhaus. Dräger-Sonderdruck MT 1 aus dem Drägerheft Nr. 280–282, Lübeck, S 40–52
116. Heyfelder JF (1847) Die Versuche mit dem Schwefeläther und die daraus gewonnenen Resultate in der chirurgischen Klinik zu Erlangen. Heyder, Erlangen
117. Schürer F von (1937) Das Kardiotron, ein Apparat zur objektiven Messung der Pulsfrequenz, des Blutdruckes und der Atmung während der Operation. Arch Klin Chir 189: 388–392
118. Bauer KH (1955) Die Wandlungen der Anaesthesie vom Standpunkt des Operateurs. Langenbecks Arch Klin Chir 282: 163–176
119. Oehmig H (1972) Intraoperative Patienten-Überwachung. Anästh Inform 13: 68–73
120. Vonderschmitt H, Gasteyer KH (1959) Überwachung der Anästhesie durch fortlaufende Registrierung mit Vielfachschreibung. Anaesthesist 9: 272–275
121. Kern ER (1964) Gegensätzliche Strömungen der heutigen Anästhesiologie. Anaesthesist 13: 277–279
122. Ritsema CR et al. (1955) Über Oximetrie und Carboxymetrie während der Narkose. Anaesthesist 3: 250–259
123. Severinghaus W, Astrup P (1998) History of blood gas analysis. In: Schulte am Esch J, Goerig M (eds) The Fourth International Symposium on the History of Anaesthesia – Proceedings. Dräger-Druck, Lübeck, S 591–596
124. Göpfert H, Frey R (1954) Ein schnellanzeigendes Messgerät für die Kohlensäure in der Ausatemluft. Langenbecks Arch Klin Chir 279: 804–809
125. Beschluss des Engeren Präsidiums der DGAI (1989) Qualitätssicherung in der Anästhesiologie. Anästh Intensivmed 30: 307–314
126. Just OH, Dietzel W (1966) Die historische Entwicklung der intravenösen Injektionstechnik und die heutige Verwendung der Plastikkanüle (Braunüle). Schwester 12: 30–34
127. Forssmann W (1929) Die Sondierung des rechten Herzens. Klin Wochenschr 8: 2085–2088
128. Swan HJ et al. (1970) Catheterization of the heart in man with the use of a flow-directed balloon-tipped catheter. New Engl J Med 283: 447–451
129. Opderbecke HW (1999) Zur Entwicklung der intravenösen Infusionstechnik – ein persönlicher Erfahrungsbericht. Anaesthesist 48: 919–923
130. Beschluss des Engeren Präsidiums der DGAI (1997) Rechtsherzkatheter (Swan-Ganz-Katheter). Anästh Intensivmed 38: 246–247
131. Margreiter J et al. (2000) Einsatzmöglichkeiten der transösophagealen Echokardiographie in der perioperativen Überwachung. Anaesthesist 49: 74–91
132. Loick M et al. (1999) Richtlinien zur Weiterbildung in der transoesophagealen Echokardiographie für Anästhesisten: Indikationen – Ausbildung – Zertifizierung – „TEE in der Anästhesiologie". Anästh Intensivmed 40: 67–71
133. Schregel W (1997) Stellenwert der transkraniellen Doppler-Sonographie bei erhöhtem intrakraniellem Druck. Zbl Neurochir 58: 43–46
134. Janssens U, Hanrath P (1999) Medizinisch-methodische Entwicklung und Monitoring. Anaesthesist 48: 733–743
135. Rentsch HP (1967) Der „Ventitrol" – ein neues Gerät zur direkten und kontinuierlichen Messung des Atemzeitvolumens. Anaesthesist 16: 113–115
136. Schwarz W (2002) Vom Aufwachraum zur Aufwachstation. Abstractband DAK 2002. Diomed, Ebelsbach, S 77
137. Davies RM (1957) Die postoperative Wachstation. Anaesthesist 6: 335
138. Kronschwitz H (1957) Fünf Jahre Wachstation. Anaesthesist 6: 335–338
139. Beschluss des Engeren Präsidiums der DGAI (1967) Stellungnahme der DGAW zur Organisation von Aufwachraum, Wachstation und der Intensivbehandlung am Krankenhaus. Anaesthesist 16: 282–284
140. Forgacs J et al. (1960) Über Explosionen im Operationssaal. Anaesthesist 9: 357–362
141. Hügin W (1952) Über Fehler und Gefahren der Narkose mit Berücksichtigung neuzeitlicher Methoden und neuerer Erkenntnisse. Anaesthesist 1: 46–58
142. Horatz K, Frey R (1967) Bericht über das Symposium zur Standardisierung von Anästhesiegeräten. Anaesthesist 16: 290–291
143. Horatz K (1960) Fehler und Gefahren. Gefahren durch unterschiedliche Tubuslängen. Anaesthesist 9: 372–373
144. DIN (1997) Umstellung der Gaskennfarben an Anäesthesiearbeitsplätzen. Der Übergang von der nationalen Norm DIN 13252 auf die europäische Norm EN 740. Anästh Intensivmed 38: 268–269
145. Beuster H (1998) Normen erfüllen. Neue Europäische Normen für Rohrleitungsysteme für medizinische Gase und Versorgungseinheiten. Medizin-Technik aktuell. Dräger-Druck, Lübeck, S 10–11
146. Zelk M (1998) Farbe bekennen. Medizin-Technik aktuell. Dräger-Druck, Lübeck, S 8–9
147. Loennecken SJ (1953) Über Erfahrungen mit der Anaesthesiekarte nach dem Lochkartensystem. Anaesthesist 2: 118–120
148. Lejhanec J et al. (1972) Erfahrungen und Probleme mit einer computergerechten Datenerfassung. Anaesthesist 21: 496–505
149. Kersting T (1991) Qualitätssicherung und Qualitätskontrolle in der Anästhesie. Anästh Intensivmed 32: 308
150. Anonymus (2002) Herzchirurgie. Nach wie vor Spitzenplatz. Dtsch Ärztebl 36: 1948
151. Zindler M (2000) Hypothermie für Herzoperationen mit Kreislaufstillstand – Beginn der offenen Herzchirurgie in Deutschland. AINS 35: 340–345
152. Böttcher W (1999) Die historische Entwicklung der extrakorporalen Zirkulation. In: Lauerbach (Hrsg) Handbuch der Kardiotechnik. Urban & Fischer, München Jena, S 1–22
153. Arom KK et al (2000) Safety and efficacy of off-pump coronary artery bypass graft. Ann Thorac Surg 3: 704–710
154. Mehran R et al. (2000) One year clinical outcome after minimally invasive direct coronary bypass. Circulation 23: 2799–2802
155. Zindler M (1987) Geschichte der Thorax- und Kardioanästhesie. In: Zinganell K (Hrsg) Anästhesie – historisch gesehen. Springer, Berlin Heidelberg New York, S 54–70
156. Zenker R et al. (1958) Zur Aufrechterhaltung der Organfunktionen und des Stoffwechsels im extrakorporalen Kreislauf. Langenbecks Arch Klin Chir 289: 294–302
157. Just O, Nüssgen W, Beck E (1959) Anästhesie bei Herzoperationen mit extrakorporaler Zirkulation. Anaesthesist 8: 65–70
158. Beer R, Soga D (1971) Spezielle Anästhesieprobleme bei Eingriffen am Herzen und an den großen Gefäßen. In: Frey R, Hügin W, Mayrhofer O (Hrsg). Lehrbuch der Anaesthesiologie. Springer, Berlin Heidelberg, S 639–660

159. Tarnow J et al. (1975) Die Wirkung von Ethrane auf die Hämodynamik und die Sauerstoffversorgung des Myocards im Vergleich zu Halothane. In: Bergmann H, Blauhut B (Hrsg) Respiration Zirkulation Herzchirurgie. Springer, Berlin Heidelberg New York, S 127–133
160. Spencer FC et al. (1959) Use of mechanical respirator in the management of respiratory insufficieny following trauma or operation for cardiac or pulmonary disease. J Thoracic Cardiovas Surg 38: 758–770
161. Ganapathy S et al. (1999) Thoracic epidural analgesia (TEA) increases graft flow and reduces cortisol release in minimally invasive coronary bypass surgery (MIDCAB). Anesthesiology 91: A3–A130
162. Kessler P et al. (2002) Koronare Bypass-Operation mit kompletter medianer Sternotomie am wachen Patienten in hoher thorakaler Periduralanästhesie. Anaesthesist 51: 533–538
163. Stanley TH, Webster RL (1978) Anesthetic requirements and cardiovascular effects of fentanyl-oxygen and fentanyl-diazepam anesthesia in man. Anesth Analg 5: 411–416
164. Silbert BS et al. (1998) Early extubation following coronary artery bypass surgery: a prospective randomized controlled trial. The Fast Track Cardiac Care Team. Chest 113: 1481–1488
165. Pasch T, Spahn DR (2001) Herzkreislauffunktion. In: Kochs E, Krier C, Buzello W, Adams HA (Hrsg) Anästhesiologie. Thieme, Stuttgart, S 480–488
166. Mannebach H (1988) Hundert Jahre Herzgeschichte. Entwicklung der Kardiologie 1887–1987. Springer, Berlin Heidelberg New York
167. Benad G, Hafemeister G (1966) Anaesthesiologische Probleme bei der Implantation von elektrischen Schrittmachern. Anaesthesist 15: 263–268
168. Pulver KG, Schmitz T (1965) Anaesthesieprobleme bei Operationen zur Behandlung von AV-Überleitungsstörungen durch Implantation eines künstlichen Schrittmachers. Anaesthesist 14: 65–68
169. Glickson M, Friedman PA (2001) The implantable cardioverter defibrillator. Lancet 357: 1107–1117
170. Low JE (1997) Arrythmia surgery: then and now. PACE 20: 585–599
171. White JC et al. (1942) Changes in brain volume during anesthesia. The effects of anoxia and hypercapnia. Arch Surg 44: 1–21
172. Schostock P (1954) Die rektale Narkose. In: Frey R, Hügin W, Mayrhofer O (Hrsg) Lehrbuch der Anaesthesiologie. Springer, Berlin Heidelberg, S 369–391
173. Kety SS, Smith CF (1946) The effect of active and passive hyperventilation on cerebral blood flow, cerebral oxygen consumption, cardiac output, and blood pressure of normal young men. J Clin Invest 25: 107–119
174. Furness D (1957) Controlled respiration in neurosurgery. Br J Anaesth 29: 415–418
175. Jennet WB et al. (1967) The effect of halothane on intracranial pressure in cerebral tumors: J Neurosurg 26: 270–274
176. Michenfelder JD (1989) The 27th Rovenstine Lecture. Neuroanesthesia and the achievement of professional respect. Anesthesiology 70: 695–701
177. Gött U (1966) Selektive Hirnkühlung. Anaesthesist 15: 372–375
178. Meyer SA (1995) Intensive care management of subarachnoid hemorrhage. Curr Opin Anesth 8: 139–144
179. Beschluss des Engeren Präsidiums der DGAI (1981) Monitoring bei neurochirurgischen Operationen in sitzender oder halbsitzender Position. Anästh Intensivmed 36: 73–76
180. Maynard D et al. (1969) Device for continuous monitoring of cerebral activity in resuscitated patients. Br Med J II: 545–546
181. Hosemann H (1951) Die Schmerzlinderung unter der Geburt. Med Klin 46: 70–74
182. Ahrens P, Braun U (1998) The Göttinger model – a trichchlorethylene-vaporizer. In: Schulte am Esch J, Goerig M (eds). Proceedings of the Fourth International Symposium on the History of Anaesthesia. DrägerDruck, Lübeck, S 549–551
183. Fauvet E (1951) Schmerzlinderung unter der Geburt. Z Geburtsh Gynäkol 135: 149–169
184. Imholz G (1949) Wehennarkose mit einem neuen lungenautomatisch gesteuerten Lachgasnarkosegerät. Dtsch med Wochenschr 42: 1277–1278
185. Jaschke T von (1930) Die Lumbalanästhesie – das beste Anästhesieverfahren in der Gynäkologie. Schmerz Narkose Anaesthesie 4: 3–7
186. Wendl KH (1958) Die epiduralen Leitungsanästhesien zur Schmerzausschaltung in der Geburtshilfe. (Bericht über 1000 Fälle). Anaesthesist 7: 301–303
187. Strasser K (1980) Lumbale Periduralanästhesie in der Geburtshilfe. Urban & Schwarzenberg, München Berlin Baltimore
188. Hawkins JL et al. (1997) Anesthesia related deaths during obstetric delivery in the United States, 1979–1990. Anesthesiology 86: 277–284
189. Morgan BM (1995) „Walking" epidurals in labour. Anaesthesia 50: 839–840
190. Taeger K (1993) Minimal invasive operative Eingriffe. Geeignete Anästhesieverfahren. Anästh Intensivmed 34: 195–198
191. Beecher HK (1968) A definition of irreversible coma. Report of the ad hoc committee of the Harvard Medical School to examine the definition of brain death. JAMA 205: 337–340
192. Linder F et al. (1968) Todeszeichen und Todesbestimmung. Chirurg 39: 196–197
193. Vilmar K, Bachmann KD (1997) Stellungnahme des Wissenschaftlichen Beirates der Bundesärztekammer. Kriterien des Hirntodes. Entscheidungshilfen zur Feststellung des Hirntodes. Dtsch Ärztebl 19: 1296–1303
194. Bornscheuer A et al. (2001) Transplantierte Patienten. In: Kochs E, Krier C, Buzello W, Adams HA (Hrsg) Anästhesiologie. Thieme, Stuttgart
195. Adams WE (1970) Probleme der Organtransplantation. Anaesthesist 19: 57–60
196. Ozinsky J (1967) Cardiac transplantation – the anaesthetists view. A case report. S Afr Med J 41: 1268–1270
197. Schmidt ER, Toric M (1990) Anästhesiologische Probleme bei Herztransplantation. Ther Umschau 472: 122–128
198. Starzl TE, Demetris AJ (1990) Liver Transplantation: a 31 year experience, part I. Curr Probl Surg 27: 119–129
199. Broelsch C et al. (1994) Living donor for liver transplantation. Hepatology 20: 49–55
200. Pichlmayr R et al. (1988) Transplantation einer Spenderleber auf zwei Empfänger – eine neue Methode in der Weiterentwicklung der Lebersegmenttransplantation. Langenbecks Arch Klin Chir 373: 127–130
201. Persijn GG, Cohen B (2000) Eurotransplant International Foundation. Annual Report 2000
202. Scholz J et al. (1995) Anesthesia for liver transplantation with reduzed size organs. Current Opinion in Anesthesiology 8: 500–507
203. Schulte am Esch J, Pothmann W (2001) Lebertransplantation. In: Kochs E, Krier C, Buello W, Adams HA (Hrsg) Anästhesiologie. Thieme, Stuttgart, S 1245–1257
204. Persijn GG, Cohen B (2000) Eurotransplant International Foundation. Annual Report 2000
205. Pasch T (2000) Anästhesiologie. In: Regierungsrat des Kantons Zürich (Hrsg) Zürcher Spitalgeschichte, Bd 3. S 623–638
206. Dudziak R (1981) Nebenwirkungen von flüchtigen Anästhetika auf das Anästhesiepersonal unter besonderer Berücksichtigung des Mutterschutzgesetzes. Anästh Intensivmed 4: 81–92
207. McMechan FH (1922) Obituary. Curr Res Anesth Analg 1: 18

208. Vaisman AI (1967) Work in surgical theatres and its influence on the health of anesthesiologists. Eksp Khir Anaestheziol 3: 430–437
209. Nunn JF (1987) Clinical aspects of interaction between nitrous oxide and vitamin B_{12}. Br J Anaesth 59: 3–13
210. Amt für Arbeitsschutz Freie und Hansestadt Hamburg (1996) Merkblatt für den Umgang mit Narkosegasen
211. Henschel WF, Lehmann C (1975) Schädigung des Anästhesie-Personals durch Narkose-Gase und -Dämpfe. Springer, Berlin Heidelberg New York
212. Reiz G et al. (1980) The double mask – a local scavening system for anaesthetic gases and volatile agents. Act Anaesth Scand 30: 260–265
213. Derting F, Bovenkamp U (1981) Studie zur Verbesserung der Sicherheit von Beatmungs- und Narkosengeräte. Idis, Bielefeld
214. Beschluss des Engeren Präsidiums der DGAI (1981) Empfehlung zur Sicherheit medizinisch-technischer Geräte beim Einsatz in der Anästhesiologie. Anästh Intensivmed 22: 303–308
215. Prüssner P (1999/2000) Medizinprodukterecht. Referat G2/AS 205 Medizinprodukte
216. Beschluss des Engeren Präsidiums der DGAI (1989) Qualitätssicherung in der Anästhesiologie. Anästh Intensivmed 30: 307–314
217. Beschluss des Engeren Präsidiums der DGAI (1999) Modifikation des Kerndatensatzes Anästhesie. Anästh Intensivmed 40: 649–658
218. Caplan RA et al. (1990) Adverse respiratory events in anesthesia: a closed claims analysis. Anesthesiology 72: 828–833
219. Larsen R (2002) Anästhesie. Urban & Fischer, München Jena
220. Heck M, Fresenius M (1999) Repetitorium Anästhesiologie. Springer, Berlin Heidelberg New York, S 571–572
221. Böhrer H (2001) Komplikationen und Sicherheitsaspekte: Allgemeine Aspekte und Definitionen. In: Kochs E, Krier C, Buzello W, Adams HA (Hrsg) Anästhesiologie. Thieme, Stuttgart, S 1430–1432
222. Schulte-Steinberg O (1967) Ein Patientenfragebogen für den Anästhesisten. Anaesthesist 16: 109–111
223. Weißauer W (1978) Das Konzept des Aufklärungs- und Anamnesebogens aus rechtlicher Sicht. Anästh Inform 19: 245–246
224. Weißauer W (1981) Zur Neufassung des Aufklärungs- und Anamnesebogens. Anästh Intensivmed 2:52–52
225. Weißauer W (1994) Neue Aufklärungs- und Anamnesebögen – Anpassung an die medizinische und forsensische Entwicklung. Anästh Intensivmed 35: 253–255
226. Henke W (1975) Schriftliche Patienteninformation. In: Rügheimer E (Hrsg) Deutsche Gesellschaft für Anaesthesie und Wiederbelebung, Kongressbericht, Jahrestagung 1974. Perimed, Erlangen, S 211–215
227. Clade H (2002) Pflegeversicherung: Handlungsbedarf. Dtsch Ärztebl 99: A-1325
228. Statistisches Bundesamt (2002) Persönliche Mitteilung, Korrespondenz vom April 2002
229. Alon E, Schüpfer G (1999) Operationssaal-Management. Anaesthesist 48: 689–697

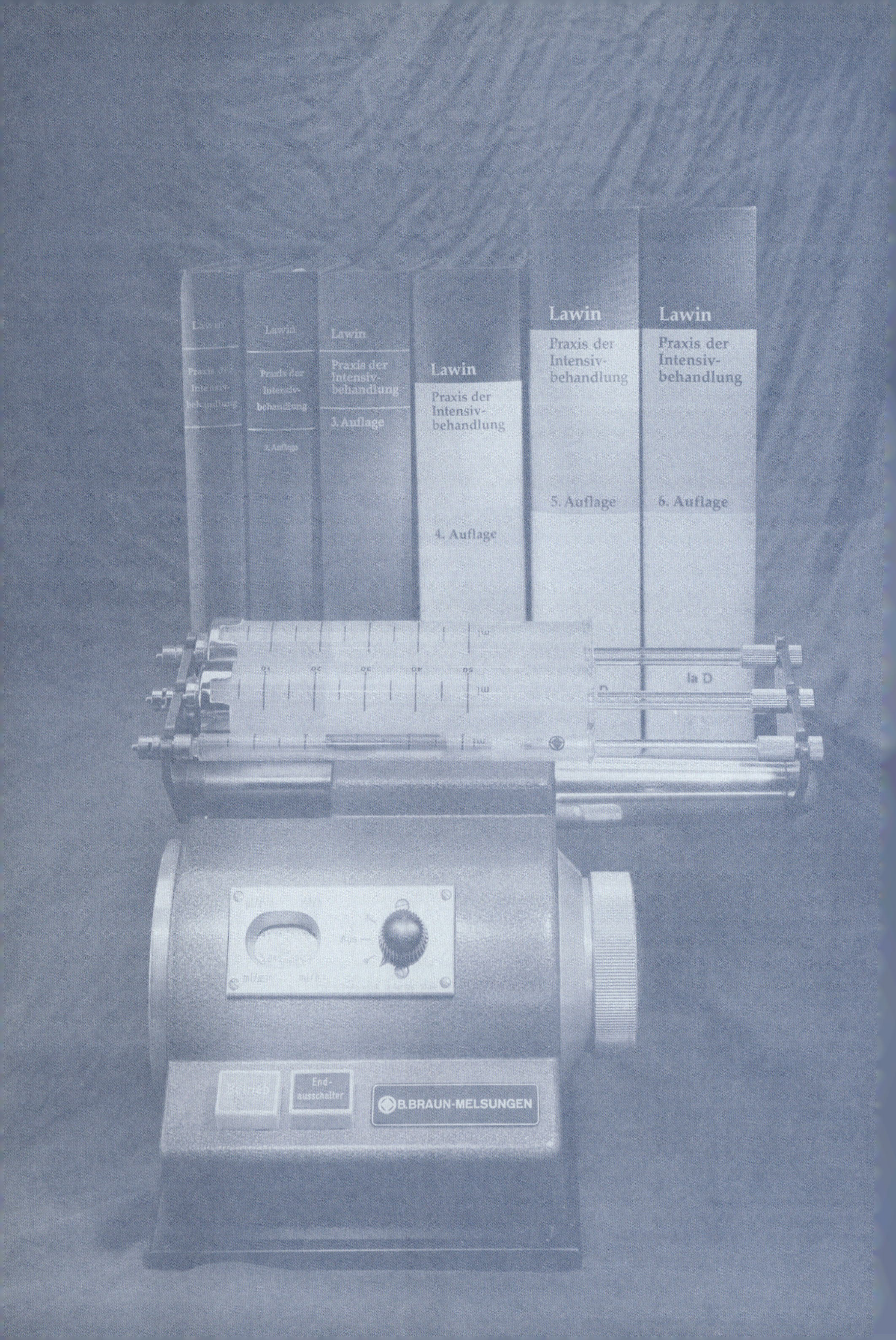
Lawin
Praxis der Intensiv-behandlung
3. Auflage
Lawin
Praxis der Intensiv-behandlung
4. Auflage
Lawin
Praxis der Intensiv-behandlung
5. Auflage
Lawin
Praxis der Intensiv-behandlung
6. Auflage
End-ausschalter
B.BRAUN-MELSUNGEN

3.2 Intensivmedizin

3.2.1 Die Entwicklung der Intensivmedizin im Rahmen der Anästhesiologie in der Bundesrepublik Deutschland [1]

P. Lawin (†), H.W. Opderbecke

Einleitung

Kaum ein klinischer Bereich hat in den vergangenen Jahrzehnten die moderne Medizin tiefgreifender beeinflusst als die Intensivtherapie. Durch die Entwicklung intensivmedizinischer Behandlungsverfahren zur Wiederherstellung und Aufrechterhaltung gestörter Vitalfunktionen wurden die Möglichkeiten insbesondere der operativen Medizin außerordentlich stark erweitert. Darüber hinaus sind durch sie neue ethische und rechtliche Fragen aufgeworfen worden wie die nach der Todeszeitbestimmung, nach den Grenzen der ärztlichen Behandlungspflicht und, damit im Zusammenhang stehend, medikolegale Fragen zu den Problemen der Sterbehilfe. Schließlich hat die Intensivmedizin durch ihren fachübergreifenden Charakter zu neuen Organisationsformen an den Krankenhäusern in Form interdisziplinärer Betteneinheiten geführt. Nicht zuletzt gaben ihre Anforderungen an die Qualifikation des Intensivpflegepersonals den ersten Anstoß zu einer berufsbegleitenden fachlichen Weiterbildung der Krankenpflegekräfte in Analogie zur ärztlichen Weiterbildung.

Dabei schlug die Entwicklung in der Bundesrepublik Deutschland teilweise eine gegenüber der internationalen Situation abweichende Richtung ein. So ist bei uns, bedingt durch Besonderheiten der Ärztlichen Berufsordnung, kein eigenständiges Fach „Intensivmedizin" entstanden, und es gibt weder einen „Facharzt für Intensivmedizin" noch eine „Deutsche Gesellschaft für Intensivmedizin", vergleichbar mit den vorhandenen, eine Disziplin repräsentierenden wissenschaftlich-medizinischen Fachgesellschaften. Statt dessen ergab sich schon frühzeitig eine Strukturierung in die drei Teilbereiche konservativ-internistische, operativ-anästhesiologische und pädiatrisch-neonatologische Intensivmedizin; sie bewirkte, dass die Intensivmedizin die Verbindung zu den zugehörigen Fachgebieten nicht verloren hat. Ein Ausdruck dieser Struktur ist die Gründung der „Deutschen Interdisziplinären Vereinigung für Intensiv- und Notfallmedizin" (DIVI), die nur eine korporative Mitgliedschaft von der Intensivmedizin nahestehenden Fachgesellschaften und Berufsverbänden kennt und die sich seit nunmehr 25 Jahren durch effektive und harmonische interdisziplinäre Zusammenarbeit auszeichnet.

Diese Entwicklung, die zu dem derzeitigen, wie wir glauben, positiv zu beurteilenden Stand der Dinge geführt hat, umfasst einen Zeitraum von nunmehr rund 50 Jahren. Sie ist maßgeblich von der Deutschen Gesellschaft für Anästhesiologie und Intensivmedizin (DGAI) geprägt worden.

Erste Entwicklungstendenzen

Nach Ende des 2. Weltkrieges war die einst führende deutsche Medizin durch ihre jahrelange Isolation im Vergleich zum internationalen, insbesondere angloamerikanischen Standard in einen erheblichen Rückstand geraten. Das betraf v. a. die Chirurgie. Ursache war u. a. das anachronistische Niveau der Narkosetechnik. Wie seit Jahrzehnten üblich, wurde die Narkose an deutschen Kliniken in der Regel Pflegekräften oder jungen, unerfahrenen Assistenzärzten übertragen. Die vorherrschende Technik war nach wie vor die Äthertropfnarkose, wenn auch mit verschiedenen Modifikationen ihrer Einleitung. Die Überwachung und Aufrechterhaltung der vitalen Funktionen während des Eingriffs wurde gegenüber dem Betäubungsverfahren gröblichst vernachlässigt. Diese gravierenden Mängel machten sich insbesondere bemerkbar, als es galt, die Defizite in der Thoraxchirurgie auszugleichen.

Man war nun genötigt, die im angloamerikanischen Raum längst gebräuchliche Intubationsnarkose einzuführen, um ohne Zeitdruck am offenen Thorax operieren zu können. Retrospektiv ist es als tragisch zu bezeichnen, dass es ein deutscher Arzt, der Kasseler Chirurg Franz Kuhn, gewesen war, der als erster die Bedeutung der Intubationstechnik erkannt und zu Narkosezwecken angewandt hatte [48–50]. Das von ihm entwickelte Verfahren konnte sich seinerzeit bekanntlich nicht gegenüber dem Druckdifferenzverfahren Sauerbruchs durchsetzen [90, 91].

Wollte also nach Kriegsende die deutsche Chirurgie ihren Anschluss an die internationale Entwicklung zurückgewinnen, musste sie wohl oder übel alte Gewohnheiten über Bord werfen und die Einführung dieser modernen Narkoseverfahren fördern. Damit war aber zwangsläufig die Spezialisierung fachlich eigenständiger Narkoseärzte verbunden. Die hierüber geführten schwierigen und teilweise kontrovers verlaufenden Verhandlungen zwischen der Deutschen Gesellschaft für Chirurgie und der im Frühjahr 1953 gegründeten Deutschen Gesellschaft für Anaesthesie (DGA) sind von Bräutigam in einem ausführlichen medizinhistorischen Beitrag dargestellt worden [19].

Mit dem Tätigwerden eigenverantwortlicher ärztlicher Anästhesisten war verbunden, dass diese nicht nur wie früher die Narkoseschwester für die Betäubung und Schmerzausschaltung zuständig waren, sondern dem Operateur nun auch die Sorge um die Überwachung und Aufrechterhaltung der vitalen Funktionen abnahmen. Je ausgedehnter und belastender die Operationen nicht zuletzt durch den Einsatz der neuen Intubationsnarkose wurden, desto stärker trat diese Aufgabe gegenüber dem eigentlichen Betäubungsverfahren in den Vordergrund.

Damit gewann zugleich auch die postoperative Patientenversorgung an Bedeutung, insbesondere eine kontinuierliche Überwachung und ein adäquater Flüssigkeitsersatz. Es zeigte sich bald, dass eine solche Versorgung angesichts beschränkter personeller und apparativer Ressourcen optimal nur durch eine Zentralisierung Schweroperierter auf speziellen Betteneinheiten zu realisieren war. Dabei erinnerte man sich daran, dass bereits vor dem 2. Weltkrieg die Chirurgen Kirschner [44] und Sauerbruch zu diesem Zweck derartige „Wachstationen" in ihren Kliniken eingerichtet hatten.

Ein weiteres Vorbild waren internistische Beatmungsstationen, die Ende der 1940er- und Anfang der 50er-Jahre insbesondere in Skandinavien und Deutschland entstanden, um ateminsuffiziente Poliomyelitis-Patienten künstlich zu beatmen. Diese erste Entwicklungsstufe, die in Analogie zu den operativen Intensiveinheiten schließlich zur Bildung konservativ-internistischer Intensiveinheiten geführt hat, ist eng mit den Namen der Hamburger Internisten Aschenbrenner und Dönhardt verbunden, die unter den damaligen äußerst beschränkten Verhältnissen eine großartige Pioniertat vollbracht haben [12, 13, 26].

Im operativen Bereich entstanden die ersten derartigen Betteneinheiten als fachgebundene chirurgische „Wachstationen". Hinsichtlich der ärztlichen Betreuung lag es nahe, dem Anästhesisten die Verantwortung für die Überwachung und Aufrechterhaltung der vitalen Funktionen zuzuweisen, da er diese Aufgabe bereits intraoperativ wahrzunehmen hatte. So ergab sich nahezu zwanglos, dass die interdisziplinäre Zusammenarbeit im Operationssaal auf der Wachstation kontinuierlich fortgeführt wurde. Zuständigkeitsprobleme gab es dabei zunächst kaum, da der Anästhesist in den Anfangszeiten dieser Entwicklung zwar bereits fachlich weitgehend eigenständig war, aber innerhalb der Klinikhierarchie noch keine gleichberechtigte, selbstständige Position innehatte; er befand sich vielmehr meist in der Stellung eines Funktionsoberarztes und konnte sich allenfalls „Leiter der Anästhesie-Abteilung der chirurgischen Klinik" nennen.

Die apparative Ausstattung dieser ersten in den 50er-Jahren an einzelnen Krankenhäusern eingerichteten Wachstationen war bescheiden, aus heutiger Sicht geradezu primitiv. EKG-Monitore im modernen Sinne gab es noch nicht; mangels einer zentralen Gasversorgung standen Sauerstoff-Flaschen an den Betten, die ständig ausgewechselt werden mussten; Saugdrainagen wurden durch Wasserstrahlpumpen in Betrieb gehalten, und die Kreislaufüberwachung erfolgte alleine durch engmaschige manuelle Blutdruckmessung. Allerdings waren diese Blutdruckkontrollen der erste Schritt, statt der üblichen „Fieberkurve" zeitgerasterte Tagesverlaufskurven einzuführen. Überflüssig zu erwähnen, dass es anfangs auch keine Einmal-Infusionssets und kaum differenzierte Infusionslösungen gab.

Von der perioperativen Pathophysiologie chirurgischer Eingriffe war kaum etwas bekannt. Letale Verläufe nach schweren Operationen wurden als schicksalhaft angesehen. Die Behandlung der 1953 von dem französischen Chirurgen Leriche [64] beschriebenen „Zweitkrankheit", „maladie postopératoire anatomique", mit der Störung des „milieu intérieur" war – verglichen mit den heutigen postoperativen Standardtherapien – noch weit davon entfernt, „gezielt" zu wirken.

Noch in den 1950er-Jahren fehlte es – aus heutiger Sicht – an fast allem Notwendigen, auch in der postoperativen Phase nach großen Abdominaloperationen. Aus eigener Erinnerung sei ein Verlauf (1958) geschildert:

> „Zur Überwachung eines Patienten nach totaler Kolektomie wegen Colitis ulcerosa wurde eine ärztliche Sitzwache angeordnet. Aber was konnte der – meist jüngste – Arzt überhaupt tun?
> Zur Aufrechterhaltung des Blutdrucks war bei diesem Patienten neben einer Infusion mit sog. physiologischer Kochsalzlösung ein Adrenalin-Tropf angelegt. Es galt, den Blutdruck zu kontrollieren und entsprechend den Adrenalin-Tropf zu „titrieren". Die Urinausscheidung des Patienten sistierte im Laufe der Nacht und der Patient verstarb am folgenden Morgen."

Lange Zeit gab es keine auf Katabolismus und Energieumsatz adaptierten Infusionslösungen wie Glukose, Aminosäuren oder Fettemulsionen. Die Älteren können sich noch daran erinnern, wie nach Einführung einer systematischen Infusionstherapie die Strauß-Flügelkanüle von Kunststoffkanülen wie Braunüle oder Abbocath abgelöst wurde und wie oft durch Infusion höherprozentiger Lösungen eine Thrombophlebitis entstand. Dieses aus heutiger Sicht eher banale, damals aber gravierende Problem wurde erst durch die Technik des Kavakatheters gelöst, anfangs via V. basilica, später auch via V. subclavia oder jugularis [78]. Im Zusammenhang damit wurde seit Anfang 1960 der zentrale Venendruck zu einem wichtigen Überwachungsparameter für die Flüssigkeitsbilanzierung und Abschätzung des Füllungsdrucks des rechten Herzens [21]. Die langwierige Jagd auf die letzte Luftblase unter dem Dom des Statham-Elements für die intraarterielle Blutdruckmessung ist mit Einführung einfacher Druckübertragungssysteme Legende geworden. Der pulmonalarterielle Okklusionsdruck – der sog. Wedgedruck – erlaubt seit Einführung des Swan-Ganz-Katheters zusätzlich die Beurteilung des Funktionszustands des linken Herzens sowie ein parameterorientiertes Titrieren positiv inotroper Substanzen.

Diese anfänglichen gravierenden Defizite wurden abgelöst durch eine explosionsartige Entwicklung neuer therapeutischer Konzepte und eine Flut von Publikationen u. a. über parenterale Ernährung [2], Behandlung der Störungen des Säure-Basen-Haushalts und Substitution von Elektrolyten [55, 58]. Diese Themen waren für viele damals ein ergiebiges Forschungsfeld. Die Ergebnisse wurden zum eindeutigen Fortschritt und sind heute klinische Routine. Es waren überwiegend Anästhesisten, die die neuen Erkenntnisse in der Klinik einbrachten und damit den Chirurgen die Voraussetzungen schafften, erweiterte und neue Operationsmethoden anzuwenden.

Es war die Zeit, als Schock als pathophysiologisches Substrat [1] definiert wurde und man Erkenntnisse darüber gewann, dass unterschiedliche Noxen zu verschiedenen Schockformen und Verläufen, im Ergebnis aber immer zu einem Versagen der Mikrozirkulation [68] führen. Allgöwer und Burri führten den „praktikablen" Schockindex ein [10]. Die Nierenfunktion wurde Kriterium für das Ausmaß des Schocks, dafür wurde der Parameter „Harn-Zeit-Volumen" geprägt. Die Begriffe „Niere im Schock" und „Schockniere" ließen differenzieren zwischen noch reversiblem und irreversiblem Zustand [93, 96].

Die medizinische Entwicklung am Beispiel der Dauerbeatmung sowie der parenteralen Ernährung

Dauerbeatmung

Dennoch, Schocktherapie und Ausgleich metabolischer Störungen vermochten nicht alle Patienten zu retten. Immer häufiger war es nun die respiratorische Insuffizienz, an der gerade solche Patienten verstarben, die einen initialen Schockzustand oder die erste postoperative Phase überlebt hatten. Vor 40 Jahren war die Pneumonie die häufigste und gefährlichste postoperative Komplikation. Wir beendeten die Arztbriefe dann mit den Worten: **„Postoperativ erkrankte der Patient an einer Lungenentzündung, an deren Folgen er leider verstarb".**

Patienten, die hiervon betroffen waren, hatten einen friedlichen Tod. An Beatmung hat zu diesem Zeitpunkt – das war Ende der 50er-Jahre – noch niemand gedacht.

Wie in der Einleitung bereits erwähnt, hatten die ersten chirurgischen Wachstationen als „Frischoperiertenstationen" zunächst eher den Charakter von Intensivüberwachungseinheiten. Bald fanden in zunehmenden Maße auf diesen Stationen aber auch nichtoperative Fälle mit respiratorischer Insuffizienz unterschiedlicher Genese Aufnahme. Dabei handelte es sich insbesondere um schwere Tetanuserkrankungen, Patienten mit neurologischen Ausfällen oder auch Vergiftungen. Von internistischer Seite wurden bis dahin für die künstliche Beatmung Tankrespiratoren („Eiserne Lunge") eingesetzt, insbesondere im Rahmen von Atemlähmungen bei Poliomyelitis, eine unter den damaligen Verhältnissen durchaus erfolgreiche Behandlung, die in Deutschland mit den Namen der Hamburger Internisten Aschenbrenner und Dönhardt verbunden ist [13, 26].

Nach Einführung der endotrachealen Intubation und Überdruckbeatmung in die Narkosetechnik zeigte sich bald, dass dieses Verfahren auch zur Langzeitbeatmung ateminsuffizienter Patienten geeignet und der Behandlung mit der Eisernen Lunge weit überlegen war. Da es sich dabei primär um eine anästhesiologische Technik handelte, gewann der Anästhesist hierdurch eine unmittelbare Kompetenz in der Intensivbehandlung auch nichtoperativer Fälle. An Geräten standen ihm anfangs der skandinavische Engström-Respirator sowie der Poliomat und der Pulmomat des Drägerwerkes zur Verfügung. Diese Geräte wurden später weitgehend durch Bird- bzw. Bennett-Respiratoren und andere druckgesteuerte Konstruktionen aus den USA ersetzt.

Wenngleich dies der Beginn der Beatmungstherapie war, so dauerte es doch noch eine geraume Zeit, bis die Beziehung zwischen Sauerstoffangebot und -bedarf sowie Hämodynamik ins Therapiekonzept umgesetzt werden konnte.

Nach und nach erweiterte sich die Indikation zur kontrollierten Langzeitbeatmung auch auf primär pulmonal bedingte respiratorische Insuffizienzen [57, 60, 62]. Das ARDS („adult respiratory distress syndrome") erforderte allerdings eine verfeinerte, individuell variable Beatmungstechnik (PEEP, IMV, HFV u. a.). Dieser Notwendigkeit kamen neu entwickelte Respiratoren mit elektronischen Steuerungselementen entgegen. Erwähnt seien der Servoventilator 900 (Siemens) sowie der UV 1 und der UV 2 (Drägerwerk) [98]. Einen weiteren Fortschritt brachten Geräte für eine technisch vereinfachte Blutgasanalyse, die eine engmaschige Kontrolle der Beatmungstherapie erlaubten. Das erste derartige Gerät war der von Astrup entwickelte Analysator (Radiometer, Kopenhagen).

Die nicht selten mehrwöchige Dauer der Beatmung warf bald die Frage auf: Tracheotomie oder Langzeit-Intubation? Anfangs wurde bereits nach mehrtägiger Beatmung der Tracheotomie der Vorzug gegeben, insbesondere nachdem ein von Rügheimer entwickelter besonders flexibler Spiraltubus für diesen Zweck zur Verfügung stand. Später setzte sich mehr und mehr die prolongierte Intubation mit „Low-pressure-high-volume"-Manschettentuben durch, um narbige Trachealsstenosen als Spätkomplikation einer langdauernden Respiratortherapie zu vermeiden [88, 89].

Heute kann das Verfahren der kontrollierten oder assistierten Langzeitbeatmung pulmonaler oder extrapulmonaler respiratorischer Insuffizienzen als technisch weitgehend perfektioniert bezeichnet werden. Es ist eine Domäne des Anästhesisten geblieben, wenn selbstverständlich auch Internisten und Pädiater ebenso erfolgreich von ihm Gebrauch machen. In der notwendigen Kürze dieses kursorischen Überblicks können nicht alle Entwicklungsdetails dieser komplexen Therapie dargestellt werden. Eine ausführlichere Schilderung bietet der Beitrag von Hachenberg u. Pfeiffer als Folge 15 der Serie „Die geschichtliche Entwicklung der Intensivmedizin in Deutschland" [37].

Infusionstherapie und parenterale Ernährung

Mit der langfristigen Intensivbehandlung schwerstkranker ateminsuffizienter Patienten gewann auch eine bilanzierte i.v.-Infusionstherapie und parenterale Ernährung an Bedeutung. Bei der Vielseitigkeit der Problematik kann hier nur stichwortartig auf die verschiedenen Fragestellungen eingegangen werden: Die Auswahl von Zucker und Zuckerersatzstoffen wie Glukose, Fruktose, Sorbit, Xylit, die i.v.-Gabe von Alkohol und Fettemulsionen als Kalorieenträger und schließlich die Verwendung von Eiweißhydrolysaten und Aminosäuregemischen sowie deren optimale Zusammensetzung. Auch hier waren es Anästhesisten, die sich maßgeblich an der Diskussion beteiligt haben [2, 5, 9, 16, 17, 27, 28, 51, 97]. Ein Überblick über die historische Entwicklung der parenteralen Ernährung von C. Puchstein wurde als Folge 11 der Serie „Die geschichtliche Entwicklung der Intensivmedizin in Deutschland" publiziert [86].

Mit der langfristigen Infusionstherapie, insbesondere mit der Gabe hyperosmolarer Lösungen, musste auch das Problem der infusionsbedingten Thrombophlebitis als limitierender Faktor gelöst werden. Dies gelang durch die Entwicklung strikter Anwendungskriterien, die die Komplikationsrate zentraler Venenkatheter (Kavakatheter) auf ein vertretbares Maß senkten und damit die Voraussetzungen für eine breite Anwendung dieser Infusionstechnik schufen [22, 36, 77, 78].

In dem vorgegebenen Rahmen können nur diese beiden Teilbereiche der Intensivtherapie beispielhaft herausgehoben werden, da gerade die Kapitel Beatmung sowie Infusionstherapie und parenterale Ernährung von deutschen Anästhesisten bearbeitet und weiterentwickelt worden sind. Selbstverständlich gibt es weitere intensivmedizinische Verfahren von ebenso großer Bedeutung, so z. B. das EKG-Monitoring, die Nierenersatztherapie, die speziellen Methoden der neonatologischen Intensivmedizin u. a. Nicht unerwähnt bleiben dürfen darüber hinaus die komplexen Themenfelder Schock und Sepsis, deren wissenschaftliche Bearbeitung immer schon eine gemeinsame interdisziplinäre Aufgabe aller Intensivmediziner unter Einschluss auch der Chirurgen gewesen ist.

Veröffentlichungen

Die ersten intensivmedizinischen Erfahrungsberichte im deutschsprachigen Schrifttum nach dem 2. Weltkrieg stammen aus der Wiener Chirurgischen Universitätsklinik und sind mit den Namen P. Fuchsig, R. Kucher, O. Mayrhofer und K. Steinbereithner verbunden [32, 33, 46, 65]. Im Jahr 1959 schilderten H. Franke und H.W. Opderbecke, Nürnberg, ihre chirurgisch-anästhesiologische Zusammenarbeit auf einer chirurgischen Wachstation [31]. P. Lawin, Hamburg, berichtete 1964 über die „Neuorganisation einer Anästhesie-Abteilung mit Wachstation in einem alten Krankenhaus", der ersten Anästhesie-Abteilung in Deutschland, der eine interdisziplinäre Bettenstation offiziell angeschlossen war [52]. Weitere Themenbeiträge von Anästhesisten und Chirurgen folgten [11, 30, 41, 47, 53, 66, 79, 83, 92, 104]. Wertvolle Anregungen zum Konzept einer zentralisierten postoperativen Versorgung kamen von skandinavischen Autoren in Anbetracht des damaligen Vorsprungs dieser Länder [14, 42, 100]. Besondere Verdienste haben sich mit ihren Publikationen und Vorträgen in Deutschland die skandinavischen Anästhesisten M. Holmdahl, Uppsala, und H. Poulsen, Aarhus [39, 84, 85] erworben. Rückblickende Darstellungen dieser anfänglichen Entwicklungsphase stammen von P. Lawin [56] und K. Wiemers [105].

Einen gewissen Abschluss in der Literatur fand diese erste Entwicklungsphase mit dem 1968 von P. Lawin herausgegebenen Lehrbuch **Praxis der Intensivbehandlung**, in dessen 2. Auflage 1971 ein von Lawin und Opderbecke verfasstes Kapitel „Die Organisation der Intensivbehandlung" aufgenommen und bis zur 6. Auflage 1994 fortgeschrieben wurde [59].

Parallel zu diesen Veröffentlichungen über Organisationsstrukturen, Bau, Einrichtung und Betrieb von Intensiveinheiten erschienen zahlreiche medizin-wissenschaftliche Publikationen über intensivtherapeutische Fragestellungen. Der Umfang dieser Literatur ist heute kaum noch überschaubar. Im Rahmen unseres Beitrages können daher nur die wichtigsten Bücher, Schriftenreihen und Zeitschriften aufgeführt werden, die im deutschen Sprachraum erschienen sind und sich aus anästhesiologischer Sicht mit intensivmedizinischen Themen befassen:

Bücher (in chronologischer Reihenfolge)

- [1]1957: K. Wiemers, E. Kern, [2]1969: K. Wiemers, E. Kern, M. Günther, H. Burchardi *Postoperative Frühkomplikationen*. Thieme, Stuttgart New York
- [1]1968, [6]1994: P. Lawin (Hrsg) *Praxis der Intensivbehandlung*. Ausgaben in italienscher und spanischer Sprache. Thieme, Stuttgart New York
- 1971: P. Satter, R. Dudziak *Frischoperiertenstation und Intensivpflege*. Barth, Heidelberg München
- [1]1972: H. Kucher, K. Steinbereithner (Hrsg) *Intensivstation, -pflege, -therapie*. [2]1984: Steinbereithner K, Bergmann H (Hrsg) Thieme, Stuttgart New York
- [3]1972: R. Frey, W. Hügin, O. Mayrhofer (Hrsg) *Lehrbuch der Anästhesiologie, Reanimation und Intensivtherapie*. Springer, Berlin Heidelberg New York. [7]1995: H. Benzer, H. Burchardi, R. Larsen, P.M. Suter (Hrsg); umbenannt in: *Lehrbuch der Anästhesiologie und Intensivmedizin*. Springer, Berlin Heidelberg New York
- [1]1977: G. Glatz (Hrsg) *Anästhesie und Intensivmedizin*. Bibliomed, Medizinische Verlagsgesellschaft. [3]1989: R. Scherer, C. Schöngart (Hrsg) *Anästhesie und Intensivmedizin* Bibliomed, Med. Verlagsgesellschaft
- [1]1989, [2]1992: W.F. List, P.M. Oswald (Hrsg) *Intensivmedizinische Praxis*. Springer, Berlin Heidelberg New York
- 1993: K.D. Neander, G. Meyer, H. Friesacher *Handbuch der Intensivpflege*. Ecomed, Landsberg/Lech

▼

Schriftenreihen

1. „Anaesthesiologie und Wiederbelebung" gegründet 1965; R. Frey, F. Kern, O. Mayrhofer (Gründungsherausgeber); umbenannt in „Anaesthesiologie und Intensivmedizin". Springer, Berlin Heidelberg New York
2. INA-Intensivmedizin-Notfallmedizin-Anästhesiologie, P. Lawin, V. v. Loewenich, H.P. Schuster, H. Stoeckel, V. Zumtobel (Gründungsherausgeber, gegründet 1977). Thieme, Stuttgart New York
3. Klinische Anästhesiologie und Intensivtherapie, F.W. Ahnefeld, C. Burri, W. Dick, M. Halmágyi (Gründungsherausgeber, gegründet 1974). Springer, Berlin Heidelberg New York

Zeitschriften (in chronologischer Reihenfolge)

- *Der Anaesthesist*
  gegründet 1951. Gründungsherausgeber: R. Frey, W. Hügin, O. Mayrhofer; Hrsg. 1969–1997: A. Doenicke Hrsg. seit 1997: K. Peter; Springer, Berlin Heidelberg New York
- *Informationen*
  Hrsg.: Deutsche Gesellschaft für Anaesthesie und Berufsverband Deutscher Anästhesisten im Eigenverlag. Schriftleitung: C. Lehmann; umbenannt 1970 in *Anästhesiologische Informationen*, Hrsg. Deutsche Gesellschaft für Anaesthesie und Wiederbelebung (DGAW) und Berufsverband Deutscher Anästhesisten (BDA). Demeter, Gräfelfing bei München. Schriftleitung: H.W. Opderbecke bis 1994; umbenannt 1978 in *Anästhesiologie u. Intensivmedizin* Hrsg. DGAI und BDA. Perimed, Erlangen. Schriftleitung ab 1994 B. Landauer; ab 1996 Blackwell, Berlin Wien; seit 2002 DIOmed, Nürnberg. Schriftleitung: K. Taeger
- *Zeitschrift für Praktische Anästhesie und Wiederbelebung*
  gegründet 1965. Gründungsherausgeber: O. H. Just. Thieme, Stuttgart New York umbenannt 1974 in *„Praktische Anästhesie, Wiederbelebung und Intensivtherapie* Hrsg. O. H. Just; umbenannt 1991 in *„ains Anästhesiologie – Intensivmedizin – Notfallmedizin – Schmerztherapie* Hrsg. bis 1994: P. Lawin, H. Stoeckel; Hrsg. ab 1995 G. Hempelmann, J. Schulte am Esch, C. Krier
- *European Journal of Intensive Care Medicine*
  gegründet 1975. Gründungsherausgeber: H. Lutz, J. Kachaner, K. Peter, J. Tinker, G. Wolff; umbenannt ab Vol 3, 1997 in *Intensive Care Medicine.* Springer, Berlin Heidelberg New York

Konzepte zur Organisation und Eingliederung in die Struktur der Krankenhäuser

Die Vorteile einer zentralen Versorgung Frischoperierter war inzwischen so evident, dass nun auch andere operative Disziplinen den Anspruch erhoben, an diesen Einrichtungen zu partizipieren. Waren es zunächst nur vereinzelte, besonders komplikationsgefährdete Fälle, die neben chirurgischen Patienten auf den Wachstationen Aufnahme fanden, stellte sich hierdurch doch bald die Frage nach der ärztlichen Zuständigkeit und Verantwortung für diese „Gastpatienten", die schließlich auch die Frage nach der ärztlichen Leitung solcher zentraler Einheiten aufwarf.

Um diesen wachsenden intensivmedizinischen Bedürfnissen entgegenzukommen, war es an den Universitätskliniken meist möglich, bedarfsweise weitere fachgebundene Betteneinheiten einzurichten, zumal damals, wie bereits erwähnt, der technisch-apparative Aufwand noch vergleichsweise gering war. An den meisten Krankenhäusern dagegen erschien auch dieser Aufwand, v. a. in personeller Hinsicht, als zu groß, um jeder operativen Fachabteilung und darüber hinaus auch den Internisten eine eigene Wach- oder, wie es bald heißen sollte, Intensivstation zuzuordnen. Damit ergab sich die Notwendigkeit, fachübergreifende Betteneinheiten einzurichten und über ihre Organisationsstruktur und ärztliche Leitung nachzudenken.

Das Organ des Verbands der leitenden Krankenhausärzte Deutschlands **Der Krankenhausarzt** widmete 1967 zwei Sonderhefte der Entwicklung der Anästhesiologie. Beiden Heften ist ein Vorwort von M. Zindler, Düsseldorf, vorangestellt. Im Vorwort des ersten Heftes heißt es u. a.:

> „Als besonders segensreich hat sich gerade für die schwerstkranken Patienten erwiesen, dass sich die Tätigkeit des Anästhesisten über den Operationssaal hinaus auf Wach- und Frischoperierten-Stationen und Intensivbehandlungs-Stationen ausgebreitet hat. Viele Patienten, die sonst verloren gewesen wären, konnten dank der ständigen Überwachung und Betreuung und, falls nötig, mit maschineller Dauerbeatmung gerettet werden."

Neben anderen eher grundsätzlichen Beiträgen enthält das Heft Aufsätze über „Aufgaben und Erfahrungen einer Anästhesie-Abteilung an einem 340-Betten-Krankenhaus" (G. Weise, Hüttental-Weidenau) [101], „Aufgaben und Tätigkeit der Anästhesie-Abteilungen an einem mittleren Krankenhaus" (H.A. Berkel, Lüdenscheid) [15] und „Die Anästhesie-Abteilung an einem 1000-Betten-Krankenhaus" (M. Körner, Krefeld) [45]. Alle drei Autoren schildern nicht nur Aufgaben und Arbeitsbedingungen des Anästhesisten im Operationssaal, sondern auch in der operativen Intensivmedizin.

Das 2. Sonderheft der Zeitschrift **Der Krankenhausarzt** (5/1967) ist alleine der Organisation der operativen Intensivmedizin gewidmet. Im Vorwort zu diesem Heft differenziert Zindler bereits klar die unterschiedlichen Aufgaben von Aufwachraum, Wachstation und Intensivbehandlungseinheit auf der Grundlage einer in Vorbereitung befindlichen Entschließung der Deutschen Gesellschaft für Anästhesie und Wiederbelebung (DGAW) und erörtert die ärztlichen Zuständigkeiten unter besonderer Berücksichtigung der Rolle des Anästhesisten.

Der erste Beitrag dieses 2. Sonderheftes, von P. Lawin, Hamburg, verfasst, behandelt die „Intensivbehandlung im Großkrankenhaus". Neben grundsätzlichen Überlegungen zur Organisation der Intensivmedizin schildert er seine intensivmedizinischen Erfahrungen im alten Krankenhaus Hamburg-Altona; zugleich gibt er einen Ausblick auf die geplante Intensivpflegestation des damals im Bau befindlichen neuen Allgemeinen Krankenhauses Hamburg-Altona in Othmarschen [54]. Seine Ausführungen werden ergänzt durch einen Beitrag von C. Lehmann, München, über organisatorische und klinische Erfahrungen auf ihrer Intensivbehandlungsstation am damaligen Städtischen Krankenhaus rechts der Isar [61]. Nachfolgend berichten M.H. Holmdahl und W. Duvernoy, Uppsala, über eine bereits 15-jährige Erfahrung in der operativen Intensivmedizin in Schweden [39]. Die Autoren unterscheiden dabei zwischen Intensivbehandlung und -observation und machen grundsätzliche Angaben zur Organisation in Abhängigkeit von der Akutbettenzahl eines Krankenhauses, zum Personalbedarf und zum Bettenbedarf in der Intensivpflege für die einzelnen Fachgebiete. Abschließend erklären die Autoren, dass es sich in Schweden durchgesetzt habe, die administrative Leitung interdisziplinärer Intensiveinheiten dem Anästhesisten zu übertragen, wobei dieser die medizinische Verantwortung mit dem einweisenden Arzt teilt.

Die Serie des Sonderheftes wird abgeschlossen von W. Vogel und K. Wiemers, Freiburg: „Aufgaben und Funktion eines Instituts für Anästhesiologie" [99]; K.H. Bräutigam, Stuttgart: „Stellenplan einer Anästhesie-Abteilung" [18]; B. Haid/Innsbruck: „Planung eines Institutes für Anästhesiologie an einer Universität" [34] und H. Nolte und F.W. Ahnefeld, Mainz: „Die organisatorischen, personellen und materiellen Voraussetzungen zur modernen Wiederbelebung im Krankenhaus" [71].

Auch in diesen Beiträgen findet die Intensivmedizin als integraler Bestandteil des anästhesiologischen Aufgabenbereichs Berücksichtigung.

Am 01.07.1967 veranstalteten das Deutsche Krankenhausinstitut Düsseldorf (DKI) und der Verband der leitenden Krankenhausärzte Deutschlands in Düsseldorf ein Seminar „Intensivpflege und Intensivbehandlung". Drei der dort vorgetragenen Referate wurden ebenfalls in der Zeitschrift **Der Krankenhausarzt** publiziert [69, 106]. S. Eichhorn, Vorstandsmitglied des Deutschen Krankenhausinstituts, behandelte unter dem Thema „Organisation von Intensivbehandlung, Intensivüberwachung und Intensivpflege" den Fragenkomplex erstmalig aus betriebswirtschaftlicher Sicht [29]. Er stellt die traditionell nach Fachabteilungen strukturierten pflegerischen und ärztlichen Dienste an den deutschen Krankenhäusern den angloamerikanischen Strukturen gegenüber, die vorzugsweise nach der Pflegeintensität in Intensive Care Units, Intermediate Care Units und Self Care Units gegliedert seien. Die Entwicklung der Intensivmedizin mache es erforderlich, zumindest für diesen Bereich die Gliederung nach der Pflegeintensität auch an den deutschen Krankenhäusern zu übernehmen und hierfür fachübergreifende Betteneinheiten vorzusehen. Die bisher stark differierenden Angaben zum Betten- und Personalbedarf veranlassen auch Eichhorn, zwischen Intensivüberwachung und Intensivbehandlung zu unterscheiden. Daneben erwähnt er als eine weitere Funktionskategorie die postoperative Beobachtung im Aufwachraum.

Ausführlich geht der Autor auf die Frage der ärztlichen Zuständigkeit und Verantwortung ein. Hierzu führt er u. a. aus:

> „1. Die Zuständigkeit und damit auch die Hauptverantwortung für die Intensivbehandlung verbleiben bei den einzelnen Ärzten der einzelnen Fachdisziplinen.
>
> 2. Die Zuständigkeit und damit auch die Hauptverantwortung für die Intensivbehandlung gehen auf einen dafür zuständigen Spezialarzt über. Dabei wird gleichzeitig die Frage aufgeworfen, ob dies dann eine neue ärztliche Fachdisziplin ist oder aber, ob damit zumindest für diesen Bereich die klassische Gliederung nach Fachdisziplinen aufgegeben wird. Auch die Intensivüberwachung erfordert meistens ärztlicherseits das Zusammenwirken mehrerer Fachspezialisten. In der Regel aber wird hier die Verantwortung bei der jeweiligen Fachdisziplin verbleiben, die anderen Fachspezialisten treten meist nur helfend hinzu. Fließend wird im Bereich der operativen Überwachung der Übergang von der Verantwortung des Anästhesisten für die Aufwachphase und die des Chirurgen für die weitere Behandlung sein.
>
> Die Notwendigkeit, die Frage der ärztlichen Zuständigkeit klar zu regeln, besteht also in erster Linie im Bereich der Intensivbehandlung, weniger im Bereich der Intensivüberwachung, jedenfalls solange nicht, wie es nicht zu einer Auflösung der Fachabteilung kommt, so wie das z. B. in den USA bei konsequenter Verfolgung der Gedanken der Progressive Care der Fall ist. Es wird die Aufgabe der fachärztlichen Organisationen sein, in allen diesen Fragen baldmöglichst zu klaren Entscheidungen zu kommen".

Der Beitrag Eichhorns enthält weitere Ausführungen zur Organisationsstruktur in Abhängigkeit von der Krankenhausgröße, zum ärztlichen und pflegerischen Personalbedarf und Hinweise zu Bau, Einrichtung und Ausstattung von Intensivpflegeeinheiten. Auch aus heutiger Sicht kann diese umfassende Darstellung als erste grundsätzliche und für die weitere Entwicklung maßgebliche Publikation zu diesem Thema in der deutschen Fachliteratur bezeichnet werden.

Die weitere Entwicklung am Beispiel der städtischen Krankenhäuser Hamburgs

Als ein typisches Beispiel für die Entwicklung in den 60er-Jahren kann die seinerzeitige Situation in Hamburg gelten:

1956 übertrug der damalige Direktor der Chirurgischen Universitätsklinik Eppendorf, L. Zukschwerdt, dem damaligen Chirurgen und Anästhesisten K. Horatz die Leitung der Wachstation mit 27 Betten als Oberarzt. Alle in Ausbildung befindlichen Chirurgen und Anästhesisten mussten für ein Jahr dort arbeiten. Kaum jemand ahnte damals, wie befruchtend sich der hier herrschende Pioniergeist auf die Entwicklung der Intensivmedizin auswirken sollte.

Als P. Lawin im Herbst 1962 zum Chefarzt der neugegründeten Anästhesie-Abteilung am Allgemeinen Krankenhaus Altona in Hamburg gewählt worden war, wollte er ebenso wie im Universitäts-Krankenhaus Hamburg-Eppendorf über eine Wachstation als Pendant zur bereits bestehenden internistischen Beatmungseinheit verfügen. Der Dezernent des Ärztlichen Krankenhausdienstes der Gesundheitsbehörde der Freien und Hansestadt Hamburg, Dr. med. H. Nachtrab, ließ sich von diesem Konzept überzeugen, genehmigte die neuartige Organisationsform „Anästhesie-Abteilung mit Wachstation" und stellte die erforderlichen Mittel zur Verfügung. Am 02.01.1963 konnte die am 01.12.1962 gegründete Anästhesie-Abteilung die Station in Betrieb nehmen: Sie wurde in Deutschland eine der ersten interdisziplinären operativen Intensivstationen, die einer selbständigen Anästhesie-Abteilung angegliedert war.

Die Chefärzte der Anästhesie-Abteilungen an den anderen Allgemeinen Krankenhäusern in Hamburg hatten verständlicherweise nun die gleichen Wünsche, aber gleichzeitig wuchs der Widerstand der Chirurgen. Es war damals noch kaum vorstellbar, dass Anästhesisten über eigene Betten verfügen sollten, wo es sich doch in den Augen der Chirurgen um „ihre" Patienten handelte.

So lud – es muss 1964 gewesen sein – Nachtrab die chirurgischen Chefärzte Diebold vom AK St. Georg und Lichtenauer vom AK Harburg sowie die Chefärzte der Anästhesie-Abteilungen Bergmann vom AK St. Georg, Nüssgen vom AK Harburg und Lawin vom AK Altona zu einem Gespräch in die Hamburger Gesundheitsbehörde ein, um eine einvernehmliche Konzeption zu erzielen. Das war schwierig, denn die emotional vorgetragenen Einwände Diebolds verhinderten über lange Zeit eine sachgerechte Diskussion. Schließlich gelang – dank der aufgeschlossenen und verbindlichen Art Lichtenauers – doch die Einigung: Das von Nachtrab, der ein begeisterter Fürsprecher anästhesiologischer Vorstellungen geworden war, erarbeitete Konzept wurde in dieser Runde akzeptiert. Später, im Jahre 1968, publizierte Nachtrab in der „Zeitschrift für Praktische Anästhesie und Wiederbelebung" seine Auffassung und die inzwischen daraus gewonnen Erfahrungen [70]. Sein Resümee lautete:

> „Im kleineren und mittleren Krankenhaus wird nur eine solche Station vorhanden sein, die man zweckmäßigerweise dem Anästhesisten ärztlich-administrativ unterstellt. Im großen Krankenhaus um 1.000 Betten ergibt sich zwangsläufig ein operativer und ein konservativer Intensivbehandlungsbereich, letzterer dann zweckmäßigerweise unter internistischer Leitung. Auf diesen Stationen geschieht die Betreuung der Patienten im Team, d. h. das persönliche Arzt-Patienten-Verhältnis bleibt gewahrt. Der operierte Patient z. B. bleibt Patient des Chirurgen, der für alle aus der Nachbehandlung der Operation sich ergebenden Notwendigkeiten verantwortlich ist. Im Rahmen seiner Verantwortung bedient er sich des ärztlichen Personals dieser Abteilung.
> Der Anästhesist, der besondere Behandlungsmaßnahmen durchführt, wie z. B. Beatmung usw., ist im Rahmen dieser ihm obliegenden Maßnahmen verantwortlich. Er ist ferner im Rahmen der laufenden Betreuung für die sofortige Bekämpfung akuter lebensbedrohlicher Komplikationen zuständig. Derartige Intensivbehandlungsstationen bedürfen daher eines sofort innerhalb von Minuten einsetzbaren spezialisierten Ärztebereitschaftsteams, das die vitale Bedrohung wirksam bekämpfen kann.
> Diese Organisation ist ohne verantwortliche leitende ärztliche Persönlichkeit nicht denkbar. Es ist daher zweckmäßig, dem Anästhesisten im operativen Bereich bzw. einem Internisten im konservativen Bereich die ärztlich administrative Leitung derartiger Stationen zu übertragen. In Hamburg hat sich diese Konzeption bei allen bisher eingerichteten Intensivbehandlungsstationen eingespielt und bewährt".

Dieses Modell wurde für Hamburg, mit seinen 15.000 Betten Deutschlands größter Krankenhausträger, zur verbindlichen Organisationsform und auch deshalb wegweisend, weil es von der „Ständigen Konferenz der Leitenden Medizinalbeamten der Länder" als beispielhaft empfohlen wurde.

Erste Aktivitäten der DGA

Anfang der 60er-Jahre veranlasste die fortschreitende Entwicklung und die durch sie aufgeworfenen Fragen auch die DGA, sich mit der Problematik zu befassen. Diese sollte – damals noch nicht vorhersehbar – zu einem bis in die Gegenwart reichenden Dauerthema werden. Damals ging es bei den laufenden Verhandlungen mit der eigens zu diesem Zweck gebildeten „Narkosekommission" der Deutschen Gesellschaft für Chirurgie in erster Linie um die Anerkennung der Anästhesiologie als selbständiges Fachgebiet, um die ärztlichen Zuständigkeiten im Operationssaal und um die Vertretung des neuen Faches in Lehre und Forschung. Hinzu kam nun noch die Problematik, die – polemisch zugespitzt formuliert – in die Frage einmündete: „Wem gehört die Intensivmedizin?". Insbesondere die Entwicklung an den Krankenhäusern lief auf einen interdisziplinären Charakter der Intensivmedizin hinaus, wobei dem Anästhesisten eine Schlüsselposition zufiel. Die Deutsche Gesellschaft für Chirurgie hingegen wurde nicht müde, bis in die jüngste Zeit eine „chirurgische Intensivmedizin" zu postulieren.

Verfolgt man die Protokolle der Vorstandssitzungen der DGA dieser Jahre, so lässt sich feststellen, dass erstmalig auf der Vorstandssitzung am 29.10.1964 in Mainz unter dem Vorsitz des damaligen DGA-Präsidenten K. Wiemers, Freiburg, eingehender über Funktionen und Begriffsbestimmungen postoperativer Einheiten diskutiert worden ist. Zuvor hatte Wiemers in einem Schreiben vom 26.10.1964 an den seinerzeitigen Vorsitzenden der „Arbeitsgemeinschaft Wissenschaftlicher Medizinischer Fachgesellschaften" (AWMF), den Chirurgen Junghanns, Oldenburg, die folgenden Feststellungen getroffen.

> „Dem leitenden Anästhesisten unterstehen die Aufwachräume, in denen die Patienten nach der Operation bis zur stationären Weiterverlegung verbleiben (Recovery room). Die Wachstation (Frischoperierten- und Akut-Krankenstation) wird in enger Zusammenarbeit mit dem Anästhesisten in der Regel vom Chirurgen geleitet. Handelt es sich um eine zentrale Intensivpflege-Einheit, in der Patienten verschiedener Disziplinen betreut werden, so empfiehlt sich, die organisatorische Leitung dem Anästhesisten zu übertragen."

In dem Schreiben wird zugleich dem chirurgischen Einwand, der Anästhesist könne auf einer chirurgischen Wachstation schon deswegen keine Verantwortung übernehmen, weil seine Weiterbildung keine chirurgischen Pflichtzeiten mehr enthalte, mit dem Argument widersprochen, durch seine Tätigkeit im Operationssaal gewinne der Anästhesist genügend Einblicke in die chirurgische Tätigkeit. Während der Präsidentschaft von Wiemers konnten schließlich im November 1964 die jahrelangen Verhandlungen mit der Deutschen Gesellschaft für Chirurgie zu einem Abschluss gebracht und eine erste Vereinbarung „Richtlinien für die Stellung des leitenden Anästhesisten" abgeschlossen werden [107].

Hinsichtlich der postoperativen Patientenversorgung heißt es in den Richtlinien unter Punkt 6:

> „Dem leitenden Anästhesisten unterstehen die Aufwachräume, in denen die Patienten nach der Operation bis zur stationären Weiterverlegung verbleiben (Recovery room). Die Wachstation (Frischoperierten- und Akut-Krankenstation) wird in enger Zusammenarbeit mit dem Anästhesisten in der Regel vom Chirurgen geleitet. Werden auf der Wachstation zusätzlich noch die Aufgaben reiner Wiederbelebung (z. B. Beatmungspatienten) erfüllt, so ist die Übernahme dieses Teils durch den Anästhesisten zu empfehlen. Zur Unterstützung dieser Aufgaben hat sich die Zuteilung von Anästhesie-Schwestern bewährt."

Damit hatten die vorangehend von Wiemers entwickelten Vorstellungen fast wörtlich Eingang in die Vereinbarung gefunden.

Die weiteren Bemühungen der DGA konzentrierten sich darauf, die operative Intensivmedizin zu einem festen Bestandteil des Fachgebietes zu machen, ohne einen Ausschließlichkeitsanspruch zu erheben. Wie in der allgemeinen Politik hieß es damals auch für unsere Berufspolitik, auf das Unmögliche zu verzichten, um das Mögliche zu erreichen. Ein Ausschließlichkeitsanspruch hätte sämtliche anderen Disziplinen gegen uns aufgebracht und darüber hinaus im Gegensatz zu den Bestimmungen der Weiterbildungsordnung gestanden, die den Facharzt verpflichten, sich auf sein Fachgebiet zu beschränken.

Einen ersten Schritt in diese Richtung bedeutete die Umbenennung der DGA in „Deutsche Gesellschaft für Anaesthesie und Wiederbelebung" (DGAW). Sie wurde auf Antrag von M. Zindler, Düsseldorf, und K. Horatz, Hamburg, dem Nachfolger von K. Wiemers im Amt des Präsidenten, in der Vorstandssitzung am 21.04.1965 in München vorbereitet und auf der Mitgliederversammlung im September 1965 in Zürich beschlossen. Damit wurde die fachliche Zuständigkeit des Anästhesisten für die Notfallmedizin festgestellt, allerdings auch hier ohne einen Ausschließlichkeitsanspruch.

Erste Kontakte zur DKG

Ein weiterer Schritt waren die Bemühungen der DGAW um eine Kontaktaufnahme mit der Deutschen Krankenhausgesellschaft (DKG). Daraus resultierte eine erste Aussprache am 31.03.1967 in Düsseldorf.

Als Vertreter der DKG nahmen an der Besprechung teil: Prälat Mühlenbrock (Präsident), Landrat Adam (Hauptgeschäftsführer) und Wirtzbach (Geschäftsführer), von Seiten der Anästhesiologie Henschel (Präsident BDA), Lehmann (Schriftführerin DGAW/BDA), Opderbecke (Präsident DGAW) und Weißauer (Justitiar DGAW/BDA).

Die durch Mühlenbrock geprägte Gesprächsatmosphäre war überraschend verständnisvoll und entgegenkommend. Es wurden im Wesentlichen drei Themen besprochen: 1. Stellung des leitenden Anästhesisten am Krankenhaus, 2. Aufgaben des Anästhesisten im Aufwachraum, auf der Wachstation und im Intensivpflegezentrum und 3. Personalbedarfsfragen.

Der Deutsche Städtetag

Fast zur gleichen Zeit erklärte sich der Deutsche Städtetag, veranlasst durch einen Brief Opderbeckes, Nachfolger von K. Horatz als DGAW-Präsident, vom 27.2.1967, in einem Antwortschreiben vom 02.03.1967 bereit, Vertreter der

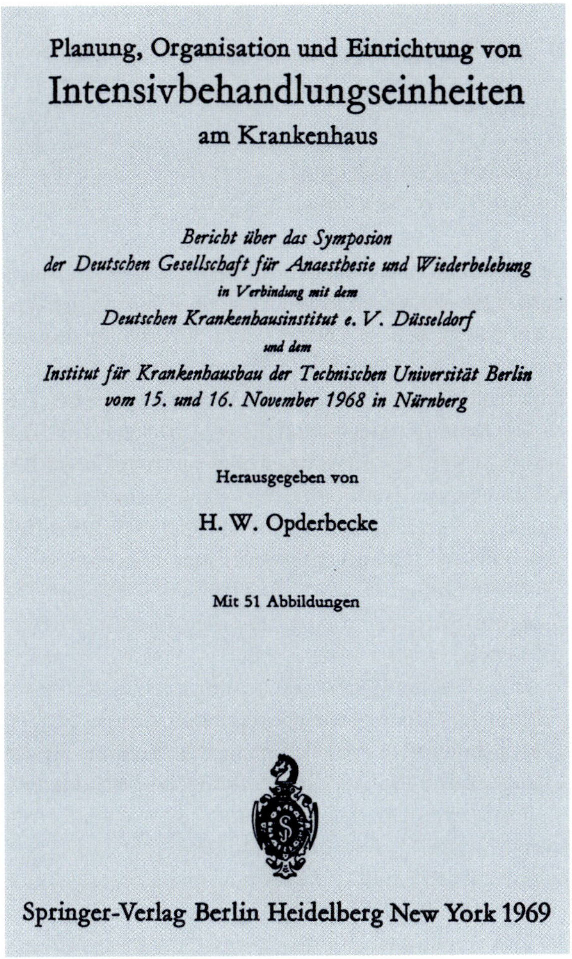

Planung, Organisation und Einrichtung von

Intensivbehandlungseinheiten

am Krankenhaus

Bericht über das Symposion
der Deutschen Gesellschaft für Anaesthesie und Wiederbelebung
in Verbindung mit dem
Deutschen Krankenhausinstitut e. V. Düsseldorf
und dem
Institut für Krankenhausbau der Technischen Universität Berlin
vom 15. und 16. November 1968 in Nürnberg

Herausgegeben von

H. W. Opderbecke

Mit 51 Abbildungen

Springer-Verlag Berlin Heidelberg New York 1969

Abb. 3.35. Deckblatt des Berichtes über das Symposium der Deutschen Gesellschaft für Anaesthesie und Wiederbelebung am 15. und 16. November 1968 in Nürnberg

DGAW zu Fragen der Organisation der Intensivmedizin an kommunalen Krankenhäusern anzuhören.

Diese Anhörung fand am 29.06.1967 im Münchner Rathaus statt. Anwesend waren die Mitglieder des Gesundheitsausschusses des Deutschen Städtetages und seines Arbeitskreises „Kommunales Krankenhaus“. Die DGAW wurde von Lehmann und Opderbecke vertreten. Nach dem Referat Opderbeckes war die Diskussion zunächst durch die Tatsache geprägt, dass es sich bei den diesen Gremien angehörenden beratenden Ärzten vorwiegend um Chirurgen und Internisten handelte, die mehrheitlich Bedenken gegen eine verantwortliche Tätigkeit des Anästhesisten auf Intensiveinheiten äußerten. Gegen diese Auffassung wandten sich insbesondere Nachtrab, Leitender Medizinaldirektor der Hamburger Gesundheitsbehörde, unter Hinweis auf die Städtischen Krankenhäuser Hamburgs [70] und der Stuttgarter Bürgermeister Matussek; dieser berichtete über positive Eindrücke von einem Besuch des Intensivbehandlungszentrums der Universität Wien, das von den Anästhesisten Kucher und Steinbereithner geleitet werde.

Diese Anhörung durch die zuständigen Gremien des Deutschen Städtetages fand ihren Niederschlag in einer „Empfehlung für die Einrichtung und den Betrieb von Intensivstationen“, die das Präsidium des Deutschen Städtetages allerdings erst am 20.12.1972 verabschieden konnte [119].

Eine erste Entschließung der DGAW

Spätestens diese Kontakte zur DKG und zum Deutschen Städtetag zeigten die Notwendigkeit auf, die bisherigen Vorstellungen zu den Organisationsstrukturen der inzwischen entstandenen intensivmedizinischen Einrichten Aufwachraum, Wachstation und Intensivbehandlungseinheit zu konkretisieren und die einzelnen Begriffe anhand ihrer Aufgabenstellung zu definieren, um zukünftig ein klares, in sich stimmiges Konzept vertreten zu können. Auf der Vorstandssitzung der DGAW am 30.03.1967 wurde beschlossen, ein solches Konzept zu erarbeiten, das auf der Vorstandssitzung der DGAW am 20.09.1967 in Salzburg als „Stellungnahme zur Organisation von Aufwachraum, Wachstation und der Intensivbehandlung am Krankenhaus“ abschließend beraten, verabschiedet und noch im gleichen Jahr publiziert wurde [108]. Sie brachte nun endlich Ordnung in die Vielfalt bisheriger Bezeichnungen wie Frischoperierten-Station, Überwachungsstation, Wachstation, Intensivpflegestation, Beatmungszentrum u. a. Das von Opderbecke inaugurierte Konzept sieht als Oberbegriff die Bezeichnung „Intensivmedizin“ vor, gegliedert in „Intensivbehandlung“ und „Intensivüberwachung“. Der Begriff „Intensivpflege“ umfasst lediglich die pflegerischen Aspekte der Intensivmedizin.

Das Nürnberger Symposium

Eine entscheidende Zäsur stellte ein Symposium dar, das Opderbecke zum Abschluss seiner Amtsperiode als DGAW-Präsident am 15. und 16.11.1968 in Nürnberg unter dem Titel „Planung, Organisation und Einrichtung von Intensivbehandlungseinheiten am Krankenhaus“ initiiert hatte (Abb. 3.35). Veranstalter waren neben der DGAW auch das Deutsche Krankenhausinstitut Düsseldorf (DKI) und das Institut für Krankenhausbau der Technischen Universität Berlin, wodurch die Tagung einen interdisziplinären Charakter erhielt.

Die Zahl der Referenten entsprach der Vielfalt der Themen. Neben zahlreichen deutschen Anästhesisten (F.W. Ahnefeld und M. Halmágyi, Mainz, H.A. Berkel, Lüdenscheid, P. Lawin, Hamburg, C. Lehmann, München, E. Rügheimer, Erlangen, und K. Wiemers, Freiburg) waren als Referenten die Wiener Arbeitsgruppe R. Kucher, O. Mayrhofer und K. Steinbereithner vertreten, ferner die skandinavischen Anästhesisten M. Holmdahl, Uppsala, und H. Poulsen, Aarhus.

Die Chirurgie wurde repräsentiert von P. Fuchsig, Wien, die Pädiatrie von D. Berg und V.v. Loewenich, Frankfurt, sowie B.K. Jüngst und U. Köttgen, Mainz, die Innere

Medizin von U. Gessler, Nürnberg, K. Ibe, Berlin, und P. Schölmerich, Mainz, Hygienische Probleme behandelte E. Kanz, München, juristische Fragen W. Weißauer, München. Die Situation der Intensivpflegekräfte wurde von der Leitenden Anästhesieschwester T. Valerius, Mainz, dargestellt. Als Vertreter des DKI referierten S. Eichhorn über betriebswirtschaftliche Aspekte, als Vertreter des Instituts für Krankenhausbau der Technischen Universität Berlin P. Poelzig über Bau und Einrichtung, als Vorsitzender der Fachvereinigung der Verwaltungsleiter Deutscher Krankenhausanstalten W. Jung über Fragen der Wirtschaftlichkeit.

In der abschließenden Diskussion, an der sich u. a. auch H. Nachtrab, Hamburg, als Vertreter der Krankenhausträger beteiligte, bestand Konsens über die Notwendigkeit, an allen Krankenhäusern unabhängig von ihrer Größe Intensivstationen einzurichten, insbesondere bei größeren Häusern prinzipiell zwischen Intensivüberwachung und Intensivbehandlung zu unterscheiden, Intensivüberwachungsstationen vorzugsweise fachgebunden, Intensivbehandlungseinheiten vorzugsweise fachübergreifend zu organisieren. Es wurde darauf hingewiesen, dass die Abgrenzung der beiden Begriffe in der Praxis, insbesondere in der inneren Medizin, schwierig sein kann, eine Differenzierung aber gleichwohl erforderlich ist, um in den noch offenen Fragen des Betten- und Personalbedarfs zu allgemein gültigen Lösungen zu kommen.

Auch über die optimale Größe einer Station konnte Einigkeit hergestellt werden (12 Betten, minimal 8, maximal 16 Betten). Selbst bei der Frage der ärztlichen Leitung und Verantwortung wurde ein weitgehender Konsens in dem Sinne erzielt, dass auch die Leitung einer fachübergreifenden Einheit in einer Hand liegen und es in Abhängigkeit von der fachlichen Kompetenz möglich sein müsse, die administrative Leitung einer Station von der medizinischen Verantwortung im Einzelfall zu trennen.

Vorträge und Diskussionen des Symposiums wurden als Band 33 der Schriftenreihe „Anaesthesiologie und Wiederbelebung" veröffentlicht [73], ein Resümee in der Zeitschrift **Das Krankenhaus**, dem Organ der Deutschen Krankenhausgesellschaft [74].

Die Verbindung mit dem DKI, insbesondere mit seinem Vorstandsmitglied S. Eichhorn, wurde auch in der Folgezeit aufrecht erhalten. Ein Beispiel dieser fortdauernden konstruktiven Zusammenarbeit ist der im Februar 1982 in Düsseldorf gemeinsam unter der Leitung von Eichhorn und Opderbecke veranstaltete Workshop „Grundsätze für die Organisation und Einrichtung von Aufwacheinheiten in Krankenhäusern", als dessen Ergebnis eine gleichlautende Entschließung veröffentlicht wurde [131]. Dem Workshop vorangegangen war ein von E. Rügheimer im Herbst 1981 in Meran durchgeführtes Symposium „Aufwachraum – Aufwachphase. Eine anästhesiologische Aufgabe" [87].

Im September 1992 verlieh die DGAI S. Eichhorn die Franz-Kuhn-Medaille aufgrund seiner Verdienste um die Stellung der Anästhesiologie an den deutschen Krankenhäusern.

Die Arbeitsgemeinschaft für Internistische Intensivmedizin

Die Resonanz auf die Nürnberger Tagung war unerwartet heftig. Insbesondere die Internisten argwöhnten, die Anästhesisten wollten mit der Thematik einen Ausschließlichkeitsanspruch anmelden und in Zukunft auf den von ihnen geleiteten Intensiveinheiten in eigener Verantwortung auch internistische Krankheitsbilder behandeln.

Die Deutsche Gesellschaft für Innere Medizin und der Berufsverband der Internisten reagierten auf diese Befürchtungen, indem sie auf der 72. Tagung der Nordwestdeutschen Gesellschaft für Innere Medizin vom 30.01. bis 01.02.1969 in Hamburg aufgrund eines Berichts von W. Nachtwey, Hamburg, über die Nürnberger Tagung eine „Arbeitsgemeinschaft für internistische Intensivmedizin" gründeten.

Diese Gründung gab Veranlassung zu einer gemeinsamen Vorstandssitzung von DGAW und BDA am 22.02.1969 in München unter dem Vorsitz des in Salzburg für die Amtsperiode 1969/1970 gewählten DGAW-Präsidenten K. Hutschenreuter, Homburg/Saar. Nach eingehender Diskussion wurde als Gegenmaßnahme beschlossen, innerhalb der DGAW und des BDA eine gemeinsame „Kommission für Fragen der Intensivtherapie" zu gründen mit den Mitgliedern Horatz, Lawin, Opderbecke (federführend) und Wiemers. Zu der Aufgabenstellung heißt es:

> „Die Kommission hat die Aufgabe, die weitere fachpolitische Entwicklung auf dem Sektor der Intensivtherapie zu verfolgen. Dazu scheinen zunächst ausgleichende und vermittelnde Gespräche zwischen der Kommission, dem Präsidenten der DGAW, dem Vorsitzenden des Berufsverbandes und den an diesem Thema interessierten Fachgesellschaften und Berufsverbänden (Chirurgie, Gynäkologie, Innere Medizin, Neurochirurgie) erforderlich. Das Ziel der Verhandlungen ist, eine einheitliche Auffassung über die Organisation der Intensivbehandlung am Krankenhaus zu bilden. Die Zusammensetzung der Gesprächspartner unserer Seite wird von Fall zu Fall von Opderbecke bestimmt".

Die Vereinbarung mit den Internisten

Eine Verschärfung der Situation trat ein, als die Arbeitsgemeinschaft für internistische Intensivmedizin (AGII) mit Datum vom 05.08.1969 ein Rundschreiben an alle westdeutschen Krankenhausträger und Chefärzte Medizinischer Kliniken richtete, in dem die Innere Medizin ihren Anspruch auf die Intensivmedizin anmeldete.

Als Gegenreaktion verfassten DGAW und BDA mit Datum vom 06.09.1969 ein gemeinsames Schreiben an die DKG und ihre Mitglieder, in dem eine Klarstellung der Haltung beider Verbände vorgenommen wurde. In dem von Hutschenreuter und Henschel unterzeichneten Schreiben wird u. a. ausgeführt:

> „Diesem Rundschreiben *[der Internisten – die Verf.]* vom 05.08.1969 muss insoweit nachdrücklich widersprochen werden, als es unserem Fachgebiet Ausschließlichkeitsansprüche unterstellt, die niemals erhoben wurden. Unser Fach erstrebt weder ein Monopol für die Intensivtherapie noch für die Leitung von Intensivbehandlungseinheiten, erwartet das Gleiche aber auch von den anderen Fachgebieten. Die moderne Intensivtherapie stellt so komplexe Anforderungen an die ärztliche Behandlung, dass sie niemals nur die Domäne einer einzigen Disziplin sein kann, sondern unserer Auffassung nach die enge Zusammenarbeit aller Fachgebiete am Krankenbett erfordert".

Diese gespannte Atmosphäre konnte letztendlich durch die Verhandlungsbereitschaft beider Seiten entschärft werden. Bereits am 03.10.1969 fand in Hamburg ein erstes Gespräch zwischen der AGII und der Kommission für Fragen der Intensivtherapie der DGAW und des BDA statt. Als Internisten nahmen daran teil: Broglie, Dönhardt, Gerok, Gessler, Gross (Sprecher), Haan, Nachtwey, Schölmerich, Spang sowie Prill als Justitiar, als Anästhesisten Henschel, Lawin, Lehmann, Opderbecke (Sprecher), Wiemers sowie Weißauer als Justitiar.

Nachdem von Seiten der Anästhesisten eine Klarstellung in dem Sinne erfolgte, dass keinesfalls beabsichtigt sei, einen Ausschließlichkeitsanspruch für die gesamte Intensivmedizin zu erheben, gelang es verhältnismäßig rasch, Konsens über die Grundsätze einer Vereinbarung zu erzielen.

Der erarbeitete Entwurf wurde auf einer gemeinsamen Vorstandssitzung von DGAW und BDA am 02.04.1970 in München verabschiedet. Die Zustimmung der Entscheidungsgremien der Internisten erfolgte auf der Jahrestagung 1970 der Deutschen Gesellschaft für Innere Medizin in Wiesbaden.

Die „Gemeinsame Empfehlung zur Organisation der Intensivmedizin am Krankenhaus" [112] basiert auf den folgenden Grundsätzen:

1. Universitäts-Kliniken und Groß-Krankenhäuser:
Für die Intensivüberwachung und für spezielle Aufgaben der Intensivbehandlung sind fachgebundene Intensiveinheiten vorzusehen. Daneben benötigen Universitäts-Kliniken und Groß-Krankenhäuser jeweils eine interdisziplinäre operative und konservativ-interne Intensivbehandlungseinheit.
2. Große und mittlere Krankenhäuser:
In großen und mittleren Krankenhäusern mit über 300 Betten sollen für die Intensivmedizin in der Regel zwei getrennte Einheiten, eine interdisziplinäre operative und eine konservativ-interne, die erste unter Leitung des Anästhesisten, die zweite unter der Leitung eines Internisten eingerichtet werden. Die Möglichkeit, daneben fachgebundene operative Wachstationen einzurichten, bleibt unberührt.
3. Kleine Krankenhäuser:
Wenn bei Krankenhäusern mit weniger als 300 Betten aus finanziellen oder anderen Gründen nur eine Intensiveinheit erstellt werden kann, sollte einer der beteiligten Chefärzte die Leitung übernehmen, der mit den Prinzipien der Intensivmedizin vertraut ist.
Die Punkte 4. und 5. sollen hier wörtlich zitiert werden, weil sie zu einem späteren Zeitpunkt zu erneuten Diskussionen zwischen den beiden Fachgebieten führen sollten.
4. Aufgaben des Leiters interdisziplinärer Einheiten:
Die Organisation einer interdisziplinären Einheit muss in einer Hand liegen. Der Leiter hat in enger Zusammenarbeit mit den Vertretern der anderen Fachgebiete für die ordnungsgemäße Überwachung, Aufrechterhaltung und Wiederherstellung der vitalen Funktionen zu sorgen. Er ist für die rechtzeitige Zuziehung der behandelnden und mitbehandelnden Fachärzte verantwortlich und hat ihre Tätigkeit zu koordinieren. Der Leiter der Einheit hat die erforderlichen generellen und speziellen Weisungen an die auf der Einheit tätigen nachgeordneten Ärzte und Heilhilfspersonen zu erteilen und ihre Tätigkeit zu überwachen. Er trägt die Verantwortung für die sachgemäße Instandhaltung der medizinischen und technischen Einrichtungen der Einheit.
5. Behandlung des Grundleidens, Zusammenarbeit:
Auf einer interdisziplinären Intensiveinheit verbleiben Diagnostik und Behandlung des Grundleidens in der Kompetenz des dafür zuständigen Fachvertreters, der die Diagnostik und Therapie in enger Zusammenarbeit mit den übrigen auf dieser Einheit tätigen Ärzten durchführt. Bei dieser ärztlichen Teamarbeit trägt jeder Beteiligte die Verantwortung für seinen Teil der Diagnostik und Therapie.

Rückblickend kann diese Vereinbarung mit den Internisten in ihrer Bedeutung kaum hoch genug eingeschätzt werden, weil sie beispielgebend für die weiteren Vereinbarungen mit den operativen Fachgebieten werden sollte und darüber hinaus die „Richtlinien für die Organisation der Intensivmedizin an den Krankenhäusern" der DKG maßgeblich beeinflusst hat.

3

Vereinbarungen mit den anderen Fachgebieten

Die Chirurgen zögerten nach der Nürnberger Tagung 1968 anfangs, Verhandlungen über die Aufgabenverteilung in der Intensivmedizin aufzunehmen, offenbar weil man zunächst den Ausgang der Kontroverse zwischen Anästhesisten und Internisten abwarten wollte. Als die überraschend kurzfristige Einigung beider Fachgebiete bekannt wurde, erklärten sich auch die Chirurgen gesprächsbereit.

Die grundlegende gemeinsame Sitzung der Deutschen Gesellschaft für Chirurgie und des Berufsverbandes der Deutschen Chirurgen einerseits und der DGAW und des BDA andererseits fand am 28.11.1969 in Frankfurt statt. Von Seiten der Chirurgen nahmen daran teil: v. Brandis, Major, Müller-Osten und Rathke, von Seiten der Anästhesisten Henschel, Hutschenreuter, Lehmann und Opderbecke. Als neutraler Moderator leitete Weißauer die Sitzung, der inzwischen auch als Justitiar des Berufsverbandes der Deutschen Chirurgen tätig geworden war. Basis der Verhandlungen waren die in der Vereinbarung mit den Internisten aufgestellten Grundsätze der Arbeitsteilung und der Zusammenarbeit. Die Gespräche gestalteten sich jedoch insoweit schwieriger, als es hier nicht nur um eine Aufgabenabgrenzung auf Intensiveinheiten ging, sondern auch um Regeln für die unverzichtbare Zusammenarbeit auf fachgebundenen chirurgischen Wachstationen.

Trotz dieser Schwierigkeiten konnten die Verhandlungen innerhalb weniger Monate abgeschlossen werden. In der Vorstandssitzung von DGAW und BDA am 02.04.1970 in München wurde der erarbeitete Entwurf verabschiedet und, nachdem auch die Zustimmung der chirurgischen Verhandlungspartner vorlag, als „Vereinbarungen zwischen den Fachgebieten Chirurgie und Anästhesie über die Aufgabenabgrenzung und die Zusammenarbeit in der Intensivmedizin" zusammen mit einem Kommentar von Weißauer publiziert [102, 113].

In der Zwischenzeit hatte Wiemers Kontakte mit der Deutschen Gesellschaft für Neurochirurgie angeknüpft. Ein erstes Gespräch zwischen den Vertretern der beiden Fachgesellschaften fand am 05.07.1969 im Rahmen der Jahrestagung der Deutschen Gesellschaft für Neurochirurgie in Gießen statt. Von Seiten der Neurochirurgen nahmen daran teil: Jenssen, Kiel, Kuhlendahl, Düsseldorf, Pia, Gießen, und Schürmann, Mainz, von Seiten der Anästhesisten L'Allemand, Hutschenreuter, Opderbecke und Wiemers. Nachdem die Grundzüge einer Vereinbarung in den wichtigsten Punkten festgelegt worden waren, führten Jenssen und Wiemers die Verhandlungen in teils persönlichen, teils brieflichen Kontakten weiter. Die „Empfehlungen zur Organisation der Anästhesie im Rahmen der Neurochirugie" konnten schließlich im Oktober 1970 von den beiden Präsidenten Hutschenreuter und Kuhlendahl unterzeichnet und anschließend veröffentlicht werden [114].

Im Abschnitt „Zusammenarbeit in der prä- und postoperativen Betreuung" werden Definitionen und Funktionsbeschreibungen der Begriffe „Aufwachraum", „Wachstation" und „Intensivbehandlungseinheit" wörtlich aus der DGAW-Stellungnahme von 1967 übernommen und festgestellt, dass der Aufwachraum dem Anästhesisten und die fachgebundene Wachstation dem Neurochirurgen untersteht; eine interdisziplinäre operative Intensivbehandlungseinheit wird in der Regel vom Anästhesisten geleitet. Für die ärztliche Zusammenarbeit auf dieser Einheit werden die gleichen Regeln aufgestellt, die bereits in der Vereinbarung zwischen Anästhesisten und Internisten enthalten sind.

Im Jahre 1972 wurde eine analoge Vereinbarung zwischen dem Berufsverband der Deutschen Urologen und dem BDA geschlossen [121], 1976 zwischen den Fachgesellschaften und Berufsverbänden über die Zusammenarbeit in der HNO-Heilkunde [125], 1984 zwischen den Berufsverbänden über die Zusammenarbeit in der Orthopädie [132] und 1988 zwischen den Fachgesellschaften und Berufsverbänden über die Zusammenarbeit in der Gynäkologie und Geburtshilfe [134]. Als letztes folgte 1998 schließlich ein Abkommen mit der Deutschen Ophthalmologischen Gesellschaft [138]. Sämtliche Vereinbarungen enthalten im Grundsatz die gleichen Feststellungen zur Zusammenarbeit in der Intensivmedizin wie die mit den Neurochirurgen.

Damit waren mit nahezu allen operativen Fachgebieten Regeln für die Aufgabenverteilung und Zusammenarbeit in der Intensivmedizin vereinbart worden, die weitgehend den Vorstellungen der DGAW und des BDA entsprachen.

In einer von H.W. Opderbecke und W. Weißauer herausgegebenen Sammlung sind neben anderen Entschließungen und Empfehlungen diese Vereinbarungen zusammengefasst publiziert worden [81].

Nachverhandlungen mit den Internisten

In der „Gemeinsamen Vereinbarung" der beiden Fachgebiete Anästhesiologie und Innere Medizin war man davon ausgegangen, dass an Krankenhäusern mit mehr als 300 Betten zwei getrennte Intensiveinheiten, eine operative und eine konservative, eingerichtet würden. Tatsächlich aber setzten nicht wenige Krankenhäuser diese Grenze aus wirtschaftlichen Gründen höher an, sodass gemeinsame operativ-konservative Betteneinheiten häufiger entstanden als ursprünglich konzipiert. Dabei ergaben sich Schwierigkeiten bei der Realisierung der vereinbarten Grundsätze der ärztlichen Arbeitsteilung wegen der bei internistischen Krankenbildern anders als bei operativen Fällen eher fließenden Übergänge zwischen Behandlung des Grundleidens einerseits und der Aufrechterhaltung der vitalen Funktionen andererseits. Sofern vom Anästhesisten geleitet, fühlten sich die Internisten auf solchen gemischten Einheiten wegen dieser Unschärfe der Kompetenzabgrenzung nicht selten von der Versorgung ihrer Patienten ausgeschlossen und forderten eine Modifizierung der Vereinbarung.

Um das inzwischen entstandene gute Einvernehmen der Fachgebiete nicht zu gefährden, bemühten sich beide Seiten um eine Lösung des Problems. Nach brieflicher Vorbereitung fanden am 04./05.05.1979 in Sprendlingen Verhandlungen statt, an denen als Vertreter der Internisten beteiligt waren: U. Gessler, Nürnberg, K.D. Grosser, Krefeld, W. Nachtwey, Hamburg, und L. Pippig, Güterloh, als Vertreter der Anästhesisten Opderbecke, Rügheimer, Weis und Weißauer. Es wurde ein Konsens darüber erzielt, die „Gemeinsame Vereinbarung" zu modifizieren und insbesondere den Abschnitt „Ärztliche Kompetenz und Verantwortung" neu zu fassen. Man einigte sich auf folgenden Wortlaut:

> „Für die Zusammenarbeit von Internist und Anästhesist gilt der Grundsatz: Die Zuordnung der Patienten in den jeweiligen ärztlichen Vorsorgungsbereich richtet sich in Krankenhäusern aller Größenordnungen nach dem Grundleiden. Der Internist ist zuständig für die Diagnostik und Therapie der Patienten mit primär internistischen Grundleiden einschließlich der vital bedrohenden Verläufe und Komplikationen, der Anästhesist gemeinsam mit dem zuständigen Vertreter des operativen Faches für die Diagnostik und Therapie der Patienten mit primär operativen Grundleiden einschließlich der vital bedrohenden Verläufe und Komplikationen. Eine kollegiale Zusammenarbeit zwischen Anästhesisten und Internisten ist unerlässlich. Dabei gelten die Prinzipien konsiliarärztlicher Tätigkeit.
> Auf gemeinsam konservativ-operativen Intensiveinheiten unterstehen die ärztlichen und nichtärztlichen Mitarbeiter den fachlichen Weisungen des Fachvertreters, der für die Behandlung des Patienten zuständig ist. Die beiden beteiligten Fachvertreter einigen sich über gemeinsame Richtlinien für die Intensivpflege. Ohne Rücksicht darauf, wer die organisatorische Leitung der konservativ-operativen Intensiveinheit inne hat, einigen sich die beiden Fachvertreter über die wesentlichen organisatorischen Fragen."

Der Text der neuen Vereinbarung wurde von den Präsidien der DGAI und des BDA auf ihren Sitzungen am 22.11.1979 in Saarbrücken gebilligt und anschließend publiziert [130]. Mit der Beilegung dieser Kontroverse war die ärztliche Rollenverteilung in der Intensivmedizin weitgehend abgeschlossen. Die nachfolgenden berufspolitischen Aktivitäten gingen von nun an im Wesentlichen von der inzwischen gegründeten Deutsche Interdisziplinären Vereinigung für Intensivmedizin (DIVI) aus.

Die Empfehlungen der DKG

Durch die Nürnberger Tagung und die Erörterungen innerhalb des Deutschen Städtetages sah sich nun auch die DKG veranlasst, den Themenkomplex „Organisation der Intensivmedizin" aufzugreifen. Sie veranstaltete hierzu am 12.11.1969 in Düsseldorf ein Hearing unter der Leitung von G. Hopf, Hamburg, der in seiner Eigenschaft als Präsident des Verbandes der Leitenden Krankenhausärzte Deutschlands dem Organisationsausschuss der DKG vorstand. Weitere ärztliche Teilnehmer waren Major, Solingen, als Vertreter der Deutschen Gesellschaft für Chirurgie, Schölmerich, Mainz, als Vertreter der Deutschen Gesellschaft für Innere Medizin, sowie Dönhardt und Haan, Hamburg, als Vertreter der AGII. Die Anästhesiologie war durch Henschel, Hutschenreuter und Opderbecke vertreten.

Die Tatsache, dass kurz zuvor in Hamburg zwischen Internisten und Anästhesisten in den grundsätzlichen Strukturfragen ein Konsens erzielt worden war, erwies sich in der Diskussion als unschätzbar großer Vorteil. So konnten die ärztlichen Vorstellungen den Vertretern der DKG gegenüber überzeugend zur Geltung gebracht werden.

Als Ergebnis dieser Diskussion entwarf die DKG im Jahr 1970 eine erste „Empfehlung zur Organisation der Intensivmedizin in Krankenhäusern" [111], also 2 Jahre vor der Veröffentlichung der Empfehlungen des Deutschen Städtetages. Da sich die Empfehlung der DKG an ihre Mitgliederverbände und damit an alle westdeutschen Krankenhausträger richtete, hat sie zusammen mit den nachfolgenden Stellungnahmen der DKG die weitere strukturelle Entwicklung der Intensivmedizin an den Krankenhäusern maßgeblich beeinflusst.

Die Stellungnahme empfiehlt für größere Allgemeinkrankenhäuser ab rund 650 Betten die Einrichtung je einer Intensivpflegeeinheit für den operativen und für den konservativen Bereich. Daneben können fachgebundene Einheiten mit spezieller Aufgabenstellung notwendig sein. Für Krankenhäuser ab 300–350 Betten wird eine Intensivpflegestation vorgeschlagen. Dazu heißt es: „Soweit diese in einen operativen und konservativen Bereich untergliedert ist, sollten beide Bereiche sowohl räumlich als auch organisatorisch eine Einheit bilden". Für kleinere Krankenhäuser der Grundversorgung schließlich ist eine „Pflegegruppe für Intensivmedizin" vorgesehen. Zur ärztlichen Leitung wird ausgeführt:

> „Die Leitung und die Organisation der Intensivpflegeeinheit ist einem in der Intensivmedizin besonders ausgebildeten Arzt zu übertragen. Er trägt auch die Verantwortung für die laufende Betreuung der Patienten.
> In enger Zusammenarbeit mit den Vertretern anderer Fachgebiete hat der Leiter der interdisziplinären Intensivpflegeeinheit für die ordnungsgemäße Überwachung, Aufrechterhaltung und ggf. für die Wiederherstellung der vitalen Funktionen der Patienten zu sorgen. Er ist für die rechtzeitige Hinzuziehung der behandelnden und mitbehandelnden Fachärzte, die für die Behandlung des Grundleidens des jeweiligen Patienten zuständig bleiben, ver-

antwortlich; ihre Tätigkeit hat er zu koordinieren. Als Verantwortlicher für die Organisation kann der Leiter der Intensivpflegeeinheit die erforderlichen generellen und speziellen Weisungen an die auf der Intensivpflegeeinheit tätigen ärztlichen, medizinisch-technischen und sonstigen Mitarbeiter erteilen; er hat auch insoweit ihre Tätigkeit zu überwachen. Für die sachgemäße Instandhaltung der medizinisch-technischen Einrichtungen der Intensivpflegeeinheit trägt er die Verantwortung."

Die Angaben zum Personalbedarf beziehen sich auf die „Anhaltszahlen für die Besetzung der Krankenhäuser mit Pflegekräften" der DKG vom 19.09.1969 [110], also

a) in Intensivüberwachungseinheiten (Wachstationen) von 1:1,9 bis 1:1,0 (Pflegekraft: durchschnittlich belegtes Bett);
b) in Intensivbehandlungseinheiten von 1:0,7 bis 1:0,5 (Pflegekraft: durchschnittlich belegtes Bett).

Zum Personalbedarf im ärztlichen Dienst wird ausgeführt:

a) Die Intensivbehandlung erfordert die ununterbrochene 24-stündige Anwesenheit jeweils eines Arztes. Die Gesamtzahl der notwendigen Ärzte richtet sich nach der Zahl der intensivbehandlungsbedürftigen Patienten und der Art und Schwere ihrer Erkrankung.
b) Für die Intensivüberwachung bedarf es der ständigen Anwesenheitsbereitschaft eines Arztes, wobei sich Art und Umfang der ärztlichen Tätigkeit nach den Krankheitsbildern der Patienten richtet.

Zum Bettenbedarf heißt es abschließend:

„Zur Zeit bewegt sich der Bedarf an Betten für Intensivmedizin zwischen 3 bis 5 v.H. der Krankenbetten."

Die DKG-Empfehlung hatte somit die gemeinsamen strukturellen Vorstellungen von Anästhesisten und Internisten im Prinzip übernommen, wich aber in der Frage, von welcher Krankenhausgröße ab zwei getrennte Intensiveinheiten, eine operative und eine konservative, erforderlich seien, davon ab, sodass die Empfehlung insbesondere bei den Internisten auf Vorbehalte stieß.

Offenbar empfand auch die DKG selbst, wenn auch aus ganz anderen Gründen, ihre Empfehlung als unbefriedigend. Jedenfalls veröffentlichte sie bereits 1972 überraschend und ohne noch einmal mit ärztlichen Fachvertretern Fühlung aufgenommen zu haben, eine überarbeitete Fassung, die die relativ präzisen Angaben zum Personalbedarf abweichend von den DKG-Anhaltszahlen stark verwässerte [118]. Die Frage des Personalbedarfs in der Intensivmedizin sollte in der Folgezeit ein ständiger Streitpunkt zwischen DGK und den davon berührten ärztlichen Verbänden bleiben [67, 75, 80, 110, 129].

Zwei Jahre später publizierte die DKG mit Datum vom 9.9.1974 eine dritte Fassung ihrer „Richtlinien für die Organisation der Intensivmedizin in den Krankenhäusern" [123]. Dieses Mal hatte sie zuvor einen vorbereitenden Ausschuss eingesetzt, dem als ärztlicher Vertreter Haan als Internist und Opderbecke als Anästhesist angehörten. Diese letzte Empfehlung übernahm nun auch uneingeschränkt die ärztlichen Vorstellungen zur Struktur der Intensivmedizin in Abhängigkeit von der Krankenhausgröße und hat bis heute ihre Gültigkeit behalten.

Die Umbenennung der Gesellschaft

Anfang der 70er-Jahre konstituierten sich in einer Reihe von Staaten Gesellschaften für Intensivmedizin, so in den USA eine „Society of Critical Care Medicine", in Großbritannien eine „Intensive Care Society" und in der Schweiz eine „Schweizerische Gesellschaft für Intensivmedizin". Briten und Amerikaner veranstalteten gemeinsam vom 24. bis 27.06.1974 in London den „First World Congress on Intensive Care". Von deutscher Seite nahmen u. a. R. Frey Mainz, und K. Hutschenreuter, Homburg/Saar, daran teil. In London wurde beschlossen, einen 2. Weltkongress im September 1977 in Paris durchzuführen und bis dahin die Gründung einer „World Federation of Societies for Intensive and Critical Care Medicine" vorzubereiten.

Auf der Sitzung des Erweiterten Präsidiums der DGAW am 02.10.1974 in Erlangen unter dem Vorsitz von E. Rügheimer, Erlangen, DGAW-Präsident für 1973/1974, berichteten Frey und Hutschenreuter über ihre Londoner Eindrücke. In der Diskussion wurde die Frage angesprochen, welche Gesellschaft in Zukunft die deutsche Intensivmedizin auf internationaler Ebene vertreten werde, ferner wurde auf die Folgen hingewiesen, sollte es auch in Deutschland zur Gründung einer Gesellschaft für Intensivmedizin kommen. Man war sich weitgehend einig, dass eine solche Gründung einen ersten Schritt in Richtung Verselbständigung der Intensivmedizin als eigenständiges Fachgebiet und zur Einführung eines „Facharztes für Intensivmedizin" in die ärztliche Weiterbildungsordnung bedeuten könnte.

Da die deutsche Weiterbildungsordnung als Bestandteil der ärztlichen Berufsordnung nicht nur die Inhalte der Fachgebiete, sondern damit auch ihre Grenzen definiert und der Facharzt bei seiner Tätigkeit diese Grenzen grundsätzlich zu respektieren hat, würde eine solche Entwicklung in letzter Konsequenz dazu führen, dass die operativen und konservativen Mutterfächer die Zuständigkeit für die Intensivbehandlung ihrer Patienten an einen Facharzt für Intensivmedizin verlören. Für die Anästhesiologie hätte ein solcher Verlust besonders schwerwiegende Folgen.

Vor diesem Hintergrund stellte P. Lawin mit Schreiben vom 22.07.1975 an den amtierenden DGAW-Präsidenten W. Henschel, Bremen, den offiziellen Antrag, innerhalb der DGAW eine „Arbeitsgemeinschaft für Intensivmedizin" zu gründen oder ersatzweise die DGAW in „Deutsche Gesellschaft für Anästhesiologie, Wiederbelebung und

Intensivmedizin“ umzubenennen. Sein Schreiben hatte folgenden Wortlaut:

> „Sehr geehrter Herr Präsident!
> Ich bitte Sie höflich, folgenden Antrag als Tagesordnungspunkt auf die Tagesordnung der nächsten Präsidiumssitzung zu setzen:
> Es wird beantragt, eine Arbeitsgemeinschaft für Intensivmedizin der Deutschen Gesellschaft für Anaesthesie und Wiederbelebung zu gründen.
> Die Aufgabe dieser Arbeitsgemeinschaft soll es sein, mehr als bisher die Interessen der intensivmedizinischen Belange im wissenschaftlichen Bereich und im Verkehr mit anderen Intensivmedizin-Gesellschaften, die im Ausland bereits existieren, zu vertreten.
> Darüber hinaus wird gebeten, in der Präsidiumssitzung Überlegungen anzustellen, ob als Alternative die Deutsche Gesellschaft für Anaesthesie und Wiederbelebung umbenannt und der Name um den Begriff „Intensivmedizin" erweitert werden soll."
> (gez. P. Lawin)

Auf den folgenden Präsidiumssitzungen der DGAW wurde der Antrag mehrfach erörtert. Auf der Sitzung am 20.11.1975 in Saarbrücken hatte Lawin Gelegenheit, sein Anliegen ausführlich zu begründen. In Anbetracht der internationalen Entwicklung hielt er es für dringend geboten, die enge Verbindung zwischen Anästhesiologie und Intensivmedizin auch nach außen hin deutlicher zum Ausdruck zu bringen.

Zur Vorbereitung der DGAW-Mitgliederversammlung im Spetember 1977 in Saarbrücken erfolgte auf der Sitzung des Erweiterten Präsidiums am 07.05.1977 in Erlangen unter dem Vorsitz von K.-H. Weis, Würzburg, Präsident für 1977/78, die bereits vorbereitete offizielle Beschlussfassung zur Umbenennung der DGAW in „Deutsche Gesellschaft für Anästhesiologie und Intensivmedizin“ (DGAI). Die damit verbundene Satzungsänderung sah zugleich eine entsprechende Erweiterung der Ziele der Gesellschaft vor. § 2 der Satzung erhielt den folgenden Wortlaut:

> „Die Gesellschaft bezweckt, Ärzte zu gemeinsamer Arbeit am Ausbau und Fortschritt der Anästhesiologie, Intensivmedizin und Notfallmedizin zu vereinen und auf diesen Gebieten die bestmögliche Versorgung der Bevölkerung sicherzustellen."

Der Antrag des Präsidiums auf Satzungsänderung wurde auf der DGAW-Mitgliederversammlung am 19.11.1977 in Saarbrücken mit der erforderlichen $^2/_3$-Mehrheit verabschiedet und die Umbenennung mit Eintrag in das zuständige Vereinsregister Heidelberg rechtskräftig.

Die Gründung der DIVI

Trotz der aus der Sicht der DGAW begründeten Bedenken gegenüber der Bildung einer Deutschen Gesellschaft für Intensivmedizin wurde dieser Gedanke durch einige von der internationalen Entwicklung angeregte Fachkollegen zunächst weiterverfolgt. So lud R. Frey, Mainz, im Rahmen eines am 02.10.1976 in Mainz veranstalteten interdisziplinären Dopamin-Symposiums die Teilnehmer zu einer Versammlung ein mit dem Ziel, die Gründung einer „Deutschen Gesellschaft für Intensivmedizin“ vorzubereiten. Um die Interessen der DGAW zu vertreten, nahmen Henschel und Opderbecke an der Versammlung teil. Zu Beginn sprachen sich Frey als Anästhesist und H.-G. Lasch, Gießen, als Internist für die Gründung einer solchen Gesellschaft aus; andere Teilnehmer warnten vor übereilten Beschlüssen. In einer Erklärung namens der DGAW wandte sich Opderbecke mit Entschiedenheit gegen die Bestrebungen zur Gründung einer selbständigen Gesellschaft für Intensivmedizin. Die Veranstaltung wurde schließlich ohne Beschluss vertagt.

Bereits vor der Initiative von Frey hatte Opderbecke mit W. Nachtwey, Hamburg, dem neuen Schriftführer der inzwischen in „Deutsche Gesellschaft für Internistische Intensivmedizin“ (DGII) umbenannten AGII Kontakte aufgenommen. Man war sich rasch einig, dass in dieser Frage Interessengleichheit zwischen beiden Fachgebieten bestehe. Um den erkennbaren Tendenzen in beiden Lagern entgegenzutreten, müsse ein alternatives Konzept entwickelt werden, am besten in Form einer fachübergreifenden „Arbeitsgemeinschaft für Intensivmedizin“ mit dem Charakter eines Dachverbandes.

Unter dem Eindruck dieser Entwicklung wurde auf der Sitzung des Erweiterten Präsidium der DGAW am 7.10.1976 in Lübeck-Travemünde unter dem Vorsitz von W. Henschel, Präsident für 1975/76, der Grundsatzbeschluss gefasst, mit der DGII offizielle Verhandlungen mit dem Ziel aufzunehmen, eine gemeinsame interdisziplinäre „Arbeitsgemeinschaft für Intensivmedizin“ zu gründen, für die nur eine korporative Mitgliedschaft von mit der Intensivmedizin in Berührung stehenden wissenschaftlich-medizinischen Fachgesellschaften und fachärztlichen Berufsverbänden vorzusehen sei. W. Weißauer wurde um die Ausarbeitung eines entsprechenden Satzungsentwurfs gebeten.

Bereits am 04.12.1976 fand in Frankfurt ein erstes Gespräch mit Vertretern der DGII und – neu hinzutretend – der „Arbeitsgemeinschaft für Neonatologie und pädiatrische Intensivmedizin“ statt. Teilnehmer von anästhesiologischer Seite waren Henschel, Lawin, Opderbecke, Weis und Weißauer.

Aufgrund der vorangegangenen Kontakte zwischen Nachtwey und Opderbecke wurde sehr schnell ein grundsätzlicher Konsens erzielt und bereits bei einem zweiten Treffen am 10.01.1977 die Gründung einer „Deutschen Interdisziplinären Vereinigung für Intensivmedizin“ (DIVI) beschlossen. Dem Beschluss zugrundegelegt wurde der Satzungsentwurf von Weißauer, dem es gelungen war, die mit der vorgesehenen Verbandsstruktur verbundenen schwierigen vereinsrechtlichen Fragen zu lösen.

Die von Opderbecke moderierte Gründungsversammlung der DIVI fand am 29.01.1977 im Sheraton-Hotel, Frankfurt-Flughafen, statt. Anwesend waren die Anästhesisten P. Lawin, Münster, H.W. Opderbecke, Nürnberg, und K.-H. Weis, Würzburg, die Internisten H.-G. Lasch, Gießen, W. Nachtwey, Hamburg, K.D. Scheppokat, Gehrden, und H.P. Schuster, Mainz, sowie die Pädiater P. Emmrich, Mainz, P. Lemburg, Düsseldorf, und V. von Loewenich, Frankfurt. In das Präsidium wurden gewählt: Lasch (Präsident), Emmrich (Vizepräsident), Lawin (Generalsekretär), Opderbecke (Schriftführer) und Schuster (Kassenführer; ◘ Abb. 3.36 und ◘ 3.37). Anschließend wurde die Gründung mit folgender Verlautbarung bekanntgegeben:

> „Am 29. Januar 1977 wurde in Frankfurt von Vertretern der Deutschen Gesellschaft für Anaesthesie und Wiederbelebung, der Deutschen Gesellschaft für Internistische Intensivmedizin, der Arbeitsgemeinschaft für Neonatologie und pädiatrische Intensivmedizin sowie des Berufsverbandes Deutscher Anästhesisten eine Deutsche Interdisziplinäre Vereinigung für Intensivmedizin (DIVI) gegründet.
>
> Die Vereinigung dient der Förderung der Intensivmedizin in Wissenschaft und Praxis. Sie sieht ihre wesentlichen Aufgaben
>
> - in der Vertiefung der Zusammenarbeit zwischen den wissenschaftlichen Gesellschaften und Verbänden, die sich mit Fragen der Intensivmedizin befassen,
> - in der Vertretung der gemeinsamen Belange der Intensivmedizin gegenüber Behörden, ärztlichen Berufsvertretungen und dritten Stellen,
> - in der Kommunikation mit wissenschaftlichen Vereinigungen im Ausland, die sich mit der Intensivmedizin in Wissenschaft und Praxis befassen,
> - in der Beteiligung an internationalen Kongressen auf dem Gebiet der Intensivmedizin und in der Vertretung von Belangen der Intensivmedizin auf internationaler Ebene.
>
> Die in ihr zusammengeschlossenen medizinisch-wissenschaftlichen Gesellschaften und fachärztlichen Berufsverbände entsenden Vertreter, die als ordentliche Mitglieder der Vereinigung die satzungsgemäßen Aufgaben im Interesse ihrer Fachgesellschaften bzw. ihres Berufsverbandes wahrnehmen. Die Vereinigung steht auch allen anderen medizinisch-wissenschaftlichen Fachgesellschaften und fachärztlichen Berufsverbänden offen, die sich satzungsgemäß mit Fragen der Intensivmedizin befassen."

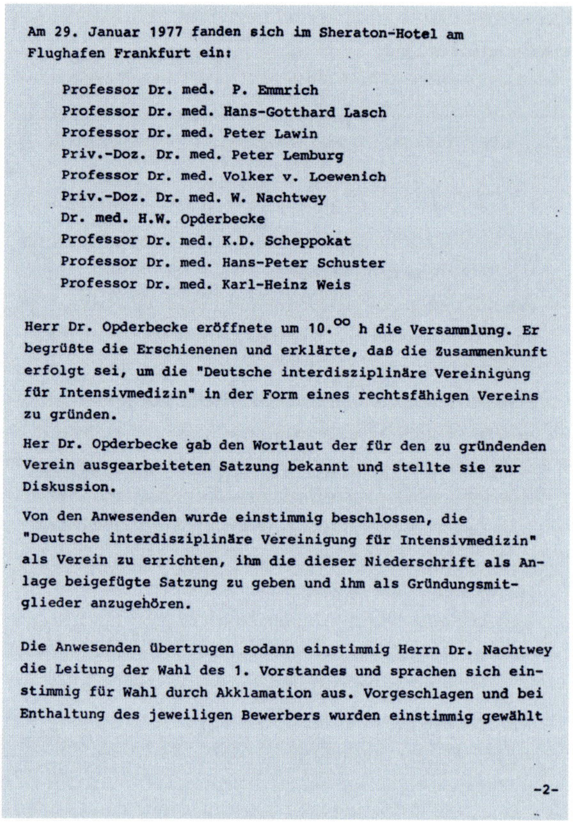

Am 29. Januar 1977 fanden sich im Sheraton-Hotel am Flughafen Frankfurt ein:

Professor Dr. med. P. Emmrich
Professor Dr. med. Hans-Gotthard Lasch
Professor Dr. med. Peter Lawin
Priv.-Doz. Dr. med. Peter Lemburg
Professor Dr. med. Volker v. Loewenich
Priv.-Doz. Dr. med. W. Nachtwey
Dr. med. H.W. Opderbecke
Professor Dr. med. K.D. Scheppokat
Professor Dr. med. Hans-Peter Schuster
Professor Dr. med. Karl-Heinz Weis

Herr Dr. Opderbecke eröffnete um $10.^{00}$ h die Versammlung. Er begrüßte die Erschienenen und erklärte, daß die Zusammenkunft erfolgt sei, um die "Deutsche interdisziplinäre Vereinigung für Intensivmedizin" in der Form eines rechtsfähigen Vereins zu gründen.

Her Dr. Opderbecke gab den Wortlaut der für den zu gründenden Verein ausgearbeiteten Satzung bekannt und stellte sie zur Diskussion.

Von den Anwesenden wurde einstimmig beschlossen, die "Deutsche interdisziplinäre Vereinigung für Intensivmedizin" als Verein zu errichten, ihm die dieser Niederschrift als Anlage beigefügte Satzung zu geben und ihm als Gründungsmitglieder anzugehören.

Die Anwesenden übertrugen sodann einstimmig Herrn Dr. Nachtwey die Leitung der Wahl des 1. Vorstandes und sprachen sich einstimmig für Wahl durch Akklamation aus. Vorgeschlagen und bei Enthaltung des jeweiligen Bewerbers wurden einstimmig gewählt

-2-

◘ **Abb. 3.36.** Erste Seite des Protokolls der Gründungsversammlung der DIVI

Als erste traten im Frühjahr 1978 die Deutsche Gesellschaft für Chirurgie und der Berufsverband der Deutschen Chirurgen der DIVI bei. Ihnen folgten kurz darauf die Deutsche Gesellschaft für Gynäkologie und Geburtshilfe sowie die Deutsche Gesellschaft für Neurochirurgie. 1987 wurde schließlich die Deutsche Gesellschaft für Neurologie aufgenommen. Inzwischen sind auch die Deutsche Gesellschaft für Kinderchirurgie, die Deutsche Gesellschaft für Thorax- Herz- und Gefäßchirurgie und der Berufsverband Deutscher Neurochirurgen der DIVI beigetreten. Entsprechend der satzungsgemäßen Ziele hat die DIVI im Laufe ihres nunmehr 25-jährigen Bestehens zahlreiche Entschließungen zu aktuellen Problemen der Intensiv- und Notfallmedizin erarbeitet und gegenüber staatlichen Instanzen, der DKG, der Bundesärztekammer (BÄK), der AWMF u. a. vertreten [43].

Im Zusammenhang mit der Gründung der „European Society of Intensive Care Medicine" am 13.03.1982 in Genf beschloss die Mitgliederversammlung der DIVI am 19.11.1982 in Düsseldorf, sich um die Ausrichtung des 3. Europäischen Kongresses für Intensivmedizin zu bewerben. Nicht zuletzt durch den Einfluss H.-P. Schusters, Hildesheim, als Mitglied des Executive Committees der European Society gelang es der DIVI, den Zuschlag zu erhalten. Als Datum für den Kongress wurde der 11.–14.07.1986 festgelegt, als Ort Hamburg.

Dieser Kongress stellte die erste wissenschaftliche Veranstaltung dar, mit der die DIVI an die internationale Öffentlichkeit trat. Er war zugleich die erste interdisziplinäre Tagung in Deutschland, die die deutschen Intensivmediziner auf einem europäischen Forum zusammenführte.

Der Erfolg des Kongresses veranlasste P. Lawin, den Nachfolger von Lasch als DIVI-Präsident, sich mit großer Entschiedenheit und Überzeugungskraft dafür einzusetzen, einen ständigen deutschen interdisziplinären Kongress für Intensivmedizin ins Leben zu rufen. Sein Vorschlag fand trotz der Bedenken einiger Mitglieder mehrheitlich Zustimmung; der „1. Deutsche Interdisziplinäre Kongress für Intensivmedizin" fand unter der Kongresspräsidentschaft von P. Lawin vom 27. bis 30.11.1991 in Hamburg statt. Die Resonanz übertraf mit über 3.000 Teilnehmern (Ärzte und Pflegekräfte) bei weitem die des Europäischen Kongresses und zeigte, dass bei den deutschen Intensivmedizinern aller Fachrichtungen ein großes Bedürfnis für ein derartiges interdisziplinäres Forum neben den Jahrestagungen der einzelnen Fachgesellschaften vorhanden ist. Von nun an veranstaltete die DIVI regelmäßig in 2-jährigen Abständen einen deutschen interdisziplinären Kongress für Intensivmedizin mit jeweils rund 5.000 Teilnehmern.

Die DIVI hat damit eine Tradition begründet, die dem einzelnen Tagungsteilnehmer wie auch den beteiligten wissenschaftlich-medizinischen Fachgesellschaften die Gemeinsamkeiten von Interessen und Problemen sowie die Fortschritte in der Intensivmedizin vor Augen führt.

Die Gründung der World Federation

Als eine der ersten Aktivitäten der DIVI nahmen Lasch und Lawin als offizielle deutsche Delegierte am 2. Weltkongress für Intensivmedizin vom 19. bis 23.09.1978 in Paris teil. Auf diesem Kongreß erfolgte die bereits in London angekündigte Gründung einer „World Federation of Societies for Intensive and Critical Care Medicine". Die die Gründung begleitenden schwierigen und z. T. kontroversen Diskussionen über Satzungsfragen konnten von Lawin maßgeblich beeinflusst werden. Dabei ging es insbesondere um das Problem, welche nationale Gesellschaft das Recht für sich in Anspruch nehmen könne, Mitglied und damit nationaler Vertreter im Weltbund zu werden. Für die deutsche Intensivmedizin war diese Frage mit der Gründung der DIVI geklärt. In das dreiköpfige Executive Committee wurden A. Gilston (President), S. Bursztein (General Secretary) und P. Lawin (Treasurer) für die Dauer von 4 Jahren gewählt.

Die Weiterbildung in der Intensivpflege

Die DGAI kann für sich in Anspruch nehmen, als erste Organisation überhaupt konkrete Vorstellungen zu einer fachspezifischen Weiterbildung in der Krankenpflege erarbeitet und für den Sektor Anästhesie und Intensivpflege realisiert zu haben. Mit der Entwicklung der Intensivmedizin ging eine erhebliche Ausweitung des Aufgabenfeldes der in diesem Bereich tätigen Pflegekräfte einher. Nicht nur wurde die kontinuierliche Überwachung der vitalen Funktionen zu einem Bestandteil der Grundpflege, auch die Behandlungspflege erfuhr durch zahlreiche Ele-

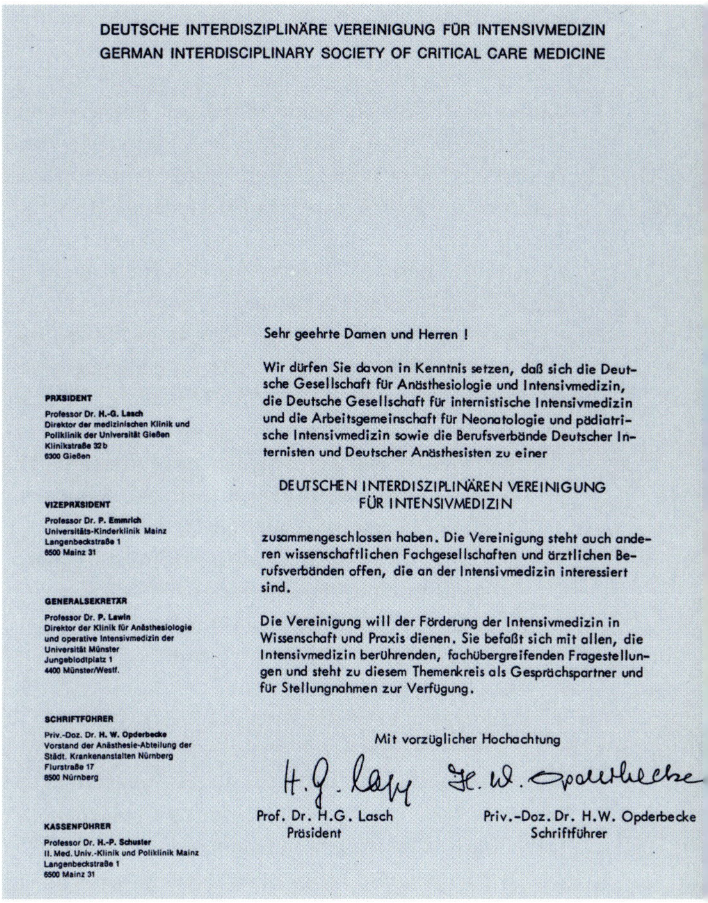
DEUTSCHE INTERDISZIPLINÄRE VEREINIGUNG FÜR INTENSIVMEDIZIN
GERMAN INTERDISCIPLINARY SOCIETY OF CRITICAL CARE MEDICINE

PRÄSIDENT
Professor Dr. H.-G. Lasch
Direktor der medizinischen Klinik und Poliklinik der Universität Gießen
Klinikstraße 32 b
6300 Gießen

VIZEPRÄSIDENT
Professor Dr. P. Emmrich
Universitäts-Kinderklinik Mainz
Langenbeckstraße 1
6500 Mainz 31

GENERALSEKRETÄR
Professor Dr. P. Lawin
Direktor der Klinik für Anästhesiologie und operative Intensivmedizin der Universität Münster
Jungeblodtplatz 1
4400 Münster/Westf.

SCHRIFTFÜHRER
Priv.-Doz. Dr. H. W. Opderbecke
Vorstand der Anästhesie-Abteilung der Städt. Krankenanstalten Nürnberg
Flurstraße 17
8500 Nürnberg

KASSENFÜHRER
Professor Dr. H.-P. Schuster
II. Med. Univ.-Klinik und Poliklinik Mainz
Langenbeckstraße 1
6500 Mainz 31

Sehr geehrte Damen und Herren !

Wir dürfen Sie davon in Kenntnis setzen, daß sich die Deutsche Gesellschaft für Anästhesiologie und Intensivmedizin, die Deutsche Gesellschaft für internistische Intensivmedizin und die Arbeitsgemeinschaft für Neonatologie und pädiatrische Intensivmedizin sowie die Berufsverbände Deutscher Internisten und Deutscher Anästhesisten zu einer

DEUTSCHEN INTERDISZIPLINÄREN VEREINIGUNG FÜR INTENSIVMEDIZIN

zusammengeschlossen haben. Die Vereinigung steht auch anderen wissenschaftlichen Fachgesellschaften und ärztlichen Berufsverbänden offen, die an der Intensivmedizin interessiert sind.

Die Vereinigung will der Förderung der Intensivmedizin in Wissenschaft und Praxis dienen. Sie befaßt sich mit allen, die Intensivmedizin berührenden, fachübergreifenden Fragestellungen und steht zu diesem Themenkreis als Gesprächspartner und für Stellungnahmen zur Verfügung.

Mit vorzüglicher Hochachtung

Prof. Dr. H.G. Lasch
Präsident

Priv.-Doz. Dr. H.W. Opderbecke
Schriftführer

Abb. 3.37. Offizielle Bekanntgabe der Gründung der DIVI

mente eine Erweiterung wie Überwachung und technische Durchführung der Infusionstherapie, Bedienung und Überwachung von Respiratoren, Bronchialtoilette intubierter oder tracheotomierter Patienten u. a. Zur Beherrschung von Zwischenfällen musste sich das Pflegepersonal darüber hinaus mit den Grundsätzen und der Technik moderner Reanimationsverfahren vertraut machen, zumal in den Anfangszeiten die ständige Anwesenheit eines Arztes auf der Intensiveinheit eher die Ausnahme war. Da diese speziellen Kenntnisse nicht Inhalt der Ausbildung in der allgemeinen Krankenpflege waren, begann man in einzelnen Kliniken, ergänzende Weiterbildungskurse mit unterschiedlicher Dauer und unterschiedlichen Inhalten einzurichten.

Um einem ungeordneten „Wildwuchs" vorzubeugen, griff das DGAW-Präsidium im Frühjahr 1967 das Thema auf und setzte eine Kommission mit dem Ziel ein, Empfehlungen für eine einheitliche „Zusatzausbildung" zu entwickeln.

Die Kommission, bestehend aus C. Lehmann, München, K. Horatz, Hamburg, P. Lawin, Hamburg, und K. Wiemers, Freiburg (federführend), erarbeitete nach Fühlungnahme mit der Arbeitsgemeinschaft Deutscher Schwesternverbände und dem Agnes-Karll-Verband den Entwurf einer Entschließung, der auf der DGAW-Präsidiumssitzung am 18.04.1968 in München verabschiedet wurde [109].

Die Veröffentlichung erfolgte ungeachtet der Tatsache, dass es bis dahin nicht gelungen war, mit den genannten Pflegeverbänden einen Konsens über die generellen Prinzipien einer pflegerischen Weiterbildung herbeizuführen. Während die DGAW eine berufsbegleitende Weiterbildung in Analogie zur ärztlichen Weiterbildung favorisierte, befürworteten die Pflegeverbände Vollzeit-Lehrgänge mit eher schulischem Charakter.

Diese erste DGAW-Entschließung empfiehlt als Rahmen der Weiterbildung eine mindestens einjährige praktische Tätigkeit an einer Anästhesieabteilung mit einer theoretischen Unterweisung von insgesamt 100 Unterrichtsstunden, denen ein detaillierter Stoffkatalog zugrunde gelegt wird. Bereits diese erste Entschließung basierte auf den folgenden Grundsätzen, die auch für alle weiteren ärztlich initiierten Entwürfe maßgeblich blieben:

1. Der berufsbegleitende Charakter der Weiterbildung in Analogie zur ärztlichen Weiterbildung,
2. ein ausgewogenes Verhältnis zwischen Theorie und Praxis,
3. die Koppelung von Anästhesie und Intensivpflege.

Wenn auch Rahmen und Inhalt der Stellungnahme aus heutiger Sicht unzureichend erscheinen mögen, so ist doch ihre damalige Bedeutung kaum zu überschätzen. Die DGAW hat mit dieser Verlautbarung erstmalig Grundsätze für eine berufsbegleitende Weiterbildung der Pflegeberufe in Analogie zur ärztlichen Weiterbildung entwickelt und damit den Anstoß zu einer Vielfalt von Initiativen gegeben, an der sich in den folgenden Jahren zahlreiche andere ärztliche und Pflegeverbände, die DKG, die ÖTV und nicht zuletzt auch die Arbeitsgemeinschaft der Leitenden Medizinalbeamten der Länder und eine Reihe zuständiger Landesministerien auf die eine oder andere Weise beteiligt haben. Darüber hinaus führten die DGAW-Vorschläge dazu, auch für andere Bereiche pflegerische Weiterbildungsmodelle zu konzipieren, z. B. für den Operationsdienst und die Psychiatrie.

Als unmittelbare Folge dieser ersten Weiterbildungsempfehlung ergaben sich zwei Erkenntnisse:

1. Es zeigte sich bald, dass eine einjährige Lehrgangsdauer mit nur 100 Unterrichtsstunden zu kurz bemessen war und eine zweijährige berufsbegleitende Weiterbildung mit einem erweiterten Unterrichtsplan erforderlich erschien.
2. Die weitere Entwicklung ergab ferner, dass die Empfehlung einer einzelnen ärztlichen Fachgesellschaft eine zu geringe Verbindlichkeit und Resonanz besaß, um den befürchteten „Wildwuchs" zahlreicher unterschiedlicher Lehrgangskonzepte zu vermeiden, es vielmehr erforderlich war, einen möglichst breiten Konsens mit anderen Verbänden und staatlichen Stellen herzustellen.

Aus diesem Grund sah sich die DGAW veranlasst, bereits in ihrer Präsidiumssitzung am 02.09.1969 in Saarbrücken das Thema wieder aufzugreifen. Es wurde erneut eine Kommission eingesetzt (F.W. Ahnefeld, Ulm (federführend), C. Lehmann, München, H. Pflüger, Frankfurt, und K. Wiemers, Freiburg) mit der Aufgabe, die Entschließung von 1968 zu einer generellen Rahmenempfehlung weiterzuentwickeln. Das Ziel sollte sein, hierdurch einer staatlichen Anerkennung auf Länderebene näher zu kommen.

Bereits in der folgenden Präsidiumssitzung am 02.04.1970 in München konnte Ahnefeld berichten, dass es gelungen sei, mit dem Vertreter der AGII, W. Nachtwey, Hamburg, ein grundsätzliches Einvernehmen über ein gemeinsames Weiterbildungskonzept herzustellen. Ferner berichtete Ahnefeld über erfolgsversprechende Verhandlungen mit der ÖTV mit dem Ziel einer höheren tariflichen Einstufung von Fachpflegekräften [6].

Auf der Präsidiumssitzung am 05.11.1970 in Nürnberg stellte Ahnefeld den Entwurf von „Empfehlungen für die Weiterbildung zur Fachschwester oder zum Fachpfleger für Anästhesie und Intensivpflege" zur Diskussion, die auf der nachfolgenden Mitgliederversammlung verabschiedet wurden. Eine Veröffentlichung wurde zunächst zurückgestellt, um den ins Auge gefassten Verhandlungen mit der Arbeitsgemeinschaft der Leitenden Medizinalbeamten der Länder und mit der DKG nicht vorzugreifen. Mit beiden Gesprächspartnern hatte Ahnefeld bereits Kontakte aufgenommen.

In dieser Situation veröffentlichte die DKG überraschend und ohne vorherige Fühlungsnahme im Heft 6/1971 ihrer Verbandszeitschrift „Das Krankenhaus" mit Datum vom 25.05.1971 eine Empfehlung „Weiterbildung zu Fachkrankenschwestern/Fachkrankenpflegern/Fachkinderkrankenschwestern" [115].

Die Empfehlung sah drei Weiterbildungsgänge vor:

- zur Fachkrankenschwester/zum Fachkrankenpfleger für den Operationsdienst;
- zur Fachkrankenschwester/zum Fachkrankenpfleger für den Anästhesiedienst und die Intensivpflege;
- zur Fachkrankenschwester/zum Fachkrankenpfleger in der Psychiatrie.

Für alle Bereiche wurde einheitlich eine Weiterbildungsdauer von einem Jahr festgelegt. Für die Weiterbildung in Anästhesie und Intensivpflege waren 44 Wochen praktische Tätigkeit und insgesamt 320 theoretische Unterrichtsstunden nach einem gegliederten Stoffkatalog vorgesehen.

Es lag auf der Hand, dass mit dieser zeitlichen und inhaltlichen Überfrachtung des theoretischen Teils das Konzept nicht als berufsbegleitender Lehrgang durchgeführt werden konnte und seine Realisierung nahezu unüberwindbare personelle und finanzielle Schwierigkeiten aufwerfen würde [116]. Daraufhin entschloss sich die DGAW, die im November 1970 verabschiedeten Empfehlungen zu publizieren [117] und zugleich Gesprächskontakte mit der DKG aufzunehmen.

Nach mehrfachen Anmahnungen unter Hinweis auf die Dringlichkeit der Materie, insbesondere nach einem gemeinsamen ausführlichen, an den Hauptgeschäftsführer der DKG H.W. Müller gerichteten Schreiben von Ahnefeld namens der DGAW und Nachtwey namens der AGII begannen schließlich am 19.02.1976 die seit langem angekündigten Verhandlungen in Düsseldorf unter der Gesprächsleitung des DKG-Geschäftsführers Lauterbacher. Beteiligt waren die DGAW (vertreten durch Ahnefeld und Dick), die AGII, die Deutsche Gesellschaft für Sozialpädiatrie (später umbenannt in Deutsche Gesellschaft für Neonatologie und pädiatrische Intensivmedizin), die (1975 gegründete) Deutsche Gesellschaft für Fachkrankenpflege und eine Vertreterin des niedersächsischen Sozialministeriums. Grundlagen der Verhandlungen waren, die gemeinsamen Weiterbildungs-Richtlinien der DGAW und der AGII sowie die inzwischen publizierten Lehrpläne der DGAW-Arbeitsgruppe [7].

Aufgrund dieser Vorarbeiten konnten die Verhandlungen bereits am 24.06.1976 mit einem Konsens über den Entwurf einer Empfehlung „Muster für eine landesrechtliche Ordnung der Weiterbildung und Prüfung zu Krankenschwestern, Krankenpflegern und Kinderkrankenschwestern in der Intensivpflege" zu einem erfolgreichen Abschluss gebracht werden.

Am 20.10.1976 fand eine abschließende Besprechung unter Hinzuziehung der Pflegeverbände statt. Diese befürworteten zwar das Ziel einer staatlichen Anerkennung der Lehrgänge und der Weiterbildungsstätten, wandten sich aber mit Entschiedenheit gegen eine staatliche Anerkennung der Abschluss-Diplome und gegen die vorgesehene Bezeichnung „Fachschwester" bzw. „Fachpfleger". Nach ihrer Auffassung würde beides zu einer Diskriminierung nicht weitergebildeter Pflegekräfte führen. Die DKG erklärte sich darauf bereit, auf die Bezeichnung „Fachschwester" bzw. „Fachpfleger" zu verzichten, lehnte aber weitere Zugeständnisse ab.

Die Empfehlung wurde in dem vereinbarten Wortlaut mit der erwähnten Einschränkung vom DKG-Vorstand am 16.11.1976 verabschiedet und noch im gleichen Jahr veröffentlicht [124]. Ein Nachdruck der DKG-Empfehlung in der Zeitschrift „Anästhesiologische Informationen" erfolgte in Heft 2/1977 zusammen mit einem Kommentar von W. Dick und F.W. Ahnefeld [25]. Nach Verabschiedung und Veröffentlichung der Empfehlung setzte die DKG eine Weiterbildungs-Kommission ein mit der Aufgabe, Grundsätze für die Anerkennung von Weiterbildungsstätten zu entwickeln und die DKG bei deren Anerkennung zu beraten. Für die DGAW beteiligte sich Dick an dieser Kommissionsarbeit [23, 24, 126].

Im Jahr 1989 veröffentlichte G. Golombek, der zuständige Geschäftsführer in der DKG, einen 10-jährigen Erfahrungsbericht [35]. Er gibt zunächst einen Überblick über die Entwicklung in denjenigen Bundesländern, in denen inzwischen eine staatliche Regelung der intensivpflegerischen Weiterbildung erfolgt war. Für die übrigen Bundesländer hatte die DKG in der Berichtszeit über 1000 Anträge von Krankenhäusern auf Anerkennung als Weiterbildungsstätte entgegengenommen und bearbeitet. 638 Weiterbildungsstätten wurden anerkannt, davon 380 für den Schwerpunktbereich Anästhesie und Intensivmedizin, 192 für den Schwerpunktbereich Innere Medizin und Intensivmedizin und 66 für den Schwerpunktbereich Pädiatrie und Intensivmedizin. Golombek schätzte, dass zu diesem Zeitpunkt mehr als 5000 Krankenpflegepersonen einen zweijährigen Weiterbildungslehrgang an einer dieser anerkannten Weiterbildungsstätten erfolgreich abgeschlossen haben.

Leider wurde Anfang der 90er-Jahre diese außerordentlich fruchtbare Arbeit dadurch in Frage gestellt, dass einzelne Bundesländer, in deren gesetzgeberische Kompetenz die berufliche Weiterbildung fällt, die Materie aufgriffen und Rahmengesetze zur Weiterbildung in der Krankenpflege verabschiedeten. Diese gestatten den zuständigen Landesministerien, auf dem Verordnungswege spezielle Weiterbildungsordnungen, so auch für die Intensivpflege, zu erlassen. Damit begann insofern eine negative Entwicklung, als das Prinzip der Bundeseinheitlichkeit aufgegeben und die intensivpflegerische Weiterbildung dem ärztlichen Einfluss weitgehend entzogen wurde.

Lemburg (als Vertreter der Deutschen Gesellschaft für Neonatologie und Pädiatrische Intensivmedizin) und Opderbecke (als Verteter der DGAI) haben über diese Situation am Beispiel des Landes Nordrhein-Westfalen (NRW) berichtet [63]. Es war schon mit Schwierigkeiten verbunden, als ärztliche Repräsentanten überhaupt Zugang zu der vom Arbeitsministerium NRW eingesetzten Arbeitsgruppe zu finden. Der Versuch, ärztlicherseits Einfluss auf die Beratungen im Sinne einer praxisorientierten, patientenbezogenen Weiterbildung zu nehmen, scheiterte weitgehend an der ganz anderen Zielsetzung des Ministeriums und der in der Arbeitsgruppe vertretenen Pflegeverbände, die in der Weiterbildungsordnung eher ein berufs- und bildungspolitisches Instrument sahen. So sollte nach diesen Vorstellungen eine erfolgreich abgeschlossene Weiterbildung u. a. auch als Zugangsvoraussetzung für ein Fachhochschulstudium dienen.

Nach dieser Zielsetzung orientierte sich auch die Konzeption der Lehrpläne, die eine zeitlich und inhaltlich stärkere Gewichtung des theoretischen Unterrichts vorsahen, zwangsläufig zu Lasten des praktischen Teils der Weiterbildung. Als die ärztlichen Vertreter feststellen mussten, dass ihnen in diesen grundsätzlichen Fragen keinerlei Einfluss auf die Beratungen eingeräumt werden sollte, verzichteten sie schließlich auf eine weitere Mitarbeit in der Arbeitsgruppe, um später nicht mit dem Beratungsergebnis identifiziert zu werden. Ähnliche Entwicklungen vollzogen sich in Bremen, Hamburg, Niedersachsen, Schleswig-Holstein und im Saarland.

Offenbar um ihre Empfehlung von 1976 der geschilderten Entwicklung anzupassen, publizierte die DKG im September und Oktober 1998 eine neue „Empfehlung zur Weiterbildung für Krankenpflegepersonen in der Intensivpflege" [137]. Der Empfehlung ist die folgende Präambel vorangestellt:

> „Die DKG hat am 11. Mai 1998 in ihrer 196. Vorstandssitzung das nachstehende „Muster für eine landesrechtliche Ordnung der Weiterbildung und Prüfung zu Krankenschwestern, Krankenpflegern, Kinderkrankenschwestern und Kinderkrankenpflegern in der Intensivpflege" als Empfehlung verabschiedet. Sie hat zugleich beschlossen, dass – solange in einem Bundesland eine landesrechtliche Regelung der Weiterbildung im Sinne der Empfehlung nicht besteht – die DKG die Anerkennung der Weiterbildungsstätte nach Maßgabe der Empfehlung vornimmt. Das Inkrafttreten der Empfehlung und den Beginn der Übergangsfrist in § 23 der Empfehlung wurde auf den 1. Oktober 1998 festgesetzt. Die DKG wird im Bedarfsfall zu Anerkennungsanträgen Sachverständige anhören.
> Mit der modifizierten DKG-Weiterbildungsempfehlung wird künftig lediglich eine Differenzierung zwischen den beiden Schwerpunktbereichen „Intensivpflege und Anästhesie" sowie „Pädiatrische Intensivpflege" vorgenommen. Der bisherige Schwerpunkt „Innere Medizin und Intensivmedizin" entfällt, da die frühere Unterteilung der fachspezifischen Weiterbildungen im Rahmen der Intensivpflege (Anästhesie und Intensivmedizin sowie Innere Medizin und Intensivmedizin) mit den heutigen Anforderungen der fächerübergreifenden Versorgung schwerstkranker Intensivpatienten und ihrer komplexen Krankheitsbilder nicht mehr übereinstimmt. Dies kommt v. a. auch dadurch zum Ausdruck, dass der überwiegende Teil der Intensiveinheiten in den Krankenhäusern interdisziplinäre Strukturen aufweist und keine so deutliche Trennung zwischen der operativen und der konservativen Intensivpflege mehr vorgenommen wird. Aus den genannten Gründen ergeben sich für die Lehrfächer und Übungsbereiche die im folgenden dargestellten Inhalte".

Dem Trend der Zeit folgend, wurden die hiervon berührten ärztlichen Fachverbände von der Absicht der DKG, ihre Empfehlung von 1976 zu novellieren, zuvor nicht informiert oder konsultiert.

Von Seiten der Ärzte ist es zu bedauern, dass die DKG mit der neuen Empfehlung ihre viele Jahre geübte konstruktive Zusammenarbeit mit den die Intensivmedizin repräsentierenden ärztlichen Fachgesellschaften abrupt beendet hat. Das ist v. a. für diejenigen Ärzte enttäuschend, die sich in der Vergangenheit mit großem Engagement der Entwicklung und Förderung der Weiterbildung in der Intensivpflege gewidmet haben. Hierzu gehören insbesondere F. W. Ahnefeld und W. Dick, Ulm, sowie M. Halmágyi, Mainz. Dieser Arbeitskreis hat gemeinsam mit der Leitenden Anästhesieschwester Therese Valerius, Mainz, im Springer-Verlag eine der pflegerischen Fort- und Weiterbildung gewidmeten Schriftenreihe [8] herausgegeben und in Zusammenarbeit mit H. Bergmann, Linz, und H. Nolte, Minden, zahlreiche Fortbildungsveranstaltungen für Anästhesie und Intensivpflege durchgeführt. Zu erwähnen sind ferner die regelmäßigen Aachener Tagungen, die von G. Kalff und seinem Leitenden Anästhesiepfleger F.-G. Müller veranstaltet worden sind.

Die Weiterbildungsempfehlung der DKG von 1998 bedeutet eine Zäsur. Mit ihr wird definitiv das ursprüngliche Konzept, die pflegerische Weiterbildung in Analogie zur bewährten ärztlichen Weiterbildung zu gestalten, zugunsten schulisch ausgerichteter Lehrgänge aufgegeben.

Die ärztliche Weiterbildung

Die strukturelle Entwicklung der Intensivmedizin in Deutschland spiegelt sich auch in den verschiedenen Stadien der Facharzt- bzw. Weiterbildungsordnung wider. Diese Stadien sind gekennzeichnet durch eine zunehmende Spezialisierung der Medizin als Folge ihrer Fortschritte und durch die gleichzeitigen Bemühungen, gleichwohl an der Einheit des Arztberufs festzuhalten. In diesem Verlauf wurde die Weiterbildungsordnung schließlich zu einem Ordnungsinstrument, das nicht nur der Regulierung der ärztlichen Weiterbildung dient, sondern auch der Festlegung von Fachgebietsgrenzen mit der Verpflichtung für den Facharzt, sich in der Regel nur innerhalb dieser Grenzen zu betätigen.

Dieser Grundsatz stellt die Wurzel der ungeachtet mancher Interessengegensätze einheitlichen Bemühungen der betroffenen Disziplinen dar, die Bildung eines eigenständigen Fachgebiets Intensivmedizin zu verhindern, vielmehr die intensivmedizinischen Weiterbildungsinhalte in die Inhalte der Weiterbildung der einzelnen Disziplinen zu integrieren und so die Verbindung einer fachgebundenen Intensivmedizin zu ihren Mutterfächern aufrechtzuerhalten.

Die erste Facharztordnung wurde 1924 vom Deutschen Ärztetag in Bremen verabschiedet. Selbstverständlich war damals der Begriff „Intensivmedizin" noch völlig unbekannt. Die mit einer Spezialisierung innerhalb des Arztberufs einhergehenden Gefahren wurden schon damals erkannt und ausführlich diskutiert. Bereits diese sog. „Bremer Richtlinie" enthielt den Grundsatz, dass sich der Facharzt auf sein Spezialgebiet zu beschränken habe, und dass das Führen einer Doppelbezeichnung nur ausnahmsweise gestattet sei [95].

In den ersten Nachkriegsjahren ergaben sich hinsichtlich der Weiterbildung zunächst keine wesentlichen Änderungen. Es blieb vorerst bei den Gebieten der Berufs- und Facharztordnung von 1937: Augenkrankheiten, Chirurgie, Frauenkrankheiten und Geburtshilfe, HNO-

Krankheiten, Haut- und Geschlechtskrankheiten, Innere Medizin, Kinderkrankheiten, Krankheiten der Harnwege, Lungenkrankheiten, Nerven- und Geisteskrankheiten, Orthopädie, Röntgenologie und Strahlenheilkunde sowie Zahn-Mund-Kiefer-Krankheiten. 1949 wurden als weitere Zusatzbezeichnungen die Begriffe Badearzt und Psychotherapeut aufgenommen. 1953 erfolgte die Einführung des Facharztes für Anästhesie, 1956 des Facharztes für Neurochirurgie und des Facharztes für Laboratoriumsmedizin.

Charakteristisch war bis zu diesem Zeitpunkt, dass die Facharztordnung für die einzelnen Gebiete lediglich Mindest-Weiterbildungszeiten vorschrieb. Gebietsdefinitionen und Ausführungen zum Inhalt der Weiterbildung fehlten bis dahin. So hieß es z. B. für den Facharzt für Anästhesie:

- „Weiterbildungszeit: 4 Jahre
- 1 Jahr Tätigkeit auf dem Gebiet der Chirurgie,
- 2 Jahre Tätigkeit auf dem Gebiet der Anästhesie,
- $^1/_2$ Jahr Tätigkeit auf dem Gebiet der Pharmakologie oder Physiologe, $^1/_2$ Jahr Tätigkeit auf dem Gebiet der inneren Krankheiten."

Diese einfache Systematik änderte sich grundlegend, als im Jahr 1957 H.J. Sewering, München, den Vorsitz der „Konferenz der Facharztausschussvorsitzenden der Landesärztekammern", der späteren „Ständigen Konferenz Ärztliche Weiterbildung" der BÄK übernahm. In seiner dynamischen Art setzte er eine grundlegende Erweiterung der „Weiterbildungsordnung" (WO), wie sie fortan hieß, durch. Dieses neue, 1968 auf dem 71. Deutschen Ärztetag in Wiesbaden verabschiedete Konzept enthielt neben den Mindestzeiten für die Weiterbildung nun auch Gebietsdefinitionen und Kurzfassungen des Inhalts der Weiterbildung. In einem Anhang „Richtlinien zum Inhalt der Weiterbildung" wurden die Inhalte detailliert aufgeführt. Damit waren die Voraussetzungen geschaffen, dass die neuen Bestimmungen nicht nur die Weiterbildung regulierten, sondern auch die Fachgebietsgrenzen festlegten [94]. Hierdurch konnte nunmehr das Postulat, die Fachgebietsgrenzen nicht zu überschreiten, konsequent realisiert werden.

Leistungen, die in den „Richtlinien zum Inhalt der Weiterbildung" nicht aufgeführt sind, galten von nun an als fachfremd und konnten z. B. vom niedergelassenen Arzt nicht abgerechnet werden. So wurde z. B. dem Anästhesisten von der BÄK unter Hinweis auf die WO die Zuständigkeit für die Narkosevoruntersuchung bestritten, was zu langwierigen Kontroversen führte [82, 103].

Eine solche Konkurrenzsituation hätte sich zweifellos auch in der Intensivmedizin ergeben, wenn diese als ein selbständiges Gebiet in die WO aufgenommen worden wäre. Statt dessen hatten sich, zeitlich parallel zu der hier geschilderten Entwicklung, die an der Intensivmedizin interessierten wissenschaftlich-medizinischen Fachgesellschaften und ärztlichen Berufsverbände über Grundsätze der Zusammenarbeit und Arbeitsteilung in der Intensivmedizin weitgehend geeinigt [136]. Infolgedessen ergab sich im Hinblick auf die intensivmedizinischen Weiterbildungsinhalte keine ins Gewicht fallende Rivalität der davon berührten Disziplinen. Eine ausgleichende Rolle spielte in diesem Zusammenhang in der Folgezeit auch die DIVI als Zusammenschluss der die Intensivmedizin repräsentierenden ärztlichen Fachgesellschaften und Berufsverbände.

In der WO von 1968 taucht erstmals der Begriff „Intensivtherapie" auf, und zwar in der Definition des Fachgebiets Anästhesie, wie damals noch die Bezeichnung lautete. Die Definition hatte den folgenden Wortlaut:

> „Das Fachgebiet Anästhesie umfasst die allgemeine und lokale Anästhesie einschließlich deren Vor- und Nachbehandlung, die Aufrechterhaltung der vitalen Funktionen während operativer Eingriffe, die Wiederbelebung und die Intensivtherapie in Zusammenarbeit mit den für das Grundleiden zuständigen Fachärzten."

Dieser Wortlaut war das Ergebnis eines ausgedehnten Briefwechsels zwischen dem damaligen Präsidenten der DGAW, Opderbecke, und dem Vorsitzenden der Ständigen Konferenz Ärztliche Weiterbildung der BÄK, Sewering, der schließlich zu dieser alle Beteiligten zufriedenstellenden Kompromissformulierung geführt hatte [72], Der einschränkende Zusatz **„ … in Zusammenarbeit mit den für das Grundleiden zuständigen Fachärzten"** sollte zum Ausdruck bringen, dass die Zuständigkeiten des Anästhesisten für die Intensivmedizin nur in den Grenzen seines Fachgebiets gegeben ist.

Auch in den Richtlinien über den Inhalt der Weiterbildung der WO 1968 wurde erstmals der Begriff „Intensivbehandlung" verwendet. Im Inhalt der Weiterbildung in der Anästhesie heißt es u. a.:

> „1. Vermittlung und Erwerb eingehender Kenntnisse und Erfahrungen
> […]
> 1.5 In der Dauerbeatmung mit maschinellen Respiratoren unter Beteiligung von Analysen der Blutgase und des Säure-Basen-Haushaltes und den damit verbundenen Problemen der Intensivbehandlung,
> […]"

Die Weiterbildungszeit betrug unverändert 4 Jahre. In der Folgezeit versuchte die DGAI in einer „Empfehlung zur Erteilung einer Weiterbildungsermächtigung" Zeitvorgaben für die erforderliche intensivmedizinische Tätigkeit im Rahmen der anästhesiologischen Weiterbildung einzuführen. 1979 veröffentlichte die BÄK erstmalig „Richtlinien über die Ermächtigung zur Weiterbildung" [127]. Für die bettenführenden Gebiete wurden „Bettenrichtzahlen" als Mindestvoraussetzungen angegeben.

Dies veranlasste die DGAI, eine frühere „Empfehlung zur Erteilung einer Weiterbildungsermächtigung" zu aktualisieren [128]. In der neuen Fassung heißt es mit Bezug auf die Intensivmedizin u. a.:

„Die Ermächtigung zur Weiterbildung kann erhalten

[...]

4. für 4 Jahre der leitende Arzt einer Zentralen Anästhesie-Abteilung an einem Krankenhaus, der außer einer allgemein-chirurgischen Abteilung mehr als zwei weitere operative Fächer (im Sinne der Weiterbildungsordnung) als selbständige, zur Weiterbildung ermächtigte Fachabteilungen mit insgesamt mindestens 300 operativen Betten und darüber hinaus eine operative Intensiveinheit von mindestens 6 Betten oder eine interdisziplinäre konservativ-operative Intensiveinheit von mindestens 8 Betten anästhesiologisch versorgt.

Dabei muss gewährleistet sein,

[...]

2. dass der in Weiterbildung stehende Arzt insgesamt 6 Monate – davon mindestens 3 Monate ganztätig – auf einer unter Ziffer 3 und 4 genannten Intensiveinheit unter Anleitung und Aufsicht tätig ist."

Die Formulierung **„... 6 Monate – davon mindestens 3 Monate ganztätig –"** weist auf die Schwierigkeit hin, im Rahmen einer insgesamt nur 4-jährigen Weiterbildungszeit eine 6-monatige ganztätige intensivmedizinische Tätigkeit zu realisieren. Um diesen zeitlichen Engpass zu beseitigen, hatte die DGAW bereits mit einem Schreiben vom 11.10.1974 bei der BÄK eine Verlängerung der Weiterbildungszeit von 4 auf 5 Jahre beantragt. Der Antrag wurde wie folgt begründet:

„Der Wissensstand des Fachgebietes hat sich in einer Weise erweitert, dass die erforderlichen Kenntnisse und Erfahrungen in einem Zeitraum von nur 4 Jahren nicht mehr vollständig vermittelt werden können. Die Erweiterung betrifft v. a. die Notfallmedizin und die Intensivtherapie. Durch die fortschreitende Entwicklung des Rettungswesens und durch die interdisziplinäre Organisation der Intensivmedizin am Krankenhaus sind dem Anästhesisten neben seiner Tätigkeit im Operationssaal schwerpunktmäßig zwei weitere umfassende Aufgabenbereiche zugefallen, die über die reine Anästhesietätigkeit weit hinausgehen. Daher muss in Zukunft bei der fachärztlichen Weiterbildung vermehrtes Gewicht auch auf die Vermittlung von Kenntnissen und Erfahrungen auf dem Gebiet der Notfall- und Intensivmedizin gelegt werden."

Mit Schreiben vom 3.12.1975 erhielt die DGAW hierauf von der BÄK ohne Angabe von Gründen einen ablehnenden Bescheid. Auch in den folgenden Jahren wurde von Seiten der DGAI insbesondere im Hinblick auf die komplexen Anforderungen der Intensivmedizin der Antrag auf Verlängerung der Weiterbildungszeit auf 5 Jahre mehrfach wiederholt, ohne bei der BÄK bzw. der Ständigen Konferenz Ärztliche Weiterbildung auf eine positive Resonanz zu stoßen. Das Anliegen wurde schließlich erst im Rahmen der 1992 vom Deutschen Ärztetag in Köln beschlossenen WO realisiert.

Die Unmöglichkeit, innerhalb der 4-jährigen Weiterbildungszeit eine wenigstens 6-monatige ganztätige intensivmedizinische Tätigkeit zu gewährleisten, veranlasste die DGAI 1984, eine „Empfehlung zur Weiterbildungsdauer in der Anästhesiologie" zu publizieren [133]. In ihr wird u. a. aufgeführt:

„Das Präsidium der DGAI nimmt diese Entwicklung zum Anlaß, die zur Weiterbildung ermächtigten Anästhesisten im Einklang mit dem Schreiben des Vorsitzenden der Ständigen Konferenz Ärztliche Weiterbildung darauf hinzuweisen, dass es sich bei der in der Weiterbildungsordnung vorgesehenen 4-jährigen Weiterbildungszeit um eine Mindestzeit handelt, die nicht unterschritten, bedarfsweise jedoch überschritten werden kann.

Das Präsidium empfiehlt den zur Weiterbildung ermächtigten Anästhesisten, unter Berücksichtigung ihrer speziellen Verhältnisse zu prüfen, ob das Ziel der Weiterbildung an ihrer Weiterbildungsstätte in 4 Jahren erreichbar ist. Mit Rücksicht auf die zu stellenden erhöhten Anforderungen dürfte dies in aller Regel nicht mehr möglich sein. In diesem Falle legt das Präsidium den für die Weiterbildung verantwortlichen Anästhesisten nahe, der Weiterbildung von vornherein eine 5-jährige Zeitspanne zugrunde zu legen. Das setzt allerdings voraus, neu eintretende Kollegen zu Beginn ihrer Weiterbildung darüber zu informieren, dass die gegebenen Verhältnisse ein Überschreiten der Mindestzeit um 1 Jahr erfordern."

Ungeachtet der Vergeblichkeit, eine Verlängerung der Mindest-Weiterbildungszeit zu erreichen, stellte der DGAI-Präsident für 1987/1988, K. Peter, München, mit Schreiben vom 8.1.1987 den Antrag, in die zeitliche Vorgabe zur Weiterbildung in der Anästhesiologie den Passus **„... und eine 6-monatige Tätigkeit auf einer Intensiveinheit"** einzufügen.

Erfreulicherweise wurde diese Anregung vom 90. Deutschen Ärztetag in Karlsruhe aufgegriffen. In der beschlossenen Fassung wird die Weiterbildungszeit für die Anästhesiologie nunmehr wie folgt definiert:

- „4 Jahre an einer Weiterbildungsstätte gemäß § 6 Abs. 1.
- Mindestens 3 Jahre im operativen Bereich und 6 Monate in der Intensivmedizin."

Die mittlerweile eingetretenen Fortschritte der Intensivmedizin führten in den davon berührten Fachgebieten zu der Erkenntnis, dass selbst innerhalb eines halben Jahres wohl einige Grundkenntnisse und -erfahrungen vermittelt und erworben werden konnten, nicht aber die erforderliche Qualifikation, um auf einer Intensivbehandlungsstation eigenverantwortlich tätig zu sein oder etwa diese ärztlich zu leiten. Hinzu kam, dass nicht alle in Weiterbildung stehenden Ärzte an dem Erwerb vertiefter intensivmedizinischer Kenntnisse und Erfahrungen interessiert waren, insbesondere diejenigen nicht, deren Berufsziel die Niederlassung war. Die bisherige Systematik der WO gestattete aber keine entsprechende Differenzierung. Die einzige Möglichkeit, die Weiterbildung zu intensivieren, wäre die Einordnung der Intensivmedizin als „Teilgebiet" gewesen. Dieser Weg kam aber nicht in Betracht, weil nach § 18 Abs. 1 WO ein Arzt, der eine Teilgebietsbezeichnung führt, **„... im Wesentlichen nur in diesem Teilgebiet tätig werden"** darf. Diese Vorschrift hätte ihn somit von seinem Mutterfach entfernt.

Bemühungen, dieses Problem zu lösen, führten zu Überlegungen, außerhalb des Rahmens der WO einen sog. „Freiwilligen Qualifikationsnachweis" durch die wissenschaftlich-medizinischen Fachgesellschaften einzuführen. Am weitesten in dieser Richtung gingen die Bestrebungen der Internisten. Im Jahr 1989 stellte die Deutsche Gesellschaft für Internistische Intensivmedizin ein Modell „Qualifikationsnachweis für Internistische Intensivmedizin" vor [135]. Grundlage waren eine 2-jährige intensivmedizinische Tätigkeit (ein Jahr während der internistischen Weiterbildung, ein weiteres Jahr nach erfolgreichem Abschluss der Weiterbildung) und eine abschließende Prüfung vor einer von der Gesellschaft eingesetzten Kommission.

Verständlicherweise führte diese Entwicklung auch innerhalb der DGAI und der DIVI zu entsprechenden Überlegungen. So kam es zwischen der DGAI und der Deutschen Gesellschaft für Chirurgie zu Gesprächen mit dem Ziel, die Vorstellungen über einen Freiwilligen Qualifikationsnachweis in der operativen Intensivmedizin aufeinander abzustimmen.

Parallel dazu stellte die DGAI im Einvernehmen mit der DIVI in einem Schreiben vom 27.09.1990 an den Vorsitzenden der Ständigen Konferenz Ärztliche Weiterbildung der BÄK den Antrag auf Einführung einer 2-jährigen „Ergänzenden Weiterbildung Anästhesiologische Intensivmedizin" in die WO. Dem Antrag war eine eingehende Begründung beigefügt sowie eine detaillierte Aufstellung über den projektierten Inhalt der Weiterbildung.

Daraufhin kam es zu zwei Anhörungsterminen am 18.10. und 19.12.1990 in München vor der Ständigen Konferenz Ärztliche Weiterbildung unter dem Vorsitz von H.J. Sewering. Teilnehmer waren Vertreter der in der DIVI zusammengeschlossenen Fachgesellschaften und Berufsverbände, darunter die Anästhesisten K. Fischer, H.W. Opderbecke, K. Peter und K. Zinganell. Die DIVI-Vertreter sprachen sich einmütig für die Einführung einer „Ergänzenden Weiterbildung Spezielle Intensivmedizin" aus. Zuvor hatten die Fachgebiete innerhalb der DIVI Kataloge über den Inhalt der Weiterbildung erarbeitet und aufeinander abgestimmt [136].

In der abschließenden Sitzung am 21.12.1990 brachte Sewering seine definitiv ablehnende Haltung gegenüber der Einführung einer „Ergänzenden Weiterbildung" zum Ausdruck. Er verwies auf die alternative Möglichkeit eines „Freiwilligen Qualifikationsnachweises" durch die Fachgesellschaften oder die DIVI, der allerdings für die Ärztekammern als Körperschaften des öffentlichen Rechtes keine Verbindlichkeit erhalten könne.

Im Zuge einer Umstrukturierung des BÄK-Vorstands wurde auch der Ausschuss „Ärztliche Weiterbildung" personell verändert, der sich am 19.06.1991 unter dem Vorsitz von J.D. Hoppe, damals Vizepräsident der BÄK, neu konstituierte. Durch diese Konstellation, die einem Generationswechsel entsprach, ergaben sich auch im Hinblick auf die Intensivmedizin und die Einführung einer „Ergänzenden Weiterbildung" neue Impulse.

Ziel der Arbeit des neuen Ausschusses war neben einer Harmonisierung der ärztlichen Weiterbildung in den alten und neuen Bundesländern eine grundlegende Novellierung der WO in ihrer Fassung von 1987, die für die Tagesordnung des 95. Deutschen Ärztetages 1992 in Köln vorgesehen war. Bei den vorbereitenden Verhandlungen sorgten der Ausschussvorsitzende Hoppe sowie der zuständige Geschäftsführende Arzt der BÄK, P. Knuth, für ein Höchstmaß an Transparenz und für enge Kontakte mit den betroffenen Fachgesellschaften und Berufsverbänden [40, 76].

Die vom 95. Deutschen Ärztetag im Mai 1992 verabschiedete WO enthält eine Reihe neuer Elemente, darunter auch die „Fakultative Weiterbildung Spezielle Intensivmedizin". Diese steht nach § 3 WO den folgenden Disziplinen offen: Anästhesiologie, Chirurgie, Herzchirurgie, Innere Medizin, Kinderchirurgie, Kinderheilkunde, Neurochirurgie, Neurologie sowie Plastische Chirurgie. Für die Anästhesiologie beinhaltet die neue WO darüber hinaus eine Ergänzung der Gebietsdefinition und eine Verlängerung der Weiterbildungszeit auf 5 Jahre, womit ein seit 1974 verfolgtes Anliegen des Fachgebietes endlich erfüllt wurde. Die detaillierten Inhalte der Fakultativen Weiterbildung „Spezielle Intensivmedizin" der einzelnen Gebiete basieren auf einem von der DIVI unter Federführung von H. Burchardi, Göttingen, erarbeiteten „Grundkatalog" [20].

Mit der WO 1992 ist die Stellung der Intensivmedizin innerhalb des Spektrums der selbständigen Gebiete definitiv festgeschrieben worden. Trotz ihres im Grundsatz interdisziplinären Charakters und ihrer weitgehend einheitlichen Methodik besteht nunmehr eine feste fachliche Zuordnung zu den jeweiligen Mutterdisziplinen. Man kann unterschiedlicher Auffassung darüber sein, ob die von der neuen WO eingeführten Bezeichnungen glücklich gewählt sind. Begriffe wie Spezielle Anästhesiologische, Chirurgische, Herzchirurgische oder Neurochirurgische Intensivmedizin klingen zumindest ungewohnt; sie entsprechen aber der grundsätzlichen Systematik der WO, die nicht nur gebietsbezogene Inhalte festlegt, sondern damit auch Fachgebietsgrenzen bestimmt. Aus diesem Grund konnte die aus der strukturellen Entwicklung entstandene Differenzierung zwischen operativer und konservativer Intensivmedizin in der WO keinen Niederschlag finden.

Wichtiger als diese semantische Frage ist die sich aus der fachlichen Zuordnung ergebende Klärung der ärztlichen Zuständigkeit und Kompetenz. Da die Fakultative Weiterbildung „Spezielle Intensivmedizin" strikt gebietsbezogen definiert wird, hat der jeweilige Facharzt auch in diesem Bereich die Grenzen seines Gebiets zu beachten. Alleine der Anästhesist kann im Rahmen der Speziellen Anästhesiologischen Intensivmedizin umfassend tätig werden, allerdings mit der bisher schon geltenden Einschränkung **„... in Zusammenarbeit mit den für das Grundleiden zuständigen Ärzten."**

Die WO 1992 stellt einen vorläufigen Abschluss der strukturellen Entwicklung der Intensivmedizin in Deutschland dar. Sie ergänzt insoweit die interdisziplinären Vereinbarungen und Empfehlungen zur Arbeitsteilung und Zusammenarbeit in der Intensivmedizin und zu den organisatorischen Strukturen an den Krankenhäusern und Universitätskliniken. Darüber hinaus bietet sie dem intensivmedizinisch tätigen Arzt den Rahmen für den Erwerb der erforderlichen Kenntnisse und Erfahrungen und die Möglichkeit, diese Qualifikation auch formal nachzuweisen.

In jüngster Zeit verfolgt die BÄK allerdings die Absicht, die geltende WO zu vereinfachen und die Tendenz, alles bis ins letzte Detail regeln zu wollen, aufzugeben. Diesen Bestrebungen soll auch der Begriff „Fakultative Weiterbildung" und damit auch die Fakultative Weiterbildung „Spezielle Intensivmedizin" zum Opfer fallen. Dem Vernehmen nach ist vorgesehen, die Intensivmedizin stattdessen unter den Begriff „Bereich" einzuordnen. Dieser Veränderung könnte aus der Sicht der DGAI unter der Voraussetzung zugestimmt werden, dass die bisherige Zuordnung der „Speziellen Intensivmedizin" zu den einzelnen Disziplinen gemäß § 3 WO unberührt bleibt und dem in der Speziellen Intensivmedizin tätigen Arzt nicht verwehrt wird, auch in seinem Mutterfach uneingeschränkt tätig zu bleiben. Weitere Voraussetzung wäre, eine Weiterbildungsbefugnis nicht auf den Bereich zu beschränken, sondern für das Mutterfach und den Bereich gelten zu lassen. Davon abweichende Bestimmungen wären ein gravierender Rückschritt gegenüber den jetzigen, durch langjährige Bemühungen von DGAI und DIVI erreichten, auf einem breiten Konsens beruhenden und gut eingeführten Regelungen.

Schlussbemerkung

50 Jahre DGAI – das bedeutet zugleich nahezu 50 Jahre Intensivmedizin in Deutschland. Von dem Zeitpunkt an, an dem der DGA-Vorstand sich im Oktober 1964 erstmals mit dem Thema befasste über das Nürnberger Symposium im November 1968, die darauf folgenden Vereinbarungen mit anderen Fachgebieten, die Gründung der DIVI im Januar 1977, die Bemühungen um eine adäquate Weiterbildung in der Intensivpflege bis hin zur Verankerung der Intensivmedizin in die ärztliche Weiterbildungsordnung, das alles ist das Ergebnis einer konsequenten berufspolitischen Arbeit der DGAI mit dem Ziel, die Intensivmedizin zu einem festen, unverzichtbaren Bestandteil unseres Fachgebietes zu machen [34].

Die erhöhten Anforderungen, die die operative Medizin heute an den Anästhesisten stellt, setzt zwingend voraus, dass dieser über eingehende Kenntnisse und Erfahrungen auch in der Intensivmedizin verfügt. Insofern hat die hier geschilderte Entwicklung nicht nur die heutige Bedeutung des Fachgebietes und seinen Stellenwert innerhalb der modernen Medizin maßgeblich beeinflusst, sondern auch das inzwischen erreichte qualitative Niveau der anästhesiologischen Patientenversorgung in Deutschland.

Fußnoten zu Unterkap. 3.2.1

1 In Anlehnung an Beiträge der Autoren in der Serie „Die geschichtliche Entwicklung der Intensivmedizin in Deutschland", publiziert in den Jahrgängen der Zeitschrift *Der Anaesthesist* 1998–2000 und in Buchform unter dem Titel *Die Intensivmedizin in Deutschland* im Springer-Verlag, Berlin Heidelberg New York, 2001

Literatur zu Unterkap. 3.2.1

1. Ahnefeld FW (1962) Der Schock. Dtsch Med Wochenschr 87: 425
2. Ahnefeld FW, Frey R, Halmágyi M, Kreuscher H (1964) Infusionstherapie und parenterale Ernährung bei chirurgischen Kranken. Dtsch Med Wochenschr 89: 1871
3. Ahnefeld FW (1976) Das Problem der Schwesternweiterbildung. Anästh Inform 17: 107
4. Ahnefeld FW, Burri C, Dick W, Halmágyi M (Hrsg) (1975) Infusionsstherapie I. Klin Anästhesiol Intensivther, Bd 6. Springer, Berlin Heidelberg New York
5. Ahnefeld FW, Burri C, Dick W, Halmágyi M (Hrsg) (1975) Infusionstherapie II: Parenterale Ernährung. Klin Anästhesiol Intensivther, Bd 7. Springer, Berlin Heidelberg New York
6. Ahnefeld FW, Dick W (1972) Das Berufsbild von Anästhesie- und Intensivtherapie-Schwestern bzw. -Pflegern. Anästh Inform 13: 201
7. Ahnefeld FW, Dick W, Halmágyi M (1975) Zur Entwicklung einer Weiterbildungsordnung zur Fachschwester/zum Fachpfleger für Anästhesie und Intensivmedizin – Lehrplan für den theoretischen Unterricht Narkose und Leitungsanästhesie – Lehrplan für den theoretischen Unterricht Intensivmedizin und Wiederbelebung. Anästh Intensivmed 16: 60
8. Ahnefeld FW, Dick W, Halmágyi M, Valerius Th (Hrsg) (1975) Weiterbildung I – Richtlinien, Lehrplan, Organisation. Springer, Berlin Heidelberg New York
9. Ahnefeld FW, Frey R, Halmágyi M, Kreuscher H (1964) Infusionstherapie und parenterale Ernährung bei chirurgischen Kranken. Dtsch Med Wochenschr 89: 1871
10. Allgöwer M, Burri CW (1967) Schockindex. Dtsch Med Wochenschr 92: 1947
11. Alter H (1969) Intensivpflegestationen in mittleren Krankenhäusern. Münch Med Wochenschr 111: 954
12. Aschenbrenner R (1968) Intensivpflege im modernen Krankenhaus – warum und wie? Münch Med Wochenschr 110: 984
13. Aschenbrenner R, Dönhardt A (1953) Künstliche Dauerbeatmung in der eisernen Lunge. Erfahrungsbericht über 105 atemge-

lähmte Poliomyelitis-Patienten der Jahre 1947–1952. Münch Med Wochenschr 95: 748 u. 770
14. Bauer Ä (1968) Fünfzehn Jahre postoperative Überwachung und Intensivbehandlung. Anaesthesist 17: 65
15. Berkel HA (1967) Aufgaben und Tätigkeit der Anästhesie-Abteilung an einem mittleren Krankenhaus. Krankenhausarzt 40: 74
16. Bock E (1984) Grundzüge des Aminosäurestoffwechsels. Anästh Intensivmed 25: 223
17. Bock E (1986) Totale parenterale Ernährung beim posttraumatischen Nierenversagen. Anästh Intensivmed 27: 45
18. Bräutigam KH (1967) Stellenplan einer Anästhesie-Abteilung. Krankenhausarzt 40: 138
19. Bräutigam KH (1993) 40 Jahre „Facharzt für Anästhesie". Die Entwicklung 1945 – 1953. Anästh Intensivmed 34: 259
20. Burchardi H (1994) Die neue Weiterbildungsordnung stimuliert die interdisziplinäre Kooperation. Anästh Intensivmed 35: 357
21. Burri CW, Müller W, Kuner E, Allgöwer M (1966) Methodik der Venendruckmessung. Schweiz Med Wochenschr 96: 624
22. Burri CW, Gasser D (1971) Der Vena-Cava-Katheter. Anaesthesiol Wiederbeleb, Bd 54. Springer, Berlin Heidelberg New York
23. Dick W (1978) Gemeinsame Weiterbildung der Disziplinen mit intensivmedizinischen Versorgungsaufgaben – Schwerpunkt Anästhesie und Intensivmedizin. Anästh Intensivmed 19: 194
24. Dick W (1983) Weiterbildung Fachkrankenpflege Anästhesie und operative Intensivmedizin. Anästh Intensivmed 24: 110
25. Dick W, Ahnefeld FW (1977) Kommentar zur Weiterbildungsempfehlung der DKG. Anästh Intensivmed 18: 89
26. Dönhardt A (1955) Künstliche Dauerbeatmung. Springer, Berlin Göttingen Heidelberg
27. Eckart J, Kleinberger G, Lochs H (1980) Klinische Ernährung – Grundlagen und Praxis der Ernährungstherapie. Zuckschwerdt, München
28. Eckart J, Tempel G, Kaul A, Schürnbrand P (1973) Untersuchungen zur Utilisation parenteral verabfolgter Triglyceride nach Operationen und Traumen. Infusionstherapie 1: 138
29. Eichhorn S (1967) Organisation von Intensivbehandlung, Intensivüberwachung und Intensivpflege. Krankenhausarzt 40: 321
30. Eigler FW, Schildberg FW (1969) Einrichtung und Organisation einer chirurgischen Wachstation. Chirurg 40: 162
31. Franke H, Opderbecke HW (1959) Die Bedeutung einer „Wachstation" in der Überwachung und Behandlung Frischoperierter. Chirurg 30: 487
32. Fuchsig P, Brücke P, Kucher R, Steinbereithner K (1966) Intensivbehandlungs-Station. Münch Med Wochenschr 108: 2473
33. Fuchsig P, Mayrhofer O (1965) Die Intensivpflegestation – ein modernes Forum interdisziplinärer Zusammenarbeit. Wien Klin Wochenschr 49: 961
34. Götz E, Hack G, Sorgatz H, van Eimeren W, Wulff A (1995) Umfrage zur Situation der Anästhesiologie in Deutschland. Anästh Intensivmed 36: 218
35. Golombek G (1989) Seit 10 Jahren einheitliche Fachweiterbildung Intensivpflege. Anästh Intensivmed 30: 231
36. Gülke C, Kipke EH, Opderbecke HW (1972) Der Kavakatheter – Ein zehnjähriger Erfahrungsbericht. Münch Med Wochenschr 114: 1503
37. Hachenberg T, Pfeiffer B (2000) Beatmung, Tracheotomie und prolongierte Intubation. Anaesthesist 49: 434
38. Haid B (1967) Planung eines Institutes für Anästhesiologie an einer Universität. Krankenhausarzt 40: 140
39. Holmdahl MH, Duvernoy W (1967) Intensivbehandlung in Schweden. Krankenhausarzt 40: 131
40. Hoppe JD (1991) Leitlinien einer Reform der ärztlichen Weiterbildung. Dtsch Ärztebl 88: C-2138
41. Horatz K (1969) Einrichtung und Betrieb einer Anästhesieabteilung mit Wachstation und Intensivpflegeeinheit. Krankenhausumschau 38: 630
42. Ibsen B (1968) Organisation einer Intensivtherapieabteilung in Kopenhagen. Rückblick und Ausblick. Anaesthesist 17: 272
43. Karimi A (Hrsg) ([1]1991) Deutsche Interdisziplinäre Vereinigung für Intensiv- und Notfallmedizin (DIVI): Stellungnahmen, Empfehlungen zu Problemen der Intensiv- und Notfallmedizin. Karimi A, Dick W (Hrsg) ([3]1995). Eigenverlag
44. Kirschner M (1930) Zum Neubau der Chirurgischen Universitätsklinik Tübingen II. Der Krankenhausbau. Chirurg 2: 30
45. Körner M (1967) Die Anästhesie-Abteilung in einem 1000-Betten-Krankenhaus. Krankenhausarzt 40: 77
46. Kucher R (1965) Funktion und Einrichtung einer Intensivbehandlungsstation – Krankengut und Ergebnisse. Wien Klin Wochenschr 49: 969
47. Kügler J, Horatz K (1967) Zwei Jahre Intensivbehandlung an der Anästhesieabteilung. Anästh Praxis 2: 53
48. Kuhn F (1901) Die perorale Intubation. Zbl Chir 28: 1281
49. Kuhn F (1905) Perorale Intubation mit Überdrucknarkose. Dtsch Z Chir 76: 148
50. Kuhn F (1906) Die perorale Intubation mit und ohne Druck. III. Apparat zur Lieferung des Drucks für die Überdrucknarkose. Dtsch Z Chir 81: 63
51. Lang K, Frey R, Halmágyi M (Hrsg) (1966) Infusionstherapie. Anaesthesiol Wiederbeleb, Bd 13. Springer, Berlin Heidelberg New York
52. Lawin P (1964) Neu-Organisation einer Anästhesie-Abteilung mit Wachstation in einem alten Krankenhaus. Krankenhausarzt 37: 32
53. Lawin P (1966) Organisationsformen der Intensivpflege im Krankenhaus. Medizinalmarkt 14: 412
54. Lawin P (1967) Intensivbehandlung im Großkrankenhaus. Krankenhausarzt 40: 116
55. Lawin P (1968) Störungen des Säure-Basen-Haushaltes – Differenzialdiagnose und Therapie. Dtsch Med Wochenschr 93: 1664
56. Lawin P (1978) Die Entwicklung der Intensivmedizin. Anästh Intensivmed 19: 418
57. Lawin P (Hrsg) 1987 Aktuelle Aspekte und Trends der respiratorischen Therapie. Springer, Berlin Heidelberg New York Tokio
58. Lawin P, Burchardi H (1965) Erkennung und Behandlung von Störungen des Säure-Basen-Haushaltes. Münch Med Wochenschr 107: 107
59. Lawin P, Opderbecke HW (1971, 1975, 1981, 1989, 1994) Die Organisation der Intensivbehandlung. In: Lawin P (Hrsg) Praxis der Intensivbehandlung, 2.–6. Aufl. Thieme, Stuttgart New York
60. Lawin P, Peter K, Scherer R (Hrsg) (1980) Maschinelle Beatmung gestern – heute – morgen. Intensivmed Notfallmed Anästh, Bd 48. Thieme, Stuttgart New York
61. Lehmann C (1967) Die Intensivbehandlungs-Einheit: Ausstattung, Organisation und Erfahrungen. Krankenhausarzt 40: 124
62. Lehmann C (Hrsg) (1968) Langzeitbeatmung. Springer, Berlin Heidelberg New York (Anaesthesiologie und Wiederbelebung Bd 29)
63. Lemburg P, Opderbecke HW (1994) Die Weiterbildung von Pflegekräften in der Intensivmedizin – Rückblick und Ausblick. Anästh Intensivmed 35: 40
64. Leriche R (1953) De la maladie post-opératoire anatomique. La press medicale 41 : 61
65. Mayrhofer O (1971) Definition, Funktion und Bedeutung der Intensivmedizin. In: Frey R, Hügin W, Mayrhofer O (Hrsg) Lehrbuch der Anästhesiologie und Wiederbelebung. Springer, Berlin Heidelberg New York
66. Melsner H, Struck E, Sebening F (1966) Sechsjährige Erfahrungen auf einer Intensivbehandlungs-Station. Münch Med Wochenschr 108: 2479
67. Menzel H (Hrsg) (1982) Personalbedarfsermittlung für Intensivbehandlungsstationen. Perimed, Erlangen
68. Messmer K (1971) Pathophysiologische Aspekte des hypovolämischen, kardiogenen und bakteriotoxischen Schocks. Med Welt 22 (N.F.): 1159

69. Mürtz R (1967) Intensivbehandlung und Reanimation aus der Sicht des Internisten. Krankenhausarzt 40: 334
70. Nachtrab H (1968) Anästhesiedienst und Stellung des Anästhesisten in Hamburg. Z Prakt Anästh 3: 353
71. Nolte H, Ahnefeld FW (1967) Die organisatorischen, personellen und materiellen Voraussetzungen zur modernen Wiederbelebung im Krankenhaus. Krankenhausarzt 40: 144
72. Opderbecke HW (1968) Zur neuen Weiterbildungsordnung. Informationen DGAW/BDA Nr. 4: 15
73. Opderbecke HW (Hrsg) (1969) Planung, Organisation und Einrichtung von Intensivbehandlungseinheiten am Krankenhaus. Springer, Berlin Heidelberg New York (Anaesthesiologie und Wiederbelebung, Bd 33)
74. Opderbecke HW (1969) Die Organisation der Intensivmedizin im Krankenhaus. Krankenhaus 61: 304
75. Opderbecke HW (1976) Die Anhaltszahlen der DKG. Anästh Inform 17: 424
76. Opderbecke HW (1992) Die neue Weiterbildungsordnung. Anästh Intensivmed 33: 364
77. Opderbecke HW (1999) Zur Entwicklung der intravenösen Infusionstechnik. Anaesthesist 48: 919
78. Opderbecke HW, Bardachzi E (1961) Die Verwendung eines „Kavakatheters" bei langdauernder Infusionsbehandlung. Dtsch Med Wochenschr 86: 203
79. Opderbecke HW, Pohl O (1961) Planung und Gestaltung einer „Wachstation" für Frischoperierte. Krankenhaus 53: 70
80. Opderbecke HW, Sorgatz H (1993) Leistungseinschränkung in der Intensivmedizin als gesundheitspolitisches Konzept. Anästh Intensivmed 34: 285
81. Opderbecke HW, Weißauer W (Hrsg) (1983) Entschließungen – Empfehlungen – Vereinbarungen. Perimed, Erlangen
82. Opderbecke HW, Weißauer W (1987) Die Pflicht des Anästhesisten zur Voruntersuchung und die Fachgebietsgrenzen. Anästh Intensivmed 28: 382
83. Pichlmaier H, Jabour A, Besirsky Hw, Kanz E, Linke K, Altmeyer E, Edel HH, Müller R (1968) Intensivbehandlung nach Organverpflanzung unter aseptischen Bedingungen. Bruns' Beitr Klin Chir 216: 122
84. Poulsen H (1965) Abteilung für intensive Therapie-Aufgaben. Einrichtung und Funktion. Anaesthesist 14: 19
85. Poulsen H (1967) Allgemeine Problematik der Intensivbehandlung. In: Just OH, Stoeckel H (Hrsg) Die Ateminsuffizienz und ihre klinische Behandlung. Thieme, Stuttgart New York
86. Puchstein C (1999) Die Entwicklung der parenteralen Ernährung. Anaesthesist 48: 827
87. Rügheimer E (Hrsg) (1982) Aufwachraum – Aufwachphase. Eine anästhesiologische Aufgabe. Springer, Berlin Heidelberg New York (Klinische Anaesthesiologie und Intensivtherapie, Bd 24)
88. Rügheimer E (1982) Die Tracheotomie. In: Benzer H, Frey R, Hügin W, Mayrhofer O (Hrsg) Anästhesiologie, Intensivmedizin und Reanimatologie. Springer, Berlin Heidelberg New York
89. Rügheimer E (Hrsg) (1983) Intubation, Tracheotomie und bronchopulmonale Infektion. Springer, Berlin Heidelberg New York
90. Sauerbruch F (1904) Zur Pathologie des offenen Pneumothorax und die Grundlagen meines Verfahrens zu seiner Ausschaltung. Mitt Grenzgeb Med Chir 8: 399
91. Sauerbruch F (1920) Das Druckdifferenzverfahren. Springer, Berlin
92. Schülke K, Ungeheuer E, Pflüger H (1968) Intensivpflege in der chirurgischen Klinik. Fortschr Med 86: 338
93. Seybold D, Geßler U (1984) Die Niere im Schock und Schockniere – Nosologie, Pathophysiologie, Klinik und Therapie. In: Rieker G (Hrsg) Schock. Springer, Berlin Heidelberg New York
94. Sewering HJ (1968) Die Weiterbildungsordnung. Dtsch Ärztebl 65: 1445
95. Sewering HJ (1987) Von der „Bremer Richtlinie" zur Weiterbildungsordnung. Dtsch Ärztebl 84: B-1595
96. Sieberth HG (1979) Akutes Nierenversagen. Thieme, Stuttgart New York
97. Striebel JP, Peter K, Rabold M, Schaub P, Schmidt R, Schmitz ER (1976) Das Verhalten der freien Plasmaaminosäuren und einiger Stoffwechselparameter während parenteraler Ernährung in der postoperativen-posttraumatischen Phase. Infusionstherapie 3: 162
98. Suter PM (1989) Beatmungsgeräte. In: Lawin P (Hrsg) Praxis der Intensivbehandlung 5. Aufl. Thieme, Stuttgart New York
99. Vogel W, Wiemers K (1967) Aufgabe und Funktion eines Institutes für Anästhesiologie mit Beatmungszentrale und Betreuung einer chirurgischen Wachstation. Krankenhausarzt 40: 134
100. Wählin Ä, Westermark L, van der Vliet A (1972) Intensivpflege und Intensivtherapie. In: Neuhaus GA (Hrsg) Springer, Berlin Heidelberg New York
101. Weise G (1967) Aufgaben und Erfahrungen einer Anästhesie-Abteilung an einem 340-Betten-Krankenhaus. Krankenhausarzt 40: 70
102. Weißauer W (1970) Zu den Vereinbarungen zwischen den Fachgebieten Chirurgie und Anästhesie über die Aufgabenabgrenzung und die Zusammenarbeit in der Intensivmedizin. Anästh Inform 11: 168
103. Weißauer W (1988) Fachgebietsgrenzen der Anästhesiologie bei Laborleistungen. Anästh Intensivmed 29: 257
104. Wiemers K (1966) Allgemeine Gesichtspunkte, Organisation und Aufbau von Intensivbehandlungsstationen. In: Horatz K, Frey R (Hrsg) Probleme der Intensivbehandlung. Springer, Berlin Heidelberg New York (Anaesthesiologie und Wiederbelebung. Bd 17)
105. Wiemers K (1986) Anästhesist und Intensivtherapie. Anästh Intensivmed 27: 166
106. Zindler M (1967) Intensivbehandlungseinheit, Wachstation und Aufwachraum. Krankenhausarzt 40: 330

Empfehlungen, Stellungnahmen, Vereinbarungen (in chronologischer Reihenfolge)

107. Deutsche Gesellschaft für Anaesthesie und Deutsche Gesellschaft für Chirurgie (1965) Richtlinien für die Stellung des leitenden Anästhesisten. Anaesthesist 14: 31
108. Deutsche Gesellschaft für Anaesthesie und Wiederbelebung (1967) Stellungnahme zur Organisation von Aufwachraum, Wachstation und Intensivbehandlung am Krankenhaus. Anaesthesist 16: 282
109. Deutsche Gesellschaft für Anaesthesie und Wiederbelebung (1969) Stellungnahme zur Ausbildung von Schwestern und Pflegern für den Anästhesiedienst und die Intensivpflege. Anaesthesist 18: 229
110. Deutsche Krankenhausgesellschaft (1969) Anhaltszahlen für die Besetzung der Krankenhäuser mit Pflegekräften. Krankenhaus 61: 420
111. Deutsche Krankenhausgesellschaft (1971) Empfehlung zur Organisation der Intensivmedizin in Krankenhäusern. Anästh Inform 12: 3
112. Deutsche Gesellschaft für Anaesthesie und Wiederbelebung, Deutsche Gesellschaft für Innere Medizin, Arbeitsgemeinschaft für internistische Intensivmedizin, Berufsverband Deutscher Anästhesisten, Berufsverband Deutscher Internisten (1970) Gemeinsame Empfehlung zur Organisation der Intensivmedizin am Krankenhaus. Anaesthesist 19: 265, Krankenhausumschau 39: 696
113. Deutsche Gesellschaft für Chirurgie, Deutsche Gesellschaft für Anästhesie und Wiederbelebung, Berufsverband der Deutschen Chirurgen, Berufsverband Deutscher Anästhesisten (1970) Vereinbarungen zwischen den Fachgebieten Chirurgie und Anästhesie über die Aufgabenabgrenzung und die Zusammenarbeit in der Intensivmedizin. Anästh Inform 11: 167
114. Deutsche Gesellschaft für Neurochirurgie, Deutsche Gesellschaft für Anaesthesie und Wiederbelebung (1971) Empfehlungen zur

Organisation der Anästhesie im Rahmen der Neurochirurgie. Anästh Inform 12:34
115. Deutsche Krankenhausgesellschaft (1971) Weiterbildung zu Fachkrankenschwestern/Fachkrankenpflegern/Fachkinderkrankenschwestern. Krankenhaus 63:269
116. Bundesanstalt für Arbeit (1971) Anordnung über die individuelle Förderung der beruflichen Fortbildung und Umschulung vom 9. September 1971. Amtl. Nachrichten der Bundesanstalt für Arbeit 19: Nr. 11
117. Deutsche Gesellschaft für Anaesthesie und Wiederbelebung (1971) Empfehlungen für die Weiterbildung zur Fachschwester oder zum Fachpfleger für Anästhesie und Intensivpflege. Anästh Inform 12:251
118. Deutsche Krankenhausgesellschaft (1972) Empfehlung zur Organisation der Intensivmedizin in den Krankenhäusern. Krankenhaus 64:339, Anästh Inform 13:223
119. Deutscher Städtetag (1972) Empfehlungen für die Einrichtung und den Betrieb von Intensivstationen. Anästh Inform 14:285
120. Arbeitsgemeinschaft für internistische Intensivmedizin und Deutsche Gesellschaft für Anaesthesie und Wiederbelebung (1972) Definition und Bedingungen von Intensivbehandlungseinheiten am Krankenhaus. Anästh Inform 13:305, Anaesthesist 22:546
121. Berufsverband der Deutschen Urologen, Berufsverband Deutscher Anästhesisten (1972) Vereinbarung zwischen den Fachgebieten Urologie und Anästhesie über die Aufgabenabgrenzung und die Zusammenarbeit im operativen Bereich und in der Intensivmedizin. Anästh Inform 13:219
122. Deutsche Gesellschaft für Anaesthesie und Wiederbelebung (1973) Entschliessung über die Weiterbildung von Fachschwestern und Fachpflegern. Anästh Inform 14:28
123. Deutsche Krankenhausgesellschaft (1974) Richtlinien für die Organisation der Intensivmedizin in den Krankenhäusern. Krankenhaus 66:457, Anästh Inform 16:29
124. Deutsche Krankenhausgesellschaft (1976) Muster für eine landesrechtliche Ordnung der Weiterbildung und Prüfung zu Krankenschwestern, Krankenpflegern und Kinderkrankenschwestern in der Intensivpflege. Krankenhaus 68:439; Anästh Inform 18:96
125. Deutsche Gesellschaft für Anaesthesie und Wiederbelebung, Deutsche Gesellschaft für Hals-, Nasen-, Ohrenheilkunde, Kopf- und Halschirurgie, Berufsverband Deutscher Anästhesisten, Berufsverband Deutscher Hals-, Nasen-, Ohrenärzte (1976) Vereinbarung über die Zusammenarbeit in der HNO-Heilkunde. Anästh Inform 17:354
126. Deutsche Krankenhausgesellschaft (1978) Grundsätze und Verfahren zur Durchführung der Empfehlung der Deutschen Krankenhausgesellschaft vom 16. November 1976. Anästh Inform 19: 205
127. Bundesärztekamm (1979) Richtlinien über die Ermächtigung zur Weiterbildung. Dtsch Ärztebl 76:113
128. Deutsche Gesellschaft für Anästhesiologie und Intensivmedizin (1979) Empfehlungen zur Erteilung einer Weiterbildungsermächtigung. Anästh Intensivmed 20: XXIX
129. Deutsche Interdisziplinäre Vereinigung für Intensivmedizin (1979) Stellungnahme zur Besetzung von Intensiveinheiten mit Pflegepersonal. Anaesthesist 28:416
130. Deutsche Gesellschaft für Anästhesiologie und Intensivmedizin, Deutsche Gesellschaft für Innere Medizin, Deutsche Gesellschaft für internistische Intensivmedizin, Berufsverband Deutscher Anästhesisten, Berufsverband Deutscher Internisten (1980) Gemeinsame Empfehlung für die Fachgebiete Anästhesiologie und Innere Medizin zur Organisation der Intensivmedizin am Krankenhaus. Anaesthesist 29:395, Anästh Intensivmed 21:166
131. Deutsches Krankenhausinstitut Düsseldorf, Institut für Krankenhausbau der Techn. Universität Berlin, Deutsche Gesellschaft für Anästhesiologie und Intensivmedizin (1982) Grundsätze für die Organisation und Einrichtung von Aufwacheinheiten in Krankenhäusern. Anaesthesist 31: 632, Anästh Intensivmed 23: 373
132. Berufsverband Deutscher Anästhesisten, Berufsverband der Ärzte für Orthopädie (1984) Vereinbarung über die Zusammenarbeit bei der operativen Patientenversorgung. Anästh Intensivmed 25:464
133. Deutsche Gesellschaft für Anästhesiologie und Intensivmedizin (1984) Empfehlung zur Weiterbildungsdauer in der Anästhesiologie. Anästh Intensivmed 25:441
134. Deutsche Gesellschaft für Anästhesiologie und Intensivmedizin, Berufsverband Deutscher Anästhesisten, Deutsche Gesellschaft für Gynäkologie und Geburtshilfe, Berufsverband der Frauenärzte (1988) Vereinbarung über die Zusammenarbeit in der operativen Gynäkologie und in der Geburtshilfe. Anästh Intensivmed 29:143
135. Deutsche Gesellschaft für Internistische Intensivmedizin (1989) Qualifikationsnachweis für Internistische Intensivmedizin. Intensivmed 26:334 und 27:499
136. Deutsche Interdisziplinäre Vereinigung für Intensivmedizin (1989) Empfehlungen zum Inhalt der Weiterbildung in der Intensivmedizin im Rahmen der Gebiets- und Teilgebiets-Weiterbildung. Anästh Intensivmed 29:224
137. Deutsche Krankenhausgesellschaft (1998) DKG-Empfehlung zur Weiterbildung für Krankenpflegepersonen in der Intensivpflege. Krankenhaus 90:537 und 608
138. Deutsche Gesellschaft für Anästhesiologie und Intensivmedizin und Deutsche Ophthalmologische Gesellschaft (1998) Gemeinsame Empfehlung über die Zusammenarbeit in der operativen Ophthalmologie. Anästh Intensivmed 39:309

3

3.2.2 Deutsche Gesellschaft für Anästhesiologie und Intensivmedizin und Deutsche Interdisziplinäre Vereinigung für Intensivmedizin und Notfallmedizin (DIVI)

W.F. Dick

Einleitung

Gründung

Am 29.01.1977 wurde die **Deutsche Interdisziplinäre Vereinigung für Intensivmedizin (DIVI)** von 3 wissenschaftlichen Fachgesellschaften und 2 Berufsverbänden in Frankfurt/Main gegründet: der **Deutschen Gesellschaft für Anaesthesie und Wiederbelebung** und dem **Berufsverband deutscher Anästhesisten**, repräsentiert durch Peter Lawin und Hans Wolfgang Opderbecke, der Deutschen Gesellschaft für internistische Intensivmedizin und dem Berufsverband deutscher Internisten, repräsentiert durch H.-G. Lasch und H.-P. Schuster, sowie der Arbeitsgemeinschaft für Neonatologie und pädiatrische Intensivmedizin, repräsentiert durch P. Emmrich. Diese Dachorganisation – die inzwischen 25 Jahre besteht – sollte fortan die Belange der Intensiv- und Notfallmedizin in Deutschland koordinieren.

Hauptziele

- Förderung der Intensivmedizin in Wissenschaft und Praxis sowie Vertiefung der Zusammenarbeit zwischen den wissenschaftlichen Gesellschaften und Verbänden, die sich mit Fragen der Intensivmedizin befassen
- Vertretung der gemeinsamen Belange der Intensivmedizin gegenüber Behörden, ärztlichen Berufsvertretungen und dritten Stellen
- Kommunikation mit wissenschaftlichen Vereinigungen im Ausland, die sich mit der Intensivmedizin in Wissenschaft und Praxis befassen
- Beteiligung an internationalen Kongressen auf dem Gebiet der Intensivmedizin
- Vertretung von Belangen der Intensivmedizin auf internationaler Ebene

Weitere Entwicklung bis zur heutigen Struktur

In den Jahren unmittelbar nach der Gründung der DIVI gesellten sich weitere wissenschaftliche Gesellschaften und Berufsverbände zu den Gründungsmitgliedern:

- die **Deutsche Gesellschaft für Chirurgie**
- die **Deutsche Gesellschaft für Gynäkologie und Geburtshilfe**
- die **Deutsche Gesellschaft für Innere Medizin**
- die **Deutsche Gesellschaft für Neurochirurgie**
- die **Deutsche Gesellschaft für Neurologie**
- die **Deutsche Gesellschaft für Pädiatrie**
- die **Deutsche Gesellschaft für Thorax-, Herz- und Gefäßchirurgie**
- der **Berufsverband Deutscher Chirurgen**
- der **Berufsverband Deutscher Neurochirurgen**
- der **Berufsverband Deutscher Pädiater**

Die Mitgliedsgesellschaften und Verbände werden durch eine bestimmte Zahl von (derzeit 34) Repräsentanten vertreten. Entsprechend der Satzung der **DIVI** sind Vorstand und Präsidium paritätisch besetzt, wobei die Position des Präsidenten den Repräsentanten der Gründungsgesellschaften vorbehalten bleibt (H.-G. Lasch und D.-L. Heene, Innere Medizin, P. Lawin und W. F. Dick, Anästhesiologie, A. Enke und F. W. Schildberg, Chirurgie).

Die Sektionen der DIVI

Die Ziele der DIVI konzentrierten sich zunächst auf die Intensivmedizin. Später traten notfallmedizinische Aufgabenstellungen sowie wissenschaftliche Interessen hinzu, die u. a. in Sektionen und wissenschaftlichen Arbeitsgruppen bearbeitet werden. Letztere dienen der Beschäftigung mit Teil- und Randbereichen der Intensivmedizin und Notfallmedizin. Die ordentlichen Mitglieder der Sektionen werden von den Mitgliedsgesellschaften nominiert, fördernde Mitglieder durch die entsprechenden Organisationen. Die Gebietszugehörigkeit der ordentlichen Mitglieder soll der paritätischen Zusammensetzung der DIVI entsprechen.

Die Sektion Rettungswesen und Katastrophenmedizin

Schon frühzeitig wurde eine Sektion Rettungswesen gegründet (14.03.1980), einige Jahre später eine Sektion Katastrophenmedizin (27.11.1988). Beide Sektionen fusionierten am 26.10.1990 zur Sektion Rettungswesen und Katastrophenmedizin. Damit wurde die Notfall- und Katastrophenmedizin auch offiziell in den Aufgabenkatalog der DIVI integriert; ihre Bezeichnung erweiterte sich in **Deutsche Interdisziplinäre Vereinigung für Intensivmedizin und Notfallmedizin** (das Kürzel **DIVI** blieb unverändert). Die Sektion Rettungswesen und Katastrophenmedizin sah seit ihrer Gründung verschiedene Vorsitzende: H. Hochrein, P. Sefrin, H.-U. Lehmann, A. Karimi, F. Martens.

Maßgeblichen Einfluss genommen hat die Sektion auf die Weiterentwicklung des Fachkundenachweises Rettungsdienst bzw. die in 4 Bundesländern nunmehr realisierte Zusatzbezeichnung „Notfall-" bzw. Rettungsmedizin. Die Erfüllung einheitlicher Qualitätskriterien ist Voraussetzung für die Tätigkeit als Notarzt geworden, häufig genug gegen den Widerstand der Kommunen und Krankenhausträger. Die Konzepte „Ärztlicher Leiter Rettungsdienst", „Qualitätsmanagement" und „Leitender Notarzt" sind maßgeblich von der Sektion mit gestaltet worden. Leider werden diese Konzepte oft nur schleppend (vielfach aufgrund des Egoismus einzelner Organisationen, Verbände und Administrationen) umgesetzt.

Die Sektion Wissenschaft und Forschung

Am 25.11.1997 wurde die Sektion Wissenschaft und Forschung (SWF) ins Leben gerufen. Sie hat mit ihren wissenschaftlichen Arbeitsgruppen zum Ziel, die wissenschaftlichen Interessen und Aktivitäten sowohl der Grundlagenforschung als auch der klinischen Forschung in der Intensivmedizin und Notfallmedizin zu fördern. Die Sektion setzt sich paritätisch aus ordentlichen Mitgliedern der **DIVI** und gewählten Mitgliedern der Interdisziplinären Arbeitsgruppen der SWF zusammen. Am 24.11.2000 fand die formale Gründungsversammlung in Hamburg statt verbunden mit der Gründung u. a. folgender Arbeitsgruppen: „Multiorganversagen", „Qualitätssicherung", „Polytrauma", „Koma", „Kardialer Risikopatient", „Beatmung", „Akute Pankreatitis", „Schock", „Organersatztherapie".

Weitere Arbeitsgruppen sind im Entstehen begriffen. Die Sektion Wissenschaft und Forschung wird derzeit von H.-P. Schuster, Hildesheim, geleitet, Stellvertreter und künftiger Vorsitzender ist E. Klar, Heidelberg.

Kongresse

Der DIVI-Kongress

Während sich die DIVI in den ersten Jahren ihrer Existenz als Dachorganisation nahezu ausschließlich der koordinierenden Wahrnehmung und Förderung der intensivmedizinischen Interessen der verschiedenen Gesellschaften und Verbände und der Lösung interdisziplinärer Probleme widmete, ist es der Initiative des 2. Präsidenten, Peter Lawin, zu verdanken, dass gemeinsam mit dem Präsidium gegen mancherlei Widerstände der erste DIVI-Kongress geplant wurde, der 1991 mit großem Erfolg in Hamburg stattfand. In regelmäßiger Folge schlossen sich alle 2 Jahre weitere DIVI-Kongresse – ebenfalls in Hamburg – an:

- 1993: 2. DIVI-Kongress, Tagungspräsident A. Encke, Frankfurt (Chirurgie)
- 1995: 3. DIVI-Kongress, Tagungspräsident H.-P. Schuster, Hildesheim (Innere Medizin)
- 1997: 4. DIVI-Kongress, Tagungspräsident W. F. Dick, Mainz (Anästhesiologie)
- 2000: 5. DIVI-Kongress, Tagungspräsident F.W. Schildberg, München (Chirurgie)
- 2002: 6. DIVI-Kongress, Tagungspräsident W. Seeger, Gießen (Innere Medizin).

Der DIVI-Kongress ist heute mit fast 5.000 Teilnehmern die größte Veranstaltung für Intensiv- und Notfallmedizin im deutschsprachigen Raum.

Tagungen der Sektion Rettungswesen und Katastrophenmedizin

Sie fanden seit 1982 regelmäßig statt unter der Leitung folgender Tagungspräsidenten:

- 1982/83/84 H. Hochrein,
- 1984 E. Ungeheuer,
- 1985 H. Gillmann,
- 1986 J. G. Schöber und R. Strigl,
- 1987 A. Karimi,
- 1988 H.-U. Lehmann,
- 1989 G. Hierholzer,
- 1990 H.N. Herden,
- 1991 F.W. Ahnefeld,
- 1992 M. Harloff und
- 1994 P. Sefrin.

In den Folgejahren wurden alle Tagungen der Sektion als eigenständige Veranstaltung in die jeweiligen DIVI-Kongresse integriert.

Veranstaltungen der Sektion Wissenschaft und Forschung

Veranstaltungen der Sektion Wissenschaft und Forschung werden regelmäßig im Rahmen der DIVI-Kongresse abgehalten.

Weitere Aktivitäten der DIVI – Empfehlungen, Leitlinien, Zeitschriften

Stellungnahmen und Empfehlungen

Die DIVI hat seit ihrer Gründung eine Vielzahl von Stellungnahmen und Empfehlungen zu Problemen der Intensiv- und Notfallmedizin veröffentlicht (z. T. gemeinsam mit der Bundesärztekammer, der BAND, der ständigen Konferenz für den Rettungsdienst etc.). Diese Stellungnahmen und Empfehlungen werden regelmäßig in Form des sog. „Pink Büchleins" herausgegeben und liegen auf Deutsch und Englisch vor. Die letzte deutschsprachige Ausgabe datiert vom November 2000. Die Empfehlungen und Stellungnahmen dienten und dienen auch als Grundlage für Behördenentscheidungen.

Die wichtigsten Stellungnahmen und Empfehlungen zu Aspekten der Notfallmedizin sind u. a.:

- zum Notarzteinsatz von Krankenhausärzten
- zur Qualifikation des Arztes im Rettungsdienst
- zur Aus-, Weiter- und Fortbildung auf dem Gebiet der Notfallmedizin
- zur Qualifikation des Leitenden Notarztes beim Massenanfall von Verletzten und Erkrankten
- zum bundeseinheitlichen Notarzteinsatzprotokoll
- zum bundeseinheitlichen Rettungsdienstprotokoll
- zum Intensivtransportprotokoll
- zur ärztlichen Qualifikation bei Intensivtransporten
- zur Delegation ärztlicher Leistungen im Rettungsdienst
- zum ärztlichen Leiter Rettungsdienst
- zum Qualitätsmanagement in der Notfallmedizin
- zur Zusatzbezeichnung Notfall-, Rettungsmedizin
- zur präklinischen Lyse beim Myokardinfarkt
- zur Erstversorgung des Patienten mit Schädel-Hirn-Trauma und bei Mehrfachverletzungen

Meilensteine auf dem Gebiet der Intensivmedizin waren u. a. die folgenden Stellungnahmen und Empfehlungen:

- zur Weiterbildung von Ärzten und Pflegekräften in der Intensivmedizin
- zum Personalbedarf für Ärzte und Pflegekräfte in der Intensivmedizin
- zu humanitären Gesichtspunkten für den Bau und Betrieb von Intensiveinheiten
- zur baulichen Gestaltung und Einrichtung von Intensivbehandlungseinheiten
- zur patientenorientierten apparativen Ausstattung von Intensivbehandlungseinheiten
- zur Neukonzeption der Weiterbildung zur Fachkrankenpflegekraft in der Intensivmedizin
- zum Tätigkeitsbereich der Intensivpflegekraft
- zum Inhalt der (ärztlichen) Weiterbildung in der Intensivmedizin
- zum Rahmen der Gebiets- und Teilgebietsweiterbildung, für den Grundkatalog zur fakultativen Weiterbildung Intensivmedizin,
- zur Anerkennung von Weiterbildungsstätten für die fakultative Weiterbildung

Leitlinien der DIVI

Die bisher publizierten Leitlinien beschäftigen sich u. a. mit den folgenden Themen:

Akutes Lungenversagen, akutes Nierenversagen, zentraler Venenkatheter, apparative Beatmung, Behandlung des erhöhten intrakraniellen Druckes beim schweren Schädel-Hirn-Trauma.

Dazu besteht in der DIVI eine interdisziplinäre Koordinationsgruppe unter Leitung von H. Burchardi, Göttingen, um die notwendigen Abstimmungen mit den Fachgesellschaften zu gewährleisten und dem Postulat der „Evidence-based Medicine (EBM)" Genüge zu tun. Selbstverständlich werden Empfehlungen und Leitlinien mit den Mitgliedsgesellschaften und Verbänden abgestimmt und von diesen mit getragen.

Zeitschriften

Eine eigene Zeitschrift hat die Mitgliederversammlung der DIVI bis heute nicht als sinnvoll erachtet. Sie hat vielmehr als offizielle Publikationsorgane die Zeitschriften ihrer Mitgliedsgesellschaften und -verbände gewählt, u. a.:

Anästhesiologie und Intensivmedizin, Notfallmedizin, Der Notarzt, Intensivmedizin und Notfallmedizin, Notfall- und Rettungsmedizin, Mitteilungen der Deutschen Gesellschaft für Chirurgie, Informationen des Berufsverbandes Deutscher Chirurgen, Zentralblatt für Chirurgie, Der Unfallchirurg, Aktuelle Chirurgie, Zeitschrift für Kardiologie, Medizinische Klinik, Monatschrift für Kinderheilkunde, Der Kinderarzt, Aktuelle Neurologie, Kardiochirurgie, Neurochirurgia, Zentralblatt für Neurochirugie.

Struktur der Intensivmedizin in Deutschland

Der DIVI und ihren jahrelangen Bemühungen und Diskussionen ist es letztlich zu verdanken, dass in Deutschland Intensivmedizin (wie auch Notfallmedizin) als sog. Supraspezialität definiert und zugleich die Entwicklung eines eigenständigen Fachgebietes vermieden werden konnte; um eine spezielle Kompetenz in Intensivmedizin zu erwerben, muss zuvor eine Weiterbildung in einer Basis- oder Mutterspezialität absolviert werden und erst im Anschluss daran kann die zusätzliche Qualifikation, z. B. die Qualifikation „Fakultative Weiterbildung spezielle anästhesiologische etc. Intensivmedizin" anerkannt werden. Die Basis- oder Mutterfachgebiete sind Anästhesie, Chirurgie, Herzchirurgie, Innere Medizin, Neurologie, Neurochirurgie und Pädiatrie. Ein gemeinsames halb- bis einjähriges Curriculum gilt für alle Weiterbildungsteilnehmer der verschiedenen Fachgebiete. Erst nach dieser „Grundweiterbildung" erfolgt die zusätzliche Weiterbildung in der jeweiligen speziellen und fachgebietsgebundenen Intensivmedizin.

Die genannten 6 und 12 Monate der intensivmedizinischen Grundweiterbildung sind im Weiterbildungsprogramm der Mutterspezialität integriert, die restlichen 12 bzw. 18 Monate müssen nach erfolgreichem Abschluss der Facharztweiterbildung absolviert werden. Dieses Konstrukt kann letztlich nur erfolgreich realisiert werden durch die Existenz eines „Common trunk", das inzwischen zu einem Modell für die Struktur der Intensivmedizin in Europa weiterentwickelt wurde.

So werden in der Basisweiterbildung Themenkomplexe abgehandelt wie z. B. kardiopulmonale Reanimation und Postreanimationsversorgung Pathophysiologie, Diagnostik und Behandlung lebenswichtiger Organdysfunktionen, Schock, Multiorganversagen, Sepsis, Thoraxnotfälle, Intoxikationen und infektiöse Erkrankungen. Darüber hinaus müssen spezielle Kenntnisse und praktische Erfahrungen sowie Fertigkeiten in einer Vielzahl von intensivmedizinischen Prozeduren erworben werden. Indikationen für künstliche Organersatztechniken und Intensivverfahren gehören ebenso dazu wie hygienische, administrative, organisatorische, ethische und medikolegale Aspekte.

Die spezielle Qualifikation muss durch die erfolgreiche Behandlung und Dokumentation von 75 Intensivbehandlungsfällen nachgewiesen werden, von denen 50 Langzeitbeatmungsfälle sein müssen. Zudem ist eine Mindestzahl von endotrachealen Intubationen, Bronchoskopien, Hämofiltrationen, Hämodialysen, zentralvenösen und Pulmonalarterienkathetern, Thoraxdrainagen etc. nachzuweisen. Dies sind nur einige der Weiterbildungserfordernisse, die in jahrelanger Kooperation zwischen den Fachgesellschaften, der Bundesärztekammer und den Landesärztekammern für die gemeinsame Weiterbildung entwickelt worden sind.

Die DIVI ist ein wenig stolz darauf, dass dieses Konzept die Diskussion um die Entwicklung einheitlicher Weiterbildungsstrukturen in der europäischen Union erleichtert hat und dass alle Fachgebiete, die in der Intensivmedizin involviert sind, die Intensivmedizin auf möglichst standardisiertem Niveau durchführen, lehren und erforschen. Ungeachtet dessen erlaubt dieses Konzept, die Intensivmedizin in verschiedenen Spezialitäten zu betreiben und jeweils besonderes Gewicht auf spezifische Aspekte wie Innere Medizin, Pädiatrie, Chirurgie, Anästhesiologie zu legen.

Weiterbildung Fachkrankenpflege

Dank der vielfältigen Bemühungen in der Intensivmedizin insbesondere der Fachgebiete Anästhesiologie (H.W. Opderbecke), Innere Medizin (H.-P. Schuster) und Pädiatrie (P. Emmrich, P. Lemburg) konnte über viele Jahre hinweg eine weitgehend einheitliche Qualifikation der Weiterbildungsteilnehmer sichergestellt werden. Sie berücksichtigte dennoch die speziellen Aspekte der einzelnen Fächer und insbesondere die Erfordernisse der Anästhesie für die Anästhesie im Operationssaal auf der einen Seite und die in der Intensivmedizin andererseits adäquat.

Partikularinteressen insbesondere einzelner Pflegeverbände, aber auch von Ministerien fiel dieses bewährte Weiterbildungskonzept zum Opfer; das Nachfolgemodell verlangte u. a. von jedem Teilnehmer nur noch 12–16 Wochen Anästhesie, zu viel für diejenigen, die nicht in die Anästhesie wollen, und zu wenig für diejenigen, die sich für eine qualifizierte Tätigkeit im Operationssaal interessieren. Die von den Fachgesellschaften prognostizierten Folgen zeichnen sich bereits ab, indem der Nachwuchs für die Anästhesie ausbleibt bzw. neue anästhesiespezifische Programme in Erwägung gezogen werden müssen.

Präsidien der DIVI

Das Gründungspräsidium (H.-G. Lasch, P. Emmrich, P. Lawin, H. W. Opderbecke, H.-P. Schuster) war kontinuierlich zwischen 1977 bis 1982 im Amt. Im Jahre 1982 kam ein 2. Vizepräsident hinzu, A. Encke, Frankfurt, sowie ein 2. Kassenführer, A. Karimi, Köln; deren Amtsperiode dauerte bis zum Jahre 1988. Von da an wechselte das Amt des Präsidenten regelmäßig, zunächst zu P. Lawin, Münster, das des Vizepräsidenten zu Sturm, Herne, das des Generalsekretärs zu A. Encke, Frankfurt. Während der Schriftführer (H.W. Opderbecke) und der 1. Kassenführer (A. Karimi) unverändert blieben, gesellte sich als 2. Kassenführer D.-L. Heene, Mannheim, hinzu. Die Amtsperiode 1990–1992 war durch das Hinzutreten von P. Lemburg, Düsseldorf, als einem der beiden Vizepräsidenten gekennzeichnet sowie durch die Übernahme des Postens des Schriftführers durch W. F. Dick, Mainz. Abgesehen vom Wechsel des Präsidenten 1992–1994 blieb das Präsidium in dieser Amtsperiode unverändert. D.-L. Heene übernahm von 1994 bis 1998 das Amt des Präsidenten, F.W. Schildberg das des Generalsekretärs und R. W. C. Janzen, Frankfurt, das des 2. Kassenführers.

Die Amtsperiode 1998–2000 sah W.F. Dick, Mainz, als Präsidenten, W. Bock, Düsseldorf, als Schriftführer, während die anderen Mitglieder des Präsidiums unverändert blieben. Für die Amtsperiode 2001–2002 wurde F.W. Schildberg, München, zum Präsidenten gewählt und H. Burchardi, Göttingen, übernahm das Amt des Generalsekretärs. Zum Präsidenten für die Amtsperiode 2003/2004 wurde W. Hacke (Neurologie) Heidelberg gewählt.

Ehrenmitglieder

Zu Ehrenmitgliedern kann die DIVI solche Mitglieder bei ihrem Ausscheiden aus der DIVI ernennen, die sich in herausragender Weise um die DIVI verdient gemacht haben. Zu Ehrenmitgliedern wurden im Laufe der Jahre gewählt: Professor Dr. med. Dr. med. vet. h.c. Dr. med. h.c. H.G. Lasch (Innere Medizin), Gießen, Professor Dr. med. H.W. Opderbecke (Anästhesie), Nürnberg, Professor Dr. med. Dr. med. h.c. P. Lawin, FRCA (Anästhesie), Münster, Professor Dr. med. A. Encke (Chirurgie), Frankfurt, Professor Dr. med. Dr. h.c. F.W. Ahnefeld (Anästhesie), Ulm, Professor Dr. med. Dr. med. h.c. mult. H. Gillmann (Innere Medizin), Limburgerhof, Professor Dr. med. D.-L. Heene (Innere Medizin), Mannheim, Professor Dr. med. A. Karimi (Neurochirurgie), Köln, Professor Dr. med. Dr. h.c. W.F. Dick (Anästhesie), Mainz.

Förderung des wissenschaftlichen Nachwuchses

Renommierte Stipendien und Preise der DIVI dienen v. a. der Förderung junger Nachwuchswissenschaftler/innen, so das Travellerstipendium mit 3- bis 4-mal EUR 5.000,– / Jahr und das Else-Kröner-Gedächtnisstipendium mit EUR 25.000,- /Jahr.

Zukunftsaspekte

Die DIVI hat in den vergangenen 25 Jahren ihre Existenzberechtigung in vielfältiger Art und bei zahlreichen Gelegenheiten unter Beweis gestellt. Eine ihrer größten Bewährungsproben hat sie im Jahre 2000 bestanden, als sie in einer denkwürdigen Anhörung vor dem Weiterbildungsausschuss der Bundesärztekammer in München Einigkeit demonstrierte und auf der inhaltlichen und qualitativen Beibehaltung der Weiterbildung in der Intensivmedizin bestand (Common-trunk-Konzept im 1. Weiterbildungsjahr). Für nomenklatorische Änderungen hat sich die DIVI hingegen stets offen gezeigt.

Letztlich hat sich die Intention der DIVI durchgesetzt, wenn Inhalt und Qualität der fakultativen Weiterbildung „spezielle … Intensivmedizin" 1:1 in den „Bereich" „Spezielle Intensivmedizin" umgesetzt wird. Damit konnte zugleich ein Auseinanderfallen der Fachgebiete (hier Schwerpunkt, dort Zusatzbezeichnung, dort Integration ins Mutterfach) und damit eine Bedrohung der Existenz der DIVI verhindert werden. Sie hat noch einmal 2001 mit einem einstimmigen Beschluss betont, dass die einzelnen Fachgebiete mit intensivmedizinischen Versorgungsaufgaben Intensivmedizin nach einem einheitlichen Modell (Bereich) und mit gleicher Qualität betreiben wollen und nicht nach verschiedenen Strukturen (hier Schwerpunkt, dort Bereich etc.). Den spezifischen Erfordernissen der einzelnen Fachgebiete wird dadurch Rechnung getragen, dass der „Common trunk-Anteil" je nach Fach zwischen 25 und 50% variieren kann; dies war ohnehin bisher schon der Fall, denn $^1/_2$–1 Jahr waren in der Fachgebietsweiterbildung versenkt.

DIVI-Stiftung

Zur Förderung der wissenschaftlichen Aktivitäten insbesondere junger Forscher hat die DIVI 2001 eine gemeinnützige Stiftung gegründet (Vorstand: W.F. Dick, A. Karimi, D.-L. Heene). Sie konnte mit einem Anfangskapital von 400.0000,- DM ausgestattet werden. Ihr sei eine rasche Vermehrung ihres Gründungsvermögens gewünscht, damit sie ihrer Aufgabenstellung adäquat nachkommen kann.

Intensivmedizin und Gesundheitsverwaltung

Zu wünschen bleibt, dass die völlig unzureichende Berücksichtigung der Intensivmedizin im Allgemeinen und ihrer Prozeduren insbesondere bei der Diskussion der DRGs korrigiert wird. Bei der Erarbeitung tragfähiger Konzepte und Vorschläge durch eine Expertengruppe zeigten sich erneut die Vorteile interdisziplinären Sachverstandes und interdisziplinärer Kompetenz der DIVI. Auch ist zu wünschen, dass der Intensivmedizin (wie der Notfallmedizin) künftig durch das Bundesministerium der Gesundheit sowie den „Sachverständigenrat für die Konzertierte Aktion im Gesundheitswesen" die Bedeutung beigemessen wird, die ihr zukommt. Bemerkenswerterweise fanden weder Intensivmedizin noch Notfallmedizin im jüngsten 3-bändigen Gutachten des SVR Erwähnung.

3.2.3 Die Entwicklung der Intensivmedizin in Europa

H. Burchardi

Die Strukturen und die Weiterbildungsbedingungen für Intensivmedizin in den verschiedenen Ländern Europas sind bis heute außerordentlich unterschiedlich. Sie sind historisch gewachsen und damit auch Ausdruck von unterschiedlichen Machtverhältnissen im Konkurrenzkampf der Fachgebiete untereinander.

Bereits in den 1970er-Jahren hatten sich im Ausland eigene Fachgesellschaften für Intensivmedizin gegründet, so z. B. in den USA die **„Society of Critical Care Medicine (SCCM)"**, in Großbritannien die **„Intensive Care Society"**, in der Schweiz eine **„Schweizerische Gesellschaft für Intensivmedizin"**. Hinzu kam 1977 die Gründung einer **„World Federation of Societies for Intensive and Critical Care Medicine"**.

Im Gegensatz zu diesen nationalen Interessensvertretungen wurde 1982 die **„European Society for Intensive Care Medicine (ESICM)"** gegründet, die sich als eine Vertretung gleichgesinnter Individuen verstand und keine nationale Repräsentanz beanspruchte.

Alle diese Gesellschaften waren Ausdruck des steigenden Selbstbewusstseins der intensivmedizinisch Tätigen; sie waren aber auch entstanden aus der Notwendigkeit, außerhalb der Zwänge der jeweiligen traditionellen Fachgesellschaften die Belange der Intensivmedizin selbst in die Hand zu nehmen.

Die bisherige Entwicklung in Europa

Einen Überblick über die Situation aus jetziger Sicht ergibt eine Untersuchung der **ESICM** (◘ Tabelle 3.1; [3]). Darin zeigt sich, dass gegenwärtig der multidisziplinäre Zugang zur Intensivmedizin in vielen europäischen Ländern verwirklicht ist – allerdings mit erheblichen Variationen. Andererseits ist die Intensivmedizin in manchen Ländern, insbesondere in Skandinavien und in den osteuropäischen Ländern, ausschließlich mit der Anästhesie verbunden, wie das seinerzeit auch in der DDR der Fall war.

Die **ESICM** tritt mit großer Überzeugung für einen multidisziplinären Zugang ein, da damit eine breite Basis der Kompetenz für die Krankenversorgung ebenso wie für die Forschung gewährleistet ist.

In diesem Spektrum stellen die Weiterbildungsstrukturen in Spanien eine singuläre Ausnahme dar: Hier gibt es seit 1978 ein zentralisiertes Weiterbildungssystem, in dem auf der Grundlage der Qualifikation im Staatsexamen die Fachdisziplin des jungen Arztes entschieden wird (Wahlmöglichkeit nach Maßgabe der freien Plätze in der Reihenfolge des Examensergebnisses). In diesem Rahmen ist die Intensivmedizin ein eigenes Fachgebiet mit einer Weiterbildungszeit von 5 Jahren. Da es keine Subspezialität

Tabelle 3.1. Intensivmedizinische Ausbildung und Spezialisierungsstatus in Europa: internationaler Vergleich aufgrund von Befragungen in 19 europäischen und 5 außereuropäischen Ländern; Stand: 1996. (Mod. nach Bion et al. 1998 [3])

Von den befragten 19 europäischen Ländern war eine Weiterbildung (WB) für Intensivmedizin:

- in 17 Ländern offiziell anerkannt
- in 16 Ländern verbunden mit einer Hauptspezialität („Mutterfach")
- in 10 Ländern[a] bestand ein multidisziplinärer Zugang zur WB
  in 8 Ländern[b] dagegen Zugang zur WB nur aus der Anästhesiologie
- die WB-Dauer für Intensivmedizin variiert zwischen 1,5 und 2 Jahren; minimal 3–6 Monate
- nur in Spanien ist die Intensivmedizin Monospezialität (hier sind keine Subspezialgebiete zugelassen), WB-Dauer: 5 Jahre
- in der Schweiz wurde kürzlich der Facharzt für Intensivmedizin (als Zweitfacharzt) anerkannt; Zugang offen für die Basisfächer, WB-Dauer 6 Jahre (davon 3 Jahre innerhalb des Basisfaches)

[a] Belgien, Deutschland, Frankreich, Griechenland, Großbritannien, Niederlande, Irland, Österreich, Portugal, Schweiz;
[b] Dänemark, Finnland, Italien, Norwegen, Schweden, Slovenien, Spanien, Tschechien. In den 5 analysierten *außereuropäischen Regionen* (USA, Kanada, Australien und Neuseeland, Israel, sowie in 22 arabischen Ländern) gibt es nur in den arabischen Ländern keine anerkannte WB für Intensivmedizin; darüber hinaus gibt es in den USA keinen freien multidisziplinären Zugang zur WB in Intensivmedizin.

gibt, ist dieses eine Entscheidung auf Lebenszeit. Dieser eigene spanische Weg hat in anderen europäischen Ländern viel Unbehagen hervorgerufen, da er den multidisziplinären Zugang zur Intensivmedizin versperrt und dem allgemeinen europäischen Trend widerspricht.

Einen eigenen Weg ging früh auch die Schweiz. 1986 führte die **Schweizerische Gesellschaft für Intensivmedizin** einen Fähigkeitsausweis für Intensivmedizin ein, ein offizielles Ausbildungskurrikulum, das für die Dauer von 2 Jahren an anerkannten Ausbildungsstätten absolviert werden musste und mit einem Examen abschloss [14]. Mit dieser 2-jährigen Qualifikation wurde ein Ausbildungskonzept eingeführt, das in Deutschland 1988 von der **Deutschen Gesellschaft für Internistische Intensivmedizin (DGII)** als Qualifikationsnachweis für die internistische Intensivmedizin in ähnlicher Form übernommen wurde [15]. Später diente es, angeregt von der **Deutschen Interdisziplinären Vereinigung für Intensiv- und Notfallmedizin (DIVI)**, als Modell für die von der Bundesärztekammer eingeführte fakultative Weiterbildung spezielle Intensivmedizin (s. unten).

Als vorerst letztes maßgebliches Ereignis hat im Jahr 2001 die Schweizerische Ärztekammer **(FMH)** den Facharzt für Intensivmedizin eingeführt, der jedoch als „Zweittitel" offen ist für die Basisdisziplinen Innere Medizin, Chirurgie, Anästhesiologie und Pädiatrie/Neonatologie. Es bleibt damit also der multidisziplinäre Zugang erhalten; dennoch gibt es in der Schweiz jetzt ein eigenes Fachgebiet „Intensivmedizin" (Näheres unter: http://www.fmh.ch/content).

Die Weiterbildungszeit dauert 6 Jahre (3 Jahre als nicht-fachspezifische Weiterbildung + 3 Jahre als fachspezifische Weiterbildung) und muss an offiziell anerkannten Weiterbildungsstätten erfolgen [21]. Sie schließt mit einer Prüfung ab.

> Nach meiner Überzeugung ist das multidisziplinäre Konzept für die Intensivmedizin eine gute, eine einleuchtende Lösung [6]. In Zukunft wird aber alles davon abhängen, wie viel Freiraum diesem Spezialbereich eingeräumt wird. Sollte von den großen Fachgebieten den Intensivmedizinern zu wenig eigene Entfaltungsmöglichkeiten gewährt werden, so könnte rasch dafür ein eigenes Fachgebiet gefordert werden. Die jüngste Entwicklung in der Schweiz ist dafür ein deutlicher Hinweis. Auf jeden Fall werden die Geschehnisse in den anderen europäischen Ländern früher oder später Einfluss auch auf die Entwicklung in Deutschland haben.

Prüfungen und Diplome für Intensivmedizin

Die **European Academy of Anaesthesiology (EAA)** hatte 1984 ein **„European Diploma in Anaesthesiology"** etabliert, das über die Jahre sehr erfolgreich wurde. 1988 wurde das Diplom der EAA in **„Diploma in Anaesthesiology and Intensive Care"** umbenannt. Zur gleichen Zeit hatte die ESICM im Rahmen ihres multidisziplinären Konzepts ein **„European Diploma in Intensive Care" (EDIC)** etabliert, das ab 1989 offen war für Ärzte, die ihre Basisweiterbildung in den Fächern Anästhesiologie, Innere Medizin, Chirurgie oder Pädiatrie abgeschlossen haben. Dieses multidisziplinäre Diplom besteht aus einem schriftlichen Examen (Multiple-choice-Fragen auf Englisch) und einem Interview am Krankenbett.

Die Zuerkennung des europäischen Diploms der ESICM erfordert neben den erfolgreich abgeschlossenen Prüfungen eine vollzeitliche 2-jährige praktische Tätigkeit in der Intensivmedizin. Das Diplom steht nicht in Konkurrenz mit den offiziellen nationalen Zertifizierungen. In einigen europäischen Ländern (z. B. Skandinavien, Niederlande) wurde es aber bereits als das offizielle

Diplom der nationalen Fachgesellschaften übernommen bzw. in deren Diplom inkorporiert.

So gab es in den 90er-Jahren mit den beiden Diplomen eine Konkurrenzsituation zwischen der EAA und der ESICM. Vermittelnde Bemühungen, beide Diplome zu koordinieren, scheiterten. Schließlich löste sich das Problem, als die ESICM durch die **„European Union of Medical Specialists" (UEMS)** 1998 als die offizielle Europäische Gesellschaft für Intensivmedizin anerkannt wurde und mit dem entsprechenden Mandat für die Weiterbildung in der Intensivmedizin bedacht wurde (s. unten).

Heute wird die Europäische Gemeinschaft zusehends Realität. Durch die zunehmende Freizügigkeit der Berufsausübung innerhalb der EG wird kein europäisches Land die eigenen nationalen Berufsstrukturen festschreiben können, ohne einen aufmerksamen Blick auf die Bedingungen in den übrigen europäischen Ländern zu werfen. Das gilt auch für die Medizin.

Europäische Harmonisierung

Die Römischen Verträge von 1957 sahen zwar für alle Bürger die freie Berufsausübung in allen europäischen Mitgliedstaaten vor, die Medizin blieb davon zunächst jedoch ausgeschlossen. Erst die europäischen Direktiven von 1975 und 1986 (Medical Directive 93/16/EC) legten die Rechtsgrundlage für eine gegenseitige Anerkennung der medizinischen Weiterbildung und verpflichteten alle Mitgliedstaaten ihre jeweiligen Weiterbildungssysteme nach entsprechenden Minimalanforderungen zu harmonisieren [8].

Zu diesem Zweck wurde bereits 1958 die **„European Union of Medical Specialists" (UEMS)** gegründet mit dem Ziel, im Rahmen der Harmonisierung der ärztlichen Berufsstrukturen auch eine Qualitätsverbesserung der ärztlichen Versorgung innerhalb der Europäischen Union zu erreichen.

In der UEMS sind die verschiedenen nationalen Fachgesellschaften über Delegierte in Sektionen der jeweiligen Disziplinen vertreten. Die **UEMS** verfasst Richtlinien, Empfehlungen und Stellungnahmen zu übergeordneten Fragen der berufspolitischen Strukturen, der beruflichen Qualifikation, der Weiterbildung u. a. Unter anderem wurden grundsätzliche Richtlinien festgelegt in (Einzelheiten s. UEMS-Website: http://www.uems.be):

- **The Charter on Training of Medical Specialists** (1993)
- **The Charter on Continuing Medical Education** (1994)
- **The Charter on Quality Assurance** (1996)
- **The Charter on Visitation of Training Centres** (1997)

Stellungnahmen der UEMS können nur empfehlenden Charakter haben; die endgültige Durchsetzung auf nationaler Ebene erfolgt durch die dafür zuständigen nationalen Institutionen. Dieses ist in den verschiedenen Mitgliedsstaaten unterschiedlich geregelt: In einigen Ländern sind hierfür die Ministerien zuständig, in anderen Ländern wurde dies den entsprechenden Fachgesellschaften übertragen. In Deutschland liegt die Zuständigkeit bei den jeweiligen Landesärztekammern. Das bedeutet, dass eine lange Zeit vergehen wird, bis die Regelungen in allen europäischen Ländern verwirklicht worden sind. Dennoch sollte die richtungsweisende Kraft solcher Empfehlungen nicht unterschätzt werden. Die grundlegenden Empfehlungen der UEMS werden stets als Minimalanforderungen formuliert, damit alle Mitgliedstaaten in das Regelwerk einbezogen werden können. Es bleibt den einzelnen Ländern offen, auf nationaler Ebene weitergehende Regelungen und Anforderungen festzusetzen.

Das ehrgeizige Ziel einer europäischen Harmonisierung schien allerdings zunächst unerreichbar; es fehlten wahrscheinlich sowohl der Zwang zur Einigung als auch die Visionen gemeinsamer Wege. So wurde die Chance für die Zukunft über lange Zeit nicht gesehen. Das mag auch der Grund gewesen sein, warum die deutsche Anästhesiologie vorübergehend über einen Zeitraum von 13 Jahren auf ihre Mitwirkung in der UEMS verzichtete:

Gemäß den Statuten der UEMS ist Deutschland offiziell über die **Gemeinschaft Fachärztlicher Berufsverbände (GFB)** vertreten. Da der **Berufsverband Deutscher Anästhesisten (BDA)** bis zu den frühen 80er-Jahren Mitglied im GFB war, hatte der BDA darüber ihre Vertreter in die UEMS entsenden können. 1983 trat der BDA jedoch aus der GFB aus, da die Interessen der Anästhesie an einer Mitgliedschaft in der GFB nicht erkennbar waren und die finanzielle Belastung (berechnet nach ihrer großen Mitgliederzahl) dafür unangemessen hoch erschien. Dieses hatte zur Folge, dass die deutsche Anästhesie in der UEMS nur noch als Beobachter ohne Stimmrecht vertreten war. So war in der Institution, die offiziell für die Harmonisierung der Weiterbildung in Europa zuständig war, eine der größten europäischen Verbände der Anästhesie über längere Zeit nicht gebührend vertreten! Versuche des BDA, eine Vertretung in der UEMS ohne eine Mitgliedschaft in der GFB zu erreichen, scheiterten daran, dass die Satzung der UEMS eine solche Lösung nicht gestattete.

Inzwischen wurde aber erkennbar, dass die GFB insbesondere bei Fragen der Niederlassung für die deutsche Anästhesie berufpolitisch zunehmend wichtig sein könnte. Angesicht der wachsenden Bedeutung, an der Diskussion um die Weiterbildung in Europa mitzuwirken, entschloss sich der BDA 1996 zum Wiedereintritt in die GFB. Seitdem sind offizielle, stimmberechtigte Delegierte der deutschen Anästhesie wieder in der UEMS vertreten.

Wie bereits erwähnt, sind in der UEMS ausschließlich die anerkannten Fachgebiete in den Sektionen repräsentiert. Das bedeutete, dass bis vor kurzem die Intensivmedizin innerhalb der UEMS nicht vertreten war. Zwar trat seit Mitte der 90er-Jahre die Sektion Anästhesiologie mit einem **Subcommittee Intensive Care Medicine** für die Belange der Intensivmedizin mit ein; dieses entsprach aber in keiner Weise dem multidisziplinären Konzept der Intensivmedizin, wie es jetzt in Europa wahrgenommen wird.

Durch die gemeinsamen Bemühungen der ESICM (H. Burchardi) und der UEMS-Sektion Anästhesiologie (S. de Lange und H. Van Aken) wurde 1998 innerhalb der UEMS ein **„Multidisciplinary Joint Committee for Intensive Care Medicine"** etabliert, das besetzt ist aus Vertretern der jeweiligen mit der Intensivmedizin befassten Fachgebiete (wie Anästhesiologie, Innere Medizin, Pneumologie, Chirurgie, Neurochirurgie, Pädiatrie u. a.) sowie einem **„Standing Advisory Board"**, in dem Delegierte der ESICM und der **European Society for Neonatal and Intensive Care (ESPNIC)** vertreten sind [9]. Dieses Gremium, mit dem die UEMS völlig neue Wege gehen musste, wurde übrigens nach dem Modell der DIVI konzipiert – ein Beweis dafür, wie überzeugend das interdisziplinäre Konzept der DIVI aus der Sicht von außen gesehen wird. Inzwischen plant die UEMS ähnliche Gremien auch für andere multidisziplinäre Bereiche zu schaffen, z. B. für die Onkologie.

Damit ist die Intensivmedizin innerhalb der UEMS erstmals offiziell vertreten. Andererseits erhielt damit die ESICM das Mandat, sich an dem Bemühen zur Harmonisierung von Strukturen und Weiterbildungsempfehlungen offiziell zu beteiligen. In diesem Zusammenhang wurden die bereits bestehenden Empfehlungen der ESICM teilweise offiziell übernommen.

Erste Aktivitäten dieses für die Intensivmedizin in Europa so wichtige Gremiums waren bislang (Näheres s. UEMS-MJCICM-Website:
http://www.uems.be/mjcicm. htm):

Definition der Intensivmedizin

Die Intensivmedizin wird definiert als der gemeinsame Einsatz von Ärzten, Schwestern und anderem medizinischen Personal bei der koordinierten und kooperativen Behandlung von lebensbedrohlichen einzelnen oder mehrfachen Organversagen einschließlich der Stabilisierung nach großen operativen Eingriffen. Sie umfasst eine kontinuierliche (d. h. 24-stündige) Behandlung einschließlich der Überwachung, der Diagnostik und der Maßnahmen zur Unterstützung versagender Vitalfunktionen, ebenso wie der Behandlung der Begleiterkrankungen.

Richtlinien zur Weiterbildung in der Intensivmedizin

Die spezielle Weiterbildung in der Intensivmedizin kann erworben werden nach abgeschlossener Basisweiterbildung in Primärfächern, wie Anästhesiologie, Innere Medizin, Chirurgie, Pädiatrie, Pneumologie u. a. Sie erfordert eine vollzeitliche praktische Weiterbildung von 2 Jahren an einer dafür anerkannten Weiterbildungsstätte. Dabei können 6–12 Monate dieser Weiterbildung innerhalb der Weiterbildung für das Primärgebiet absolviert werden. Das Weiterbildungskurrikulum schließt einen Basiskatalog („core curriculum") mit ein, der von allen Ärzten unabhängig ihres Primärgebietes beherrscht werden soll.

Für die Anerkennung einer Weiterbildungsstätte sind bestimmte Mindestvoraussetzungen erforderlich; dazu zählen: die ärztliche Besetzung der Intensivstation rund um die Uhr, eine Mindestanzahl von 6 Betten, die Unterstützung lebenswichtiger Organfunktionen (z. B. Beatmung, Nierenersatzverfahren) an mindestens 40% der Pflegetage. Die potenziell erforderlichen begleitenden Dienstleistungen (z. B. Laboratorium, Radiologie, Blutbank etc.) müssen im Krankenhaus oder als Konsiliardienst zur Verfügung stehen. Der Erwerb der Weiterbildungsinhalte an Kenntnissen und praktischen Erfahrungen sollte mit einem „Logbook" nachgewiesen werden.

Es ist nicht zufällig, dass diese Empfehlungen denen der DIVI ähneln [11]. Die fachübergreifende Struktur der DIVI und ihre multidisziplinären Stellungnahmen haben auch auf dieser europäischen Ebene überzeugt. So wurde in vielen Bereichen die DIVI zum Vorreiter solcher Empfehlungen.

Programm zur freiwilligen externen Qualitätskontrolle von Intensivstationen („Intensive Care Accreditation Visiting Programme")

Ausgehend von der bereits oben erwähnten **Charter on Visitation of Training Centres** (1997) haben einzelne Fächer (wie z. B. Anästhesiologie und Neurochirurgie) bereits seit Jahren in Europa ein externes Audit-Programm geschaffen, mit dem Kliniken auf freiwilliger Basis über einen Prüfungsbesuch durch Experten die Zertifizierung als europäisch anerkannte Weiterbildungsstätte erlangen können. Nachdem diese Programme gut angenommen wurden und sich bewährt haben, wurde von der UEMS-MJCICM ein entsprechendes Programm zur externen Qualitätskontrolle von Weiterbildungsstätten für Intensivmedizin erarbeitet. Die externe Visite erfolgt auf Antrag und auf Kosten der beantragenden Klinik. Die Prüfungskommission besteht aus erfahrenen Intensivmedizinern als Delegierten der UEMS-MJCICM, der ESICM und des jeweiligen Landes. Die Zertifizierung **(„Approved European Centre for Training and Education of Intensive Care Medicine")**, gültig für 5 Jahre, erfolgt gemeinsam durch die UEMS und die ESICM.

Zukünftige Entwicklung der Weiterbildung

Bereits seit 1975 werden nach europäischem Recht die medizinischen Diplome (bzw. Gebietsarztanerkennungen) in den einzelnen Mitgliedstaaten gegenseitig anerkannt. Die logische Fortsetzung dieser Harmonisierung innerhalb Europas wäre die gegenseitige Anerkennung der Weiterbildungssysteme; doch bis dahin ist noch ein langer Weg.

Im Januar 2000 hat die UEMS ein **„European Accreditation Council for Continuing Medical Education"** (EACC-

ME) gegründet, mit dem eine übernational gültige, europäische CME-Punktevergabe zum Nachweis der erfolgreichen Teilnahme an Weiterbildungsveranstaltungen etabliert wurde (http://www.uems.be/eaccme-2.htm).

Damit soll die fachärztliche Weiterbildung in Europa harmonisiert und in ihrer Qualität verbessert werden.

Derzeit besteht hier das Problem, dass die für die CME-Akkreditierung zuständigen nationalen Stellen diese Kontrollfunktion nicht ohne Weiteres einer übergreifenden europäischen Institution überlassen wollen. Jedes Land fürchtet, damit seine Selbstständigkeit und ggf. seinen (vermeintlich) höheren Standard aufzugeben. Es zeigt, wie groß in Detailfragen die Hürden sind, die für eine Gemeinsamkeit in Europa noch überwunden werden müssen. Dabei wäre die europaweite Einführung verbindlicher Regeln zur berufsbegleitenden, kontinuierlichen Weiterbildung insbesondere für die Intensivmedizin mit ihrer rasch fortschreitenden Entwicklung von besonderer Bedeutung. So hatte die Uneinigkeit über Weiterbildungsanforderungen seinerzeit zur Folge, dass in den USA kein national einheitliches WB-Konzept für die Intensivmedizin existiert.

Die Wahrung oder gar Verbesserung eines hohen Standards in der Intensivmedizin erfordert aber in erster Linie eine langzeitliche Beschäftigung mit diesem Gebiet. Nur durch langzeitliche, kontinuierliche praktische Tätigkeit in der Intensivmedizin wird auf die Dauer Erfahrung und Expertise erreicht. Heute ist die Intensivmedizin nicht mehr eine Aufgabe, die nebenher geleistet werden kann, wenn Qualität gefragt ist.

Und hier beginnt das besondere Dilemma: Strukturen, die eine langzeitliche und ausschließliche Beschäftigung mit der Intensivmedizin ermöglichen, sind in Deutschland bislang noch selten – auch wenn sich in letzter Zeit Ansätze dazu mehren.

Doch selbst wenn einige Dauerpositionen für Intensivmedizin geschaffen würden, bleibt dennoch ein Mangel an erfahrenen, langzeitig engagierten Mitarbeitern. Es ist evident, dass Assistenten und Oberärzte sich nicht auf Dauer der Intensivmedizin verschreiben mögen, da wir ihnen dafür zzt. keine attraktiven beruflichen Zukunftschancen bieten.

Die DGAI täte gut daran, sich an die Spitze einer solchen Entwicklung zu stellen. Noch wird in der berufspolitischen Wahrnehmung die Position der Anästhesie in der Intensivmedizin auch von außen als gewichtig betrachtet. Doch nur wenn die Anästhesie die Weiterbildungs- und Qualitätskriterien weiter hoch hält, kann sie den Anspruch auf eine führende Position in der Intensivmedizin erhalten. Die Novellierung der Weiterbildungsordnung bietet hierfür gute Gelegenheit; auch im multidisziplinären Konzept eines „Bereichs Intensivmedizin" kann die Anästhesie für ihre Weiterbildungsanforderungen einen hohen Qualitätsanspruch einfordern. Es wäre ein Fehler, die Hürden zu niedrig zu setzen.

Forschung in der Intensivmedizin

Die europäische Intensivmedizin kann sich durchaus sehen lassen: Früh bildeten sich einzelne Forschergruppen, die sich mit speziellen klinischen Fragestellungen der Intensivmedizin befassten. Sie formierten sich um einzelne herausragende Persönlichkeiten, die in der Lage waren, über lange Zeit und über die engen Fach- und Landesgrenzen hinweg sich eines intensivmedizinischen Problems besonders eingehend und kontinuierlich anzunehmen.

Es ist eigentlich vermessen, hier Namen zu nennen und sich der Gefahr auszusetzen, wichtige zu übersehen. Im Folgenden werden nur einige europäische Intensivmediziner genannt, die über lange Zeit und bis heute international mit speziellen intensivmedizinischen Themen identifiziert werden: Namen wie L. Gattinoni, Mailand, und P. Suter, Genf, auf dem Gebiete der Beatmung, wie G. Hedenstierna, Uppsala, und C. Roussos, Athen, auf dem Gebiete der Beatmungsphysiologie, wie J.-L. Vincent auf dem Gebiete der Herz-Kreislauf-Funktionen, wie C. Ronco, Vicenza, auf dem Gebiete der Hämofiltration, wie C. Brun-Buisson, Paris, auf dem Gebiete der Infektion und Sepsis, wie L. Thijs, Amsterdam, und M. Lamy, Genf, auf dem Gebiete der Mediatoren, wie A. Artigas, Barcelona, auf dem Gebiete der Epidemiologie des ARDS, wie J.-R. Le Gall, Paris, auf dem Gebiete der Entwicklung von Schweregradscores, um nur einige zu nennen.

Zu der internationalen Wahrnehmung der hohen Qualität der Intensivmedizin in Europa haben auch die großen internationalen Kongresse in Europa in besondere Weise beigetragen. Die **European Society for Intensive Care Medicine (ESICM)** veranstaltet seit 1980 große Jahreskongresse, bei denen sich Intensivmediziner aus aller Welt begegnen und ihre wissenschaftlichen Ergebnisse und ihre klinischen Erfahrungen austauschen. Darüber hinaus veranstaltet J.-L. Vincent in Brüssel auf dem Gebiet der anspruchsvollen Fortbildung seit 1980 alljährliche internationale Symposien.

Nicht ohne Grund sind insbesondere die Intensivmediziner aus Nord-Amerika ständige Referenten und Gäste auf diesen Kongressen. Sie schätzen diese exzellenten Tagungen und nehmen wahr, dass sich die Qualität der europäischen Intensivmedizin besonders durch ihre Multidisziplinarität begründet. Ebenso sind Intensivmediziner aus Europa regelmäßig auf Tagungen in USA und Kanada vertreten, als eingeladene Referenten und nicht selten sogar als Mitglieder der wissenschaftlichen Tagungskomitees. In den USA werden den Intensivmedizinern, die sich nach dem multimedialen Weiterbildungsprogramm PACT der ESICM weiterbilden, die CME-Punkte anerkannt. So sind die interkontinentalen Kontakte zwischen Europa und Nord-Amerika besonders eng – eine transatlantische Partnerschaft der Intensivmedizin.

Im Rahmen dieser transatlantischen Kooperation werden seit 1992 große internationale Konsensuskonferenzen abgehalten, die eine gemeinsame Zusammenarbeit der **European Society for Intensive Care Medicine (ESICM)**, der **American Thoracic Society (ATS)** und der **Société de Réanimation de Langue Française (SRLF)** ist, zu der jüngsthin noch die US-amerikanische **Society of Critical Care Medicine (SCCM)** zugestoßen ist. Diese internationalen Konsensuskonferenzen werden nach einer festen, sehr aufwendigen Struktur organisiert, deren Konzept ehemals von der SRLF entwickelt worden war, und die ihre eigenen öffentlichen Kongresse und eine anschließenden Bewertung durch eine unabhängige Jury beinhalten und mit einer zusammenfassenden Publikation abgeschlossen werden [7]. Die bisherigen Internationalen Konsensuskonferenzen befassten sich mit folgenden Themen: **„Selective decontamination of the digestive tract"** [7], **„Predicting outcome in ICU patients"** [22], **„Tissue hypoxia"** [16], **„ARDS"** (Teil 1 und 2; [1, 2]), **„Mechanical ventilation"** (Teil 1 und 2 [19, 20]), **„Non-invasive positive pressure ventilation in acute respiratory failure"** [12]; die letzte Konsensuskonferenz fand 2002 statt über das Thema **„Ventilator-associated pneumonia"** [13].

In diesem großen internationalen Konzert der wissenschaftlichen Intensivmedizin spielt Deutschland eine vergleichsweise kleine Rolle. Deutschland ist bei den internationalen Kongressen für Intensivmedizin, in der Häufigkeit wissenschaftlicher Publikationen und bei der Berücksichtigung internationaler wissenschaftlicher Aktivitäten nur schwach vertreten [4, 5, 18] – und dies trotz der Tatsache, dass z. B. in der ESICM Deutschland seit langem die größte Mitgliederzahl stellt. Das Folgende hat strukturelle Gründe:

> Es fehlt an Strukturen, die den an der Intensivmedizin interessierten Mitarbeitern eine berufliche und wissenschaftliche Langzeitperspektive bieten. Für langzeit-konzipierte Forschung muss dem Forschungsleiter eine gewisse Selbstständigkeit geboten werden, eine einigermaßen unabhängige Position, eine Eigenverantwortung für die Forschungsprojekte, eine eigene Budgetverantwortung. Hier soll nicht dem bequemen Langzeitmitarbeiter das Wort geredet werden, doch ein Forscher braucht eine Langzeitperspektive – und klinische Forschung in der Intensivmedizin benötigt einen langen Atem.

In den vergangenen Jahren wurde dieses Problem in Deutschland nicht wahrgenommen. Die DGAI, aber auch die Fachgesellschaften für Innere Medizin und für Chirurgie, waren zu sehr darauf bedacht, die Intensivmedizin nicht aus der Kontrolle zu geben; die Furcht vor einer möglichen Verselbstständigung der Intensivmedizin war dominierend.

Inzwischen sind möglicherweise Chancen verpasst worden. Jetzt diktiert die ökonomische Effizienz auch in den Universitätskliniken. Die Priorität der Grundlagenforschung ist bei der Drittmittelförderung unübersehbar. Zwar wird überall der Ruf nach EBM-begründeten Entscheidungen in der Klinik laut, auch fordert die DFG in einer Denkschrift eine Verbesserung der klinischen Forschung [10]. Doch dazu fehlt die nötige Finanzierung, selbst bei der Industrie.

Diese neuere Entwicklung könnte besonders für die Anästhesie als klinisches Fach kritisch werden. Die vergangenen „fetten" Jahre wurden versäumt; in Zukunft regiert die ökonomische Effizienz. Es mag durchaus sein, dass H.-P. Schuster mit seiner pessimistischen Prognose Recht bekommt, die er bereits 1993 aussprach: **„Die intensivmedizinische Blüte an den medizinischen Universitätskliniken in Deutschland dürfte eine vorübergehende Phase gewesen sein"** [17].

Eine Fehleinschätzung der wissenschaftlichen Bedeutung dieses Bereiches könnte für unser Fach zu einer großen Enttäuschung führen, wenn es deshalb doch irgendwann zu einer Verselbstständigung der Intensivmedizin kommen würde.

Ausblick

Die berufliche Freizügigkeit innerhalb der Europäischen Union zwingt zur Harmonisierung der Regeln; doch selbst bevor ein solches Regelwerk abgeschlossen ist, suchen Ärzte innerhalb Europas schon nach besseren Arbeitsbedingungen, wie wir es zzt. in Deutschland leidvoll erfahren müssen. Umso dringlicher ist es, die Voraussetzungen und Qualitätsanforderungen für die Berufsausübung länderübergreifend zu harmonisieren.

Die weitere Entwicklung der Intensivmedizin in Europa wird wie in der Vergangenheit wohl noch weiterhin wesentlich von den nationalen Gegebenheiten bestimmt werden, von den berufpolitischen Strukturen und Vorschriften. So werden die nationalen Institutionen für berufspolitische Entscheidungen, wie in Deutschland die Ärztekammern, sicherlich noch lange die Geschwindigkeit der Entwicklung in Europa bestimmen. Sie werden auf die Dauer aber nicht **gegen** die allgemeine Entwicklung in Europa agieren können. Die Bundesärztekammer hat bisher durchaus gezeigt, dass sie bereit ist, die europäischen Vorstellungen zu berücksichtigen.

Literatur zu Unterkap. 3.2.3

1. Artigas A, Bernard G, Carlet J et al., and the Consensus Committee (1998) The American-European Consensus Conference on ARDS, Part 2. Am J Respir Crit Care Med 157: 1332–1347
2. Bernard G, Artigas A, Brigham K et al., and the Consensus Committee (1994) Report of the American-European consensus conference on ARDS: definitions, mechanisms, relevant outcomes and clinical trial coordination. Intensive Care Med 20: 225–232

3. Bion J, Ramsay G, Roussos C, Burchardi H, on behalf of the Task Force on Educational Issues of the European Society of Intensive Care Medicine (1998) Intensive care training and specialty status in Europe: international comparisons. Intensive Care Med 24: 372–377
4. Boldt J, Maleck W (1999) Intensivmedizinische Forschung in Deutschland – eine Analyse von Beiträgen in wichtigen internationalen Journalen. Anaesthesiol Intensivmed Notfallmed Schmerzther 34: 542–548
5. Boldt J, Maleck W (2001) From which countries do chairpersons and invited speakers at important anaesthesia and intensive care meetings come? Eur J Anaesthesiol 18: 194–196
6. Burchardi H (2001) Specialty status for intensive care medicine? (Editorial). Eur J Anaesthesiol 18: 67–69
7. Carlet J, Artigas A, Bihari D et al. (1992) The first European Consensus Conference in Intensive Care Medicine: introductory remarks. Intensive Care Med 18: 180–181
8. De Lange S (2001) The European Union of Medical Specialists and specialty training. Eur J Anaesthesiol 18: 561–562
9. De Lange S, Van Aken H, Burchardi H (2002) European Society of Intensive Care Medicine Statement. Intensive care medicine in Europe: Structure, organisation and training guidelines of the Multidisciplinary Joint Committee of Intensive Care Medicine (MJCICM) of the European Union of Medical Specialists (UEMS). ESICM Statement. Intensive Care Med 28: 1505–1511
10. Deutsche Forschungsgemeinschaft (1999) Klinische Forschung. Denkschrift. Wiley-VCH, Weinheim
11. Deutsche Interdisziplinäre Vereinigung für Intensiv- und Notfallmedizin (DIVI) (2002) Stellungnahmen, Empfehlungen zu Problemen der Intensiv- und Notfallmedizin. DIVI (Karimi), Köln
12. Evans TW (2001) International Consensus Conferences in Intensive Care Medicine: non-invasive positive pressure ventilation in acute respiratory failure. Organised jointly by the American Thoracic Society, the European Respiratory Society, the European Society of Intensive Care Medicine, and the Société de Réanimation de Langue Française, and approved by the ATS Board of Directors, December 2000. Intensive Care Med 27: 166–178
13. Hubmayr RD (2002) Statement of the 4th International Consensus Conference in Critical Care on ICU-acquired pneumonia (Chicago, IL, May 2002). Intensive Care Med 28: 1521–1536
14. Mitteilungen der Deutschen und der Österreichischen Gesellschaft für Internistische Intensivmedizin (1986) Ausbildung von Ärzten in Intensivmedizin. Fähigkeitsausweis in Intensivmedizin der Schweizerischen Gesellschaft für Intensivmedizin. Intensivmed 23: 1–4
15. Mitteilungen der Deutschen und der Österreichischen Gesellschaft für Internistische Intensivmedizin (1989) Qualifikationsnachweis für internistische Intensivmedizin der DGII. Intensivmed 26: 334–337
16. Richard C (1996) Tissue hypoxia. How to detect, how to correct, how to prevent? Intensive Care Med 22: 1250–1257
17. Schuster H (1999) Die geschichtliche Entwicklung der Intensivmedizin in Deutschland. Zeitgenössische Betrachtungen. Folge 2: Strukturelle Entwicklung der internistischen Intensivmedizin. Anaesthesist 48: 26–35
18. Shahla M, Verhaeghe V, Hedeshi AR, Friedman G, Vincent JL (1995) European participation in major intensive care journals. Intensive Care Med 21: 7–10
19. Slutsky AS (1994) Consensus conference on mechanical ventilation – January 28–30, 1993 at Northbrook, Illinois, USA. Part I. Intensive Care Med 20: 64–79
20. Slutsky AS (1994) Consensus conference on mechanical ventilation – January 28–30, 1993 at Northbrook, Illinois, USA. Part II. Intensive Care Med 20: 150–162
21. Stocker R, Frutiger A, Berner M (2002) Facharzttitel „Intensivmedizin" in der Schweiz. Intensivmed 39: 131–141
22. Suter P, Armaganidis A, Beaufils F, Bonfill X, Burchardi H, Cook D, Fagot-Largeault A, Thijs L, Veconi DWA (1994) Predicting outcome in ICU patients. 2nd European Consensus Conference in Intensive Care Medicine. Intensive Care Med 20: 390–397

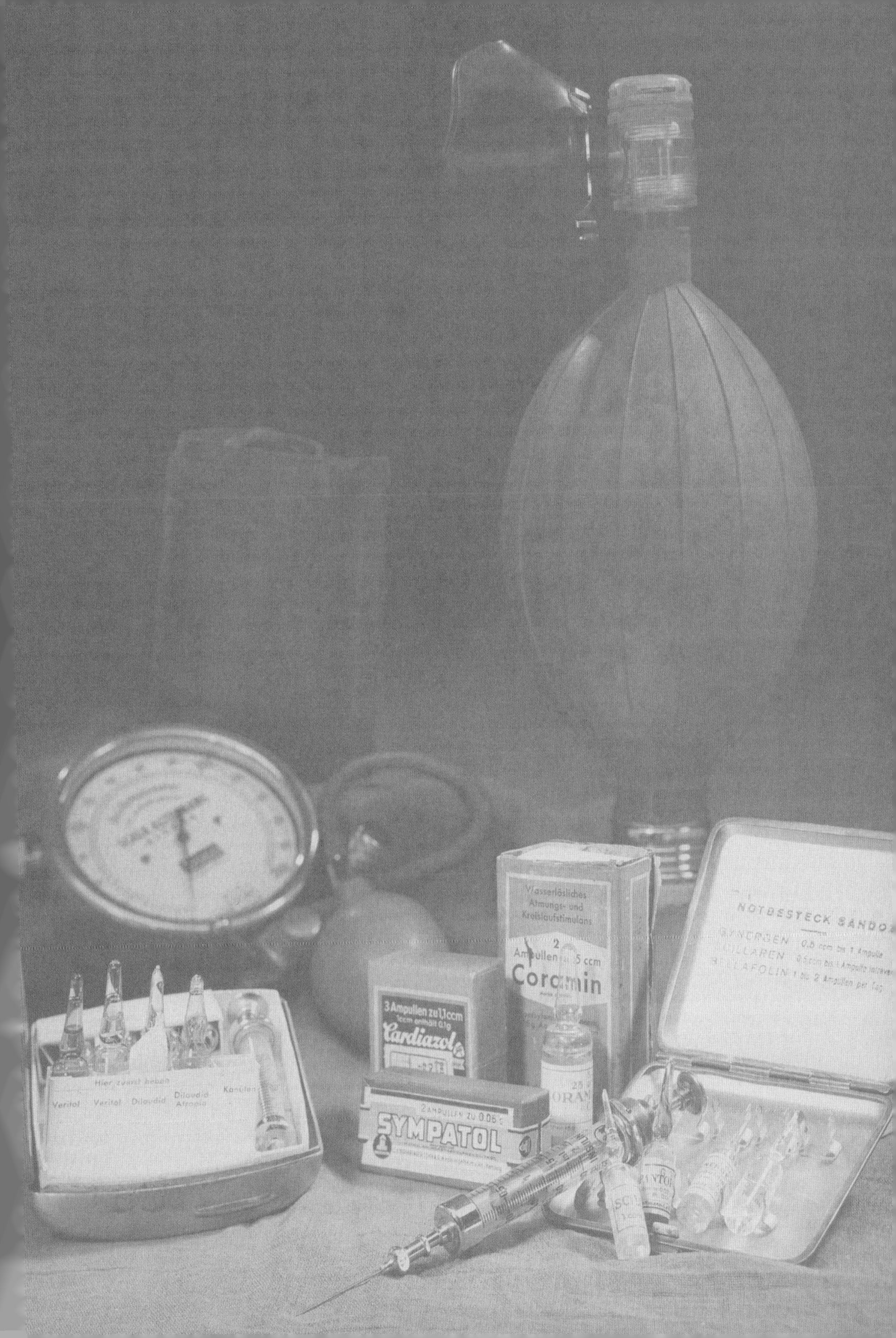
Hier zuerst heben
Veritol
Veritol
Dilaudid
Dilaudid
Atropin
3 Ampullen zu 1,1 ccm
Cardiazol
Wasserlösliches
Atmungs- und
Kreislaufstimulans
Coramin
SYMPATOL
NOTBESTECK

3.3 Notfallmedizin

W.F. Dick und J. Schüttler

3.3.1 Die Anfänge

Die Notfallmedizin kann in Deutschland auf eine lange Tradition zurückblicken, auch wenn dies heute häufig verkannt, ignoriert oder vergessen wird zugunsten der sog. Historie der angloamerikanischen Notfallmedizin. Wenn z. B. in Großbritannien und den USA die Arbeit von Pantridge [41] aus den frühen 1960er-Jahren als historischer Beginn der ersten präklinischen Defibrillation gewertet wird, so stehen dem zeitlich und qualitativ gleichwertige Alternativen im deutschen Sprachraum gegenüber (Notarztwagen Heidelberg, Mainz, Köln etc.).

Namen prominenter deutschsprachiger Ärzte sind seit mehreren Jahrhunderten mit der Notfallmedizin verbunden, so z. B. Paracelsus [12], der im Jahre 1527 Stadtarzt und Professor der Physik und Chirurgie in Basel war. Man könnte ihn auch als einen historischen Vertreter der Evidence-based Medicine (EBM) bezeichnen. So verfeinerte Paracelsus antike Techniken (Galen) der Mund-zu-Mund-Beatmung, z. B. durch die Einführung einer mechanischen Unterstützung der Beatmung, in dem er den Nippel eines Beatmungsbalges in die Nasenlöcher von apnoeischen Patienten einführte und versuchte diese zu beatmen. Ein weiterer Name, der im 19./20. Jahrhundert mit der Notfallmedizin assoziiert wird, ist der von Friedrich Trendelenburg (1844–1924: Halle, Leipzig, Jena, Göttingen, Berlin und Rostock [20]). Er entdeckte eine Lagerung wieder, die im Mittelalter als Kopftieflagerung bekannt war und heute als Trendelenburg-Position – ursprünglich zu Operationszwecken – bezeichnet wird.

Weiterhin ist mit seinem Namen die Beschreibung des Eingriffs zur chirurgischen Therapie einer Lungenembolie verbunden, weltweit als Trendelenburg-Operation bekannt (1924), die aber in praxi von Kirschner erstmalig durchgeführt wurde. Zudem setzte Trendelenburg Tracheotomie und künstliche Beatmung zur Behandlung von Narkosezwischenfällen durch Chloroform ein.

Ein weiterer Name ist im deutschen Sprachraum mit Notfall- und Katastrophenmedizin verbunden, der des Chirurgen Johann Friedrich August v. Esmarch [6]. Er war der festen Überzeugung, dass eine adäquat organisierte Verwaltung medizinischer Ressourcen und medizinischen Personals auf dem Schlachtfeld unabdingbar ist (inklusive Ambulanzen, mobiler Apotheken und Suppenküchen). Zudem müssten alle Ausrüstungsgegenstände zueinander passen. 1875 bereits prognostizierte v. Esmarch, dass sich Katastrophen proportional zum technologischen Fortschritt ausweiten würden und dass folglich die Erarbeitung von Konzepten zur jederzeitigen Verfügbarkeit einer adäquaten Ausrüstung unabdingbar sei. Die Einführung mobiler Hospitäler sowie von Hospitalzügen waren weitere Innovationen, die auf ihn zurückgehen. Einer der ersten Züge, der Verwundete vom französischen Schlachtfeld nach Berlin brachte (1870), ging auf seine Initiative zurück, wurde aber von einer privaten Initiative gesponsert, nicht etwa von der Deutschen Armee. Von 1873 an mussten zudem alle Soldaten Erste-Hilfe-Päckchen bei sich tragen. Von Esmarch war einer der ersten Ärzte, der die Bedeutung der Ersten Hilfe durch Laien erkannte und förderte. Vor allem aber ist mit seinem Namen das Esmarch-Manöver verbunden, also der Handgriff zum Freihalten der oberen Atemwege, bestehend aus Überstreckung des Kopfes in den Nacken und Vorwärtsziehen des Unterkiefers.

Gleichfalls mit der Notfallmedizin assoziiert ist der Name Franz Kuhn (1866–1929; [48]). Er war ebenfalls Chirurg, sein besonderes Interesse galt aber der Entwicklung der Anästhesie und der Notfallmedizin. Kuhn war der Protagonist der endotrachealen Intubation und erarbeitete verschiedene ihrer Techniken. So empfahl er die endotracheale Intubation bei asphyktischen Patienten deshalb, weil so die Reanimation besser durchgeführt werden könne. Darüberhinaus widmete er sich der Überdruckbeatmung während thoraxchirurgischer Eingriffe, der Applikation von Sauerstoff, der Infusion vorgewärmter Flüssigkeiten und der Herzdruckmassage durch rhythmische Thoraxkompression. Seine wissenschaftliche Karriere wurde zeitweise beeinträchtigt durch die Kontroverse mit Ferdinand Sauerbruch, der auf der Unterdruckkammer bei thoraxchirurgischen Eingriffen gegenüber der Überdruckbeatmung bestand, und alles daransetzte, die wesentlich einfachere und effektivere Kuhn-Methode zu torpedieren.

3.3.2 Entwicklung der (modernen) Notfallmedizin in Deutschland

Die Notfallmedizin des 20. Jahrhunderts ist im deutschen Sprachraum maßgeblich geprägt worden durch Martin Kirschner, Heidelberg; er begründete mit dem Statement **„Der Arzt soll zum Verletzten kommen und nicht der Verletzte zum Arzt"** auf der 62. Tagung der Deutschen Gesellschaft für Chirurgie 1938 den Beginn der modernen prä-

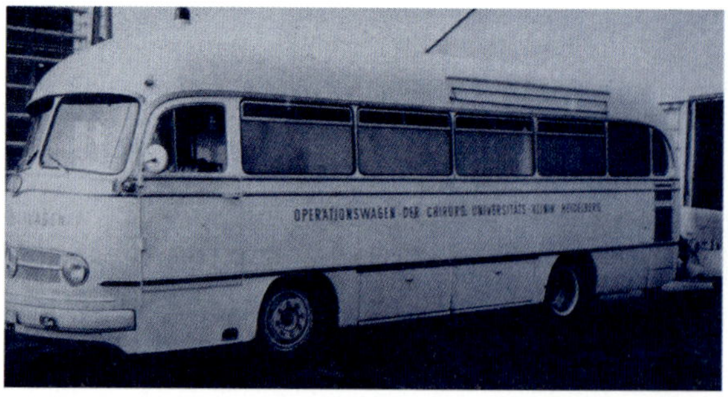

Abb. 3.38. Clinomobil der Chirurgischen Universitätsklinik Heidelberg

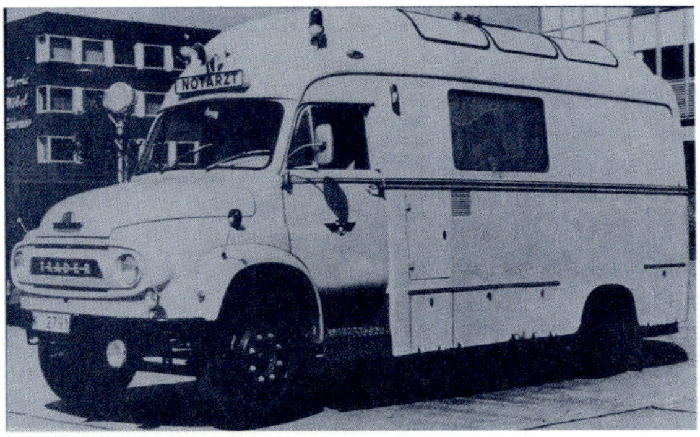

Abb. 3.39. Der erste Kölner Notarztwagen

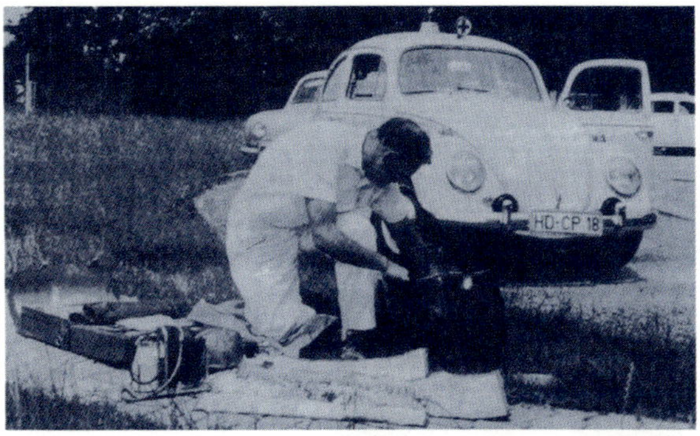

Abb. 3.41. Das Heidelberger Notarzteinsatzfahrzeug („HD 10")

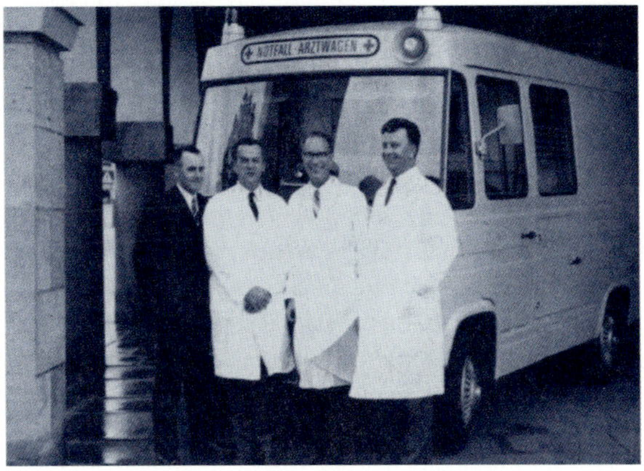

Abb. 3.40. Der erste Mainzer Notarztwagen mit (*von rechts*) M. Halmágyi, R. Frey, F.W. Ahnefeld

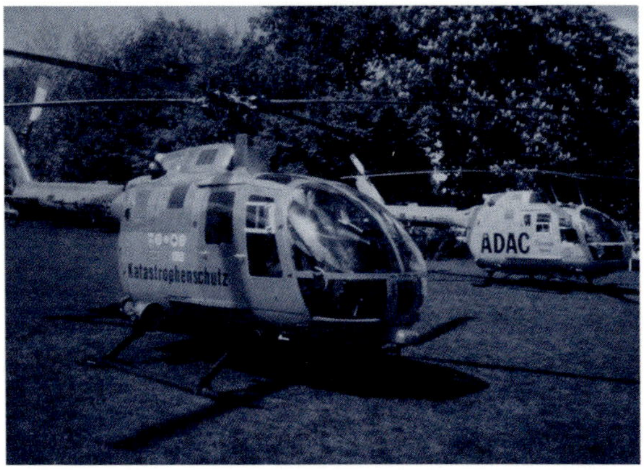

Abb. 3.42. Rettungstransporthubschrauber (MBB BO 105 CB bzw. CBS-5)

klinischen Notfallmedizin. K.H. Bauer [5] führte in Heidelberg am 05.02.1957 den ersten Notarztwagen Deutschlands (mit Anhänger) – das sog. Clinomobil ein, der zunächst als Operationswagen insbesondere für Traumapatienten vorgesehen war (Abb. 3.38).

Wenige Monate nach dem Heidelberger Clinomobil folgte der Notarztwagen in Köln (Friedhoff), der im Vergleich dazu weniger auf die definitive Versorgung vor Ort, sondern auf die Stabilisierung der Vitalfunktionen ausgelegt war und damit als erster Kompaktsystem-NAW gelten kann (Abb. 3.39).

Anästhesisten, die in den Folgejahren an der Entwicklung der Notfallmedizin maßgeblichen Anteil hatten bzw. noch haben sind u. a.: Rudolf Frey, Mainz, Friedrich Wilhelm Ahnefeld, Mainz/Ulm, Wolfgang Röse, Magdeburg, Georg Hossli, Zürich, Hans Bergmann, Linz (Österreich). In den frühen 1960er-Jahren wurden dann weitere NAW-Systeme etabliert u. a. in Magdeburg (Röse; s. Kap. 4.3.26), Mainz (Frey, Ahnefeld; Abb. 3.40), Ludwigshafen (Gillmann), Gummersbach (Herzog).

Der Arzteinsatzwagen (HD 10) in Heidelberg (Gögler), der am 07.04.1964 in den Dienst gestellt wurde, war im Prinzip das erste Notarzteinsatzfahrzeug (NEF), das im Verbund mit dem Rettungswagen [28] ab 1965 den Beginn des Rendez-vous-Systems markiert (Abb. 3.41).

Anfang der 1970er-Jahre erfolgte die Ergänzung des bodengebundenen Notarzteinsatzes durch den Luftrettungsdienst mittels Rettungstransporthubschrauber (RTH). Der erste „offizielle" RTH wurde am 29.09.1970 (Christoph 1) in München in den Dienst gestellt. Weitere folgten in Ulm (Christoph 22), Köln (Christoph 3; Abb. 3.42) und Frankfurt (Christoph 2). Dieser Institutionalisierung der Luftrettung in der Bundesrepublik gingen Ende der 1960er-Jahre 4 Pilotversuche in Frankfurt, München, Nürnberg/Erlangen und Mainz voraus. Weitere wichtige Pionierleistungen in diesem Bereich wurden von Ahnefeld am „Rettungszentrum Bundeswehrkrankenhaus Ulm" geleistet. Heute haben wir in Deutschland mit rund 60 RTH-Standorten eine mehr als flächendeckende Versorgung im Bereich der primären Luftrettung, die durch die Intensivtransporthubschrauber (ITH) ergänzt werden, die z. T. auch für einzelne Einsätze in der Primärrettung herangezogen werden.

Für die deutschsprachige Notfallmedizin gern reklamiert, aber letztlich der amerikanischen zuzuordnen, ist der Name Peter Safar (Abb. 3.43; [4]). Mit ihm sind die Wiederentdeckung und Weiterentwicklung der Mund-zu-Mund-Beatmung, und – zusammen mit Knickerbocker – der Herzdruckmassage bzw. die Kombination beider untrennbar verbunden. In einer der Schlüsselarbeiten der

3

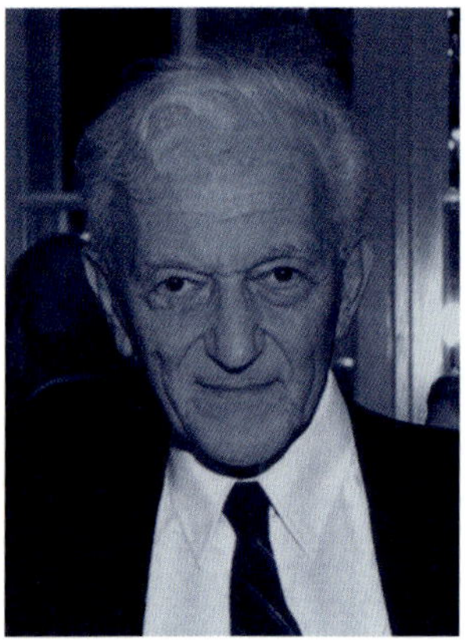

Abb. 3.43. Peter Safar

damaligen Zeit **Ventilatory Efficacy of Mouth-to-Mouth Artificial Respiration** heißt es in der Zusammenfassung und den Schlussfolgerungen sinngemäß:

> „Im Koma ohne Endotrachealtubus ist direkte Mund-zu-Mund-Beatmung effektiv, weil die Möglichkeit besteht, beim Patienten den Kopf im Nacken zu unterstützen, den Unterkiefer nach vorne zu ziehen und hohe Beatmungsdrucke und Beatmungsvolumina kontrollieren zu können. Manuelle Methoden (der Thoraxexkursion) versagen oft wegen der Gefahr der Verlegung der oberen Atemwege. Wir empfehlen daher die Reklination des Kopfes und die Beatmung mit der Ausatemluft des Helfers sowohl bei Erwachsenen als auch bei Kindern" [42].

Frey [21] stammte aus der Heidelberger Chirurgischen Klinik und war mit den Gegebenheiten des Heidelberger Notarztwagens und dessen Realisierungsmöglichkeiten vertraut, als er 1959 nach Mainz kam und 1964 zusammen mit Ahnefeld den ersten Mainzer Notarztwagen zum Einsatz brachte (s. Abb. 3.40). Dieser war besetzt mit einem Anästhesisten, einer Anästhesieschwester/-pfleger und einem Rettungssanitäter, der zugleich Fahrer war. Schon dieser Wagen bot die Möglichkeit der manuellen Defibrillation bei Kammerflimmern, die von den Ärzten des Mainzer Notarztwagens hin und wieder genutzt wurde. Das Gros der Einsätze konzentrierte sich jedoch auf Traumapatienten und solche mit Tetanus, Intoxikationen etc., während Myokardinfarkt, akute respiratorische Insuffizienz anderer Genese etc. damals eher die Ausnahmen darstellten.

Es waren auch Frey und Safar [26], die nach dem Vorbild des Club of Rome im Jahre 1976 den „Club of Mainz" gründeten und den ersten Weltkongress für Notfall- und Katastrophenmedizin 1977 in Mainz veranstalteten. Ihm folgten im Zweijahresrhythmus regelmäßige Welt-Kongresse in unterschiedlichen Ländern; der 10. Weltkongress fand 1997 wiederum in Mainz statt. 2001 feierte WADEM mit dem 12. Weltkongress zugleich das 25-jährige Bestehen des Club of Mainz. 1983 wurde von Safar und Frey die Zeitschrift **Disaster Medicine** gegründet, die heute unter dem Titel **Prehospital and Disaster Medicine** als Zeitschrift der World Association of Disaster and Emergency Medicine (WADEM) international anerkannt ist.

Ahnefeld [16] beschäftigte sich bereits in seiner Dissertation mit notfallmedizinisch relevanten Fragestellungen, als er bei Helmut Weese in Wuppertal über kolloidale Volumenersatzmittel promovierte. Wie viele seiner Zeitgenossen war er zunächst Chirurg in Bochum, widmete sich dann jedoch im Bundeswehrkrankenhaus Koblenz Untersuchungen zur Verbrennungskrankheit und wandte sich der Anästhesie zu. Als Angehöriger des Bundeswehrzentrallazaretts in Koblenz und zugleich des Freyschen Instituts in Mainz wurde er schließlich Facharzt für Anästhesiologie und baute am Bundeswehrkrankenhaus eine funktionsfähige Anästhesieabteilung auf. Entscheidende Beiträge zur Pathophysiologie und Therapie der verschiedenen Schockformen stammen aus seiner Feder ebenso wie solche zur Zusammensetzung und Menge der seinerzeit nicht bekannten Flüssigkeitsverluste bei Verbrennungspatienten in der unmittelbaren Phase nach dem Trauma. Weitere Studien waren einer zweckmäßigen und einheitlichen Ausrüstung von Rettungs- und Notarztwagen, Überlegungen zur Verbesserung der Laienausbildung in Erster Hilfe, dem Berufsbild des Rettungssanitäters und später dem des Rettungsassistenten oder der Reorganisation des Rettungswesens gewidmet. Seine notfallmedizinischen Vorstellungen und Konzepte konnte Ahnefeld nach seiner Berufung an die Universität Ulm in verschiedener Weise realisieren. Nachdrücklich machte er seinen Einfluss bei der Novellierung der verschiedenen Rettungsdienstgesetze in den einzelnen Bundesländern geltend.

Gleichfalls ein Schüler Freys war Hans Nolte. Er konnte – basierend auf den Untersuchungen Safars – die Effektivität und Überlegenheit der Mund zu Mund-/Nase-Beatmung bei der kardiopulmonalen Reanimation an sedierten und relaxierten Medizinstudenten im Vergleich mit den damals üblichen manuellen Verfahren (Sylvester, Holger Nielsen, etc.) nachweisen. Die daraus resultierende Habilitationsschrift zählt noch heute zu den Schlüsselpublikationen zu dieser Thematik im deutschen Sprachraum [39].

Zur Entwicklung der modernen Notfallmedizin in Deutschland trugen von anästhesiologischer Seite seit den 70er-Jahren zusätzlich bei: u. a. Wolfgang Dick, Ulm/Mainz, Dietrich Kettler, Göttingen, Karl Heinz Lindner, Ulm/Innsbruck, Jürgen Schüttler, Bonn/Erlangen, Peter Sefrin, Würzburg.

3.3.3 Konzepte und Definitionen

Definitionen

Zum Verständnis der Entwicklung der deutschen Notfallmedizin ist die Kenntnis ihrer Konzepte und Definitionen unerlässlich:

- Als **Notfallpatient** wird ein Patient bezeichnet, dessen lebenswichtige Funktionen gestört sind oder deren Störung zu erwarten ist (Lebensgefahr).

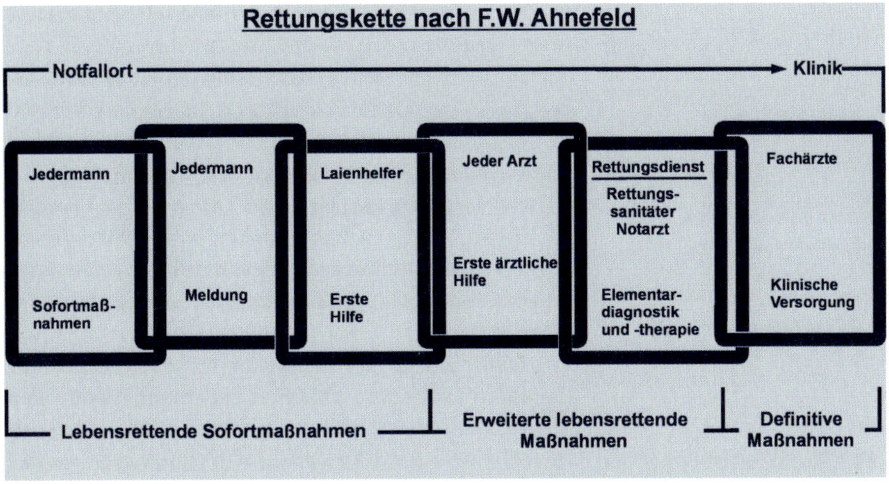

Abb. 3.44. Rettungskette nach F.W. Ahnefeld [1]

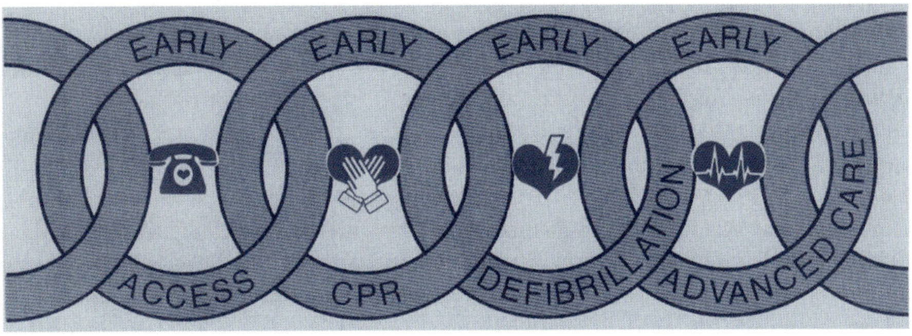

Abb. 3.45. Rettungskette der AHA „chain of survival". (Nach [8])

- Als **Akutpatient**, d. h. als Patient in einer Notsituation, wird ein solcher bezeichnet, der zwar akut erkrankt oder verletzt ist, dessen Erkrankung oder Verletzung jedoch nicht lebensbedrohlich sind.

Konzepte

Das Konzept [3] der Notfallmedizin im deutschen Sprachraum basiert auf der Rettungskette und ihren Gliedern (Abb. 3.44). Sie wird zwar häufig und fälschlicherweise als amerikanische Erfindung dargestellt („chain of survival", vgl. [8] und Abb. 3.45). Tatsächlich aber ist die erstmalige Beschreibung der Rettungskette, wie auch Safar in **Notfallmedizin – Historisches und Aktuelles** 1991 schreibt [2], das Verdienst Ahnefelds [1].

Er hat sie 1961 auf Bitten seines damaligen Chefs Rudolf Frey, entwickelt, sie wurde später – 1968 – durch vergleichbare Überlegungen Safars in ihrer Konzeption bestätigt.

Safar [42] unterteilte das amerikanische Konzept „Notfallmedizin" 1968 in 10 Komponenten (Tabelle 3.2). 6 dieser 10 Komponenten des amerikanischen Systems „chain of survival" waren mit denen der deutschen Rettungskette identisch und 1966 bereits publiziert worden (Tabelle 3.3).

Im Gegensatz zur angloamerikanischen Notfallmedizin – **„The US paramedic-based system was developed in 1963 not because it was thought inherently better, but because of economic reasons and a relative shortage of available physicians"** [31] – sieht das deutsche Konzept bzw. das Konzept im deutschsprachigen Raum vor, dass qualifizierte Notärzte zusammen mit qualifizierten Rettungsassistenten als Notfallteam prähospital tätig werden und den Patienten nach den Prinzipien der Intensivmedizin, wenn auch mit reduzierten Möglichkeiten, in kürzestmöglicher Zeit versorgen und dann unter kontrollierten Bedingungen ins nächstgelegene adäquate Krankenhaus transportieren.

Tabelle 3.2. Konzept der Emergency Medicine in den USA

1. Erstmaßnahmen durch Laien
2. Einführung einer universellen Notfall-Telefonnummer
3. Behandlung des Patienten am Notfallort durch Fachpersonal (Rettungssanitäter, Ärzte)
4. Transport des Patienten unter Aufrechterhaltung der vitalen Funktionen
5. Behandlung des Patienten in der Notaufnahme des Krankenhauses
6. Behandlung im Operationssaal
7. Behandlung auf der Intensivstation
8. Ausbildung des Rettungspersonals
9. Organisation einschließlich Kommunikation und Transport des Notfallpatienten in das entsprechende Krankenhaus
10. Forschung und Qualitätssicherung

Tabelle 3.3. Anforderungen an ein qualifiziertes Hilfeleistungssystem

1. Hilfsbereite und ausgebildete Bevölkerung
2. Schnelles Alarmierungssystem mit einheitlicher Notrufnummer
3. Integrierte Leitstelle
4. Kurze Hilfsfristen (und therapiefreie Intervalle)
5. Ärztliche Versorgung aller Patienten (Vertragsärzte/Notärzte s. unten)
6. Bewältigung eines Massenanfalls von Erkrankten und Verletzten nach notfallmedizinischen Kriterien

Zeitintervalle der Rettungskette

Während bis vor wenigen Jahren die Hilfsfrist (Intervall von der Annahme des Notrufs in der Leitstelle bis zum Eintreffen des Rettungsmittels vor Ort) zumindest für den Rettungsdienst **das** Qualitätskriterium der prähospitalen Notfallmedizin darstellte und heute mit Einschränkungen immer noch als solches angesehen wird, ist von notfallmedizinischer Seite der Begriff des „therapiefreien Intervalls" eingeführt worden. Es beschreibt wertneutral den Zeitraum, der für das Schicksal des Patienten von ausschlaggebender Bedeutung ist, das Intervall vom Notfallereignis bis zum Einsetzen qualifizierter medizinischer Hilfe. Maßgeblich zur Standardisierung der Nomenklatur – z. B. „Intervalle" statt „Zeiten" etc. haben die Definitionen der Utstein-Konferenzen" beigetragen. (Abb. 3.46 und 3.47; [8,18,19]). Neben dem therapiefreien Intervall ist für die präklinische Notfallmedizin das Intervall vom Notfallereignis bis zum Eintreffen des Patienten im Krankenhaus (Notaufnahme) relevant (Tabelle 3.4).

Im Konzept der Rettungskette spielt die Anästhesie eine tragende Rolle, schreibt Safar in „Notfallmedizin historisch" [42]. **„Die Realisierung all dieser Komponenten konnte nur durch Fachspezialisten in der Wiederbelebung und Intensivtherapie vorangetrieben werden. In vielen europäischen Ländern kamen dafür nur Anästhesisten in Frage."**

Inzwischen hat sich die „Rettungskette" zu einem multimodalen Konzept mit multidisziplinärem Zugang entwickelt. Dies spiegelt sich auch darin wieder, dass nach einer Statistik des Instituts für den Rettungsdienst des Deutschen Roten Kreuzes aus dem Jahre 1995 Notärzte den verschiedensten Fachgebieten angehören (Tabelle 3.5).

Die Rettungskette ist bekanntlich so stark oder so schwach wie jedes ihrer Glieder. Während heute die Erste Hilfe durch Laien wenigstens im Ansatz – weniger in der Inzidenz – funktioniert, an der Notfallmeldung über eine einheitliche **Notrufnummer 112** immerhin (europaweit) gearbeitet wird und die Versorgung durch Rettungsassistenten **(Notkompetenz)** und Notärzte (**Fachkunde** bzw. Zusatzbezeichnung Notfall-/Rettungsmedizin) deutlich besser geworden ist, wird die Versorgung in der **Notaufnahme** (dem letzten Teil der Rettungskette) immer noch häufig durch in der Notfallmedizin unerfahre-

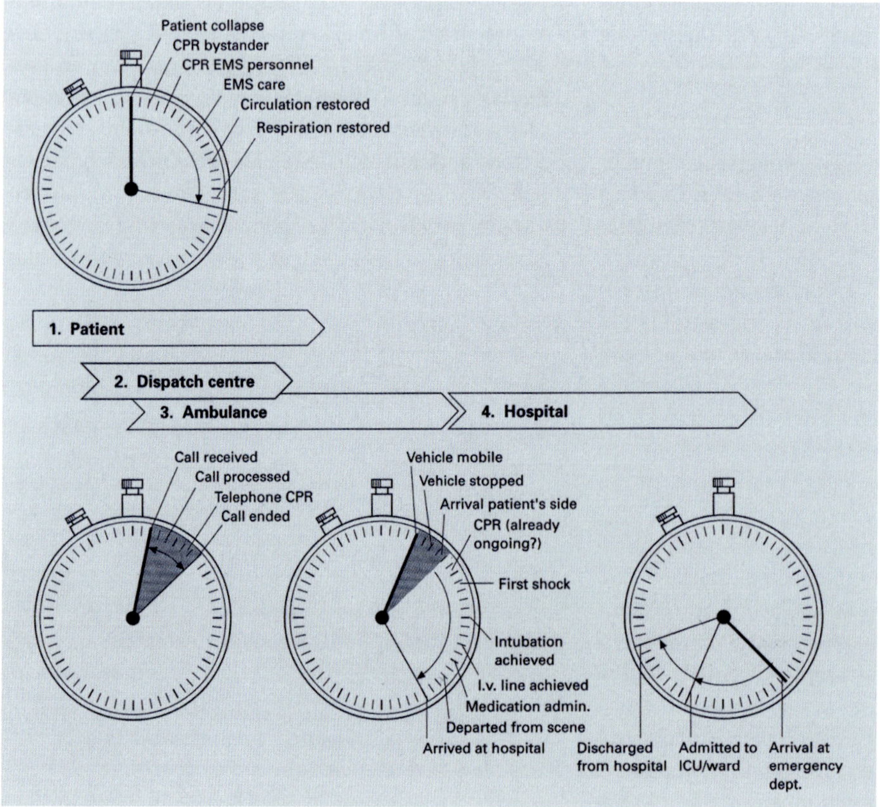

Abb. 3.46. The four clocks of sudden cardiac arrest. (Nach [8])

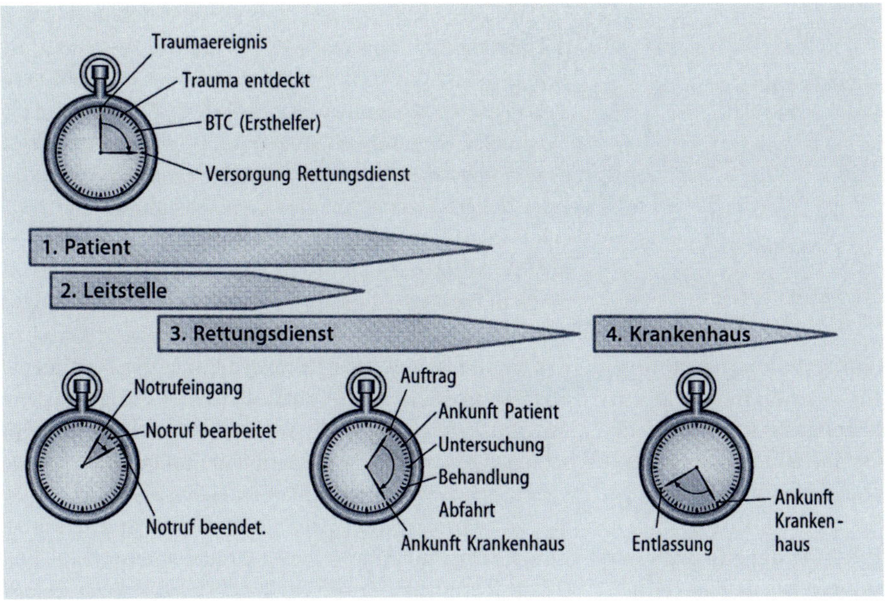

Abb. 3.47. The four clocks of trauma. (Nach [19])

ne und ungeübte Ärzte (AiPs) bzw. Pflegepersonal übernommen. Der Erfolg des präklinischen Notfallteams wird nicht selten in der Notaufnahme wieder zunichte gemacht. Das ist nicht zuletzt Folge der fehlenden Qualifikationsmerkmale der Tätigkeit des Personals in der Notaufnahme bzw. nach wie vor fehlender einheitlicher

Tabelle 3.4. Relevante Zeitintervalle in der Notfallmedizin

- Intervall zwischen Notfallereignis (z. B. Kollaps) und Erkennung des Notfalls und Erster Hilfe
- Intervall zwischen Beginn Erste Hilfe (Laien) bis zur Notfallmeldung
- Intervall zwischen Notfallmeldung und Ausrücken des Rettungsmittels
- Intervall zwischen Ausrücken des Rettungsmittels und Ankunft am Notfallort
- Intervall zwischen Ankunft am Notfallort und Ankunft des Teams beim Patienten
- Intervall zwischen Ankunft des Teams am Patienten und ersten Teammaßnahmen (venöser Zugang, Infusion, Medikation, Intubation, sonstige Maßnahmen)
- Intervall zwischen Ende der Maßnahmen und Wiederherstellung z. B. der Kreislauffunktion
- Intervall zwischen Ende der Maßnahmen und Abfahrt vom Notfallort
- Intervall zwischen Abfahrt vom Notfallort und Ankunft in der Notaufnahme

Tabelle 3.5. Fachgebietszugehörigkeit von Notärzten 1995

- 5.500 der Anästhesie
- 5.000 der Chirurgie
- 5.000 der inneren Medizin
- 1.200 der Allgemeinmedizin
- 400–500 der Pädiatrie/Gynäkologie

Strukturen der Notaufnahmen. Das Personal des Notarztwagens und der Notaufnahme müssen eine identische Qualifikation aufweisen und die diversifizierten fachspezifischen Notaufnahmen in den meisten Kliniken müssen endlich durch zentrale multidisziplinäre Strukturen ersetzt werden.

Strukturelle Entwicklung

Zukunftsweisende Strukturen zur Integration und gegenseitigen Ergänzung der verschiedenen Komponenten der Versorgung des Notfallpatienten wurden 1999 publiziert [3, 13]. Der nicht akut erkrankte/verletzte Patient wird durch ein Team aus Rettungsassistenten und Rettungssanitätern versorgt. Unter der **zwingenden** Voraussetzung der flächendeckenden Etablierung des Ärztlichen Leiters Rettungsdienst (ÄLRD) kann deren Tätigkeit ausgedehnt werden und Elemente der Notkompetenz in den Bereich der Regelkompetenz überführt werden. Der akut erkrankte/verletzte Patient (ohne Lebensgefahr) wird vom niedergelassenen Notfallarzt versorgt (Praxis, zu Hause, etc.); darin eingeschlossen sind auch „Akute Sozialfälle". Nur „echte" Notfallpatienten (Lebensgefahr) sollten durch das notärztliche geleitete Rettungsteam versorgt werden.

Die Realität ist jedoch noch weit von diesen Prämissen entfernt; ein großer Teil der dem Rettungsdienst angelasteten Kosten ist durch einen Missbrauch des Notarztteams durch die unzureichende Organisation des ärztlichen Bereitschaftsdienstes und die fehlenden integrierenden Leitstellen bedingt. Zudem rangiert der Rettungsdienst in der Sozialgesetzgebung immer noch unter dem Oberbegriff der Fahrtkosten. Die Politik weiß seit langem um diese Defizite, ist aber über Jahre untätig geblieben und damit verantwortlich für die Kosten der missbräuchlichen Belastung des Rettungsdienstes.

Tabelle 3.6. Berufsbilder im Rettungsdienst

- Rettungssanitäter (Ausbildung 6 Monate)
- Rettungsassistent (Ausbildung 2 Jahre)
- Notarzt
- Leitender Notarzt
- Ärztlicher Leiter Rettungsdienst
- Arzt für Intensivtransporte

Personalstruktur und Berufsbilder in der Notfallmedizin

Beschränkte sich bis über die Mitte des vorigen Jahrhunderts hinaus die Nomenklatur des präklinisch tätigen Personals auf den Begriff des Sanitäters, so wurde in der 2. Hälfte des 20. Jahrhunderts eine Differenzierung getroffen. Heute existieren eine Reihe qualitativ belegter Begriffe und Berufsbilder (Tabelle 3.6; [13])

Essenzielle Voraussetzungen einer qualifizierten und qualitativ hochwertigen Notfallmedizin sind Aus-, Weiter- und Fortbildung des Personals. Die Ausbildung der Rettungssanitäter und später der Rettungsassistenten sowie die Weiterbildung bzw. Fortbildung der Notärzte in notfallmedizinischen Methoden gestaltete sich außerordentlich schwierig. Das **Rettungssanitäterkurrikulum** bestand zunächst aus einer 6 Monate währenden Ausbildung (teils im Rettungsdienst, teils in Krankenhäusern), das darauf fußende und später eigenständige Berufsbild des **Rettungsassistenten** wurde auf eine zweijährige Ausbildung ausgelegt. Großzügig bemessene Übergangsfristen hatten jedoch zur Folge, dass die Qualität der Übergeleiteten außerordentlich unterschiedlich war und noch ist; zudem existierte eine Reihe von mutwillig reduzierten Ausbildungsprogrammen, die die Ausbildungserfordernisse unannehmbar umgingen und noch umgehen.

Trotz jahrelanger Bemühungen ist es bis heute nicht gelungen, die dringend erforderliche dritte Stufe der Ausbildung der Rettungsassistenten – nämlich ein **drittes** Ausbildungsjahr – durchzusetzen. Dies, obwohl die Ständige Konferenz für den Rettungsdienst einstimmig eine solche Qualitätsverbesserung gefordert hatte.

> „Eine 3-jährige Ausbildung muss deshalb angestrebt werden, weil eine verbesserte praktische Tätigkeit und mehr Erfahrungen in neuen Regelkompetenzmaßnahmen erforderlich sind, solche Aspekte des Curriculums ausgebaut werden müssen, die beim zweijährigen Curriculum wesentlich zu kurz gekommen sind, Aspekte der Taktik und Technik, der Kooperation mit anderen Organisationen größere Bedeutung beigemessen werden muss und eine umfangreichere Beteiligung bei Großschadensereignissen erforderlich ist."

Zusätzliche Qualifikationen sind für die Funktion des Leitstellendisponenten, des Rettungsassistenten für Intensivhubschraubertransporte etc. erforderlich.

Ähnlich schwierig gestaltete sich die Diskussion um die Ausbildung zum **Notarzt** [13, 14]. Die Präsentation eines Ausbildungskonzepts auf dem Deutschen Anästhesiekongress 1980 brachte Kritik ein und den Vorwurf, illusionäre Forderungen zu verbreiten und wurde rundherum abgelehnt. Immerhin dauerte es 20 Jahre, bis die essenziellen Bestandteile des Konzeptes durch die DIVI etabliert und in verschiedenen Bundesländern sowohl im Fachkundenachweis Rettungsdienst als auch neuerdings in der Zusatzbezeichnung „Notfall- bzw. Rettungsmedizin" realisiert wurden. Nach wie vor weigern sich aber Krankenhaus- und Kostenträger häufig, diese Mindestqualifikationsmerkmale umzusetzen, was uns aus dem Ausland häufig genug den Vorwurf eingetragen hat, wir schmückten uns mit den Federn eines prähospitalen Notarztes, ohne dessen Qualifikation sicherzustellen. Dabei darf ein Problem allerdings in der Tat nicht übersehen werden: Die Einbindung von Notärzten unterschiedlicher Disziplinen in die Praxis der Notfallmedizin hat unterschiedliche Qualitäten zur Folge, denn zahlreiche Anerkennungen sind nominell auch z. T. im Wege von Übergangsregelungen erworben worden, ohne dass eine regelmäßige praktische Tätigkeit damit verbunden ist.

Als Voraussetzung für die Tätigkeit als Notarzt ist der Fachkundenachweis Rettungsdienst bzw. die Zusatzbezeichnung Rettungs- bzw. Notfallmedizin heute zwingend erforderlich, wobei jedoch alsbald Regelungen für eine Rezertifizierung der Notarztqualifikation etabliert werden müssen. Der **Leitende Notarzt** muss über die Notarzt-Qualifikation sowie über eine Zusatzfortbildung **„Leitender Notarzt"** verfügen. Der Arzt in der Leitstelle erfordert die beiden oben genannten Qualifikationen sowie eine spezielle Fortbildung Rettungsleistelle. Der **Ärztliche Leiter Rettungsdienst** muss aktiv tätiger Notarzt mit der Fachkunde Rettungsdienst bzw. der Zusatzbezeichnung Rettungsdienst/Notfallmedizin sein, die Zusatzfortbildung Leitender Notarzt (LNA) besitzen, mehrjährige Erfahrung in der Notfallmedizin aufweisen sowie über Führungserfahrung (z. B. als Oberarzt) verfügen.

Als relativ neue Qualifikation wurde die Bezeichnung **Ärztliche Qualifikation für Intensivtransporte** [13] für solche Ärzte eingeführt, die Intensivpatienten per Intensivtransportwagen (ITW) oder Intensivtransporthubschrauber (ITH) im Wege des Interhospitaltransfers meist von Krankenhäusern niedriger Versorgungsstufe zu solchen höherer Versorgungsstufen ärztlich begleiten und betreuen. Dazu sind erforderlich: 3-jährige klinische Weiterbildung in einem Fachgebiet mit intensivmedizinischen Versorgungsaufgaben, zusätzlich 6 Monate Tätigkeit auf einer Intensivstation, Fachkundenachweis bzw. Zusatzbezeichnung Rettungsdienst bzw. Rettungs-/Notfallmedizin, aktiver Notarzt mit mindestens 1-jähriger Einsatzerfahrung und regelmäßigem Einsatz im Notarztdienst sowie zusätzlich ein 20-stündiger Kurs „Intensivtransport".

Rettungsorganisationen

Die Organisationsform des Rettungsdienstes in Deutschland ist maßgeblich durch die jeweiligen Anordnungen der Besatzungsmächte in der frühen Nachkriegszeit (z. B. USA 1948) bestimmt worden, was noch heute durch die verschiedenen Rettungsdienstgesetze der Länder zum Ausdruck kommt. So sind im Norden die Feuerwehren dominant, während im Süden die Hilfsorganisationen Deutsches bzw. Bayerisches Rotes Kreuz (DRK, BRK), Malteser Hilfsdienst (MHD), Johanniter Unfallhilfe (JUH) und Arbeitersamariterbund (ASB) den Rettungsdienst tragen. In der ehemaligen DDR wurde das System zeitgleich im Rahmen der Dringlichen Medizinischen Hilfe (DMH) staatlich geregelt und fand für den Rettungsdienst im Rahmen der Schnellen Medizinischen Hilfe (SMH) ab 1976 eine institutionalisierte Organisationsform.

Alle vorgenannten Hilfsorganisationen und die Feuerwehren waren maßgeblich an den Fortschritten der Notfallmedizin durch den organisatorischen Rahmen, den sie bereitstellten, sowie den persönlichen Enthusiasmus vieler Vertreter aus ihren Reihen maßgeblich beteiligt. Die Geschicke der Hilfsorganisationen wurden und werden durch namhafte Vertreter des Faches Anästhesiologie bestimmt: u. a. DRK (Ahnefeld), BRK (Sefrin), MHD (Schüttler), ASB (Bartels), Deutscher Feuerwehrverband (Sefrin, Stratmann) und DLRG (Jost). Darüber hinaus sind heute eine Reihe von Verbänden, Gremien und Konferenzen mit der Förderung der Notfallmedizin befasst u. a.: Beirat für erste Hilfe und Wiederbelebung bei der Bundesärztekammer und entsprechende Einrichtungen bei den Landesärztekammern, German Resuscitation Council, Arbeitsgemeinschaft der Notärzte Deutschlands (BAND) sowie deren regionale AGs, Deutsche Interdisziplinäre Vereinigung für Intensiv- und Notfallmedizin, Sektion Notfallmedizin (DIVI), Bundesarbeitsgemeinschaft Erste Hilfe der Hilfsorganisationen (BAGEH), Ausschuss Rettungswesen (des Bundes und der Länder), Ständige Konferenz für den Katastrophenschutz, Gesundheitsministerkonferenz.

Hervorzuheben ist die **Ständige Konferenz für den Rettungsdienst**, die 1996 von Wolfgang Dick initiiert und in Bonn gegründet wurde. In ihr sind vertreten: die Rettungsorganisationen (ASB, DRLG, DRK, JUH, MHD), die BAND, die Deutsche Herzstiftung, der Berufsverband für den Rettungsdienst, der AOK-Bundesverband, der ADAC, der Deutsche Städtetag, der Ausschuss Rettungswesen (Bund und Länder), die Bundesärztekammer, die Bundesanstalt für das Straßenwesen, die Deutsche Krankenhausgesellschaft, der Arbeitskreis Notfallrettung (München), der Hauptverband der gewerblichen Berufsgenossenschaften, der BKS, die DRF, der DFV, der VdAK/AEV sowie renommierte Notfallmediziner.

Wandel der Krankheitsbilder

In der Notfallmedizin hat sich in den vergangenen Jahren ein Wandel des Versorgungsspektrums vollzogen von der Dominanz der Reanimationsbehandlung und der traumabedingten Notarzteinsätze hin zu komplexen Krankheitsbildern, die ebenfalls an ein möglichst kurzes therapiefreies Intervall gebunden sind, da sonst die Therapieerfolge in Frage stehen, die sog. „golden hour diseases" (▪ Tabelle 3.7).

▪ Tabelle 3.7. „Golden-hour-Diseases"

Notfallbild	Zeitfenster	Notfalltherapie
Herz-Kreislauf-Stillstand	3–5 min	CPR/Defibrillation
Polytrauma	30(–60) min	Schocktherapie/O_2 [44] Analgesie/Beatmung
Myokardinfarkt	1–2 h	Medikation/Analgesie [36, 46]
Schlaganfall	1–2 h	Thrombolyse/O_2 Gegebenenfalls O_2/Medikation Normoglykämie Gegebenenfalls Thrombolyse

▪ Tabelle 3.8. Einsätze der NAW des Klinikums der Universität Mainz im Jahr 2000 (n = 4074)

Kardiovaskuläre Notfälle	44,0%
Zentralnervöse Notfälle	18,4%
Respiratorische Notfälle	11,3%
Traumata	6,0%
Metabolische Notfälle	4,7%
Intoxikationen	4,3%
Abdominale Notfälle	4,2%
Pädiatrische Notfälle	1,3%
Gynäkologische/geburtshilfliche Notfälle	6,0%
Sonstige Notfälle	5,2%

Die Inzidenz dieser Notfallbilder ist an Hand aktueller Zahlen des NAW/NEF des Universitätsklinikums Mainz exemplarisch dargestellt (▪ Tabelle 3.8).

Frühere Erhebungen von Moecke et al. [38] lassen erkennen, dass die meisten Notärzte/Innen sich zwar in den herkömmlichen akutmedizinischen Therapiemaßnahmen sicher fühlen, spätestens aber bei deren Anwendung im Kindesalter erhebliche Defizite bei sich vermuten.

Jüngere Untersuchungen von Finteis et al. [24] liefern eine Erklärung dafür, dass diese und andere Defizite immer noch existieren; der durchschnittliche Notarzt an einem (ländlichen) Notarztstandort führt z. B. im Durchschnitt 1,7 Intubationen pro Jahr durch, ein Wert, der beträchtlich unterhalb der selbst von ILCOR geforderten Minimalanforderungen liegt. Nur einzelne Notärzte erreichen nach dieser Untersuchung die geforderten Zahlen. Das derzeit gültige Kurrikulum ist allerdings einheitlich für alle Ärztekammerbereiche verbindlich.

3.3.5 Studentische Lehre

Die Repräsentanz des Fachgebietes Notfallmedizin in der universitären Lehre ist gemessen an anderen Inhalten der Gegenstandskataloge noch verhältnismäßig jung. Mit dem hohen Anteil an praktischen Übungen beim Studentenunterricht in den Lehreinheiten „Erste ärztliche Hilfe" und „Praktikum der Notfallmedizin" ist aber essenziell die Personalausstattung für Forschung und Lehre verbunden. So kann die Ausstattung für Forschung und Lehre im ärztlich-wissenschaftlichen Bereich zwischen ca. 14 Stellen (bei „monopolistischer" Wahrnehmung der Notfallmedizin im Curriculum durch das Fachgebiet) und 1 Stelle (bei fehlender Beteiligung) schwanken. Dass damit auch unterschiedliche Ressourcen für die Forschung verbunden sind, ist ersichtlich. Die anstehende Novellierung der Ärztlichen Approbationsordnung bietet hier die Chance einer Neupositionierung, da die Lehrinhalte der Notfallmedizin im Sinne eines Querschnittsbereichs vermittelt werden sollen, was zur Intensivierung der Vermittlung von Wissen und praktischen Fertigkeiten führen soll.

3.3.6 Wissenschaft und Forschung

Notfallmedizinische Versorgungskonzepte bedürfen vor dem Hintergrund der heutigen Ressourcen-Diskussion mehr denn je einer adäquaten Validierung. Es existieren jedoch nur wenige aussagefähige Untersuchungsergebnisse zu ihrer Relevanz und Effektivität [15, 17]. So konnte bis heute in randomisierten kontrollierten Studien wissenschaftlich noch nicht beweisend geklärt werden, ob prähospitale Notfallmedizin durch Notarztsysteme (Deutschland, Frankreich) effektiver ist als durch sog. „Paramedic"-gestützte Systeme mit definitiver Notarztversorgung im Krankenhaus (USA). Ebenso wenig wurde übrigens die Kosten-Nutzen-Relation der unterschiedlichen Systeme hinterfragt. Aus ethischen Überlegungen bzw. praktischen und medikolegalen Aspekten sind Vergleichsstudien zwischen notarztgeführten und „notarztfreien" Rettungssystemen in Deutschland heute nicht mehr möglich. Auf der anderen Seite sind Vergleiche zwischen z. B. dem „angloamerikanischen" und „frankogermanischen" [31] Notfallversorgungssystem wissenschaftlich limitiert. Darüber hinaus müssen Versuche, zu einheitlichen, allseits akzeptierten verlässlichen Outcomekriterien der notfallmedizinischen Krankheitsbilder zu gelangen, bisher als gescheitert gewertet werden. Ein Ansatz ist allenfalls in den Outcome-Kriterien nach Reanimation und Trauma zu sehen, den sog. „6 Ds" (◘ Tabelle 3.9) die D.C. Cone vor kurzem publizierte [10]. Für die Beurteilung der Effektivität präklinischer Maßnahmen hat sich auch der „Mainz Emergency Evaluation Score" (MESS) bewährt [29].

Im Folgenden sollen die Schwerpunktbereiche – Polytraumaversorgung und kardiopulmonale Reanimation – im Hinblick auf Outcomeforschung herausgegriffen werden.

◘ **Tabelle 3.9.** Die 6 „Outcome-Ds". (Nach [52])

Death (= Tod)	
Disease (= Krankheit)	Symptom-Komplex, physikalische Zeichen und Laborabnormalitäten oder Krankheit als Erfahrung des Patienten
Discomfort (= eingeschränkte Lebensqualität)	Symptome wie z. B. Schmerzen, Übelkeit, Erbrechen, Dyspnoe, Juckreiz und Tinnitus
Disability (= Behinderung)	Eingeschränkte Fähigkeit, den üblichen Aktivitäten zu Hause oder am Arbeitsplatz nachzugehen
Dissatisfaction (= Unzufriedenheit mit der Situation)	Emotionale Reaktion auf Krankheit und Behandlung, wie z. B. Traurigkeit oder Ärger
Destitution (= finanzielle Auswirkungen einer Krankheit für den individuellen Patienten oder die Gesellschaft)	

Die Versorgung des Polytraumatisierten und das sog. „Golden-hour-Konzept"

Versucht man herauszufinden, wie das „Golden-hour"-Konzept" entstanden ist und welche wissenschaftlichen und medizinischen Fakten dahinterstehen, so stößt man u. a. auf eine Arbeit von Lerner u. Moskati [35], die der Frage nachgegangen sind, ob das „Golden-hour-Konzept" durch wissenschaftliche Beweise gestützt wird. Bei ihren Recherchen konnten sie den Begriff z. B. bei Trunkey [49, 50) nicht exakt ausmachen, da dessen Angaben für kritische Versorgungszeiten zwischen 4 h für das Schädel-Hirn-Trauma und 20 min für die akute Hämorrhagie schwanken. Letztlich wurde die Urheberschaft für das „Golden-hour-Konzept" A. Cowley zugeschrieben.

Cowley [11] selbst bezieht sich wiederum auf eine Publikation von Foster, in der festgestellt wird, dass die Mortalitätsrate nach Trauma sich alle 30 min verdreifacht. Foster wiederum zitiert für diese Korrelation einen Artikel von Baker aus den Medical World News ohne dass Baker selbst irgendwelche Hinweise auf seine Quelle gibt. Letztlich muss die Urheberschaft wohl doch dem Autor Cowley zugeschrieben werden, ohne dass die Hintergründe für diese Sprachschöpfung exakt belegbar sind. Cowley hat den Ausdruck in einer Publikation von 1976 verwendet, in dem er das Maryland-Trauma-System beschrieb und feststellte, dass die ersten 60 min nach einem Trauma das Schicksal eines Patienten bestimmen. Aber dafür – so gibt er selbst an – gibt es ebenfalls keine wissenschaftlich belegbaren Daten. Die Autoren dieser interessanten Recherche kommen schließlich zu dem Schluss, dass es keine großen kontrollierten Studien gibt, die das Konzept der „golden hour" beweisen. Damit ist das kritische Intervall, in der ein Notfallpatient versorgt sein muss, um ein signifikant verbessertes Outcome zu erzielen, weiterhin nicht eindeutig festzusetzen.

Volumentherapie bei der Traumaversorgung

Bis vor kurzem galt die Prämisse, jeden Patienten im traumatischen Schock einer aggressiven Volumenersatztherapie zu unterziehen. Verschiedene tierexperimentelle und klinische Studien haben jedoch gezeigt, dass die experimentellen Voraussetzungen für dieses traditionelle Konzept unzutreffend waren. Die zugrundeliegenden Experimente gingen vom Modell des kontrollierten Schocks aus. Dies wird aber der präklinischen Situation nicht gerecht. Beim traumatisierten Schockpatienten handelt es sich in der Regel um einen Patienten im unkontrollierten Schock. Erst darauf abgestimmte Experimente zeigten, dass mit einer aggressiven Schocktherapie genau die Mechanismen unterdrückt werden, die den Blutverlust begrenzen helfen (u. a. Gerinnung, Verminderung des Blutdrucks etc. [7]).

Es mehren sich die Argumente dafür, von der bisherigen aggressiven Volumentherapie – z. B. beim penetrierenden Trauma – abzugehen und der permissiven Hypotension in Kombination mit der hyperton-hyperonkotischen „small volume resuscitation" mehr Aufmerksamkeit zu schenken [33, 34, 43, 51]. Svenson u. Haun [47] charakterisieren gar die bisherige aggressive Schocktherapie beim Trauma als Historie, für die es hinsichtlich ihres Effekts auf eine angeblich reduzierte Mortalität keine wissenschaftliche Rechtfertigung gebe.

Auch ist nach wie vor die Frage nicht geklärt, mit welcher Lösung am ehesten Volumenersatztherapie betrieben werden sollte. Eine Übersicht zur Frage kolloider oder kristalloider Lösungen zum Volumenersatz im **British Medical Journal** [43] kommt aufgrund randomisierter kontrollierter Studien zu der Schlussfolgerung, dass die Schocktherapie mit Kolloiden mit einem erhöhten Mortalitätsrisiko von 4%, d. h. 4 zusätzlichen Todesfällen auf insgesamt 100 Patienten, die reanimiert wurden, einhergingen. Die Autoren folgern daraus, dass diese systematische Analyse die weitere Anwendung von Kolloiden zur Schocktherapie beim kritisch kranken Patienten nicht rechtfertige.

Kardiopulmonale Reanimation

Von der im deutschen Sprachraum (Mainz) gegründeten und über viele Jahre aktiven Forschergruppe: „Reanimation" der European Academy of Anaesthesiology (EAA), der Keimzelle des späteren European Resuscitation Council (ERC) ist der Grundstein für die Utstein-Konferenzen gelegt worden z. B. durch Empfehlungen zur Standardisierung tierexperimenteller CPR-Studien und wenig später auch durch Empfehlungen für klinische CPR-Studien am Patienten [22, 23]. Diese Empfehlungen dienten letztlich als Ausgangsbasis für die 1990 begonnenen Utstein-Konferenzen, deren Dokumentations- und Kodierungsempfehlungen heute zum Standard der CPR-Forschung und des Qualitätsmanagements zählen [8, 25]. In diesem Zusammenhang wurden jüngst Outcome-Daten nach CPR ausgewählter deutscher notfallmedizinischer Zentren [30] vergleichend dargestellt und Überlebensraten (Entlassung aus dem Krankenhaus) zwischen 10 und 20% nach CPR durch den Notarzt bei beobachtetem Herz-Kreislauf-Stillstand und Kammerflimmern berichtet.

Man weiß heute, dass die kardiopulmonale Reanimation mit kürzest möglicher Latenz einsetzen muss. Die Bemühungen, Wiederbelebungsmaßnahmen durch Laienhelfer zu etablieren (durch Kettler und Bahr – von Göttingen ausgehend – Mitte der 1980er-Jahre für Deutschland initiiert) sind bis heute nicht zufriedenstellend umgesetzt worden und es fehlt weiterhin an dem politischen Willen, eine breit angelegte Erste Hilfe-Ausbildung v. a. in den Schulen sicherzustellen.

Die Feststellung, dass die Mortalität mit jeder Minute Verzögerung beim Kammerflimmern um 5% ansteigt, ist zwar didaktisch wertvoll, aber nirgends durch „harte" Daten belegt. Bis vor kurzem galt zudem, dass die primäre Defibrillation der Sequenz CPR plus anschließende Defibrillation überlegen sei [37]. Arbeitsgruppen in Seattle [9] und anderswo haben inzwischen zeigen können, dass bei Latenzzeiten für Kammerflimmern von mehr als 4 min, zunächst die mechanische kardiopulmonale Reanimation und dann die Defibrillation – und zwar in dieser Reihenfolge – angewendet werden sollte. Allerdings fehlen derzeit noch größere Studien, die dieses Konzept untermauern (oder widerlegen). Selbst die sog. ORCA-Studie [45] zur Defibrillationseffizienz konnte, bedingt durch zu geringe Patientenzahlen, keine Überlegenheit der biphasischen Defibrillation über die monophasische Defibrillation hinsichtlich des Outcome zeigen, lediglich die primäre Effektivität der Defibrillation war signifikant besser.

Ungeachtet der vielen Bemühungen um eine aussagekräftige Forschung in der Reanimatologie ist die wissenschaftliche Diskussion um die CPR offen wie eh und je und die jeweiligen Leitlinien werden auch in der näheren Zukunft kurzfristigen Wechseln unterzogen werden. Letztendlich sind die wichtigsten Fragen nur durch Outcome-orientierte Forschung großer Patientenkollektive zu klären, die im Verbund vieler Zentren erhoben werden, vorausgesetzt, eine solide Forschungsfinanzierung wird sichergestellt.

Forschungsförderung

In einem Editorial in Resuscitation schreibt Ornato [40], dass in den USA – und dies trifft sicher auch auf Europa zu – ungeachtet der Tatsache, dass zwischen 200.000 und 300.000 Patienten pro Jahr am akuten Herz-Kreislauf-Stillstand versterben, nur vergleichsweise wenig Geld in die Reanimationsforschung investiert werde, gegenwärtig 10 Mio. US-$; in Relation zu den 18 Mrd. US-$ Gesamtforschungsmitteln mache dies gerade einmal 0,1% der öffentlichen Forschungsgelder in den USA aus. Ungeachtet dessen glaubt Ornato, dass eine Renaissance der prähospitalen Forschung einsetze.

In Deutschland gehört die Reanimationsforschung gleichfalls zu den Stiefkindern der öffentlichen Forschungsförderung (DFG, BMBF, Europäische Gemeinschaft etc.) Auch die Industrie ist nur selten an einer finanziellen Förderung von Reanimationsstudien interessiert, da kaum neue Medikamente oder Geräte mit attraktivem Umsatzvolumen entwickelt werden können. Zusätzlich erschwert wurde die Situation durch die Kriminalisierung industrieller Drittmittel-Forschung durch Staatsanwaltschaften und Gerichte unter dem Vorwurf der Vorteilsnahme im Amt. Folglich wandern derzeit erhebliche industrielle Forschungsgelder aus Deutschland in Länder mit aufgeschlossenerer Forschungsförderungslandschaft. So sind in Deutschland nur 6% aller Studien im Bereich der Humanmedizin klinische Studien gegenüber 18% in Großbritannien.

Allerdings hat die industrielle Drittmittelförderung von klinischen Studien nicht selten zur Folge, dass nicht alle Ergebnisse (v. a. nicht die negativen) solcher Untersuchungen publiziert werden, z. B. die sog. ERNST-Studie (European Resuscitation Nimodipine Study). Allein diese Tatsache ist geeignet, die „Forschungslandschaft“ zu verzerren („bias“), insbesondere wenn später Meta-Analysen durchgeführt werden, die nicht alle Erkenntnisse klinischer Forschung beinhalten. Dringend muss daher bei der Abfassung des Studienprotokolls darauf bestanden werden, dass alle Ergebnisse – seien sie nun positiv oder negativ – publiziert werden müssen. Was den Aufwand von Studien in der Notfallmedizin angeht, darf nicht übersehen werden, dass beispielsweise für Studien über unterschiedliche Reanimationstechniken mit dem Primärkriterium „return of spontaneous circulation“ (ROSC), 1.200–1.500 Fälle/Gruppe (z. B. Vasopressin-Studie) und für das Outcomekriterium „1 Jahr Überleben“ etwa 8.000 Fälle pro Gruppe notwendig sind.

Notfallmedizinische Publikationen

Gervais u. Hiller [27] haben 1995 eine Analyse internationaler notfallmedizinisch relevanter Zeitschriften durchgeführt, die in Europa, Nordamerika und Kanada publiziert worden waren (◘ Tabelle 3.10). Bis vor einigen Jahren nahmen notfallmedizinisch relevante Zeitschriften (auch englischsprachige) einen teilweise schlechten Rang im Konzert der Zeitschriften mit Impactfaktoren ein. Dies hat später dazu geführt (**Annals of Emergency Medicine**), dass eine eigene Kategorie für notfallmedizinische Zeitschriften konfiguriert wurde, für die auch eigene Impactfaktoren gelten.

◘ **Tabelle 3.10.** Notfallmedizinisch relevante Zeitschriften. Die Impactfaktoren (in Klammern) sind der Darstellung des ISC für 2000 entnommen. (Nach [27])

Deutschsprachig:	*Anaesthesist* (0,7)
	Intensiv- und Notfallmedizin
	Notarzt
	Notfallmedizin
	Notfall & Rettungsmedizin
	Unfallchirurg (0,67)
Englischsprachig:	*Academic Emergency Medicine* (1,74)
	American Journal Emergency Medicine (0,94)
	Ann Emerg Med (1,86)
	Circulation (9,76)
	Critical Care Medicine (3,98)
	European Journal of Emergency Medicine
	Intensive Care Medicine (2,4)
	J Trauma (1,75)
	Prehospital Disaster Medicine
	Resuscitation (1,82)
	Trauma Care (ITACCS)

3.3.7 Ethische Aspekte der Notfallmedizin

Notfallmedizin – insbesondere präklinische Notfallmedizin – ist wie kaum ein anderer Bereich der Medizin durch Unsicherheiten gekennzeichnet. Auf der einen Seite bedeutet notfallmedizinische Therapie Handeln ohne jeden Zeitverzug (notfallmedizinisches Zeitfenster), auf der anderen Seite läuft dieses Handeln Gefahr, ein Weiterleben des Patienten mit u. U. fragwürdiger Lebensqualität zu „produzieren“.

In diesem Zusammenhang sind in zunehmendem Maße reale oder mutmaßliche Patientenverfügungen zu berücksichtigen, die, wenn existent und auf aktuellem Stand, u. U. zu erheblichen Konflikten im Notfallteam und mit weiteren Beteiligten führen können [32]. Hinzu kommt, dass – wie schon erwähnt – vieles in der Notfallmedizin nicht den Ansprüchen der „evidence-based medicine“ genügt und dringend einer Überprüfung bedürfte. Allerdings sind gerade in der prähospitalen Notfallmedizin randomisierte kontrollierte Studien nur unter schwierigen Bedingungen durchzuführen, u. a. weil sie meist ohne die direkte Einwilligung des Patienten stattfinden und die Möglichkeit von Protokollverletzungen höher einzuschätzen ist als z. B. bei standardisierten klinischen Arzneimittelprüfungen im Bereich der stationären Krankenversorgung. In den USA war jahrelang aus diesen Gründen eine präklinische Forschung nicht möglich. Ähnliche Entwicklungen sind bei uns zu befürchten. Die Datenlage ist entsprechend gering, um für die schwierigen Entscheidungen den Notfallmedizinern sichere Kriterien an die Hand zu geben. Das gilt z.B auch für die Frage nach Initiierung und Beendigung von Wiederbelebungsmaßnahmen:

So führen die AHA/ILCOR-Leitlinien 2000 [32] im Hinblick auf die Initiierung von Reanimationsmaßnahmen aus, dass es keine verlässlichen Kriterien gibt, die den Erfolg der Reanimation bei Beginn der Maßnahmen vorhersagen könnten. Deshalb sollten alle Patienten mit unerwartetem Herz-Kreislauf-Stillstand reanimiert werden, es sei denn, es gibt eine aktuelle Patientenverfügung, es bestehen sichere Todeszeichen oder Ursache für den Arrest sind progressive Krankheitsbilder wie septischer oder cardiogener Schock. Ebenso wird im Hinblick auf den Abbruch begonnener CPR-Maßnahmen in diesen Leitlinien ein Zeitfenster von 30 min für ACLS-Maßnahmen vorgegeben, in dem die Rückkehr eines spontanen Kreislaufs erreicht werden sollte. Kehrt ein spontaner Kreislauf innerhalb dieses Zeitraums zurück, so soll die Reanimation fortgesetzt werden. Diese Aussage wird von einer retrospektiven Untersuchung von T.P. Aufderheide et al. (in [52]) an 6.235 Patienten mit Herz-Kreislauf-Stillstand gestützt, bei denen der Herz-Kreislauf-Stillstand (HLS) entweder unbeobachtet stattfand oder keine Anwesenden-(Laien-)Reanimation erfolgte. Von diesen Patienten überlebten immerhin 2,3% und von diesen wiederum 18%, d. h. 15 Patienten mit z. T. gutem neurologischem Outcome. Die Autoren schließen daraus u. a., dass die Kriterien unbeobachteter HKS und fehlende Anwesendenreanimation nicht die Beendigung der CPR rechtfertigen.

Die Autoren haben aus ihren Zahlen die Wahrscheinlichkeit für ein Überleben mit adäquater Qualität unterhalb eines Alters von 70 Jahren bei den vorgenannten Voraussetzungen mit knapp 1% kalkuliert. Diese für den akuten Herz-Kreislauf-Stillstand beispielhaften Kriterien könnten auch Anhaltspunkte für ethische Überlegungen bei anderen Krankheitsbildern vermitteln; sie zeigen andererseits auch die Grenzen der Entscheidungsfindung auf.

3.3.8 Ausblick

Im Laufe ihrer Entwicklung hat die Notfallmedizin in Deutschland dank des Engagements und der Kreativität namhafter Notfallmediziner und notfallmedizinisch interessierter Persönlichkeiten aus Politik und Öffentlichkeit bedeutende Fortschritte gemacht. Sie gilt in der Welt vielfach als beispielhaft. Andererseits ist die Notfallmedizin in Deutschland am Beginn des 3. Jahrtausend durch mindestens gleich viele Probleme und Defizite gekennzeichnet. Diese sind z. T. historisch gewachsen oder prinzipieller und nicht zuletzt politischer Natur.

Zu den prinzipiellen Defiziten gehören z. B. die Tatsachen, dass:

- zahlreiche notfallmedizinische Diagnose- und Therapiekonzepte nicht den Kriterien der EBM standhalten,
- seit ca. einem viertel Jahrhundert die pauschale Überlebensrate nach CPR bei akutem Herz-Kreislauf-Stillstand unverändert niedrig bleibt trotz zahlreicher Fortschritte im Detail und erheblicher Forschungsaktivität;
- die Prinzipien der optimalen Traumaversorgung nach wie vor kontrovers diskutiert werden,
- moderne Methoden der Grundlagenforschung (Molekularbiologie etc.) nur schwer Eingang in die notfallmedizinische Forschung finden,
- Forschungsverbünde, die zur Bearbeitung komplexer Probleme unbedingt notwendig sind, kaum existieren bzw. sich nur langsam bilden.

Zu den Defiziten politischer Natur gehören u. a.

- fehlende einheitliche Notrufnummer,
- fehlende integrierte Leitstelle,
- fehlende Anerkennung einer einheitlichen Hilfsfrist,
- fehlende Novellierung der Rettungsassistentenausbildung,
- fehlende Etablierung des „ärztlichen Leiters Rettungsdienst“,
- fehlende Integration von Rettungsdienst und Notaufnahme und v. a.
- fehlende Bereitschaft der Gesundheitspolitik in die Notfall- und Katastrophenmedizin zu investieren.

Statt dessen wird eher abgebaut und nur außergewöhnliche Ereignisse (11. September 2001) können ignorante Politiker von der Notwendigkeit überzeugen, Aktivitäten zu entwickeln, und seien sie auch noch so banal.

Es liegt an uns – den notfallmedizinisch aktiven Anästhesisten –, EBM-Konzepte für die wichtigsten Therapiebereiche zu ergänzen und umzusetzen sowie darüber hinaus vergleichbare Behandlungskonzepte für alle notfallmedizinischen Krankheitsbilder zu erarbeiten (ILCOR). Zudem muss die Notfallmedizin zunehmend solche Bereiche identifizieren und wissenschaftlich determinieren, die heute noch durch ungesicherte Methoden, Verfahren, Medikationen und Konzepte bestimmt werden. Die „Einführung der Wissenschaftlichkeit in die Kunst der Notfallmedizin“ ist auch für die Anästhesie von zukunftsweisender Bedeutung. Dieser Weg muss konsequent beschritten werden und reduktionistischen Tendenzen ist entgegenzuwirken. Es ist an der Politik und an uns, dafür die Voraussetzungen aufrechtzuerhalten bzw. neu zu schaffen.

Literatur zu Unterkap. 3.3

1. Ahnefeld FW, Schröder E (1966) Die Vorbereitungen für den Katastrophenfall aus ärztlicher Sicht (Rettungskette). Medicine et Hygiene 24: 1084
2. Ahnefeld FW (1991) Notfallmedizin und Rettungsdienst – Ein Rück- und Ausblick. In: Ahnefeld FW, Brandt L, Safar P, Notfallmedizin – Historisches und Aktuelles. Laerdal 1991
3. Ahnefeld FW, Dick W, Knuth P, Schuster HP (1998) Grundsatzpapier Rettungsdienst. Notfall & Rettungsmedizin 1: 68–74
4. Baskett PJF (2001) Peter J Safar, the early years 1924–1961; the birth of CPR. Resuscitation 50: 17–22
5. Bauer KH (1958) Erste chirurgische Hilfe am Unfallort bei Verkehrsunfällen. Monatsschr Unfallheilk 56: 137
6. Beyer CW, Dick WF (2001) Johann Friedrich von Esmarch – a pioneer in the field of emergency and disaster medicine. Resuscitation 50: 131–134
7. Bickel WH (1993) Are victims of injury sometimes victimized by attempts at fluid resuscitation? Ann Emerg Med 22: 225–226
8. Chamberlain D, Cummins R, Eisenberg M et al. (1991) Resuscitation, recommended guidelines for uniform reporting of data from out-of-hospital cardiac arrest: the Utstein Style. Resuscitation 22: 1–26
9. Cobb LA, Fahrenbruch CE, Walsh TR, Copas MK, Olsufka M, Breskin M, Hallstrom AP (1999) Influence of CPR prior to defibrillation in patients with out of hospital ventricular fibrillation. JAMA 281: 1182–1188

10. Cone DC (2000) Outcomes research and emergency medical services: The time has come. Acad Emerg Med 7: 188–191
11. Cowley RA (1975) A total emergency medical system for the state of Maryland. Md State Med J 24: 37–45
12. Davis JE, Sternbach GL, Varon J, Froman Jr RE (2000) Paracelsus and the mechanical ventilation. Resuscitation 47: 3–5
13. Deutsche Interdisziplinäre Vereinigung für Intensiv- und Notfallmedizin (DIVI) (2000) Stellungnahmen, Empfehlungen zu Problemen der Intensiv- und Notfallmedizin 4. Aufl.
14. Dick W (1980) Qualifikation des Notarztes. Anästh Intensivmed 21: 257
15. Dick W (1991) Probleme in der notfallmedizinischen Forschung. Notfallmedizin 17: 538–549
16. Dick WF (1994) Friedrich Wilhelm Ahnefeld citation for honorary membership of the ERC. Resuscitation 28: 179–180
17. Dick W, Ahnefeld FW, Encke A, Schuster HP (1997) Für die Teilnehmer des Workshops Forschung und Ethik in der Notfallmedizin. Intensivmedizin 34: 803–809
18. Dick WF (1997) Uniform reporting in resuscitation. Br J Anaesth 79: 241–252
19. Dick WF, Baskett PJF and the Utstein group (2000) Recommendations for uniform reporting of DATA following trauma – the Utstein style. Resuscitation 42: 81–100
20. Dick WF (2000) Friedrich Trendelenburg (1844–1924). Resuscitation 45: 157–159
21. Dick WF (2001) Rudolf Frey (1917–1981). Resuscitation 51: 109–112
22. European Academy of Anaesthesiology (1990) Animal research in CPR: Revised version. Eur J Anaesth 7: 83–87
23. European Academy of Anaesthesiology (1991) Recommendations for clinical CPR research. Eur J Anaesth 8: 86–87
24. Finteis T, Genzwürker H, Seib H, Kern R, Ellinger K, Kuhnert-Frey B (2001) Intubationsinzidenz in einem ländlichen Notarztsystem. Anästh Intensivmed 42: 534 (4-U-42)
25. Fischer M, Fischer NJ, Schüttler J (1997) One-year survival after out-of-hospital cardiac arrest in Bonn city: outcome report according to the „Utstein style". Resuscitation 33: 233–43
26. Frey R (1978) The Club of Mainz for improved worldwide emergency and critical care medicine systems and disaster preparedness. Crit Care Med 6: 389
27. Gervais HW, Hiller BK (1995) Vorstellung des internationalen, notfallmedizinisch relevanten Zeitschriftenspektrums und Ethik bei Autorenschaft und Publikation. Wien Klin Wochenschr 107/12: 357–365
28. Gögler E (1991) Das Rettungswesen der 50er- und 60er-Jahre. In: Ahnefeld FW, Brandt L, Safar P (Hrsg) Notfallmedizin – Historisches und Aktuelles, Laerdal
29. Hennes HJ, Reinhardt T, Dick W (1992) Beurteilung des Notfallpatienten mit dem Mainz Emergency Evaluation Score (MEES). Notfallmedizin 18: 130
30. Herlitz J, Bahr J, Fischer M, Kuisma M, Lexow K, Thorgeirsson G (1999) Resuscitation in Europe: a tale of five European regions. Resuscitation 41: 121–131
31. Holliman J (2000) International development of emergency medicine. Lecture at the 1st International Congress of the Polish Society for Emergency Medicine: Emergency Medicine in Middle and Eastern Europe; Wroclaw, Poland: September 13–16, 2000
32. International Guidelines 2000 for cardiopulmonary resuscitation and emergency cardiovascular care: An international consensus on science. Resuscitation 46: 1–448
33. Kreimeier U, Lackner C, Stolpe E, Peter K, Messmer K (2001) Schocktherapie: Kann weniger mehr sein? Anästh Intensivmed 42: 366
34. Kwan I, Bunn F, Roberts I, on behalf of the Prehospital Trauma Care Steering Committee (2001) Timing and volume of fluid administration for patients with bleeding following trauma. The Cochrane Library 8: 1–16
35. Lerner EB, Moscaty RM (2001) The Golden Hour: Scientific fact or medical „urban legend"? Acad Emerg Med 8: 758–760
36. Martens U, Lange-Braun P, Langer R, Hochrein H (1987) Systemische Frühlyse des akuten Myokardinfarktes. Vergleich zwischen Klinik und Prähospitalphase. Dtsch Med Wochenschr 112: 901–914
37. Mauer D, Schneider T, Diehl P et al. (1994) Erstdefibrillation durch Notärzte oder durch Rettungsassistenten? Eine prospektive, vergleichende Multicenterstudie bei außerklinisch auftretendem Kammerflimmern. Anaesthesist 43: 36–49
38. Moecke HP, Moecke C (1993) Notarztqualifikation: Untersuchungen zur Strukturqualität im Rettungs-Dienst: Ergebnisse einer anonymen Umfrage. BAND 1993
39. Nolte H (1968) A new evaluation of emergency methods for artificial ventilation. Acta Anaesth Scan [Suppl XXIX Aspects of Resuscitation]: 111–125
40. Ornato JP (2001) Resuscitation on a golden anniversary: an American perspective. Editorial. Resuscitation 50: 15–16
41. Pantridge JF, Geddes JS (1967) A mobile intensive care unit in the management of myocardial infarction. Lancet 2: 271–73
42. Safar P (1991) Aufbau einer Rettungskette und eines Rettungsdienstes – eine persönliche Geschichte. In: Ahnefeld FW, Brandt L, Safar P (Hrsg) Notfallmedizin – Historisches und Aktuelles. Laerdal, S 47–54
43. Schierhout G, Roberts I (1998) Fluid resuscitation with colloid or crystalloid solutions in critically ill patients: a systematic review of randomised trials. BMJ 316: 961–969
44. Schmidt U, Frame S, Nerlich M et al. (1992) On-scene helicopter transport of patients with multiple injuries – Comparison of a German and an American system. J Trauma 33: 548–552
45. Schneider T for the Optimized Respose to Cardiac Arrest (ORCA) Investigators (2000) Multicenter, randomized controlled trial of 150-J biphasic shocks compared with 200- to 360-J monophasic shocks in the resuscitation of out of hospital cardiac arrest victims. Circulation 102: 1780–1787
46. Schröder R (1992) Ist die prästationäre Thrombolyse bei akutem Myokardinfarkt als Routinemaßnahme sinnvoll? Z Kardiol 81: 199–204
47. Svensen CH, Hahn RG (2000) Prehospital fluid therapy. Curr Anaesth Critical care 11: 16–19
48. Thierbach A (2001) Franz Kuhn, his contribution to anaesthesia and emergency medicine. Resuscitation 48: 193–197
49. Trunkey DD (1983) Trauma. Sci Am 249: 28
50. Trunkey DD (1984) Is ALS necessary for pre-hospital trauma care? (Editorial). J Trauma 24: 86
51. Vassar MJ, Perry CA, Gannaway WL et al. (1991) 7,5% sodium chloride/dextran for resuscitation of trauma patients undergoing helicopter transport. Arch Surgery 126: 1065
52. Weil MH, Tang W (Organizers) (2001) The Sixth Wolf Creek Conference on CPR-Panel VIII. Palm Springs (Cal) June 4–7, 2001

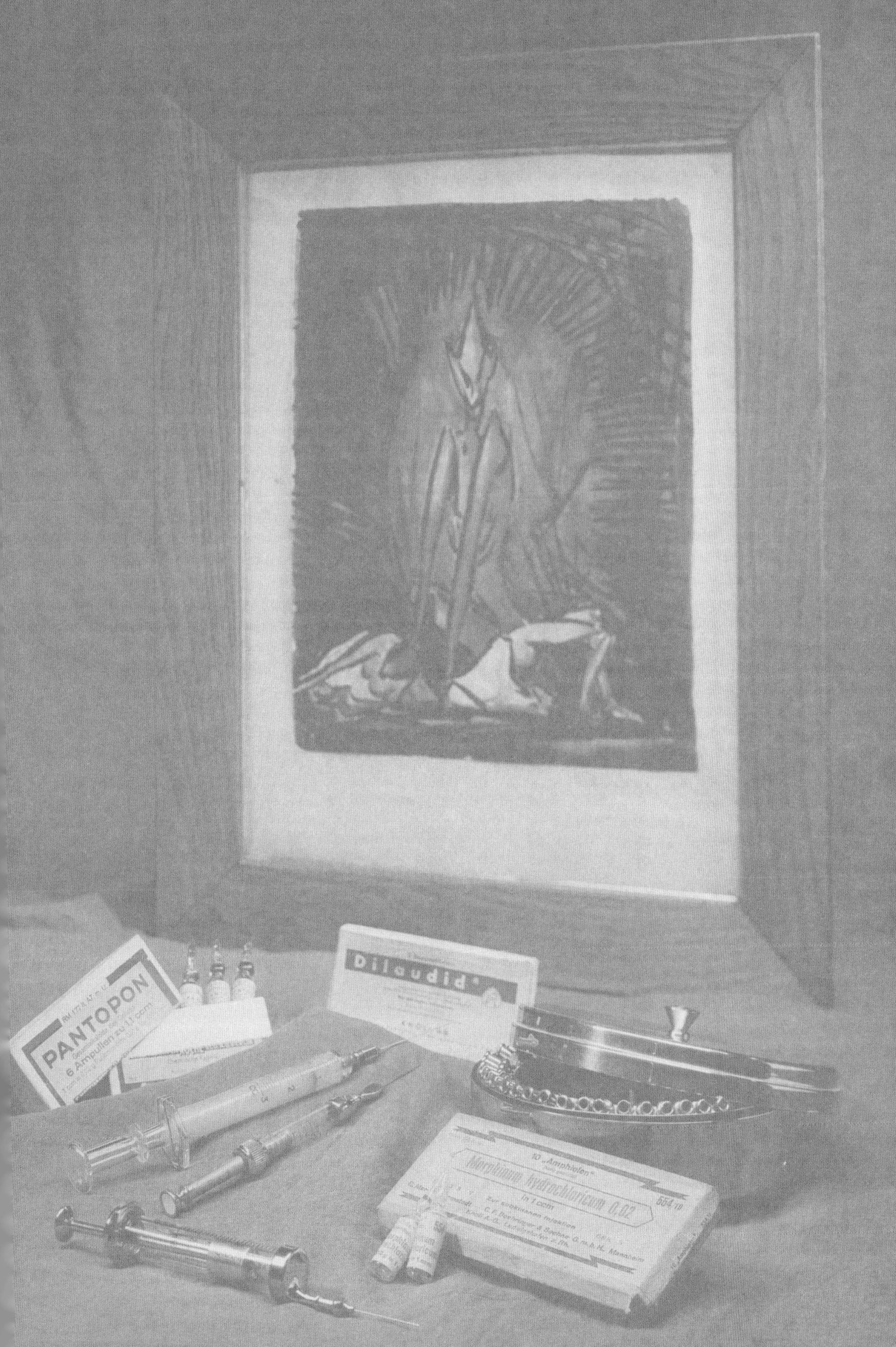
PANTOPON
6 Ampullen
Dilaudid
10 „Amphiolen"
Morphinum hydrochloricum 0,02
in 1 ccm
C. F. Boehringer & Soehne G. m. b. H. Mannheim

3

3.4 Schmerztherapie

M. Zenz

Die Anfänge

Die Schmerztherapie gehört ohne Zweifel zu den ursprünglichsten Aufgaben jedes Arztes und ist insoweit fachspezifisch schon immer wahrgenommen worden. Schmerztherapie als eine interdisziplinäre Aufgabe, als Therapie einer eigenständigen Erkrankung ist sie dagegen eine erst in den vergangenen Jahrzehnten wahrgenommene Aufgabe.

Ausgangspunkt für die internationale Entwicklung der Schmerztherapie war das Lebenswerk eines einzelnen Vorkämpfers. John J. Bonica hatte die Verletzungen und Schmerzzustände aus dem Korea-Krieg zum Anlass genommen, sich intensiver mit diesem Problem auseinanderzusetzen. Schon 1953, mit dem Ende des Korea-Krieges, erschien sein Buch **The Management of Pain**, 1.500 Seiten, die seine intensive Beschäftigung mit allen Facetten von akutem und chronischem Schmerz verdeutlichten (Bonica 1953). 1960 wurde Bonica erster Lehrstuhlinhaber für Anästhesiologie an der Universität von Washington in Seattle. Von hier aus begannen die Entwicklung der Schmerztherapie, die Gründung der internationalen und nationalen Fachgesellschaften und die Weiterentwicklung zu selbstständigen Einheiten.

Die Anfänge der Schmerztherapie lagen entsprechend der Anästhesieausbildung der Kollegen in der Blockadetherapie. Bonica war von den Erfolgen der Nervenblockaden, speziell Sympathikusblockaden, bei den Verletzten des Korea-Krieges mit einer Kausalgie so beeindruckt, dass diese Therapie noch lange das Denken vieler Anästhesisten prägte.

Bereits 1954 hat Bonica auf dem Kongress der Österreichischen Gesellschaft für Anaesthesiologie einen Vortrag zur „Rolle des Anästhesiologen bei der Behandlung chronischer Schmerzzustände" gehalten (16.07.1954). Zwar spricht Bonica hier von der zentralen Rolle der Nervenblockaden, betont aber gleichzeitig den Idealzustand einer ganzheitlichen Schmerztherapie. **„Tiefes Wissen über den Patienten und sein Problem, ... neurologische Untersuchungen, ... rehabilitative Maßnahmen, ... viel Zeit und Kraft, ... Fachkenntnisse über Schmerzmechanismen, ... Erfahrungen in den allgemeinen Auswirkungen von schmerzhaften Zuständen ..."** sind Stichworte, die Bonica nennt.

Er beendet diesen Abschnitt mit dem Satz:

> „Aber wenn er [der Anästhesist] jene seltene Persönlichkeit ist, die diese speziellen Eigenschaften besitzt und dazu die Fähigkeit, wiederholten Entmutigungen zu trotzen, dann ist er fähig, die totale Behandlung des Patienten mit unbändigen Schmerzen allein zu übernehmen" *(Bonica 1955).*

Die Entwicklung in Deutschland

Die Betonung von Regionalanästhesie-Techniken findet sich auch in ersten deutschen Beiträgen zum Thema Schmerz wieder (Gerbershagen 1975). Es heißt hier **„In der Schmerzklinik Mainz führten Anästhesisten in den Jahren 1971 bis 1973 bei 834 Patienten 5655 Nervenblockaden durch."** Es wird aber auch auf die Gründe für enttäuschende Ergebnisse in den Schmerzkliniken eingegangen und u. a. die **„mangelhafte Kenntnis der Wirkungsweisen der therapeutischen Regionalanästhesiemethoden"** genannt. Vor mehr als 25 Jahren haben Gerbershagen et al. nicht nur die fachspezifischen Möglichkeiten der Anästhesisten durch Schmerzdiagnostik und -therapie mit Nervenblockaden hervorgehoben, sondern auch schon auf die Probleme und Chancen in der Entwicklung aufmerksam gemacht. Leider blieben die Vorschläge, durch intensivierte Zuwendung zur Schmerztherapie das Prestige unseres Fachgebietes zu vermehren und hierzu **„gemeinsame Anstrengungen aller deutschsprachigen Anästhesisten und ihrer Fachgesellschaften zu vollbringen"**, zum damaligen Zeitpunkt und noch für viele Jahre ungehört (Gerbershagen et al. 1975).

In Mainz hatten sich Ende der 60er-Jahre um den weitsichtigen und innovativ agierenden Ordinarius Rudolf Frey Anästhesisten versammelt, die entweder einen Teil ihrer Weiterbildung im Ausland erfahren hatten (u. a. Gerbershagen, Nolte) oder mehr als eine Facharztanerkennung hatten (u. a. Kreuscher). Schon 1968 und 1969 wurden von Gerbershagen und Baar Anästhesisten in Rheinland-Pfalz mit den anästhesiologischen Methoden in der Diagnostik und Therapie chronischer Schmerzen vertraut gemacht. Die LVA Rheinland-Pfalz förderte 1969 am Institut für Anästhesiologie der Universitätsklinik Mainz die Einrichtung von Therapieräumen und Dokumentationsbögen.

1971 wurde schließlich die erste deutsche Schmerzklinik an der Universität Mainz gegründet. Multidisziplinäres Arbeiten, Schmerzkonferenzen, fachübergreifende Patientenvorstellungen und Fortbildungen wurden schon damals eingeführt. Der erste Ansturm von Patienten nach der Klinikgründung musste kanalisiert werden, und so schufen Baar, Gerbershagen und Kreuscher den ersten deutschen Schmerzfragebogen mit 36 Fragen. Ab 1972 wurden in Mainz Ringvorlesungen zur Schmerztherapie gehalten. Ebenfalls 1972 wurde unter Leitung des Mainzer Instituts für Anästhesiologie das erste interdisziplinäre Schmerzsymposium zum Thema „Kopf- und Gesichtsschmerz" veranstaltet. Über 1.000 Teilnehmer zeigten das schon damals große Interesse an schmerztherapeutischen Themen.

Diese beispielhaften Anfänge einer qualifizierten Schmerztherapie in Deutschland durch Vertreter der Anästhesie blieben leider für lange Zeit ohne wesentliche Nachfolger. Zwar wurden von den ehemaligen Mainzer Kollegen Kreuscher und Nolte an ihren neuen Wirkungsstätten Osnabrück und Minden schon bald Schmerzambulanzen gegründet, doch die Universitäten taten sich schwer mit der Schmerztherapie. Die Kliniken in Gießen, Göttingen, Bochum (Herne), Hannover (Oststadtkrankenhaus der MHH) und Würzburg zählen wohl zu den ersten, die Schmerztherapie in den 70er-Jahren als ein Angebot aus der Anästhesie aufgegriffen haben.

Anfang der 1980er-Jahre war es die spinale Opioidanalgesie, der die Schmerztherapie in Deutschland einen wesentlichen Anstoß verdankte. Eine fruchtbare Konkurrenz zwischen den Kliniken Gießen und Hannover (H. Müller und M. Zenz) führte zu zahlreichen Arbeiten und Kooperationen auf diesem Gebiet. Mit der spinalen Opioidanalgesie stand erstmalig eine alle überzeugende anästhesiologische Methode der Therapie akuter (postoperativer) und chronischer (Tumor)schmerzen zur Verfügung. Im Unterschied zu den Sympathikusblockaden war die Methode einfach, konnte an allen Kliniken gelehrt und eingesetzt werden und war in einem überzeugend hohen Prozentsatz wirksam. Die spinale Opioidanalgesie beförderte die Anästhesisten von einem Tag auf den anderen in eine zentrale und akzeptierte Führungsrolle in der Schmerztherapie. Die lang wirksamen Opioide waren damals noch nicht eingeführt, und die Empfehlungen zur Therapie schwerer Tumorschmerzen liefen einheitlich auf den Einsatz der spinalen Opioide hinaus.

Institutionalisierung

Sehr früh, nämlich 1982, wurde von den Kollegen in der DDR eine Arbeitsgemeinschaft Schmerztherapie gegründet, die 1987 mit immerhin 117 Mitgliedern in eine Sektion der Fachgesellschaft überführt wurde. Die Anfänge der universitären klinischen Schmerztherapie in der DDR sind wegen des Wechsels in der Klinikleitung an den meisten Universitäten nur schwer nachzuvollziehen. Bekannt sind die frühen Ansätze an den Kliniken in Berlin (Tschirner) und Dresden (Siegismund).

Der Arbeitskreis Schmerztherapie der DGAI wurde 1989 gegründet, 7 Jahre nach dem entsprechenden Arbeitskreis in der DDR. Als erster Sprecher wurde Hempelmann, Gießen, gewählt, der 2 Jahre später diese Funktion an Zenz, Bochum, weitergeben konnte.

Eine im Jahre 1990 in Zusammenarbeit mit der DGAI durchgeführte Befragung erbrachte teilweise ernüchternde Ergebnisse (Zenz et al. 1991). Leider hatte sich an dieser Umfrage keine ostdeutsche Universitätsklinik beteiligt, obwohl die Anfänge dort durchaus erwähnenswert erschienen wären. 33 Kliniken der alten Bundesländer haben den Fragebogen beantwortet. In 31 dieser 33 Kliniken wurde 1990 eine anästhesiologisch geleitete Schmerztherapie angeboten, 2 Kliniken boten keine Schmerztherapie und in 13 Kliniken bestand das Angebot nur stundenweise oder halbtags. In 82% der Kliniken gab es einen Anästhesisten, der ausschließlich für schmerztherapeutische Aufgaben zur Verfügung stand. Vorlesungen und Seminare wurden nur von 21 Kliniken angeboten. Forschung zu Schmerz wurde von 22 Kliniken genannt. Der Anteil an Publikationen zum Thema Schmerz lag 1990 in den deutschsprachigen Zeitschriften unter 7%, was sicher einer sehr schwachen Repräsentanz des Fachgebiets entspricht. Die Arbeit endete mit einem Appell an die deutschen Universitätskliniken, sich entsprechend gründlich auf das ab 1993 ins Staatsexamen aufzunehmende Fach Schmerztherapie vorzubereiten.

Der BDA hat verschiedene Vereinbarungen zur Schmerztherapie verabschiedet. Als erste erfolgte 1991 eine Vereinbarung mit dem Berufsverband der Orthopäden zur interdisziplinären Zusammenarbeit (BDA 1991). 1993 wurde eine Vereinbarung mit dem Berufsverband der Chirurgen zur Organisation der postoperativen Schmerztherapie getroffen (BDA 1993). Man kann an dem jungen Alter dieser Vereinbarungen zweifellos auch die zögerliche Haltung der Fachgesellschaften und Berufsverbände zu diesen drängenden Fragen einer interdisziplinären Kooperation auf dem Gebiet der Schmerztherapie ablesen.

Fort- und Weiterbildung, studentische Lehre

1992 wurde ausgehend vom Arbeitskreis Schmerztherapie der DGAI in Bochum das erste deutsche Repetitorium Schmerztherapie unter Leitung von Zenz durchgeführt. Dies war eine der Voraussetzungen, um 1994 innerhalb der DGAI eine „qualifizierte Fortbildung spezielle Schmerztherapie" einzuführen. Zahlreiche Kollegen haben dieses DGAI-interne Zertifikat erworben, und über 30 Kliniken sind von der DGAI für „spezielle Schmerztherapie" als Weiterbildungsstätten zertifiziert worden. 1992 war bereits die Schmerztherapie in der Weiterbildungsordnung für den Arzt für Anästhesie verankert worden, zum damaligen Zeitpunkt das einzige Fach mit dem Stichwort „Schmerz" in der Weiterbildungsordnung.

Ab 1993 wurde Schmerztherapie in den Prüfungskatalog zum 2. Staatsexamen aufgenommen und seitdem mit 10 Fragen abgehandelt. Wesentlichen Anstoß dazu hatte der Gießener Anästhesist Herget gegeben. Im entsprechenden Ausschuss des IMPP sind seitdem immer Anästhesisten vertreten. Leider sieht die neue Approbationsordnung Schmerztherapie nicht mehr als Pflicht-Prüfungsfach vor.

1993 erschien das erste deutsche Lehrbuch zur Schmerztherapie, das von dem Anästhesisten Zenz und dem Pharmakologen Jurna herausgegeben wurde und mittlerweile in der 2. überarbeiteten Fassung erschienen ist. Es folgte 1995 das erste Taschenbuch zum Thema Schmerztherapie als klinischer Leitfaden und Arbeitsgrundlage für die Bochumer Repetitorien.

1995 wurde unter wesentlicher Beteiligung der DGAI und mit der Hilfe von Walther Weißauer nach dem Modell der DIVI die DIVS (Deutsche Interdisziplinäre Vereinigung für Schmerztherapie) gegründet. Unter der Präsidentschaft des Kieler Neurologen Soyka wurde der Anäs-

3

thesist Zenz zum Generalsekretär gewählt, der Anästhesist Hankemeier zum Schatzmeister. Die DIVS konnte dann der Schmerztherapie wesentliche Impulse geben. In Zusammenarbeit mit der DGSS und dem STK wurden entscheidende Vorarbeiten geleistet, um 1996 auf dem Deutschen Ärztetag eine Zusatzbezeichnung „Spezielle Schmerztherapie" einzuführen. Die Bestimmungen für diese Zusatzbezeichnung sind stark mit den Bestimmungen der DGAI-internen Zertifizierung vergleichbar. Damit war aber auch diese Zusatzbezeichnung allen anderen klinischen Fachgebieten offen, was zu einer Verteidigung der Führungsrolle der Anästhesisten aufgerufen hat (oder hätte sollen).

1997 wurde von der Bundesärztekammer ein Kursbuch **Spezielle Schmerztherapie** herausgegeben, das von der DIVS und von den Anästhesisten in der DIVS erarbeitet wurde. Dieses Kursbuch dient als Gegenstandskatalog für die Weiterbildung zur Zusatzbezeichnung „Spezielle Schmerztherapie", die von allen Ärztekammern – bis auf zwei – mittlerweile eingeführt wurde.

Ebenfalls 1997 wurden von der DGAI, der DIVS und der Deutschen Gesellschaft für Chirurgie Empfehlungen zur perioperativen Schmerztherapie herausgegeben. Die beiden Anästhesisten Wulf und Maier (Kiel) zählten zu den Mitherausgebern. Die Präsidentschaft der beiden großen Schmerz-Gesellschaften wird von Anästhesisten wahrgenommen. Präsident der DIVS ist heute Laubenthal, Bochum, Präsident der DGSS ist nach Lehmann, Köln, seit 01.01.2003 Zenz, Bochum.

Die Schmerztherapie an den deutschen Universitätskliniken führte nach den Anfängen der 70er-Jahre und der Phase der spinalen Opioide der frühen 80er-Jahre lange Zeit eine sehr stille Rolle. 1986 wurde mit der Berufung von Zenz nach Bochum die erste Universitätsklinik in „Klinik für Anästhesiologie, Intensiv- und Schmerztherapie" benannt. 1989 wurde an der Universität Göttingen eine Schwerpunktprofessur Schmerztherapie geschaffen und mit dem Anästhesisten Hildebrandt besetzt. Auch in Hamburg wurde Ende der 90er-Jahre eine Professur für Schmerztherapie geschaffen und mit Beck aus Hamburg besetzt. 1999 gelang es Klaschik in Bonn und Zenz in Bochum, eine Stiftungsprofessur für Palliativmedizin bzw. Schmerztherapie von der Firma Mundipharma einzuwerben. Damit erhielt Klaschik, Bonn, als Anästhesist die erste Professur für Palliativmedizin in Deutschland. Die Bochumer Professur für Schmerztherapie erhielt Maier aus Kiel. Andere Ansätze an deutschen Universitätskliniken sind bisher noch nicht realisiert worden. Universitäten, die sich entsprechend bemüht haben, sind Kiel, Aachen, Köln und Heidelberg.

Viele wesentliche Schritte in der Entwicklung der Schmerztherapie sind von Anästhesisten angestoßen worden. Gerbershagen hat 1986 die Grundlagen für eine interne und externe Qualitätssicherung gelegt und auf das Konzept von Donabedian hingewiesen, dies allerdings nicht in einer Anästhesie-Zeitschrift publiziert (Gerbershagen 1986). Gockel und Maier haben wesentlich das Dokumentationsprogramm zur Schmerztherapie Quast entwickelt (Gockel u. Maier 2000). Viele andere Beispiele könnten genannt werden. Allerdings soll auch nicht verschwiegen werden, dass die Unterstützung dieser Aktivitäten von Anästhesisten durch die DGAI nicht immer sehr überzeugend ausgefallen war. So ist z. B. der einzige Preis der DGAI für Schmerzforschung, der Carl-Ludwig-Schleich-Preis, erst im vergangenen Jahr von Laubenthal mit der Unterstützung von Janssen-Cilag wiederbelebt worden, nachdem er über mehrere Jahre nicht vergeben worden war.

Die Situation in der Schmerztherapie an den anästhesiologischen Universitätskliniken hat sich in den vergangenen 10 Jahren nur wenig geändert. Es gibt immer noch Kliniken ohne Schmerzambulanz. Die weit überwiegende Anzahl an Kliniken verfügt nicht über Betten für Schmerztherapie. In nicht einmal der Hälfte der Kliniken wird Forschung im Bereich Schmerztherapie betrieben. Fast die Hälfte der Kliniken hat einen Psychologen in der schmerztherapeutischen Versorgung integriert, und über die Hälfte halten regelmäßig Schmerzkonferenzen ab. Nach eigenen Angaben werden aber nur von weniger als 10 Kliniken Vorlesungen über Schmerztherapie angeboten. Und noch weniger Kliniken benutzen das von Anästhesisten entwickelte Dokumentations- und Qualitätsprogramm Quast.

Ausblick

Zieht man ein Fazit zwischen der Situation vor 10 Jahren und jetzt, so muss festgestellt werden, dass sich unter quantitativen Aspekten noch nicht viel zum Positiven verändert hat. Die Qualität und Interdisziplinarität haben sich wohl verbessert, aber die „Flächendeckung" der anästhesiologischen Schmerztherapie ist immer noch unzureichend. Angesichts der Aufnahme der Schmerztherapie ins Staatsexamen und der zukünftigen Entwicklung der Schmerztherapie in der Ausbildung sollten die Aktivitäten im Bereich der Vorlesungen und Seminare verbessert werden. Die Aktivitäten der anderen Fachdisziplinen nehmen zu, und die Anästhesie sollte dieses Feld nicht ohne Not anderen Disziplinen überlassen. Das spricht nicht gegen Interdisziplinarität, sondern lediglich für die Bewahrung des alten Status. Die ersten Vorlesungen Schmerztherapie wurden über viele Jahre ausschließlich durch Anästhesisten gehalten. Alle Schmerztherapieeinrichtungen der ersten Stunde wurden von Anästhesisten aufgebaut.

In Parallele zur Intensivmedizin zeigt das zunehmende Interesse der anderen Disziplinen an der Schmerztherapie die Notwendigkeit, diesen Bereich wieder verstärkt für die Anästhesie zu reklamieren. Dies geht auch parallel zu den Entwicklungen in der Palliativmedizin, wo sich ebenfalls die Verhältnisse zu Ungunsten der Anästhesie zu verschieben beginnen.

Die Situation der Schmerztherapie in der Anästhesie ist offensichtlich international vergleichbar. Sjøgren et al. schreiben in einem aktuellen Editorial (Sjøgren et al. 2001):

> „Hinsichtlich der Therapie chronischer Schmerzen befinden sich die Anästhesisten in einer Entscheidungssituation. Wir können den traditionellen Weg gehen, wo akuter Schmerz (postoperativer Schmerz) unsere Hauptaufgabe ist. Das wird wahrscheinlich unseren Anteil und unseren Einfluss in diesem neuen Gebiet erheblich begrenzen. Wir können auch einen anderen Weg wählen und ein aktiver, gut ausgebildeter und dynamischer Teil eines multidisziplinären Schmerz-Teams werden. Nur dann können wir in der Zukunft weiter eine Hauptrolle in der Schmerztherapie spielen."

Hierzu ist es v. a. notwendig, dass die Universitätskliniken als Signalgeber Schmerztherapie zu ihrer Herzensangelegenheit machen. Schmerztherapie ist eine der Säulen der Anästhesie. Mächtig und stabil kann sie nur dann sein, wenn wir entschieden am Fundament arbeiten. Personal, Forschung, Vorlesungen, Raum und Zeit bilden das Fundament.

Literatur zu Unterkap. 3.4

1. Berufsverband deutscher Anästhesisten und Berufsverband der deutschen Chirurgen (1993) Vereinbarung zur Organisation der postoperativen Schmerztherapie. Anästh Intensivmed 34: 28–32
2. Berufsverband deutscher Anästhesisten und Berufsverband der Ärzte für Orthopädie (1991) Vereinbarung über die interdisziplinäre Zusammenarbeit in der Schmerztherapie. Anästh Intensivmed 32: 93
3. Bonica JJ (1953) The management of pain. Lea & Febiger, Philadelphia London
4. Bonica JJ (1955) Die Rolle des Anaesthesiologen bei der Behandlung schwerster Schmerzzustände. Anaesthesist 4: 88–94
5. Gerbershagen HU, Magin F, Scholl W (1975) Die Schmerzklinik als neuer Aufgabenbereich für den Anästhesisten. Anästh Inform 16: 41–44
6. Gerbershagen HU (1986) Organisierte Schmerzbehandlung. Internist 27: 459–469
7. Gockel HH, Maier C (2000) Quast. Schmerz 14: 401–415
8. Sjøgren P (2001) The anaesthesiologist and chronic pain. Acta Anaesthesiol Scand 45: 1057–1058
9. Zenz M, Willweber-Strumpf A, Strumpf M, Mathei J (1991) Zukunftsperspektiven der Schmerztherapie. Anästh Intensivmed 32: 348–353

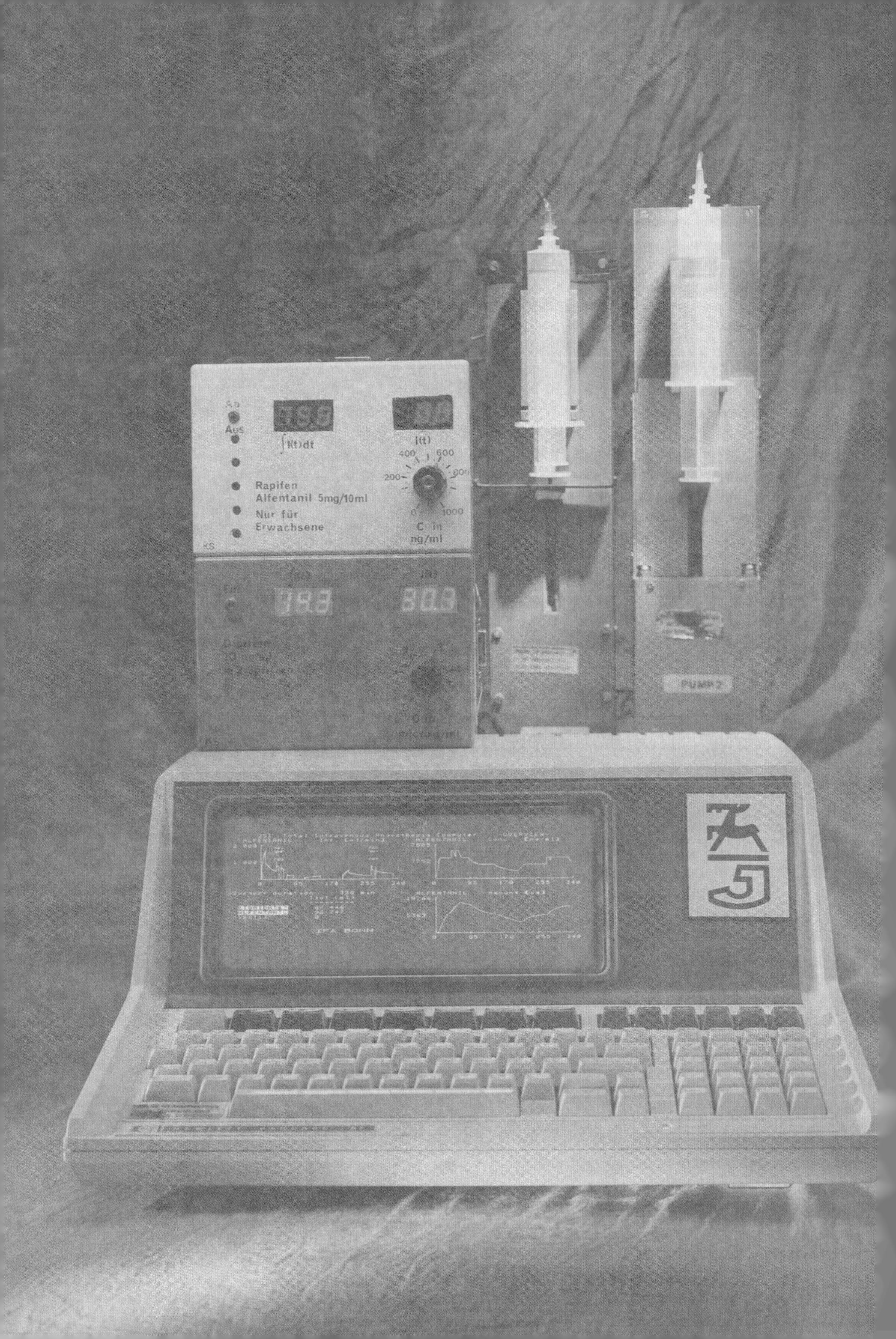
An
Aus
∫K(t)dt
K(t)
400
600
200
0
1000
Rapifen
Alfentanil 5mg/10ml
Nur für
Erwachsene
C in
ng/ml
KS
PUMP2
IFA BONN

3.5 Ein Ausblick auf die Zukunft der Anästhesiologie

J. Schüttler

Die Zukunft erschließt sich häufig durch einen Blick zurück in die Vergangenheit und eine Analyse der Gegenwart.

Die klassischen Wurzeln des wissenschaftlichen Instrumentariums der Anästhesiologie entstammen im Wesentlichen der Physiologie und Pharmakologie, wobei in jüngster Zeit durch die Innovationen der Medizin- bzw. Computertechnologie hier eine wichtige Ergänzung erfolgte. Der größte Teil der gegenwärtigen Lehrstuhlinhaber, die das Erbe der Pioniergeneration angetreten haben, hat seine wissenschaftliche Wiege in den Bereichen Physiologie und Pharmakologie im weitesten Sinne. Durch diese Entwicklung wurde das wissenschaftliche Forschungsprofil unseres Faches in den vergangenen 10–15 Jahren zweifelsohne gestärkt. Um im akademischen Wettbewerb des medizinischen Fächerspektrums auch zukünftig zu bestehen, bedarf es jedoch weiterer Anstrengungen.

Um die Perspektiven unseres Faches in Forschung, Lehre und Krankenversorgung zu entwickeln, erscheint es angebracht, einen Blick zurück zu werfen und die Situation zum 25-jährigen Bestehen der DGAI zu reflektieren. Damals formulierten Karl-Heinz Weis in seiner Präsidentenrede (Weis 1978) und Erich Rügheimer in dem Beitrag „Zukunftsperspektiven der Anästhesiologie – Vom Narkotiseur zum Homöostatiker" wichtige Thesen im Sinne einer Standortbestimmung und Zukunftsperspektive für das Fach. Es wird sinngemäß ausgeführt, dass

1. technischer Fortschritt und die Etablierung klinischer Routine eine Korrektur des ärztlichen Selbstverständnisses des Anästhesisten erlauben werden,
2. die steigenden Anforderungen an unser Fach eine deutliche Zunahme intensiver klinisch-wissenschaftlicher Forschung zwingend erforderlich machen werden und
3. das Lehrgebäude der Anästhesiologie breit und solide neben denen der klassischen Fächer erwachsen wird (Rügheimer 1978).

Standortbestimmung

Mit der ersten These wurde bereits damals die zunehmende Bedeutung des Anästhesisten in seiner Schlüsselposition für die perioperative Patientenversorgung antizipiert:

> „Anästhesiologie … heißt heute, mehr noch in der Zukunft: präoperative Optimierung der Homöostase durch Therapie vitaler Risikofaktoren, Minimierung operativ bedingter Veränderungen der Homöostase durch Auswahl der Narkoseverfahren …, ständige Anpassung der Anästhesie an den Operationsverlauf … und postoperative Rückgewinnung der Homöostase durch Intensivtherapie."

Damit wird deutlich, dass die gut fundierte Position der Anästhesie im Umfeld der operativen Medizin in Deutschland, lange bevor die sog. „perioperative medicine" durch unsere Kollegen in den USA entdeckt wurde (Saidman 1995), in ihrer Bedeutung erkannt war. In unserer täglichen Praxis ist diese Konzeption schon längst zur Grundlage unseres Selbstverständnisses geworden. Sie wird in Zukunft noch stärker an Bedeutung gewinnen, wenn die betriebswirtschaftliche Orientierung des Gesundheitswesens den Spielraum unseres ärztlichen Handelns noch in weitaus größerem Umfang bestimmen wird, als dies schon jetzt der Fall ist. Dabei spielt es keine Rolle, ob wir dies aus ärztlicher Sicht wollen oder nicht, die demographische Entwicklung (Clade 2002) begrenzt zunehmend die Finanzierbarkeit der Umsetzung des medizinischen Fortschritts und zwingt uns zu ressourcenbewusstem Handeln.

Das Fach Anästhesiologie wird dabei in hohem Maße betroffen sein, wenn beispielsweise Fragestellungen zu lösen sein werden, ob und wie ausgedehnt Intensivmedizin welchem Patientengut zuteil werden soll oder wo die Grenzen des diagnostisch Sinnvollen und operativ Machbaren in Zukunft anzusiedeln sind. In diesem Prozess wird auch die Palliativmedizin – der jüngste Bereich, in den sich Anästhesisten in den letzten Jahren durch ihre Expertise v. a. in der Therapie chronischer Schmerzen eingebracht haben – eine zunehmende Bedeutung mit gesellschaftspolitischer und medizinethischer Orientierung haben.

> „Die rasche Entwicklung von vielfältigen, zuverlässigen Sensoren und von dezentral unerhört leistungsfähigen Prozessrechnern in Kleinstbauweise, wird uns nicht zu „Setzern" unter den Ärzten werden lassen, sondern uns die Freiheit geben, unsere Aufmerksamkeit nicht nur den grob physiologischen Funktionen des Patienten sondern auch seinen psychischen Bedürfnissen zu widmen."

Mit dieser Einschätzung aus dem Jahre 1978 wurden zweierlei Dinge vorausgesehen, die durch die aktuelle Situation bestätigt und in Zukunft noch verstärkt unsere Praxis bestimmen werden: Erstens, ein äußerst umfassendes Monitoring, das nicht nur aus technologisch hochentwickelten Überwachungskomponenten besteht, sondern in welches das Wissen, die Expertise und die Forschungsergebnisse ganzer Generationen von Anästhesisten integriert sein werden – also die Erweiterung des Monitorings um Expertensysteme.

Zweitens, die Fokussierung nicht nur auf die „grob physiologischen Funktionen" des Patienten, sondern auch auf seine „psychischen Bedürfnisse". Dies kann als Erweiterung des früher nur auf das hämodynamische und respiratorische System beschränkten Monitorings auf das Neuromonitoring im weitest möglichen Sinne interpretiert werden, d. h. unter Einschluss der Anästhesie(nach)wirkungen auf die kognitiven und mentalen

Funktionen einschließlich der Befindlichkeit des Patienten weit nach einer stattgehabten Narkose.

Dabei befindet sich das eigentliche Narkosetiefemonitoring gegenwärtig hinsichtlich der klinischen Anwendung in einem Findungsprozess, der alsbald abgeschlossen sein dürfte und dem klinisch tätigen Anästhesisten etwas an die Hand geben wird, mit dem er sozusagen am Endorgan seiner therapeutischen Bemühungen feststellen kann, wie effizient er sein primäres Therapieziel erreicht hat. In einem weiteren Schritt wird in die zukünftigen Entwicklungen auch der zunehmende Erkenntnisgewinn über den Stellenwert z. B. der nicht bewussten intraoperativen Wahrnehmung während der Narkose und weiterer differenzierter Anästhesieeffekte einfließen.

Diese Entwicklung steht in einer Art Wechselwirkung mit dem seit etwa 10 Jahren sich vollziehenden Paradigmenwechsel vom MAC-Konzept der Narkosetiefedefinition, die sich eines spinalen Reflexes bediente, hin zur differenzierten quantitativen Darstellung der Anästhesiewirkung auf verschiedenste Hirnfunktionen. Ganz wesentlich für diese neue mehrschichtige Betrachtungsweise ist auch, dass im vergangenen Jahrzehnt die Unitaritätstheorie der Narkose, die von einem solitären Narkosemechanismus an einem Narkosewirkort ausging, ad acta gelegt wurde. Die zukünftige anästhesiologische Therapie wird daher nicht darin bestehen, „Anästhesie zu geben", sondern wird sich darauf konzentrieren, die verschiedenen Komponenten der Anästhesie gezielt differenzialpharmakologisch optimal zu therapieren.

Das Konzept der Homöostase wird durch die komplexer werdende therapeutische Leistung des Anästhesisten in seiner ureigensten Primärfunktion, dem Patienten durch Schlaf und gezielte Antinozizeption die Schmerzen und den Stress der Operation zu nehmen, in einer anspruchsvollen und befriedigenden Form ergänzt und damit die Gesamtleistung Anästhesie umfassender erreicht als bisher.

> Anästhesie ist nicht mehr nur als eindimensionales „Alles-oder-nichts-Phänomen" zu betrachten, sondern muss als differenziertes, hochdimensionales und multifaktorielles Geschehen verstanden werden.

Anästhesiologische Forschung

Heute wissen wir um diese höchst komplexen Vorgänge, wir haben sie aber noch nicht umfänglich verstanden. Hierzu bedarf es gezielter Forschungsanstrengungen. Vor 25 Jahren wurde die Forschungsperspektive wie folgt umrissen:

> „Unsere Forschung muss nicht durch Breite bestechen, sondern durch Tiefe überzeugen.... Wir brauchen Anästhesisten, die in der Physiologie forschen, in der Pharmakologie, der Immunologie usw. und – das scheint mir allein Qualitätsgarantie zu sein – sie müssen ihre Forschungsergebnisse nicht nur auf Anästhesiekongressen, sondern auch vor Physiologien, Immunologen, Pharmakologen vortragen und dort bestehen können."
> (Rügheimer 1978)

Schon einige Jahre nach diesem Aufruf gründete unsere Fachgesellschaft im Jahre 1987 die wissenschaftlichen Arbeitstage der DGAI, die zu Beginn jedes Jahres in Würzburg stattfinden. Dietrich Kettler, Göttingen, und Karl-Heinz Weis, Würzburg, waren die gemeinsamen Initiatoren dieser heute traditionellen wissenschaftlichen Veranstaltung zur Förderung des wissenschaftlichen Nachwuchses und der anästhesiologischen Wissenschaft. Sie schufen damit eine wichtige Voraussetzung für die gezielte Förderung der notwendigen Forschungsqualitäten.

Während im Jahre 1978 die klassische Physiologie und Pharmakologie, insbesondere Herz-Kreislauf-Physiologie und -Pharmakologie, wichtige und notwendige Schwerpunkte der anästhesiologischen Forschung waren, kam es mit der Erweiterung des wissenschaftlichen Methodenspektrums in Pharmakologie, Immunologie und (später auch) Physiologie um molekular-biologische Methoden zu einer entsprechend veränderten Schwerpunktsetzung bei den Forschungsthemen. Erwähnenswert ist in diesem Zusammenhang, dass durch eine deutliche Erhöhung der meist durch die DFG geförderten Auslandsforschungsstipendien junger Kollegen aus den universitären Anästhesieeinrichtungen neue Forschungswerkzeuge v. a. aus dem angloamerikanischen Ausland quasi importiert werden konnten.

Nach anfänglicher Begeisterung und großen Erfolgen, mit diesen Methoden isolierte kleinste funktionelle Bestandteile bestimmen und untersuchen zu können, wie z. B. Ionenkanäle, Rezeptoren und andere Funktionsproteine, beginnt sich nunmehr in der Anästhesiologie die Erkenntnis durchzusetzen, dass man vernetzt denken und über Netzwerke nachdenken und sie verstehen lernen muss.

Parallel zu dieser Entwicklung ist der oben erwähnte Paradigmenwechsel im Verständnis der Anästhesiemechanismen zu sehen. Daraus erwächst als Forschungsperspektive, diese Mehrdimensionalität zu charakterisieren und sie für die differenzial-therapeutische, pharmakologische Beeinflussbarkeit nutzbar zu machen. Empirisch hat dies schon längst Einzug in den Alltag des Klinikers gefunden durch eine früher so nicht mögliche Differenziertheit der Narkoseführung. Die „klassische" Monoanästhesie haben wir längst verlassen und sind – dank des weitgehend ausgereiften pharmakologischen Armamentariums – heute in der Lage, eine hochdifferenzierte Therapie durchzuführen.

Was die anästhesiologische Forschung – und hier sind wir auf unsere eigenen wissenschaftlichen Leistungen angewiesen – noch erarbeiten muss, ist ein quantitatives System, das ein Optimum in der Balance der verschiedenen schon bekannten pharmakologischen Wirkungen garantiert. Es fehlt bisher ein differenziertes quantitatives Konzept, die einzelnen Komponenten (z. B. Gaba-, Opioid-, NMDA-, zentrale α_2-rezeptorvermittelte Funktionen) patientenspezifisch, bedarfsadaptiert therapeutisch zu nutzen und zwar in Abhängigkeit von Indikatoren des Bedarfs der einzelnen Systeme, die noch zu definieren und erkennbar zu machen sein werden. Damit geht ein fachübergreifendes Angebot an die medizinische Forschung im Ganzen einher, sich der Anästhesiologie im Sinne eines Modells induzierter reversibler, funktionaler Hirnleistungsstörungen zu bedienen, um hieraus Therapieansätze für die mit vielen neurologischen Krankheiten einhergehenden kognitiven Defizite zu entwickeln.

Neben der interdisziplinären Vernetzung mit den anderen, v. a. in den Neurowissenschaften forschenden Disziplinen ist es für das Fachgebiet Anästhesiologie jedoch von existenzieller Bedeutung, an den Lehrstühlen vermehrt eigene Forschungsabteilungen zu etablieren, die ihre Implikationen auch aus dem klinischen Umfeld beziehen. Nur durch die Schaffung von Abteilungen für anästhesiologische Forschung bzw. experimentelle Anästhesiologie, die durch herausragende Wissenschaftler geleitet werden, kann Spitzenforschung zukunftsfähig für unser Fach in der vollen Breite gesichert werden. Dies wird eindrucksvoll durch die Erfolge solcher bereits mehr oder weniger lang bestehender Einrichtungen an einzelnen Lehrstühlen belegt.

Der Wechsel im Verständnis der Anästhesiemechanismen und -wirkungen vom monokausalen zum multimodalen Ansatz, wird auch unmittelbaren Einfluss auf die therapeutische Schmerzforschung haben. Die unterschiedlichen differenzial-therapeutischen Ansätze für die intraoperative Schmerzausschaltung haben – bis heute noch zu wenig bekannte – Effekte auf die Schmerzbahnung und das neuroplastische Geschehen in seiner Gesamtheit. Hierin liegt die Chance begründet, schon intraoperativ die unmittelbar postoperative und auch die darüber hinaus reichende Schmerztherapie präventiv auszurichten.

Neben den Forschungsimpulsen und -perspektiven, die sich aus den biomedizinischen Fragestellungen zur Anästhesiologie, ihren Ursachen und Wirkungen ergeben, hat die technologische Entwicklung und ihre sukzessive Implementierung am Arbeitsplatz des Anästhesisten im Op., auf der Intensivstation und im Bereich der notfallmedizinischen Versorgung wichtige medizin-technologische Felder eröffnet. Während sich der Tätigkeitsbereich des Anästhesisten seit 25 Jahren vom Kopfende des Patienten mehr und mehr in das gesamte perioperative Umfeld erweiterte, so könnte man heute das Monitoring des vital eingeschränkten Patienten im Op. und des akut erkrankten Patienten auf der Intensivstation oder im Notarztwagen gedanklich verlängern zum Heimmonitoring eines schwerkranken und pflegebedürftigen Patienten in seiner häuslichen Umgebung.

Die gegenwärtige Diskussion zur Telemedizin lässt erwarten, dass die Anästhesiologie in Zukunft zu wichtigen Forschungsfragen in diesem Bereich beitragen kann. Anästhesiologische Therapie im Operationssaal, akutmedizinische Behandlung auf der Intensivstation und im Notarztwagen sowie die postoperative Schmerztherapie auf der Bettenstation bilden nahezu ideale Startbedingungen für die Exploration teletherapeutischer Ansätze außerhalb des Krankenhauses. Diese für uns noch recht neuen und vielleicht ungewohnten Denkansätze sind z.B. in den skandinavischen Ländern bereits angestoßen worden (Lindahl 2000).

Intensivtherapie, Notfallmedizin und Schmerztherapie

In gedanklicher Nähe zu den Thesen von Erich Rügheimer zeigt Karl-Heinz Weis in seiner Präsidentenrede zum 25-jährigen Jubiläum der DGAI (Weis 1978), wie man insbesondere die Intensivmedizin, aber auch Notfallmedizin und Schmerztherapie als natürliche Verlängerung der Tätigkeit des Anästhesisten im Operationssaal sehen kann. Damit ist spätestens zu diesem Zeitpunkt die Konzeption der auf 4 Säulen ruhenden Fachdisziplin Anästhesiologie bestätigt und weiter gefestigt worden.

> „... So können heute allgemeine und regionale Anästhesie durchaus als spezifische Formen einer Intensivtherapie beschrieben werden. Die Methoden bleiben vom Prinzip her die gleichen. Sie variieren in der Anwendung von Pharmaka, im Einsatz von Geräten und am auffälligsten in der zeitlichen Dauer. Eine Narkose zählt immer nur nach Stunden, die Intensivtherapie jedoch nach Tagen, Wochen, wenn nicht gar nach Monaten. ..."

Im Vergleich zu den Einschätzungen von Weis und Rügheimer, welche der Intensivtherapie die Aufgaben der Wiedererlangung und Erhaltung der Homöostase zuweisen, ist die heutige Intensivmedizin komplexer geworden. Über die Beatmungs-, Flüssigkeits- und Ernährungstherapie hinaus ist der passagere Ersatz nahezu aller vitalen Organfunktionen (Herz, Leber, Lunge, Niere) in den Vordergrund der Intensivtherapie gerückt. Die Komplexität dieser Behandlungen mit z. B. „cardiac assist devices", ECMO, MARS und anderen Verfahren bedingt dabei ein hohes Maß an Interdisziplinarität und hat maßgeblich auch die aktuellen Forschungsinhalte der Intensivmedizin mitbestimmt. Hinsichtlich der klinischen Forschungsmethoden nimmt die Intensivmedizin im Verhältnis zu fast allen anderen medizinischen Bereichen dabei eine Sonderstellung ein, da der kontrollierte klinische Therapieversuch aufgrund der vielfältigen Komorbiditäten mit den daraus resultierenden therapeutischen Zwängen nicht realisierbar ist.

Auf ein selektives Therapieziel fokussierte Untersuchungen sind durch den hohen Grad therapeutischer Vernetzung nicht durchführbar, sodass die Aussagekraft singulärer Untersuchungsansätze schwierig einzuschätzen ist. Es gibt sogar Stimmen, die ein Ende des gültigen experimentellen Dogmas vom doppelblinden, randomisierten kontrollierten klinischen Versuch als „golden standard" vorhersagen und dem „data mining" im „data warehouse" die Zukunft weisen (Bothner u. Meissner 1999).

Die elektronische Speicherung immer größerer Mengen medizinischer Daten in strukturiert angelegten Datensammlungen ermöglicht eine systematische Nutzbarmachung von empirischem Wissen zur Therapieverbesserung, die in unmittelbarer Konkurrenz oder Ergänzung zum klinischen Versuch steht. Notwendige Voraussetzungen hierfür sind ein entsprechendes Monitoring mit Online-Datenerfassung und die Einführung von leistungsfähigen Systemen zum Management von Patientendaten. Die Implementierung dieser Systeme in die Bereiche Anästhesie- und Intensivtherapiedokumentation wird nicht aufzuhalten sein, auch wenn die Erfahrungen aus den vergangenen Jahren den anfänglichen Enthusiasmus eher etwas gedämpft haben.

Die Notwendigkeit, bessere Werkzeuge mit modernen Programmstrukturen zu schaffen, ist erkannt worden und entsprechende Bemühungen, dieses Ziel zu erreichen, haben längst eingesetzt. Durch diese Entwicklung rücken auch sog. Decision-Supportsysteme in greifbare Nähe, die Diagnose und Therapie bei einer für den Arzt kaum noch zu bewältigenden Datenflut auf eine umfassende und mehr rational orientierte Basis stellen können.

Bei der Analyse intensivmedizinischer Forschungsinhalte im Umfeld der operativen Medizin ist weiterhin zu bedenken, dass im Rahmen der Intensivtherapie nur selten wirklich eigenständige Krankheiten des Patienten behandelt werden, sondern in der Hauptsache Organfunktionen über einen befristeten Zeitraum zu substituieren sind. Eine typische Ausnahme mag das höchst komplexe Krankheitsbild der Sepsis darstellen. Die wissenschaftliche Auseinandersetzung mit dieser Krankheit, die immer noch mit einer sehr hohen Mortalität behaftet ist, hat in den letzten Jahren eine Vielzahl von Erkenntnissen aus den Bereichen Immunologie, Molekularbiologie und Genetik hervorgebracht.

Jedoch haben alle Ansätze, diese Informationen monokausal zu nutzen, nicht den erwünschten Erfolg gebracht. Es zeichnet sich ab, dass in Analogie zum komplexen Therapieziel Anästhesie, multifaktorielle ineinandergreifende Therapieansätze eher zielführend sind. Deren Evaluierung setzt Forschungsverbünde voraus, in denen eine größere Zahl von Institutionen vernetzt sind, die über hervorragende Voraussetzungen hinsichtlich intensivmedizinischer Therapie und Forschung verfügen müssen. Zu einer solchen Plattform könnte sich neben bereits etablierten Verbünden wie ARDSNet (de Durante et al. 2002, Slutsky u. Ranieri 2000) auch die jüngst gegründete und vom BMBF geförderte Deutsche SepNet-Initiative (K. Reinhart, persönliche Mitteilung) entwickeln.

Neben der Sepsistherapie, dem passageren Ersatz von Organfunktionen und der klassischen Aufgabe der Erhaltung der Homöostase hat in den vergangenen Jahren auch die Analgosedierung des Patienten auf der Intensivstation zunehmend an Interesse gewonnen. Sie ist als wichtige therapeutische Maßnahme erkannt worden, um den psychischen Stress, dem der Patient ausgesetzt ist, und seinen Folgen auch nach dem Krankenhausaufenthalt wirksam zu begegnen und vorzubeugen. Dabei haben die innovativen Beatmungsstrategien, die auf die autonome respiratorische Funktion ausgerichtet und organschonend sind, aufgrund der dadurch erfolgten Änderung der Therapieziele einen entscheidenden Anteil an dieser Fokussierung. Die Suche nach einem Optimum für die Analgosedierung des intensivtherapeutisch betreuten Patienten führt zurück zu der Frage, welche Kombination aus induziertem Schlaf und Antinozizeption für welchen therapeutischen Eingriff dem Bedarf des einzelnen Patienten am besten gerecht wird.

Diese Frage betrifft das gesamte Feld der perioperativen Schmerztherapie und hat über die Behandlung des Akutschmerzes hinaus wichtige Implikationen für die Behandlung chronischer bzw. chronifizierter Schmerzzustände. Hier ist ein intensives Forschungsfeld für die kommenden Jahre sichtbar, das sich auch in den Aktivitäten verschiedener höchstrangig geförderter Forschungsinstrumente der DFG (klinische Forschergruppen, Emmy-Noether-Gruppen und Sonderforschungsbereiche) manifestiert, an denen das Fach Anästhesiologie entscheidenden Anteil hat. Bei der Erforschung des Übergangs vom akuten Schmerz zum chronischen Schmerz werden in der Zukunft sowohl die Aspekte Neuroplastizität, genetische Disposition und genetische Beeinflussbarkeit schmerzverarbeitender Systeme (Mannion u. Woolf 2000) als auch der Bezug zur Psyche des Patienten eine bedeutende Rolle spielen.

Lehre und Weiterbildung

Die Perspektiven der Anästhesiologie in der studentischen Lehre wurden zum 25-jährigen Jubiläum der Fachgesellschaft, wie folgt, formuliert (Rügheimer 1978):

> „Und langfristig müssen wir eine Änderung der Approbationsordnung anstreben, die jeden Medizinstudenten verpflichtet, diese Themen bei uns zu hören."

Wenn nun ab dem Wintersemester 2003/04 die „immerhin" 9. Novelle der Ärztlichen Approbationsordnung umgesetzt wird, hat sich diese Forderung endlich erfüllt, denn das Fach Anästhesiologie ist in den Pflichtkanon des akademischen Unterrichts aufgenommen worden und ist ein eigenständiges Prüfungsfach. Dies erfüllt uns mit Befriedigung, bedeutet aber auch besondere Verpflichtung. Wir müssen einen attraktiven studentischen Unterricht bieten, um frühzeitig Begeisterung für unser Fachgebiet zu schaffen. Dies war bisher im Hinblick auf die Patientensicherheit problematisch, wenn es darum ging, die Praxis des Faches im Einleitungsraum und Operationssaal zu vermitteln. Seit einigen Jahren steht jedoch durch die realitätsnahe Simulation des Patienten in der realistischen Umgebung des Op. eine Möglichkeit zur Verfügung, dieses Handicap äußerst wirkungsvoll zu umgehen.

In der Medizin ist die Anästhesie gegenwärtig führend in der Ausbildung mit quasi realistisch simulierten Patienten in realen Umgebungen. Die bereits Ende der 1960er-Jahre geborene Idee des Full-scale-Narkosesimulators ist durch die Arbeit in Gainsville und Stanford, USA nahezu perfektioniert worden und hat seit etwa 10 Jahren weltweit in viele Lehr- und Ausbildungszentren v. a. an den Universitäten Einzug gehalten, so auch seit 1995 in Deutschland mit dem Start in Erlangen (Schüttler 1999). Hier bieten sich Ausbildungskonzepte ähnlich wie bereits beim Mega-Code-Training zur CPR-Schulung in den beiden notfallmedizinischen Pflichtveranstaltungen des bisherigen ersten und zweiten klinischen Studienabschnitts an.

Das Fach Anästhesiologie sollte die Gunst der Stunde nutzen und seine Stellung in der Lehre nicht nur im Bereich der Notfallmedizin festigen und stärken, sondern im Lehrfach Anästhesiologie erheblich ausbauen. Hier bietet sich die große Chance, Anästhesie in direkter Verbindung mit den pharmakologischen und physiologischen Grundlagen des Faches lebendig begreifbar zu machen und somit zu einem intensiven Lernerlebnis beizutragen. Dies wurde in einer Pilotuntersuchung in Erlangen bei mehr als 1.000 Studenten bereits sehr erfolgreich demonstriert und schaffte ein hohes Interesse, das Fach im Praktischen Jahr und darüber hinaus näher kennen zu lernen.

Anästhesiesimulatoren haben aber nicht nur für den studentischen Unterricht eine herausragende Bedeutung, sondern sind in der Lage, eine Lücke in der fachspezifischen Weiter- und Fortbildung zu schließen, die bisher auch durch sehr ausgeklügelte traditionelle Strategien nur unvollkommen sichergestellt werden konnte. Es handelt sich dabei um das Management schwieriger Situationen bzw. die Beherrschung von Zwischenfällen und Komplikationen.

Die im Simulator mögliche, reproduzierbare und höchst realistische Auseinandersetzung mit anästhesierelevanten Problemsituationen führt dazu, dass durch verbesserte Kommunikation und optimierte Nutzung der personellen Ressourcen – im Sinne des Crew- bzw. Crisis-Resource-Managements (CRM) – ein deutlich souveräneres Agieren im Ernstfall erzielt werden kann. Hierin liegt der Schlüssel für eine dauerhafte Sicherung der sog. Anästhesiesicherheit auf hohem Niveau (Schüttler u. Biermann 2002). Dabei ist nach wie vor unklar, wie die sog. Narkosesicherheit exakt zu quantifizieren ist.

Zieht man die Anästhesiemortalität heran, die in den 50 Jahren des Bestehens unserer Fachgesellschaft von ca. 1:2.000 auf etwa 1:200.000 reduziert werden konnte, so ist die Definition und der Betrachtungszeitraum problematisch. In den meisten Veröffentlichungen wird ein Zusammenhang zwischen anästhesiebedingter Sterblichkeit und dem Ausgangszustand des Patienten hergestellt. Neueste Untersuchungen konnten darlegen, dass darüber hinaus das frühzeitige Erkennen und das kompetente Beherrschen von Zwischenfällen ganz entscheidend die Inzidenz anästhesiebedingter Mortalität bestimmt (Silber et al. 2000). Die verschiedenen Closed-Claim-Studien aus dem angloamerikanischen Raum unterstützen dies nachhaltig, wobei 80% der Todesfälle als vermeidbar gelten, da der Faktor Mensch zu einem hohen Anteil beiträgt.

Ob eine weitere Verringerung der anästhesiebedingten Mortalität erreichbar ist oder ob möglicherweise durch steigendes Durchschnittsalter der zu operierenden Patienten und konsekutiver Zunahme der Morbidität es eher darum geht, das Erreichte zu sichern, wird sich zeigen. Auf jeden Fall wird in den nächsten Jahren auch im Zuge der Bemühungen um ärztliches Qualitätsmanagement dringend eine multizentrische Erfassung von Anästhesiemortalität und -morbidität in Deutschland flächendeckend einzuführen sein, um auf Datenbestände zurückgreifen zu können, die dann exakte Antworten auf die bisher nicht gelösten Fragestellungen liefern sollten.

Im Hinblick auf die vor 25 Jahren getätigten Aussagen zum Thema Fort- und Weiterbildung haben sich also die Forderungen erfüllt – ebenso wie die Aussagen zur Deutschen Akademie für Anästhesiologische Fortbildung (DAAF). Diese von der DGAI und dem BDA getragene Einrichtung verfolgt mit ihren Zielen eine konsequente Aus-, Weiter- und Fortbildung in der Anästhesie, Intensiv- und Notfallmedizin sowie der Schmerztherapie und sichert vor dem Hintergrund einer Informations- und Wissensexplosion in der Medizin das lebenslange Lernen. Denn nur so können die zukünftigen Herausforderungen in unserem Fach gemeistert werden, damit wir bestens positioniert sind im Umfeld von „Continuing Medical Education" (CME) und der sich abzeichnenden Einführung einer Rezertifizierung für Ärzte (Gerst 2002; Beschlüsse der Gesundheitsministerkonferenz 2002).

Fazit

Betrachtet man in der Zusammenschau die Analyse von Gegenwart und jüngerer Vergangenheit und extrapoliert auf die Zukunft, so ist aus dem Fach Anästhesiologie in den vergangenen 50 Jahren eine auf 4 Säulen basierende klinische Disziplin mit einem eigenständigen Lehrgebäude und anspruchsvollen Forschungsaufgaben erwachsen. Dabei können jedoch nicht alle Säulen von uns Anästhesisten mit einem Alleinvertretungsanspruch reklamiert werden, sondern die Intensivmedizin und auch die Schmerztherapie werden weiterhin interdisziplinäre Gebiete bleiben, denen die Anästhesiologie ganz spezifische Schwerpunkte verleihen kann, wenn es gelingt weitgehend eigenständig erarbeitete Forschungsergebnisse in gemeinsam zu vereinbarenden Behandlungsstrategien einzubringen.

Der mit der zunehmenden Schwerpunktbildung verbundenen Spezialisierung konnte die Fachgesellschaft mit der Implementierung von mittlerweile 8 klinisch orientierten Arbeitskreisen begegnen. Durch diese Struktur ist Vorsorge getroffen, die einheitliche Plattform zu erhalten und Innovationen differenziert zu gestalten. Dabei soll nicht übersehen werden, dass vieles nur erreicht wurde durch den engen Schulterschluss und eine äußerst harmonische Arbeitsteilung zwischen Fachgesellschaft und Berufsverband – eine Allianz, die für das Schicksal des Faches auch in Zukunft entscheidende Bedeutung haben wird.

Literatur zu Unterkap. 3.5 (Auswahl)

Beschlüsse der 75. Gesundheitsministerkonferenz am 20./21.06.2002 in Düsseldorf zur Rezertifizierung von Ärzten

Bothner U, Meissner FW (1999) Data Mining und Data Warehouse – Wissen aus medizinischen Datenbanken. Dtsch Ärztebl 96: A-1336–1338

Booij LH (2001) The future of anaesthesiology. Eur J Anaesthesiol 18: 131–6

Cheney FW, Weiskopf RB (1999) The American Society of Anesthesiologists closed claims project. What have we learned, how has it affected practice, and how will it affect practice in the future? Anesthesiology 91: 552–56

Clade H (2002) Pflegeversicherung: Handlungsbedarf. Dtsch Ärztebl 99: A-1325

de Durante G, del Turco M, Rustichini L et al. (2002) ARDSNet lower tidal volume ventilatory strategy may generate intrinsic positive end-expiratory pressure in patients with acute respiratory distress syndrome. Am J Respir Crit Care Med 165: 1271–4.

Gerst T (2002) Rezertifizierung: Ärztlicher Kompetenzerhalt ist Sache der Selbstverwaltung. Dtsch Ärztebl 99: A-1940

Gisvold SE (1996) After 150 years of anaesthesia – it is time to expand. Acta Anaesthesiol Scand 40: 1065–7

Kochs E (2001) Entwicklungen und Perspektiven in der Anästhesie. In: Kochs E, Krier C, Buzello W, Adams HA (Hrsg) Anästhesiologie. Thieme, Stuttgart, S 10–12

Lenis S (2000) What will be the function of an anesthesiologist in the new millenium? Can J Anaesth 47: 1–4

Lindahl S (2000) Future anesthesiologists will be as much outside as inside operating theaters. Acta Anaesthesiol Scand 44: 906–909

Longnecker DE (1997) Navigation in uncharted waters. Is anesthesiology on course for the 21st century? Anesthesiology 86: 736–742

Mannion RJ, Woolf CJ. (2000) Pain mechanisms and management: a central perspective. Clin J Pain 16 (3 Suppl): S144–156

Raeder JC (2000) Anaesthesiology into the new millenium. Acta Anaesthesiol Scand 44: 3–8

Rügheimer E (1978) Zukunftsperspektiven der Anästhesiologie – Vom Narkotiseur zum Homöostatiker. Anästh Intensivmed 19: 450–453

Saidman LJ (1995) The 33rd Rovenstine lecture: What I have learned from 9 years and 9000 papers. Anesthesiology 83: 191–197

Schüttler J (1999) Training im Simulator – Spielerei oder unverzichtbare Komponente ärztlicher Lernprozesse? Anaesthesist 1999 48: 431–432

Schüttler J, Biermann E (2002) Der Narkosezwischenfall. Thieme, Stuttgart

Slutsky AS, Ranieri VM (2000) Mechanical ventilation: lessons from the ARDSNet trial. Respir Res 1: 73–77

Silber JH, Kennedy SK, Even-Shoshan O, Chen W, Koziol LF, Showan AM, Longnecker DE (2000) Anesthesiologist direction and patient outcomes. Anesthesiology 93: 152–163

Van Aken H, Gelb A (eds) (2002) Future of Departments of Anaesthesia. In: Best practice & research – Clinical anaesthesiology 16. Elsevier, New York, p 2

Weis KH (1978) Ansprache des Präsidenten der DGAI zum 25jährigen Gründungsjubiläum. Anästh Intensivmed 19: 581–588

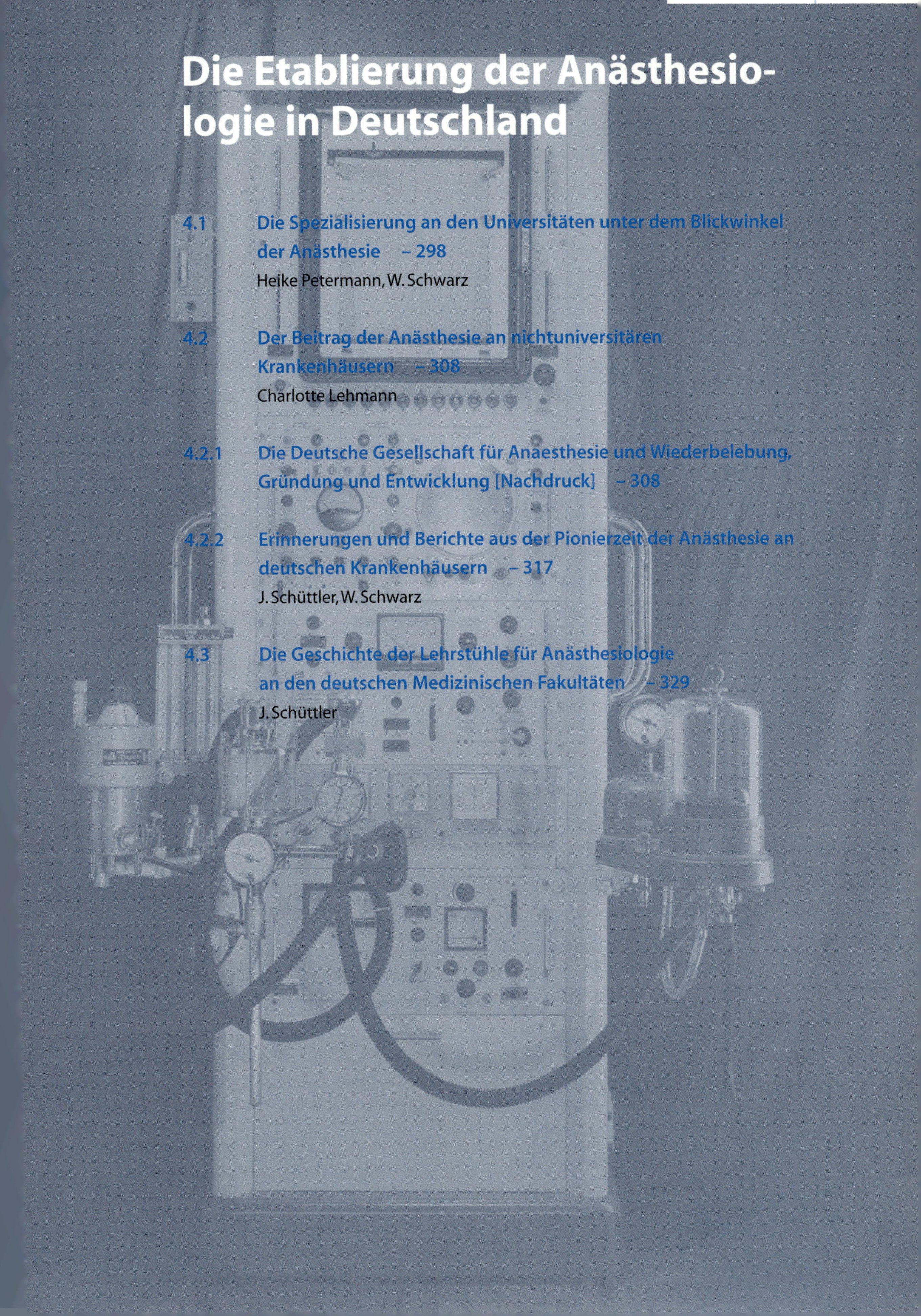

Die Etablierung der Anästhesiologie in Deutschland

4

4.1 Die Spezialisierung an den Universitäten unter dem Blickwinkel der Anästhesie

Heike Petermann, W. Schwarz

„Der moderne Anästhesist trägt seinen Namen nicht in erster Linie deswegen, weil er Mittel anwendet, die neuerdings zur Verfügung stehen. Er bekommt diesen Titel, weil er seine Arbeit überblickt."[1]

Das schrieb der englische Chirurg Hunter 1949 in einem Beitrag **Über die moderne Anästhesie in der Bauchchirurgie** – eine Einschätzung, die auch heute noch gilt. Der Weg der Anästhesie von einem Arbeitsgebiet der Chirurgie zu einem eigenständigen Fach war in Deutschland noch nicht abgeschlossen, während die Anästhesie in Großbritannien bereits seit 1935 als Fach etabliert war.

4.1.1 Die Medizin an den Universitäten

Bei der Spezialisierung haben die Universitäten eine wichtige Rolle gespielt. Die frühen Universitäten in Europa entstanden im Mittelalter, beispielsweise in Bologna (1158), in Oxford (1167), in Paris (1200), in Cambridge (1209) und in Padua (1222). Die Ausbildung – nicht nur an den Universitäten – hatte die Aufgabe, Expertenwissen zu vermitteln und auch den Zugang zum Beruf zu regulieren. Dies galt für alle Bereiche, auch für die Medizin (◘ Abb. 4.1).

Während des 19. Jahrhunderts kam es zu grundlegenden Änderungen durch die sich rasch entwickelnde medizinische Wissenschaft, deren Möglichkeiten sich durch die naturwissenschaftlichen Erkenntnisse und den technischen Fortschritt erheblich erweitert hatten. Diese Entwicklung lässt sich mit den Begriffen Krankenbett-, Hospital- und Labormedizin charakterisieren (◘ Tabelle 4.1).

Durch den Einfluss der romantischen Naturphilosophie verzögerte sich im deutschsprachigen Raum die Entwicklung der Medizin aus naturwissenschaftlicher Sicht. Es hing hier von den lehrenden und praktizierenden Ärzten ab, welches Wissen vermittelt wurde. Während beispielsweise in Frankreich die Hospitalmedizin bereits seit 1800 das etablierte Verfahren war, urteilten die Physiologen Wilhelm Roser und Carl August Wunderlich noch 1842:

„Der herkömmlichen und verbreiteten Anschauungsweise gemäß wird die Erkrankung fast allenthalben nicht als ein Zustand des Organismus betrachtet, sondern als ein für sich bestehendes Ding, als ein Ens, als eine feindliche Macht, die mit dem Organismus streitet, gegen die man den Körper unterstützen muss und die entweder obsiegt und so das Individuum tödtet, oder aber bezwungen und in verschiedener Weise auf verschiedenen Wegen aus dem Bereich des Körpers entfernt wird."[2]

Die Autoren standen noch in der Tradition der Krankenbettmedizin, als in den anderen europäischen Ländern die Hospitalmedizin längst etabliert war. Im Unterschied zur Krankenbettmedizin ging die Hospitalmedizin empirisch vor, ein Beispiel hierfür ist die Entdeckung der Ursachen für das Kindbettfieber durch Ignaz Semmelweis.[3]

Seit den 1820er-Jahren rückten die Labormedizin und die naturwissenschaftlichen Fächer zunehmend in den Vordergrund. Die neuen Erkenntnisse und die daraus resultierenden Fortschritte in Diagnose und Therapie führten zur weiteren Gliederung der medizinischen Fächer. Während Innere Medizin, Chirurgie und Anatomie bereits an allen Medizinischen Fakultäten vertreten waren, kam es im Laufe des 19. Jahrhunderts zu einer weiteren Auf-

◘ **Tabelle 4.1.** Krankenbett-, Hospital- und Labormedizin

	Krankenbettmedizin	*Hospitalmedizin*	*Labormedizin*
Zeitraum	**Um 1800**	**19. Jahrhundert**	**Um 1900**
Berufsrolle des medizinischen Forschers	Praktiker	Kliniker	Wissenschaftler
Aufgabe Forscher	Prognose und Therapie	Diagnose und Klassifizierung	Analyse u. Erklärung
Forschungsmethode	Spekulation und Schlussfolgerung	Statistisch orientierte klinische Beobachtung	Laborexperiment; entsprechende wiss. Methodik
Objekt der Nosologie	Ganzer Symptomenkomplex	Innere organische Abläufe	Zellfunktionen
Wahrnehmung des Kranken	Person	Fall	Zellkomplex
Konzeptualisierung der Krankheit	Psychosomatische Störung	Organische Läsion	Biochemischer Prozess
Diagnoseverfahren	Qualitative Beurteilung	Physische Untersuchung vor und nach dem Tode	Mikroskopische Untersuchung und chemische Tests
Therapie	„Heroisch" und eingreifend	Skeptisch (mit Ausnahme der Chirurgie)	Nihilistisch

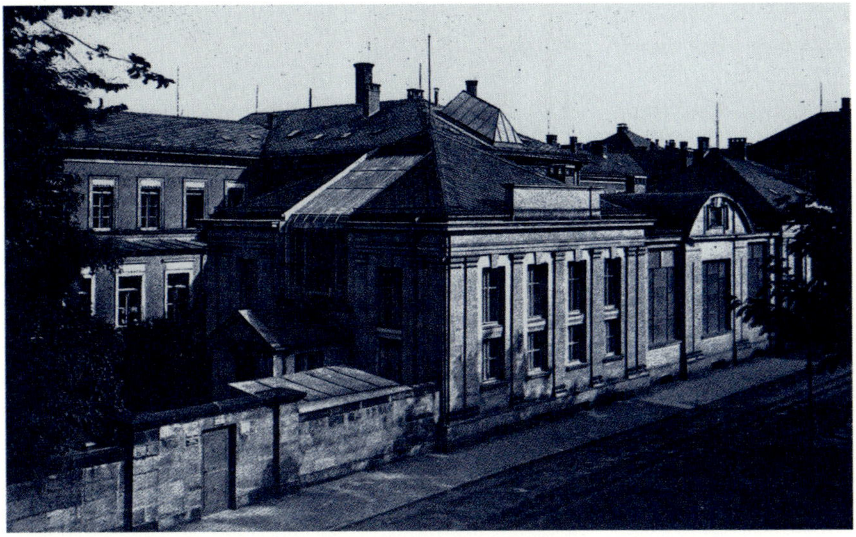

Abb. 4.1. Operationstrakt des Universitätskrankenhauses Erlangen um 1915 (Postkarte)

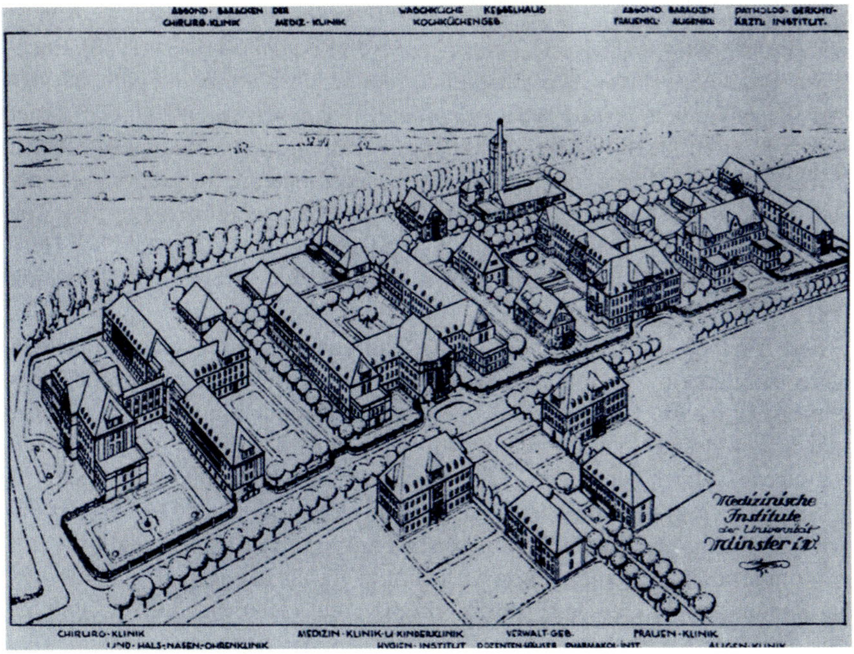

Abb. 4.2. Blick auf die Universitätskliniken Münster, entstanden 1913 bis 1924

Tabelle 4.2. Etablierung von Fächern in Bonn, Erlangen und Heidelberg[27]

Fach	Bonn	Erlangen	Heidelberg
Augenheilkunde	1862	1872	1859
Geburtshilfe und Gynäkologie	1819	1826	1773
Hals-Nasen-Ohren-Heilkunde	1877	1880	1862
Hygiene	1894	1865	1868
Pharmakologie	1862	1876	1890
Physiologie	1859	1872	1836
Psychiatrie	1881	1849	1827

fächerung (Tabelle 4.2). Die Weigerung zahlreicher etablierter Ordinarien, einen Teil ihres Einflussbereiches abzugeben, beschleunigte – ungewollt – diese Entwicklung.

Eine steigende Anzahl der Professoren an den Medizinischen Fakultäten war die Folge. In den Jahren von 1820 bis 1850 nahm die Zahl der Fachvertreter um 45,6% zu, von 1850 bis 1880 um 110%, von 1880 bis 1910 dann noch einmal um 41,5%. Die Zahl der Lehrstühle hatte sich in diesem Zeitraum verdreifacht.

Die Zahl der Einzeldisziplinen und damit der Prozess der Differenzierung und Ausweitung des medizinischen Wissens nahm nach 1850 in Deutschland deutlicher zu als in anderen Ländern (Abb. 4.2). Folgende Gründe spielten hierbei eine Rolle:

- die neuhumanistische Ideologie mit der Förderung der Originalität und Kreativität von wissenschaftlichen Arbeiten,
- die dezentrale Organisation des Universitätssystems, die den Wettbewerb der einzelnen Universitäten untereinander gefördert hat,
- die staatliche Politik, die mit Hilfe der Wissenschaft das nationale Prestige heben wollte.

Die zunehmende Spezialisierung konnte jedoch über einen Umstand nicht hinweg täuschen: Die Erkenntnis spezifischer Krankheitsursachen und Krankheitserreger machte größere Fortschritte als Mittel zur Bekämpfung der neuentdeckten Krankheiten zur Verfügung standen.

4.1.2 Die Veränderung an den Universitäten: Spezialisierung und Professionalisierung

In der „modernen" Zeit, beginnend etwa um 1900, erfolgte eine kontinuierliche Erweiterung der Universitäten (◘ Abb. 4.3). Darin liegt ein Sinn, wie Karl Jaspers meinte: **„Alles menschliche Tun ist wissendes Tun; wo immer Wissen erforderlich ist, da geht an die Universität die Forderung, es zur höchsten Entfaltung zu bringen und zu lehren."**[4] Bezogen auf die Entwicklung der Medizin ist es eine natürliche Entwicklung der Wissenschaft, die sich **„reicher gliedert. In den Spaltungen des Ganzen bleibt das Neue je ein Ganzes, wie Leben aus Leben hervorgeht."**[5] Bei den Fächern, die selbstständig werden, gibt es solche, die universalen Charakter haben, wie die Psychiatrie und die Augenheilkunde und die damit gleichberechtigt neben den Fächern wie Innere Medizin oder Chirurgie stehen. Daneben finden sich Fächer, die für sich allein keinen allgemeinen und grundlegenden Charakter haben, wie zum Beispiel die Gerichtliche Medizin oder auch die Hygiene. Diesen Fächern ist auch die Anästhesie – in ihrer ursprünglichen Beschränkung auf die Narkose – zuzuordnen.

> „In der heutigen Zeit ist die innere Lage gegenüber dem Betrieb der Wissenschaft als Beruf bedingt dadurch, dass die Wissenschaft in ein Stadium der Spezialisierung eingetreten ist, wie es früher unbekannt war, und dass in alle Zukunft so bleiben wird.... Eine wirklich endgültige und tüchtige Leistung ist heute stets: eine spezialistische Leistung."[6]

Die Fächer, die sich im Laufe der Zeit herausgebildet haben (◘ Tabelle 4.2), durchliefen verschiedene Entwicklungsstufen bis zu ihrer endgültigen Professionalisierung. Paul Unschuld bezeichnet diese als „Strategien" und benennt sie mit: Manipulation von Wissen, Betonung einer Ethik, Bildung von Standesvereinigungen.

> „Zum Bereich Manipulation des Wissens zählt auch die Abgrenzung des Zugangs zu Fachwissen durch die Schaffung von Fachsprachen, deren Bedeutung allein den Mitgliedern einer bestimmten Gruppe eröffnet wird."[7]

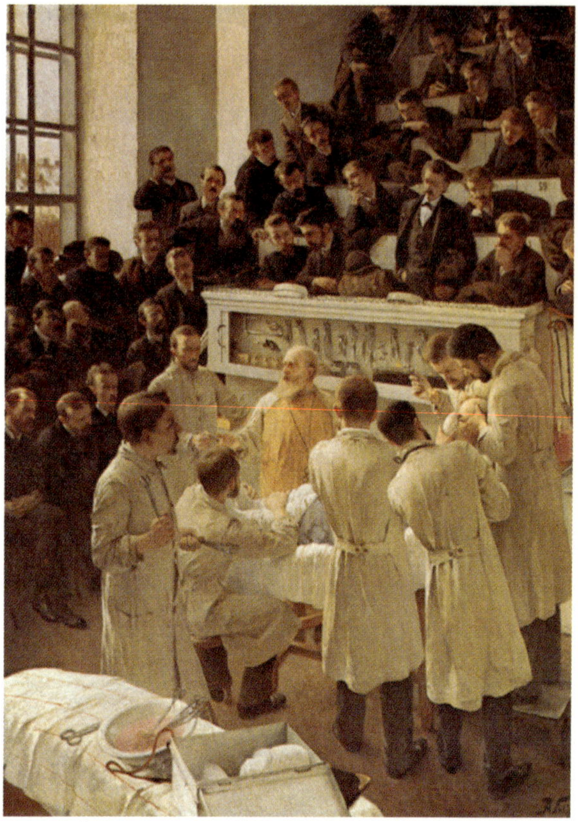

◘ **Abb. 4.3.** Theodor Billroth im Operations- und Hörsaal des AKH Wien (1888)

Dieses Fachwissen wird in der Ausbildung vermittelt und dadurch – auch sprachlich – eine Barriere gegenüber anderen Fachgruppen aufgebaut.

Bei dem Aspekt einer eigenen Ethik geht es um die Entwicklung eines Berufsethos, von dem vermittelt wird, dass es mit den herrschenden Werten in der Gesellschaft übereinstimme.

Im Prozess der Verselbstständigung verstärkt der organisatorische Zusammenschluss von Vertretern einer Berufsgruppe deren Einflussmöglichkeiten.

Unschuld geht bei seinen Betrachtungen zur Professionalisierung im Bereich der Medizin von der Hypothese aus,

> „dass das Arztsein den Prozess einer Berufswerdung mit verschiedenen Professionalisierungsstufen durchlaufen hat, dass zu Beginn dieser Professionalisierung der Heilkundige als nicht zu unterscheidendes Mitglied der Gemeinschaft erscheint, und dass der vorläufige Höhepunkt dieses Prozesses in den Superspezialisten der industrialisierten Hochkultur des Westens liegt."[8]

Dieser Vorgang ist ein langandauernder Prozess, bei dem es auch um den Besitz oder die Kontrolle von „Mitteln" geht. Dies sind in der Medizin **„(medizinisches) Wissen, (medizinische) Fähigkeiten, Arzneimittel, (medizinische) Einrichtungen und Technik, (aus den medizinischen Tätigkeiten gewonnene) materielle Güter sowie die Klientel (Patienten)."** [9]

Bei der Professionalisierung gibt es verschiedene Bereiche, die nachfolgend anhand der von Unschuld benannten Kriterien für die Anästhesie dargelegt werden.

Die Annahme einer Entlohnung für gewährleistete Dienste bedeutet die Möglichkeit, die erbrachten Leistungen beispielsweise mit den Krankenkassen abzurechnen. **Die Verwendung einer Fachsprache** ist eine spezielle Terminologie der Anästhesie, deren genauere Bedeutung mit allen Konnotationen nur den Anästhesisten zugänglich ist. **Das Tragen von Berufssymbolen oder einer Berufskleidung** ist von untergeordneter Bedeutung, da die Berufskleidung der Anästhesisten meist die OP-Kleidung ist. **Das Durchlaufen einer formellen Ausbildung** ist seit 1953 für die Anästhesisten durch die Facharztordnung genau geregelt (s. hierzu Kap. 2 und 3). Von den weiteren genannten Punkten verdienen noch **das Monopol und die Standesautonomie** für die Anästhesie Beachtung. Die Durchführung der Anästhesie (Narkose) liegt inzwischen bei den Fachärzten für Anästhesie (s. hierzu Kap. 2.1). Die Standesautonomie ist in die allgemeine Selbstbestimmung der Mediziner eingebunden und von daher Wechselwirkungen ausgesetzt. Die **Internationalisierung** war gerade für die Etablierung des Facharztes für Anästhesie von entscheidender Bedeutung (Kap. 2 und 4), während der **soziale Status** äquivalent dem anderer Ärzte ist.

4.1.3 Die Etablierung der Anästhesie an den Universitäten

In einem Studienführer zum Studium der Medizin aus dem Jahr 1943 findet sich im Kapitel Chirurgie folgende Ausführung:

> „So wird es später für ihn *[den Studenten]* ein unvergeßliches Erleben, wenn er bei den schwersten chirurgischen Eingriffen der großen Chirurgie zugegen sein kann, wo Vorbereitungen, Einteilung und Durchführung der Operation zur wahren Kunst erhoben sind. Hier wird er auch den soldatischen Geist der Chirurgie in seiner eindrucksvollsten Verkörperung erleben: Nach wohl abgewogenem Einsatz aller vorbereitenden Kräfte (Diagnostik, Indikation, Vorbereitung zur Operation) wird der eigentliche Eingriff vorgenommen: der verantwortliche Operateur vollzieht ihn zielbewusst, gleichzeitig unter ständiger Leistung von Assistenz, Narkose- und Hilfspersonal – ein Mann befiehlt." [10]

Diese Ansicht aus den 1940er-Jahren (s. ◘ Abb. 4.4) hat sich inzwischen deutlich gewandelt. Doch spiegelt die hier wiedergegebene Einstellung die Haltung zahlreicher chirurgischer Ordinarien in der ersten Hälfte des 20. Jahrhunderts wider, die alle Versuche zur fachlichen Verselbstständigung der Anästhesie in der deutschen Medizin bis nach dem 2. Weltkrieg vereitelten (s. Kap. 2.2). Erst im Nachkriegsdeutschland kam Bewegung in die Entwicklung der Anästhesie zu einem eigenständigen Fach, auch an den Universitäten. Hierzu trugen maßgeblich die **Empfehlungen des Wissenschaftsrates** bei, der im Jahr 1957 durch ein Verwaltungsabkommen geschaffen wurde. Seine Zuständigkeit ist allgemein die **Förderung der Wissen-**

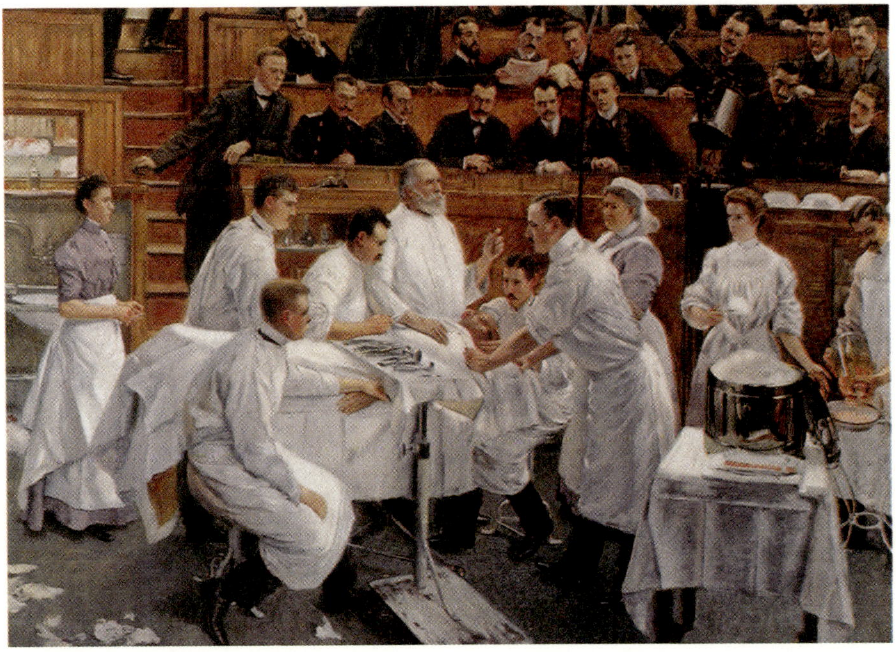

◘ Abb. 4.4. Ernst von Bergmann im Operations- und Hörsaal der Chirurgischen Universitätsklinik Berlin. Kolorierte Kupfergravüre nach einem Gemälde von Franz Skarbina (1907)

schaften.[11] In diesem Sinne erstellte er einen Plan, in dem die wissenschaftlichen Hochschulen, sowie die Forschungseinrichtungen der wissenschaftlichen Akademien und Gesellschaften, die Forschungsanstalten des Bundes und anderer (auch privater) Träger enthalten sind und der immer wieder aktualisiert wird. Die im Jahr 1960 veröffentlichten **Empfehlungen des Wissenschaftsrates zum Ausbau der wissenschaftlichen Einrichtungen, Teil 1: Wissenschaftliche Hochschulen**[12] beschäftigten sich eingehend mit der Lage der deutschen Hochschulen und deren Fortentwicklung.

4.1.4 Die Empfehlungen des Wissenschaftsrates im Jahr 1960

An den Universitäten sollten Forschung und Lehre verbunden bleiben und für jede einzelne Hochschule bestehe ein Grundbestand an Fächern in jeder Fakultät. Dabei könne es allerdings Akzentuierungen bei Arbeitsmethoden und Zielsetzungen sowie bei Schwerpunkt- und Sondergebieten geben. Daneben wurde festgehalten, dass es 1960 trotz gestiegener Studentenzahlen weniger Hochschulen in der Bundesrepublik Deutschland gebe, als noch 1935 im Deutschen Reich. Wegen der offensichtlichen Überfüllung in einzelnen Bereichen, wie auch in der Medizin, sollten drei neue Hochschulen gegründet werden. Diese seien für den Raum München, den norddeutschen Raum sowie das nordrhein-westfälische Industrierevier vorgesehen. Gleichzeitig müsste auch die Anzahl der Stellen v. a. bei den Ordinariaten, erhöht werden. 1960 standen 3160 Lehrstuhlinhaber rund 200.000 Studenten gegenüber, während 1928 die entsprechende Relation noch 3050:111.600 betrug.[13] In einer Empfehlung vom 11. März 1960 zur **Eingliederung neuer Dauerstellen in die Lehr-**

Tabelle 4.3. Bestandsaufnahme und zusätzliche Empfehlungen des Wissenschaftsrates (1960)[28]

Universität	Disziplin	Bestand (1960)	Empfehlung (1960)
Berlin FU	Chirurgie	1 Ord Chirurgie	1 Ord Chirurgie 1 EO Anästhesie
Bonn	Chirurgie	1 Ord Chirurgie	1 Ord Chirurgie 1 EO Anästhesie
Düsseldorf (Medizinische Akademie)	Chirurgie	1 Ord Chirurgie	1 Ord Chirurgie 1 EO Anästhesie
Erlangen	Chirurgie	1 Ord Chirurgie 1 Ord Chirurgische Propädeutik	1 EO Anästhesie
Frankfurt am Main	Chirurgie	1 Ord Chirurgie 1 EO Röntgendiagnostik	1 Ord Chirurgie 1 EO Anästhesie
Freiburg	Chirurgie	1 Ord Chirurgie	1 Ord Chirurgie 1 EO Anästhesie
Gießen	Chirurgie	1 Ord Chirurgie	1 Ord Chirurgie 1 EO Anästhesie
Göttingen	Chirurgie	1 Ord Chirurgie 1 EO Chirurgie	1 EO Anästhesie
Hamburg	Chirurgie	1 Ord Chirurgie	1 Ord Chirurgie 1 EO Unfallheilkunde 1 EO Anästhesie
Heidelberg	Chirurgie	1 Ord Chirurgie	1 Ord Chirurgie 1 EO Anästhesie
Kiel	Chirurgie	1 Ord Chirurgie	1 Ord Chirurgie 1 EO Anästhesie
Köln	Chirurgie	2 Ord Chirurgie	1 EO Anästhesie
Mainz	Chirurgie	1 Ord Chirurgie 1 EO Chirurgie und Orthopädie 1 EO Anästhesiologie	
Marburg	Chirurgie	1 Ord Chirurgie	1 Ord Chirurgie 1 EO Anästhesie
München LMU	Chirurgie	1 Ord Chirurgie 1 EO Spez. Chirurgie	1 Ord Chirurgie 1 EO Anästhesie
Münster	Chirurgie	1 Ord Chirurgie	1 Ord Chirurgie 1 EO Anästhesie
Saarland	Chirurgie	1 Ord Chirurgie	1 EO Anästhesie
Tübingen	Chirurgie	2 Ord Chirurgie	1 EO Kinderchirurgie 1 EO Anästhesie
Würzburg	Chirurgie	1 Ord Chirurgie	1 Ord Chirurgie 1 EO Anästhesie

körper der wissenschaftlichen Hochschulen[14] sollten planmäßige außerordentliche Professuren in Zukunft nur noch eingerichtet werden:

a) für Fächer, die noch in der Entwicklung begriffen sind, deren künftige Entwicklung zur Breite eines vollen Ordinariats aber zu erwarten ist,
b) in besonderen Fällen zur dauernden Förderung kleiner Spezialgebiete.[15]

Ein solches noch in Entwicklung befindliches Fach war die Anästhesiologie.

Die Empfehlungen gehen auf die Struktur der Universitätskliniken ein und befassen sich mit deren Aufgaben, aber auch mit deren Ausstattung und deren personeller Situation. In Punkt **IV. Die äußere Gliederung des Klinikums** wird auf **die selbstständigen Kliniken** sowie auf **2. zentrale und gemeinsame Raum- und Personalgruppen** eingegangen. Hier wird angeführt:

> „Nach dem derzeitigen Stand der Entwicklung werden neben den bisher schon bestehenden selbstverständlichen Institutionen als zentrale oder gemeinsame Einrichtungen vorgeschlagen: ...d) Eine Anästhesisten-Gruppe zur Betreuung aller operativen Kliniken."[16]

Wie diese Empfehlungen sich konkret auswirken sollten, ergibt sich aus Kapitel **D. Vorschläge für den Ausbau der einzelnen Hochschulen**[17] (▪ Tabelle 4.3). Für die Anästhesie wurde die Einrichtung von Extraordinariaten empfohlen und in den Folgejahren realisiert (s. auch Kap 4.3).

4.1.5 Die Empfehlungen des Wissenschaftsrates im Jahr 1968

In den **Empfehlungen des Wissenschaftsrates zur Struktur und zum Ausbau der medizinischen Forschungs- und Ausbildungsstätten** vom März 1968 wird im Vorwort darauf hingewiesen, dass **„die aus der geschichtlichen Entwicklung heraus verständliche Sonderrolle der Medizinischen Fakultäten zu überprüfen** [sei] **und Wege aufzuzeigen, die es ihnen ermöglichen, die allgemein für Institutionen der wissenschaftlichen Hochschulen geltenden Forderungen besser als in den letzten Jahrzehnten zu erfüllen."**[18] Erschwert werde dies durch die Forderung nach **klinischem Können**, das unabdingbar sei und mit der Forschung und Lehre vereinbart sein müsse.

> „Die klinischen Leistungen sind zugleich Schrittmacher und Kontrolle der medizinischen Forschung; der Anspruch, eine hochqualifizierte Ausbildung zu vermitteln, wird unglaubwürdig, wenn mangelnde klinische Leistungen es unmöglich machen, die ausbildende Institution als Vorbild anzuerkennen."[19]

Auf der Grundlage der entscheidenden Fortschritte der modernen Medizin, so wird 1968 festgestellt, die durch neue Untersuchungsmethoden, subtile chirurgische Operationsverfahren und die stürmische Entwicklung der Naturwissenschaften ermöglicht wurden, sei in den Medizinischen Fakultäten eine enge Verzahnung von Forschung, Lehre und klinischem Können unabdingbar. Neben einer Neuordnung des Studiums sei v. a. eine weitere Spezialisierung notwendig. Die Einwände aus ärztlich-klinischer Sicht, welche die Einheit der Medizin gefährdet sehen, werden dahingehend zurückgewiesen, dass es eine Überforderung des einzelnen Mediziners wäre, ein größeres Fach voll verantwortlich zu vertreten und gleichzeitig ein Spezialgebiet zu pflegen. Ausdrücklich wird festgestellt: **„Vom Standpunkt der Forschung aus sind Argumente gegen eine sinnvolle, durch Methode, Fragestellung und Kapazität des einzelnen Wissenschaftlers bedingte Spezialisierung nicht vorhanden."**[20] Die Medizinischen Fakultäten und v. a. ihre klinischen Institutionen sollten aus der Sicht des Wissenschaftsrates den **Weg der Spezialisierung** im notwendigen Umfang weitergehen.

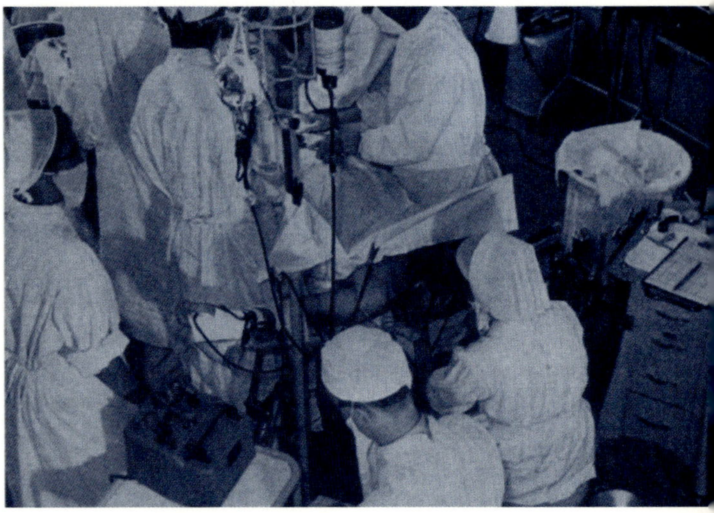

▪ **Abb. 4.5.** Operationssaal um 1952

Bezogen auf die Empfehlungen von 1960 stellt der Wissenschaftsrat 1968 fest, dass diese ihre Wirkung in den Kliniken nicht verfehlt hätten und dass dort wie auch in den Fachgesellschaften eine Diskussion in Gang gekommen sei. Dabei ließen sich zwei Entwicklungstendenzen beobachten: Die Entlastung bestehender Kliniken zum einen durch die Entlassung von Teilgebieten in die Selbstständigkeit, zum anderen die Schaffung von Spezialabteilungen innerhalb der Kliniken.[21]

Grundsätzlich wird jedoch auch festgestellt, dass die Schaffung selbständiger Teilgebiete mit neuen Stellen für ordentliche oder außerordentliche Professoren nicht automatisch verbunden sei mit dem Anspruch auf die Errichtung einer eigenen Klinik. Jedoch müssten ausreichende Arbeitsmöglichkeiten geschaffen werden.

Bei den **Gemeinsamen klinischen Einrichtungen** findet sich auch die Anästhesiologie, für die – nach den Empfehlungen – eine weitgehende Zentralisierung notwendig sei (▪ Abb. 4.5).

In den Ausführungen zur Anästhesiologie wird darauf hingewiesen, dass aus historischen Gründen die Entwicklung dieses Faches an den einzelnen Universitäten unterschiedlich verlaufen sei. **„Die Abteilung ist allen operativ tätigen Kliniken zu Dienstleistungen verpflichtet und organisiert die Anästhesie im Bereich des gesamten Klinikums.“** [22]

Damit die Anästhesie besser auf die Besonderheiten der chirurgischen Spezialgebiete, wie der Neurochirurgie oder der Herzchirurgie eingehen könne, wird der Begriff der **dezentralisierten Zentralisation** geprägt. Hierunter ist zu verstehen, dass operativ arbeitende Spezialkliniken einen auf längere Zeit delegierten leitenden Anästhesisten erhalten sollten. Dieser solle mit den ihm unterstellten Anästhesisten im Stellenplan der zentralen Anästhesieabteilung geführt werden. Im Vordergrund solle dabei eine reibungslose Zusammenarbeit stehen und gleichzeitig der systematische Wechsel in den Aufgabengebieten sichergestellt sein, um eine gründliche und optimale Ausbildung im Fach zu gewährleisten. Ausreichende Forschungsmöglichkeiten, evtl. in einem Zentrum für klinische Grundlagenforschung, sollten der Anästhesie ebenfalls zur Verfügung stehen.

Die Empfehlungen des Wissenschaftsrates von 1968 sehen bei den Kliniken eine Erhöhung der Stellen um 1.518 (20,6%) vor gegenüber den im Jahr 1967 vorhandenen 7.357 Stellen. Davon sind 389 Stellen für ordentliche und außerordentliche Professoren vorgesehen, um eine Erhöhung auf insgesamt 1.090 Professoren in den klinischen Fächern zu erreichen. In den gemeinsamen klinischen Einrichtungen und Zentren der Klinischen Grundlagenforschung, zu denen auch die Anästhesiologie zählt, sind im Jahr 1967 94 Stellen für Professoren vorhanden. Diese sollten nach den Empfehlungen von 1968 um 214 Stellen erhöht werden.

In den Empfehlungen des Wissenschaftsrates aus dem Jahr 1976 wird eine Gliederung in Zentren und Abteilungen vorgeschlagen. Dabei sind für die Anästhesiologie zwei Alternativen vorgesehen: die Zuordnung zum Zentrum für Chirurgie (ohne eigene Betten) oder als eine klinikumsunmittelbare Einrichtung.

Das Fach Anästhesiologie ist bei seiner Etablierung an den Universitäten in ein Gesamtkonzept und die allgemeine Entwicklung eingebunden. Da die Ausstattung der Universitäten im Hoheitsbereich der einzelnen Länder liegt, ist die individuelle Entwicklung an den verschiedenen Fakultäten sehr unterschiedlich, wie die Geschichte der einzelnen Ordinariate in Kapitel 4.3 dokumentiert.

4.1.6 Ein Vergleich mit anderen Teilgebieten der Chirurgie

Die Entwicklung der Anästhesiologie ähnelt der in den Bereichen Neurochirurgie, Orthopädie und Urologie. In den Empfehlungen des Wissenschaftsrates von 1960 finden sich für diese Fächer die in Tabelle 4.4 gelisteten Angaben zum Personalbedarf.

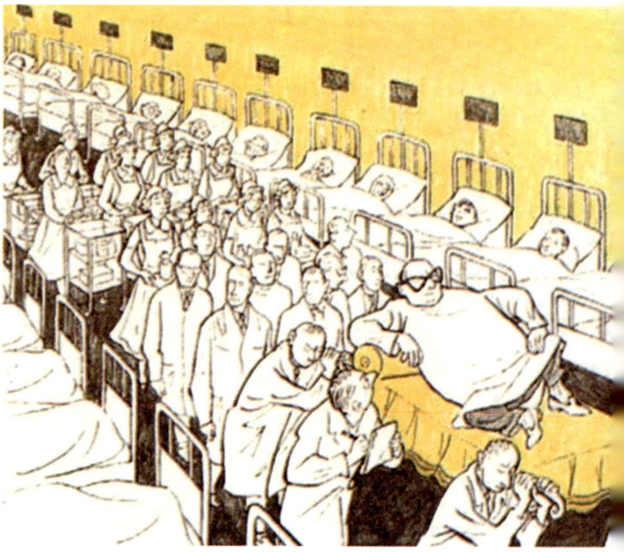

Abb. 4.6. „Halbgötter in Weiß“ – die Stellung der Ärzte im Krankenhaus (Simplicissimus 1957)

In den Empfehlungen des Wissenschaftsrates von 1968 wird für das Fach Neurochirurgie ausgeführt, dass zwei selbständige Teilgebiete angestrebt werden sollten sowie das Spezialgebiet Stereotaxie. Eine weitere Untergliederung werde jedoch für nicht sinnvoll erachtet. Bei der Chirurgie wird darauf hingewiesen, dass die Anästhesiologie zu den gemeinsamen klinischen Einrichtungen zähle. Die Zahl der notwendigen Teilgebiete der Chirurgie wird mit fünf angegeben. Bei den Fächern, deren Verselbstständigung an allen Hochschulen angestrebt werden solle, wird neben der Unfallchirurgie, der Kardio- sowie Thoraxchirurgie die Urologie genannt. Die Orthopädie solle mit Dringlichkeit an allen Hochschulen durch einen selbstständigen Lehrstuhl vertreten sein (Abb. 4.6). Welche Spezialgebiete sich innerhalb der Orthopädie möglicherweise noch ausdifferenzieren, sei noch nicht abzusehen.

Der wesentliche Unterschied in den Entwicklungen der Anästhesiologie und der chirurgischen Teilgebiete Orthopädie und Urologie besteht darin, dass diese bereits in den **Bremer Leitlinien von 1924** als Sonderfächer für die Bezeichnung Facharzt aufgeführt wurden.[23] Die Neurochirurgie ist dort noch nicht erwähnt. Die **Bremer Leitlinien** wurden 1935 in die Deutsche Facharztordnung übernommen, die am 5. November 1937 in Kraft trat und ein Bestandteil der **Berufsordnung Deutscher Ärzte** wurde.[24]

1949 beschloss der 52. Deutsche Ärztetag eine neue Facharztordnung, die auch den „Facharzt für Anästhesie“ enthielt, was jedoch auf den massiven Widerstand der im Vorfeld ungefragt gebliebenen Chirurgen stieß. Mit einer Neugestaltung wurde dann wieder 1951 begonnen. An deren Ende stand die Aufnahme des Facharztes für Anäs-

Tabelle 4.4. Die Disziplinen Urologie, Orthopädie und Neurochirurgie (1960)[29]

Universität	Disziplin	Bestand (1960)	Empfehlung (1960)
Berlin FU	Chirurgie	1 EO Urologie	
	Orthopädie	1 EO Orthopädie	
	Neurochirurgie	1 EO Neurologie und Neurochirurgie	
Bonn	Orthopädie	1 EO Orthopädie	
	Neurochirurgie	1 EO Neurochirurgie	
Düsseldorf	Orthopädie	1 Ord Orthopädie	
	Neurochirurgie	1 EO Neurochirurgie	
Erlangen	Orthopädie		1 Ord. Orthopädie
	Neurochirurgie		1 Ord. Neurochirurgie
Frankfurt am Main	Orthopädie	1 Ord Orthopädie	
	Neurochirurgie		1 Ord. Neurochirurgie
Freiburg	Orthopädie		1 Ord. Orthopädie
	Neurochirurgie	1 EO Neurochirurgie	
Gießen	Orthopädie	1 EO Orthopädie	
	Neurochirurgie	1 EO Neurochirurgie	
Göttingen	Chirurgie		1 EO Urologie
	Orthopädie		1 Ord Orthopädie
	Neurochirurgie	1 EO Neurochirurgie	
Hamburg	Orthopädie	1 Ord Orthopädie	
	Neurochirurgie	1 EO Neurochirurgie	
Heidelberg	Orthopädie	1 Ord Orthopädie	
	Neurochirurgie		1 Ord Neurochrirugie
Kiel	Orthopädie	1 EO Orthopädie	
	Neurochirurgie		1 Ord Neurochirurgie
Köln	Orthopädie	1 Ord Orthopädie	
	Neurochirurgie	1 Ord Neurochirurgie	
Mainz	Orthopädie		1 Ord. Orthopädie
	Neurochirurgie	1 EO Neurochirurgie	
Marburg	Orthopädie	1 EO Orthopädie	
	Neurochirurgie		1 Ord Neurochirurgie
München LMU	Chirurgie	1 EO Urologie	
	Orthopädie	1 Ord Orthopädie	
	Neurochirurgie		1 Ord Neurochirurgie
Münster	Orthopädie	1 Ord Orthopädie	
	Neurochirurgie		1 Ord Neurochirurgie
Saarland	Chirurgie	1 Ord Urologie	
	Orthopädie	1 Ord Orthopädie	
	Neurochirurgie		1 Ord Neurochirurgie
Tübingen	Orthopädie	1 Ord Orthopädie	
	Neurochirurgie		1 Ord Neurochirurgie
Würzburg	Chirurgie		1 EO Urologie
	Orthopädie	1 Ord Orthopädie	
	Neurochirurgie	1 EO Neurochirurgie	

thesie durch den Deutschen Ärztetag in Lindau (1953) (s. Kap. 2) 107 Jahre nach der ersten Narkose war auch in Deutschland der „Narkosearzt" eingeführt.

4.1.7 Abschließende Betrachtungen

> „Eine Neuordnung ist unumgänglich, weil die in den letzten Jahren entwickelten Narkose- und Betäubungsverfahren eine diffizile und vielfältige Kunst geworden sind, die der Chirurg gewissermaßen als Nebentätigkeit oder gar ein Laie nicht mehr einwandfrei beherrschen kann. Sie erfordern Spezialkenntnisse und Spezialfertigkeiten, die nur durch eine gründliche und entsprechend lange ärztliche Ausbildung erworben werden können. Das Ausland, an der Spitze die angelsächsischen, aber auch die romanischen und nordischen Länder, ist uns in dieser Beziehung vorausgegangen insofern, als sich dort Spezialärzte, die ausschließlich der Anästhesie obliegen, in weitem Rahmen mit Erfolg durchgesetzt haben und anerkannt sind."[25]

So stellte Derra in seinem Aufsatz zur Neuordnung des Narkosewesens bereits 1952 fest. Der Weg zum eigenständigen Fach an den Universitäten dauerte allerdings länger als die Einführung des Facharztes für Anästhesie. Noch 1959 finden sich in einer systematischen Übersicht der

Tabelle 4.5. Die Etablierung der Anästhesiologie an den deutschen Universitäten[30]

Universität (heutige Bezeichnung)	*Extraordinariat*	*Ordinariat*
Aachen, Rheinisch-Westfälische Technische Hochschule		1973
Berlin, Humboldt-Universität:		
Universitätsklinikum Charité Campus Mitte		1969
Universitätsklinikum Charité Campus Virchow (früher FU, Klinikum Westend/Charlottenburg)		1968
Berlin, Freie Universität (Klinikum Steglitz)		1968
Bochum, Ruhr-Universität:		
BG-Universitätsklinik Bergmannsheil		1986
St.-Josef-Hospital		1987
Knappschaftskrankenhaus		1983
Kath. Krankenhaus Marienhospital Herne		1987
Bonn, Rheinische Friedrich-Wilhelms-Universität		1974
Dresden, Technische Universität		1979
Düsseldorf, Heinrich-Heine-Universität	1962	1966
Erlangen, Friedrich-Alexander-Universität	1966	1970
Essen, Gesamthochschule		1974
Frankfurt, Johann-Wolfgang-Goethe Universität		1973
Freiburg, Albert-Ludwigs-Universität	1966	1969
Gießen, Justus-Liebig-Universität	1967	1969
Göttingen, Georg-August-Universität	1964	1969
Greifswald, Ernst-Moritz-Arndt-Universität		1977
Halle/Wittenberg, Martin-Luther-Universität		1973
Hamburg, Universität	1963	1966
Hannover, Medizinische Hochschule		1968
Heidelberg, Ruprecht-Karls-Universität	1963	1967
Homburg, Universität des Saarlandes	1963	1966
Jena, Friedrich-Schiller-Universität		1979
Kiel, Christian-Albrecht-Universität		1971
Köln, Universität zu		1971
Leipzig, Universität		1984
Lübeck, Universität zu	1970	1981
Magdeburg, Otto-von-Guericke-Universität		1973
Mainz, Johannes-Gutenberg-Universität	1960	1967
Mannheim, Fakultät für Klinische Medizin der Universität Heidelberg		1971
Marburg, Philipps-Universität	1965	1967
München, Ludwig-Maximillians-Universität	1967	1970
München, Technische Universität		1972
Münster, Westfälische Wilhelms-Universität		1976
Regensburg, Universität		1991
Rostock, Universität		1972
Tübingen, Eberhard-Karls-Universität		1968
Ulm, Universität		1974
Witten-Herdecke, Universität		1995
Würzburg, Julius-Maximilians-Universität	1968	1969

Lehrstühle an den wissenschaftlichen Hochschulen als klinische Medizin nur die operativen Fächer Chirurgie und Orthopädie sowie das Spezialgebiet Urologie – aber keine Anästhesiologie.

Die notwendige Neuordnung war in den 1950er-Jahren auch durch äußere Momente notwendig geworden, wie durch die fortgeschrittene Entwicklung im angloamerikanischen Raum. In den Vereinigten Staaten von Amerika wurde der erste Ordinarius 1936 etabliert (Ralph Waters, University of Wisconsin), in England besetzte die University of Oxford 1939 den ersten Lehrstuhl für Anästhesie (Sir Robert Macintosh; s. Kap. 2.2 und 3.1).

Daneben waren noch andere Impulse für die weitere Entwicklung entscheidend:

1. Die Errichtung des ersten Extraordinariats
   Bereits 1928 erhielt Helmut Schmidt den ersten Lehrauftrag (Privatdozent) in Deutschland für das Teilgebiet Anästhesie. Erst 25 Jahre später bekam Karl Horatz 1953 seinen Lehrauftrag für „Einführung in die Anästhesiologie" am Universitätskrankenhaus Eppendorf in Hamburg. Das erste Extraordinariat wurde 1960 in Mainz für Rudolf Frey eingerichtet. Nochmals 6 Jahre dauerte es bis im Jahr 1966 das erste Ordinariat für Anästhesiologie an einer deutschen Universität mit

Horatz in Hamburg besetzt wurde. In den folgenden Jahren etablierte sich das Fach auch an den übrigen deutschen Universitäten (◘ Tabelle 4.5).

2. Die Gründung einer Fachgesellschaft
Nachdem 1952 die Arbeitsgemeinschaft für Anaesthesiologie errichtet worden war, konnte 1953 die **Deutsche Gesellschaft für Anaesthesie** gegründet und ins Vereinsregister eingetragen werden. (s. hierzu Kap. 2.2)
3. Das eigene Publikationsorgan
Im Jahr 1952 wurde **Der Anaesthesist** als Zeitschrift für Anästhesisten im deutschsprachigen Raum gegründet. Inzwischen hat die Deutsche Gesellschaft für Anästhesiologie vier Publikationsorgane (s. hierzu Kap. 2.5).

> „Es unterliegt keinem Zweifel, dass Operateur und Patient in gleicher Weise Vorteil davon haben würden, wenn dem Narkotiseur auch bei uns mehr Recht und Bedeutung eingeräumt würden, als es bisher geschehen."[26]

So äußerten sich im Jahr 1928 die Herausgeber der Zeitschrift **Der Schmerz** in ihrem Gründungseditorial. Inzwischen hat sich die Anästhesie in allen Bereichen des Gesundheitswesens der heutigen Bundesrepublik Deutschland als eigenständiges Fachgebiet etabliert. Ihre Entwicklung vollzog sich aufgrund des Föderalismus und der Kulturhoheit der Bundesländer sowie der über Jahrzehnte bestehenden beiden deutschen Staaten – abhängig von der Wirksamkeit unterschiedlicher Faktoren – in differenzierter Weise.

Fußnoten zu Unterkap. 4.1

1 Hunter 1949, S. 404.
2 Huerkamp 1985, S. 89.
3 Ignaz Semmelweis entdeckte die Übertragung des Kindbettfiebers durch vaginale Untersuchungen.
4 Jaspers 1946, S. 76 f.
5 a.a.O., S. 77.
6 Weber 1991, S. 11.
7 Unschuld 1978, S. 534 f.
8 Unschuld 1974, S. 258.
9 a.a.O., S. 259 f.
10 Bach 1943, S. 55.
11 Wissenschaftsrat 1960, S. 7.
12 Wissenschaftsrat 1960.
13 Wissenschaftsrat 1960, S. 61.
14 a.a.O., S. 439.
15 a.a.O., S. 440.
16 a.a.O., S. 426.
17 a.a.O., S. 172.
18 Wissenschaftsrat 1968, S. 8.
19 a.a.O., S. 8.
20 a.a.O., S. 13.
21 Wissenschaftsrat 1968, S. 34.
22 a.a.O., S. 62.
23 Bergeat 1924, S. 927.
24 Neumann 1957, S. 279.
25 Derra 1952, S. 49.
26 Gauß u. von der Porten 1928, S. 2.
27 Eulner 1970, S. 542–690.
28 Wissenschaftsrat 1960.
29 Wissenschaftsrat 1960.
30 Die angegebenen Jahreszahlen beziehen sich auf die Erstbesetzung (Dienstantritt) der Lehrstühle, nicht auf die Beschlüsse der Fakultäten zur Gründung der jeweiligen Lehrstühle (in der Regel 1–2 Jahre früher).

Literatur zu Unterkap. 4.1 (Auswahl)

Bach E (1943) Das Studium der Medizin. Einführungsband. Winter, Heidelberg (Studienführer Gruppe IV: Medizin und Pharmazie)
Bergeat (1924) 43. Deutscher Aerztetag. Münch Med Wochenschr 71: 925–929
Buchborn E (1985) Spezialisierung und Integration in der Medizin. Focus MHL 2: 263–268
Derra E (1952) Gedanken zur Neuordnung des Narkosewesens in Deutschland. Das Krankenhaus 44: 49–51
Die Anästhesie (1952). Ciba-Zeitschrift Bd 11, No 130/131. Basel
Eulner HH (1970) Die Entwicklung der Medizinischen Spezialfächer an den Universitäten des deutschen Sprachgebietes. Enke, Stuttgart
Gauß W, von der Porten E (1928) Zur Einführung. Der Schmerz 1: 1–4
Hochschulverband (Hrsg) (1959) Die Lehrstühle an den wissenschaftlichen Hochschulen in der Bundesrepublik und in Westberlin. Schwartz, Göttingen
Huerkamp C (1985) Der Aufstieg der Ärzte im 19. Jahrhundert. Vandenhoeck & Ruprecht, Göttingen
Hunter RA (1949) Moderne Anästhesie in der Bauchchirurgie. Langenbecks Arch Dtsch Z Chir 262: 464–493
Jaspers K (1946) Die Idee der Universität. Springer, Berlin
Maier J (1962) Der historische Ablauf der Emanzipierung neuer Fächer aus der Chirurgie. Diss. Med., Kiel
Neumann H (1957) Die Entwicklung der deutschen Facharztordnung. Der Nervenarzt 28: 278–279
Röse W (1999) 40 Jahre Anästhesie in Deutschland. Anaesthesiol Reanimat 24: 19–26
Seidler E (1991) Die medizinische Fakultät der Albert-Ludwigs-Universität Freiburg im Breisgau. Grundlagen und Entwicklungen. Springer, Berlin
Toellner R (1986) Illustrierte Geschichte der Medizin. Bd 3. Andreas & Andreas, Salzburg
Unschuld P (1974) Professionalisierung im Bereich der Medizin. Saeculum 25: 251–276
Unschuld P (1978) Professionalisierung und ihre Folgen. In: Schipperges H, Seidler E, Unschuld P (Hrsg) Krankheit, Heilkunst, Heilung. Alber, Freiburg, S 517–555
Weber M (1991) Wissenschaft als Beruf. 8. Aufl. Duncker & Humblot, Berlin
Wissenschaftsrat (Hrsg) (1960) Empfehlungen des Wissenschaftsrates zum Ausbau der wissenschaftlichen Einrichtungen. Teil 1: Wissenschaftliche Hochschulen. Mohr, Tübingen
Wissenschaftsrat (Hrsg) (1968) Empfehlungen des Wissenschaftsrates zur Struktur und zum Ausbau der medizinischen Forschungs- und Ausbildungsstätten. Bundesdruckerei, Bonn
Wissenschaftsrat (Hrsg) (1976) Empfehlungen des Wissenschaftsrates zur Struktur und zum Ausbau der medizinischen Forschungs- und Ausbildungsstätten. Bundesdruckerei, Bonn
Wissenschaftsrat (Hrsg) (1978) Empfehlungen zu Aufgaben, Organisation und Ausbau der medizinischen Forschungs- und Ausbildungsstätten. Köln

4.2 Der Beitrag der Anästhesie an nichtuniversitären Krankenhäusern

4.2.1 Die Deutsche Gesellschaft für Anaesthesie und Wiederbelebung, Gründung und Entwicklung

Charlotte Lehmann

[Nachdruck aus: Der Anaesthesist 16 (1967), S. 259–268]

Die Deutsche Gesellschaft für Anaesthesie und Wiederbelebung

Gründung und Entwicklung

CHARLOTTE LEHMANN, München

Als während der ersten Nachkriegs-Jahre erneuter Kontakt zum Ausland aufgenommen werden konnte und uns bis dahin nicht geläufige Operationsmethoden bekannt wurden, entwickelten sich Bestrebungen, auch die dazu erforderlichen Betäubungsverfahren einzuführen.

Es fanden sich interessierte Ärzte, die sich eingehend mit der Anaesthesie befaßten und schließlich den Wunsch hatten, sich in einer wissenschaftlichen Gesellschaft zusammenzuschließen.

Am 5. September 1952 wurde während einer Tagung in Salzburg unter dem Vorsitz von JOCHEN BARK zunächst die „Deutsche Arbeitsgemeinschaft für Anaesthesiologie" gegründet.

Während des Kongresses der Deutschen Gesellschaft für Chirurgie in München berief BARK die damaligen deutschen Narkoseärzte am 10. 4. 53 zu einer Gründungsversammlung der „Deutschen Gesellschaft für Anaesthesie" in das Deutsche Museum.

Das anläßlich dieser Sitzung geführte Protokoll enthält folgenden Wortlaut:

DEUTSCHE GESELLSCHAFT
FÜR ANAESTHESIE

Der Vorsitzende für das Jahr 1953/54: Dr. J. BARK

Heilstätte Wehrawald, den
Todtmoos/Schwarzwald

Protokoll

über die Gründungsversammlung der Deutschen Gesellschaft für Anaesthesie

am Freitag, den 10. 4. 1953

im Vortragssaal 1 des Deutschen Museums in München.

Der Vorsitzende der am 5. September 1952 in Salzburg gegründeten Deutschen Arbeitsgemeinschaft für Anaesthesiologie, Herr Dr. J. BARK, berief die deutschen Spezialisten für Anaesthesie auf den 10. April 1953, 9 Uhr vormittags, in das Deutsche Museum in München ein. Es versammelten sich ca. 70 Anaesthesisten.

Die beiliegenden Satzungen wurden einstimmig angenommen. Die Annahme wurde durch Unterschrift bestätigt.

Es wurden die Fragen der zukünftigen Kongresse für Anaesthesie diskutiert, die zusammen mit den österreichischen und schweizerischen Anaesthesie-Gesellschaften abgehalten werden sollen.

Die von Dozent Dr. R. FREY, Heidelberg, Chir. Univ.-Klinik, redigierte Zeitschrift „Der Anaesthesist" (Springer-Verlag) wurde zum Organ der Gesellschaft gewählt.

Es wurden gewählt:

1. Dr. J. BARK, Wehrawald, zum 1. Vorsitzenden,
2. Dozent Dr. R. FREY, Heidelberg, zum 1. (ständigen) Schriftführer,
3. Dr. G. MÖLLER, Wuppertal-Barmen, Stahlstr. 11, zum Kassenführer.

In den Ausschuß wurden gewählt:

Dr. O. JUST, Berlin, zum 2. Schriftführer, der den ständigen Schriftführer vertritt und zum Vertreter in Berlin,

Dr. M. ZINDLER, Düsseldorf, zum Sachbearbeiter für Facharztfragen,

Dr. HORATZ, Hamburg, zum Sachbearbeiter für Presse und Rundfunk,

Dr. W. IRMER, Düsseldorf, zum Verbindungsmann zu den nebenberuflichen Anaesthesisten.

Im Anschluß an die Gründungsversammlung wurde die 1. wissenschaftliche Sitzung (14—19 Uhr) im Hörsaal 1 abgehalten. Die 2. wissenschaftliche Sitzung wurde am Samstag, den 11. April, gemeinsam mit der Deutschen Gesellschaft für Chirurgie im Kongreßsaal des Deutschen Museums mit ca. 1200 Teilnehmern abgehalten.

München, den 10. April 1953
Dr. Fr./Ha

(Priv.-Doz. Dr. R. FREY)
1. (ständiger) Schriftführer

Die während der Sitzung verlesene und nachfolgende Satzung wurde von allen anwesenden Gründungsmitgliedern unterschrieben.

Satzungen der Deutschen Gesellschaft für Anaesthesie

§ 1. Name, Zweck und Sitz der Gesellschaft

Die Deutsche Gesellschaft für Anaesthesie (= D.G.A.) bezweckt, deutsche Ärzte zu gemeinsamer Arbeit am Ausbau und Fortschritt der Anaesthesie zu vereinen und die Interessen ihrer Mitglieder zu wahren. Sie ist ein gemeinnütziger eingetragener Verein im Sinne des § 21 BGB. Sie hat ihren Sitz am jeweiligen Wohnsitz des Schriftführers.

Die Eintragung ins Vereinsregister erfolgt beim Amtsgericht Heidelberg.

§ 2. Kongresse

Zur Erreichung dieses Zweckes veranstaltet die D.G.A. jährlich — in der Regel gemeinsam mit dem Kongreß der Deutschen Gesellschaft für Chirurgie — eine Zusammenkunft. Tag, Ort und Programm der Tagung, sowie die Zahl der Sitzungstage bestimmt der Vorstand der Gesellschaft.

§ 3. Vermögen

Das Vermögen der D.G.A. setzt sich zusammen aus Kapital und Barvermögen, entstanden aus den Jahresbeiträgen und aus Zuwendungen, welche der D.G.A. von Mitgliedern oder von Dritten gemacht werden.

Das Vermögen verwaltet der Kassenführer. Ausgaben außerhalb des laufenden Geschäftsbetriebes bedürfen der Gegenzeichnung durch den Vorsitzenden. Der Kassenführer ist verpflichtet, jährlich einen Kassenbericht zu erstatten. Nach Überprüfung und Richtigbefund durch zwei von der Vollversammlung gewählte ordentliche Mitglieder wird ihm von der Vollversammlung Entlastung erteilt.

§ 4. Zusammensetzung und Organe

Die D.G.A. besteht aus ordentlichen, außerordentlichen, korrespondierenden und aus Ehrenmitgliedern, sowie einem wissenschaftlichen Beirat.

Offizielles Mitteilungsblatt der D.G.A. ist die Zeitschrift „Der Anaesthesist".

§ 5. Mitglieder

Mitglied der Gesellschaft kann werden, wer sich in anerkennender Weise praktisch oder wissenschaftlich mit Anaesthesie beschäftigt.

Wer in die Gesellschaft als Mitglied aufgenommen werden will, muß einen schriftlichen Antrag an den Schriftführer stellen. Über die Aufnahme entscheidet ein vom Vorstand zu ernennender Ausschuß nach Anhörung zweier ordentlicher Mitglieder, die den Antragsteller kennen.

Ordentliche Mitglieder müssen Fachärzte für Anaesthesie sein gemäß den beigefügten Facharztbestimmungen.

Pharmakologen, Physiologen, Chirurgen und andere Ärzte und Wissenschaftler, sowie Anaesthesisten, die noch in Ausbildung begriffen sind oder die Tätigkeit als Anaesthesist nur nebenberuflich ausüben, können als außerordentliche Mitglieder aufgenommen werden. Diese nehmen an den wissenschaftlichen Verhandlungen in gleicher Weise teil, wie die ordentlichen Mitglieder und haben beratende Stimme.

Ausländische Anaesthesisten, die zur Förderung der Anaesthesie in Deutschland beigetragen haben, können als korrespondierende Mitglieder aufgenommen werden.

§ 6. Ehrenmitglieder

Hervorragende Ärzte, Naturforscher und Gelehrte, die durch ihre Arbeiten zur Förderung der Anaesthesie wesentlich beigetragen haben, können zu Ehrenmitgliedern oder korrespondierenden Mitgliedern ernannt werden.

Hervorragende Vertreter anderer Fachgebiete, die den Problemen der Anaesthesie aufgeschlossen gegenüberstehen, können in den Beirat der Gesellschaft berufen werden. Sie beraten die Gesellschaft in Fragen ihrer Fachgebiete.

Die Ernennung von Ehrenmitgliedern erfolgt auf der Hauptversammlung. Zur Ernennung von Ehrenmitgliedern bedarf es des einstimmigen Beschlusses des Vorstands und einer Mehrheit von $^4/_5$ der anwesenden Mitglieder; zur Ernennung korrespondierender Mitglieder und des Beirates des einstimmigen Beschlusses des Ausschusses.

§ 7. Beiträge

Der Jahresbeitrag der ordentlichen und außerordentlichen Mitglieder wird von der Hauptversammlung festgesetzt.

Ehrenmitglieder und korrespondierende Mitglieder, sowie Mitglieder des Beirates sind nicht zur Entrichtung von Beiträgen verpflichtet.

Die Zahlung der Beiträge erfolgt in der ersten Hälfte des Jahres an den Kassenführer.

§ 8. Ausschluß von Mitgliedern

Mitgliedern, welche durch ihr Verhalten die Zwecke und das Ansehen der Gesellschaft schädigen, kann auf einstimmigen Antrag des Vorstandes der Rat zum Austritt gegeben werden. Kommen sie dem Rat nicht nach, können sie durch die Vollversammlung mit Zwei-Drittel-Mehrheit ausgeschlossen werden.

Ein Mitglied, das trotz zweimaliger Mahnung des Kassenführers mit seinem Beitrag — ohne hinreichenden Grund — länger als 1 Jahr im Rückstand bleibt, gilt als ausgeschlossen und wird in der Liste gestrichen. Wiedereintritt in die Gesellschaft kann nur mit Genehmigung des Vorstandes erfolgen, sobald die rückständigen Beiträge nachgezahlt worden sind.

Ein Mitglied, das zum Verlust der Bürgerlichen Ehrenrechte rechtskräftig verurteilt ist, verliert ohne weiteres die Mitgliedschaft.

§ 9. Vorstand und Ausschuß

Der *Vorstand* der D.G.A. besteht aus:
1. dem Vorsitzenden,
2. dem ständigen Schriftführer, der die Gesellschaft gerichtlich und außergerichtlich vertritt und zugleich stellvertretender Vorsitzender ist,
3. dem Kassenführer.

Der Vorstand wird unterstützt von einem *Ausschuß:* dieser setzt sich zusammen aus:
1. den Vorstandsmitgliedern,
2. dem bisherigen Vorsitzenden, der zugleich zweiter stellvertretender Vorsitzender ist,
3. dem 2. Schriftführer, der den ständigen Schriftführer vertritt,
4. dem Sachbearbeiter für Facharztfragen,
5. dem Sachbearbeiter für Presse und Rundfunk,
6. dem Verbindungsmann zu den nebenberuflichen Anaesthesisten,
7. je einem Vertreter in Berlin und Ostdeutschland.

§ 10. Wahl des Vorstandes und des Ausschusses

Die Wahl der Vorstands- und Ausschußmitglieder erfolgt in der Hauptversammlung nach demokratischen Gesichtspunkten. Ihre Amtsdauer beträgt 2 Jahre.

Zu Vorstands- und Ausschußmitgliedern können nur ordentliche Mitglieder gewählt werden — mit Ausnahme des Verbindungsmannes zu den nebenberuflichen Anaesthesisten, der ein außerordentliches Mitglied sein sollte.

Alle Mitglieder des Vorstandes, mit Ausnahme des Vorsitzenden, sind wiederwählbar.

§ 11. Hauptversammlung

Die Hauptversammlung besteht aus den ordentlichen, außerordentlichen, korrespondierenden und Ehrenmitgliedern der Gesellschaft. Sie ist beschlußfähig, wenn mindestens 20% der ordentlichen Mitglieder anwesend sind.

Soweit die Statuten nichts anderes bestimmen, faßt die Hauptversammlung durch einfache Stimmenmehrheit der Abstimmenden Beschluß. Bei Stimmengleichheit entscheidet die Stimme des Vorsitzenden.

Vorschläge zur Hauptversammlung sind mindestens 4 Wochen vor der Versammlung beim Vorsitzenden oder dem ständigen Schriftführer einzureichen.

Über den Verlauf der Hauptversammlung hat der Schriftführer ein Protokoll anzulegen.

Die Teilnehmer tragen sich in eine Anwesenheitsliste ein.

§ 12. Satzungsänderungen

Änderungen der Satzungen können nur durch die Hauptversammlung mit Zwei-Drittel-Mehrheit beschlossen werden nach vorheriger Mitteilung der vorgeschlagenen Änderung an alle Mitglieder.

§ 13. Auflösung der Gesellschaft

Für die Auflösung der Gesellschaft gelten die gesetzlichen Vorschriften.

Das Gesellschaftsvermögen ist bei der Auflösung oder bei Wegfall der bisherigen Zwecke einer anderen, steuerlich als gemeinnützig anerkannten Gesellschaft zuzuführen, die es im Sinne des § 1 der Satzungen der Deutschen Gesellschaft für Anaesthesie zu verwenden hat.

Jede Zuwendung von Vermögen oder Vermögensvorteilen an Mitglieder der Deutschen Gesellschaft für Anaesthesie kommt nicht in Frage.

Beschlüsse über die Verwendung des Vermögens der Gesellschaft sowie Beschlüsse über Satzungsänderungen, die die Zwecke der Gesellschaft und Verwendung ihres Vermögens betreffen, sind vor Inkrafttreten dem zuständigen Finanzamt mitzuteilen.

Über die Verwendung im einzelnen und Beachtung der Bestimmungen der vorhergehenden Absätze entscheidet die Generalversammlung.

München, den 10. April 1953

Dr. Jochen Bark, Todtnau, Schwarzwald.
Dr. Rudolf Frey, Heidelberg, Chirurg. Univ.-Klinik.
Dr. Paul Schostok, Chirurg. Klinik Gießen.
Dr. Georg Glogowski, Bad Tölz.
Dr. Andreas Flach, Neumünster/Holstein, Friedrich-Ebert-Krankenhaus.
Dr. Fritz Stürtzbecher, Hamburg, Chirurg. Univ.-Klinik.
Dr. Gustel Merle, Bad Oldesloe, Kreiskrankenhaus.
Dr. Karl Horatz, Hamburg, Chirurg. Univ.-Klinik.
Dr. Sverre Loennecken, Göttingen, Chirurg. Univ.-Klinik.
Dr. Friedrich-Wilhelm Koch, Wien 20, Unfallkrankenhaus.
Dr. Heinz Oehmig, Heidelberg, Chirurg. Univ.-Klinik.
Dr. Otto Just, Berlin-Charlottenburg, Chirurg. Univ.-Klinik, Westend-Krankenhaus.
Dr. Friedrich Kahl, Marburg/Lahn, Chirurg. Univ.-Klinik.
Dr. Ludwig Zürn, München 15, Nußbaumerstr. 20.
Dr. Martin Zindler, Düsseldorf, Moorenstr. 5.
Dr. Wolfgang Irmer, Düsseldorf, Moorenstr. 5.
Dr. Hans Joachim Harder, Berlin N 65, Rud.-Virchow-Krankenhaus.
Dr. Lothar Barth, Berlin-Buch, Lindenberger Weg 76.
Dr. Werner Sauerwein, Saarbrücken, Bürgerhospital.
Dr. Fritz Hesse, Saarbrücken, Bürgerhospital.
Dr. Günther Möller, W.-Barmen, Stahlstr. 11.
Dr. Friedrich Reiner, Freiburg/Br., Wintererstr. 65.
Prof. Hellmut Weese, Wuppertal, Dörnbergerstr. 8.
Prof. Dr. Hans Killian, Freiburg/Br., Reutestr. 2.
Dr. Josef Schuster, Städt. Krankenhaus Schweinfurt.
Dr. Horst Everbrock, Münster, Chirurg. Univ.-Klinik.
Dr. Robert Enzenbach, München, Chirurg. Univ.-Klinik.
Dr. Albert Schürholz, Münster (Westf.), Chirurg. Univ.-Klinik.
Dr. Franz Mathis, Quierschied-Saar, Knappschafts-Krankenhaus.
Dr. Kurt Wiemers, Köln-Merheim, Chirurg. Klinik.
Dr. Lautenbach, Flensburg, Diakonissen-Anstalt.
Dr. Werner Quarz, Marienheide, Bez.-Köln, Landeskrankenhaus.
Dr. Kurt Hauber, München, Krankenhaus Nymphenburg.
Dr. Karl Dielmann, Bonn, Chir. Univ.-Klinik.
Dr. Klaus Mangel, Bremerhaven-M., Städt. Krankenhaus Mitte.
Dr. Alfred Rölling, Essen, Elisabethkrankenhaus.
Dr. F. W. v. Ungern-Sternberg, Hamburg, A. K. Barmbek
Dr. Walter Massion, Arnsberg/Westf., z. Z. Kopenhagen WHO Anesthesiology Center.
Dr. Ester Krabbe, Heidelberg, Chirurg. Univ.-Klinik.
Dr. Elma v. Lüttichau, Heidelberg, Chirurg. Univ.-Klinik.
Dr. Werner Sauerwein, Homburg/Saar.
Dr. Heinz Georg, Heidelberg, Chirurg. Univ.-Klinik.
Dr. Felix H. Ungar, Basel, Chirurg. Univ.-Klinik.

Auf Antrag vom 20.4.53 des 1. (ständigen) Schriftführers, Privatdozent Dr. R. Frey, Heidelberg, erfolgte am 30. 4. 53 die Eintragung der „Deutschen Gesellschaft für Anaesthesie" in das Vereinsregister: Bd. IX O.Z. 38 beim Amtsgericht Heidelberg.

Auf Ansuchen der Gesellschaft (vertreten durch R. Frey) wurde im November 1953 anläßlich des Deutschen Ärztetages in Lindau die *Facharztanerkennung für Anaesthesie* in die Berufsordnung aufgenommen.

In den 15 Jahren ihres Bestehens entwickelte sich die Deutsche Gesellschaft für Anaesthesie zu einer repräsentativen Vertretung der Narkoseärzte und weist jetzt (Stand 31. 5. 67) 760 Mitglieder auf (Tabelle 1).

Tabelle 1. *Mitgliederstand der DGAW von 1953 bis 31. 5. 1967*

Stand am 31. .12	Anzahl der Mitglieder	♂	♀
1953	56	52	4
1954	101	89	12
1955	120	105	15
1956	149	130	19
1957	169	149	20
1958	190	163	27
1959	319	262	57
1960	366	292	74
1961	413	310	103
1962	452	329	123
1963	509	368	141
1964	554	402	152
1965	631	459	172
1966	713	513	200
1967 (Stand am 31. 5.)	760	524	236

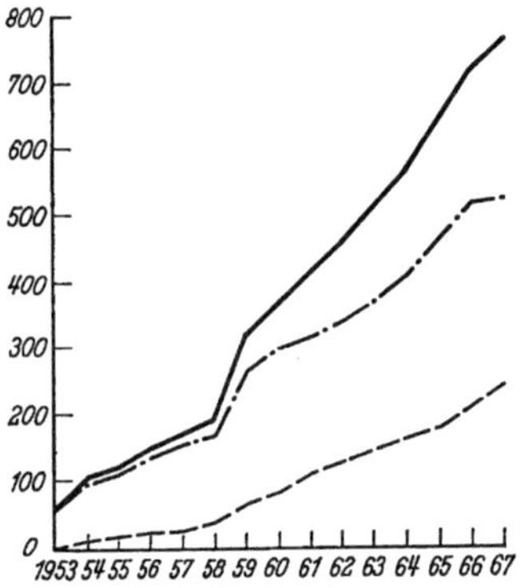

Während der deutschen Gesellschaft anfänglich vor allem männliche Kollegen beitraten (1953 nur 17% Frauen), übersteigt heute der Anteil der weiblichen Mitglieder mit 31% sowohl den Bundesdurchschnitt des Fachgebietes Anaesthesie mit 26% (errechnet nach Tabelle 2) als auch den Anteil der Frauen in der Gesamtärzteschaft der Bundesrepublik einschließlich Westberlin (Stand vom 1. 1. 66 = 22%).

Eine in den ersten Jahren zu beobachtende Zurückhaltung hinsichtlich der Beitritte ist auf die zunächst fehlende Attraktivität des Fachgebietes zurückzuführen. Als sich aber erweist, daß die Anaesthesie auch in Deutschland Anerkennung findet, steigen die Mitgliederzahlen sprunghaft in die Höhe (Tabelle 3). Austritte dagegen sind verschwindend gering. Von 64 Mitgliedern verstarben 13. Die anderen Kollegen wandten sich vor allem in den ersten Jahren anderen Fachgebieten zu. (Der besonders starke Anstieg im Jahre 1959 ist auf die rege Teilnahme am zentraleuropäischen Kongreß in Düsseldorf, die verhältnismäßig vielen Austritte des Jahres 1961 sind auf eine Karteibereinigung zurückzuführen.)

Die Tabellen 4—6 unterrichten über die Altersverteilung der Mitglieder, der Fachärzte und der Kollegen in leitenden Positionen. Das Durchschnittsalter der männlichen Kollegen liegt bei 41, das der weiblichen bei 39 Jahren. Die Fachärzte sind im Durchschnitt 41 (♂ 42, ♀ 40), die Chefärzte $43^1/_2$ (♂ 44, ♀ 42) Jahre alt. Diese Zahlen stehen infolge der späten und schnell voranschreitenden Entwicklung unseres Fachgebietes weit unter den Vergleichsziffern anderer Fächer.

Die anschließende Vergleichsstatistik gibt einen Überblick über Gründungsjahr und Mitgliederstand aller im Weltbund der Anaesthesiegesellschaften zusammengeschlossenen Vereinigungen. Der Versuch einer Darstellung des errechneten Verhältnisses von

Tabelle 2. *Ärzte und Medizinalassistenten nach dem Stande vom 1. 1. 1966 (Bundesgebiet und Westberlin) entnommen aus dem Tätigkeitsbericht der Bundesärztekammer 1966/67*

Facharztgruppe	Ärzte hauptberuflich in freier Praxis: insgesamt		Ärzte hauptberuflich in freier Praxis: davon Belegärzte		leitende Krankenhausärzte		Oberärzte und planmäßige Assistenten		Ärzte bei Behörden und öffentlich rechtlichen Körperschaften		Kassenärzte[a] (in den Vorspalten enthalten)	
	insgesamt	davon weiblich	insgesamt	davon weiblich	insgesamt	davon weiblich	insgesamt	davon weiblich	insgesamt	davon weiblich	insgesamt	davon weiblich
Anäesthesie	21	18	6	4	91	14	208	71	4	—	18	12
Augenkrankheiten	1772	306	513	32	61	—	152	35	21	1	1722	286
Chirurgie	1313	34	433	5	1101	3	1456	77	282	6	1203	22
Frauenkrankh. u. Geburtshilfe	2245	390	772	80	442	10	559	91	68	17	2077	324
HNO-Krankheiten	1818	87	839	19	94	2	172	21	32	2	1760	79
Haut- u. Geschlechtskrankheiten	1274	166	85	3	55	—	172	48	89	10	1193	143
Innere Krankheiten	4511	499	380	11	1173	15	1831	354	936	106	3654	361
Mund- u. Kiefernkrankheiten	72	1	6	—	17	—	28	1	2	—	34	1
Kinderkrankheiten	1747	858	113	36	205	28	588	290	188	115	1539	724
Laboratoriumsdiagnostik	123	12	—	—	64	5	56	9	51	5	102	9
Lungenkrankheiten	566	51	9	1	193	5	381	98	401	70	528	47
Nerven- u. Gemütskrankheiten	936	164	34	1	223	5	778	160	355	52	754	121
Neurochirurgie	3	—	—	—	11	—	39	—	3	—	5	1
Orthopädie	912	44	185	4	75	3	164	19	81	6	866	37
Röntgen- und Strahlenheilkunde	766	31	41	2	235	1	281	29	67	5	747	31
Urologie	402	2	129	1	85	—	102	—	12	—	385	1
Sonstige Fachgebiete	73	5	3	1	59	1	27	2	13	—	53	3
Fachärzte insgesamt:	18554	2668	3546	200	4184	92	6994	1305	2605	395	16640	2202
Allgemein-Praktiker	26995	4153	1203	79	269	21	12248	3049	3271	473	24542	3309
Sämtliche Gruppen	45559	6821	4751	279	4453	113	19242	4354	5876	868	41182	5311
1965:	45607	6830	5205	299	4229	90	17779	4061	5733	773	40949	5428

[a] Ferner 1402 Ärzte, die nur an der Ersatzkassenpraxis beteiligt sind.

Tabelle 3. *Fluktuation des Mitgliederstandes der DGAW von 1953—1966.* Eintritte ▭; Austritte ■

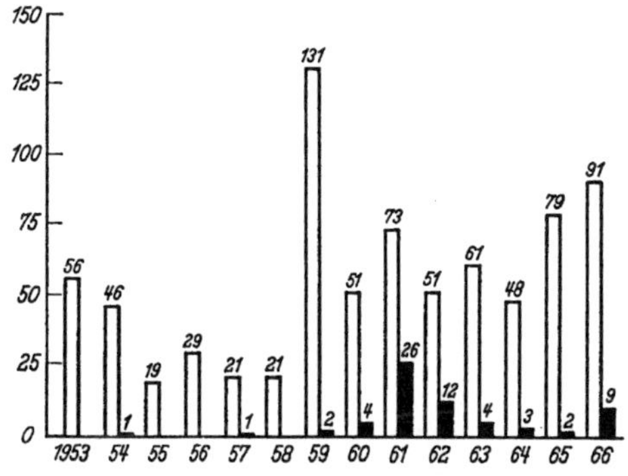

Tabelle 4. *Altersverteilung der Mitglieder der DGAW. Männer ▨; Frauen ▭*

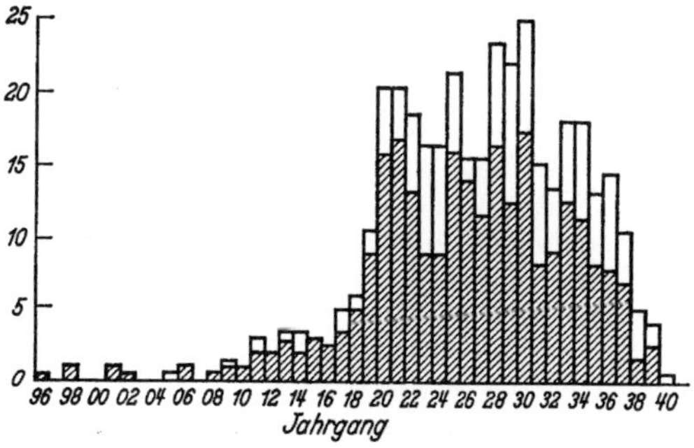

Tabelle 5. *Altersverteilung der Fachärzte für Anaesthesie. Männer ▨; Frauen ▭*

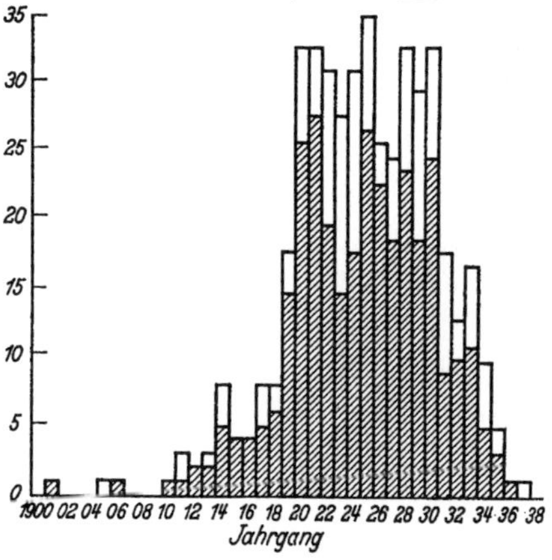

Tabelle 6. *Altersverteilung der Fachärzte für Anaesthesie in leitenden Positionen. Männer ▨; Frauen ▭*

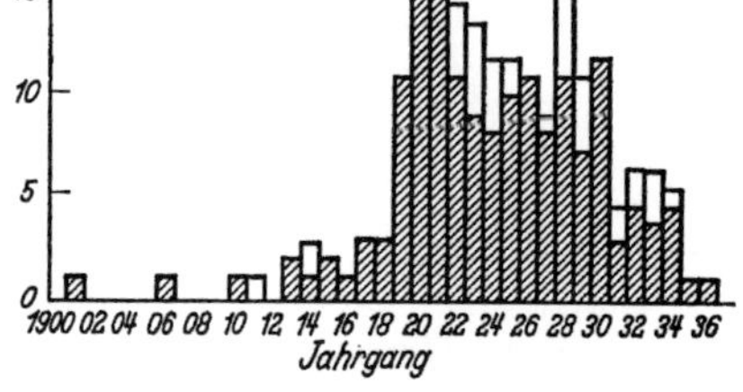

Anaesthesie-Ärzten zur Bevölkerungszahl kann nur bedingt gewertet werden, weil nicht alle Vertreter dieses Fachgebietes den jeweiligen wissenschaftlichen Gesellschaften angehören. (Die Statistik wurde zum Teil einer Aufstellung des Weltbundes der Anaesthesie-Gesellschaften entnommen.)

Tabelle 7

Land	Bevölkerungsziffer in Mill.	Gründungsjahr der wissenschaftlichen Gesellschaft für Anaesthesie	Mitgliederstand am 31.12.66	Verhältnis der Anzahl der Anaesthesieärzte zur Bevölkerungsziffer
Ägypten				
Argentinien	20	1943	450	1: 44444
Australien	10,8		524	1: 20610
Belgien	9,3		153	1: 60784
Bolivien	3,5	1960	15	1: 233333
Brasilien	72		619	1: 116320
Bulgarien	8		35	1: 228571
Ceylon			20—30[a]	
Chile	8		60	1: 133333
Columbien	14,5		172	1: 84302
Dänemark	4,8		167	1: 28743
Deutschland	74		713	1: 103790
Ekuador	4,5		8—10[a]	1: 450000
Finnland	4,6		83	1: 55422
Formosa	11		16	1: 687500
Frankreich	46,5		475	1: 97894
Griechenland	8,5		72	1: 118056
Großbritannien und Irland			1883	
Hongkong	4		32	1: 125000
Indien	440		302	1:1456954
Israel	2,3		78	1: 29487
Italien	51		598	1: 85284
Japan	95		185	1: 513513
Jugoslawien	18,5		47	1: 393617
Kanada	18,5		1133	1: 16328
Korea	25,5	1956	60	1: 416667
Kuba	7	1949	67	1: 104477
Kuwait				
Libanon	1,6		22	1: 72727
Mexiko	36		150[a]	1: 240000
Neuseeland	2,5		191	1: 13089
Niederlande	11,8		236	1: 50000
Norwegen	3,6		36	1: 100000
Österreich	7	1951	183	1: 38251
Paraguay	1,8		8—10[a]	1: 180000
Peru	10,5		25—30[a]	1: 350000
Philippinen	29		201	1: 144279
Polen	30	1958	154	1: 194805
Portugal	10		85	1: 117647
Rhodesien				
Rumänien	19		46	1: 413043
El Salvador	2,5		6	1: 416607
Spanien	31		331	1: 93656
Sowjetunion				
Südafrika	16		163	1: 98465
Syrien	4	1966	25	1: 160000
Schweden	7,6	1946	185	1: 41081
Schweiz	5,5	1952	110	1: 50000
Tschechoslowakei	14		152	1: 92105
Türkei	28	1956	18	1:1555556
Uruguay	2,8		70	1: 40000
USA	185		6452	1: 28673
Venezuela	7,5		40	1: 187500
Westafrika		1966	35	

[a] Die Zahlen wurden geschätzt.

In der Bundesrepublik und Westberlin beträgt die Anzahl der Mitglieder 587, also 0,66% der Gesamtärzteschaft. Die Verteilung innerhalb der einzelnen Bundesländer spiegelt einerseits deren Bevölkerungsverhältnisse, andererseits deren Einstellung zum modernen Krankenhauswesen wider. In den Stadtstaaten Hamburg und Bremen beträgt der Prozentsatz der Anaesthesisten im Verhältnis zur Gesamtärzteschaft 1,21, während er in Hessen und Schleswig-Holstein bei 0,5% liegt und in Niedersachsen sogar nur 0,38% erreicht. Westberlin befindet sich mit 0,53% unter dem Bundesdurchschnitt (Tabelle 8).

Tabelle 8. *Verteilung der Mitglieder in den einzelnen Bundesländern (Anzahl und Prozentanteil an der Gesamtärzteschaft)*

Bundesland	Gesamtzahl der Ärzte in den Bundesländern	Anzahl der Mitglieder der DGAW in den Bundesländern	%-Anteil in der DGAW	%-Anteil in der Gesamtärzteschaft
Baden-Württemberg	14226	94	12,3	0,66
Bayern	17614	121	15,9	0,69
Berlin (West)	5826	31	4,1	0,53
Bremen	1247	15	1,9	1,21
Hamburg	4468	54	7,2	1,21
Hessen	8976	42	5,5	0,47
Niedersachsen	9644	37	4,9	0,38
Nordrhein-Westfalen	25461	125	16,5	0,50
Rheinland-Pfalz	4793	33	4,1	0,69
Saarland	1632	15	1,9	0,92
Schleswig-Holstein	3887	20	2,7	0,51
DDR		146	19,1	
Ausland		27	3,5	

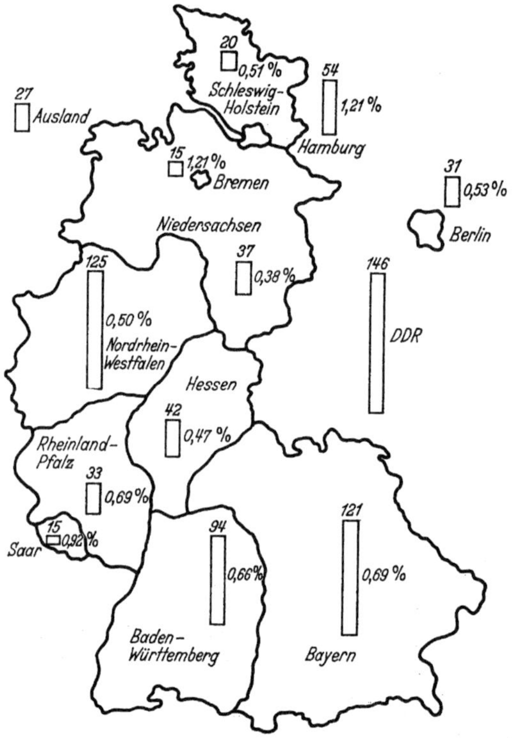

Die nachfolgende Aufstellung (Tabelle 9) gibt einen Überblick über das Verhältnis der der DGAW angehörenden Fachärzte für Anaesthesie zur Bevölkerungszahl der Bundesländer. Da die Fachärzte im Gegensatz zu den in Ausbildung befindlichen Anaesthesisten der DGAW fast vollzählig beigetreten sind, vermittelt diese Statistik klare Vorstellungen über die ärztliche Versorgung durch unser Fachgebiet. (Nach dem Stand vom 1. 1. 66 waren 307, also 95% der 324 in der Bundesrepublik ohne Westberlin registrierten Fachärzte für Anaesthesie Mitglieder der DGAW.)

Von den 760 Mitgliedern der DGAW haben 146 ihren Wohnsitz in der DDR, 27 leben im Ausland. 373 (63,0%) der in der Bundesrepublik und Westberlin tätigen 587 Mitglieder sind Fachärzte für Anaesthesie. Von ihnen haben 190 (32,4%) leitende

Tabelle 9

Bundesland	Bevölkerungszahl Stand 31.12.66	Fachärzte für Anaesthesie in der DGAW	Fachärzte für Anaesthesie in der DGAW pro Bevölkerung
Baden-Württemberg	8534100	65	1:131294
Bayern	10216800	76	1:134431
Berlin (West)	2185400	14	1:156100
Bremen	749600	8	1: 93700
Hamburg	1847300	29	1: 63700
Hessen	5239700	32	1:163710
Niedersachsen	6967200	21	1:331771
Nordrhein-Westfalen	16835500	80	1:210443
Rheinland-Pfalz	3612700	26	1:138950
Saarland	1132100	10	1:113210
Schleswig-Holstein	2472500	12	1:206042

Tabelle 10. *Verteilung der Mitglieder in der Bundesrepublik einschließlich Westberlin nach ihrer Position*

I	Anaesthesisten in leitender Position	190 = 32,4%
II	Nachgeordnete Fachärzte für Anaesthesie	147 = 25 %
III	Anaesthesisten in Ausbildung	153 = 26,6%
IV	Frei niedergelassene Anaesthesisten	38 = 6,5%
V	Nicht tätige Anaesthesisten	9 = 1,5%
VI	Ärzte anderer Fachrichtungen	50 = 8,5%

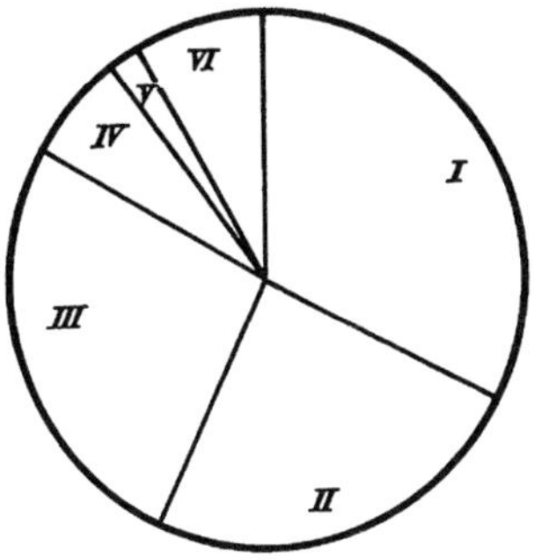

Tabelle 11. *Verteilung der Mitglieder in der Bundesrepublik einschließlich Westberlin nach ihren Arbeitsstätten*

I	Universität	163 = 27,9 %
II	Kommunale Krankenhäuser	268 = 45,8 %
III	Konfessionelle Krankenhäuser	54 = 9,4 %
IV	Privatkliniken	5 = 0,85%
V	Frei niedergelassene Anaesthesisten	38 = 6,5 %
VI	Nicht tätige Anaesthesisten	9 = 1,5 %
VII	Ärzte anderer Fachrichtungen	50 = 8,5 %

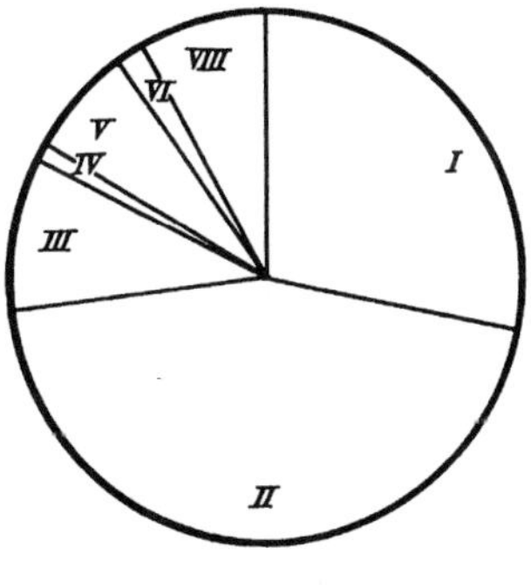

Positionen inne. 38 Anaesthesisten (6,5%) sind frei niedergelassen. 153 (26,6%) der Mitglieder sind in Ausbildung begriffene Anaesthesisten, 50 (8,5%) sind interessierte Ärzte anderer Fachrichtungen (Tabelle 10).

163 (27,9%) der Mitglieder in der Bundesrepublik und Westberlin arbeiten an Universitäten, 268 (45,8%) an kommunalen, 54 (9,4%) an konfessionellen Krankenanstalten und 5 (0,8%) an Privatkliniken. 38 (6,5%) der Kollegen sind frei niedergelassene Anaesthesisten, einer von ihnen verfügt über Belegbetten. 9 (1,5%) der Mitglieder im Bundesgebiet und Westberlin sind Anaesthesisten, die zur Zeit keine ärztliche Tätigkeit ausüben (Tabelle 11).

Tabelle 12 gibt Aufschluß über die im Jahre 1965 in der Bundesrepublik und Westberlin ausgesprochenen Facharzttitel. Unter 17 Fächern stehen die Anaesthesisten mit 4,6% an sechster Stelle.

Von den 440 Fachärzten für Anaesthesie der Bundesrepublik und der DDR besitzen 137 weitere Facharzttitel, die sie in fast allen Fällen vor ihrer Tätigkeit in unserem Fachgebiet erwarben. Die Anerkennungen verteilen sich auf folgende Gebiete:

Chirurgie	89
Lungenkrankheiten	16
Frauenkrankheiten und Geburtshilfe	8
Hals-Nasen-Ohren-Krankheiten	7
Kinderkrankheiten	4
Innere Krankheiten	4
Orthopädie	3
Urologie	2
Mund- und Kieferkrankheiten	2
Laboratoriumsdiagnostik	1
Neurochirurgische Krankheiten	1

Diese Zahlen lassen erkennen, daß vor allem ältere Anaesthesisten vorwiegend aus den Fachgebieten der Chirurgie und der Lungenkrankheiten kamen.

Tabelle 12. *Zahl der von den Ärztekammern ausgesprochenen Facharztanerkennungen in der Zeit vom 1. 1. bis 31. 12. 65 (Bundesgebiet und Westberlin) entnommen aus dem Tätigkeitsbericht der Bundesärztekammer 1966/67*

Fachgebiete	insgesamt		davon weiblich	
	absolut	v. H. der Gesamtzahl	absolut	v. H. des Fachgebietes
Anaesthesie	81	4,6	21	25,9
Augenkrankheiten	78	4,5	19	24,4
Chirurgie	264	15,1	23	8,7
Frauenkrankheiten und Geburtshilfe	190	10,9	36	18,9
Hals-, Nasen-, Ohrenkrankheiten	77	4,4	9	11,7
Haut- und Geschlechtskrankheiten	38	2,2	15	39,4
Innere Krankheiten	465	26,7	104	22,4
Kieferchirurgie	13	0,7	—	—
Kinderkrankheiten	152	8,7	86	56,0
Laboratoriumsdiagnostik	52	3,0	4	7,7
Lungenkrankheiten	44	2,1	11	25,0
Nerven- und Gemütskrankheiten	107	6,1	26	24,3
Neurochirurgie	12	0,7	—	—
Orthopädie	65	3,7	8	12,3
Röntgen- und Strahlenheilkunde	73	4,2	5	6,8
Urologie	32	1,8	1	3,2
Sonstige Fachgebiete	1	0,1	—	—
insgesamt	1744	100,0	368	21,1
Im Jahre 1964	1662	100,0	349	21,0

Dem Ansehen, das sich das junge Fach durch seine intensive Arbeit erwarb, wurde von seiten der Hochschulen durch die Schaffung von Lehrstühlen für Anaesthesiologie Rechnung getragen.

Folgende Universitäten und Medizinischen Akademien besitzen Ordinariate oder Extraordinariate:

Berlin, Freie Universität	Extraordinariat
Berlin-Buch (DDR)	Ordinariat
Düsseldorf	Ordinariat
Erlangen	Extraordinariat
Freiburg	Extraordinariat
Gießen	Extraordinariat
Göttingen	Extraordinariat
Hamburg	Ordinariat
Heidelberg	Extraordinariat
Homburg/Saar	Ordinariat
Mainz	Ordinariat
Marburg	Extraordinariat
München	Extraordinariat

Von den Mitgliedern der DGAW innerhalb der Bundesrepublik und Westberlins sind 12 (2,04%) Professoren und 18 (3,2%) Dozenten für Anaesthesiologie.

Auch innerhalb der kommunalen Krankenhäuser sind gerade in den letzten Jahren große Fortschritte festzustellen.

190 der 587 Mitglieder aus der Bundesrepublik und Westberlin haben leitende und Chefarztstellen inne.

Die folgende von Opderbecke zur Verfügung gestellte Tabelle 13 umfaßt 100 Krankenanstalten, in deren Bereich Chefarztpositionen für Anaesthesie geschaffen wurden.

Tabelle 13

Berlin	Städtisches Krankenhaus Neukölln Augusta-Viktoria-Krankenhaus Krankenhaus Moabit Virchow-Krankenhaus
Bielefeld	Städtische Krankenanstalten St. Franziskus-Hospital Evangelisches Johanneskrankenhaus
Bochum	Berufsgenossenschaftliche Krankenanstalten „Bergmannsheil" Augusta-Krankenhaus Knappschafts-Krankenhaus
Braunschweig	Städtisches Krankenhaus I
Bremen	Städtische Krankenanstalten Städtisches Krankenhaus links der Weser Zentralkrankenhaus Bremen-Nord
Bremerhaven	Städtische Krankenanstalten
Bruchsal	Krankenhaus Bruchsal Fürst-Stirum-Stiftung
Delmenhorst	Städtische Krankenanstalten
Detmold	Kreiskrankenhaus
Dortmund	Knappschaftskrankenhaus Städtische Krankenanstalten
Düsseldorf	Evangelisches Krankenhaus
Duisburg	St. Anna-Krankenhaus St. Johannes-Hospital
Elmshorn	Städtisches Krankenhaus
Emden	Städtisches Krankenhaus
Frankfurt	Städtisches Krankenhaus Nordwest-Krankenhaus Hospital zum Heiligen Geist Privatkrankenhaus Sachsenhausen
Freudenstadt	Kreiskrankenhaus
Fulda	Städtisches Krankenhaus
Gelsenkirchen	Evangelisches Krankenhaus
Gummersbach	Städtisches Krankenhaus
Hamburg	Albertinen-Krankenhaus Allgemeines Krankenhaus Hamburg-Rissen Allgemeines Krankenhaus St. Georg I Allgemeines Krankenhaus Eilbek Allgemeines Krankenhaus St. Georg II Allgemeines Krankenhaus Wandsbek Allgemeines Krankenhaus Hamburg-Altona

Tabelle 13. (Fortsetzung)

Hamburg	Allgemeines Krankenhaus Hamburg-Harburg Hafenkrankenhaus Israelitisches Krankenhaus
Hanau	Stadtkrankenhaus
Hannover	Hannoversche Kinderheilanstalt
Heidenheim	Kreiskrankenhaus
Heilbronn	Städtische Krankenanstalten
Herford	Kreis- und Stadtkrankenhaus
Bad Hersfeld	Kreiskrankenhaus
Hildesheim	Städtisches Krankenhaus
Idar-Oberstein	Städtisches Krankenhaus
Itzehoe	Städtische Krankenanstalten
Kaiserslautern	Städtisches Krankenhaus
Karlsruhe	Städtische Krankenanstalten St. Vincentius-Krankenhäuser
Köln	Evangelisches Krankenhaus
Konstanz	Städtisches Krankenhaus
Krefeld	Städtische Krankenanstalten
Lahr/Schwarzwald	Städtisches Krankenhaus
Landshut	Städtisches Krankenhaus
Ludwigsburg	Kreiskrankenhaus
Ludwigshafen	Städtisches Krankenhaus
Lüdenscheid	Städtisches Krankenhaus
Bad Mergentheim	Kreiskrankenhaus
Merzig	Kreiskrankenhaus
Mülheim	Evangelisches Krankenhaus
München	Städtisches Krankenhaus rechts der Isar Städtisches Krankenhaus Schwabing Städtisches Krankenhaus Harlaching Krankenhaus III. Orden Kreiskrankenhaus München-Pasing
Neuß	Krankenanstalten — Lukaskrankenhaus
Northeim	Albert-Schweitzer-Krankenhaus
Nürnberg	Städtische Krankenanstalten
Offenbach	Städtische Krankenanstalten
Oldenburg	Evangelisches Krankenhaus Städtisches Krankenhaus
Osterholz-Scharmbeck	Kreiskrankenhaus
Pforzheim	Städtisches Krankenhaus
Pirmasens	Städtisches Krankenhaus
Porz	Krankenhaus
Ravensburg	St. Elisabethen-Krankenhaus
Remscheid	Städtische Krankenanstalten
Saarbrücken	Evangelisches Krankenhaus Bürgerspital
Sanderbusch	Oldenburgisches Landeskrankenhaus
Solingen	Städtische Krankenanstalten
Stade	Städtische Krankenanstalten
Starnberg	Kreiskrankenhaus
Stuttgart	Katharinenhospital Marienhospital
Traunstein	Städtisches Krankenhaus
Trier	Evangelisches Elisabeth-Krankenhaus und Mutterhaus
Tuttlingen	Kreiskrankenhaus
Uelzen	Kreiskrankenhaus
Weidenau/Sieg	Amtskrankenhaus
Wermelskirchen	Städtisches Krankenhaus
Wetzlar	Stadtkrankenhaus
Wilhelmshafen	Städtische Krankenanstalten
Wolfsburg	Stadtkrankenhaus

Tabelle 14. *Verzeichnis der von der Deutschen Gesellschaft für Anaesthesie und Wiederbelebung veranstalteten, mitveranstalteten bzw. besuchten Tagungen und der in den Jahren 1952—1968 berufenen Präsidenten*

	Kongreß	Zeit und Ort	Präsidenten
I. 1.	Österreichischer Kongreß für Anaesthesiologie (gemeinsam mit der Schweizerischen Gesellschaft für Anaesthesiologie und der Deutschen Arbeitsgemeinschaft für Anaesthesiologie)	5.—6. 9. 1952 Salzburg	Präsident der Deutschen Gesellschaft für Anaesthesie 1952—1954 Dr. JOCHEN BARK, †14. 4. 63, Tübingen als Professor für Anaesthesiologie
1.	Tagung der Deutschen Gesellschaft für Anaesthesie (Beschluß gemeinsamer zentraleuropäischer Tagungen)	10.—11. 4. 1953 München	
II. 2.	Österreichischer Kongreß für Anaesthesiologie (gemeinsam mit der Deutschen Gesellschaft für Anaesthesie und der Schweizerischen Gesellschaft für Anaesthesiologie)	17.—19. 5. 1953 Velden	
III. 3.	Gemeinsame Tagung der Deutschen Gesellschaft für Anaesthesie, der Österreichischen Gesellschaft für Anaesthesiologie und der Schweizerischen Gesellschaft für Anaesthesiologie	24.—26. 4. 1954 München	
1.	Weltkongreß für Anaesthesiologie	5.—10. 9. 1955 Scheveningen	Präsident der Deutschen Gesellschaft für Anaesthesie 1955—1956 Dr. LUTZ ZÜRN, †3. 5. 59, München als Professor für Anaesthesiologie
IV. 4.	Gemeinsame Tagung der Deutschen Gesellschaft für Anaesthesie, der Österreichischen Gesellschaft für Anaesthesiologie und der Schweizerischen Gesellschaft für Anaesthesiologie	23.—25. 8. 1956 Zürich	
V. 5.	Gemeinsame Tagung der Deutschen Gesellschaft für Anaesthesie, der Österreichischen Gesellschaft für Anaesthesiologie und der Schweizerischen Gesellschaft für Anaesthesiologie	13.—15. 6. 1957 Wien	Präsident der Deutschen Gesellschaft für Anaesthesie 1956—1959 Dr. MARTIN ZINDLER, Düsseldorf, jetzt Professor für Anaesthesiologie
	Gemeinsame Tagung der Deutschen Gesellschaft für Anaesthesie mit der Deutschen Gesellschaft für Chirurgie	9.—11. 4. 1958 München	
VI. 6.	Gemeinsame Tagung der Deutschen Gesellschaft für Anaesthesie, der Österreichischen Gesellschaft für Anaesthesiologie und der Schweizerischen Gesellschaft für Anaesthesiologie	9.—12. 9. 1959 Düsseldorf	
2.	Weltkongreß für Anaesthesiologie	4.—10. 9. 1960 Toronto	Präsident der Deutschen Gesellschaft für Anaesthesie 1959—1961 Dozent Dr. OTTO JUST, Berlin, jetzt Prof. für Anaesthesiologie, Heidelberg
VII. 7.	Gemeinsame Tagung der Deutschen Gesellschaft für Anaesthesie, der Österreichischen Gesellschaft für Anaesthesiologie und der Schweizerischen Gesellschaft für Anaesthesiologie	8.—10. 9. 1961 Genf	
1.	Europäischer Kongreß für Anaesthesiologie des Weltbundes der Anaesthesiegesellschaften	3.—9. 9. 1962 Wien	Präsident der Deutschen Gesellschaft für Anaesthesie 1962—1964 Professor Dr. KURT WIEMERS, Freiburg
VIII. 8.	Gemeinsame Tagung der Deutschen Gesellschaft für Anaesthesie, der Österreichischen Gesellschaft für Anaesthesiologie und der Schweizerischen Gesellschaft für Anaesthesiologie	12.—14. 9. 1963 Freiburg	
	Arbeitstagung der Deutschen Gesellschaft für Anaesthesie	25.—26. 1. 1964 Frankfurt	
3.	Weltkongreß für Anaesthesiologie	20.—26. 9. 1964 São Paulo	
IX. 9.	Gemeinsame Tagung der Deutschen Gesellschaft für Anaesthesie, der Österreichischen Gesellschaft für Anaesthesiologie und der Schweizerischen Gesellschaft für Anaesthesiologie	16.—18. 9. 1965 Zürich	Präsident der Deutschen Gesellschaft für Anaesthesie 1965—1966 Professor Dr. KARL HORATZ, Hamburg
2.	Europäischer Kongreß für Anaesthesiologie des Weltbundes der Anaesthesiegesellschaften	8.—13. 8. 1966 Kopenhagen	
	Tagung der Deutschen Gesellschaft für Anaesthesie und Wiederbelebung	5.—6. 11. 1966 München	Präsident der Deutschen Gesellschaft für Anaesthesie und Wiederbelebung 1967—1968 Dr. HANS-WOLFGANG OPDERBECKE, Nürnberg
X. 10.	Gemeinsame Tagung der Schweizerischen, Deutschen und Österreichischen Gesellschaft für Anaesthesiologie	21.—23. 9. 1967 Salzburg	

Die Bearbeitung und Vertretung berufspolitischer Belange, die von der wissenschaftlichen Gesellschaft nicht wahrgenommen werden konnten, forderte die Gründung eines zuständigen Vereins, der am 19. September 1961 als „Berufsverband Deutscher Anaesthesisten" in das Vereinsregister des Amtsgerichtes München eingetragen wurde.

Um die Interessen der DGA und des Berufsverbandes so fest als möglich miteinander zu verknüpfen, bilden die Mitglieder der Vorstände eine Personalunion. Die Zusammenarbeit beider Gesellschaften bewährte sich hervorragend.

Das Fachgebiet, das sich während der ersten Jahre fast ausschließlich auf die Betäubung und Schmerzbekämpfung beschränkte, wurde durch die dem Anaesthesiologen gegebenen Möglichkeiten der respiratorischen und zirkulatorischen Behandlung in ständig zunehmendem Maße mit der Wiederbelebung und Intensivtherapie betraut.

Auf Beschluß der Generalversammlung vom 17. September 1965 trug man diesem Faktor durch die Umbenennung der Gesellschaft in „*Deutsche Gesellschaft für Anaesthesiologie und Wiederbelebung*" (DGAW) Rechnung.

Die Ausweitung des Fachgebietes erforderte sowohl eine den neuen Verhältnissen angepaßte und sinngemäßere Aufgliederung der Ausbildungszeit als auch die Erstellung eines Ausbildungskataloges und die Schaffung von Richtlinien zur Erteilung der Weiterbildungsberechtigung.

Der Vorstand der DGAW erarbeitete deshalb die nachstehenden Empfehlungen zu dem von der Bundesärztekammer geplanten „Entwurf einer neuen Facharztordnung", die dem Vorsitzenden der Facharztkonferenz der Bundesärztekammer überreicht wurden.

Stellungnahme zum Entwurf der neuen Facharztordnung

ANAESTHESIE

Weiterbildungszeit: 4 Jahre.
Anrechnungsfähig ist bis zu 6 Monaten die Tätigkeit auf e i n e m der folgenden Gebiete:
Pharmakologie, Physiologie, innere Medizin, Lungenfunktionsdiagnostik oder Blutgruppen-Serologie.

Definition:

Allgemeine und lokale Anaesthesie einschließlich der Vor- und Nachbehandlung; Überwachung, Aufrechterhaltung und Wiederherstellung der vitalen Funktionen; Intensivtherapie einschließlich Dauerbeatmung; respiratorische und zirkulatorische Wiederbelebung.

Inhalt der Weiterbildung:

Sie muß mindestens umfassen:
1. Kenntnisse in den physikalischen, anatomischen, physiologischen und pharmakologischen Grundlagen der Anaesthesiologie.
2. Selbständige Ausführung von 1200 Narkosen vorwiegend in der allgemeinen Chirurgie unter angemessener Berücksichtigung sämtlicher einschlägiger Verfahren, darunter mindestens
   a) 25 Narkosen bei großen intrathorakalen Eingriffen.
   b) 50 Narkosen bei Säuglingen und Kindern bis zum 5. Lebensjahr.
   c) 200 Narkosen bei Eingriffen außerhalb der allgemeinen Chirurgie in zumindest zwei der folgenden operativen Fächer: Augenheilkunde, Dermatologie, Gynäkologie und Geburtshilfe, HNO-Heilkunde, Kieferchirurgie, Neurochirurgie, Orthopädie oder Urologie.
3. 50 selbständig ausgeführte Lokal- und Leitungsanaesthesien.
4. Kenntnisse auf dem Gebiete der kontrollierten Blutdrucksenkung und der Hypothermie.
5. Kenntnisse und praktische Erfahrungen in der Wiederbelebung:
   a) Schockbehandlung.
   b) Künstliche Beatmung (Atemspende, Handhabung einfacher Beatmungsgeräte, orale und nasale Intubation, Notfallbronchoskopie, Tracheotomie).
   c) Behandlung des akuten Kreislaufstillstandes (externe Herzmassage, Notthorakotomie, interne Herzmassage, Defibrillation des Herzens, Anwendung künstlicher Schrittmacher).
6. Kenntnise und praktische Erfahrungen auf dem Gebiete des Bluttransfusionswesens.
7. Kenntnisse und praktische Erfahrungen auf dem Gebiete der Erkennung und Behandlung von Störungen des Wasser-, Elektrolyt- und Säure-Basen-Haushaltes sowie der parenteralen Ernährung; Beherrschung der intravenösen Infusionstechnik (Venae sectio).
8. Kenntnisse in der Lungenfunktionsdiagnostik und Inhalationstherapie.
9. Kenntnisse und praktische Erfahrungen in der Dauerbeatmung mit maschinellen Respiratoren unter Beurteilung von Analysen der Blutgase und des Säure-Basen-Haushaltes; Beherrschung der damit verbundenen Probleme der Intensivbehandlung.

Richtlinien zur Erteilung einer Weiterbildungsberechtigung:

Die Weiterbildungsberechtigung zum Facharzt für Anaesthesie kann erhalten:
1. Für 1 Jahr — ein Facharzt für Anaesthesie in selbständiger Position an einem Krankenhaus.
2. Für 2 Jahre — der leitende Arzt einer Anaesthesieabteilung an einem Krankenhaus mit mehreren operativen Disziplinen und mindestens 150 operativen Betten.
3. Für 3 Jahre — der leitende Arzt einer zentralen Anaesthesieabteilung, die
   a) eine große, alle wesentlichen Sparten der allgemeinen Chirurgie — insbesondere auch der Kinder- und Thoraxchirurgie — umfassende chirurgische Abteilung und
   b) wenigstens noch zwei weitere operative Fächer (im Sinne der Facharztordnung) versorgt.
4. Für 4 Jahre — der leitende Arzt einer zentralen Anaesthesieabteilung, die die unter Punkt 3 erwähnten Voraussetzungen erfüllt und darüber hinaus eine Wachstation oder Intensivbehandlungseinheit betreut.

Die Weiterbildungsberechtigung zum Facharzt für Anaesthesie für 2, 3 und 4 Jahre kann nur erteilt werden, wenn die Gewähr dafür geboten ist, daß regelmäßig wöchentliche Kolloquien über physiologische und pharmakologische Grundlagen der Anaesthesie und Wiederbelebung sowie über Anaesthesieverfahren und -zwischenfälle abgehalten werden. Ferner muß eine anaesthesiologische Fachbibliothek vorhanden sein, welche die Möglichkeit bietet, Zeitschriftenbesprechungen und Literaturreferate durchzuführen.

Die Weiterbildungsberechtigung für 4 Jahre setzt außerdem voraus, daß regelmäßig Kolloquien über Narkosezwischenfälle unter Teilnahme eines Pathologen abgehalten werden.

4.2.2 Erinnerungen und Berichte aus der Pionierzeit der Anästhesie an deutschen Krankenhäusern

Zusammenstellung und Redaktion:
J. Schüttler, W. Schwarz

Neben der Entwicklung an den Medizinischen Fakultäten der Universitäten und an den Universitätsklinika in Deutschland, die im folgenden Kap. 4.3 dargestellt ist, bietet auch die Etablierung der Anästhesie an den nichtuniversitären deutschen Krankenhäusern interessante Aspekte, die in dieser Festschrift gewürdigt werden sollen. Das Herausgebergremium hat sich deshalb entschlossen, den Beitrag von Charlotte Lehmann aus dem Jahre 1967 zum 15-jährigen Bestehen der DGAW als Nachdruck in dieses Kapitel aufzunehmen. Neben einer lebendigen Schilderung der Anfangsjahre der Fachgesellschaft bietet dieser Jubiläumsbeitrag auch eine eindrucksvolle Darstellung der zunehmenden Verselbstständigung der Anästhesie an den deutschen Krankenhäusern. Man war zwar von einer flächendeckenden anästhesiologischen Versorgung noch weit entfernt, aber neben 5 Ordinariaten und 8 Extraordinariaten gab es zu diesem Zeitpunkt – 1967 – immerhin bereits rund 100 Krankenanstalten, in deren Bereich Chefarztpositionen für Anästhesie eingerichtet worden waren (s. ◘ Tabelle 13, S. 314).

Da eine ähnlich umfassende Dokumentation der Entwicklung wie für den akademischen Bereich den Umfang des Buches bei weitem gesprengt hätte, sollen an dieser Stelle exemplarisch einige Pionierstimmen aus dem Krankenhausbereich zu Wort kommen, die uns ganz persönliche und zugleich höchst authentische Eindrücke von den Herausforderungen, den Mühen und auch von den Erfolgen der Anfangsjahre vermitteln. Die Auswahl stützt sich auf publizierte Berichte und auf Ausarbeitungen, die eine Umfrage des Herausgebers bei den Landesvorsitzenden der DGAI und des BDA erbracht hat. Dabei wurde der Schwerpunkt auf Schilderungen aus der Gründerzeit gelegt. Bei den Berichten aus den neuen Bundesländern kommen noch interessante Aspekte der „Wende- und Nachwendezeit" hinzu.

Zentralkrankenhaus St.-Jürgen-Straße in Bremen

Zum Deutschen Anästhesie-Kongress 1989 in Bremen erschien im Bremer Ärzteblatt ein Beitrag „Zur Geschichte der Anästhesie in Bremen", den Walter Henschel, von 1961 bis 1991 Chefarzt der Anästhesieabteilung des Zentralkrankenhauses St.-Jürgen-Straße, von 1966 bis 1973 Präsident des BDA und 1975/1976 Präsident der DGAW, mit Mitarbeitern verfasst hatte [1]. Daraus seien hier – redaktionell angepasst – einige Absätze zur Anfangsentwicklung zitiert:

> „Die Phase bis 1961 bietet in Bremen eigentlich keine Besonderheiten im Vergleich zur allgemeinen Entwicklung der Anästhesiologie in Deutschland. Die generell zu verzeichnenden damaligen Trends zur intraoperativen Schmerzausschaltung wurden nachvollzogen bzw. mitgemacht, d. h. z. B. die Dominanz der Inhalationsnarkose – vorwiegend, wie in alten Krankengeschichten nachzulesen ist, die Anwendung des Diäthyläthers – in den ersten drei Dezennien dieses Jahrhunderts, wobei der Einsatz alten einfachen technischen Gerätes, z. B. die Apparatur nach Ombrédanne oder auch alter Narkosegeräte festzustellen ist, d. h. die Nutzung der vorhandenen – wenn auch nur einfachen – technischen Möglichkeiten der damaligen Zeit bewiesen werden kann.
> Wir konnten alten Krankengeschichten die eifrige Nutzung der Regionalanästhesie, besonders der Lumbalanästhesie, die rektale Narkoseeinleitung mit Avertin und später den Vormarsch der Barbiturate in den 1930er- und 1940er-Jahren entnehmen. Nach dem letzten Kriege öffneten sich auch die Bremer Kliniken der aus dem angelsächsischen Raum herüberkommenden Kombinationsnarkose, der endotrachealen Intubation, der Einführung neuer Inhalationsnarkotika, wie des Halothan, und man kann feststellen, dass alles, was generell üblich war und dem Erkenntnisstand der jeweiligen Zeit entsprach, auch in Bremen genutzt wurde. Dabei lag die Durchführung der Narkosen – wie überall in Deutschland – in den Händen von Assistenzärzten der jeweiligen operativen Klinik oder sie war Operationsschwestern anvertraut. Die Verantwortung übernahm der Operateur.
> Nach der Etablierung der Anästhesie als eigenes Fachgebiet und der Schaffung des Facharztes für Anästhesie gab es auch bereits in den 1950er-Jahren in einigen Bremer Kliniken ‚Narkoseärzte'. So z. B. im ZKH St.-Jürgen-Straße, chirurgische Klinik (Frau Dr. Heyne, Frau Dr. Beyermann, Frau Dr. München), in der Frauenklinik des ZKH St.-Jürgen-Straße (Dr. Ergönenc), in der kinderchirurgischen Klinik (Frau Dr. Schweder), in ZKH Bremen-Nord (Dr. Schara), ZKH Bremerhaven-Reinkenheide (Dr. Mangel). In anderen Krankenhäusern wurde die Durchführung der Anästhesien chirurgischen Mitarbeitern übertragen, wie z. B. in der Evang. Diakonissenanstalt (Dr. Gondershausen).
> Diese ‚Narkoseärzte' gehörten – damaligen Klinikbrauch gemäß – zum Personalstamm der jeweiligen operativen Klinik und hatten Assistenzarzt-Stellen inne. Sie waren samt und sonders dem Klinik-Chef unterstellt und absolut weisungsgebunden. Immerhin: Mit diesen Kollegen in einzelnen Kliniken konnte bereits das anästhesiologische Niveau verbessert werden, wie auch der technische Standard sich steigerte. Narkosegeräte der damaligen Generation wurden angeschafft, auch bereits der eine oder andere moderne Verdampfer für Inhalationsnarkotika. Überwachungsgeräte kamen allerdings kaum oder nicht zur Anwendung, die Kontrolle des narkotisierten Patienten durch den Narkosearzt mit seinen fünf Sinnen war die absolute Regel. Die ‚Narkoseärzte' waren nur in den einzelnen Kliniken, denen sie angehörten, tätig – andere Kliniken narkotisierten ihre Patienten mit ihren eigenen perso-

nellen Möglichkeiten (Assistenzärzte, Schwestern) – und nur in ganz vereinzelten Extremfällen wurde einmal der Anästhesist z. B. der chirurgischen Klinik an eine andere Klinik ohne Anästhesisten ‚ausgeliehen'.
Diese Situation änderte sich im Jahre 1961. Zu diesem Zeitpunkt wurde ein Wechsel in der Leitung der chirurgischen Klinik des ZKH St.-Jürgen-Straße erforderlich. Zum Nachfolger von Prof. Rieder wurde der Priv.-Doz. Dr. Wolfgang Schütz, bislang Oberarzt der chirurgischen Universitätsklinik der FU Berlin (Prof. Linder) gewählt. Er wusste sehr wohl um die Wichtigkeit einer vertrauensvollen chirurgisch/anästhesiologischen Kooperation und fragte den ebenfalls in der Berliner Klinik als Anästhesist tätigen Henschel, ob er bereit sei, mit nach Bremen zu gehen. Henschel hatte nun ganz bestimmte Vorstellungen von der anästhesiologischen Versorgung eines Großkrankenhauses mit vielen operativen Disziplinen: eine zentrale, unabhängige und gleichberechtigte Anästhesieabteilung für das gesamte Krankenhaus müsse erreichen, dass alle Patienten dieses Krankenhauses, die sich einem operativen Eingriff unterziehen müssen, bei jeder Operation, zu jedem Zeitpunkt fachanästhesiologisch versorgt werden. Dazu müsse aber die anästhesiologische Institution nicht mehr Teil nur einer speziellen Klinik sein, sondern eine unabhängige und zentrale Position einnehmen.
Schütz machte sich dieses Konzept zu eigen und drängte im Rahmen seiner Berufungsverhandlungen energisch auf dessen Umsetzung. Aus anästhesiologischer Sicht muss heute festgestellt werden, dass es Schütz' großes Verdienst ist, 1961 mit großer Beharrlichkeit die Errichtung einer allgemeinen zentralen selbstständigen Anästhesieabteilung im ZKH St.-Jürgen-Straße erwirkt zu haben, was durch das ebenfalls große Verständnis des damaligen Präsidenten der Gesundheitsverwaltung, Dr. Emil Greul, erleichtert wurde.
Am 01.05.1961 nahm die ‚Allgemeine Anästhesieabteilung des ZKH St.-Jürgen-Straße' unter Henschels Leitung ihre Funktion auf. Neben dem Chef bestand die Abteilung damals zunächst (bis Herbst 1961) aus einer weiteren hauptamtlichen Anästhesieärztin sowie drei in die Anästhesie delegierten Assistenzärzten der chirurgischen Klinik. Um mit diesen begrenzten Möglichkeiten eine anästhesiologische Versorgung in allen operativen Kliniken zu erreichen, war es erforderlich, dass die Anästhesisten täglich ‚sprangen' oder rotierten: z. B. 7.00–9.00 Kieferklinik; 9.00–12.30 chirurgische Klinik; 12.30–14.00 HNO-Klinik usw. Großes Engagement und erhebliche Dynamik – in der Regel unter Hintanstellung tariflicher Aspekte – waren unerlässlich!
Im Zuge der Einrichtung der zentralen Anästhesieabteilung im ZKH St.-Jürgen-Straße wurde vorgesehen, die anästhesiologische Versorgung an allen kommunalen Bremer Häusern den modernen Erfordernissen anzupassen und zu verbessern. So wurde die Gründung von zwei weiteren Anästhesieabteilungen beschlossen, zum einen eine Anästhesieabteilung im ZKH Bremen-Nord und eine weitere Anästhesieabteilung für die Stadt. Krankenhäuser Findorff, Sebaldsbrück und Holdheim. Die Leitung der Abteilung in Bremen-Nord übernahm Dr. Schara, und diese Abteitung entwickelte sich auch logisch und normal. Mit der dritten Abteilung für die drei kleineren kommunalen Krankenhäuser gab es allerdings – sowohl bezüglich der Besetzung wie der Organisation einige Schwierigkeiten, die dazu führten, dass für eine Reihe von Jahren diese drei kleineren kommunalen Krankenhäuser anästhesiologisch der Abteilung des ZKH St.-Jürgen.Straße zugeordnet wurden, von wo die anästhesiologische Versorgung der Patienten dieser drei Häuser sichergestellt wurde. Ab 1962 kam es zu regelmäßigen Erweiterungen des Stellenplans in den Anästhesieabteilungen, insbesondere des ZKH St.-Jürgen-Straße, aber auch in Bremen-Nord, um die permanent anwachsenden Anforderungen an diese Abteilungen bewältigen zu können.
Nach dem Vorbild der kommunalen Krankenhäuser wurden dann in der Folgezeit auch an den freigemeinnützigen Krankenhäusern Bremens zentrale Anästhesieabteilungen eingerichtet, und heute kann festgestellt werden, dass in allen bremischen Krankenhäusern die anästhesiologische Versorgung in allen Bereichen von selbstständigen Anästhesieabteilungen durchgeführt wird."

Kreiskrankenhaus Eisleben

Aus dem Bericht von Günther Mewes, Chefarzt der Klinik für Anästhesie und Intensivtherapie am Klinikum Mansfelder Land, Haus Eisleben:

„1969 erfolgte am Kreiskrankenhaus Eisleben mit der Schaffung einer selbstständigen Anästhesieabteilung die organisatorische Trennung unseres Fachgebietes von der hiesigen Chirurgie. Zum ersten Chefarzt dieser neuen Einrichtung wurde Herr Kollege Dr. H. Kretzschmar, der seine Facharztausbildung an der Universität Leipzig absolviert hatte, ernannt. Er übernahm aus dem ‚alten' Personalbestand zwei OP-Pfleger, die von ihm wegen ihrer beachtenswerten Zuverlässigkeit und Einsatzbereitschaft im Tag- und Nachtdienst zu Narkosediensten eingeteilt werden konnten. Die technische Ausrüstung erlaubte es, Intubations- und Maskennarkosen mit Hilfe von zwei Narkosegeräten aus der Nachkriegsfertigung des MLW Leipzig durchzuführen. Zur Herzkreislaufüberwachung standen zwei Stethoskope und zwei Blutdruckapparate nach Riva-Rocci zur Verfügung.
Schon ein Jahr später konnte Herr Kollege Dr. Kretzschmar an unserem Hause eine 4-Betten-Wachstation mit interdisziplinärer Aufgabenstellung unter seiner anästhesiologischen Leitung eröffnen. Ein kleines hochmotiviertes Team junger Arzte und Schwestern musste sich hier während der folgenden vier Jahre gleichberechtigt neben den Vertretern der ‚traditionellen Fächer' bei der Behandlung schwerstkranker Patienten behaupten. Wir erhielten damals für den Einsatz bei der Versorgung der Schwerst-

brandverletzten unter den Katastrophenbedingungen eines Massenunfalls in einem Großbetrieb unseres Kreises große Anerkennung aus den Reihen der mitbehandelnden Kollegen, von den Opfern und aus deren Umfeld. Am 7. Oktober 1974 bezogen wir nach einer 2-jährigen Bauzeit eine räumlich modern gestaltete und nach den damaligen technischen Möglichkeiten gut ausgerüstete 10-Betten-Intensivtherapiestation in unmittelbarer Nähe unseres OP-Traktes. Eine Herzkreislaufüberwachungseinheit des Messgerätewerkes Zwönitz, ein Beatmungsbronchoskop nach Friedel, ein EKG-Gerät, zwei Beatmungsgeräte aus einheimischer Produktion sowie der Bird-Respirator Mark 8 und der Amsterdam-Infant-Ventilator brachten uns den Rang einer ‚privilegierten Einrichtung' ein. Damals versorgten zwei Fachärzte und ein Ausbildungsassistent anästhesiologisch 5 operative Fachabteilungen und die neue Intensivtherapiestation unseres Hauses. Zu dem Team gehörten außerdem 14 Schwestern, eine EEG-Assistentin und eine Reinigungskraft. Unterstützt wurden wir zeitweilig durch vier Kollegen operativer Fächer, die ein Zertifikat als ‚Hilfsanästhesist' erworben hatten.
1980 schied Herr Kollege Dr. Kretzschmar, der sich um unser Haus sehr verdient gemacht hatte, aus unserer Einrichtung aus. Um Kontinuität bemüht, setzte ich nach meiner Berufung zum Chefarzt die Entwicklung unserer Abteilung in Kretzschmars Sinne fort.
Die Aufgaben der Anästhesiologie, der Intensivmedizin und des Rettungswesens sicherte ich damals bereits personell eigenständig ab. In den 1980er-Jahren konnten wir eine neue Herzkreislaufüberwachungseinheit installieren, die zentrale Gasversorgungsanlage des OP-Traktes sowie der Intensivstation komplettieren und mit dem ‚Servo 900 C' der Firma Siemens das erste Hochleistungsbeatmungsgerät in Eisleben in Betrieb nehmen.
Wir gehören heute als Klinik für Anästhesiologie und Intensivmedizin am Standort Eisleben zum Klinikum Mansfelder Land."

St.-Salvator-Krankenhaus Halberstadt

Elvira Tautenhahn, Chefärztin der Klinik für Anästhesie und Intensivtherapie am St.-Salvator-Krankenhaus Halberstadt, berichtete Folgendes:

- „1945–1953:
  Ausschließlich Chloräthyl-/Äthernarkosen durch Diakonissen.
- Anfang der 1950er-Jahre:
  Erste Intubationsnarkosen durch chirurgische Oberärzte unter Anleitung des Anästhesisten Dr. Jüngling aus Österreich, der kurzzeitig im Nachbarkrankenhaus Quedlinburg und später in Berlin-Friedrichshain tätig war. Nach der Intubation durch den Chirurgen wurde die Narkose der Schwester übergeben, der Chirurg wechselte zum Operationsfeld und war ab diesem Zeitpunkt ‚mit einem Auge im Bauch, mit dem anderen bei der Narkose' (Zitat eines seinerzeitigen chirurgischen Oberarztes).
- 1965:
  Einstellung von Medizinalassistenten (‚Arzthelfern') als Narkotiseure in der Chirurgie/Frauenklinik.
- 1971:
  Erster Facharzt für Anästhesie im Stellenplan der Chirurgie; Ausbildung von 4 Schwestern zu Fachschwestern Anästhesie/Intensivmedizin.
- 1971–1973
  Dem VIII., v. a. aber dem IX. Parteitag der SED war es zu verdanken – so empfanden wir es zu jener Zeit –, dass sich die Anästhesiologie landesweit, und so auch in Halberstadt, in den folgenden Jahren positiv entwickeln und stabilisieren konnte. Hieß es doch in der Direktive: ‚Niveau und Umfang der spezialisierten medizinischen Betreuung sind insbesondere in der Anästhesie und Intensivtherapie zu verbessern bzw. zu erweitern.' So war es möglich, durch Bereitstellung umfangreicher finanzieller Mittel, bereits 1973 eine 8-Betten-Intensivtherapiestation, die mit DDR-Beatmungs- und Überwachungsgeräten ausgerüstet war und über eine zentrale Sauerstoffanlage verfügte, zu eröffnen.
- 1979–1989:
  - Gründung der Klinik für Anästhesie und Intensivtherapie. Stellenplan: 1 Chefarzt, 2 Oberärzte, 2 Assistenzärzte in Weiterbildung, 2 Arzthelfer. Aufbruchstimmung allerorts. Keine Spur von Gewerkschaftsmentalität und Angestelltendenken bei den Anästhesisten, die Ärzte mit Hirn und Herz waren.
  - Engagierter Umbau der nun den Anästhesisten unterstellten interdisziplinären Intensivstation mittels eigener Ideen, Haushandwerkern, Holzindustrie, Maschinenbau. Gerätemäßige Ausstattung der Anästhesie und Intensivtherapie ausschließlich über Medizintechnik der DDR.
  - Planen des Bedarfs von Verbrauchsmaterialien aus dem ‚nicht sozialistischem Ausland', z. B. aus der BRD (Tuben, PDK, Cavakatheter, etc.) Jahre im Voraus (Fünfjahresplan der DDR), ebenso von Narkose- und Beatmungsgeräten DDR-eigener Produktion.
  - Erster Servo-Ventilator für die ITS, der einzige bis 1989.
  - Endgültiges Ende der Chloräthyl-/Äther-Ära.
  - Einführung zeitgemäßer Anästhesieverfahren einschließlich zentraler Leitungsanästhesien.
  - Anwerben einer eigenen Sekretärin, Errichtung einer zusätzlichen chirurgischen Wachstation und eines inzwischen außerordentlich bewährten Rettungszimmers. Umbau der OPs im Rahmen der Möglichkeiten, wie Narkosegasabsaugung mittels Staubsaugerventilatoren, zentrale O_2-Versorgung durch große Flaschen vor den OP-Türen, Narkoseeinleitungsräume.

- Ab 1990:
  Mit der ‚Wende' kam auch die Wende im Krankenhaus. Totales Umdenken, Umgestalten, Irrungen und Wirrungen, Tragödien, aber wir Anästhesisten haben es, jeden Schritt überlegend, spitzenmäßig gemeistert, nach dem Motto: ‚Was uns nicht umbringt, macht uns stark.' In dieser Situation waren, wie Prof. Kehr – bekannter Gallenchirurg, der von 1890–1910 in Halberstadt tätig war – so wunderbar schrieb, ‚extreme Tugenden, die sich scheinbar ausschließen, vereint nötig: eiserne Ruhe – rasches Handeln, Zartheit – Rücksichtslosigkeit, vorsichtiges Vorgehen – aber auch kühner Angriff.' Voraussetzung für das Meistern der gravierenden Veränderungen war natürlich, dass man während der DDR-Zeit nicht ‚dahingeträumt', sondern sich stets ‚gen Westen' orientiert hatte. Und das konnte jeder Arzt (wenn er denn wollte!): Sonderdrucke anfordern, Bücher gegen Schallplatten tauschen, westfernsehend die ‚Schwarzwaldklinik' verfolgend. Voraussetzung war aber auch, dass man wusste, was man wollte, als es noch Fördermittel regnete: Schaffung von 10 OPs, 2 Aufwachräumen, einem ambulanten Operationszentrum (AOZ), einer 12-Betten-Intensivstation, alles in einem 1996 fertiggestellten Funktionstrakt mit völlig neuer Geräteausstattung im gesamten anästhesiologischen Bereich.
- 1979–2002:
  Wir haben in diesem Zeitraum mehr als 130.000 Patienten anästhesiert und 14.000 Patienten intensivmedizinisch betreut.
- 1953–2003:
  50 Jahre, ein Zeitsprung, der für viele jüngere Kollegen weder medizinhistorisch, noch berufspolitisch nachvollziehbar sein kann. Die Anästhesie am St.-Salvator-Krankenhaus hat sich mit ihren Teilgebieten als klinische Fachdisziplin unstrittig etabliert und ist nicht mehr wegzudenken. Wir werden auch zukünftig zu verhindern wissen, unser Krankenhaus zur Fabrik und Managementzentrale, die Klinik zur Maschinenhalle, den Arzt zum Techniker und die Schwester zur Fließbandmanipulantin umfunktionieren zu lassen. Wir werden für unsere Patienten da sein und stets aufs Neue für den Fortbestand unseres Fachgebietes kämpfen."

Städtisches Krankenhaus Martha-Maria Halle-Dölau

Horst Liebal, seit über 30 Jahren Chefarzt am Städtischen Krankenhaus Martha-Maria in Halle-Dölau und derzeit Landesvorsitzender des BDA in Sachsen-Anhalt, erinnerte sich:

„Nach Kriegsende erhielt das ehemalige Luftwaffenlazarett 1945 den Status eines Städtischen Krankenhauses. Bis 1965 wurden die Narkosen von Schwestern und Operateuren im Wesentlichen mit Chloräthyl bzw. Äther gemacht. 1965 nahm eine Fachärztin für Anästhesiologie die Tätigkeit im Krankenhaus auf. Seit 1970 befindet sich die Anästhesiologie unter der Leitung des selben Chefarztes. 1972, mit der Einweihung einer 10 Betten umfassenden interdisziplinären Intensivtherapiestation, erhielt die damit auch bettenführende Abteilung für Anästhesiologie offiziell den Status einer Klinik für Anaesthesiologie und Intensivmedizin. Im Folgenden nahm das immer 20–25 Ärzte umfassende Team u. a. deutlichen und überzeugenden Einfluss auf die Organisation des Rettungswesens im Einzugsbereich der Stadt Halle.
In den 1970er- und 1980er-Jahren wurde die neonatologische Betreuung in der Geburtshilfe von den Anästhesisten durchgeführt. Nach Schaffung einer Abteilung für Neonatologie in der Kinderklinik unseres Hauses wurde diese Aufgabe abgegeben.
1985 wurde im Hause eine Notaufnahme/Rettungsstelle eingerichtet, die seitdem unter der organisatorischen Leitung des Chefarztes der Klinik für Anaesthesiologie steht. Die Leistungen der Anästhesiologie und Intensivtherapie konnten und können allen Ansprüchen der operativen und konservativen Einrichtungen gerecht werden. Die Akzeptanz der Fachrichtung im Hause und in der Stadt drückte sich u. a. auch dadurch aus, dass der Chefarzt von 1990 bis 1997 die zusätzliche Verantwortung als Ärztlicher Direktor des großen Krankenhauses wahrnahm.
Nach der Wende kam es zu einer erheblichen Reduzierung der Betten. Wir verfügen jetzt als Krankenhaus der Schwerpunktversorgung über 600 Betten. Seit dem Jahr 2000 ist ein großer Neubaubereich mit einem großen Zentral-OP mit 8 Sälen, einem entsprechenden Aufwachraum (14 Betten), einer 18-Betten umfassenden interdisziplinären Intensivtherapiestation und einer neuen Notaufnahme in Funktion. Das Anästhesierepertoire überzeugt mit allen modernen Methoden. Es findet im Hause lediglich keine Herzchirurgie statt. In letzter Zeit engagieren sich die Anästhesisten ganz besonders im Rahmen der Schmerztherapie zur Optimierung der Patientenzufriedenheit. Leiterin der interdisziplinären Arbeitsgruppe ‚Schmerz' ist eine Oberärztin der Anästhesie."

Diakoniekrankenhaus Halle

Von Matthias Schneider, Chefarzt der Klinik für Anästhesiologie und interdisziplinäre Intensivmedizin am Diakoniekrankenhaus Halle, erhielten wir folgenden Bericht:

- Bis 1981 wurden Narkosen in Form von Schimmelbusch-Masken (Äthertropfnarkose) durch Schwestern, durch Chirurgen als ITN und Maskennarkosen verabreicht. Hierbei waren Chirurgen oft Anästhesist und Operateur in einer Person bzw. nicht während der gesamten Narkose anwesend. Chirurgen führten weiterhin Lokalanästhesien durch; Regionalanästhesie-Techniken wurden nicht eingesetzt.

- 1981: Der erste Facharzt für Anästhesiologie nimmt seine Tätigkeit auf. Er wurde hierbei teilweise durch Gastanästhesiologen aus anderen Einrichtungen unterstützt. Der Anästhesiologe war der Chirurgischen Abteilung zugeordnet. Chirurgen verabreichten noch vereinzelt Narkosen.
- 1984 erfolgte die Gründung einer eigenständigen Anästhesieabteilung (2–3 VK). Neben den Methoden der Kombinationsnarkose (als ITN bzw. Maskennarkose) kamen nun auch Verfahren der Regionalanästhesie zum Einsatz (SpA, PDA, subaxilläre Plexusanästhesie, Venenanästhesie nach Bier). Bis 1995 wurden aber noch ‚Parallelnarkosen' praktiziert.
- Ab 1985: Teilnahme von Anästhesiologen am Rettungsdienst.
- Ab 1986: Abteilung auch verantwortlich für Blutspende und Transfusionswesen.
- 1995 kam es im Zuge der chirurgischen Profilierung zur Gründung einer Klinik für Anästhesiologie und Intensivmedizin. In der Anästhesie: Einführung moderner Narkosetechniken in Form der balancierten Anästhesie und der TIVA. Verwendung eines ‚cell saver', ab 1996 Einlungenanästhesie bei thoraxchirurgischen Eingriffen, invasives Kreislaufmonitoring verfügbar. Postoperative Analgesie mittels PCA und PDA. Seit 1998 ist ein AWR mit 4 Betten in Betrieb. Intensivstation: interdisziplinär unter anästhesiologischer Leitung, 8 Betten (davon 7 Beatmungsbetten, modernes (auch invasives) Monitoring, differenzierte Beatmungsmuster zur Langzeitbeatmung, Nierenersatzverfahren (CWHDF), Notfalllabor (ABL 615)."

Hannover

Peter Uter, früherer Chefarzt der Zentralen Anästhesieabteilung der Städtischen Krankenanstalten Hannover, Städtisches Krankenhaus Siloah, und von 1980 bis 1987 Präsident des Berufsverbandes Deutscher Anästhesisten, erinnerte sich:

„Nach dem Ende des 2. Weltkriegs widmeten sich die Chirurgen in Deutschland zunehmend den Operationen am offenen Thorax. Diese erforderten aber zwingend eine sichere Beatmung des Patienten durch eine Intubation. Diese hat unser Fach derart geprägt, dass jeder Arzt, der intubieren konnte, viele Jahre lang bereits als perfekter Anästhesist galt.

Intubierten und beatmeten Patienten konnte man ferner die Atmung durch Curarin lähmen und damit bei Bauchoperationen eine ideale und bis dahin nicht gekannte Muskelentspannung erreichen. Daher wurde die ‚Intubationsnarkose' auch in der Bauchchirurgie immer beliebter. An Kliniken, die diese Techniken verstärkt einsetzten, ging die Narkosetätigkeit zwangsläufig von den jüngeren chirurgischen Assistenzärzten oder dem Pflegepersonal allmählich auf die neuen ‚Narkosespezialisten' über. Dennoch waren wir zunächst von einer Anerkennung als besonderes Fachgebiet weit entfernt. Erst auf dem Deutschen Ärztetag in Lindau 1953 wurde die Einführung des Begriffs ‚Facharzt für Anästhesie' in die Ärztliche Berufsordnung beschlossen. Damit bekamen endlich diejenigen Kollegen ein konkretes berufliches Ziel, die z.T. schon mehrere Jahre lang an chirurgischen und anderen operativen Kliniken nicht mehr operieren konnten, weil sie aufgrund ihrer speziellen Fähigkeiten als Narkose-Ärzte gebraucht wurden. Allerdings konnte aufgrund der Übergangsbestimmungen nur ein Teil von ihnen die Anerkennung als Facharzt für Anästhesie erhalten. Der Rest ist sicher weitgehend an ein Anästhesie-Zentrum gewechselt, das unter der Leitung eines Facharztes stand, und nahm dort eine Weiterbildungsstelle an, um dann bald nach der Facharztanerkennung eine leitende Stelle als Anästhesist anzutreten. Das Angebot an Chefarztstellen an den kommunalen und konfessionellen Krankenhäusern war in den 1960er-Jahren erheblich größer als die Zahl der verfügbaren Anästhesisten mit abgeschlossener Weiterbildung. Betrachtet man heute die Bestimmungen näher, die anfangs für die Weiterbildung zum Anästhesisten galten, so fällt auf, dass das gesamte Gebiet der Lokal- und Regionalanästhesie fehlte. Man war damals offenbar der Meinung, dass diese Verfahren entweder überholt seien oder weiter in der Hand der Operateure bleiben sollten. Stattdessen musste der Anästhesist vor seiner Anerkennung als Facharzt auch Tätigkeitsabschnitte in der Chirurgie und der Inneren Medizin, sowie der Physiologie oder der Pharmakologie nachweisen. Über diesen ‚Inhalt der Weiterbildung' haben wir damals oft gestöhnt oder geschimpft. Ich fürchte nur, unsere Schwierigkeiten wären nicht geringer gewesen, wenn im ‚Inhalt der Weiterbildung' statt der Tätigkeit in den sog. ‚Fremdfächern' eine detaillierte Liste diverser Regionalanästhesie-Techniken genannt worden wäre. Daher waren die Kenntnisse und Erfahrungen auf dem Gebiet der Regionalanästhesie bei uns in jenen Jahren minimal. In den 1960er-Jahren waren mir in der Bundesrepublik nur 2 Fachkollegen bekannt, die auf diesem Gebiet über weiter reichende Fähigkeiten verfügten: Herr Schulte-Steinberg in Starnberg und Herr Nolte in Minden. Beide hatten ihre Weiterbildung zum Anästhesisten ganz oder teilweise im Ausland erhalten.

Bereits gegen Ende der sechziger Jahre zeigte sich, dass es sehr schwierig, manchmal auch unmöglich war, den Bedarf der zahlreicher werdenden Anästhesie-Einrichtungen an nachgeordneten Ärzten zu decken. Nur im Bereich der Hochschulen gab es dieses Problem nicht, oder nur am Rande. Das war das zentrale und schwierigste Problem unserer Arbeit bis nach 1980. Es galt nicht nur für kleine Krankenhäuser mit naturgemäß schmalem Weiterbildungsspektrum, sondern auch für große zentrale Einrichtungen, wie z. B. unsere Zentrale Anästhesie-Abteilung der Städtischen Krankenanstalten Hannover, die ich aufgebaut und 24 Jahre lang geleitet habe, mit der Versorgung

von 11 operativen Kliniken und 2 operativen Intensivstationen in 5 Krankenhäusern sowie von 2 NAW/NEF zusammen mit den Chirurgen und Internisten dieser Krankenhäuser. Unser Spektrum deckte alle Fachgebiete mit Ausnahme der Herzchirurgie ab. Trotz dieses ungewöhnlich breiten Spektrums für die Weiterbildung hatten wir erhebliche Probleme, neue oder frei werdende Stellen zu besetzen. Wir waren eben keine Universität, sondern ‚nur' ein kommunales Krankenhaus!
Hätte nicht die Möglichkeit bestanden, die größten Lücken durch ausländische Ärzte zu schließen, so wäre damals die Anästhesie-Versorgung an vielen kommunalen und konfessionellen Krankenhäusern zusammengebrochen. Allerdings waren diese ausländischen Kollegen fast immer totale Anfänger in unserem Fachgebiet, die erst allmählich angelernt werden konnten und die anfangs auch oft nur unzureichende deutsche Sprachkenntnisse aufwiesen. Trotzdem ließ es sich kaum vermeiden, dass erfahrene Anästhesisten die Narkoseführung an zwei benachbarten Operationstischen gleichzeitig übernehmen mussten.
Die Ursachen dieses Nachwuchsmangels waren sicher vielfältig. Sie betrafen eine ganze Reihe von medizinischen Fachgebieten – neben uns besonders die Chirurgie. Die damals jungen Ärzte interessierten v. a. Fachgebiete, die ihnen nach einer begrenzten Zeit als Assistenzarzt im Krankenhaus eine sichere Niederlassung und ein reichhaltiges Betätigungsfeld in eigener Praxis versprachen. Als Anästhesist hätten sie sich zu sehr an ein Krankenhaus gebunden gefühlt.
Fachspezifische Schwierigkeiten ergaben sich auch, weil unser Fachgebiet damals noch sehr jung war und seinen Platz im Krankenhaus erst noch finden und oft auch hart erkämpfen musste. In diesem Zusammenhang sei an das Gutachten des Münchner Strafrechtlers Prof. Engisch erinnert, der unserem Fachgebiet die eigentliche Selbstständigkeit absprach und die Auffassung vertrat, wir seien Erfüllungsgehilfen der Operateure. Diese These, die Weißauer 1962 eindeutig und auch für juristische Laien in verständlicher Form glaubhaft entkräften konnte, mag manchen jungen Arzt abgehalten haben, sich unserem Fach zuzuwenden.
Während der 1970er-Jahre übernahmen v. a. jüngere Kollegen neue leitende Stellen für Anästhesisten an meist kleineren Krankenhäusern – in der Regel direkt nach der Facharzt-Anerkennung. Ihnen fehlten Erfahrungen im Umgang mit Verwaltung, Behörden und Ärztekammer. Kaum einer hatte Erfahrungen als Oberarzt vorzuweisen. Daher waren viele von ihnen ausgesprochen hilflos, wenn Schwierigkeiten auftraten. Mit einer kleinen ‚Kerntruppe' von Fachkollegen, die schon etwas länger dabei waren, versuchten wir in Niedersachsen zu helfen.
Verständlicherweise wandten sich diese Kollegen an ihre gewählten Vertreter – d. h. an ihre Landesvorsitzenden von DGAW und BDA. Dabei machten sie meistens keinen Unterschied zwischen den unterschiedlichen Aufgaben von Fachgesellschaft und Berufsverband. Der Berufsverband war damals noch der ‚kleine Bruder' der DGAW, der nur wenige Mitglieder umfasste. Das änderte sich erst, als wir während meiner Präsidentschaft auf Vorschlag von Weißauer die Strafrechtschutz-Versicherung für alle berufstätigen Mitglieder einführten.
Als Prof. Stoffregen 1975 Göttingen verließ, wählten mich die niedersächsischen Anästhesisten zum DGAW-Landesvorsitzenden. Dieses Amt habe ich innegehabt, bis 1980 meine Präsidentschaft in unserem Berufsverband begann. Obwohl ich Landesvorsitzender unserer wissenschaftlichen Fachgesellschaft war, wurde ich fast nur von berufspolitischen Problemen in Anspruch genommen, die eigentlich Aufgabe des BDA waren. 1978–1979 wählte mich der BDA zusätzlich zum Vertreter der Krankenhausanästhesisten im Engeren Präsidium der DGAW."

Klinikum Krefeld

Manfred Körner, von 1958 bis 1985 Chefarzt der ersten zentralen Anästhesieabteilung in der Bundesrepublik, berichtete 1998 bei einem Symposium „Zukunftsperspektiven in Anästhesie und Intensivmedizin" über 40 Jahre anästhesiologische Entwicklung am linken Niederrhein. Unter dem Motto „Vom Äthertropf zur Intubationsnarkose" zeichnete er v. a. den Wandel in der Anästhesiepraxis in den 10 Jahren vor der Verselbstständigung seiner Abteilung nach [2]:

> „Vorwiegend wurde Äther getropft, eingeleitet durch Chloräthyl oder seit 1932 auch mit Hexobarbital, Firmenname Evipan. Auch Chloroform wurde noch gegeben, meistens in der Geburtshilfe und bei Kindern. Verabfolgt wurde der Tropf über die Schimmelbusch-Maske von der ‚guten alten Narkoseschwester'. Das war ein Terminus technicus. …
> Der früher verbreitete Schreckensruf der Niederrheiner vor einer Narkose: ‚Bloß kein Käppchen, Herr Doktor!' kommt allerdings weniger vom Äther- oder Chloroformtropf als vom Chloräthylrausch, der hier vielerorts zur Adenotomie bei den sog. Polypen der Kinder gegeben wurde, auch mit der Schimmelbusch-Maske. Wegen der Aspirationsgefahr dabei wurde die Abtragung der Rachenmandel erst im abklingenden Rausch vorgenommen, also ohne Chloräthylgabe. Die Kinder waren sehr rasch wach und hatten später oft schlimme Erinnerungen an das Erstickungsgefühl bei ungeschickter Einleitung, an das Ausspucken der blutigen Mandelstücke, an den Blutschwall aus dem Mund und an das regelmäßig folgende Erbrechen von verschlucktem Blut.
> Das änderte sich erst, als die Adenotomie in ITN vorgenommen wurde, bei uns ab 1954 mit Errichtung der HNO-Klinik unter Prof. Greven.
> Bereits ab 1951 gab es die ITN hier in der Chirurgie, zunächst aber nur bei intrathorakalen Eingriffen und in der großen Bauchchirurgie.

Nur in Ausnahmefällen lieh der Chirurg seinen Anästhesie-Assistenten auch einmal an die Gynäkologie aus.
So entsinne ich mich an die Sektio bei einer Patientin mit Myasthenia gravis, die aus der Eisernen Lunge heraus auf den Operationstisch kam. Das Kind war lebensfrisch und gesund, und die Mutter brauchte nachher nicht wieder in den Respirator-Tank.
ITN bedeutete damals Infusion, Narkose, Relaxierung, endotracheale Intubation und Beatmung per Hand mit dem Dräger-Kreislauf-Narkosegerät. Sie erforderte also viel mehr Aufwand als der Äthertropf. Damit war die angelernte Narkoseschwester überfordert, und auf der Bildfläche erschien der Anästhesist. Darauf komme ich zurück.
Es gab in Krefeld eine Zwischenphase zwischen dem Äthertropf und der ITN. Das war die Evipan-Mononarkose. ...
Im Gegensatz zum Äthertropf wurde Evipan als intravenöses Narkotikum von einem Arzt fraktioniert verabfolgt, und zwar traditionell vom jüngsten Assistenten, und das war ich ab 1949 für einige Zeit. Da ich m.W. als einziger von Herzogs Assistenten später Anästhesist wurde, möchte ich etwas darüber berichten.
Helmut Weese, der 1932 das Evipan klinisch eingeführt hatte, war 1946 neben seiner Tätigkeit bei Bayer/Leverkusen Pharmakologe in Düsseldorf. Ich habe bei ihm Kolleg gehört. Er empfahl damals die Evipan-Mononarkose lediglich für Kurzeingriffe mit ein- bis zweimaliger Nachinjektion. Die Dosierung der Mengen und die Injektionsgeschwindigkeit sollten streng ‚nach Wirkung', auch ein Terminus technicus, erfolgen. Es ließe sich nur selten abschätzen, meinte er, wie viel Evipan der Patient braucht, und durch Überdosierung konnte man leicht eine Atemdepression herbeiführen, das Hauptrisiko des Barbiturats. Die Briten hatten damals einen einprägsamen Spruch für die i.v.-Narkose: ‚Deadly easy, easily dead.'
Herzog, dessen Spezialität Knocheneingriffe an den Extremitäten war, bevorzugte also Evipan Mono. Er lehnte Äther ab, hauptsächlich wegen der Explosionsgefahr. Bei diesen Operationen lag nämlich immer jede Menge elektrischer Kabel mit Zwischensteckern auf dem Boden für Röntgen, für Bohrer, für die Koagulation, und Funkenbildung bei beschädigter Isolierung oder Wackelkontakt kam immer wieder vor. Da waren die schweren Ätherdämpfe, die nach unten sanken, natürlich ein Risiko.
Chloroform galt 1948 bei uns bereits als obsolet, und so wurde Evipan verwendet, das der Patient ohnehin schätzte wegen der angenehmen Einleitung. Sein großer Nachteil als reines Schlafmittel, die schlechte Muskelentspannung, konnte bei den Extremitätenknochen durch die Lagerung in der Strecke meist einigermaßen ausgeglichen werden. Die Letalität bei diesen Eingriffen war minimal. Ich habe nie einen Exitus in tabula dabei erlebt. Das lag vermutlich an der Robustheit der meist jugendlichen Patienten, welche die Atemdepression wegsteckten, auch ohne Sauerstoffzusatz. Den gab es anfangs genauso wenig wie eine Infusion.
Längere Abdominaleingriffe dagegen, wie Gallen, Mägen, Rekta, waren eine Crux für das Operationsteam, weil die Patienten bei jedem Schmerzreiz ihre Bauchmuskeln anspannten und die Därme herauspressten. Schuld daran war natürlich der Anfänger von Narkotiseur, der mit seiner scharfen Nadel schon wieder draußen war aus der Vene, weil der Patient den Injektionsarm mit großer Kraft pronierte. Bei der regelmäßig auftretenden Vasokonstriktion unter Evipan Mono konnte es dauern, bis das Greenhorn eine andere Vene gefunden und nachgespritzt hatte. Dadurch kam es immer wieder zu starken Schwankungen der Narkosetiefe, ein weiterer Nachteil gegenüber dem Äther.
Besonders schlimm war die Unruhe des Patienten beim Bauchdeckenverschluss am Op.-Ende. Trotz aller Tricks und Kniffe der Operateure, die sich abmühten mit Abstopfungen, breiten Löffelspateln und dicken Zwirnsfäden, mit denen die Wundwinkel rigoros hochgezogen wurden, dauerte es geraume Zeit, bis die Bauchdecken schließlich wieder vereinigt waren. Ich habe ja später auch zu diesen bedauernswerten Chirurgen gehört und Flüche zum Himmel und Schweißtropfen zu Boden geschickt.
Der Narkoseassistent spritzte auf Befehl oder auch aus Mitleid mit den Chirurgen immer wieder nach, was zwar nicht viel half, aber den Nachschlaf verlängerte. Ich glaube heute, dass die im Vergleich mit Äther oder gar Chloroform tatsächlich geringe Zahl an Zwischenfällen in der Evipannarkose (nach Killian 1:36000) durch Komplikationen infolge des langen Nachschlafs mehr als wettgemacht wurde. Aber die zählten damals nicht zur Narkose, und den Nachschlaf verbrachten die Patienten auf den Frischoperiertenstationen, wo die Überwachung nicht so intensiv sein konnte wie im OP.
Der Evipanverbrauch war außerordentlich wechselnd. Meine persönlichen Rekorde lagen als Minimum bei 0,5 g bei einer 60-jährigen Quercolon-Resektion von 3 Stunden und satten 5,4 g, also dem Zehnfachen, für eine Unterschenkelpseudarthrose von 6 Stunden bei einem Mann von 30 Jahren. Nachschlaf: 2 Tage!
Um 1950 herum bekamen wir die ersten, noch spärlichen Publikationen über die ideale Muskelentspannung unter Curare bei flacher Narkose zu lesen, und Sie können sich denken, wie wir die verschlungen haben. Ich bin damals mit einer Empfehlung von Herzog zu Weese nach Wuppertal gefahren, um mich weiter zu orientieren, und er hat mir sehr zugeredet, mich der Anästhesie zuzuwenden. An der Einführung der ITN am Niederrhein war die Firma Dräger maßgebend beteiligt. Der sehr rührige Vertreter verkaufte manchen Häusern die ersten Narkosegeräte, Modell F und N, aber er lieferte keine Anästhesisten dazu. Die gab es höchstens an einigen Uni-Kliniken, wo sie sich über den Chirurgen habilitierten, was Jahre dauerte.

Der Dräger-Vertreter, ein Arzt, machte, wie er mir erzählte, in den verschiedenen Operationssälen anfangs selber einige Narkosen. Aber dann hatte er andere Verpflichtungen, und die Apparatnarkose schlief wieder ein. Die Assistenzärzte wollten operieren, und die Schwestern fühlten sich durch das Narkosegerät überfordert. Also kehrte man zum Äthertropf zurück. So standen die schönen Geräte in den OPs, wurden täglich geputzt, aber nicht genutzt, sondern nur stolz den Besuchern gezeigt.
Als ich 1949 in Krefeld anfing, stand im Vorraum des OP auch noch ein älteres Roth/Dräger-Narkosegerät, Baujahr 1912. Niemand konnte mit dem Gerät umgehen, aber täglich wurde es geputzt. Irgendwann um 1951 kam dann das erste moderne Gerät Modell F bei uns an und stand ausgepackt im Waschraum. Der Chef Herzog war gerade in Urlaub. So prophezeite die Erste OP-Schwester, noch dem Bayrischen Roten Kreuz angehörend: ‚Na, dös wird nix. I stell das Trumm zu dem annern. Die kömmer dann zsamme putze!'
Aber sie irrte sich, das Trumm wurde genutzt. Es dauerte allerdings dann noch 7 Jahre, bis unsere Anästhesie als erste Abteilung in Deutschland hier selbstständig wurde."

Kreiskrankenhaus Ludwigsburg

Neben dem Katharinenhospital in Stuttgart gehörte das Kreiskrankenhaus Ludwigsburg zu den ersten kommunalen Krankenhäusern, die eine Anästhesie-Abteilung einrichteten. Walter Ehmann, von 1960 bis 1986 Chefarzt dieser Abteilung, führte in seinem persönlichen Bericht aus:

„Ich hatte im Jahre 1951 das große Glück, als Assistent einer Fachklinik für Thoraxchirurgie das neue ‚Handwerk' Anästhesie lernen zu können. Meinem Lehrer in Oxford, Sir Robert Macintosh, bin ich zu großem Dank verpflichtet, v. a. weil er uns jungen Anästhesisten auch dadurch den Rücken gestärkt hat, dass er immer wieder deutlich machte:
‚Der gute Chirurg verdient den Anästhesisten, der andere hat ihn bitter nötig.'
Als ich im Jahre 1960 von der Absicht des Kreises Ludwigsburg erfuhr, das Krankenhaus um- bzw. neu zu bauen, habe ich mich dort beworben.
Der Chefarzt der Chirurgischen Abteilung im Krankenhaus, Prof. Ludwig Rathcke, hatte in der Chirurgischen Klinik der Universität Gießen in den frühen 1950er-Jahren durch eine amerikanische Anästhesistin [Jean Henley, s. S. 184] die moderne Intubationsanästhesie kennen gelernt. Er war daher sehr daran interessiert, einen Anästhesisten an seiner Abteilung tätig werden zu lassen.
Der Anfang war nicht leicht. In dem viel zu eng gewordenen Krankenhaus mit damals 865 Betten war kaum Platz für dieses neue Fachgebiet. Der anfängliche Dienstraum hatte gerade 8 m². In diesem war ich in den ersten Monaten auch nachts immer zu erreichen, da ich in Ludwigsburg noch keine Wohnung hatte. Ab 1961 machten auch die ersten Assistenten von diesem Raum aus ihren Nachtdienst und später arbeitete dort sogar die Sekretärin, die gleichzeitig in die Tätigkeit im Lungenfunktionslabor eingearbeitet wurde. 4 Narkoseschwestern – in der traditionellen Äthernarkosetechnik ausgebildet – waren meine ersten Mitarbeiterinnen.
Ab 1961 musste ich zusätzlich ein Mal in der Woche bei dem neu angestellten Orthopäden Prof. Friedrich Rathke in den Werner'schen Anstalten Anästhesieleistungen erbringen. Auch im Krankenhaus Marbach, einem Krankenhaus der Grundversorgung, mussten nach Bedarf Anästhesien durchgeführt werden. In dieser Anfangszeit hat mich der 2. Oberarzt der Chirurgischen Klinik, der ebenfalls Erfahrungen mit der modernen Anästhesie hatte, kollegialerweise unterstützt.
Mitte der 1960er-Jahre haben wir das kleine amerikanische Beatmungsgerät Bird für Transportzwecke verwendet und dann erfahren, dass dieses Gerät auch für alle Bronchialerkrankungen hervorragend geeignet ist. Durch das von uns aufgebaute Lungenfunktionslabor wurden ältere Patienten untersucht und dann prophylaktisch vor einer größeren Operation mit dem Birdrespirator trainiert. Postoperativ hatte das den Erfolg, die Patienten mit diesem Gerät vor einer sonst häufig auftretenden Lungenentzündung zu bewahren.
Nachdem der 1. Bauabschnitt des Neubaus im Jahre 1971 bezogen werden konnte, wurde im Altbau die erste Intensivstation mit 6 Betten eingerichtet. Zuvor hatte Oberschwester Sigrid von Barfus Gelegenheit, die Anästhesieabteilung der Universitätsklinik Freiburg kennen zu lernen. Prof. Wiemers hatte bereits eine gut eingerichtete Intensivstation und legte besonders großen Wert auf die Weiterbildung der Anästhesieschwestern in den Aufgaben im Bereich der Intensivmedizin. Gut geschultes Pflegepersonal ist die Voraussetzung für das Funktionieren einer Intensivstation. Daher haben wir uns auch für die spezielle Fachweiterbildung für Schwestern und Pfleger in der Anästhesie und Intensivmedizin engagiert.
1975 kam dann auch der 2. Bauabschnitt in Funktion. Der Architekt hatte zunächst die 12 Operationsräume in einer Längsreihe vorgesehen. Ich hatte ihn damals gefragt, ob ich meinen Dienst auf Rollschuhen versehen sollte. Nach meinen Vorschlägen wurden dann auf einer Ebene die 8 aseptischen Operationsräume im sogenannten Boxersystem – gegenübergestellt – angeordnet, sodass die Verkehrswege kurzgehalten blieben. Die Einleitungs- und Ausleitungsräume hatten ebenfalls zentrale Gasversorgung und waren so dimensioniert, dass im Katastrophenfall auch in diesen Räumen zusätzliche Erstversorgungen erfolgen konnten. Ein großer Aufwachraum und die Patientenschleuse waren vorgelagert. Die Intensivstation mit 16 Betten war über den Hauptgang direkt zu erreichen, darin ein kleiner Operationsraum für Verbandswechsel in Narkose und v. a. Bronchoskopien, außerdem ein großer Raum zum Baden und Duschen für die Intensivpatienten.

1976 kam Frau Dr. Kie nach Deutschland und war zunächst in dem neu eröffneten Deutschen Akupunkturzentrum in Pleidelsheim tätig. Für unsere Abteilung war das ein Glücksfall, da wir die Akupunktur als Schmerztherapie in unsere bisher durchgeführte Schmerzbehandlung einführen konnten."

Klinikum Nürnberg

In einem Vortrag anlässlich der Jubiläumsfeier zum 40-jährigen Bestehen der Klinik für Anästhesiologie und operativer Intensivmedizin am Klinikum Nürnberg, am 07.11.2002 im historischen Rathaussaal Nürnberg, zeichnete Hans Wolfgang Opderbecke, der ab 1956 die Anästhesie in Nürnberg aufgebaut hat und von 1962–1987 dort Chefarzt war, die Aufbauphase nach:

„Am 13. Februar 1956, einem Montag – in meiner Heimatstadt Düsseldorf feierte man gerade Rosenmontag – kam ich morgens früh mit dem Nachtzug in der mir damals noch völlig unbekannten, vom Kriege noch stark gezeichneten Stadt Nürnberg an, nicht gerade in karnevalistischer Stimmung, denn ich hatte nur eine sehr ungenaue Vorstellung von dem, was mich hier erwartete.

Vorausgegangen war die Wahl Prof. Dr. Hermann Frankes zum Vorstand der damals rund 500 Betten großen Chirurgischen Klinik des, wie es seinerzeit noch hieß, Allgemeinen Städtischen Krankenhauses Nürnberg. Franke kam aus der Düsseldorfer Chirurgischen Klinik Prof. Derras, einem Pionier der im Deutschland der ersten Nachkriegsjahre noch in der Entwicklung begriffenen Thoraxchirurgie.

Der nach Nürnberg berufene Franke hatte den verständlichen Wunsch, Lungen- und Herzchirurgie möglichst bald auch hier einzuführen. das ging aber nicht ohne einen Anästhesisten. Diesem Umstand verdankte ich seine Aufforderung, ihn nach Nürnberg zu begleiten.

Unser Fachgebiet befand sich damals noch in Statu nascendi. Erst 1953 war der Begriff ‚Facharzt für Anästhesie' geschaffen und eine ‚Deutsche Gesellschaft für Anaesthesie' gegründet worden. Ärzte, die sich ausschließlich dieser neuen Disziplin widmeten, waren noch selten. Auch ich hatte vor meiner anästhesiologischen Tätigkeit eine Weiterbildung als Pulmologe absolviert, eine Qualifikation, die mir bei meiner zukünftigen Tätigkeit sehr zustatten kam.

Ich war also kein Chirurg, und es erregte zunächst einiges Befremden, gleichwohl als Assistent an der Chirurg. Klinik eingestellt zu werden. Trotz dieser Vorbehalte wurde ich von den chirurgischen Kollegen relativ freundlich aufgenommen, denn jemand, der sich ausschließlich um die von den Chirurgen wenig geliebten Narkosen kümmern sollte, war willkommen. Zu diesem Zeitpunkt waren bereits von einigen chirurgischen Assistenten Intubationsnarkosen durchgeführt worden; das Gros aller Anästhesien wurde jedoch in Form von Maskennarkosen mit Barbiturat-Lachgas oder auch Äther von den damals im OP tätigen Diakonen der Rummelsberger Anstalten ausgeführt. Dementsprechend war die Ausrüstung, die ich vorfand, äußerst dürftig, ein Dräger-Romulus und zwei oder drei F-Geräte.

Für die 500 chirurgischen Betten gab es einen A-, einen kleineren B-Saal und einen C-Saal, der zugleich auch als Gipsraum diente. Ich konnte mich natürlich als Einzelkämpfer im Wesentlichen zunächst nur im A-Saal betätigen. Neben dem üblichen Spektrum der Bauch- und Unfallchirurgie war es unser Hauptanliegen, die Thoraxchirurgie in Gang zu bringen, Lungenresektionen und Herzoperationen, aber auch angeborene Ösophagusatresien, Zwerchfellhernien u. a. bei Neugeborenen, alles in allem eine Novität im nordbayerischen Raum.

Eine besondere Herausforderung waren die Herz- und herznahen Gefäßoperationen, Mitralstenosen, offener Ductus Botalli, Blalock-Operation bei Fallot-Tetralogie, Aortenisthmusstenosen sowie Vorhofseptumdefekte und Pulmonalstenosen am offenen Herzen mit Kreislaufunterbrechung in Unterkühlungsanästhesie vor der Ära der Herz-Lungen-Maschine. Leider wurde diese Entwicklung mit Einführung der Herz-Lungen-Maschine unterbrochen, weil die Stadt Nürnberg sich seinerzeit wegen der damit verbundenen Folgekosten nicht dazu durchringen konnte, ein solches Gerät anzuschaffen mit der Folge, dass die Kardiochirurgie für viele Jahre nach Erlangen abwanderte.

Bei der Art und Schwere dieser Eingriffe war klar, das mir als Anästhesist auch wesentliche Komponenten der postoperativen Versorgung zufielen. Retrospektiv ist zu sagen, dass wir, Franke und ich, angesichts der aus heutiger Sicht sehr beschränkten Voraussetzungen in dieser Anfangsphase viel Glück gehabt haben und von ins Gewicht fallenden Rückschlägen verschont geblieben sind. Für mich als anästhesiologischer Einzelkämpfer bedeutete dies allerdings in der ersten Zeit eine ständige Tag- und Nachtpräsenz, denn es gab ja zunächst niemanden, der mich hätte vertreten können.

In dieser Situation war es bereits ein gewaltiger Fortschritt, als mir 1958 eine erste Assistentenstelle zugewiesen wurde. Eine ähnliche Zäsur war die Schaffung der ersten Planstelle für eine Anästhesie-Schwester. Einen wesentlichen Fortschritt brachte ferner 1958 die Entwicklung und Einführung des ersten Narkose-Spiromaten durch die Firma Dräger. Bis dahin musste der Patient manuell beatmet werden, und das auch bei stundenlangen Eingriffen und in kritischen Situationen. Heute frage selbst ich mich, wie das damals ohne Assistenzpersonal überhaupt zu schaffen gewesen war.

Unsere erfolgreiche Zusammenarbeit in diesem zunächst nicht einfachen Umfeld hat ein außerordentlich enges Vertrauensverhältnis zwischen Franke und mir entstehen lassen. Seinem großen Verständnis als Thoraxchirurg den Belangen der Anästhesie gegenüber habe ich sehr viel zu verdanken!

Ein wesentlicher Schritt und ein Schlüssel für unsere erfolgreiche Arbeit war sein Entschluss, eine auf gleicher Ebene mit der Operationsabteilung liegende kleine Bettenstation zu einer ‚chirurgischen Wachstation', wie es damals zunächst hieß, umzuwandeln. Das Konzept einer zentralisierten Versorgung Frischoperierter stammte aus der Sauerbruch-Klinik der Berliner Charité, wo Franke vor dem Krieg für einige Zeit Assistent gewesen war. Diese 13 Betten große Station wurde die Keimzelle der Intensivmedizin an unserem Klinikum. Unsere frühen Erfahrungen mit diesem damals noch neuem Konzept konnten aufgrund meiner Funktionen als Präsident, Schriftführer und später Generalsekretär unserer Fachgesellschaft in Impulse umgesetzt werden, die die Entwicklung der Intensivmedizin in der Bundesrepublik maßgeblich beeinflusst haben.
Allerdings war die Ausstattung dieser ersten Station aus heutiger Sicht denkbar primitiv. Zentrale Gasversorgung gab es zunächst nicht; die Sauerstoffversorgung musste durch ständig auszuwechselnde bettseitige Gasflaschen sichergestellt werden; Dauerdrainagen wurden durch Wasserstrahlpumpen aufrechterhalten; Einmal-Infusions-Sets waren noch unbekannt und EKG-Monitore existierten ebenfalls noch nicht. Diese technischen Mängel mussten durch das Engagement des Pflegepersonals ausgeglichen werden.
Die zunehmende Bedeutung der Intensivmedizin und die besondere Rolle des Pflegepersonals in der Intensivmedizin hat uns schon frühzeitig veranlasst, als eins der ersten Krankenhäuser Weiterbildungslehrgänge für Intensivpflege nach den damaligen Empfehlungen der DKG durchzuführen, wobei uns zugute kam, dass das gesamte Intensivpflegepersonal, auch das der internistischen Intensivstation, der Anästhesie zugeordnet war. Diesen Lehrgängen war es zu verdanken, dass wir auch in Zeiten größerer Personalknappheit keinen Mangel an Intensiv-Pflegekräften zu beklagen hatten.
Die ärztliche Leitung der Wachstation übertrug Franke seinem chirurgischen Oberarzt Hans Birkner und mir. Damit wurde ein beispielgebendes Kooperationsmodell inauguriert, nämlich die gemeinsame Zuständigkeit von Operateur und Anästhesist für die frühe postoperative Phase, ein Konzept, das schließlich auch Eingang in die Richtlinien der DKG zur Organisation der Intensivmedizin in den Krankenhäusern und in die zahlreichen interdisziplinären Vereinbarungen zur Zusammenarbeit in der Intensivmedizin gefunden hat.
Anfangs waren allerdings auch hier Vorurteile vorhanden. Ich habe bereits erwähnt, als ‚Narkosearzt' war ich im Kollegenkreis willkommen. Die Tatsache aber, dass ich als Nichtchirurg auch Zuständigkeiten für die postoperative Behandlung erhielt, war für viele, gelinde gesagt, gewöhnungsbedürftig, und es war zunächst erhebliche Überzeugungsarbeit nötig, um diese Vorurteile zu überwinden. Zur Hilfe kam uns damals ein schwerer, von allen als infaust angesehener Tetanusfall, den wir trotz der beschränkten Mittel – so gab es z. B. noch keine laufenden Blutgasanalysen – mit einer 14-tägigen Respiratortherapie erfolgreich behandeln konnten. Nicht zuletzt dieser für den Patienten wie für uns glückliche Verlauf überzeugte dann auch die Skeptiker von den Vorteilen einer anästhesiologisch-intensivmedizinischen Versorgung.
Im Verlauf der nächsten Jahre bis 1962 wuchs der ärztliche Stellenplan der ‚Anästhesie-Abteilung der Chirurgischen Klinik', wie sie nun hieß, langsam an, bis es schließlich möglich wurde, alle anfallenden Anästhesien in der Chirurgie durch eigene Assistenzärztinnen und Assistenzärzte fachgerecht durchführen zu lassen.
Im Jahr 1962 folgte Franke einem Ruf auf den Chirurgischen Lehrstuhl an der Freien Universität Berlin. Die Stadt Nürnberg nahm seinen Weggang zum Anlass, die unzeitgemäß große Klinik zu teilen in eine I. Chirurgische Klinik mit dem Schwerpunkt Bauch- und Thoraxchirurgie und eine II. Chirurgische Klinik mit dem Schwerpunkt Bauch- und Unfallchirurgie. Dabei bot es sich an, nun auch die Anästhesie-Abteilung zu verselbstständigen. Ohne diesen Beschluss wäre ich allerdings nicht in Nürnberg geblieben, sondern dem Wunsche Frankes gefolgt, ihn nach Berlin zu begleiten.
Mit dieser Verselbstständigung begann ein neues Kapitel der Entwicklung, denn nun ging es darum, nach und nach auch die anästhesiologische Versorgung der übrigen operativen Kliniken zu übernehmen, Frauenklinik, Urologische Klinik, HNO-Klinik, Augenklinik sowie Bedarfsweise Hautklinik und Strahleninstitut, ein Tätigkeitsbereich, der schließlich rund 1.000 operative Betten mit 16 Operationssälen und drei Intensivstationen umfasste."

Bürgerhospital Saarbrücken

Werner Sauerwein, im Mai 1953 der erste deutsche Facharzt für „Narkose und Anaesthesie" und von 1956 bis 1986 Chefarzt der Anästhesieabteilung am Bürgerhospital Saarbrücken, schrieb über die Anfänge seiner Tätigkeit im Saarland folgenden persönlichen Bericht:

> „In den Jahren 1948 und 1949 arbeitete ich als unbezahlter Assistent in der chirurgischen Abteilung des städtischen Krankenhauses ‚Bürgerhospital' in Saarbrücken. Eine besondere Befriedigung war für mich damals, dass ich Nachtdienst leisten durfte.
> Mein Chef Prof. Dr. Fritz Hesse schlug mir im Oktober 1949 vor, in Lyon, Frankreich, einen Kurs ‚moderne Anästhesie' zu besuchen. Der Aufenthalt in Lyon war für mich nur möglich, da das Saarland zu dieser Zeit politisch nicht zu Deutschland gehörte. Nach erfolgreichem Abschluss der Zusatzausbildung erhielt ich eine bezahlte Assistentenstelle am ‚Bürgerhospital' in Saarbrücken.
> Hier arbeitete ich zunächst als ‚Mischassistent Chirurgie/Anästhesie' bzw. ‚Chirurgo-Anästhesist' in der chirurgischen Abteilung. Sehr bald überwog die Anästhesie und die Tätigkeit als Chirurg trat immer mehr in den Hinter-

grund. Zunehmend baten mich die Kollegen operierender Fächer in den umliegenden Krankenhäusern, auch ihre Patienten zu narkotisieren. Mein kleines französisches Narkosegerät, in zwei Koffer verpackt, ermöglichte mir, mobil im Saarland tätig zu sein. Nach den Operationen im ‚Bürgerhospital' wurden die anderen Krankenhäuser nach Bedarf von mir versorgt.

Bereits am 27.05.1953 erhielt ich von der Ärztekammer des Saarlandes die Anerkennung als Facharzt für ‚Narkose und Anaesthesie' (Abb. 2.4).

Im folgenden Jahr eröffnete ich im ‚Bürgerhospital' eine ‚Beatmungszentrale', benannt nach dem ‚centre réspiratoire' in Paris, einem Vorläufer der heutigen Intensivabteilung. Dies war meines Wissens die erste Einrichtung dieser Art in der Bundesrepublik. Behandelt wurden in erster Linie Kranke mit Ateminsuffizienz: frisch Operierte, Patienten mit Schädel-Hirn-Traumen, Intoxikationen, Tetanus, Botulismus usw. Nebenbei wurde sehr intensiv endobronchiale Diagnostik betrieben. An Geräten standen uns damals zur Verfügung: ein Engstöm-Respirator und mehrere Poliomate. Mit der Ausdehnung des Aufgabenbereiches nahm die Anzahl der Mitarbeiter entsprechend zu. Auch zur anästhesiologischen Versorgung der umliegenden Krankenhäuser standen meine Mitarbeiter bis zur Errichtung eigener Abteilungen in diesen Kliniken in den 1970er-Jahren zur Verfügung. Im Jahre 1978 erhielt ich die Bestallung zum Lehrbeauftragten für das Fachgebiet Anästhesie an der Universität des Saarlandes am städtischen Krankenhaus Saarbrücken."

St.-Elisabeth-Klinik Saarlouis

Die Ausführungen von Karl-Jochen Meyer, Chefarzt der Klinik für Anaesthesiologie operative Intensivmedizin und Schmerztherapie an der St.-Elisabeth-Klinik Saarlouis und Landesvorsitzender der DGAI im Saarland, ergänzen den vorstehenden Beitrag von Werner Sauerwein:

„In der St.-Elisabeth-Klinik in Saarlouis begann die reguläre anästhesiologische Versorgung am 01.01.1974.

Das Haus war damals mit 550 Betten das zweitgrößte, nichtuniversitäre Haus im Saarland. Die Bettenzahl ist inzwischen auf 460 geschrumpft.

Die anästhesiologische Betreuung begann mit einem 2-Ärzte-Team, das sich bis heute auf 14 Ärzte vergrößerte. Operative Intensivmedizin wurde erst ab 1976 unter Leitung der Anästhesie betrieben. Zwischenzeitlich versorgten wir ab 1975 von Saarlouis aus im Rahmen der sogenannten Zentral-Anästhesie-Abteilung noch vier weitere Krankenhäuser des gleichen Krankenhausträgers. Dies war notwendig, weil damals für Krankenhäuser in der Größenordnung um 200 Betten kein anästhesiologischer Chefarzt zu gewinnen war.

Einzelheiten der Struktur wurden in den Anästhesiologischen Informationen (Heft 17/1976, 103–104) veröffentlicht. Die Zentral-Anästhesie war als Zwischenlösung gedacht bis die einzelnen angeschlossenen Häuser eigene Anästhesieabteilungen aufbauen konnten. Dieses Provisorium hatte bis 1990, also immerhin 15 Jahre, Bestand. Heute betreuen wir an der St.-Elisabeth-Klinik 6 Operationssäle, eine operative Intensivstation mit 6 Betten, einen Aufwachraum, eine anästhesiologische Tagesklinik mit Eigenblutspende und eigener Blutseparation sowie eine schmerztherapeutische Ambulanz."

Kreiskrankenhaus Schönebeck

Aus dem Bericht von Albrecht Scheffler, leitender Chefarzt der Abteilung Anästhesie und Intensivmedizin am Kreiskrankenhaus Schönebeck, sei hier auszugsweise zitiert:

„Die Anästhesieleistungen im Krankenhaus Schönebeck wurden bis Mitte der 1960er-Jahre das 20. Jahrhunderts, wie damals allgemein üblich, durch Ärzte der operativen Fachrichtungen und besonders angeleitete Schwestern dieser Fachrichtungen erbracht.

Gegen Ende der 1960er-Jahre war für einige Zeit ein Facharzt für Anästhesiologie im Krankenhaus Schönebeck angestellt, der jedoch nicht einer selbstständigen Anästhesieabteilung vorstand, sodass nach seinem Weggang wiederum alle Anästhesieleistungen durch Operateure und Schwestern erbracht wurden.

Erst mit Einstellung eines Facharztes für Anästhesiologie in Chefarztposition im Jahre 1971 begann in Schönebeck der systematische Aufbau einer Anästhesieabteilung.

Beim Start dieser Abteilung waren die Voraussetzungen denkbar bescheiden. Personell bestand die Abteilung zunächst aus dem Chefarzt, einer Arzthelferin, einer Fachschwester für Anästhesie und einer weiteren besonders angeleiteten Op.-Schwester.

Die technische Ausstattung der Anästhesieabteilung war sehr dürftig, sie bestand lediglich aus Narkosegeräten, die eine kontinuierliche dosierte Verabreichung des Lachgas-Sauerstoff-Gemisches ermöglichte. Erschwerend kam hinzu, dass die operativen Abteilungen in 3 verschiedenen Häusern des Klinikbereiches Schönebeck stationiert waren, sodass zunächst nur eine begrenzte Auswahl von operativ zu behandelnden Patienten anästhesiologisch betreut werden konnte. Es handelte sich dabei um Patienten aus der Chirurgischen Klinik und aus der Frauenklinik. Hals-Nasen-Ohren- sowie Augen-Abteilung führten weiterhin ihre Narkosen zunächst selbst durch und auch von chirurgischen und gynäkologischen Patienten musste noch ein beträchtlicher Anteil durch Fachärzte der operativen Disziplinen anästhesiologisch betreut werden. Eine konzentrierte Unterbringung von frischoperierten und sonstigen schwerkranken Patienten war zu diesem Zeitpunkt nicht möglich, alle Patienten gingen auf die allgemeinen Stationen in den allgemeinen Pflegebereich zurück.

Eine ganz entscheidende Verbesserung für die Tätigkeit der Anästhesieabteilung war die Inbetriebnahme des Anbaues an der Chirurgischen Klinik, beinhaltend einen neuen Operationstrakt mit 2 modernen Operationssälen,

denen Vorbereitungsräume vorgeschaltet waren, und die Eröffnung einer Wachstation und Intensivtherapieabteilung mit 8 Betten im Jahre 1974. Mit der Inbetriebnahme dieses Neubaues änderten sich die Arbeitsbedingungen für die Mitarbeiter der Anästhesieabteilung und die Betreuungsmöglichkeiten für die Patienten wurden durch die Schaffung der Intensivbetten bedeutend verbessert.
Dank kontinuierlicher Bemühungen und Mittelbereitstellung war es möglich, in aller Bescheidenheit die Operationssäle und die Intensivtherapieabteilung zunehmend mit moderneren Geräten auszustatten und die personelle Besetzung in beiden Bereichen zu verbessern, sodass es in den 1980er-Jahren dann möglich war, dass alle operativ behandelten Patienten im Kreiskrankenhaus Schönebeck von der Anästhesieabteilung betreut wurden, d. h. es wurden keine Narkosen mehr durch Operateure ausgeführt, auch nicht in der Augenklinik und Hals-Nasen-Ohren-Klinik.
Mit der Wende und dem Übergang in das bundesdeutsche Gesundheitswesen änderten sich die Arbeitsbedingungen in der Anästhesieabteilung grundlegend. Es konnten innerhalb kürzester Zeit dank der Bereitstellung von Fördermitteln und auch dank der Unterstützung durch das Partnerkrankenhaus Neustadt am Rubenberge ziemlich rasch die gesamte Narkose- und Beatmungstechnik auf den neuesten Stand gebracht werden. Besonders nutzbringend gestaltete sich die Möglichkeit, endlich die Patienten sowohl im Op. als auch in der Intensivtherapieabteilung sachgerecht kontinuierlich überwachen zu können. Medikamente standen plötzlich alle zur Verfügung und es war schwierig, die Auswahl zu treffen, welche Verfahren sich für den täglichen Einsatz im Krankenhaus Schönebeck eigneten.
Das gesamte Patientenangebot veränderte sich Anfang der 1990er-Jahre sehr schnell und grundlegend. Es kam die Gefäßchirurgie ganz neu an unser Krankenhaus und Viszeralchirurgie und Traumatologie erfuhren einen breiten Ausbau, kleinere operative Bereiche dagegen wurden zu Belegabteilungen umfunktioniert. Zu nennen ist hier die Orthopädie mit ihrem großen Angebot an endoprothetischer Chirurgie, die Hals-Nasen-Ohren-Belegabteilung, die Augen-Belegabteilung und die Urologische Belegabteilung. Ein weiterer Meilenstein in der Entwicklung der Anästhesieabteilung war die Inbetriebnahme der neuen Operationssäle in der Chirurgischen Klinik im Jahre 1999. Erneut veränderten sich die Arbeitsbedingungen zum Besseren.
Insgesamt ist also festzustellen, dass innerhalb von 30 Jahren gewissermaßen aus dem Stand heraus eine leistungsfähige und gut funktionierende Anästhesieabteilung entstanden ist und sich weiterentwickelt, die beste Voraussetzungen für die Betreuung unserer schwerstkranken Patienten bietet."

Literatur zu Unterkap. 4.2.2

1. Johanson M, Krause U, Henschel WF (1989) Zur Geschichte der Anästhesie in Bremen. Bremer Ärztebl:10–13
2. Körner M (1999) Vom Äthertropf zur Intubationsnarkose: Anästhesiologische Entwicklung am linken Niederrhein. J Anästh Intensivbehandl 6/3: 14–16

4.3 Die Geschichte der Lehrstühle für Anästhesiologie an den deutschen Medizinischen Fakultäten

4.3.0 Vorbemerkungen

J. Schüttler

Dieser abschließende Teil der Festschrift aus Anlass des 50-jährigen Bestehens der Deutschen Gesellschaft für Anästhesiologie und Intensivmedizin bietet erstmalig eine Synopse der Etablierung des Fachgebietes Anästhesiologie an den Medizinischen Fakultäten der deutschen Hochschulen. Bisher sind lediglich von einzelnen Lehrstühlen bzw. Kliniken historische Übersichten in Form von Dissertationen, Publikationen oder zu bestimmten Anlässen entstandenen Gelegenheitsschriften erschienen. Es waren von daher nur sehr unvollständig Daten für eine vergleichende Betrachtung von organisatorischen und strukturellen Entwicklungen im Bereich der deutschen Universitätsanästhesie zugänglich.

Als das Präsidium der DGAI den Plan zur Herausgabe dieser Festschrift diskutierte, war es allen Beteiligten übereinstimmend ein Anliegen, die Gelegenheit dieses Jubiläumsbandes für eine umfassende Bestandsaufnahme der Anästhesiologie im akademischen Bereich zu nutzen. Es erfüllt das Herausgebergremium mit Genugtuung, dass dieses Ziel Dank der engagierten Mitarbeit sämtlicher Ordinarien und der noch lebenden Emeriti erreicht werden konnte. Die Anzahl von 38 Ordinariatsbeiträgen ergibt sich dadurch, dass die 4 Ordinariatsdarstellungen des Universitätsklinikumsverbundes Bochum im Einvernehmen mit den Autoren im Sinne des „Bochumer Modells" in einem Beitrag zusammengefasst wurden.

Um die durchgängige Lesbarkeit zu erleichtern und eine vergleichende Datenerhebung zu ermöglichen, war von der Redaktion im Vorfeld ein Raster für die Erstellung der Beiträge zur Verfügung gestellt worden, dessen Kriterien auch für die redaktionelle Bearbeitung der Beiträge maßgeblich waren. Diese Strukturvorgabe wurde in einer Vorbereitungssitzung der Lehrstuhlinhaber auf dem DAK 2001 in Nürnberg diskutiert und war im Folgenden Grundlage für die Abfassung der Beiträge und deren redaktionelle Überarbeitung. Inhalte, die einen tieferen Einblick in die historischen Ursprünge unseres Faches an den einzelnen Universitätsorten vermitteln, sind z. T. in den geschichtlichen Kapiteln dieser Festschrift detaillierter nachzulesen. Ebenso wurden die Angaben zu Personen, die deren z. T. herausragenden Funktionen in der nationalen und internationalen „Anästhesie-Community" betreffen (z. B. Präsidentschaften und Ämter in der DGAI oder anderen internationalen Fachgesellschaften, Berufsverbänden oder sonstigen Gremien, Wissenschaftspreise etc.), gebündelt in chronologischer Reihenfolge im Anschluss an den Beitrag: „50 Jahre Deutsche Gesellschaft für Anästhesiologie und Intensivmedizin" aufgeführt.

Einige Bemerkungen noch zu der scheinbar heterogenen Terminologie im Zusammenhang mit den Habilitationen der Kollegen aus der früheren DDR. Wir danken Herrn Kollegen Gottfried Benad, Rostock, für eine kurze Erläuterung der Unterschiede zu unserem geläufigen Habilitationsverfahren, das bis 1969 auch in der DDR praktiziert worden war, wobei lediglich statt der in der Bundesrepublik üblichen Bezeichnung „Privatdozent" der Titel „Außerplanmäßiger Dozent" verliehen wurde.

Im Rahmen der 1969 in der DDR durchgeführten III. Hochschulreform, mit der einschneidende politische Veränderungen in Kraft traten und noch bestehende Ähnlichkeiten des ost- und westdeutschen Hochschulwesens endgültig beseitigt werden sollten, wurde auch das alte Habilitationsverfahren abgeschafft und ein 2-stufiges Promotionsverfahren eingeführt. Mit dem sog. „A-Promotionsverfahren" erwarb man den akademischen Grad eines „Dr. med.". Nach erfolgreichem Abschluss des A-Promotionsverfahrens konnte man ein sog. „B-Promotionsverfahren" anschließen, das die Erstellung einer sog. „B-Promotionsarbeit" – sie entsprach hinsichtlich der wissenschaftlichen Anforderungen der früheren „Habilitationsschrift" – ebenso zur Voraussetzung hatte wie den Nachweis der erfolgreichen Durchführung von Seminaren, Praktika und Vorlesungen. Ein erfolgreich abgeschlossenes B-Promotionsverfahren führte zur Verleihung des akademischen Grades eines „Dr. sc. med." durch die Medizinische Fakultät.

Alle diejenigen, die sich noch nach dem alten System habilitiert hatten, mussten nach 1969 bei ihrer Medizinischen Fakultät einen Antrag auf Umwandlung des „Dr. med. habil." in den neuen B-Promotionsgrad „Dr. sc. med." stellen. Nach der „Wende" mussten dann umgekehrt alle „B-Promovierten" nunmehr bei der Medizinischen Fakultät einen Antrag auf Umwandlung des „Dr. sc. med." in den früheren und jetzt gesamtdeutsch geltenden „Dr. med. habil." stellen. Abhängig vom Zeitpunkt, über den berichtet wird, können also die akademischen Grade „Dr. med. habil." und „Dr. sc. med." für ein und dieselbe Person parallel verwendet werden.

Die über den Berichtszeitraum erfolgten Änderungen von Bestallungs- bzw. Approbationsordnungen mit unterschiedlichen Abschlüssen und frühen ärztlichen Qualifizierungsphasen wurden derart in der Darstellung der Curricula Vitarum vereinfacht, dass in der Regel der Abschluss des Medizinstudiums gleichbedeutend ist mit dem erfolgreichen Bestehen des medizinischen Staatsexamens und der Approbation, wobei die unterschiedliche Spezifizierung (z. B. Notbestallung, Approbation, vorläufige Approbation) außer Acht gelassen wurde.

Abschließend sei bemerkt, dass es dem Herausgebergremium bei allem Bemühen um die Konsistenz dieses Kapitels ein besonderes Anliegen war, im Interesse einer lebendigen Darstellung individuelle Schwerpunktsetzungen der einzelnen Lehrstühle unseres Faches herauszustellen, soweit dies mit dem Gesamtkonzept und dem Umfang des Buches vereinbar war.

4.3.1 Rheinisch-Westfälische Technische Hochschule in Aachen Klinik für Anästhesiologie

R. Rossaint, G. Kalff

Die Anfänge

Mit der Gründung der Medizinischen Fakultät der RWTH am 18.06.1966 übernahm der neu berufene Ordinarius für Chirurgie, Prof. Dr. med. M. Reifferscheid, die Chirurgische Klinik. Aus seinem bisherigen Wirkungskreis, der Chirurgischen Klinik der Universität Bonn, nahm er 2 chirurgische Oberärzte sowie einen anästhesiologischen Oberarzt mit nach Aachen.

An den Städtischen Krankenanstalten gab es bis dahin keine Abteilung für Anästhesiologie. Zwar war im Bereich der urologischen Klinik bereits ein Anästhesist tätig, der z. T. auch die Hals-Nasen-Ohren-Klinik anästhesiologisch versorgte, jedoch wurden die meisten Narkosen in den anderen Kliniken von Schwestern oder Nichtanästhesisten durchgeführt. Im Bereich der neu gegründeten Chirurgischen Klinik wurden die Narkosen jetzt ausschließlich von dem Facharzt für Anästhesiologie ausgeführt, der auch sogleich die anästhesiologische Betreuung bei großen und risikoreichen Eingriffen in einem weiteren Bereich der Chirurgie übernahm. Innerhalb kurzer Zeit wurde der Wunsch nach anästhesiologischer Betreuung ebenfalls seitens der Klinik für Orthopädie und der Augenklinik geäußert. Ließ sich in den ersten Monaten die anästhesiologische Betreuung der verschiedenen Kliniken noch von einem Anästhesisten vom frühen Morgen bis zum späten Abend durchführen, so stieg jedoch die Anzahl der zu betreuenden Patienten recht schnell an, sodass mehrere Assistenzarztstellen seitens der anästhesiologisch zu versorgenden Kliniken zur Verfügung gestellt wurden. Bereits am Ende des Jahres 1966 umfasste der Bereich Anästhesie neben dem Oberarzt 3 Assistenten sowie 2 Medizinalassistenten. Im Jahre 1967 wurde seitens der Hals-Nasen-Ohren-Klinik die Bitte geäußert, an 3 Tagen in der Woche die Narkosen zu übernehmen; nach der Einrichtung des Lehrstuhls für Gynäkologie und Geburtshilfe wurden ab Ende 1967 auch dort sämtliche Narkosen durchgeführt. Ende des Jahres 1967 waren insgesamt 6 Assistenten in den verschiedenen Kliniken tätig, die allerdings in Ermangelung einer selbständigen Abteilung und eigener Stellenpläne bei den operativen Kliniken etatisiert waren.

Im Jahre 1970 habilitierte sich der leitende Anästhesist der Chirurgischen Klinik, Dr. med. Günter Kalff, und wurde zum Privatdozenten ernannt. Der Bereich Anästhesie umfasste damals neben dem leitenden Arzt 15 weitere Mitarbeiter. Im Wintersemester 1972/1973 wurde seitens des Ministeriums die Einrichtung eines Lehrstuhls für Anästhesie genehmigt und im Juni 1973 der Leiter der Anästhesieabteilung zum ordentlichen Professor berufen.

1973–1997 Direktorat Prof. Günter Kalff

Prof. Dr. med. Günter Kalff (▪ Abb. 1)

Geboren am 05.07.1932 in Aachen; 1952–1957 Medizinstudium in Bonn, Innsbruck, Düsseldorf und Bonn; 1956–1958 Medizinalassistent am Institut für Flugmedizin der DVL in Bonn/Bad-Godesberg (Ruff); 1959 Promotion (Zum Verhalten von Hämoglobin und Erythrozyten in der akuten Hypoxie); 1959–1960 Assistent an der Rheinischen Friedrich-Wilhelms-Universität Bonn (Innere Medizin, Martini); 1960–1961 (Chirurgie, Gütgemann); Beginn der Tätigkeit als Anästhesist; 1961 (Frauenklinik, Siebke); 1962 Wechsel in die Anästhesieabteilung (Havers); 1965 Facharzt für Anästhesie; 1966 Wechsel an die Rheinisch-Westfälische Technische Hochschule Aachen in Vorbereitung der Eröffnung der Medizinischen Fakultät; 1966 Gastarzt u. a. in Aarhus (DK) unter H. Poulsen; im Juni 1966 Oberarzt der Chirurgischen Klinik (Reiferscheid), dort Aufbau der Anästhesieabteilung; 1970 Habilitation (Der Einfluss der Fluothane-induzierten, kontrollierten Hypotension auf den Sauerstoffverbrauch und den Stoffwechsel des Menschen); 1973 Berufung auf den neu geschaffenen Lehrstuhl für Anästhesie der Rheinisch-Westfälischen Technischen Hochschule Aachen; 1979–1980 Dekan der Medizinischen Fakultät; 1997 Professor emeritus.

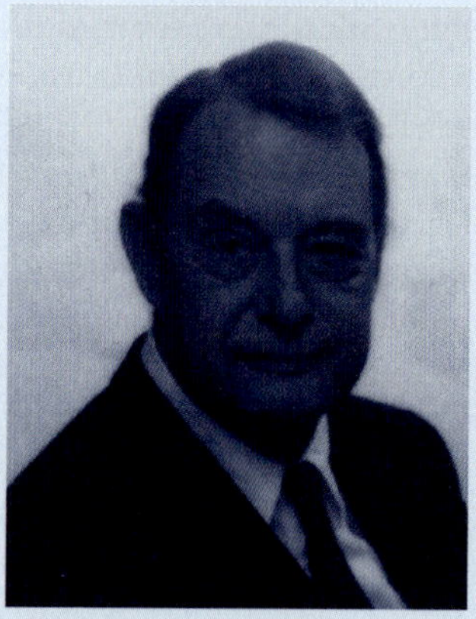

▪ **Abb. 1.** Günter Kalff

Ordinariat und Klinik

Die bis dahin in den einzelnen Kliniken planstellenmäßig erfassten Assistenten wurden zusammengezogen, sodass zu diesem Zeitpunkt der Lehrstuhl über insgesamt 15 Anästhesisten verfügte, mit denen jetzt zentral das gesamte Klinikum – zunächst noch mit Ausnahme der urologischen Klinik – anästhesiologisch versorgt wurde.

Durch Umbaumaßnahmen im alten Klinikum wurde eine Intensivabteilung mit insgesamt 6 Betten geschaffen, wodurch der Aufgabenkreis der Klinik für Anästhesiologie wesentlich erweitert wurde. Diese Intensivstation diente einmal zur Behandlung von Intensivpflegepatienten aus den operativen Bereichen, die nicht über eine eigene Intensivstation verfügten (Orthopädie, Hals-Nasen-Ohren-Heilkunde, die neu gegründete Abteilung für Zahn-Mund-Kiefer-Heilkunde und plastische Gesichtschirurgie), sowie für Polytraumatisierte und Langzeitbeatmungspatienten.

Im Jahre 1976 übernahm die Klinik für Anästhesiologie den Notarztdienst für die Stadt Aachen, der bereits seit 3 Jahren interdisziplinär ausgeübt wurde. Die Verhandlungen zwischen der Klinikverwaltung und der Stadt Aachen führten dazu, dass die Stadt hierfür 5 Stellen zur Verfügung stellte. Die hierfür notwendigen Assistenten konnten in einem unbefristeten Arbeitsverhältnis eingestellt werden. So konnten auch Fachärzte nach der Erlangung des Facharztes weiter beschäftigt werden. Die Notfallmedizin wurde damit zum 3. Schwerpunkt des neu geschaffenen Lehrstuhls.

Die Vergrößerung der operativen Kapazitäten der einzelnen Kliniken, die Intensivmedizin und die Notfallmedizin brachten es mit sich, dass der Mitarbeiterstab immer größer wurde. Im Jahre 1983, bei Beginn des Umzugs ins neue Klinikum, wurde die Arbeitsteilung dadurch erschwert, dass jetzt zusätzlich zum alten Klinikum auch im Neuklinikum Narkosen durchgeführt werden mussten, was zwangsläufig eine, wenn auch nur geringfügige, Personalaufstockung mit sich brachte. So umfasste die Abteilung im Sommersemester 1983 38 und nach dem Umzug ins neue Klinikum am Ende des Jahres 1984 39 Mitarbeiter.

Mittlerweile war durch die Einrichtung einer Schmerzambulanz mit Poliklinik im neuen Klinikum ein 4. Schwerpunkt der Abteilung eingerichtet worden, eine Institution, die seitdem rasch steigende Patientenzahlen verzeichnete.

Die 50. Änderung zur Veränderungsverordnung zum Bundesangestelltentarif brachte einen außerordentlichen Einschnitt in die anästhesiologische Versorgung, da jetzt angefallene Überstunden und Bereitschaftsdienste nicht mehr finanziell, sondern durch Freizeit abgegolten werden mussten. Eine Herabsetzung der Wochenarbeitszeit führte in zunehmendem Maße dazu, dass für die rasch steigende Anzahl von Operationen nicht mehr genügend Anästhesisten zur Verfügung standen. Die 30 Operationssäle im Untergeschoss des neuen Klinikums konnten manchmal nur von 9–10 Anästhesisten versorgt werden. Dies führte in einzelnen Bereichen zu extremen Schwierigkeiten in der Krankenversorgung. Es entstanden entsprechend lange Wartezeiten, die zu immensen Kostensteigerungen führten. Außerdem musste für den Bereich der Kardioanästhesie eine gleitende Dienstzeit angeordnet werden, da die Operationen in mehreren Schichten hintereinander erfolgten. Zudem wurde die Einführung eines Schichtdienstes im Bereich der Intensivstation notwendig.

Diese Überbeanspruchung der Anästhesisten einerseits, aber auch die Notwendigkeit der Patientenversorgung andererseits führte dann schließlich im Jahre 1989 zu einer wesentlichen personellen Aufstockung, sodass ab September 1990 die Klinik über insgesamt 68 ärztliche Mitarbeiter verfügte. So konnten wieder alle ärztlichen Anforderungen an die Klinik für Anästhesiologie erfüllt werden. Die Aufstockung des Personalstandes im ärztlichen Bereich ermöglichte es, für einzelne operative Bereiche spezielle Anästhesiegruppen zu bilden, die mit einem Oberarzt, einem Facharzt als Vertreter und einer weiteren Anzahl von ärztlichen Mitarbeitern besetzt sind und die nach einem Rotationssystem die verschiedenen Bereiche durchlaufen. Hiermit wurde es ermöglicht, dem Wunsch der verschiedenen operativen Disziplinen nachzukommen, ausgewählte Anästhesisten für ihren jeweiligen Bereich zur Verfügung zu haben, die sich in den speziellen Belangen dieser operativen Kliniken auskennen. Wenn auch durch wechselnde Dienste der Personalstand dieser Anästhesiebereiche etwas fluktuierte, so ist dennoch in dieser Hinsicht ein Zustand erreicht worden, der unter den obwaltenden Umständen als optimal bezeichnet werden konnte.

Nach der Emeritierung von Kalff am 31.07.1997 und der Berufung von Professor Dr. med. Rolf Rossaint auf die C4-Professur für Anästhesiologie konnte das Engagement in den 4 Schwerpunktbereichen weiter ausgebaut werden.

Seit 1997 Direktorat Prof. Rolf Rossaint

Prof. Dr. med. Rolf Rossaint (◘ Abb. 2)

Geboren am 26.06.1958 in Neuss; 1977–1983 Studium der Medizin an der Heinrich-Heine-Universität Düsseldorf; 1983 Promotion (Der Einfluss von Dehydrobenzperidol auf den efferenten Herzsympathikus im Vergleich mit den Wirkungen von Hypoxie und Blutvolu-

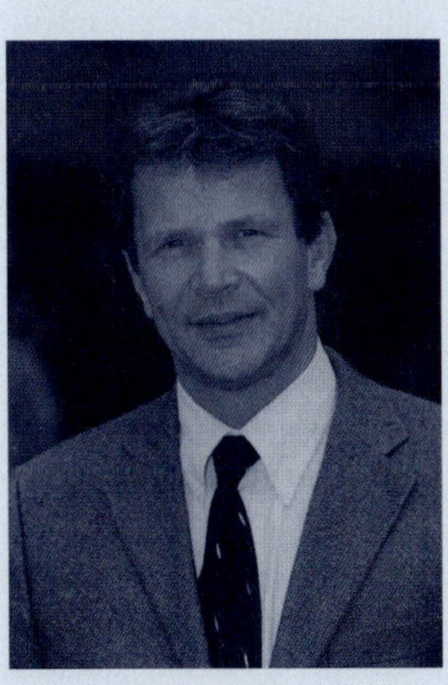

◘ **Abb. 2.** Rolf Rossaint

▼

menänderungen an wachen und narkotisierten Hunden); 1983–1988 wissenschaftlicher Mitarbeiter (Assistenzarzt), Zentrum für Anästhesiologie der Heinrich-Heine-Universität Düsseldorf (Zindler, Falke); 1987 Facharztanerkennung für Anästhesiologie; 1988–1997 Leitender Oberarzt, Klinik für Anästhesiologie und operative Intensivmedizin, Universitätsklinikum Rudolf Virchow FU Berlin (Falke); 1993 Habilitation (Auswirkungen der maschinellen Beatmung mit positiv endexspiratorischem Druck auf den Natrium-Wasser-Haushalt); 1997 Berufung auf den Lehrstuhl für Anästhesiologie der Rheinisch-Westfälischen Technischen Hochschule in Aachen und Direktor der Klinik für Anästhesiologie; 1998–2000 und 2001–2002 Studiendekan; 1999–2000 Ärztlicher Direktor; seit 2002 Prorektor der RWTH Aachen.

Klinische Anästhesie

So musste u. a. aufgrund der weiter gestiegenen Anästhesieanforderung und -leistung (ca. 18.500 Anästhesien), die nunmehr elektronisch erfasst wurden, das Personal im Kernarbeitsgebiet der Anästhesiologie trotz andauernder Prozessoptimierung weiter aufgestockt werden. Um Arbeitsabläufe zu straffen und unnötige Voruntersuchungen zu reduzieren, mit einer daraus resultierenden Kostenreduktion, wurde im Jahr 1998 eine ganztags besetzte Prämedikationsambulanz eingerichtet.

Gleichzeitig wurde, da der klinisch-wissenschaftliche Schwerpunkt des neuen Klinikdirektors Intensivtherapie, insbesondere die Behandlung des schweren akuten Lungenversagens ist, ein doppelt besetztes Schichtsystem für die Mitarbeiter eingeführt, die auf der anästhesiologischen Intensivstation mit 14 Betten arbeiten. Seither werden neben den operativen Patienten des eigenen Klinikums zeitgleich auch 3–4 aus der ganzen Bundesrepublik zugewiesene Patienten mit schwerstem akuten Lungenversagen nach aktuellen Behandlungsalgorithmen therapiert, die teils auch in klinischer Erprobung befindliche neue Methoden beinhalten. Im August 2001 wurde der Klinik für Anästhesiologie zusätzlich die ärztliche und organisatorische Leitung der kardiochirurgischen Intensivstation übertragen, die ebenfalls mit 14 Betten ausgestattet ist und auf der gemeinsam mit den Thorax-, Herz- und Gefäßchirurgen die Patienten betreut werden.

Der Schwerpunkt Schmerztherapie mit einer Ambulanz für stationär und ambulant behandelte chronisch Schmerzkranke wurde 1999 um die Einrichtung eines Akutschmerzdienstes ergänzt, der den operativen Patienten täglich 24 h zur Verfügung steht und den Dienst darstellt, der am meisten in Anspruch genommen wird. Hierfür konnten jedoch keine zusätzlichen Planstellen verhandelt werden, sondern dieses Angebot wird getragen durch den Enthusiasmus und die Einsicht der Mitarbeiter in die Notwendigkeit und das Recht auf eine adäquate Schmerztherapie.

Im Rahmen eines Kooperationsvertrages zwischen Universitätsklinikum Aachen und der Stadt Aachen stellt die Klinik für Anästhesiologie die Notärzte der Stadt Aachen. Aufgrund des gestiegenen Bedarfes an notfallmedizinischer Versorgung und der gesetzlichen Vorgaben wird seit 2002 nicht nur der Erste Notarzt gestellt, der in Form eines Schichtdienstes arbeitet, sondern auch noch der Zweite Notarzt, der zwischen 7.30 Uhr und 16.00 Uhr anwesend ist, und der Ärztliche Leiter Rettungsdienst.

Somit weist Anfang 2002 der Stellenplan der Klinik für Anästhesiologie insgesamt 90,6 Planstellen auf, von denen 4 Stellen feste Rotationsstellen für die Thorax-, Herz- und Gefäßchirurgie sind.

Weiterbildung

Bereits im Jahre 1966 war die gesamte Weiterbildung zum Arzt für Anästhesie am Klinikum in Aachen möglich, sodass eine steigende Zahl von Fachärzten ausgebildet werden konnte (bis September 1990 insgesamt 84), obwohl es für das Fach selbst nur verhältnismäßig wenige Bewerber gab. Aus der Klinik gingen bis dahin 14 Chefärzte hervor.

Bereits 1968 wurden der Anästhesieabteilung eigene Krankenschwestern und Krankenpfleger zugeordnet, zu deren Aufgaben es gehörte, Narkosen vorzubereiten, die notwendigen Gerätschaften zu überprüfen und instand zu halten sowie während der Narkose zu assistieren.

1969 wurde mit der Weiterbildung des Pflegepersonals zu Schwestern und Pfleger für Anästhesie und Intensivmedizin nach den Richtlinien der Deutschen Gesellschaft für Anaesthesie und Wiederbelebung begonnen. Die damalige Weiterbildungszeit betrug 1 Jahr. 1972 wurden diese Richtlinien von der nunmehr umbenannten Deutschen Gesellschaft für Anästhesiologie und Intensivmedizin (DGAI) umgearbeitet und die Weiterbildung auf 2 Jahre verlängert. Mit dem Jahr 1976 wurde die Ausbildung nach diesen Richtlinien im Verbund mit einem Nachbarkrankenhaus durchgeführt. Seit 1978 erfolgt die Aus- und Weiterbildung nach den Richtlinien der Deutschen Krankenhausgesellschaft unter der Mitwirkung der DGAI und der Deutschen Gesellschaft für Fachkrankenpflege. Ab dem 01.01.1979 wurde ein Verbundsystem mit 9 Krankenhäusern im Aachener Einzugsgebiet beschlossen, das bereits 1980 als „Aachener Modell" bei der ständigen Konferenz der Gesundheitsminister der Länder empfohlen wurde. 1980 wurde gleichzeitig die Weiterbildung in Fachkrankenpflege Pädiatrie und Intensivmedizin am Klinikum Aachen in diese Weiterbildung integriert. Bis zum 31.12.1989 hatten insgesamt 351 Schwestern und Pfleger an diesen Weiterbildungsmaßnahmen teilgenommen, von denen bis dahin 336 das Abschlussexamen bestanden haben.

Parallel zu diesen Weiterbildungen wurden jährliche internationale Symposien für Fachkrankenschwestern und -pfleger zu speziellen Themen in der Anästhesie und Intensivmedizin durchgeführt. Es sind aus diesen Symposien insgesamt 61 den Pflegebereich betreffende Publikationen und 7 Buchherausgaben hervorgegangen.

Mit Wechsel der Leitung der Klinik für Anästhesiologie wurde die traditionell exzellente Ausbildung sowohl im Bereich der Ausbildung von Studierenden der Humanmedizin wie aber auch der Ärzte fortgeführt und gestärkt. So stellt die praxisorientierte Ausbildung der Studierenden, insbesondere der Intubationskurs, ein Highlight im Curriculum dar. Fortbildungsveranstaltungen für Ärzte wie für PJ-ler werden 2- bis 3-mal wöchentlich angeboten. Zusätzlich findet 1-mal monatlich abends eine Fortbildungsveranstaltung mit externen Referenten statt, zu der auch die Anästhesisten der umliegenden Krankenhäuser eingeladen werden. Darüber hinaus werden 1-mal jährlich jeweils ein Regionalanästhesieworkshop sowie ein internationales Anästhesiesymposium organisiert.

Forschung

War die Anfangsphase 1966/1967 gekennzeichnet durch die Etablierung des Fachs in den neu gegründeten Klinischen Anstalten der Medizinischen Fakultät, so begann 1967 die wissenschaftliche Tätigkeit zunächst in Zusammenarbeit mit den operativen Disziplinen, dann aber mit speziellen Fragestellungen zu Problemen der modernen Narkose. Forschungsbereiche waren die Anwendung und Untersuchung neuer Muskelrelaxanzien sowie die Anwendung von Muskelrelaxanzien in der Ophthalmologie, die Probleme der kontrollierten Blutdrucksenkung und Arbeiten zur Entwicklung moderner Narkosegeräte und Respiratoren. 1973 wurde ein 2. wissenschaftlicher Schwerpunkt zum Thema Datenverarbeitung und Anästhesie in Zusammenarbeit mit dem Lehrstuhl für Medizinische Statistik und Dokumentation gebildet. Hier wurden Fördermittel in Höhe von 5 Mio. DM eingesetzt, und neben einer Anzahl von Publikationen zu diesen Themen erfolgte 1980 die Habilitation von Dr. med. Dieter Daub zum Thema Datenverarbeitung in der Anästhesie. Zwei Jahre später habilitierte die Akademische Rätin Dr. med. Rita Schlimgen mit einer Arbeit zum Thema der künstlichen Beatmung unter Gesichtspunkten der Hygiene, speziell zur Problematik der Desinfektion und Sterilisation von Beatmungsgeräten.

Mittlerweile war ein neuer wissenschaftlicher Schwerpunkt entstanden, und zwar wurden jetzt in speziellem Maße Probleme der Pharmakodynamik und Pharmakokinetik von Analgetika sowie Opioiden erforscht. Das Forscherteam Daub und Lehmann wurde durch mehrere BMFT-Projekte finanziell großzügig unterstützt. Im Jahr 1984 konnte Dr. rer. nat. Dr. med. Klaus Lehmann als 3. Habilitant der Klinik der Medizinischen Fakultät vorgestellt werden, der für seine hervorragenden wissenschaftlichen Leistungen mit der Verleihung des Sertürner Preises geehrt wurde.

Die zunehmenden Aufgaben auf dem Gebiet der Intensivmedizin waren begleitet von speziellen wissenschaftlichen Fragestellungen. In erster Linie wurden jetzt Probleme der enteralen und parenteralen Ernährung abgehandelt. Der Leiter dieser Forschungsgruppe war Dr. med. Walter Behrendt, dessen wissenschaftliche Untersuchungen im Jahre 1986 in seine Habilitation mündeten.

Ein weiterer Forschungsschwerpunkt auf dem Gebiet des Einsatzes von Kalziumantagonisten führte dann im Jahre 1989 zur Habilitation von Dr. med. Bernd Schockenhoff.

Neben diesen wissenschaftlichen Arbeitsgebieten sind darüber hinaus spezielle Problematiken der Schmerztherapie zu nennen, für die der damalige Oberarzt Prof. Dr. med. Werner Tolksdorf verantwortlich zeichnete. Zwei seiner Arbeiten wurden 1987 mit dem Carl Ludwig Schleich Preis der DGAI und dem „Prof. Dr. Alfred Pischinger Preis" der Österreichischen Gesellschaft für Akupunktur ausgezeichnet.

Seit Beginn der 90er-Jahre hat sich ein Forscherteam, bestehend aus Anästhesisten, Pathologen, Veterinärmedizinern und dem Leiter des Gemeinschaftslabors für Elektronenmikroskopie, mit Untersuchungen zum Einfluss von partikulären Bestandteilen auf die Organfunktion beschäftigt. Dieses Projekt wurde von Teilen der Industrie und besonders der Fraunhofer-Gesellschaft finanziell gefördert. Weitere Untersuchungen beschäftigten sich mit der Partikelbelastung von Infusionsflüssigkeiten.

Ein weiteres Arbeitsgebiet entstand vor einigen Jahren, indem Probleme der Datenverarbeitung wieder aufgegriffen wurden. Die moderne Technologie hat in einem derartigen Maße hier Möglichkeiten geschaffen, wie sie in dem ursprünglichen Forschungsprogramm von 1975 nicht voraussehbar waren. So wurde in Zusammenarbeit mit dem Helmholtz-Institut für Biomedizinische Technik und dem Institut für Unternehmensforschung versucht, mittels der „Fuzzy-Set-Theorie" Entscheidungshilfen für die Anästhesiologie, speziell im Bereich der Kardioanästhesie, zu finden. Die hierfür notwendigen Mittel wurden von der DFG zur Verfügung gestellt.

Eine weitere Arbeitsgruppe beschäftigte sich – in Zusammenarbeit mit dem Institut für Physiologie mit der Anwendung der „Chaos-Theorie": Erst die Entwicklung schneller Rechner ermöglicht es, sog. nicht integrierbare Differenzialsystem zu realisieren. So konnte das „deterministisches Chaos" genannte Phänomen erst in den 60er-Jahren des vergangenen Jahrhunderts entdeckt werden. Mittels neuer Analysemethoden gelang es, fundamentale Ordnungsprinzipien in scheinbar völlig chaotischen Zeitreihen transparent zu machen. Eine der wichtigsten Methoden ist die Darstellung solch irregulärer Zeitreihen in sog. Phasenraumdiagrammen. In der Medizin finden sich

z. B. solche Zeitreihen bei der absoluten Arrhythmie. Der Forschungsgruppe gelang es, das Phänomen der absoluten Arrhythmie und andere pathologische sowie im Vergleich dazu normale Herzrhythmen mit Hilfe von Phasenraumdiagrammen zu analysieren.

Nach der Emeritierung von Kalff und der Berufung von Rossaint änderten sich die klinischen und wissenschaftlichen Schwerpunkte.

Es entstand eine Arbeitsgruppe, die sich mit experimentellen wie klinischen Aspekten des akuten Lungenversagens auseinander setzte. Innerhalb kürzester Zeit entwickelte sich die Klinik für Anästhesiologie zu einem Zentrum für die Behandlung von Patienten mit schwerstem akuten Lungenversagen, in das Patienten aus der gesamten Bundesrepublik überwiesen werden. Weiterhin wurden mehrere jeweils von der DFG geförderte Projekte zur partiellen Flüssigkeitsbeatmung, zur medikamentösen und beatmungstechnischen Beeinflussung der Ventilations-Perfusions-Verhältnisse sowie zum beatmungsinduzierten Lungenschaden durchgeführt. Mit diesen Projekten habilitierten sich 2 Mitarbeiter.

Eine andere Arbeitsgruppe setzte sich mit Xenon als Anästhetikum auseinander. Hier wurden ebenfalls durch die DFG wie aber auch durch das fakultätseigene Programm geförderte Studien zur minimal alveolaren Konzentration von Xenon als Monoanästhetikum wie auch in Kombination mit anderen Gasen durchgeführt. Mittels Patch-Clamp wurden Effekte auf die Herzmuskelzelle untersucht. Darüber hinaus wurde eine erste europäische Multicenterstudie zur Effektivität und Sicherheit dieses Anästhetikums wie eine Reihe weiterer klinischer Untersuchungen zu Xenon als Anästhetikum durchgeführt.

Die Zielsetzung einer weiteren Arbeitsgruppe besteht in der Aufklärung immunologischer Effekte der heute uns zur Verfügung stehenden Anästhetika. Hierbei wird insbesondere die Interaktion der Leukozyten und Thrombozyten analysiert. Weiterhin werden Mechanismen der Sepsisentstehung, insbesondere Wege der Interleukin-10-Regulation, beforscht. Auch diese Projekte werden durch fakultätseigene Förderprogramme ermöglicht.

Im Bereich der Kardiovaskularanästhesie wurde eine Arbeitsgruppe etabliert, die sich sowohl klinisch als auch experimentell mit den Pathomechanismen des „systemic inflammatory response syndrome" (SIRS) nach Herz-Lungen-Maschine sowie der Möglichkeit einer Modulation des myokardialen Ischämie-Reperfusionsschadens durch volatile Anästhetika beschäftigt. Im Rahmen experimenteller Untersuchungen wird der Einfluss von Ischämie und Reperfusion sowie der induzierten Hypothermie auf den myokardialen Kalziumstoffwechsel und die Myokardkontraktilität untersucht. Zur weiteren methodischen Entwicklung der verwendeten Methoden besteht eine Kooperation mit der Abteilung für Kardiologie und Pneumologie der Universität Göttingen. Einen weiteren Schwerpunkt der kardiovaskulären Arbeitsgruppe stellt die Entwicklung und klinische Validierung neuer Überwachungsverfahren der kardiozirkulatorischen Funktion (Echokardiographie und Indikatordilution) dar. Im Rahmen einer Kooperation mit der Abteilung für Kreislaufphysiologie wird der Einfluss volatiler Anästhetika auf die ionenselektiven Kanäle am humanen Myokard untersucht. Eine wissenschaftliche Kooperation besteht darüber hinaus mit der Abteilung für kardiovaskuläre Molekularbiologie. In experimentellen Modellen wird der Einfluss des Ischämie-Reperfusionsschadens auf das pulmonalvaskuläre Endothel untersucht. Diese Projekte mündeten ebenfalls in die Habilitation eines Mitarbeiters.

Akademische Selbstverwaltung

Von beiden Lehrstuhlinhabern der Klinik für Anästhesiologie wurden zahlreiche Aufgaben in der akademischen Selbstverwaltung übernommen. Zu den wichtigsten Ämtern, die übernommen wurden, zählen das Amt des Dekans, das von Oktober 1979 bis Oktober 1980 durch Kalff ausgeübt wurde. Das Amt des Studiendekans (Januar 1999 bis Januar 2000, Januar 2001 bis Februar 2002), des Ärztlichen Direktors (November 1999 bis Dezember 2000) und des Prorektors (seit März 2002) sind Aufgaben, die von Rossaint übernommen wurden.

Zukunftsaspekte

Eine wesentliche Aufgabe des jetzigen Lehrstuhlinhabers wird das Zusammenhalten der Klinik für Anästhesiologie mit all ihren 4 Säulen sein. Insbesondere die Einführung der DRGs bedrohen die Säulen Intensivmedizin und Schmerztherapie, weil die hier anzuwendenden DRGs nicht auf die in einem Universitätsklinikum zu betreuenden, oftmals austherapierten Patienten zugeschnitten sind. Hier gilt es, durch eine ständige Optimierung der Prozesse und Qualität in der Krankenversorgung die notwendigen Ressourcen zu erschließen. Gleichzeitig wird sich die Klinik für Anästhesiologie aber auch im Bereich der Forschung der Tatsache stellen müssen, dass die Medizinische Fakultät 50% der Stellen für Lehre und Forschung entsprechend der Publikationsleistung und Drittmitteleinwerbung zuweist und hier der Verteilungsschlüssel kompetitiv gestaltet wird. Daher wurden und werden die für Lehre und Forschung aktuell 3,9 zugewiesenen Planstellen konsequent für wissenschaftlich engagierte Mitarbeiterinnen und Mitarbeiter in bestehenden oder neu zu erschließenden Forschungsrichtungen genutzt. Da alle Ärztinnen und Ärzte der Klinik für Anästhesiologie sowohl klinisch als auch in Lehre und Forschung äußerst motiviert sind, sehen wir der Zukunft zwar mit Spannung, aber auch mit Zuversicht entgegen.

Anhang

Habilitationen

- **Kalff, Günter** (1970) Der Einfluss der fluothane-induzierten, kontrollierten Blutdrucksenkung auf den Sauerstoffverbrauch und den Stoffwechsel des Menschen
- **Daub, Dieter** (1980) Zum Einsatz der Datenverarbeitung in einer zentralen Anästhesieabteilung
- **Schlimgen, Rita** (1982) Der Einfluss unterschiedlicher Beatmungsformen auf die Ventilationsverteilung und deren Auswirkungen auf die Oxygenation
- **Lehmann, Klaus Artur** (1984) Beiträge zur Variabilität der Pharmakokinetik und -dynamik von Fentanyl. Ausmaß, Ursachen und klinische Bedeutung
- **Behrendt, Walter** (1986) Kontinuierliche Messung des Energieverbrauchs. Ein Beitrag zur Individualisierung der posttraumatischen parenteralen Ernährungstherapie
- **Schockenhoff, Bernd** (1989) Der Einsatz von Calcium-Antagonisten zur kardiopulmonalen und zerebralen Reanimation
- **Kuhlen, Ralf** (2000) Aktuelle Konzepte zur Entwöhnung von der Beatmung
- **Max, Martin** (2001) Tierexperimentelle Untersuchungen zur partiellen Flüssigkeitsbeatmung beim akuten Lungenversagen
- **Buhre, Wolfgang** (2002) Kardioprotektive und antiinflammatorische Eigenschaften von Isofluran bei koronarchirurgischen Eingriffen mit extrakorporaler Zirkulation

Informationen aus dem Internet

Aktuelle Informationen zu Tätigkeitsspektrum, Mitarbeitern, Forschungsaktivitäten, Publikationen und Veranstaltungen sind über die Homepage der Klinik für Anästhesiologie abrufbar: http://www.klinikum.rwth-aachen.de/webpages/anaesthesie/index.htm

4.3.2 Universitätsklinikum Charité, Campus Charité Mitte, Humboldt-Universität zu Berlin – Klinik für Anästhesiologie und Operative Intensivmedizin

W.J. Kox

Die Anfänge

Die Geschichte der Anästhesie an den Berliner Universitätskliniken begann am 12.02.1847 in der Chirurgischen Universitätsklinik in den noch heute zur Charité gehörigen Gebäuden in der Ziegelstraße. Johann Friedrich Dieffenbach (1792–1847) führte eine Nasenplastik aus Stirnhaut bei einem 16-jährigen Patienten unter Äthernarkose durch. Dieffenbach war einer der ersten in Deutschland, die sich wissenschaftlich mit dem neuen Wirkstoff auseinander setzten. Nur 5 Monate nach der ersten Berliner Äthernarkose veröffentlichte er die im 19. Jahrhundert bedeutendste Publikation zur Vollnarkose, in der er sich ausführlich und kritisch mit Geschichte, Anwendungsmöglichkeiten, ethisch-moralischen Grundsätzen und Perspektiven der Ätheranästhesie auseinander setzte.

In der Pionierzeit der Äthernarkose probierten viele Operateure die Äthernarkose aus. Auch an der Universitätsklinik für Augenheilkunde wurde mit Äther experimentiert. Albrecht von Graefe (1828–1870) führte 1847 Selbstversuche mit Äther durch. Rudolf Virchow (1821–1902), einer der berühmtesten Charité-Vertreter und Vater der Zellularpathologie, konstruierte für die von Geheimrat Christian Jüngken (1793–1875) durchgeführte Operation eigens einen Ätherinhalationsapparat.

Adolf von Bardeleben (1819–95), seit September 1868 Leiter der Chirurgischen Universitätsklinik, setzte zunehmend die Morphiumprämedikation ein und empfahl diese in seinem 1870 erschienenen Chirurgielehrbuch v. a. bei Potatoren. Er zog Äther dem Lachgas vor. Als Grund war die zu der Zeit noch aufwändige Apparatur zur Verabreichung des Lachgases zu sehen. Erst 1868/69 hatte Carl Sauer (1835–92), Professor für Zahnheilkunde und Leiter der prothetischen Abteilung des zahnärztlichen Institutes, Forschungen zu Luftbeimengungen während der Lachgasanästhesie durchgeführt. Später führte er die Sauerstoffflasche in die Medizin ein. Zum Ende des 19. Jahrhunderts war die Narkose ein Bestandteil der täglichen Operationspraxis geworden. Für viele Chirurgen eröffneten sich damit nun bessere Operationsmöglichkeiten. Aber nur wenige von ihnen beschäftigten sich wissenschaftlich mit der Narkose.

Eine neue Ära der Narkosetechniken wurde mit der Entwicklung der Lokalanästhesie eingeleitet. Auch hier waren Ärzte der Charité und der Berliner Universitätsklinik beteiligt. Carl Ludwig Schleich stellte 1894 auf dem Deutschen Chirurgenkongress mit großem Anklang die von ihm entwickelte Infiltrationanästhesie vor.

August Bier (1861–1949), seit 1907 Professor für Chirurgie und Direktor der Chirurgischen Universitätsklinik, beschrieb erstmals die Rückenmarkanästhesie mit Kokain. Darüber hinaus führte er die lokale Venenanästhesie ein. Curt Schimmelbusch (1860–1895) war 2 Jahre vor seinem Tode Privatdozent an der Chirurgischen Universitätsklinik. Sein Name ist in die Medizingeschichte wegen der von ihm entwickelten Maske zur Äthertropfnarkose eingegangen.

Ein großer Name beherrscht die Charité-Geschichte vor und während des 2. Weltkrieges – Ferdinand Sauerbruch (1875–1951). Er setzte zwar mit den von ihm v. a. operativ eingebrachten Neuerungen neue Maßstäbe, hat sich jedoch um die Weiterentwicklung der Narkose nicht nachweislich bemüht. In der Mehrzahl der Operationen ist von ihm aber die Äthertropfnarkose zur Schmerzbekämpfung während der Narkose eingesetzt worden.

Werner Forßmann, der von 1929 bis 1931 an der Chirurgischen Klinik der Charité unter Sauerbruch als Assistent arbeitete, erhielt 1956 den Nobelpreis für seine zu dieser Zeit durchgeführten Selbstversuche mit einem Rechtsherzkatheter, der später zum Pulmonalarterienkatheter weiterentwickelt wurde und heute ein nicht mehr wegzudenkender Bestandteil der intensivmedizinischen Diagnostik ist.

Nach dem 2. Weltkrieg übernahm Willi Felix 1950 den Sauerbruch-Lehrstuhl. Er gründete 1958 die erste eigenständige Anästhesieabteilung der Charité. Vor allem sein Oberarzt Horst Bertram hatte sich seit Anfang der 50er-Jahre mit der Anästhesie beschäftigt. Er bekam 1958 den Lehrauftrag für Anästhesiologie und wurde nach seiner Facharztprüfung am 31.07.1959 zunächst Oberarzt der Anästhesieabteilung. 1961 wurde er zum Leiter der Zentralen Anästhesieabteilung ernannt. 1962 übernahm Prof. Dr. med. H.-J. Serfling das Ordinariat der Chirurgischen Universitätsklinik, der anfangs nur wenige Anästhesiologen zur Verfügung standen. Einen Schwerpunkt bildete in jener Zeit der Aufbau der Herzchirurgie. Der Leiter der Anästhesieabteilung hatte daher insbesondere die Aufgabe, mit seinem damals noch kleinen Mitarbeiterstab die gerätetechnischen Voraussetzungen für die Kardioanästhesie durch die Entwicklung eines extrakorporalen Kreislaufes zu schaffen. Dadurch nahm der Bedarf an Anästhesieleistungen in den 60er-Jahren stark zu. So beauftragte Prof. Serfling seinen Oberarzt Dr. med. M. Schädlich, eine Abteilung für Anästhesiologie und Intensivtherapie aufzubauen. Serfling hatte erkannt, dass die weitere Entwicklung der modernen Chirurgie ohne das Bestehen einer leistungsfähigen Anästhesieabteilung, die zunächst aber noch in die Strukturen der Chirurgischen Klinik integriert war, nicht möglich war. 1969 wurde die Anästhesieabteilung selbständig und im gleichen Jahr wurde mit Schädlich der erste Ordinarius für Anästhesie in der DDR an der Charité in sein Amt eingeführt.

Die räumlichen Bedingungen an der alten ehrwürdigen Charité limitierten jedoch die weitere Entwicklung, sodass Ende der 70er-Jahre ein Neubau mit Bettenhaus und Operationstrakt geplant wurde. Im Jahre 1982 erfolgte dann der Umzug aller operativen Disziplinen einschließlich der Anästhesie und Intensivmedizin sowie der Rettungsstelle, die von der Anästhesieabteilung geleitet wurde, in das sog. „Chirurgisch Orientierte Zentrum" (COZ). Mit dem Umzug des Kreißsaals konnte hier dann auch die kleine, nicht eigenständige Abteilung an der Universitätsfrauenklinik in der Ziegelstraße räumlich integriert werden. Im COZ wurden auf 4 Operationsebenen 26 Operationssäle für die einzelnen Fachdisziplinen und 3 Intensivstationen integriert.

1969–1990 Direktorat Prof. Manfred Schädlich (▫ Abb. 1)

Prof. Dr. med. habil. Manfred Schädlich

Geboren am 16.07.1926 in Auerbach/Vogtland; 1948–1954 Studium der Medizin in Halle; 1956 Promotion zum Doktor der Medizin an der Medizinischen Fakultät der Martin-Luther-Universität in Halle; 1954–1957 Assistenzarzt an der Chirurgischen Universitätsklinik in Halle; 1957–1962 Assistenzarzt an der Chirurgischen Klinik der Ernst-Moritz-Arndt-Universität in Greifswald (Serfling); 1960 Facharzt für Anästhesiologie; 1960–1962 Aufbau und Leitung einer Abteilung Anästhesiologie und Intensivtherapie sowie Elektroenzephalographie; 1962–1969 Oberarzt an der Chirurgischen Universitätsklinik der Charité in Berlin (Serfling) und Leitung der Abteilung Anästhesiologie, Intensivtherapie und Elektroenzephalographie; 1967 Habilitation an der Humboldt-Universität zu Berlin (Charité); 1969 Ernennung zunächst zum Dozenten und später im gleichen Jahr Berufung zum ordentlichen Professor und Leiter des 1. Lehrstuhls für Anästhesiologie und Intensivtherapie der DDR im Bereich Medizin (Charité) der Humboldt-Universität zu Berlin; seit 1990 Professor emeritus.

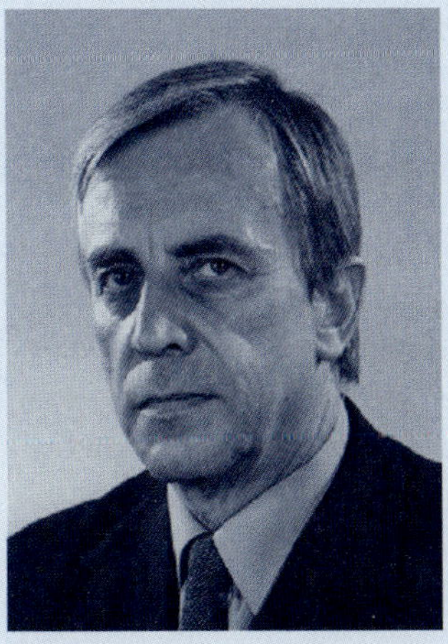

▫ Abb. 1. Manfred Schädlich

Ordinariat und Klinik

Bedingt durch die großen räumlichen Distanzen zwischen der Universitätsfrauenklinik, einigen sog. „Außenklinikbereichen" auf dem Charité-Campus und dem Hauptoperationstrakt in der Chirurgischen Klinik hatten sich 3 Abteilung gebildet. In den 1970er-Jahren wurden jährlich zwischen 8000 und 9000 Narkosen durchgeführt. Als herausragende Leistungen wurden die anästhesiologischen Grundlagen für die erfolgreiche Durchführung der ersten Eingriffe am offenen Herzen und der ersten Lebertransplantationen gelegt.

Organisatorisch wurde die räumliche Trennung erst durch die Schaffung einer einheitlichen Klinik für Anästhesiologie und Intensivtherapie mit insgesamt 130 Mitarbeitern 1981 überwunden. Nach dem Umzug in den Neubau fanden dann auch räumlich die meisten Eingriffe im neu geschaffenen Zentral-OP statt. Die Narkosezahlen stiegen auf über 15.000 pro Jahr an. Infolge der räumlich vorgegebenen Struktur entstanden in den 4 Ebenen entsprechende Anästhesiearbeitsbereiche, die jeweils von einem Oberarzt geleitet wurden. Ein weiterer Arbeitsbereich umfasste die verbliebenen sog. „Außenkliniken" mit fest zugeordneten Anästhesiearbeitsplätzen.

Intensivmedizin

Mit dem Ordinariatswechsel der Chirurgie wurde 1962 eine Intensivtherapiestation mit 14 Betten neu geschaffen, die den Operationssälen direkt gegenüberlag, sodass beim Transport der frischoperierten, intensivpflichtigen Patienten nur wenige Meter zu überwinden waren. Die Leitung der Station oblag dem 1. Oberarzt der Anästhesie. Hier wurden Patienten nach großen herz- und neurochirurgischen Eingriffen nachbeatmet, aber auch polytraumatisierte Patienten von außerhalb versorgt. Mit der Etablierung der Herzchirurgie und der Weiterentwicklung der Neuro- und Transplantationschirurgie entsprach diese Station bald nicht mehr den gewachsenen Anforderungen. Daher wurden im Neubau 3 Intensivstationen geplant: 2 12-Betten-Stationen für primär kardiochirurgische bzw. neurochirurgische Patienten sowie eine 7-Betten-Überwachungsstation für die sog. kleinen chirurgischen Fächer. Die Chirurgische Klinik erhielt für ihre Patienten ebenfalls eine eigene Intensivstation. Alle Intensivstationen liegen in unmittelbarer Nähe des zentralen Operationstraktes.

Notfallmedizin

Eine zentrale notfallmedizinische Versorgung von Patienten am Universitätsklinikum gab es vor dem Umzug in das COZ nicht. Sie erfolgte durch die jeweiligen Kliniken. So wurden die Patienten im Haus durch Anästhesiologen in der chirurgischen Poliklinik mitversorgt. Unfallchirurgische Patienten fuhr der Rettungswagen zunächst in die dezentral liegende Unfallklinik in der Ziegelstraße. Die anästhesiologische Versorgung wurde dann im Bereitschaftsdienst infolge der Entfernung von der Mutterklinik nicht selten zum Organisationsproblem.

In die Planung des COZ wurde eine zentrale Rettungsstelle für das Universitätsklinikum aufgenommen und im Januar 1983 in Betrieb genommen. Von der Konzeption her war sie von Anfang an eine interdisziplinäre Rettungsstelle als Anlaufstelle für alle Notfallpatienten. Je nach Beschwerdebild wurden die entsprechenden Fachkollegen konsiliarisch dazugebeten. Die Leitung oblag einem Oberarzt der Klinik für Anästhesiologie und Intensivtherapie. Zur Rund-um-die-Uhr-Versorgung der Patienten wurde ein anästhesiologischer Bereitschaftsdienst eingerichtet.

Der von der Anästhesieklinik der Charité betreute Notarztwagenstützpunkt befand sich nicht am Klinikum. Wegen der hohen Krankenhausdichte in der Mitte Ost-Berlins versahen Charité-Ärzte ihre Notarzteinsätze zunächst auf dem Notzarztwagenstützpunkt in Kaulsdorf und später in Hohenschönhausen.

Schmerztherapie

Anfang der 1970er-Jahre wurde die Bedeutung der Behandlung akuter und chronischer Schmerzen erkannt, besonders durch die Entdeckung der spezifischen Opiatrezeptoren 1975. Andernorts gab es zu dieser Zeit bereits Schmerzkliniken und -ambulanzen. Aufgrund dessen beauftragte Schädlich einen der Oberärzte, sich diesem aktuellen Problemfeld zu widmen und die organisatorischen und wissenschaftlichen Grundlagen für einen weiteren Arbeitsbereich Schmerztherapie zu schaffen.

Die organisatorischen und wissenschaftlichen Grundlagen für diesen Arbeitsbereich konnten im Kontext der gesamten COZ-Planung durch den Bezug eigener Räumlichkeiten im Charité-Gelände weiter ausgebaut werden. Dem verantwortlichen Oberarzt standen ein Anästhesiologe, eine sich um die psychologische Betreuung der Schmerzpatienten bemühende Anästhesieärztin und eine ständige Anästhesieschwester zur Seite. Das Methodenspektrum umfasste invasive (z.B. Implantation von Schmerzpumpen, Katheter) und nichtinvasive Techniken (z. B. Akupunktur). Die Abteilung Schmerztherapie betreute viele ambulante, aber auch stationäre Patienten v. a. in der Onkologie. Vierwöchentlich fanden interdisziplinäre Schmerzkonferenzen statt.

Weitere klinische Arbeitsbereiche

Die Elektroenzephalographie wurde anfangs insbesondere durch den damaligen Direktor der Chirurgischen Klinik, Prof. Dr. Serfling, sehr gefördert, da er sie für die von ihm intensiv betriebene Neurochirurgie benötigte und deren zunehmende Bedeutung er auch für die Anästhesiologie und Intensivmedizin erkannte. Es wurde schon 1962 begonnen, einen eigenen Arbeitsbereich EEG unter anästhesiologischer Leitung aufzubauen. Hier wurden alle EEGs für die gesamte Charité abgeleitet und ausgewertet. Jede Operation am offenen Herzen wurde unter EEG-Monitoring durchgeführt. Die EEG-Abteilung wurde 1994 in die Neurologische Klinik integriert.

Forschung

Der Aufbau einer organisierten anästhesiespezifischen Forschungsabteilung blieb über viele Jahre ein erstrebenswertes Ziel. In die Planung des Charité-Neubaues konnten Ende der 1970er-Jahre Räumlichkeiten für eine Forschungsabteilung der Klinik für Anästhesiologie und Intensivtherapie aufgenommen werden. Der Direktor Prof. Schädlich übergab die Leitung einem erfahrenen Oberarzt der Klinik. Entsprechend der gewählten Forschungsschwerpunkte sollten in der Aufbauphase die organisatorischen und technischen Voraussetzungen zur Vertiefung und Erweiterung der bisherigen beiden Schwerpunktthemen (Stoffwechselbelastung des Organismus durch den operativen Eingriff und EEG-Biosignalgewinnung und -analytik unter speziellen Anästhesiebedingungen) geschaffen werden. Für einen 3. Schwerpunkt wurden Voraussetzungen zum Arbeiten an Gewebsschnitten, insbesondere Hirnschnitten, geschaffen.

Dafür wurden neben 2 Personalräumen für 3 Arbeitsgruppen 3 Räume geplant: ein radiochemisches Labor für biochemische Hormonanalytik, ein Elektroniklabor für Biosignalgewinnung und -verarbeitung und ein biologisches Labor. Die personelle Besetzung erfolgte durch 1 Biochemiker mit 1 MTA, 1 Diplomingenieur mit 1 technischen EEG-Assistentin und 2 Biologen mit MTA.

Diese Forschungsabteilung schuf die Voraussetzungen, dass aus 8 habilitierten Mitarbeitern schließlich 6 Professoren hervorgingen, unter denen sich heute ein C4- und ein C3-Professor befinden.

Interimsleitung Gerhard Zietz

Nach der Emeritierung von Manfred Schädlich übernahm der Leiter der Abteilung Intensivtherapie, Prof. Gerhard Zietz, die Geschäftsführung bis zum Jahr 1993.

Seit 1993 Direktorat Prof. Wolfgang J. Kox (▫ Abb. 2)

Prof. Dr. Dr. med. Wolfgang J. Kox, FRCP

Geboren am 06.10.1946 in Berlin; 1968–1973 Medizinstudium an der Freien Universität in Berlin; 1973 Medizinalassistent in Nordhorn; 1975–1979 Assistenzarzt an der Klinik für Anästhesiologie und operative Intensivmedizin, Westfälische Wilhelms-Universität Münster (Lawin); 1979 Promotion zum Doktor der Medizin; 1979 Oberarzt Marienkrankenhaus in Herne, Universitätsklinikum der Ruhr-Universität Bochum; 1980 Facharztanerkennung für Anästhesiologie; 1980 kommissarischer Leiter der Anästhesieabteilung des

▼

Marienkrankenhauses in Lünen; 1980–1983 Forschungsstipendiat am Midhurst Medical Research Institute in Midhurst, West Sussex, Großbritannien; 1983–1992 Direktor der Intensivabteilung und Chefarzt für Anästhesie am Charing Cross Hospital in London; 1992–1993 C3-Professor und stellvertretender Klinikdirektor der Abteilung für Anästhesiologie und Intensivmedizin der Universität Essen (Stöcker); 1993 Berufung an die Charité auf den Lehrstuhl für Anästhesiologie und Intensivmedizin und Direktor der Universitätsklinik für Anästhesiologie und Operative Intensivmedizin; 1994 Ernennung zum Fellow of the Royal College of Physicians, London.

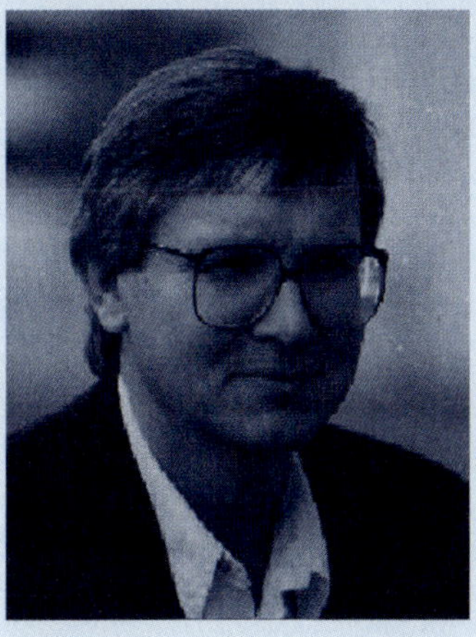

Abb. 2. Wolfgang Kox

Klinische Anästhesie

Die Entwicklung der Anästhesie am Campus Mitte war zunächst durch die Fusion mit dem Virchow-Klinikum und die sie begleitenden strukturellen und Managementveränderungen geprägt. Auf der einen Seite wurde die Kardiochirurgie weiter ausgebaut, sodass inzwischen ca. 2300 kardiochirurgische Eingriffe jährlich durchgeführt werden. Auf der anderen Seite wurden ganze Abteilungen, wie die Neurochirurgie und die Augenheilkunde u. a. in den Campus Virchow-Klinikum verlagert. Es waren darüber hinaus aber v. a. fachliche Herausforderungen, wie die zunehmende Implementierung endoskopischer Operationsverfahren, die es zu bewältigen galt. Bereits 1989 war die erste laparoskopische Cholezystektomie in der Charité durchgeführt worden, heute werden hier über $^3/_4$ aller Gallenblasen endoskopisch entfernt. Zu den endoskopischen Operationen in der Allgemeinchirurgie zählen weiterhin Appendektomien, Adhäsiolysen, Hernienoperationen, Fundoplikationen und das Gastric Banding. Seit 1994 werden auch größere Eingriffe wie Darmresektionen endoskopisch durchgeführt. Aber auch in anderen Fachdisziplinen wie der Gynäkologie und der Urologie steigt der Anteil laparoskopischer Eingriffe stetig an.

Ein weiterer Schwerpunkt anästhesiologischer Tätigkeit war die forcierte Einführung von Regionalanästhesien in die klinische Praxis, hauptsächlich im Bereich der Geburtshilfe, wo in den letzten 10 Jahren deren Anteil von unter 5% auf 80% erhöht werden konnte. Der Anteil der Regionalverfahren an den insgesamt durchgeführten Anästhesien beträgt heute fast 30%.

Die Anzahl der Anästhesien ist bei steigendem endoskopischen Anteil in den letzten 10 Jahren trotz erheblich reduzierter Bettenzahlen etwa bei 21.000 pro Jahr gleich geblieben.

Die nunmehr über 20 Jahre alte Bausubstanz des zu DDR-Zeiten errichteten COZ musste in den letzten Jahren nach und nach modernisiert werden. Dazu waren auch Einschränkungen der OP-Kapazität notwendig. Durch ein im April 2000 installiertes und von unserer Klinik verantwortetes OP-Managment ist es gelungen, den Kernbereich eines operativen Krankenhauses – den Operationstrakt – in eine effektiv arbeitende Einrichtung umzuwandeln. Hier werden nun allerdings mit 7 Sälen weniger genauso viele Operationen durchgeführt wie vor 10 Jahren. Durch die immer höhere Operationsdichte wurden auch die Intensivkapazitäten zunehmend knapp. Als Puffer wurden daher die schon Ende der 1980er-Jahre in Betrieb genommenen Aufwachräume im letzten Jahr zu Intensivstationen mit Beatmungsmöglichkeiten im Sinne von „Post Anesthesia Care Units" umgerüstet.

Unsere Klinik verfügt als einzige Klinik in Deutschland über schriftlich niedergelegte Standards und „standard operating procedures" für Anästhesiologie, Intensiv- und Notfallmedizin sowie Schmerztherapie, die demnächst in Buchform publiziert werden. Sie werden Teil eines Qualitätsmanagementprogrammes sein, dessen Ziel die Erlangung der Zertifizierung aller Aktivitäten der Klinik ist.

Die aktuelle Klinikstruktur ist aus ▣ Abb. 3 ersichtlich.

Intensivmedizin

Mit der Änderung der Patientenstruktur haben sich auch die Intensivstationen den gewachsenen Anforderungen anpassen müssen. Durch die stark gestiegenen Patientenzahlen in der Kardiochirurgie musste die inhaltliche Trennung zwischen den beiden Intensivtherapiestationen I und III aufgehoben werden. Dazu kam die Eröffnung einer neuen internistischen Intensivstation mit 16 Betten, die die operative Kapazität unserer Stationen merklich erhöhte. Inzwischen werden Patienten nach Operationen am offenen Herzen auf beiden Stationen nachbehandelt. Weiterhin ist die Interdisziplinäre Intensivtherapiestation I für die Nachsorge nach großen Eingriffen in der Orthopädie, HNO, Gynäkologie und Urologie zuständig. Durch Rekonstruktionsmaßnahmen konnten auf beiden Intensivstationen einheitlich gute Bedingungen mit gleicher moderner Ausstattung geschaf-

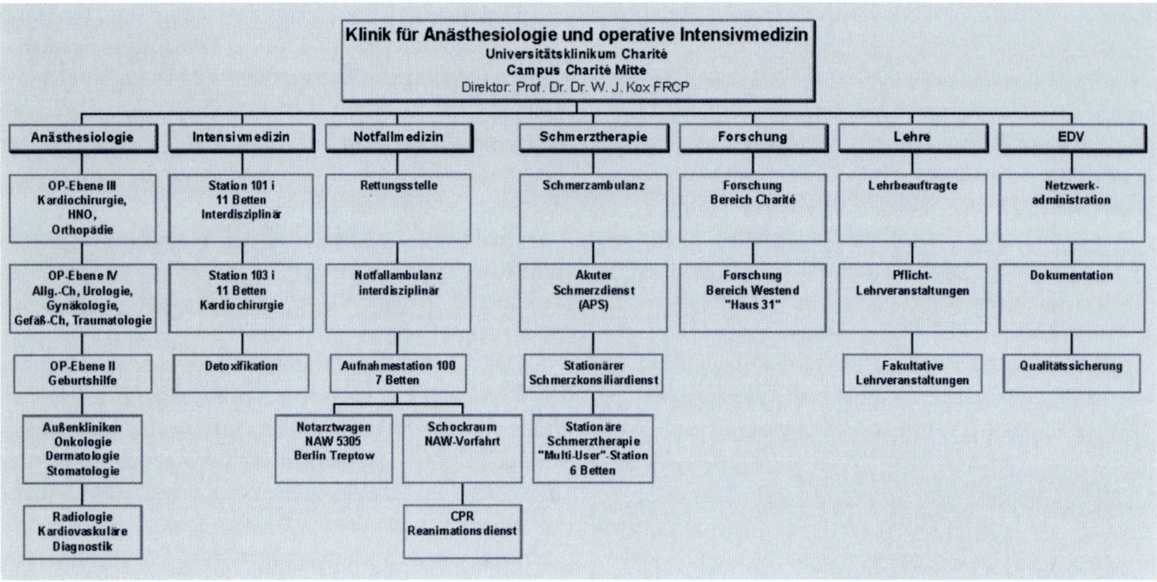

Abb. 3. Klinikstruktur im Jahr 2002

fen werden. Ein Patientendatenmanagement wurde inzwischen etabliert.

Zur Behandlung postoperativer Patienten kam die Etablierung der Opiatentzugsbehandlung in Narkose Mitte der 1990er-Jahre, mit der bisher über 250 Patienten erfolgreich entzogen werden konnten.

Die Intensivstationen hatten eine Vorreiterrolle bei der Einführung von qualitätssichernden Maßnahmen. Zunächst wurde seit 1995 das Riyadh-Intensive-Care-Program eingesetzt. Täglich erfasste physiologische und Leistungsdaten liefern einen sehr detaillierten Überblick über die Stärken und Schwächen der medizinischen Behandlung. Die auf die Erkrankungsschwere bei Aufnahme bezogene Mortalität – die sog. „standardized mortality ratio" – zeigte dabei im internationalen Vergleich überdurchschnittlich gute Ergebnisse.

Notfallmedizin

Nach der Maueröffnung hatte die Rettungsstelle am Campus Mitte durch die nun zentrale Lage in der Stadt eine erhebliche Steigerung der Patientenzahlen zu verkraften. Dafür waren ursprünglich die 3 Behandlungsräume nicht ausgelegt gewesen. Somit wurde eine komplette Rekonstruktion mit Erweiterung notwendig. An dem interdisziplinären Konzept wurde weiter festgehalten. Die unfallchirurgische Versorgung, die noch in der benachbarten Poliklinik stattfand, wurde eingebunden. Nach 18 Monaten Bauzeit ging im Sommer 2001 eine moderne Rettungsstelle mit einer 7-Betten-Aufnahmestation unter anästhesiologischer Leitung in Betrieb. Jährlich ist die Rettungsstelle für inzwischen mehr als 40.000 Patienten Anlaufstelle bei akuten Erkrankungen. Zur Behandlung der Patienten stehen neben dem Oberarzt insgesamt 35 Pflegekräfte und je 1 Anästhesist, 1 Internist und 1 Unfallchirurg rund um die Uhr zur Verfügung.

Der von der Charité Mitte betreute Notarztwagen der Berliner Feuerwehr ist seit Anfang der 1990er-Jahre auf der Feuerwache in Berlin-Treptow stationiert. Von hier aus werden unsere Anästhesisten jährlich zu über 2500 Einsätzen in den Ausrückbereich im Südosten Berlins gerufen.

Schmerztherapie

Die Schmerztherapie wird durch einen Oberarzt der Klinik ganztägig betreut. Durch die Einbindung der Klinikmitarbeiter in eine interne Rotation konnten eine Vielzahl von Fachärzten die fakultative Weiterbildung Schmerztherapie erlangen. Qualifizierte Anästhesiefachschwestern unterstützen seit vielen Jahren das Team der Schmerzambulanz. Eine Vielzahl von ärztlichen Kollegen aus den alten und neuen Bundesländern und auch aus dem europäischen Ausland hospitierten jährlich in der Schmerzambulanz. Schwerpunkte der Betreuung sind der stationäre schmerztherapeutische Konsiliardienst und der perioperative Akutschmerzdienst. Daneben wird eine ambulante Schmerzsprechstunde abgehalten. Sie ist eine poliklinische Fachambulanz zur Behandlung chronischer Schmerzen. Behandelt werden Patienten mit chronischen Schmerzen jeder Genese. Der Schwerpunkt der Schmerzursachen liegt im ambulanten Bereich bei den Nichttumorschmerzsyndromen, im Rahmen der stationär-konsiliarischen Tätigkeit bei den Tumorschmerzsyndromen. Seit 2001 verfügt die Schmerztherapie über bis zu 6 stationäre Betten auf einer interdisziplinären „Multiuser-Station".

Forschung und Lehre

In den Jahren nach 1993 galt es ein Forschungskonzept zu verwirklichen, mit dem von der Zellkultur über tierexperimentelle Untersuchungen bis hin zu klinisch-physiologischen sowie klinisch-epidemiologischen Studien alle Aspekte eines Grundthemas untersucht werden konnten.

Die resultierenden Forschungsaktivitäten befinden sich in 12 Arbeitsgruppen an den 2 zur Klinik gehörenden Forschungsabteilungen an den Standorten Campus Mitte und Berlin-Charlottenburg und zielen darauf ab, Mechanismen und Faktoren zu untersuchen, die das Risiko für den Patienten vor, während und nach der Operation reduzieren. Es liegt ein besonderes Augenmerk darauf, Patienten mit Begleiterkrankungen und besonderen Risiken oder Komplikationen chronischer Erkrankungen besser erkennen und behandeln zu können. Die wissenschaftlichen Schwerpunkte liegen in zell- und molekularbiologischen Arbeiten, Untersuchungen zur Blutzirkulation, zu Fließeigenschaften des Blutes, zur Lungenschädigung, zum Versagen des Immunsystems (Immunparalyse und Substanzen, die Schockzustände induzieren bzw. aggravieren können). Dabei werden insbesondere schwere Entzündungsreaktionen beim septischen Schock sowie bei gleichzeitigem Funktionsverlust zahlreicher wichtiger Organe untersucht.

Die Impactpunkte unserer Klinik umfassen 239,288 aus 110 Publikationen in den letzten 3 Jahren. Die Drittmitteleinwerbungen belaufen sich in unserer Klinik auf insgesamt 2.142.392,74 EUR in den letzten 3 Jahren. Darunter waren 12 öffentlich geförderte Projekte (DFG RE1534-2, SCHL-307/4-1, SP432/1-1, SP432/2-1, BMBF POL01/064, BMG 217-43794-5/5, Erasmusprojekt, EG-Mittel) sowie in Kooperation mit anderen Disziplinen evaluierte Projekte:

1. „Partnership for the Heart"; Verbesserung der Betreuungssituation für Patienten mit angeborenen Herzfehlern in Litauen, Lettland und Estland unter Nutzung von Telemedizin; Projektnummer: BMG Z-24-4077-22 B18";
2. BMBF-Projekt zur Etablierung der Anästhesiesimulation in der Lehre; „Meduc@se", Projektnummer: 89810471;
3. Ausbildung kommunikativer Fähigkeiten im Medizinstudium; Oskar-Kuhn-Preis 2000-2001;
4. Agentenbasierte Informationslogistik zur Unterstützung in der OP-Planung von Notfallpatienten in der Anästhesie (AGIL-Anästhesie); im Rahmen des Schwerpunktprogramms Intelligente Softwareagenten und betriebswirtschaftliche Anwendungsszenarien (SPP1083; DFG Kennung: 205753, Projektnummer: FR 1364/1-1)

   in einer Gesamthöhe von 999.619,09 EUR sowie 47 projektevaluierte Industriemittel.

Die Klinik für Anästhesiologie und Operative Intensivmedizin am Campus Charité Mitte erfüllt vielfältige Aufgaben in der Ausbildung von Studenten in den konventionellen Regelstudiengängen Humanmedizin und Zahnmedizin sowie im Reformstudiengang Medizin. Die studentische Evaluation unserer Lehrtätigkeit ergab in wichtigen Bereichen vordere Positionen. In den letzten Jahren führten wir eine Reihe von Innovationen in der Lehre ein: praxisorientierte Ausbildung und Multimedia-Integration. Als Besonderheit für Lehre und Weiterbildung steht seit 1999 ein computergestützter Patientensimulator zur Verfügung, an dem klinisch wichtige Fragen praxisnah trainiert werden können. Dieses Projekt wurde inzwischen in ein öffentlich gefördertes BMBF-Projekt (Meduc@se) integriert, das jungen Ärzten praktische Trainingsmöglichkeiten für ärztliche Fertigkeiten bieten kann.

Anhang

Habilitationen

- **Schädlich, Manfred** (1967) Fluorometrische Bestimmungen von Kortisol- und Kortikosteron beim Operationsstress unter besonderer Berücksichtigung der Prämedikation, Narkoseform, Hypothermie und des Extrakorporalkreislaufs
- **Olthoff, Derk** (1973) Untersuchungen über den Zusammenhang von Muskelrelaxanzienwirkung und Veränderungen im Lipidstoffwechsel der Skelettmuskulatur
- **Schoeppner, Heinz** (1975) Anästhesie und Reanimation in der Neurologie des Kindes
- **Jage, Jürgen** (1977) Tierexperimentelle Untersuchungen über perfusionsbedingte Stoffwechselstörungen des Organismus während 4-stündiger Anwendung des extrakorporalen Kreislaufs mit verschiedenen Oxygenatortypen
- **Flämming, Isolde** (1979) Die Wertigkeit von elektroenzephalographischen Mustern hinsichtlich der Überlebensprognose von komatösen Patienten einer Intensivtherapiestation
- **Friis, Erich** (1980) Klinische und experimentelle Untersuchungen zur Wirkung von Fentanyl und Dehydroxybenzperidol auf Mutter und Kind während der Geburt
- **Münchow, Renate** (1981) Einfluss der Neuroleptanalgesie auf das Herz-Kreislauf-System bei arteriosklerotischen Veränderungen der großen Gefäße
- **Schöntube, Eberhard** (1982) Methodische und praktische Beiträge zum Nachweis überschüssigen Halothans in Operationssälen mit betonter Berücksichtigung der Aerosolionisationsgasanalyse

- **Golosubow, Alexander** (1983) Der Einfluss hyperosmolarer Glycerol-, Mannitol- und Sorbitollösungen auf die Hämodynamik, die Atmung, den Blutgas- und Säure-Basen-Status, die Lactat- und Glucosekonzentration im Blut und die Nierenfunktion
- **Schneider, Manfred** (1986) Die Aufgaben der interdisziplinären Intensivtherapie in hoch spezialisierten medizinischen Einrichtungen und deren Konsequenz auf die medizintechnische Ausrüstung solcher Abteilungen
- **Krug, Gisela** (1990) Die Dynamik von Substanz P und β-Endorphin im Plasma unter Neuroleptanalgesie und Epiduralanästhesie
- **Schlame, Michael** (1996) Biologisch aktive Phospholipidspezies in Lungensurfactant, Blut und Mitochondrien. Eine Untersuchung zu biochemischen Grundlagen des Schockgeschehens
- **Hensel, Mario** (2000) Vergleichende Untersuchungen des oxydativen Metabolismus der Lunge bei beatmeten Intensivpatienten: Pneumonie vs. nichtinfektiöse Formen des akuten Lungenversagens
- **Volk, Thomas** (2000) Über die Regulation endothelialer Funktionen durch reaktive Sauerstoff- und Stickstoffderivate und ihre Bedeutung für die Sepsis
- **Lehmann, Christian** (2000) Tierexperimentelle Untersuchungen zur intestinalen Mikrozirkulation
- **Kern, Hartmut** (2001) SIRS und Sepsis nach kardiochirurgischen Eingriffen. Vergleich verschiedener Modelle zur Risikostratifizierung
- **Rundshagen, Ingrid** (2002) Welchen Beitrag können somatosensorisch evozierte Potenziale zur Bestimmung der Narkosetiefe leisten?

Habilitationen an der Deutschen Akademie der Wissenschaften Berlin, Robert-Rössle-Klinik Berlin-Buch

- **Barth, Lothar** (1960) Bruttoventilation, alveolare Ventilation und Lungendurchblutung bei künstlicher Beatmung am offenen Thorax
  Des Weiteren habilitierten sich aus der Barthschen Abteilung folgende Kollegen an der Deutschen Akademie der Wissenschaften: Henning Ritzow, Hans-Detlef Stober, Georgi Tontschev und Gerhard Zietz.

Informationen aus dem Internet

Aktuelle Informationen zu Tätigkeitsspektrum, Mitarbeitern, Forschungsaktivitäten, Publikationen und Veranstaltungen sind über die Homepage der Klinik für Anästhesiologie abrufbar: http://www.charite.de/ch/anaest/

4.3.3 Humboldt-Universität zu Berlin – Campus Virchow-Klinikum der Charité, Klinik für Anästhesiologie und operative Intensivmedizin

K.J. Falke

Die Anfänge

Im Jahr 1951 kam Otto H. Just aus Heidelberg gleichzeitig mit der Berufung des Chirurgen F. Lindner an das Klinikum Westend, später Charlottenburg, der Freien Universität nach Berlin und übernahm die Leitung der Anästhesie. Im Laufe von 10 Jahren entwickelte er die Anästhesieabteilung und nahm Einfluss auf die bauliche Modernisierung des Klinikums am Spandauer Damm in Berlin. Im Jahr 1962 verließ er Berlin und folgte einem Ruf der Universität Heidelberg auf eine Professur für Anästhesiologie (Lebenslauf von O. Just s. S. 444).

1963–1968 Direktorat Prof. Ernst Kolb

Nach einer Interimszeit, während der die Anästhesieabteilung von U. Henneberg geleitet wurde, übernahm im Jahr 1963 Prof. Dr. med. Ernst Kolb die Leitung der Abteilung der Freien Universität und wurde auf den neu gegründeten außerordentlichen Lehrstuhl für Anästhesiologie der Freien Universität berufen. Im Jahr 1966 wurde die Abteilung in ein Institut für Anästhesiologie der Freien Universität Berlin mit Kolb als Direktor umgewandelt. Im Jahr 1968 erfolgte die Inbetriebnahme des neu errichteten Universitätsklinikums Steglitz (heute Benjamin Franklin) und Kolb übernahm dort die Leitung der neuen Abteilung, bis er im Jahr 1972 einem Ruf auf den neu gegründeten Lehrstuhl für Anästhesiologie der TU München folgte (Lebenslauf von E. Kolb s. S. 522).

1968–1988 Direktorat Prof. Hans Joachim Eberlein

Professor Dr. med. Hans Joachim Eberlein

Geboren am 20.8.1919 in Frankfurt am Main; bis 1952 Studium und Promotion in Frankfurt; 1953–58 Ausbildung in den USA u.a. bei Dripps (Universität Philadelphia) und Beecher (MGH, Harvard Med. School, Boston); 1958–1968 Tätigkeiten an den Universitäten Marburg und Köln (als Leiter der Anästhesieabteilung der Chirurgischen Klinik), danach wissenschaftliche Arbeit am Institut für Physiologie der Universität Göttingen bei H.J. Bretschneider; 1964 Habilitation (Coronardurchblutung und Sauerstoffversorgung des Herzens unter verschiedenen CO_2-Spannungen und Anaesthetika, ausgezeichnet mit dem Von-Langenbeck-Preis der Deutschen Gesellschaft für Chirurgie 1966); 1968 Berufung auf den Lehrstuhl für Anästhesiologie am Klinikum Westend der FU Berlin; 1988 Professor emeritus.

Ordinariat und Klinik

Im Mai 1968 übernahm Hans Joachim Eberlein die Leitung des Instituts und wurde auf den Lehrstuhl für Anästhesiologie der FU des Klinikums Charlottenburg (Westend) berufen. Zusammen mit Eberlein kamen als erster Oberarzt Prof. Dr. J. Brückner aus der Anästhesiologie der Universität Köln auf dem Weg über die Physiologie in Göttingen und Prof. Dr. H.W. Reinhardt aus der Physiologie der Universität München nach Berlin. Auf Initiative von Eberlein gründete Reinhardt eine Einrichtung (selbständige wissenschaftliche Arbeitsgruppe) für „Experimentelle Anästhesiologie". Unter der Leitung von Reinhardt wurden anhand eines weltweit einmaligen experimentellen Versuchsaufbaues an chronisch instrumentierten, wachen Hunden Fragen der Regulation des Salz- und Wasserhaushaltes untersucht, ein Projekt, das noch heute am Institut für Physiologie der Charité (mit DFG-Förderung) fortgeführt wird und dessen Ergebnisse mit zahlreichen Publikationen in physiologischen Zeitschriften dokumentiert sind. Als Mitarbeiterin von Reinhardt habilitierte sich Frau Prof. Dr. G. Kaczmarczyk (1979) mit Untersuchungen zu Fragen der Regulation des Na-Haushaltes. Im Rahmen der von ihr geleiteten experimentellen Projekte zu Themen der hormonellen Regulation des Salz- und Wasserhaushaltes unter erhöhten intrathorakalen Drücken (Beatmung mit PEEP) habilitierten sich R. Rossaint (1994) und W. Boemke (2001). Die Projekte waren alle DFG-gefördert und ihre Ergebnisse sind in einer Serie von herausragenden Publikationen in physiologischen Zeitschriften veröffentlicht. Frau Prof. Kaczmarczyk leitet die „Experimentelle Anästhesie" seit 1996.

Auch Brückner gründete seinerseits eine selbständige wissenschaftliche Arbeitsgruppe für „Kreislaufforschung", die sich mit tierexperimentellen Untersuchungen zur linksventrikulären O_2-Versorgung und der Regulation der Koronardurchblutung unter Anästhetika, mit Fragen des Kreislaufschocks und neuen Pharmaka beschäftigte sowie durch eine Zusammenarbeit mit Foldes bis heute über Probleme neuromuskulärer Übertragung arbeitet. Mitarbeiter in dieser Arbeitsgruppe waren D. Patschke, W. Hess, U. Schulte-Sasse und S. Veit. Außerdem übte Brückner das Amt des Vizepräsidenten für Medizin der Freien Universität von 1983 bis 1990 aus.

Seit 1988 Direktorat Prof. Konrad J. Falke

Prof. Dr. med. Konrad J. Falke (◘ Abb. 1)

Geboren am 18.08.39 in Grüna/Sachsen; 1964 Staatsexamen und Promotion in München; erste Berufsjahre in Oberbayern und an der Anästhesieabteilung der Neurochirurgischen Klinik der Universität München (Enzenbach); 1968–1971 Resident, Research Fellow

▼

und Instructor am Mass. General Hospital (Beecher, Kitz, Pontoppidan), Harvard Medical School, Boston/Mass., USA; 1972–1973 Krankenhaus Hamburg-Altona (Lawin); 1972 Facharzt für Anästhesiologie; 1973–1988 Institut für Anästhesiologie der Universität Düsseldorf (Zindler); 1976 Habilitation und Venia Legendi, 1978–1988 Professor für Anästhesiologie und Intensivmedizin, Leiter der Chirurgischen Intensivstation, Universität Düsseldorf; 1988 Berufung auf den Lehrstuhl für Anästhesiologie und operative Intensivmedizin und Direktor der Klinik für Anästhesiologie und Intensivmedizin an der Freien Universität, später am Universitätsklinikum Charité, Campus Virchow-Klinikum, Humboldt-Universität zu Berlin; 1996 Fellow der Royal Society of Anaesthetists, London.

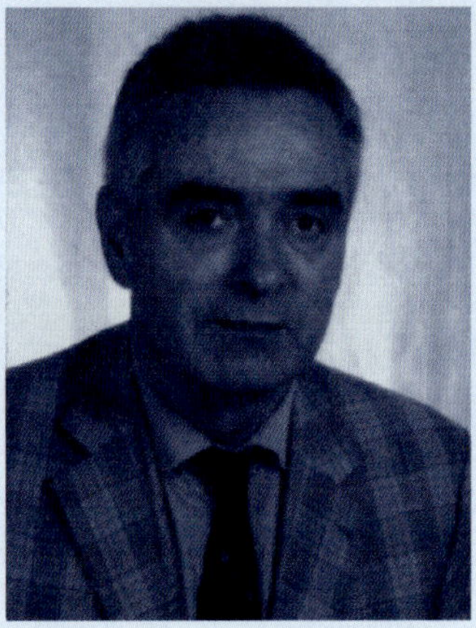

Abb. 1. Konrad Falke

Klinische Anästhesie

Im Jahr 1988 übernahm Konrad J. Falke den Lehrstuhl für Anästhesiologie und operative Intensivmedizin und somit die Leitung des dann in Klinik für Anästhesiologie und operative Intensivmedizin umbenannten Instituts am Klinikum Charlottenburg der Freien Universität.

Nach dem Umzug von Charlottenburg nach Wedding kam es aus Gründen der desolaten Berliner Haushaltssituation der 1990er-Jahre zu einer Fusion des Weddinger Klinikums mit der Charité im Stadtteil Mitte, zur Trennung von der Freien Universität und zum Anschluss an die Humboldt Universität. Das Klinikum erhielt fortan den Namen Charité, Campus Virchow-Klinikum und wurde somit zu einem von 2 Standorten der Charité. Im Zuge dieser Zusammenlegung zweier großer Universitätskliniken wurden mehrere klinische Einrichtungen geschlossen. Es blieben jedoch an beiden Standorten die eigenständigen Kliniken für Anästhesiologie und operative Intensivmedizin erhalten.

Heute versorgt die Klinik für Anästhesiologie und operative Intensivmedizin der Charité am Campus Virchow-Klinikum alle wichtigen operativen Disziplinen mit Ausnahme der Urologie und der Herzchirurgie, die an der Charité am Campus Mitte angesiedelt sind. Es werden pro Jahr ca. 23.000 Anästhesien (2001) durchgeführt, die klinische Abteilung verfügt über ca. 85 wissenschaftliche Mitarbeiterinnen und Mitarbeiter sowie über ca. 100 Pflegekräfte. Schwerpunkte der anästhesiologischen Tätigkeit sind die Transplantationsmedizin, die Traumatologie, die Neuro- und die Kinderchirurgie und die Gynäkologie und Geburtshilfe. Zur Klinik gehört eine eigene operative Intensivstation mit 14 Betten. Ferner werden die Intensivstationen der Neuro- und der Transplantationschirurgie von den Mitarbeitern der Anästhesie mit betreut.

Intensivmedizin

Für die weitere Entwicklung des Lehrstuhls war von Bedeutung, dass die bis dahin chirurgische Intensivstation der Klinik für Anästhesiologie zugeordnet wurde und dass Anfang der 1990er-Jahre das gesamte Klinikum in den Neubau des Rudolf Virchow Klinikums in Wedding, das bis dahin städtisches Krankenhaus gewesen war, verlagert wurde. Innerhalb kurzer Zeit entwickelte sich die Einrichtung zu einem intensivmedizinischen Zentrum mit dem wissenschaftlichen und klinischen Schwerpunkt der Pathophysiologie und Therapie des schweren akuten Lungenversagens. Wegweisend dafür war die in Deutschland erste erfolgreiche Anwendung des extrakorporalen Gasaustausches mit heparinbeschichteten Membranlungen (Carmeda, Stockholm) bei einer jungen Patientin aus Heilbronn mit ARDS nach perforierter Appendizitis, die im Mai 1989 auf der neuen Intensivstation stattfand. Dies war das Resultat einer Kooperation zwischen Einrichtungen der Universitäten Mailand (L. Gattinoni, A. Pesenti), Stockholm (L. Bindslev, P. Olsson) und Marburg (H. Lennartz, M. Knoch). Noch im gleichen Jahr kam es im Rahmen einer Kooperation mit der Anästhesieabteilung des Massachusetts General Hospital in Boston (W. Zapol) zur weltweit ersten klinischen Anwendung von inhaliertem Stickstoffmonoxid (iNO) bei schwerem ARDS.[1] Die experimentellen Voraussetzungen dafür waren von U. Pison erarbeitet worden.[2] Dieses damals völlig neue Behandlungskonzept der selektiven pulmonalen Vasodilatation ist inzwischen etablierter Bestandteil der Behandlung des pulmonalen Hypertonus v. a. im Neugeborenenalter geworden. Seit 1990 werden in der Klinik pro Jahr etwa 30 Patienten mit schwerem ARDS behandelt, die von anderen Kliniken aus Deutschland und z. T. auch aus dem Ausland überwiesen werden. Diese sehr anspruchsvolle klinische Versorgungsaufgabe und die damit verbundenen wissenschaftlichen Untersuchungen wurden in der Anfangszeit getragen von den Oberärzten R. Rossaint, K. Slama, D. Pappert und R. Streich, die alle inzwischen Anästhesieabteilungen an anderen Kliniken leiten, und später von H. Gerlach, K. Lewandowski,

U. Kaisers, D. Keh, G. Fritz, M. Sprenger und M. Deja sowie von dem intensivmedizinischen Pflege- und ECMO-Team. K. Lewandowski ist seit 1992 aktiver Teilnehmer an der Europäisch-amerikanischen Konsensuskonferenz für ARDS.

Schmerztherapie

Weiterhin gibt es eine Schmerztherapieeinheit, die schon während der Zeit der Vorgängerin von Prof. Falke am städtischen Virchow-Klinikum, Frau Eckart, unter der Leitung des Oberarztes Dr. H. Hagmeister entstanden ist.

Forschung und Lehre

Auf dem Gebiet der studentischen Lehre betreiben die wissenschaftlichen Mitarbeiter zusammen mit denen der Klinik für Innere Medizin einen von den Studenten sehr geschätzten praktischen Kurs für Notfallmedizin. Seit 1990 führt die Klinik für Anästhesiologie unter der Leitung von K. Falke und J. Brückner und unter dem Dach der DAAF pro Jahr 2 jeweils 1-wöchige Repetitorien zur Vorbereitung der Facharztprüfungen durch. Von 1996 bis 2001 waren Falke und H. Gerlach Herausgeber von Intensive Care Medicine, der Zeitschrift der Europäischen Gesellschaft für Intensivmedizin. Falke ist außerdem Landesvorsitzender der DGAI.

Der klinisch-wissenschaftliche Schwerpunkt der Klinik für Anästhesiologie und operative Intensivmedizin ist die Forschung auf dem Gebiet der Intensivmedizin, insbesondere der Epidemiologie, der Pathophysiologie und der Therapie des ARDS und der schweren Sepsis. Diese Aktivitäten werden seit mehr als 10 Jahren kontinuierlich durch Drittmittel, v. a. von der DFG, gefördert.

Dabei handelt es sich im Einzelnen um:

- Untersuchungen zur Therapie des ARDS mit inhaliertem Stickstoffmonoxid und um Messung von Stickstoffmonoxid im exhalierten Gas (T. Busch, K.J. Falke)
- Tierexperimentelle Untersuchungen der Flüssigkeitsbeatmung und der Inhalation von Endothelinantagonisten im Modell des induzierten Lungenversagens (U. Kaisers)
- Regulation der Vasomotorik der pulmonalen Strombahn (J. Weimann)
- Hämodynamik und immunologische Veränderungen durch systemische Hyperthermie, durch die Lebertransplantation und durch Polytrauma sowie der Einsatz von Hydrokortison bei der Sepsis (H. Gerlach, D. Keh, T. Kerner, I. Kürer)
- Epidemiologische Untersuchung zu Prävalenz, Verlauf, Prädiktoren, Behandlungsstrategien und Überlebensrate bei ARDS (K. Lewandowski)
- Niere, Wasser- und Elektrolyt-Haushalt (W. Böhmke, G. Kaczmarczyk, M. Krebs, M. Wenz)
- Untersuchungen zum pulmonalen Surfactant-System (H. Bünger, S. Pietschmann, U. Pison, N. Wüstneck)

Neben den bereits erwähnten Mitarbeitern haben sich habilitiert: H. Gerlach (seit Januar 2002 Chef der Anästhesie am Klinikum Neukölln, Berlin), U. Pison, D. Pappert (seit 2000 Chef der Anästhesie am Klinikum E. Bergmann in Potsdam) und K. Lewandowski. Als neuer habilitierter Oberarzt wurde im Jahr 2001 Herr J. Weimann aus Heidelberg gewonnen.

Anhang

Habilitationen

- **Just, Otto-Heinrich** (1956) Herzstillstand und Wiederbelebung
- **Brückner, Jürgen** (1970) Bedeutung der Sauerstoffschuld für die Genese des progressiven Schocks
- **Patschke, Detlev** (1975) Der Einfluss intravenöser Anästhetika (Propanidid, Althesin, Etomidate, Methohexital, Thiopental, Ketamin, Piritramid) auf die Hämodynamik und den myokardialen Sauerstoffverbrauch
- **Tarnow, Jörg** (1975) Hämodynamik, Myokardkontraktilität, Ventrikelvolumina und Sauerstoffverbrauch des Herzens unter verschiedenen Inhalationsanästhetika
- **Kaczmarczyk, Gabriele** (1979) Atriale Natriurese und Nierendurchblutung bei wachen Hunden – Ein Beitrag zur Regulation der Natriumausscheidung
- **Hess, Wolfgang** (1980) Kreislaufwirkungen von Katecholaminen und Vasodilatatoren bei koronarchirurgischen Patienten
- **Schulte-Sasse, Uwe** (1985) Kardiovaskuläre Wirkungen von Kalziumantagonisten bei Patienten mit koronarer Herzkrankheit im Wachzustand und den Bedingungen einer allgemeinen Anästhesie
- **Veit, Siegfried** (1992) Hämodynamische Effekte des synthetischen Vasopressinderivates Omni pressin (POR 8)
- **Gerlach, Herwig** (1994) Sensibilisierung des Gefäßendothels für Tumornekrosefaktor α durch endogene und exogene Faktoren: Untersuchungen an kultivierten Endothelzellen
- **Rossaint, Rolf** (1994) Auswirkungen der maschinellen Beatmung mit positiv endexspiratorischem Druck auf den Natrium- und Wasserhaushalt
- **Pison, Ulrich** (1996) Untersuchungen zur Anwendung von Stickstoffmonoxid beim Atemnotsyndrom des Erwachsenen (ARDS)
- **Pappert, Dirk** (1998) Untersuchungen zur Bedeutung des Surfactant in der Ätiologie und Behandlung des akuten Lungenversagens

- **Lewandowski, Klaus** (1998) Das akute respiratorische Versagen und das akute Lungenversagen des Erwachsenen: Untersuchungen zur Epidemiologie, Letalität, Therapie und Langzeitprognose
- **Boemke, Willehad** (2001) Bedeutung der Nierennerven für die Natrium- und Wasserretention unter kontrollierter maschineller Beatmung bei wachen Hunden

Leitende Funktionen

- Prof. Dr. D. Patschke, Paracelsus-Klinik der Stadt Marl
- Prof. Dr. W. Heß, Allgemeines Krankenhaus St. Georg, Hamburg
- Prof. Dr. U. Schulte-Sasse, SLK-Kliniken Heilbronn GmbH, Klinikum am Gesundbrunnen
- Prof. Dr. J. Tarnow, Lehrstuhl für Anästhesiologie der H.-H.-Universität Düsseldorf
- Prof. Dr. med. R. Rossaint, Lehrstuhl für Anästhesiologie der RWTH Aachen
- Priv.-Doz. Dr. med. S. Veit, Städtisches Krankenhaus Friedrichshain, Berlin
- Priv.-Doz. Dr. med. D. Pappert, Klinikum E. v. Bergmann, Potsdam
- Dr. K. Slama, Vivantes Klinikum Spandau, Berlin
- Dr. med. S. M. Reyle-Hahn, ev. Waldkrankenhaus Spandau, Berlin
- Dr. med. R. Streich, Dominikus-Krankenhaus, Berlin
- Prof. Dr. med. H. Gerlach, Vivantes Klinikum Neukölln, Berlin

Außerplanmäßige Professuren

Prof. Dr. med. Gabriele Kaczmarczyk, Prof. Dr. med. Herwig Gerlach, Prof. Dr. med. Ulrich Pison

Informationen aus dem Internet

Weitere Informationen, insbesondere zur ARDS-Behandlung, zu den Repetitorien, zu Forschungsprojekten und Publikationen, können über die Homepage der Klinik abgerufen werden: http://www.charite.de/rv/anaest/index.htm

Fußnoten zu Unterkap. 4.3.3

1 Am Rev Resp Dis A248, 1991.
2 J Appl Physiol, 1993.

4.3.4 Freie Universität Berlin Klinik für Anästhesiologie und Operative Intensivmedizin

C. Griem, J. Link

Die Anfänge

Nach Ende des 2. Weltkrieges wurde am 01.01.1948 in den von den Westalliierten verwalteten Sektoren Berlins (Westberlin) die Freie Universität Berlin gegründet. Weil Westberlin über keine Universitätsklinik verfügte, diente neben weiteren städtischen Krankenhäusern v. a. das Städtische Krankenhaus Westend am Spandauer Damm in Charlottenburg als Ausbildungsstätte für Medizinstudenten. Mit dem Beginn des Wintersemesters 1948 wurden hier am 15.11.1948 die ersten Vorlesungen gehalten.

Die Anästhesiologie als medizinisches Fach war zu dieser Zeit wie überall in Deutschland noch vollständig in die Chirurgie integriert und somit fand auch die Lehre für Studenten im Rahmen der chirurgischen Vorlesungen statt. Bei Aufnahme der Vorlesungen war Prof. Dr. med. Specht Leiter der II. Chirurgischen Klinik am Städtischen Krankenhaus Westend. Sein Kollege Dr. med. Rudolf Hellenschmied war als Chirurg an zeitgemäßen Narkoseverfahren interessiert und etablierte im Westend gemeinsam mit Dr. med. Paul Mellin, einem seiner wissenschaftlichen Assistenten, das Verfahren der Intubation zur Allgemeinanästhesie. Unterstützt wurden sie dabei von der amerikanischen Anästhesistin Jean Henley.[1] Eine rein anästhesiologische Lehrveranstaltung wurde erstmals im Vorlesungsverzeichnis des Sommersemesters 1951 erwähnt. Hellenschmied, jetzt Lehrbeauftragter der Universität, sprach neben chirurgisch-urologischen Themen auch wöchentlich eine Stunde über „Moderne Betäubungs- und Narkoseverfahren".

Zum Wintersemester 1951/52 übernahm Prof. Dr. med. Fritz Lindner die Leitung der II. Chirurgischen Klinik. Zusammen mit seinem Mitarbeiter Dr. med. Otto Heinrich Just hielt Lindner gemeinsam mit Just ab diesem Semester eine 2-stündige Vorlesung mit dem Titel „Betäubungsverfahren". Mit Just wurde im Vorlesungsverzeichnis erstmals ein Lehrbeauftragter für das Fach Anästhesiologie genannt. Just war eines der Berliner Gründungsmitglieder der Deutschen Gesellschaft für Anaesthesie (DGA) und übernahm das Amt des 2. Schriftführers. Er habilitierte am 24.07.1956. Dies war an der Freien Universität Berlin die erste Habilitation im Fach Anästhesiologie.

Zum Sommersemester 1962 ließ sich Just beurlauben und ging nach Heidelberg. Dort wurde er Leiter der Anästhesieabteilung und 1963 Lehrstuhlinhaber und ärztlicher Direktor des Instituts für Anästhesiologie der Universitätsklinik Heidelberg. Deshalb wurden vom Sommersemester 1962 an zunächst keine anästhesiologischen Vorlesungen mehr angeboten.

1963–1972 Direktorat Prof. Ernst Kolb

Ordinariat und Klinik

Die Freie Universität hatte zum 01.07.1963 Prof. Dr. med. Ernst Kolb (Lebenslauf von E. Kolb s. S. 522) auf die neu geschaffene außerordentliche Professur für Anästhesiologie berufen. Erstmals im Wintersemester 1963/64 wurden wieder anästhesiologische Lehrveranstaltungen angeboten. Kolb war allerdings schon im Januar 1963 nach Berlin gekommen und hatte bis Juni den Status eines Gastprofessors. Er las 1-stündig über „Verfahren der Anästhesie und Wiederbelebung". Außerdem wurde ein 2-stündiges „Kolloquium über anästhesiologische Fragen (für Fortgeschrittene)" gehalten.

Im folgenden Wintersemester wurde Kolb Direktor des neu gegründeten Instituts für Anästhesiologie der Medizinischen Fakultät der Freien Universität im Städtischen Krankenhaus Westend. Erstmals wurde das Fach Anästhesiologie jetzt durch ein eigenes Institut repräsentiert. Stellvertreter des Direktors war Universitätsoberarzt Dr. med. Ulrich Henneberg. Als Berliner Besonderheit ist hier zu erwähnen, dass 1963 in Westberlin noch die Weiterbildungsordnung aus dem Jahre 1937 galt und die Bezeichnung „Facharzt für Anästhesie" in Berlin nicht erworben werden konnte. Deswegen wurde Henneberg kurzzeitig nach Mainz abgeordnet, um für seine leitende Position den Facharzttitel zu erlangen. Der „Facharzt für Anästhesiologie" wurde in Berlin erst 1964 eingeführt (s. S. 187).[2]

Zum 01.07.1966 wurde Kolb zum ordentlichen Professor ernannt. Durch einen Kuratoriumsbeschluss (Kuratorium der FU Berlin) wurden aufgrund der Empfehlungen des Wissenschaftsrates zur Neugliederung des Lehrkörpers an den wissenschaftlichen Hochschulen nach Zustimmung des Senats der FU Berlin alle noch vorhandenen Extraordinariate in Ordinariate umgewandelt.

In den 1960er-Jahren war eine enorme Aufbauarbeit zu leisten, um das Fach Anästhesiologie zu etablieren. Das Institut musste technisch und personell neu ausgestattet werden. Außerdem wurde die neuzeitliche Intensivmedizin etabliert. Völlig neu etabliert werden mussten u. a. am Klinikum Westend Verfahren für die Säuglingsanästhesie.

Trotz dieser immensen Aufbauarbeit wurde auch geforscht. Es wurden Untersuchungen zur Beatmung von Säuglingen durchgeführt. Henneberg habilitierte über dieses Thema. Weiterer Forschungsschwerpunkt war die parenterale Ernährung von Intensivpatienten. Zu diesem Thema habilitierte J. Eckart. Das spezielle wissenschaftliche Interesse von Kolb galt der artefiziellen Hypothermie und dem Einsatz der Massenspektrometrie in der anästhesiologischen Forschung.

Das neue Universitätsklinikum in Steglitz

Auf Initiative des damaligen regierenden Bürgermeisters Willy Brandt und finanziell unterstützt durch die Benjamin Franklin Stiftung in den USA war 1958 mit der Planung und dem Bau eines Klinikums für die Freie Universität in Berlin-Steglitz begonnen worden. Dieses neue Universitätsklinikum – noch im Bau – tauchte erstmals im WS 1963/64 im Stadtplan des Vorlesungsverzeichnisses auf. Zwischen Klingsorstraße und Teltowkanal entstand ein Klinikgebäude, in dem alle klinischen Disziplinen der medizinischen Fakultät unter einem Dach untergebracht werden sollten. Die Planungen für die anästhesiologische Abteilung des neuen Klinikums Steglitz wurden von Kolb und seinen Mitarbeitern durchgeführt. Bemerkenswert ist, dass bei der ursprünglichen Planung Räumlichkeiten für die Anästhesiologie nicht vorgesehen waren. Erst durch Kolbs Intervention wurde auf den Mittelbau des Gebäudes ein 7. Stockwerk mit Räumen für Sekretariat, Oberärzte und Assistenten sowie einem Konferenzraum, der gleichzeitig als Bibliothek diente, hinzugefügt.[3]

Krankenversorgung und der studentische Lehrbetrieb begannen im neuen Klinikum Steglitz mit dem Sommersemester 1969. Seit dieser Zeit gab es an der FU 2 Institute für das Fach Anästhesiologie: das bisherige Institut für Anästhesiologie im Städtischen Krankenhaus Westend (1 Berlin 19, Spandauer Damm 130) und das neue Institut für Anästhesiologie am Klinikum Steglitz der Freien Universität Berlin (1 Berlin 45, Hindenburgdamm 30). Kolb war mit allen Mitarbeitern seines Instituts in das neue Klinikum umgezogen und hatte die Leitung des dortigen Instituts für Anästhesiologie übernommen.

Im neuen Klinikum Steglitz waren 17 Operationstische in einem zentralen Operationsbereich, 10 Operationstische in den Polikliniken und diverse diagnostische Arbeitsplätze, ein Kreißsaal und ein zentraler Aufwachraum anästhesiologisch zu versorgen. Mit Ausnahme der Kardiochirurgie waren sämtliche operative Disziplinen inkl. der Kinderchirurgie vertreten. Erstmalig gehörte jetzt auch eine operativ-interdisziplinäre, 22 Betten umfassende Intensivstation unter anästhesiologischer Leitung (J. Eckart) zum Institut. Auf dieser Station wurden Patienten aller chirurgischen Disziplinen inkl. der Kinder- und Säuglingschirurgie intensivmedizinisch behandelt. Es war zur damaligen Zeit eine der ersten Intensivstationen in Westberlin, auf der auch Säuglinge intensivmedizinisch behandelt und ggf. langzeitbeatmet wurden.

Im neuen Klinikum wurde ab dem Sommersemester 1969 wöchentlich eine 2-stündige Vorlesung „Einführung in die Anästhesiologie und operative Intensivmedizin" gehalten. Außerdem war das Institut an einem Seminar der klinischen und theoretischen Medizin für Examenssemester unter Beteiligung aller an der Klinik vertretenen Fächer beteiligt.

Kolb verbrachte nur wenige Semester am neu erbauten Klinikum. Ende der 1960er-Jahre war ein neues Hochschulgesetz im Land Berlin verabschiedet worden, das unter anderem Fachbereichsräte vorsah. Diese setzten sich aus 4 Professoren, 4 Assistenten, 3 Studenten und einer nichtakademischen Kraft zusammen und entschieden über Personal- und Etatfragen eines Fachbereichs. Kolb, der gerne längerfristig am Klinikum geblieben wäre, sah unter diesen Bedingungen keine Zukunft am Institut[4] und kam zum 01.07.1972 einem Ruf der Technischen Universität München nach.[5] Dort wurde er Direktor des Instituts für Anästhesiologie am Klinikum rechts der Isar.

1972–1978 Direktorat Prof. Ulrich Henneberg

Prof. Dr. med. Ulrich Henneberg (▪ Abb. 1)

Geboren am 28.07.1927 in Schloßberg/Ostpreußen; 1949–1955 Studium der Medizin in Heidelberg; 1955 Promotion; 1956–1957 Wissenschaftlicher Assistent am Physiologischen Institut der Universität Heidelberg (Schäfer); 1957–1960 Assistenzarzt an der Thoraxchirurgischen Klinik in Heidelberg-Rohrbach (Gaubatz); 1961 Assistenzarzt in der Abteilung für Anästhesiologie am Klinikum Westend der Freien Universität (Just/Kolb); 1967 Habilitation; 1972–1978 Geschäftsführender Direktor des Instituts für Anästhesiologie am Klinikum Steglitz der Freien Universität Berlin; 1978 Chefarzt der Abteilung für Anästhesiologie am Krankenhaus Am Urban, Berlin.

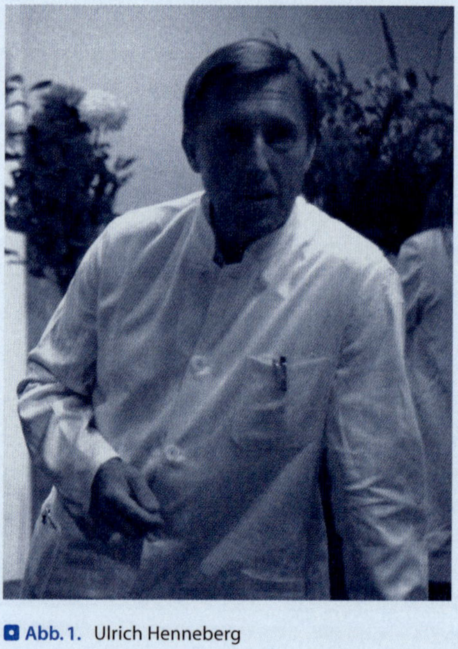

▪ Abb. 1. Ulrich Henneberg

Ordinariat und Klinik

Nach dem Ausscheiden von Kolb wurde Henneberg Geschäftsführender Direktor des Instituts. Die von Kolb innegehabte AH6-Professur wurde zunächst, ebenso wie die nach dem Ausscheiden von Eckart freigewordene AH5-Professur, nicht wieder besetzt. Diese Stellen blieben bis zum Jahr 1980 vakant.

Da auch zahlreiche altgediente Oberärzte das Institut verlassen hatten, stand zunächst die Sicherstellung der Patientenversorgung im Vordergrund. Die Zeit war gekennzeichnet durch eine zunehmende Ausweitung der klinischen Arbeit. Die Zahl durchzuführender Anästhesien nahm von etwa 11.000 im Jahre 1970 auf 16.250 im Jahre 1979 zu, mit einem hohen Anteil von Kindernarkosen. Die Anzahl der Intensivbehandlungspatienten stieg von ca. 600/Jahr auf ca. 850/Jahr, ohne dass die Zahl der ärztlichen Mitarbeiter entsprechend angepasst wurde. Die Zahl der Arztstellen stieg von nur 36 im Jahr 1973 auf 42 im Jahr 1980. Gleichbleibend über die Jahre wurden 4% aller Narkosen bei Säuglingen und insgesamt 24% aller Narkosen bei Kindern unter 14 Jahren durchgeführt.

Trotz der angespannten Personalsituation wurden klinische Fragestellungen wissenschaftlich bearbeitet. Unter anderem wurden gaschromatographische Messungen zur Bestimmung der Arbeitsplatzkonzentration von Halothan und Lachgas, Untersuchungen zur parenteralen Ernährung und zur nasotrachealen Langzeitintubation durchgeführt. Außerdem wurde ab 1973 ein EDV-gestütztes Dokumentations- und Informationssystem entwickelt (J. Link). In diesem System wurden die wesentlichen Daten einer jeden Anästhesie gespeichert. Bereits Mitte der 1970er-Jahre konnten so Daten jeder durchgeführten Anästhesie mit GOLEM wahlfrei abgefragt werden. Statistische Auswertungen wurden mit SPSS durchgeführt.

Nachdem Henneberg zum Chefarzt der Anästhesieabteilung des Städtischen Krankenhauses am Urban gewählt worden war, wurde die ehemalige AH6-Stelle von Kolb, jetzt C4-Stelle, besetzt.

1978–1997 Direktorat Prof. Klaus Eyrich

Prof. Dr. med. Klaus Eyrich (Abb. 2)

Geboren am 10.01.1927 in Tübingen; 1948–1954 Studium der Medizin in Freiburg; 1954 Promotion in Freiburg; 1956–1957 Assistenzarzt (Chirurgie, Stuttgart); 1957–1959 Pathologie, Hamburg; 1959 Schiffsarzt Hamburg–Südamerika; 1959–1960 Innere Medizin, Heilbronn, und Chirurgie, Stuttgart; 1961–1968 Assistenzarzt an der Anästhesieabteilung der Chirurgischen Universitätsklinik Freiburg (Wiemers); 1964 Facharzt für Anästhesiologie; 1969 Habilitation am Institut für Anästhesiologie der Kliniken der Universität Freiburg (Die Klinik des Wundstarrkrampfes im Lichte neuzeitlicher Behandlungsmethoden); 1969–1978 Oberarzt am Institut für Anästhesiologie der Universität Würzburg; 1978 Berufung auf den Lehrstuhl für Anästhesiologie der Freien Universität Berlin; 1997 Professor emeritus.

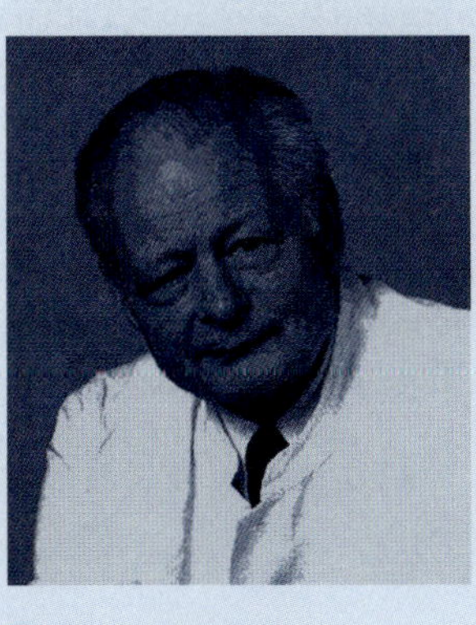

Abb. 2. Klaus Eyrich

Ordinariat und Klinik

1978 wurde Prof. Dr. med. Klaus Eyrich auf die C4-Stelle berufen. Außerdem wurden 1980 endlich die 2 weiteren, seit längerem vakanten C3-Professuren besetzt und die Professoren R. Dennhardt und S. Piepenbrock berufen.

Mit dem Amtsantritt von Eyrich nahmen die Forschungsaktivitäten deutlich zu. Das dokumentiert sich in den folgenden Jahren u. a. in einer deutlich steigenden Zahl von Habilitationen. Forschungsschwerpunkte wurden u. a. Kreislauf und Sauerstofftransport, Hormonstoffwechsel, Hirntod, hämodynamische Stabilisierung hirntoter Organspender, Sepsis, Analgosedierung bei Intensivpatienten, Kinderanästhesie. Diese Forschungsaktivitäten wurden nicht nur in vielen Publikationen dokumentiert, sondern spiegelten sich auch in zahlreichen von der Klinik veranstalteten überregionalen und internationalen Symposien wider.

Die Zahl der Anästhesien nahm auf 20.000/Jahr zu, darunter nach wie vor ein sehr hoher Anteil von Säuglings- und Kinderanästhesien. Die Zahl der Intensivbehandlungsfälle stieg auf ca. 1000/Jahr, darunter 60% Langzeitbeatmungen. Die zu behandelnden Intensivpatienten repräsentierten mit Ausnahme der Kardiochirurgie das gesamte Spektrum der operativen Disziplinen von neurochirurgischen bis zu geburtshilflichen Patienten und Säuglingen. Um den Stellenwert zu dokumentieren, den die Anästhesiologie mittlerweile in der Patientenversorgung erreicht hatte, wurde das „Institut für Anästhesiologie" 1981 in „Klinik für Anästhesiologie und Operative Intensivmedizin" umbenannt.

Ausgehend vom Fall eines auf der Intensivstation der Klinik behandelten Kleinkindes, dessen gesamter Darm reseziert worden und das auf vollständige langzeitparenterale Ernährung angewiesen war, wurde bereits 1985 eine Sprechstunde und ein Notdienst für heimparenteral ernährte Patienten eingerichtet. Eine solche Einrichtung gab es zur damaligen Zeit in Westberlin noch nicht. Betreut wurden bis zu 15 Patienten.

1987 wurde in Berlin der Rettungshubschrauber Christoph 31 in Dienst gestellt und am Klinikum Steglitz stationiert. Damit verbunden war die Schaffung von 3 Arztstellen für die Klinik für Anästhesiologie und Operative Intensivmedizin zur Besetzung dieses Hubschraubers. Damit waren nun erstmals Anästhesisten der Klinik an der Notarztversorgung in Berlin beteiligt. Der bisher schon am Klinikum stationierte Notarztwagen war bis dahin ausschließlich mit Kollegen der Medizinischen Klinik besetzt. Ab dem Zeitpunkt der Stationierung des RTH wurde dann ein gemeinsamer Dienstplan mit Internisten und Anästhesisten zur Besetzung sowohl des RTH wie auch des NAW erstellt, sodass seitdem Anästhesisten auf beiden Rettungsmitteln arbeiten. Mit dem Rettungshubschrauber wurde ein weltweit einzigartiges einsatztaktisches Konzept verwirklicht: Das wichtigste Ziel für den ausschließlich innerstädtisch operierenden Hubschrauber war die Optimierung der Eingreifzeit des Notarztes. Versorgt wurden

a) Einsatzgebiete, die bodengebunden zu lange Eingreifzeiten aufwiesen und
b) Gebiete, deren zuständige NAW zur Alarmierungszeit nicht verfügbar waren.

Ab 1990 wurde mit dem Aufbau eines schmerztherapeutischen Konsiliardienstes begonnen und 1995, zunächst noch in provisorischen Räumen, eine Schmerzambulanz eingerichtet. Seitdem findet auch wöchentlich eine von A. Kopf institutionalisierte interdisziplinäre Schmerzkonferenz statt.

Seit 1997 Direktorat Prof. Christoph Stein

Prof. Dr. med. Christoph Stein (Abb. 3)

Geboren am 30.11.1954; 1976–1982 Studium der Medizin an der Ludwig-Maximilians-Universität in München; 1982 Promotion; ab 1982 Assistenzarzt für Anästhesie (State University of New York, University of California, Los Angeles und LMU München); 1988 Facharzt für Anästhesiologie; 1992 Habilitation an der LMU München (Periphere Mechanismen der Opioidanalgesie); 1992–1997 Johns-Hopkins-University, Baltimore; 1997 Berufung auf den Lehrstuhl für Anästhesiologie der Freien Universität Berlin.

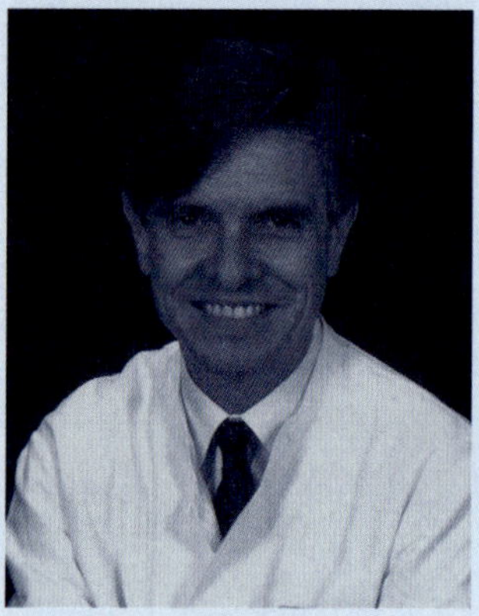

Abb. 3. Christoph Stein

Ordinariat und Klinik

1997 wurde Christoph Stein auf die C4-Professur für Anästhesiologie berufen und etablierte ein neues Forschungsgebiet. Seit 1997 ist ein Schwerpunkt die Erforschung von Schmerzmechanismen und Schmerztherapie, speziell von analgetischen Wirkmechanismen von Opioiden außerhalb des zentralen Nervensystems. Dabei werden Expression, axonaler Transport, Lokalisation und Signaltransduktion von klonierten Opioidrezeptoren in peripheren sensorischen und sympathischen Neuronen charakterisiert. Außerdem werden Expression, Gehalt und Sekretion der korrespondierenden endogenen Opioidpeptide in Immunzellen und deren gezielte Migration in entzündetes Gewebe erforscht.

Diese Arbeit wurde seit 1998 kontinuierlich durch die DFG (im Normalverfahren und Sonderforschungsbereich 507) und durch den Frontiers Award (1999) der International Anesthesia Research Society unterstützt. Im Herbst 2001 bewilligte die DFG eine von bundesweit 12 neu eingerichteten klinischen Forschergruppen mit dem Thema „Molekulare Mechanismen der Opioidanalgesie bei Entzündungsschmerz". Das Gesamtvolumen dieser Förderung beläuft sich auf ca. 0,55 Mio. EUR pro Jahr.

Im intensivmedizinischen Bereich sind weiterhin Analgosedierung, Sepsis und nosokomiale Infektionen ein Schwerpunkt der Forschung. Im Bereich der Anästhesiologie werden die physiologischen Auswirkungen einer induzierten tiefen arteriellen Hypotension bei Operation maligner Melanome der Aderhaut, die Rolle der Perfluorkarbone als Sauerstoffträger in der operativen Medizin, der Einsatz des bispektralen Index zur neurophysiologischen Evaluierung des Anästhesieverfahrens und neue Ansätze der perioperativen Schmerztherapie erforscht.

Das Spektrum der Patientenversorgung in Anästhesie und Intensivmedizin hat sich gegenüber den 1990er-Jahren nicht wesentlich geändert. Neu ist, dass seit 1998 die Schmerzambulanz über eigene Räume in der Poliklinik verfügt und seit Oktober 1998 durch die kassenärztliche Vereinigung anerkannt ist. Betreut werden jährlich ca. 750 ambulante Schmerzpatienten und außerdem 15 Patienten, die auf heimparenterale Ernährung angewiesen sind. Darüber hinaus erhalten ca. 700 Patienten/Jahr eine intensivierte postoperative Schmerztherapie durch Mitarbeiter der Ambulanz. Etwa 850 Patienten/Jahr werden postoperativ konsiliarisch betreut.

Die interdisziplinäre Schmerzambulanz ist seit Mai 1998 Weiterbildungsstätte der DGAI und verfügt seit Februar 2001 über die Weiterbildungsberechtigung für die Zusatzbezeichnung „Spezielle Schmerztherapie".

Anhang

Habilitationen

- **Henneberg, Ulrich** (1967) Kontrolle der Ventilation in der Neugeborenen- und Säuglingsanästhesie
- **Eckart, Joachim** (1972) Untersuchungen zur Verwertung parenteral verabreichter Fettsäuren unter Berücksichtigung der Stoffwechselveränderungen nach Operation und Trauma
- **Link, Juergen** (1983) Anästhesie-Komplikationen, insbesondere Herzstillstände und Todesfälle. Eine EDV-gestützte Untersuchung von 118.514 Anästhesien der Jahre 1973–1980
- **Reinhart, Konrad** (1984) Zur Kombination von Periduralanalgesie und Allgemeinanästhesie beim Risikopatienten
- **Kretz, Franz-Josef** (1992) Prämedikation im Kindesalter – Methodenkritische und klinisch-wissenschaftliche Untersuchungen
- **Striebel, Hans Walter** (1993) Bedarfsadaptierte intranasale Opioidtitration zur Therapie postoperativer Schmerzen
- **Schaffartzik, Walter** (1993) Der Einfluss maximaler körperlicher Belastung auf die Lungenfunktion, die Ventilations/Perfusions-Verteilung und das Lungengewebe
- **Hannemann, Lutz** (1994) Zum Einfluss differenter Katecholaminregime auf den globalen Sauerstofftransport und die Gewebeoxygenierung im septischen Schock
- **Papadopoulos, Georgios** (1995) Evaluierung der oszillometrischen Blutdruckmessung bei Patienten in der Anästhesie und Intensivmedizin mit einem Simulator
- **Spies, Claudia** (1996) Perioperative bzw. posttraumatische Problemsituation bei alkoholkranken Patienten einer operativen interdisziplinären Intensivstation
- **Rieger, Armin** (1997) Die Larynxmaske – Bewertung einer alternativen Technik zur Freihaltung der Atemwege in der Anästhesie
- **Hansen, Diethelm** (2000) Systemische und regionale Oxygenierung während tiefer kontrollierter Hypothermie
- **Schaefer, Michael** (2001) Mechanismen der Schmerzmodulation durch periphere Opioide
- **Koster, Andreas** (2002) Antikoagulationsmanagement wahrend des kardıopulmonalen Bypass

Leitende Funktionen

Von vielen ehemaligen Mitarbeiterinnen und Mitarbeitern der Klinik wurden leitende Funktionen übernommen; zum Chefarzt wurden seit 1969 bestellt: H. v. Bramann, Havelklinik, Berlin (1971); I. Buchholz, Krankenhaus Bad Segeberg (1971); U. Schäfer, St. Marienhospital, Bonn (1971), M. Oduah, Martin-Luther-Krankenhaus, Berlin (1972); J. Geiger, Ev. Waldkrankenhaus, Berlin (1976); U. Henneberg, Krankenhaus am Urban, Berlin (1978); R. Dennhardt, Krankenhaus Nordwest, Frankfurt a.M. (1983); U. Frucht, Krankenhaus Fürth (1988); E. Wiechern, Allgemeines Krankenhaus Bergedorf, Hamburg (1989); F.J. Kretz, Olga Hospital, Stuttgart (1991); H. Bartsch, St. Vinzenz Krankenhaus, Düsseldorf (1996); H.W. Striebel, Krankenhaus Frankfurt Hoechst, Frankfurt a.M. (1996); L. Hannemann, Martin-Luther-Krankenhaus, Berlin (1997); W. Schaffartzik, Unfallklinik Berlin (1997); A. Rieger, DRK-Krankenhaus Neuwied (1997); M. Welte, Klinikum Darmstadt (2002); A. Klinger, Urologische Klinik, München Planegg (2002).

Professuren

Zu Professoren wurden ernannt: Ernst Kolb, Lehrstuhl für Anästhesiologie der TU München (1972); Ulrich Henneberg, AH 5 Professur, FU Berlin (1969); Joachim Eckart, AH 5 Professur, FU Berlin (1972); Konrad Reinhart, apl. Professur FU Berlin (1989) und Lehrstuhl für Anästhesiologie, Friedrich-Schiller-Universität Jena (1993); Jürgen Link, apl. Professur FU Berlin (1990); Walter Schaffartzik, apl. Professur FU Berlin (2001); Georgios Papadopoulos, Lehrstuhl für Anästhesiologie der Universität Ioanina, Griechenland (1995); Siegfried Piepenbrock, Berufung als Abteilungsleiter (C3-Professur), MH Hannover (1984); Martin Welte, C3-Professur FU Berlin (1999), Michael Schäfer, C3-Professur FU Berlin (2002); Claudia Spies, C3-Professur HU Berlin (2000).

Informationen aus dem Internet

Aktuelle Informationen zu Tätigkeitsspektrum, Mitarbeitern, Forschungsaktivitäten, Publikationen und Veranstaltungen sind über die Homepage der Klinik für Anästhesiologie abrufbar: http://www.medizin.fu-berlin.de/anae/index.phtml

Fußnoten zu Unterkap. 4.3.4

1 Peter Martin, Zur Entwicklung der Urologie im Krankenhaus Westend von 1904 bis 1969, Dissertation.
2 Telefongespräch mit Prof. Kolb vom 16.10.2001.
3 Telefongespräch mit Prof. Kolb vom 16.10.2001.
4 Welt am Sonntag, 13.02.1972.
5 Berliner Ärzteblatt, 16.09.1972.

4.3.5 Ruhr-Universität Bochum

G. Cunitz, H. Laubenthal, C. Puchstein, M. Zenz

Das „Bochumer Modell"

Die im Jahre 1965 eröffnete Ruhr-Universität Bochum, die erste Universität im Ruhrgebiet, sollte auch eine medizinische Fakultät erhalten. Der Bau eines Klinikums war auf dem Campusgelände geplant (und auch schon ausgeschildert).

Finanzielle Schwierigkeiten vereitelten jedoch diesen Plan. Um dennoch an diesen Plänen festzuhalten, kam es zu neuen und einmaligen Überlegungen in Deutschland, an denen fantasievolle Bochumer Politiker und Ärzte beteiligt waren. Da praxisnahe Forschung an den Bochumer Kliniken eine lange Tradition hatte, wollte man die Kliniken für die Universität nutzbar machen. Schließlich mündeten Verhandlungen zwischen dem Land, der Stadt und den Trägern einiger Kliniken in einem neuartigen Weg der Ärzteausbildung, der als „Bochumer Modell" einen guten Namen gewonnen hat. Im Januar 1977 wurden zwischen den Trägern des Bergmannsheil, des Knappschaftskrankenhauses, des St. Josef-Hospitals und des Marienhospitals in Herne und dem Land Nordrhein-Westfalen ein Vertrag geschlossen. Danach wurden diese 4 Kliniken zu Universitätskliniken, behielten jedoch weiterhin ihre individuelle Trägerschaft. Das Land übernahm lediglich die Aufwendungen, die sich aus der Aufgabe als Universitätsklinik ergaben. Das bedeutete für die Anästhesie wie für die anderen großen Fächer zunächst die Etablierung von jeweils einer Abteilung in jeder der 4 Kliniken, also 4 Anästhesiekliniken, 4 Chirurgische Kliniken, 4 Innere Kliniken. Im Fall der Anästhesie bedeutete das aber auch, dass für die Aufgaben in Lehre und Forschung für alle 4 Abteilungen zusammen lediglich eine Assistentenstelle vom Land zur Verfügung gestellt wurde.

Das inzwischen aus der Modellphase herausgewachsene Bochumer Modell war damit das mit Abstand kostengünstigste Universitätsklinikum. Das Modell hat sich nicht nur auf der Kostenseite bewährt, sondern auch in der klinischen Ausbildung. Es bietet in den 4 Kliniken eine patientennahe Ausbildung in Kleingruppen. Dabei zählt die Universitätsklinik Bochum, zu der inzwischen auch das Herz- und Diabeteszentrum Nordrhein-Westfalen in Bad Oeynhausen gehört, mit insgesamt etwa 2900 Betten zu den großen deutschen Universitätskliniken.

Berufsgenossenschaftliche Kliniken Bergmannsheil, Klinik für Anästhesiologie, Intensiv- und Schmerztherapie

Die Anfänge

Die BG-Klinik Bergmannsheil ist das älteste Krankenhaus des „Bochumer Modells". Es wurde 1890 von der Knappschafts-Berufsgenossenschaft – der späteren Bergbau-Berufsgenossenschaft – gegründet. Das Bergmannsheil ist auch das älteste Unfallkrankenhaus der Welt. Viele Neuerungen und Impulse in der Medizin sind mit der Geschichte des Bergmannsheils verbunden. Von Anfang an gab es einen Pferdewagen mit Arztbegleitung zum Transport Kranker und Verletzter – der Vorläufer des Notarztwagens. 1892 erhielt das Krankenhaus ein medicomechanisches Institut – Vorläufer der Physiotherapie. Bereits 1 Jahr nach der Entdeckung der Röntgenstrahlen wurde eine Röntgenabteilung eingerichtet. 1913 wurde das erste „Krankenautomobil" angeschafft. Prof. Bürkle de la Camp, von 1933 bis 1962 Chefarzt der Chirurgischen Klinik, hat nicht nur einen herausragenden Ruf als Chirurg gehabt, sondern auch eine ganze Reihe von Neuerungen ins Bergmannsheil eingeführt. Die 1950 errichtete Blutbank, ein nach ihm benannter Transfusionsapparat, die Anfänge der Abteilung für Schwerbrandverletzte mit der ersten deutschen Abteilung für Brandverletzte gehören dazu, ebenso die frühe Etablierung einer Anästhesieabteilung.

1958 wurde innerhalb der Chirurgischen Klinik eine Anästhesieabteilung eingerichtet. Dr. H. P. Harrfeldt wurde als Oberarzt für diese Abteilung verantwortlich. 1965 wurde diese Abteilung verselbständigt unter der Leitung von Harrfeldt, der nach dem Facharzt für Chirurgie 1959 den Facharzt für Anästhesie erworben hatte.

Die Anästhesie hatte wesentlichen Anteil an der Entwicklung eines Notarztsystems, das 1968 eingeführt wurde, an der Entwicklung des Rendezvoussystems, an dem Ausbau einer Blutbank und an der 1960 gegründeten Intensivstation. Harrfeldt konnte sich 1978 an der jungen Medizinischen Fakultät mit einem Thema zum Tetanus für Anästhesiologie habilitieren. 21 Jahre leitete Harrfeldt die „Zentrale Anästhesie-Abteilung". Bei seinem Ausscheiden zählte die Abteilung 12 ärztliche Mitarbeiter, die etwa 7000 Anästhesien pro Jahr erbrachten.

Seit 1986 Direktorat Prof. Michael Zenz

Prof. Dr. med. Michael Zenz (▪ Abb. 1)

Geboren am 30.09.1945 in Minden; 1966–1973 Studium der Medizin in Marburg; 1974 Promotion zum Doktor der Medizin in Mainz (Nolte); 1975–1977 Bundeswehrzentralkrankenhaus Koblenz; 1977–1986 Medizinische Hochschule Hannover (Kirchner, Pichlmayr); 1979 Facharztanerkennung für Anästhesie;

▼

1981 Habilitation an der Medizinischen Hochschule Hannover; 1986 Ernennung zum apl. Professor ebenda; 1986 Berufung auf den neu geschaffenen Lehrstuhl für Anästhesiologie und Direktor der Klinik für Anästhesiologie, Intensiv- und Schmerztherapie an die BG-Kliniken Bergmannsheil der Ruhr-Universität Bochum.

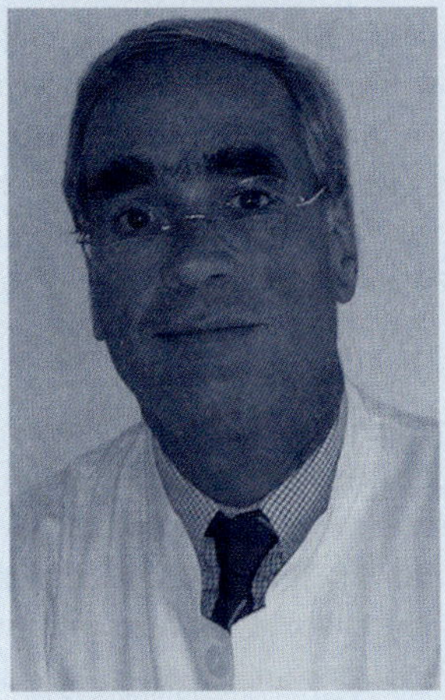

Abb. 1. Michael Zenz

Ordinariat und Klinik

1986 wurde in einem gemeinsamen Verfahren der Ruhr-Universität und der Bergbau-Berufsgenossenschaft Prof. Dr. Michael Zenz von der Medizinischen Hochschule Hannover an das Bergmannsheil berufen. Die Abteilung wurde umbenannt in Klinik für Anästhesiologie, Intensiv- und Schmerztherapie und war damit die erste universitäre Anästhesieklinik, die „Schmerztherapie" im Namen enthielt. Zahlreiche kontroverse Diskussionen in der Medizinischen Fakultät waren dem vorausgegangen. Im Titel der Klinik sollten die wesentlichen Aspekte des Fachs zum Ausdruck kommen. Das Arbeitsfeld des Anästhesisten umfasst eben nicht nur die Vorbereitung der Patienten auf die Operation und die Narkose, sondern auch die präoperative Schmerz- und Intensivtherapie, die postoperative Schmerztherapie, die Intensivmedizin und die Behandlung chronischer Schmerzen.

Klinische Anästhesie

1984 waren im Rahmen von Neu- und Umbaumaßnahmen alle Operationssäle neu gestaltet und ausgerüstet worden, sodass eine moderne Ausstattung bestand. Es waren 1986 insgesamt 10 anästhesiologische Arbeitsplätze zu versorgen. Schwerpunkte waren die Unfallchirurgie und die plastische Chirurgie. Die 2 Aufwachräume waren zwar vorhanden, wurden aber nicht genutzt. Die Einrichtung und Inbetriebnahme dieser Aufwachräume wurde zügig in Angriff genommen und führte zu einer deutlichen Entlastung der peripheren Stationen sowie zu einer deutlich verbesserten postoperativen Sicherheit. Ein Schwerpunkt der klinischen Anästhesie stellte von Anfang an die Regionalanästhesie dar, die jetzt einen Anteil von etwa 40% einnimmt. Insbesondere periphere Leitungsblockaden wurden in den letzten Jahren intensiviert.

1992 kam eine wesentliche Bereicherung des Spektrums durch die Einrichtung einer Klinik für Herz- und Thoraxchirurgie hinzu. Mit den etwa 1000 Anästhesien aus diesem Bereich werden mittlerweile insgesamt knapp 10.000 Anästhesien pro Jahr durchgeführt. 1987 erfolgte der erste probeweise Einsatz eines computergestützten Narkosedokumentationssystems, des Vorläufers von Narkodata, das im Bergmannsheil entwickelt wurde. Seit mehr als 10 Jahren sind alle Arbeitsplätze mit Computern zur Narkoseprotokollierung ausgerüstet und vernetzt.

Intensivmedizin

Das Bergmannsheil hat 3 operative Intensivstationen, eine chirurgische, eine kardiochirurgische und eine Verbrennungsintensivstation. Auf allen 3 Stationen ist die Anästhesie integriert – allerdings in unterschiedlichen Modellen. Insgesamt werden 26 Intensivbetten zusammen mit den Kollegen der operativen Abteilungen betreut. Eine weitere Ausdehnung ist in der konkreten Planung. Schwerpunkt der chirurgischen Intensivmedizin ist die Versorgung von Polytraumatisierten. Auch die extrakorporale Membranoxygenisierung kommt hier in Zusammenarbeit mit der Herzchirurgie zum Einsatz.

Notfallmedizin

Die lange Tradition der Notfallmedizin am Bergmannsheil und die Einbindung der Anästhesie in diese Entwicklung haben leider nicht zu einer festen Einbindung der Anästhesie in die praktische Versorgung geführt. Allerdings wurde der Kurs Notfallmedizin zusammen mit der Chirurgischen Klinik über viele Jahre am Bergmannsheil durchgeführt. 2 Notarztwagen sind am Bergmannsheil etabliert.

Schmerztherapie

Sofort nach der Berufung wurde 1986 von Michael Zenz eine Schmerzambulanz gegründet, die 1987 auch die Kassenzulassung erhielt. Schwerpunkte waren zunächst die Versorgung von Patienten mit Kopf- und Tumorschmerzen. Mit der raschen Implementierung der psychologischen Diagnostik und Therapie kam es zu einer Erweiterung auf den Schwerpunkt Rückenschmerzen. Die Psychologenstelle wurde zunächst aus Drittmitteln finanziert und erst später vom Träger übernommen.

Die Arbeit in der Schmerzambulanz erfuhr schnell eine Ausdehnung aufgrund der frühen interdisziplinären Arbeitsweise und der klinischen Schwerpunkte, die u. a. 1991 zu den ersten deutschen Arbeiten zur Opioidtherapie bei Nichttumorschmerzen führten. Es wurden 4 neue Räume für die Ambulanz geschaffen, nachdem die Behandlungen auf mehr als 6000 pro Jahr ausgedehnt wurden. 1994 wurden von der Chirurgischen und Inneren Klinik insgesamt 6 Betten für die Schmerztherapie zur Verfügung gestellt, die dann auch von den Kostenträgern in den Bedarfsplan aufgenommen wurden.

Im Jahr 1998 hatte die Frequenz in der Ambulanz auf über 10.000 Behandlungen zugenommen. Über 1000 Patienten wurden pro Jahr behandelt. Der überregionale Ruf der Schmerzklinik und die wissenschaftlichen Aktivitäten führten 1999 zu der erfolgreichen Einwerbung einer Stiftungsprofessur für Schmerztherapie. Für diese Stiftungsprofessur konnte Prof. C. Maier aus Kiel gewonnen werden, der das Spektrum der Schmerztherapie in Bochum klinisch und wissenschaftlich wesentlich erweitern konnte.

Seit 1992 wurden in Zusammenarbeit mit der DGAI, der DAAF und der DGSS die ersten Repetitorien für Schmerztherapie durchgeführt. Es handelte sich um die ersten Kurse für Schmerztherapie in Deutschland, die später von den Ärztekammern als Kurse für „Spezielle Schmerztherapie" anerkannt wurden. 1989 war der Arbeitskreis der DGAI gegründet worden, dessen 1. Vorsitzender G. Hempelmann und 2. Vorsitzender M. Zenz waren. 1994 hat dieser Arbeitskreis die spezielle Fortbildung „Spezielle Schmerztherapie" eingeführt, die als Vorläufer der Zusatzbezeichnung „Spezielle Schmerztherapie" angesehen werden kann. 1993 wurde von Zenz das erste Lehrbuch Schmerztherapie herausgegeben und 1995 das erste Taschenbuch für Schmerztherapie. Zenz war 1995 auch wesentlich an der Gründung der DIVS (Deutsche Interdisziplinäre Vereinigung für Schmerztherapie) beteiligt, deren erster Generalsekretär er wurde. Die DIVS war maßgeblich an der Einführung der Zusatzbezeichnung „Spezielle Schmerztherapie" auf dem Deutschen Ärztetag 1996 beteiligt. 1997 wurde ein Kursbuch für diese Zusatzbezeichnung von der Bundesärztekammer herausgegeben, an dessen Entstehung die Bochumer Schmerzklinik unter Mithilfe von Dr. M. Strumpf und Frau Dipl.-Psych. Willweber-Strumpf wesentlichen Anteil hatte. Auch die Zeitschrift „Der Schmerz", mittlerweile das Organ der DGSS, der Österreichischen Schmerzgesellschaft und der DIVS, wird seit über 10 Jahren von Zenz als verantwortlicher Schriftleiter herausgegeben. Im Jahr 2000 wurde die Zeitschrift in Medline aufgenommen.

Im Jahr 2000 wurde von der Ruhr-Universität Bochum und Zenz als stellvertretender Sprecher das weltweit größte Forschungsprojekt zur Akupunktur mit einem Gesamtvolumen von über 6 Mio. EUR eingeworben. Im Rahmen dieses Forschungsprojekts wurde von C. Maier ein Callcenter aufgebaut, das auch für andere Forschungsprojekte innerhalb der Anästhesie und Schmerztherapie genutzt wird. Die Klinik richtet seit 1994 die Workshops und Symposien der Sertürner-Gesellschaft aus. Zweimal jährlich finden diese Expertentreffen zu Fragen der Anästhesiologie und Schmerztherapie statt. Themen waren bisher u. a. medizinrechtliche Aspekte der Schmerztherapie, chronische Opioidtherapie, evidenzbasierte Schmerztherapie, Ethik und Schmerz, Phantomschmerzprophylaxe.

Im Jahr 2000 war die Klinik an der Gründung eines Rückenschmerzzentrums der Medizinischen Fakultät der Ruhr-Universität beteiligt. In diesem Zentrum sind unter der Leitung von Anästhesiologie, Orthopädie und medizinischer Psychologie mehrere Disziplinen beteiligt, um die klinische Versorgung und die Forschung im Bereich chronischer Rückenschmerzen zu intensivieren. Das Rückenschmerzzentrum dient als klinisches interdisziplinäres Kompetenzzentrum für besonders schwierige Fragestellungen aus dem großen Bereich der Rückenschmerzen. Jedes Jahr werden Symposien und Workshops durchgeführt. Weitere Informationen unter http://www.rueckenschmerzzentrum.de.

Eigenblutspende

Schon früh wurde eine Eigenblutspende – zunächst im Rahmen von klinischen Untersuchungen – etabliert. Untersuchungen zur parenteralen Eisenapplikation und zur Erythropoetingabe wurden durchgeführt. Die maximale Anzahl an Eigenblutspenden lag bei 1200 pro Jahr. Die zunehmenden gesetzlichen Vorschriften machten schließlich aber eine Trennung von diesem Leistungsangebot notwendig, was allerdings auch zu einem deutlichen Rückgang der Eigenblutspenden geführt hat.

Forschung und Lehre

Die Forschung musste entsprechend der schwachen Unterstützung durch das Land v. a. klinikorientiert sein. Schwerpunkte waren:

- im Bereich der Schmerztherapie: Projekte in den Bereichen Tumorschmerztherapie, Opioidtherapie, neuropathische Schmerzen, Schmerzprophylaxe, Rückenschmerz, Dokumentation und Qualitätskontrolle;
- im Bereich der Anästhesie: Methoden der Regionalanästhesie, Dokumentation in der Anästhesie, fremdblutsparende Maßnahmen, α-Rezeptor-Agonisten, Neuromonitoring bei Wirbelsäuleneingriffen, konvektive Wärmetherapie und Regionalanästhesie und Gerinnung;
- im Bereich der Intensivmedizin: Stressblutungsprophylaxe, Sedierung und Analgesie, Wärmehaushalt bei Intensivpatienten und blutsparende Maßnahmen.

Neben den Kursen in Notfallmedizin und den elektiven Veranstaltungen über Anästhesie und Intensivmedizin sind seit 1987 Vorlesungen und Kurse zu Fragen der Schmerztherapie und Palliativmedizin angeboten worden. Diese Kurse waren gut besucht und haben die Defizite der Pflichtvorlesungen im Bereich der Schmerztherapie immer wieder verdeutlicht.

Die Mitarbeiter der Klinik für Anästhesiologie, Intensiv- und Schmerztherapie im Bergmannsheil sind mit einer Reihe von Preisen ausgezeichnet worden:

Carl-Ludwig-Schleich-Preis, Hans-Killian-Preis, Rudolf-Frey-Preis.

Seit 2002 ist die Klinik als European Centre for Training of Anaesthesiologists durch die European Academy of Anaesthesiology anerkannt.

Anhang

Habilitationen

- **Harrfeldt, Hans-Peter** (1978) Untersuchungen über das Tetanusantitoxintiterverhalten im menschlichen Serum nach zeitlich unterschiedlichen aktiven, passiven und Simultanimpfmethoden
- **Kulka, Peter-Johannes** (1994) Der perioperative Einsatz von α_2-Adrenozeptor-Agonisten am Beispiel von Clonidin
- **Strumpf, Michael** (2000) Sicherheitsrelevante Leistungsfähigkeit unter Opioiden bei chronischen Schmerzen
- **Linstedt, Ulf** (2002) Auswirkungen einer intraoperativen Hyperventilation bei geriatrischen Patienten auf zerebrale Durchblutung und postoperative kognitive Funktion

Leitende Funktionen

Dr. med. R. Dertwinkel, St. Joseph-Hospital, Bremerhaven; Priv.-Doz. P.J. Kulka, Leipzig, jetzt Ev. Krankenhaus Oberhausen; Dr. med. J. Mathei, St.-Josefs-Hospital Dortmund-Hörde; Dr. rer. nat. U. Pern, Kath. Krankenhaus Essen-Werden gGmbH; Dr. med. B. Steege, Krankenhaus Bethanien, Moers; Priv.-Doz. M. Strumpf, Rotes Kreuz Krankenhaus, Bremen; Dr. med. H. Thole, Kreiskrankenhaus, Nordhorn; Prof. Dr. med. M. Tryba, Klinikum Kassel

Außerplanmäßige Professuren

Michael Tryba (1990)

Informationen aus dem Internet

Aktuelle Informationen zu Tätigkeitsspektrum, Mitarbeitern, Forschungsaktivitäten, Publikationen und Veranstaltungen sind über die Homepage der Klinik für Anästhesiologie abrufbar: www.anaesthesia.de

Knappschaftskrankenhaus Bochum-Langendreer, Klinik für Anästhesie und operative Intensivtherapie

Die Anfänge

Das Knappschaftskrankenhaus in Bochum-Langendreer (◘ Abb. 2) wurde 1909 als kommunales Krankenhaus in Betrieb genommen. Im Jahre 1918 wurde es vom allgemeinen Knappschaftsverein erworben. Knappschaft bedeutet „Gemeinschaft der Bergleute" und beinhaltete schon früh auch eine gemeinschaftliche Versicherung gegen Krankheit, Invalidität und Alter. Diese knappschaftliche Versicherung war wesentliches Vorbild für die im 19. Jh. geschaffene deutsche Sozialgesetzgebung. Aus regionalen Knappschaften wurde vor etwas mehr als 30 Jahren die

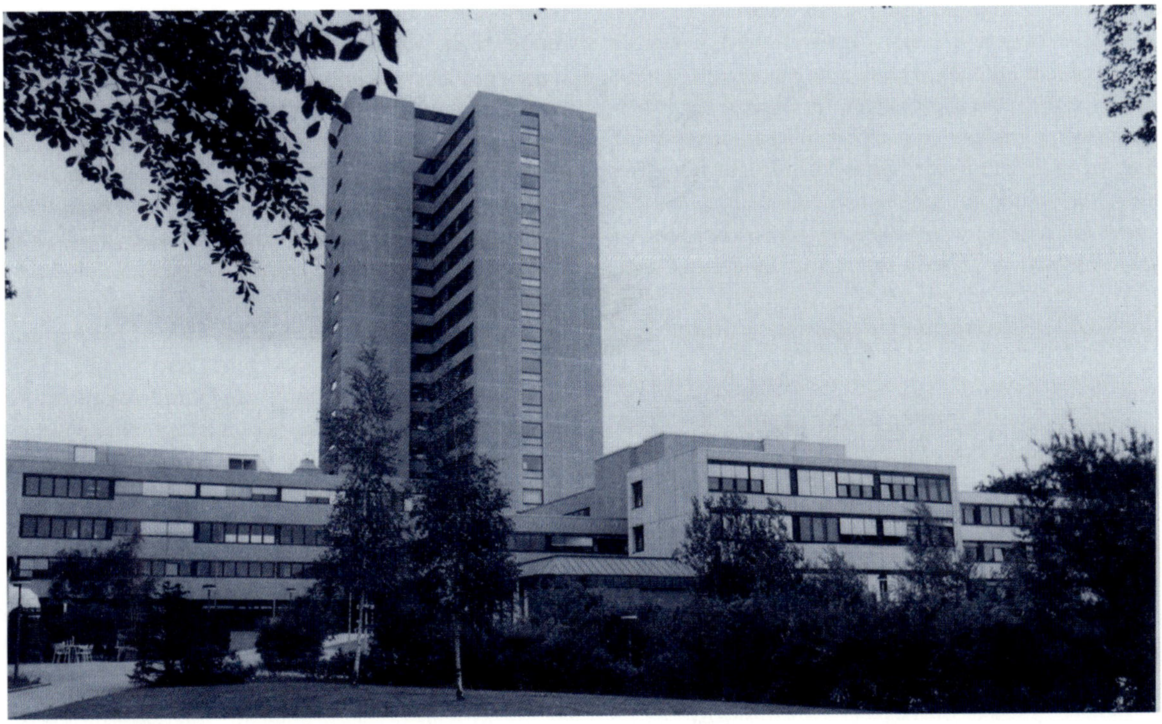

◘ **Abb. 2.** Knappschaftskrankenhaus Bochum-Langendreer

Bundesknappschaft mit Sitz in Bochum gegründet. Während zu Beginn selbstverständlich die Versorgung von verletzten oder in anderer Weise erkrankten Bergleuten und deren Angehörigen eine große Rolle im Leistungsspektrum des Knappschaftskrankenhauses spielte, sind diese Patienten mit dem Rückgang des Bergbaus in der Region erheblich zurückgegangen.

Nach dem 2. Weltkrieg wurde das Fächerspektrum des Hauses erheblich erweitert. Zu den Basisdisziplinen Chirurgie, Innere Medizin und Gynäkologie/Frauenheilkunde kamen hinzu: Neurochirurgie, Mund-, Kiefer- und Gesichtschirurgie, Augenheilkunde, Neurologie, Radiologie und HNO-Heilkunde. Die Klinik entwickelte sich in besonderer Weise zu einem traumatologischen Zentrum der Ruhr-Region mit Betonung der Kopfverletzungen, während die bekannte und lange bestehende BG-Unfallklinik Bergmannsheil in Bochum v. a. die allgemeine Unfallchirurgie einschließlich Verbrennungen abdeckte. 1972 wurde ein aufwändig konzipierter Neubau bezogen, der auch für die Anästhesie räumliche und technische Verbesserungen brachte.

Als nach Gründung der Ruhr-Universität Bochum vonseiten der Landesregierung auf den Neubau eines Zentralklinikums verzichtet wurde, erhielt das Knappschaftskrankenhaus im Jahre 1977 den Status einer Universitätsklinik. Unter Einschluss der schon berufenen Professoren/innen der theoretischen klinischen Medizin entstand das „Bochumer Modell" der Medizinerausbildung, welches zu guten Ergebnissen bei den Studenten führte. Heute bilden die o.g. Krankenhäuser das Klinikum der Ruhr-Universität Bochum.

1968 entstand eine selbständige Abteilung für Anästhesie und Intensivtherapie. Chefarzt war bis 1979 Dr. E. Chraska. Die Abteilung erledigte das anfallende OP-Programm und war für die ärztliche Versorgung der Patienten auf der operativen Intensivtherapiestation zuständig. Eine wesentliche Aufgabe bestand für die Anästhesisten in der Versorgung der zahlreichen Traumapatienten. Der Leiter der Abteilung beteiligte sich am studentischen Unterricht und an Praktika in der Notfallmedizin.

1979–2001 Direktorat Prof. Günther Cunitz

Prof. Dr. med. Günther Cunitz (Abb. 3)

Geboren am 17.11.1936 in Rostock; 1957–1963 Studium der Medizin in Bonn; 1964 Promotion in Bonn; 1965–1967 wiss. Assistent am Pharmakologischen Institut der Universität Bonn (Domenjoz); 1967–1972 wiss. Assistent am Institut für Anästhesiologie der Univ. Würzburg (Weis); 1973 Habilitation und Oberassistent; 1979 Ernennung zum apl. Professor an der Univ. Würzburg; 1979 Berufung zum Direktor der Klinik für Anästhesie und operative Intensivtherapie am Knappschaftskrankenhaus Bochum-Langendreer, Universitätsklinik; 1983 Verleihung der mitgliedschaftlichen Rechtsstellung eines Professors (Ordinariat) an der Ruhr-Universität durch die Landesregierung NRW; 2001 Ausscheiden aus dem aktiven Berufsleben.

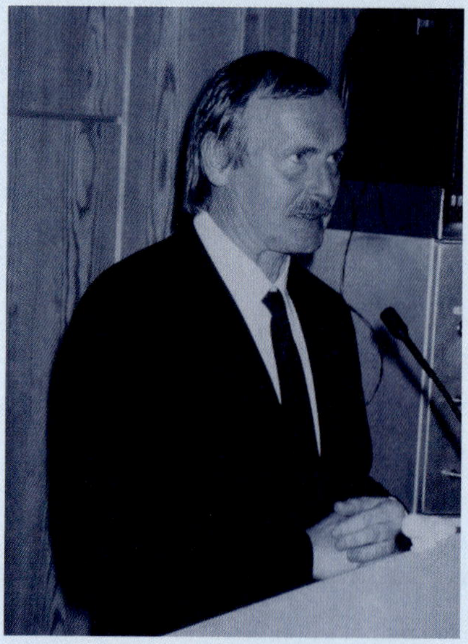

Abb. 3. Günther Cunitz

Klinische Anästhesie

Wie überall wuchs auch im Knappschaftskrankenhaus der Bedarf an Anästhesieleistungen kontinuierlich an, sodass immer wieder Engpässe in der Bereitstellung von Anästhesisten/innen auftraten. Hierzu trug – nicht zuletzt durch Berufung neuer Klinikdirektoren und nach Umwandlung der bestehenden Krankenhäuser in Universitätskliniken – bei, dass das angebotene medizinische Spektrum, besonders auch im operativen und diagnostischen Bereich, enorm ausgeweitet wurde. Während 1979 knapp 7000 Narkosen, Regionalanästhesien und Stand-by-Leistungen erbracht wurden, waren es 10 Jahre später 8000. Bis zum Jahre 2000 stieg diese Zahl dann auf knapp 10.000 an. Etwa 15% entfallen auf diagnostische Leistungen.

Zu versorgen sind heute im Knappschaftskrankenhaus konstant 11 anästhesiologische Arbeitsplätze, 1979 waren es noch 7. Zu betreuen sind heute 3 Aufwachräume.

Intensivtherapie

1979 umfasste die operative Intensivtherapiestation 18 Betten. Sie wurde später, nach einem gründlichen Umbau und Schaffung von mehr freier Stellfläche, auf jetzt 16 Betten verkleinert. Angegliedert ist ein kleines Labor. Die Station steht unter anästhesiologischer Leitung und wird durch einen ärztlichen Schichtdienst versorgt.

Sie ist eine interdisziplinäre Intensivtherapiestation, welche allen operativen Disziplinen des Hauses offen steht. Das Krankenhaus unterhält eine eigene konservative Intensivtherapiestation. Eine Intermediate-Care- oder eine Wachstation der operativen Fächer existieren nicht. 1979 wurden auf der operativen Intensivtherapiestation 800, 1989 dann 865 und im Jahre 2000 schließlich 1350 Patienten behandelt. Die Patienten kommen v. a. aus der Neurochirurgie, Allgemein- und Unfallchirurgie einschließlich Transplantation und aus der MKG-Chirurgie. Die Station nimmt pro Jahr etwa 90–100 schwer polytraumatisierte Patienten, meist mit einem SHT, auf.

Etwa 60% aller Intensivtherapiepatienten werden langzeitbeatmet. Es fallen heute etwa 4200 Beatmungstage pro Jahr an. Der apparativ-technische Standard der Station ist gut. Es bestehen EDV-Standleitungen zum Hauptlabor und zur Radiologischen Klinik.

Schmerzdienst

1998 wurde ein interner Schmerzdienst für das gesamte Knappschaftskrankenhaus eingerichtet. Hierbei hat Priv.-Doz. Dr. A. Prengel besonders konstruktiv mitgewirkt.

Die Patienten kommen aus allen Kliniken des Hauses, meist aber aus der Unfallchirurgie und aus der Inneren Medizin.

Es erfolgen Beratungen in oraler Medikation. Darüber hinaus werden Blockaden verschiedenster Art durchgeführt, meist unter Verwendung von Kathetern z. B. peridural, axillär oder in der Leiste. Ein genereller postoperativer Schmerzdienst für das Haus besteht wegen fehlender ärztlicher Kapazität nicht. Regelmäßig werden Fortbildungen und Schmerzkonferenzen unter Beteiligung anderer Fachdisziplinen durchgeführt.

Notfallmedizin

Seit dem Jahre 2000 ist von 8 bis 16 Uhr ein Notarzteinsatzfahrzeug (NEF) am Hause stationiert. Weitere Standorte sind in Bochum die Kliniken Bergmannsheil und das St. Josef.-Hospital. Leitstelle ist die Feuerwehr. Das NEF am Knappschaftskrankenhaus wird zur Hälfte von Unfallchirurgen und von Anästhesisten besetzt. Die Klinik für Anästhesie und operative Intensivtherapie ist zuständig für die Weiterbildung und fachliche Beurteilung der eingesetzten Ärzte und Ärztinnen.

Eigenblutspende

Von 1990 bis 2001 wurden von der Klinik für Anästhesie und operative Intensivtherapie des Knappschaftskrankenhauses Eigenblutspenden in einer speziellen Ambulanz gewonnen und verwaltet. Dies erfolgte unter der Verantwortung von zunächst Priv.-Doz. Dr. W. Schregel, später von Dr. F. Möller. Wegen der zunehmenden Auflagen zur Erlangung der Herstellungserlaubnis wurde das Verfahren zuletzt aufgegeben und eine Kooperation mit dem Institut für klinische Chemie, Transfusions- und Laboratoriumsmedizin der Kliniken Bergmannsheil Bochum geschaffen.

Weiterbildung, Forschung

Eine ärztliche Weiterbildung erfolgt durch tägliche Besprechungen vor Dienstbeginn und durch wöchentliche Konferenzen. Während der obligaten Konferenzen werden akute Probleme aus der täglichen Praxis besprochen und Referate zum Fachgebiet gehalten. Gelegentlich wurden Gastreferenten eingeladen. Die Weiterbildung des pflegerischen Anästhesiepersonals war ein permanentes Anliegen der Klinik. Die Bundesknappschaft gründete schon Mitte der 70er-Jahre eine zentrale Weiterbildungsstätte für die Fachkrankenpflege „Anästhesie und Intensivmedizin" für Knappschaftskrankenhäuser mit Sitz in Bochum. Heute haben sich dem Verbund auch andere Krankenhausträger angeschlossen.

Pflegerischer Leiter war zunächst K.H. Bauer. Ärztlicher Leiter war von 1980 bis 1995 G. Cunitz. Danach wurde die Weiterbildungsstätte eine eigenständige Einrichtung. Die Leitung ging entsprechend den Vorgaben des Landes NRW ganz in den Pflegebereich über. Diese hat heute Frau R. Mix inne.

Die Forschung in der Klinik ist klinisch orientiert, da eigene Forschungslabors fehlen. Erst seit 2001 besteht die Möglichkeit, (nach einem Prüfverfahren) in dem neu gebauten Zentrum für Klinische Forschung am Universitätscampus Forschungsfläche zu erhalten.

Ein allgemeiner, nach gutachterlicher Beurteilung zugänglicher Forschungsfond der medizinischen Fakultät existiert seit 1996.

Cunitz befasste sich über viele Jahre mit wissenschaftlichen Fragestellungen aus dem Gebiet der Neuroanästhesie und Neurointensivtherapie. Zu diesem Thema – eingeschlossen Polytrauma – und anderen wurden von der Klinik im Laufe der Zeit mehrere gut besuchte Workshops und Fortbildungsveranstaltungen ausgerichtet. Als 1991 der Arbeitskreis Neuroanästhesie der DGAI gegründet wurde, wurde Cunitz zum 1. Vorsitzenden gewählt und blieb es für 4 Jahre.

In der Klinik für Anästhesie und operative Intensivtherapie wurden und werden im Wesentlichen folgende Themen bearbeitet: neurogenes ARDS und Schädel-Hirn-Trauma (Singbartl); transkranieller Doppler und Anästhesie (Schregel); intrakranieller Druck und Anästhesie/Intensivtherapie (Cunitz); Atemwegshilfen bei schwieriger Intubation (Langenstein); Atmung, Beatmung (Langenstein); Pharmakotherapie bei der Reanimation (Prengel). Weitere Themen sind das Aufwachverhalten von Patienten nach verschiedenen Anästhesieverfahren und Hypothermie in der Neurochirurgie (Niesert).

Im Rahmen dieser Forschungsschwerpunkte wurden 16 Promotionen abgeschlossen.

Aktuelle Entwicklung

Nach einer Empfehlung des Ministeriums für Schule, Wissenschaft und Forschung des Landes NRW zur Konzentration von parallel vertretenen medizinischen Fächern an der Ruhr-Universität und nach einem entsprechenden Beschluss des Fakultätsrates vereinbarten die Bundesknappschaft und die Bergbau-Berufsgenossenschaft 2001 eine Kooperation und Zusammenfügung von medizinischen Abteilungen. So wurde nach dem Ausscheiden von Cunitz das Direktorat der Klinik für Anästhesie und operative Intensivtherapie am Knappschaftskrankenhaus und das der Klinik für Anästhesiologie, Intensiv- und Schmerztherapie am Bergmannsheil zusammengefasst.

Seit 01.12.2001 ist Prof. Dr. M. Zenz Direktor dieser Kliniken.

Anhang

Habilitationen

- **Singbartl, Günter** (1987) Veränderungen von Hämodynamik, pulmonalem Gasaustausch und extravasculärem Lungenwasser bei Patienten mit isolierter cerebraler Laesion. Eine Untersuchung zum neurogenen Lungenödem
- **Schregel, Werner** (1991) Einfluss von Anaesthetika und Blutdruckveränderungen auf den Widerstand großer Hirnarterien

Leitende Funktionen

Folgende ärztliche Mitarbeiterinnen und Mitarbeiter haben leitende Positionen übernommen: Dr. O. Akinpelu, Dr. C. Geissler, Dr. I. Krüpe, Dr. J. Leeuwenberg, Dr. P. Schmidinger, Prof. Dr. W. Schregel, Prof. Dr. G. Singbartl, Dr. R. Stögbauer

Außerplanmäßige Professuren

Prof. Dr. Günther Singbartl, Prof. Dr. Werner Schregel

Informationen aus dem Internet

Weitere Informationen zur Klinik, zu Forschungsgebieten, zu wissenschaftlichen Tagungen/Fortbildungsveranstaltungen und zu den Publikationen unter:
www.ruhr-uni-bochum.de/anaesthesie

St. Josef-Hospital Bochum, Klinik für Anaesthesiologie

Die Anfänge

Das St. Josef-Hospital Bochum wurde als eines von 2 Krankenhäusern der St.-Elisabeth-Stiftung Bochum im November 1911 direkt am Bochumer Stadtpark im Osten der Stadt gegründet. Innerhalb der Chirurgischen Klinik des St. Josef-Hospitals wurde 1962 erstmals eine anästhesiologische Abteilung eingerichtet, die bis 1964 von Dr. med. H.A. Berkel und von 1964 bis 1967 von Dr. med. Pardo-Zubieri geleitet wurde. Ab 1967 übernahm Dr. med. Walther Schwiete die Leitung dieser Abteilung, die er ab 01.05.1970 als Chefarzt der nun eigenständigen „Zentralen Anästhesieabteilung" führte. Zu diesem Zeitpunkt umfasste das St. Josef-Hospital 716 Betten – 1945 waren es noch 765 gewesen – und beinhaltete jeweils eine Internistische, eine Chirurgische, eine Neurologische, eine Dermatologische, eine Radiologische Klinik mit Isotopenabteilung und Belegabteilungen für Ophthalmologie und HNO-Ärzte.

Am 31.03.1987 ging W. Schwiete als Leiter der Zentralen Anästhesieabteilung in den Ruhestand. Am 01.11.1987 übernahm Prof. Dr. Heinz Laubenthal, bis dahin C2-Professor am Institut für Anästhesiologie der Ludwig-Maximilians-Universität München, die Leitung der Anästhesieabteilung, die in „Klinik für Anaesthesiologie" umbenannt wurde. Betreut wurden zu diesem Zeitpunkt die Chirurgische Klinik (Prof. Dr. V. Zumtobel), die Orthopädische Klinik (Prof. Dr. J. Krämer), die Kinderklinik (Prof. Dr. C. Rieger), die Dermatologische Klinik (Prof. Dr. P. Altmeyer), die Ophthalmologische Belegabteilung und seit 1995 der Schwerpunkt Gefäßchirurgie (Priv.-Doz. Dr. A. Mumme). Zusammen mit den Chirurgen wurde und wird die operative Intensivstation, zunächst mit 8 Betten und ab 1993 mit 10 Betten, betreut.

Seit 1987 Direktorat Prof. Heinz Laubenthal

Prof. Dr. med. Heinz Laubenthal (Abb. 4)

Geboren am 07.01.1942 in Ochtendung/Rheinland-Pfalz; 1966 Landwirtschaftliches Diplom Universität Bonn; 1966–1972 Studium der Medizin in München; 1974–1977 Assistenzarzt, Abt. für Anästhesiologie, Krankenhaus München-Neuperlach (Lehmann); 1975 Promotion (Bedacht); 1977–1978 Gynäkologische Universitätsklinik Ulm (Knörr, Lauritzen); 1978–1987

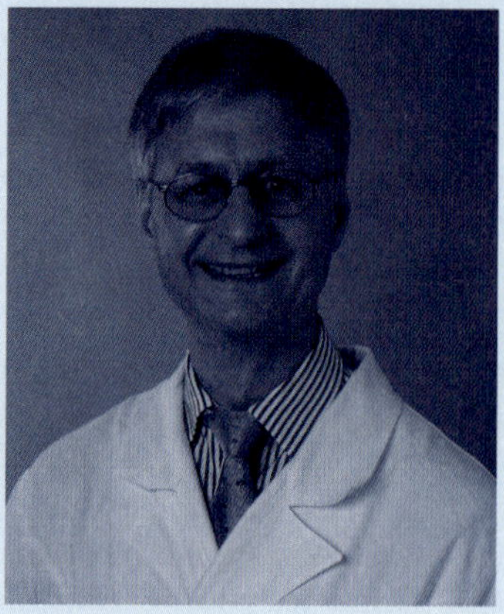

Abb. 4. Heinz Laubenthal

wissenschaftlicher Assistent (ab 1981 Oberarzt), Institut für Anästhesiologie der LMU München (Peter); 1979 Facharztanerkennung für Anästhesiologie; 1984 Habilitation und Venia Legendi für das Fach Anästhesiologie an der LMU München; 1985 Habilitationsförderpreis der LMU München; 1986 Professur für Anästhesiologie (C2) auf Lebenszeit; 1987 Berufung auf den Lehrstuhl für Anästhesiologie der Ruhr-Universität Bochum am St. Josef-Hospital

Klinische Anästhesie

Schwerpunkt der anästhesiologischen Betreuung bilden die Klinik für Chirurgie (mit der Abteilung für Gefäßchirurgie), die Klinik für Orthopädie (mit der Abteilung für Rheumaorthopädie), die operative Abteilung der Klinik für Dermatologie, die endoskopische Abteilung der Kinderklinik, die Kerspintomographie und bis 1998 die ophthalmologische Belegabteilung. Insgesamt wurden für diese operativen Kliniken 2001 knapp 7000 Anästhesien durchgeführt. Für Mitte 2003 ist die Fusionierung mit der Anästhesiologischen Klinik des St. Elisabeth-Hospitals aus der gleichnamigen Stiftung geplant. In der dann fusionierten Klinik für Anaesthesiologie werden ca. 11.000 Narkosen durchgeführt werden. Schwerpunkt anästhesiologischer Forschung waren und sind Wirkung und Nebenwirkungen künstlicher Volumenersatzmittel, Einflüsse von Anästhetika auf Thermoregulation, Hämodynamik und Sauerstoffverbrauch und die periphere Wirksamkeit von Opioiden.

Intensivmedizin

Die Patienten der 10 Betten umfassenden operativen Intensivstation werden gemeinsam mit den Chirurgen betreut. Zu den Patienten der internistischen Intensivstation mit 10 Betten werden wir konsiliarisch hinzugezogen. Die Chirurgische Klinik hat seit Jahren eine anerkannte Führungsposition auf dem Gebiet der enteralen und parenteralen Ernährung intensivmedizinischer Patienten und ist spezialisiert auf Patienten mit schweren septischen Verläufen. Anästhesiologischer Forschungsschwerpunkt war in den vergangenen Jahren die Sedierung beatmeter Patienten mit Inhalationsanästhetika.

Notfallmedizin

1990 wurde neben den Notarzteinsatzfahrzeugen (NEF) am Bergmannsheil ein weiteres NEF am St. Josef-Hospital stationiert. Die ärztliche Besetzung erfolgt von Anästhesisten, Chirurgen und Internisten zu je einem Drittel. Seit 1991 werden nur Ärzte mit der Fachkunde im Rettungsdienst als Notärzte eingesetzt. Die Anästhesie war in der Einführung und Weiterentwicklung der Notfallmedizin im St. Josef-Hospital führend beteiligt. Natürliche Folge dieser Entwicklung war, dass seit 1996 ein Oberarzt der Klinik für Anaesthesiologie zum Ärztlichen Leiter Rettungsdienst der Stadt Bochum bestellt wurde. Zurzeit werden durch das NEF des St. Josef-Hospitals jährlich ca. 2500 Notfallpatienten betreut.

Schmerztherapie

Seit 1988 besitzt die Klinik für Anaesthesiologie am St. Josef-Hospital eine Schmerzambulanz und die KV-Ermächtigung zur Behandlung ambulanter Schmerzpatienten. Diese generelle Ermächtigung wurde 2001 eingeschränkt auf die Behandlung von Patienten nach Überweisung niedergelassener Algesiologen mit der Zusatzbezeichnung „Spezielle Schmerztherapie".

Die Schmerzabteilung wird von einer wissenschaftlichen Oberärztin in Teilzeittätigkeit geführt, die stundenweise von Assistenten für den postoperativen Akutschmerzdienst und von Pflegekräften unterstützt wird. Die Schmerzambulanz arbeitet zusammen mit Psychologen der Internistischen und der Orthopädischen Klinik und Ärzten aus diesen beiden Kliniken. Seit 2001 wird die interdisziplinäre Schmerzkonferenz des Rückenschmerzzentrums Bochum in Zusammenarbeit mit diesen Mitarbeitern durchgeführt und hat die multimodale Schmerztherapie gerade der Rückenschmerzpatienten qualitativ verbessert. In der Forschung wurde v. a. die Prophylaxe und Therapie der Postzosterneuralgie untersucht. Der Direktor der Klinik, H. Laubenthal, ist seit 1999 1. Sprecher des Wissenschaftlichen Arbeitskreises „Schmerztherapie" der DGAI und seit Oktober 2001 Präsident der Deutschen Interdisziplinären Vereinigung für Schmerztherapie (DIVS). Die DIVS hat sich v. a. zur Aufgabe gemacht, die Multimodalität chronisch schmerzkranker Patienten verstärkt im Denken aller klinischen Fachgebiete zu verankern, die Schmerzpatienten behandeln. Die möglichst frühzeitige interdisziplinäre- und möglichst gleichzeitige interdisziplinäre – Behandlung soll bei drohender oder beginnender Chronifizierung von Schmerzen das weitere Fortschreiten dieses Prozesses verhindern und seine Besserung einleiten.

Transfusionswesen

Seit 1998 führt die Klinik für Anaesthesiologie eine Eigenblutambulanz, in der jährlich ca. 700 Patienten ihr Blut vor elektiven operativen Eingriffen spenden. Dem Direktor der Klinik obliegt die Verantwortung für das Transfusionswesen des Hospitals, in dieser Funktion ist er auch Transfusionsverantwortlicher der Klinik. Die Klinik für Anästhesiologie stellt ebenfalls den Qualitätsbeauftragten für Transfusionsmedizin.

Lehre und Forschung

Neben den Pflichtkursen für Notfallmedizin werden elektive Vorlesungen zur Anästhesiologie, zur Transfusionsmedizin, Notfallmedizin und Schmerztherapie und seit 1 Jahr auch für Palliativmedizin durchgeführt.

Wegen der relativ knappen Unterstützung aus dem Wissenschaftsetat wird die Forschung bislang vornehmlich im klinischen Bereich betrieben. Schwerpunkte waren in den vergangenen Jahren Wirkungen und Nebenwirkungen kolloidaler Volumenersatzmittel, Prophylaxe und Therapie der Postzosterneuralgie, Sedierung beatmeter Patienten mit Inhalationsanästhetika, Vergleich der peripheren Wirksamkeit von Lokalanästhetika und Opiaten und verschiedene Fragen der Regionalanästhesie.

Fortbildung

Seit 1989 wird anfangs jährlich, mittlerweile im 2-jährigen Turnus, mit wesentlicher Unterstützung der Klinik für Anästhesiologie des St. Josef-Hospitals das Internationale Bochumer Anästhesie-Symposium durchgeführt, das mittlerweile einen festen Platz in der deutschen Fortbildungslandschaft einnimmt. Die 4- bis 6-mal im Jahr durchgeführten Bochumer anästhesiologischen Fortbildungen über die Adressdateien der Ärztekammern Westfalen-Lippe und Rheinland komplettieren Bestrebungen zur Anhebung der anästhesiologischen Qualität auch in der weiteren Bochumer Umgebung.

Anhang

Leitende Funktionen

Dr. med. Peter Hügler, Chefarzt der Klinik für Anästhesiologie, Knappschaftskrankenhaus Bottrop (1998)

Informationen aus dem Internet

Aktuelle Informationen zu Tätigkeitsspektrum, Mitarbeitern, Forschungsaktivitäten, Publikationen und Veranstaltungen sind über die Homepage der Klinik für Anästhesiologie abrufbar: www.ruhr-uni-bochum.de/anästhesiesjh/

Marienhospital Herne, Klinik für Anästhesiologie und operative Intensivmedizin

Die Anfänge

Im Frühjahr des Jahres 1882 gründeten katholische Bürger einen Sammelverein, um ein Krankenhaus in Herne zu errichten. Die Genehmigung zur Errichtung eines katholischen Krankenhauses wurde im Jahre 1883 erteilt. In den folgenden Jahren mussten durch zahlreiche Erweiterungsbauten die initialen 28 Betten auf 302 Betten im Jahr 1925 erhöht werden. 1931 wurde eine sog. „Intensivstation" dazu gebaut. 1961 wurde das Krankenhaus vollständig neu errichtet und verfügte nach Zusammenschluss mit einem weiteren Krankenhaus über mehr als 700 Betten und 12 Fachabteilungen. Im Jahr 1977 wurde zwischen dem Kuratorium Stiftung Katholisches Krankenhaus Marienhospital und dem Land Nordrhein-Westfalen der Vertrag über den Universitätsstatus des Krankenhauses geschlossen.

Erst Anfang der 1970er-Jahre erhielt das Marienhospital Herne eine eigene anästhesiologische Disziplin. Geleitet wurde dieser Bereich von Dr. med. Eva Arlt. Als diese im Jahre 1987 ausschied, übernahm Prof. Dr. med. Christoph Puchstein, bis dahin Oberarzt an der Klinik für Anästhesiologie und operative Intensivmedizin der Westfälischen Wilhelms-Universität Münster, die Leitung der Klinik für Anästhesiologie und operative Intensivmedizin des Marienhospitals Herne, Universitätsklinik der Ruhr-Universität Bochum. Mit 4 Oberärzten und 14 Assistenzärzten wurden die Chirurgische Klinik, Gynäkologisch-geburtshilfliche Klinik, Kinderchirurgische und Urologische Klinik anästhesiologisch betreut. Zusätzlich wurde eine Schmerzambulanz betrieben, und die operative Intensivtherapiestation unterstand der fachlichen und organisatorischen Leitung des Direktors der Klinik für Anästhesiologie und operative Intensivmedizin. In den folgenden Jahren erweiterte sich das operative Spektrum um Gefäßchirurgie, Rheumachirurgie, ophtalmologische Chirurgie sowie große Viszeral- und Thoraxchirurgie. Zehn Betten für chronisch schmerzkranke Patienten der Klinik für Anästhesiologie und operative Intensivmedizin sind seit 1990 in den Krankenhausbedarfsplan des Landes Nordrhein-Westfalen aufgenommen.

Seit 1987 Direktorat Prof. Christoph Puchstein

Prof. Dr. med. Christoph Puchstein (■ Abb. 5)

Geboren am 15.03.1951 in Prien am Chiemsee; 1969–1975 Studium der Medizin in München; 1976 Promotion zum Dr. med. in München; 1977–1979 wissenschaftlicher Assistent am Institut für Pharmakologie und Toxikologie der Medizinischen Hochschule Hannover (Westermann); 1979–1983 wissenschaftlicher Assistent, Klinik für Anästhesiologie und operative Intensivmedizin, Westfälische Wilhelms-Universität Münster (Lawin); 1983 Facharztanerkennung für Anästhesiologie; 1983 Oberarzt an der Klinik für

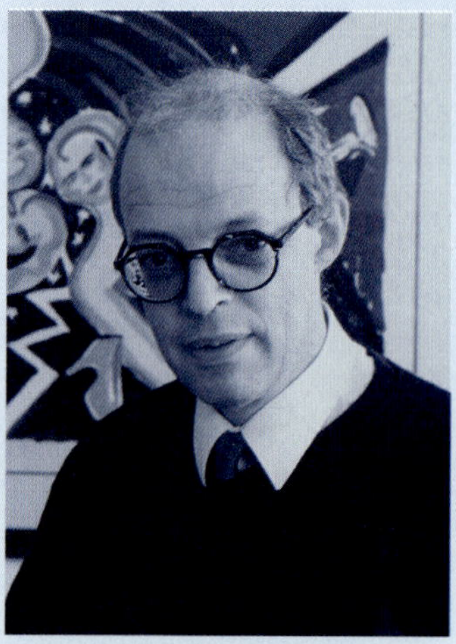

■ Abb. 5. Christoph Puchstein

Anästhesiologie und operative Intensivmedizin, Westfälische Wilhelms-Universität Münster (Lawin); 1984 Habilitation und Erteilung der Venia Legendi für das Fach Anästhesiologie; 1987 Berufung auf den Lehrstuhl für Anästhesiologie der Ruhr-Universität Bochum am Marienhospital Herne.

Ordinariat und Klinik

Die Klinik für Anästhesiologie und operative Intensivmedizin versorgt alle operativen Kliniken des Krankenhauses mit Anästhesieleistungen. Die operative Intensivtherapiestation (9 Betten) untersteht organisatorisch und fachlich der Klinik für Anästhesiologie und operative Intensivmedizin. Weiterhin gehören 10 Betten für chronisch schmerzkranke Patienten sowie eine umfangreiche Schmerzambulanz zu den Bereichen der Klinik. Die Betten für chronisch schmerzkranke Patienten sind im Bedarfsplan des Landes Nordrhein-Westfalen aufgenommen. In 15 Operationssälen bzw. 24 Anästhesiearbeitsplätzen werden jährlich etwa 13.500 Anästhesien durchgeführt. In der operativen Intensivmedizin werden etwa 750 Patienten pro Jahr behandelt. In der stationären Schmerzbehandlung werden etwa 275 Patienten pro Jahr, in der Schmerzambulanz etwa 850 Patienten (ausschließlich der Wiederkehrpatienten) betreut. In den genannten Bereichen verfügt die Klinik über eine moderne medizin-technische Ausstattung, die die Durchführung der nach dem Stand der Medizin für das Fachgebiet Anästhesie üblichen und geforderten Leistungen in der Maximalversorgung erlaubt. In der Klinik arbeiten zurzeit 23 Ärztinnen und Ärzte. Von den 23 Arztstellen entfallen 6 auf Oberarztstellen, die übrigen auf Facharzt- und Assistenzarztstellen.

Federführend organisiert und gestaltet die Klinik zusammen mit der Berufsfeuerwehr der Stadt Herne das Rettungs- und Notarztwesen der Stadt. Die Klinik bestreitet zusammen mit den anderen Kliniken für Anästhesie der Ruhr-Universität Bochum die Lehrverpflichtungen. Es wird zusätzlich ein breites Spektrum für Seminare und praktische Übungen angeboten. Wissenschaftliche Schwerpunkte der Klinik sind die parenterale und enterale Ernährung schwerkranker Patienten, Heimernährung im Rahmen der häuslichen Palliativmedizin und Schmerzmessung und Schmerzbehandlung im Kindesalter.

4.3.6 Rheinische Friedrich-Wilhelms-Universität Bonn Klinik und Poliklinik für Anästhesiologie und spezielle Intensivmedizin

J. Nadstawek, A. Hoeft

Die Anfänge

Die erste Äthernarkose wurde in Bonn im März 1847 von Hermann-Friedrich Kilian, Ordinarius für Geburtshilfe an der Universität Bonn, durchgeführt. 1902 inaugurierte und etablierte Oskar Witzel, Extraordinarius für Chirurgie, die Äthertropfnarkose an der Medizinischen Fakultät der Universität Bonn und führte Kurse für Ärzte über die Praxis der Äthertropfnarkose im Sinne einer Schule durch. Die Regionalanästhesie in Bonn ist verbunden mit dem Namen August Bier, der von 1903 bis 1907 Ordinarius für Chirurgie an der hiesigen Universität war. In seiner Bonner Zeit erlangte die Spinalanästhesie mit Novocain die Reife eines etablierten klinischen Verfahrens. Die erste Intubationsnarkose wurde schließlich 1948 unter Erich von Redwitz für einen thoraxchirurgischen Eingriff durchgeführt.

1963 habilitierte sich Leo Havers als erster an der Bonner Universität für Anästhesiologie unter dem Chirurgen Alfred Gütgemann. 1965 wurde er zum leitenden Oberarzt der Anästhesieabteilung bestellt und 1970 zum wissenschaftlichen Abteilungsvorsteher und Professor ernannt und ihm gleichzeitig die Leitung der Abteilung für Anästhesiologie in der Chirurgischen Klinik übertragen.

Im Jahre 1972 waren insgesamt 27 Ärzte in den jeweiligen operativen Klinken anästhesiologisch tätig, wobei die Planstellen an die jeweilige operative Klinik gebunden waren. Im Jahre 1971 wurde der Notarztdienst der Stadt Bonn gegründet.

1974–1995 Direktorat Prof. Horst Stoeckel

Prof. Dr. Dr. h.c . mult. Horst Stoeckel, FRCA (Abb. 1)

Geboren am 26.09.1930 in Lodz; 1949–1955 Studium der Medizin an der Humboldt-Universität zu Berlin; 1958 Promotion zum Dr. med. an der Humboldt-Universität zu Berlin; 1955–1956 Assistenzarzt am Institut für Pharmakologie der Humboldt-Universität zu Berlin; 1956–1958 Assistenzarzt am Krankenhaus Marienberg/Sachsen; 1959–1960 Assistenzarzt in der Abteilung für Anästhesiologie des Hufeland-Hospitals Berlin-Buch, 1961 Assistenzarzt am Institut für Physiologie der Humboldt-Universität Berlin; 1962–1974 Klinik für Anästhesiologie der Universität Heidelberg; 1962 Facharzt für Anästhesiologie; 1969 Habilitation für Anästhesiologie an der Universität Heidelberg; 1973 Ernennung zum außerplanmäßigen Professor für Anästhesiologie an der Universität Heidelberg; 1974 Berufung auf den Lehrstuhl für Anästhesiologie und Ernennung zum Direktor des neu gegründeten Institutes für Anästhesiologie der Rheinischen Friedrich-Wilhelms-Universität Bonn; 1981–1983 Dekan der Medizinischen Fakultät; 1985 Ernennung zum Mitglied des Royal College of Anaesthesists; 1990 Ehrenmitglied der polnischen Gesellschaft für Anästhesiologie und Intensivtherapie; 1990 korrespondierendes Mitglied der finnischen Gesellschaft für Anästhesiologie; 1990 gewähltes Mitglied der deutschen Akademie der Naturforscher „Leopoldina"; 1991 Ehrenmitglied der Vereinigung der Universitätsanästhesisten der Vereinigten Staaten von Amerika; 1991 Verleihung der Ehrendoktorwürde der Medizinischen Akademie der Universität Lodz/Polen; 1993 Ehrenmitglied der japanischen Gesellschaft für Anästhesiologie; 1997 Ehrenmitglied der deutschen Gesellschaft für Anästhesiologie und Intensivmedizin; 1997 Verleihung der Ehrendoktorwürde der Medizinischen Fakultät der Humboldt-Universität zu Berlin; 1995 Professor emeritus; 2000 Gründung des Horst Stoeckel Museums für die Geschichte der Anästhesiologie an der Rheinischen Friedrich-Wilhelms-Universität zu Bonn.

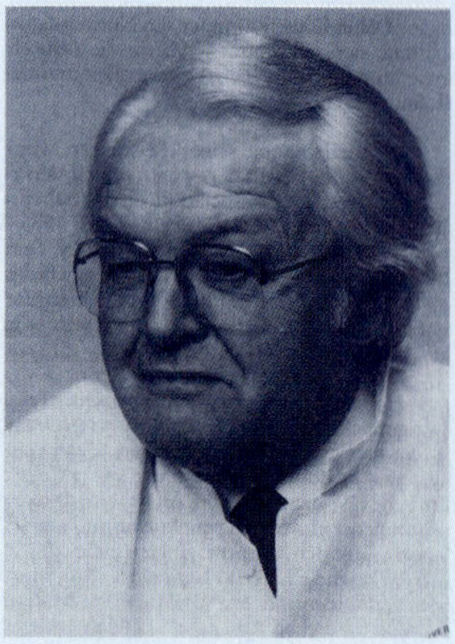

Abb. 1. Horst Stoeckel

Ordinariat und Klinik

Am 01.03.1974 nahm Horst Stoeckel als erster Ordinarius für Anästhesiologie am neu eingerichteten Lehrstuhl für Anästhesiologie und als Direktor des neu gegründeten Institutes für Anästhesiologie seine Tätigkeit in Bonn auf. Beim Amtsantritt von Stoeckel verfügte das Institut über 24 ärztliche Planstellen und 13 Planstellen im pflegerischen Bereich. Dieser Stellenplan sollte sich innerhalb weniger Jahre entsprechend dem Leistungsspektrum des neu gegründeten Institutes entscheidend ändern. Administrativ-organisatorische Aktivitäten zur Qualitätssicherung führten schon damals zu regelmäßigen Konferenzen wie der logistischen Oberarztkonferenz, Konferenzen mit dem Pflegepersonal, Morbiditätskonferenz, Konferenz für Lehre und Forschung zu einer Erarbeitung und Fortschreibung von Richtlinien zur Sicherheit in der Anästhesiologie, Notfallmedizin, Intensivmedizin und später Schmerztherapie. Daneben inaugurierte H. Stoeckel schon 1987 die Einführung einer EDV-Dokumentation über Anästhesieleistungen, Leistungen des Notarztdienstes, Bereitschaftsdienstplan und Rotation der Assistenten durch die Kliniken. Die Erstellung von Trainingsprogrammen für Assistenten im Rahmen der Weiterbildung zum Arzt für Anästhesiologie, Erstellung eines Alarm- und Organisationsplanes für Katastrophensituationen sowie die Einrichtung eines klinischen Konsiliardienstes auf allgemeinen Stationen und besonders im Kreißsaal sowie die Einführung eines nach Bereichen und Ausbildungsstand gestaffelten Bereitschaftsdienstes stellten weitere wichtige Schritte auf dem Wege zur modernen Anästhesie und zum modernen Klinikmanagement dar. Die Erstellung eines klinikinternen Manuals für die Anästhesie in allen operativen Kliniken, im Bereich der Sonderarbeitsplätze, für die Notfallmedizin und für die Intensivmedizin wurde 1993 vollendet.

Neben den wissenschaftlichen Aktivitäten wurde in der Klinik der Bereich der Regionalanästhesie und der intravenösen Narkose intensiviert und die Katheterperiduralanästhesie in der Geburtshilfe eingeführt. Ein besonderes Anliegen von Horst Stoeckel war die Sicherheit in der Anästhesiologie. Neben der konsequenten Einrichtung von Aufwachräumen in allen operativen Kliniken wurde der Gerätepark und das Monitoring in den verschiedenen operativen Abteilungen und auf der Intensivstation auf den jeweiligen neuesten Stand gebracht, nachdem beim Amtsantritt von Stoeckel lediglich 2 Einkanal-EKG-Monitore vorhanden waren.

Im Bereich der studentischen Lehre wurde ein strukturiertes Vorlesungsprogramm für alle Teilbereiche des Faches eingeführt und ein notfallmedizinisches Praktikum für die Studenten angeboten. Wachsender Bedarf an speziell ausgebildeten Pflegekräften in der Anästhesiologie und Intensivmedizin führte dazu, dass im Jahre 1971 eine Weiterbildungsstätte für Anästhesiologie und Intensivmedizin am Institut für Anästhesiologie eingerichtet wurde, welche nach den Richtlinien der Deutschen Krankenhausgesellschaft eine 2-jährige berufsbegleitende Weiterbildung anbot. Während bis 1974 nur sehr wenige Pflegekräfte diese Chance zur Weiterbildung nutzten, wurde unter dem Ordinariat von Stoeckel die Weiterbildungsstätte systematisch ausgebaut, sodass in der Regel 20 Pflegekräfte pro Kurs ausgebildet wurden. Frau Doris Magdelaine und Jochen Schulte am Esch haben die Anfänge gestaltet, seit 1980 untersteht die pflegerische Leitung Frau Maria Köhnen. Seit 1995 ist die Weiterbildungsstätte nach der Weiterbildungs- und Prüfungsordnung des Landes Nordrhein-Westfalen staatlich anerkannt. Die klinischen Aufgaben der Klinik für Anästhesiologie und spezielle operative Intensivmedizin umfasst die Versorgung von insgesamt 24 regelmäßig zu versorgenden Operationssälen, wobei die Besonderheit am Universitätsklinikum Bonn darin bestand, dass ein sog. Pavillonsystem verschiedene Standorte umfasste. Bei der Emeritierung von Stoeckel verfügte die Klinik für Anästhesiologie über insgesamt 70,5 Arztstellen und 90 Pflegestellen.

Mit Bezug des Funktionsneubaus bzw. des operativen Zentrums im August 1994, bei dessen Planung und Errichtung sich Stoeckel besondere Verdienste erwarb, wurde das Institut für Anästhesiologie bettenführende Klinik mit 10 Intensivbetten und in Klinik und Poliklinik für Anästhesiologie und spezielle Intensivmedizin umbenannt.

Bei seiner Emeritierung konnte Horst Stoeckel seinem Nachfolger Andreas Hoeft eine hervorragend funktionierende Klinik übergeben, die sich apparativ auf dem allerneuesten Stand befand, die personell entsprechend ihren Leistungen ausgerüstet war und die über ein über Jahre gewachsenes Know-how in klinischer Versorgung und Forschung verfügte (◘ Abb. 2).

Forschungsaufbau

Neben dem Aufbau von organisatorischen Strukturen erfolgte rasch der Aufbau einer systematischen Forschungsgruppe mit eigenen Forschungslabors. Das wesentliche Forschungsprojekt, das die Amtszeit von Stoeckel kennzeichnete, war die klinische Pharmakokinetik und -dynamik der Allgemein- und Regionalanästhesie, die ihre konsequente Weiterentwicklung in der computerassistierten totalen intravenösen Anästhesie und der sog. Closed-loop-feedback-Narkose mit Injektions- und Inhalationsnarkotika fand (s. S. 200).

Peter Lauven, Jürgen Schüttler und Helmut Schwilden stehen neben dem Inaugurator und Initiator Horst

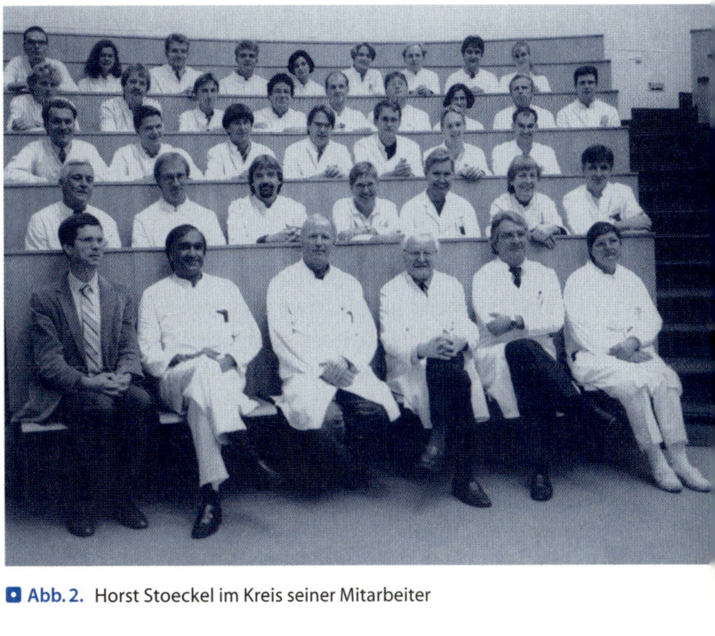

◘ **Abb. 2.** Horst Stoeckel im Kreis seiner Mitarbeiter

Stoeckel für diese Forschungsrichtung, die weltweit Anerkennung fand. Im Besonderen galt das wissenschaftliche Interesse der Quantifizierung der Narkosetiefe mittels EEG, somatosensorisch und akustisch evozierter Potenziale. Die medikamentöse kardiale Wiederbelebung und die zerebrale Wiederbelebung stellten weitere Forschungsschwerpunkte dar. Mit Berufung von Bernd Urban von der Cornell-Universität New York im Januar 1989 auf die Professur für Experimentelle Anästhesiologie etablierte sich ein neuer wissenschaftlicher Schwerpunkt am Institut für Anästhesiologie, nämlich die molekulare Pharmakologie der intravenösen und Inhalationsanästhetika. Im Jahre 1991 wurde Helmut Schwilden auf die Professur für klinisch-pharmakologische Anästhesiologie berufen.

Die wissenschaftlichen Aktivitäten in der Amtszeit von Stoeckel spiegeln sich wieder in 8 geförderten Forschungsprojekten, die v. a. von der Deutschen Forschungsgemeinschaft, vom Ministerium für Wissenschaft und Forschung des Landes Nordrhein-Westfalen und vom Bundesministerium für Forschung und Technologie gefördert wurden. Insgesamt 10 Forschungsstipendien im Ausland wurden wissenschaftlichen Mitarbeitern des Institutes gewährt. 31 ausländische Stipendiaten hospitierten am Institut für Anästhesiologie. 12 wissenschaftliche Preise wurden erworben. 14 wissenschaftliche Mitarbeiter konnte Stoeckel zur Habilitation führen, 13 davon erhielten die Ernennung zum außerplanmäßigen Professor. Insgesamt 639 wissenschaftliche Publikationen wurden in der Amtszeit von Stoeckel von Mitarbeitern der Klinik für Anästhesiologie verfasst, davon 493 in Erstautorenschaft.

Zu den wissenschaftlichen Leistungen zählen weiterhin 389 Abstracts, 6 Computerprogramme für die Ausbildung und 7 Programme für das Management. Insgesamt wurden 144 Dissertationen unter dem Ordinariat von Stoeckel fertig gestellt, 725 Vorträge wurden von Mitarbeitern der KAI gehalten. Neben der Organisation zahlreicher regionaler Fortbildungskolloquien (insgesamt 88) wurden 17 nationale und internationale wissenschaftliche Veranstaltungen im klinischen Bereich organisiert.

Notfallmedizin

Die notärztliche Versorgung der Stadt Bonn erfolgte schon seit 1972 durch Ärzte des Universitätsklinikums Bonn. Unter dem Direktorat von Stoeckel wurde diese enge Zusammenarbeit zwischen Stadt und Universität intensiviert und das Notarztwesen neu organisiert und strukturiert. Das größte Einzugsgebiet der Stadt Bonn wird seitdem ausschließlich von Ärzten der Klinik für Anästhesiologie versorgt. Vertragliche Abmachungen zwischen Universität und Stadt sichern die personellen und funktionellen Voraussetzungen bis heute. Zahlreiche wichtige Studien zur Qualitätssicherung im Rettungsdienst wie zur Therapie des Schädel-Hirn-Traumas und zum Outcome nach Reanimationen wurden durchgeführt. Durch tierexperimentelle und klinische Untersuchungen unter der Leitung von Ulrich Hörnchen und Jürgen Schüttler wurden die Voraussetzungen für die endobronchiale Applikation von Medikamenten im Rahmen der kardiopulmonalen Reanimation geschaffen, die heutzutage in der Notfallmedizin ein Standardverfahren darstellt.

Intensivmedizin

Obwohl das Institut für Anästhesiologie primär über keine eigene Intensivstation verfügte, lag dennoch die organisatorische Leitung der chirurgischen und bis 1989 auch der neurochirurgischen Intensivstation in den Händen der Anästhesiologie. Somit war die Weiterbildung der jungen Ärztinnen und Ärzte gesichert. Im Bereich der chirurgischen Intensivmedizin hat Kuno Rommelsheim Pionierarbeit geleistet und die ständige Weiterentwicklung der Intensivmedizin klinisch und wissenschaftlich maßgeblich mitgestaltet. Mit Umzug in den Funktionsneubau bekam die Klinik für Anästhesiologie eine eigene Intensivstation mit 10 Betten.

Schmerztherapie

Am 01.01.1990 wurde die Schmerzambulanz des damaligen Instituts für Anästhesiologie eröffnet. Die Schmerzambulanz hatte vor allen Dingen die Aufgabe ambulante Patienten mit chronischen Schmerzen zu versorgen. Gleichzeitig etablierte sich ein postoperativer Schmerzdienst, der zunächst nur Patienten der Orthopädie und der allgemeinchirurgischen Klinik versorgte. Diese Aufbauphase der Schmerzambulanz wurde maßgeblich gestaltet von Dr. med. Christian Dierke und Frau Marta Diederichs. Schon bald erhielt wegen des großen Andranges die Schmerzambulanz einen 2. Behandlungsraum. 1994 wurde das Institut für Anästhesiologie in Klinik und Poliklinik für Anästhesiologie und spezielle Intensivmedizin umbenannt. Mit dem Umzug der Schmerzambulanz in den Funktionsneubau im Jahre 1994 standen nun 240 m^2 für die Versorgung der Patienten zur Verfügung. Die Ausstattung beinhaltete auch einen Raum zur Durchführung invasiver Schmerztherapie mit allen radiologischen Möglichkeiten. Zum Zeitpunkt der Emeritierung von Horst Stoeckel wurden jährlich ca. 500 chronische Schmerzpatienten ambulant versorgt und 1800 Patienten im postoperativen Schmerzdienst.

Seit 1995 Direktorat Prof. Andreas Hoeft

Prof. Dr. med. Andreas Hoeft (▫ Abb. 3)

Geboren am 22.10.1954 in Bielefeld; 1974–1980 Studium der Humanmedizin an der Universität Münster, Promotion zum Dr. med. an der Universität Münster, 1980–1986 wissenschaftlicher Mitarbeiter am Zentrum für Physiologie und Pathophysiologie der Uni-

▼

versität Göttingen (Bretschneider); 1986 Habilitation für das Fach Physiologie an der Universität Göttingen; 1986–1991 Ausbildung zum Arzt für Anästhesiologie am Zentrum Anästhesiologie/ Rettungs- und Intensivmedizin der Universität Göttingen (Kettler); 1991 Facharztanerkennung für Anästhesiologie; 1991–1992 Visiting Assistant Professor an der Klinik für Anästhesiologie der Universität Texas; 1992 Habilitation mit Erweiterung der Venia Legendi auf Physiologie und Anästhesiologie an der Universität Göttingen; 1993–1995 Oberarzt am Zentrum für Anästhesiologie/Rettungs- und Intensivmedizin der Universität Göttingen; 1993 Ernennung zum Visiting Associate Professor an der Klinik für Anästhesiologie der Universität Texas. Seit dem 01.10.1995 Ordinarius und Direktor der Klinik und Poliklinik für Anästhesiologie und spezielle Intensivmedizin der Rheinischen Friedrich-Wilhelms-Universität Bonn.

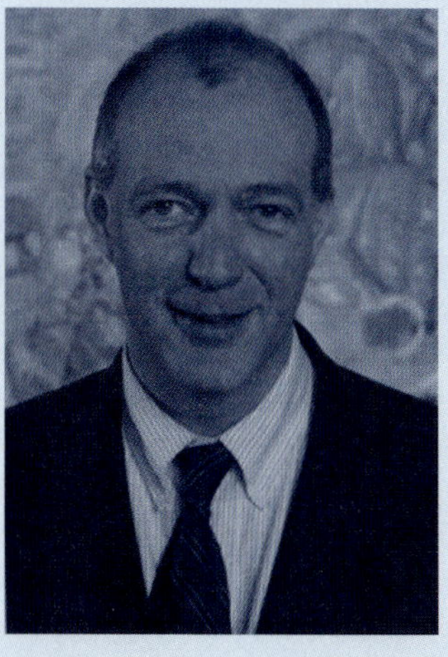

Abb. 3. Andreas Hoeft

Ordinariat und Klinik

Andreas Hoeft übernahm am 01.10.1995 das Amt des Lehrstuhlinhabers und Direktors der Klinik und Poliklinik für Anästhesiologie. Wie schon bei Stoeckel war es auch das vorrangigste Ziel von Hoeft, den Sicherheitsanforderungen in der Anästhesiologie gerecht zu werden. Deshalb wurde die apparative Ausstattung in den sog. Außenkliniken (Orthopädie, Mund-Kiefer-Gesichts-Chirurgie, Neurochirurgie, Gynäkologie, Augenklinik) bereits in den ersten beiden Jahren nach seinem Amtsantritt in den neuesten Stand versetzt. Im Bereich der Lehre wurde unter Federführung von Joachim Nadstawek ein neues Praktikum für Anästhesiologie und Notfallmedizin eingerichtet, das den Studenten einen intensiveren praktischen und theoretischen Unterricht ermöglichte. Daneben wurde der Entwicklung im Fachbereich der Anästhesiologie Rechnung getragen und eine 2-stündige Vorlesung zur Schmerztherapie angeboten. Moderne Überwachungsverfahren in Anästhesie und Intensivmedizin wurden konsequent eingeführt. Die Diagnostik und Therapie der Herz-Kreislauf-Funktionen beim kritisch kranken Patienten mittels Einsatzes der transpulmonalen Indikatorverdünnungsmethode und der Doppelindikatorverdünnungsmethode werden regelmäßig eingesetzt. Das nichtinvasive Monitoring mittels transösophagealer Echokardiographie gehört in der Kardioanästhesie und in der Intensivmedizin mittlerweile zum Standardmonitoring. Deshalb wurde die Klinik für Anästhesiologie als Fortbildungsstätte für die berufsbegleitende qualifizierte Fortbildung in der transösophagealen Echokardiographie (TEE) in der Anästhesiologie durch die DGAI anerkannt. Eine besondere Herausforderung für Hoeft war bei der bestehenden dezentralen Organisationsstruktur des Klinikums das konsequente Vorantreiben einer zunehmenden Vernetzung der Klinik und des Klinikums, um damit die Voraussetzungen für eine Verbesserung der Kommunikationsstruktur und eine Straffung und Ökonomisierung der gesamten klinischen Abläufe zu schaffen. Visionen wie der elektronische Anamnesebogen mit Anbindung an ein Expertensystem zur Patientenaufklärung, das elektronische, sprachgesteuerte Narkoseprotokoll, ein webbasiertes Planungssystem für Operations- und Anästhesiearbeitsplätze sowie ein PDA-basiertes Notarztprotokoll wurden entwickelt und finden Einzug in die klinische Praxis. Nicht zuletzt tragen Projekte wie der Aufbau eines übergeordneten medizinisch-klinischen Informationssystems zur Integration originär autonomer Abteilungssysteme und externer Gesundheitssysteme den aktuellen medizinökonomischen Entwicklungen Rechnung. Am Ende des Jahrtausends präsentierte sich die Klinik und Poliklinik für Anästhesiologie und operative Intensivmedizin als eine Einheit, die alle 4 Säulen des Fachgebietes, nämlich die Anästhesiologie, die Intensivmedizin, die Notfallmedizin und die Schmerztherapie, unter ihrem Dach klinisch wie wissenschaftlich vereinigt.

Forschung

Hoeft hat die Forschungsaktivitäten einer der modernsten und bestausgestatteten universitären Anästhesieabteilungen mit hohem wissenschaftlichem Ruf systematisch ausgeweitet. In kurzer Zeit wurde das wissenschaftliche Forschungsprofil der Klinik bereits um 2 innovative Schwerpunkte erweitert. Hoeft etablierte zum einen den wissenschaftlichen Bereich der Herz-Kreislauf-Forschung zur Diagnostik und Therapie der Organ- und Kreislauffunktionen, dem er sich bereits zu Göttinger Zeiten am physiologischen Institut unter Brettschneider und später am anästhesiologischen Zentrum unter Prof. Dr. med. Dr. hc. Dietrich Kettler mit besonderer Hingabe verschrieben hatte und mit dem er sich weltweit einen Namen gemacht hat. Zum anderen etablierte er unter der Leitung von Frank Stüber einen von der DFG geförderten Schwerpunkt, der sich mit molekularen Mechanismen der systemischen Entzündungsreaktionen im Kontext von klinischen Problemstellungen beschäftigt. Ein Schwerpunkt liegt dabei auf der Definition genomischer Variabilitäten als Risikomarker für Inzidenz und Verlauf der systemischen Inflammation. Weitere Schwerpunkte betreffen die Funktion der innaten Immunität des Intensivpatienten, Apoptosevorgänge sowie die Übertragung relevanter innovativer diagnostischer Parameter auf die klinische Routine. Ein weiterer Forschungsschwerpunkt wurde mit der Schaffung der Professur für Operative Intensivmedizin Anfang 1997 geschaffen. Der Forschungsschwerpunkt Pathophysiologie des Lungenversagens, Entwicklung und Einsatz neuer Therapie, Möglichkeiten zur Behandlung von Patienten mit Lungenversagen und Probleme der beatmungsassoziierten Entzündungsreaktionen werden seitdem von Christian Putensen vertreten. Entscheidend für die wissenschaftliche Entwicklung der Klinik war die Einbindung der verschiedenen Schwerpunkte in ein internationales Netz von Forschungsaktivitäten, das Hoeft durch seine vielen Kontakte und Freundschaften zu international anerkannten Wissenschaftlern erfolgreich aufbauen konnte. Im Bereich der experimentellen Anästhesiologie wurde der international renommierte Forschungsschwerpunkt für elektrophysiologische Grundlagen molekularer und zellulärer Wirkungen von Anästhetika unter der Leitung von Bernd Urban weiter ausgebaut und durch die Veranstaltung internationaler Symposien gefestigt. Der bereits an der Klinik etablierte Forschungsschwerpunkt zur Pharmakokinetik und Pharmakodynamik von Anästhetika wurde umstrukturiert und die Entwicklung neuer EEG-Parameter zur Beurteilung der Narkosetiefe sowie die Erforschung pharmakokinetischer Interaktionen in den Forschungsmittelpunkt gestellt. Durch internationale Kooperation und mehrere drittmittelgeförderte klinische Studien wurde dieser Bereich systematisch ausgebaut. Weitere Forschungsschwerpunkte sind das neurophysiologische Monitoring sowie die kardiopulmonale und zerebrale Reanimation. In der nunmehr 6-jährigen Amtszeit von Hoeft erschienen 173 Publikationen in international anerkannten Zeitschriften. Drittmittel wurden in Höhe von 3 Mio. EUR eingeworben. Fünf Stipendiaten der Klinik für Anästhesiologie, die über die DFG und über die Deutsche Herzforschung gefördert wurden, befanden bzw. befinden sich in molekularbiologischen Forschungszentren der Vereinigten Staaten von Amerika.

Notfallmedizin

Mit der Übernahme des Ordinariates für Anästhesiologie an der Rheinischen Friedrich-Wilhelms-Universität Bonn war für Hoeft auch die Übernahme der Leitung des Bonner Notarztwesens für den Bereich Bonn-Nord verbunden. Seit dem Jahre 1999 bekleidet Dr. med. Ulrich Heister, Oberarzt der Klinik und Poliklinik für Anästhesiologie und operative Intensivmedizin, das Amt des Ärztlichen Leiters Rettungsdienst der Stadt Bonn, die dafür eine halbe Stelle bereitgestellt hat. Dies ermöglicht eine noch engere Zusammenarbeit zwischen Klinik und Stadt in dem Bereich des Rettungswesens. Die Klinik stellt zudem die meisten der leitenden Notärzte für die Sicherung der Notfallmedizin und der Versorgung der Stadt Bonn in enger Kooperation mit dem Rettungswesen der Stadt. Früchte dieser engen Zusammenarbeit stellen eine strukturierte organisierte Ausbildung junger Notfallmediziner im theoretischen und praktischen Bereich dar, wobei die Ausbildung zum Arzt im Rettungsdienst von Matthias Fischer in Zusammenarbeit mit Heister und der Ärztekammer Nordrhein seit Jahren durchgeführt wird.

Intensivmedizin

Dem persönlichen Engagement und der Integrität von Hoeft war es zu danken, dass die Chirurgische Intensivstation mit 10 Intensivbetten mit seinem Amtsantritt unter die organisatorische Leitung der Klinik für Anästhesiologie gestellt wurde. Die Erweiterung der Intensivkapazitäten um weitere 12 Betten führte am 01.01.1997 konsequenterweise zum Amtsantritt von Christian Putensen, der den Ruf auf die Professur für operative Intensivmedizin an der Klinik für Anästhesiologie annahm.

Mit Amtsantritt von Professor Dr. med. Armin Welz als Ordinarius für Herzchirurgie wurde auch die herzchirurgische Intensivstation unter die organisatorische Leitung der Klinik und Poliklinik für Anästhesiologie gestellt, die damit über 32 Intensivbetten verfügt. Dies bedingte neue organisatorische Strukturen in diesem Bereich, wobei die Einrichtung eines Oberarztanwesenheitsdienstes für diese 3 Intensivstationen die wichtigste organisatorische Neuerung war. Durch den einen Forschungsschwerpunkt, für den Putensen steht, wurde Bonn Schwerpunkt für Patienten mit schwerem akutem Lungenversagen und Patienten mit schwerer Sepsis. Als solches ist die operative Intensivmedizin als Zentrum für die Betreuung von Patienten mit ARDS durch den Arbeitskreis der DGAI ausgewiesen. Dieser Schwerpunkt in der klinischen Versorgung führte natürlicherweise auch zu einem intensivmedizinischen Forschungsprogramm mit den Schwerpunkten Beatmung, ARDS, Sepsis und Komplikationen der Sepsis. Dies spiegelt sich auch in den neuen wissenschaftlichen Forschungsgruppen unter Leitung von Putensen wider. Pro Jahr werden auf den 3 Intensivstationen 2400 Patienten mit über 10.000 Pflegetagen intensivmedizinisch betreut. An 8600 Pflegetagen werden Patienten invasiv oder nichtinvasiv beatmet, Hämofiltrationen wurden an 875 Pflegetagen durchgeführt. Zusätzlich stehen für die Behandlung von akut leberinsuffizienten Patienten und Patienten, die notfallmäßig auf eine Lebertransplantation warten, das „molecular absorbents recirculating system" (MARS) als „Leberersatzverfahren" zur Verfügung.

Zahlreiche Patienten nach Lebertransplantation und Nieren- und Pankreastransplantation werden derzeit intensivmedizinisch versorgt. Zudem werden auf den Intensivstationen in Zusammenarbeit mit der Klinik und Poliklinik für Kinderheilkunde Kinder und Neugeborene nach komplexen herzchirurgischen Eingriffen intensivmedizinisch betreut. Hierbei besteht ein Schwerpunkt bei der Therapie von Patienten nach Korrektureingriffen wegen eines hypoplastischen Linksherzens.

Die operative Intensivmedizin verfügt über die volle Weiterbildungsberechtigung zur „Fakultativen Weiterbildung in der speziellen anästhesiologischen Intensivmedizin". Neben den 12 Monaten Ausbildung in Intensivmedizin während der Ausbildung zum Facharzt für Anästhesiologie haben daher Fachärzte die Möglichkeit, die Ausbildung zum Erwerb der Fakultativen Weiterbildung in der speziellen anästhesiologischen Intensivmedizin zu absolvieren.

Darüber hinaus hat Putensen in Kooperation mit der Klinik für Anästhesiologie in Aachen und der Klinik für Anästhesiologie und Operative Intensivmedizin in Mannheim das jährlich mehrmals stattfindende „Forum für Intensivmedizin und Intensivpflege" gegründet, dessen Aufgabe es ist, eine sehr praktisch orientierte Darstellung ausgewählter intensivmedizinischer Behandlungsformen und Themen durch namhafte und anerkannte Experten zu bieten. Daher ist das „Forum für Intensivmedizin und Intensivpflege" eine von der Deutschen Akademie für Anästhesiologische Fortbildung (DAAF) anerkannte Fortbildungsveranstaltung. Ergänzt wird die Ausbildung in Intensivmedizin durch zahlreiche interne Ausbildungsveranstaltungen.

Schmerztherapie

1999 übernahm Joachim Nadstawek die Schmerzambulanz der Klinik. Damit verbunden war die Verantwortung für den gesamten Bereich der postoperativen Schmerztherapie. Vorrangiges Anliegen war es, das Spektrum in der Behandlung chronischer Schmerzpatienten zu erweitern. Derzeit werden alle gängigen Therapieverfahren in der Schmerzambulanz in der Klinik angeboten, wobei neben Pharmakotherapie, diagnostischen und therapeutischen Lokal- und Leitungsanästhesien, Stimulationstechniken (z. B. TENS), plexus- und rückenmarksnahen Analgesien, spezifischen Verfahren der manuellen Diagnostik und physikalischen Therapie auch invasive Schmerztherapieverfahren mittels Radiofrequenzläsion (Facettenblockaden, Rizotomien, intradiskale Behandlung, Blockade des Ganglion sphenopalatinum, zervikale und lumbale Sympathikusblockaden) und die psychosomatische Grundversorgung zählen. Dazu gehört auch die Einleitung flankierender Maßnahmen wie Psychotherapie, Physiotherapie und übende Verfahren. Sogenannte alternative Verfahren wie Akupunktur, Ayurveda, sowie die Phytotherapie werden ebenfalls angewandt. Im Bereich der postoperativen Schmerztherapie konnte eine Leistungssteigerung erheblichen Ausmaßes erzielt werden. Im Jahre 2001 wurden 4500 Patienten in der postoperativen Schmerztherapie behandelt. Seit der Renaissance der Regionalanästhesie haben die Katheterverfahren in der postoperativen Schmerztherapie mittlerweile einen Anteil von über 50% eingenommen.

Besonderes Anliegen von Nadstawek war auch die Weiterbildung im Bereich der Schmerztherapie. Schon im Jahre 1999 wurden die ersten Veranstaltungen zu Problemen der Schmerztherapie durchgeführt. Ein Blockkurs und ein Kompaktkurs zur Erlangung der Zusatzbezeichnung „Spezielle Schmerztherapie" wird von der Schmerzambulanz der Klinik angeboten. Beide Kurse werden in Zusammenarbeit mit der DAAF durchgeführt. Im Jahre 2002 veranstaltete die Schmerzambulanz der Klinik allein 17 Fortbildungsveranstaltungen. Zusammen mit Urban gründete Nadstawek eine interdisziplinäre Forschergruppe zur Untersuchung klinischer Grundlagen und wissenschaftlicher Fragestellungen. Im Mittelpunkt der Untersuchungen stehen der 5HT3-Rezeptor und der NMDA-Rezeptor.

Anhang

Habilitationen

- **Havers, Leo** (1963) Untersuchungen zur Frage der Narkosevertiefung durch Hyperventilation.
- **Gött, Ulrich** (1964) Extrakorporale tiefe Hirnkühlung – ein Verfahren zur Ermöglichung intrakranieller Operationen in Ischämie
- **Gabriel, Werner** (1972) Relaxationsdauer – Unterschiede in Kehlkopf- und Unterarmmuskulatur des Menschen nach Depolarisationsblock
- **Schulte am Esch, Jochen** (1977) Zur Entwicklung morphologischer Lungenveränderung durch induzierte disseminierte intravasale Gerinnung und adrenerge Stimulation – hämodynamische, gerinnungsphysiologische, blutgasanalytische und morphologische Untersuchung im Tierexperiment
- **Hack, Guido** (1978) Zur Frage des zytostatischen Effektes einiger Lokal- und Inhalationsanästhetika. Untersuchungen an Suspensionskulturen von Ehrlich-Ascites-Tumorzellen
- **Pfeifer, Gerhard** (1981) Über die gegenseitige Beeinflussung von intrakraniellem Druck und Körperkreislauf unter Einbeziehung der Aktivität vegetativer Nerven
- **Koenig, Annelie** (1983) Quantitative und qualitative Veränderungen immunkompetenter Zellen in Abhängigkeit vom operativen Trauma und bei unterschiedlichen Narkoseverfahren unter Berücksichtigung hormoneller Parameter

- **Lauven, Peter M.** (1985) Pharmakokinetische Untersuchungen mit Thiopental, Methohexital und Midazolam zur Ermittlung der hypnotischen Wirkschwelle. Konzentrations-Zeitprofile bei einmaliger Applikation und bei interaktiver Dosierung mit einer mikroprozessorgesteuerten Infusionspumpe
- **Murday, Harri** (1985) Durchblutung und Sauerstoffversorgung des Gehirns sowie EEG-Veränderungen unter dem Einfluss intravenöser Anästhesietechniken bei Patienten mit koronarer Herzkrankheit. Klinische Vergleichsuntersuchungen vor, während und nach Einsatz der extrakorporalen Zirkulation bei aortokoronaren Bypassoperationen
- **Schüttler, Jürgen** (1986) Pharmakokinetische und -dynamische Modellbildung für die intravenösen Anästhetika Ketamin, Etomidat und Propofol
- **Hausmann, Dieter** (1986) Vergleichende Untersuchungen zur Ernährungstherapie von Patienten mit schwerem Schädel-Hirn-Trauma. Eine prospektive Studie unter Berücksichtigung des Eiweißstoffwechsels im Postaggressionszustand
- **Rommelsheim, Kuno** (1987) Das respiratorische Distress-Syndrom des Erwachsenen (ARDS) nach Trauma und Sepsis. Synopsen von klinischem Verlauf, Blutgasanalysen und Röntgenaufnahmen des Thorax und deren Stellenwert für die Diagnose, Prognose und Therapie
- **Schwilden, Helmut** (1988) Spektrale EEG-Parameter als pharmakodynamische Korrelate der Hypnotika Etomidat, Methohexital und Propofol. Implikationen für die Überwachung und Regelung der Narkosetiefe
- **Hörnchen, Ulrich** (1989) Pharmakokinetische und pharmakodynamische Untersuchungen zum Konzept der endobronchialen Applikation von Adrenalin, Lidocain und Atropin bei der Herz-Kreislauf-Wiederbelebung. Ergebnisse tierexperimenteller Untersuchungen am Schwein
- **Nadstawek, Joachim** (1990) Ergebnisse psychometrischer Untersuchungen in der unmittelbaren und späten postnarkotischen Phase bei Patienten verschiedenen Lebensalters. Ein Vergleich nach Stickoxidulnarkose mit Enfluran oder Isofluran in verschiedenen Dosierungen
- **Ebeling, Bernd Jörk** (1991) Somatosensorisch evozierte Potentiale zum Monitoring rückenmarksnaher Regionalanästhesien und zur Entwicklung individualisierter Dosierungskonzepte – Mepivacain als Beispiel
- **Frenkel, Christian** (1995) Molekulare Wirkmechanismen von intravenösen, anästhetisch wirksamen Substanzen: Elektrophysiologische Untersuchungen an Natriumkanälen menschlicher Gehirn-Kortex-Zellen
- **Fischer, Matthias** (1997) Das zerebrale „No-reflow-Phänomen" und die Auswirkung neuer therapeutischer Ansätze auf die Reperfusion des Gehirns nach kardiopulmonaler Reanimation
- **Stüber, Frank** (1999) Untersuchungen zu Zytokinen und genomischen Polymorphismen des Tumor-Nekrose-Faktors – Locus bei Patienten mit schwerer Sepsis
- **von Spiegel, Tilman** (2002) Diagnostik und Therapie der Herz-Kreislauf-Funktion beim kritisch Kranken unter Einsatz der transpulmonalen Indikatorverdünnungsmethode
- **Röpcke, Heiko** (2002) Die Interaktion von Stickoxidul und den volatilen Anästhetika auf das EEG
- **Schröder, Stefan** (2002) Untersuchungen zur Expression von Hitze-Schock-Protein 70 bei Patienten mit schwerer Sepsis
- **Bruhn, Jörgen** (2002) Entropie – ein neuer Ansatz zur Quantifizierung von Anästhetikaeffekten auf das Elektroenzephalogramm (EEG)

Leitende Funktionen

Von vielen ehemaligen Mitarbeiterinnen und Mitarbeitern der Klinik wurden leitende Funktionen übernommen u. a. Lehrstühle für Anästhesiologie:

- Prof. Dr. Jochen Schulte am Esch: Universitätsklinikum Hamburg-Eppendorf (1982),
- Prof. Dr. Jürgen Schüttler: Friedrich-Alexander-Universität Erlangen-Nürnberg (1995).

Außerplanmäßige Professuren

Zu außerplanmäßigen Professoren wurden ernannt: Prof. Dr. Leo Havers, Prof. Dr. Ulrich Gött, Prof. Dr. Werner Gabriel, Prof. Dr. Jochen Schulte am Esch, Prof. Dr. Guido Hack, Prof. Dr. Gerhard Pfeifer, Prof. Dr. Dr. Peter M. Lauven, Prof. Dr. Jürgen Schüttler, Prof. Dr. Dieter Hausmann, Prof. Dr. Harri Murday, Prof. Dr. Kuno Rommelsheim, Prof. Dr. Ulrich Hörnchen, Prof. Dr. Joachim Nadstawek, Prof. Dr. Dr. Bernd Jörk K. Ebeling, Prof. Dr. Christian Frenkel.

Informationen aus dem Internet

Aktuelle Informationen zu Tätigkeitsspektrum, Mitarbeitern, Forschungsaktivitäten, Publikationen und Veranstaltungen sind über die Homepage der Klinik für Anästhesiologie abrufbar: http://www.meb.uni-bonn.de/institute/kliansint/kliansint.html

4.3.7 Technische Universität Dresden Klinik und Poliklinik für Anaesthesiologie und Intensivmedizin, Universitätsklinikum Carl Gustav Carus

D.M. Albrecht

Die Anfänge

Wie an vielen anderen Universitäten findet man auch in Dresden den ersten Facharzt für Anästhesiologie Ende der 1950er-Jahre als Mitarbeiter der Chirurgischen Klinik, der diese jedoch bald wieder verließ. Seit 1961 gab es dann kontinuierlich mindestens einen Anästhesisten in der Chirurgie und ab 1963 kamen Weiterbildungsassistenten für das Fach hinzu, ebenfalls als Mitarbeiter der Chirurgie. In den anderen operativen Kliniken war die Anästhesie Aufgabe von Schwestern oder jungen Assistenten bzw. sog. Arzthelfern (anderer Ausbildungsweg und anderes Aufgabenspektrum als heute).

1963 nahm die Wachstation der Chirurgie, betreut von den Assistenten der Anästhesie, ihre Arbeit auf. Die apparative Ausstattung der Station wie auch der Anästhesie in den Operationssälen war noch sehr bescheiden. Die Äthernarkose spielte noch einige Zeit eine wichtige Rolle.

Etwa ab 1964 ist dann von der Anästhesieabteilung der Chirurgischen Klinik die Rede, und deren Mitarbeiter anästhesierten manchmal auch in anderen operativen Kliniken. Das Fach wurde bekannt. 1966 wurde durch die Klinik die Dringliche Medizinische Hilfe (NAW) für die Stadt ins Leben gerufen und anfangs ausschließlich durch Assistenten der Anästhesieabteilung besetzt.

1967 absolvierten die ersten Assistenten der Abteilung die Facharztprüfung. Ebenfalls 1967 wurde die Fachschwesternausbildung initiiert. 1969 waren die Anästhesisten die Ersten, die am Klinikum akute Hämodialysen durchführten.

Seit 1969 war die Anästhesiologie obligatorischer Bestandteil des Medizinstudiums in der ehemaligen DDR mit Vorlesungen, Praktika und bald auch Prüfungen für eine Examensnote. Damit war aber noch lange nicht die Einrichtung des Lehrstuhls verbunden.

Per 01.01.1972 wurde aus der Anästhesieabteilung der Chirurgischen Klinik die Zentrale Anästhesieabteilung der Medizinischen Akademie Dresden mit interdisziplinärer Intensivtherapiestation unter anästhesiologischer Leitung. Diese Station wurde 1977 wieder der Leitung der Chirurgischen Klinik unterstellt, die Anästhesisten waren Konsiliarii.

1979–1980 Direktorat Prof. Karl-Heinz Martin

Prof. Dr. med. Karl-Heinz Martin (◘ Abb. 1)

Geboren am 31.10.1926 in Nürnberg, gest. 1980 in Dresden; 1945–1951 Studium der Medizin in Erlangen; ab 1952 Facharztweiterbildung für Chirurgie am Universitätsklinikum Halle (Saale), dann Facharztweiterbildung für Anästhesiologie; 01.01.1956 Facharztanerkennung für Anästhesiologie; ab 1953 Oberarzt und Leiter der von ihm aufgebauten Anästhesieabteilung der Chirurgischen Universitätsklinik Halle; 1969 Habilitation, Halle (Succinylcholin und dessen Wirkung auf den Herzrhythmus); 1978 Ernennung zum Hochschuldozenten für das Fach Anästhesiologie; 1979 Berufung auf den Lehrstuhl für Anästhesiologie und Direktor der Abteilung für Anästhesiologie und Intensivtherapie, Medizinischen Akademie Dresden.

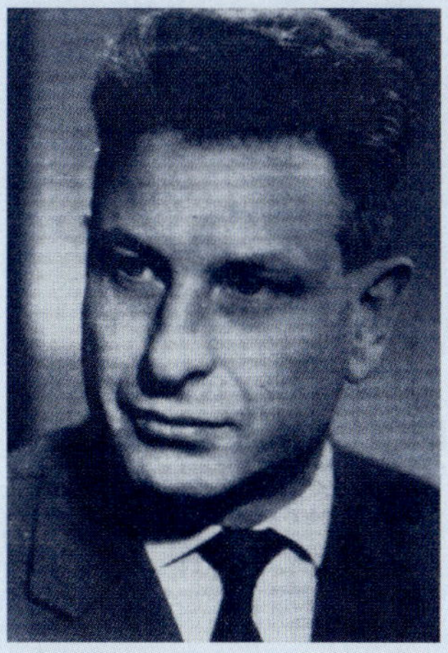

◘ **Abb. 1.** Karl-Heinz Martin

Ab 1980 lag die Leitung der Abteilung wieder in kommissarischen Händen. 1982 wurde trotz aller Probleme die Abteilung in Klinik für Anaesthesiologie und Intensivtherapie umbenannt. Direktorin der Klinik wurde die bisherige kommissarische Leiterin. Alle Aufgaben in der Lehre wurden weiterhin übernommen. Die Anzahl der ärztlichen Mitarbeiter stieg nur sehr langsam, obwohl das Aufgabenspektrum kontinuierlich wuchs.

1985–1994 Direktorat Prof. Helga Schiffner

Prof. Dr. med. Helga Schiffner (◘ Abb. 2)

Geboren am 08.06.1938 in Elsterwerda; 1956–1962 Studium der Medizin in Berlin (Humboldt-Universität) und Dresden (Medizinische Akademie); 1962 Promotion zum Dr. med.; 1963–1967 Facharztweiterbildung

▼

in Anästhesiologie, Abteilung für Anästhesiologie der Chirurgischen Klinik der Medizinischen Akademie Dresden; 1967 Facharztanerkennung für Anästhesiologie; ab 1972 Oberärztin an der Abteilung für Anästhesiologie, Medizinischen Akademie Dresden (2-malige kommissarische Leiterin); 1981 Habilitation (Problematik der Lebertransplantation) und Hochschuldozentin; 1982 Direktorin der Klinik für Anaesthesiologie an der Medizinischen Akademie Dresden; 1985 Berufung auf den Lehrstuhl für Anästhesiologie ebenda.

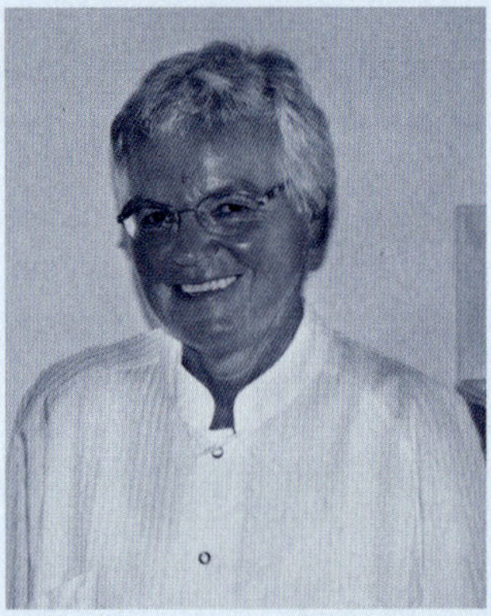

Abb. 2. Helga Schiffner

Ordinariat und Klinik

Die Aufgaben in der Klinik waren durch sich ständig qualitativ und quantitativ erweiternde Operationsprogramme vorgegeben. Daneben stand der Kampf um die Rückgewinnung einer anästhesiologischen ITS und die Vorbereitung dafür. Die Therapie chronischer Schmerzen begann zunächst in bescheidenem Umfang, aber bereits in einer klinikeigenen Schmerzsprechstunde. Der obligatorische Anteil an der Studentenausbildung sowie die Fachschwesternausbildung wurden in guter Qualität von den Mitarbeitern der Klinik geleistet.

Über mehrere Jahre arbeiteten die Anästhesisten gemeinsam mit den Chirurgen unter H. Wolff an der experimentellen und schließlich klinischen Lebertransplantation. Für größere eigene Forschungsprojekte fehlte v. a. die personelle Kapazität. Noch immer gab es zu wenig Interessenten für die Facharztweiterbildung in Anästhesiologie. In den 80er-Jahren konnten trotzdem 2 Habilitationsverfahren von Klinikmitarbeitern abgeschlossen werden. Zahlreiche Dissertationen wurden betreut und erfolgreich verteidigt. An der Klinik ausgebildete Fachärzte besetzten leitende Positionen im Lande. Ab 1982 erweiterten die „Dresdner Gespräche" das Angebot wissenschaftlicher Veranstaltungen für Anästhesisten. Kongresse in Dresden wurden inhaltlich und v. a. organisatorisch mitgestaltet, darunter die traditionellen gemeinsamen Veranstaltungen mit den tschechoslowakischen Kollegen und Schwestern.

Die politische Wende in der DDR brachte im fachlichen Ablauf der klinischen Tätigkeit zunächst keine Veränderungen, wenn man von verbesserten technischen Möglichkeiten absieht. Wichtig wurde das steigende Angebot an Fortbildungsmöglichkeiten. Nach und nach stieg die Zahl der Bewerber für die Facharztweiterbildung; der Stellenplan wurde zögernd erweitert. Die anästhesiologische ITS rückte mit einem Neubau in greifbare Nähe.

Der Fortbestand der Medizinischen Akademie wurde in Frage gestellt und damit die Ausbildung von Medizinstudenten in Dresden und mit ihr das Ordinariat. Lehrstuhl und Direktorat der Klinik waren wieder kommissarisch besetzt. 1993 erfolgte die Umwandlung in die Medizinische Fakultät Carl Gustav Carus der Technischen Universität Dresden. Alle Lehrstühle wurden neu ausgeschrieben, der für Anästhesiologie 1994 neu besetzt.

1994–2002 – Direktorat Prof. Detlev Michael Albrecht

Prof. Dr. med. Detlev Michael Albrecht (Abb. 3)

Geboren am 14.12.1949 in München; 1971–1976 Medizinstudium an der Ludwig-Maximilians-Universität (LMU) München; 1977–1978 Medizinalassistent in München, Wolfratshausen, Starnberg, Mühldorf; 1978–1982 Assistenzarzt Chirurgie und Anästhesiologie Mühldorf; ab 1982 Assistenzarzt am Institut für Anästhesiologie der LMU München (Peter); 1984 Facharztanerkennung für Anästhesie; 1985 Promotion zum Dr. med.; ab 1985 Oberarzt am Institut für Anästhesiologie der LMU München; 1986–1989 Leitender Oberarzt am Institut für Anästhesie, Universitätsklinikum Lübeck (van Ackern); 1989 Habilitation und Venia Legendi für das Fach Anästhesiologie;

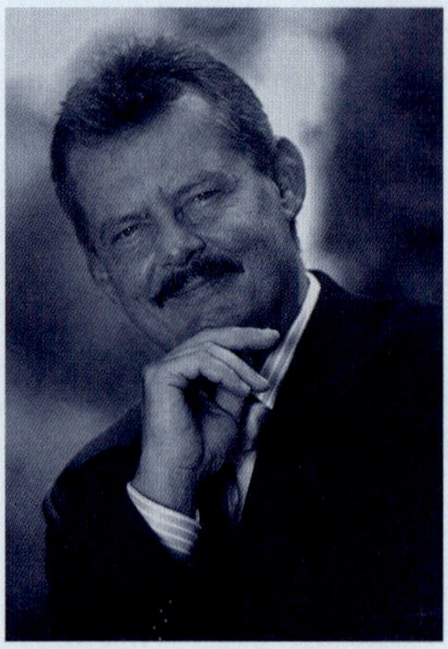

Abb. 3. Detlev Michael Albrecht

1989–1990 kommissarischer Direktor des Instituts für Anästhesiologie der Medizinischen Universität zu Lübeck; 1991 Berufung auf eine Professur (C3) für Anästhesiologie der Universität Heidelberg am Institut für Anästhesiologie und Operative Intensivmedizin, Klinikum Mannheim (van Ackern) und Leitender Oberarzt; 1994 Berufung auf den Lehrstuhl für Anästhesiologie der Technischen Universität Dresden und Direktor der Klinik und Poliklinik für Anaesthesiologie und Intensivtherapie, Universitätsklinikum Carl Gustav Carus; 1999–2002 Dekan der Medizinischen Fakultät; seit 2002 Medizinischer Vorstand des Universitätsklinikums Carl Gustav Carus.

Ordinariat und Klinik

Zum 01.09.1994 wurde Prof. Dr. Detlev Michael Albrecht auf den Lehrstuhl für Anästhesiologie an der 1993 neu gegründeten Medizinischen Fakultät Carl Gustav Carus an der Technischen Universität Dresden berufen. Die ersten Jahre seiner Tätigkeit an der neuen Wirkungsstätte waren geprägt von dem Aufbau universitärer Strukturen in Dresden. Durch die Neubesetzung aller Lehrstühle hatten sich das medizinische Spektrum und die operativen Eingriffe stark erweitert. Dies wurde auch möglich durch den Einzug in das neu erbaute Operative Zentrum mit 10 chirurgischen Operationssälen, der Notaufnahme und der Eröffnung der anästhesiologischen Intensivtherapiestation mit 13 Betten inkl. einer Schwerstverbrannteneinheit im neuen Gebäudetrakt. Die Wahrnehmung der Intensivtherapie und der Schmerztherapie sowie die Ausweitung der operativen Eingriffe verlangten eine Aufstockung des ärztlichen und pflegerischen Personals von 38 Ärzten und 28 Pflegekräften 1994 auf mittlerweile 68 Ärzte und 97 Pflegekräfte.

Die Klinik für Anaesthesiologie und Intensivtherapie versorgt täglich ca. 46 anästhesiologische Arbeitsplätze mit 22.000 Narkosen pro Jahr. Einen hohen Stellenwert nehmen die Regionalverfahren bei großen abdominellen und thorakalen Eingriffen ein, insbesondere die kombinierten Anästhesieverfahren, bestehend aus thorakaler Epiduralanästhesie und Allgemeinanästhesie.

Intensivmedizin

Der medizinische Betrieb der interdisziplinären Intensivtherapiestation mit den modernen Möglichkeiten der Beatmungstherapie und der extrakorporalen Lungenersatztherapie und den invasiven und nichtinvasiven diagnostischen Möglichkeiten, wie z. B. der transösophagealen Echokardiografie oder nichtinvasiven Messung des pulmonal-kapillären Blutflusses, führten innerhalb kürzester Zeit zu einem hohen Renommee und einer großen Akzeptanz der neu gegründeten anästhesiologisch geleiteten Intensivtherapiestation.

Es besteht eine kontinuierliche ärztliche Präsenz im Rahmen eines Dreischichtsystems mit einem Oberarzt, der außerhalb der Dienstzeiten als Hintergrunddienst tätig ist. Anfang des Jahres wurde damit begonnen, die Intensivtherapiestation mit einem Datenmanagementsystem über die Onlinedatenerfassung auszustatten. Finanziert wird dieses Projekt durch einen von der DFG begutachteten und bewilligten Großgeräteantrag (HBFG).

In den letzten Jahren wurden ca. 950 Patienten pro Jahr aus allen operativen und konservativen Bereichen auf der Station behandelt, mit einem durchschnittlichen beatmungspflichtigen Anteil von ca. 80%. Durch hohes Engagement der Mitarbeiter konnte innerhalb kürzester Zeit eine medizinisch modernst eingerichtete Intensivtherapiestation unter der Leitung von Dr. M. Ragaller eröffnet werden, die einen exzellenten Ruf innerhalb des Klinikums und in der Region genießt. Inzwischen ist die anästhesiologische Intensivtherapiestation bei allen Fachdisziplinen wegen ihrer fachlichen und menschlichen Kompetenz höchst geachtet und auch in einem weiten Einzugsbereich unseres Universitätsklinikums als intensivmedizinische Referenzstation akzeptiert.

Schmerztherapie

Gleiches gilt für die ebenfalls 1994 neu etablierte interdisziplinäre Schmerzambulanz unter anästhesiologischer Leitung, die mit derzeit ca. 1800 ambulanten Patienten pro Jahr zu einem Aushängeschild des Klinikums geworden ist, das nicht mehr nur ein Kompetenzzentrum für die universitäre Medizin darstellt, sondern zu einem Anziehungspunkt für Patienten anderer Fachdisziplinen geworden ist. Dies ist vor allen Dingen auch der hervorragend gelungenen Einbindung der Akutschmerztherapie zur Versorgung aller operativen Disziplinen zu verdanken. Diese organisatorische und personell aufwändige Tätigkeit der Akutschmerztherapie ist der Schmerzambulanz angegliedert und personell rund um die Uhr mit einem Assistenzarzt besetzt. Neben den Ärzten und Pflegekräften sind in der Schmerzambulanz eine Psychologin und eine Physiotherapeutin tätig. Ferner bestehen enge Kooperationen mit den orthopädischen und urologischen Kollegen. Komplexe Fälle werden in den regelmäßig stattfindenden interdisziplinären Schmerzkonferenzen behandelt. Im Rahmen eines integrativen multimodalen Therapiekonzeptes kommen u. a. folgende Behandlungsverfahren zur Anwendung: Pharmakotherapie, Psychotherapie, körperorientierte Verfahren (Entspannungsübungen, Biofeedback, physiotherapeutische Maßnahmen), neuroaugmentative Verfahren (TENS, Akupunktur) sowie spezifische anästhesiologische Blockadeverfahren. Der von unserer Klinik veranstaltete Dresdner Workshop Schmerztherapie, der vierteljährlich stattfindet, hat sich in den letzten Jahren fest etabliert und wird von zahlreichen niedergelassenen Kollegen und Ärzten aus anderen Kliniken der Region besucht. Derzeit werden über 3000 spezielle Schmerztherapieverfahren pro Jahr (kontinuierliche zentrale und periphere Katheterverfahren, i.v.-patientenkontrollierte Analgesie) in den verschiedenen Kliniken versorgt. Hierzu bestehen Mitbehandlungsverträge mit den operativen Partnern. Dieser „Rund-um-die-Uhr-Akutschmerzdienst" resultierte nach einer Patientenumfrage in einer signifikanten Verbesserung des Patientenkomforts, verminderten postoperativen Komplikationen und entlastet durch kürzere Verweildauern die Intensivstationen.

Notfallmedizin

Die notfallmedizinische Versorgung der Patienten im Universitätsklinikum im Rahmen des sog. Reanimationsalarms wurde von der Klinik für Anaesthesiologie und Intensivtherapie übernommen. Der bodengebundene und luftgebundene Rettungsdienst wird gemeinsam mit Internisten und Chirurgen von der Anästhesie besetzt. Die Klinik stellt mehrere Leitende Notärzte für die Sicherung der notfallmedizinischen Versorgung der Dresdner Umgebung in Zusammenarbeit mit dem Rettungswesen der Stadt zur Verfügung.

Die strukturierte Ausbildung der Assistenzärzte mit regelmäßigen Rotationsverfahren in die verschiedenen operativen Bereiche nimmt einen hohen Stellenwert an unserer Klinik ein. Hierzu gehören neben den wöchentlich stattfindenden internen Weiterbildungsveranstaltungen die sog. Dienstagabendfortbildung mit externen Referenten. Neben der Ermächtigung zur Facharztweiterbildung für Anästhesiologie besitzt die Klinik die Ermächtigung zur Weiterbildung in der speziellen anästhesiologischen Intensivtherapie und der speziellen Schmerztherapie. Die Klinik und Poliklinik für Anaesthesiologie und Intensivtherapie gehört zu den wenigen Kliniken in Deutschland, die durch die European Academy of Anaesthesiology und das European Board of Anaesthesiology der UEMS als europäisches Ausbildungszentrum für Anästhesisten zertifiziert wurde.

Forschungsaufbau

Auch wenn der Klinik für Anaesthesiologie und Intensivtherapie zunächst keine Laborflächen und Forschungsmöglichkeiten zur Verfügung standen, so waren Dank einiger Initiativen (Thea Koch) bald alle notwendigen Geräte vorhanden, um in einem zunächst kleinen Laborraum des Instituts für Physiologie einen experimentellen Arbeitsplatz für die isoliert perfundierte Kaninchenlunge aufzubauen. Mit dem Umzug in das Haus 19 (Chirurgie) standen der Klinik dann 2 Räume für Forschungszwecke zur Verfügung, von denen einer als Labor für extrakorporale Perfusion der Lunge und als Kleintierarbeitsplatz genutzt wurde und der andere als Simulationslabor für respiratorisches Monitoring sowie Megacodetraining und Notfallmanagement eingerichtet wurde. Daneben wurden eine Vielzahl klinisch experimenteller Themen bearbeitet, u. a. in Bereichen des hämodynamischen Monitorings, Entwicklung eines mittlerweile serienreifen Gerätes zur nichtinvasiven Messung des pulmonal-kapillären Blutflusses, Neuromonitoring und Entwicklung neuer prognostischer Marker nach Schädel-Hirn-Trauma, intraoperative maschinelle Autotransfusion, Entwicklung von neuen Oxigenatoren in Kooperation mit dem Institut für Perfusionstechnik und Biomaterialien, Entwicklung von Blutersatzstoffen und die weltweit erstmalige inhalative Anwendung von Perfluorkarbonen, Entwicklung von ergonomischen und standardisierten Anästhesie- und Intensivarbeitsplätzen.

Der Ausbau der wissenschaftlichen Aktivitäten wurde durch die DFG-Förderung mehrerer Projekte in Dresden und durch Forschungsaufenthalte von Mitarbeitern an namhaften europäischen und nordamerikanischen Forschungsinstituten möglich, die die auswärts erlernten Kenntnisse und Erfahrungen in die Fortentwicklung der Dresdner Forschungsaktivitäten einbringen konnten: M. Hübler in der University of Washington, Seattle (USA), T. Richter im General Hospital, Massachusetts (USA) und S. Winkler ebenfalls im General Hospital, Massachusetts (USA). Durch die Integration in den bestehenden klinischen Forschungsverbund Lungenfibrose konnte zunächst für 2 Jahre eine Drittmittelförderung durch das BMBF für das Projekt „Effekte von Perfluorcarbon beim akuten Lungenversagen" eingeworben werden, und im letzten Jahr wurden weitere 4 DFG-Projekte in unserer Klinik bewilligt, die sich mit den Dosiswirkungsbeziehungen sowie mit den Wirkmechanismen inhalativer Perfluorkarbone an verschiedenen Tier- und Zellmodellen beschäftigen. Weitere Forschungsschwerpunkte bestehen in der Untersuchung von Endothelin und Endothelinrezeptorsubtypen in den verschiedenen Stromgebieten (DFG-Förderung KO 1814), Immunonutrition mit Omega-3-Fettsäuren sowie neuen therapeutischen Ansätzen bei ARDS und Sepsis. Die wissenschaftliche Leistung spiegelt sich in der wachsenden Anzahl an Publikationen und der stetig gestiegenen Drittmitteleinwerbung wider.

Lehre

Ein Schwerpunkt unserer Fakultät ist die Etablierung des Reformstudienganges Medizin in Assoziation mit der Harvard Medical School in Boston. Dieses Projekt, das von dem Stifterverband der Industrie gefördert wird, wurde von Albrecht in Funktion als Studiendekan 1999 initiiert und seit 2000 in das Curriculum implementiert. Im Zentrum des Reformstudienganges, der mittlerweile für den klinischen Abschnitt komplett umgesetzt ist, steht das problemorientierte Lernen anhand von authentischen Fällen in Kleingruppen. Ziel dieses problemorientierten Lernens ist die fächerübergreifende Vermittlung von Lehrinhalten an konkreten Fallbeispielen, die in Kleingruppen von 8 Studenten erarbeitet werden. Ergänzt wird der Kleingruppenunterricht durch fächerübergreifende Vorlesungen und Praktika, die den theoretischen Hintergrund und die Systematik liefern, kombiniert mit Praktika zur Umsetzung des gelernten Wissens am Krankenbett bzw. am Simulationsmodell.

Thea Koch hat als Kursdirektorin den POL-Kurs „Akute Notfälle" organisiert und mit großem Erfolg nach der studentischen Evaluation und positiver Resonanz aller Beteiligten durchgeführt. Der POL-Kurs „Intensivtherapie und Trauma" wird von M. Ragaller geleitet und mit Unterstützung zahlreicher Mitarbeiter der Klinik in Kooperation mit den Traumatologen organisiert und im Sommersemester 2003 erstmals durchgeführt. Die große Akzeptanz und überaus positive Evaluation seitens der Studenten trägt zur Attraktivität der Fakultät bei und reflektiert das hohe Engagement der Lehrenden in den Kliniken und Instituten. Außer der studentischen Ausbildung ist Albrecht Leiter der Berufsfachschule für Pflegeberufe und ist hiermit aktiv in die Fachpflegeausbildung Intensivtherapie eingebunden. Ferner wird in Kürze ein sog. Skillslab zur praktischen Ausbildung in der Notfallmedizin anhand von verschiedenen Simulationsmodellen für die eigenen Mitarbeiter, Studierenden, Kolleginnen und Kollegen aus anderen Kliniken sowie den niedergelassenen Bereich entstehen.

Seit 2002 Direktorat (komm.) Prof. Thea Koch

Prof. Dr. med. Thea Koch (▫ Abb. 4)

Geboren am 01.11.1961 in Gießen; 1980–1986 Medizinstudium an der Philipps-Universität Marburg; 1987 Promotion zum Dr. med. (Stoffwechsel und Fließeigenschaften der Erythrozyten bei Patienten mit Diabetes mellitus); 1986–1991 Assistenzärztin am Institut für Anästhesiologie der Medizinischen Universität zu Lübeck, später am Institut für Anästhesiologie und Operative Intensivmedizin am Klinikum der Stadt Mannheim (van Ackern); 1991 Facharztanerkennung für Anästhesie; 1991–96 wissenschaftliche Mitarbeiterin der Universität Heidelberg am Institut für Anästhesiologie und Operative Intensivmedizin, Klinikum Mannheim; ab 1994 Oberärztin am Institut für Anästhesiologie und Operative Intensivmedizin am Klinikum Mannheim; 1995 Habilitation und Venia Legendi für das Fach Anästhesiologie; 1996–1998 Hochschuldozentin (C2) ebenda; 1998 Universitätsprofessorin (C3) an der Klinik und Poliklinik für Anaesthesiologie und Intensivtherapie, Universitätsklinikum Carl Gustav Carus der Technischen Universität Dresden und Leitende Oberärztin der Klinik (Albrecht). Im Rahmen der Übernahme von neuen Aufgaben als Medizinischer Vorstand des Universitätsklinikums durch D.M. Albrecht übernahm Thea Koch am 01.06.2002 die kommissarische Leitung der Klinik.

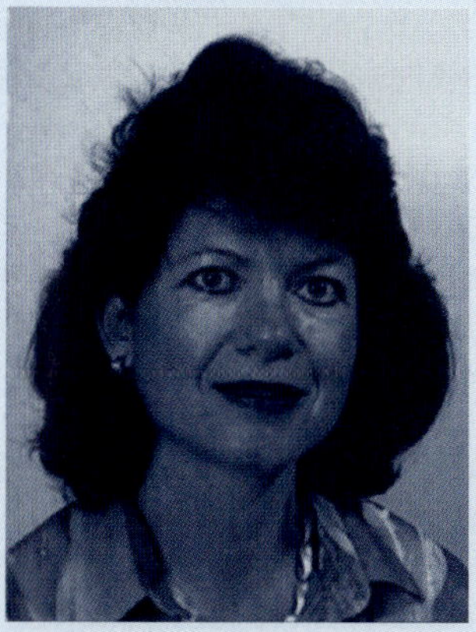

▫ **Abb. 4.** Thea Koch

Anhang

Habilitationen

- **Schiffner, Helga** (1981) Problematik der Lebertransplantation
- **Weber, Friedemann** (1985) Normofrequente Jetventilation (Stickoxydul-Sauerstoff-Gemisch) bei Mikrolaryngoskopie und endolaryngealer Mikrochirurgie: experimentelle und klinische Untersuchungen
- **Siegismund, Kurt** (1987) Untersuchung zentraler und peripherer Kreislaufveränderungen unter hoher Periduralanästhesie bei gynäkologischen Risikopatientinnen zur Optimierung der Überwachungs- und Behandlungsmethoden
- **Ragaller, Maximilian** (2001) Untersuchungen zur inhalativen Anwendung von Perfluorkarbonen beim schweren Lungenversagen – ARDS
- **Heller, Axel Rüdiger** (2002) Immunmodulatorische Therapieansätze bei systemischer Inflammation und akuter Lungenschädigung. In-vivo- und In-vitro-Untersuchungen

Leitende Funktionen

Leitende Funktionen als Chefärzte wurden von zahlreichen ehemaligen Mitarbeiterinnen und Mitarbeitern der Klinik übernommen.

Informationen aus dem Internet

Weitere Informationen, insbesondere zu den aktuellen Forschungsschwerpunkten, Publikationen und Kongressveranstaltungen an unserer Klinik, enthält die Homepage der Klinik: http://www.tu-dresden.de/medkai

4

4.3.8 Heinrich-Heine-Universität Düsseldorf Klinik für Anaesthesiologie

J. Tarnow

Die Anfänge

Die Anästhesieabteilung war in Düsseldorf – wie überall in Deutschland – zunächst eine Funktionseinrichtung der Chirurgischen Klinik (Prof. Dr. Ernst Derra) an der damaligen Medizinischen Akademie Düsseldorf. Seit 15.09.1952 war Dr. Martin Zindler hauptamtlich (als einziger Vollzeitanästhesist) für die Anästhesie zuständig, zunächst als Assistent, ab 1959 als Oberarzt der Chirurgischen Klinik und schließlich seit 09.03.1962 als Extraordinarius für Anästhesiologie. Diese Entwicklung war dem Chirurgen Derra zu verdanken, der sich trotz des erbitterten Widerstandes von K.H. Bauer (Heidelberg) für die Verselbständigung der Anästhesie eingesetzt hatte.

Im Jahre 1965 waren in der Abteilung 2 Oberärzte, 1 Kustos, 20 Assistenzärzte und 2 Medizinalassistenten tätig, die zentral alle operativen Kliniken versorgten.

1966–1987 Direktorat Prof. Martin Zindler

Prof. Dr. med. Martin Zindler (Abb. 1)

Geboren am 28.04.1920 in Straußberg; Studium in Breslau bis zum Physikum; April 1945 Notbestallung an der Universität München; 1946 Staatsexamen in Hamburg; Promotion 1949 in München; 1946–1950 Chirurg am Krankenhaus München-Schwabing; Ausbildung als Anästhesist in die USA: 1950 Department of Anesthesiology, Medical College of Alabama (McNeal); Department of Anesthesiology, Hospital of the University of Pennsylvania, Philadelphia (Dripps); bis Januar 1952 Department of Anesthesia, Children's Hospital Philadelphia (van Deming); bis Juli 1952 Department of Anesthesiology, Hospital of the University of Pennsylvania, Philadelphia (Dripps). 1958 Habilitation (Künstliche Hypothermie für Herzoperationen mit Kreislaufunterbrechung. Untersuchungen über physiologische Veränderungen. Entwicklung einer Methode, Ergebnisse bei 100 Vorhofseptumdefekt-Operationen); 1960 Preis der Vereinigung Niederrheinisch-Westfälischer Chirurgen für die beste wissenschaftliche Arbeit; 1962 Extraordinarius für Anästhesiologie und Leiter der Abteilung; 1966 Ordinarius für Anästhesiologie an der Universität Düsseldorf.
1965 wurde Zindler zum Präsidenten der Association des Anesthesiologistes Européens gewählt.
Seit 1987 ist Zindler Professor emeritus. 1990 erhielt er die Ehrennadel der DGAI, 1995 die Ehrenmitgliedschaft der DGAI und das Bundesverdienstkreuz.

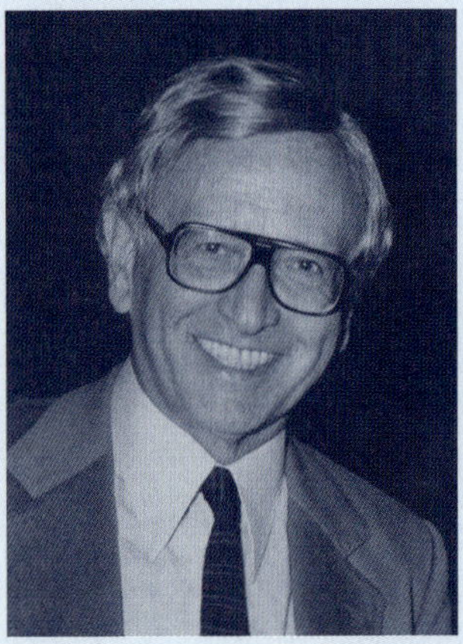

Abb. 1. Martin Zindler

Anästhesie

Die Düsseldorfer Anästhesie hatte sich bereits in ihren Anfangsjahren einen besonderen Ruf erworben. An der Chirurgischen Klinik wurde von Zindler die Oberflächenhypothermie für Herzoperationen mit Kreislaufunterbrechung eingeführt und am 09.02.1955 wurde von Derra der erste Eingriff mit diesem Hilfsmittel auf dem europäischen Kontinent gewagt (Abb. 2).

Diese Pionierleistung zog zahlreiche Anästhesisten aus aller Welt als Hospitanten nach Düsseldorf. Gemeinsam mit Baumgartl konstruierte Zindler im Jahre 1956 ein eigenes Hypothermiegerät, dessen Verwendung erst in den 60er-Jahren mit der Einführung der extrakorporalen Zirkulation und Oxygenierung überflüssig wurde.

Mit der Inbetriebnahme des Neubaus der Chirurgischen Klinik (1958), der Verselbständigung der Neurochirurgischen und Urologischen Klinik (1959) sowie der späteren Untergliederung der Chirurgischen Klinik in Herzchirurgie, Allgemeine und Unfallchirurgie, Kinderchirurgie sowie Gefäßchirurgie und Nierentransplantation erweiterte sich das Aufgabenspektrum des Instituts für Anästhesiologie erheblich und erforderte eine kontinuierliche Aufstockung des Personalbestandes sowie eine zunehmende Spezialisierung der wissenschaftlichen Mitarbeiter.

Zindler trug dieser Entwicklung u. a. dadurch Rechnung, dass er an 2 Tagen der Woche strukturierte Fortbildungsveranstaltungen einrichtete und regelmäßig Symposien sowie Kongresse auch für die überregionale Weiterbildung von Anästhesisten veranstaltete. Darüber hinaus erkannte er früh die Notwendigkeit, auch Anästhesiepflegepersonal regelmäßig zu schulen. Er gründete 1970 eine Weiterbildungsstätte für die Fachkrankenpflege „Anästhesie und Intensivmedizin", die eine 2-jährige berufsbegleitende Weiterbildung nach den Richtlinien der

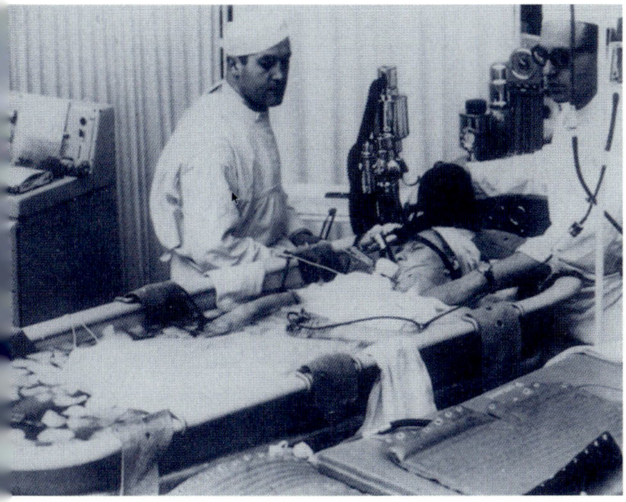

Abb. 2. Oberflächenhypothermie für Herzoperationen

Deutschen Krankenhausgesellschaft anbot und 9 überregionale Pflegekongresse organisierte. Der wachsenden Bedeutung des Fachgebietes und dem vielfältig sich erweiternden Aufgabenspektrum des zentralen Anästhesieinstituts standen Anfang der 70er-Jahre hochschulpolitische Entwicklungen gegenüber, die schließlich zu einer Abspaltung des Anästhesiebereichs in der Westdeutschen Kieferklinik (I. Podlesch) führten.

Intensivmedizin

Mit der Inbetriebnahme des Neubaus der Chirurgischen Klinik im Jahre 1958 nahm auch die Intensivmedizin in Düsseldorf ihren Anfang. Die Frischoperiertenstation (S 3) mit 18 Betten bot erstmals die technischen Voraussetzungen für eine künstliche Dauerbeatmung, die elektrische Stimulation der Herztätigkeit sowie die kontinuierliche Überwachung von EKG und Körpertemperatur. In einer Organisationsordnung für das ärztliche Personal wurde festgelegt, dass die Patienten der Intensivstation von Ärzten der Chirurgischen Klinik und des Instituts für Anästhesiologie gemeinsam betreut werden. Die ärztliche Leitung der Station wurde einem habilitierten Oberarzt des Instituts für Anästhesiologie übertragen. Diese Regelung hat sich bis auf den heutigen Tag bewährt, die jeweiligen Leiter der Intensivstation wurden auf Lehrstühle für Anästhesiologie (R. Dudziak, H. Lennartz, K. Falke) bzw. Chefarztpositionen berufen (R. Purschke, M. Breulmann).

Notfallmedizin

Die notfallmedizinische Versorgung der Patienten des Klinikums wurde, soweit Patienten der operativen Kliniken betroffen waren, zunehmend von Anästhesisten übernommen. Die kardiopulmale Reanimation wurde Gegenstand regelmäßiger Fortbildungsveranstaltungen nicht nur für Ärzte und Pflegepersonal, sondern auch für Medizinstudenten im Rahmen des Pflichtpraktikums „Akute Notfälle und erste ärztliche Hilfe“. Die außerklinische Notfallversorgung oblag organisatorisch der Stadt Düsseldorf.

Schmerztherapie

Die Anfänge einer Schmerzambulanz gehen auf die späten 1970er-Jahre zurück, die allerdings noch durch räumliche, apparative und organisatorische Unzulänglichkeiten gekennzeichnet waren.

Forschung

Die Einrichtung eigenständiger Forschungsinstitutionen innerhalb der Kliniken geht zurück auf Empfehlungen des Wissenschaftsrates (1968). Auf diesem Wege sollten Wissenschaftler aus den Grundlagenfächern zur Verstärkung der klinischen Forschung gewonnen werden. Ende der 60er-Jahre wurde offenkundig, dass die Effektivität und auch Qualität der klinischen Forschung nicht mehr Schritt gehalten hatte mit den beträchtlichen Investitionen, und man setzte auf neue Impulse durch erfahrene, methodenkritische Experimentatoren.

Es war der Weitsicht und Initiative von Zindler zu danken, dass er im Rahmen von Bleibeverhandlungen die Voraussetzungen für die Einrichtung einer Abteilung für experimentelle Anästhesiologie mit 6 Planstellen (C3-Professur, 2 wissenschaftliche Assistentenstellen, 2 MTA's, 1 Verwaltungsangestellte) sowie einer Gesamtfläche von 437 m^2 schuf.

Zindler gewann 1971 den Kreislaufphysiologen Joachim Otto Arndt (Abb. 3), der als wissenschaftlicher Assistent zunächst am W.G.-Kerckhoff-Institut in Bad Nauheim, dann am Department of Physiology and Biophysics in Seattle und schließlich als Privatdozent und Abteilungsleiter am Physiologischen Institut der FU Berlin (Prof. O.H. Gauer) gearbeitet hatte. Arndt koordinierte fortan die Forschungsaktivitäten des klinischen Instituts und der Abteilung für Experimentelle Anästhesiologie. In regelmäßigen Werkstattgesprächen mit den wissenschaftlichen Mitarbeitern beider Institute wurden in Aussicht genommene Forschungsprojekte erörtert, methodenkritisch analysiert und bis zur Publikation begleitet. Aus DFG-Mitteln wurden zusätzlich Stellen für

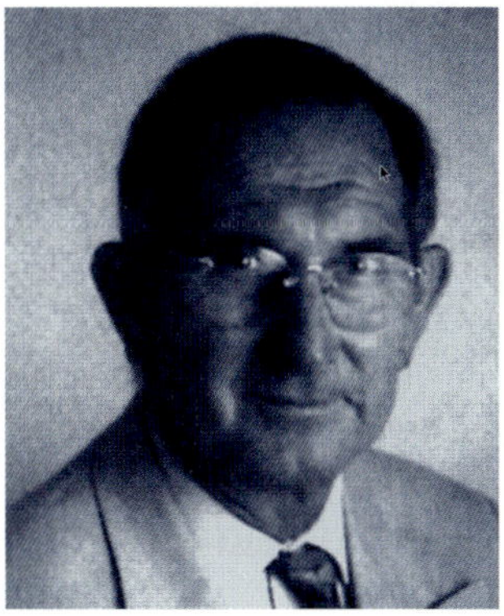

Abb. 3. Joachim Arndt

einen Wissenschaftler, einen Diplom-Ingenieur sowie eine weitere MTA eingerichtet. Darüber hinaus standen die Arbeitsmöglichkeiten der Abteilung wissenschaftlichen Assistenten des klinischen Instituts für Anästhesiologie zur Verfügung (durchschnittlich 2 pro Jahr), Gastwissenschaftlern aus dem Ausland (4 Humboldt-Stipendiaten aus Indien und China) sowie im Jahresdurchschnitt 2 Promovenden.

Zwischen 1972 und 1987 wurden 4 DFG-Projekte (Einzelförderung, Schwerpunktföderung, Teilprojekte im Rahmen der SFB 30 und SFB 200) mit durchschnittlich 150.000 DM pro Jahr gefördert, die Grundausstattung betrug in diesen Jahren zwischen 115.000 und 140.000 DM/anno. Neben zahlreichen Originalpublikationen in renommierten Fachzeitschriften sowie Buchbeiträgen wurden 61 Dissertationen abgeschlossen. Forschungsschwerpunkte waren u. a. Stoffwechsel und Kreislauf in Hypothermie, hyperbare Oxygenierung, maligne Hyperthermie, Hämodynamik und Sauerstoffverbrauch unter verschiedenen Anästhesiebedingungen sowie bei Patienten nach Herzoperationen, extrakorporaler Gasaustausch, geburtshilfliche Anästhesie, Opiatrezeptoren, Beatmung und Nierenfunktion. Zwischen 1966 und 1987 habilitierten sich in Düsseldorf 15 Mitarbeiter. Wissenschaftler der Institute für Experimentelle und Klinische Anästhesiologie wurden mit hohen wissenschaftlichen Preisen ausgezeichnet (u. a. Karl-Thomas-Preis, Hans-Killian-Preis, Carl-Ludwig-Schleich-Preis, Paul-Martini-Preis, Edens-Preis).

Arndt, inzwischen Facharzt für Anästhesiologie, erhielt 1980 einen ehrenvollen Ruf auf den Lehrstuhl für Physiologie an der FU Berlin (Nachfolge Prof. O.H. Gauer), den er jedoch ablehnte. Die Professoren Dr. R. Dudziak und Dr. H. Lennartz folgten einem Ruf auf die Lehrstühle für Anästhesiologie in Frankfurt/Main bzw. Marburg.

1984 wurden die Institute für Klinische Anästhesiologie und Experimentelle Anesthesiologie in einem Zentrum für Anästhesiologie zusammengefasst. Dem Vorstand des Zentrums gehörten die Direktoren der beiden Institute, die leitende Pflegekraft des Zentrums sowie ein Vertreter der Gruppe der wissenschaftlichen Mitarbeiter an. Zum geschäftsführenden Direktor des Zentrums wurde Prof. Dr. Zindler, zu seinem Stellvertreter Prof. Dr. Arndt gewählt.

Seit 1987 Direktorat Prof. Jörg Tarnow

Prof. Dr. med. Jörg Tarnow, FRCA (Abb. 4)

Geboren am 22.05.1940 in Wilhelmshaven; 1960–1966 Studium der Humanmedizin in Kiel; 1966 Promotion zum Dr. med.; 1968 ärztliche Approbation; 1968/1969 Ableistung des Grundwehrdienstes am Bundeswehrlazarett Kiel, Marine-Stabsarzt der Reserve; 1970–1973 Facharztweiterbildung am Institut für Anästhesiologie des Universitätsklinikums Charlottenburg der Freien Universität Berlin (Eberlein); 1973 Anerkennung als Facharzt für Anästhesiologie; 1975 Habilitation an der Medizinischen Fakultät der Freien Universität Berlin; 1978 Weiterbildung am Department of Anesthesia des Massachusetts General Hospital und des Children's Hospital Center, Harvard Medical School, Boston, USA; 1979 Berufung auf eine C2-Professur für Anästhesiologie an der Freien Universität Berlin; 1980 Gastaufenthalte an den Departments of Anesthesia der Cleveland Clinic Foundation, der University of Utah in Salt Lake City und am Emory University Hospital in Atlanta; 1984 Gastaufenthalte an den Departments of Anesthesia an der Stanford University sowie am Texas Heart Institute in Houston; 1987 Verleihung des Dr. Heinrich-Dräger-Preises; 1987 Berufung auf den Lehrstuhl für Anästhesiologie der Heinrich-Heine-Universität Düsseldorf; 1992 Wahl zum Fellow des Royal College of Anaesthetists (FRCA).

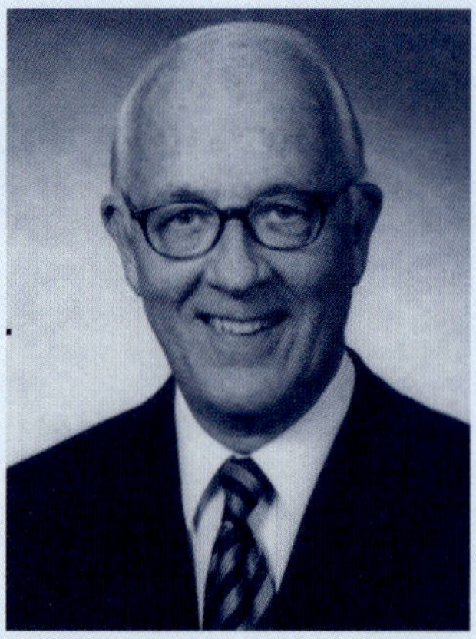

Abb. 4. Jörg Tarnow

Anästhesie

Mit der Neubesetzung des Lehrstuhls 1987 war der Wechsel von einem Mitglied der aus der Chirurgie stammenden Gründergeneration der deutschen Anästhesiologie zu einem Repräsentanten der zweiten (a priori aus der Anästhesiologie stammenden) Generation des stark expandierenden Faches vollzogen. Hiermit ging einher zunächst eine bauliche Sanierung des klinischen Instituts sowie – in mehreren Schritten – eine flächendeckende Ausstattung mit modernen Narkosebeatmungsgeräten sowie Monitoren. Im Zuge der notwendig gewordenen Aufstockung des Personalschlüssels wurden außerdem Stellen für eine Dokumentationsassistentin sowie einen Diplomingenieur geschaffen, um den wachsenden Anforderungen an die Dokumentation von Anästhesieleistungen sowie gesetzliche medizintechnische Auflagen (MedGV) erfüllen zu können. Die zunehmende Komplexität der operativen

Eingriffe sowie das gestiegene Alter und die Komorbidität der Patienten gingen einher mit einer Differenzierung der Anästhesieverfahren sowie einem höheren Überwachungsaufwand (Bestimmung der Narkosetiefe mittels EEG, Überwachung der Rückenmarkfunktion bei Resektion thorakoabdomineller Aortenaneurysmen bzw. komplexen orthopädischen Eingriffen an der Wirbelsäule mittels evozierter Potenziale, Einführung der transösophageale Echokardiographie). Auch die Einführung fremdblutsparender Verfahren (Cellsaver) sowie von Schnelltransfusionssystemen (RIS) sind in diesem Zusammenhang zu nennen. Engpässe der intensivmedizinischen Bettenkapazität erforderten eine Aufstockung der Aufwachraumplätze (von anfangs 7 auf jetzt 25). Der Ablaufoptimierung diente schließlich auch die Einrichtung eines Anästhesieambulanzbetriebes, wodurch die Vorbereitung auf die Anästhesie schon Tage vor dem geplanten Eingriff möglich wurde und Wartezeiten vermindert werden konnten.

Der über viele Jahre von Professor Dr. med. Ingrid Podlesch geleitete Anästhesie- und Intensivbereich der Klinik für Kiefer- und Plastische Gesichtschirurgie wurde im April 1999 wieder in das Zentrum für Anästhesiologie eingegliedert, das nunmehr alle operativen Kliniken zentral versorgt. Mit der Inbetriebnahme des Erweiterungsbaus des Zentrums für Operative Medizin I (4 Operationssäle) im November 1999 waren zusätzliche Leistungsanforderungen verbunden. Im Jahre 2001 wurde damit begonnen, ein Datenmanagementsystem für die Onlinedatenerfassung einzurichten (von der DFG positiv begutachteter HBFG-Antrag). Für die Aufgaben in der Krankenversorgung (ca. 17.000 Anästhesien, Intensivtherapie, Schmerztherapie, Forschung und Lehre) stehen 77 ärztliche Mitarbeiterinnen und Mitarbeiter zur Verfügung, davon 7 ÄiP (Stand 11/2001).

Intensivmedizin

Mit durchschnittlich 15 belegbaren Betten erwies sich die Operative Intensivtherapiestation CI03 angesichts steigender Versorgungsanforderungen [Transplantationschirurgie, thorakoabdominelle Aorteneingriffe, zunehmender Bedarf an Nierenersatzverfahren (venovenöse Hämofiltration, Hämodiafiltration)] als zu klein dimensioniert. Mit Inbetriebnahme der neuen Intensivtherapiestation CIA1 (1999) stehen nunmehr 20 Betten in Einzelzimmern zur Verfügung. Neben Patienten der Allgemein- und Unfallchirurgie, der Herz- und Thoraxchirurgie sowie der großen Gefäßchirurgie werden jetzt auch Patienten nach ausgedehnten orthopädischen und kieferchirurgischen Eingriffen behandelt, sodass erneut eine Kapazitätsgrenze erreicht ist. Neben dem ärztlichen Leiter (Prof. Dr. E. Müller) sind 2 Oberärzte mit langjähriger intensivmedizinischer Erfahrung, 4 weitere Fachärzte und 3 Rotationsassistenten auf der Intensivstation eingesetzt. Im Jahre 2001 wurden knapp 1900 Patienten behandelt.

Schmerztherapie

Im Juni 1991 konnte dank der großzügigen Unterstützung durch die Ute-Huneke-Stiftung die Ambulanz für Schmerztherapie ihren Betrieb aufnehmen. 2 Fachärzte und 1 Fachkrankenschwester betreuen derzeit jährlich ca. 550 Patienten mit chronischen Schmerzen, die Mehrzahl davon ambulant. Insgesamt werden 3300 ärztliche Leistungen pro Jahr erbracht. Regelmäßig wird eine interdisziplinäre Schmerzkonferenz abgehalten, bei der Patienten vorgestellt und Therapiekonzepte erarbeitet werden. In der studentischen Lehre wird die Ringvorlesung „Pathophysiologie und Therapie chronischer Schmerzzustände“ angeboten, die sich auch dank hochrangiger auswärtiger Dozenten einer hohen Attraktivität erfreut. Die Ambulanz ist von der DGAI als Fortbildungsstätte für die berufsbegleitende qualifizierte Fortbildung in der Speziellen Schmerztherapie anerkannt.

Um den steigenden Ansprüchen chirurgischer Patienten an eine effektive postoperative Schmerztherapie gerecht werden zu können, wurde ein „Rund-um-die-Uhr-Akutschmerzdienst“ eingerichtet, der jährlich fast 1000 Patienten mit einer kontinuierlichen bzw. patientenkontrollierten Schmerztherapie versorgt.

Forschung und Lehre

Unter dem Ordinariat Tarnow wurden zusätzliche Anstrengungen unternommen, die Forschungsleistungen in weiterhin enger Kooperation mit dem Institut für Experimentelle Anästhesiologie zu steigern. Die wissenschaftlichen Schwerpunkte umfassten u. a. die Wirkungen von Lokalanästhetika auf Struktur und Funktion von Nervenfasern; die Wechselwirkungen zwischen Atempumpe und Kreislauf; die pulmonale Hypertonie bei akutem Lungenversagen; Insulinresistenz und Sepsis; die Funktion und Beeinflussbarkeit nozizeptiver Systeme; den Einfluss einer Sympathikusblockade auf die neurohumorale Kreislaufregulation, die Blutvolumenverteilung und die Funktion des linken Ventrikels; funktionelle Beziehungen zwischen Endothel und Venenschmerz; Beziehungen zwischen HZV und Sauerstoffverbrauch unter Anästhesiebedingungen und dem Einfluss von Katecholaminen; spezielle Aspekte der pulmonalen Zirkulation und Sauerstoffverbrauch der Lunge unter Bedingungen der extrakorporalen Zirkulation; Einfluss von Anästhetika auf den Reperfusionsschaden des Herzens. Anfang 2002 wurde ein molekularbiologisches Labor in Betrieb genommen.

Von 1988 bis 2001 wurden 23 begutachtete Drittmittel projekte gefördert (darunter 11 Einzelprojekte durch die DFG sowie weitere 3 DFG-Projekte innerhalb der Sonderforschungsbereiche 351 und 1919). Im selben Zeitraum wurden 350 Originalarbeiten in Zeitschriften mit Gutachtersystem publiziert und 26 Preise an Wissenschaftler unseres Zentrums verliehen, darunter der Carl-Ludwig-Schleich-Preis (1989 und 1993), der Karl-Thomas-Preis

(1990 und 1999), der Hans-Killian-Preis (1990), der E.K.-Frey-Preis (1992), der Zentraleuropäische Anästhesiepreis (1995), der August-Bier-Preis (1998), der Fresenius-Forschungsförderungspreis der DGAI (1997 und 2000) sowie der Edens-Preis (1999). Im genannten Zeitraum wurden 54 Promotionen abgeschlossen, 13 Wissenschaftler habilitierten sich. Die wissenschaftliche Leistungsfähigkeit des Düsseldorfer Zentrums ist auch dadurch dokumentiert, dass sich unter den 27 Spitzenforschern des Faches Anästhesiologie[1] 3 Wissenschaftler aus Düsseldorf (J.O. Arndt, J. Peters, J. Tarnow) befinden.

Arndt trat 1999 in Ruhestand. Das Institut für Experimentelle Anästhesiologie wurde als selbständige wissenschaftliche Einrichtung aufgelöst und damit auch die Struktur des aus 2 Instituten bestehenden Zentrums für Anästhesiologie, das in Klinik für Anaesthesiologie umbenannt wurde. Die Experimentelle Anästhesiologie wird nunmehr unter weitgehendem Erhalt personeller und räumlicher Ressourcen als Sektion der Klinik für Anästhesiologie weitergeführt.

In der studentischen Lehre wurde bereits 1992 (lange vor entsprechenden ministeriellen Erlassen) eine Evaluation der Lehrqualität in den beiden Pflichtlehrveranstaltungen „Akute Notfälle und erste ärztliche Hilfe" und „Praktikum der Notfallmedizin" sowie im Unterricht für Studenten im Praktischen Jahr eingeführt und aus den Ergebnissen wiederholt qualitätsverbessernde Konsequenzen gezogen. Unsere Bemühungen um die Qualität der Lehre in der Notfallmedizin wurden mit dem Golden Helix Award-Förderpreis gewürdigt (1994).

Anhang

Habilitationen

- **Zindler, Martin** (1958) Künstliche Hypothermie für Herzoperationen mit Kreislaufunterbrechung. Untersuchen über physiologische Veränderungen, Entwicklung einer Methode, Ergebnisse bei 100 Vorhofseptumdefektoperationen
- **Pulver, Karl-Georg** (1966) Klinische Erfahrungen mit verschiedenen Methoden zur künstlichen Kardioplegie für Operationen am offenen Herzen oder an den großen Gefäßen. Untersuchungen an 1000 Patienten, die in der Zeit von 1959 bis 1965 wegen kardiovaskulärer Fehler mit Hilfe der extrakorporalen Zirkulation in der Chirurgischen Klinik Düsseldorf operiert wurden
- **Dudziak, Rafael** (1966) Über die Wirkung von Halothan, Fentanyl, Dehydrobenzperidol und Propanidid auf den Sauerstoffverbrauch und den Coronardurchfluss des Warmblüterherzens
- **Podlesch, Ingrid** (1968) Atmung und Säure-Basenhaushalt des Hundes und ihre Beeinflussung durch Sedativa und Schmerzmittel unter Sauerstoffüberdruck
- **Lennartz, Herbert** (1969) Der Einfluss der Hypothermie auf Herz und Kreislauf und auf die Wirkung kreislaufaktiver Pharmaka bei verschiedenen Narkosen. Tierexperimentelle Untersuchungen
- **Purschke, Reinhard** (1974) Untersuchungen zur Zuverlässigkeit der Schlagvolumenbestimmung aus der Aortenkurve. Tierexperimentelle Ergebnisse und Langzeitbeobachtung bei Patienten
- **Falke, Konrad** (1977) Extrakorporaler Gasaustausch mit der Membranlunge bei experimentellem Lungenschaden – Untersuchungen über die Auswirkungen verschiedener Perfusionsrouten auf die Oxygenation
- **Huse, Klaus** (1977) Die kontrollierte Hypotension mit Nitroprussidnatrium in der Neuroanästhesie
- **Siepmann, Hermann Paul** (1977) Zur Herzwirkung von Inhalationsanaesthetica. Der isolierte Katzenpapillarmuskel als Myokardmodell
- **Strasser, Klaus** (1978) Lumbale Periduralanästhesie in der Geburtshilfe. Ergebnisse anhand von 2171 Geburtsverläufen
- **Freye, Enno** (1980) Die Bedeutung der Opiat-Rezeptoren im Gehirn für Blutdruck, Herzfrequenz, Baroreflexfunktion und Vigilanz. Eine Studie an wachen und narkotisierten Hunden
- **Wüst, Hans Joachim** (1981) Veränderungen der Herz-Kreislauffunktion während aortofemoraler Bypassoperationen. Vergleich der Wirkung der Neurolept-, Halothan- und der kontinuierlichen Epiduralanästhesie
- **Inoue, Kazuo** (1981) Vagaler Herztonus und Herzfrequenz unter dem Einfluss von Injektionsanaesthetika
- **Steinhoff, Heinz-Hagen** (1982) Ausscheidungsfunktion und Hämodynamik der Niere bei intermittierender maschineller Beatmung (IMV) und kontrollierter maschineller Beatmung (CMV). Beobachtungen an wachen Menschen und narkotisierten Hunden
- **Grote, Bernhard** (1983) Untersuchungen zum Metabolismus von Halothan beim Menschen nach Gabe von Phenobarbital
- **Fournell, Artur** (1985) Kontinuierliches Monitoring der O_2-Aufnahme und des Herzzeitvolumens in der Intensivmedizin. Untersuchungen zur Zuverlässigkeit und Aussagekraft der Methoden bei Patienten mit Mitralklappenersatz

▼

- **Lipfert, Peter** (1989) Wirkungen und Nachwirkungen pharmakologisch induzierter Leitungsblockaden auf Funktion und Struktur von Warmblüternerven
- **Peters, Jürgen** (1990) Wechselwirkungen zwischen Atempumpe und Kreislauf – Eine tierexperimentelle Untersuchung
- **Radermacher, Peter** (1992) Venöse Beimischung bei Patienten mit pulmonaler Hypertonie im Rahmen eines akuten Lungenversagens: Analysemethoden und Vasodilatatoreffekte
- **Klement, Wolfgang** (1993) Die sensorische Innervation der Venenwand: Eigenschaften, pharmakologische Beeinflussbarkeit und Funktion eines rein nozizeptiven Systems des Menschen
- **Hopf, Hans-Bernd** (1994) Segmentale Periduralanästhesien: Ausdehnung der Sympathikusblockade und ihre Bedeutung für die neurohumorale Kreislaufregulation des Menschen
- **Stühmeier, Klaus-Dieter** (1997) Blutvolumenverteilung unter lumbaler und segmental-thorakaler Epiduralanästhesie am Menschen. Bedeutung der Blockadeausdehnung und des Atemwegsdrucks für die regionale Gefäßfüllung, speziell des Herzens und des Splanchnikusgebietes, sowie deren Beeinflussung durch vasoaktive Pharmaka
- **Holthusen, Holger** (1998) Über die funktionellen Beziehungen zwischen Endothel, Venenschmerz und perivenösen Ödemen
- **Schlack, Wolfgang** (1998) Untersuchungen über die Wirkungen zervikothorakaler Sympathikusblockaden auf die Funktion des linken Ventrikels
- **Scheeren, Thomas Werner** (1999) Beziehungen zwischen Herzminutenvolumen und Sauerstoffverbrauch bei Inhalationsanästhesien und unter dem Einfluss von Katecholaminen. Eine Studie an wachen Hunden
- **Loer, Stephan Alexander** (1999) Spezielle Aspekte der pulmonalen Zirkulation sowie der Sauerstoffversorgung der Lunge – Experimentelle und klinische Untersuchungen
- **Zucker, Tom-Philipp** (2000) Über den Einfluss des Eikosanoidsystems auf die Mitogenese koronarer Myozyten
- **Hartmann, Matthias** (2000) Interaktionen und Kompartimentierungen von Signaltransduktionsvorgängen: Experimentelle Untersuchungen an Myokard und Endothel
- **Preckel, Benedikt** (2002) Untersuchungen der Wirkung von Inhalationsanästhetika auf den Reperfusionsschaden des Herzens
- **Kindgen-Milles, Detlef** (2002) Prophylaxe und Behandlung pulmonaler Funktionsstörungen in der operativen Intensivmedizin: Grundlagen und klinische Effektivität von nasal appliziertem kontinuierlich positivem Atemwegsdruck

Berufungen auf Lehrstühle

Prof. Dr. M. Zindler (1962, Düsseldorf); Prof. Dr. R. Dudziak (1972, Frankfurt/M.); Prof. Dr. H. Lennartz (1976, Marburg); Prof. Dr. J.O. Arndt (1980, FU Berlin); Prof. Dr. K. Falke (1988, FU Berlin); Prof. Dr. J. Peters (1996, Essen)

Außerplanmäßige Professuren

Prof. Dr. K.-G. Pulver (1971); Prof. Dr. R. Purschke (1979); Prof. Dr. K. Huse (1980); Prof. Dr. H. Siepmann (1982); Prof. Dr. K. Strasser (1983); Prof. Dr. E. Freye (1985); Prof. Dr. H.J. Wüst (1986); Prof. Dr. K. Inoue (1989); Prof. Dr. P. Lipfert (1994); Prof. Dr. E. Müller (1999)

Informationen aus dem Internet

Weitere Informationen, auch zu aktuellen Forschungsschwerpunkten und Publikationen, über die Homepage der Klinik: http://www.uni-duesseldorf.de/WWW/MedFak/Anaesthesiologie/zentrum2.htm

Fußnoten zu Unterkap. 4.3.8

1 S. Lehrl (Hrsg.) Die führenden Medizinforscher, Vless-Verlag, Ebersberg 1995

4.3.9 Friedrich-Alexander-Universität Erlangen-Nürnberg Klinik für Anästhesiologie

W. Schwarz, H. Schwilden, J. Schüttler

Die Anfänge

Erlangen war am 24.01.1847 Schauplatz einer der ersten Äthernarkosen in Deutschland, die der damalige Ordinarius für Chirurgie, Johann Ferdinand Heyfelder, an dem 26-jährigen Schuhmachergesellen Michael Gegner ausführte. In den knapp 6 Wochen vom 24.01. bis 10.03.1847 folgten über 100 Äthernarkosen, die Heyfelder in einer kleinen Monographie, die noch im März 1847 erschien, sorgfältig beschrieb und auswertete.

Der Chemiker Ernst von Bibra und der Physiologe Emil Harless, die als Fakultätskollegen an den klinischen Narkoseversuchen von Heyfelder teilnahmen, waren vom Phänomen „Anästhesie" so fasziniert, dass sie sogleich eine experimentelle Untersuchung der Ätherwirkung begannen und die Ergebnisse als Buch bereits im April 1847 veröffentlichten. Zeitgenössische Rezensenten bewerteten die klinischen und experimentellen Beiträge aus Erlangen sehr anerkennend.

Kaum 14 Tage nachdem der Geburtshelfer James Young Simpson aus Edinburgh bei systematischen Selbstversuchen mit Assistenten und Bekannten am 14. November 1847 die anästhetische Wirkung des Chloroforms entdeckt hatte, wurde das neue Anästhetikum auch schon im deutschsprachigen Raum angewandt. Heyfelder in Erlangen war auch diesmal einer der Ersten. Am 01.12.1847 begann er mit der klinischen Erprobung. Seine guten Erfahrungen bewogen ihn, in seiner weiteren klinischen Praxis das Chloroform zu bevorzugen. Er wusste aber auch um die Gefährlichkeit dieses Mittels und forderte deshalb neben der Operationsassistenz auch mindestens „2 Gehilfen für die Inhalationen des Chloroforms", wobei der eine die Lagerung überwachen sollte, während sich der andere voll und ganz der Anästhesieführung und dem Patienten – heute würde man sagen: der Überwachung der Vitalfunktionen – widmen sollte.

Operateure verschiedener Fachrichtungen am Erlanger Universitätsklinikum haben immer wieder über klinische Untersuchungen mit neuen Narkosemitteln und -methoden berichtet. Als ein wichtiger Beitrag soll hier beispielhaft die Weiterentwicklung der Periduralanästhesie nach Dogliotti durch Kurt Denecke erwähnt werden. Die sog. „Plombenperidurale" – genannt nach der Gelatineplombe zur segmentalen Begrenzung der Anästhesie – war in der Erlanger Chirurgie bis Mitte der 1950er-Jahre das Vefahren der Wahl auch bei großen Operationen.

Den entscheidenden Entwicklungsschub für die Etablierung der Anästhesie an der Medizinischen Fakultät und am Klinikum der Universität in Erlangen bedeutete der Wechsel in der Leitung der Chirurgischen Klinik im Jahr 1955. Prof. Dr. med. Gerd Hegemann wusste von seiner vorhergehenden Wirkungsstätte, der Chirurgischen Universitätsklinik in Marburg, um den Wert einer professionalisierten Anästhesie. Er suchte sich für die neu zu errichtende Anästhesieabteilung an seiner Klinik einen leitenden Arzt, der sein Wissen und Können gewissermaßen an der Quelle erworben hatte, in Amerika. Er fand ihn in der Person von Dr. med. Heinz-Otto Silbersiepe, der nach Medizinstudium und Pflichtassistentenzeit in seiner Geburtsstadt Berlin als Resident am Department of Anesthesiology des Georgetown Medical Center in Washington D.C. gearbeitet hatte, bevor er am 01.04.1956 seinen Dienst in Erlangen antrat. Bereits nach einem halben Jahr ging Silbersiepe wieder zurück in die USA. Immerhin tauchte der Name Silbersiepe bei der erstmaligen Nennung der Anästhesie in der Ankündigung der Vorlesung „Allgemeine Chirurgie und Anästhesie" im Vorlesungsverzeichnis für das Wintersemester 1956/57 auf.

Als Nachfolger für Silbersiepe kam am 01.10.1956 Dr. med. Helmut Schaudig aus Würzburg. Er hatte sich während seiner 2-jährigen Weiterbildung in Wuppertal zunehmend der Anästhesie gewidmet und war zwischenzeitlich ein halbes Jahr zu einem Intensivtraining in der Anästhesie an der Nissen'schen Klinik in Basel gewesen. Er arbeitete 1 Jahr lang – bis zu seiner Facharztanerkennung – als Anästhesist und wechselte dann 1957 endgültig wieder in die Chirurgie.

Die Leitung der Anästhesieabteilung ging ab dem 01.10.1957 auf den in Fürth geborenen Dr. med. Erich Kirchner über, der in Erlangen studiert und promoviert hatte. Er hatte die Anästhesie bei Rudolf Frey in Heidelberg erlernt.

Nach 13 Monaten, am 31.10.1958, wurde die Stelle erneut vakant. Vorübergehend wurde Dr. med. Erich Rügheimer, der 1956 selbst die Facharztanerkennung für Anästhesie erlangt hatte, wie schon bei früheren Gelegenheiten als Kommissarius beauftragt. Mit Wirkung vom 01.01.1959 trat dann Dr. med. Karl-Hans Bräutigam seinen Dienst als Leiter der Anästhesieabteilung an. Seine Weiterbildung hatte er in Remscheid begonnen, dann ein halbes Jahr experimentell-pharmakologisch gearbeitet und seine Weiterbildung in der Anästhesie anschließend in Bielefeld fortgesetzt. Auch Bräutigam blieb nur ein halbes Jahr und wechselte bereits zum 01.07.1959 als Chefarzt der Anästhesie an das Katharinenhospital nach Stuttgart.

Hegemann bot nun Rügheimer (◘ Abb. 1), der 1958 auch den Facharzt für Chirurgie zuerkannt bekommen hatte, die Weiterführung der Abteilung an. Die Ernennung zum Oberarzt der Chirurgischen Klinik erfolgte 1960, 1964 die Habilitation. Mittlerweile hatte sich auch der Aufgabenbereich der „Anästhesie-Abteilung" über die Chirurgische Klinik hinaus auszuweiten begonnen. 1961 wurde nach der Berufung eines neuen Ordinarius für Hals-Nasen-Ohren-Heilkunde die anästhesiologische Be-

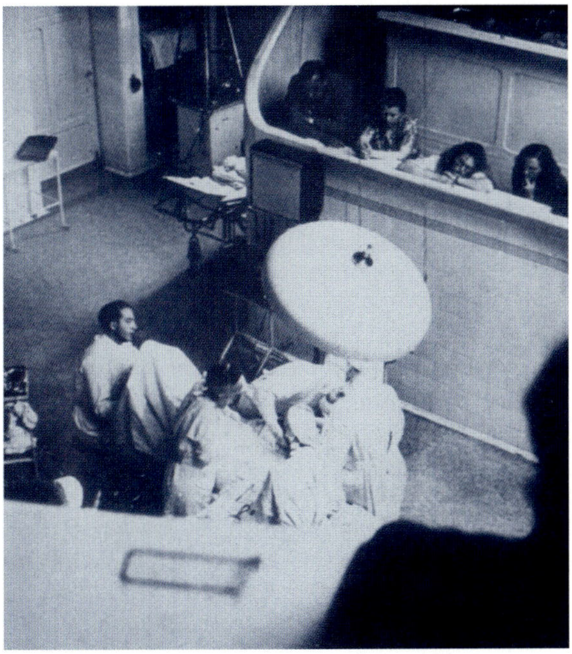

■ Abb. 1. Erich Rügheimer bei einer Äthernarkose (1953)

treuung dieser Klinik übernommen. Ein Jahr später folgten die Kiefer-, Augen- und Frauenklinik. Damit waren die ersten Schritte in Richtung einer zentralen Anästhesieeinrichtung für das gesamte Klinikum getan. 1964 wurde ein neuer Operationstrakt für die Chirurgische Klinik in Betrieb genommen, mit zunächst 7 und später 9 Operationssälen.

Entsprechend den Empfehlungen des Wissenschaftsrates von 1960 stellte die Erlanger Fakultät bereits 1961 einen Antrag auf Neuerrichtung eines Extraordinariats für Anästhesie, welches dann im Haushalt 1963 genehmigt wurde. Das bayerische Staatsministerium für Unterricht und Kultus folgte dem Vorschlag der Fakultät und berief zum 01.04.1966 Rügheimer auf dieses erste Extraordinariat für Anästhesiologie an einer bayerischen Universität.

Die akademische Antrittsvorlesung mit dem Thema „Die Bedeutung der Anästhesie für die operative Medizin" fand knapp 2 Jahre später am 17.02.1968 statt und bereits am Ende des gleichen Jahres beantragte die Fakultät, gestützt auf die Empfehlung des Wissenschaftsrates im selben Jahr, die Anhebung des außerordentlichen Lehrstuhls für Anästhesiologie zum Ordinariat. Die Ernennung zum ordentlichen Professor erfolgte zum 01.09.1970. Nach weiteren 4 Jahren wurde die „Anästhesie-Abteilung" schließlich in „Institut für Anaesthesiologie der Universität" umbenannt. Damit war die Verselbständigung der Anästhesiologie als eigenständiges Fach innerhalb der Medizinischen Fakultät der Universität Erlangen-Nürnberg inhaltlich und formal zum Abschluss gekommen und man konnte sich seither dem weiteren personellen und strukturellen Ausbau widmen.

1970–1995 Direktorat Prof. Erich Rügheimer

Prof. Dr. med. Erich Rügheimer (■ Abb. 2)

Geboren am 16.02.1926 in Nürnberg; 1946–1951 Studium der Medizin an der Friedrich-Alexander-Universität (FAU) Erlangen; ab 1951 Volontär-Assistent an der Chirurgischen Klinik der Universität Erlangen (Goetze); 1953 Promotion zum Dr. med. (Über die Möglichkeiten der präoperativen Bestimmung der Operationsfähigkeit mit Hilfe der Spirografie); ab 1953 wissenschaftlicher Assistent der Chirurgischen Klinik, Erlangen (Goetze); Neben der chirurgischen Ausbildung zunehmende Hinwendung zur Anästhesie; 1956 Facharztanerkennung für Anästhesie; 1958 Facharztanerkennung für Chirurgie; 1960 Oberarzt der Chirurgischen Klinik und Leiter der Anästhesieabteilung; 1964 Habilitation (Die Bedeutung der Vagusdurchtrennung für die pulmonalen Komplikationen nach hoher Ösophagusresektion); 1966 Extraordinarius für Anästhesiologie und Vorstand der Abteilung; 1970 Berufung auf das Ordinariat für Anästhesiologie an der Medizinischen Fakultät der FAU Erlangen; 1974 Erhebung der Abteilung zum selbständigen zentralen Institut für Anaesthesiologie; 1974–1979 Dekan der Medizinischen Fakultät; 1994 Ernennung zum Ehrenmitglied der Deutschen Gesellschaft für Anästhesiologie und Intensivmedizin; 1994 Professor emeritus.

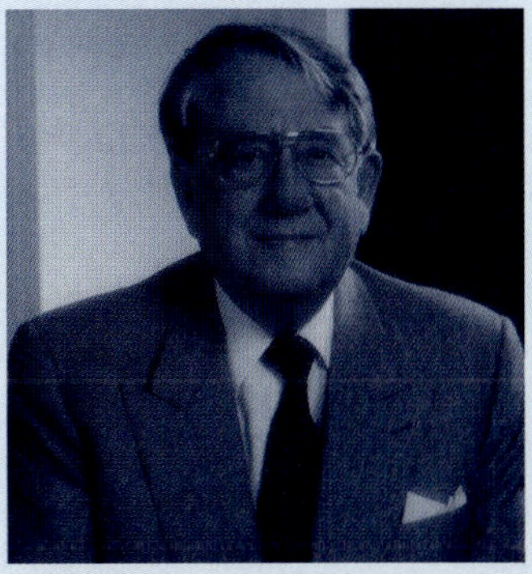

■ Abb. 2. Erich Rügheimer

Ordinariat und Klinik

Bei der Übernahme der Anästhesieabteilung durch Rügheimer im Jahre 1959 hatte die Anästhesie 3 Operationssäle mit 4 Tischen und zeitweise einem 5. Tisch für die Chirurgische Poliklinik zu versorgen. Die Vorbereitung bestand aus 1 Raum, in dem auch das Instrumentarium wiederaufbereitet werden musste. Als Mitarbeiter standen dem Abteilungsleiter 2 Assistenzärzte und 2 Schwestern zur Verfügung, die noch auf die selbständige Durchführung von Narkosen geschult waren. Mit der sukzessiven Zentralisierung der anästhesiologischen Versorgung der dezentral gelegenen operativen Kliniken und Einrichtungen sowie der Erweiterung der operativen Kapazitäten durch Neubauten (Chirurgische Klinik 1964, Kopfklinikum 1978) wuchs die Anzahl der Mitarbeiter: 1971 waren es 53 (29 Ärzte, 17 Pflegekräfte, 3 Verwaltungsangestellte und 4 MTAs), 1984 bereits 104 (56 Ärzte, 39 Pflegekräfte, 3 Verwaltungsangestellte, 5 MTAs und 1 Medizintechniker) und 1995 am Ende der Dienstzeit von Rügheimer 153 (74 Ärzte, 64 Pflegekräfte, 7 Verwaltungsangestellte, 5 MTAs, 2 Medizintechniker und 1 Arbeiter).

Nach Fertigstellung des sog. Labortrakts der Chirurgischen Klinik im Jahr 1968 erhielt die Anästhesieabteilung erstmalig zusammenhängende Diensträume für den Abteilungsleiter, 3 Oberärzte, 2 Sekretariate und ein klinisches Akutlabor. Erst in den Jahren 1979–1984 konnten durch Umbau- und Instandsetzungsmaßnahmen im Gebäude der ehemaligen Neurochirurgischen Klinik dringend notwendige Räume für die Anästhesie geschaffen werden (Bibliothek, Unterrichtsraum, wissenschaftliche Labors, Medizintechnik und Gerätepflege, wissenschaftliche Grafik und Fotolabor, Dienst- und Büroräume). Im Februar/März 1990 konnten schließlich – nach fast 20-jähriger Antrags- und Planungszeit! – die Institutsräume (Direktion, Oberärzte, Bibliothek, Unterrichtsraum, wissenschaftliche Labors, Anästhesieambulanz) im neu erbauten „Verbindungsbau" zwischen Chirurgischer und Medizinischer Klinik bezogen werden. Medizintechnik und Schmerzambulanz verblieben in den bisher genutzten Räumen.

Bereits in seiner Dissertation hatte sich Rügheimer mit der Lungenfunktion als einem entscheidenden Parameter für die Operationsfähigkeit beschäftigt. Anfang der 1970er-Jahre wurde nach amerikanischen Vorbildern ein „Inhalatorium" eingerichtet, wo die stationären Patienten der Chirurgischen Klinik mit unzureichender Lungenfunktion präoperativ ein Atemtraining und ggf. eine medikamentöse Inhalations- oder eine IPPB-Therapie erhielten. 1980 konnte diese Einrichtung zu einer Abteilung für Atemtherapie mit Lungenfunktionslabor erweitert und ausgebaut werden, wo zunehmend auch Patienten dezentraler operativer Kliniken untersucht und behandelt wurden. Beim Umzug in den Neubau im Jahr 1990 wurde daraus schließlich eine Anästhesieambulanz, wo neben der kompletten präanästhesiologischen Diagnostik und Therapie auch die Prämedikation von Patienten für ambulante Eingriffe durchgeführt werden kann.

Schmerztherapie

Im Frühjahr 1985 war das Institut maßgeblich an der Gründung eines interdisziplinären Arbeitkreises zur Förderung von Schmerzforschung und Praxis der Schmerztherapie beteiligt. Diese „Schmerzkonferenz" war und ist für alle schmerztherapeutisch interessierten Fachgebiete offen. Die beteiligten Kliniken stellen Patienten vor und beraten gemeinsam über die therapeutischen Möglichkeiten. Im Februar 1988 wurde eine eigene anästhesiologische Schmerzambulanz eingerichtet, die im Juli 1990 in die renovierten Räume der bisherigen Atemtherapie umziehen konnte. Das Team der Schmerzambulanz versorgt im Rahmen eines postoperativen Schmerzdienstes stationäre Patienten mit Schmerzkathetern und Schmerzpumpen. Zusätzlich werden stationäre und ambulante chronisch schmerzkranke Patienten, insbesondere auch Palliativpatienten behandelt und betreut.

Intensivmedizin

Ende der 1950er-Jahre wurde in der Erlanger Chirurgischen Klinik als einer der ersten in der Bundesrepublik eine Wachstation eingerichtet. Musste anfänglich für beatmungspflichtige Patienten noch eine Handbeatmung – wenn es sein musste, rund um die Uhr – organisiert werden, kam hier später der erste Engström-Respirator zum Einsatz. An den Planungsarbeiten für eine neue Station, die 1968 in Betrieb ging, war die Anästhesie maßgeblich beteiligt. Bei Besuchen in herzchirurgischen Kliniken in den USA hatte man deren großräumige Wachstationen kennen gelernt. Dieses Vorbild ging in die Konzeption des chirurgischen Wachsaals ein, der als Großraumsystem mit 3 Sälen und 3 Boxen für die isolierte Behandlung von Patienten (in den ersten Jahren hauptsächlich Tetanuspatienten) gestaltet wurde. Diese damals modernste Station hatte selbst wieder Vorbildcharakter für andere Neubauten. Die Anästhesie wurde von Anfang an in die therapeutische Betreuung der Intensivpatienten hinsichtlich der Aufrechterhaltung der Vitalfunktionen interdisziplinär eingebunden. Allerdings verblieb die Station bis 1995 unter organisatorischer Leitung der Chirurgischen Klinik. Erst im Vorfeld der praktisch gleichzeitigen Neubesetzung der Lehrstühle für Chirurgie und Anästhesiologie wurde entsprechend der Vereinbarung zwischen den Fachgesellschaften für Chirurgie und Anästhesiologie ein Beschluss der Medizinischen Fakultät erwirkt, der sich für eine Übertragung der organisatorischen Leitung dieser interdisziplinär belegten operativen Intensivstation auf die Anästhesie aussprach. Dieser Fakultätsbeschluss wurde vom Bayerischen Staatsministerium für Wissenschaft, Forschung und Kunst im Rahmen der Wiederbesetzung des Lehrstuhls für Anästhesiologie zum 01.06.1995 vollzogen.

Notfallmedizin

Am 01.03.1974 übernahm das Institut für Anaesthesiologie die ärztliche Versorgung des vom Kreisverband Erlangen-Höchstadt des Bayerischen Roten Kreuzes bereitgestellten Notarztwagens für die Stadt Erlangen und das Umland auf der Grundlage eines dreiseitigen Vertrages zwischen der Universität, der Stadt Erlangen und dem Bayerischen Roten Kreuz. Das Notarztsystem in Erlangen wurde von Anfang an als stationäres System eingerichtet, d. h. der Notarztwagen ist an der Klinik stationiert und der Notarzt rückt bei Alarmierung durch die Rettungsleitstelle stets auf dem Wagen mit aus. Die Einsatzfrequenz hat sich bereits nach wenigen Jahren bei rund 2.600 Einsätzen pro Jahr eingependelt. Das notfallmedizinische Engagement der Erlanger Anästhesie fand ihren Niederschlag seit 1978 auch beim Aufbau und in der maßgeblichen Mitarbeit ihrer Ärzte am Hubschrauberstandort „Christoph 27" (Standort: Flughafen Nürnberg).

Forschungsaufbau und Lehre

Die Eigenständigkeit der Erlanger Anästhesiologie in der akademischen Lehre begann mit der Erteilung der Lehrbefugnis an Rügheimer nach dessen Habilitation. Die zunächst 1-stündige Vorlesung „Anästhesie und Inhalationsnarkose", wie sie im Vorlesungsverzeichnis zum Sommersemester 1965 ausgedruckt war, erhielt im darauf folgenden Semester den Titel „Anästhesie und Reanimation" und wurde ab dem Wintersemester 1966/67 – jetzt unter dem Titel „Anästhesie und Wiederbelebung" – ergänzt durch eine zweite Lehrveranstaltung „Erste Hilfe" mit praktischen Unterweisungen. Ab dem Wintersemester 1973/74 wurden dann erstmals als interdisziplinäre Veranstaltung gemeinsam mit Chirurgen, Kardiologen und Pädiatern „Praktische Übungen für akute Notfälle und Erste Hilfe" angeboten. Dieser interdisziplinäre Ansatz ließ sich in den folgenden Jahre nicht durchhalten und wurde von einem aufgefächerten Angebot der verschiedenen Kliniken (zumeist Vorlesungen) abgelöst. Auf Initiative der Studenten werden seit 1985 unter organisatorischer Leitung der Anästhesie – entsprechend den Vorgaben der Approbationsordnung – „Praktische Übungen für akute Notfälle und Erste Ärztliche Hilfe" wieder als scheinpflichtige interdisziplinäre Lehrveranstaltung (6. Studiensemester) der Medizinischen Fakultät der Universität Erlangen-Nürnberg durchgeführt. Ein wichtiger Schritt war dann noch die Einführung des Praktikums der Notfallmedizin für den 2. klinischen Studienabschnitt, dessen Ausgestaltung in Erlangen komplett die Anästhesie übernahm. Neben diesen Pflichtveranstaltungen differenzierte sich auch das sonstige Lehrangebot für die Studenten aus allen Teilgebieten der Anästhesiologie immer mehr aus.

Forschung, wenn neben der hohen klinischen Belastung in den Anfangsjahren überhaupt Zeit dazu blieb, war zunächst in erster Linie klinische Forschung, orientiert an den praktischen Fragen der klinischen Praxis im Operationssaal und auf der Intensivstation. Für experimentelle Untersuchungen war man auf die Zusammenarbeit mit der experimentellen Chirurgie und theoretischen Instituten der Fakultät angewiesen. Dissertation und Habilitation von Rügheimer markieren das schwerpunktmäßig bearbeitete Forschungsfeld während seiner Amtszeit: die respiratorische Insuffizienz beim chirurgischen Patienten als Risikofaktor für Anästhesie und Operation, als akute Komplikation des traumatisierten und operierten Patienten, als Anlass zum aggressiven therapeutischen Eingreifen bis hin zur maschinellen Beatmung einschließlich technischer Entwicklungen (künstliche Nase, flexible Trachealkanüle, Sicherheitssystem zur Verhütung der Diskonnektion im Beatmungssystem). Die Schaffung einer eigenen Infrastruktur mit Forschungslabors ermöglichte dann auch die Etablierung eigener Arbeitsgruppen und Forschungsprojekte mit einem weiten Spektrum von der tierexperimentellen Intravitalmikroskopie der Lunge und anderer Organe über tierexperimentelle Vorhaben zu Stoffwechsel und Ernährung bei Sepsis und nach Trauma bis hin zu immunzytologischen Untersuchungen im Zusammenhang mit der Diagnostik und der Therapie von Sepsis und Multiorganversagen, klinisch-pharmakologischen Untersuchungsvorhaben mit neuen intravenösen Kurznarkotika und Muskelrelaxanzien sowie der Entwicklung und Erprobung eines Neuromonitorings im klinischen Einsatz.

Medizintechnik

Cooper und Mitarbeiter hatten in einer 1984 publizierten Analyse von Anästhesiezwischenfällen herausgefunden, dass rund 70% aller von ihnen untersuchten gefährlichen Zwischenfälle in der Anästhesie auf menschlichem Versagen beruhen. Diese Studie bestärkte die Erlanger Anästhesie unter Rügheimer in der konsequenten Weiterverfolgung ihres bereits seit 1979 schrittweise umgesetzten Konzepts zur Sicherheit in der Anästhesie. Es begann 1979 – noch vor Inkrafttreten der Medizingeräteverordnung – mit der Implementierung einer eigenen Arbeitsgruppe Medizintechnik unter Leitung eines Diplom-Ingenieurs, die zunächst für die Sicherstellung der Betriebsbereitschaft des Geräteparks der Anästhesie in den Operationssälen und auf der Intensivstation zuständig war.

Weiterbildungskonzepte und Fortbildung

Neben der Ausbildung der Studenten konzentrierte man sich v. a. auch auf die Entwicklung didaktischer Konzepte für die Weiter- und Fortbildung der ärztlichen und pflegerischen Mitarbeiter. Ein wichtiger Schritt in dieser Richtung war die Einführung eines klinischen Propädeutikums im Jahre 1980, das alle ärztlichen Mitarbeiter in der Anästhesieambulanz (Lungenfunktion, kardiologische Diagnostik), in der Abteilung für Transfusionsmedizin (hämatologische Diagnostik) und in der Medizintechnik (Grundlagen der Technik von Beatmungs- und Narkosebeatmungsgeräten, Gerätetraining) durchlaufen, bevor sie zum ersten Mal in der klinischen Anästhesie tätig werden; d. h. die angehenden Mitarbeiter werden durch ein gezieltes „learning for doing" systematisch auf den Einstieg in die klinische Praxis vorbereitet. Rügheimers didaktische Analyse der Weiterbildung identifizierte neben dieser ersten Risikoschwelle beim Übergang vom Studium zur klinischen Tätigkeit noch eine zweite Risikoschwelle, nämlich die Konfrontation mit neuen Tätigkeitsbereichen nach der klinischen Grundausbildung. Auch hier versuchte man in Erlangen neue Wege zu einer effizienteren Vermittlung sicherheitsrelevanter Informationen durch

Blockkurse und die Bereitstellung von Grundlagen- und Expertenwissen an den Anästhesiestützpunkten und in den OPs. Die von Rügheimer formulierte konsequente Weiterführung seines didaktischen Konzepts durch ein systematisches „learning by simulation" gelang seinem Nachfolger 1996 durch Implementierung des „Erlanger Anästhesiesimulators", des ersten „Full-Scale-Simulators" in der deutschen Anästhesiologie.

Das Erlanger Anästhesieinstitut zeichnete für eine große Zahl von nationalen und internationalen Symposien verantwortlich, wie z. B. Jahrestagung DGAW 1974 in Erlangen, Kongress für Fachkrankenpflege 1977, 7. Weltkongress der Anästhesiegesellschaften 1980 in Hamburg, 20. Bayerischer Anästhesistentag 1990 in Erlangen, 6 Internationale Erlanger Anästhesiesymposien, 11 Erlanger Anästhesieseminare und 11 wissenschaftliche Workshops.

Rügheimer wurde im März 1994 emeritiert und leitete das Institut noch bis zur Wiederbesetzung des Lehrstuhls. Am 01.06.1995 erfolgte die Ernennung von Prof. Dr. med. Jürgen Schüttler zum neuen Ordinarius für Anästhesiologie und zum Direktor der jetzigen Klinik für Anästhesiologie. Mit dem Dienstantritt von Schüttler übernahm die Anästhesie die organisatorische Verantwortung für die Interdisziplinäre Operative Intensivstation mit 25 Betten an der Chirurgischen Universitätsklinik. Das Institut für Anaesthesiologie wurde aufgrund dieser Tatsache in Klinik für Anästhesiologie umbenannt.

Seit 1995 Direktorat Prof. Jürgen Schüttler

Prof. Dr. med. Jürgen Schüttler (◘ Abb. 3)

Geboren am 19.12.1953 in Bonn; 1974–1980 Studium der Medizin an der Rheinischen Friedrich-Wilhelms-Universität Bonn (RFWU); ab 1981 Assistenzarzt am Institut für Anästhesiologie der Universität Bonn (Stoeckel); 1982 Promotion zum Dr. med. (Klinische Pharmakokinetik von Fentanyl unter besonderer Berücksichtigung eines respiratorischen Rebound-Phänomens) (RFWU); 1982–1983 Postdoctoral Fellow am Department of Anesthesia der Stanford University School of Medicine, USA (Stanski, White); 1985 Facharztanerkennung für Anästhesiologie; 1985 Oberarzt am Institut für Anästhesiologie der RFWU Bonn; 1986 Habilitation (Pharmakokinetische und -dynamische Modellbildung für die intravenösen Anästhetika Ketamin, Etomidat und Propofol) und Venia Legendi für das Lehrgebiet Anästhesiologie (RFWU); 1990 Leitender Oberarzt an der Klinik für Anästhesiologie und spezielle Intensivmedizin der Universität Bonn; 1991 Ernennung zum apl. Professor; 1995 Berufung auf den Lehrstuhl für Anästhesiologie der Friedrich-Alexander-Universität Erlangen-Nürnberg und Direktor der Klinik für Anästhesiologie des Universitätsklinikums Erlangen.

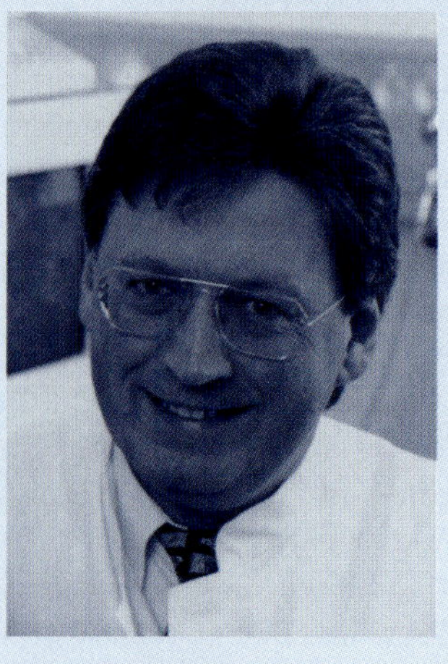

◘ Abb. 3. Jürgen Schüttler

Klinische Anästhesie

Die Kliniken des Universitätsklinikums Erlangen sind großteils noch in überalterten Gebäuden untergebracht, die den heutigen Anforderungen weder funktionell noch hinsichtlich des Patientenkomforts entsprechen. Die bauliche Erneuerung, die in den 1970er-Jahren mit dem Neubau des Kopfklinikums begonnen wurde, wird nun nach einer fast 20-jährigen Unterbrechung wieder mit Nachdruck vorangetrieben. Ein erster Abschnitt des Nichtoperativen Zentrums ist im April 2002 in Betrieb gegangen. In Kürze wird mit dem Neubau des Chirurgischen Zentrums (Bettenhaus und Funktionsbau) sowie dem Neubau der HNO-Klinik in Anbindung an das Kopfklinikum begonnen. Die Klinik für Anästhesiologie ist maßgeblich an den Planungsarbeiten beteiligt, insbesondere kann die Klinik bei der Diskussion der Dimensionierung der OP-Kapazitäten Leistungsdaten aus der Anästhesiedokumentation beitragen, da ein durchgängiges OP-Dokumentationssystem erst im Aufbau ist.

Der Gerätebestand der Klinik bedurfte einer dringenden Erneuerung und konnte nahezu komplett durch mehrere Großgeräteanträge nach dem Hochschulbauförderungsgesetz auf den aktuellen Stand der Technik gebracht werden. Dadurch konnte eine deutliche Steigerung der Patientensicherheit aufgrund verbesserter Überwachungs- und Therapiemöglichkeiten erzielt werden. Erwähnenswert ist in diesem Zusammenhang, dass an jedem Anästhesiearbeitsplatz in den OPs und für jeden Behandlungsplatz auf der Intensivstation Neuromonitoring mittels EEG zur Verfügung steht, das ggf. durch weitere Verfahren wie TCD- oder EP-Messungen ergänzt werden kann. Das nach Übernahme des Lehrstuhls eingeführte Beleglesersystem für die Anästhesiedokumentation (Medlinq) wird derzeit – ebenfalls im Rahmen eines Großgeräteantrages – flächendeckend durch ein Onlinedokumentationssystem (Narkodata) abgelöst.

Die Klinik für Anästhesiologie am Klinikum der Universität Erlangen-Nürnberg versorgt derzeit 50 anästhesierelevante Arbeitsplätze, wovon 33 ständig betriebene und 17 zeitweise genutzte, sog. Nebenarbeitsplätze sind. Zur postoperativen Überwachung existieren 9 Aufwachstationen, in denen insgesamt 41 Patienten z. T. „rund um die Uhr" betreut werden können. In den Operationssälen werden jährlich etwa 23.500 Anästhesien durchgeführt. Etwa 40% der Patienten durchlaufen das präoperative Risikoevaluationsprogramm in der Anästhesieambulanz, die als zentrale Einrichtung auch die Lungenfunktionsdiagnostik für alle Patienten der operativen Kliniken durchführt.

Durch die Übernahme der Interdisziplinären Operativen Intensivstation, zusätzliche Aufgaben im Bereich der Notfallmedizin und den erheblichen Zuwachs an Drittmittelstellen im Forschungsbereich stieg die Anzahl der Mitarbeiter auf etwa 330 (100 Ärzte und Wissenschaftler, über 200 Pflegekräfte und 24 technische und Verwaltungsangestellte).

Schmerztherapie

Zwar können Schmerzpatienten mit schwierigen Erkrankungsmustern in der interdisziplinären Schmerzkonferenz vorgestellt und mit den beteiligten Kollegen Therapiemöglichkeiten und -strategien diskutiert werden, die Behandlung selbst wird dann jedoch bisher monodisziplinär ambulant oder stationär in den Kliniken für Anästhesiologie, Neurologie, Orthopädie und Psychiatrie durchgeführt. Da die aktuelle Versorgungssituation für chronische Schmerzpatienten auch im niedergelassenen Bereich in Mittelfranken unzureichend ist, wurde vom Planungsausschuss für die Hochschulklinika in Bayern im Sommer 2001 ein Antrag des Universitätsklinikums Erlangen auf Schaffung eines Zentrums für interdisziplinäre Schmerztherapie (ZIST) einhellig begrüßt und seine Finanzierung – als eines der ganz wenigen neuen Projekte in Bayern – durch die Krankenkassen zugesagt. Die Räume für das Zentrum werden im Mai 2003 in einer durch Umzug frei gewordenen Etage des Gebäudes eingerichtet, in dem sich bereits die zentralen Räume und die Abteilung für Experimentelle Anästhesiologie der Klinik und die Anästhesieambulanz befinden. Die Schmerzambulanz der Klinik kann ebenfalls in diesem Bereich untergebracht werden, was zu Synergieeffekten führen wird und logistische Vorteile bezüglich des Personaleinsatzes bietet. Der geschäftsführende Leiter der neuen Therapieeinheit ist Dr. Reinhard Sittl, der die Schmerztherapie über viele Jahre an der Erlanger Klinik auf höchstem Niveau etabliert hat. Die Nutzung von Betten für die Realisierung teilstationärer und stationärer Therapiekonzepte unter Einbeziehung der Palliativmedizin im Rahmen des ZIST ist ebenfalls gesichert.

Intensivmedizin

Im Zuge einer notwendigen technischen Sanierung des zentralen Operationstraktes der Chirurgischen Klinik konnte bereits kurz nach dem Lehrstuhlwechsel auch die Interdisziplinäre operative Intensivstation (IOI) komplett saniert werden. Sie bietet nach der Neugestaltung heute – auch der Gerätebestand konnte im HBFG-Verfahren erneuert werden – das gesamte Spektrum intensivmedizinischer Überwachungs- und Behandlungsmöglichkeiten auf dem neuesten Stand der Technik und präsentiert sich in einer freundlichen, patientenzugewandten Atmosphäre. Die Station verfügt über eine Kapazität von 24 Betten und übernimmt interdisziplinär die Behandlung von Patienten aus allen operativen Fachgebieten. Das Patientenspektrum umfasst in der Hauptsache polytraumatisierte Patienten, die postoperative Betreuung nach herzchirurgischen und großen viszeral- und unfallchirurgischen Eingriffen sowie nach Organtransplantationen und langwierige intensivtherapeutische Problempatienten des Klinikums. Derzeit werden fast 2000 Patienten pro Jahr mit einer durchschnittlichen Liegedauer von 3–4 Tagen behandelt, wobei der Beatmungsanteil über 80% liegt. Ein besonderer Schwerpunkt – auch im Hinblick auf die intensivmedizinische Forschung – ist die pharmakokinetisch und -dynamisch begründete Therapiesteuerung durch Anwendung von konsequentem Drug-, Immun- und Neuromonitoring. Weiterhin werden eine Reihe von Forschungsprojekten realisiert, die die Weiterentwicklung moderner Informations- und Datenverarbeitungstechnologien beinhalten und durch Dr. Frank Bremer maßgeblich initiiert und vorangetrieben wurden.

Notfallmedizin

Neben dem Notarztdienst, der durch Abschluss eines Vertrages zwischen der Kassenärztlichen Vereinigung Mittelfranken und dem Rettungszweckverband Nürnberg nach einigen Diskussionen in den zurückliegenden Jahren jetzt längerfristig an die Klinik für Anästhesiologie gebunden ist, wurde 2001 im Gebiet des Rettungszweckverbandes Nürnberg offiziell das Leitender-Notarzt-System installiert. Den Dienst am Standort Erlangen (zuständig für das Stadtgebiet Erlangen und den Landkreis Erlangen-Höchstadt) teilen sich Ärzte der Klinik für Anästhesiologie und Kollegen aus Höchstadt. Die Klinik für Anästhesiologie hat diesen Dienst im Rahmen eines Modellprojekts bereits seit 1996 aufgebaut und durchgeführt. Die Erfahrungen am Standort Erlangen sind bei der bayernweiten Einführung des Leitenden Notarztes mit eingeflossen. Der seit November 1998 in Erlangen stationierte Intensivtransportwagen (ITW) wurde durch ein Pilotprojekt mit dem Bayerischen Roten Kreuz initiiert und ist mit Ärzten der Klinik für Anästhesiologie besetzt. Weiterhin wurde ein innerklinisches Notfallversorgungssystem etabliert und die Konzeption für die Katastrophenplanung des Klinikums mit einem der modernsten computergesteuerten nachrichtentechnischen Alarmierungssysteme erarbeitet. Neben intensiven Forschungsaktivitäten (Reanimations- und Ischämieforschung, Multicenterstudien) unterstützen eine Reihe von Kursen und Symposien die Bemühungen um eine konsequente Fortentwicklung der Notfallmedizin. Dabei sind die nunmehr im 8. Jahr stattfindenden **Erlanger Notfallmedizinischen Tage** mit jeweils rund 800 Teilnehmern als besonders erfolgreiche Veranstaltung hervorzuheben.

Studentische Lehre und Weiterbildung

Im Rahmen seiner Berufung wurden Schüttler die Mittel für die Beschaffung eines sog. „Full-Scale-Simulators" bewilligt. Der „Erlanger Anästhesiesimulator", der anlässlich der Antrittsvorlesung von Schüttler am 22.06.1996 in Betrieb genommen werden konnte, war die erste derartige Einrichtung in der deutschen Anästhesiologie. Der Simulator ist heute durchgängig sowohl in der studentischen Ausbildung als auch in der ärztlichen Weiter- und Fortbildung im Einsatz.

Im Rahmen des inzwischen breiten Angebots von 18 Vorlesungen, Praktika, praktischen Übungen, Visiten und Kolloquien für den akademischen Unterricht haben die 2 von der Approbationsordnung geforderten scheinpflichtigen notfallmedizinischen Veranstaltungen besonderes Gewicht. Während in den praktischen Übungen für akute Notfälle und erste ärztliche Hilfe im 1. klinischen Abschnitt das praktische Üben an „Part-Task-Simulatoren" und das Megacode-Reanimationstraining im Vordergrund stehen, erfolgt der Unterricht des Praktikums für Notfallmedizin im 2. klinischen Abschnitt in Kleinstgruppen (4 Studenten, 2 Tutoren) ganztätig im Anästhesiesimulator. Reproduzierbar werden dabei den Studenten grundlegende Kenntnisse und Fähigkeiten in Arzneimitteltherapie, Atemwegsmanagement, Notfalldiagnostik und -therapie vermittelt, die sie „hands on" unmittelbar anwenden können. Am Tag danach begleiten diese Studenten einen Anästhesisten bei seinem Einsatz im OP. Dieser Simulatorkurs wurde von den Studenten über mehrere Semester als jeweils beste klinische Lehrleistung an der Medizinischen Fakultät der Universität Erlangen-Nürnberg bewertet. Der Initiator des Erlanger Anästhesiesimulators und seine Arbeitsgruppe wurden mit dem Preis für gute Lehre 2001 des Bayerischen Staatsministeriums für Wissenschaft, Forschung und Kunst für dieses besonders innovative Lehrkonzept ausgezeichnet.

Die Studenten im 3. klinischen Abschnitt, die ihr Praktisches Jahr in der Anästhesiologie absolvieren (ca. 50 pro Jahr), erhalten eine 1-wöchige „Einführung in die klinische Anästhesiologie im Anästhesiesimulator" (5–6 Studenten, 2 Tutoren), bevor sie erstmalig unter Anleitung eines persönlichen Tutors in der klinischen Anästhesie eingesetzt werden.

Über die universitären Lehrveranstaltungen hinaus ist die Klinik für Anästhesiologie mit ihrem Simulator gegenwärtig auch Kooperationspartner der Medizinischen Fakultät an der Charité, Berlin, in dem innovativen Projekt **Meduc@se**, das durch das Bundesministerium für Bildung und Forschung (BMBF) gefördert wird. Ziel dieses Projektes ist es, das Konzept des fallorientierten Lernens durch Weiterentwicklung einer multimedialen Softwareoberfläche (Erarbeitung relevanter Krankheitsbilder und deren Implementierung in Trainingsmodulen) entscheidend zu verbessern und praktisch am Simulator zu evaluieren.

Das Konzept des „Klinischen Propädeutikums" erfuhr inzwischen durch die Einbeziehung des Anästhesiesimulators eine konsequente Weiterentwicklung. Wesentliche Kenntnisse und Fertigkeiten können besser am Simulator eingeübt und trainiert werden. Deshalb steht heute am Anfang der Weiterbildung ein Simulatorkurs, der die jungen Mitarbeiter systematisch auf den Einstieg in die klinische Praxis vorbereitet. Die Arbeit am Simulator begleitet die Mitarbeiter nicht nur wiederkehrend während der Weiterbildungszeit, sondern dieses Instrument hat seinen Wert auch bereits für die Fortbildung nachhaltig erwiesen, insbesondere für das sog. „Crisis Resource Management" (CRM), bei dem es um den Erwerb und das Training der fachlichen und menschlichen Kompetenzen für den Umgang mit anästhesiologischen Krisensituationen geht.

Die Tradition der Erlanger Fortbildungsveranstaltungen, Kongresse und Symposien wurde konsequent fortgesetzt z. B. durch die Jahrestagung der European Society for Computing and Technology in Anaesthesia and Intensive Care (1997) sowie Symposien zur intravenösen Anästhesie (1996) oder zum Stellenwert von Stickoxydul (2000). Das Konzept der Hands-on-Ausbildung durch Hospitationskurse in der Erlanger Klinik in den Bereichen totale intravenöse Anästhesie, Schmerztherapie, Anästhesiezwischenfallmanagement, Sepsistherapie und Notfallmedizin wurde erheblich intensiviert, sodass im Schnitt fast jede Woche ein Kurs mit 9–20 externen Teilnehmern stattfindet.

Forschung

Nach dem Amtsantritt von Schüttler wurde die Schwerpunktsetzung in der Forschung erweitert und konnte durch die Neueinrichtung eines Extraordinariats für Experimentelle Anästhesiologie verstärkt werden, das im Juni 1996 mit Prof. Dr. Dr. Helmut Schwilden besetzt wurde.

Prof. Dr. med. Dr. rer. nat. Helmut Schwilden (▫ Abb. 4)

Geboren am 10.03.1949 in Krefeld; 1967–1973 Studium der Physik und Mathematik, 1976 Promotion zum Dr. rer. nat.; 1976–1983 Studium der Medizin – alles an der Rheinischen Friedrich-Wilhelms-Universität Bonn; 1978–1988 wissenschaftlicher Assistent am Institut für Anästhesiologie der Universität Bonn

▼

(Stoeckel); 1982 Promotion zum Dr. med.; 1987 Facharztanerkennung für Anästhesiologie; 1987 Habilitation und Venia Legendi für das Lehrgebiet Anästhesiologie; 1988–1991 Medizinischer Leiter der Paul-Martini-Stiftung; 1991 Berufung auf eine Professur für Klinisch-pharmakologische Anästhesiologie der Universität Bonn; 1996 Berufung auf das Extraordinariat für Experimentelle Anästhesiologie der Friedrich-Alexander-Universität Erlangen-Nürnberg.

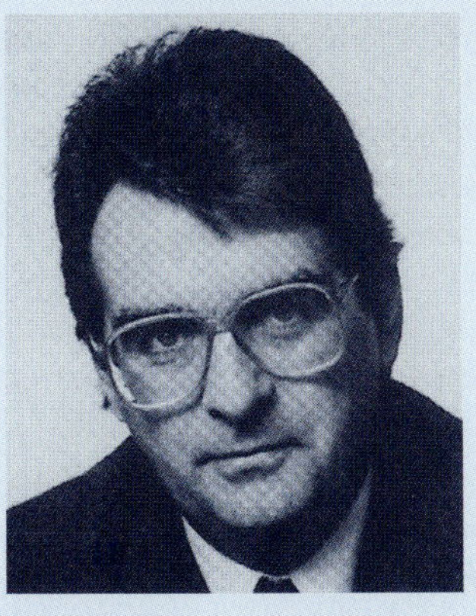

Abb. 4. Helmut Schwilden

Durch die Berufungsverhandlungen Schüttlers konnte neben zusätzlichen Stellen für die Patientenversorgung auch ein Zuwachs um 2 Stellen für Wissenschaftler erzielt werden, deren Bestand in der Abteilung durch die klinikumsweit eingeführte getrennte Budgetierung von Lehre und Forschung dauerhaft gesichert wurde. Die vorhandenen Forschungsflächen wurden durch Umstrukturierung und einen geringen Zuwachs der Räumlichkeiten auf insgesamt ca. 700 m² vergrößert.

Neben dem etablierten Forschungsschwerpunkt **Sepsis und ARDS** wurden die Bereiche **Klinische Arzneimittelforschung** und **Klinische Schmerzforschung** maßgeblich verstärkt. Dabei subsummiert die klinische Arzneimittelforschung jegliche anästhesiebezogenen klinisch-pharmakologischen Forschungsansätze in der Anästhesiologie sowie der Intensiv- und Notfallmedizin. Der Bereich Klinische Schmerzforschung konnte durch die Etablierung einer Arbeitsgruppe aus dem Emmy-Noether-Stipendienprogramm der DFG sowie durch Kooperation mit den Grundlagenfächern Pharmakologie und Physiologie und enge Einbindung in den Sonderforschungsbereich **Pathobiologie der Schmerzentstehung und Schmerzverarbeitung (SFB 353)** ausgebaut werden, wobei das Interesse der aktuellen Forschungsbemühungen auf die Aufklärung von Mechanismen der Hyperalgesie gerichtet ist. Die beiden Schwerpunkte **Automatisierung diagnostischer und therapeutischer Prozesse** und **Simulation des anästhesiologischen Patienten und des Anästhesiearbeitsplatzes** kamen neu hinzu.

Eine monatliche Forschungskonferenz bildet den Rahmen für die notwendigen Koordinierungsaufgaben bei den Forschungsprojekten untereinander und in Zusammenhang mit der Krankenversorgung. Seit 1996 konnten Drittmittel im Durchschnitt von 1 Mio EUR pro Jahr sowohl durch begutachtete Projekte (DFG, BMBF, Bayerische Forschungsstiftung) als auch im Rahmen von Arzneimittelprüfungen eingeworben werden. Diese dienten zur Freistellung von Ärzten für die klinische Forschung sowie der Finanzierung von anderen Wissenschaftlern und Ergänzung der Grundausstattung. Die Forschungsbemühungen der letzten 5 Jahre wurden mit 11 Preisen (u. a. Sertürner Preis 1998, Förderpreis für Schmerzforschung der DGSS 1999, Förderpreis „Palliativmedizin" der Deutschen Gesellschaft für Palliativmedizin 2001) ausgezeichnet und fanden in über 150 Publikationen in begutachteten Zeitschriften ihren Niederschlag. 58 Promotionsarbeiten sowie 5 Habilitationen wurden abgeschlossen. 5 Mitarbeiter konnten durch Stipendien (DFG, Elan-Fonds der Fakultät) zu ein- und mehrjährigen Forschungsaufenthalten an ausländischen Universitäten (z. B. Harvard Medical School) oder andere Forschungseinrichtungen (z. B. MPI für neurologische Forschung, Köln) beurlaubt werden.

Informationstechnologie und Datenverarbeitung

Waren in den Gründungs- und Etablierungsjahren des Fachgebietes die Fragen der Medizintechnik mit den Schwerpunkten Beatmung und Monitoring von hoher Bedeutung, so sind heute die Probleme der Informationstechnologie und Datenverarbeitung in den Vordergrund gerückt. Dieser Entwicklung Rechnung tragend wurde kurz nach dem Lehrstuhlwechsel eine Abteilung **Informationstechnologie in Anästhesie und Intensivmedizin** aufgebaut, was durch die Bewilligung eines HBFG-Antrages für Rechnerarbeitsplätze maßgeblich unterstützt wurde. Unter der Leitung von Dr. Norbert Lutter wurde der systematische Aufbau eines Kliniknetzes mit Rechnerarbeitsplätzen an nahezu allen klinischen und den wissenschaftlichen und administrativen Arbeitsplätzen konsequent vorangetrieben. Das elektronische Patientendatenmanagement in Anästhesie, Intensivtherapie, Notfallmedizin und Schmerzklinik wurde in der Klinik für Anästhesiologie nahezu flächendeckend mit verschiedenen Lösungen realisiert. Zusätzlich wird an einer Reihe von größeren Forschungsprojekten (BMBF) gearbeitet, die im Bereich der Informationstechnologie, Telemedizin und der Anwendung von modernen Monitoring- und Therapiemethoden angesiedelt und mit hohen Drittmittelzuwendungen (BMBF, Bayerische Forschungsstiftung) verbunden sind.

Qualitätsmanagement

Am Klinikum der Universität Erlangen-Nürnberg sind in den letzten Jahren vielfältige Aktivitäten zur Evaluation und Verbesserung der Qualität in Krankenversorgung,

4

Forschung und Lehre gestartet worden, an denen auch die Klinik für Anästhesiologie maßgeblich beteiligt ist. Bisher konnten im klinischen Bereich folgende Projekte realisiert werden:

- Erstellung eines Risk-Management-Gutachtens für die Klinik für Anästhesiologie durch Prof. Dr. Dr. K. Ulsenheimer, München
- Einführung eines Klinikmanuals Anästhesie
- Einführung einer postanästhesiologischen Visite zur Evaluation der Anästhesie und zur Optimierung der Patientenzufriedenheit
- Informationsbroschüre der Klinik für Anästhesiologie im Rahmen des klinikumweiten Informationsprojekts
- Evaluation für ein zentrales OP-Management für die Operationssäle im Gebäude der Chirurgischen Klinik
- Durchführung einer Mitarbeiterbefragung im Arztdienst der Klinik für Anästhesiologie
- Etablierung einer Qualitätsmanagementkonferenz an der Klinik für Anästhesiologie
- Einführung des Patientendatenmanagementsystems „Narkodata"
- Erarbeitung und Einführung eines Konzepts für die differenzierte Indikation zum Einsatz von Blutgerinnungspräparaten
- Einführung eines Vorschlags- und Beschwerdewesens an der Klinik für Anästhesiologie.

Die weiteren Schritte sind insbesondere auf die Erarbeitung und Einführung weiterer klinikinterner Standards (Manuals für Intensivtherapie, Notfallmedizin, Schmerztherapie, Arbeitsrichtlinien, SOPs u. a.), die Optimierung des Gerätemanagements sowie die Einführung eines Patientendatenmanagementsystems für den Bereich Intensivmedizin gerichtet.

Anhang

Habilitationen

- **Rügheimer, Erich** (1964) Die Bedeutung der Vagusdurchtrennung für die pulmonalen Komplikationen nach hoher Ösophagusresektion
- **Opderbecke, Hans Wolfgang** (1977) Anästhesie und ärztliche Sorgfaltspflicht
- **Pasch, Thomas** (1979) Erweiterung der Lehrbefugnis auf „Physiologie und Anästhesiologie". (1974, Physiologie) Die Bestimmung des Eingangswiderstands arterieller Teilgebiete aus transkutan registrierten Druck- und Strompulsen
- **Grimm, Herbert** (1981) Die Veränderungen des Herzrhythmus in der Einleitungsphase von Allgemeinnarkosen
- **Brandl, Martin** (1983) Die Bedeutung der Atemtherapie für die postoperativen Lungenkomplikationen
- **Kamp, Johann Dieter** (1985) Das Risiko der postoperativen Atemdepression nach der Neuroleptanästhesie
- **Kraus, Gabriele** (1990) Auswirkungen unterschiedlicher Narkoseverfahren auf kardiopulmonale, hormonelle und metabolische Parameter bei Kleinkindern
- **Jacobi, Klaus** (1991) Beitrag zum Einfluss des Anästhesieverfahrens auf den intra- und postoperativen Verlauf des Patienten: Endokrinmetabolische Parameter der Stressantwort, Lymphozytensubpopulationen, Schmerz
- **Götz, Holger** (1992) Aufwand und Nutzen der Narkoseführung im geschlossenen System beim anästhesiologischen Routinebetrieb
- **Braun, Günther Giovanni** (1993) Die Beeinflussung splanchnischer Organe durch Beatmung mit positiv-endexspiratorischen Drücken (PEEP) während hämorrhagischer Hypotension und während Endotoxingabe
- **Tschaikowsky, Klaus** (1994) Immunmodulation im Endotoxinschock. Eine tierexperimentelle Studie
- **Pscheidl, Edgar** (1994) Therapeutische Beeinflussung der Translokation von Darmbakterien infolge Reperfusion im hämorrhagischen Schock
- **Dinkel, Michael** (1995) Funktionelles, hämodynamisches und metabolisches Neuromonitoring in der Karotischirurgie. Ein klinischer Methodenvergleich
- **Hering, Werner** (1997) Pharmakokinetisch-pharmakodynamische Modellbildung mit den neuen Benzodiazepinen Ro 48–6791 und Ro 48–8684 im Vergleich mit Midazolam, unter spezieller Berücksichtigung altersspezifischer Unterschiede
- **Albrecht, Sven** (1999) Dosierungsoptimierung für das neue Opiodanästhetikum Remifentanil unter besonderer Berücksichtigung der postoperativen Schmerztherapie
- **Koppert, Wolfgang** (2001) Differenzierung peripherer und zentraler analgetischer Wirkungen intravenöser Anästhetika in humanen Schmerzmodellen
- **Schmitz, Bernd** (2002) Perioperative Neuroprotektion – Möglichkeiten des differenzierten anästhesiologischen Managements
- **Nau, Carla** (2002) Molekulare Charakterisierung der Bindungsstelle für Lokalanästhetika an verschiedenen Isoformen spannungsabhängiger Na^+-Kanäle

Professuren

- **C4-Professuren:**
  - Prof. Dr. Thomas Pasch, Institut für Anästhesiologie, Universitätsspital Zürich (16.04.1987)
  - Prof. Dr. Michael Georgieff, Klinik für Anästhesiologie, Klinikum der Universität Ulm (01.04.1992)
- **C3-Professuren:**
  - Prof. Dr. Dr. Helmut Schwilden, Extraordinarius für Experimentelle Anästhesiologie (1996)
  - Prof. Dr. Sven Albrecht, Extraordinarius für klinische Anästhesiologie (2002)
- **C2-Professuren:**
  - Prof. Dr. Martin Brandl, Prof. Dr. Michael Georgieff, Prof. Dr. Johann Dieter Kamp

Außerplanmäßige Professuren

Prof. Dr. Herbert Grimm, Prof. Dr. Klaus Jacobi, Prof. Dr. Gabriele Kraus, Prof. Dr. Hans Wolfgang Opderbecke, Prof. Dr. Jürgen Plötz, Prof. Dr. Hubert Schmitt, Prof. Dr. Klaus Tschaikowsky

Leitende Funktionen

Ehemalige Mitarbeiter der Erlanger Klinik für Anästhesiologie haben verschiedene Chefarztpositionen übernommen, u. a.: Dr. Helmut Baaske, Kreiskrankenhaus Lüdenscheid; Prof. Dr. Dieter Böhmer, Orthopädische Universitätsklinik Frankfurt/M. (später: Zentrum für Anästhesiologie und Wiederbelebung, Frankfurt/M., danach: Sportmedizinische Abteilung am Institut für Sportwissenschaften, Frankfurt/M.); Prof. Dr. Karl-Hans Bräutigam, Katharinenhospital Stuttgart; Prof. Dr. Martin Brandl, Behring-Krankenhaus Berlin-Zehlendorf; Dr. Alfred Brehm, Dr.-Otto-Gessler Krankenhaus, Lindenberg; Dr. Wolfgang Dietl, St.-Barbara-Krankenhaus, Schwandorf; Dr. Otto Dietzel, St. Marienhospital, Lünen; Priv.-Doz. Dr. Michael Dinkel, Frankenwaldklinik Kronach; Dr. Helmut Fleischhauer, Kreis- und Stadtkrankenhaus Wunsiedel-Marktredwitz; Dr. Levente Galambos, Krankenhaus Wegscheid; Priv.-Doz. Dr. Holger Götz, Franziskus-Hospital Bielefeld; Dr. Hans-Ulrich Groß, Kreiskrankenhaus Lüdenscheid; Dr. Gernot Habich, Bezirksklinikum Obermain Kutzenberg; Dr. Philipp Hamer, Waldkrankenhaus St. Marien Erlangen; Dr. Wolfgang Hartmann, Städt. Krankenhaus Forchheim; Dr. Dieter Heitmann, Kreiskrankenhaus Heidenheim; Dr. Hilmar Herbst, Städt. Kliniken Frankfurt-Hoechst; Priv.-Doz. Dr. Werner Hering, St. Marien-Krankenhaus, Siegen; Dr. Dieter Heß, Kreiskrankenhaus Buchen; Dr. Johannes Himmler, Kreiskrankenhaus St. Elisabeth, Wittlich (später St. Anna Krankenhaus, Sulzbach-Rosenberg); Dr. Roland Hinterholzinger, Klinikum Rosenheim; Dr. Walter Huber, Städtisches Krankenhaus Frankenthal; Dr. Klaus Kämmerer, AKH Hagen; Dr. Eveline Kästner, St. Elisabeth Krankenhaus, Bad Kissingen; Prof. Dr. Johann Dieter Kamp, Zentralkrankenhaus St.-Jürgen-Straße Bremen; Dr. Gerhard Kaysser, Krankenhaus Eichhof, Lauterbach; Dr. Gabriele Knorr, Kreiskrankenhaus Trostberg; Prof. Dr. Gabriele Kraus, Klinikum Siloah Hannover; Dr. Matthias Kubin, Kreiskrankenhaus Dinkelsbühl-Feuchtwangen; Dr. Kurth Kurka, Klinikum Coburg; Dr. Günther Lauer, Waldkrankenhaus St. Marien, Erlangen; Dr. Joachim Lux, Marienkrankenhaus Cochem; Dr. Jan Materak, Kreiskrankenhaus Lindau; Dr. Heidi Müller-Breitenlohner, Kliniken Dr. Erler, Nürnberg; Dr. Osamu Omuro, Kreiskrankenhaus Mainburg; Dr. Johannes Pfann, Kreiskrankenhaus des Vogelsbergkreises, Alsfeld; Dr. Roland Pöhlmann, St.-Barbara-Krankenhaus, Schwandorf; Dr. Günther Reek, Evangelisches Krankenhaus Köln; Dr. Monika Reichl, Rhön-Klinikum AG Bad Neustadt/Saale; Dr. Klaus Riethmüller, Kreiskrankenhaus Lüdenscheid; Dr. Horst Roder, Krankenhaus Martha-Maria, Nürnberg; Dr. Helmut Röllinger, Klinikum Fürth; Dr. Rosenbauer, Krankenhaus Lauf; Dr. Herbert Schmidbauer, Helfenstein Klinik, Geislingen; Dr. Hermann Schneider, Klinikum Aschaffenburg; Dr. Karl Schubert, Kreiskrankenhaus Tuttlingen; Dr. Stefan Tóth, Kreiskrankenhaus Grevenbroich; Dr. Reiner Wagner, Klinikum Landkreis Neumarkt; Dr. Helfried Wündisch, Kliniken des Landkreises Heidenheim.

Informationen aus dem Internet

Aktuelle Informationen zu Tätigkeitsspektrum, Mitarbeitern, Forschungsaktivitäten, Publikationen und Veranstaltungen sind über die Homepage der Klinik für Anästhesiologie abrufbar: http://www.anaesthesiologie.med.uni-erlangen.de

4.3.10 Universität Essen Klinik für Anästhesiologie und Intensivmedizin

J. Peters

Die Anfänge

Das Universitätsklinikum Essen ging aus den 1909 gegründeten Städtischen Krankenanstalten Essen hervor. Als in den 1950er-Jahren der Bedarf an Ausbildungsstätten für Ärzte in den klinischen Fächern stieg, empfahl der Wissenschaftsrat die Gründung neuer medizinischer Akademien. In einem Staatsvertrag wurde deshalb 1963 die Aufnahme der klinischen Ausbildung an den Städtischen Krankenanstalten Essen zum Wintersemester 1963/64 vereinbart. Die Essener Medizinische Fakultät wurde zunächst der Westfälischen Wilhelms-Universität Münster angegliedert, konnte aber mit eigenem Dekanat weitgehend selbständig handeln. Im Sommersemester 1965 wurde der Aufbau des klinischen Studiums bis hin zu den Examenssemestern abgeschlossen. Zwei Jahre später erfolgte 1967 entsprechend der ursprünglichen Planung der Übergang zur neu gegründeten Ruhr-Universität Bochum. Auf der Grundlage des Hochschulentwicklungsgesetzes wurde die Medizinische Fakultät der Städtischen Krankenanstalten Essen 1972 schließlich in die eigenständige Universität-Gesamthochschule Essen überführt. Im Zuge der Neuordnung der Hochschulmedizin ist das Universitätsklinikum Essen heute selbständige Anstalt öffentlichen Rechts, angegliedert an Medizinische Fakultät und Universität.

Während der akademischen Gründungszeit wurde auch die Basis für die heutige Klinik für Anästhesiologie und Intensivmedizin errichtet.

1961 trat Dr. med. Ludwig Stöcker als erster und zunächst einziger Fachanästhesist als einer von 4 chirurgischen Oberärzten der Chirurgische Klinik unter Leitung des Chirurgen Prof. Dr. med. Karl Kremer ein. Bereits 6 Monate später wurde Ludwig Stöcker zum leitenden Arzt einer alle operativen Kliniken versorgenden Anästhesieabteilung ernannt. Gleichzeitig erhielt er die Berechtigung zur vollständigen Weiterbildung zum Gebietsarzt für Anästhesiologie durch die Ärztekammer Nordrhein, was für die Ausbildung von Ärzten in dem jungen klinischen Fach Anästhesiologie bedeutsam war.

Nach Habilitation über den Einfluss sedierender Pharmaka auf den bronchialen Widerstand im Jahre 1969 wurde Stöcker 1972 zum Professor ernannt und erhielt 1974 den Ruf auf den neu errichteten Lehrstuhl für Anästhesiologie und die Leitung des nunmehr eigenständigen Institutes für Anästhesiologie.

1974–1995 Direktorat Prof. Ludwig Stöcker

Prof. Dr. med. Ludwig Stöcker (▫ Abb. 1)

Geboren am 25.04.1930 in Münster/Westfalen; 1951–1956 Studium der Humanmedizin in Würzburg und Frankfurt/Main; 1956 Promotion zum Dr. med. an der Universität Frankfurt; 1956–1957 Medizinalassistent, Chirurgische Abteilung, Marienkrankenhaus Witten; 1957–1958 Internship, St. Louis University, Missouri, USA; Surgical Resident, St. Louis University, Missouri, USA; 1959 Assistenzarzt, Landesfrauenklinik Bochum; 1959–1960 Assistenzarzt, Landesfrauenklinik Wuppertal (Beck, Anselmino); 1960–1961 Anästhesiologie, Universität Düsseldorf (Zindler); 1961 Forschungsabteilung für experimentelle Pharmakologie, Bayer Werke AG, Wuppertal (Wirth, Hoffmeister); 1961 Oberarzt, Chirurgische Klinik, Städtische Krankenanstalten Essen (Kremer); 1969 Habilitation (Einwirkungen gebräuchlicher Prämedikationsmittel auf den Bronchialwiderstand und die Atmung des Menschen. Atemmechanische und blutgasanalytische Untersuchungen) und Venia Legendi für das Fach Anästhesiologie an der Ruhr-Universität Bochum; 1972 Wissenschaftlicher Rat und Professor; 1974 Berufung auf den neu errichteten Lehrstuhl für Anästhesiologie am Universitätsklinikum der Universität-Gesamthochschule Essen; 1995 Professor emeritus.

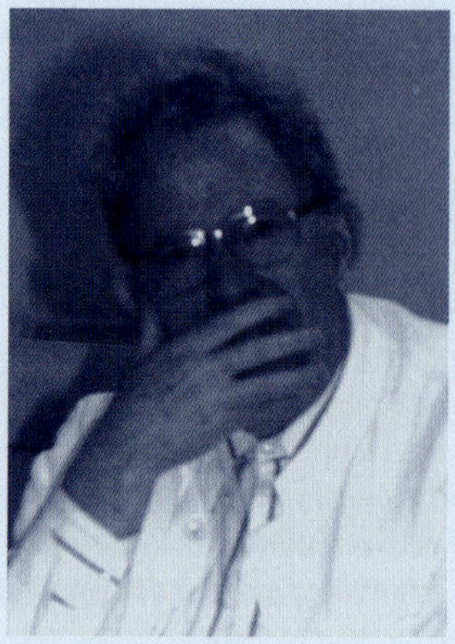

▫ **Abb. 1.** Ludwig Stöcker

Ordinariat und Klinik

Ludwig Stöcker ist einer der Pioniere der deutschen Anästhesiologie. Sein Taschenbuch der Anästhesiologie, auch der „kleine Stöcker" genannt, ist Ausdruck von großer Facherfahrung und war lange **das** Lehrbuch der Anästhesie. Er hat erfolgreich Anästhesien unter Bedingungen durchgeführt, die heute beginnende Adepten des Faches wohl dazu bringen würden, Operationssaal und Fach zu meiden. Keine der heute bei jeder Anästhesie selbstverständlichen und obligaten Überwachungsverfahren, keine modernen Beatmungsgeräte, kein ausreichender Mitarbeiterstab, von einem eigenen Etat ganz zu schweigen.

Dass für einen Arzt, der solche Probleme zu meistern hatte, eher die klinische Praxis und weniger die Wissenschaft im Vordergrund stehen konnte, liegt nahe. Bereits 1963 wurden Anästhesien für Herzoperationen mit der Herz-Lungen-Maschine durchgeführt. Darüber hinaus lag ein Schwerpunkt der anästhesiologischen Versorgung im Bereich des Essener Transplantationsprogrammes (Herz, Lunge, Niere, Leber und Pankreas), das gemeinsam mit den operativen Abteilungen aufgebaut wurde. Das Universitätsklinikum Essen erwarb den Ruf eines führenden deutschen Zentrums auf dem Gebiet der Lebertransplantationen, zu dem die anästhesiologische und intensivmedizinische Betreuung der Patienten wesentlich beitrugen.

Weitere Schwerpunkte lagen auf dem Gebiet der rückenmarksnahen Regionalanästhesien sowie deren Kombination mit einer Allgemeinanästhesie. Stöcker und seine Mitarbeiter erkannten sehr frühzeitig die Vorzüge eines kombinierten Allgemein-/Regionalanästhesieverfahrens für intraoperativen Verlauf, Aufwachphase sowie postoperative Analgesie und Patientenzufriedenheit, sodass diese Verfahren am Klinikum verbreitet und beliebt waren und sind. Darüber hinaus schuf Stöcker einen Funktionsbereich für Lungenfunktionsuntersuchungen und Anlage zentralvenöser Katheter für Patienten aller Fachdisziplinen.

Ferner engagierte er sich sehr in der Ausbildung von Ärzten und Fachpflegepersonal, eine wichtige Voraussetzung für die gute Versorgung unserer Patienten.

Zum Zeitpunkt der Emeritierung von Stöcker verfügte das Institut für Anästhesiologie über 58 ärztliche und 70 Pflegedienstplanstellen und versorgte alle operativen und nichtoperativen Disziplinen.

Intensivmedizin

Seit Errichtung des neuen Operativen Zentrums II im Jahre 1989 verfügt die Abteilung über eine eigene Intensivtherapiestation. Im Krankenhausplan sind 20 anästhesiologische Betten ausgewiesen, von denen bisher 10 Beatmungsbetten realisiert sind.

Auf der Intensivstation stehen 10 Beatmungsbetten zur Verfügung. Bis 1995 wurde die Kapazität ausgebaut und annähernd 1000 Patienten pro Jahr aus allen operativen Fachdisziplinen einschließlich Patienten nach Transplantation von Nieren und Leber behandelt. Alle aufwändigeren Verfahren (z. B. Stickstoffmonoxidsupplementation, extrakorporaler Gasaustausch, Hämofiltration, Hämodialyse) werden routinemäßig durchgeführt.

Notfallmedizin

Ein am Klinikum stationierter Notarztwagen wurde im Regel- und Bereitschaftsdienst von Mitarbeitern der Klinik und Poliklinik für Unfallchirurgie besetzt. Zwei anästhesiologische Oberärzte, die die Operationssäle der Unfallchirurgie sowie den Schockraum versorgen, wurden im Dienstplan für den Leitenden Notarzt der Stadt Essen berücksichtigt.

Seit 1996 Direktorat Prof. Jürgen Peters

Prof. Dr. med. Jürgen Peters (▪ Abb. 2)

Geboren am 05.12.1954 in Dortmund; 1973–1979 Studium der Humanmedizin in Bochum und Essen; 1980 Promotion zum Dr. med. an der Universität Gesamthochschule Essen (Meyer-Schwickerath); 1980 wissenschaftlicher Mitarbeiter, Institut für Anatomie (Brettschneider); 1980–1981 Assistenzarzt, Institut für Anästhesiologie und Wiederbelebung, Städtische Kliniken Duisburg (Montel); 1981–1985 wissenschaftlicher Mitarbeiter, Institut für Anästhesiologie, Universität Düsseldorf (Zindler); 1984 Facharztanerkennung für Anästhesiologie; 1985–1987 Attending Anesthesiologist, Department of Anesthesiology and Critical Care Medicine, The Johns Hopkins University Medical School, Baltimore, USA (Rogers); 1986 Ernennung zum Assistant Professor; 1987–1989 Forschungstätigkeit, Institut für Experimentelle Anästhesiologie (Arndt) sowie klinische Tätigkeit, Intensivstation CI03, Institut für Klinische Anästhesiologie (Tarnow), Heinrich-Heine-Universität Düsseldorf; 1990 Habilitation und Erteilung der Venia Legendi für das Fach Anästhesiologie und Oberarzt an der Heinrich-Heine-Universität Düsseldorf ; 1992 Leitender Oberarzt, Institut für Klinische Anästhesiologie, Universität Düsseldorf; 1996 Berufung auf den Lehrstuhl für Anästhesiologie und Intensivtherapie an der Medizinischen Fakultät der Universität-Gesamthochschule Essen und Ernennung zum Direktor der Klinik für Anästhesiologie und Intensivmedizin.

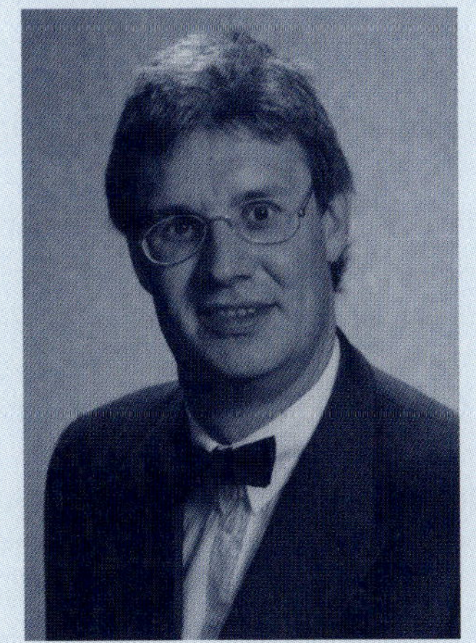

▪ **Abb. 2.** Jürgen Peters

Klinische Anästhesie

Die Komplexität operativer Eingriffe sowie die Comorbidität der Patienten und damit auch die Komplexität der Anästhesien nehmen zu. Dies kommt auch in einer deutlichen Ausweitung invasiver hämodynamischer Untersuchungsverfahren, des Transfusionsbedarfes sowie der insgesamt aufgewendeten Anästhesiezeit zum Ausdruck.

Die Zahl der Lebertransplantationen verdoppelte sich von 40–50 pro Jahr vor 1996 auf über 100 im Jahr 2001. Im Bereich der Thorax- und kardiovaskulären Chirurgie konnte die Zahl der Operationen mit Einsatz der Herz-Lungen-Maschine um 500 auf fast 1200 im Jahr 2001 gesteigert werden. Die Zahl der Lungentransplantationen nimmt ebenfalls deutlich zu. Der Neubau einer Frauenklinik und eines Herzzentrums schaffen bessere Möglichkeiten.

Intensivmedizin

Die Intensivtherapie wird weiter ausgebaut, Behandlungstage, Anteil beatmeter Patienten sowie die Anwendung von invasivem hämodynamischen Monitoring, Stickstoffmonoxidbeatmung und Nierenersatzverfahren nehmen bei unveränderter Letalität zu. Schwerpunkt ist die Behandlung von Patienten mit Lungenversagen. Hierbei kommt u. a. die extrakorporale CO_2-Elimination zur Anwendung. Ein weiterer Schwerpunkt liegt in der intensivmedizinischen Behandlung von Erwachsenen und Kindern nach Lebertransplantation, im Rahmen derer etwa 50 Patienten im Jahr betreut werden.

Notfallmedizin

Seit September 1998 wird ein am Universitätsklinikum stationierter, zuvor lediglich von Mitarbeitern der Klinik und Poliklinik für Unfallchirurgie besetzter Notarztwagen zu einem Drittel auch von Anästhesisten besetzt. Diese positive Entwicklung trägt dazu bei, dass alle ärztlichen Mitarbeiter der Abteilung die Fachkunde Arzt im Rettungsdienst und Leitender Notarzt lokal erwerben können und über Einsatzerfahrung als Notarzt in einer Großstadt verfügen.

Schmerztherapie

Seit 1997 wird das zuvor aus Internisten, Neurologen und einem Psychologen bestehende Team um einen Oberarzt und einen wissenschaftlichen Mitarbeiter der Abteilung für Anästhesiologie und Intensivmedizin paritätisch ergänzt. Ferner wird ein Akutschmerzdienst für die postoperative Schmerztherapie unter besonderer Berücksichtigung patientenkontrollierter Analgesieverfahren aufgebaut.

Zurzeit werden jährlich über 1000 Patienten mit intravenöser und epiduraler patientenkontrollierter Analgesie zur Schmerztherapie behandelt. Ferner werden über 500 ambulante und stationäre Patienten mit chronischen Schmerzen mit z. T. vielfachen Patientenkontakten betreut. Klinische Schwerpunkte sind die Behandlung von Patienten mit komplexen regionalen Schmerzsyndromen, interventionelle Therapieverfahren bei fortgeschrittenen Tumorerkrankungen sowie die Detoxifikation bei Opioidabusus.

Forschungsaufbau

Seit 1996 wurden durch die konsequenten Bemühungen von Peters 4 Schwerpunkte etabliert. Dazu zählen Herz-Kreislauf-Forschung, Physiologie und Pathophysiologie von Lunge und Atemwegen, neuromuskuläre Übertragung und Schmerztherapie.

Im Rahmen des Schwerpunktes Herz-Kreislauf werden Interaktionen von Opioid- und N-Methyl-D-Aspartat-Rezeptorsystem mit efferenter Sympathikusaktivität und Baroreflexreagibilität, sympathische Kotransmission, Einfluss von intraabdominalen und retroperitonealen Druckerhöhungen auf Drücke und Flüsse im Niederdrucksystem, Stellenwert sympathischer Kreislaufantriebe für die koronare Vasomotion, Ventrikelfunktion und septische Kardiomyopathie sowie Gefäßregulation bei systemischer Inflammation untersucht.

Im Schwerpunkt Lunge und Atemwege werden Atemwegsreagibilität, Kollateralventilation, Lungenfunktion während Allgemeinanästhesie und genmodifizierte Regulation des Atemantriebes untersucht.

Ferner werden Messmethoden zur neuromuskulären Funktionsbeurteilung evaluiert sowie die pathologische Muskelermüdung beim Intensivpatienten untersucht.

Ferner wurde eine Kooperation mit dem Department of Anesthesiology and Critical Care Medicine (Chairman: Prof. Dr. R. Jones), The Johns Hopkins University Medical School, Baltimore, USA, intensiviert und eine Kooperation mit dem Department of Clinical Neurophysiology (Leiter: Prof. Dr. G. Wallin, seit Oktober 2001: Prof. Dr. Dr. M. Elam), Universität Göteborg, Schweden aufgebaut. In beiden Abteilungen haben sich Mitarbeiter aus Essen zur klinischen und wissenschaftlichen Tätigkeit aufgehalten.

Die Abteilung besitzt ein Labor, in dem zur Unterstützung der wissenschaftlichen Mitarbeiter 2 MTAs beschäftigt werden und u. a. eine HPLC betrieben wird.

Insgesamt wurden seit 1996 über 100 Publikationen veröffentlicht. Darüber hinaus konnten Drittmittel u. a. bei der Deutschen Forschungsgemeinschaft eingeworben werden.

Die Habilitationsschrift von Priv.-Doz. Dr. med. Harald Groeben wurde mit dem August-Bier-Preis der Deutschen Gesellschaft für Anästhesiologie und Intensivmedizin im Jahr 2000 ausgezeichnet, ebenso die von Priv.-Doz. Dr. med. Peter Kienbaum mit dem Karl-Thomas-Preis sowie dem DGAI-Forschungspreis der Fresenius-Stiftung.

Die Ausweitung der anästhesiologischen Tätigkeiten in den verschiedenen Bereichen vor dem Hintergrund gestiegener, aber unzureichender Planstellenzahlen impliziert eine weiterhin schwierige Balance zwischen klinischen Erfordernissen und Forschung/Lehre.

Anhang

Habilitationen

- **Stöcker, Ludwig** (1969) Einwirkungen gebräuchlicher Prämedikationsmittel auf den Bronchialwiderstand und die Atmung des Menschen. Atemmechanische und blutgasanalytische Untersuchungen
- **Montel, Heinrich** (1976) Untersuchungen zur Wirkung von Opiaten auf zentrale noradrenerge Neurone
- **Taube, Hans Detlef** (1978) Präsynaptische Rezeptorsysteme an zentralen noradrenergen Neuronen
- **Scherer, Ralf** (1994) Tierexperimentelle Untersuchungen zur Beeinflussung des pathologisch aktivierten Gerinnungssystems durch Inhibitoren
- **Günnicker, Michael** (1996) Klinische und biochemische Untersuchungen zur positiv inotropen Therapie bei myokardialer Pumpschwäche koronarchirurgischer Patienten nach extrakorporaler Zirkulation unter dem besonderen Aspekt der präoperativen β-Blockade
- **Groeben, Harald** (1999) Bronchiale Reagibilität und Hyperreagibilität: Beeinflussung durch peridurale, intravenöse und orale Anwendung von Natriumkanalblockern
- **Giebler, Reiner** (2000) Pathophysiologie des Niederdrucksystems bei intraperitonealer und retroperitonealer CO_2-Insufflation: Untersuchungen bei minimalinvasiven Operationen am Schwein und beim Patienten
- **Kienbaum, Peter** (2002) Interaktion von Opioid-Rezeptor- und N-Methyl-D-Aspartat-Rezeptorsystem mit Sympathikusaktivität und Baoreflexreagibilität

Professuren

- Prof. Dr. Dr. W.C. Kox: Charité Universitätsklinikum, Berlin (C4)
- Prof. Dr. med. R. Scherer: Charité Universitätsklinikum, Berlin (C3)

Leitende Funktionen

37 wissenschaftliche Mitarbeiter(innen) der Abteilung sind auf Chefarztpositionen berufen worden.

Informationen aus dem Internet

Weitere Informationen zu Mitarbeitern, Publikationen und Forschungsschwerpunkten sind über die Homepage der Abteilung für Anästhesiologie und Intensivmedizin abrufbar: http://www.uni-essen.de/afai

4.3.11 Johann Wolfgang Goethe-Universität Frankfurt am Main Klinik für Anästhesiologie, Intensivmedizin und Schmerztherapie

R. Dudziak

Die Anfänge

Die Geschichte des Lehrstuhls für Anästhesiologie an der Universität Frankfurt am Main ist eng mit den Reformen der Hochschulen Ende der 1960er-Jahre verbunden. Das Fach Anästhesie entwickelte sich in der Universitätsklinik Frankfurt am Main bis zu diesem Zeitpunkt den in der Bundesrepublik Deutschland üblichen Gepflogenheiten entsprechend. Es war ein Teil der Chirurgischen Klinik ohne eigene Selbständigkeit. Seit 1952 lag es über mehr als 2 Jahrzehnte in den Händen von Prof. Dr. Helmut Vonderschmitt. Zunächst als Assistent der Chirurgischen Klinik, die damals unter der Leitung von Prof. Dr. Geisendorfer stand, später, als dessen Oberarzt, im Rang des Leiters der „Anästhesieabteilung der Chirurgischen Klinik", bis 1972. Vonderschmitt war ein Autodidakt im Fach Anästhesie, wie viele damals. Bedingt durch eine ungewöhnliche Begabung für das Technische hat er an zahlreichen Innovationen im Bereich der Narkosegeräte gearbeitet, die zu der Entwicklung des Faches Anästhesiologie wesentlich beigetragen haben. Seine Abteilung in Frankfurt am Main versorgte über viele Jahre ausschließlich die Chirurgische Klinik der Universität. Andere Klinken der Universität mussten sich mit „eigenen" Lösungen zufrieden stellen. Dieser Zustand dauerte bis in die frühen 70er-Jahre des vergangenen Jahrhunderts, als der Fachbereichsrat des Fachbereichs Humanmedizin, unter dem Dekan Otto Hövels, 1970 den Beschluss fasste, die Anästhesie zu verselbständigen und einen Lehrstuhl zu errichten, neben dem weitere 2 Professuren (H3) als selbständige Abteilungen entstehen sollten.

1973–2003 Direktorat Prof. Rafael Dudziak

Professor Dr. med. Rafael Dudziak (◘ Abb. 1)

Geboren am 06.02.1935 in Posen; 1951–1957 Studium der Medizin in Posen; ab 1957 Facharztweiterbildung an der Humboldt-Universität, Charité, in Berlin; ab 1961 Fortsetzung der Weiterbildung Physiologie (Lochner) und Anästhesiologie (Zindler) in Düsseldorf; 1964 Promotion in Düsseldorf; 1964 Facharztanerkennung für Anästhesie; 1966 Habilitation in Düsseldorf; 1970 Ernennung zum apl. Professor in der Abteilung für Anästhesie der Medizinischen Akademie Düsseldorf; 1973 Berufung auf den Lehrstuhl für Anästhesiologie und Direktor der Klinik für Anästhesiologie, Intensivmedizin und Schmerztherapie in Frankfurt; 2003 Professor emeritus.

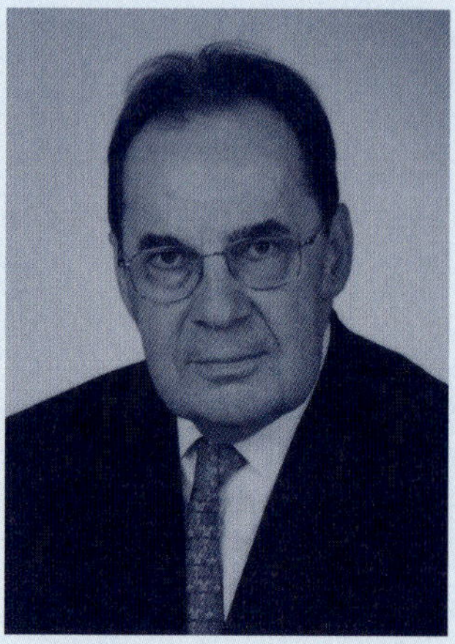

◘ Abb. 1. Rafael Dudziak

Ordinariat und Klinik

Die H4-Professur für Anästhesiologie war für die Abteilung I vorgesehen, welche die anästhesiologische Verantwortung für alle Narkosen in der Allgemeinchirurgie, Herz-, Thorax- und Gefäßchirurgie, Kinderchirurgie, Traumatologie und Urologie trug. Der Professor (H3) sollte die Neurochirurgie, die HNO-Klinik und die Augenklinik versorgen. Schließlich entstand zusätzlich eine „technisch-experimentelle Anästhesieabteilung" mit deren Führung als H3-Professor Prof. Dr. Vonderschmitt beauftragt wurde. Mit den 1972 an Prof. Dr. Rafael Dudziak als H4- und Prof. Dr. Dieter Böhmer als H3-Professor ergangenen Rufen wurden die Abteilungen endgültig besetzt.

In einer konstituierenden Sitzung im Oktober 1973 wurde schließlich das Zentrum der Anästhesiologie und Wiederbelebung (ZAW) gegründet, das als eine administrative Einrichtung alle Abteilungen unter einem Dach vereinen sollte. Zum Geschäftsführenden Direktor des Zentrums der Anästhesiologie und Wiederbelebung (ZAW) wurde Dudziak gewählt, der dieses Amt bis zu seinem Ausscheiden über 29 Jahre ununterbrochen inne hatte.

Die ersten Bemühungen beim Aufbau einer modernen, alle Kliniken der Universität versorgenden Anästhesie galten dem Gewinn geeigneter Mitarbeiterinnen und Mitarbeiter. 1972 und in den darauf folgenden Jahren, herrschte ein Mangel an Nachwuchskräften in der Anästhesie und es war nicht verwunderlich, dass sich für dieses Fach nicht immer die mit einem entsprechenden Engagement ausgestatteten Mitarbeiter finden ließen. Zu Beginn der Tätigkeit beider Professoren waren in den Abteilungen I und II insgesamt 12 in der Weiterbildung zu Ärztinnen/Ärzte für Anästhesie befindlichen Assistenzärztinnen/Assistenzärzte beschäftigt. Hinzu kamen 2 Fachärzte für Anästhesie.

Trotz dieser Schwierigkeiten nahm in den folgenden Jahren die Anzahl der Mitarbeiterinnen und Mitarbeiter ständig zu. Vor allem deshalb, weil mit der Gründung einer Abteilung für Thorax-, Herz- und Gefäßchirurgie 1973 in Frankfurt am Main ein neues Gebiet der operativen Medizin entstand, welches die Aufmerksamkeit vieler werdenden Anästhesisten auf sich zog. Hinzu kam, dass die Abteilung I für Anästhesie mit der Betreuung der intensivtherapiebedürftigen Patienten, Kraft des Beschlusses des Fachbereichsrates, beauftragt worden war und hierfür mit den zugewiesenen Intensivbetten eine Vermehrung der Personalstellen notwendig wurde.

Am 01.01.1976 übernahm der Leiter der Abteilung II des ZAW, Prof. D. Böhmer, die Sportmedizinische Abteilung am Institut für Sportwissenschaften im Fachbereich IV der Universität Frankfurt am Main. Wegen seiner Verpflichtungen auf dem Gebiet der Sportmedizin übernahm die Abteilung I bereits von diesem Zeitpunkt die Abteilung II mit ihrem gesamten Personal und zugleich die Verantwortung für die Versorgung aller operativ tätigen Kliniken im Bereich des Klinikums der Johann Wolfgang Goethe-Universität Frankfurt am Main. Somit wurden von diesem Zeitpunkt an alle Klinika von einer einzigen klinischen Abteilung für Anästhesiologie unter der Leitung von Dudziak versorgt.

Das Ministerium hatte am 09.06.1978 die Ausschreibung der C3-Professur abgelehnt und den Leiter der Abteilung I, Dudziak, beauftragt die Aufgaben des scheidenden Leiters der Abteilung II, Böhmer, „bis auf weiteres" wahrzunehmen. Es dauerte noch viele Jahre, bis der Fachbereichsrat die Struktur des ZAW endgültig geändert hatte und 1982 die Schaffung einer einzigen klinischen Abteilung unter dem Namen „Abteilung für klinische Anästhesiologie des Zentrums der Anästhesiologie und Wiederbelebung" beschloss.

Mit der Pensionierung von Vonderschmitt wurde zum 01.01.1980 die „Technisch-experimentelle Abteilung für Anästhesiologie" in die „Abteilung Experimentelle Anästhesie" umbenannt. Auf die C3-Professur in dieser Abteilung wurde Prof. Dr. med. Harald Förster berufen.

1980 verfügte die klinische Abteilung für Anästhesie über 48 Planstellen für Assistenten, mit denen etwa 14.000 Narkosen jährlich durchgeführt worden waren. Somit nahm die Anzahl von Anästhesistinnen und Anästhesisten seit der Gründung des Zentrums um 36 Planstellen zu. Während noch 1973 in einigen Kliniken der Universität Narkosen von Krankenschwestern und Krankenpflegern durchgeführt worden waren, wurden diese Aufgaben ab 1973 ausschließlich von Ärztinnen und Ärzten übernommen. Insbesondere in der Universitätsfrauenklinik entstand bereits 1974 ein Rund-um-die-Uhr-Bereitschaftsdienst, mit der Maßgabe der Betreuung der Abteilung für Geburtshilfe mit Periduralanästhesien (seit 1978 kontinuierliche Periduralanästhesien) für jede Geburt, wenn Sie von der Patientin gewünscht und nicht abgelehnt wurde, durchzuführen.

1997 erhielt die Abteilung für klinische Anästhesiologie im Rahmen von Strukturänderungen im Bereich des Klinikums der Universität Frankfurt am Main die Bezeichnung „Klinik für Anästhesiologie, Intensivmedizin und Schmerztherapie" (KAIS).

In dieser Bezeichnung kommen nach 24 Jahren alle klinischen Tätigkeiten, die von der Anästhesie in Frankfurt ausgeübt werden, zum ersten Mal korrekt zum Ausdruck. 62 Ärztinnen und Ärzte erbringen zwischen 21.000 und 22.000 Narkosen bzw. Regionalanästhesien sowie über 4000 schmerztherapeutische Leistungen pro Jahr. Die Versorgung aller intensivpflegebedürftigen Patienten im Bereich des gesamten Zentrums der Chirurgie obliegt den im Schichtdienst tätigen Anästhesisten. Die Kooperation mit den operativen Fächern auf diesem nicht nur medizinisch sondern auch berufspolitisch schwierigen Gebiet ist sehr zufrieden stellend und gelang über Jahrzehnte vorbildlich.

Die Tatsache, dass es bisher im Bereich der Klinik für Anästhesiologie, Intensivmedizin und Schmerztherapie zu keiner Spezialisierung im Fach und somit zur Spaltung in bestimmte Gebiete der Anästhesie, die sodann ihre Selbständigkeit anstreben würden, gekommen ist, erwies sich in den letzten Jahren, in denen die Klinik budgetiert wurde und mindestens kostenneutral arbeiten muss, als sehr günstig. Die Erträge der Klinik müssen seit 4 Jahren die Ausgaben in der Höhe von etwa 7,5 Mio. EUR decken. Als ein Dienstleistungsbetrieb verdient die Klinik für Anästhesiologie, Intensivmedizin und Schmerztherapie ihr Geld mit der Gesamtzeit der Einsätze der in ihr tätigen Ärztinnen, Ärzte und dem Krankenpflegepersonal. Aus diesem Grunde ist die Klinik sehr stark von den operativen Aktivitäten der einzelnen chirurgischen Kliniken abhängig. Kliniken, in denen – aus welchen Gründen auch immer – die operative Tätigkeit stagniert und die notwendige Anzahl von Operationen nicht durchgeführt wird, belasten mit den dort tätigen Assistentinnen und Assistenten der KAIS das Budget der Klinik und zwingen zu einer Reduktion des Personals. Damit wird verdeutlicht, dass die Notwendigkeit, die Erträge der Klinik mit den Ausgaben zur Deckung zu bringen, eine immer größere Flexibilität auf dem personellen Sektor erfordert, was die Struktur der Klinik in Zukunft sehr verändern kann. Spätestens an dieser Stelle wird deutlich, dass eine Spezialisierung, die eine Zuordnung fester Anästhesistenassistentenstellen erfordern würde, zu teuer ist. Sie erlaubt in dem System einer Budgetierung weder eine Kostenneutralität noch eine gewinnbringende Tätigkeit. Betrachtet man diese organisatorische Form einer anästhesiologischen Klinik zusätzlich vom Standpunkt der zu erwartenden Auflagen im Bezug auf Bereitschaftsdienste, so scheint der alte Gedanke, die Spezialisierung,

z. B. in der Herzchirurgie oder in der Neurochirurgie, zu fördern, zurzeit als ökonomisch nicht realisierbar. Von den Ärztinnen und Ärzten, insbesondere von Fachärztinnen und Fachärzten, wird deshalb sehr viel Flexibilität und ein möglichst breites Wissen auf allen Gebieten der Anästhesie verlangt, um im Bereich eines Universitätsklinikums wirtschaftlich tätig werden zu können. Jedenfalls ist in einem solchen Konzept kein Raum für wissenschaftliche Tätigkeit – und zwar weder finanziell noch zeitlich – vorgesehen. Deshalb muss sich das Gebiet der Forschung, sofern es nicht von direkten Zuschüssen der Ministerien abgesichert ist, selbst um die Finanzierung von Projekten und die entsprechende Kostendeckung bemühen.

Schmerztherapie

Die Schmerzambulanz der Klinik für Anästhesiologie, Intensivmedizin und Schmerztherapie (KAIS) besteht seit 1984. Erste Verhandlungen vonseiten des Leiters der KAIS, Dudziak, mit dem Klinikumsvorstand über die Einrichtung einer Schmerzambulanz gehen in das Jahr 1982 zurück.

Mit dieser Ambulanz sollten gezielt Behandlungsmöglichkeiten geschaffen werden, die der zunehmenden Zahl von chronischen Schmerzpatienten gerecht wurde. In erster Linie waren dies die Patienten, die im Klinikum in den einzelnen Fachdisziplinen operiert und behandelt wurden und nach ihrer Entlassung in der Schmerzambulanz weiter betreut werden konnten. Eine der wichtigsten Aufgaben war die Schmerztherapie bei Tumorpatienten, zu einer Zeit, als Morphin noch nicht zur standardisierten Therapie zählte. Durch den regelmäßigen Umgang mit Opioiden waren und sind die Anästhesisten hier Wegbereiter für Morphin in der Schmerztherapie. Nach den ersten Therapieerfolgen kamen Patienten mit weiteren schmerzhaften Krankheitsbildern hinzu, die ambulant und stationär behandelt wurden. Mit Hilfe von Nervenblockaden bzw. der therapeutischen Lokalanästhesie wenden wir ein Verfahren an, das in dieser Konsequenz von keiner anderen Fachrichtung eingesetzt wird. Hiermit können neuropathische Schmerzen und sympathikusvermittelte Schmerzzustände sehr gut beeinflusst und z. T. vollständig beseitigt werden.

Die Zahl der Patienten, die in der Schmerzambulanz therapiert wurden, lag zu Beginn bei 105 im Jahre 1984 und steigerte sich im Jahre 2001 auf 549.

Die Ausstattung der Ambulanz bestand anfangs in einem Behandlungszimmer mit Notfallausrüstung für eventuelle Zwischenfälle bei Blockadeverfahren, einer Schreibmaschine und einer Behandlungsliege sowie einem Medikamentenwagen. Leiter der Schmerzambulanz war Dr. B. Eberhardt.

Zu den Behandlungsverfahren, die in der Schmerztherapie praktiziert wurden, gehörten Lokalanästhesienervenblockaden, Medikamente, Akupunktur, diagnostische Gespräche, Krankengymnastik, Entzugsbehandlungen und rückenmarksnahe Opioidanalgesie.

Die personelle Besetzung bestand damals wie heute in einem Anästhesisten. Nach Dr. Eberhardt war von 1990 bis 1991 Frau Dr. E. Schneider in der Schmerzambulanz tätig. Seit 1992 leitet Dr. M. Zimmermann die Schmerzambulanz. Neben der klinischen Versorgung ambulanter und stationärer Patienten wurde die Weiterbildung für Schmerztherapie in der Fachpflegeweiterbildung für Schwestern und Pfleger für das Fach Anästhesiologie und Intensivmedizin eingeführt. Schmerztherapie wurde Bestandteil des Vorlesungsplanes in der Hauptvorlesung für Anästhesiologie und Prüfungsfach im Staatsexamen.

In der Schmerzambulanz werden seit 1992 wissenschaftliche Untersuchungen durchgeführt. Einige Themenschwerpunkte betreffen die Wirkungen und Nebenwirkungen von Opioiden, Methoden zur Aufhebung der opioidinduzierten Obstipation, Langzeitanwendung von Morphin, die Anwendung von Lokalanästhetika und ihre Nebenwirkungen bei verschiedenen Blockadentechniken, die Langzeitanwendung der Periduralanästhesie mit Pumpen, kombinierte Anwendung von Opioiden und Lokalanästhetika rückenmarksnah, elektrophysiologische Untersuchungen mit dem quantitativen EEG sowie Diagnostik und Therapie von akuten und chronischen Schmerzen. Studien und multizentrische Studien werden ebenfalls in der Schmerzambulanz durchgeführt, sofern dies mit der personellen Situation und den Studienbedingungen vereinbar ist.

Resümierend lässt sich sagen, dass in der Schmerzambulanz der Klinik für Anästhesiologie, Intensivmedizin und Schmerztherapie der Universitätsklinik Frankfurt am Main die Aufgaben der Patientenersorgung – ambulant und stationär – der verschiedenen Abteilungen des Klinikums sowie eigener Patienten in einem weiten Spektrum angeboten wird. Darüber hinaus wird auch der Bereich der Lehre durch Fortbildungsveranstaltungen sowohl in der Pflege als auch im studentischen und ärztlichen Bereich innerklinisch und für die Landesärztekammer Hessen wahrgenommen. Hinsichtlich der Forschung und wissenschaftlichen Tätigkeit bestehen im Rahmen der Schmerzambulanz Forschungsprojekte zu den o.g. Themenkreisen. Darüber hinaus werden multizentrische Studien durchgeführt und interdisziplinäre Projekte bearbeitet.

Institut für Experimentelle Anästhesiologie

Die Geschichte des Instituts für Experimentelle Anästhesiologie in Frankfurt ist ein Beispiel für die Verwirklichung von Ideen, die sich aus den Reformen an einer Universität entwickeln können und in denen zumindest in ihren Anfängen verschiedene Realisierungsmöglichkeiten denkbar werden. Sie ist aber auch ein Beispiel für die Vergänglichkeit derartiger Ideen und die Abhängigkeit deren Kontinuität von Veränderungen in den personellen

Führungspositionen, nicht nur auf der Klinikebene, sondern auch in einem Fachbereichsrat. Es ist selten, dass eine rationale Untersuchung darüber entscheidet, ob ein experimentelles Institut einer Klinik angegliedert werden soll oder nicht. Meistens handelt es sich um glückliche Schicksalsfügungen, die zu derartigen Beschlüssen führen. Dadurch bedingt ist das Fortbestehen der Forschungsabteilungen oder Institute zeitlich leider nicht abgesichert und es erfordert viel Mühe, den jeweils Verantwortlichen klar zu machen, dass die Koppelung der Forschung mit einer klinischen Einheit für das Fach Anästhesiologie von existenzieller Bedeutung ist. Die Errichtung einer experimentellen Abteilung für Anästhesiologie vor 30 Jahren in Frankfurt am Main, die man damals als eine Sternstunde für das Fach bezeichnen konnte, erwies sich im Laufe der 3 Jahrzehnte als eine Errungenschaft, die nach ständiger Verteidigung vor den meistens nicht gerade wohlwollenden Mitgliedern der immer wieder tagenden Strukturkommissionen verlangte. Die größten Probleme mit der Fortführung einer nur auf die wissenschaftliche Tätigkeit ausgerichteten Forschungseinheit bildeten die Maßnahmen zur Sicherung ihrer ökonomischen Existenzberechtigung. Trotz vieler Beteuerungen darüber, wie wichtig die Wissenschaft ist, ist man im Klinikum der Universität Frankfurt am Main sehr schnell dabei, sich von einer defizitären „Ertragseinheit", zu denen man allzu häufig die einer Klinik angegliederten Forschungsinstitute zählt, dann zu trennen, wenn sie Kosten verursacht. Mit den im Laufe der Jahre immer knapper werdenden finanziellen Ressourcen nutzt man deshalb im Universitätsklinikum Frankfurt am Main die Pensionierung des bisherigen Leiters, um die Abteilung zu schließen. Es ist wahrscheinlich, dass dieses Schicksal auch das Institut für Experimentelle Anästhesiologie im Zentrum der Anästhesiologie und Wiederbelebung ereilen wird, wenn es nicht gelingt, die Finanzierung aller Ausgaben, einschließlich der Personellen, über die sog. Drittmittel zu sichern.

Dabei blickt dieses Institut auf mehrere sehr erfolgreiche Arbeitsjahre zurück, in denen nicht nur rein experimentelle, sondern auch klinisch bezogene wissenschaftliche Tätigkeiten ausgeübt wurden. Zahlreiche Arbeiten zur Frage der Pharmakokinetik und Pharmakodynamik, der Blutersatzmittel, Forschung über Histamin, Aufnahme und Verteilung von Inhalationsanästhetika sowie innovative Publikationen zum Thema der Reaktion zwischen Atemkalk und den Inhalationsanästhetika zeugen von der, auch für die Klinik wichtigen, Tätigkeit dieses Institutes. Die Zukunft wird zeigen, ob es dem Nachfolger oder der Nachfolgerin des im Jahre 2003 scheidenden Direktors der Klinik, Prof. Dr. R. Dudziak, gelingen wird dieses Institut zu erhalten.

Anhang

Habilitationen

- **Vonderschmitt, Helmut** (1965) Gasanalyse von Halothan und Methoxyfluran
- **Böhmer, Dieter** (1969) Narkose und Serumenzyme
- **Förster, Harald** (1970) Angewandte Biochemie: Zur Beeinflussung der Glucoseresorption durch Natriumionen, durch osmotischen Druck und durch verschiedene Hemmsubstanzen Untersuchungen in vivo
- **Schreiner-Hecheltjen, Josefa** (1979) Über das Verhalten des Gesamtsauerstoffverbrauches während der extrakorporalen Zirkulation
- **Ottermann, Uwe** (1979) Sauerstoffverbrauch, koronarer Durchfluss und Verhalten der energierenden Phosphate des schlagenden und stillgelegten Warmblüterherzens bei Perfusion mit Hämoglobinlösung.
- **Steuer, Armin** (1980) Stoffwechseluntersuchungen in der Postaggressionsphase und perioperativ während der Infusion von Glucose, Fruktose und Sorbit
- **Schmidt, Hans** (1981) Das Verhalten der venösen Blutspiegel von Halothan und Enfluran unter den Bedingungen einer weitgehend standardisierten Narkose
- **Klein, Gerhard** (1985) Tierexperimentelle Untersuchungen der Hämodynamik und des Sauerstofftransports mit einer neuen stomafreien Hämoglobinlösung („nhpa")
- **Ferber, Hubert F.** (1985) Beziehungen von Elimination, Metabolisierung und Wirkung von Hydroxyaethylstärke in Abhängigkeit vom Substitutionsgrad und dem Massenmittel der Molmassen (UM)
- **Vettermann, Jörg** (1990) Einfluss und Wirkungsmechanismus volatiler Anästhetika auf die Widerstände in der Lunge
- **Behne, Michael** (1991) Einflussgrößen der Pharmakokinetik und Wirkstärke eines kurzwirksamen Benzodiazepins (Midazolam) und eines Benzodiazepinantagonisten (Flumazenil) in der Anästhesie und Intensivmedizin
- **Latasch, Leo** (1991) Analgesie ohne Atemdepression? Die Bedeutung der Opiatrezeptorenpopulation für Analgesie und Atemdepression
- **Probst, Steffen** (1992) Pharmakokinetik und EEG als Parameter für die Beurteilung der Sedierungs- und Narkosetiefe
- **Lischke, Volker** (1996) Einfluss von Inhalations- und Injektionsanästhetika auf die endotheliale Antaleoidsynthese. In-vitro-Untersuchungen und ihre klinische Bedeutung

▼

- **Kessler, Paul** (1998) Einfluss inflammatorischer Mediatoren auf den Tonus der glatten Gefäßwand: Modulation durch intravenöse Anästhetika und Katelochamine
- **Westphal, Klaus** (1999) Emission von Anästhetika: Untersuchung der Konzentration verschiedener Inhalationsanästhetika am Arbeitsplatz und in der Umgebung des Universitätsklinikums Frankfurt
- **Wissing, Heimo** (2000) Pharmakokinetik von Inhalationsanästhetika unter klinischen Bedingungen. Entwicklung einer neuen Methodik – Substanzgruppenvergleich – Altersgruppenvergleich
- **Bremerich, Dorothee** (2001) Der Einfluss volatiler Anästhetika auf den Tonus der glatten Bronchialmuskulatur unter besonderer Berücksichtigung der Rolle GTP-bindender Proteine und der Proteinkinase C

Leitende Funktionen

Zahlreiche ehemalige Mitarbeiterinnen und Mitarbeiter haben leitende Funktionen übernommen, u. a. Lehrstühle für Anästhesiologie: Prof. Dr. med. M. Leuwer: „Department of Anaesthesia, Royal Liverpool University Hospital"; Priv.-Doz. Dr. A. Steuer, Oberarzt, Offenbach; Prof. Dr. U. Ottermann, Chefarzt, Frankfurt/M.; Prof. Dr. med. J. Schreiner-Hecheltjen, Chefärztin, Essen; Prof. Dr. G. Klein, Chefarzt, Stuttgart; Priv.-Doz. Dr. H. Schmidt, Chefarzt, Frankfurt/M.; Priv.-Doz. Dr. S. Probst, Chefarzt, Coburg; Priv.-Doz. Dr. K. Westphal, Chefarzt in Frankfurt; Prof. Dr. M. Behne, Chefarzt, Mönchengladbach.

Außerplanmäßige Professuren

Prof. Dr. med. U. Ottermann, Prof. Dr. med. J. Schreiner-Hecheltjen, Prof. Dr. med. G. Klein, Prof. Dr. med. M. Behne, Prof. Dr. med. V. Lischke.

Informationen aus dem Internet

Weitere Informationen zu Mitarbeitern, Publikationen und Forschungsschwerpunkten sind über die Homepage der Abteilung für Anästhesiologie und Intensivmedizin abrufbar: http://www.kgu.de/zaw

4.3.12 Albert-Ludwigs-Universität Freiburg Anaesthesiologische Universitätsklinik

E.A. Kirchner, K.-H. Kopp, K. Geiger

Die Anfänge

Die Entwicklung der Anästhesie und Intensivmedizin in Deutschland und damit des Lehrstuhles für Anästhesie an der Universitätsklinik Freiburg (◘ Abb. 1) ist eng mit dem Namen Kurt Wiemers verbunden. Nachdem der Freiburger Chirurg Prof. Hermann Krauss bereits 1952 eine chirurgische Wachstation nach dem Vorbild von Kirschner und Sauerbruch eingerichtet hatte, holte er 1953 Dr. Kurt Wiemers zum Aufbau der Anästhesie in seine Klinik. Dieser hatte bereits bei Hofrat Dick in Köln-Merheim während einer 2-jährigen Weiterbildung Narkosen durchgeführt. Wiemers leitete anfangs ein 3-köpfiges Narkoseteam der Allgemeinchirurgie. Anästhesiologische Leitlinien gab es damals in Deutschland noch nicht. Experimentierfreudigkeit und Improvisationsgabe waren das Gebot der Stunde. Die Erfolge sprachen bald für sich: Es dauerte nicht lange, dann griffen auch andere Abteilungen (Kieferchirurgie, Augenheilkunde, später auch Gynäkologie) gerne auf die Dienste des kleinen Teams zurück. Erst 1962 erhielt die Einheit offiziell Unterstützung in Form einer Schwesternstelle. In der Zwischenzeit hatte Wiemers die Facharztanerkennung sowohl für Anästhesie (1955) als auch für Chirurgie (1959) erworben. Neben der klinischen Tätigkeit, die auch den Aufbau einer anästhesiologisch geleiteten Intensivstation umfasste, habilitierte er sich 1957 mit dem Thema „Medikamentöse Beeinflussung der Überlebenszeit des Gehirns bei Kreislaufunterbrechung".

Wiemers wurde 1963 zum außerplanmäßigen Professor ernannt und zum Leiter der Anästhesieabteilung der Chirurgischen Klinik der Universität Freiburg bestellt.

1966–1985 Direktorat Prof. Kurt Wiemers

Prof. Dr. med. Kurt Wiemers (◘ Abb. 2)

Geboren am 06.06.1920 in Köln; 1938 Studium der Medizin in Freiburg i.Br.; 1940–1942 Fortsetzung des Studiums in Königsberg, Berlin und Innsbruck; 1944 Promotion München; 1946–1947 chirurgische Ausbildung im Caritas-Krankenhaus Köln-Hohenlind (Eichhoff); 1947–1950 Physiologie, Köln (Schneider); 1951–1953 Chirurgie und Anästhesiologie (Hofrat Dick), Köln-Merheim; ab 1953 Anästhesie, Chirurgische Universitätsklinik Freiburg (Krauss); 1955 Facharztanerkennung für Anästhesie; 1957 Habilitation; 1959 Facharzt für Chirurgie; 1963 apl. Professor und Leiter der Anästhesieabteilung der Chirurgischen Universitätsklinik Freiburg; 1966 a.o. Professor und Direktor des Instituts für Anästhesiologie des Universitätsklinikums Freiburg; 1969 Ordinarius für Anästhesiologie an der Albert-Ludwigs-Universität Freiburg; 1985 Professor emeritus.

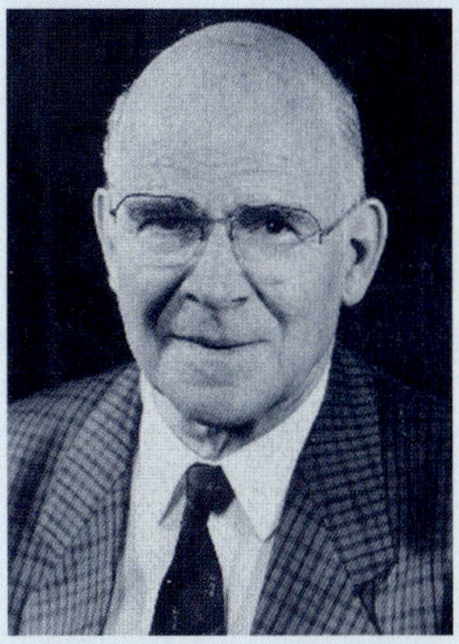

◘ **Abb. 2.** Kurt Wiemers

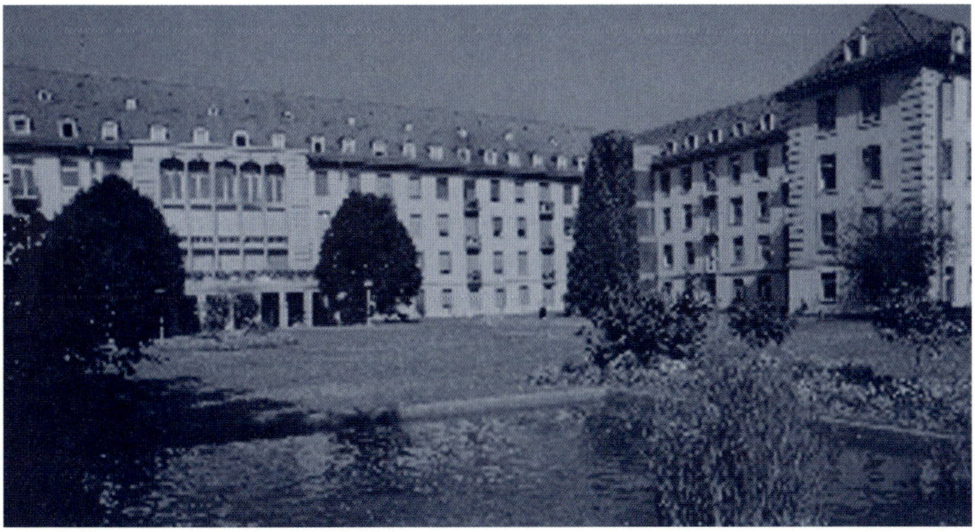

◘ **Abb. 1.** Universitätsklinikum Freiburg

Ordinariat und Klinik

Als 1966 der Lehrstuhl für Anästhesie an der Universität Freiburg eingerichtet wurde, erfolgte noch im gleichen Jahr die Berufung zum außerordentlichen Professor für Anästhesiologie und die Ernennung zum Direktor des Instituts für Anästhesiologie der Kliniken der Universität Freiburg. 1969 wurde Kurt Wiemers Ordinarius.

Wiemers gehört zu den Gründungsmitgliedern der Deutschen Gesellschaft für Anaesthesie (DGA). Unter seiner Präsidentschaft (1963–1964) – und der von Prof. Krauss – verabschiedeten die beiden deutschen Fachgesellschaften für Anästhesie und Chirurgie „Richtlinien für die Stellung des leitenden Anästhesisten". Dadurch wurde die Grundlage für die fachliche und juristische Selbständigkeit des Anästhesisten in Deutschland und für die Bildung vieler zukünftiger Anästhesieabteilungen geschaffen. Während seines Direktorats führte er 10 Mitarbeiter zur Habilitation. Sein Schüler Prof. Walter Buzello wurde 1987 auf den Lehrstuhl des Instituts für Anästhesiologie und operative Intensivmedizin der Universität Köln berufen.

Intensivmedizin

Der Fortschritt in der Anästhesie ging Hand in Hand mit der Weiterentwicklung der Intensivmedizin und Beatmungstherapie, durch die eine große Anzahl Tetanus-, Vergiftungs- und Poliomyelitispatienten erfolgreich behandelt werden konnten. Auf dem Gebiet der apparativen Langzeitbeatmung hat Wiemers Pionierarbeit geleistet. Die Betreuung der Wachstation und die Ausbildung des Personals ermöglichte 1968 die Einrichtung einer eigenen anästhesiologischen Intensivstation. Unter seiner Federführung wurde 1969 die zunächst 1-jährige Fachweiterbildung zur Anästhesieschwester offiziell eingeführt. Später wurde diese auf 2 Jahre erweitert.

Professor Hermann Krauss wusste die Leistungen der Anästhesie zu schätzen und unterstützte daher den Aufbau der Anästhesieabteilung. Die Aufbauphase beschrieb er einmal so: „... die Entwicklung ist nur eine gedeihliche, wenn sie sich in einer harmonischen Form vollzieht. Alles Unharmonische, Sprunghafte schließt Gleichmäßigkeit und Gediegenheit aus. Freiburg hat den Vorzug, dass hier die Entwicklung der Anästhesiologie in einer einfühlenden Form sich vollzog."

Forschung

Wiemers hatte in seiner Kölner Zeit bei Prof. Max Schneider in der Physiologie (1947–1950) eine wissenschaftlich-experimentelle Ausbildung erhalten und die anästhesiologische Forschung in Freiburg mit den zunächst nur sehr begrenzt vorhandenen Möglichkeiten aufgebaut. Schwerpunktthemen waren Pharmakokinetik und Pharmakodynamik der Muskelrelaxanzien, Leberfunktion unter Narkose und die Entstehung und Behandlung der Schocklunge. Er verstand es als seine Aufgabe, Freude an wissenschaftlicher Arbeit zu vermitteln und die dazu erforderlichen Vorraussetzungen zu schaffen. Sein diesbezügliches Engagement mündete 1975 in die Gründung einer Abteilung für Experimentelle Anästhesie. Diese wurde lange Jahre von Prof. Karl Ludwig Scholler geleitet. Forschungsschwerpunkte waren der Stoffwechsel halogenierter Inhalationsnarkotika, Behandlung des Cholinesterasemangels sowie der Einfluss der Narkose auf die Hirnströme. Scholler war Anästhesist und hatte eine Zusatzausbildung in Biochemie erhalten.

Seit 1985 Direktorat Prof. Klaus Geiger

Prof. Dr. med. Dr. h. c. Klaus Geiger (◘ Abb. 3)

Geboren am 19.11.1940 in Bamberg; 1960–1966 Medizinstudium in München und Tübingen; 1967 Promotion in Tübingen; 1966–1968 Medizinalassistent am St.-Vincentius-Krankenhaus und Städtische Kinderklinik, Karlsruhe, und Medizin. Univ.-Klinik Tübingen; 1968–1970 Weiterbildung zum Facharzt, Institut für Anästhesiologie, Universität Basel (Hügin); 1971 Biologische Forschungslaboratorien Ciba-Geigy, Basel (Bein); 1972–1973 Chirurgische Klinik der Universität Basel (Allgöwer); 1974 Facharztanerkennung für Anästhesie; 1973–1977 Instructor in Anaesthesia, Harvard Medical School, Boston/USA; Oberarzt am Beth Israel Hospital, Dept. of Anaesthesia, Boston/USA (Hedley-Whyte); 1977–1986 Oberarzt, dann Leitender Oberarzt und Stellvertreter des Institutsdirektors am Institut für Anästhesiologie und Reanimation der Fakultät für Klinische Medizin Mannheim der Universität Heidelberg (Lutz); 1979 Habilitation und Venia Legendi für das Fach Anästhesie; 1981 Professor (C2) auf Lebenszeit; 1986 Berufung auf den Lehrstuhl für Anästhesiologie und Geschäftsführender Direktor der Klinik für Anästhesiologie und Intensivtherapie der Albert-Ludwigs-Universität Freiburg. 2001 Ehrenpromotion der Universität Iasi, Rumänien.

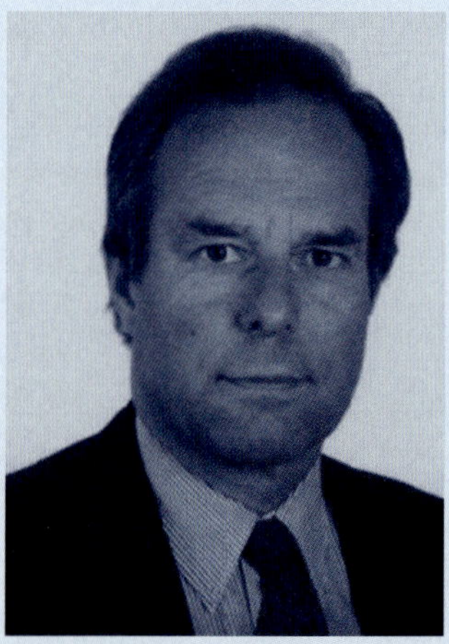

◘ Abb. 3. Klaus Geiger

Klinische Anästhesie

Als Wiemers 1985 in den wohlverdienten Ruhestand ging, wurde 1986 Prof. Klaus Geiger zu seinem Nachfolger berufen. Unter seiner Leitung wurde die Anästhesiologische Universitätsklinik Freiburg in den Bereichen Anästhesie, Intensivmedizin und Experimentelle Anästhesie den wachsenden Herausforderungen angepasst. Die Intensivtherapiestation wurde neben Marburg und Berlin ein Behandlungszentrum für ARDS-Patienten, die zur extrakorporalen Lungenersatztherapie überwiesen wurden. Der steigende Bedarf an ambulanten Operationen machte die Einrichtung einer Anästhesieambulanz 1994 erforderlich. Ein Akuter Schmerzdienst wurde 1995 eingerichtet, wodurch die postoperative Analgesie auf den Allgemeinstationen entscheidend verbessert werden konnte. Im Rahmen der Qualitätssicherung wurde für den Anästhesie- und den Intensivbereich ein EDV-gestütztes Dokumentationssystem nach den Richtlinien des Deutschen Krankenhausinstituts und der Deutschen Gesellschaft für Anästhesiologie und Intensivmedizin etabliert. Freiburg war an der Entwicklung eines landeseinheitlichen Anästhesieprotokolls für Baden-Württemberg maßgeblich beteiligt. Die 1991 eingerichtete Sektion Anästhesiologische Medizintechnik, Entwicklung und Technologie ist nicht nur für die Wartung und Instandsetzung der Geräte für das Patientenmonitoring, die Narkose- sowie die Beatmungstechnik zuständig, sondern auch der erste Ansprechpartner bei Gerätestörungen. Die Sektion wird geleitet von Dipl.-Ing. Bernd Kristinus. Die regelmäßige Schulung der Klinikmitarbeiter an allen Geräten und EDV-Systemen ist ein Aufgabenschwerpunkt dieser Sektion. Weitere Aufgaben sind technische Sonderanfertigungen für Klinik und Labor, die Narkosegasmessung am Arbeitsplatz sowie die Betreuung und Pflege der EDV-Systeme.

Die vielfältigen Anforderungen der Patientenbetreuung und Bedürfnisse der Operateure waren nicht immer leicht mit der nicht gleichermaßen steigenden Personalausstattung vereinbar. Trotzdem wurden auch die Aus- und Weiterbildung des medizinischen Nachwuchses und die anästhesiologische Forschung aktiv betrieben. Auf dem Gebiet der Hämodynamik, Mikrozirkulation und Sauerstoffversorgung der Leber und des Splanchnikusgebietes wurden wichtige physiologische und pharmakologische Erkenntnisse, später zunehmend auch auf molekularbiologischer Ebene, gewonnen. Andere Projekte befassen sich mit dem Einfluss von Anästhetika auf die Immunfunktion, der Analyse der Atemmechanik und der Optimierung der Beatmung bei schwerer Lungenschädigung, der Stickstoffmonoxidtherapie bei Patienten mit respiratorischer Insuffizienz sowie der klinischen Erforschung insbesondere des kardial bedingten Anästhesierisikos. Die Pharmakodynamik und Pharmakokinetik neuer Muskelrelaxanzien wie auch die Analytik zur Detektion organischer Bestandteile in der Atemluft als Marker für Krankheitsbilder mit Organinsuffizienz waren weitere Forschungsschwerpunkte.

1996 konnte die Abteilung Anästhesiologie und Intensivtherapie mit der 1990 darin integrierten Sektion Experimentelle Anästhesie ihre neuen Räumlichkeiten in der Chirurgischen Klinik beziehen. 1998 wurde Prof. Heike L. Pahl als Nachfolgerin von Prof. Scholler auf die C3-Professur für Experimentelle Anästhesie berufen. Mit Unterstützung der an der Harvard Universität ausgebildeten Biochemikerin und Molekularbiologin erfolgte die Ausweitung der molekularbiologischen Forschung zunächst in den Räumlichkeiten der Klinik für Tumorbiologie und seit dem Jahr 2000 im 2. Bauabschnitt des Zentrums für Klinische Forschung. Eine auch nach außen sichtbare Anerkennung der erfolgreichen wissenschaftlichen und klinischen Tätigkeiten der Anästhesiologischen Klinik waren die Berufung von Prof. Gabriele Nöldge-Schomburg als erste Ordinaria auf den Lehrstuhl für Anästhesiologie und Intensivmedizin der Universität Rostock (1999), die Verleihung des Alfried-Krupp-Förderpreises für junge Hochschullehrer an Frau Prof. Pahl (1998) und das von der Deutschen Forschungsgemeinschaft erstmals an einen Anästhesisten, Priv.-Doz. Dr. Benedikt Pannen, vergebene Heisenbergstipendium (2000). Professor Geiger wurde für das Jahr 2000 zum Präsidenten der Deutschen Gesellschaft für Anästhesiologie und Intensivmedizin gewählt und Prof. Hans-Joachim Priebe zum Präsidenten der European Society of Anaesthesiologists (2002–2005).

1998 wurde das Universitätsklinikum im Rahmen des neuen Hochschulrahmengesetzes des Landes Baden-Württemberg in eine Anstalt des öffentlichen Rechtes überführt. Dank gemeinsamer intensiver Bemühungen der Universität und des Klinikums ist dieses weiterhin mit der Universität assoziiert.

Die Anästhesiologische Klinik umfasst heute eine **Abteilung für Anästhesiologie und Intensivtherapie** mit insgesamt 82 Ärzten/innen, über 100 Schwestern bzw. Pflegern und 14 nichtmedizinischen Mitarbeitern, eine **Sektion Anästhesiologische Medizintechnik Entwicklung und Technologie** mit 12 Mitarbeitern und eine **Sektion Experimentelle Anästhesie** mit 3 Arbeitsgruppen. Diese werden von Prof. H.L. Pahl, Prof. J. Guttmann und Priv.-Doz. Dr. B. Pannen geführt und durch Naturwissenschaftler aus dem Bereich der Biochemie und Biologie unterstützt. Es werden jährlich ca. 20.000 Narkosen durchgeführt und auf der 10 Betten umfassenden Intensivtherapiestation ca. 850 Patienten behandelt. Durch ihr klinisches und wissenschaftliches Spektrum bietet die Klinik eine optimale Verbindung zwischen Patientenversorgung, Lehre und Forschung. Seit 1993 ist sie als Weiterbildungsstätte für Anästhesiologie und Intensivmedizin bei der European Academy of Anaesthesiology akkreditiert.

Anhang

Habilitationen

- **Wiemers, Kurt** (1957) Auswirkungen der Hirnischämie
- **Scholler, Karl Ludwig** (1967) Elektronenmikroskopische und histoautoradiographische Untersuchungen über die Wirkung von Halothan und Chloroform auf die Leberzelle
- **Eyrich, Klaus** (1969) Die Klinik des Wundstarrkrampfes im Lichte neuzeitlicher Behandlungsmethoden
- **Burchardi, Hilmar** (1971) Vergleichende Untersuchungen zur Frage der Ventilationsverteilung unter der Langzeitbeatmung mit druck- und volumengesteuerten Respiratoren bei schweren Lungenkomplikationen
- **Vogel, Wolfgang** (1972) Die Bedeutung der disseminierten intravasalen Gerinnung in der terminalen Lungenstrombahn für die postoperative und posttraumatische respiratorische Insuffizienz
- **Buzello, Walter** (1974) Der Stoffwechsel von Pancuronium beim Menschen im Vergleich zu anderen nicht depolarisierenden Muskelrelaxanzien
- **Metz, Gerhard** (1975) Sympathicoadrenerge Stimulation und Lungenveränderungen
- **Krieg, Norbert** (1982) Klinisch-pharmakologische Untersuchungen mit Norcuronium, einem neuen kurzwirksamen nicht depolarisierenden Muskelrelaxans
- **Kopp, Karl-Heinz** (1982) Tierexperimentelle und klinische Untersuchungen zum hypo- und hyperdynamen Verlauf der Sepsis unter Berücksichtigung der peripheren Sauerstoffversorgung
- **Meuret, Gerhard** (1983) Pharmakotherapie in der Reanimation nach Herz-Kreislauf-Stillstand – Untersuchungen an Hunden und an isolierten Meerschweinchenherzen
- **Kiss, Ivan** (1987) Karzinomschmerzen: Tierexperimentelle und klinische Untersuchungen
- **Nöldge, Gabriele** (1993) Einfluss verschiedener anästhesiologischer Maßnahmen auf die Sauerstoffversorgung der Leber: Eine tierexperimentelle Studie
- **Pannen, Benedikt** (1999) Die Bedeutung von Endothelinen und gasförmigen Monoxiden für die Pathogenese schockinduzierter Leberperfusionsstörungen
- **Benzing, Albert** (1999) Inhaliertes Stickstoffmonoxid (NO) beim akuten Lungenversagen des Erwachsenen
- **Mols, Georg** (2002) Ein neues Konzept zur individuellen Einstellung der Beatmung

Leitende Funktionen

Von vielen ehemaligen Mitarbeiterinnen und Mitarbeitern der Klinik wurden leitende Funktionen übernommen, u. a Lehrstühle für Anästhesiologie: Prof. Dr. Walter Buzello, Universität zu Köln (1988); Prof. Dr. Gabriele Nöldge-Schomburg, Universität Rostock (1999).

Außerplanmäßige Professuren

Zu außerplanmäßigen Professoren wurden ernannt: Prof. Dr. med. Gerhard Metz (1985) und Prof. Dr. med. Gerhard Meuret (1989).

Informationen aus dem Internet

Aktuelle Informationen zu Tätigkeitsspektrum, Mitarbeitern, Forschungsaktivitäten, Publikationen und Veranstaltungen sind über die Homepage der Klinik für Anästhesiologie abrufbar: www.uniklinik-freiburg.de/k/ana/de/auw/

4.3.13 Justus-Liebig-Universität Gießen Abteilung Anaesthesiologie, Intensivmedizin, Schmerztherapie

G. Hempelmann

Die Anfänge

Die Etablierung der Anästhesiologie als eigenständiges Fach und ihre inhaltliche und administrative Trennung von der Chirurgie geschah, wie in allen deutschsprachigen Ländern, im Gegensatz zum europäischen und amerikanischen Ausland auch in Gießen relativ spät. Die Anfänge der Entstehung dieses neuen Faches begannen in Gießen mit den verdienstvollen Aktivitäten der amerikanischen Anästhesistin Jean Henley M.D., die 1948 über ein Jahr lang in Deutschland von Klinik zu Klinik reiste, um die modernen Narkoseverfahren einzuführen – dies natürlich noch an den chirurgischen Abteilungen –, wofür sie 1981 zum Ehrenmitglied der Deutschen Gesellschaft für Anästhesiologie und Intensivmedizin ernannt wurde. So weilte sie auch mehrere Wochen an der Gießener Chirurgischen Klinik, an der sie unter dem damaligen Lehrstuhlinhaber für Chirurgie, Friedrich Bernhard, die intratracheale Intubationsnarkose einführte.

Ordinariat Prof. Heinrich L'Allemand

Prof. Dr. med. Heinrich L'Allemand (◘ Abb. 1)

Geboren am 17.09.1924 in Augsburg; gest. am 19.12.1976 in Gießen; 1945–1950 Medizinstudium, LMU München; 1950 Pflichtassistentenzeit Chirurgische Klinik Städtische Krankenanstalten Augsburg; 1951 Promotion in München; 1953–1955 Facharztausbildung Anästhesie (Chirurgische Universitätsklinik Gießen; Kerckhoff-Herzforschungsinstitut, MPG, Bad Nauheim; kardiologische Abteilung Westfälische-Wilhelms-Universität Münster, Centre Marie Lannelongue, Paris: Hypothermie bei Operationen am offenen und geschlossenen Herzen); ab 1954 Anästhesist an der Chirurgischen Universitätsklinik Gießen und ab 1959 Leitung der Anästhesieabteilung ebenda; 1960 Facharztanerkennung Arzt Anästhesie; 1964 Habilitation (Pathophysiologie, Klinik und Therapie der akuten Ateminsuffizienz in der Chirurgie); 1968 Berufung auf den neu geschaffenen Lehrstuhl für Anästhesie in Gießen.

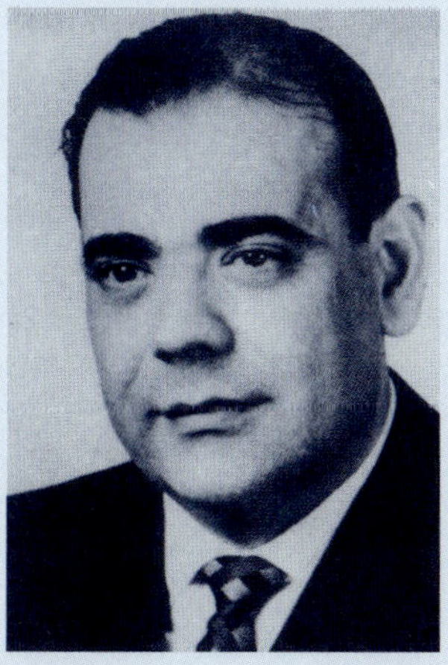

◘ **Abb. 1.** Heinrich L'Allemand

Der im Februar 1951 auf den Lehrstuhl für Chirurgie berufene Karl Vossschulte (1908–2001) hatte schon früh die künftige Bedeutung der Anästhesiologie als neues Fach erkannt und förderte die Ausbildung seiner Assistenten in diesem Gebiet. Ab 1953 wurde Heinrich L'Allemand (1924–1976), der nach Studium und Promotion in München (1951) und ersten chirurgischen Jahren in Augsburg als Assistent an die Gießener Chirurgie gekommen war, durch Vossschulte mit ausschließlich anästhesiologischen Aufgaben betraut, woraus sich die ersten Strukturen der späteren Anästhesieabteilung entwickelten. L'Allemand selbst schreibt später in seinem Lebenslauf: „Im Februar 1953 wechselte ich an die Chirurgische Universitätsklinik in Gießen über, um meine Fachausbildung für Anästhesie zu beginnen." Studienaufenthalte am Kerckhoff-Institut für Kreislaufforschung in Bad Nauheim unter Rudolf Thauer und v. a. 1954/55 am Centre Chirurgical Marie Lannelongue in Paris ergänzten seine Kenntnisse auf den Gebieten der Physiologie und Anästhesiologie. Nach seiner Facharztanerkennung im Jahre 1960 war auch die innerklinische Verselbständigung der Anästhesieabteilung vollzogen. 1964 erfolgte die Habilitation L'Allemands bei Vossschulte mit der Arbeit „Pathophysiologie, Klinik und Therapie der akuten Ateminsuffizienz in der Chirurgie". In das gleiche Jahr fällt die erste Operation am offenen Herzen mit extrakorporaler Zirkulation in Gießen, an der L'Allemand wesentlichen Anteil hatte. In den folgenden Jahren wurde dann zunächst ein außerordentlicher, bald darauf ein ordentlicher Lehrstuhl für Anästhesie geschaffen, als dessen erster Inhaber L'Allemand 1968 berufen wurde. In der Begründung zur Schaffung des Lehrstuhls wurde ausdrücklich anerkannt, welche Bedeutung das Fach Anästhesiologie im Laufe der letzten Jahre erlangt hatte: „Zu den Aufgaben des Lehrstuhls gehört sowohl Unterricht für Studenten als auch Forschung auf allen Gebieten der modernen Anästhesiologie, wobei Beziehungen zu Grenzgebieten besonders gepflegt werden." Diese selbständige Abteilung für Anästhesiologie war damals mit 6 Planstellen ausgestattet.

Nach dem allzu frühen Tod L'Allemands am 19.12.76 wurden Lehrstuhl und Abteilung kommissarisch geleitet von L'Allemands langjährigem Oberarzt Horst Ferdinand Herget (1929–2001), bis der Lehrstuhl mit Gunter Hempelmann (1940) aus Hannover am 01.09.1978 wieder besetzt wurde. Dies bedeutete auch einen Generationenwechsel.

4

Seit 1978 Direktorat Prof. Gunter Hempelmann

Prof. Dr. med. Dr. h.c. Gunter Hempelmann (◘ Abb. 2)

Geboren am 19.05.1940 in Elmshorn, Kreis Pinneberg; 1960–1966 Studium der Humanmedizin in Erlangen und Hamburg; 1966 Promotion (Die Blutdruckregelung bei Kranken mit angeborenen und erworbenen Angio-Kardiopathien); 1966–1967 Medizinalassistent am Krankenhaus Halle in Westfalen; 1967/68 Institut für Anästhesie des Universitäts-Zentralkrankenhauses Helsinki, Finnland (Telivuo); 1968 Institut für Anästhesiologie der Medizinischen Hochschule Hannover (Kirchner); 1972 Facharztanerkennung für Anästhesiologie; 1973 Oberarzt am Institut für Anästhesiologie der MH Hannover; 1973 Habilitation und Venia Legendi für Anästhesie, Wiederbelebung und Intensivmedizin an der MH Hannover (Respiratorische und hämodynamische Probleme im anästhesiologischen Bereich. Ergebnisse einer fortlaufenden Sauerstoffpartialdruckmessung im Blut sowie der Herzzeitvolumen-Bestimmung mit der Kälteverdünnungsmethode); 1977 Ernennung zum außerplanmäßigen Professor an der MH Hannover; 1978 Berufung auf den Lehrstuhl für Anästhesiologie sowie zum Direktor der Abteilung Anästhesiologie und Operative Intensivmedizin der Justus-Liebig-Universität Gießen; 1991–1993 Prodekan Medizinische Fakultät JLU Gießen 1995 Geschäftsführender Direktor des Zentrums Chirurgie, Anästhesiologie und Urologie; 1997 Ehrenmitglied der Gesellschaft für Anästhesiologie und Reanimation von Kazakhstan; 1998 Ehrendoktor (Dr. h.c.) der Medizinischen Fakultät der Universität Konya, Türkei; 2000 Ehrenmitglied der Ungarischen Gesellschaft für Anästhesiologie und Reanimatologie und der Tschechischen Gesellschaft für Anästhesiologie und Intensivmedizin, Korrespondierendes Mitglied der Österreichischen Gesellschaft für Anästhesiologie, Reanimatologie und Intensivmedizin; 2002 Ehrenmitglied der Bulgarischen Gesellschaft für Anästhesiologie und Intensivmedizin.

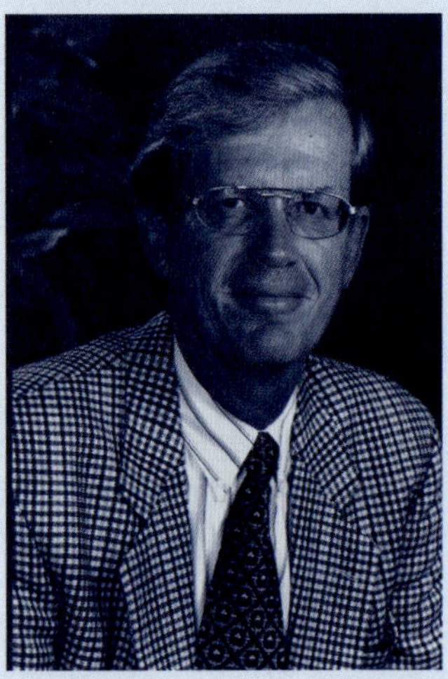

◘ **Abb. 2.** Gunter Hempelmann

Klinische Anästhesie

Mit Hempelmann übernahm ein „Vollblutanästhesist" die Führung des Ordinariats. Das Fach Anästhesiologie war endgültig selbständig geworden und brachte seine eigenen hoch spezialisierten klinischen und wissenschaftlichen Führungskräfte hervor. Nachdem Hempelmann sein Studium in Hamburg und Erlangen (1966) mit der Promotion (1966) abgeschlossen hatte, begann er seine anästhesiologische Tätigkeit am Universitätskrankenhaus Helsinki und schloss seine Ausbildung zum Anästhesiologen bei Kirchner an der Medizinischen Hochschule in Hannover ab. Im Rahmen mehrerer Auslandsaufenthalte in England, USA, Mexiko und Brasilien konnte Hempelmann seine anästhesiologischen Kenntnisse vertiefen. Darüber hinaus entwickelte er insbesondere auf dem Gebiet der Herz-Kreislauf-Physiologie ein großes wissenschaftliches Engagement. Durch seine Kenntnisse und Interessen zeigte er sich als der geeignete anästhesiologische Förderer der Kardioanästhesie, die sich in Gießen zunehmend etablierte. Nach einem ordentlichen Berufungsverfahren hat Hempelmann den Lehrstuhl für Anästhesiologie an der Justus-Liebig Universität Gießen seit 1978 als Direktor der Abteilung für Anästhesiologie und Operative Intensivmedizin inne; seit 1995 ist er zusätzlich Direktor des Zentrums Chirurgie, Anästhesiologie und Urologie. Durch diese Position konnte Hempelmann maßgeblich auf die Strukturierung der operativen Abteilungen am Klinikum Einfluss nehmen. Mit einem feinen Gespür, Entwicklungen frühzeitig zu erkennen, konnte die Abteilung einen personellen, klinischen und wissenschaftlichen Aufbau erleben. In den letzten Jahren zeigte sich dies v. a. im Ausbau der computergestützten Dokumentation und Datenerfassung in Zusammenarbeit mit der Abteilung für Klinische und Administrative Datenverarbeitung (Marquardt).

Die Entwicklung der Anästhesiologie in fachlicher sowie in administrativer Hinsicht an der Gießener Medizinischen Fakultät ist im Großen und Ganzen mit anderen Häusern in Deutschland vergleichbar verlaufen. So war durch die Entstehung des kardiochirurgischen Faches und die durch Vossschulte bedingte Verlagerung des chirurgischen Schwerpunktes von der Abdominal- zur Thoraxchirurgie der Aufbau einer Wach- und Intensivstation notwendig geworden, die mit zunächst 8, wenig später dann mit 10 Betten ausgestattet war, die alle von vornherein als fakultative Beatmungsplätze konzipiert waren.

Seit 1968 entwickelte sich aus der Behandlung schmerzkranker Patienten eine eigene Schmerzambulanz unter der Leitung von Horst Ferdinand Herget, neben Mainz die erste in Deutschland. Nach mehrmaligen Umzügen und Erweiterungen wurde aufgrund der ständigen Zunahme der Patientenzahlen 1996 die bisherige Ambulanz um eine Schmerzklinik mit 12 Betten erweitert, die erste ihrer Art an einer deutschen Universitätsklinik.

Im Bereich Schmerztherapie werden überwiegend chronische Schmerzsyndrome ambulant und/oder stationär behandelt. Das therapeutische Spektrum umfasst sowohl konventionelle als auch komplementäre Verfahren. Bei über 5000 ambulanten Behandlungen, 2700 stationären Behandlungstagen bei über 600 Patienten sowie einem umfangreichen klinikumsweiten Schmerzdienst sind die Aufgaben in diesem klinischen Bereich so angewachsen, dass ständig 5 Ärzte hierfür zur Verfügung gestellt werden.

Im April 1977 – die Abteilung umfasste inzwischen 16 ärztliche Planstellen – wurde eine C2-Professur für Intensivmedizin geschaffen (D. Patschke, Berlin). Aus den ersten blutsparenden Maßnahmen Ende der 1970er-Jahre entwickelte sich bald in Zusammenarbeit mit der Abteilung für Klinische Immunologie und Transfusionsmedizin der Bereich der Eigenblutspende (von Bormann), in der sämtliche modernen blutsparenden Verfahren angewendet werden. Aufgrund der veränderten Rechtsauffassung der Aufsichtsbehörde sowie dem Inkrafttreten des Transfusionsgesetzes wurde die autologe Plasmapherese in die Herstellungserlaubnis der Universität einbezogen, wobei die Funktion von Herstellungs- und Kontrollleitung durch das Institut für Immunologie und Transfusionsmedizin wahrgenommen wird. Die Absprache, Eigenblutspende bei Patienten mit erhöhtem Entnahmerisiko im anästhesiologischen Bereich weiter durchzuführen, hat sich wie in den Jahren zuvor bewährt. Eigenblutspende und autologe Plasmapheresen gehören zu den etablierten Verfahren, die zur Vorbereitung elektiver operativer Eingriffe mit erheblichem Blutungsrisiko unverzichtbar sind.

Die Anästhesiologie verfügt heute über 72 ärztliche Planstellen und 10 AiP-Stellen, davon 6 durch Drittmittel finanziert sowie 46 Pflegestellen für den Anästhesiebereich und über 50 Pflegestellen für den Intensivbereich. Weiterhin werden im Wechsel 5–10 Gastärzte in die Abteilung integriert. Die Abteilung betreibt ein Lungenfunktionslabor mit mehreren Funktionsmeßplätzen und einem Bodyplethysmographen sowie einem Zentrallaborplatz mit vier Laborantinnen und wechselnden studentischen Hilfskräften. Auf die enge Zusammenarbeit L'Allemands mit der damaligen Lungenklinik Seltersberg in den frühen 1970er-Jahren (Arold, Jungblut) geht die lange bronchoskopische Tradition der Abteilung zurück, die bis heute diagnostische und therapeutische Bronchoskopien einschließlich der Laserresektion endobronchialer Tumoren durchführt. Die Anzahl der Anästhesien konnte ständig gesteigert werden (◘ Tabelle 1) und erreichte mit

◘ Tabelle 1. Entwicklung der durchgeführten Anästhesien pro Jahr im Klinikum der JLU

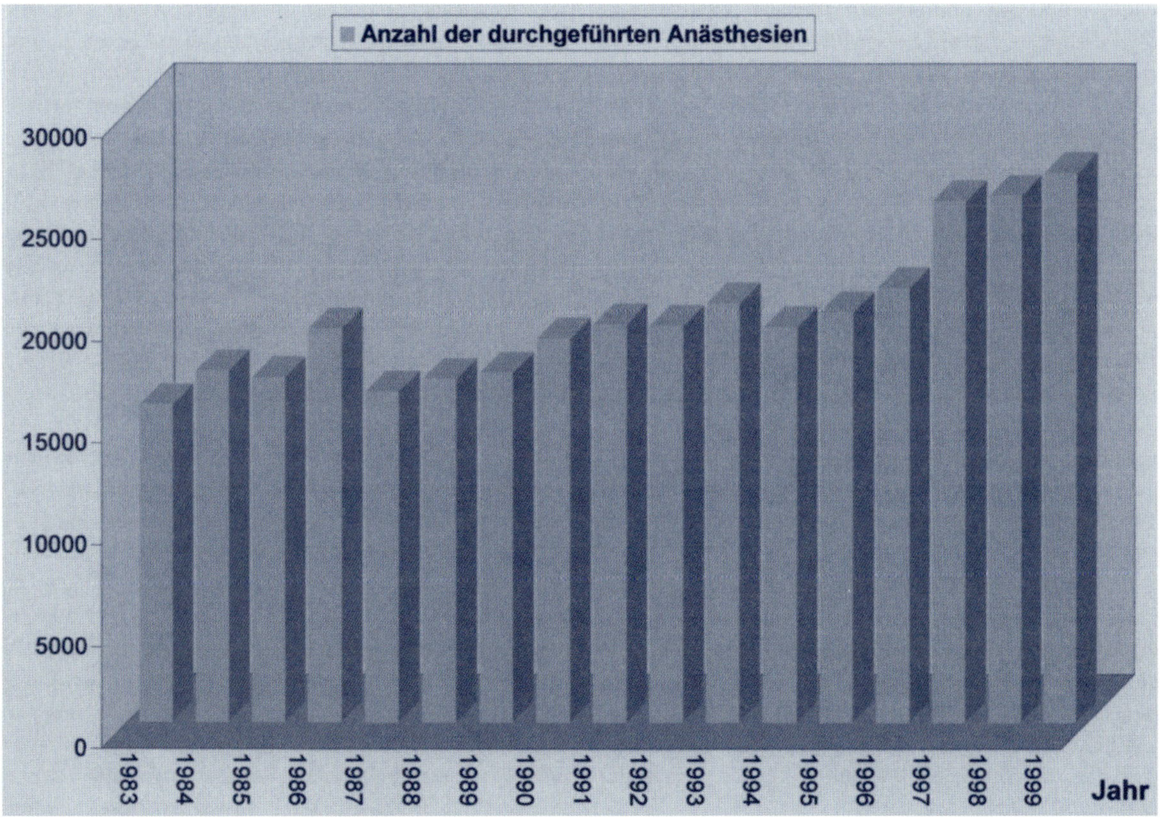

über 25.000 Verfahren (2000) einen vorläufigen Höhepunkt, der auch an vielen Stellen Kapazitätsgrenzen erreicht.

Intensivmedizin und operative Tagesklinik

Der stufenweise Umzug in den Neubau (Allgemein- und Thoraxchirurgie, Anästhesiologie und Operative Intensivmedizin, Kardiovaskuläre Chirurgie, Unfallchirurgie, Urologie und kurz darauf HNO) im Jahre 1993 bescherte der Abteilung eine moderne, großzügig eingerichtete Intensivstation mit 14 Betten. Auf der abteilungseigenen Operativen Intensivstation werden über 1600 Patienten jährlich behandelt, bei einer mittleren Liegedauer von 3,4 Tagen und einer Sterblichkeitsrate von 5,1%. Die beiden letzten Zahlen konnten im Verlauf der letzten 8 Jahre kontinuierlich deutlich gesenkt werden. Die interdisziplinäre Zusammenarbeit mit den anderen Intensivstationen des Universitätsklinikums konnte weiter ausgebaut werden, sodass derzeit ein anästhesiologischer Oberarzt die herzchirurgische Intensivstation und ein weiterer anästhesiologischer Oberarzt die neurologische Intensivstation jeweils ganztags versorgt. Diese für jede Seite vorteilhafte Lösung konnte durch Budgetausgleiche geschaffen werden. Den ärztlichen Mitarbeitern ist hiermit eine zusätzliche Möglichkeit zur verbesserten Qualifizierung im intensivmedizinischen Bereich geboten.

Ebenfalls mit dem Umzug in den Neubau konnte erstmals an einer deutschen Universitätsklinik eine Operative Tagesklinik mit 10 Betten eingerichtet werden; diese wird von 3 Ärzten und 5 Pflegekräften im Schichtbetrieb von 6.30 Uhr bis 20.30 Uhr versorgt. Bei anfangs geringer Akzeptanz dieser ambulanten operativen Versorgung kommt es in der Zwischenzeit zu organisatorischen Engpässen, nachdem heute jährlich über 3000 Patienten in der Tagesklinik ambulant zu versorgen sind. Aufgrund der gesetzlichen Vorgaben sowie der steuernden Einflüsse durch die Krankenkassen ist mit einer weiteren Zunahme der ambulanten operativen Versorgung zu rechnen, sodass in Zukunft zusätzliche Kapazitäten angedacht werden müssen. Von der Operativen Tagesklinik aus werden darüber hinaus konsiliarische Tätigkeiten sowie präoperative anästhesiologische Untersuchungen koordiniert und durchgeführt. Alle gehfähigen Patienten, bei denen ein operativer Eingriff vorgesehen ist, kommen in der Regel zur Prämedikation in die Operative Tagesklinik, wodurch der organisatorische Ablauf effektiver gestaltet werden konnte.

Die anfangs spärliche Ausstattung mit Laborarbeitsplätzen wurde seit den frühen 1980er-Jahren schrittweise ergänzt (zunächst ausschließlich durch Drittmittel finanziert), sodass jetzt in jedem Arbeitsbereich ein abteilungseigenes, kleines Akutlabor vorhanden ist. Insgesamt werden jährlich von allen Bereichen 85.000 Laborleistungen erbracht. In gleicher Weise erfolgte der Ausbau der wissenschaftlichen Labors.

Notfallmedizin

Aus einem 1974 von der Unfallchirurgischen Abteilung (H. Ecke) in Zusammenarbeit mit dem damaligen Bundeswehrkrankenhaus (G. Prinzhorn) eingerichteten Gießener Notarztwagen hat sich ein komplexes notfallmedizinisches Rettungswesen mit wesentlicher Beteiligung der Abteilung für Anästhesiologie und Operative Intensivmedizin entwickelt. Daneben betreibt die Abteilung seit 1994 ein sog. Innerklinisches Transportsystem (ITS), das – ausschließlich mit Ärzten und Pflegern der Abteilung besetzt – Transporte von Schwerkranken und beatmeten Patienten innerhalb des Gesamtklinikums ausführt und den Rückgriff auf die Notarztwagen der Rettungsdienste abgelöst hat. Das ITS, welches anfangs mit jährlich etwa 1000 Verlegungen startete, hat zwischenzeitlich über 3400 Patienten pro Jahr innerhalb des Klinikums zu transportieren, nicht zuletzt Patienten, die mit dem Hubschrauber zu uns verlegt werden und vom Hubschrauberlandeplatz in die Operationssäle bzw. die Intensivstationen transportiert werden. Ein zweites ITS wurde im November 2002 etabliert, vorwiegend für Sekundärtransporte.

Forschung

Die frühen Forschungsschwerpunkte der 1960er- und 1970er-Jahre entsprangen dem wissenschaftlichen Interesse L'Allemands und umfassten die Komplexe der künstlichen Hypothermie im Rahmen der sich entwickelnden Herzchirurgie und extrakorporalen Zirkulation (Grabow) sowie der künstlichen Beatmung, Probleme der Respiratorbehandlung, der Totraumventilation (Ehehalt) sowie der Beatmungsbehandlung von Tetanuspatienten zusammen mit dem Neurologischen Lehrstuhl (Erbslöh). Ab 1971 wurden für einige Jahre Methoden der Akupunktur und Elektrostimulation bei Allgemeinnarkosen untersucht (Herget), im Gefolge der Erkenntnisse der Stressforschung dann aber wieder aufgegeben.

Seit 1978 (Hempelmann) kam eine Fülle von neuen Fragestellungen hinzu, wie z. B. zur Hämodynamik und Pharmakodynamik kardialer Arzneimittel, die Erforschung perioperativer Stressfaktoren (v. Bormann) und des Aminosäurestoffwechsels (Weidler), Grundlagen und Klinik der epiduralen Opioidgabe (erste epidurale Opioidgabe Müller 1979), aus dem die heute etablierte Periduralanalgesie mit Opioiden entstand, sowie die intrathekale Baclofentherapie bei Tetanus und Spastik (Erstanwendung Müller) und die Pharmakokinetik der Lokalanästhetika (Biscoping, Bachmann).

Daneben waren immer wieder Fragen der Beatmung Gegenstand der Forschung: Hochfrequenzventilation (Kluge 1984), modifizierte Atemzeitmuster und NO-Applikation (Knothe 1996). Wichtige Forschungsgebiete waren das zerebrale Monitoring (evozierte Potenziale, Russ 1989), Screeningmethoden zum Risiko postoperativer Ischämien bei Karotisstenosenoperationen (Thiel 1993), Pharmakodynamik und Klinik der Katecholamine

(Adams 1988), Pathophysiologie und Therapie der Sepsis (Börner 1987), ethische Probleme der Intensivmedizin (Salomon 1990), Monitoring und Methoden der Kinderanästhesie bei seltenen Herzvitien und deren Korrektur (Zickmann 1990); Physiologie und Struktur der Wirkung von Lokalanästhetika und anderer Anästhetika im molekularen Bereich (Bräu 1991, Olschewski 2001). Genpolymorphismen und Sepsis (Menges 2001) waren weitere Forschungsprojekte (s. auch Verzeichnis der Habilitationen).

Im Rahmen aktueller Forschungsschwerpunkte sei insbesondere die Mitarbeit der Abteilung am nationalen Genomforschungsprojekt genannt. Bei diesem am Universitätsklinikum Gießen unterstützten Projekt im Teilbereich „Infektionen und Entzündungen" handelt es sich um einen klinisch angewandten Forschungszweig mit dem Ziel, krankheitsrelevante Genexpressionsmuster und die hierdurch vermittelten pathogenetischen Abläufe bei Sepsis und septischem Organversagen zu definieren.

Im Rahmen des Projektes wird die Genexpression bei Patienten mit schwerem Polytrauma, SIRS, akut nekrotisierender Pankreatitis, Pneumonie/pneumogener Sepsis und IRDS mit einem Gestationsalter von < 32 Wochen analysiert, die eine Sepsis und/oder septisches Multiorganversagen entwickeln.

Es sollen Genexpressionsprofile identifiziert werden, die eine Stratifizierung der intensivmedizinischen Therapie nach Risikogruppen ermöglichen. Dies verweist auf den klinischen Bezug dieser molekulargenetischen Untersuchungen.

Anfang der 1990er-Jahre wurde eine intensive Kooperation mit einer dem Physiologischen Institut der Justus-Liebig-Universität angehörenden Arbeitsgruppe (Vogel) gegründet. Die Kooperation sah vor, dass ehemalige Doktoranden der Elektrophysiologie zu klinisch tätigen Anästhesisten ausgebildet werden und gleichzeitig anästhesiologische Fragestellungen mit modernen elektrophysiologischen Methoden bearbeitet werden können. Ein Modell, dass sich nunmehr seit 10 Jahren bewährt. Durch die fortlaufende Rekrutierung anästhesiologischer Mitarbeiter aus ehemaligen Doktoranden des Labors konnte so ein Stab an Mitarbeitern herangebildet werden, der mit hohem wissenschaftlichen Niveau internationalen Stellenwert erlangte. Die von der Arbeitsgruppe beherrschten Methoden beinhalten v. a. die „Patch-Clamp-Technik" in ihren üblichen Varianten und deren Einsatz an neuronalen und kardialen Zellen sowie an Endothelzellen der Lungenstrombahn. Grundlegende Fragestellungen zur Lokalanästhetikawirkung an verschiedenen erregbaren Geweben, insbesondere deren Wechselwirkung mit Natrium-, Kalium- und Kalziumkanälen, konnten somit bearbeitet werden. Alle aus dieser Gruppe hervorgegangen Originalarbeiten wurden ausnahmslos in hochrangigen wissenschaftlichen Journalen publiziert. Ergänzt wurde diese Kooperation kürzlich durch eine nach obigem Vorbild begonnene Zusammenarbeit mit dem Institut für Anatomie der Justus-Liebig-Universität (Kummer). Hierdurch konnte v. a. das Methodenspektrum um die Molekularbiologie und „Single-Cell-PCR" erweitert werden, wobei der Schwerpunkt auf das Hypoxiesensing von Zellen und der daran beteiligten Kanalproteine gelegt wurde. Früh wurde erkannt, dass – wie in anderen Ländern üblich – die Freistellung von klinischen Routineaufgaben zu wissenschaftlichen Zwecken sehr produktiv und erfolgversprechend ist, sodass auch in anderen anästhesiologischen Wissenschaftsbereichen dieses Modell eingeführt wurde. In gleicher Weise konnte eine Kooperation mit dem Pharmakologischen Institut (Teschemacher) zur Untersuchung des klinischen Stellenwerts von β-Endorphinen und Proopiomelanocortinen begonnen werden. Weitere sehr erfolgreiche Forschungsschwerpunkte sind die intra- und extrazelluläre Aminosäurenanalytik, Leukozytenfunktion, Schmerzstudien sowie zerebrales Monitoring. Aus der Abteilung gingen bisher über 28 Habilitationen hervor und es wurden 32 wissenschaftliche Preise und Auszeichnungen verliehen.

Datenverarbeitung und Informationstechnologie

Einer der Schwerpunkte der Abteilung ist die computergestützte Dokumentation und deren Benefit für die Leistungserfassung, Qualitätssicherung und Klärung wissenschaftlicher Fragestellungen. Schon früh erkannte Hempelmann, dass die Anforderungen an die ärztliche Dokumentation steigen werden. Die gegenwärtigen Entwicklungen, wie z. B. die mit dem GSG V verbundene Verpflichtung zum Qualitätsmanagement und die Einführung eines flächendeckenden pauschalisierten Entgeltsystems (DRGs), bestätigen diese Vermutungen.

Bereits 1994 erfolgte die Installation eines Patientendatenmanagement-Systems (PDMS) auf der Operativen Intensivstation (14 Betten). Ein Jahr später wurde die Narkosedokumentationssoftware NarkoData an den über 110 Anästhesiearbeitsplätzen implementiert. Diese Version wurde ursprünglich von der Abteilung für Anästhesiologie, Intensiv- und Schmerztherapie der Berufsgenossenschaftlichen Kliniken Bergmannsheil der Universität Bochum entwickelt. Es handelte sich um ein Programm zur Erfassung medizinischer Daten in der Anästhesie, das als lokale Applikation auf dem Arbeitsplatzrechner ausgeführt wurde. In enger Zusammenarbeit mit ärztlichen Mitarbeitern der Gießener Anästhesieabteilung und professionellen Programmierern kam es dann 1996 zu einer Neuprogrammierung des Dokumentationssystems mit anschließender kontinuierlicher Weiterentwicklung. Diese neue NarkoData-Version konnte hinsichtlich Netzwerkfunktionalität, automatischer Datenübernahme, grafischer Oberfläche, Benutzerhilfe, Anpassung an den anästhesiologischen Arbeitsablauf und Datenauswertung deutlich verbessert werden und wurde ab dem 01.01.1997 flächendeckend eingesetzt.

Anfang 1999 wurde auf der Operativen Intensivstation das neu entwickelte PDMS ICUData eingeführt. Dieses verfügt über ein völlig neues Medikamentenmodul, eine genauere Bilanzierung und verbesserte Importmöglichkeiten aus den anderen klinischen Subsystemen (Mikrobiologie, Radiologie, OP-Dokumentationssystem). Die Anpassungen an den täglichen Routinebetrieb, die Fehlersuche und die Weiterentwicklung am klinischen Arbeitsplatz waren aufwändig und personalintensiv. Noch im gleichen Jahr wurde die pädiatrische Intensivstation des Universitätsklinikums mit 16 Betten unter der Federführung der Abteilung Anästhesiologie und Operative Intensivmedizin mit dem gleichen System ausgestattet. Die internistische Intensivstation wurde Ende 2002 mit dem System ausgestattet.

In der Schmerzklinik konnte im April 2000 ebenfalls das PDMS ICUData als elektronische Patientenakte eingeführt werden. Neben 3 stationären Rechnern steht dort ein Visitenwagen mit mobilem Laptop zur Verfügung.

Mit der Umstellung vom Macintosh-System auf Windows NT Rechner wurde eine verbesserte Anbindung und Importmöglichkeit aus dem Klinikinformationssystem (KIS) erreicht. Die inzwischen in Betrieb gegangene Version 4.5 bietet über eine verbesserte Benutzerkennung die Grundlage für eine rein elektronische Dokumentation.

In Zusammenarbeit mit der Abteilung für Klinische und Administrative Datenverarbeitung werden seit 1998 mehrere Projekte zum Thema Telemedizin in der Anästhesie und Intensivmedizin durchgeführt. Die bisherigen Höhepunkte waren die Vorführungen am Stand Hessen Media auf der Cebit 2000/2001 in Hannover (24.02–01.03.2000), beim Besuch des Hessischen Ministerpräsidenten Roland Koch am Universitätsklinikum, am Tag der deutschen Einheit am Stand des Landes Hessen in Dresden (Projektvorstellung Hessen Media) und während des Türkischen Anästhesie Kongresses (TARD, 25.–29.10.2000) sowie an der Sommeruniversität in Hourtin, Frankreich.

Zu Beginn des Jahres 2000 wurde die seit 1995 existierende Homepage unserer Abteilung für das Intranet neu erstellt. Bis Ende des Jahres 2000 erfolgten 169.152 Zugriffe. Seit der Neuinstallation der PDM-Systeme in der Schmerzklinik und auf der pädiatrischen Intensivstation können die dort beschäftigten Mitarbeiter ebenfalls das Serviceangebot des Intranets nutzen.

In den Jahren 1994 und 1995 standen für die Administration der PDM-Systeme in der Anästhesie und Intensivmedizin jeweils 1 Administrator zur Verfügung. Im Laufe der Jahre und mit zunehmender wissenschaftlicher Tätigkeit entstand eine Arbeitsgruppe, die heute über 9 Mitarbeiter aus dem ärztlichen und 2 aus dem pflegerischen Bereich verfügt (größtenteils drittmittelgesponsert).

Grundlegend besteht weiter die Zielsetzung einer optimalen Patientenversorgung auf dem Boden einer soliden klinischen Ausbildung und die Förderung der wissenschaftlichen Arbeit mit einem hohen Standard, eingebettet in die Möglichkeiten und Herausforderungen des begonnenen Jahrtausends.

Anhang

Habilitationen

- **L'Allemand, Heinrich** (1964) Pathophysiologie, Klinik und Therapie der akuten Ateminsuffizienz in der Chirurgie
- **Grabow, Lutz** (1970) Die Beurteilung von Narkoseverfahren durch die Blutgasanalyse
- **Ehehalt, Volker** (1976) Die Respiratortherapie mit zwischengeschaltetem künstlichen Totraum
- **Weidler, Burghard** (1983) Veränderungen der Plasmaaminosäuren unter invasiven Operationsverfahren und differenten Narkosetechniken
- **Müller, Hermann** (1983) Peridurale Opiatanalgesie. Grundlagen und klinische Erfahrungen
- **von Bormann, Benno** (1985) Endokrine Stressantwort: Der Einfluss von Operation und Narkose auf die Plasmaspiegel des antidiuretischen Hormons (ADH)
- **Biscoping, Jürgen** (1986) Liquorkonzentrationen von Lokalanästhetika bei Spinalanästhesie und ihre Beeinflussung durch das spezifische Gewicht
- **Börner, Ulf** (1987) Die Wirkung einer partiellen Sympathikusblockade durch thorakale Periduralanästhesie im Schock. Untersuchungen im experimentellen Endotoxinschock
- **Boldt, Joachim** (1987) Einfluss unterschiedlicher Ventilations- und Perfusionsmuster während extrakorporaler Zirkulation auf den pulmonalen Hydratationszustand
- **Adams, Hans Anton** (1988) Der Einfluss von Kolloiden auf die Resorption von Lokalanästhesie-Lösungen bei Anwendung verschiedener Techniken und Substanzen
- **Kling, Dieter** (1989) Hämodynamik und Funktion des rechten Ventrikels unter Narkose-, PEEP-Beatmung sowie medikamentöser Therapie. Eine Untersuchung an Koronarpatienten
- **Russ, Wolfgang** (1989) Somatosensorisch evozierte Potenziale in der Karotischirurgie, Grundlagen – Ergebnisse – Möglichkeiten und Grenzen
- **Salomon, Fred** (1990) Leben und Sterben in der Intensivmedizin. Eine Herausforderung an die ärztliche Ethik
- **Krumholz, Werner** (1992) Der Einfluss ausgewählter intravenöser Anästhetika auf verschiedene Funktionen polymorphkerniger neutrophiler Granulozyten

- **Thiel, Achim** (1994) Perioperative Untersuchungen zur zerebrovaskuären CO_2-Reaktivität bei Patienten mit Karotisstenosen
- **Bachmann, Bernd** (1995) Der Einfluss der akuten normovolämischen Hämadilution auf die Pharmakokinetik und -dynamik von Lokalanästhetika
- **Knothe, Christoph** (1997) Wertigkeit von inhalierbaren Vasodilatatoren in der postoperativen Phase nach lungen- und herzchirurgischen Eingriffen
- **Zickmann, Bernfried** (1997) Intrazerebrale Feldpotenziale und topographische Elektroenzephalometrie zur Quantifizierung der zerebralen Reaktion auf schmerzhafte Reize während Narkose
- **Heesen, Michael** (1999) Klonierung und Charakterisierung von drei Chemokin-Rezeptoren der Maus
- **Bräu, Michael** (1999) Pharmakologie tetrodotoxinresistenter Natriumkanäle: Bedeutung in der anästhesiologischen Schmerztherapie
- **Dietrich, Gerald** (1999) Perioperative Veränderungen der funktionell bestimmten Thrombozytenaktivität
- **Menges, Thilo** (2001) Sepsis und Multiorganversagen nach schwerer Mehrfachverletzung
- **Olschewski, Andrea** (2001) Lokalanästhetische Wirkung von Ketamin: Untersuchungen zu Grundlagen der rückenmarksnahen Anästhesie
- **Welters, Ingeborg** (2002) Effekte von Morphin, Fentanyl und Ketamin auf leukozytäre Funktion, Transkriptionsfaktoren und Interleukin-8-Synthese

Leitende Funktionen

Von vielen ehemaligen Mitarbeiterinnen und Mitarbeitern der Klinik wurden leitende Funktionen übernommen: Prof. Dr. Adams, Dr. Augsberg, Priv.-Doz. Dr. Bachmann, Dr. Bailer, Prof. Dr. Biscoping, Prof. Dr. Boldt, Prof. Dr. von Bormann, Dr. Chobeiry, Dr. Criveanu, Priv.-Doz. Dr. Dietrich, Prof. Dr. Ehehalt, Prof. Dr. Fritz, Dr. Gagel, Prof. Dr. Gerlach, Prof. Dr. Grabow, Dr. Grimm, Dr. Günzler, Dr. Gürisik, Dr. Heukamp, Dr. G. Kis, Dr. I. Kis, Priv.-Doz. Dr. Kling, Priv.-Doz. Dr. Knothe, Dr. Kramer, Priv.-Doz. Dr. Krumholz, Prof. Dr. Langrehr (Lehrstuhl Anästhesiologie, Rijksuniversiteit Groningen, Niederlande), Dr. Liedtke, Dr. Lorber, Dr. Michaelis, Prof. Dr. Müller, Dr. Osmer, Prof. Dr. Patschke, Dr. Ratthey, Dr. Rau, Dr. Reibold, Dr. Rückert-Kobler, Priv.-Doz. Dr. Salomon, Dr. Schindler, Dr. Schlemmer, Dr. Schlier, Dr. Schmalz, Dr. Schröder, Dr. Simon, Dr. Sticher, Dr. Stoyanov, Dr. Strobel, Prof. Dr. Thiel, Dr. Vogelsberger, Dr. Zelinka, Priv.-Doz. Dr. Zickmann.

Außerplanmäßige Professuren

Zu außerplanmäßigen Professoren wurden ernannt: Prof. Dr. Biscoping, Prof. Dr. Boldt, Prof. Dr. von Bormann, Prof. Dr. Ehehalt, Prof. Dr. Grabow, Prof. Dr. Müller, Prof. Dr. Patschke, Prof. Dr. Thiel, Prof. Dr. Weidler.

Informationen aus dem Internet

Aktuelle Informationen zu Tätigkeitsspektrum, Mitarbeitern, Forschungsaktivitäten, Publikationen und Veranstaltungen sind über die Homepage der Abteilung Anaesthesiologie, Intensivmedizin, Schmerztherapie abrufbar: http://www.med.uni-giessen.de/anaesth/

4.3.14 Georg-August-Universität Göttingen Zentrum Anaesthesiologie, Rettungs- und Intensivmedizin

J. Bahr, P. Ahrens, D. Kettler

Die Anfänge

Nach dem 2. Weltkrieg setzten sich die Erfahrungen der angelsächsischen Anästhesisten langsam auch in Deutschland durch. In Göttingen richtete der Ordinarius für Chirurgie Hans Hellner bereits 1949 eine Narkosegruppe ein, die regelhaft 5 Assistenten umfasste. Besonders Sverre Loennecken (später Neuroanästhesist in Köln) engagierte sich bei der Etablierung der Intubationsnarkose und der intraoperativen Kreislaufüberwachung. Die Narkosen in den andern Fächern übernahmen weiterhin junge chirurgische Assistenten und Pflegekräfte. Mit der Einrichtung des ersten Lehrstuhls für Thorax-Herz-Gefäß-Chirurgie 1958 entstand die Notwendigkeit eines Spezialisten für Narkosefragen. Bereits im Oktober 1957 hatte Jürgen Stoffregen als Leiter der Narkosegruppe innerhalb der Chirurgie seinen Dienst in Göttingen angetreten. Er war der erste Facharzt in Niedersachsen und erhielt 1958 die Venia Legendi. Bis Ende 1961 wurde er mit der Verantwortung für die Narkoseführung in allen operativen Kliniken betraut.

Ein Mitarbeiter der ersten Stunde war Heinz Pflüger, der zweite Facharzt für Anästhesie in Göttingen. Er habilitierte sich 1960 und wurde 1962 Chefarzt der Anästhesieabteilung am Allgemeinen Krankenhaus Hamburg-Barmbek, bevor er im Oktober 1963 zum Direktor der Anästhesieabteilung am Krankenhaus Nordwest/Frankfurt berufen wurde.

Stoffregens von Hellner unterstützte Bemühungen um eine eigene Abteilung führten 1964 zu seiner Ernennung zum a.o. Professor und Etablierung der Abteilung für Anästhesie. 1969 wurde er zum Direktor des Instituts für klinische Anästhesie berufen.

1969–1974 Direktorat Prof. Jürgen Stoffregen

Prof. Dr. med Jürgen Stoffregen (◻ Abb. 1)

Geboren am 29.09.1925 in Braunschweig; bis 1951 Studium der Medizin in Hamburg; 1952 Promotion; 1953/54 Max-Planck-Institut Physiologie, Heidelberg (Rein); 1954–1957 Anästhesie, Heidelberg (Frey); 1957 Anästhesie, University of Chicago, USA; 1958 Habilitation, Göttingen; 1964 Ernennung zum a.o. Professor; 1969 Berufung zum ordentlichen Professor und Direktor des Instituts für klinische Anästhesie der Georg-August-Universität Göttingen; 1975 Rücktritt und Chefarzt des Zentralinstituts für Anästhesie in Hagen/Westf.

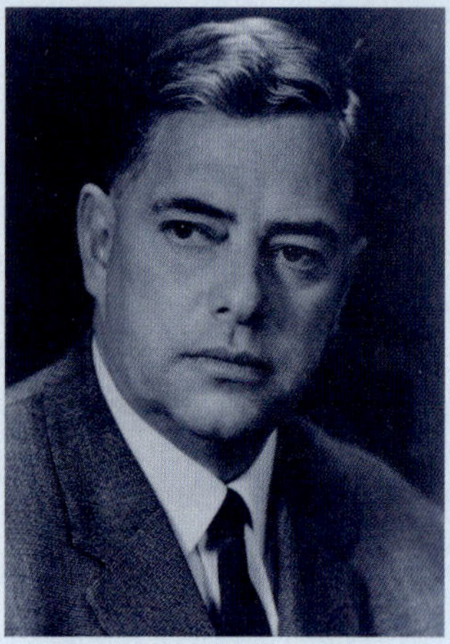

◻ **Abb. 1.** Jürgen Stoffregen

Mit Stoffregen hatte die Anästhesie in Niedersachsen einen Namen bekommen. Er organisierte mit den Assistenten der Abteilung eine nahezu flächendeckende anästhesiologische Versorgung der Krankenhäuser in Niedersachsen und darüber hinaus; erst ab dem Jahr 1960 begannen die ersten Anästhesisten außerhalb Göttingens ihre Tätigkeit an kommunalen bzw. konfessionellen Krankenhäusern.

Auch in berufspolitischen Fragen nahm Stoffregen eine wichtige Stellung ein. So wurde bereits 1961 nach der Gründung des Berufsverbandes Deutscher Anästhesisten (BDA) u. a. auf seine Initiative ein eigenes Mitteilungsblatt ins Leben gerufen. Dieses Mitteilungsblatt des Berufsverbandes wurde 1970 in „Anästhesiologische Informationen", 1978 in „Anästhesiologie und Intensivmedizin" umbenannt. Seine Aktivitäten, der modernen Anästhesie den Weg zu bahnen, führten allerdings zu deutlichen Gegnerschaften innerhalb der Fakultät, besonders bei einigen operativen Fächern.

Bei seinem Dienstantritt 1957 hatte Stoffregen eine Narkosegruppe von 5 Ärzten vorgefunden. Bereits 1 Jahr später standen 8 Ärzte zur Verfügung, und bis 1962 konnte die Zahl auf 14 ärztliche Planstellen erhöht werden. In den folgenden Jahren kam es indes zu einer Stagnation; erst 1970 verfügte die Abteilung schließlich über 23 ärztliche Planstellen. Die Versorgung anderer Göttinger Kliniken (Krankenhaus Neu-Mariahilf, Friedrich-Zimmer-Klinik, Krankenhaus Neu-Bethlehem, Ev. Krankenhaus Weende) lag weiterhin ebenso im Verantwortungsbereich der Anästhesieabteilung wie die tägliche konsiliarische Betreuung praktisch aller Kliniken des südniedersächsischen Raumes und darüber hinaus. Diese Hilfeleistung wurde von 1960 bis zum Verbot durch den Kultusminister 1967 in bis zu 20 Kliniken durchgeführt. Durch die Versorgung mit Göttinger „Leihanästhesisten" wurde an den beteiligten Krankenhäusern eine Bedarfssituation erzeugt, die nach dem Versorgungsverbot unmittelbar zu einer Gründungsaktivität von selbständigen Anästhesieabteilungen an niedersächsischen Krankenhäusern führte.

Den vermehrten Arbeitsanfall kompensierte die Abteilung neben dem verstärkten persönlichen Einsatz mit der Durchführung von Parallelnarkosen und dem Einsatz von Anästhesiepflegern, von denen an dieser Stelle 4 besonders hervorgehoben werden sollen: Hubert Schaumberg, Manfred Hoppe, Erich Hinz und Manfred Gerke bildeten das Rückgrat einer Abteilung, die einen ständigen Wechsel der Assistenten zu verkraften hatte; neben den 34 Assistenten, die bis 1969 zu Fachärzten für Anästhesie weitergebildet wurden, besuchten zwischen 1957 und 1973 mehr als 200 Gastärzte die Göttinger Anästhesieabteilung.

Der erste offizielle Oberarzt der neu errichteten Anästhesieabteilung wurde 1965 Rudolf Schorer, der sich 1 Jahr zuvor bei Johannes Piiper (Max-Planck-Institut für experimentelle Medizin) mit dem Thema „Auswirkungen der Atemmechanik auf den Kreislauf" habilitiert hatte. Bis zu seiner Berufung 1968 auf den neu geschaffenen Lehrstuhl für Anästhesiologie an der Universität Tübingen trug Schorer wesentlich zum Aufbau der Göttinger Anästhesieabteilung bei.

Untrennbar verbunden mit dem Namen Stoffregen bleibt der „Takaoka-Respirator". Bei diesem halboffenen Narkoserespirator (Erfinder war der Brasilianer **Kentaro S. Takaoka**) diente das Narkosegasgemisch gleichzeitig als Antriebsgas für den druckgesteuerten Mechanismus. Der entscheidende Vorteil des Takaoka wurde in dem konstanten laminaren und langsamen Gasfluss mit einer Frequenz von durchschnittlich 7 Atemzügen pro Minute gesehen. Der Nachteil des ständig in die Umgebung entweichenden Beatmungs/-Narkosegasgemisches hat wesentlich zur Aufgabe dieses Prinzips beigetragen.

Nach langjährigen Diskussionen um Strukturvorschläge beschloss die Fakultät die Neugliederung des Instituts in 4 Abteilungen. Nach einem Berufungsverfahren wurden Hilmar Burchardi, Dietrich Kettler und Hans Sonntag im Jahr 1973 zu Abteilungsleitern und Mitdirektoren ernannt. Daraufhin reichte Stoffregen seinen Rücktritt ein und übernahm ab dem 01.02.1974 die Leitung des neu gegründeten Zentralinstitutes der Anästhesie von 5 Krankenhäusern in Hagen/Westfalen. Dietrich Kettler wurde zunächst kommissarischer Direktor des Institutes, bevor er nach einem ordentlichen Berufungsverfahren am 01.12.1975 den Ruf auf den Lehrstuhl für Anästhesiologie der Georg-August-Universität Göttingen annahm.

Seit 1975 Direktorat Prof. Dietrich Kettler

Prof. Dr. med. Dr. h.c. Dietrich Kettler, FRCA (◘ Abb. 2)

Geboren am 16.06.1936 in Waren-Müritz (Mecklenburg); 1955–1960 Studium der Humanmedizin an der Humboldt-Universität Berlin (Charité); 1962 Promotion (Universität Tübingen); 1961–1963 Medizinalassistent (Berlin, Stuttgart, Darmstadt); 1964–1965 Facharztweiterbildung, Institut für klinische Anästhesie an der Universität Göttingen; 1966–1967 Fellowship in Cardiovascular Anesthesia, Department of Anesthesiology, Baylor University, Houston/Texas (USA); 1967– 1968 Beendigung der Weiterbildung; 1968–1973 Assistent, I. Physiologisches Institut (Bretschneider); 1971 Habilitation Universität Göttingen (Sauerstoffverbrauch des Herzens unter verschiedenen Anästhetika); 1973 Universitätsprofessor für Anästhesiologie (C3), Leiter einer (von 4) Abteilungen des Instituts für klinische Anästhesie der Universität Göttingen ; 1975 Berufung auf den Lehrstuhl für Anästhesie und Direktor des Institutes für klinische Anästhesie – jetzt Zentrum Anaesthesiologie, Rettungs- und Intensivmedizin – der Universität Göttingen; 1977–1979 Dekan der Medizinischen Fakultät der Universität Göttingen; 1985–1986 und 1993–1997 Ärztlicher Direktor des Universitätsklinikums Göttingen; 1996 Ehrenpromotion Medizinische Akademie Stettin, Polen.

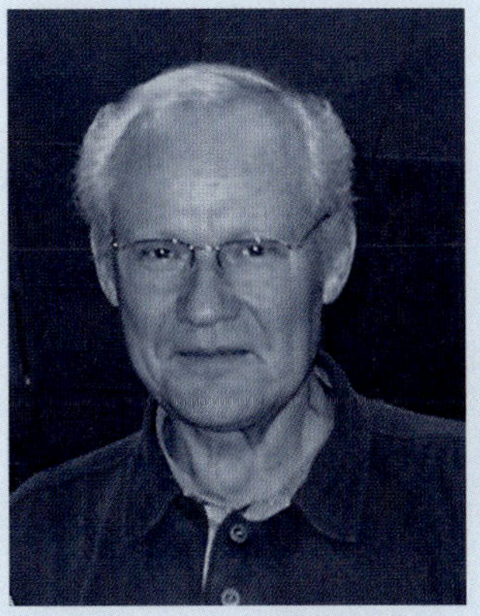

◘ **Abb. 2.** Dietrich Kettler

Ordinariat und Klinik

Kettler übernahm gleichzeitig eine der 4 Abteilungen; 1977 kam Ulrich Braun als 4. Abteilungsleiter hinzu. Der Fortfall der Rotation ab 1986 erleichterte eine langfristige Festlegung der Abteilungsleiter in ihren klinischen und Forschungsschwerpunkten. Der zweifelsohne bestehenden Gefahr einer Aufsplitterung des Fachgebietes konnte durch eine enge partnerschaftliche Kooperation effektiv begegnet werden. Wesentlich dafür war auch, dass die Abteilungsleiter einschließlich des Lehrstuhlinhabers auf die Zuweisung eigener Personalstellen und anderer Ressourcen verzichteten und somit zum Charakter eines „Zentrums aus einem Guss“ beitrugen.

Die bis zum Ausscheiden von Hans Sonntag im April 2001 bestehende Struktur war hinsichtlich der Versorgung operativer Kliniken folgendermaßen gegliedert:

Abteilung I (Kettler):	Allgemein- und Unfallchirurgie, Urologie, Gynäkologie, Orthopädie, Pädiatrie, Radiologie, Rettungswesen, Schmerztherapie (Hildebrandt);
Abteilung II (Burchardi):	Intensivstationen;
Abteilung III (Braun):	Neurochirurgie, HNO, ZMK, Augenklinik, neurochirurgische Intensivstation als Konsiliarius;
Abteilung IV (Sonntag):	Thorax-Herz-Gefäß-Chirurgie einschließlich Intensivstation als Konsiliarius.
Abteilung V (Hellige)	Anästhesiologische Forschung

Prof. Dr. med. Ulrich Braun (◘ Abb. 3)

Geboren am 01.10.1939 in Memel/Ostpreußen; 1959–1964 Medizinstudium, Hamburg; 1964 Promotion, Hamburg (Augenhintergrundsveränderungen bei angeborenen Herz- und Gefäßmissbildungen); 1965–1967 Medizinalassistent in Bad Reichenhall, Hamburg, Luzern (Schweiz); 1967–1968 Assistenzarzt, Anästhesiologie, Kantonspital Luzern, Schweiz (Fassolt) bzw. Bundeswehrkrankenhaus Koblenz (Lange); 1969–1971 Assistent, Physiologisches Institut der Universität Göttingen (Bretschneider); 1971–1977 Assistenzarzt, Zentralinstitut für Anästhesiologie der Universität Tübingen (Schorer); 1971 Facharztanerkennung für Anästhesiologie; 1974 Habilitation, Tübingen (Der Einfluss von Narkosen und Muskelrelaxanzien auf den Gesamtsauerstoffverbrauch); 1975–1977 Oberarzt am Zentralinstitut für Anästhesiologie der Universität Tübingen; 1978 Berufung als Abteilungsleiter am Institut für klinische Anästhesie der Universität Göttingen, jetzt Zentrum Anaesthesiologie, Rettungs- und Intensivmedizin.

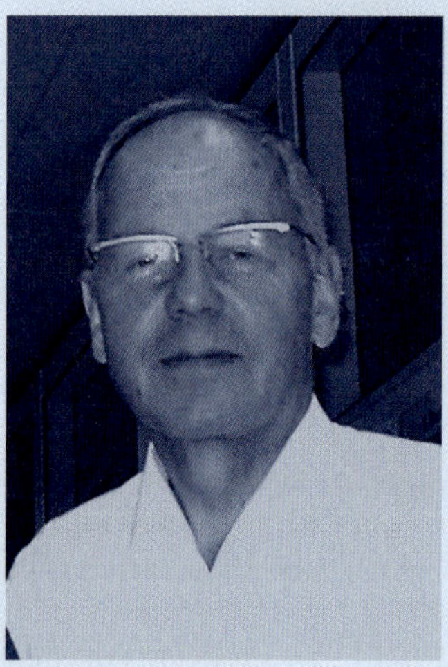

◘ Abb. 3. Ulrich Braun

Prof. Dr. med. Hilmar Burchardi, FRCA (◘ Abb. 4)

Geboren am 19.04.1937 in Tondern, Dänemark.; bis 1970 Weiterbildung im Fach Anästhesiologie in der Anästhesieabteilung Allgemeines Krankenhaus Hamburg-Altona (Lawin); in der II. Medizinischen Universitätsklinik Hamburg-Eppendorf (Harms) und am Institut für Anästhesie, Universitätsklinik Freiburg/Brg. (Wiemers); 1970–1973 Anästhesist, Deutsche Klinik für Diagnostik, Wiesbaden; 1971 Habilitation, Freiburg (Vergleichende Untersuchungen zur Frage der Ventilationsverteilung der Langzeitbeatmung mit druck- und volumengesteuerten Respiratoren bei schweren Lungenkomplikationen); 1973 Berufung als Abteilungsleiter am Institut für klinische Anästhesie der Universität Göttingen, jetzt Zentrum Anaesthesiologie, Rettungs- und Intensivmedizin; Leiter der operativen Intensivbehandlungsstationen; Honorary Member of the Collège Français des Anesthésistes Réanimateur.

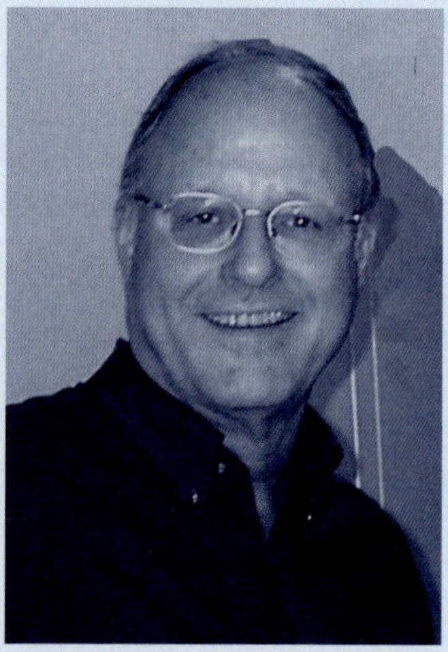

◘ Abb. 4. Hilmar Burchardi

Prof. Dr. med. Hans Sonntag, FRCA (◘ Abb. 5)

Geboren am 02.02.1936 in Nordhausen/Harz; 1957–1963 Medizinstudium an der Georg-August-Universität Göttingen; 1963–1965 Medizinalassistent im Ev. Krankenhaus Göttingen-Weende, Stadt- und Kreiskrankenhaus Witzenhausen und Stadtkrankenhaus Salzgitter-Lebenstedt ; 1965 Promotion, Göttingen; 1965–1966 Assistenzarzt in der Anästhesieabteilung der Chirurgischen Universitätsklinik Göttingen; 1966–1968 Assistent Interne und Chirurgische Klinik der Mission Médicale Allemande in Annaba ex Bone/Algerien; 1968–1970 Assistenzarzt, Anästhesieabteilung Chirurgische Universitätsklinik Göttingen; 1970 Facharztanerkennung für Anästhesie; 1970–1973 wissenschaftlicher Assistent, Physiologisches Institut Universität Göttingen (Bretschneider); 1973 Habilitation für das Fach Anästhesiologie; 1973 Ernennung zum Abteilungsleiter und Professor (C3) am Institut für klinische Anästhesie Universität Göttingen.

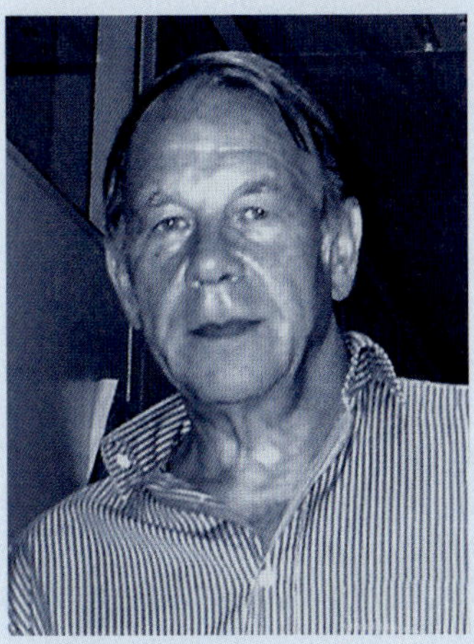

◘ **Abb. 5.** Hans Sonntag

Klinische Anästhesie

Zum 01.10.1980 wurde das Institut für klinische Anästhesie umbenannt in „Zentrum Anaesthesiologie und Intensivmedizin". Die Zentrumsstruktur der gesamten Medizinischen Fakultät beruhte auf Empfehlungen des Wissenschaftsrates von 1976, die nach einer Neufassung des niedersächsischen Hochschulgesetzes im März 1980 in Göttingen umgesetzt werden konnten. Zum Geschäftsführenden Leiter des Zentrums 18 wurde Kettler gewählt. Er hat nach ständiger Wiederwahl diese Leitungsfunktion bis heute inne, nur unterbrochen von einem Forschungsjahr im Ausland im Jahre 1981 am Department of Anesthesiology der University of Virginia in Charlottesville bei David Longnecker. 1989 wurde die Bezeichnung des Zentrums erweitert in „Zentrum Anaesthesiologie, Rettungs- und Intensivmedizin" (ZARI).

Das ZARI versorgt als zentrale Einrichtung alle operativ tätigen Fachdisziplinen am Universitätsklinikum Göttingen. Das Spektrum der durchgeführten Operationen umfasst alle gängigen operativen Verfahren einschließlich Transplantationen von Herz, Nieren und Leber. In Rahmen dieses Vorsorgungsauftrages werden pro Jahr etwa 21.000 Anästhesien in den 28 Sälen des Zentral-OPs und den 4 peripheren Operationssälen von HNO, Kreißsaal, ambulanter Kieferchirurgie und Hautklinik durchgeführt. Zu den eigentlichen Narkosen kommen jährlich noch ca. 3000 sonstige Anästhesieleistungen, d. h. beispielsweise Sedierungen für diagnostische und therapeutische Eingriffe in der Neuropädiatrie, der Reproduktionsmedizin, der interventionellen Kardiologie und der Psychiatrie. In der Kardiochirurgie werden jährlich ca. 1000 Operationen mit der Herz-Lungen-Maschine durchgeführt.

Eine zentrale Rolle im perioperativen Ablauf nimmt der Aufwachraum ein, durch den alle Patienten gehen, die nicht intensivstationspflichtig sind. Dieser Aufwachraum mit 20 Betten, wochentags rund um die Uhr besetzt, wird ärztlicherseits von den diensthabenden Oberärzten und auf der Pflegeseite durch ein eingespieltes Pflegeteam versorgt. Sämtliche Patienten, vom Säugling bis zur Nachbeatmung, können hier betreut werden. Neben der Versorgung postoperativer Patienten werden ebenfalls die Ersteinstellungen der PCA-Pumpen und der kontinuierlichen Periduralanästhesien vorgenommen. Am Vormittag ist das Aufwachraumpersonal außerdem zuständig für die Patientenbetreuung in der OP-Wartezone; diese wurde eingerichtet, um den Patiententransport von den Normalstationen zu kanalisieren und Verzögerungen zu vermeiden.

Im Verlauf der letzten Jahre hat sich das Spektrum der operativen Patienten merklich verschoben. Auf der einen Seite werden immer komplexere, technisch anspruchsvollere Eingriffe durchgeführt, die den Einsatz der ganzen Palette des speziellen Monitorings erfordern; hier hat sich die transösophageale Echokardiographie als kardiales Monitoring etabliert. Auf der anderen Seite werden vermehrt ambulante oder „Short-stay-surgery-Patienten" versorgt.

Bei den eingesetzten Anästhesieverfahren war ebenfalls ein Wandel zu verzeichnen. Nahm die Regionalanästhesie bis vor 5 Jahren eine untergeordnete Rolle ein, werden ihre Vorteile für Extremitätenoperationen jetzt vermehrt genutzt, wobei nicht nur rückenmarksnahe Anästhesieverfahren zum Einsatz kommen, sondern in steigendem Maße auch periphere Nervenblockaden mit kontinuierlicher Zufuhr von Lokalanästhetika. Diese Verfahren nehmen den krankengymnastischen Bewegungsübungen den Schmerz und erlauben zudem eine bessere postoperative Mobilisation. Aber auch für Laparotomien kommt die Regionalanästhesie zum Tragen. Hier ist es v. a. der zunehmende Einsatz von thorakalen Periduralkathetern, die den Patienten die postoperative Phase erleichtern und einer suffizienten Atemgymnastik den Weg ebnen.

In der Allgemeinanästhesie fand im vergangenen Jahrzehnt der Wandel von der Monoeinheitsnarkose zur pharmakokinetisch-pharmakodynamisch begründeten Auswahl und Anwendung von verschiedenen Hypnotika, Opioiden und Muskelrelaxanzien statt. Als Beispiel kann die „Target-controlled-Infusion" von Propofol dienen, die besonders bei kardialen Risikopatienten eine bessere kardiovaskuläre Stabilität gewährleistet als die sonst übliche Bolusapplikation. Mit einem vermehrten Einsatz des Neuromonitorings wird eine ausreichende Narkosetiefe und eine relative Sicherheit vor intraoperativem „Awareness" gewährleistet.

Als Bestandteil der ambulanten Patientenversorgung wird die Anästhesieambulanz nach und nach ausgebaut. Diese Einrichtung dient der konsiliarischen Betreuung stationärer Patienten wie auch der vorklinischen Untersuchung und Aufklärung von Patienten, die ambulant operiert werden sollen. Allein durch diese Einrichtung kann die Effizienz des Klinikums durch Vermeidung unnötiger Liegezeiten wesentlich gesteigert werden.

Zu einem wesentlichen Aufgabengebiet der Anästhesie hat sich die Ablaufoptimierung im Zentral-OP entwickelt. Die ökonomischen Rahmenbedingungen, die durch Gesundheitsreform und andere Umwälzungen im Gesundheitswesen ständig verändert werden, erfordern eine straffere Organisation und Ausschöpfung der vorhandenen Ressourcen. Die Anästhesie als koordinierende Schaltstelle stellt hier einen natürlichen Ansprechpartner dar. Die Anästhesieleitstelle mit 2 Mitarbeitern koordiniert den Operationsplan und sorgt für einen reibungslosen Ablauf des OP-Programms, allerdings – wie überall – mit wechselndem Erfolg.

Intensivmedizin

Bereits im August 1958 richtete der damalige chirurgische Lehrstuhlinhaber Hans Hellner eine zentrale Station für Atemstörung bei „Gehirnverletzten, Hirntumoren und kopfverletzten Scheintoten" ein. Diese Initiative erfolgte also bereits 4 Jahre nach den spektakulären Erfolgen der künstlichen Beatmung anlässlich der Polioepidemie von 1954 in Kopenhagen, die als eigentlicher Ausgangspunkt der Intensivmedizin gelten kann. Im Rahmen eines Neubaus entwickelten sich daraus eine Beatmungsstation und eine neurochirurgische Wachstation mit jeweils 8 Betten; im sog. „Altbau" gab es ferner eine Wachstation der Allgemeinchirurgie mit 8 Betten. 1963 kam eine Wachstation für die Herz-Thorax-Chirurgie mit 12 Betten hinzu. Im gleichen Jahr wurde nach Schaffung des Lehrstuhls die Anästhesiologie für die Beatmungsstation als anästhesiologische Wachstation zuständig. So verfügte die Universitätsklinik Göttingen 1963 bereits über 36 operative Intensivbetten.

Zu dieser Zeit war allerdings die Ausstattung dieser Stationen nach unseren heutigen Vorstellung ausgesprochen unzureichend. Die räumliche Enge war bedrückend, die apparative Ausstattung beschränkte sich auf einfache EKG-Monitore, Absaugpumpen, Beatmungsgeräte, die in Anzahl und Art oft nicht ausreichten. Einen eigenen Stationsarzt oder gar einen Oberarzt gab es nicht. Zur Patientenüberwachung wurden Studierende eingesetzt, die sich allerdings über längere Zeit für diese Aufgabe qualifizieren und begeistern ließen, sodass aus dieser Gruppe nicht selten die besten anästhesiologischen Assistenten rekrutiert werden konnten. Das Krankengut auf der anästhesiologischen Wachstation bestand damals überwiegend aus Tetanuspatienten, deren Mortalität noch sehr hoch war.

In den folgenden Jahren konnte die Patientenversorgung durch eine Zunahme an Assistenten langsam verbessert werden. Doch erst Ende der 1960er-Jahre gestalteten die damaligen anästhesiologischen Oberärzte die Station im Sinne einer eigentlichen Intensivstation um. Ein entscheidender Schritt war dafür die Etablierung einer formalen Weiterbildung von Krankenschwestern zu qualifizierten Intensivpflegekräften durch die Anästhesiologie ab 1969. Wegen Mangels an ausgebildeten Pflegekräften mussten allerdings noch über längere Zeit studentische Hilfskräfte auf Pflegestellen eingesetzt werden. Anfang 1969 wurden ein ärztlicher Dienst rund um die Uhr etabliert und ein stationseigenes Notfall-Labor eingerichtet.

Mit dem Einzug in den Klinikumneubau 1978 wurden dem Institut 2 Intensivstationen (insgesamt 16 Betten) zugeteilt, die in räumlicher Nähe zu den Intensivstationen der Thorax-, Herz- und Gefäßchirurgie sowie der Neurochirurgie (jeweils 10 Betten) lagen.

Die räumliche Nähe der beiden anästhesiologischen Intensivstationen zu denen der Neurochirurgie und der Thorax-Herz-Gefäßchirurgie begünstigte eine gute Kooperation. So arbeiteten seit 1986 jeweils 2–3 intensiverfahrene Anästhesisten auf den beiden letztgenannten Intensivstationen im Schichtdienst mit und förderten so eine gute und effektive interdisziplinäre Zusammenarbeit. Aus dieser engen Kooperation sind viele gemeinsame wissenschaftliche Projekte, nicht nur innerhalb der Sonderforschungsbereiche, entstanden.

Die Übersicht einer einfachen Leistungsbilanz spiegelt sehr eindrucksvoll die Entwicklung in der Intensivmedizin über diese Jahre wider:

Jahr	Betten [n]	Patienten [n/Jahr]	Mittlere Verweildauer [Tage]	Todesfälle [n (%)]
1965	6	55	15	26 (27,3%)
1975	8	230	10,8	60 (26,1%)
1985	16	1094	4,7	54 (4,9%)
1995	18	1505	3,5	83 (5,5%)
2001	18	2292	2,4	73 (3,2%)

In den 1960er- und 70er-Jahren konnten aufgrund der geringen Anzahl von Betten nur die Schwerstkranken auf eine Intensivstation aufgenommen werden; entsprechend hoch war die Letalität. Mit Ausweitung der Kapazität wurde dann vermehrt die routinemäßige Versorgung von Patienten nach großen operativen Eingriffen zur kurzfristigen Restabilisierung der Vitalfunktionen möglich; die mittlere Liegedauer und die Mortalität verringerten sich. Diese „präventive" Intensivmedizin, primär auf Vermeidung von schweren Komplikationen ausgerichtet, ist kennzeichnend für die heutige hohe Qualität des Gesundheitsversorgungssystems in Deutschland.

Forschungsschwerpunkte in der Intensivmedizin lagen bislang auf dem Gebiet Beatmungsphysiologie und dem akuten Lungenversagen. Nach Entwicklung der Beatmungsform „biphasic positive airway pressure" (BIPAP) in Innsbruck 1989 wurde Göttingen eines der ersten Zentren, die diese folgenreiche Neuentwicklung der apparativen Beatmung in Deutschland propagierten. Bei diesem Verfahren wird der Spontanatmung ein großer Stellenwert eingeräumt; daher kann die Sedierung der Patienten deutlich zurückgenommen werden. Hierdurch ändert sich die Intensivpflege entscheidend, da nunmehr mit den meisten Patienten kommuniziert werden kann. Indem die Intensivstation jetzt seit vielen Jahren für Angehörige offen ist, wurde der Intensivmedizin viel von ihrer früheren abweisenden Isolation genommen.

In den letzten Jahren wurden Outcomeforschung und Kostenerfassung zu weiteren Schwerpunkten entwickelt, ermöglicht durch ein selbst entwickeltes Patientendatenmanagementsystem (GISI). Es zeichnet sich ab, dass die patientenbezogene Kostenerfassung eine bedeutende Rolle bei der Entwicklung der DRGs spielen wird.

Für die Weiterbildung auf dem Gebiet der Intensivmedizin werden lokale und überregionale Veranstaltungen angeboten, die (wie etwa der Interdisziplinäre Seminarkongress Intensivmedizin in Garmisch-Patenkirchen) mit großer Nachfrage angenommen werden.

Nicht zuletzt Burchardis Präsidentschaft in der European Society of Intensive Care Medicine (ESICM) von 1998 bis 2000 hat die Göttinger Intensivmedizin international bekannt gemacht.

Nach abgeschlossenen Strukturentscheidungen in der Göttinger Fakultät soll die Nachfolge von Burchardi ab Oktober 2002 nahezu die gesamte operative Intensivmedizin mit 42 Betten leiten. In Vorwegnahme dieser Entwicklung hat das ZARI bereits im August 2001 die Leitung der ehemals Thorax-Herz-Gefäßchirurgischen Intensivstation (16 Betten) und im April 2002 die Neurochirurgische Intensivstation (12 Betten) übernommen. Diese Entwicklung unterstreicht die integrierende Rolle der Anästhesiologie im Bereich der Intensivmedizin. Sie fordert allerdings von ihr auch die Kraft, diese Integration in der täglichen klinischen Zusammenarbeit zu leisten und ihre Kompetenz für die interdisziplinäre Weiterbildung mit den anderen operativen Fächern zur Verfügung zu stellen.

Schmerztherapie

1989 wurde am ZARI eine Schwerpunktprofessur für Algesiologie eingerichtet. Die Entscheidung der Fakultät, Jan Hildebrandt auf diesen Posten zu berufen, war der folgerichtige Endpunkt einer 15-jährigen Entwicklung, nachdem bereits 1973 die ersten Bedarfsrechnungen für Personal- und Raumbedarf einer Schmerzambulanz angestellt worden waren. Ein Jahr später begannen im Rahmen der Anästhesie die ersten interdisziplinären Schmerzbehandlungen, hauptsächlich initiiert von Sonntag und Hildebrandt. Es dauerte dann aber noch weitere 5 Jahre, bis im Januar 1978 die Schmerzambulanz am ZARI institutionalisiert werden konnte, nach der Ambulanz in Mainz die zweite Einrichtung dieser Art an Universitätskliniken in der Bundesrepublik; die Professur für Algesiologie war die erste überhaupt an einer deutschen Universität.

Der Schwerpunkt Algesiologie ist heute eine interdisziplinäre Einrichtung mit 4 Ärzten (Leiter und Oberarzt als ständige Therapeuten, 2 Anästhesisten in Rotation), 2 Psychologen, 2 Sporttherapeuten und 3 Physiotherapeutinnen. Seit mehr als 12 Jahren hat die Göttinger Schmerzambulanz intensive klinische und wissenschaftliche Erfahrungen mit der Durchführung von multidisziplinären Behandlungsprogrammen bei Patienten mit Rückenschmerzen. Hildebrandt und Michael Pfingsten waren die ersten deutschen Autoren, welche die Effektivität eines Functional-Restoration-Programmes in der Behandlung dieser Patienten nachgewiesen haben. Es handelte sich um ein BMBF-Forschungsprojekt „Multidimensionale Diagnostik und Therapie bei Patienten mit Rückenschmerzen", das von 1990 bis 1994 durchgeführt wurde.

Der Schwerpunkt Algesiologie hat des Weiteren wichtige Arbeiten im Bereich der Klassifikation chronischer Schmerzsyndrome sowie der Standardisierung der Dokumentation in der Schmerztherapie durchgeführt. 1996 wurde ein Forschungsprojekt der Bundesanstalt für Arbeitsmedizin (BAfAM) abgeschlossen, dessen Aufgabe darin bestand, für arbeitsbedingte Erkrankungen des Muskel-Skelett-Systems sowohl Ansatzpunkte für präventive Potenziale zu finden, als auch Interventionsmethoden abzuleiten, die unter Berücksichtigung der Arbeitsplatzbedingungen den vermutlich stärksten und bleibenden Effekt haben. Die Ergebnisse dieser Studie wurden in der Schriftenreihe der Bundesanstalt veröffentlicht.

Hildebrandt ist auch international auf dem Gebiet des Rückenschmerzes aktiv: als Mitglied der International Society for the Study of the Lumbar Spine (ISSLS) und Co-Chairman der Working Group „Chronic Low Back Pain" der Europäischen COST B 13 Gruppe (Leitlinien zur Rückenschmerzbehandlung). Hildebrandt und Pfingsten als leitender Psychologe der Ambulanz sind entscheidend an den Leitlinien Rückenschmerz der Arzneimittelkommission der Deutschen Ärzteschaft beteiligt. Sie haben große Erfahrung in der interdisziplinären Schmerzbehandlung, wobei sich hier somatische und psychologische Expertise optimal ergänzen. Beide sind Mitglieder bzw. Sprecher mehrerer qualitätssichernder Arbeitsgruppen der Deutschen Gesellschaft zum Studium des Schmerzes und sind seit mehreren Jahren aktiv in der Ärzteausbildung im Bereich Schmerztherapie tätig.

Von 1998 bis 2000 wurde von Pfingsten in Kooperation mit Frau Kröner-Herwig (Abteilung für klinische Psychologie der Universität Göttingen) ein DFG-Forschungsprojekt „Schmerz und schmerzbezogene Angst als Element des Chronifizierungsprozesses bei Patienten mit Rückenschmerzen" durchgeführt.

Palliativmedizin

Seit den 1960er-Jahren hat die Palliativbewegung, von England ausgehend, eine rasante Entwicklung genommen. Palliativmedizin wird gemäß den Definitionen der WHO und der Deutschen Gesellschaft für Palliativmedizin verstanden als „ganzheitliche Behandlung von Patienten mit einer nicht mehr heilbaren, progredienten und weit fortgeschrittenen Erkrankung mit begrenzter Lebenserwartung, für die das Hauptziel die Optimierung der Lebensqualität ist".

Kettler hatte im Rahmen eines Modellprogramms der Bundesregierung das niedersächsische Modellprojekt einer Palliativstation eingeworben, die zunächst im benachbarten Ev. Krankenhaus Göttingen-Weende und ab 1999 im Universitätsklinikum etabliert wurde. Die Station betreibt aktuell 5 Betten; eine Erweiterung auf 10 Betten ist in Aussicht gestellt.

Von 1990 bis 1993 wurde vom Ministerium für Arbeit und Soziales ein Forschungsprojekt „Tumorschmerz" gefördert. Es diente zur Aus- und Weiterbildung von Ärzten, Pflegepersonal und Sozialarbeitern auf dem Gebiet des Krebsschmerzes und zur besseren Versorgung von Patienten mit therapieresistenten Tumorschmerzen. Als Anschlussprojekt wurde SUPPORT (Südniedersächsisches Projekt zur Qualitätssicherung der palliativmedizinisch orientierten Versorgung von Patienten mit Tumorschmerzen) unter Federführung von B. Ensink und G.-G. Hanekop am ZARI angesiedelt, eine gemeinsam mit der Ärztekammer Niedersachsen initiierte Modellmaßnahme, die bis Dezember 2000 vom Bundesministerium für Gesundheit gefördert wurde. Das Vorhaben ging von der Prämisse aus, dass bei Krebspatienten das Auftreten starker Schmerzen gerade in der terminalen Erkrankungsphase noch immer ein großes Problem darstellt und dass ein Bedarf für eine suffiziente interdisziplinäre Schmerztherapie besteht, der jedoch mit den vorhandenen Versorgungsstrukturen kaum zu decken ist. Ziel von SUPPORT war, die Betreuung von Patienten mit Tumorschmerzen in Zusammenarbeit mit niedergelassenen Ärztinnen und Ärzten sowie Angehörigen nachhaltig zu verbessern. Zur Optimierung der Struktur- und Prozessqualität wurden für alle Berufsgruppen, die in der Modellregion Südniedersachsen in die medizinische, pflegerische und psychosoziale Versorgung von Patienten mit Tumorschmerzen involviert sind, themenspezifische Fortbildungsmaßnahmen angeboten. Dieses Projekt wurde mit 7 Preisen ausgezeichnet, u. a. dem Sertürner Preis und dem Deutschen Innovationspreis Medizin und Gesundheit.

Bedauerlicherweise ist es nicht gelungen, dieses beispielhafte Modell zur ambulanten Tumorschmerzbehandlung in die Regelversorgung zu überführen. Ein Anschlussprojekt, gefördert von der Klosterkammer Hannover sowie den niedersächsischen Ministerien für Frauen, Arbeit und Soziales und für Wissenschaft und Kultur, ist im Juli 2002 angelaufen.

Nach einem von der Deutschen Krebshilfe positiv beschiedenen Antrag unter struktureller Weichenstellung der Medizinischen Fakultät soll demnächst eine Abteilung und Stiftungsprofessur für Palliativmedizin am ZARI errichtet werden. Gleichzeitig sind Vorarbeiten zum Bau eines Palliativmedizinischen Zentrums mit eigener Bettenstation, Tagesklinik sowie Ausbildungs- und Trainingszentrum begonnen worden.

Rettungsmedizin

Erste Bemühungen, in Göttingen ein Notarztsystem zu etablieren, wurden bereits 1958 unternommen; die Verhandlungen zwischen Berufsfeuerwehr und Universitätsklinik scheiterten aber am Mangel an Assistenzärzten. So dauerte es noch einmal 10 Jahre, bis das Deutsche Rote Kreuz 1968 ein Fahrzeug bereitstellte, mit dem dann im Einsatzfall ein Arzt aus der Klinik abgeholt wurde.

Gleichzeitig begann man bei der Berufsfeuerwehr Göttingen in enger Zusammenarbeit mit dem damaligen Institut für klinische Anästhesie, Feuerwehrleute in 1-jährigen Kursen zu Rettungssanitätern auszubilden. Nur 1 Jahr später, 1970, erklärte sich die Stadt Göttingen bereit, Mittel für einen Notarztwagen (NAW) moderner Prägung zur Verfügung zu stellen.

Die Probephase des neuen Systems, das als „verlängerter Arm der Intensivstation" verstanden wurde, begann am 16.11.1970 mit einem Opel Blitz der Berufsfeuerwehr, ausgestattet mit 4 Tragen. Bereits am folgenden Tag konnte beim ersten Einsatz ein 4-jähriges Kind nach einem Ertrinkungsunfall gerettet werden. Am 14.12.1971 erfolgte die offizielle Vorstellung des ersten „richtigen" Göttinger Notarztwagens – ein Hanomag Henschel, von den Anästhesisten des Instituts mit modernsten Wiederbelebungs- und Behandlungsgeräten komplett eingerichtet. Mit diesem neuen Göttinger Fahrzeug wurde der erste NAW in Niedersachsen und der neunte in der Bundesrepublik (seit 1957) in regelmäßigen Dienst gestellt.

Bereits im November 1971 wurde seitens der Anästhesiologie beantragt, bei der Planung des neuen Universitätsklinikums die Einrichtung eines Hubschrauberlandeplatzes zu berücksichtigen, aber erneut mussten fast 10 Jahre vergehen, bis „Florian Göttingen 1066", wie der heutige „Christoph 44" zunächst mit Funkrufnamen hieß, am 04.07.1980 um 15.58 Uhr zu seinem ersten Einsatz startete.

Heute gibt es im Rettungsdienstbereich Göttingen (Stadt und Landkreis Göttingen, ca. 267.000 Einwohner, Fläche 1117 km²) insgesamt 11 Rettungswachen mit zusammen 13 RTW und 4 arztbesetzten Rettungsmitteln: 3 NEF sowie – von Sonnenaufgang bis Sonnenuntergang – der RTH „Christoph 44" am Standort Universitätsklinikum; seit 1994 wird von Sonnenuntergang bis Sonnenaufgang komplementär zum RTH ein zusätzliches NEF besetzt. Der Göttinger RTH stellt somit kein subsidiäres Rettungsmittel dar und ist voll in die Bedarfsplanung integriert.

Wie aus der Bezeichnung „Zentrum Anaesthesiologie, Rettungs- und Intensivmedizin" bereits hervorgeht, legt das ZARI als universitäres Institut auch auf die wissenschaftliche Befassung mit Themen aus dem Bereich der präklinischen Notfallmedizin großes Gewicht. Die vielfältigen Projekte können hier nicht detailliert dargestellt werden, wichtig erscheint jedoch der Hinweis, dass die Rettungsmedizin nie als rein akademische Disziplin betrieben werden kann, sondern als ein kontinuierliches Projekt aller Beteiligten zu sehen ist, mit den und für die Bürgerinnen und Bürger der Region. Dies konkretisiert sich in Göttingen beispielsweise in Vorhaben wie dem seinerzeitig von Kettler initiierten, von C. Busse und J. Bahr geleiteten Pilotprojekt „Herz-Lungen-Wiederbelebung für Ersthelfer" oder auch in dem noch laufenden Projekt „RufAn" zur sog. Telefonreanimation. Beide Vorhaben zielen auf das frühzeitige Tätigwerden von Ersthelfern (Laien) beim Herz-Kreislauf-Stillstand; im Rahmen des HLW-Projekts konnte gezeigt werden, dass der Wiederbelebungserfolg mit intakter zerebraler Funktion durch die Ersthelferreanimation um den Faktor 4,75 gesteigert werden kann.

Forschung

Die Bedeutung der Physiologie und der Sonderforschungsbereiche für die Anästhesie

Bei der Betrachtung der Entwicklung der Göttinger Anästhesie muss der Lehrstuhl I des Physiologischen Instituts besonders erwähnt werden. Dessen Leiter Hans-Jürgen Bretschneider stellte durch seine Arbeit in den 1970er-Jahren die Rahmenbedingungen her, die in verschiedenen klinischen Fächern (z. B. Anästhesie, Herz-Thorax-Chirurgie, Neurochirurgie) zu einer erheblichen Befruchtung der Forschung geführt haben.

Im Laufe seines wissenschaftlichen Wirkens erhielt Bretschneider viele bedeutende Auszeichnungen, wie u. a. den Artur-Weber-Preis der Deutschen Gesellschaft für Herz- und Kreislaufforschung 1960, den Ernst-Jung-Preis 1983, den Erich-Lexer-Preis der Deutschen Gesellschaft für Chirurgie 1989 und den Fritz-Acker-Preis der Deutschen Gesellschaft für Herz- und Kreislaufforschung 1989. Auf dem Deutschen Anästhesiekongress 1986 in Wiesbaden wurde ihm die Helmut-Weese-Gedächtnisvorlesung übertragen.

Die Ehrenmitgliedschaften in den Deutschen Gesellschaften für Anästhesiologie und Intensivmedizin 1982, für Thorax-, Herz- und Gefäßchirurgie 1987 und für Herz- und Kreislaufforschung 1992 zeigen den hohen Rang dieses Wissenschaftlers, aus dessen Umfeld eine Reihe von chirurgischen und anästhesiologischen Chefärzten, Professoren und Ordinarien hervorgegangen ist, neben anderen die Anästhesiologen Bonhoeffer, Brückner, Eberlein, Hensel, Hoeft, Kettler, Patschke, Radke, Sonntag und Tarnow.

In Göttingen war der SFB 89 „Kardiologie" mit dem Ziel gegründet worden, die wissenschaftliche Forschung auf dem Gebiet der Kardiologie und ihrer Grenzgebiete mittels gemeinsamer Planung, Beschaffung und Verteilung der Mittel zwischen verschiedenen Disziplinen zu fördern. Die guten Bedingungen einer freien Forschung im SFB sorgten für reges Interesse bei vielen Wissenschaftlern. Besonders die Herzchirurgen und Anästhesisten sahen gute Möglichkeiten für ihre Forschung, die ansonsten schon aus räumlichen Gründen in den eigenen Abteilungen nur schwer oder gar nicht durchzuführen war. Bis 1973 gab es nur lose Kontakte zwischen dem Institut für klinische Anästhesie und dem SFB 89. Die beiden Anästhesiologen im SFB, Kettler und Sonntag, waren über längere Perioden ausschließlich in der Physiologie tätig. Von den 202 Publikationen, die der SFB zwischen 1971 und 1974 veröffentlichte, waren sie an 50 beteiligt, wobei sie vornehmlich an Themen zur Pathophysiologie, Diagnostik und Therapie der Koronarerkrankungen unter besonderer Berücksichtigung der Anästhesiologie arbeiteten.

Neben der Erforschung von Beziehungen zwischen einer Reihe von hämodynamischen und metabolischen Größen und dem Sauerstoffverbrauch des Herzens untersuchten Arbeitsgruppen des Teilbereiches I die Wirkung einzelner Narkosen. Die Ergebnisse führten zu Rückschlüssen auf die Anwendbarkeit der Narkosen bei bestimmten pathologischen Zuständen, insbesondere bei sog. kardiovaskulären Risikopatienten. Die in weiteren tierexperimentellen Untersuchungen gewonnenen Erkenntnisse über das Piritramid und andere Opioide bei kardialen Risikopatienten sind noch heute Standard bei der postoperativen Schmerztherapie. Nach der Berufung von Kettler und Sonntag und dem Weggang von Stoffregen verlagerte sich die überwiegende Forschungskapazität der Anästhesie in den SFB 89. Die enge interdisziplinäre Zusammenarbeit – so waren 1976 an 8 der 16 Projektbereiche mehr als eine Institution beteiligt – führte zu einer stärkeren Integration der Anästhesiologie in die klinische Forschung des medizinischen Fachbereiches. In den 80er-Jahren leiteten die Anästhesisten regelmäßig Projekte von Forschungsgruppen des SFB. Auch bei dem seit 1986 laufenden Nachfolge-SFB 330 „Organprotektion" standen Sonntag (Untersuchungen zum Hirnstoffwechsel während extrakorporaler Zirkulation und Hypothermie bei aortokoronaren Bypassoperationen) sowie Braun und Burchardi (Tierexperimentelle Untersuchungen zur Frage der Langzeithypothermie bei akutem Lungenversagen) Projekten vor. Bis Anfang der 1990er-Jahre wurde der wesentliche Teil der Forschung am Zentrum in diesem SFB 330 betrieben. Nach dem Ausscheiden von Bretschneider führten die langjährigen persönlichen Kontakte zwischen Gerhard Hellige (Abteilung für Experimentelle Kardiologie in der Physiologie) und den Anästhesisten 1992 dazu, dass diese Forschungsgruppe als „Abteilung für anästhesiologische Forschung" in das ZARI integriert wurde.

Das Schwergewicht des ZARI liegt im Bereich der klinischen Forschung, die bereits bei den 4 Säulen des Fachgebiets beschrieben wurde. Aufgrund der übergreifenden Zuordnung von Mitarbeiterinnen und Mitarbeitern besteht zwischen den einzelnen Abteilungen eine weit gehende Koordination und Kooperation, sodass eine Erweiterung des jeweiligen Leistungsspektrums und eine höhere Flexibilität beim Ressourceneinsatz möglich ist. Eine zentrale Rolle bei Beratung, Koordination und Anregung der klinischen Forschung spielt dabei die von Hellige geleitete klinisch-theoretische Abteilung „Anästhesiologische Forschung", die sich schwerpunktmäßig mit der Entwicklung nichtinvasiver Verfahren des Monitorings von Atmung und Beatmung (Impedanztomographie) beschäftigt und u. a. auch bei der Entwicklung von europäischen Raumfahrtprojekten mitwirkt.

Aus der Vielfalt von Forschungsansätzen, u. a. gefördert von der DFG, dem Sonderforschungsbereich 330 „Organprotektion" sowie der B.-Braun-Stiftung, sei hingewiesen auf die zahlreichen Studien über Wirkungen und Nebenwirkungen des operativen Eingriffs und der Anästhesie auf die Funktion verschiedener Organe (besonders Hirn, Herz-Kreislauf, Leber), über pharmakologische Aspekte in Anästhesie und Intensivmedizin sowie über apparative Beatmung und neue Beatmungsverfahren. Auswärtige Gastwissenschaftler waren und sind häufig am ZARI tätig, wie auch Mitarbeiterinnen und Mitarbeiter des ZARI zu Forschungsaufenthalten ins Ausland eingeladen wurden, besonders in die USA und nach Schweden.

Die Planungen für die Zeit nach dem Ausscheiden von Kettler und Braun im Jahr 2004 sehen vor, dass das ZARI aus den beiden Abteilungen „Anästhesiologie" und „Intensivmedizin" besteht, ergänzt durch Schwerpunktprofessuren für Algesiologie und ggf. kardiovaskuläre Anästhesie. Eine Professur für Palliativmedizin befindet sich in der Planung.

Anästhesiologietechnik

Seit 1977 werden Krankenversorgung und Forschung des ZARI bei medizintechnischen Problemen abteilungsübergreifend von einer eigenen Anästhesiologietechnik (AT) unter Leitung des Physikers und Chemikers K. Züchner versorgt. Der Bereich besteht heute aus 7 Technikern und 1 Organisationsassistentin und gewährleistet die technische Vollversorgung für das ganze Zentrum. Diese umfasst nicht nur Instandhaltungs- und Wartungsarbeiten, sondern auch sicherheits- und messtechnische Kontrollen, Datenverarbeitungsbetreuung und Netzwerkadministration. Die Mitarbeiter sind darüber hinaus auch an den Einweisungen der Medizintechnikanwender beteiligt. Durch diese Arbeiten wurden nachhaltige Kosteneinsparungen verwirklicht, sodass seit dem Jahr 2001 das gesamte Universitätsklinikum nach dem Vorbild der AT bzw. ähnlichem Muster medizintechnisch versorgt wird. Seit dieser Neustrukturierung der Medizintechnik erstreckt sich der Verantwortungsbereich der AT auf die vom ZARI genutzten Geräte des gesamten Zentral-OPs und die sog. Außenbereiche, das sind insgesamt 100 anästhesiologische Arbeitsplätze, die operativen Intensivstationen mit 42 Betten, die Schmerzambulanz und das Rettungswesen. Diese Arbeiten werden mit einem eigens erstellten DV-Programm dokumentiert und ausgewertet. Weiterhin ist die AT bei der Beschaffung medizintechnischer Geräte federführend beteiligt.

Ein weiterer Aufgabenbereich der AT besteht in der medizintechnischen Unterstützung der Forschungsprojekte des ZARI, d. h. es werden Mess- und Versuchsaufbauten entsprechend den wissenschaftlichen Fragestellungen erstellt und betreut. Die Datenakquisition und -aufbereitung wird mit z. T. selbst erstellten Sensoren, Transmittern und DV-Programmen problemspezifisch durchgeführt. In diesem Zusammenhang sind auch verschiedene Patente beantragt und erteilt worden. Die AT ist durch ihren Leiter in den nationalen und internationalen Normierungsgremien DIN, CEN und ISO vertreten.

Anhang

Habilitationen

- **Stoffregen, Jürgen** (1958) Atmung und Beatmung – Synopsis atemmechanischer Probleme für die klinische Anästhesie
- **Pflüger, Heinz** (1960) Klinische und experimentelle Untersuchungen zur Blutzuckererhöhung während de Narkose
- **Schorer, Rudolf** (1964) Auswirkung der Atemmechanik auf den Kreislauf
- **Kettler, Dietrich** (1971) Hämodynamische Komponenten des myokardialen Energiebedarfs und O_2-Versorgung des Herzens bei verschiedenen Narkosen
- **Meyer-Burgdorff, Christoph** (1972) Die Freisetzung vasoaktiver Substanzen in Narkose unter besonderer Berücksichtigung der extrakorporalen Zirkulation
- **Sonntag, Hans** (1973) Koronardurchblutung und Energieumsatz des menschlichen Herzens unter verschiedenen Anästhetika

▼

- **Hensel, Ingo** (1973) Der Einfluss der Herzmechanik auf die Koronardurchblutung
- **Teichmann, Jens** (1974) Rückatmung von Fremdgasen zur Bestimmung der Lungenkapillardurchblutung
- **Kontokollias, Joannis** (1977) Auswirkungen des hypoxämischen Schocks auf die Hämodynamik, den Energiebedarf und die Überlebenszeit des Herzens im Tierexperiment. Einfluss von kardiovasoaktiven Substanzen auf den Schockablauf
- **Larsen, Reinhard** (1980) Durchblutung und Sauerstoffverbrauch des Gehirns und des Herzens unter kontrollierter Hypotension
- **Schenk, Helge** (1980) Tierexperimentelle Untersuchungen über die Wirkung verschiedener Anästhetika auf die Nierenfunktion
- **Hilfiker, Otto** (1983) Anästhesie in der Koronarchirurgie – Einfluss verschiedener Anästhesieverfahren auf die Myokarddurchblutung und die myokardiale Energieversorgung
- **Stokke, Trond** (1985) Die Bedeutung von proteolytischen Enzymen für die Entstehung des akuten Lungenversagens: Analyse der Lungenfunktion bei experimentellen Tiermodellen mit Thrombin und Elastase
- **Turner, Ernst** (1985) Energieumsatz, Wärmehaushalt und Kreislauffunktion bei Risikopatienten während und nach Abdominalchirurgie
- **Radke, Joachim** (1986) Das ionisierte Calcium im Extrazellularraum bei Hypothermie und Azidose
- **Hildebrandt, Jan** (1987) Diagnostik und Klassifikation von chronischen „idiopathischen" Rückenschmerzen
- **Seyde, Walter** (1987) Effekte verschiedener Anästhetika auf die zentrale und regionale Hämodynamik unter normovolämischen und hämorrhagisch-hypovolämischen Bedingungen
- **Stephan, Heidrun** (1988) Hirnmetabolismus und Hirndurchblutung während extrakorporaler Zirkulation und Hypothermie
- **Crozier, Thomas** (1989) Einfluss der Benzodiazepine auf perioperative endokrine Stressreaktionen unter besonderer Berücksichtigung von Midazolam und Flunitrazepam
- **Lange, Harald** (1991) Untersuchung zur hepatischen Hämodynamik unter Narkosebedingungen am Menschen unter besonderer Berücksichtigung des hepatischen Stoffwechsels von Sufentanil, Methohexital, Thiopental und Propofol
- **Rieke, Horst** (1991) Balancierte Anästhesie für koronarchirurgische Eingriffe: Blutdrucksenkende Äquipotenzkonzentrationen der Inhalationsanästhetika, peri- und postoperative Hämodynamik und Myokardischämie
- **Hoeft, Andreas** (1992) Erweiterung der Lehrbefugnis auf Physiologie und Anästhesiologie; Habilitation für Physiologie (1985) Analyse der Myokardperfusion mittels der „koronaren Transportfunktion"
- **Sydow, Michael** (1994) Statische und dynamische atemmechanische Funktionsgrößen beim akuten Lungenversagen – Konsequenzen für neue Beatmungskonzepte mit besonderer Berücksichtigung der Airway Pressure Release Ventilation
- **Weyland, Andreas** (1994) Vergleichende Untersuchungen zur Aussagekraft der transkraniellen Doppler-Sonographie in der perioperativen Überwachung der zerebralen Hämodynamik
- **Weyland, Wolfgang** (1994) Der Einfluss von ausgewählten Maßnahmen der postoperativen intensivmedizinischen Therapie auf die Sauerstoffaufnahme
- **Schröder, Thomas** (1995) Die Bestimmung des Blutvolumens mit Hilfe des initialen und des zentralen Verteilungsraumes einer injizierten Substanz
- **Zielmann, Siegfried** (1995) Optimierung der Therapie mit Aminoglykosidantibiotika und des therapeutischen Drug Monitorings bei Intensivpatienten
- **Rathgeber, Jörg** (1997) Konditionierung der Atemgase bei intubierten Patienten in Anästhesie und Intensivmedizin
- **Saur, Petra** (1997) Evaluation eines multimodalen Behandlungsprogramms für Patienten mit chronischen Rückenschmerzen
- **Klockgether-Radke, Adelbert** (1998) Einfluss von Anästhetika und Muskelrelaxanzien auf die Vasomotorik isolierter Koronararteriensegmente
- **Mohr, Michael** (1998) Die Komplementaktivierung in der experimentellen Sepsis und während kardiopulmonalem Bypass: Untersuchungen unter besonderer Berücksichtigung des Anaphylatoxins C5a
- **Kietzmann, Daniela** (2000) Untersuchungen zum Einfluss intravenöser Anästhetika, Sedativa und Opioide auf die Katecholaminfreisetzung aus der Nebenniere in vitro und in vivo
- **Frerichs, Inez** (2001) Elektrische Impedanztomographie – ein nichtinvasives Verfahren zum Monitoring der regionalen Lungenventilation. Experimentelle und klinische Untersuchungen
- **Pfingsten, Michael** (2001) Vermeidungsverhalten und Krankheitsüberzeugungen im Chronifizierungsprozess von Rückenschmerzen
- **Neumann, Peter** (2002) Klinische und experimentelle Untersuchungen zur Dynamik von alveolärem Kollaps und Recruitment

Leitende Funktionen

Zahlreiche Ehemalige des ZARI haben leitende Funktionen übernommen, u. a. Lehrstühle für Anästhesiologie (Prof. Dr. med. A. Hoeft, Rheinische Friedrich-Wilhelms-Universität Bonn; Prof. Dr. med. R. Larsen, Universität des Saarlandes, Homburg; Prof. Dr. med. J. Radke, Martin-Luther-Universität Halle-Wittenberg) sowie eine Vielzahl von Chefarztpositionen (Dr. med. F. Bitz, Hann.-Münden; Dr. med. C. Busse, Hamburg; Dr. med. R. Cording, Osnabrück; Dr. med. A. Gremmelt, Schleswig; Prof. Dr. med. I. Hensel, Bremerhaven; Priv.-Doz. Dr. med. O. Hilfiker, Aarau, Schweiz; Dr. med. E. Husemann, Uelzen; Prof. Dr. med. J. Kontokollias, Uelzen; Dr. med. W. Krüger, Gandersheim; Priv.-Doz. Dr. med. H. Lange †, Bad Berka; Dr. med. A. Mantzaris, Trikala, Griechenland; Dr. med. E. Meyer, Göttingen; Dr. med. G. Meyer, Aurich; Prof. Dr. med. W. Meyer-Burgdorff, Hameln; Priv.-Doz. Dr. med. M. Mohr, Bremen; Dr. med. W. Panzer, Uelzen; Prof. Dr. med. J. Rathgeber, Hamburg; Priv.-Doz. Dr. med. H. Rieke, Wetzlar; Prof. Dr. med. H.-D. Schenk, Göttingen; Dr. med. P.-M. Schilke, Hamburg; Dr. med. K. Schwabe, Bitterfeld; Priv.-Doz. Dr. med. W. Seyde, Wolfenbüttel; Dr. med. U. Steffan, Hannover; Dr. med. J. Stelzner, Burgwedel; Prof. Dr. med. J. Teichmann, Braunschweig; Prof. Dr. med. E. Turner, Wilhelmshaven; Dr. med. J. Weingarten, Göttingen; Prof. Dr. med. A. Weyland, Oldenburg; Priv.-Doz. Dr. med. W. Weyland, Essen; Priv.-Doz. Dr. med. S. Zielmann, Zwickau; Dr. med. T. Ziegenfuß, Moers).

Außerplanmäßige Professuren

Zu außerplanmäßigen Professoren wurden ernannt: Prof. Dr. med. Thomas Crozier, Prof. Dr. med. Klaus Fischer, Prof. Dr. med. Ingo Hensel, Prof. Dr. med. Joannis Kontokollias, Prof. Dr. med. Werner Kuckelt, Prof. Dr. med. Christoph Meyer-Burgdorff, Prof. Dr. med. Michael Mohr, Prof. Dr. med. Jörg Rathgeber, Prof. Dr. med. Helge Schenk, Prof. Dr. med. Heiko Stellpflug, Frau Prof. Dr. med. Heidrun Stephan †, Prof. Dr. med. Jens Teichmann, Prof. Dr. med. Ernst Turner, Prof. Dr. med. Andreas Weyland, Prof. Dr. med. Wolfgang Weyland.

Informationen im Internet

Weitere Informationen über das Zentrum Anästhesiologie, Rettungs- und Intensivmedizin der Universität Göttingen finden sich im Internet unter: http://www.zari.de

4.3.15 Ernst-Moritz-Arndt-Universität Greifswald Klinik und Poliklinik für Anästhesiologie und operative Intensivmedizin

M. Wendt

Die Anfänge

Die Alma Mater Gryphiswaldensis, im Jahr 1456 mit den 4 klassischen Fakultäten (Theologische, Juristische, Medizinische, Philosophische) als Pommersche Landesuniversität gegründet, ist die zweitälteste Hohe Schule im Ostseeraum. In Deutschland sind nur 6 Universitäten älter: Heidelberg (1386), Köln (1388), Erfurt (1392/1994), Würzburg (1402/1582), Leipzig (1409) und Rostock (1419). In der 2. Hälfte des 19. Jahrhunderts entwickelte sie sich zu einer modernen Universitas Litterarum. Die Medizin erhielt ein eigenes Klinikviertel. Zum Lehrkörper der Universität gehörten berühmte Wissenschaftler wie die Hygieniker und Virologen Friedrich Loeffler (1888–1913) und Paul Uhlenhuth (1899–1906), die Mediziner Heinrich Helfferich (1885–1895), August Bier (1899–1903), Ferdinand Sauerbruch (1905–1907), Gerhard Domagk (1923–1925, Medizinnobelpreis 1939/1947) und Gerhardt Katsch (1928–1957). In Greifswald studierten die Chirurgen Theodor Billroth (1848/49) und Carl Ludwig Schleich (1882 und 1887).

Die Universität begann am 15.02.1946 ihren Betrieb neu aufzunehmen – ohne die Rechts- und Staatswissenschaftliche Fakultät –, nachdem Ende des 2. Weltkrieges die Universität von der sowjetischen Besatzungsmacht geschlossen worden war. 1955 kam es zu einem Streik von Medizinstudenten (was langjährige Haftstrafen nach sich zog) gegen die Umwandlung der Human- in eine (Ende 1989 endende) Militärmedizinische Fakultät. Letztendlich geschah dieses nicht. Es wurde lediglich zur Ausbildung der Militärmediziner der DDR eine administrativ eigenständige Militärmedizinische Sektion (MMS) gegründet, wobei die medizinische Fachausbildung an der Medizinischen Fakultät gemeinsam mit den zivilen Studenten erfolgte. Die MMS wurde 1989 im Zuge der Wiedervereinigung aufgelöst.

Im Zuge der so genannten **3. Hochschulreform** in der DDR wurden 1968/69 die Fakultäten in ihrer klassischen Form und ihre nachgeordneten Institute aufgelöst und 16 „Sektionen" sowie der Bereich Medizin gebildet. Die Fakultäten existierten nur als Teilgremien und Abteilungen eines **Wissenschaftlichen Rates** weiter. In dieser Form überdauerten wenigstens nur mit geringfügiger Namensänderung die Medizinische Fakultät und die Mathematisch-Naturwissenschaftliche Fakultät. Die Vereinigung Deutschlands erlaubte die Beseitigung der universitären Umformungen und Strukturänderungen der vergangenen 45 Jahre bis Ende 1989. Die Autonomie der Universität, deren akademische Selbstverwaltung und die Freiheit von Wissenschaft und Kunst, von Lehre und Studium wurden in der neuen Staatsform wiederhergestellt.

Die Anästhesie hat in Greifswald eine lange Tradition u. a. durch die Tätigkeiten von Carl Ludwig Schleich, der Wesentliches auf dem Gebiet der Lokalanästhesie leistete und als Assistent von 1888 bis 1889 in Greifswald wirkte, und August Bier, der in seiner Zeit in Greifswald von 1899 bis 1903 als Erbauer der Chirurgischen Klinik gilt.

Wenn in anderen deutschen medizinischen Lehrstätten sich das Fachgebiet Anästhesie ab den frühen 50er-Jahren zur Eigenständigkeit entwickelte, dauerte es in Greifswald bis zum 01.10.1971, bis die Zentrale Anästhesieabteilung am damaligen Bereich Medizin gegründet wurde und die Anästhesisten in ihren klinisch-anästhesiologischen Aufgaben aus der Verwaltungs- und Organisationsstruktur der Chirurgischen Klinik herausgelöst wurden.

Die fachmedizinischen Versorgungs-, Lehr- und Ausbildungsaufgaben wurden in dieser Zeit der 1960er-Jahre besonders durch die anästhesiologisch orientierten Mitarbeiter und Oberärzte der chirurgischen Klinik wahrgenommen. Bis 1962 war Dr. med. Manfred Schädlich als Chirurgischer Oberarzt für die Anästhesie der Patienten zuständig. Bis 1963 unterstand die Anästhesie den Herren Brandt, Erler und Fuchs (Militärmedizin). Von 1963 bis 1965 führte die Anästhesie Herr OA Dr. med. Klimpel, der dann nach Frankfurt/Oder ging. Aus dieser Zeit ist belegt, dass z. B. 1963 mit 8 Anästhesisten, 4 Schwestern und 1 Hilfspfleger 892 Endotrachealnarkosen, 1088 Allgemeinnarkosen, 276 Lokalanästhesien, 10 Hypothermien, 138 Arteriographien, 7 Bronchographien und 8 Elektrokoagulationen durchgeführt wurden. Es wurden 15 Publikationen erarbeitet und 5 Doktoranden betreut.

1965–1968 wurde die Gruppe der Anästhesisten von OA Erwin Kasper geführt. 1968 wurde Miroslav Hrdlica (CSSR) sein Nachfolger, der erstmalig fakultative Vorlesungen für Studenten im Fach Anästhesie anbot, bis er 1970 nach einem Apoplex seine Gastrolle beendete und in seine Heimat zurückkehrte. Wiederum war für das Fachgebiet der dienstältere Oberarzt Erwin Kasper bis zum August 1971 zuständig, wobei ihn Christian Rieger (ab 1974 Chefarzt in Frankfurt/Oder) und Gisela Cierpka in der Funktion als Oberärzte unterstützten.

Mit Gründung der Zentralen Anästhesieabteilung (ZAA) zum 01.10.1971 wurde Herr Dozent Dr. med. Henning Ritzow aus dem damaligen Zentralklinikum Berlin-Buch (Leiter: Prof. Lothar Barth) zum Leiter der Abteilung berufen mit der Option, zum gegebenen Zeitpunkt den noch zu schaffenden Lehrstuhl für das Fachgebiet zu übernehmen. In dieser Zeit wurden von ca. 12–14 Mitarbeitern nur in den Fachgebieten Chirurgie, Orthopädie, Frauenheilkunde, Augenheilkunde und HNO von Anästhesisten Narkosen durchgeführt. In den anderen medizinischen Einrichtungen wurde die Narkose von OP-Schwestern durchgeführt.

Die Abteilungsgründung bildete eine wesentliche Voraussetzung für die spezialisierte und hoch spezialisierte operative Betreuung der Patienten nach neuen Erkenntnissen der Anästhesiologie. Hirnoperationen unter kontrollierter Hypothermie waren dafür ein Beispiel. Die Einführung moderner Anästhesieverfahren zum damaligen Zeitpunkt (Neuroleptanästhesie, poliklinische Ultrakurzanästhesien) durch die Abteilung hatte sich seinerzeit in Greifswald positiv für die postoperative Phase bei wachsenden Patientenzahlen ausgewirkt. Im Vergleich zu anderen Abteilungen großzügig bewilligte Investitionen haben dazu beigetragen, die Möglichkeiten für die Dauerbeatmung bei Erwachsenen und Kindern zu erweitern und sich an dem internationalen Stand zu orientieren. Durch die Gründung dieser Abteilung, die in ihrem Kern aus einem Arbeitsbereich der Chirurgischen Klinik hervorgegangen ist, wurde die Voraussetzung dafür geschaffen, Spezialarbeitsgruppen wie für die Kinder- und Neuroanästhesie auszubauen.

1975 verließ H. Ritzow Greifswald und nach 2-jähriger Interimsführung der Abteilung wiederum durch Erwin Kasper kam es erst 1977 zur Gründung des Lehrstuhles für Anästhesie, und der erste Ordinarius für das Fachgebiet war Prof. Dr. sc. med. Klaus Borchert (fachliche Ausbildung an der Universität Rostock unter G. Benad), der die Klinik von 1977 bis 1991 leitete.

1977–1991 Direktorat Prof. Klaus Borchert (◘ Abb. 1)

Prof. Dr. med. habil. Klaus Borchert

Geboren am 27.06.1937 in Stettin; 1957–1963 Studium der Humanmedizin an der Universität Rostock; 1963–1966 Assistenzarzt am Kreiskrankenhaus Wolgast (Chirurgie); 1966–1977 Assistent, Oberarzt, Dozent an der Klinik für Anästhesie und Intensivtherapie an der Universität Rostock; 1977–1991 Direktor der Klinik für Anästhesie und Intensivtherapie an der E.-M.-Arndt-Universität Greifswald; seit 1992 Anästhesist und Schmerztherapeut in eigener Niederlassung.

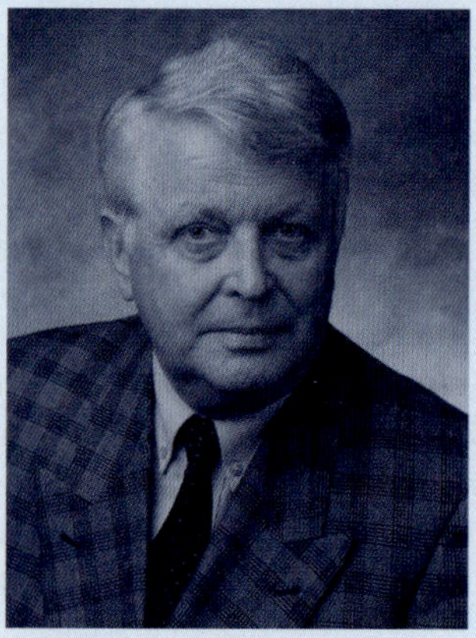

◘ Abb. 1. Klaus Borchert

Ordinariat und Klinik

In dieser Zeit nahm das Fachgebiet unter diesem neuen Status einen deutlichen Aufschwung. Die anfänglich etwa 15 ärztlichen Mitarbeiter reichten nicht aus, das Leistungsvermögen aller operativen Fächer sicherzustellen, und die Engpässe bei der anästhesiologischen Kapazität limitierten die Leistungsfähigkeit der operativen Kliniken. In den folgenden 10 Jahren entwickelte sich die Klinik personell und es wurde 1987 mit einem Mitarbeiterstand von 51 (davon 21 Ärzte) dem um 30% gestiegenen Anästhesiebedarf (zwischen 10.000 und 11.000 Narkosen jährlich) Rechnung getragen.

Zum 01.01.1981 erhielt die ZAA vom damaligen Ministerium für Hoch- und Fachschulwesen den Status einer Klinik zugesprochen: „Klinik für Anästhesiologie und Intensivtherapie der E.-M.-Arndt-Universität Greifswald.

Am 10.01.1983 wurde mit 4 Betten die erste Ausbaustufe einer interdisziplinären Intensivtherapiestation in Betrieb genommen (seinerzeit aus dem Bettenkontingent der chirurgischen Wachstation), die Anfang 1987 auf 6 Betten erweitert wurde.

Mit der geforderten Verbesserung der Bedingungen für die prästationäre Notfallversorgung Anfang der 80er-Jahre wurde von der Klinik für Anästhesiologie und Intensivmedizin die Schnelle – später Dringliche – Medizinische Hilfe für das umgebende Territorium koordiniert und angeleitet. Das Einsatzpersonal bestand anfänglich aus einem Arzt (Anästhesist) und einer Op-Schwester bzw. Anästhesieschwester. Der Einsatzbereich umfasste mit dem zunehmenden Ausbau von DRK-Stützpunkten (den heutigen Rettungswachen entsprechend) einen Umkreis von nicht mehr als 20 km, was seinerzeit zu einer deutlichen Verkürzung der Hilfsfrist führte. Das wissenschaftliche Profil in dieser Zeit war auf Fragestellungen ausgerichtet, die sich aus den hoch spezialisierten Betreuungsaufgaben besonders bei neurochirurgischen Patienten für dieses Fachgebiet ergaben.

Nach dem Ausscheiden von Borchert aus dem Klinikbetrieb zur Zeit der Wiedervereinigung übernahm Frau Doz. Dr. sc. med. Gisela Cierpka übergangsweise die Leitung der Klinik. Am 15.09.1992 übernahm Prof. Dr. med. Michael Wendt aus Münster zunächst kommissarisch die Leitung der Klinik und wurde am 01.04.1993 zum ordentlichen Universitätsprofessor und Direktor der Klinik und Poliklinik für Anästhesiologie und Intensivmedizin der Ernst-Moritz-Arndt-Universität Greifswald berufen.

Seit 1992 Direktorat Prof. Michael Wendt (◘ Abb. 2)

Prof. Dr. med. Michael Wendt

Geboren am 01.03.1948 in Bielefeld; 1966–1972 Studium der Medizin in Marburg und Frankfurt; 1972–1973 Medizinalassistent in Marburg und Berlin; 1973 Promotion zum Dr. med. in Frankfurt (May);

▼

1973–1975 Assistenzarzt und Truppenarzt in Berlin und Stade; 1975–1980 Assistenzarzt Hamburg/ Münster (Lawin); 1980 Facharztanerkennung für Anästhesiologie; 1984 Habilitation, Westfälische Wilhelms-Universität Münster und Ernennung zum Privatdozenten; 1978–1992 Oberarzt an der Klinik und Poliklinik für Anästhesiologie und Operative Intensivmedizin am Universitätsklinikum Münster; 1992 Ernennung zum Kommissarischen Direktor und 1993 Berufung zum ordentlichen Universitätsprofessor und Direktor der Klinik und Poliklinik für Anästhesiologie und Intensivmedizin der Ernst-Moritz-Arndt-Universität Greifswald.

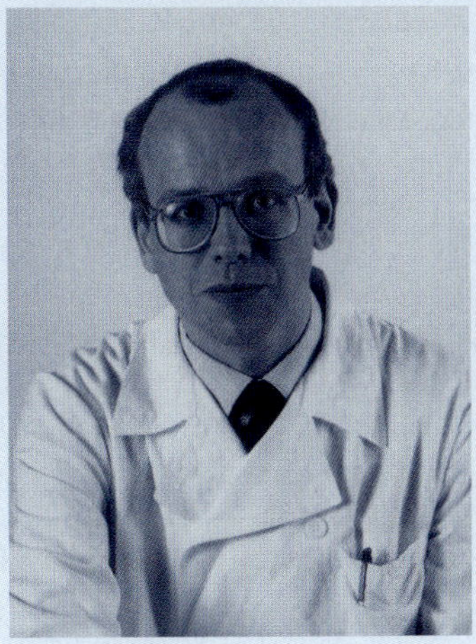

Abb. 2. Michael Wendt

Klinische Anästhesie

Die besonderen Bedingungen der anästhesiologischen Betreuung von Patienten in Greifswald werden durch 2 Punkte geprägt, die sich v. a. betriebswirtschaftlich nachteilig auswirken, aber auch eine einheitliche Ausbildung des beruflichen Nachwuchses erschweren. Zum einen gibt es bis zum heutigen Datum kein Zentralklinikum mit einem Zentral-OP und somit sind die einzelnen operativ tätigen Kliniken in der Altstadt verstreut, zum anderen ist das Universitätsklinikum Greifswald für die hoch spezialisierte medizinische Betreuung ausgerüstet und betreibt gleichzeitig die Grund- und Regelversorgung für die Bevölkerung des Einzugsbereiches. Aus dieser „Not“ wurde insofern eine Tugend gemacht, als das Wissenschaftsprojekt „Community Medizin“ unter solchen Voraussetzungen besonders tragfähig ist und sich auch für unser Fachgebiet daraus wissenschaftliche Anforderungen ableiten lassen.

Unter den neuen politischen und damit veränderten gesetzlichen Bedingungen der Wendezeit waren gravierende Veränderungen der gesamtem materiell-technischen Basis unserer Klinik notwendig geworden, um den zeitgemäßen Erfordernissen, auch in Bezug auf das bestehenden Medizinproduktesgesetz, gerecht zu werden. In dieser Zeit Anfang der 1990er-Jahre wurde dadurch unsere Klinik der teuerste Bereich der Fakultät, da über 20 Anästhesiearbeitsplätze einschließlich des dazugehörigen Monitoring kurzfristig neu ausgestattet werden mussten. Für Mitarbeiter, die bis dato zumindest die Routineeingriffe unter vordergründig klinischen Bewertungskriterien („Warm-Rosig-Trocken“ neben Blutdruck- und Pulskontrollen) anästhesiologisch geführt hatten, begann ein „goldenes Zeitalter“ der standardmäßig vorliegenden Narkosesteuerung mittels automatischer Blutdruck- und Sauerstoffsättigungsmessung, Kapnometrie und dem nun möglichen exakten Narkosegasmonitoring.

Zum jetzigen Zeitpunkt werden mit 46 Anästhesisten jährlich rund 16.000 Narkosen durchgeführt, wobei der Anteil an Lokalanästhesien (rückenmarksnahe Verfahren, diverse Leitungs- und Plexusanästhesien) etwa 15% beträgt. Entsprechend unseres Aufgabengebietes und Einzugsbereiches auch für umliegende Krankenhäuser liegt der Anteil an Risiko- und Hochrisikopatienten (ASA III–V) bei etwa 42%. Bei der dezentralen Lage der einzelnen eigenständigen Operationsstandorte (Klinik für Chirurgie, Klinik für Gynäkologie und Geburtshilfe, Klinik für Augenheilkunde, Klinik für Hals-Nasen-Ohren-Heilkunde, Klinik für Urologie, Diagnostikzentrum mit Zentral-OP für Neurochirurgie, Orthopädie, Kinderchirurgie und Mund-Kiefer-Gesichtschirurgie/Plastische Chirurgie) mit mindestens 18 OP-Tischen pro Tag ist es schwierig, die Anästhesiekapazitäten betriebswirtschaftlich günstig einzusetzen. Hinzu kommen die zunehmenden anästhesiologischen Anforderungen außerhalb des Operationsbetriebes wie radiologische Untersuchungen (CT, MRT und Angiographie), endoskopische Eingriffe (Bronchoskopien, Gastroskopien, Schrittmacherimplantationen), die nicht generell in Allgemeinanästhesie durchgeführt werden müssen, aber oft einen anästhesiologischen Beistand erfordern.

Unter diesen Bedingungen sind 2 Dinge wichtig geworden. Zum einen müssen Operationsabläufe zunehmend besser koordiniert werden. Dazu obliegt die OP-Koordination in den Häusern mit mehr als 2 OP-Tischen (Klinik für Chirurgie, Diagnostikzentrum) zunehmend dem Anästhesieoberarzt der Bereiche, was zu deutlich besseren Auslastungszeiten geführt hat. Zum anderen wird die Ausbildung der Assistenten vereinheitlicht, indem für alle anästhesiologischen Maßnahmen zurzeit verbindliche Standards erarbeitet werden. Diese bekanntermaßen aufwändige Arbeit wurde für unsere Klinik im 3. Quartal 2002 abgeschlossen. Für die Kommunikation zwischen den Arbeitsbereichen der Klinik entstand ein aufwändiges Intranet.

Insgesamt beschäftigt die Klinik derzeit ca. 125 Mitarbeiter, davon ca. 50 Ärzte.

Intensivtherapie

Bis zum Beginn der 1980er-Jahre wurden alle vital bedrohten Patienten des damaligen Bereiches Medizin einschließlich der beatmungspflichtigen Patienten aus dem internistischen Behandlungsspektrum auf der Wachstation der Klinik für Chirurgie betreut. Eine ausgewiesene Intensivtherapiestation gab es bis dato nicht. So waren vor der Bird-Respirator-Ära bis Ende der 1960er-Jahre die „Eiserne Lunge" und die einfache druckgesteuerte Dräger-Umschaltdose aus dem anästhesiologischen Beatmungssortiment im Bedarfsfalle die Beatmungsgeräte der Wahl. Nach vielen Bemühungen wurden offiziell am 10.01.1983 auf Beschluss der medizinischen Bereichsleitung die ersten 4 Betten aus dem Raumkontingent der chirurgischen Wachstation herausgelöst und zur ersten eigenständigen interdisziplinären Intensivtherapiestation unter anästhesiologischer Leitung zusammengefasst. 1985 wurde diese „Station" auf 6 Betten erweitert.

Nach der Wiedervereinigung wurden an der Medizinischen Fakultät 3 Intensivtherapiebereiche geschaffen. Neben den dringend notwendig gewordenen Intensivtherapiestationen in der Klinik für Innere Medizin und im Zentrum für Kindermedizin wurde dabei die gesamte operative Intensivmedizin unter der Leitung der Klinik für Anästhesiologie und Intensivmedizin belassen. Es wurden keine weiteren fachspezifischen Intensivtherapiestationen geschaffen.

Nach der Übernahme des Klinikdirektorates durch Wendt wurden die Organisationsstrukturen und v. a. die materiell-technische Basis des Intensivtherapiebereiches zeitgemäß angepasst. Seit 1992 werden seitdem die Patienten im 3-Schicht-Betrieb betreut, was sichtbar zu einer deutlichen Verbesserung der medizinischen Betreuung der Patienten geführt hat. Der operative Intensivtherapiebereich wurde schrittweise ausgebaut und zu diesem Zwecke eine frühere kinderchirurgische Station zu einer neuen Intensivtherapiestation umgebaut. Diese mit einem vergleichsweise hohen Investitionsvolumen ausgestattete und räumlich abgeschlossene Stationseinheit umfasst 11 Betten, die in ein Isolationszimmer, ein Dreibett- und mehrere Zweibettzimmer aufgegliedert ist. Neben einem hohen technischen Ausrüstungsgrad genügt nach heutigen Kriterien dieser Intensivtherapiebereich modernsten Ansprüchen einer Datendokumentation. Mit der Eröffnung der Station am 10.07.1995 wurde die papierlose Patientendokumentation mit dem EMTEK-System eingeführt. Dieses System ist heute zu einem der modernsten bestehenden Datenverarbeitungssysteme ausgebaut worden, was den Onlinedatenaustausch mit dem Zentrallabor, dem Institut für Mikrobiologie, dem Institut für Radiologie, dem Blutgasautomaten, dem Fluidmanagement, dem Kreislaufmonitoring und der Beatmungstechnik betrifft. Zwischenzeitlich wurde wegen der hohen Entfernungen zwischen den Klinikstandorten am 04.07.1994 eine weitere operative 4-Betten-Intensivtherapieeinheit im oben beschrieben Diagnostikzentrum eingerichtet, die vordergründig für den dort ansässigen neurochirurgischen Behandlungsbereich zur Verfügung steht und die gleichen Ausrüstungsstandards besitzt.

Zum jetzigen Zeitpunkt werden in dem 2-Stationen-Bereich mit 15 Betten jährlich etwa 800 Patienten behandelt. Strukturell wird der Bereich von 1 Oberarzt und jeweils 1 Stationsarzt geleitet. Auf der Intensivtherapiestation I werden die Patienten mit 5–6 Ärzten in Ausbildung im Schichtbetrieb kontinuierlich betreut. Auf der Intensivtherapiestation II werden die Patienten in der außerregulären Arbeitszeit durch einen Arzt versorgt. Bei einem vergleichsweise hohen pflegerischen Aufwand der Patienten gemessen an durchschnittlich über 75% Beatmungstagen in Bezug zur Gesamtliegezeit ist der Schwesternschlüssel mit 2,7 streng bemessen und erfordert seit jeher eine sehr enge und z. T. übergreifende Zusammenarbeit zwischen pflegerischem und ärztlichem Personal.

Notfallmedizin

Im März 1990 wurde das kombinierte System NAW und RTH (Bundeswehrhubschrauber Mi 2) eingeführt, wobei die Ärzte und Schwestern von der Universität (im Wesentlichen aus unserer Klinik) gestellt wurden und die Sanitäter vom DRK, später zusätzlich vom privaten Anbieter HKS kamen. Im März 1991 wurde die Luftrettung (liegenschaftlich) durch die Universität übernommen. Am 10.04.1992 wurden Luft- und Bodenrettung getrennt (Übergabe der Luftrettung von der Bundeswehr an die DRF mit der Stationierung des Christoph 47). Der NAW blieb noch in der bestehenden Besetzung, zusätzlich wurden Klinikschwestern zu Rettungsassistenten ausgebildet. 1995 wurde ein Kooperationsvertrag mit der Hansestadt Greifswald geschlossen, der festlegte, dass der Ärztliche Leiter Rettungsdienst von der Klinik gestellt wird, dies wurde später für den umgebenden Kreis Ostvorpommern erweitert. 1995 wurde die Bodenrettung vom NAW- zum Rendezvoussystem umorganisiert, und die Klinikschwestern sind nur noch in der Luftrettung eingesetzt und seit 1998 entsprechend der Europäischen Luftfahrtsbestimmungen zu HEMS-Crew-Membern ausgebildet. Die Luftrettungsärzte werden ebenfalls ausschließlich von Mitarbeitern der Klinik gestellt. Mit der Einweihung eines neuen Luftrettungszentrums im Jahre 2002 wurde nach etwa 8000 Luftrettungseinsätzen dem hohen Engagement in der prähospitalen Notfallmedizin im östlichen Raum Mecklenburgs eine entsprechende Beachtung geschenkt. Zusammen mit der AGMN wird jährlich der Notärztetag Mecklenburg-Vorpommern ausgerichtet. Zunehmend erreichen die Klinik Anfragen aus den umgebenden Notarztstandorten, die eine Ausweitung der Einsatzorte in naher Zeit wahrscheinlich machen.

Schmerztherapie

Eine wichtige Strukturaufgabe für Wendt zu Beginn seiner Amtszeit bestand darin, neben der in den Grundzügen bestehenden akuten perioperativen Schmerztherapie für die chronisch Schmerzkranken eine geregelte Betreuung zu organisieren. Dazu wurde Dr. med. Wolf Diemer, der Wendt 1993 aus Münster folgte, beauftragt eine Schmerzambulanz aufzubauen. Der folgende Zeitablauf zeigt die Entwicklung dieses Bereiches unter Leitung von Diemer bis zum heutigen Zeitpunkt: seit 1994 Einrichtung einer regelmäßigen offenen interdisziplinären Schmerzkonferenz am Klinikum der E.-M.-A.-Universität Greifswald; seit WS 1995/96 interdisziplinäre Ringvorlesung bzw. Studentenseminar „Chronischer Schmerz und Palliativmedizin“ an der E.-M.-A.-Universität Greifswald; 1996 Beginn des Modellprojektes „Krebsschmerz-Initiative Mecklenburg-Vorpommern“ der Ärztekammer MV und des BMG zur Verbesserung der ambulanten Versorgung chronischer krebskranker Schmerzpatienten (mit Einsatz eines Palliativ-Care-Teams aus Brückenarzt und Brückenschwester zur sektorübergreifenden palliativmedizinischen Versorgung von Krebspatienten); 1999 Erteilung der Weiterbildungsermächtigung für „Spezielle Schmerztherapie“ durch die Ärztekammer Mecklenburg-Vorpommern.

Forschung

Unter dem Ordinariat von Wendt wurden die Forschungsaktivitäten im Rahmen der klinischen Möglichkeiten intensiviert und neu organisiert. Ohne neue Planstellen wurde ein experimentelles Anästhesiekonzept unter der Leitung von Dr. Pavlovic (Physiologe aus der Sorbonne, Paris) erarbeitet, in welchem Grundlagen- und klinische Forschung in Zusammenarbeit mit dem Institut für klinische Pharmakologie zu Fragen der Sepsis, der Wirkung von Anästhetika auf die Mikrozirkulation und zur Lungenpathophysiologie betrieben und weiter ausgebaut wird.

Anhang

Habilitationen

- **Cierpka, Gisela** (1983) Anästhesiologische Aspekte in der Ophthalmologie
- **Freitag, Bernd** (1984) Experimentelle Untersuchungen zur vaskulären Dopaminwirkung an isolierten arteriellen Gefäßen
- **Thiele, Christa** (1984) Anästhesie im Kindesalter. Verhalten der Parameter des Säure-Basen-Haushaltes und der Blutgase sowie der endexspiratorischen CO_2-Konzentration unter Anästhesiebedingungen
- **Rosolski, Tanja** (1990) Die radioimmunologische Bestimmung des Opioidpeptids Betaendorphin im Zusammenhang mit weiteren hormonellen, metabolischen, klinisch-chemischen, hämatologischen und hämodynamischen Parametern beim Tiermodell „Hämorrhagischer Schock des Hundes“
- **Feyerherd, Frank** (1993) Beeinflussung des Postaggressionsstoffwechsels durch Betablockade. Eine tierexperimentelle und klinische Studie

Leitende Funktionen

2001 Berufung von Prof. Dr. Thomas Hachenberg auf den Lehrstuhl für Anästhesiologie der Otto-von-Guericke Univerität, Magdeburg.

Professuren

2002 wurde Priv.-Doz. Dr. med. Christian Lehmann aus der Charité zum Nachfolger von Thomas Hachenberg als neuer C3-Professor berufen.

Informationen aus dem Internet

Aktuelle Informationen zu Tätigkeitsspektrum, Mitarbeitern, Forschungsaktivitäten, Publikationen und Veranstaltungen sind über die Homepage der Klinik für Anästhesiologie abrufbar: www.klinikum.uni-greifswald.de/patienteninfo/kliniken/anaesth.html

4.3.16 Martin-Luther-Universität Halle/ Wittenberg – Universitätsklinik für Anästhesiologie und operative Intensivmedizin

J. Radke[1]

Die Anfänge

Der Entwicklung im deutschsprachigen Raum Rechnung tragend, entstand an der Martin-Luther-Universität in Halle 1953 eine „Abteilung für Anästhesie der Chirurgischen Universitätsklinik" als erste derartige universitäre Einrichtung der DDR. Die Leitung wurde Karl-Heinz Martin übertragen. Unter ihm wurde diese Anästhesieabteilung in den Folgejahren gleichsam zu einer Keimzelle der akademischen Anästhesie in der DDR. Mit M. Schädlich (Berlin-Charité), G. Benad (Rostock), P. Fritsche (Dresden) und G. Baust (Halle) sind aus ihr die Leiter und führenden Mitarbeiter der ersten selbständigen anästhesiologischen Hochschuleinrichtungen in der DDR hervorgegangen. Bei den späteren Berufungen in Greifswald, Leipzig und Erfurt kamen mit den Professoren K. Borchert, D. Olthoff und F. Weber bereits martinsche „Anästhesie-Enkel" zum Zuge.

Bereits seit 1952 arbeitete Martin an der Chirurgischen Universitätsklinik in Halle. Als einer der ersten Ärzte der DDR erhielt er im Januar 1956 die Anerkennung als Facharzt für Anästhesiologie. Er war ein hervorragender Kliniker und als solcher hoch geachtet. 1969 habilitierte er sich und wurde 1979 zum ordentlichen Professor für Anästhesiologie berufen und als Direktor der Anästhesieabteilung der Medizinischen Akademie „Carl Gustav Carus" in Dresden ernannt. Er verstarb 1980 im Alter von 54 Jahren.

1951 bei der ersten Lungenoperation an der Chirurgischen Universitätsklinik in Halle führten noch Chirurgen die Intubationsnarkose durch. K.L. Schober hatte diese Methode in England erlernt und die chirurgischen Assistenten darin ausgebildet. Das Team um Martin führte zunächst nur bei ausgewählten Eingriffen, insbesondere bei thorax- und neurochirurgischen Operationen, die Narkosen durch. Auch verabreichten bis zum Ende der 50er-Jahre noch einige der älteren OP-Schwestern offene Äthertropfnarkosen, bevor Anfang der 60er-Jahre schrittweise zunächst alle Anästhesien in der Chirurgischen Klinik durch Ärzte der Anästhesieabteilung übernommen werden konnten. Darüber hinaus wurden Anästhesisten aber zu dieser Zeit auch schon zur Durchführung von Anästhesien bei Risikopatienten der Frauenklinik, der Klinik für Kieferchirurgie und der HNO-Klinik auf Anforderung durch diese Einrichtungen dort tätig.

Neben der klinischen Tätigkeit baute Martin das „Gaswechsellabor" auf. Dort wurden arterielle Blutgasanalysen nach van Slyke und Atemgasanalysen nach Haldane von beatmeten Patienten durchgeführt. Zu ihnen zählten neben Tetanuspatienten v. a. auch Poliomyelitispatienten der Infektionsabteilung der Medizinischen Universitätsklinik, die zunächst von Internisten mit der Eisernen Lunge und später in Zusammenarbeit mit Anästhesisten nach Tracheotomie mit dem Poliomaten beatmet wurden. Zur Klärung der Operationsfähigkeit von Patienten mit ausgedehnter doppelseitiger Lungentuberkulose und mit Bronchialkarzinomen wurden im Gaswechsellabor auch präoperative Bronchospirometrien durchgeführt.

Zu den Aufgaben der beiden im Gaswechsellabor tätigen MTAs gehörte weiterhin die prä- und postoperative elektrokardiographische Diagnostik der kardialen Risikopatienten mit einem 6-Kanal-EKG der Firma Schwarzer und einem transportablen 1-Kanal-EKG in diesem Labor, im Operationssaal und auf den Stationen. Auch die ersten Operationen am offenen Herzen wurden mit diesem Monitoring überwacht. 1962 begann dann die Ära der Gasanalysegeräte der Fa. Radiometer Kopenhagen, zunächst mit dem pH-Meter 22, gefolgt vom pH-Meter 27 und dem AME.

Operationen am geschlossenen Herzen und den großen Gefäßen wurden an der Universität Halle in den 50er-Jahren in Normo- oder leichter Hypothermie durchgeführt. Aber nicht allen herzkranken Patienten konnte so geholfen werden und angeborene Kardiopathien z. B. mussten im Ausland operiert werden, weil die in den USA gebaute Herz-Lungen-Maschine (HLM) nicht gekauft werden konnte. Deshalb begannen 1960 K.L. Schober, R. Panzner, G. Baust und der Physiker F. Struss mit der Entwicklung und dem Bau einer eigenen HLM. Unzählige Tierversuche, die Suche nach geeignetem Material und viele durchgearbeitete und durchwachte Nächte führten schließlich zum Erfolg. Am 03.04.1962 wurde in Halle die erste Herzoperation in der DDR mit Hilfe der HLM nach Schober-Struss erfolgreich durchgeführt (Verschluss eines ASD). Damit begann die Ära der Herzchirurgie in Halle. Die von Schober und Struss entwickelte HLM wurde übrigens dann auch in Leipzig und Rostock eingesetzt.

Da in der DDR sowohl Anästhesisten als auch Chirurgen auf diesem Gebiet Lernende waren, inaugurierte Schober 1963 das erste „Hallesche Herz-Lungen-Maschinen-Symposium". Vertreter der Herzzentren aus der damaligen Bundesrepublik, aus Österreich, aber auch aus Ungarn und der CSSR, die auf diesem Gebiet Vorlauf hatten, diskutierten jährlich über Probleme der prä-, intra- und postoperativen Phase und versuchten im kollegialen Gespräch optimale Therapien für den Patienten zu finden. Auf gemeinsamen Hospitationen von Anästhesisten und Operateuren konnten ebenfalls Erfahrungen gesammelt und im kollegialen Miteinander viele Hürden gemeistert werden, so auch der Beginn der Herzklappenersatzoperationen am 27.10.1965.

Neben der klinischen Tätigkeit waren die Anästhesisten auch in zahlreiche tierexperimentelle Programme eingebunden, die in Vorbereitung zur Einführung neuer Operationsmethoden am Menschen unerlässlich waren.

Ein weiterer Höhepunkt in der Geschichte der Klinik war die erste Nierentransplantation im Juni 1967 unter H. Rockstroh – eine Lebendtransplantation mit Übertragung der Niere der Mutter auf den Sohn. Die eigentliche Ära der Nierentransplantationen in Halle begann aber erst 1975. Hilfreich für die Betreuung dieser Patienten war für die Anästhesisten das jährliche Treffen der Leiter aller Transplantationszentren der DDR mit den verantwortlichen Anästhesisten bei M. Mebel in Berlin. In diesem Gremium wurden die Ergebnisse diskutiert, Komplikationen ausgewertet und neue Therapieansätze und -ziele besprochen. Heute würde man diese wissenschaftliche Veranstaltung wohl als Qualitätszirkel bezeichnen.

Schon frühzeitig erkannte Martin, dass gut ausgebildete Schwestern und Pfleger für die Unterstützung der klinischen Arbeit des Anästhesisten unverzichtbar sind. Bereits in den 1950er-Jahren konnte er 3 Schwestern dafür gewinnen, ausschließlich in der Anästhesie zu arbeiten. Diese Anzahl reichte aber nicht aus, um an allen OP-Tischen, allein in der Chirurgie waren es 5–6 pro Tag, dem Anästhesisten je 1 Pflegekraft zur Seite zu stellen. So war zwischen den Fachrichtungen vereinbart worden, dass die Station, die OP-Tag hatte, eine Schwester der Anästhesie zur Verfügung stellen musste. Für sie war diese Tätigkeit nicht immer einfach, da Martin ein strenger Lehrmeister war. Auf diese Weise gelang es aber auch, mehrere Schwestern zum Fachwechsel zu animieren. Zur Qualifizierung dieses Personals wurde 1968 von der Betriebsakademie der erste Lehrgang zur Ausbildung zur Fachschwester (Pfleger) für Anästhesie durchgeführt, bei dem fast alle Anästhesisten als Dozenten tätig waren.

1971 hatte sich das Fachgebiet soweit konsolidiert, dass sich die Bereichsleitung entschloss, die Abteilung für Anästhesie aus dem Verband der Chirurgie zu lösen und ihr den Status der Selbständigkeit zu geben. Die Leitung dieser „Abteilung für Anästhesiologie und Reanimation“ wurde jedoch nicht wie erwartet Martin übertragen, sondern G. Baust. Dieser hatte 1963 seine Facharztanerkennung erhalten, war 1968 zum Oberarzt der chirurgischen Universitätsklinik ernannt worden und habilitierte sich 1969. Unter seiner Leitung entwickelte sich aus der ursprünglichen Abteilung dann wenige Jahre später die „Klinik für Anästhesiologie und Intensivtherapie“ der Martin-Luther-Universität Halle-Wittenberg, deren Direktorat Baust nach seiner Berufung zum ordentlichen Professor für Anästhesiologie im gleichen Jahr übernahm und bis 1992 innehatte.

1973–1992 Direktorat Prof. Günter Baust

Prof. Dr. sc. med. Günter Baust (◘ Abb. 1)

Geboren am 25.11.1929 in Halle (Saale); 1950–1956 Medizinstudium an der Martin-Luther-Universität Halle-Wittenberg und an der Ernst-Moritz-Arndt-Universität Greifswald; 1958 Promotion (Untersuchungen der Aktivität von Serumproteinasen bei Dermatosen); 1960 Weiterbildung zum FA für Anästhesiologie der Chirurgischen Universitätsklinik Halle-Wittenberg (Mörl, Martin); 1963 Facharztanerkennung für Anästhesiologie; 1968 Oberarzt an der Chirurgischen Universitätsklinik (Schober); 1969 Habilitation MLU Halle-Wittenberg; 1979 Leiter der Abteilung für Anästhesiologie und Reanimation Universität Halle-Wittenberg; 1973 Berufung zum ordentlichen Professor für Anästhesiologie, Martin-Luther-Universität Halle-Wittenberg sowie Direktorat der Klinik für Anästhesiologie und Intensivtherapie.

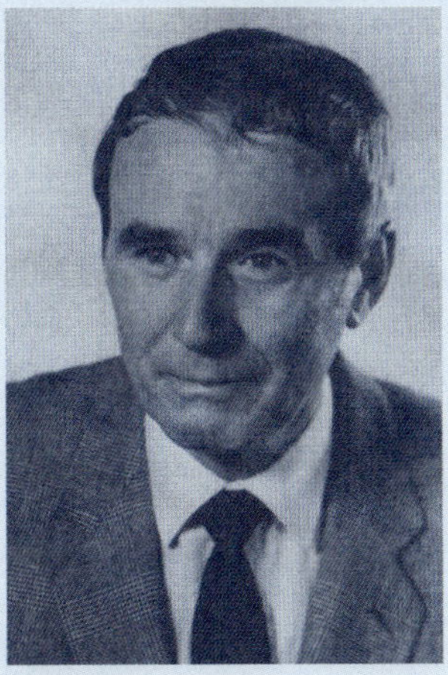

◘ **Abb. 1.** Günter Baust

Ordinariat und Klinik

Er war in seiner Amtszeit stets bemüht, Mitarbeiter (Hoch- und Fachschulabsolventen) zu werben, um den ständig steigenden Anforderungen auf dem Gebiet der anästhesiologischen Patientenversorgung gerecht zu werden. Weiterhin galt es, die studentische Ausbildung zu optimieren durch Angebote fakultativer Vorlesungen zu ausgewählten Themen der Anästhesie, Intensivmedizin und Ethik und fakultative Praktika in den OP-Sälen und auf der ITS. Auf seine Initiative hin wurde die Facharztweiterbildung verbessert. Die Assistenten erhielten gleich zu Beginn der Weiterbildungszeit einen detaillierten Einsatzplan, der auch unter oft schwieriger Personalsituation eingehalten wurde. Aus der Klinik sind in diesen Jahren insgesamt 25 Chefärzte hervorgegangen.

Mit zunehmender Erweiterung der operativen Eingriffe und konsekutiver Ausdehnung der OP-Zeiten in allen operativen Fachgebieten, steigender Anzahl von Risikopatienten aller Altersklassen und Schwerverletzen kam es zu postoperativen Komplikationen und Störungen der Vitalfunktionen, die eine Optimierung der Behandlung nicht nur in der unmittelbaren postoperativen Phase erforderten. Respiratorische Insuffizienzen konnten schon in den 50er-Jahren, insbesondere nach Lungenoperationen beobachtet werden. Die damalige Therapie mit Absaugen (häufig noch mit starren Kathetern), Abklatschen mit nassen Tüchern, O_2-Insufflation und/oder Tracheotomie führte nicht immer zum gewünschten Erfolg und in einigen Fällen musste sogar „per Hand" beatmet werden.

Auch die Behandlung zahlreicher Tetanusfälle, die schon seit Ende der 1950er-Jahre im Schockraum des Operationssaales von Anästhesisten in Zusammenarbeit mit den Anästhesieschwestern sediert, relaxiert und dauerbeatmet wurden, zwang deshalb zum Umdenken. Die Behandlung erfolgte dann auf der chirurgischen Station, die Überwachung rund um die Uhr wurde nach einem Extradienstplan von Chirurgen und Anästhesisten im Wechsel gewährleistet.

Die ateminsuffizienten, kardiochirurgischen Patienten wurden auf der Thoraxstation von Anästhesisten und Kardiochirurgen betreut. Die Beatmung erfolgte hier mit dem Dräger-Spiromat und später mit dem Engström Respirator 300, die aus dem OP geholt wurden. Als der Gerätepark durch den Bird-Respirator Marke 8 ergänzt wurde, konnte die Beatmungstherapie ein wenig optimiert werden. Für alle Beteiligten war es unerfreulich, wenn bei Notwendigkeit ein zusätzlicher Beatmungsdienst organisiert werden musste.

Intensivmedizin

Auf Initiative von Martin kam es 1972 schließlich zur Eröffnung der ersten Intensivtherapiestation. Ab diesem Zeitpunkt war es möglich, vitalgeschädigte Patienten jederzeit ohne großen zusätzlichen organisatorischen Aufwand zu therapieren. Auch das war ein Aufgabengebiet, das von Anfang an zum Fachgebiet Anästhesie gehörte.

Die ersten 40 Jahre Anästhesie an der Martin-Luther-Universität in Halle waren nicht nur wesentlich durch die Aufbauarbeit geprägt, sondern zeichneten sich auch aus durch ein kollegiales Miteinander aller Fachgebiete und durch den ständigen Kampf zur Gewinnung neuer Mitarbeiter, um den permanent steigenden Anforderungen an das Fachgebiet gerecht werden zu können. Es galt mit Kreativität und Einfallsreichtum nicht nur technisch bedingte Schwierigkeiten zu überwinden.

Durch die grundlegenden Veränderungen der politischen Verhältnisse kam es auch an der Martin-Luther-Universität in vielen Positionen zu einem personellen Wechsel. Im November 1992 wurde Joachim Radke, bis dahin Leitender Oberarzt an der Universität Göttingen, kommissarisch mit der Leitung der Klinik für Anästhesiologie an der Medizinischen Fakultät in Halle beauftragt. Dieses Kommissariat übte er mehrere Monate lang aus und wurde, nach einem ordentlichen Berufungsverfahren, 1993 auf den Lehrstuhl für Anästhesiologie und Operative Intensivmedizin der Martin-Luther-Universität Halle/Wittenberg berufen.

Seit 1992 Direktorat Prof. Joachim Radke

Prof. Dr. med. Joachim Radke (◘ Abb. 2)

Geboren am 21.09.1942 in Stolp (Pommern); 1969–1973 Studium der Medizin, Göttingen; 1974–74 Medizinalassistent an verschiedenen Universitätskliniken und am Institut für Geschichte der Medizin der Universität Göttingen; 1974 Promotion zum Dr. med., Göttingen; 1975–76 Wissenschaftlicher Assistent am Physiologischen Institut der Universität Göttingen (Bretschneider); 1977–80 Wissenschaftlicher Mitarbeiter am Institut für klinische Anästhesie der Universität Göttingen; 1980 Facharztanerkennung für Anästhesiologie; 1985 Oberarzt am Zentrum Anästhesiologie der Universität Göttingen; 1987 Habilitation für das Fach Anästhesiologie, Göttingen; 1991 Ernennung zum apl. Professor; 1992 Berufung auf die Universitätsprofessur auf Zeit am Zentrum Anästhesiologie, Rettungs- und Intensivmedizin der Universität Göttingen; 1992 Kommissarischer Direktor der Klinik für Anästhesiologie und operative Intensivmedizin der Martin-Luther-Universität Halle-Wittenberg; 1993 Berufung auf den Lehrstuhl für Anästhesiologie und zum Direktor der Klinik für Anästhesiologie und operative Intensivmedizin der Martin-Luther-Universität Halle-Wittenberg.

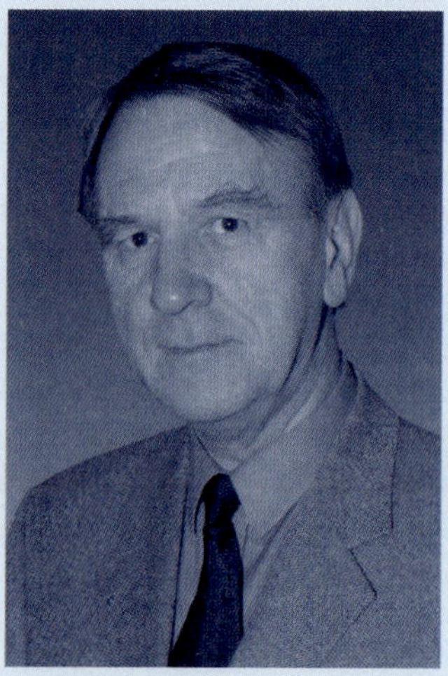

◘ **Abb. 2.** Joachim Radke

Ordinariat und Klinik

Die Zeit des Kommissariates und die ersten Jahre der Tätigkeit als Direktor der Klinik waren für ihn, wie für so manchen in vergleichbarer Position in den neuen Bundesländern, sicher die aufregendsten seines beruflichen Lebens; handelte es sich doch nicht um lediglich die Neubesetzung eines Lehrstuhles im üblichen Sinne. Es galt vielmehr nicht nur die eigene Klinik umzugestalten, sondern an der Umstrukturierung und dem Neuaufbau der Medizinischen Fakultät und darüber hinaus der Universität mitzuarbeiten. Auf der Basis der an der Universität Göttingen gesammelten Erfahrungen in der Leitung einer Klinik sowie der akademischen Gremienarbeit, v. a. Dingen aber getragen von einer kaum nachzuempfindenden Aufbruchstimmung und Euphorie gelang es, zusammen mit einer zunächst kleinen Schar ebenso engagierter ärztlicher und pflegerischer Mitarbeiter die Klinik zügig wieder zu einem kompetenten Partner der operativen Fächer zu etablieren.

Neben der Erweiterung und Konsolidierung des anästhesiologischen Leistungsspektrums an – einschließlich der OP-Säle – insgesamt 38 Arbeitsplätzen konnten jetzt die beiden anästhesiologisch geführten interdisziplinären operativen Intensivstationen mit zusammen 22 Betten apparativ komplett neu und personell besser ausgestattet werden. Die Klinik engagierte sich mit der ärztlichen Besetzung eines NEF-Fahrzeugs im Norden der Stadt Halle und des Sekundärhubschraubers in Halle-Oppin verstärkt in der Rettungsmedizin. Weiterhin wurden eine Schmerzambulanz, eine Anästhesiesprechstunde und eine Eigenblutspende eingerichtet. In letzter Zeit ist durch die Inbetriebnahme einer Sauerstoffüberdruckkammer (HBO) ein weiteres Wirkungsfeld erschlossen worden. Von besonderem Interesse für die ärztlichen Mitarbeiter der Klinik ist die Zusammenarbeit mit einem Hotelkonzern auf den Malediven, der dort eine HBO-Kammer zur Behandlung von Tauchunfällen betreibt.

Während also in den ersten Jahren nach der Wende die klinische Arbeit als Partner der operativen Fächer Vorrang hatte, konnte in den letzten Jahren auch, freilich in bescheidenem Umfang, hinsichtlich der wissenschaftlichen Arbeit einiges erreicht werden. Es sind nunmehr über 80% der ärztlichen Mitarbeiter promoviert. Drei Habilitationen konnten erfolgreich durchgeführt werden und 2 weitere sind im Verfahren. Die Zahl der Publikationen steigt ständig. Der jeweilig neueste Stand auch dieser Entwicklung ist im Internet unter der Adresse www.medizin.uni-halle.de/kai nachzulesen.

Mehr als 10 Jahre nach der politischen Wende ist allerdings von der Aufbruchstimmung nicht mehr allzu viel vorhanden. Fast gleichlaufend zur wirtschaftlichen und politischen Entwicklung in Sachsen-Anhalt ist die Fakultät und damit auch die Klinik inzwischen so normal wie viele andere auch in Deutschland. Freilich hat sie aber in einem der ärmsten Bundesländer mit gravierenden finanziellen Problemen zu kämpfen, ist als „selbständiger Landesbetrieb" alles andere als das und muss sich immer wieder mit der politischen Absicht der Zusammenlegung der Medizinischen Fakultäten in Halle und Magdeburg auseinander setzen.

Anhang

Habilitationen

- **Martin, Karl-Heinz** (1969) Succinylcholin und dessen Wirkung auf den Herzrhythmus
- **Baust, Günter** (1969) Untersuchungen über die auslösenden Faktoren der veränderten Hämodynamik des extrakorporalen Kreislaufes.
- **Brähne, Ingrid** (1979) Zur Gesundheitsgefährdung des OP-Personals. Dargestellt an der Berufsgruppe Anästhesiologie
- **Müller, Winfried** (1990) Optimierung des Verlaufs herzchirurgischer Eingriffe durch Nutzung eines perioperativen metabolisch-energetischen Monitoring
- **Menzel, Matthias** (1999) Anwendung der kontinuierlichen Blutgasanalyse und der Temperaturmessung im Hirngewebe sowie im zerebrovenösen Blut nach neuronaler Schädigung: Experimentelle und klinische Untersuchungen zu einem multimodalen Überwachungskonzept
- **Sablotzki, Armin** (2002) Das „systemic inflammatory response syndrome" nach herzchirurgischen Operationen mit extrakorporaler Zirkulation. Untersuchungen zu Veränderungen von Parametern des zellulären und humoralen Immunsystems

Informationen aus dem Internet

Weitere Informationen auch zu aktuellen Forschungsschwerpunkten und Publikationen über die Homepage der Klinik: http://www.medizin.uni-halle.de/kai

Fußnote zu Unterkap. 4.3.16

[1] Ich danke Frau Prof. Brähne, Halle, und Herrn Prof. Benad, Rostock, für ihre freundliche Hilfe bei der Erstellung dieses Beitrages.

4.3.17 Universität Hamburg Klinik und Poliklinik für Anästhesiologie des Universitätsklinikums Hamburg-Eppendorf

J. Schulte am Esch

Die Anfänge

Das 1889 errichtete Neue Allgemeine Krankenhaus Eppendorf zählte von Anbeginn zu den bedeutendsten medizinischen Einrichtungen in Deutschland durch die wissenschaftliche Tätigkeit von renommierten Ärzten wie z. B. Heinrich Curschmann, Hugo Schottmüller, Hermann Lenhartz, Ludolph Brauer, Hugo Wilhelm Knipping, Hermann Kümmell, Franz Oehlecker, Paul Sudeck, Max Nonne, um nur die bedeutendsten zu erwähnen.

Schon um die Jahrhundertwende erkannten Chirurgen der Eppendorfer Klinik die Bedeutung einer „kunstvoll ausgeführten Narkose" für den Verlauf einer Operation. Der wichtigen Aufgabe entsprechend ließ daher schon um die Jahrhundertwende der damalige Leiter der Chirurgischen Klinik, Hermann Kümmell, Gerätenarkosen ausschließlich von Ärzten durchführen, als diese wichtige Aufgabe andernorts noch vornehmlich nichtärztlichen Mitarbeitern überlassen war. Mit seinem Namen ist auch die Entwicklung und Einführung zahlreicher, modern zu bezeichnender Anästhesieverfahren verbunden, die heutzutage zum Repertoire eines jeden Anästhesisten zählen: Prämedikation, perioperative Infusionstherapie, intravenöses Anästhesieverfahren, lokale Betäubungstechniken.

Frühzeitig wurden im UKE Narkosegeräte der ersten Generation von Dräger eingesetzt. Ab 1924 wurde in Zusammenarbeit zwischen der Firma Dräger sowie Paul Sudeck und Helmut Schmidt aus Eppendorf der erste Kreissystemnarkoseapparat, das weltbekannte „Modell A", entwickelt und mit Lachgas-O_2-Äthernarkosen eingesetzt.

Helmut Schmidt hielt im Rahmen des chirurgischen Hauptkollegs anästhesiebezogene Vorlesungen und vermittelte den Studierenden in Kursen praxisnah theoretisches Wissen. Schon 1928 hatte man sich aktiv bei der Herausgabe der beiden Anästhesiezeitschriften „Der Schmerz" und „Schmerz und Narkose" beteiligt und im selben Jahr – vergeblich – versucht, anlässlich der 90. Tagung der Naturforscher und Ärzte in Hamburg die „Anästhesiologie" als ein eigenständiges Fach zu etablieren. 1928 kam es am UKE zur ersten deutschsprachigen Habilitation mit einem anästhesiologischen Thema und einer anästhesiologischen Antrittsvorlesung (s. ◘ Abb. 1) durch Helmut Schmidt.

Die skizzierten anästhesiebezogenen Aktivitäten an der Eppendorfer Klinik machten die Hamburger Einrichtung schon Ende der 1920er-Jahre zu einer weltweit anerkannten Institution. Dennoch war auch nach dem 2. Weltkrieg die inhaltliche und administrative Trennung der Anästhesie von der Chirurgie noch nicht vollzogen. Wie an den anderen Universitätskliniken in der Bundesrepublik Deutschland gab es auch am Universitäts-Krankenhaus Eppendorf, Hamburg, bis 1966 keine selbständige Anästhesieabteilung.

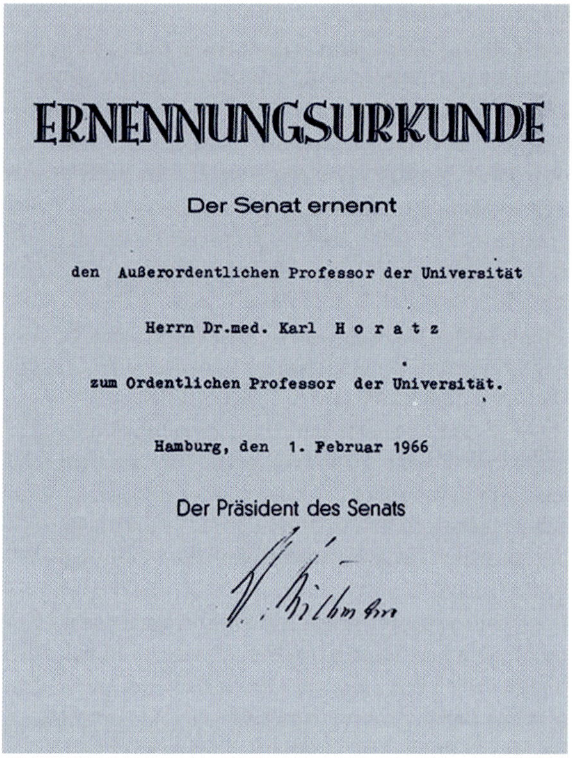
ERNENNUNGSURKUNDE

Der Senat ernennt

den Außerordentlichen Professor der Universität

Herrn Dr.med. Karl H o r a t z

zum Ordentlichen Professor der Universität.

Hamburg, den 1. Februar 1966

Der Präsident des Senats

◘ **Abb. 1.** Ernennungsurkunde Horatz

Mit Karl Horatz gab es jedoch an der Chirurgischen Klinik einen Mitarbeiter, der sich schon während seiner chirurgischen Facharztausbildung vornehmlich mit anästhesiebezogenen Fragestellungen wissenschaftlich auseinander setzte und sich um die Durchführung von Narkosen kümmerte. Nach seiner Facharztanerkennung als Chirurg im Jahre 1948 wurde ihm bereits 1953 vor seiner Anästhesiefacharztanerkennung, zu der es 1954 kam, ein Lehrauftrag für das Fach Anästhesiologie durch die Hochschulabteilung der Hamburger Schulbehörde übertragen. 1957 folgte seine Habilitation mit der Arbeit „Die potenzierte Narkose unter besonderer Berücksichtigung am blutleeren Herzen".

Von 1955 bis 1960 bekleidete er die Position eines Oberarztes der Chirurgischen Klinik, dem die Leitung der Anästhesieabteilung oblag. Karl Horatz hatte jedoch zu diesem Zeitpunkt keinen Abteilungsleiterstatus und war daher in allen medizinischen und administrativen Belangen dem chirurgischen Klinikdirektor Ludwig Zukschwerdt weisungsgebunden. Dies änderte sich erst mit Umwandlung der Position in eine Abteilungsleiterstelle. Nach Schaffung eines Extraordinariats für klinische Anästhesiologie im Jahre 1962 wurde Karl Horatz 1 Jahr später zum außerplanmäßigen Professor ernannt. Als es 1966 zur

Umwandlung des Extraordinariats in ein reguläres Ordinariat für klinische Anästhesiologie kam, erhielt er einen Ruf als erster Lehrstuhlinhaber für Anästhesiologie in Deutschland an die Hamburger Klinik und wurde zum ordentlichen Professor ernannt.

1966–1982 Direktorat Prof. Karl Horatz

Prof. Dr. med. Karl Horatz (◘ Abb. 2)

Geboren am 14.01.1913 in Köln; verstorben am 16.05.1996 in Hamburg; Medizinstudium in Köln, München und Königsberg, 1939 Promotion in Köln; 1939 kurze Assistentenzeit in der Chirurgie (Berndt) und der Inneren Medizin (Kalte) in Berlin; 1939–1944 Truppenarzt; 1944/45 chirurgische Ausbildung Universitätsklinik Göttingen; April 1945 Chirurgische Universitätsklinik Hamburg-Eppendorf (Konjetzny, Lezius, Zukschwerdt); 1948 Facharztanerkennung für Chirurgie; anschließend in wachsendem Umfang anästhesiologische Aufgaben in der Chirurgischen Klinik; Lehrauftrag für Anästhesie von der Hamburger Schulbehörde; 1954 Facharztanerkennung für Anästhesiologie; 1957 Habilitation (Die potenzierte Narkose unter besonderer Berücksichtigung am blutleeren Herzen); Oberarzt der Chirurgischen Klinik; Wahrnehmung der Geschäftsführung der Anästhesieabteilung der Chirurgischen Klinik, 1960 Abteilungsvorsteherstelle, 1963 Extraordinarius; 1966 erster bundesdeutscher ordentlicher Professor und Ordinarius für Anästhesie an der Chirurgischen Klinik des Universitäts-Krankenhauses Eppendorf, Hamburg; 1981 Professor emeritus, Oktober 1982 von den Aufgaben als Abteilungsleiter entpflichtet, 1982 Ehrenmitglied BDA, 1986 Ernst v.d. Porten-Medaille, 1989 BDA-Anästhesienadel in Gold, 1992 DGAI-Ehrennadel in Gold 1992.

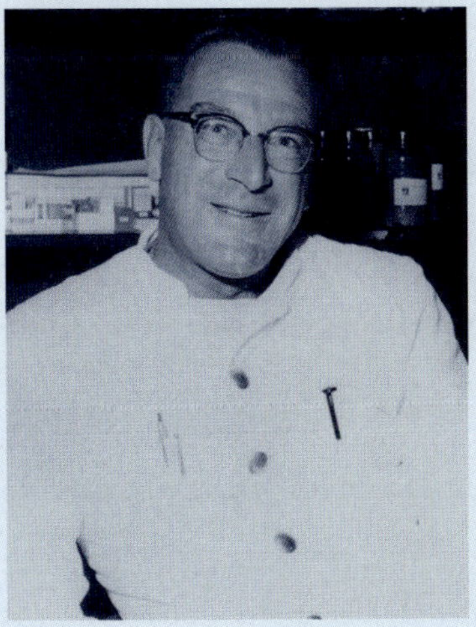

◘ Abb. 2. Karl Horatz

Ordinariat und Klinik

Zeitgleich mit der Schaffung des Ordinariats in Hamburg war Karl Horatz 1965/66 Präsident der „Deutschen Gesellschaft für Anaesthesie", die er 1953 mit begründet hatte. Auf seine Initiative hin erfolgte während seiner Präsidentschaft die Umbenennung in „Deutsche Gesellschaft für Anaesthesie und Wiederbelebung", wodurch auch das wachsende – nicht nur in den OP-Bereichen liegende – Tätigkeitsfeld des Anästhesisten Berücksichtigung fand.

Frühzeitig erkannte Horatz die Bedeutung berufspolitischer Aspekte für unser Fachgebiet. In Anlehnung an die auch bei anderen Fachdisziplinen vorhandenen Berufsverbände befürwortete er mit Charlotte Lehmann und Otto Just nachhaltig die Gründung einer entsprechenden Interessengemeinschaft auch für Anästhesisten, zu der es dann 1961 kommen sollte. Horatz selbst übernahm von 1961 bis 1963 die Präsidentschaft des „Berufsverbands Deutscher Anästhesisten", der seither die berufspolitische Vertretung unseres Faches wahrnimmt.

Als Horatz 1960 als „Abteilungsvorsteher" die Abteilung für Anästhesiologie an der Chirurgischen Klinik des Universitäts-Krankenhauses Hamburg-Eppendorf übernahm, musste er mit für heutige Verhältnisse wenigen Mitarbeitern und Assistenten die anästhesiologische Versorgung in der Chirurgischen Klinik leisten. Das anästhesiologische Aufgabenspektrum wuchs stark an. Zum Zeitpunkt der Lehrstuhlgründung wurden mit 3 Oberärzten und 20 wissenschaftlichen Mitarbeitern neben der Allgemein- und Unfallchirurgie später die Kinderchirurgie sowie die Bereiche Urologie, Herz-Thorax- und Gefäßchirurgie, der aseptische Saal und der „Schockraum" anästhesiologisch versorgt.

Durch das Pavillonsystem des Eppendorfer Krankenhauses bedingt, lagen weitere mit zu versorgende Einrichtungen weit verstreut im Klinikgelände, so die Neurochirurgie, die Augenklinik, die Orthopädie, die HNO-Klinik sowie die Zahn-Mund-Kiefer-Klinik. Diese Bereiche hatten eigene Anästhesieabteilungen. In der 2. Hälfte der 1970er-Jahre kamen eine Reihe von neuen Aufgabenbereichen hinzu, so die Endoskopie und die Hautklinik.

Die Betreuung des im Operationsbereich befindlichen Aufwachraums zählte von Anbeginn an zu den ärztlich-anästhesiologisch zu versorgenden Arbeitsbereichen. Durch die ständige Erweiterung der zu versorgenden operativen Leistungen stieg der Bedarf an Anästhesieleistungen kontinuierlich an. Zum Zeitpunkt der Emeritierung von Horatz im Oktober 1982 betrug die Zahl der jährlichen Narkosen 16.400.

Wie auch an anderen universitären Einrichtungen der damaligen Zeit waren die wissenschaftlich engagierten Mitarbeiter vornehmlich um die Etablierung standardisierter Verfahren in der Anästhesie und in der Intensivmedizin auf der neu geschaffenen Intensiveinheit bemüht. Entsprechend den Forderungen der damaligen Zeit wurde eine Vielfalt von klinisch bedeutsamen Fragestellungen wissenschaftlich bearbeitet. Somit stellten beispielsweise in der 2. Hälfte der 1960er-Jahre metabolische, hämodynamische und zentralnervöse Untersuchungen im Hinblick auf den Umgang mit potenziellen Organspendern über viele Jahre einen Schwerpunkt der wissenschaftlichen Arbeit der Abteilung dar. Bei zahlreichen Patienten mit akuten zerebralen Ischämien führte man seinerzeit aufwändige EEG-Untersuchungen durch. Diese modernen Überwachungsmethoden wurden darüber hinaus auch zur Verlaufskontrolle nach Reanimationen oder bei intensivbehandlungspflichtigen Schwerstkranken angewandt. Untersuchungen zur Hämodynamik bei der extrathorakalen Herzdruckmassage sowie die Kreislaufeffekte einer Schrittmacherbehandlung waren weitere engagiert bearbeitete Themenbereiche, mit denen sich eine Reihe von Mitarbeitern auseinander setzte. Die Forschungsschwerpunkte der 1960er- und 70er-Jahre entsprangen aber auch dem wissenschaftlichen Interesse von Horatz und umfassten Fragen der Intensiv- und Notfallmedizin, des Volumenersatzes, der Langzeitbeatmung und die damit verbundene Diskussion um die Vor- und Nachteile von Langzeitintubation oder frühzeitiger Tracheotomie.

Die mit einer parenteralen Ernährung verbundenen vielseitigen Probleme, hier insbesondere die metabolischen Auswirkungen der parenteralen Langzeiternährung bei Intensivpatienten, wurden in den 1970er-Jahren in enger Zusammenarbeit mit einem Chemiker der Abteilung im eigenen Labor bearbeitet. Hämodynamische Auswirkungen portokavaler Shuntoperationen sowie Ösophagusvarizenverödungen und nach Oberbaucheingriffen auftretende Anastomoseninsuffizienzen sowie damit verbundene Probleme des Flüssigkeitshaushaltes waren weitere Forschungsschwerpunkte. Das akute postoperative bzw. posttraumatische Nierenversagen wurde schon Ende der 70er-Jahre mittels pumpengetriebenener Ultrafiltrationsverfahren auf der von Anästhesisten betreuten Intensivstation als intensivmedizinischer Meilenstein angewendet.

Mit der Neubesetzung des Lehrstuhls 1982 trat gleichzeitig der Wechsel von einem aus der Chirurgie stammenden Mitglied der Gründergeneration der deutschen Anästhesiologie zu einem Repräsentanten der aus der Anästhesie stammenden 2. Generation des stark expandierenden Faches ein. Während die Verdienste von Horatz neben der Erstbesetzung des Lehrstuhls für Anästhesiologie v. a. in der Gründung des Berufsverbandes und damit der Wegbereitung einer gleichberechtigten Stellung der Anästhesiologie im Verbund der anderen klinischen Fächer lag, ist die sich anschließende Zeitperiode unter seinem Nachfolger Jochen Schulte am Esch vom konsequenten Ausbau des Faches Anästhesiologie im Bereich der Patientenversorgung eines universitären Klinikums der Maximalversorgung, der Etablierung eines breiten Wissenschaftsspektrums und der kontinuierlichen Anpassung an wachsende Anforderungen auf dem Gebiet der Aus- und Weiterbildung von Ärzten und Pflegekräften geprägt.

Seit 1982 Direktorat Prof. Jochen Schulte am Esch

Prof. Dr. med. Dr. h.c. Jochen Schulte am Esch (◘ Abb. 3)

Geboren am 05.10.1939 in Leipzig; 1960–1966 Studium der Medizin in Bonn und Wien; 1966–1967 Medizinalassistentenzeit in Düsseldorf (Chirurgie), Krefeld (Innere), Lindlar (Gynäkologie/Geburtshilfe); 1967 Promotion in Bonn/Max-Planck-Institut für Arbeitsphysiologie in Dortmund; 1968–1969 wissenschaftlicher Assistent am Pharmakologischen Institut, Univ. Bonn (Domenjoz), 1969–1974 Anästhesie Chirurgische und Neurochirurgische Klinik (Gütgemann, Havers, Röttgen) und 1974–1982 Institut für Anästhesiologie (Stoeckel) Klinikum der Friedrich-Wilhelm-Universität Bonn; 1973 Facharztanerkennung für Anästhesiologie; 1974 Oberarzt Institut für Anästh. Bonn; 1977 Habilitation (Zur Entwicklung morphologischer Lungenveränderungen durch induzierte disseminierte intravasale Gerinnung und adrenerge Stimulation) und Venia Legendi 1977; 1980 Ernennung zum außerplanmäßiger Professor Universität Bonn; 1982 Berufung auf den Lehrstuhl für Anästhesiologie am Universitätskrankenhaus Hamburg-Eppendorf und Direktor der Klinik und Poliklinik für Anästhesiologie des UKE; 1998 Ehrenmitglied der Romanian Society of Anaesthesia and Intensive Care; 1998 Wahl zum Mitglied der Deutschen Akademie der Naturforscher Leopoldina, Halle; 2001 Verleihung der Ehrendoktorwürde durch die Iuliu-Hatieganu-University of Medicine and Pharmacy, Cluj-Napoca, Rumänien.

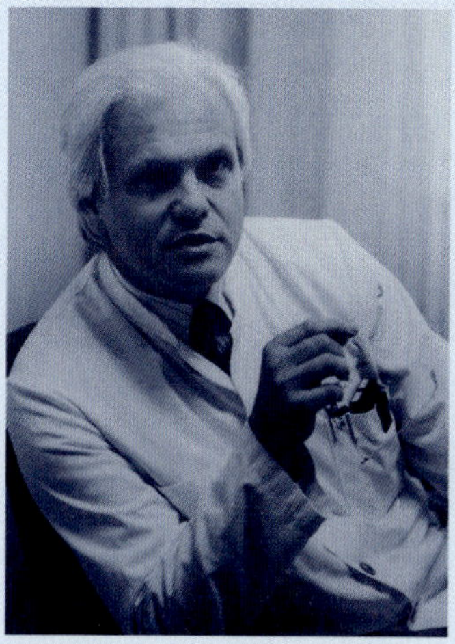

◘ Abb. 3. Jochen Schulte am Esch

Ordinariat und Klinik

Die ersten Jahre nach der Übernahme der Abteilung für Anästhesiologie waren geprägt von der kontinuierlichen Bemühung um die notwendige Erweiterung des ärztlichen Mitarbeiterstabes und v. a. den Aufbau des anästhesiologischen Funktionsdienstes und eine Personalerweiterung im Intensivpflegebereich. Eine besondere organisatorische Herausforderung bestand in der Zentralisierung aller anästhesiologisch tätigen Ärzte, Schwestern und Pfleger sowie in der Integration der intensivmedizinischen Mitarbeiter unter dem Dach der Abteilung.

Alle von der Anästhesie betreuten Bereiche inklusive der z. T. neu geschaffenen Aufwachräume und die Intensivstation wurden innerhalb der ersten Hälfte der 1980er-Jahre flächendeckend mit modernen Narkose- bzw. Beatmungsgeräten sowie Monitoren ausgestattet. Fortschrittliche therapeutische Konzepte wie die kontinuierliche venovenöse Hämofiltration bei akutem Nierenversagen waren zu dieser Zeit auf der Intensivstation bereits etabliert und wurden konsequent technisch aktualisiert fortgeführt.

Im Bereich der Anästhesie musste nach der Zentralisation von Ärzten und Pflegekräften ein konsequent umgesetztes Aus- und Weiterbildungskonzept im Rahmen der Rotation von allen Mitarbeitern in den Bereichen der zentral und peripher angesiedelten operativen Kliniken sowie der diagnostischen und interventionell-therapeutischen Einrichtungen etabliert werden. Über die Jahre gelang es mit dieser Maßnahme, ein adaptionsfähiges Versorgungssystem in allen durch die Anästhesie betreuten Bereichen zu errichten und durch den hohen Ausbildungsstand und die Flexibilität der ärztlichen und pflegerischen Mitarbeiter effektiv zu gestalten. Nach Ausbau und Erweiterung der Versorgungsbereiche durch die beiden Intensivstationen, den Notarztwagen und die Schmerzklinik erfolgte konsequenterweise die Gründung und Namensänderung in **Klinik und Poliklinik für Anästhesiologie** im Jahre 1998.

Heute verfügt die Klinik und Poliklinik für Anästhesiologie neben dem Direktor über 3 C3-Professoren als Oberärzte, weitere 7 Oberärzte, 16 Funktionsoberärzte, 50 wissenschaftliche Mitarbeiter (teilweise im Facharztstatus) sowie 15 Ärztinnen/Ärzte im Praktikum. Die ärztlichen Mitarbeiter der Klinik werden unterstützt von 126 Schwestern und Pflegern, 7 Sekretärinnen, 4 MTAs sowie 3 Technikern und einem EDV-Spezialisten.

Derzeit werden neben den klassischen operativen Fächern Abdominalchirurgie, hepatobiliäre Chirurgie, Kinderchirurgie, Herz-Thorax-Gefäß-Chirurgie, Urologie, Traumatologie, Orthopädie, HNO, Gynäkologie und Geburtshilfe, Ophthalmologie, Neurochirurgie und Mund-Kiefer-Gesichts-Chirurgie bestimmte Kliniken nach Bedarf (z. B. Hautklinik) und diagnostisch-interventionell arbeitende Kliniken und Abteilungen wie die Kinderkardiologie und Neuroradiologie regelmäßig anästhesiologisch versorgt.

Neben diesem breiten Spektrum bilden der hohe Anteil an Säuglingen und Kleinkindern in allen operativen Disziplinen (ca. 4000 Kinder/Jahr) und jährlich etwa 100 Lebertransplantationen bei Erwachsenen und Kleinkindern – wovon ein zunehmender Anteil durch In- und Ex-situ-Splitting sowie durch Lebendspender gedeckt wird – einen spezifischen Schwerpunkt dar. Derzeit führt die Klinik bei einer jährlichen Leistungssteigerung der Narkoseminuten etwa 23.000 Anästhesien im Jahr durch. Es kommen alle Verfahren der Allgemeinanästhesie wie balancierte Anästhesie und TIVA sowie sämtliche rückenmarknahe Techniken und periphere Nervenblockaden, die einen zunehmenden Stellenwert und Anteil im anästhesiologischen Repertoire einnehmen, zur Anwendung. Als eine von wenigen Kliniken in Deutschland führte die Klinik und Poliklinik für Anästhesiologie im Bereich der Orthopädie vor mehr als 10 Jahren die kontinuierliche Spinalanästhesie mit Mikrokatheter (CSA) sowie im Bereich der Geburtshilfe vor nunmehr 5 Jahren die kombinierte Spinal-Epidural-Anästhesie (CSE) mit Opioiden ein. Die wachsende Anzahl rückenmarknaher (insbesondere thorakaler epiduraler) und peripherer Blockaden mit Katheter führte konsequenterweise zur Einrichtung eines postoperativen Schmerzdienstes im Jahre 2000, der die entsprechenden Patienten aller operativen Kliniken versorgt.

Durch eine hohe Anzahl an Narkosegeräten mit modernster Technologie ist es möglich geworden, im Rahmen der Anästhesie volatile Anästhetika zunehmend im geschlossenen System effektiv und kostensparend einzusetzen. Die Narkosegeräteentwicklung erlaubt auch den Einsatz des Edelgases Xenon, wodurch möglicherweise eine neue Ära in der Anwendung volatiler Anästhetika zur Allgemeinanästhesie eingeleitet wurde. Seit 3 Jahren werden klinische Studien mit Xenon durchgeführt, anhand derer die anästhesiologische Potenz des Xenons im Vergleich zu routinemäßig eingesetzten volatilen Anästhetika sowie die Auswirkungen auf das Herz- und Kreislaufsystem inklusive zerebraler Perfusionsparameter untersucht werden. Der breit gefächerte Einsatz von Inhalationsanästhetika führte in allen operativen Kliniken (schon Ende der 1980er) frühzeitig zur konsequenten Überwachung der Arbeitsplatzkontamination und zu einer Verbesserung des Arbeitsschutzes durch Narkosegasabsaugsysteme und Klimaanlagen mit ausreichender Luftumwälzung.

Voraussetzung für eine ökonomische Verteilung anästhesiologischer Ressourcen und gleichzeitig Grundlage für eine moderne Leistungserfassung bildete die 1987 eingeführte beleglesergestützte Anästhesiedokumentation, die in den Folgejahren mehrfach überarbeitet wurde. Neben der gerichtsfesten Dokumentation aller anästhesiologischen Leistungen lieferte dieses Dokumentationssystem über die Jahre relevante Zahlen und Zeiten, die sich in Vorbereitung auf die in nächster Zeit bundesweit einzuführenden DRGs als unerlässliche Basis für die Berechnung erbrachter anästhesiologischer Leistungen erwiesen haben.

Intensivmedizin

Neben der Betreuung sämtlicher intensivbehandlungspflichtiger allgemeinchirurgischer, transplantationschirurgischer und traumatologischer Patienten bildet die Behandlung von Patienten mit Schädel-Hirn-Trauma und Wirbelsäulen- bzw. Rückenmarkverletzungen durch den Einsatz eines breit angelegten hämodynamischen und zerebralen Monitorings unter Einschluss von EEG, SEP, TCD, ICP-Überwachung sowie interdisziplinärer interventioneller Therapie einen weiteren Schwerpunkt.

Die personelle und apparative Erweiterung vollzog sich parallel im Anästhesiebereich und auf der anästhesiologischen Intensivstation. Hier gelang es im Rahmen der Errichtung bzw. Fertigstellung des Operativen Zentrums im Jahre 1992, eine zweite Intensivstation mit 10 Betten mit einer 4-Betten-Isoliereinheit einzurichten. Besonderes Kennzeichen dieser neuen Intensivstation war die konsequente kontinuierliche papierlose Onlinedokumentation aller hämodynamischen und respiratorischen Patientendaten sowie aller Verordnungen und Anwendungen inklusive sämtlicher ärztlicher und pflegerischer Maßnahmen und Konsile über ein spezielles DV-System (Clinicomp, San Diego, USA) zu diesem Zeitpunkt. Im Folgejahr konnte die ursprüngliche Intensiveinheit mit 8 Betten renoviert und ebenfalls mit dem entsprechenden Monitor- und DV-System ausgestattet werden. Die anästhesiologischen Intensivstationen gehören bundesweit zu den ersten Intensiveinheiten mit einer erfolgreich langzeitsicher funktionierenden papierlosen Patientendokumentation. In den darauf folgenden Jahren wurde es möglich, alle Laborparameter in das DV-System beider Intensivstationen einzuspeisen.

Notfallmedizin

Im Jahre 1992 gelang es, einen weiteren (7.) neu eingerichteten Notarztwagen der Hamburger Feuerwehr durch ärztliche Mitarbeiter der Klinik für Anästhesiologie zu besetzen. Das Einsatzgebiet des NAW umfasst innerstädtische Bezirke sowie Randgebiete im Westen der Stadt und deckt die notfallmedizinische Versorgung von Menschen in den nördlichen Hamburger Wohnbezirken ebenso ab wie in sozialen Brennpunkten, z. B. in St. Pauli. Die Einsätze rekrutieren sich aus den Gebieten der Inneren Medizin, Pädiatrie und Traumatologie mit einem hohen Anteil an Intoxikationen oder Verletzungen in Zusammenhang mit Straftaten. Seit einigen Jahren ist der Eppendorfer NAW mit etwa 4200 Einsätzen pro Jahr das arztbesetzte Rettungsmittel mit den höchsten Einsatzzahlen im Hamburger Stadtgebiet. Im Jahr 1999 erfolgte die Umwandlung des NAW in ein Notarzteinsatzfahrzeug (NEF), das mit einem Notarzt der Klinik für Anästhesiologie und einem Rettungsassistenten besetzt ist. 2 Oberärzte der Klinik für Anästhesiologie gehören seit Jahren zur Gruppe der leitenden Notärzte, die bei Großschadensfällen oder besonderen Gefahrensituationen die Koordination der medizinischen Versorgung übernehmen. Der leitende Oberarzt der Klinik ist weiterhin als Vertreter der Behörde für Wissenschaft und Forschung Mitglied des Ausschusses für das Rettungswesen der Behörde für Inneres.

Im Rahmen des Medizinstudiums verbringen sämtliche Studierenden der Medizin einen Arbeitstag auf dem NEF. Neben der flächendeckenden Einführung der Frühdefibrillation bei Patienten mit Kreislaufstillstand und Kammerflimmern durch Rettungsassistenten der Hamburger Feuerwehr wurden klinische Studien zur Evaluation der Effektivität und des Outcomes nach Frühdefibrillation im Vergleich zur bisher angewandten Methode der Defibrillation durch den Notarzt durchgeführt.

Schmerzklinik

Die Etablierung regionalanästhesiologischer Verfahren im operativen Routinebetrieb sowie die Aufgaben in der postoperativen Schmerztherapie führten zur Entwicklung von Therapiekonzepten bei chronischen, insbesondere tumorassoziierten Schmerzzuständen. Die im nationalen Rahmen noch unzureichend entwickelten Strukturen der Schmerztherapie ließen rasch eine Entwicklung des Projektes „Schmerzklinik" entstehen, mit dem ein räumlich, personell und apparativ klar strukturierter Bereich für eine regionalanästhesiologisch orientierte Schmerztherapie am UKE geschaffen wurde. Durch die bereits 1987 bewilligte großzügige Förderung dieses Projektes durch die Deutsche Krebshilfe e. V. konnte im April 1991 der Betrieb des „Funktionsbereiches Schmerzklinik" in einer räumlichen Interimslösung aufgenommen werden. Nachdem 1994 die endgültige Baufinanzierung des Schmerzprojektes am UKE gesichert war, konnte ein historischer Pavillon (600 m^2) zu einer modernen bettenführenden Einrichtung, die den Anforderungen einer interventionellen Schmerztherapie gerecht wurde, umgebaut werden und die Schmerzklinik im Mai 1995 als eine der ersten an einer deutschen Universitätsklinik ihren Betrieb aufnehmen.

Die Schmerzklinik bietet ein breit gefächertes Spektrum zur Behandlung von somatischen Schmerzzuständen an und fügt sich, wie schon von John Bonica aus Seattle in den 1960er-Jahren gefordert, in die multidiziplinäre Zusammenarbeit der verschiedenen Kliniken und Abteilungen des UKE ein. So ist eine weit über eine rein anästhesiologische Sichtweise hinausreichende Interdisziplinarität sichergestellt.

Tumorpatienten werden Therapieoptionen jenseits des WHO-Stufenschemas angeboten. Neben rückenmarknahen Analgesieverfahren kann in der Schmerzklinik aufgrund der breit gefächerten apparativen Ausstattung nahezu das gesamte Spektrum neuroablativer Verfahren durchgeführt werden. Neben der Behandlung tumorbedingter und -assoziierter Schmerzen hat sich in der Therapie von Schmerzsyndromen mit Beteiligung des sympathischen Nervensystems ein zweiter Schwerpunkt in der klinischen Arbeit der Schmerzklinik etabliert. Durch eine enge Kooperation mit der Radiologie konnte die Behandlung sympathisch unterhaltener Schmerzen mittels CT-gesteuerter Platzierung von Kathetern am gesamten sympathischen Grenzstrang einschließlich des schlecht zugänglichen thorakalen Anteils durchgeführt werden. Damit eröffnen sich neue Therapieoptionen bei einer Vielzahl von Schmerzformen von der postzosterischen Neuralgie bis hin zu ersten Erfahrungen bei therapieresistenter Angina Pectoris. Funktionelle Blockaden des Plexus coeliacus mittels Katheter können therapieresistente Schmerzzustände des Oberbauches insbesondere bei chronischer – und möglicherweise auch akuter – Pankreatitis nachhaltig beeinflussen.

Forschung und Lehre

Neben der Errichtung eines leistungsstarken Klinikbetriebs gelang es, von Anbeginn den konsequenten Ausbau der Forschung voranzutreiben. Im Nachfolgenden sind einige Forschungsschwerpunkte exemplarisch dargestellt.

Die ersten Projekte und Forschungsschwerpunkte betrafen die zerebrale Funktion unter verschiedenen Narkosebedingungen sowie zerebrale Perfusion und Reperfusionsschäden. In der Folge entstand eine bis heute aktive Arbeitsgruppe, die sich insbesondere mit der zerebralen Funktionsdiagnostik sowie der Messung von Narkosetiefe und Analgesie befasst. Ein weiterer wissenschaftlicher Schwerpunkt wurden die Projekte in der Maligne-Hyperthermie-Forschung. Die Arbeitsgruppe widmet sich kontinuierlich neben Studien zur Ursache und Pathophysiologie der MH insbesondere der Diagnostik und evtl. möglicher Screeningverfahren dieser Erkrankung. Weiterhin wurden sehr früh an unserer Klinik bereits seit Mitte der 1980er-Jahre Untersuchungen mittels der transösophagealen Echokardiographie (TEE) durchgeführt, aus denen wissenschaftliche Fragestellungen zur Methodik und dem Einsatz dieses Verfahrens entstanden.

Seit Anfang der 1990er-Jahre kamen als weiterer Forschungsschwerpunkt Untersuchungen zur Gewebsoxygenierung und tierexperimentelle sowie klinische Studien mit künstlichen Sauerstoffträgern wie zellfreien Hämoglobinlösungen und Perfluorokarbonen hinzu. Auf diesem Gebiet konnten wichtige Beiträge zur Toxizität und Oxygenierungspotenz von zellfreiem Hämoglobin sowie zur poststenotischen Gewebsoxygenierung geleistet werden. In wachsendem Umfang wurden in den letzten Jahren in klinikeigenen Laborbereichen Untersuchungen zur molekularen Wirkweise verschiedener Anästhetika durchgeführt, wobei auch teratogene Effekte dieser Substanzen den Gegenstand aktueller Projekte darstellen. In diesem Zusammenhang ist es gelungen, in den letzten Jahren in Ergänzung zu einem bereits bestehendem Hauptlabor und dem MH-Diagnostiklabor ein Kleintierversuchslabor mit 2 Messplätzen sowie ein Zellkulturlabor einzurichten. In diesen Einrichtungen arbeiten 4 medizinisch-technische Assistentinnen sowie wissenschaftliche Assistenten und Doktoranden der Klinik.

Die Forschungsschwerpunkte der Klinik für Anästhesiologie ermöglichten den Arbeitsgruppen, sich über viele Jahre in Kontinuität intensiv der Fragestellungen anzunehmen und zahlreiche tierexperimentelle und klinische Studien durchzuführen. Ergebnis dieser erfolgreichen wissenschaftlichen Tätigkeit sind seit Gründung des Lehrstuhls 19 Habilitationen und ca. 120 Dissertationen sowie mehr als 600 nationale und internationale Zeitschriften- und Buchpublikationen.

Die kontinuierliche und erfolgreiche Forschungsförderung in unserem Fach machte die Organisation und Durchführung einer Vielzahl nationaler und internationaler Kongresse, Symposien, Workshops und Tagungen möglich.

Aus- und Weiterbildung

Trotz qualifizierter Ausbildung der Mitarbeiter und Überwachung der Patienten mit modernem Monitoring bleibt menschliches Versagen durch Stress, Übermüdung und Konzentrationsschwäche ein Risikofaktor in der täglichen Narkoseroutine. Um Krisenmanagement zu lernen und zu trainieren, betreibt die Klinik für Anästhesiologie seit 1998 einen „Narkosesimulator", an dem eigene ärztliche und pflegerische Mitarbeiter sowie Anästhesisten anderer Einrichtungen ausgebildet werden. Anhand von Videoaufzeichnungen der z. T. komplexen Szenarien werden anschließend im Rahmen des Debriefings die Abläufe mit den Teilnehmern besprochen und ausgewertet. Konsequent durchgeführtes Risikotraining und hohe Standards sollen ein Maximum an Sicherheit für den narkotisierten Patienten schaffen.

Als besondere Aufgabe stellt sich die kontinuierliche Verbesserung der praktischen Ausbildung der Studierenden. Hierfür konnten in den letzten 5 Jahren beispielsweise das sog. Megacode-Trainingssystem für die Ausbildung in der kardiopulmonalen Reanimation und im Unterricht Computeranimationen eingesetzt werden, die eine hohe Akzeptanz bei den Studierenden finden. Für speziell interessierte Studierende werden wissenschaftliche und klinische Seminare in kleinen Gruppen zu besonderen Fragestellungen abgehalten. Regelmäßige Fortbildungsveranstaltungen aus den eigenen Reihen sowie mit externen, z. T. internationalen Referenten decken die Teilgebiete Anästhesie, Intensivmedizin, Notfallmedizin und Schmerztherapie ab. Überregionale CME-zertifizierte Fortbildungen werden vom Landesverband Hamburg der DGAI gefördert und erreichen neben Hamburg auch die angrenzenden Bundesländer Schleswig-Holstein, Niedersachsen, Bremen und Mecklenburg-Vorpommern.

4

Anhang

Habilitationen

- **Schmidt, Helmut** (1928) Die Leistung der Stickoxydulnarkose in der Chirurgie. Eine vergleichende Narkosestudie zur Wiedereinführung und zum Ausbau der Lachgassauerstoffnarkose in Deutschland
- **Horatz, Karl** (1957) Die potenzierte Narkose unter besonderer Berücksichtigung der Narkose bei Operationen am blutleeren Herzen
- **Giebel, Ortwin** (1967) Über das Verhalten von Ventilation, Gasaustausch und Kreislauf unter künstlicher Totraumvergrößerung
- **Rittmeyer, Peter** (1967) Die Veränderungen des Membranpotenzials der Skelettmuskulatur im Tourniquet-Schock: Untersuchungen am M. deltoides und M. gluteus des Kaninchens
- **Lawin, Peter** (1971) Die Beeinflussung der postoperativen Hypoxie durch intermittierende positive Druckbeatmung mit Raumluft – Klinisch-experimentelle Untersuchungen nach abdominellen Operationen
- **Doehn, Manfred** (1976) In cumulo
- **Pokar, Helmut** (1981) In cumulo
- **Brandt, Ludwig** (1985) Die Beeinflussung des Elektroenzephalogramms durch Inhalationsanästhetika
- **Bause, Hanswerner** (1989) Zum perioperativen Kreislaufverhalten des Herzinfarktpatienten in der operativen Medizin
- **Kochs, Eberhard** (1989) Tierexperimentelle Untersuchungen zur Reaktion des zentralen Nervensystems in der malignen Hyperthermie (MH)-Krise – Eine prospektive Studie zum Verhalten des spontanen und evozierten Elektroenzephalogramms bei Schweinen
- **Beck, Helge** (1989) Die Blockaden des Plexus brachialis: Untersuchungen zur anästhesiologisch relevanten Anatomie
- **Roewer, Norbert** (1989) Herz und Kreislauf bei maligner Hyperthermie. Experimentelle Untersuchungen am Schwein
- **Scholz, Jens** (1992) Bedeutung des Inositolphosphat-Stoffwechsels für die Regulation der Kontraktionskraft des Herzens und die Entwicklung einer malignen Hyperthermie
- **Werner, Christian** (1994) Transkranielle Doppler-Sonographie als Trendmonitor der Hirndurchblutung in der Anästhesiologie – Experimentelle Validierung und klinische Anwendung
- **Standl, Thomas** (1997) Sauerstofftransport sowie systemische und regionale Oxygenierung mit stromafreien Hämoglobinlösungen
- **Tonner, Peter** (1998) Untersuchungen zum molekularen Wirkmechanismus von intravenösen Anästhetika
- **Wappler, Frank** (1998) Klinische und experimentelle Untersuchungen zur Verbesserung der Diagnostik und zur Bestimmung neuer Triggersubstanzen der malignen Hyperthermie
- **von Knobelsdorff, Georg** (1998) Zerebrovenöse Sauerstoffsättigung und intrakranielle Hämodynamik während der extrakorporalen Zirkulation in Hypothermie
- **Steinfath, Markus** (1998) Charakterisierung des Ryanodin-Dihydropyridin-Rezeptorkomplexes der Skelettmuskulatur bei Disposition zur malignen Hyperthermie
- **Bischoff, Petra** (1999) Elektrophysiologische Untersuchungen zur Beurteilung der Narkosetiefe und zu Korrelaten sedativ-hypnotischer und analgetischer Effekte
- **Horn, Ernst-Peter** (2000) Hämodynamik und Gewebsoxygenierung während artifizieller Koronarstenose unter Hämodilution mit bovinem Hämoglobin
- **Friederich, Patrick** (2002) Humane Kv-Kanäle als In-vitro-Modell zur Beurteilung prokonvulsiver Eigenschaften von Anästhetika

Personalia

Weit über 100 Mitarbeiter erlangten im Laufe der Jahre die Facharztanerkennung und wechselten vom UKE in leitende Positionen anderer Krankenhäuser. Hervorgehoben werden soll an dieser Stelle der Weggang von Prof. Dr. Dr. h.c. Peter Lawin als Chefarzt für Anästhesiologie an das Allgemeine Krankenhaus Altona 1962, von wo aus er 1976 das Ordinariat für Anästhesiologie an der Westfälischen Wilhelms-Universität Münster annahm. Im letzten Jahrzehnt konnten 4 Lehrstühle und 6 weitere C-Professorenstellen durch ehemalige Mitarbeiter der Klinik und Poliklinik für Anästhesiologie besetzt werden, die nachfolgend aufgeführt sind.

Leitende Funktionen

- C4-Professuren
  - 1993 Prof. Dr. E. Kochs, Institut für Anästhesiologie, Klinikum rechts der Isar, Technische Universität München
  - 1995 Prof. Dr. N. Roewer, Klinik für Anästhesiologie, Bayerische Julius-Maximilians-Universität Würzburg

- 1995 Prof. Dr. L. Brandt, Universität Witten-Herdecke, seit 1981 Chefarzt des Instituts für Anästhesiologie des Klinikums Wuppertal
- 2000 Prof. Dr. J. Scholz, Klinik für Anästhesiologie und operative Intensivmedizin, Klinikum der Christian-Albrechts-Universität zu Kiel

C3-Professuren

- 1980 Prof. Dr. M. Doehn, Chefarzt der Abteilung für Anästhesiologie des Krankenhauses Köln-Merheim seit 1983
- 1984 Prof. Dr. H. Pokar, Funktionsbereich Herzchirurgie
- 1992 Prof. Dr. H. Bause, Chefarzt der Abteilung für Anästhesiologie des Allgemeinen Krankenhauses Altona, Hamburg seit 1995
- 1994 Prof. Dr. C. Werner, Institut für Anästhesiologie, Klinikum rechts der Isar, Technische Universität München
- 1997 Prof. Dr. H. Beck, Stellvertreter des Direktors und Leiter der Schmerzklinik, Klinik und Poliklinik für Anästhesiologie, Universitätsklinikum Hamburg-Eppendorf
- 1999 Prof. Dr. T. Standl, seit 2000 Stellvertretender Geschäftsführender Direktor und Leitender Oberarzt, Klinik und Poliklinik für Anästhesiologie, Universitätsklinikum Hamburg-Eppendorf

Weitere 35 ehemalige Mitarbeiter der Klinik für Anästhesiologie übernahmen leitende Funktionen in anderen Kliniken und Krankenhäusern.

Informationen aus dem Internet

Weitere Informationen über die Klinik und Poliklinik am Universitätsklinikum Hamburg-Eppendorf, insbesondere zu aktuellen Forschungsschwerpunkten und Publikationen, sind über die Homepage der Klinik erhältlich: http://www.uke.uni-hamburg.de/kliniken/anaesthesiologie

4

4.3.18 Medizinische Hochschule Hannover Zentrum Anästhesiologie

S. Piepenbrock

Die Anfänge

Nach Empfehlung des Wissenschaftsrates zur Gründung von 7 medizinischen Akademien in der Bundesrepublik Deutschland (10.06.1961) hat die niedersächsische Landesregierung bereits 7 Tage später den Beschluss zur Gründung einer solchen Akademie in Hannover gefasst. Die ersten 40 Studenten konnten 1965 mit dem vorklinischen Studium, damals noch in den Räumen der Tierärztlichen Hochschule Hannover (Königliche Rossarzneischule von 1763) beginnen. Der klinische Anfang für Lehre, Forschung und Krankenversorgung fand im Krankenhaus Oststadt der Landeshauptstadt Hannover statt, während zur gleichen Zeit der Neubau eines Großklinikums auf der grünen Wiese im Stadtteil Roderbruch vorangetrieben wurde.

Damals gab es weder im Krankenhaus Oststadt noch an den anderen kommunalen oder frei gemeinnützigen Krankenhäusern Hannovers – anders als bereits in anderen Groß- und Mittelstädten – hauptamtliche Anästhesieärzte. Der Bedarf an Anästhesieleistungen wurde durch interessierte Mitarbeiter der operativen Fächer oder durch „Leihanästhesisten" gedeckt. Letztere reisten zur Betreuung besonders risikoreicher Patienten oft über Hunderte von Kilometern an.

Von Beginn der Akademieplanungen an gab es Beratungen über die Notwendigkeit der Einrichtung von Wachstationen und einer Anästhesieabteilung, die letztendlich dazu führten, dass man 1965 nach einem geeigneten Wissenschaftler Ausschau hielt, dem man eine Oberarztstelle anbieten wollte mit Zusicherung, 1966 eine Abteilungsvorsteherstelle zu bekommen. Aus einer Umfrage bei den Fakultäten ergab sich die Grundlage für die Liste zur Besetzung der Abteilungsvorsteherstelle für Anästhesiologie. An erster Stelle wurde Dozent Dr. Erich Kirchner (Marburg) und an zweiter Stelle Dozent Dr. Karl Bonhöffer (Köln) vorgeschlagen. Die anschließenden Verhandlungen mit Kirchner führten dazu, dass dieser zum 01.02.1966 von der Universität Marburg an die Medizinische Hochschule Hannover versetzt wurde. Am 17.08.1967 wurde Kirchner zum Abteilungsvorsteher und Professor für Anästhesiologie ernannt. Am 05.12.1968 erfolgte die Ernennung zum ordentlichen Professor für Anästhesiologie. Als Emeritus konnte Erich Kirchner im Herbst 1996 auf eine 30-jährige anästhesiologische Tätigkeit an der Medizinischen Hochschule Hannover zurückblicken.

1968–1996 Direktorat Prof. Erich Kirchner

Prof. Dr. med. Erich Kirchner (▫ Abb. 1)

Geboren am 25.04.1928 in Fürth/Bayern; 1948–1954 Studium der Medizin in Erlangen; 1955 Promotion zum Dr. med. an der Medizinischen Fakultät der Universität Erlangen; 1955/1957 Anästhesie bei Rudolf Frey an der Chirurgischen Universitätsklinik Heidelberg (K.H. Bauer). In dieser Zeit Gastaufenthalte bei Hossli in Zürich und bei Loennecken an der Neurochirurgischen Klinik der Universität Köln (Tönnis). 1957–1958 Anästhesie an der Chirurgischen Universitätsklinik Erlangen (Hegemann); 1958–1959 Assistent an der Anästhesieabteilung (Oehmig) der II. Chirurgischen Universitätsklinik Köln-Merheim (Schwaiger). 1959 wissenschaftlicher Assistent an der Anästhesieabteilung der Universität Marburg (Oehmig); 1961 Pharmakologie (Schmid); 1962 Innere Medizin (Hartmann); 1963 Facharztanerkennung für Anästhesie; 1965 Habilitation in Marburg; 1966 Berufung als Leiter der Abteilung für Anästhesie an die neu gegründete Medizinische Hochschule Hannover; 1967 Abteilungsleiter und Professor; 1968 Ernennung zum ordentlichen Professor für Anästhesiologie; 1996 Professor emeritus.

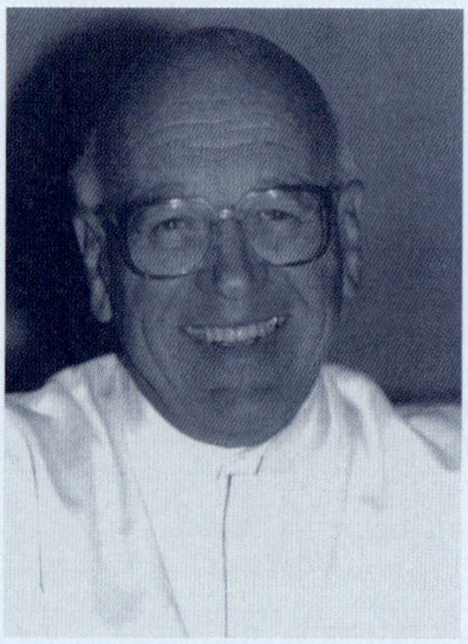

▫ Abb. 1. Erich Kirchner

Ordinariat und Klinik

Die den Erfordernissen der chirurgischen Klinik des Krankenhauses Oststadt zunächst genügenden Anästhesiemethoden wurden Zug um Zug an die operativen Maßnahmen der Hochschulkliniken angepasst. In dem primär EKG-freien Anästhesiebereich wurden die jeweils neu verfügbaren Monitoringsysteme getestet und kombiniert. Dabei folgte das intraoperative Monitoring dem Konzept von Heinz Oehmig (Marburg) und wurde im „Narkoseüberwachungsschrank Modell Hannover" realisiert, mit dem – nachdem die medizintechnische Industrie alle Forderungen erfüllt hatte – die Anästhesieplätze im Zentralklinikum ausgerüstet wurden.

Von Kirchner wurde das „Prinzip der tiefen Narkose" kreiert. Die Patienten sollten pharmakologisch so stark blockiert sein, dass ihr Organismus vor der Perzeption des chirurgischen Vorgehens geschützt war und deshalb keine Reaktionen zur „Stressabwehr" entstehen konnten. Die bis dato gefürchtete „tiefe Narkose" – man hatte Angst vor dem Blutdruckabfall und seinen Folgen – wurde durch eine „kontrollierte Hypervolämie" (Kirchner) praktikabel gemacht und bis in die postoperative Phase hinein unter sympathikusstabilisierenden Maßnahmen aufrechterhalten.

Bereits im Oststadtkrankenhaus wurde 1968 mit der Herzchirurgie begonnen, und am 19.12.1969 fand dort die erste Nierentransplantation statt. Dies war gleichsam der Startschuss für die Entwicklung der Medizinischen Hochschule hin zu einer klinisch und wissenschaftlich führenden Einrichtung der Transplantationsmedizin in der Welt, eine Entwicklung, zu der die anästhesiologische und intensivmedizinische Betreuung der Patienten wesentlich beigetragen hat.

Vor dem Umzug in das Zentralklinikum im Roderbruch standen für 40 gebaute Arbeitsplätze 3 Oberarztstellen und 17 Stellen für Assistenzärzte zur Verfügung. Es begann die Zeit des Mangels an Anästhesieärzten und Schwestern. Ab Oktober 1971 wurde schrittweise die Operationstätigkeit im neuen Klinikum im Roderbruch aufgenommen, nach 3 Jahren lief der Operationsbetrieb voll. 1974 übertrug Kirchner die ärztliche Aufsicht des Bereichs Krankenhaus Oststadt an Priv.-Doz. Dr. med. Ina Pichlmayr, später Abteilung IV.

Prof. Dr. med. Ina Pichlmayr (◘ Abb. 2)

Geboren 24.09.1932 in Wahlstatt/Schlesien; 1950–1956 Studium der Medizin an der Ludwig-Maximilians-Universität München; 1956 Promotion zum Doktor der Medizin an der Medizinischen Fakultät der LMU München; 1957 und 1958 Medizinalassistentenzeit; 1959–1963 Facharztweiterbildung an der Anästhesieabteilung (Zürn, Beer) der Chirurgischen Universitätsklinik München (Zenker). Ab 1961 erster Oberarzt der Abteilung; 1963 Facharztanerkennung für Anästhesie; 1968 Habilitation in München; 1968 Anästhesieabteilung der Medizinischen Hochschule Hannover (Kirchner); 1972 Ernennung zur Professorin für Anästhesiologie an der Medizinischen Hochschule Hannover; 1974–1997 Leiterin der Anästhesieabteilung IV des Instituts für Anästhesiologie der Medizinischen Hochschule Hannover; seit 1.10.1997 emeritiert.

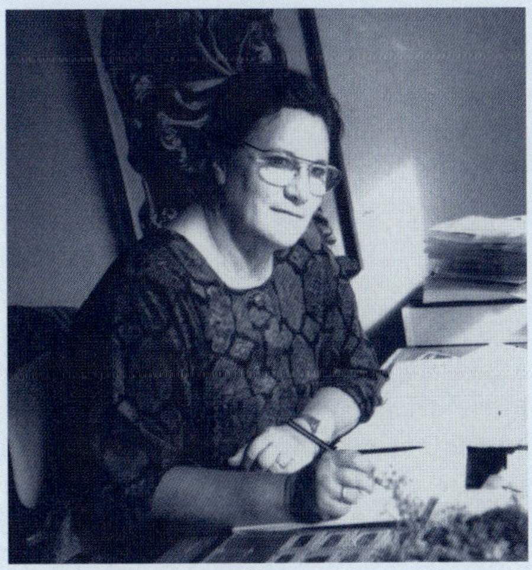

◘ Abb. 2. Ina Pichlmayr

1976 wurde durch Änderung des Hochschulgesetzes die Zentrumsstruktur eingeführt. Damit verbunden war die Ernennung des Direktors der bis dato als Institut benannten Anästhesiologie zum „Mitdirektor". Es wurden letztendlich 4 autarke Abteilungen installiert mit der nominellen Zusammenfassung des Zentrums. Es gab eine gemeinsame Weiterbildungsermächtigung. Die Weiterbildung erfolgte im Austausch (Rotation) der Mitarbeiter zwischen den Abteilungen. Die Abteilung I verblieb bei Kirchner, Ina Pichlmayr wurde 1977 Direktorin der Abteilung IV (Krankenhaus Oststadt) und Prof. Dr. med. Jürgen Hausdörfer wurde 1979 zum Direktor der anästhesiologischen Abteilung für die neu hinzu gekommene Kinderklinik und Zahnklinik (Abteilung III) berufen.

Prof. Dr. med. Jürgen Hausdörfer, FACA (◘ Abb. 3)

Geboren am 29.10.1936 in München; 1957–1963 Studium der Medizin in München und Wien; 1963 Promotion in München; 1963–1965 Internship in den USA; Medizinalassistentenzeit bis 1967 in München; 1967–1968 Assistenzarzt Anästhesie an der Ludwig-Maxi-

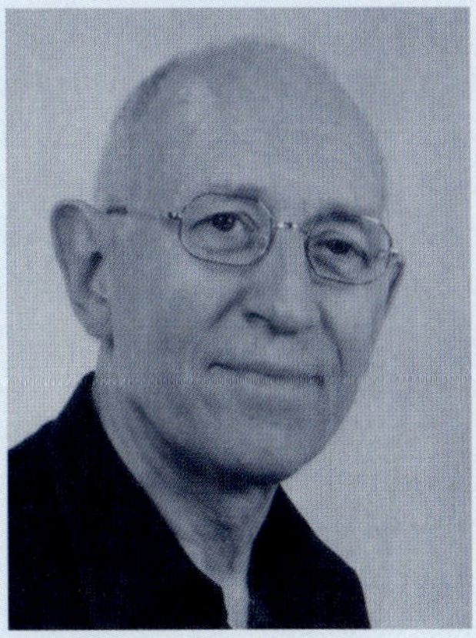

◘ Abb. 3. Jürgen Hausdörfer

milian-Universität München (Beer); 1968–1971 Facharztausbildung als Resident am Department für Anästhesie des Hospitals der Universität von Pennsylvania in Philadelphia bei Prof. Dr. J. Downs; Abschluss der Residency mit der Prüfung vor dem American College of Anesthesiologists mit der Anerkennung als Fellow (FACA); 1971 Facharztanerkennung für Anästhesie; 1971–1979 Universität Tübingen; 1976 Habilitation, Tübingen; 1979 Berufung an die Medizinische Hochschule Hannover; 1979 Direktor der Abteilung Anästhesie III und seit 1997 auch Direktor der Abteilung Anästhesie IV der Medizinischen Hochschule Hannover; 2000 Emeritierung.

1984 wurde die Abteilung II im Zentralklinikum neu geschaffen und Prof. Siegfried Piepenbrock zum Abteilungsleiter bestellt.

Zu betreuen waren durch die Abteilung I die Abdominal- und Transplantationschirurgie, Thorax-, Herz- und Gefäßchirurgie, Urologie, Traumatologie und die Polikliniknotaufnahme und eine interdisziplinäre Intensivstation mit 6 Betten.

Der Abteilung II oblag die Versorgung der Neurochirurgie, HNO-Klinik und Poliklinik, Augenklinik und Poliklinik, Radiologie, Neuroradiologie, Strahlentherapie, Nuklearmedizin und die Einrichtung einer Schmerzambulanz. Eine interdisziplinäre Intensivstation mit 6 Betten konnte hinzugewonnen werden.

Die Abteilung III versorgte die Zahnklinik inkl. der Mund-Kiefer-Gesichtschirurgie, die Klinik für Kinderchirurgie, Kinderkardiologie, Kinderonkologie, pädiatrische Pulmologie und pädiatrische Gastroenterologie.

Von der Abteilung IV (Krankenhaus Oststadt) waren die Klinik für Allgemeinchirurgie, Klinik für plastische und Wiederherstellungschirurgie, die Frauenklinik, die Radiologie II (Diagnostik und Bestrahlung), die interdisziplinäre Intensivstation und eine Schmerzambulanz anästhesiologisch zu betreuen.

Nach Ende der Tätigkeit von Kirchner (1996), Ina Pichlmayr (1997) und Jürgen Hausdörfer (2000) ist die Anästhesie im Zentralklinikum zu einer Abteilung unter der Leitung von Siegfried Piepenbrock zusammengefasst worden. Das Krankenhaus Oststadt wird sukzessive inklusive der Anästhesie (kommissarische Leitung Prof. Dr. med. Hans-Anton Adams) als Hochschulstandort aufgegeben, ein Prozess, der mit Fertigstellung des Neubaus TPFZ (Transplantationsforschungszentrum) und Gynäkologie 2003/2004 abgeschlossen sein wird.

Die Konzentrierung der Anästhesie im Zentralklinikum in einer Abteilung hat Möglichkeiten zur Optimierung der Leistungsfähigkeit eröffnet, was bei den gesteigerten Anforderungen in allen Bereichen dringend notwendig ist.

Seit 1996 Direktorat Prof. Siegfried Piepenbrock

Prof. Dr. med. Siegfried Piepenbrock (Abb. 4)

Geboren am 20.02.1944 in Verl/Westfalen; 1963–1969 Studium der Medizin und auch Veterinärmedizin und Ethnologie in Gießen, Frankfurt a.M., Freiburg und Hamburg; 1969–1971 Medizinalassistent an der Frauenklinik Finkenau sowie der Medizinischen und Chirurgischen Universitätsklinik Hamburg-Eppendorf; 1971 Assistenzarzt am Institut für Anästhesiologie der Medizinischen Hochschule Hannover (Kirchner); 1974 Promotion zum Dr. med. (Hempelmann); 1975 Facharztanerkennung für Anästhesiologie; 1975–1980 Oberarzt am Institut für Anästhesiologie der Medizinischen Hochschule Hannover; 1978 Habilitation für das Fach Anästhesiologie an der Medizinischen Hochschule Hannover; 1980–1984 C3-Professur für Anästhesiologie an der Klinik für Anästhesiologie und operative Intensivmedizin im Klinikum Steglitz der Freien Universität Berlin (Eyrich); 1984 Berufung an die Medizinische Hochschule Hannover zum Direktor der Abteilung Anästhesiologie II; 1996 zusätzliche Leitung der Abteilung von Prof. Dr. E. Kirchner und ab 2000 Direktor einer einheitlichen Anästhesieabteilung im Zentralklinikum der Medizinischen Hochschule Hannover.

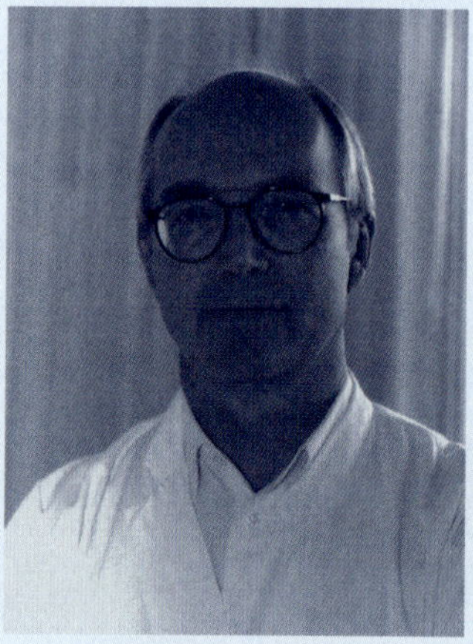

Abb. 4. Siegfried Piepenprock

Ordinariat und Klinik

Die Entwicklung hat zu einer Anästhesieabteilung im Klinikum Roderbruch mit über 80 ärztlichen und mehr als 120 pflegerischen Mitarbeitern geführt. Von der Abteilung werden pro Jahr mehr als 25.000 Anästhesien für operative, interventionelle oder diagnostische Eingriffe in allen klinischen Abteilungen des Hauses durchgeführt. Dabei hat die Zahl der komplexen operativen Eingriffe bei multimorbiden Patienten und damit auch die Komplexität der

Anästhesien deutlich zugenommen. Dies ist an der pro Fall und damit der insgesamt aufgewendeten Anästhesiezeit, aber auch an dem personellen Bedarf und der Ausweitung invasiver kardiopulmoneller Überwachungsverfahren abzulesen.

Eine besondere Herausforderung an Quantität und Qualität der Anästhesieleistungen stellen an der MHH die Transplantationen dar. So sind die Lebertransplantationen im Jahre 2001 auf weit über 100 angewachsen, die Herztransplantationen und die Herz-Lungen-Transplantationen auf über 40. Einen explosionsartigen Zuwachs hat es bei den Lungentransplantationen gegeben, hier werden in der MHH mit ca. 100 mehr als die Hälfte aller Transplantationen in ganz Deutschland erfolgreich durchgeführt. In der großen Herzchirurgie stellen darüber hinaus wachsende Zuweisungen für Aortenbogenchirurgie eine weitere Besonderheit dar. Auch eine große Zahl von speziellen Eingriffen bei Kindern ebenso wie eine Zunahme der traumatologischen Leistungsanforderungen sind für die aktuelle Entwicklung der klinischen Anästhesiologie von Bedeutung.

Intensivmedizin

Die Abteilung verfügt seit kurzem über eine völlig neu gestaltete interdisziplinäre Intensivstation mit 14 Betten (7 weitere sind in Renovierung), auf der Patienten nach verschiedenen schweren operativen und interventionellen Eingriffen inkl. Organtransplantierte, Schwerverletzte, neurologische, internistische und pädiatrische Intensivpatienten behandelt werden. Von der abteilungseigenen Intensivmedizin wird die Entwicklung, Diversifizierung bzw. Pflege des gesamten Behandlungsspektrums der modernen Intensivmedizin im Rahmen einer gezielten Portfolioentwicklung von Therapiemöglichkeiten auch im Hinblick auf Marktchancen und Erlössicherung vorangetrieben. Dabei ist neben der Sepsistherapie die Behandlung von Patienten mit Lungenversagen als Schwerpunkt ausgebildet, mit modernster respiratorischer und Respiratortherapie unter Anwendung extrakorporaler CO_2-Elimination und Oxygenation und spektakulären Ergebnissen mittels externer Negativdruckbeatmung in einem selbst konstruierten „Kammerrespirator", einem Gebiet, auf dem die Abteilung weltweite Schrittmacherfunktion aufzuweisen hat.

Notfallmedizin

Die traditionell eher unterrepräsentierte Notfallmedizin ist in der Zwischenzeit zu einem weiteren Schwerpunkt gediehen. Die Abteilung ist am notfallmedizinischen Versorgungssystem der MHH beteiligt und besetzt mit einem drittmittelfinanzierten Ärzteteam das Notarzteinsatzfahrzeug in Hannover-Langenhagen. Die von der MHH und den Kliniken in Hannover aufgestellte Dienstgruppe des Leitenden Notarztes (LNA) wurde von Seiten der Anästhesie initiiert und wird von ihr organisiert und geleitet. Eigene und in Kooperation durchgeführte Fort- und Weiterbildungsangebote vervollständigen die Position in der Notfallmedizin.

Schmerztherapie

Der initial in den 1970er-Jahren im Oststadtkrankenhaus angesiedelte Schwerpunkt für chronische Schmerztherapie (Ina Pichlmayr, Michael Zenz), seit 1984 ergänzt durch eine neu gegründete Schmerzambulanz im Zentralklinikum (Siegfried Piepenbrock, Ingomar Conrad), ist vor kurzem im Oststadtkrankenhaus gänzlich aufgegeben worden und befindet sich jetzt nur noch im Zentralklinikum. In der Schmerzambulanz der Abteilung werden etwa 1000 ambulante bzw. stationäre chronisch Schmerzkranke pro Jahr therapiert, wobei die Zahl der Patientenkontakte bei über 5000 liegt. Von der Schmerzambulanz wird auch der Service für akute postoperative Schmerzen gesteuert. Im Vergleich zu anderen anästhesiologisch geführten Schmerzambulanzen in Deutschland liegt eine Besonderheit in der Tatsache begründet, dass die schwerpunktmäßigen Schmerztherapeuten der Abteilung die Facharztqualifikation in Anästhesie und die Zusatzqualifikation in Psychotherapie in einer Person vereinigen. Diese „Philosophie" kommt den Anforderungen an die Qualifikation eines „Speziellen Schmerztherapeuten" sehr nahe und vermag die aus dem Fach Anästhesie hergeleitete Kernkompetenz auf dem Gebiet der Schmerztherapie besonders wirkungsvoll zu unterstreichen. Die Bedeutung, die von der Abteilung der Schmerztherapie zugemessen wird, ist auch an einer gerade der Schmerztherapie zugeordneten akademischen Position (C2-Professur für Spezielle Schmerztherapie, Priv.-Doz. Matthias Karst) ersichtlich.

Forschungsschwerpunkte

Synergieeffekte seit Zusammenlegen der einzelnen Abteilungen haben zu einem exponentiellen Anstieg der Forschungsleistung und Publikationsrate beigetragen, mit einer guten Positionierung im innerdeutschen Vergleich. In der Vergangenheit lagen die Schwerpunkte eindeutig im klinikbegleitenden Bereich, sie sind jetzt durch Etablierung von Arbeitsgruppen, die sich auch der Grundlagenforschung und tierexperimentellen Studien widmen, polarisiert worden. Schwerpunkte sind:

- Molekulare Mechanismen von Anästhetika (Effekte von Anästhetika an spannungs- und ligandengesteuerten Ionenkanälen, Patch-Clamp Technik)
- Zellfunktion: Interaktion von Anästhetika und anderen Substanzen mit verschiedenen Zellgruppen (immunologische Zellen wie unter anderem Granulozyten; Endothelzellen; Thrombozyten)
- Mechanismen des „systetmic inflammatory response syndrone" (SIRS) im Rahmen von Sepsis, Polytrauma oder nach Organtransplantation (klinisch sowie Simulation im Tiermodell)

- Anästhesie und Immunsystem bei der Transplantation artfremder Organe (Xenotransplantation)
- Neurokognition und Awareness während der Vollnarkose
- Komplex-Myograph: Muskelfunktionen (klinisch und experimentell)
- Hirnfunktion im Zusammenhang mit Kreislaufstillstand bei großen Herzoperationen
- Untersuchung und Erprobung neuer Beatmungsstrategien bei schweren Lungenaffektionen (u. a. externe Unterdruckbeatmung mit dem selbst konstruierten „Kammerrespirator")
- Mechanismen der Wirkweise von Akupunktur bei verschiedenen Schmerzbildern
- Mechanismen der Chronifizierung von Schmerzsyndromen
- Multimodales Neuromonitoring und humorale Stressreaktion bei kardiochirurgischen Patienten

Mitglieder der Abteilung erhielten in den Jahren 2000/2001 Drittmittel aus der Else-Kröner-Stiftung, der DFG (SFB 265 und Transferbereich 15) und aus der hochschulinternen Leistungsförderung (HiLF). Zusätzlich wurden Zuwendungen für klinische Untersuchungen aus der Industrie bereitgestellt, von der AOK Sachsen-Anhalt, der Österreichischen Gesellschaft für Akupunktur und dem Ludwig-Bolzmann-Institut für Akupunktur.

Lehre und Weiterbildung

Der Stellenwert des Faches wird durch eine adäquate Repräsentanz auf dem Gebiet der studentischen Lehre und auch der ärztlichen Fort- und Weiterbildung ganz entscheidend mitgeprägt. Auch hier konnten die Einzelbemühungen der Vergangenheit nach dem Zusammenlegen der Abteilungen gebündelt und koordiniert werden. In der studentischen Lehre werden von der Abteilung scheinpflichtige Lehrveranstaltungen im Rahmen der Notfallmedizin durchgeführt. Dabei spannt sich der Bogen von der Erste-Hilfe-Ausbildung in der Vorklinik über das Notfallpraktikum im 1. klinischen Studienabschnitt bis hin zum notfallmedizinischen Praktikum im 2. klinischen Studienabschnitt. Die theoretischen und mit praktischen Übungen ausgestatteten Unterrichtseinheiten bauen aufeinander auf, vermitteln den Studierenden Erfolg durch praktische und schriftliche Prüfungen, und es wird permanent an Verbesserungen gearbeitet, u. a. durch gezielte schriftliche Evaluation, Ausarbeitung von E-Learning-Programmen und verschiedenen Simulatorausbildungseinheiten. So wird ein so genanntes „Notfallwochenende" zusammen mit einer Rettungsschule der Johanniter angeboten, bei dem mit Darstellern und bühnenreifer Gestaltung Notfallsituationen inszeniert werden, die es zu beherrschen gilt.

Äußere Anerkennung für die Bemühungen der Abteilung in der studentischen Lehre ist der für die Lehrveranstaltung „Notfallmedizinisches Praktikum" verliehene Wilhelm Hirte Gedächtnis Preis 2001 für herausragenden klinischen Unterricht.

Mit ganz besonderen Akzenten ist die Abteilung in der ärztlichen Fort- und Weiterbildung engagiert: 2-mal im Jahr wird in Kooperation mit der Rettungsschule des Deutschen Roten Kreuzes (und der Niedersächsischen Ärztekammer) in Goslar der jeweils mit sehr gut benotete 8-tägige Kurs zum Erwerb der Zusatzbezeichnung „Rettungsmedizin", 1-mal im Jahr in Kooperation mit der Abteilung Traumatologie der MHH ein LNA-Kurs (Leitender Notarzt) und 1-mal im Jahr ein 8-tägiger Schmerztherapiekurs zum Erwerb der Zusatzbezeichnung „Spezielle Schmerztherapie" durchgeführt. Von der Niedersächsischen Ärztekammer zertifizierte wöchentliche Kolloquien, monatliche AINS-Foren und regelmäßige Symposien runden das allgemein zugängliche Fort- und Weiterbildungsprogramm ab.

Anhang

Habilitationen

- **Hempelmann, Gunter** (1973) Respiratorische und hämodynamische Probleme im anästhesiologischen Bereich. Ergebnisse der fortlaufenden Sauerstoffpartialdruckmessung im Blut sowie der Herzzeitvolumenbestimmung mit der Kälteverdünnungsmethode
- **Piepenbrock, Siegfried** (1978) Extrarenale Effekte von Canrenoat-Kalium und Furosemid. Hämodynamische Untersuchungen unter Narkosebedingungen bei herzchirurgischen Patienten
- **Helms, Uwe** (1977) Hämodynamische Studie an geriatrischen Patienten bei unterschiedlicher Narkosevorbereitung und Technik
- **Schaps, Dagmar** (1981) Wirkung von Thiopental und Methohexital auf Myokardstoffwechsel und Hämodynamik nach herzchirurgischen Eingriffen
- **Zenz, Michael** (1981) Klinische und klinisch-experimentelle Untersuchungen zur periduralen Opiatanalgesie
- **Lips, Ulrich** (1982) Die medikamentöse Therapie der Eklampsie
- **Tryba, Michael** (1984) Histamin-H2-Rezeptorantagonisten zur Prophylaxe des Säureaspirationssyndroms. Experimentelle und klinische Untersuchungen am Beispiel von Cimetidin
- **Panning, Bernhard** (1987) Zur Behandlung von hypertonen Kreislaufdysregulationen bei Hirnoperationen in Neuroleptanalgesie
- **Seitz, Wolfgang** (1987) Zum Einfluss verschiedener Narkoseverfahren auf endokrine, parakrine und metabolische Parameter – Ergebnisse einer perioperativen Verlaufsstudie bei traumatologischen Patienten

- **Fritz, Karl-Wilhelm** (1988) Untersuchungen zur Beatmung mit Helium-Sauerstoff- und Stickstoff-Sauerstoff-Gemischen im halboffenen und geschlossenen System
- **Schäffer, Jürgen** (1988) Anästhesie in der Augenheilkunde – Zur Wahl des Anästhesieverfahrens bei geriatrischen Patienten
- **Pohl, Sönke** (1989) Beatmung mit der Eisernen Lunge. Technik – Indikation – hämodynamisches Profil
- **Lübbe, Norbert** (1992) Medikamentöse Beeinflussung des intrapulmonalen Rechts-Links-Shunts und der Oxygenierung unter Einlungenventilation beim Hund
- **Strauß, Jochen** (1992) Untersuchungen über Ausmaß und Bedeutung intraoperativer Ketonämien bei kieferchirurgischen Langzeiteingriffen unter Allgemeinanästhesie mit Isofluran
- **Leuwer, Martin** (1994) Zur Wirkung nicht depolarisierender Muskelrelaxanzien bei Kindern
- **Schultz, Barbara** (1994) Zur Vereinfachung der Elektroenzephalographie bei Intensivpatienten
- **Schultz, Arthur** (1995) Automatische Analyse des Narkose-EEG
- **Otto, Klaus** (1996) Die quantitative Bewertung von Nozizeption und Antinozizeption mit Hilfe der EEG-Frequenzanalyse und des Verhaltens von Herzfrequenz und Blutdruck während der Allgemeinanästhesie bei Hund und Pferd. Experimentelle und klinische Untersuchungen
- **Bund, M.** (1999) Einfluss intravenöser und inhalativer Prostaglandine auf pulmonale und systemische Hämodynamik, Oxygenierung und Atemmechanik während der Einlungenventilation beim Schwein
- **Sümpelmann, Robert** (1999) Experimentelle Untersuchungen zur Transfusion von gewaschenen Erythrozyten bei Kindern
- **Marx, Gernot** (2000) Einfluss von Volumenersatzlösungen auf die Erhaltung des Plasmavolumens und die Albuminextravasation in der Sepsis am Schwein
- **Heine, Jörn** (2001) Einfluss intravenöser Anästhetika auf die Granulozytenfunktion
- **Jaeger, Karsten** (2001) Studien zum Einfluss reaktiver Sauerstoffverbindungen neutrophiler Granulozyten und zur Freisetzung immunologischer Mediatoren nach Lebertransplantation
- **Haeseler, Gertrud** (2001) Effects of phenol derivatives on normal and inactivation-deficient voltage-gated human skeletal muscle sodium channels
- **Münte, Sinikka** (2001) Implicit memory during surgical anesthesia
- **Karst, Matthias** (2002) Akupunktur: klinische Wirksamkeit und physiologische Effekte

Leitende Funktionen (C4-Professuren)

Prof. Dr. med. Gunter Hempelmann, Universität Gießen (1976); Prof. Dr. med. Michael Zenz, Universität Bochum (1982); Prof. Dr. med. Martin Leuwer, University of Liverpool (2001)

Informationen aus dem Internet

Weitere Informationen auch zu aktuellen Forschungsschwerpunkten und Publikationen über die Homepage der Klinik: http://www.mh-hannover.de/kliniken/anaest1/

4

4.3.19 Ruprecht-Karls-Universität Heidelberg Medizinische Fakultät Heidelberg, Klinik für Anaesthesiologie

E. Martin

Die Anfänge

Höhepunkte in der Geschichte der Anästhesie in Heidelberg waren die erste Demonstration der Koller-Lokalanästhesie des Auges 1884, die erste Intubation 1905 durch F. Kuhn und die Weiterentwicklung der Apparatenarkose durch M. Neu 1910, der erstmals die kurz vorher von Küppers erfundenen Rotameter zur exakten Dosierung von Sauerstoff und Lachgas verwendete. Abgesehen von der Lokalanästhesie wurden Intubation und Apparatenarkose in Heidelberg für Jahrzehnte nicht als Routinemethode anerkannt. Wie in den meisten europäischen Ländern wurde die Allgemeinbetäubung hauptsächlich mit Chloroform oder Äther durchgeführt, wenn nicht die Lokalanästhesie bevorzugt wurde, was bereits ab 1910 der Fall war. M. Kirschner (1934–1942) bevorzugte die gürtelförmige Spinalanästhesie und die Hochdrucklokalanästhesie, K.H. Bauer (1942–1962) zog allerdings Barbiturat-Lachgas-Narkosen vor. Die Einführung von Kombinationsnarkosen wurde begünstigt durch Zusammenarbeit mit dem amerikanischen Militärhospital in Heidelberg sowie die Gastarzttätigkeit der Anästhesistin Frau Dr. J. Henley (s. S. 184) aus New York. Ab 1950 wurden die Intubation und die Muskelrelaxation in die chirurgische Klinik eingeführt und allmählich zu Routinemethoden.

Da der Bedarf an Anästhesieleistung in diesen Jahren angestiegen war, beauftragte K.H. Bauer 1950 R. Frey mit dem Aufbau und der Leitung einer Anästhesieabteilung. Er richtete zusammen mit O.H. Just, der von 1949 bis 1951 in der Chirurgie tätig war, eine „Narkosestaffel" ein, der noch 3 in der Ausbildung befindliche Ärzte, 2 Narkoseschwestern und 1 Narkosepfleger angehörten. Im Zuge der Neubesetzung des Ordinariats für Chirurgie mit F. Linder (1962–1981) kam O.H. Just aus Berlin nach Heidelberg zurück und wurde Leiter der Anästhesieabteilung.

1967–1990 Direktorat Prof. O.H. Just

Prof. Dr. med. O.H. Just (Abb. 1)

Geboren am 27.01.1922 in Lauda (Taubertal); 1941 Beginn des Medizinstudiums in Berlin und Würzburg; nach 2-jähriger Kriegsgefangenschaft Fortsetzung des Studiums in Würzburg; 1949 Promotion zum Dr. med. in Würzburg; 1949–1951 Anästhesie in Heidelberg; 1951 Wechsel an das Klinikum der freien Universität Berlin und Aufbau einer Anästhesieabteilung; 1956 Facharztanerkennung für Anästhesie und 1956 Habilitation FU Berlin; 1962 Leiter der Abteilung für Anaesthesie in Heidelberg; 1963 Extraordinarius und ärztlicher Direktor der Anästhesieabteilung; 1967 Berufung zum Ordinarius für Anästhesiologie; 1980 ärztlicher Direktor der Chirurgischen Universitätsklinik und Vorsitzender des Zentrums Chirurgie der Universität Heidelberg; 1990 Professor emeritus.

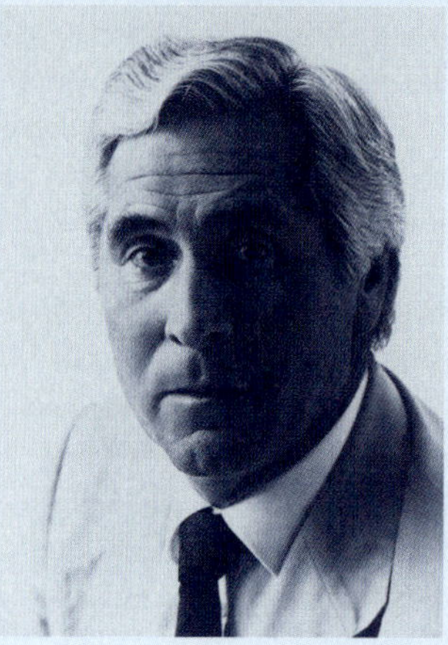

Abb. 1. Otto Just

Ordinariat und Klinik

Die Abteilung übernahm mit für heutige Verhältnisse wenigen Mitarbeitern (2 Oberärzte und 13 Assistenten) die anästhesiologische Versorgung sämtlicher operativ und diagnostisch tätigen Kliniken mit Ausnahme der Universitäts-Frauenklinik und der Stiftung Orthopädie der Universität, die eigene Anästhesieabteilungen hatten, wobei die Arbeitsbereiche räumlich weit getrennt waren. Im sog. „Altklinikum" im Stadtteil Bergheim mussten in der Augenklinik, der Zahn- und Kieferklinik sowie der Hals-Nasen-Ohren-Klinik insgesamt 5 operative Einrichtungen versorgt werden. Ebenfalls betreut wurden, falls Anästhesiepräsenz erforderlich war, die Hautklinik, die Psychiatrische Klinik (Elektroschocktherapie), die Strahlenklinik (diagnostische Maßnahmen) und die Medizinische Klinik (Kardioversionen).

In der Chirurgischen Klinik im Neuenheimer Feld mit den Abteilungen Allgemeinchirurgie, Traumatologie, Gefäßchirurgie, Kinderchirurgie, Urologie, Neurochirurgie und Herzchirurgie waren insgesamt 8 Operationssäle zu besetzen. Zusätzliche Arbeitsbereiche waren die Chirurgische und die Urologische Ambulanz sowie die Radiologie, Endoskopie und in der Kinderklinik das Herzkatheterlabor und in späteren Jahren noch eine Endoskopie.

In den Aufgabenbereich der Anästhesieabteilung fiel auch die Betreuung des im Operationsbereich befindlichen Aufwachraumes sowie konsiliarische Tätigkeit für die im Hause vorhandenen chirurgischen, urologischen, kinderchirurgischen und neurochirurgischen Wachstationen sowie die notfallmäßige Versorgung der chirurgischen Patienten, während des Bereitschaftsdienstes und an Wochenenden die Blutgruppenbestimmung und das Ablesen der Kreuzproben für notfallmäßig zu operierende Patienten.

In den folgenden Jahren stieg der Bedarf an Anästhesieleistung kontinuierlich an. Durch Umbaumaßnahmen hatten sich die ständig zu versorgenden Einrichtungen in der Chirurgie auf 13 erhöht, zusätzlich eines Nierenlithotryptors. Die Abteilung hatte bereits 1984 8 Oberärzte und 45 Assistenten und führte ca. 13.800 Anästhesien pro Jahr durch.

Eine Erweiterung des Aufgabenbereichs der Anästhesieabteilung erfolgte durch den Bezug des neu gebauten Kopfklinikums im Neuenheimer Feld 1987, wo der Hals-Nasen-Ohren-Klinik, der Augenklinik, der Mund-Zahn-Kiefer-Klinik, der Neurochirurgischen Klinik sowie der Neurologischen Klinik und der Strahlenklinik großzügig ausgestattete Arbeitsbereiche zur Verfügung standen. Für die Anästhesieabteilung bedeutete dies eine ständige Besetzung von 11 Operationssälen sowie die Betreuung der MKG-Ambulanz, der interventionellen Neuroradiologie und des Aufwachraumes.

1988 wurde nach Ausscheiden des Leiters der Anästhesieabteilung der Universitäts-Frauenklinik die anästhesiologische Versorgung von 4 Operationssälen, des Kreissaals und des Aufwachraums von der Anästhesieabteilung übernommen. 1989 wurde Heidelberg Transplantationszentrum für Baden-Württemberg, was eine zusätzliche Belastung v. a. für den Bereitschaftsdienst bedeutete.

Intensivmedizin

1970 konnte im Anbau der Chirurgischen Klinik eine modern ausgestattete chirurgische Wachstation sowie ein Aufwachraum und eine Beatmungsstation mit anfangs 8, später 12 Bettenplätzen in Betrieb genommen werden, wobei für Aufwachraum und Beatmungsstation die organisatorische und ärztliche Leitung der Anästhesieabteilung übertragen wurde. Die Versorgung oblag einem Oberarzt und 2–3 Mitarbeitern, die auch konsiliarisch für die chirurgische, urologische, neurochirurgische und kinderchirurgische Intensivstation sowie für den neu eingerichteten „Schockraum" zuständig waren. Die notfallmäßige Versorgung chirurgischer Patienten erfolgte jetzt über Notfalltelefon durch das Team der Beatmungsstation. Im Kopfklinikum waren seit 1987 zusätzlich 5 Intensivbetten vorhanden, für die – neben der notfallmäßigen Versorgung der Patienten in diesem Bereich – die Anästhesie zuständig war. Als nunmehr bettenführende Abteilung wurde die Anästhesieabteilung offiziell zur „Klinik für Anaesthesiologie".

Durch die Einrichtung der Intensivpflegestationen wuchs im Pflegebereich der Bedarf an Mitarbeitern mit Kenntnissen in Anästhesie und Intensivmedizin. Um diesen Mangel zu mildern, wurde von Just 1972 die Fachweiterbildung Anästhesie und Intensivpflege in der Chirurgischen und Anästhesiologischen Klinik eingerichtet. Die Kurse beginnen jährlich, folgen den Richtlinien der Deutschen Krankenhausgesellschaft und haben pro Kurs ca. 20 Teilnehmer. Ein großer Teil des Unterrichts wird von der Klinik für Anaesthesiologie übernommen. Eine gleichartige Einrichtung gab es in der Medizinischen Klinik. 1997 erfolgte die Zusammenlegung dieser beiden bis dahin autonom geführten Einrichtungen und wird jetzt von dem Pflegedirektorium des Klinikums geleitet.

Schmerztherapie

1977 schlug Just die Einrichtung einer Schmerzambulanz vor und übertrug die Aufgabe M. Maric und M.V. Fischer, die in Räumlichkeiten im Funktionsbereich der chirurgischen Ambulanz begannen und Patienten mit chronischen Schmerzen wie Migräne, Trigeminusneuralgien und Skelettschmerzen teils mit Regionalanästhesietechniken oder mit Akupunktur, später auch mit Tens und Pu-Tens behandelten. Karzinompatienten wurden in enger Zusammenarbeit mit den Hausärzten auch medikamentös eingestellt. In dieses Konzept der Schmerztherapie wurden auch zunehmend stationäre, frisch operierte Patienten eingeschlossen und regelmäßig durch Konsiliartätigkeit überwacht. Zusätzlich zu diesen Aufgaben übernahm die Schmerzambulanz noch die Funktion einer Anästhesieambulanz und bereitete ambulante Patienten auf die bevorstehende Operation vor.

Medizintechnik

Anästhesie und Intensivmedizin sind ohne Narkose- und Beatmungsgeräte nicht vorstellbar, deshalb wurde bereits von Just am Anfang seiner Tätigkeit in Heidelberg ein Gerätepflegezentrum eingerichtet, zuerst mit 2, später mit 4 Mitarbeitern, dessen Aufgabe die Wartung, Sterilisation bzw. Desinfektion sowie Funktionsprüfung der Geräte war. Durch Inbetriebnahme einer erweiterten Chirurgischen Intensivstation, eines vergrößerten Aufwachraumes sowie der Beatmungsstation erhöhte sich der Gerätebestand erheblich, sodass es notwendig war, neue Räumlichkeiten mit den erforderlichen technischen Einrichtungen zur Pflege der Geräte und Lagerräume für Verbrauchsmaterialien einzurichten, die 1980 bezogen werden konnten. Dort finden neben der Umsetzung gesetzlicher Normen, v. a. des Medizinproduktegesetzes, auch regelmäßig Einweisungen für ärztliche und nichtärztliche Mitarbeiter statt. Nach Bezug des Kopfklinikums wurde wegen der räumlichen Entfernung zur Chirurgie dort ebenfalls ein Gerätepflegezentrum mit 3 Mitarbeitern eingerichtet.

Forschung

Anfangs standen der Anästhesieabteilung keine eigenen Laborräume zur Verfügung, doch konnten auf persönliche Initiative der Oberärzte in Zusammenarbeit mit Chirurgen Räume mit den für experimentelles Arbeiten notwendigen Geräten ausgestattet werden, wo mehrere Arbeitsgruppen tierexperimentell über Probleme zum Volumenersatz im hämorrhagischen Schock, Kreislaufverhalten bei verschieden Anästhetika und Bedeutung des zentralvenösen Drucks arbeiteten.

1970 wurden in der Klinik neue Laborflächen eingerichtet und der Anästhesie ein mit den notwendigen Geräten ausgestattetes Labor zur Verfügung gestellt. In mehreren Arbeitsgruppen wurde tierexperimentell in Zusammenarbeit mit Chirurgen über Probleme der Leberchirurgie und zusammen mit dem Pathologisch-chemischen Institut über Hirnstoffwechsel geforscht. Andere Arbeitsgruppen arbeiteten über Sepsis und Apoptose nach Herz-Kreislauf-Stillstand.

Seit 1990 Direktorat Prof. Eike Martin

Als Prof. Dr. E. Martin am 01.08.1990 das Amt als Ordinarius für Anästhesiologie in Heidelberg antrat, übernahm er eine Abteilung mit 9 Oberärzten und 55 Assistenten. Insgesamt hatte die Klinik zu diesem Zeitpunkt 72 Planstellen. Sie führte etwa 18.500 Narkosen pro Jahr durch, unter anderem ca. 60 Nierentransplantationen, 30–40 Lebertransplantationen und etwa 20 Herztransplantationen. In den folgenden Jahren wurden die klinischen Aktivitäten in der Anästhesie, Intensivmedizin und Schmerztherapie neu strukturiert und erweitert. Die Einstellung einer medizinischen Informatikerin ermöglichte eine Optimierung der Anästhesie- und Intensivdokumentation; zusätzlich wurden Computerarbeitsplätze für die Mitarbeiter der Klinik eingerichtet. Ein besonderes Anliegen war die Aktivierung wissenschaftlicher Tätigkeit.

Prof. Dr. med. Eike Martin, FANZCA (▫ Abb. 2)

Geboren am 01.03.1944 in Waldenburg (Schlesien); 1965–1970 Medizinstudium an der Johannes-Gutenberg-Universität Mainz; 1972 Promotion zum Dr. med.; 1974–1977 Anästhesieweiterbildung am Institut für Anästhesie und Reanimation der Fakultät für klinische Medizin, Mannheim (Lutz); 1976 Facharztanerkennung für Anästhesie; 1977 Habilitation für das Fach Anästhesiologie und Venia Legendi, Universität Heidelberg; 1977 Oberarzt des Instituts für Anästhesiologie der Ludwig-Maximilians-Universität (LMU), München; 1980 Berufung (C3-Professur) an die Klinik für Anästhesiologie der LMU, München; 1987–1990 Chefarzt des Instituts für Anästhesiologie des Städtischen Klinikums Nürnberg; 1990 Berufung auf den Lehrstuhl für Anästhesiologie der Ruprecht-Karls-Universität Heidelberg und Direktor der Klinik für Anaesthesiologie des Universitätsklinikums Heidelberg; seit 1993 Vorsitzender des Klinikumvorstandes des Universitätsklinikums Heidelberg.

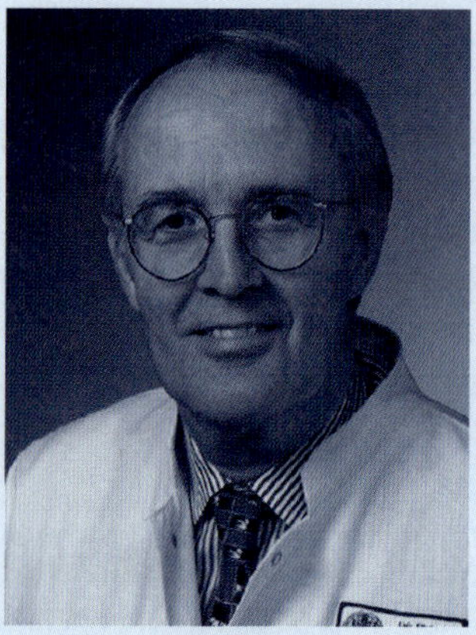

▫ Abb. 2. Eike Martin

Klinische Anästhesie

Im anästhesiologischen Bereich zeigte sich in den folgenden Jahren eine Steigerung der Leistungszahlen, so wurden z. B. 1995 etwa 19.500 Eingriffe anästhesiologisch betreut, 1999 stieg die Zahl der Anästhesien auf ca. 22.700, was eine Steigerung von etwa 17% bedeutete. Weiterhin zeigte sich in diesem Zeitraum eine deutliche Veränderung des Risikoprofils der Patienten. Bedingt durch das höhere Lebensalter und die zunehmende Multimorbidität stieg die Anzahl der als ASA 3 klassifizierten Patienten auf über 33%, was eine zusätzliche Anforderung für die Anästhesie bedeutete. Im Jahr 2000 betreute die Anästhesie etwa 24.000 Patienten in den Bereichen Chirurgie, Frauenklinik und Kopfklinik. 2001 wurden ca. 25.000 Patienten anästhesiologisch versorgt.

Auf Empfehlung von Martin wurde ein bisher vernachlässigtes Verfahren, die Kombinationsanästhesie wie die lumbale und thorakale kontinuierliche Periduralanästhesie, vermehrt bei großen abdominellen und thoraxchirurgischen Eingriffen durchgeführt, ebenso kontinuierliche periphere Leitungsanästhesien, v. a. in Hinblick auf die postoperative Schmerztherapie. 1997 wurde deshalb ein akuter Schmerzdienst eingerichtet, der täglich 2 Visiten auf den Stationen machte und neben den Regionalverfahren auch die PCA-Pumpen bei ca. 500 Patienten betreute.

Intensivmedizin

Durch Baumaßnahmen wurde die Bettenzahl der anästhesiologischen Intensivstation 13B auf 16 erhöht. Die Patienten sind in 2-Bett-Zimmern untergebacht. Betreut werden dort jährlich etwa 1100 Patienten aller Abteilungen der Klinik. Es besteht eine kontinuierliche ärztliche Präsenz im Rahmen eines 3-Schicht-Systems, wobei auf der Station zusätzlich ein Oberarzt anwesend ist. Von den Ärzten der Beatmungsstation werden auch konsiliarisch, falls erforderlich, die übrigen im Hause befindlichen Intensivstationen der Urologie, der Kinderchirurgie sowie die kardiochirurgische Intensivstation betreut. Die frühere Transplantationsstation 3B wurde aus organisatorischen Gründen geschlossen, deren Funktion übernahm die Station 13B. Zusätzlich übernimmt die Mannschaft der Station die notfallmäßige Versorgung der chirurgischen Patienten und der Notfallpatienten im Schockraum. Ab Januar 2000 wird die 13B als interdisziplinäre operative Intensivstation (IOPIS) gemeinsam mit der allgemeinchirurgischen Klinik geführt.

In der im Kopfklinikum befindlichen Intensivstation mit 5 Bettenplätzen, die unter organisatorischer und ärztlicher Leitung der Klinik für Anaesthesiologie steht, werden jährlich etwa 250 Patienten der HNO, der MKG, der Augenheilkunde und der Radiologie betreut. Die notfallmäßige Versorgung der Patienten des Kopfklinikums sowie die konsiliarische Tätigkeit für die neurochirugische und neurologische Intensivstation fallen ebenfalls in den Aufgabenreich der Anästhesie.

Da immer chronischer Mangel an Intensivbetten herrschte, wurde 1993 der Aufwachraum in der chirurgischen Klinik rund um die Uhr geöffnet und konnte nachts bis zu 6 überwachungspflichtige Patienten aufnehmen.

Schmerztherapie

Wegen der räumlichen Entfernung zur Chirurgie wurde im Kopfklinikum ein zweites Schmerzzentrum mit 3 Mitarbeitern eingerichtet, das auch noch die Funktion einer Anästhesieambulanz übernahm und v. a. ambulant zu operierende Patienten betreute. Um der Bedeutung dieses Zentrums gerecht zu werden, wurde die Sektion Anästhesiologische Ambulanz und Schmerzzentrum eingerichtet. Leiter ist zurzeit Prof. Dr. H. J. Bardenheuer. Behandelt werden chronische Schmerzen nach einem multimodalen Therapiekonzept, bei dem medikamentöse Behandlung, invasive katheterassozierte Behandlungsverfahren so wie psychotherapeutische Behandlung und alternative Therapieverfahren wie Akupunktur in einem individuell abgestimmten Verhältnis zueinander eingesetzt werden, wobei eine enge Kooperation mit Kliniken und den Hausärzten angestrebt wird. 1999 konnte das Schmerzzentrum neue Räume im Neuenheimer Feld beziehen, wo auch Tagesbetten und das notwendige Monitoring zur Überwachung der Patienten zur Verfügung steht. In Zusammenarbeit mit dem Deutschen Krebsforschungszentrum (DKFZ) wurde ein sog. Schmerztelefon eingerichtet, wo Ärzte und Patienten Beratung erhalten können.

Forschung

Unter dem Ordinariat von Martin wurden die Forschungsaktivitäten systematisch ausgeweitet. Interessierten Mitarbeitern der Klinik wurde auch während der Regelarbeitszeit die Möglichkeit gegeben, wissenschaftlich zu arbeiten. Durch langjährige Aufenthalte von Klinikmitarbeitern an verschiedenen europäischen und nordamerikanischen Forschungszentren, an denen sie die Möglichkeit hatten, wissenschaftlich zu arbeiten, konnten sie Erfahrungen in die in der Klinik vorhandenen Arbeitsgruppen einbringen und ihre dort begonnenen Forschungsarbeiten fortsetzen. Um diese Arbeiten zu koordinieren, wurde 1994 die Sektion Klinisch-Experimentelle Anästhesiologie eingerichtet (Sektionsleiter: Prof. Dr. H.J. Bardenheuer). Schwerpunkte der Forschung sind klinische Pathophysiologie, klinische Immunologie, Apoptose, Sepsis, Ischämie, chronisch zerebrale Oligämie, pulmonale Vasoreaktivität, Mikrozirkulation, Thrombozyten- und Leukozytenfunktion. 1997 konnte ein molekularbiologisches Labor unter Leitung von Priv.-Doz. Dr. Böttiger in Betrieb genommen werden. Die Forschungsschwerpunkte dieses Labors sind die Mechanismen der neuronalen Apoptose nach globaler zerebraler Ischämie aufgrund eines Herz-Kreislauf-Stillstandes.

Notfallmedizin

Die Notfallmedizin hat in Heidelberg Tradition. 1964 wurde von F. Linder und E. Gögler mit dem Heidelberger Arzteinsatzwagen und dem Notfallwagen das erste Notarztwagensystem in Deutschland eingerichtet, das nach dem Rendez-vous-System organisiert war (bekannt als HD 10) und das eng mit der Heidelberger Verkehrspolizei zusammenarbeitete, die auch die Einsatzbefehle per Funk übermittelte. Ab 1986 wurden die Fahrzeuge vom DRK bereitgestellt und die Organisation erfolgte von der Rettungsleitstelle Heidelberg aus. Die Notärzte waren Chirurgen; Anästhesisten waren bis auf Ausnahmen nicht beteiligt. Erst nach der Satzung der Landesärztekammer Baden-Württemberg von 1983 über den Fachkundenachweis zur Mitwirkung am Rettungsdienst beteiligten sich Anästhesisten als Mitfahrer zur Ausbildung und später als Notärzte regelmäßig im 2-Wochen-Rhythmus. Alle 14 Tage wurde ein Mitarbeiter der Klinik (5 Tage) von 7–18 Uhr auf den HD 10 eingeteilt. An den übrigen Tagen und nachts erfolgte die Besetzung durch Mitarbeiter der Chirurgischen Klinik. Da im Heidelberger Rettungsbereich der NEF immer wieder bei Einsätzen nicht abkömmlich ist, wurde auf Initiative der Klinik für Anaesthesiologie und des Deutschen Roten Kreuzes 1997 ein Anästhesist als sog. 2. Notarzt eingesetzt, der durchschnittlich 270 Einsätze pro Jahr fährt. Seit 2001 übernimmt die Klinik für Anaesthesiologie 50% der Notarztdienste, die Chirurgie und die Innere Medizin jeweils 25%.

Anhang

Habilitationen

- **Frey, Rudolf** (1952) Die muskelerschlaffenden Mittel
- **Lutz, H.** (1965) Vergleich verschiedener Infusionsmittel für die Sofortbehandlung des hämorrhagischen Schocks

▼

- **Wawersik, J.** (1966) Ventilation und Atemmechanik bei Säuglingen und Kleinkindern unter Narkosebedingungen
- **Stoeckel, H.** (1969) Die klinische Bedeutung des zentralvenösen Druckes bei kinderchirurgischen Eingriffen und vergleichende tierexperimentelle Untersuchungen
- **Dietzel, W.** (1969) Tierexperimentelle Untersuchungen über die Einwirkung von Cyclopropan und Halothan auf den venösen Rückfluss und den vaskulären Widerstand
- **Simmendinger, H.J.** (1975) Klinische und experimentelle Untersuchungen zur Wirkung verschiedener Narkotika auf den unteren Ösophagussphinkter (zum Problem der Regurgitation als Narkosekomplikation)
- **Wiedemann, K.** (1977) Einfluss von gleichzeitiger mäßiger arterieller Hypotension und mäßiger arterieller Hypoxämie auf Gehirndurchblutung, Sauerstoffaufnahme und Umsatzraten im Glukosestoffwechsel sowie den zerebralen Gehalt an Metaboliten, der Glukose und an energiereichen Phosphaten. Tierexperimentelle Studie
- **Fischer, M.V.** (1983) Entwicklung und klinische Ergebnisse der Elektrostimulationsanästhesie über paravertebrale Klebeelektroden
- **Krier, C.** (1985) Der Einfluss der i.v.-Hypnotika Etomidate, γ-Hydroxybuttersäure und Thiopental auf die postischämischen Veränderungen des energieliefernden neuronalen Stoffwechsels; tierexperimentelle Studie zur Frage der „zerebroprotektiven" Wirkung hirnstoffwechselsenkender Pharmaka nach kompletter Ischämie des Gehirns
- **Bach, A.** (1992) Prävention der katheterassoziierten bakteriellen Kolonisation und Infektion durch Modifikation von Kunststoffpolymerenoberflächen intravasaler Katheter – experimentelle In-vitro- und In-vivo-Untersuchungen mit antibiotikumbeschichteten und antiseptikbeschickten Verweilkathetern
- **Böhrer, H.** (1992) Anästhesie und akute Porphyrien; experimentelle Untersuchungen am Modell der induzierten Ratte
- **Graf, B.** (1996) Direkte kardiale Effekte stereoisomerer Anästhetika. Tierexperimentelle Untersuchungen an isoliert perfundierten Herzen und isolierten Myozyten
- **Böttiger, B.W.** (1997) Reperfusion nach Herz-Kreislauf-Stillstand. Ergebnisse klinischer und tierexperimenteller Studien
- **Schmidt, H.** (1997) Tierexperimentelle Untersuchungen zur intestinalen Mikrozirkulation und zum intestinalen Purinstoffwechsel bei Endotoxinämie
- **Gust, R.** (2000) Der Einfluss von Endotoxin auf pulmonalen Blutfluss bei akuter Lungenschädigung. Untersuchungen mittels Positronen-Emissions-Tomographie
- **Kunst, G.** (2000) Intrazelluläre Wirkorte von Anästhetika am Beispiel des Skelettmuskels
- **Weimann, J.** (2000) Die Bedeutung der induzierbaren Stickstoffmonoxidsynthetase (NOS_2) für die Entwicklung der verminderten pulmonalen Vasoreaktivität auf inhaliertes Stickstoffmonoxid (NO) bei Endotoxinämie
- **Gries, A.** (2002) Der Einfluss von inhaliertem Stickstoffmonoxid auf die Hämostase
- **Plaschke, K.** (2002) Die Bedeutung zerebraler Energiemetabolite für die Struktur und Funktion des Gehirns während chronisch zerebraler Oligämie
- **Wandel, C.** (2002) In-vitro- und In-vivo-Untersuchungen zum Zusammenhang zwischen Cytochrom P450 3A und Midazolam und zwischen Cytochrom P450 3A und P-glykoprotein

Leitende Funktionen

Von vielen ehemaligen Mitarbeiterinnen und Mitarbeitern der Klinik wurden leitende Funktionen übernommen:

- **Ordinariate**
  - Prof. Dr. med. H. Lutz: Medizinische Fakultät Mannheim
  - Prof. Dr. med. J. Wawersik: Universitätsklinikum Kiel
  - Prof. Dr. med. H. Stoeckel: Rheinische Friedrich-Wilhelms-Universität Bonn
- **Leiter einer Anästhesieabteilung**
  Prof. Dr. med. W. Dietzel: Klinikum Leverkusen; Dr. med. M. Seidel: Kreiskrankenhaus Schwetzingen; Priv.-Doz. Dr. med. H.J. Simmendinger: Städtisches Krankenhaus Friedrichshafen; Frau Dr. med. G. Dietzel: Kreiskrankenhaus Mühlacker; Dr. med. G. Hess: St. Josefskrankenhaus Heidelberg; Prof. Dr. med. K. Wiedemann: Thoraxklinik Heidelberg; Priv.-Doz. Dr. med. M.V. Fischer: Diakoniewerk Kaiserswerth Krankenanstalten „Florence Nightingale" Düsseldorf; Prof. Dr. med. C. Krier: Katharinenhospital Stuttgart; Dr. med. R. Schönstedt: Krankenhaus Salem Heidelberg; Prof. Dr. med. H. Böhrer: Caritaskrankenhaus Bad Mergentheim
- **Professuren**
  - Prof. Dr. med. Bardenheuer (C3)
  - Prof. Dr. med. J. Motsch; Prof. Dr. med. A. Bach, Prof. Dr. med. H. Böhrer (außerplanmäßige Professuren)

Informationen aus dem Internet

Weitere Informationen über die Klinik für Anästhesiologie, insbesondere zu aktuellen Forschungsschwerpunkten und Publikationen, sind über die Homepage der Klinik erhältlich: http://www.med.-uni-heidelberg.de/anaes/index.htm

4.3.20 Universität des Saarlandes Homburg/Saar Klinik für Anästhesiologie und Intensivmedizin

R. Larsen

Die Anfänge

Die Universität des Saarlandes ist eine Schöpfung der französischen Besatzungsbehörden. Sie wurde am 08.03.1947 auf dem Gelände des ehemaligen Landeskrankenhauses in Homburg/Saar gegründet; Partneruniversität war die Universität von Nancy, Hauptstadt Lothringens, zu der auch jetzt noch enge Beziehungen bestehen. Kurz nach der Gründung zogen die nichtmedizinischen Fächer der Universität in ein früheres Kasernengelände bei Saarbrücken; die Medizinische Fakultät blieb in den Räumen des Landeskrankenhauses zurück und wurde im Lauf der Jahre zu einer Stätte für Forschung, Lehre und Krankenversorgung ausgebaut.

1966 wurde das Ordinariat für Anästhesie geschaffen; erster Lehrstuhlinhaber war bis zu seiner Emeritierung im Jahre 1988 Prof. Dr. Karl Hutschenreuter.

1964–1988 Direktorat Prof. Karl Hutschenreuter

Prof. Dr. med. Dr. h.c. Karl Hutschenreuter (▫ Abb. 1)

Geboren am 06.08.1920 in Grünbach/Vogtland; gest. 1996 in Homburg/Saar; 1940–1946 Studium der Medizin in Jena; 1946 Promotion zum Dr. med. in Halle; 1947 Pathologie in Jena (Fischer); 1948–1949 Innere Medizin in Jena (Lommel); 1949–1951 Chirurgie Jena (Guleke, Kuntzen);1953 Facharztanerkennung für Chirurgie; 1955 Facharztanerkennung für Anästhesiologie; 1953–1961 Leiter der Anästhesieabteilung in Jena; 1959 Habilitation für Chirurgie und Anästhesie; 1960 Wahrnehmung eines Extraordinariats für Anästhesiologie an der Universität Jena; 1961–1962 Anästhesieabteilung Universität Heidelberg; 1962 Übernahme der Leitung der Anästhesieabteilung der chirurgisch-neurochirurgischen Universitätsklinik in Homburg/Saar; 1963 Extraordinariat für Anästhesie, 1964 Direktorat des nun gegründeten Instituts für Anästhesie; 1966 Berufung auf den Lehrstuhl für Anästhesie der Universität des Saarlandes; 1973–1974 ärztlicher Direktor des Klinikums; 1981–1983 Dekan der Medizinischen Fakultät; 1983 Ehrendoktorwürde der Medizinischen Akademie in Wroclaw, Polen; verschiedene Ehrenmitgliedschaften; 1988 Professor emeritus.

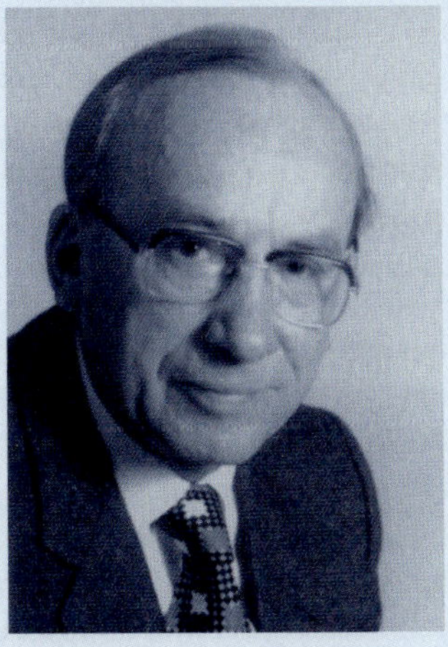

▫ **Abb. 1.** Karl Hutschenreuther

Ordinariat und Klinik

Vor Gründung der Anästhesieabteilung der chirurgisch-neurochirurgischen Universitätskliniken wurden Narkosen im Landeskrankenhaus überwiegend durch Krankenschwestern und Assistenzärzte verschiedener operativer Fachgebiete durchgeführt. Auch die Gründung der Anästhesieabteilung und später des Instituts für Anästhesie änderte diesen Zustand zunächst nicht grundlegend, da die Zahl der in Weiterbildung befindlichen Anästhesieärzte nicht ausreichte, um alle operativ tätigen Kliniken zu versorgen. So mussten weiterhin Krankenschwestern und nicht in der Anästhesieabteilung tätige Assistenzärzte anderer Fächer Äthertropfnarkosen durchführen, um die operative Patientenversorgung zu gewährleisten.

Mit der allmählichen Erweiterung der Ärztezahl in der Anästhesieabteilung und später im Institut für Anästhesie ging die anästhesiologische Versorgung des gesamten Klinikums nach und nach auf das Institut für Anästhesie über. Ab 1968 wurde auch die Klinik für Gynäkologie und Geburtshilfe anästhesiologisch versorgt, ab 1975 zudem die Abteilung für Herz-Thorax-Chirurgie sowie der Notfallrettungsdienst für das Saarland und die Westpfalz. 1974 wurde die anästhesiologische Intensivstation begründet und über viele Jahre von Prof. Dr. med. Efim Racenberg geleitet.

Die jährliche Gesamtzahl der durchgeführten Anästhesien betrug schon bald nach Gründung des Instituts 12.300 und stieg bis 1989 auf mehr als 15.000 an. Entsprechend musste auch die Zahl der Anästhesieärzte auf über 50 erhöht werden.

1969 trat Paul Fritsche in das Institut für Anästhesie ein, 1970 Efim Racenberg, ehemals Universität Prag. Beide haben die Entwicklung der Anästhesie in Homburg wesentlich mitgeprägt.

Weiterbildung und Ausbildung

Für Karl Hutschenreuter stand ohne Zweifel die klinische Anästhesie im Mittelpunkt seiner Tätigkeit; er legte aber bereits frühzeitig, d. h. mit Beginn der 1960er-Jahre, großen Wert auf eine regelmäßige Weiter- und Fortbildung nicht nur für Anästhesieärzte, sondern auch für Anästhesieschwestern und -pfleger, die einen 2-stündigen Unterricht pro Woche erhielten und sich am Ende ihrer Weiterbildung einer staatlichen Abschlussprüfung unterziehen mussten.

Von 1966 bis 1988 wurden im 2-Jahres-Rhythmus 12 4-tägige Internationale Fortbildungskurse für Klinische Anästhesie in Homburg abgehalten, an den Vormittagen mit Hospitationen in den Operationssälen und an den Nachmittagen mit wissenschaftlichen Vorträgen. Namhafte Dozenten aus dem In- und Ausland haben hierbei mitgewirkt, u. a. Dick, Epstein, Hempelmann, Götz, Hossli, Jurczyk, Kreienbühl, Lackner, Landauer, Lassner, Lazarus, Lehmann, Macintosh, Mayrhofer, Otteni, Pasch, Porges, Rietbrock, Rizzi, Sprotte, Steinbereithner, Suutarinen, Tammisto, ten Veldhuys, Zenz.

Im Bereich der akademischen Lehre beteiligte sich das Institut für Anästhesie am Pflichtkursus der Notfallmedizin und bot außerdem fakultative Kurse für „Intubation und Infusion" mit 2 Semesterwochenstunden an.

Forschung

Die Forschungsaktivität des damaligen Instituts für Anästhesie erfolgte in enger Kooperation mit dem Institut für experimentelle Chirurgie und mit der Pharmakologie. Während des Ordinariats von Hutschenreuter habilitierten folgende Mitarbeiter des Instituts: 1970 Karl Bihler, 1972 Paul Fritsche (zunächst Oberarzt des Instituts für Anästhesie, später C3-Professor an der Klinik für Anästhesiologie und Intensivmedizin, Universitätskliniken des Saarlandes) und 1988 Johann Motsch. Nach dem Ausscheiden von Hutschenreuter, während des Kommissariats von Efim Racenberg, habilitierten 2 weitere Mitarbeiter: 1988 Uta Büch und 1989 Paul Altmayer.

Berufspolitik

Hutschenreuter war nicht nur ein Vollblutkliniker, sondern auch ein ausgewiesener Berufspolitiker. So widmete er einen großen Teil seiner Tätigkeit den berufspolitischen Problemen der Anästhesiologie und Intensivmedizin, auch in Zusammenarbeit mit Vertretern anderer medizinischer Disziplinen im Rahmen der Landes- und Bundesärztekammer und in Zusammenarbeit mit den österreichischen und schweizerischen Organisationen.

Der Betreuung von Gastärzten aus Polen, Tschechien, Ungarn und China widmete Hutschenreuter eine für damalige Zeiten erstaunliche Aufmerksamkeit.

Seit 1990 Direktorat Prof. Reinhard Larsen

Prof. Dr. med. Reinhard Larsen (Abb. 2)

Geboren am 01.11.1943 in Göttingen; 1965–1970 Studium der Medizin, Universität Göttingen; 1971 Promotion zum Dr. med., Universität Göttingen; 1971–1972 Medizinalassistent Universitätskliniken Göttingen und Stadtkrankenhaus Herzberg/Harz; 1973–1974 Stabsarzt; 1974–1978 Wissenschaftlicher Assistent am Institut für klinische Anästhesie der Universität Göttingen; 1978 Facharztanerkennung für Anästhesiologie; 1978 Oberarzt, Zentrum Anästhesiologie der Universität Göttingen; 1981 Habilitation und Venia Legendi für das Fach Anästhesiologie, Universität Göttingen; 1985–1990 geschäftsführender Oberarzt ebenda; 1986 Ernennung zum apl. Professor, Universität Göttingen; 1990 Berufung auf den Lehrstuhl für Anästhesiologie an der Universität des Saarlandes und Direktor der Klinik für Anästhesiologie und Intensivmedizin; 1996–1997 Ärztlicher Direktor.

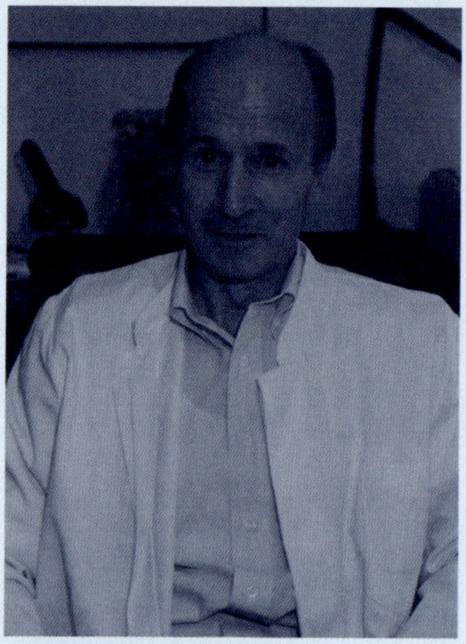

Abb. 2. Reinhard Larsen

Klinische Anästhesie

Das klinische Spektrum entspricht im Wesentlichen dem anderer großer Universitätskliniken und umfasst die klinische Anästhesie, Notfallmedizin (ärztliche Betreuung des Notarztwagens, Stellung Leitender Notärzte für das Saarland), Intensivmedizin (anästhesiologische Intensivstation mit 10 Betten) und die Schmerztherapie (Schmerzambulanz mit 3 wissenschaftlichen Mitarbeitern). Insgesamt sind an der Klinik 70 ärztliche Mitarbeiter beschäftigt.

Lehre und Weiterbildung

Die Klinik für Anästhesiologie und Intensivmedizin ist für folgende Pflichtkurse des akademischen Unterrichts zuständig: Erste Hilfe und Wiederbelebung (1. Studienabschnitt Vorklinik), Akute Notfälle und Erste Ärztliche Hilfe (1. klinischer Studienabschnitt), Praktikum der Notfallmedizin (2. klinischer Studienabschnitt). Zwei Mitarbeiter sind als Tutoren für problemorientiertes Lernen (POL) nach dem Harvard-Konzept ausgebildet worden. Die Integration dieser Lehrmethode wird bereits bei der

Unterrichtung von PJ-Studenten der Klinik angewandt und soll zum WS 2002/2003 in das Praktikum der Notfallmedizin integriert werden.

Forschung

Die Klinik weist 2 Forschungsschwerpunkte auf: Eine Arbeitsgruppe unter Leitung von Priv.-Doz. Michael Bauer befasst sich mit den molekularen Mechanismen des Organversagens, eine weitere Gruppe unter Leitung von Priv.-Doz. Dr. Fuchs-Buder, Priv.-Doz. Dr. Kleinschmidt und Priv.-Doz. Dr. Wilhelm mit der klinischen Pharmakologie.

Molekulare Mechanismen des Organversagens. Schwerpunkt dieser Arbeitsgruppe ist die Charakterisierung des mikrovaskulären Perfusionsversagens. Untersucht wird hierbei insbesondere die Regulation und die funktionelle Bedeutung der Genexpression des Hitzeschockproteins 32 (hsp 32) (Hämoxygenase) im hämorrhagischen und septischen Schock. Neben seiner Rolle als Hitzeschockprotein spielt hsp 32 eine Schlüsselrolle im Hämstoffwechsel. Im Intermediärstoffwechsel nach Auslösung der Stressreaktion gebildetes Kohlenmonoxid kann (neben Stickstoffmonoxid) als Vasodilatator zur Regulation des nutritiven Blutflusses beitragen. Die Untersuchungen der Arbeitsgruppe zielen daher primär auf eine Charakterisierung der Interaktion des Hämoxygenase-Kohlenmonoxid-Stoffwechselweges mit dem alternativen Aktivator der Guanylatzyklase, Stickstoffmonoxid sowie dem funktionellen Antagonisten Endothelin I. Diese von der Deutschen Forschungsgemeinschaft geförderten Untersuchungen erfordern ein breites Spektrum molekularbiologischer Methoden (Northern Blot, Western Blot, Immunhistochemie, reverse Transkription/Polymerasekettenreaktion, „electrophoretic mobility shift assay“, „nuclear run-off assay“), die im Forschungslabor der Klinik für Anästhesiologie und Intensivmedizin etabliert sind.

Die Induktion einer zellulären Stressgenantwort beeinflusst maßgeblich die Reaktivität der Zelle auf sekundäre Stimuli. Die klinische Bedeutung dieses „Multiple-Hit-Konzepts“ des Multiorganversagens gehört ebenfalls zu den Untersuchungen der Arbeitsgruppe. In klinischen Forschungsprojekten wird v. a. die leukozytäre Zytokinantwort nach chirurgischem Trauma und Sepsis sowie deren Beeinflussung durch Anästhetika untersucht. Hierbei werden die im tierexperimentellen Forschungsschwerpunkt etablierten molekularbiologischen Techniken zur Untersuchung der Regulationsebenen der Zytokinexpression angewandt. Die Beteiligung der sog. „redoxsensitiven“ Transkriptionsfaktoren nukleärer Faktor Kappa B und Aktivator-Protein 1 erwiesen sich dabei als Bindeglied für das Verständnis der Stressreaktion in den tierexperimentellen Untersuchungen zur Regulation der Hämoxygenase-1/hsp-32-Genenexpression und den Untersuchungen an menschlichen Leukozyten. Darüber hinaus werden derzeit Mechanismen des Zelluntergangs und die funktionelle Bedeutung der redoxsensitiven Transkriptionsfaktoren für die Induktion des programmierten Zelltods untersucht.

Die Ergebnisse der Arbeitsgruppe sind u. a. in American Journal of Physiology, Life Sciences, Hepatology, Intensive Care Med, Critical Care Med, Shock, Journal of Hepatology sowie Anesthesiology veröffentlicht worden. Der Leiter der Arbeitsgruppe, Priv-Doz. Dr. med. Michael Bauer, war Stipendiat der Alexander-von-Humboldt-Stiftung und ist weiterhin Träger des Carl-Ludwig-Schleich-Preises der DGAI; seine Forschungstätigkeit wird durch mehrere begutachtete Drittmittelprojekte gefördert. Ein weiteres Mitglied der Arbeitsgruppe, M. Paxian, wird – ebenfalls als Stipendiat der Humboldt-Stiftung – ab Mitte 2002 für 1 Jahr in den USA im Labor von M. Clemens experimentell tätig sein. Die Forschungstätigkeit des Teilprojektleiters Hauke Rensing wird durch die Else-Kröner-Stiftung gefördert; die Habilitation von Rensing steht kurz vor ihrem Abschluss.

Klinische Pharmakologie. Unter der Leitung von Thomas Fuchs-Buder wurde 1997 der Forschungsschwerpunkt „Neuromuskuläre Erregungsübertragung/klinische Pharmakologie von Muskelrelaxanzien“ in der Klinik aufgebaut. Die Arbeitsgruppe befasst sich v. a. mit den Interaktionen von Muskelrelaxanzien und Anästhesiesubstanzen, neuromuskulären Restblockaden, geschlechtsspezifischen Unterschieden in Wirkung und Nebenwirkungen von Muskelrelaxanzien sowie der Neurotoxizität dieser Substanzen.

Die Untersuchungen über Interaktionen von Muskelrelaxanzien mit Anästhetika haben zum Ziel, klinische Konzepte für die Narkoseeinleitung zu verbessern. Wie die bislang durchgeführten Untersuchungen zeigten, können durch die sinnvolle Nutzung solcher Interaktionen die Intubationsbedingungen bei der sog. Ileuseinleitung optimiert werden. In elektiven Situationen hingegen kann dadurch die Intubationsdosis des Relaxans verkürzt werden; ein Effekt, der v. a. für ambulante Narkosen von Bedeutung ist. Vor dem Hintergrund aktueller Forschungsergebnisse der Arbeitsgruppe ist der Stellenwert der Präkuraresierung zur Reduktion oder Vermeidung von durch Succinylcholin induzierten Myalgien kritisch zu bewerten.

Weitere Untersuchungen der Arbeitsgruppe befassen sich mit dem Stellenwert von Cholinesterasehemmern zur Antagonisierung von neuromuskulären Restblockaden sowie der Entwicklung und Prüfung geeigneter Überwachungsverfahren für die nichtinvasive Beurteilung der neuromuskulären Erholung. Weiterhin wurden in 2 Publikationen von Untersuchungen der Arbeitsgruppe die geschlechtspezifischen pharmakologischen Unterschiede von Muskelrelaxanzien dargestellt.

In Zusammenarbeit mit den Abteilungen für Neurophysiologie und Neuropharmakologie der Universität Genf/Schweiz konnten die Wirkung von Muskelrelaxanzien im zentralen Nervensystem weiter untersucht werden. Dabei wurde erstmals auch die Wirkung dieser

Substanzen am neuronalen nikotinergen Acetylcholinrezeptor erforscht. Vor dem Hintergrund einer Liquorpassage von Muskelrelaxanzien bei Patienten mit eingeschränkter Funktion der Blut-Hirn-Schranke (z. B. nach Schädel-Hirn-Trauma oder Subarachnoidalblutung) sind diese Ergebnisse von klinischer Bedeutung.

Die Ergebnisse der Arbeitsgruppe sind bislang in ca. 15 Publikationen dargelegt worden, u. a. in Drugs, Anesthesiology, Anesth Analg, Br J Anaesth, Acta Anaesthesiol Scand, Eur J Anaesthesiol, Anaesthesist.

Untersuchungen der Pharmakokinetik und Pharmakodynamik moderner Anästhetika und Opioide bilden einen weiteren Schwerpunkt der Forschung; sie erfolgt überwiegend in klinischen Studien. Die Arbeitsgruppe unter Leitung von W. Wilhelm hat sich in den letzten Jahren vorwiegend mit dem Einsatz neuer, kurz wirksamer Anästhesiesubstanzen, v. a. mit Remifentanil, Desfluran, Sevofluran und Propofol, beschäftigt, darunter auch mit den Interaktionen dieser Substanzen mit Opioiden. Aufgrund der gewonnenen Ergebnisse konnten neue Konzepte zur klinischen Anwendung dieser Substanzen entwickelt werden. Weiterhin beschäftigt sich die Arbeitsgruppe mit verschiedenen Verfahren der apparativen Überwachung der Narkosetiefe. Hauptziele sind die Validierung der Systeme und die Optimierung der Narkoseführung mit Hilfe der EEG-Überwachung. Die Ergebnisse der Arbeitsgruppe sind in internationalen und nationalen Zeitschriften veröffentlicht worden. Auch besteht eine enge Zusammenarbeit mit Forschungsgruppen anderer Universitäten. Die Ergebnisse der Arbeitsgruppe sind u. a. in Br J Anaesth, Anesth Analg, Acta Anaesthesiol Scand und Anaesthesist veröffentlicht worden.

Anhang

Habilitationen

- **Bihler, Karl** (1970) Der Einfluss moderner Anästhetika und Anästhesiehilfsmittel auf lokale Nierenrindendurchblutung und Nierenfunktion
- **Fritsche, Paul** (1972) Klinische Probleme im Grenzfeld zwischen Leben und Tod
- **Motsch, Johann** (1988) Studien über die Eignung des Schweins als neues pharmakodynamisches Modell zur Untersuchung von Muskelrelaxanzien
- **Buech, Uta** (1988) Pharmakokinetik des Thiopentals unter dem Einfluss von Inhalationsnarkotika
- **Altmayer, Paul** (1989) Nachweis der Bindung von Halothan an menschliche Bluteiweiße mittels einer speziell entwickelten modifizierten Gleichgewichtsdialyse und einer neuen HPLC-Bestimmungsmethode
- **Mertzlufft, Friedrich** (1993) System zur Oxygenierung von Patienten durch Nutzung des intrapulmonalen Sauerstoffspeichers
- **Molter, Gerd** (1995) Hämodynamische, immunologische und humorale Veränderungen bei Koronarbypassoperationen unter dem Einfluss hyperonkotischer Kolloide
- **Fösel, Thomas** (1996) Die nasale Applikation von Midazolam zur Prämedikation von Kindern
- **Kleinschmidt, Stefan** (1998) Veränderungen der Zytokinantwort bei koronaren Bypass-Operationen unter dem Einfluss von Gamma-Hydroxy-Buttersäure und Pentoxifyllin
- **Bauer, Michael** (1999) Sinusoidale Kontraktilität der Leber. Molekulare Mechanismen, Mediatoren und Bedeutung für das mikrovaskulare Perfusionsversagen im Schocksyndrom
- **Fuchs-Buder, Thomas** (1999) Untersuchungen zur Liquorpassage von Muskelrelaxanzien bei neurochirurgischen Patienten
- **Bauer, Clemens** (2000) Regulation hepatischer Leukozyten-Endothelzell-Interaktionen nach hämorrhagischem Schock
- **Grundmann, Ulrich** (2000) Einfluss endogener humoraler und zellulärer Faktoren auf die durch Bakterientoxine stimulierbare Zytokinfreisetzung bei aortokoronaren Bypassoperationen
- **Silomon, Malte** (2002) Tierexperimentelle Studien zur Pathogenese der gestörten hepatozellulären Kalziumregulation nach hämorrhagischem Schock und Volumentherapie
- **Wilhelm, Wolfram** (2002) Mechanismen der monozytären Dysfunktion bei Intensivpatienten mit schwerer Sepsis

Leitende Funktionen

Ehemalige Mitarbeiter der Klinik für Anästhesiologie und Intensivmedizin haben verschiedene Chefarztpositionen übernommen, u. a. Prof. Dr. Altmayer, Caritas Klinik Saarbrücken; Priv.-Doz. Dr. T. Fösel, Anästhesieabteilung Klinikum Lahr; Prof. Dr. F. Mertzlufft, Klinik für Anästhesiologie und operative Intensivmedizin Krankenanstalten Gilead Bethel in Bielefeld; Priv.-Doz. Dr. G. Molter, Anästhesieabteilung Klinikum Leverkusen.

Außerplanmäßige Professuren

Prof. Dr. Paul Altmayer, Prof. Dr. Uta Buech, Prof. Dr. Friedrich Mertzlufft

Informationen aus dem Internet

Aktuelle Informationen zu Tätigkeitsspektrum, Mitarbeitern, Forschungsaktivitäten, Publikationen und Veranstaltungen sind über die Homepage der Klinik für Anästhesiologie abrufbar: http://www.uniklinik-saarland.de/anaesthesiologie/

4.3.21 Friedrich-Schiller-Universität Jena Klinik für Anästhesiologie und Intensivtherapie

K. Reinhart, T. Uhlig

Die Anfänge

Durch die Schaffung des „Facharztes für Anästhesiologie" in der ehemaligen DDR wurde die Etablierung einer anästhesiologischen Abteilung an der Friedrich-Schiller-Universität Jena eingeleitet. Zuvor wurden die Anästhesien in aller Regel von interessierten operativ tätigen Kolleginnen und Kollegen durchgeführt. Vorangetrieben wurde die Entwicklung in dieser Zeit besonders von Karl Hutschenreuter, der von 1953 bis 1961 die Leitung der Anästhesieabteilung innehatte. 1962 wurde Gerhard Endres mit der Leitung der Anästhesieabteilung beauftragt, die er bis zu seinem frühen Tode 1969 innehatte. Schon seit 1958 gab es eine Wacheinheit, wo Frischoperierte postoperativ behandelt wurden. Diese wurde 1964 in eine Wachstation umgewandelt. Nach einem weiteren Umbau im Jahr 1976 wurden aus dieser Station 2 Intensivtherapieräume. Weitere Meilensteine auf dem Weg zur Gründung einer Klinik für Anästhesiologie waren 1978 die Bildung der selbständigen Bereichsabteilung für Anästhesiologie und Intensivtherapie und 1979 die Errichtung des entsprechenden Lehrstuhls mit ordentlicher Professur - 20 Jahre nach der Besetzung der ersten außerordentlichen Professur durch Hutschenreuter (1960–1961). Die eigentliche Gründung der Klinik für Anästhesiologie und Intensivtherapie erfolgte im Jahr 1985, nachdem wenige Monate zuvor eine chirurgische Station an die Anästhesieabteilung abgegeben wurde.

1979–1987 Direktorat Prof. Horst Winkler

OMR Prof. Dr. sc. med. Horst Winkler (▫ Abb. 1)

Geboren am 02.08.1929 in Bad Lausick; gest. am 23.12.1987; 1949–1955 Studium der Medizin an der Karl-Marx-Universität Leipzig; 1955–1956 wissenschaftlicher Assistent am Institut für Gerichtsmedizin in Leipzig; 1956–1962 Weiterbildung zum Facharzt für pathologische Physiologie an der Friedrich-Schiller-Universität Jena; 1962–1967 Weiterbildung zum Facharzt für Anästhesiologie und Intensivtherapie an der Friedrich-Schiller-Universität Jena; 1967–1970 Direktor der Anästhesieabteilung der Universität Bagdad Yarmouk; 1970–1985 Leiter der Anästhesieabteilung der Klinik für Chirurgie der Friedrich-Schiller-Universität Jena; 1979 Berufung auf den Lehrstuhl für Anästhesiologie der Friedrich-Schiller-Universität Jena; 1985–1987 Direktor der Klinik für Anästhesiologie und Intensivtherapie der Friedrich-Schiller-Universität Jena.

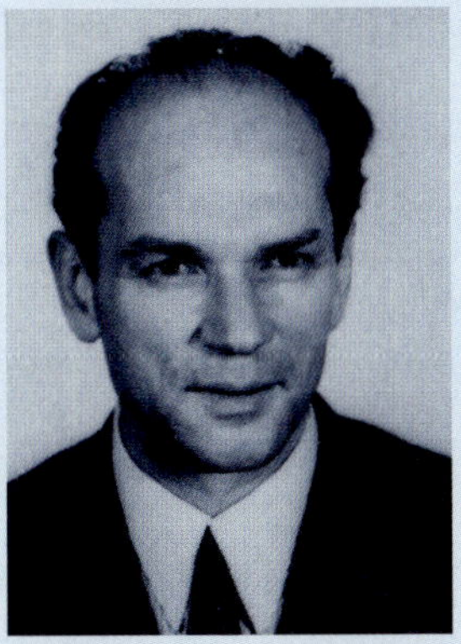

▫ **Abb. 1.** Horst Winkler

Ordinariat und Klinik

Zum Zeitpunkt ihrer Gründung am 15.01.1985 bestand die Klinik für Anästhesiologie und Intensivtherapie bereits aus 17 ärztlichen Mitarbeiterinnen und Mitarbeitern, 20 Kolleginnen und Kollegen im Bereich Pflege, 2 medizinisch-technischen Assistentinnen und einer Sekretärin. Täglich wurden im Jahresdurchschnitt 13 Operationstische besetzt; 2 ärztliche Mitarbeiter wurden auf der Intensivtherapiestation eingesetzt. Weil auf der Intensivstation die Patientenversorgung im 3-Schicht-System abgesichert wurde, standen in der Anfangszeit nur 7 Schwestern für die Operationssäle zur Verfügung. Die Leistung von mehr als 10.000 Anästhesien war deshalb nur durch regelmäßige Unterstützung seitens des Personals der operativen Einrichtungen möglich. Diese Kooperation zeigte sich im Alltag dadurch, dass ärztliches Personal aus operativen Kliniken, v. a. der Hals-Nasen-Ohren-Klinik, der Kieferklinik und der Frauenklinik, in die anästhesiologische Praxis eingewiesen wurde und dann, entweder begleitet durch anästhesiologisches Pflegepersonal oder durch Personal der operativen Kliniken, die Anästhesien selbst durchführte.

Diese Praxis beinhaltete natürlich eine sehr weitreichende Auslegung der eigentlichen Absicht, alle operativ tätigen Kolleginnen und Kollegen in die Basismaßnahmen der Reanimation und Sicherung von Vitalfunktionen einzuweisen. Die Knappheit an Personalressourcen wurde zusätzlich dadurch verstärkt, dass in verschiedenen operativen Kliniken die Operationskapazitäten erweitert wurden und damit ein zusätzlicher Bedarf an anästhesiologischem Personal entstand. Dass die Klinik für Anästhesiologie und Intensivtherapie aufgrund der neu geschaffenen Intensivstation letztendlich einen wesentlichen Anteil an der Weiterentwicklung des operativen Spektrums hatte, wurde in Schriftwechseln damaliger Tage durchaus hervorgehoben. Andererseits fanden sich aber immer wieder Hinweise darauf, dass zusätzliches Personal gegenwärtig nicht bereitgestellt werden könne. Standen zum Zeitpunkt der Gründung der Klinik für die Betreuung der 8 Intensivbetten neben 2 ärztlichen Mitarbeitern 8 Intensivschwestern und 8 Schülerinnen zur Verfügung, wuchs der Personalstand im pflegerischen Bereich bis zum Ende der 1980er-Jahre auf 26 Pflegekräfte für 10 Betten an. Seitens des ärztlichen Personals änderte sich am Personalschlüssel zunächst nichts. Im Gegenteil: Durch das große Engagement der ärztlichen Mitarbeiterinnen und Mitarbeiter in den Bereichen Forschung und Lehre wurde deren Beanspruchung sogar noch erhöht.

Die damals existierende Studienordnung sah vor, dass anästhesiologische Inhalte im 1., 4. und 5. Studienjahr gelehrt wurden. Insgesamt bestritt die Klinik für Anästhesiologie und Intensivtherapie 70 Vorlesungs- und Seminarstunden pro Studienjahr. Dazu kamen etwa 100 Unterrichtsstunden an der Medizinischen Fachschule für Pflegeberufe. Ergänzend legte die Klinikleitung großen Wert auf die Profilierung des eigenen ärztlichen Personals. So galt es als Standard, dass alle Fachärzte eine abgeschlossene Promotion nachweisen konnten. Diese fertigten sie in der Regel nach dem Medizinstudium an, dessen Abschluss regelhaft mit dem Verfassen einer Diplomarbeit verbunden war. Der größere Teil der wissenschaftlichen Arbeiten befasste sich mit Aspekten der Thoraxanästhesie, insbesondere auch mit Fragen der Ventilation während bronchologischer und thoraxchirurgischer Eingriffe. Die Arbeiten waren meist in klinische Projekte eingebettet, die auch dem Ausbau der bronchologischen Ambulanz dienten, welche unter dem Dach der Klinik für Anästhesiologie und Intensivtherapie mittlerweile auch überregionale Bedeutung erlangt hatte.

1987–1993 Direktorat Prof. Wulf Schirrmeister

Nach den Jahren des Aufbaus und der Gründung der Klinik fiel in das Ordinariat von Prof. Dr. med. Wulf Schirrmeister die weitere Profilierung des Fachgebietes Anästhesiologie und Intensivtherapie im Kanon der klinischen Fächer einer Universitätsklinik. Die Anbindung an den allgemeinchirurgischen Lehrstuhl war nach wie vor eng; in anderen operativen Fächern hingegen war das eigenständige Profil deutlicher geworden.

Prof. Dr. med. Wulf Schirrmeister

Geboren am 29.10.1943 in Jena; 1965–1971 Studium der Medizin an der Karl-Marx-Universität Leipzig und an der Friedrich-Schiller-Universität Jena; 1971–1973 Assistent Institut für Pathophysiologie der Friedrich-Schiller-Universität Jena; 1973–1976 Facharztausbildung zum Arzt für Anästhesiologie und Intensivtherapie; 1973 Promotion zum Dr. med.; 1982 Ernennung zum Oberarzt der Klinik für Anästhesie und Intensivtherapie der Friedrich-Schiller-Universität Jena; 1983 Habilitation; 1984 Erteilung der Lehrbefugnis; 1985 Berufung zum Hochschuldozenten; 1985–1986 Zusatzstudium an der Klinik für Anästhesiologie und Wiederbelebung der Karls-Universität Prag; 1988 Direktor der Klinik für Anästhesiologie und Intensivtherapie der Friedrich-Schiller-Universität Jena (Nachfolge Winkler); 1988 Berufung zum ordentlichen Professor für Anästhesiologie und Intensivtherapie; seit 1995 Chefarzt der Klinik für Anästhesiologie und Intensivtherapie am Wald-Klinikum Gera gGmbH.

Ordinariat und Klinik

Die nach dem Tod von Winkler entstandene Vakanz des Direktorates der Klinik für Anästhesiologie und Intensivtherapie währte nur wenige Tage. Zum 01.01.1988 wurde der zuvor als leitender Oberarzt tätige Schirrmeister mit der Leitung der Klinik beauftragt. Nicht ahnend, dass einschneidende Veränderungen in Struktur und Arbeit der Abteilung erst knapp 2 Jahre später folgend sollten, bedeutete dieser Führungswechsel zunächst einmal Kontinuität. Der Versorgungsauftrag der Klinik wurde zum Zeitpunkt des Chefwechsels mit 20 ärztlichen Mitarbeiterinnen und Mitarbeitern sowie 6 Fachschwestern erfüllt. Neu hinzu kam eine aktive Beteiligung am Notarztsystem. Das Kollegium unterstützte tageweise die staatlichen Hilfsorganisationen der Sofortigen und Dringlichen Medizinischen Hilfe (SMH und DMH). Einen tiefen Einschnitt in der Entwicklung der Klinik bedeuteten die politischen Ereignisse im November 1989.

Ähnlich wie in anderen Krankenhäusern der damaligen DDR begann mit dem politischen Veränderungsprozess auch eine größere personelle Fluktuation. Die damals eher angespannte Situation auf dem ärztlichen Arbeitsmarkt in den alten Bundesländern ließ das Interesse an einer Mitarbeit an der Klinik in Jena steigen. Andererseits verließen mehrere Kolleginnen und Kollegen die FSU, weil sie sich in den alten Bundesländern bessere Arbeitsbedingungen erhofften. In Einzelfällen brachten es auch die Ende 1991 eingeleiteten Maßnahmen der fachlichen Evaluierung und der Überprüfung der persönlichen Eignung mit sich, dass Beschäftigungsverhältnisse kurzfristig beendet wurden. Im Gegensatz zu anderen Kliniken aber, in denen Abteilungen aufgrund dieser Entwicklungen fast vollständig auseinander fielen, blieb der Kern des anästhesiologischen Kollegiums in Jena erhalten. Dadurch wurde es einerseits leichter, die zusätzlich anstehenden formalen und fachlichen Änderungen in der täglichen Arbeit zu bewältigen. Andererseits gelang es auch, die Belange der Klinik für Anästhesiologie und Intensivtherapie bei Umstrukturierung und Neuaufbau des Klinikums und der Medizinischen Fakultät nachdrücklicher zu vertreten.

Innerhalb der Klinik für Anästhesiologie und Intensivtherapie wurden Aspekte dieser Veränderungen auch dadurch sichtbar, dass fachbezogene Bereiche in Anästhesie und Intensivtherapie konzipiert wurden, deren Leitung jeweils Funktionsoberärzten übertragen wurde. Durch gute persönliche Kontakte zwischen Schirrmeister und Prof. Dr. med. Gunter Tempel, dem damaligen kommissarischen Direktor der Klinik für Anästhesiologie an der TU München, entwickelte sich in dieser Zeit auch ein reger Erfahrungsaustausch zwischen der Klinik in Jena und dem Münchner Klinikum rechts der Isar. Dabei handelte es sich weniger um die Beantwortung von Fragen mit wissenschaftlichem oder theoretischem Inhalt, sondern eher um die Suche nach Lösungen für konkrete praktische Probleme. Diese ergaben sich beispielsweise auch dadurch, dass die Verantwortlichen der Klinik in Jena bei ihren Bemühungen, den Gerätepark grundlegend zu erneuern, plötzlich mit einer Vielzahl von Produkten konfrontiert wurden und vorliegende Angebote den Nutzen für die Klinik nicht immer unmittelbar erkennen ließen. Nicht in angenehmer Erinnerung geblieben sind auch Lieferungen von medizinischem Material aus den alten Bundesländern. Darunter waren mitunter ausrangierte Intensivbetten oder größere Mengen von Endotrachealtuben aus Gummi, die bereits seit längerem in Jena nicht mehr verwendet wurden. Auch dadurch wurde der Spagat zwischen bedingungslosem Neubeginn und Beibehaltung der Identität zu einer täglichen Übung.

Die Herausforderungen im administrativen Bereich waren ähnlich groß. Mitgetragen durch das große Engagement von Schirrmeister vollzog sich der Aufbau der regionalen Strukturen der DGAI und des BDA in Thüringen schnell und erfolgreich. Dadurch war auch eine formale Abwicklung der fachärztlichen Ausbildung einschließlich der Facharztprüfung bald möglich. Ebenso rasch vollzog sich der Aufbau akademischer Ausbildungsstrukturen an der Universität. Hier wurden die Bemühungen auch dadurch motiviert, dass die Frage nach der Zahl der Standorte für Medizinische Fakultäten in Thüringen in dieser Zeit noch nicht endgültig beantwortet war. Letztendlich führte die grundlegende Neubewertung der Lehrstühle und die Entscheidung, Erfurt als Standort für eine Medizinische Fakultät aufzugeben, dazu, dass das Ordinariat der Klinik für Anästhesiologie und Intensivtherapie an der Universität Jena neu ausgeschrieben wurde. In diesem Zusammenhang wurde die Stelle auch von C3 auf C4 aufgewertet, wobei die alte C3-Professur erhalten blieb. Ergänzend wurde seitens der Fakultät der Anspruch formuliert, dass die wissenschaftliche Ausrichtung der Abteilung sich an internationalen Maßstäben zu orientieren habe.

Seit 1993 Direktorat Prof. Konrad Reinhart

Die Berufung von Prof. Dr. med. Reinhart auf die C4-Professur für Anästhesiologie zementierte endgültig die Eigenständigkeit des Faches an der Medizinischen Fakultät. Der akademische Stellenschlüssel mit 2 weiteren C3-Professuren und einer C2-Position für experimentelle Anästhesie dokumentierte den hohen Stellenwert, den die Anästhesiologie und Intensivtherapie mittlerweile erzielt hatte.

Prof. Dr. med. Konrad Reinhart (◘ Abb. 2)

Geboren am 26.10.1947 in Bamberg; 1969–1972 Studium an der Ludwig-Maximilian-Universität München; 1972–1975 Studium an der Freien Universität Berlin; 1975 Medizinalassistent in Innerer Medizin, Neurologie und Chirurgie; 1976–1977 Assistenzarzt an der Abteilung für Chirurgie des Evangelischen Waldkrankenhauses Berlin; 1977–1978 Assistenzarzt an der Abteilung für Urologie des Franziskus Krankenhauses Berlin; 1978–1982 Weiterbildung zum Facharzt für Anästhesiologie an der Klinik für Anästhesiologie und operative Intensivmedizin an der Freien Universität Berlin (Eyrich); 1978 Promotion zum Dr. med.; 1982–1985 Oberarzt der Klinik für Anästhesiologie und Intensivmedizin an der Freien Universität Berlin; 1984 Habilitation für das Fach Anästhesiologie; 1985–1987 Leitender Oberarzt der operativen Intensivstation der Klinik für Anästhesiologie und Intensivmedizin an der Freien Universität Berlin; 1988 Visiting Associate Professor, Department of Physiology and Biophysics, University of Alabama at Birmingham, USA (Cain); 1989 Ernennung zum außerplanmäßigen Professor, Freie Universität Berlin; 1988–1992 Leitender Oberarzt der Klinik für Anästhesiologie und Intensivmedizin an der Freien Universität Berlin; 1993 C3-Professur, Freie Universität Berlin; 1993 Berufung auf den Lehrstuhl für Anästhesiologie und Intensivtherapie und Direktor der Klinik für Anästhesiologie und Intensivtherapie der Friedrich-Schiller-Universität Jena.

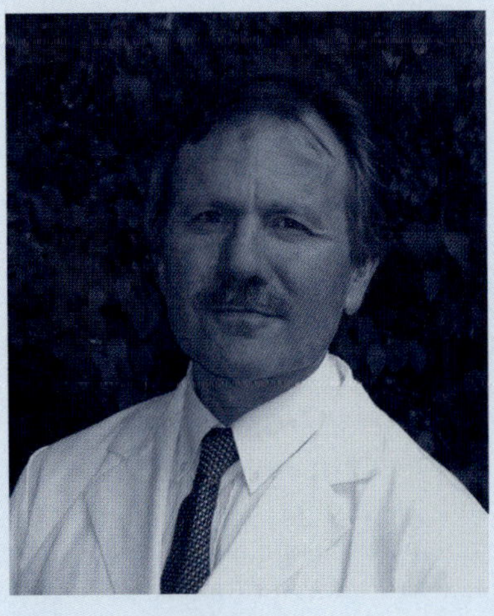

◘ **Abb. 2.** Konrad Reinhart

Ordinariat und Klinik

Die Anfangszeit des Ordinariates von Reinhart war in vielfältiger Hinsicht von Veränderungen bestimmt. Begleitet von einigen Mitarbeiterinnen und Mitarbeitern, die gemeinsam mit dem neuen Direktor von Berlin nach Jena wechselten und die mittlerweile mit 36 ärztlichen Mitarbeiterinnen und Mitarbeitern ausgestattete Abteilung ergänzten, traf das Team von Reinhart auf ein über lange Jahre hinweg zusammengewachsenes Kollegium, dessen ehemaliger Chef weiterhin der Abteilung angehörte und dessen sehr gute fachliche Reputation regional und überregional unumstritten war. Gleichwohl fielen die zukunftsweisenden Visionen des neuen Direktors im Kontext der andauernden politischen Veränderungen nach dem Zusammenbruch der ehemaligen DDR auf sehr fruchtbaren Boden.

Die konsequente Umsetzung der Konzeption von 4 gleichberechtigten Säulen als Fundament des von ihm vertretenen Faches erleichterte es Reinhart, den Wechsel an der Klinikspitze nicht als Einschnitt, sondern als logische Konsequenz der Weiterentwicklung von Anästhesiologie, Intensivmedizin, Notfallmedizin und Schmerztherapie in Jena zu kommunizieren. Nach der endgültigen Entscheidung der Landesregierung, das Klinikum Erfurt als Universität zu schließen, war überdies klar, dass der Klinik für Anästhesiologie und Intensivtherapie der Friedrich-Schiller-Universität Jena auch die Rolle der einzigen universitären Ausbildungsstätte für Anästhesiologie in Thüringen zufiel. Daraus einen Wettbewerbsvorteil in Lehre und Forschung abzuleiten, gelingt bis zum heutigen Tage nur vordergründig. Einerseits sorgte ein von Anfang an in Jena vorhandener fakultätsinterner Wettbewerb um Ressourcen in der Forschung für ständige Motivation, die wissenschaftlichen Leistungen der Klinik auszubauen. Andererseits verpflichtete auch der Umstand, dass die Universitätsklinik Jena bis zum heutigen Tag das einzige Akutkrankenhaus der Stadt ist, das sich immer wieder neu im Wettbewerb mit größeren Lehrkrankenhäusern und Spezialkliniken im Umfeld behaupten muss, zu einer steten Optimierung der Patientenversorgung in Anästhesiologie, Intensivmedizin, Notfallmedizin und Schmerztherapie.

Diese in der Bundesrepublik Deutschland nicht alltägliche Positionierung der Klinik im Kontext von Forschung, Lehre und Krankenversorgung war sicherlich eine sehr wichtige Triebfeder für die Dynamik, mit der Reinhart die eigenen Mitarbeiterinnen und Mitarbeiter stets inspirierte und inspiriert. Mit Schirrmeister (Waldkrankenhaus Gera), Prof. Dr. med. Uwe Klein (Südharzklinikum Nordhausen), Priv.-Doz. Dr. med. Waheedullah Karzai (Zentralklinik Bad Berka) und Priv.-Doz. Dr. med. Andreas Meier-Hellmann (Klinikum Erfurt) haben leitende Oberärzte mittlerweile Chefarztpositionen in den größeren (Lehr-)Krankenhäusern des Freistaates Thüringen übernommen.

Die positive Gesamtbilanz äußert sich weiterhin darin, dass an der Klinik aktuell 80 ärztliche Mitarbeiterinnen und Mitarbeiter sowie 139 Schwestern, Pfleger und nichtwissenschaftliche Angestellte arbeiten. Im Jahresdurchschnitt werden knapp 20.000 Anästhesien durchgeführt. Die Zahl der Intensivbetten unter anästhesiologischer Leitung wurde von 10 auf 28 erhöht. Die 3 Intensivstationen betreuen pro Jahr rund 2000 Patientinnen und Patienten. Mehr als 5000 Einsätze im boden- und luftgebundenen Notarztdienst und 6000 Patientenkontakte in der Schmerzambulanz vervollständigen das Leistungsspektrum der Klinik für Anästhesiologie und Intensivtherapie. In einer fakultätsinternen Rangliste der Forschungsleistungen, die u. a. auch für die Stellenbemessung als Grundlage dient, liegt die Klinik auf Rang 3. Eine Evaluation der Qualität und Anzahl von Publikationen der anästhesiologischen Universitätskliniken der Bundesrepublik Deutschland weist die Jenaer Klinik auf Rang 5 liegend für den Beobachtungszeitraum von 1997 bis 2000 aus.

Anästhesiologie

Der Wandel des Spektrums der anästhesiologischen Leistungen in den ersten Jahren des Ordinariates von Reinhart wurde in hohem Maße durch eine Umstrukturierung von operativen Kliniken hervorgerufen.

Hier ist in erster Linie die Eröffnung einer Klinik für Herz-, Thorax- und Gefäßchirurgie unter der Leitung von Prof. Dr. med. Thorsten Wahlers im Jahre 1999 zu nennen. Zuvor wurde die Thorax- und Gefäßchirurgie eigenständig betrieben. Weil die langjährig an der chirurgischen Klinik tätigen Thorax- und Gefäßchirurgen zwischenzeitlich mehrheitlich an andere Institutionen wechselten, hat sich auch der thoraxanästhesiologische und bronchologische Schwerpunkt der Klinik für Anästhesiologie und Intensivtherapie aus der Klinik für Chirurgie in andere operative Bereiche wie die Hals-Nasen-Ohren-Heilkunde und Pädiatrie verlagert. Aufgrund der Aktivitäten der ehemaligen leitenden Oberärzte Klein und Karzai sind aber weiterhin Forschergruppen etabliert, die sich experimentell im Klein- und Großtiermodell mit Aspekten der Thoraxanästhesie befassen.

Gleichwohl hat sich das Spektrum der anästhesiologischen Leistungen weiter differenziert, womit insbesondere der Aufbau des Bereiches Kardioanästhesie angesprochen ist. Zunächst unter der Federführung der Oberärzte Karzai und Dr. med. Egbert Hüttemann, mittlerweile verteilt auf mehrere Schultern, wird das gesamte Spektrum der Herzchirurgie bei Erwachsenen einschließlich Transplantationen von Herz und Lungen anästhesiologisch betreut. Durch die insbesondere von Hüttemann eingebrachte Expertise in der transösophagealen Echokardiographie wird jeder Eingriff in diesem Bereich echokardiographisch begleitet. Die Erweiterung des operativen Spektrums der Klinik führte auch zu einer entsprechenden Vergrößerung des Umfangs der anästhesiologischen

Leistungen. Gegenwärtig werden täglich 33 Arbeitsplätze in 7 dezentralen Bereichen besetzt. Räumlich getrennt hat sich die Abteilung für experimentelle Anästhesie entwickelt.

Neben dem bereits erwähnten tierexperimentellen Schwerpunkt haben sich Arbeitsgruppen zu molekularbiologischen und biotechnologischen Fragestellungen entwickelt, die sich auch in zahlreichen Kooperationen mit Organisationen und Institutionen niederschlagen, die an der Umsetzung von grundlagenorientierter Wissenschaft zur Lösung klinischer Probleme interessiert sind. Beispielhaft sind hier die Arbeiten zur Charakterisierung von Markern der Inflammation im perioperativen Kontext, speziell aber auch zur Charakterisierung des Krankheitsbildes Sepsis zu nennen. Aktuell stellt der Bereich für experimentelle Anästhesie eine wichtige Schnittstelle zur Vernetzung von Grundlagenforschung, klinischer Anästhesie und Intensivtherapie dar.

Intensivtherapie

Während des Direktorates von Reinhart hat sich der Bereich Intensivtherapie grundlegend gewandelt. Dies wird u. a. daran deutlich, dass sich die Zahl der behandelten Patienten von 1000 im Jahr 1997 auf 1958 im Jahr 2000 in den letzten Jahren nahezu verdoppelt hat. Eine Ursache ist hier natürlich auch die Gründung der neuen Klinik für Herz-, Thorax- und Gefäßchirurgie. Sichtbar dokumentiert werden die Veränderungen aber auch durch den Neubau und die Inbetriebnahme einer 12-Betten-Intensivstation im Jahr 1997 sowie die Umwandlung einer zunächst nur werktags betriebenen Intermediate-Care-Station in eine vollwertige 6-Betten-Intensivstation im Anfang des Jahres 2000.

Insgesamt stehen im Klinikum 3 Intensivstationen mit 28 Betten unter anästhesiologischer Leitung. Neben den „eigenen" Patienten wird konsiliarisch auch ein größerer Teil der von beatmeten und in ihren Vitalfunktionen eingeschränkten Patientinnen und Patienten anderer Intensivstationen und Kliniken mitbetreut, wenn es etwa um die Durchführung von diagnostischen Prozeduren geht. Mit der Klinik für Neurologie besteht eine Kooperation derart, dass die dortige Intensivstation von einem Mitarbeiter der Klinik für Anästhesiologie und Intensivtherapie geführt wird. Pädiatrische Patienten werden im Rahmen der perioperativen Intensivtherapie behandelt. Neben der für eine Klinik dieser Art üblichen apparativen und nichtapparativen Ausstattung für die Therapie hat sich der Bereich im Hinblick auf Aspekte des Managements von patientenbezogenen Daten als Kompetenzzentrum profiliert. Wesentlich bedingt durch die Aktivitäten des Oberarztes und Leiters der Arbeitsgruppe EDV, Dr. med. Specht, sind die Intensivstationen im Laufe der Zeit „papierfrei" geworden.

Ergänzend zu der elektronischen Verarbeitung patientenbezogener Daten sind gegenwärtig Expertensysteme zur Planung und Steuerung der Therapie und zur Unterstützung bei klinischen Entscheidungen im Aufbau. Damit ist klar, dass die intensivmedizinische EDV für die Klinik weit mehr Profit bringt, als „nur" die Dokumentation von Leistungen. Dies wurde beim Aufbau und der Weiterentwicklung wissenschaftlicher Schwerpunkte besonders deutlich. Aktuell entsteht in Kooperation mit dem Bereich experimentelle Anästhesie eine Plasma- und Datenbank, die zur Charakterisierung von Indikatoren der Inflammation und Sepsis im klinischen Kontext dient. Integriert in den Aufbau eines nationalen Netzwerkes zur Erforschung des Krankheitsbildes Sepsis (SepNet) wird hier wohl einmaliges Datenmaterial zusammengetragen.

Die systematische Aufarbeitung des Materials bietet Optionen zur Beantwortung von klinischen Fragestellungen zur Prävalenz und Inzidenz von Sepsis in verschiedenen Patientenkollektiven oder auch biochemische und molekularbiologische Untersuchungsmöglichkeiten, die auch Ansätze zur genetischen Typisierung von erkrankten Patienten beinhalten. In der Gesamtheit werden diese Projekte vom Bundesministerium für Wissenschaft und Forschung mit 1,5 Mio. EUR gefördert. Zeitgleich mit der Konzeption von SepNet wurde von Reinhart die Deutsche Sepsisgesellschaft gegründet, die einerseits als Diskussionsforum, andererseits als Expertennetzwerk die Entwicklung der nationalen und internationalen Kooperationen in Forschung und Klinik begleitet.

Notfallmedizin

Die zurückliegenden 10 Jahre haben auch dem Bereich Notfallmedizin ein rasantes Wachstum beschert. Zugleich mit der Gründung der Landesärztekammer Thüringen wurde auch unter Federführung der Klinik für Anästhesiologie und Intensivtherapie (Oberarzt Dr. med. Jens Reichel) mit der notärztlichen Ausbildung in Thüringen begonnen. Der erste Kurs zur Qualifikation Leitender Notärzte fand 1993 statt. Der Auftrag zur Sicherstellung der bodengebundenen notärztlichen Versorgung des Einzugsgebietes an die Universität Jena erfolgte 1992. Zunächst zu 75%, seit 1993 vollständig, wird dieser Versorgungsauftrag durch das Kollegium der Klinik für Anästhesiologie und Intensivtherapie übernommen. Seit Juni 1994 besetzt die Klinik auch den Rettungshubschrauber „Christoph 70". Mit Beginn des Jahres 2000 schließlich wurde auch die ärztliche Sicherstellung des Intensivtransports in Thüringen durch die Klinik übernommen. In den verschiedenen notfallmedizinischen Bereichen sind 37 ärztliche Mitarbeiterinnen und Mitarbeiter der Klinik tätig. Diese absolvieren pro Jahr etwa 4000 bodengebundene Notarzteinsätze, 1200 Einsätze des Rettungshubschraubers und etwa 350 Intensivtransporte.

Schmerztherapie

Die Wurzeln für eine institutionalisierte Schmerztherapie an der Klinik reichen noch in die späten 80er-Jahre des vergangenen Jahrhunderts hinein. Damals wurde Schmerztherapie noch in einem Nebenzimmer auf der Intensivstation betrieben. Die konzeptionelle und organisatorische Weiterentwicklung dieses Bereiches ist eng verbunden mit den Aktivitäten von Dr. med. Ingo Palutke, Dr. med. Annette Zimmer in der Gründerzeit der Schmerzambulanz und dem augenblicklichen Bereichsleiter, Oberarzt Dr. med. Winfried Meißner, der den Bereich konsequent aufgebaut und weiterentwickelt hat. Das Angebot reicht mittlerweile weit über die Inhalte der „Mittwochssprechstunde" aus der Gründerzeit hinaus. Wurden anfänglich an einem Tag der Woche wenige Dienstleistungen erbracht, arbeiten mittlerweile 3–4 Fachärzte täglich an einer umfassenden schmerztherapeutischen Versorgung von Patientinnen und Patienten innerhalb und außerhalb des Klinikums. Die jährlich etwa 6000 Patientenkontakte verteilen sich auf Aspekte der perioperativen und chronischen Schmerztherapie (einschließlich Akutschmerzdienst) sowie auf Aktivitäten in der Palliativmedizin.

Der bevorstehende Umzug ins „Klinikum 2000"

In Jena-Lobeda, etwa 15 km von dem augenblicklichen zentralen Standort in der Bachstraße entfernt, steht ein weiterer Bauabschnitt des „Klinikums 2000" der Friedrich-Schiller-Universität kurz vor der Fertigstellung. Bereits seit einiger Zeit haben die Klinik für Innere Medizin sowie einige Versorgungseinrichtungen dort ihre neue Heimat gefunden. Zum Jahreswechsel 2002/2003 ist der Umzug des größeren Teils der operativen Disziplinen in Bettenhäuser und Funktionsbereiche geplant. Dies beinhaltet auch die Neueröffnung einer operativen Intensiveinheit mit 56 Betten, die unter anästhesiologischer Leitung stehend in Kooperation mit den jeweiligen operativen Fachdisziplinen geführt werden soll. Operiert werden wird in 13 neu errichteten Sälen in einem einzigen Funktionstrakt. Unschwer lässt sich ableiten, dass die Realisierung eines funktionierenden Betriebes im neuen Klinikum eine logistische Herausforderung darstellt; zumal klar ist, dass einige operative Kliniken, deren Gebäude in den vergangenen Jahren z. T. mit größerem Aufwand saniert wurden, ihren alten Standort in der Innenstadt vorerst behalten werden. Damit wird offenkundig, dass 10 Jahre nach Übernahme des Ordinariates durch Reinhart erneut Veränderungen anstehen, die ein Höchstmaß an Integration und gegenseitiger Rücksichtnahme erfordern.

Anhang

Habilitationen

- **Hutschenreuter, Karl** (1959) Das quantitative Verhalten der Brenztraubensäure im Blutserum unter dem Einfluss Anästhesie und OP
- **Endres, Gerhard** (1964) Elektrotherapie des Anästhesisten
- **Schirrmeister, Wulf** (1983) Die Lungenperfusionsstörung als pathophysiologisches Schädigungsmuster einer Lungenkontusion im Tierexperiment – die Indikation zur Resektion eines perfusionsgestörten Lungenlappens
- **Klein, Uwe** (1990) Vergleichende klinisch orientierte tierexperimentelle Untersuchungen zur Hochfrequenz-Beatmung an Hunden mit normaler sowie schwer geschädigter Lunge
- **Kretzschmar, Michael** (1992) Untersuchungen zum hepatischen Glutathionexport und zu seiner Bedeutung für die Glutathion-Homöostase des Gesamtorganismus
- **Meier-Hellmann, Andreas** (1999) Zu den Effekten verschiedener Katecholamine auf den Splanchnikusblutfluss und die Perfusion der gastralen Mukosa bei Patienten mit Sepsis
- **Karzai, Waheedullah** (1999) Neutrophile Granulozyten als Ziel immunomodulatorischer Maßnahmen in einem Pneumoniemodell der Sepsis
- **Meisner, Michael** (2001) Modulation der Signaltransduktion im tierexperimentellen Endotoxinschock: Beurteilung von Letalität und Organfunktionen am Beispiel des Hemmstoffs NB6

Habilitationen an der Medizinischen Akademie Erfurt

- **Laube, Reimar** (1978) Klinische und tierexperimentelle Studien zur Plazentapassage intravenöser Narkosemittel und deren Wirkungen auf Mütter und Feten – ein Beitrag zur Anästhesie in der Geburtshilfe
- **Liedloff, Helga** (1986) Medikamentöse Thromboembolieprophylaxe in der elektiven Hüftchirurgie

Außerplanmäßige Professuren

Zu außerplanmäßigen Professoren wurden ernannt: Professor Dr. med. Wulf Schirrmeister und Prof. Dr. med. Uwe Klein.

Leitende Positionen

Prof. Dr. med. W. Schirrmeister: Chefarzt am Waldklinikum Gera gGmbH; Prof. Dr. med. U. Klein: Chefarzt am Südharz Klinikum Nordhausen; Priv.-Doz. Dr. med. W. Karzai: Chefarzt der Zentralklinik Bad Berka; Priv.-Doz. Dr. med. A. Meier-Hellmann: Chefarzt am Helios-Klinikum Erfurt

Informationen aus dem Internet

Weitere Informationen, insbesondere auch zu aktuellen Forschungsschwerpunkten und Publikationen über die Homepage der Klinik: http://www.med.uni-jena.de/anaesthesie

4.3.22 Christian-Albrechts-Universität zu Kiel Klinik für Anästhesiologie und Operative Intensivmedizin

J. Wawersik, J. Scholz

Die Anfänge

So wie an fast allen medizinischen Fakultäten in Deutschland wurde die Anästhesiologie auch in Kiel nur zögerlich in die eigenverantwortliche ärztliche und institutionelle Selbständigkeit entlassen. Stets waren es zunächst jeweils einzelne Mitarbeiter der Chirurgischen Universitätsklinik, die sich mit der gelegentlichen Abordnung zur Durchführung von Narkosen im Rahmen einer chirurgischen Weiterbildung nicht zufrieden gaben und die anästhesiologische Tätigkeit zu ihrer Hauptaufgabe machten. In der Position von Oberärzten unterlagen sie in vieler Hinsicht den Weisungen des Direktors der Chirurgischen Kliniken, deren Aufgeschlossenheit gegenüber dem anästhesiologischen Bereich sich vielfach in engen Grenzen bewegte, zumindest, was die Abtretung von Ressourcen für Raum, Personal und apparative Ausstattung betraf. Auch gab es in Deutschland nach Kriegsende noch keine anästhesiologischen Weiterbildungsstätten im heutigen Sinne.

In Kiel kam hinzu, dass die Universitätskliniken bis zum Ende des 2. Weltkrieges große Zerstörungen erlitten hatten. Bis heute befindet sich der Kernbereich des Klinikums auf einem Gelände, das 1876 für die Akademischen Heilanstalten erschlossen wurde. Hier entstanden seinerzeit alle Institute und Kliniken der Alten Universität, soweit sie mit der medizinischen Fakultät in Verbindung standen. Der größte Teil dieser Einrichtungen fiel einem Luftangriff am 26.05.1944 zum Opfer. Erhalten blieben die Chirurgische Klinik aus dem Jahre 1905 (heute die Alte Chirurgie), die Frauenklinik aus dem Jahre 1890, die Augenklinik von 1888, das Pathologisch-Anatomische Institut von 1907 und die Medizinische Klinik in einem bis 1925 als Marinelazarett genutzten Altbau.

Unter diesen Voraussetzungen begann 1945 der Wiederaufbau. Man beschränkte sich dabei darauf, die beschädigten Klinikgebäude wieder funktionsfähig zu machen und im Übrigen nur die gröbsten Lücken durch einen Neubau der Klinik für Hals-Nasen-Ohrenkrankheiten (1958) und der Orthopädischen Klinik (1962) zu schließen. Die Klinik für Zahn-, Mund- und Kieferheilkunde und die Neurochirurgie hatte man im Stadtteil Kiel-Wik in einem ehemaligen Marinegebäude des Bundes untergebracht, das 3 km vom übrigen Klinikum entfernt lag.

Vor diesem Hintergrund war Johannes Eichler (1920–1998) der erste Repräsentant des anästhesiologischen Fachgebietes in Kiel. Er war nach einer chirurgischen Weiterbildung in Kiel und Bad Segeberg im Jahre 1955 erneut in die Chirurgische Universitätsklinik Kiel eingetreten, um hier in den Grenzen der damaligen Möglichkeiten eine anästhesiologische Weiterbildung zu beginnen. 1960 betraute ihn der damalige Klinikdirektor Robert Wanke (1896–1962) mit der ausschließlichen Wahrnehmung der Anästhesiologie an der Chirurgischen Universitätsklinik Kiel, bis er 1964 zum Leiter einer zentralen Anästhesieabteilung an der soeben gegründeten Medizinischen Akademie Lübeck bestellt wurde.

Seine Aufgabe in Kiel übernahm 1964 Theodor Schmitz (1921–1970), jedoch abermals nicht in selbständiger Position, sondern als Oberarzt der Anästhesie an der Chirurgischen Universitätsklinik. Er hatte seine Weiterbildung an der damaligen Anästhesieabteilung der Chirurgischen Klinik der Medizinischen Akademie in Düsseldorf erhalten. Diese Abteilung gehörte unter Martin Zindler zu den maßgeblichen Wegbereitern des anästhesiologischen Fachgebietes in Deutschland. Auf dem Gebiet der Anästhesie zu Operationen am offenen Herzen mit der Herz-Lungen-Maschine, bei der künstlichen Hypothermie und bei Narkosen für Säuglinge und Kleinkinder war dort Pionierarbeit geleistet worden. Entsprechend groß war der Fundus an klinischer Erfahrung, den Schmitz mit nach Kiel brachte. Leider ereilte ihn wenige Jahre später eine tückische Krankheit, der er am 15.05.1970 erlag.[1] So blieb ihm die Entwicklung der Anästhesiologie zu einer zentralen Einrichtung des Klinikums mit seiner Berufung auf einen anästhesiologischen Lehrstuhl in Kiel versagt. Das Berufungsverfahren für seine Nachfolge wurde von der Medizinischen Fakultät im Wintersemester 1970/71 eingeleitet. Am 01.08.1971 übernahm J. Wawersik den ersten Lehrstuhl für Anästhesiologie an der Christian-Albrechts-Universität zu Kiel.

1971–2000 Direktorat Prof. Jürgen Wawersik

Prof. Dr. med. Jürgen Wawersik (■ Abb. 1)

Geboren am 20.08.1933 in Beuthen; 1952–1958 Studium der Medizin an der Medizinischen Fakultät der Universität Hamburg; 1959 Promotion zum Dr. med. in Hamburg; 1958–1961 Medizinalassistenz an der

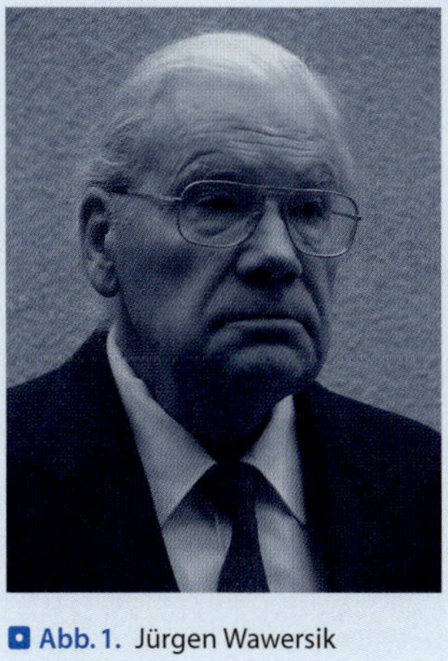

■ Abb. 1. Jürgen Wawersik

▼

Rheinischen Landesfrauenklinik Wuppertal-Elberfeld (Anselmino), an der Medizinischen Klinik und Poliklinik der Universität Düsseldorf (Oberdisse) und an der Chirurgischen Universitätsklinik Berlin-Westend (Linder) der Freien Universität Berlin; Weiterbildung zum Facharzt für Anästhesie von 1961 bis 1962 an der Abteilung für Anästhesiologie (Just) der Chirurgischen Universitätsklinik Berlin-Westend und ab 1962 an der Abteilung für Anästhesiologie (Just) der Chirurgischen Universitätsklinik Heidelberg; 1966 Habilitation und Venia Legendi für das Fach Anästhesiologie an der Medizinischen Fakultät der Universität Heidelberg; 1971 Berufung auf den Lehrstuhl für Anästhesiologie an der Christian-Albrechts-Universität zu Kiel und Bestellung zum Direktor der Zentralen Abteilung für Anästhesiologie des Klinikums der Universität Kiel; 2000 Professor emeritus.

Ordinariat und Klinik

Das Klinikum der Christian-Albrechts-Universität zu Kiel (CAU) umfasste im Jahre 1971 insgesamt 1571 Betten, von denen 808 Betten auf die operativen Kliniken Chirurgie (220), Frauenklinik (193), Hals-Nasen-Ohrenklinik (82), Augenklinik (100), Neurochirurgie (74), Orthopädie (99) und Kieferchirurgie (40) entfielen. Anästhesiologisch planmäßig versorgt wurde bis dahin nur die Chirurgie. Die dort insgesamt vorhandenen 5 operativen Arbeitsplätze teilten sich die Chirurgen mit der Herzchirurgie, der Unfallchirurgie und der Urologie. Jedoch bestanden für diese Bereiche noch keine selbständigen Abteilungen. In den übrigen operativen Fachgebieten des Klinikums waren bis dahin die Frauenklinik und die Hals-Nasen-Ohrenklinik von einer zentralen anästhesiologischen Versorgung generell ausgenommen. Lediglich in die Augenklinik, die Orthopädie, die Neurochirurgie und die Kieferchirurgie wurden im Rahmen der gegebenen personellen Möglichkeiten für jeweils 1 operativen Arbeitsplatz anästhesiologische Mitarbeiter der Chirurgie abgeordnet.

Für diese Aufgaben standen am 01.08.1971 8 ärztliche Mitarbeiter zur Verfügung, die aber überwiegend erst am Anfang einer Fachweiterbildung standen. Fundierte klinische Erfahrung besaß nur Klaus Fischer.[2] Ihm hatte man kommissarisch die fachliche und organisatorische Verantwortung für die Anästhesie übertragen. Noch heute gebührt ihm Anerkennung dafür, die Lücke, die durch den unerwarteten Tod von Theodor Schmitz entstanden war, mit großer fachlicher Kompetenz und persönlicher Souveränität überbrückt zu haben.

Dennoch waren Beschränkungen der Operationsfrequenz im Klinikum unvermeidlich. Von dem neuen Fachvertreter erwartete man naturgemäß alsbaldige Freizügigkeit der operativen Aktivitäten. Es kam hinzu, dass wenige Monate zuvor die Fachvertreter der Gynäkologie und Geburtshilfe sowie der Neurochirurgie neu berufen worden waren. Deren Erwartungen ließen sich naturgemäß kurzfristig nicht erfüllen, weil kaum Aussicht bestand, die personellen Lücken in der Anästhesiologie innerhalb weniger Monate zu schließen. Dies lag keineswegs an begrenzten Haushaltsmitteln. Die Berufungsverhandlungen stießen auf denkbar größtes Entgegenkommen. Vielmehr bereitete es Schwierigkeiten, für ein Kontingent von vorerst 20 zusätzlichen Arztstellen kurzfristig qualifizierte Bewerber zu finden. Die Bewerbungslage für das Fachgebiet war damals dürftig. Es herrschte allgemeiner Nachwuchsmangel, nicht zuletzt deshalb, weil die Anästhesiologie nicht das einzige Fachgebiet war, das sich stürmisch entwickelte. In vielen großen klinischen Fächern entstanden Spezialabteilungen, die gleichfalls erheblichen ärztlichen Personalbedarf hatten, mit dem die Zahl der Universitätsabsolventen zunächst nicht Schritt hielt. Erst zu Beginn der 1980er-Jahre kehrte sich diese Sachlage in das Gegenteil um.

Eine Steigerung der Operationsfrequenz war deshalb nur in dem Maße möglich, wie sich die Personalsituation konsolidierte. Diesen Zwängen kam die Tatsache entgegen, dass der Fachvertreter der Hals-Nasen-Ohrenklinik Ablehnung bekundete, sich einem zentralen anästhesiologischen Dienst anzuschließen. Er beharrte auf der Alleinverantwortlichkeit in seinem Kompetenzbereich. Es erschien entbehrlich, darüber in Verhandlungen einzutreten, zumal Gewissheit darüber bestand, dass auch dieser Bereich der Anästhesie in Verbindung mit einer absehbaren Neuberufung in der Hals-Nasen-Ohrenklinik zwanglos zufallen würde. Vorerst entlastete dieser Umstand den Personalsektor, ebenso wie die Vakanz des Lehrstuhls für Orthopädie bis Ende 1972. Das Ordinariat für Hals-Nasen-Ohrenheilkunde wurde dann 1976 neu besetzt.

Für die chirurgischen Fachgebiete Allgemeine Chirurgie und Thoraxchirurgie, Herz- und Gefäßchirurgie, Unfallchirurgie und Urologie war bereits im Jahre 1971 die Planung eines Neubaus abgeschlossen. Seine Fertigstellung sollte sich freilich bis zum Jahre 1986 hinziehen. Bis dahin blieb es bei den beengten Verhältnissen im Altbau aus dem Jahre 1905. Gleichfalls in der Planung befand sich 1971 ein Neubau für die Fachgebiete der Zahn-, Mund- und Kieferheilkunde, der jedoch erst im Jahre 1977 bezugsfertig wurde. Auch in der Augenklinik stand eine Erweiterung der Operationsabteilung erst noch bevor. So waren alle operativen Fachgebiete im Jahre 1971 in ihren operativen Möglichkeiten mehr oder weniger begrenzt. Diese Umstände erleichterten den kontinuierlichen Aufbau der Anästhesiologie in den ersten Jahren, ohne den operativen Fachgebieten besondere Einschränkungen zuzumuten.

Mit der Berufung auf den Lehrstuhl für Anästhesiologie war 1971 die Bestellung des Fachvertreters zum Direktor der Zentralen Abteilung für Anästhesie des Klinikums verbunden. Im Rahmen einer Novellierung des Hochschulgesetzes 1973 wurden die bis dahin geltenden Bezeichnungen der Kliniken aufgehoben. Die medizinischen und klinisch-theoretischen Einrichtungen des Klinikums hatten sich von nun an in Zentren zu gliedern, die ihrerseits nur noch aus Abteilungen bestanden. Es gab also keine Klinik mehr für Chirurgie, Innere Medizin, Frauenheilkunde usw., sondern nur noch eine Abteilung für Chirurgie, Innere Medizin usw. Verbunden damit war die Bestellung der vormaligen Klinikdirektoren zu Abteilungsleitern. Dem folgend erhielt die Anästhesiologie die Bezeichnung **Abteilung Anästhesiologie im Zentrum für Interdisziplinäre Fächer des Klinikums.**

Eine abermalige Novellierung des Hochschulgesetzes im Jahre 1990 machte diese Veränderung dann z. T. wieder rückgängig. Unter Erhalt der Zentren sah das Gesetz nunmehr wieder eine Gliederung in Kliniken und Institute vor und die Abteilungsleiter wurden erneut zu Direktoren bestellt. In diesem Zusammenhang erfolgte die Umbenennung der Abteilung Anästhesiologie in **Klinik für Anästhesiologie und Operative Intensivmedizin** im Zentrum für interdisziplinäre Fächer des Universitätsklinikums Kiel. Im Folgenden sei die Entwicklung der anfänglichen Zentralen Abteilung für Anästhesie und späteren Klinik für Anästhesiologie und Operative Intensivmedizin des Universitätsklinikums Kiel im Hinblick auf die strukturellen Gegebenheiten, das medizinisch-klinische Tätigkeitsspektrum sowie die Aktivitäten in Forschung und Lehre aufgezeigt.

Raumstruktur

Wie bereits dargelegt, waren die baulichen Voraussetzungen in nahezu allen Operationsabteilungen und speziell innerhalb der Chirurgischen Klinik, die für lange Jahre das Zentrum der klinischen Organisation und der Schwerpunkt der anästhesiologischen Tätigkeit sein sollte, denkbar mangelhaft. Gesonderter Raum für die neu gegründete anästhesiologische Abteilung stand überhaupt nicht zur Verfügung. Es gab nur 2 Räume von jeweils 12 m², in denen das medizinische Gerät aufgerüstet und gewartet werden musste, die aber zugleich auch für die Einleitung von Anästhesien genutzt wurden, soweit dies nicht im jeweiligen Operationssaal geschah.

Die Bedingungen in den meisten anderen Kliniken waren nicht viel besser. Am größten war das Defizit in der Neurochirurgie. Der einzige Operationssaal war nur durch eine normale Zimmertür vom öffentlichen Stationskorridor und dem Treppenhaus getrennt. Diese baulichen Unzulänglichkeiten noch im Jahre 1971 sind nur verständlich im Rückblick auf die großen Zerstörungen, die das Klinikum im 2. Weltkrieg erlitten hatte.

Eine weitere anästhesiologische Intensivstation mit 6 Betten kam dann 1994 in einem neu errichteten Funktionsbau der Hals-Nasen-Ohrenklinik hinzu. Schließlich wurde 1997 in der Kinderklinik ein völlig neuer Operationssaal für Herzoperationen errichtet. Der Bedarf war unstrittig. Die Hals-Nasen-Ohrenheilkunde hatte sich in den zurückliegenden 25 Jahren von einem so genannten „kleinen Fach“ zu einem operativen Schwerpunkt entwickelt. Zahl, Größe und Dauer der Operationen, insbesondere in der Gesichts- und Halsregion, sowie die Zusammensetzung des Krankengutes in Bezug auf Alter und sonstige Risikofaktoren hatten die Größenordnung der Allgemeinchirurgie zumindest erreicht, wenn nicht sogar übertroffen. Anlass für den Operationssaal in der Kinderklinik war die räumliche Trennung zwischen Kinderkardiologie und Herzchirurgie. Die Kinder mussten jeweils vor und nach den Operationen mit dem Krankenwagen von einer Klinik zur anderen transportiert werden. Dies war insbesondere bei Frühgeburten, z. B. mit einem Ductus Botalli oder mit anderen komplexeren Herzvitien, nicht länger vertretbar.

Damit waren die letzten größeren baulichen Veränderungen im Zeitraum zwischen 1971 und 2000 abgeschlossen. Sie hatten jedoch für den anästhesiologischen Bereich noch einmal besondere Bedeutung, weil sich damit die Zahl der operativen Arbeitsplätze in der Hals-Nasen-Ohrenklinik von bislang 3 auf nunmehr 5 Operationssäle und in der Herzchirurgie um einen weiteren und zugleich besonders anspruchsvollen Operationssaal vermehrte.

Unabhängig von der baulichen Entwicklung in den operativen Fachgebieten und den damit zusammenhängenden Funktionsbereichen hatte die damalige Zentrale Abteilung für Anästhesie natürlich Raumbedarf für die eigenen fachinternen Belange. Dafür gab es 1971 kurzfristig keine Lösung. Sie wurde für einen späteren Zeitpunkt in Aussicht gestellt. Diese Zusage erfüllte sich dann 1973, als die Radiologie einen Neubau beziehen konnte. Damit endeten die beengten Verhältnisse der Anfangszeit. Die bis dahin von der Radiologie genutzten Räume wurden der Anästhesie zugewiesen. Es handelte sich um einen zusammenhängenden nutzbaren Raum von rund 400 m². Hinzu kamen 1986 nach Bezug des Neubaus Chirurgie noch einmal rund 60 m². Dies war nicht zuletzt in Anbetracht der großen räumlichen Enge, mit der sich manche der operativen Nachbardisziplinen weiterhin abfinden mussten, eine denkbar großzügige Ausstattung. Insbesondere war es möglich, nunmehr neben angemessenen Personalräumen einige klinische und experimentelle Laboratorien für die Forschung, sowie einen Seminarraum und eine eigene Bibliothek einzurichten. Leider mussten die Laboratorien später nach und nach geopfert werden, um Raum für die Schmerzambulanz zu schaffen, die 1985 eröffnet wurde und anderenorts nicht unterzubringen war.

Personelle Ausstattung

Wie bereits eingangs aufgezeigt, standen für den anästhesiologischen Dienst und die Betreuung der operativen Intensivstation anfänglich 8 Ärzte zur Verfügung. Hinzu kamen 6 Pflegekräfte. Zunächst konnten 6 Arztstellen neu besetzt werden, und bis zum Sommer 1973 hatte sich deren Zahl schrittweise auf 22 ärztliche Mitarbeiter erhöht.

Damit ließen sich die bis dahin bestehenden Anforderungen der operativen Fachgebiete annähernd abdecken, allerdings zunächst noch ohne Hals-Nasen-Ohrenklinik und mit Einschränkungen in der Frauenklinik. Die Zahl von 9849 Anästhesien im Jahre 1972 hatte sich bis zum Jahr 1973 auf 13.466 Anästhesien erhöht. Im Zeitraum von 1973 bis 1979 konsolidierte sich der Personalsektor weiter. Inzwischen standen 31 ärztliche Mitarbeiter zur Verfügung. Mit Anstrengung ließ sich damit neben dem Operationsdienst die Intensivstation in der Chirurgie (12 Betten) versorgen. Auch war nach Neuberufung im Jahre 1976 die Hals-Nasen-Ohrenklinik in vollem Umfang in die zentrale anästhesiologische Versorgung eingeschlossen. Die Zahl von 15.440 Anästhesien im Jahre 1976 war endlich eine Größenordnung, die man von einem Universitätsklinikum erwarten musste, um den Mitarbeitern in der anästhesiologischen Weiterbildung einen soliden klinischen Erfahrungsfundus zu vermitteln. In der nachfolgenden Zeit stabilisierte sich diese Zahl dann auf etwa 19.500 Anästhesien pro Jahr. In den nachfolgenden Jahren zwangen dann neben einer weiteren Zunahme klinischer Aufgaben vermehrt auch äußere Umstände des Tarif- und Arbeitsrechtes, das ärztliche Personal zuletzt geradezu sprunghaft zu vermehren, u. a. infolge der mehrfachen Verkürzung der tariflichen Arbeitszeit auf zuletzt 38,5 Wochenstunden und wegen des Gesetzes zur Vereinheitlichung und Flexibilisierung des Arbeitszeitrechts (ArbZRG) von 1996. Auf den Intensivstationen erhöhte die Umstellung der ärztlichen Versorgung auf einen Schichtdienst im Jahre 1993 den Personalbedarf.

Parallel dazu hatte die Inanspruchnahme der Schmerztherapie seit 1985 in einem unerwarteten Maße zugenommen. Diese Umstände und die unverändert bestehende außergewöhnlich große Dezentralisation des operativen Geschehens im Klinikum erzwangen eine abermalige Vermehrung des ärztlichen Personals. Im Zeitraum von 1985 bis 1994 kamen weitere 30 Arztstellen und im Zeitraum von 1995 bis 1998 noch einmal 15 Arztstellen hinzu. So konnte der Nachfolger am 1. August 2000 auf einem Fundus von 79 ärztlichen Mitarbeitern aufbauen.

Natürlich vollzog sich flankierend dazu im Verlauf von 29 Jahren seit Institutionalisierung der Anästhesiologie am Universitätsklinikum Kiel auch ein entsprechender Ausbau des nichtärztlichen Personals. Ohne die diesbezügliche Entwicklung, die im Jahre 1971 mit 6 Stellen im anästhesiologischen Funktionsdienst begann, im Einzelnen aufzuzählen, umfasste das Personalbudget der Klinik für Anästhesiologie und Operative Intensivmedizin am 31. Juli 2000 insgesamt 82 Stellen für Krankenpflegekräfte in der Anästhesie sowie der Intensiv- und Schmerztherapie, 1 Medizintechniker für Wartung und Reparatur des medizinischen Gerätes und 1 medizinisch-technische Assistentin für den wissenschaftlichen Labordienst. Hinzu kamen eine angemessene Ausstattung der Sekretariatsdienste und des Hauspersonals im Einsatz für die Abrüstung, Reinigung und Desinfektion sowie die Aufrüstung des apparativ-technischen Instrumentariums.

Eine solche Aufzählung mag aus heutiger Sicht trivial erscheinen. Im Rückblick auf die Anfänge zeigt sich daran aber am ehesten, welcher Wandel sich in den letzten 30 Jahren bei Akzeptanz und Ansehen des Fachgebietes im Kanon der klinischen Fachgebiete vollzogen hat.

Klinische Anästhesie

Im Vergleich zum heutigen Standard war das apparativtechnische und medikamentöse Instrumentarium des Fachgebietes 1971 noch relativ schmal. Bis Ende der 50er-Jahre dominierten die Äthernarkose sowie die Barbiturate Thiopental und Methohexital. Das änderte sich erst, als zwischen 1958 und 1960 Halothan in die Klinik eingeführt wurde. Etwa zur gleichen Zeit kam es zu einer fundamentalen Veränderung der intravenösen Anästhesie durch die Einführung von Fentanyl und Dehydrobenzperidol (Droperidol). Eigene Erfahrungen mit diesen Substanzen begannen 1960. Jedoch konnte man sich im damaligen Tätigkeitsbereich nicht von den Vorteilen einer Monoanästhesie in Form der so genannten Neuroleptanalgesie überzeugen, wie sie namhafte Fachvertreter alsbald propagierten. Vielmehr wurden die neuen Substanzen in weitaus geringerer Dosierung, als dies zur Neuroleptanalgesie notwendig war, zusammen mit Stickoxydul sowie Halothan, dieses gleichfalls in niedriger Dosierung, kombiniert. Mit einer flankierenden Muskelrelaxation war diese Form der Kombinationsnarkose dann ab 1971 zunächst auch in Kiel die bevorzugte Technik. In den näheren und ferneren Nachbarkliniken diskreditierte man das Verfahren damals als „Kieler Haloleptanalgesie“. Die Rehabilitation folgte einige Jahre später. Als immer häufiger schwere und zuweilen deletäre Nebenwirkungen des hoch dosierten Fentanyls bekannt wurden, fand die beschriebene Form der Kombinationsnarkose im Fachgebiet allmählich wieder Anerkennung und erhielt schließlich das Attribut der „balanced anaesthesia“.

Selbstverständlich wurden die vielfachen Innovationen der nachfolgenden Jahrzehnte auf dem medikamentösen und dem apparativ-technischen Sektor der Anästhesiologie, der operativen Intensivtherapie und der Notfalltherapie jeweils unverzüglich validiert. Apparativ stand der Wandel von rein mechanisch gesteuerten Narkose- und Beatmungsgeräten zu Geräten mit Steuerungen durch Mikroprozessoren im Vordergrund. Hinzu kamen neue Sensoren und die Vervollkommnung bereits vorhandener Messverfahren, beginnend bei der automatischen, nichtinvasiven Blutdruckmessung bis zur kontinuierlichen Überwachung komplexer hämodynamischer Größen mittels Swan-Ganz-Katheter und ab 1995 mit der transösophagealen Echokardiographie (TEE). Wegen ihrer besonderen Bedeutung für die heutigen Erfolge der Intensivtherapie sei auch die kontinuierliche Hämofiltration genannt, die in Kiel alsbald nach der Publikation von Kramer[3] mit großen technischen Schwierigkeiten zunächst im arteriovenösen System eingesetzt wurde, bis sie die heutige Vervollkommnung zur kontinuierlichen venovenösen Hämofiltration (CVVH) erlangte.

In gleicher Weise wurden die vielfachen medikamentösen Neuerungen für die Allgemein- und Regionalanästhesie jeweils unverzüglich aufgegriffen. Mindestens ebenso wichtig waren neue Medikamente auf anderem Gebiet. Als 1972 Dopamin und wenig später Nitroglyzerin zur intravenösen Applikation zur Verfügung standen, begann fast ein neues Zeitalter in der Behandlung des kardiogenen und des septischen Schocks und in der Einschätzung des Narkoserisikos bei koronarer Herzkrankheit.

Es fehlt an dieser Stelle der Raum, um weitere Einzelheiten zu erörtern. Unumgänglich ist allerdings ein Rückblick auf die Regionalanästhesie. Dieser Bereich hatte in den meisten Anästhesieabteilungen, soweit sie in dem Jahrzehnt nach Anerkennung der Anästhesiologie als Fachgebiet im Jahre 1953 entstanden waren, keinen Stellenwert. Es gab nur wenige Institutionen, an denen die Regionalanästhesie überhaupt und insbesondere die rückmarknahen Verfahren geübt wurden. Dies waren die Anästhesieabteilungen in Düsseldorf (Martin Zindler), Linz (Hans Bergmann) und Minden (Hans Nolte). Bis 1978 gab es nicht einmal ein Publikationsorgan für die Regionalanästhesie in deutscher Sprache. Diesem Umstand war es zuzuschreiben, dass der neu berufene Fachvertreter für die Anästhesiologie in Kiel im Jahre 1971 keine qualifizierte Erfahrung auf dem Sektor der Regionalanästhesie besaß. Deshalb gehörte es zu den ersten Bestrebungen, diese Lücke zu schließen, und so wurde die Spinalanästhesie, die ja am 16.08.1898 mit August Bier in Kiel ihre Geburtsstunde hatte, am 02.07.1973 erneut eingeführt.

Dies war zugleich auch der Beginn eines neuen Arbeitsbereiches und eines fruchtbaren klinischen Forschungsgebietes, die sich im Verlauf des folgenden Jahrzehntes über den eigentlichen anästhesiologischen Bereich ausdehnen sollten. Bei der Weiterentwicklung der Regionalanästhesie hat sich H. Wulf[4] große Verdienste erworben, und die Entwicklung der Schmerztherapie in Kiel ist in besonderer Weise mit dem Namen von C. Maier[5] verbunden. Er leistete zusammen mit wenigen engagierten Mitarbeitern der Klinik die Vorarbeit, die 1985 zur Institutionalisierung einer anästhesiologischen Schmerzambulanz führte. Dem folgte am 31.01.1990 die Einrichtung einer anästhesiologischen Schmerzstation, die, soweit ersichtlich, die erste an einer deutschen Universität war, wenn man von dem bereits seit langem bestehenden Schmerzzentrum in Mainz absieht.

Forschung, studentische Lehre und Weiterbildung

Die Anästhesiologie verfügte anfänglich über keinen Funktionsraum für experimentelle Arbeiten. Es war ein besonderes Entgegenkommen des Direktors des Pharmakologischen Institutes, Prof. Dr. H. Lüllmann, dass er den Mitarbeitern der Abteilung für Anästhesiologie ab 1972 ein experimentelles Laboratorium zusammen mit einer anspruchsvollen apparativ-technischen Ausstattung zur Verfügung stellte. Erste systematische experimentelle Untersuchungen durch K. Fischer und in der nachfolgenden Zeit durch H.W. Marquort waren hämodynamischen Fragestellungen im Zusammenhang mit volatilen oder intervenösen Narkotika und ihren Wechselwirkungen mit β-Blockern gewidmet. Aus späterer Zeit seien weitere ausgewählte, z. T. auch durch Drittmittel geförderte Forschungsprojekte genannt:

- Prophylaxe und Therapie der Schock- und Transfusionslunge (H. Harke)
- Klinische Pharmakologie der Muskelrelaxanzien (F.T. Schuh)
- Untersuchungen zur Kinetik von Digitoxin bei Intensivpatienten (C. Maier)
- Toleranzentwicklung gegen Opiate bei Tumorschmerzen sowie Prophylaxe und Behandlung von Phantomschmerzen (C. Maier u. a.)
- Kinetik der Zytokine im Verlauf des Sepsissyndroms (F. Stüber)
- Immunologische Effekte von Morphin (C. Maier und F. Stüber)
- Hämodynamik und Nierenfunktion während kardiochirurgischer Operationen unter dem Einfluss von Nifedipin, Urapidil, Ketanserin oder Phosphodiesterasehemmern (A. Petry)
- Transmembranöse Ionenströme des Myokards unter dem Einfluss von Lokalanästhetika sowie Pharmakokinetik und Pharmakodynamik neuerer Lokalanästhetika (H. Wulf)
- Pathomechanismus sympathisch unterhaltener Schmerzen (C. Maier)
- Entwicklung eines Schmerzklassifikationssystems und eines Qualitätssicherungsprogramms der Schmerztherapie (C. Maier u. a.)
- Zerebraler Metabolismus und zerebrale Durchblutung bei Narkosen im vorgerückten Lebensalter (U. Linstedt)

Neben zahlreichen Lehrveranstaltungen und Praktika der habilitierten Mitarbeiter zur Anästhesiologie, Intensivtherapie, Schmerztherapie und Notfallmedizin ist die Klinik in der studentischen Lehre zu folgenden Lehrveranstaltungen innerhalb der Approbationsordnung verpflichtet:

- Praktische Übungen für akute Notfälle und erste ärztliche Hilfe (4-stündig),
- Praktikum der Notfallmedizin (4-stündig).

Seit 1974 wird eine jeweils 2-jährige Krankenpflege-Fachweiterbildung für Anästhesie und Intensivpflege nach den Richtlinien der DGAI durchgeführt. Seit 1977 ist die Klinik dafür anerkannte Weiterbildungsstätte der DKG. Im Jahre 2000 folgte die staatliche Anerkennung gemäß Gesetz über die Weiterbildung in Gesundheitsberufen. Seit 1997 wird jährlich ein Kurs zum Erwerb der Zusatzbezeichnung Spezielle Schmerztherapie (80 Stunden) veranstaltet.

Seit 1999 ist die Klinik ein anerkanntes Ausbildungszentrum zum Erwerb der Zusatzqualifikation Transösophageale Echokardiographie (TEE) für Anästhesiologie.

Seit 2000 Direktorat Prof. Jens Scholz

Prof. Dr. med. Jens Scholz (◘ Abb. 2)

Geboren am 07.09.1959 in Osnabrück; 1978–1985 Studium der Medizin an der Medizinischen Fakultät der Universität Hamburg; 1985 Promotion zum Dr. med. an der Medizinischen Fakultät der Universität Hamburg; 1985–1986 Facharztweiterbildung an der Klinik für Anästhesiologie der Universität Hamburg (Schulte am Esch); 1986–1988 Stipendiat der Deutschen Forschungsgemeinschaft am Pharmakologischen Institut der Universität Hamburg (Scholz); 1988–1992 Fortsetzung der Facharztweiterbildung; 1992 Facharztanerkennung für Anästhesiologie; 1992 Oberarzt an der Klinik für Anästhesiologie der Universität Hamburg; 1992 Habilitation und Venia Legendi für Anästhesiologie; 1996 Ernennung zum C3-Professor für Anästhesiologie an der Universität Hamburg; 2000 Berufung auf den Lehrstuhl für Anästhesiologie und Direktor der Klinik für Anästhesiologie und Operative Intensivmedizin an der Christian-Albrechts-Universität zu Kiel.

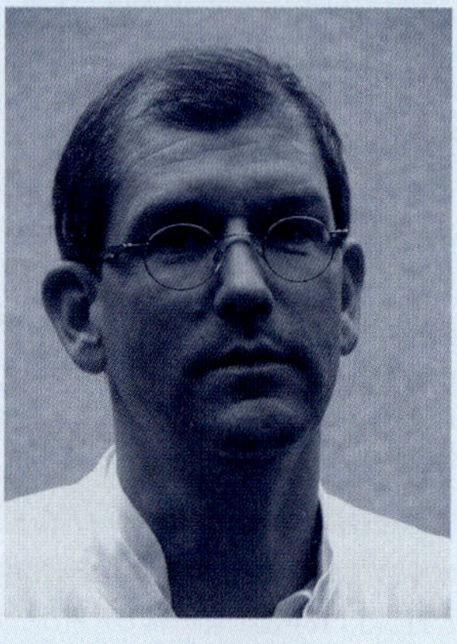

◘ Abb. 2. Jens Scholz

Klinische Anästhesie und Intensivmedizin

Die Fakultät erwartete von dem neu Berufenen insbesondere Aktivitäten hinsichtlich apparativer Ausstattung, klinischer Versorgung sowie dem Aufbau der Forschung. So waren bei der Amtsübergabe die in der Klinik für Anästhesiologie und Operative Intensivmedizin benutzten Anästhesie- und Beatmungsgeräte sowie Monitore und Infusionspumpen in der Regel veraltet (über 75% älter als 15 Jahre) und zum größten Teil außerhalb der Ersatzteilbeschaffung. Es wurde konzediert, dass die räumliche und personelle Ausstattung für Forschung und Lehre absolut unzureichend ist, sodass auch hier ein hoher Investitionsbedarf vorlag.

Um den Anforderungen in Krankenversorgung, Forschung und Lehre gerecht zu werden, wurde die Personalstruktur der Klinik dahingehend geändert, dass neben der C4-Professur 3 weitere C3-Professuren (01.09.2002 Anästhesiologie: Prof. Dr. Peter H. Tonner; 01.10.2002 Intensivmedizin: Prof. Dr. Norbert Weiler; Schmerztherapie: im Besetzungsverfahren) eingerichtet wurden. Um eine kontinuierliche Nachwuchsförderung klinisch wie wissenschaftlich auf universitärem Niveau zu etablieren, wurden im Dezember 2000 Ärzte/innen im Praktikum (AiP) eingestellt. Des weiteren wurde nach nur einem Monat das Arbeitszeitgesetz (ArbzG) mit einer neuen Dienstzeitenstruktur gemäß den gesetzlichen Vorgaben umgesetzt. Durch diese Maßnahmen ist es gelungen, die seit mehreren Jahren konstante Anzahl an Narkosen im Jahre 2001 auf fast 22.000 Narkosen und damit um über 10% zu steigern. Die apparative Narkoseausstattung wurde in der Hals-Nasen-Ohrenklinik, der Gynäkologie, in der Kinderherzchirurgie kurzfristig verbessert und HBFG-Anträge wurden für die Bereiche der Chirurgie (Allgemeine Chirurgie, Thoraxchirurgie, Herzchirurgie, Kinderchirurgie, Urologie, Traumatologie) sowie der Neurochirurgie und Neuroradiologie gestellt.

Auf den 3 anästhesiologisch betreuten operativen Intensivstationen wurde ein neues vernetztes Monitoring installiert, und wegen einer über 90%igen Belegung wird die 6-Betten-Intensivstation um 4 weitere Betten bis Ende 2002 erweitert. Um die Patientensicherheit weiter zu optimieren sowie den zunehmenden Patientenzahlen von nicht intensivpflichtigen Risikopatienten gerecht zu werden, wurden neue Aufwachraumkapazitäten in der HNO-Klinik geschaffen und für den Zentral-OP eine Überplanung eingeleitet.

Darüber hinaus wurde erheblich in ein klinikinternes Intranet investiert, um auch moderne EDV-Anforderungen erfüllen zu können. Ein elektronisches Erfassungssystem aller Narkosedaten mit Plausibilitätskontrollen an 10 Arbeitsplätzen wurde installiert, um der dezentralen Struktur des Universitätsklinikums gerecht werden zu können. Sämtliche Narkoseprotokolle können auf allen vorhandenen PC-Arbeitsplätzen korrigiert werden. Für den Betrieb und die Wartung der EDV wurde ein Informatiker eingestellt, da ansonsten eine fachgerechte Betreuung der Dokumentationssysteme nicht mehr gewährleistet gewesen wäre. Des weiteren wurde neben der Archivierung der Narkoseprotokolle räumlich auch in ein moderneres Archivierungskonzept für die Intensiv- und Schmerzakten investiert.

Im Jahre 2001 wurden etwa 22.000 Anästhesien am Universitätsklinikum durchgeführt. Die klinische Anästhesie wurde in zahlreichen Punkten modifiziert. So findet mittlerweile bei allen Risikopatienten eine perioperative Stressprophylaxe statt. Alle operativen Risikopatienten werden mit einem β-Blocker und alle kardiochirurgischen Patienten mit dem α_2-Adrenozeptoragonisten Clonidin perioperativ behandelt. Angesichts der knappen Aufwachraumressourcen im Universitätsklinikum Kiel wurden insbesondere neue kurzwirksame Anästhetika vermehrt in die klinische Praxis eingeführt. Wesentliche Neuerungen sind die Inhalationsanästhetika Sevofluran und Desfluran, das Opioid Remifentanil und die Muskelrelaxanzien Mivacurium und Rocuronium. Die Narkoseformen beinhalten mittlerweile auch einen höheren Anteil an totalen intravenösen Narkosen, die mit modernen Pumpen, den so genannten TCI-Pumpen („target controlled infusion") durchgeführt werden. Darüber hinaus wurden 2 Narkosegeräte Physioflex beschafft, um Xenon-Narkosen durchführen zu können. Neben der Modifikation der klinischen Anästhesie haben auch erhebliche Investitionen in das zusätzliche Monitoring stattgefunden. So wurden 2 Geräte der neuesten Generation von Philipps (SONOS 5500) für die transösophageale Echokardiographie beschafft, inkl. multiplaner pädiatrischer Sonden und neuerer Messverfahren wie der 3D-Echokardiographie. Es wurden semiinvasive Verfahren wie PiCCO („pulse contour cardiac output") und nichtinvasive Verfahren wie NiCO („non invasive cardiac output") und Impedanzmessung eingeführt. Auch die HRV-Diagnostik („heart rate variability") zur Detektion von Ischämien bzw. zur Bestimmung von Narkosetiefe und als Outcomeprädiktor hat eine breite Anwendung gefunden. Im Rahmen des Neuromonitorings wurden zusätzliche Geräte für die transkranielle Dopplersonographie (TCD), NIRS („near infrared spectroscopy"), BIS („bispectral index") und zur Bestimmung der regionalen Perfusion mittels Indocyaningrün (ICG) beschafft. Diese zusätzlichen Monitoringverfahren werden in zahlreichen klinischen Studien zusammen mit den operativen Kolleginnen und Kollegen des Universitätsklinikums Kiel evaluiert und validiert. Die Klinik ist Mitglied in der Arbeitsgruppe der European Academy of Anaesthesiology zum Stellenwert von Lachgas in Europa.

Notfallmedizin und Schmerztherapie

Die Klinik für Anästhesiologie und Operative Intensivmedizin bedarf dringlich einer räumlichen Neustrukturierung. Im Zuge eines Rahmenplanes ist daher eine umfangreiche Sanierung der Bausubstanz der Klinik für Anästhesiologie und Operative Intensivmedizin vorgesehen. In naher Zukunft soll auch die noch in der Gynäkologie in einigen Zimmern untergebrachte Schmerzklinik in das Gesamtgebäude integriert werden und hier eine Schmerz- und Palliativstation gemeinsam mit der Klinik für Strahlentherapie am Universitätsklinikum Kiel etabliert werden. Die Ermächtigung für die ambulante Schmerztherapie innerhalb der Schmerzambulanz, in der etwa 4000 Patienten pro Jahr behandelt werden, wurde von einer Institutsermächtigung in eine persönliche Ermächtigung umgewandelt. Ein modernes Dokumentations- und Abrechnungssystem erlaubt jetzt eine genaue zeitnahe Dokumentation aller erbrachten Leistungen.

Im Zuge der Verhandlungen mit der Stadt Kiel und der Feuerwehr wurde eine Vereinbarung gefunden, die Klinik für Anästhesiologie und Operative Intensivmedizin in das Notarztwagensystem der Stadt Kiel einzubinden, sodass jetzt alle 4 Säulen des Fachgebietes, nämlich Anästhesie, Intensivmedizin, Notfallmedizin und Schmerztherapie, in Klinik und Forschung auf hohem Niveau etabliert sind.

Forschung

Um im Rahmen der Forschung die interne und externe Wettbewerbsfähigkeit der Klinik für Anästhesiologie und Operative Intensivmedizin herzustellen, werden bis Dezember 2002 neben der Besetzung der oben genannten 3 C3-Professuren 4 Laborräume mit über 120 m^2 eingerichtet. Dies beinhaltet ein S1-Labor, ein zellbiologisches Labor, ein biochemisches Labor sowie ein Radioaktivlabor. Auch personell wurde das Labor adäquat ausgestattet. So wurde ein Naturwissenschaftler (Biologe ganztags) eingestellt und die MTA-Kapazität erweitert.

Klinische und experimentelle Schwerpunkte werden bearbeitet, u. a. für α_2-Adrenozeptoragonisten sowie molekulare Wirkmechanismen. Hierzu stehen diverse Methoden zur Verfügung, wie z. B. die Elektrophysiologie, Knockout-Mäuse, Rezeptorklonierung und Autoradiographie. Im Rahmen eines Schweinemodells wird darüber hinaus moderne Reanimationsforschung durchgeführt, und in der klinischen Forschung werden neben den Monitoringverfahren Untersuchungen im Rahmen von Fragestellungen zu Xenon, PONV, COX-2-Inhibitoren, ARDS und Sepsis vorgenommen. Zu den Forschungsgruppen gehören zurzeit: Prof. Dr. Tonner, Prof. Dr. Weiler, Priv.-Doz. Dr. Steinfath, Priv.-Doz. Dr. Dörges, Dr. Bauer, Dr. Bein, Dr. Böllert, Dr. Buttgereit, Dr. Caliebe, Dr. Cavus, Dr. Fudickar, Dr. Hanne, Dr. Hanß, Dr. Höcker, Dr. Kampen, Dr. Ledowski, Dr. Meyer-Jark, Dr. Ohlendorf, Dr. Ohnesorge und Dr. Paris. Mit Dr. Rüsch (Harvard, Boston) und Dr. Stapelfedt (UCSF, San Francisco) wurden erstmals Mitarbeiter für einen akademischen Auslandsaufenthalt freigestellt und drittmittelgefördert.

Fortbildung

Die Klinik für Anästhesiologie und Operative Intensivmedizin hat ihre Fortbildungsaktivitäten erheblich ausgeweitet. So finden regelmäßig während des Semesters überregionale Fortbildungsveranstaltungen statt, zertifiziert durch die Ärztekammer des Landes Schleswig-Holstein. Einmal jährlich wird anlässlich der Kieler Woche ein so genanntes AINS-Symposium über 2 Tage veranstaltet. Im Jahre 2001 (Thema: „Zu neuen Ufern!") als auch 2002 (Thema: „Volle Kraft voraus!") waren etwa 300 Teilnehmer anwesend. Etabliert wurde mittlerweile auch 2-mal jährlich der TEE-Kurs sowie der vom Interdisziplinären Schmerzzentrum durchgeführte Schmerzkurs.

Ausblick

Das Universitätsklinikum Kiel steht in vielerlei Hinsicht vor grundlegenden Veränderungen. So ist von der Landesregierung Schleswig-Holstein die Zusammenlegung der Universitätskliniken Kiel und Lübeck ab 2003 vorgesehen, allerdings gibt es hierzu noch keine endgültigen Strukturvorstellungen. Die gleichzeitig beabsichtigte Einführung der DRG's wird zu weiteren bisher nicht abschätzbaren Veränderungen in der täglichen klinischen Praxis führen. Vor diesem Hintergrund stellen auch der sich andeutende Ärztemangel und die Rechtsprechung des Europäischen Gerichtshofes zum Arbeitszeitgesetz neue Herausforderungen für die Zukunft dar.

Anhang

Habilitationen

- **Eichler, Johannes** (1965) Klinische und experimentelle Studie über die Durchführung prophylaktischer und therapeutischer Hypothermie in der Chirurgie und Neurochirurgie unter besonderer Berücksichtigung kontinuierlicher Herzfrequenzregister und der Wirkung kreislaufaktiver Substanzen
- **Schmitz, Theodor** (1969) Die Wirkung von Analgetika und Neuroleptika auf den Wärmehaushalt der Ratte bei verschiedenen Umgebungstemperaturen
- **Fischer, Klaus Jürgen** (1977) Tierexperimentelle Untersuchungen zum Einfluss verschiedener Anästhetika auf die Kontraktionsdynamik des Herzens
- **Harke, Henning** (1981) Der Einfluss von Massivtransfusion auf Hämostase und pulmonale Mikrozirkulation. Experimentelle und klinische Untersuchungen
- **Marquort, Hermann Walter** (1981) Der Einfluss von Narkotika auf die Kontraktionsdynamik des unter β-Rezeptorenblocker-Wirkung stehenden Herzens. Tierexperimentelle Untersuchungen am Herz-Lungen-Präparat der Katze
- **Schuh, Friedrich Theodor** (1981) Zur Wirkung von Muskelrelaxanzien unter Narkosebedingungen
- **Wulf, Hinnerk** (1994) Die kardiodepressive Wirkung der Lokalanästhetika – Untersuchungen zum Wirkmechanismus und zur Interaktion mit anderen Pharmaka
- **Maier, Christoph** (1995) Untersuchung zur Wirksamkeit der ganglionären lokalen Opioidanalgesie (GLOA) bei Patienten mit persistierenden neuropathischen Schmerzen
- **Petry, Andreas** (1998) Computerunterstützte Erfassung und Auswertung von Monitordaten zum Narkoseverlauf – Feinanalyse der hämodynamischen Effekte von zwei Vasodilatatoren bei aorto-koronaren Bypassoperationen

Leitende Funktionen

Von vielen ehemaligen Mitarbeiterinnen und Mitarbeitern der Klinik wurden leitende Funktionen übernommen, u. a Lehrstühle für Anästhesiologie: Prof. Dr. H. Wulf, Klinik für Anästhesie und Intensivtherapie, Klinikum der Philipps-Universität Marburg; Prof. Dr. C. Maier, Berufsgenossenschaftliche Kliniken Bergmannsheil, Klinik für Anästhesiologie, Intensiv- und Schmerztherapie; Prof. Dr. H. Harke, Klinik für Anästhesie und spezielle Schmerztherapie, Klinikum Krefeld; Prof. Dr. F.T. Schuh, Zentrale Abteilung für Anästhesie und Intensivmedizin, Ev. Diakoniewerk Friederikenstift Hannover; Prof. Dr. K.J. Fischer, Abteilung für Anästhesie und Operative Intensivmedizin, Ev. Diakonie-Krankenhaus Bremen

Außerplanmäßige Professuren

Zu außerplanmäßigen Professoren wurden ernannt: Prof. Dr. K.J. Fischer, Prof. Dr. H. Harke, Prof. Dr. F.T. Schuh.

Informationen aus dem Internet

Weitere Informationen, insbesondere auch zu aktuellen Forschungsschwerpunkten und Publikationen, erlangen Sie über die Homepage der Klinik für Anästhesiologie und Operative Intensivmedizin: http://www.uni-kiel.de/anaesthesie

Fußnote zu Unterkap. 4.3.22

1 Zindler M (1970) In memoriam Theodor Schmitz. Anästhesist 19, S. 447–448.
2 Siehe Habilitationen.
3 Kramer P et al. (1977) Klin Wochenschr 55: 1121–1122.
4 Siehe Habilitationen.
5 Siehe Habilitationen.

4.3.23 Universität zu Köln Klinik und Poliklinik für Anaesthesiologie und Operative Intensivmedizin

S.-M. Kasper, K. Bonhoeffer, W. Buzello

Die Anfänge

Wie an den anderen Universitätskliniken in der Bundesrepublik Deutschland gab es auch am Universitätsklinikum Köln bis Ende der 1960er-Jahre keine selbständige Anästhesieabteilung. Die Narkosen wurden von angehenden Chirurgen und erfahrenen Anästhesieschwestern gemacht. Die Leitung der Narkoseteams, die es außer in der Chirurgie noch in einigen anderen operativen Kliniken gab, hatten Ärzte, die formal den operativen Fächern angehörten, sich tatsächlich aber ganz auf das Narkotisieren spezialisiert hatten und z. T. sogar Fachärzte für Anästhesiologie waren. Sie hatten aber keinen Abteilungsleiterstatus und waren somit in allen medizinischen und administrativen Belangen weisungsgebunden an ihre Klinikdirektoren.

Als Prof. Dr. med. Heberer 1963 Ordinarius für Chirurgie in der Universitätsklinik Köln-Lindenthal wurde, brachte er „seine Narkoseärzte" aus Köln-Merheim mit. Dies waren Dr. med. Hans-Joachim Eberlein, der eine Anästhesieausbildung bei Beecher in Boston genossen und seit 1959 das Anästhesieteam im Städtischen Krankenhaus Köln-Merheim geleitet hatte, Dr. med. Karl Bonhoeffer und Dr. med. Hans-R. Rümmele. Eberlein und Bonhoeffer habilitierten sich 1965 in Köln-Lindenthal für das Fach Anästhesiologie. Die Grundlagen hierfür hatten sie während ihrer Merheimer Zeit in der von H.-J. Bretschneider geleiteten Abteilung für Experimentelle Chirurgie gelegt. Als Bretschneider 1967 einen Ruf auf den Lehrstuhl für Physiologie in Göttingen erhielt und Eberlein eine Stelle als Oberassistent anbot, die dieser annahm, wurde Bonhoeffer mit der Leitung des Narkoseteams der Chirurgischen Universitätsklinik Köln-Lindenthal beauftragt. Eberlein wurde wenig später von Göttingen aus auf den Lehrstuhl für Anästhesiologie im Klinikum Charlottenburg der Freien Universität Berlin berufen.

Angesichts des wachsenden Bedarfs an Anästhesieleistungen im Klinikum und der zunehmenden Komplexität des Fachgebiets beschloss die Medizinische Fakultät der Universität zu Köln im Juni 1967 den Empfehlungen des Wissenschaftsrats und den Beispielen anderer Universitäten folgend die Gründung eines Lehrstuhls für Anästhesiologie. Da hierfür in dem laufenden Haushaltsjahr keine Mittel vorhanden waren, beantragte man als vorübergehende Notlösung die Einrichtung einer Abteilung für Anästhesiologie in der Chirurgischen Universitätsklinik Köln-Lindenthal. Der Abteilungsvorstand sollte mit einer Professorenstelle verbunden und dem damaligen Privatdozenten für Anästhesiologie Karl Bonhoeffer übertragen werden, den man so in Köln zu halten hoffte. Nach seiner vorzeitigen Ernennung zum außerplanmäßigen Professor wurde Bonhoeffer 1969 zum Leiter der **Abteilung für Anästhesiologie in der Chirurgischen Universitätsklinik Köln-Lindenthal** ernannt. Der Abteilung oblag nicht nur die anästhesiologische Versorgung der Patienten aus der Chirurgischen Klinik, sondern sie leitete auch den Einsatz des Anästhesiepersonals in den Kliniken für Plastische Chirurgie, Dermatologie, Augenheilkunde, Innere Medizin sowie Zahn- und Kieferchirurgie. Mit den Kliniken für Neurochirurgie, Hals-, Nasen- und Ohrenheilkunde, Orthopädie sowie Gynäkologie und Geburtshilfe, die über eigene Anästhesiedienste verfügten, vereinbarte sie eine regelmäßige Personalrotation. So war eine umfassende anästhesiologische Weiterbildung gewährleistet.

1971–1987 Direktorat Prof. Karl Bonhoeffer

Prof. Dr. med. Karl Bonhoeffer (◘ Abb. 1)

Geboren am 10.01.1931 in Frankfurt/Main; 1948–1954 Studium der Medizin in Göttingen; 1954 Promotion zum Dr. med. in Göttingen; 1954–1956 Innere Medizin in Heidelberg (Matthes); 1956–1958 Physiologie in Göttingen (Kramer); 1958–1959 Chirurgie (Zenker, Heberer) sowie Anästhesiologie (Beer, Eberlein) in Marburg; 1959–1963 Chirurgie (Heberer), Anästhesiologie (Eberlein) und Experimentelle Chirurgie (Bretschneider) in Köln-Merheim; seit 1963 Anästhesiologie (Eberlein) in Köln-Lindenthal; 1965 Habilitation für das Fach Anästhesiologie; 1969 Ernennung zum apl. Professor; 1971 Ernennung zum Ordinarius für Anästhesiologie an der Medizinischen Fakultät der Universität zu Köln; 1987–1996 auf eigenen Wunsch von allen Ämtern beurlaubt; 1996 Professor emeritus

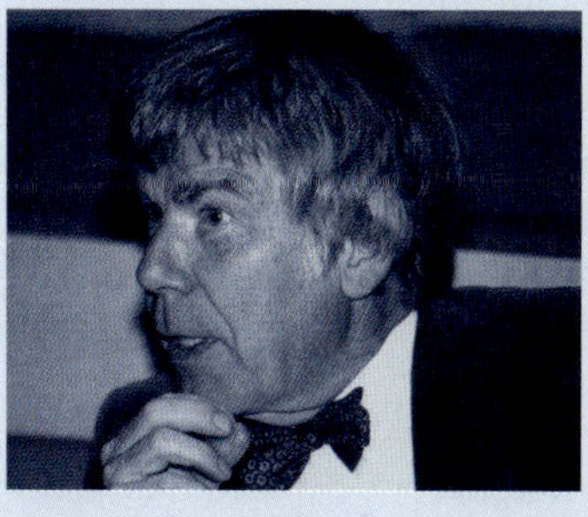

◘ **Abb. 1.** Karl Bonhoeffer

Ordinariat und Klinik

Nachdem das Land Nordrhein-Westfalen 1971 Mittel für die Einrichtung eines Lehrstuhls bewilligt hatte, wurde Bonhoeffer am 30.08.1971 zum Ordinarius für Anästhesiologie an der Medizinischen Fakultät der Universität zu Köln berufen. Seine Ernennung zum Direktor der **Abteilung für Anästhesiologie in der Medizinischen Fakultät**

der Universität zu Köln folgte im Februar 1972. Die neue Bezeichnung sollte die Abnabelung der Abteilung von der Chirurgischen Universitätsklinik zum Ausdruck bringen. Bonhoeffers Team bestand damals aus 18 Ärztinnen und Ärzten, 12 Pflegekräften, 1 medizinisch-technischen Assistentin und 1 Sekretärin. Ein Drittel der Stellen war neu bewilligt worden, die anderen zwei Drittel waren bei der Lehrstuhlgründung von den operativen Kliniken an die Abteilung für Anästhesiologie abgetreten worden. Die Abteilung erhielt ein paar Büroräume und eine Zusage für die Einrichtung einer eigenen Intensivstation in einem geplanten Neubau. Bis dahin beteiligte sie sich mit 1 Oberarzt und 3 Assistenzärzten an der Krankenversorgung auf der 16 Betten zählenden chirurgischen Intensivstation.

Obwohl das Ziel der Lehrstuhlgründung die Schaffung einer zentralen Anästhesieeinrichtung für das gesamte Klinikum war, wurde mit Rücksicht auf die gewachsenen Strukturen denjenigen Kliniken, die über eigene Anästhesiedienste verfügten, freigestellt, sich der Versorgung durch die zentrale Anästhesieabteilung anzuschließen. Die Klinik für Hals-, Nasen- und Ohrenheilkunde tat dies 1972, die Klinik für Neurochirurgie 1974, die Klinik für Orthopädie 1978 und die Frauenklinik 1979. Um die Selbständigkeit und den zentralen Charakter der Abteilung nach außen hin besser darzustellen, wurde sie im November 1974 umbenannt in **Institut für Anästhesiologie der Universität zu Köln.**

Trotz der großen Akzeptanz seiner Einrichtung in der Medizinischen Fakultät musste Bonhoeffer weiterhin um jeden Quadratmeter Raum und jede Personalstelle kämpfen. Zum Beispiel musste der Studentenunterricht jahrelang in einem unbeheizten Kellerflur abgehalten werden, bis hierfür ein geeigneter Kursraum zur Verfügung gestellt wurde. 1977 fehlten dem Institut für Anästhesiologie, das damals jährlich ca. 14.000 Narkosen an 24 gleichzeitig betriebenen Operations- und Untersuchungstischen erbrachte, nach dem Berechnungsschlüssel der Deutschen Krankenhausgesellschaft 14 Planstellen für Ärzte und 11 Planstellen für Pflegekräfte. Hieran hat sich trotz wiederholter Personalzuweisungen nur wenig geändert, weil diese stets an neue Aufgaben gebunden waren.

1976 wurde eine Anästhesieambulanz eingerichtet, die an 5 Tagen in der Woche halbtags mit 1 Arzt und 1 Pflegekraft besetzt war und v. a. der präoperativen anästhesiologischen Untersuchung diente. 1983 kam eine Schmerzambulanz hinzu, die die Räume der Anästhesieambulanz an 2 Tagen in der Woche mitbenutzte. Anlass für die Einrichtung der Schmerzambulanz war die Eröffnung der bundesweit ersten Palliativstation in der Chirurgischen Universitätsklinik Köln-Lindenthal. Zunächst primär für die konsiliarische schmerztherapeutische Behandlung der dort betreuten Patienten gedacht, wurde die Schmerzambulanz bald zu einer Anlaufstelle für Schmerzpatienten aus dem gesamten Klinikum. Schnell wurde klar, dass die Tätigkeit der Schmerzambulanz sich nicht auf die Behandlung tumorbedingter Schmerzen beschränken konnte, sondern sich auch auf Schmerzsyndrome anderer Genese erstrecken musste. Dem breiten Behandlungsspektrum entsprechend wurden in der Schmerzambulanz schließlich sämtliche medikamentösen und nichtmedikamentösen Methoden der Schmerztherapie angeboten.

Zu den Aufgaben des Instituts für Anästhesiologie gehörten weiter die innerklinische Notfallversorgung und die Organisation der Fachweiterbildung in Anästhesiologie und Intensivmedizin für Krankenpflegekräfte. 1970 war die Abteilung für Anästhesiologie in der Chirurgischen Universitätsklinik Köln-Lindenthal im Verbund mit dem Mariahilf-Krankenhaus in Bergheim von der Deutschen Krankenhausgesellschaft (DKG) als Weiterbildungsstätte für die Fachkrankenpflege Anästhesiologie und Intensivmedizin anerkannt worden und bot seitdem unter der ärztlichen Leitung von Bonhoeffer eine 2-jährige berufsbegleitende Fachweiterbildung nach den Empfehlungen der DKG an.

Wissenschaftliches Arbeiten war angesichts der personellen Unterbesetzung und fehlender Laborräume nur in geringem Umfang möglich. In Zusammenarbeit mit dem Institut für Physiologie der Universität zu Köln (Hirsch, Hirche, Klußmann) beschäftigten sich mehrere Mitarbeiter tierexperimentell mit Fragestellungen aus den Gebieten der Atmungs- und Kreislaufphysiologie. Forschungsthemen waren u. a. die Messung der funktionellen Residualkapazität unter künstlicher Beatmung, die Durchblutung und der Energieumsatz der Atemmuskulatur, die Variabilität des intrapulmonalen Rechts-links-Shunts und die Herzzeitvolumenmessung nach einem modifizierten Fick-Prinzip. Aus der Kooperation mit der Physiologie gingen bis 1981 4 Habilitationen für das Fach Anästhesiologie hervor. Nach dem Weggang von 3 der 4 habilitierten anästhesiologischen Oberärzte kam die Zusammenarbeit mit dem Institut für Physiologie jedoch allmählich zum Erliegen. 1985 wurden durch die Besetzung einer C2-Professur mit Privatdozent Dr. Dr. med. Klaus A. Lehmann aus Aachen und einer C3-Professur mit Prof. Dr. med. Walter Buzello aus Freiburg neue Forschungsschwerpunkte auf den Gebieten Schmerztherapie und neuromuskuläre Blockade gesetzt.

Im Wintersemester 1986/87 legte Bonhoeffer für viele überraschend sein Amt als Institutsdirektor nieder. Er hatte sich seit einigen Jahren sehr stark bei der Vereinigung Internationaler Ärzte zur Verhütung des Atomkriegs (International Physicians for the Prevention of Nuclear War, IPPNW) engagiert und wollte sich künftig ganz in den Dienst dieser Sache stellen.

Kommissarischer Direktor des Instituts für Anästhesiologie der Universität zu Köln wurde Walter Buzello.

Seit 1988 Direktorat Prof. Walter Buzello

Prof. Dr. med. Walter Buzello (◘ Abb. 2)

Geboren am 29.07.1939 in Völklingen/Saar; 1957–1963 Studium der Medizin an der Johann-Wolfgang-Goethe Universität Frankfurt/Main; 1965 Promotion zum Doktor der Medizin an der Johann-Wolfgang-Goethe Universität Frankfurt/Main; 1966–1967 Truppenarzt; 1967–1968 Pharmakologie Homburg/Saar (Rummel); 1968–1970 Innere Medizin Saarbrücken (Gros); 1970–1973 Facharztweiterbildung an der Anästhesiologischen Universitätsklinik Freiburg (Wiemers); 1973 Facharztanerkennung für Anästhesiologie; 1974 Habilitation für das Fach Anästhesiologie an der Albert-Ludwigs-Universität Freiburg; 1979 Ernennung zum Professor (C2) für Anästhesiologie an der Albert-Ludwigs-Universität Freiburg; 1983–1984 Gastprofessor am Department of Anesthesiology, Texas Tech University, School of Medicine, El Paso (Texas); 1985 Ernennung zum Professor (C3) für Anästhesiologie an der Medizinischen Fakultät der Universität zu Köln; 1987–1988 Kommissarischer Direktor des Instituts für Anästhesiologie der Universität zu Köln; 1988 Berufung auf den Lehrstuhl für Anästhesiologie und Direktor des Instituts für Anästhesiologie der Universität zu Köln.

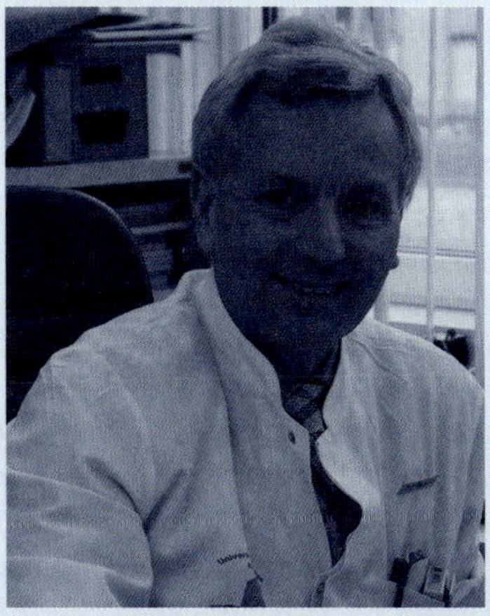

◘ **Abb. 2.** Walter Buzello

Klinische Anästhesie

Nachdem Bonhoeffer auf eigenen Wunsch vorzeitig aus seinem Amt ausgeschieden war, übernahm Buzello im Sommersemester 1987 die kommissarische Leitung des Instituts. Am 15.03.1988 wurde er zum Ordinarius für Anästhesiologie berufen und zum Direktor des Instituts für Anästhesiologie der Universität zu Köln ernannt. Im Zuge einer Neustrukturierung der medizinischen Einrichtungen der Universität zu Köln wurde das Institut 1989 umbenannt in **Institut für Anaesthesiologie und Operative Intensivmedizin der Universität zu Köln.** 1994 erhielt es aufgrund der 1991 durch die Eröffnung einer eigenen Intensivstation gewonnenen Betten seine heutige Bezeichnung **Klinik und Poliklinik für Anaesthesiologie und Operative Intensivmedizin.**

Buzello legte wie sein Vorgänger großen Wert auf eine sorgfältige Leistungsdokumentation. Diese erfolgte zunächst in mühsamer Kleinarbeit „von Hand", später mittels eines maschinenlesbaren Dokumentationsbogens und seit 2001 mittels eines elektronischen Datenverarbeitungsprogramms. Die erhobenen Daten waren eine wertvolle Hilfe bei Verhandlungen über den Stellenplan der Klinik, der zwar immer noch nicht dem tatsächlichen Bedarf entspricht, inzwischen aber immerhin 74,5 Stellen für Ärztinnen und Ärzte, 95 Stellen für Pflegekräfte (davon 33 für die Anästhesiologische Intensivstation und 8 für die Zentrale Notaufnahme), 1 Stelle für eine medizinisch-technische Assistentin und 3 Planstellen für Sekretärinnen vorsieht. Buzellos Team erbrachte im Jahr 2000 an 46 Operations- und Untersuchungstischen ca. 22.000 Anästhesieleistungen mit einer durchschnittlichen Anästhesisteneinsatzzeit von 163 min. Hinzu kamen die Versorgung von ca. 1400 Patienten auf der Anästhesiologischen Intensivstation, die Behandlung von fast 10.000 Patienten in der Interdisziplinären Notaufnahme, über 8000 Behandlungen von ambulanten und stationären Patienten in der Schmerzambulanz sowie ca. 1800 Untersuchungs- und Blutspendetermine in der Eigenblutambulanz.

Ein wichtiges Ereignis in der Amtszeit Buzellos war der Umzug des Instituts für Anaesthesiologie in den neuen Untersuchungs- und Behandlungstrakt des Klinikums im Juli 1991. Hier erhielt das Institut nicht nur eine größere Zahl an Büroräumen, sondern auch die schon bei der Lehrstuhlgründung zugesagte eigene Intensivstation. Gleichzeitig wurden 2 modern ausgestattete Operationsabteilungen mit insgesamt 12 Operationssälen und je 1 Aufwachraum sowie eine Interdisziplinäre Notaufnahme mit 3 Behandlungsräumen und einer angegliederten Notfallradiologie in Betrieb genommen. Bis dahin hatten lebensbedrohlich verletzte Notfallpatienten entweder auf der Chirurgischen Intensivstation oder in der Schleuse des alten Chirurgischen Operationstrakts versorgt werden müssen, und einen Aufwachraum hatte es bisher nur in der Frauenklinik gegeben. Mittlerweile sind bis auf die Augenklinik, die Hautklinik und die Klinik für Neurochirurgie sämtliche Operationseinheiten mit Aufwachräumen ausgestattet.

Intensivmedizin

Die am 01.07.1991 mit Bezug des neuen Untersuchungs- und Behandlungstrakts in Betrieb genommene Anästhesiologische Intensivstation verfügt über 11 Beatmungsplätze in 7 Patientenzimmern. Die Station ist in einem 3-Schicht-System 24 h täglich mit einem Assistenzarzt und während der regulären Arbeitszeit zusätzlich mit einem

Facharzt sowie einem Oberarzt besetzt. Ferner arbeiten hier 33 Pflegekräfte im Schichtdienst und 3 Versorgungsassistentinnen. 75% der Pflegekräfte haben eine abgeschlossene Fachweiterbildung in Anästhesiologie und Intensivmedizin. Auf der Station werden primär Patienten aus den operativen Kliniken ohne eigene Intensivstation und Patienten aus der Interdisziplinären Notaufnahme behandelt, daneben aber auch Patienten aus der Viszeral- und Gefäßchirurgie, der Unfallchirurgie, der Herz- und Thoraxchirurgie, der Neurochirurgie und der Inneren Medizin, wenn auf den dortigen Intensivstationen Engpässe bestehen. Es werden alle in der operativen und nichtoperativen Intensivmedizin üblichen diagnostischen und therapeutischen Verfahren eingesetzt.

Notfallmedizin

Während der Klinik für Anaesthesiologie von Anfang an die innerklinische Notfallversorgung oblag, war sie lange Zeit nicht am Rettungsdienst der Stadt Köln beteiligt. Diese Lücke wurde 1990 mit der Stationierung des Notarzteinsatzfahrzeugs 3 (NEF 3) am Universitätsklinikum Köln geschlossen. Die ärztliche Besetzung des NEF 3 erfolgt ausschließlich mit Mitarbeitern aus der Klinik für Anaesthesiologie und Operative Intensivmedizin. Das Fahrzeug ist montags bis freitags von 7 bis 19 Uhr einsatzbereit. Bei besonderen Anlässen (z. B. Großveranstaltungen) werden Sonderregelungen mit der Feuerwehr der Stadt Köln getroffen. Jährlich werden ca. 1400 Notarzteinsätze geleistet.

Die im Sommer 1991 eröffnete Interdisziplinäre Notaufnahme ist organisatorisch der Klinik für Anaesthesiologie und Operative Intensivmedizin unterstellt. Sie ist an 7 Tagen in der Woche rund um die Uhr mit einem Arzt und einer Pflegekraft aus der Klinik für Anästhesiologie besetzt. Zu ihren Aufgaben gehört die Versorgung akut lebensbedrohlicher Notfälle, die mit dem Rettungswagen oder Hubschrauber eingeliefert werden, und die Notfallbehandlung von jährlich ca. 10.000 ambulanten Patienten, die mit oder ohne ärztliche Einweisung das Klinikum aufsuchen. Sämtliche Patienten werden zunächst von dem in der Notaufnahme stationierten Anästhesisten untersucht. Dieser sichert die Vitalfunktionen, veranlasst die weitere Diagnostik und entscheidet über die konsiliarische Hinzuziehung von Ärzten anderer Fachgebiete. Die Betreuung der Interdisziplinären Notaufnahme wird von der Klinik für Anaesthesiologie und Operative Intensivmedizin als wertvolle Erweiterung ihres Tätigkeitsspektrums im Sinne eines Fensters zur Allgemeinmedizin verstanden.

Schmerztherapie

Die Schmerzambulanz stieß aufgrund kontinuierlich steigender Patientenzahlen bald an die Grenzen ihrer personellen und räumlichen Möglichkeiten. 1987 wurden hier an 3457 Terminen 417 Patienten behandelt, im Jahr 2000 waren es 810 Patienten an über 8000 Terminen. Der Raumbedarf konnte 1991 durch Zuweisung der nach dem Umzug des Instituts in den neuen Untersuchungs- und Behandlungstrakt vakanten Büroräume im Altbau befriedigt werden. Personell ist die Schmerzambulanz jedoch bis heute ausschließlich auf drittmittelfinanzierte Stellen und die Abstellung von Mitarbeitern aus dem operativen Bereich angewiesen, was dort wiederum zu Engpässen führt.

Zwei wichtige Ereignisse für die Schmerzambulanz waren die Erteilung der Institutsermächtigung durch die Kassenärztliche Vereinigung im Jahr 1990 und die Einweihung des von der Deutschen Krebshilfe auf dem Gelände der Kölner Universitätsklinik errichteten Dr. Mildred Scheel Hauses im Januar 1993. Dieses Haus beherbergt eine Palliativstation mit 15 Betten, die von der Chirurgischen Klinik geführt werden, sowie diverse Büro- und Behandlungsräume, die z. T. der Schmerzambulanz zugeordnet sind. Die Betten der Palliativstation können bei unvollständiger Belegung von der Schmerzambulanz mitbenutzt werden.

1995 wurde die Arbeit der Schmerzambulanz überschattet von dem Tod ihres langjährigen Leiters Dr. med. Detlev Zech. Sein Nachfolger wurde Dr. med. Lukas Radbruch, unter dessen Leitung die Kooperation mit der Klinik für Psychosomatik ausgebaut und von 1996 bis 1999 mit Förderung des Bundesgesundheitsministeriums ein Schmerztherapeutisches Ambulantes Netzwerk (STAN) im Kölner Raum eingerichtet wurde. Durch die Vernetzung der Universitätsklinik mit niedergelassenen Ärzten aus der Region wurde eine deutliche Verbesserung der ambulanten Versorgung von Patienten mit chronischen Kopf- und Tumorschmerzen erreicht.

Die nationale und internationale Anerkennung der Arbeit der Schmerzambulanz belegen mehrere wissenschaftliche Auszeichnungen sowie die Kongresspräsidentschaften von Lehmann, der 1996 in Köln die 21. Jahrestagung der Deutschen Gesellschaft zum Studium des Schmerzes ausrichtete, und Radbruch, der im Dezember 2000 in Berlin den 1st Congress on Research and Development in Palliative Care der European Association for Palliative Care organisierte. Radbruch war der Erste, der sich in Deutschland für das Fach Anästhesiologie und Palliativmedizin habilitierte.

Die postoperative Schmerztherapie in den anästhesiologischen Versorgungsbereichen wird von den dort tätigen Anästhesisten durchgeführt. Es werden v. a. kontinuierliche Regionalanästhesieverfahren und die patientenkontrollierte intravenöse Analgesie eingesetzt.

Präoperative Eigenblutspende

Auf Initiative des Instituts für Anaesthesiologie wurden seit 1986 im Institut für Transfusionsmedizin präoperative Eigenblutentnahmen angeboten. Viele Patienten wurden dort jedoch nicht zur Eigenblutspende zugelassen, weil sie zu krank seien. Um auch solchen Patienten die Möglichkeit der präoperativen Eigenblutspende zu erschließen, wurde deshalb im Frühjahr 1987 im Institut für Anästhesiologie eine Eigenblutambulanz eingerichtet. Eigenblutentnahmen bei Patienten mit kardiovaskulären Erkrankungen erfolgten fortan im Institut für Anaesthesiologie, Eigenblutentnahmen bei gesunden Patienten weiterhin im Institut für Transfusionsmedizin.

Die Eigenblutambulanz wurde zunächst von 2 Anästhesisten nach Beendigung des Operationsprogramms betreut. Von 1988 bis 1990 standen der Eigenblutambulanz 3 und von 1990 bis 1992 2 vom Bundesministerium für Arbeit, Gesundheit und Soziales finanzierte Arztstellen zur Verfügung. Nach Ablauf dieser Förderung wurden der Eigenblutambulanz 1992 2 Planstellen für 1 Arzt und 1 Pflegekraft zugewiesen. In der Ambulanz wurden damals jährlich über 1600 ärztliche Untersuchungen zur Feststellung der Spendefähigkeit durchgeführt und über 1300 Blutkonserven hergestellt. Das Blutdepot wurde selbständig verwaltet. Seit 1994 wurde das Blut in Komponenten aufgetrennt. Die klinische Tätigkeit der Eigenblutambulanz wurde von zahlreichen wissenschaftlichen Projekten begleitet, deren Ergebnisse internationale Beachtung fanden.

Im Juni 1997 wurde die Eigenblutambulanz der Klinik für Anästhesiologie auf Beschluss des Klinischen Vorstands räumlich und personell in die aus dem Institut für Transfusionsmedizin hervorgegangene Zentrale Dienstleistungseinrichtung für Transfusionsmedizin integriert. Hierdurch sollten Synergieeffekte erzielt werden. Die 1992 zugewiesene Arztstelle blieb bei der Klinik für Anaesthesiologie und wird von hier aus im Rotationsverfahren jährlich neu besetzt. Die Kooperation mit der Zentralen Dienstleistungseinrichtung für Transfusionsmedizin bietet den in der Eigenblutambulanz eingeteilten Kollegen die Möglichkeit zur Erlangung der Zusatzbezeichnung Bluttransfusionswesen.

Forschung

Auch unter dem Ordinariat von Buzello litten die Forschungaktivitäten unter der ständigen Personalknappheit. Trotzdem wurde auf den Gebieten der neuromuskulären Blockade, der Schmerztherapie und der autologen Hämotherapie sowie der Therapie mit künstlichen Sauerstoffträgern international anerkannte wissenschaftliche Arbeit geleistet. Für die Muskelrelaxanzienforschung war die Zusammenarbeit mit dem Institut für Pharmakologie eine große Hilfe.

Seit 1995 verbrachten mehrere Kollegen mit Unterstützung u. a. durch die Deutsche Forschungsgemeinschaft mehrjährige Forschungsaufenthalte an nordamerikanischen Universitäten. Die während dieser Aufenthalte gewonnenen Kenntnisse wurden hier zum Aufbau der Arbeitsgruppen Molekulare Neurowissenschaften und Schmerz sowie Mechanismen der Schmerzentstehung und -verarbeitung genutzt. Die wissenschaftliche Leistung der Klinik für Anaesthesiologie unter dem Ordinariat von Buzello spiegelt sich wider in bisher über 250 Artikeln in referierten Zeitschriften, 54 Dissertationen, 5 Habilitationen und Drittmittelakquisition in Höhe von mehreren Millionen DM.

Fachkrankenpflege

Die medizinischen Einrichtungen der Universität zu Köln, die seit 1970 als Weiterbildungsstätte für die Fachkrankenpflege in der Anästhesiologie und Intensivmedizin anerkannt waren, wurden 1990 zusätzlich anerkannt als Weiterbildungsstätte für die Bereiche Pädiatrie und Intensivmedizin sowie Innere Medizin und Intensivmedizin. Seit dem 01.10.1990 wird deshalb eine integrierte Fachweiterbildung für alle 3 genannten Bereiche angeboten, deren Gesamtleitung 1992 Frau Toellner-Bauer übernahm. Die Weiterbildungsstätte wurde nach der Weiterbildungsverordnung des Landes Nordrhein-Westfalen umstrukturiert und ist seit 1995 staatlich anerkannt. In den letzten 10 Jahren wurden hier 230 Pflegekräfte erfolgreich zu Fachkrankenschwestern und -pflegern weitergebildet.

Anhang

Habilitationen

- **Loennecken, Sverre Johan** (1963) Behandlung der Schlafmittelvergiftungen mit anästhesiologischen Wiederbelebungsmethoden
- **Eberlein, Hans-Joachim** (1965) Koronardurchblutung und Sauerstoffversorgung des Herzens unter verschiedenen CO_2-Spannungen und Anästhetika
- **Bonhoeffer, Karl** (1965) Der Sauerstoffverbrauch des normo- und hypothermen Hundeherzens vor und während verschiedener Formen des induzierten Herzstillstandes
- **Matthes, Hans** (1970) Wirkungen und Nebenwirkungen von Lokalanästhetika aus klinischer Sicht und experimenteller Sicht
- **Standfuss, Klaus** (1971) Der alveoläre Kohlendioxiddruck als Zeitfunktion und die Physiologie der Totraumvariabilität
- **Busse, Jörg** (1976) Durchblutung und Energieumsatz des Zwerchfells beim narkotisierten Hund
- **Kämmerer, Hermann** (1976) Theoretische, klinische und tierexperimentelle Untersuchungen zur Variabilität der pulmonalen Kurzschlussperfusion
- **Klaschik, Eberhard** (1981) Der Einfluss des positiv endexspiratorischen Drucks auf die Hämodynamik des Niederdrucksystems und den intrapulmonalen Rechts-links-Shunt

▼

- **Diefenbach, Christoph** (1996) Einfluss der hypothermen extrakorporalen Zirkulation auf die Pharmakodynamik und Pharmakokinetik metabolisierbarer und nicht metabolisierbarer Muskelrelaxanzien
- **Lynch, John** (1996) Lokalanästhesieausbreitung und Morbidität nach Spinalanästhesie: klinische, experimentelle und metaanalytische Untersuchungen
- **Grond, Stefan** (1996) Differenzierte Schmerztherapie auf der Grundlage der Empfehlungen der Weltgesundheitsorganisation bei Patienten mit malignen Erkrankungen. Eine prospektive Untersuchung über einen Zeitraum von 10 Jahren
- **Kasper, Stefan-Mario** (2000) Klinische Prüfung einer bovinen Hämoglobinlösung unter besonderer Berücksichtigung ihrer Auswirkungen auf die Hämodynamik und Sauerstoffversorgung narkotisierter Patienten
- **Radbruch, Lukas** (2000) Transdermales Fentanyl

Berufungen

- Prof. Dr. Klaus A. Lehmann, C3-Professur auf Lebenszeit, Klinik für Anästhesiologie und Operative Intensivmedizin der Universität zu Köln (1990)
- Prof. Dr. Stephan A. Schug, Associate Professor, Section of Anaesthetics, Department of Pharmacology and Clinical Pharmacology, University of Auckland, New Zealand (1994), Professor of Anaesthesiology, Faculty of Medical and Health Sciences University of Auckland, New Zealand (2000), Professor of Anaesthesia, Department of Pharmacology, University of Western Australia, Perth, Australia (2001)
- Prof. Dr. Christoph Diefenbach, C3-Professur auf Lebenszeit, Klinik für Anästhesiologie und Operative Intensivmedizin der Universität zu Köln (1997)
- Prof. Dr. Eberhard Klaschik, Sackler-Stiftungsprofessur für Palliativmedizin an der Universität Bonn (1999)
- Prof. Dr. Stefan Grond, C3-Professur auf Lebenszeit, Universitätsklinik für Anästhesiologie und operative Intensivmedizin, Martin-Luther-Universität Halle-Wittenberg (2001)
- Priv.-Doz. Dr. Lukas Radbruch, C4-Professur für Palliativmedizin, Medizinische Fakultät der Rheinisch-Westfälischen Technischen Hochschule Aachen (2002)

Chefarztpositionen

Dr. Heribert Weigand, Dreifaltigkeitskrankenhaus Köln (1974); Prof. Dr. Klaus Standfuss, Knappschafts-Krankenhaus Dortmund (1977); Prof. Dr. Jörg Busse, Städtisches Klinikum Solingen (1983); Prof. Dr. Eberhard Klaschik, Malteser Krankenhaus Bonn (1984); Dr. Ilana Krings-Ernst, Dreifaltigkeitskrankenhaus Köln; Dr. Elisabeth Doepke, Mariahilf-Krankenhaus Bergheim; Dr. Irmgard Hosselmann, St.-Josef-Hospital Troisdorf; Prof. Dr. Stephan A. Schug, Pain Clinic, Auckland Hospital, Auckland, Neuseeland (1989) und Pain Clinic, Royal Perth Hospital, Perth, Australia (2001); Dr. Heinz Dahlmann, Marienhospital Brühl (1992); Dr. Carsten Henn, Städtisches Krankenhaus Pirmasens; Dr. Barbara Limpers, Cardio Clinic Köln-Kalk (1994); Dr. Hartmut Huttarsch, St.-Elisabeth-Krankenhaus Mayen (1994); Prof. Dr. Manfred Abel, Krankenhaus Porz am Rhein (1996); Dr. Albrecht Bischoff, Evangelisches Krankenhaus Köln-Weyertal (1997); Dr. Thomas Wolf, St. Antonius Krankenhaus Köln-Bayenthal (1997); Priv.-Doz. Dr. John Lynch, Kliniken der Stadt Köln, Krankenhaus Holweide (1998); Dr. Kornelius Bott, St.-Anna-Hospital Herne (2000); Dr. Susanne Wickum-Glinski, Krankenhaus der Barmherzigen Brüder Montabaur (2001); Prof. Dr. Christoph Diefenbach, St.-Katharinen-Hospital Frechen (2002)

Außerplanmäßige Professuren

Prof. Dr. Georg Loeschcke (1975); Prof. Dr. Klaus Standfuss (1977); Prof. Dr. Jörg Busse (1980); Prof. Dr. Hermann Kämmerer (1981); Prof. Dr. Eberhard Klaschik (1986); Prof. Dr. Manfred Abel (1995); Prof. Dr. Christoph Diefenbach (2002)

Informationen aus dem Internet

Weitere Informationen auch zu aktuellen Forschungsschwerpunkten und Publikationen über die Homepage der Klinik: http://www.medizin.uni-koeln.de/kliniken/anaesthesie/index.htm

4.3.24 Universität Leipzig Klinik und Poliklinik für Anästhesiologie und Intensivtherapie

H. Rüffert

Die Anfänge

An der Medizinischen Fakultät der Universität Leipzig, eine der ältesten Ausbildungsstätten der Heilkunst im deutschsprachigen Raum, wirkten in ihrer annähernd 600-jährigen Geschichte eine Reihe herausragender Persönlichkeiten, die durch die Erforschung und Vermittlung grundlegender medizinischer Zusammenhänge oder Methoden ihrer Zeit oftmals voraus waren.

Auch die Nachricht aus Boston von der ersten erfolgreich durchgeführten Äthernarkose fand in Leipzig frühzeitig Gehör und wurde methodisch aufgegriffen. Die erste Äthernarkose im deutschsprachigen Raum wird auf den 24.01.1847 datiert, als sowohl in Erlangen wie auch in Leipzig diese das erste Mal angewandt wurde. Die beiden Leipziger Mediziner, die Hilfsärzte Dr. Johann Carl Friedrich Eduard Obenaus und Dr. Heinrich Eduard Karl Weickert vom königlich-klinischen Institut am Städtischen Krankenhaus St. Jakob, der späteren Universitätsklinik, wandten die Schwefeläthernarkose für eine schmerzlose Zahnextraktion an. Ein Ereignis, welches die „Kölnische Zeitung" am 05.02.1847 in einem Bericht würdigte.

In der 2. Hälfte des 19. Jahrhunderts wurde im Leipziger Jakobshospital wie in vielen anderen deutschen Krankenhäusern überwiegend Chloroform zur allgemeinen Schmerzausschaltung angewandt. In dieser Zeit machten sich besonders Chirurgen in der Weiterentwicklung der Anästhesie verdient.

Friedrich Trendelenburg, Ordinarius für Chirurgie an der Leipziger Universität von 1895 bis 1911, hatte in Rostock und Bonn die tracheale Tamponkanüle zum Aspirationsschutz entwickelt (1869). Ein weiterer Leipziger Chirurg, der insbesondere die Entwicklung der Leitungsanästhesie mitprägte, war Heinrich Braun. Er habilitierte 1894 bei Karl Thiersch und war von 1899 bis 1905 leitender Chirurg des Diakonissenkrankenhauses. 1905 wurde Braun zum „außeretatmäßigen und außerordentlichen Professor" an der Universität Leipzig ernannt.

Der einzige Assistent Heinrich Brauns am Leipziger Diakonissenkrankenhaus im Jahre 1900 war Arthur Läwen. 1904 wechselte Läwen an die von Trendelenburg geleitete Chirurgische Klinik der Universität, an der er bis 1912 tätig war. Sein anästhesiologisches Interesse war grundlagenorientiert und richtete sich auf die Weiterentwicklung regionaler Anästhesieverfahren und auf die Frage der Anwendung von muskelrelaxierenden Medikamenten (Curare) sowie auf die Entwicklung eines elektrisch angetriebenen Respirators zur Wechseldruckbeatmung (1910).

Bis Ende des 2. Weltkrieges wurden an der Medizinischen Fakultät zur Schmerzausschaltung neben den bis dahin üblichen Lokal- und Regionalanästhesiemethoden als Narkosemittel Äther und Chloroform (auch als Mischnarkose) eingesetzt. Lachgas und Chloräthyl wurden zur Einleitung benutzt. Das häufigste Verfahren war die Tropfnarkose, die in der Mehrzahl von nichtärztlichen Mitarbeitern durchgeführt wurde. Seit den 1930er-Jahren standen Zyklopropan und Hexobarbital für Kurznarkosen und zur Narkoseeinleitung zur Verfügung.

Etablierung des Fachgebietes nach 1945

Obwohl in Deutschland ohnehin die Einrichtung selbständiger Anästhesieabteilungen und anästhesiologischer Lehrstühle weit hinter den Entwicklungen in den angelsächsischen Ländern zurücklag, schien sich dieser Durchsetzungsprozess an der Leipziger Medizinischen Fakultät einzigartig mühsam zu gestalten. Manche chirurgische Kollegen erkannten auch hier die Notwendigkeit der Spezialisierung, um den immer umfangreicheren und moderneren Operationsmethoden Rechnung zu tragen. Die Mehrzahl betrachtete jedoch allgemeine und örtliche Betäubungsverfahren weiterhin als triviale technische Angelegenheiten. Neben der despektierlichen Einstellung zum Fachgebiet wurden Etablierungsbemühungen der Anästhesie an der Leipziger Universität auch durch die räumliche Struktur der operativen Kliniken deutlich erschwert. Diese hatten sich Mitte bis Ende der 1950er-Jahre in Spezialgebiete aufgetrennt und waren in separaten Gebäuden weit voneinander entfernt untergebracht. Jede operative Fachabteilung unterhielt eigene „Narkotiseure", mehrheitlich in Form von Ausbildungsassistenten oder mittlerem medizinischen Personal, die autonom und nach weitgehend standardisierten Schemata der jeweiligen Klinik arbeiteten(▪ Abb. 1).

Eine Ausnahme machte der Bereich Thoraxchirurgie der Chirurgischen Klinik, wo die Notwendigkeit einer qualifizierten Narkosedurchführung besonders augenscheinlich wurde. Betraut mit der Organisation der Anästhesie war dort der leitende chirurgischen Oberarzt Dr. Claus Kerrinnes, der, basierend auf seiner früheren anästhesiologischen Ausbildung an anderen Kliniken, 1952 die erste orotracheale Intubationsnarkose vornahm. Mit der Schaffung des Facharztes für Anästhesiologie in der DDR 1956 entschlossen sich 3 Absolventen an diesem Bereich – die „Väter" der späteren Anästhesieabteilung – für diese Ausbildung: Dr. Harry Hartmann, Dr. Hans-Jürgen Rehnig und Dr. Lothar Klimpel. Die „Ausbildung" bestand jedoch hauptsächlich aus der autodidaktischen Aneignung von Grundprinzipien einer damals modernen Narkoseführung. Hartmann (1929–1986) legte 1959 als erster Anästhesist der Universität die Facharztprüfung ab.

Als der kommissarische Leiter der Anästhesie Dozent Dr. med. habil. Kerrinnes 1960 die damalige DDR verließ, bemühten sich die verbliebenen Anästhesisten um eine eigene und zeitgemäße Basis ihres Fachgebietes im Universitätsbereich. 1960 wurde zumindest für die Chirurgi-

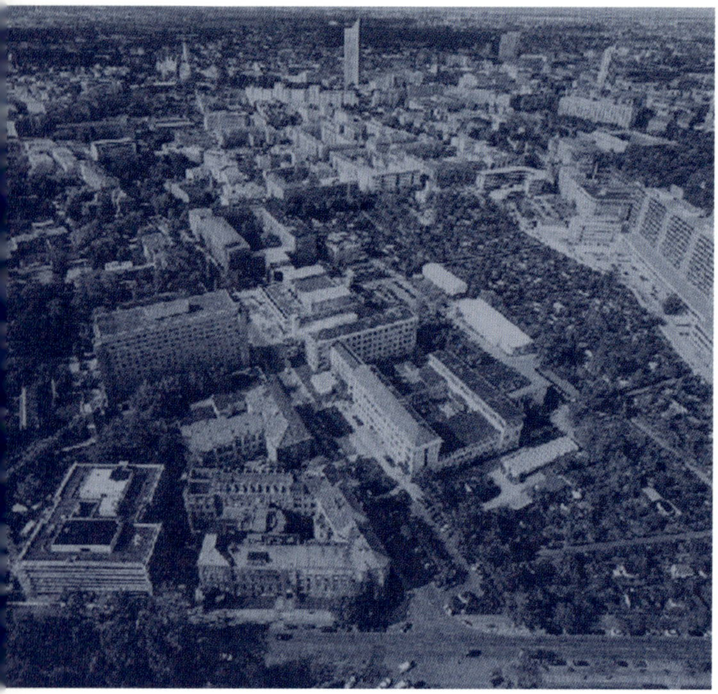

Abb. 1. Universitätsklinikum Leipzig

sche Klinik formal eine Anästhesieabteilung mit 3 Fachärzten und 4 Assistenten gegründet, der Hartmann als leitender Oberarzt vorstand. Aktuelle Entwicklungstendenzen der Anästhesie wurden aufgegriffen, indem beispielsweise neben vielfältig genutzten Verfahren der Regional- und Lokalanästhesie die Intubationsnarkose am Ende der 1950er-Jahre als sicheres Routineverfahren bei allen großen chirurgischen Eingriffen etabliert werden konnte. 1959 wurde erstmals Halothan angewandt und ab 1971 keine Äthertropfnarkose mehr durchgeführt. Festlegungen über die ausschließlich ärztliche Durchführung von Narkosen wurden getroffen und weitere Kliniken der Universität zunehmend in Form von Bereitschaftsdiensten in die Versorgung integriert.

Die 1964 gegründete chirurgische Wachstation wurde durch einen ständig präsenten anästhesiologischen Oberarzt mitbetreut und erlangte mit den Möglichkeiten der kontrollierten maschinellen Beatmung mehr und mehr den Status einer Intensivstation.

Wissenschaftlich beschäftigte sich insbesondere Hartmann parallel zu seiner zeitintensiven klinischen Tätigkeit mit Tiermodellen, für die er eine Reihe von Intubationsspateln entwickelte und an denen er die Wirksamkeit neuer Anästhetika und Anwendungsmethoden untersuchte. Bis 1974 erschienen unter seiner Erst- oder Mitautorschaft 25 Arbeiten sowie 1 Buchbeitrag. Ab 1960 wurde die studentische Ausbildung in Form von Anästhesievorlesungen – zunächst innerhalb des Hauptfaches Chirurgie 6–12 Stunden, ab 1970 als eigenständiges Fach mit 30 Stunden – sowie durch Seminare abgesichert. All diese Anforderungen mussten mit einem geringen Personalbestand realisiert werden. Beispielsweise standen im Jahre 1960 allein zur Absicherung der anästhesiologischen Dienstleistung im Bereich Chirurgie, Neuro- und Kieferchirurgie sowie für den Bereitschaftsdienst lediglich 2 Fachärzte und 4 Assistenten zur Verfügung, die insgesamt 3378 Narkosen, 167 Spinalanästhesien und 746 Lokalanästhesien durchführten.

Zwar stieg die Gesamtzahl an Anästhesisten bis 1974 auf 27, die Personalsituation stand jedoch aufgrund einer hohen Fluktuation von Fachkräften in umliegende Krankenhäuser oder in weniger arbeitsintensive Fachgebiete immer am Rande einer Dekompensation, zumal weitere chirurgische Fachbereiche wie die Herz- und Kinderchirurgie oder die Frauenheilkunde anästhesiologisch abgedeckt werden mussten. Ausdruck der schwierigen Situation der anästhesiologischen Abteilung war der zusätzliche Umstand, dass sie über kein eigenes finanzielles Budget verfügte und die Kosten für Personal, Material, Arzneimittel und Technik von der jeweiligen operativen Klinik getragen wurden. Letztere waren sich andererseits der Vorzüge des Abhängigkeitsverhältnisses insbesondere bei Kompetenz- sowie Sachstreitigkeiten bewusst und entsprechend an dessen Unterhaltung interessiert. So blieben Bemühungen der Anästhesisten um eine separate Zusammenfassung aller Mitarbeiter über Jahre erfolglos.

Erst 1973 begannen mit der Bereichsleitung Medizin konstruktive Verhandlungen über die Bildung einer zentralen Anästhesieabteilung. Vor dem unrühmlichen Hintergrund, die letzte universitäre Einrichtung der DDR ohne entsprechende Verselbständigung des Fachgebietes zu sein, wurde schließlich am 01.01.1974 die „Zentrale Anästhesieabteilung“ (ZAA) mit 6 Funktionsbereichen gegründet und Hartmann zum Leiter ernannt. Obwohl man damit den Autonomiezielen erheblich näher kam, war die administrative Entscheidungsfreiheit der ZAA wiederum nur formeller Natur, was sich insbesondere in dem übertragenen Status einer anästhesiologischen „Abteilung“ widerspiegelte, der ein „Abteilungsleiter“ vorstand.

Darüber hinaus war man mit einer Reihe neuer Organisations- und Befugnisprobleme konfrontiert. Eigene Räumlichkeiten für Besprechungen, Weiterbildungen, eine Bibliothek oder Forschungslabore blieben Wunschvorstellungen, an eine selbständige, anästhesiologisch geführte Intensivtherapiestation war nicht zu denken. Die Bewilligung eigener Haushaltsmittel wurde bis 1976 verzögert; sowohl die Anästhesietechnik als auch das mittlere medizinische Personal blieben unverändert den operativen Kliniken zugeordnet. Intern musste im Prozess der Durchsetzung einer neuen Organisationsstruktur „... ein großer anästhesiologischer Solistenverein in ein gut abgestimmtes Orchester ...“ (Zitat Rehnig) umgewandelt werden, da nicht wenige Anästhesiebereiche über Jahre eigenständig gewachsen und mit vorgefestigten disziplinären Besonderheiten ausgestattet waren. Erschwerend kam der Umstand der fortlaufend angespannten und wechselnden Personalsituation hinzu. Bis 1984 verließen die ZAA der Universität Leipzig insgesamt 35 Fachärzte, 19 erfreulicherweise als Chef- und 8 als Oberärzte.

Andererseits konnten die von einer universitären Anästhesieabteilung abverlangten Aufgaben hinsichtlich der klinischen Versorgung, Lehre und Forschung mit den vorhandenen Ressourcen weitestgehend sichergestellt werden. Es kamen neben der verstärkten Anwendung regionalanästhetischer Methoden die zeitgemäßen allgemeinanästhetischen Verfahren und Narkotika (Neuroleptanästhesie, Halothan, Ketamin) zum Einsatz. In wissenschaftlichen Projektgruppen wurden in interdisziplinärer Zusammenarbeit Themen wie Biosignalerfassung, Immunologie und Infektionsschutz bei Lebertransplantationen im Tiermodell, Beatmungsschemata in der Perinatologie oder die Optimierung kardiochirurgischer Operationen mit extrakorporalem Kreislauf bearbeitet.

Einzelnen Mitarbeitern ermöglichte man kurzzeitige Studienaufenthalte in Moskau, Wien und Stockholm. Insgesamt lag jedoch der Umfang wissenschaftlicher Tätigkeit im Zeitraum 1974–1984 mit 80 Zeitschriftenpublikationen und 15 Buchbeiträgen hinter der anderer Universitäten zurück. Man sah sich in erster Linie mit einer hohen Intensität an klinischen Versorgungsaufgaben sowie einer steigenden Zahl von Lehr- und Ausbildungsstunden für Studierende, Fachkollegen sowie das mittlere medizinische Personal konfrontiert. Ferner wurde in dieser Zeit das sich entwickelnde Rettungswesen der Stadt Leipzig maßgeblich durch Anästhesisten der Universität organisiert, die beispielsweise zu einem Drittel die Notarztwagenbesetzung sicherstellten.

Während an anderen Universitäten und Hochschulen der DDR Anfang der 1980er-Jahre längst eigene Ordinariate und Kliniken für das Fachgebiet geschaffen worden waren, zeichnete sich das Leipziger Dilemma durch eindrucksvolle Beständigkeit aus. Das Problem einer anästhesiologischen Lehrstuhlbesetzung äußerte sich vielschichtig: Neben der ohnehin restriktiven Unterstützung seitens der Fakultätsleitung fehlte den eigenen Mitarbeitern, einschließlich dem Abteilungsleiter Hartmann, die wissenschaftliche Qualifikation in Form der Habilitation. Ab Mitte der 1970er-Jahre wurden daher Kontakte mit Berliner Kliniken aufgenommen, um entsprechende Interessenten gewinnen zu können. Verständlicherweise konnte sich jedoch nach Einschätzung der Leipziger Gesamtsituation kein potenzieller Kandidat für die Annahme einer Professur entscheiden.

1983 schied Hartmann krankheitsbedingt als Leiter der Abteilung aus, dessen Aufgaben nunmehr Dr. med. Hans-Jürgen Rehnig (1930–2000) kommissarisch übertragen wurden. Grundlegende universitätsgerechte Statusveränderungen der ZAA wurden unausweichlich. Die anästhesiologischen Funktionsbereichsleiter forcierten den Druck auf den Bereich Medizin der Universität, endlich die längst überfälligen Rahmenbedingungen für die Einrichtung eines Lehrstuhl zu schaffen. Die Forderungen schlossen Maßnahmen wie das Umbenennen der ZAA in eine „Klinik für Anästhesiologie" (KAI) unter Leitung eines „Direktors", die Einrichtung einer eigenen anästhesiologisch geführten interdisziplinären Intensivstation, die Zuordnung des mittleren medizinischen Personals zur Klinik sowie die Bereitstellung einer akzeptablen materiellen, personellen und technischen Ausstattung ein.

Dass letztlich 1984 unter vermeintlicher Zusage der oben genannten Bedingungen ein kompetenter Klinikleiter gewonnen werden konnte, war noch einem anderen Umstand bzw. Zufall zu verdanken: 1983 wurde ein neuer Direktor an die Leipziger Klinik für Herz- und Gefäßchirurgie berufen. Dieser hatte zuvor an der Berliner Charité eng mit Professor Dr. med. Derk Olthoff zusammengearbeitet, der den dortigen anästhesiologischen Funktionsbereich leitete. Er leistete unterstützende Überzeugungsarbeit für dessen Übernahme des anästhesiologischen Ordinariats in Leipzig.

Seit 1984 Direktorat Prof. Derk Olthoff

Prof. Dr. med. habil. Derk Olthoff (▣ Abb. 2)

Geboren am 17.03.1941 in Lychen/Uckermark; 1959–1965 Studium der Medizin an der Humboldt-Universität zu Berlin; 1966 Promotion zum Doktor der Medizin; 1966–70 Weiterbildung zum Facharzt für Anästhesiologie an der Abteilung für Anästhesiologie und Intensivtherapie der Chirurgischen Klinik der Charité in Berlin; 1972 Habilitation, 1973 Verleihung der Facultas Docendi für das Fachgebiet Anästhesiologie und Ernennung zum Oberarzt an der Klinik für Anästhesiologie und Intensivtherapie der Charité;

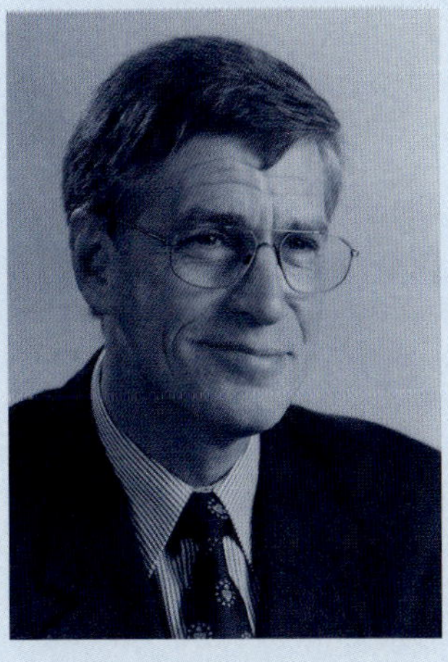

▣ **Abb. 2.** Derk Olthoff

▼

1976 Berufung zum ordentlichen Hochschuldozenten; 1976–78 Leitung der Klinik für Anästhesiologie am Universitätsspital „Americo Boavida" in Luanda/Angola; 1980 Ernennung zum ordentlichen Professor für Anästhesiologie und Intensivtherapie an der Charité der Universität Berlin; 1983 und 1984 Gastprofessor an der Universität in Havanna/Kuba und der Teikyo-Universität in Tokio/Japan; 1984 Berufung an den neu eingerichteten Lehrstuhl für Anästhesiologie und Intensivtherapie der Universität Leipzig und Ernennung zum Direktor der Klinik für Anästhesiologie und Intensivtherapie der Universität Leipzig (KAI); 1994 erneute Berufung zum C4-Professor für Anästhesiologie und Intensivtherapie und Bestätigung als Direktor der KAI der Universität Leipzig.

Ordinariat und Klinik

Olthoff wurde am 01.03.1984 als erster Lehrstuhlinhaber für das Fachgebiet Anästhesiologie und Intensivtherapie an die Universität Leipzig berufen. Dieses qualitativ für das Fachgebiet an der Universität so bedeutungsvolle Ereignis fand seine Anerkennung in einer einzigartigen Form der Amtseinführung, die einmal mehr das bis dahin stiefmütterliche Ansehen der Anästhesie innerhalb der Universitätskliniken in Leipzig widerspiegelte: Ohne irgendeine Veranstaltung oder Begrüßung zur Berufung seitens der Hochschulleitung erschien mit 3-wöchiger Verspätung lediglich eine 5-zeilige Anzeige in der Leipziger Universitätszeitung. Da der Neubau der Chirurgischen Kliniken erst im August 1985 abgeschlossen war, standen dem neuen Ordinarius zunächst weder geeignete Räumlichkeiten noch ein Sekretariat zur Verfügung. Die eigentliche Gründung der „Klinik für Anästhesiologie und Intensivtherapie" verschob sich auf den 01.10.1984 und erfolgte erst nach energischen Interventionen über das damalige Hochschulministerium.

Hilfreich ausgestattet mit Idealismus und mecklenburgischer Beharrlichkeit verstand Olthoff indes die Situation als Chance und Ansporn für eine zeitgerechte Umstrukturierung und Etablierung der KAI. Bis dahin ungewohnt, mussten sich nicht wenige operative Partnerdisziplinen bald mit einem streitbaren Kollegen konfrontiert sehen, der konsequent aktuelle anästhesiologische Standards durchsetzte und mit vielseitigem Sachwissen zu überzeugen wusste.

In den ersten Jahren blieb der neue Chef besonders seiner Vorliebe für die Anästhesie in der Herzchirurgie verschrieben. Beide Fachdisziplinen profitierten in hohem Maße von der engen Zusammenarbeit. Neue Operationstechniken wurden gemeinsam am Tiermodell geprobt und später in konkreter Abstimmung in der Klinik umgesetzt. Beispielsweise lieferten die Anästhesisten bei der ersten Herztransplantation in Leipzig 1988 einen nicht unerheblichen Beitrag zum erfolgreichen Gelingen. Neben der gesamten Kardiotechnik wurde auch die Intensivstation der Herzchirurgie komplett personell von der KAI besetzt und geleitet.

Einen Meilenstein in der Profilierung der KAI repräsentierte die Übergabe der eigenen interdisziplinären Intensivtherapiestation im Februar 1986, sodass die Klinik ihrer Bezeichnung mehr und mehr gerecht werden konnte.

Obwohl immer noch nicht angemessen, stieg im Zeitraum 1983–1989 die Zahl ärztlicher Mitarbeiter von 26 auf 41, wobei 12 Fachdisziplinen auf der Basis von 7 Funktionsbereichen der Anästhesie versorgt wurden. Die Personalaufstockung eröffnete Möglichkeiten der Einrichtung zusätzlicher zeitentsprechender Versorgungsleistungen der Anästhesie, beispielsweise in Form einer Schmerzsprechstunde (1987) oder einer Anästhesiesprechstunde (1988). Relevanz wurde auch einer spezialisierten Entwicklung der Kinderanästhesiologie beigemessen, die bis heute durch Professor Dr. med. Lina Wild geleitet wird.

Durch die mit viel Arbeitsintensität erreichte Durchsetzung grundlegender Umstrukturierungsziele gewann die Klinik bis 1989 deutlich an Format, was sich nun, wenn auch langsam, in einer gerechten interdisziplinären Wertschätzung am Klinikum widerspiegelte. Auch der Vergleich zu anderen Universitätskliniken bezüglich Patientenversorgung, Lehr- und Forschungstätigkeit brauchte nicht mehr gescheut zu werden.

Die politische Umbruchzeit 1989/90 beeinträchtigte zwar den Konsolidierungsprozess nicht wesentlich, ging jedoch auch nicht spurlos an der Klinik vorüber. Zunächst kündigte der Freistaat Sachsen allen damaligen Hochschullehrern ihr Anstellungsverhältnis, so auch Olthoff. Er stellte sich jedoch 1993 einem erneuten umfangreichen Berufungsverfahren auf den anästhesiologischen Lehrstuhl an der Universität Leipzig und wurde zum 01.09.1994 als C4-Professor für Anästhesiologie und Intensivtherapie und als Direktor der KAI bestätigt.

Parallel bedingten Migrationen in Richtung alte Bundesländer und die Besetzung leitender Positionen in umliegenden Krankenhäusern einen starken Mitarbeiterwechsel und führten einmal mehr zu angespannten Personalkapazitäten. Neue Organisationsstrukturen an der Universität, die Ausdehnung der Zusammenarbeit mit anderen anästhesiologischen Hochschulkliniken oder die Integration in die gesamtdeutschen Fachverbände spiegelten die Bandbreite komplexer Herausforderung wider, mit denen die Klinik neben bisherigen Aufgaben konfrontiert wurde. Dass der KAI in diesen oft turbulenten Jahren weiterhin Olthoff als ein in vielen Belangen fachkundiger Direktor vorstand, bescherte der Klinik ein wichtiges Maß an Kontinuität und Qualität. In enger Zusammenarbeit mit seinem stellvertretenden Direktor, Professor Dr. med. Fritjoff König, der seine Anästhesieausbildung noch zu Zeiten der ZAA begann, gelang es ihm, der Klinik eine beeindruckende innere Stabilität zu verleihen.

Klinische Anästhesie

Von den Mitarbeitern wurde und wird insbesondere die praxisnahe klinische Tätigkeit geschätzt, die ihren Ausdruck in einer stets aktuellen Einführung moderner und hoch spezialisierter Anästhesieverfahren fand. Stellte anfangs die Entwicklung der Kardioanästhesie eine Präferenz der Klinik dar, so wurden in der 2. Hälfte der 90er-Jahre die Regionalanästhesieverfahren wieder verstärkt aufgegriffen, z. B. mit dem indikationsgerechten Einsatz thorakaler Periduralkatheter in der Thorax- und Oberbauchchirurgie sowie der rückenmarknahen Anästhesie in der Geburtshilfe und Orthopädie. Betrug der Anteil der rückenmarknahen Anästhesie für die Sectio caesarea 1995 nur 8,9%, so stieg der Anteil bis 2000 auf 73,1%. Neben der Gesamtzahl von 20.753 Anästhesien im Jahre 2000, zu denen beispielsweise 37 Anästhesien für Lebertransplantationen oder 73 Anästhesien im interventionellen (offenen) MRT zählten, wurde u. a. folgende weitere Leistungen von der Klinik erbracht: 108 Portimplantationen, 2178 Lungenfunktionsuntersuchungen, 216 Geburten unter PDK-Analgesie und 198 Bronchoskopien bei Kindern (insgesamt 6974 andere Leistungen).

Umfassend und frühzeitig wurden Maßnahmen zur Leistungserfassung und Qualitätssicherung getroffen, die zu einem gewissen Vorlauf gegenüber wechselnden gesundheitspolitischen Forderungen verhalfen. So erfolgt bereits seit 1997 an allen Anästhesiearbeitsplätzen eine vollelektronische Datenerfassung. Seit 2000 sind die Systeme auch netztechnisch verbunden.

Intensivmedizin

Nachdem 1995 die Herzchirurgie an der Universität unter eine private Trägerschaft gestellt worden war und ihren Standort wechselte, wurde deren zuvor nur konsiliarisch durch die Anästhesie geführte ITS als zweite interdisziplinäre Intensivstation an die KAI angegliedert, die nunmehr über 12 Betten verfügte. Beide Stationen wurden im Jahre 2000 nach umfangreichen Umbauarbeiten zusammengelegt. Die Zahl der betreuten Patienten im Jahre 2000 betrug 1311. Das Behandlungsspektrum (Einweisungsgrund) umfasste u. a. 76 polytraumatisierte Patienten, 27 Myokardinfarkte, 38 Sepsispatienten, 7 Lungenembolien, 41 Patienten nach Leber- und Nierentransplantationen sowie 3 ARDS. Die Mehrzahl der Patienten wurde jedoch zur postoperativen Therapie aufgenommen. Momentan können 4 Patienten gleichzeitig mit einem Nierenersatzverfahren (CVVHF, CVVHDF) therapiert werden. Darüber hinaus wird auf der Station seit 1999 der „Opioidturboentzug" in Narkose durchgeführt. Auch auf der Intensivstation erfolgt die Datenerfassung seit Anfang 2000 vollelektronisch.

Notfallmedizin

Seit 1994 führt die Klinik unter Schirmherrschaft der Sächsischen Landesärztekammer ein obligatorisches Reanimationstraining für Ärzte aller Fachrichtungen in Sachsen durch. In Anlehnung an die Empfehlungen des European Resuscitation Council bzw. nach den Guidelines 2000 (Ilcor) erfolgt eine theoretisch-praktische Unterweisung nach einem einheitlichen Curriculum (insgesamt 8 Stunden), an denen bisher über 1500 Ärzte teilnahmen. Auch die eigenen Kollegen der KAI unterziehen sich einmal jährlich einer praktischen Übung zur Reanimation.

Weiterhin besteht seit 1994 eine betriebliche Vereinbarung zur jährlichen Unterweisung aller am Universitätsklinikum tätigen Schwestern und Pfleger (ca. 1000) in den Basismaßnahmen der Wiederbelebung.

Eltern gefährdeter Kinder (z. B. sog. „Apnoekinder") bietet die KAI ebenfalls die Möglichkeit, sich theoretische Kenntnisse und praktische Fertigkeiten bei Atem- und Herzkreislaufstillständen anzueignen (120–150 Personen pro Jahr).

Darüber hinaus sichern viele Kollegen in Ihrer Freizeit als Notärzte den Rettungsdienst der Stadt Leipzig oder im Luftrettungszentrum Leipzig ab.

Schmerztherapie

Die 1987 eingeführte Schmerzsprechstunde wurde qualitativ und quantitativ stetig ausgebaut. Seit 1997 wird sie täglich von 2 Kollegen durchgeführt, die parallel auch die ambulante Anästhesiesprechstunde (ca. 1000 Patienten pro Jahr) sicherstellen. Die Tumorschmerztherapie besitzt hierbei einen bedeutenden Anteil. In einem multimodalen Therapiekonzept kommen u. a. folgende Verfahren zur Anwendung: Pharmakotherapie, TENS, Akupunktur, Psychosomatik, Entspannungsübungen, invasive Verfahren (verschiedene Kathetertechniken, Portimplantationen, Schmerzpumpen).

Im Jahre 2000 wurden 814 ambulante, durch niedergelassene Kollegen überwiesene Schmerzpatienten behandelt. Darüber hinaus erfolgten ca. 800 Konsile bei stationären Schmerzpatienten. Leider lässt die Stellensituation die Durchführung eines „Rund-um-die-Uhr-Akuttherapieschmerzdienstes" am Klinikum nicht zu.

Seit 1998 werden regelmäßige interdisziplinäre Schmerzkonferenzen durchgeführt, in denen kritische Schmerzpatienten vorgestellt und Therapierichtlinien diskutiert werden (10 pro Jahr).

Forschungsaufbau

Mitte der 1980er-Jahre konnten erstmals eigene Forschungslabore betrieben werden, auch wenn Wünsche in Bezug auf Ausstattung und finanzielle Möglichkeiten noch offen blieben. Bis Anfang der 1990er-Jahre lag ein Forschungsschwerpunkt in der Optimierung der perioperativen hämodynamischen Überwachung bei gefäß- und herzchirurgischen Eingriffen im Hinblick auf die Reduzierung kardiovaskulärer Komplikationen. Daneben rückte ab 1984 ein zweites wissenschaftliches Interessengebiet in Form der malignen Hyperthermie in den Vordergrund. Bereits vor Amtsantritt in Leipzig hatte sich Prof. Olthoff mit der Erkrankung beschäftigt und sich das Wissen über die praktische Durchführung des In-vitro-Kontrakturtestes bei Prof. Ellis am St. James Hospital in Leeds vermitteln lassen. So entstand in weitestgehender Eigenentwicklung in Leipzig die einzige Apparatur in der DDR, an der die Disposition zur malignen Hyperthermie untersucht wurde. Vorbereitet und begleitet durch tierexperimentelle Tests am Schwein, wurde 1986 erstmals eine Muskelprobe bei einem Patienten im Halothan-Koffein-Test untersucht und als „MH-positiv" diagnostiziert. Aufgrund des großen Einzugsgebietes konnte auf eine relativ hohe Zahl zu untersuchender MH-Patienten zurückgegriffen werden. Dadurch profilierte sich die Leipziger Klinik in den nachfolgenden Jahren auch auf internationaler Ebene zu einem anerkannten MH-Zentrum. Bis heute wurden insgesamt knapp 1500 MH-verdächtige Patienten mit dem Muskeltest untersucht.

In den 1990er-Jahren stellten Untersuchungen und Therapien hämodynamisch kritischer perioperativer Phasen, das Neuromonitoring in der Anästhesiologie und Intensivtherapie oder kernspintomographische Blutflussuntersuchungen unter der Narkose Forschungsschwerpunkte der Klinik dar. Die invasiven Muskeluntersuchungen zur Bestimmung einer potenziellen MH-Disposition wurden 1999 durch genetische Diagnostikmöglichkeiten ergänzt und erweitert.

Unbefriedigend ist nach wie vor die Tatsache, dass insbesondere der gegebene Personalstellenplan der Klinik die Erfüllung von Erwartungen und Zielen hinsichtlich Wissenschafts- und Publikationstätigkeit oftmals nicht erlaubt, obwohl jährliche Steigerungsraten vorzuweisen sind.

Insgesamt war der Entwicklungsprozess der Anästhesie an der Universität Leipzig häufig unruhigen Zeiten und ungünstigen Bedingungen ausgesetzt. Die 1999 an der Universität in Kraft getretene Rechtsformänderung mit Trennung von Klinikbetrieb und Fakultät konfrontierte die KAI wiederum mit neuen Organisationsstrukturen, Qualitätssicherungsprogrammen sowie wirtschaftlichen Restriktionen. Die Mitarbeiter der Klinik teilen jedoch insgesamt die Hoffnung, auch künftig gegebenen und noch folgenden äußeren Reglementierungen oder Unzulänglichkeiten eine indikationsgerechte und komplikationsarme Anästhesie, Intensivtherapie, Notfallmedizin und Schmerztherapie entgegensetzen zu können.

Leitende Funktionen

Von vielen ehemaligen Mitarbeiterinnen und Mitarbeitern der Klinik wurden leitende Funktionen übernommen.

Außerplanmäßige Professuren

Zum außerplanmäßigen Professor wurde ernannt: Dr. med. habil. Dieter Langanke.

Anhang

Habilitationen

- **Kerrinnes, Claus** (1959) Die chirurgische Behandlung schwerer Formen doppelseitiger Lungentuberkulosen unter besonderer Berücksichtigung der Verhältnisse des Pleuraraumes
- **Meyer, Manfred** (1963) Elektrolyt- und Wassertransfer unter der Einwirkung einer Morphin-Prämedikation. (externe Habilitation)
- **Lüder, Manfred** (1968) Untersuchungen über Leistungsfähigkeit und Sicherheit moderner Methoden zur Applikation dampfförmiger Narkotika. (externe Habilitation)
- **Langanke, Dieter** (1969) Die Sauerstoffsättigung des Nabelschnurblutes zum Zeitpunkt der Geburt und ihre Beeinflussung durch Medikamente
- **König, Fritjoff** (1984) Klinische Anforderungen zur Optimierung der zentralen Medienversorgung des anästhesiologischen Arbeitsplatzes
- **Wild, Lina** (1988) Die Wertigkeit der bronchologischen Diagnostik bei der Verifizierung der Fehlbildungen des Respirationstraktes im frühen Kindesalter und der Stellenwert der Endoskopie in der Intensivmedizin
- **Adam, Horst** (1989) Veränderungen der Membranphospholipide subzellulärer Strukturen als Ursache für den Entstehungsmechanismus einer malignen Hyperthermie
- **Deutrich, Christine** (1990) Möglichkeiten zur Optimierung des perioperativen Verlaufes bei kardiochirurgischen Eingriffen mittels erweiterten hämodynamischen Monitorings
- **Burkhardt, Ulrich** (1999) Auswirkungen von 2 verschiedenen Arten der Allgemeinanästhesie in Verbindung mit kleinem oder mittlerem Operationstrauma auf zelluläre und humorale Faktoren der körpereigenen Abwehr bei Kindern
- **Schaffranietz, Lutz** (2001) Der Einfluss von Hypoxie, Hyperventilation und Lachgas auf ausgewählte Parameter des zerebralen Stoffwechsels und der zerebralen Oxygenierung – Ergebnisse verschiedener Studienansätze während elektiver neurochirurgischer Operationen

Informationen aus dem Internet

Aktuelle Informationen zu Tätigkeitsspektrum, Mitarbeitern, Forschungsaktivitäten, Publikationen und Veranstaltungen sind über die Homepage der Klinik für Anästhesiologie abrufbar: http://www.uni-leipzig.de/~kai/

4.3.25 Medizinische Universität zu Lübeck Klinik für Anästhesiologie

M. Strätling, A. Schneeweiß, P. Schmucker

Die Anfänge

Die Medizinische Universität zu Lübeck (MUL) wurde am 03.11.1964 zunächst als Medizinische Akademie (MAL) und zugleich zweite Medizinische Fakultät der Christian-Albrechts-Universität zu Kiel (CAU) gegründet. Auf der Grundlage der Empfehlungen des Wissenschaftsrates wurde diese Akademie dann am 07.05.1973 zunächst zur eigenständigen Medizinischen Hochschule (MHL) erhoben und in den folgenden Jahren schrittweise bis zur heutigen Medizinischen Universität (seit 1985) mit medizinisch-vorklinischer (seit WS 1983/84), klinischer und technisch-naturwissenschaftlicher Fakultät ausgebaut. Damit gehört die heutige „Universität zu Lübeck" (seit 2002) und ihre medizinische Fakultät naturgemäß zu den jüngsten und auch kleineren Hochschuleinrichtungen im Bundesgebiet.

Dennoch blickt die Hansestadt und mit ihr durchaus auch ihre Universität auf eine unter medizin-, wissenschafts- und kulturhistorischen Gesichtspunkten bemerkenswert reiche Geschichte zurück, die sich zudem in kaum einem anderen Bereich so ungebrochen bis in die Gegenwart fortsetzt wie in den heutigen Leistungsspektren unserer Disziplin.

Eine dieser Linien historischer Tradition ist die bereits bis ins 12. Jahrhundert zurückreichende und z. T. gut erforschte Geschichte des Medizinal- und öffentlichen Gesundheitswesens der Hansestadt, einschließlich ihres Hospital- und Krankenhauswesens. Exemplarisch ist hier an erster Stelle das Heiligen-Geist-Hospital zu nennen: Bis zum heutigen Tage eines der bekanntesten Wahrzeichen der historischen Altstadt, wurde es bereits um 1227 als die in Nordeuropa bedeutendste Stiftung mittelalterlicher Wohlfahrtspflege gegründet. Darüber hinaus finden sich in der Lübschen Medizinalgeschichte einige der frühesten Beispiele der praktischen Vorwegnahme und der erfolgreichen Anwendung der epidemiologischen bzw. experimentellen Wissenschaftsmethodologie, welche die empirische Forschung der Natur- und Humanwissenschaften seit dem Zeitalter der Aufklärung prägt. Schließlich wurde im Jahre 1791 mit der „Rettungsanstalt für im Wasser Verunglückte" in Lübeck u. a. auch eine der ältesten Einrichtungen des frühen Rettungswesens in Europa etabliert.

Eine weitere Linie historischer Traditionen belegt schließlich die große Bedeutung Lübecks auch für die Geschichte der Anästhesie, Rettungs- und Intensivmedizin im heutigen Sinne. Untrennbar verbunden ist diese Geschichte mit den Namen von Heinrich (1847–1917) und Bernhard Dräger (1870–1928), den Entwicklungen des am 01.01.1889 begründeten (Medizin-)Technologiekonzerns, der heutigen Drägerwerk AG, und dessen Zusammenarbeit v. a. zunächst mit hervorragenden Lübecker Arztpersönlichkeiten wie Otto Roth (1863–1944) und Albert Lezius (1903–1953) sowie den Hamburgern Paul Sudeck (1866–1945) und Helmut Schmidt (1895–1979). Aus diesen Kooperationen entstanden für unsere Disziplin zahlreiche geradezu epochemachende Narkose-, Wiederbelebungs- und Beatmungsgeräte (s. auch Kapitel 1.2 und 3.1) sowie wesentliche Beiträge zur Etablierung der modernen Sauerstofftherapie.[1]

1964–1985 Direktorat Prof. Johannes Eichler

Professor Dr. med. Johannes Eichler (◘ Abb. 1)

Geboren am 19.04.1920 in Gelenau/Erzgebirge; gest. 03.04.1998; 1947–1952 Studium der Medizin Universität Kiel; 1951 Promotion; 1952–1954 Universitätsklinik für Chirurgie Kiel (Wanke); 1954–1955 Chirurgie Bad Segeberg (Zehrer); 1955–1964 Mitwirkung am Aufbau einer (personell und institutionell allerdings noch nicht eigenständigen) „anaesthesiologischen Abteilung" an der Universitätsklinik für Chirurgie, Kiel (Wanke); 1957–1958 Pharmakologie Kiel (Behrens); 1959 Facharztanerkennung für Anästhesie; 1965 Habilitation; ab 1964 Aufbau und Leitung der Zentralen Anästhesieabteilung der Medizinischen Akademie zu Lübeck; 1970 Lehrstuhl für Anästhesiologie ebenda; 1985 Professor emeritus.

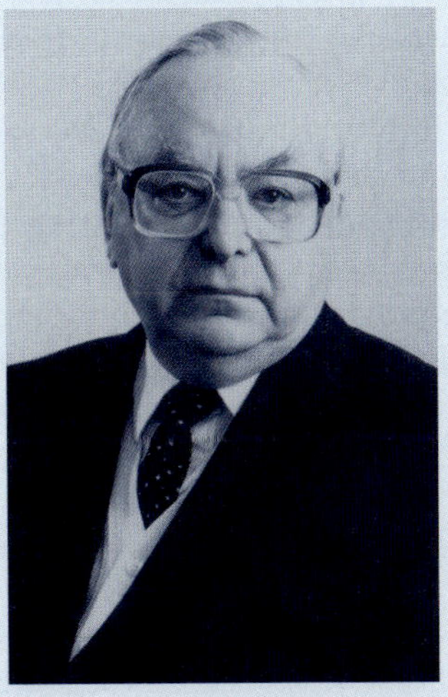

◘ **Abb. 1.** Johannes Eichler

Ordinariat und Klinik

Die ersten 2 Jahrzehnte des Aufbaus einer eigenständigen „Zentralen Anästhesie-Abteilung" (seit 1964) bzw. der späteren Klinik und des Lehrstuhls für Anästhesiologie in Lübeck sind untrennbar mit dem Namen, dem Engagement, der Weitsicht und der Beharrlichkeit ihres Gründers und ersten Ordinarius verbunden: Eichler studierte Medizin von 1947 bis 1952 an der Universität Kiel, wo er u. a. 1951 promovierte und ab 1955 der Universitätsklinik für Chirurgie angehörte. Schon dort repräsentierte er ab der 2. Hälfte der 1950er-Jahre bis 1964 – zuletzt zeitweise auch hauptverantwortlich – die in Deutschland erst seit dem 10.04.1953 offiziell etablierte Fachdisziplin der Anästhesiologie in der Patientenversorgung, der Forschung und der Lehre. 1959 wurde er Facharzt und gehörte damit zu den 4 ersten Vertretern der Anästhesie in Schleswig-Holstein überhaupt. Wie fast überall in Deutschland wurde jedoch die „Abspaltung" der Anästhesiologie auch dort zunächst meist nur einseitig als Verlust chirurgischer Kompetenzen und Einflussmöglichkeiten empfunden und demzufolge von chirurgischen Chefärzten und Ordinarien bekämpft. Auch an den Kieler und Lübecker Kliniken, die zudem durchaus auf eine lange und große Tradition der „Chirurgischen Anästhesie" verweisen konnten, fristeten daher die Anästhesieabteilungen noch über lange Zeit eher ein „Schattendasein": personell bewusst kleingehalten, organisatorisch und dienstrechtlich der chirurgischen Weisungsbefugnis untergeordnet, die Institution wie ihre Mitarbeiter oft eher nur widerwillig geduldet, bestenfalls als „Handlanger" akzeptiert, denn tatsächlich aufgrund ihrer Qualifikationen, Erfahrung und der kompetenten Beherrschung ihres anästhesiologisch-intensivmedizinischen Methodenspektrums geschätzt und anerkannt. In dieser für die Pioniere des modernen Berufsbildes des Anästhesisten sehr schwierigen und konfliktbeladenen Situation gelang Eichler am 10.11.1965 mit einer klinischen und experimentellen Studie über die Durchführung prophylaktischer und therapeutischer Hypothermie in der Chirurgie und Neurochirurgie unter besonderer Berücksichtigung kontinuierlicher Herzfrequenzregistrierung und der Wirkung kreislaufaktiver Substanzen die erste Habilitation für Anästhesie an der Christian-Albrechts-Universität zu Kiel und damit auch in Schleswig-Holstein insgesamt.

Mit dieser bereits seit 1957 betriebenen Forschung zu der heute als „Monitoring" selbstverständlichen apparativen Überwachung der Vitalparameter, die zumeist erst ab den 1970er-Jahren auch im klinischen Routinebetrieb etabliert wurde, setzte Eichler damals ebenso frühzeitig wie weitsichtig einen wichtigen Akzent, der – im Einklang auch mit Lübecks „Dräger-Traditionen" – ein wissenschaftliches Haupttätigkeitsgebiet seines späteren Lehrstuhls sowie großer Teile des Wissenschafts- und Wirtschaftsstandorts Lübeck insgesamt prägen sollte: die Kreislaufforschung, die Überwachung der Vitalparameter des Patienten sowie die Entwicklung und klinische Validierung der u. a. hierfür diagnostisch und therapeutisch-interventionell erforderlichen Medizintechnologie („medizintechnologische Verbundforschung").

Nachdem die Medizinische Akademie zu Lübeck (MAL) gegründet worden war, begann Eichler 1964 auch dort – zunächst noch im Range eines „Akademischen Rates" und Oberarztes an der Chirurgischen Klinik – eine Abteilung für Anästhesie aufzubauen. Dabei waren die Bedingungen hierfür mindestens ebenso schwierig wie zuvor in Kiel: Anfangs hatte er nur 2 Mitarbeiter, die zudem oft auch noch für chirurgische Dienste vereinnahmt wurden. Auch ein ordentlicher Lehrstuhl für die Anästhesiologie war während der bis dahin vorangetriebenen Planungen für die Errichtung der Medizinischen Akademie zunächst nicht vorgesehen worden. Dabei ergibt sich bei kritischer Analyse des einschlägigen Gründungsgutachtens, dass es sich hierbei wohl nicht um eine „Planungspanne" handelte. Vielmehr wurde dieses Anliegen auch vom dortigen chirurgischen Chefarzt und späteren Ordinarius blockiert und blieb als kontroverser Punkt zunächst offen; wohl um die weitere Entwicklung sowohl des Fachgebiets als auch der Akademie vor einer definitiven Entscheidung zu beobachten. Eichler erkannte jedoch von Anfang an, dass diese Planungen nicht tragfähig sein konnten und langfristig auch in Lübeck die Etablierung einer unabhabhängigen, personalstarken Anästhesieabteilung unvermeidbar werden würde. Folglich betrieb er deren Ausbau – trotz aller Widerstände und bisweilen auch offenen Anfeindungen – über die Jahre hinweg mit großer Geduld, Konsequenz und Zielsicherheit. Am 04.05.1970 wurde an der damaligen Medizinischen Akademie zu Lübeck schließlich erstmals auch eine Professur für Anästhesiologie eingerichtet. Fast zeitgleich dazu wurde am 08.07.1970 auch die damalige „Zentrale Anästhesie-Abteilung" an der Chirurgischen Klinik im Sinne von §108 Abs. 4 der Universitätsverfassung verselbständigt, womit deren Leiter, Prof. Dr. med. Ernst Johannes Eichler, faktisch den ersten eigenständigen Lehrstuhl unseres Fachgebiets am Lübecker Standort der Christian-Albrechts-Universität zu Kiel sowie in Schleswig-Holstein insgesamt innehatte. Die Anhebung des Lehrstuhls zum C4-Ordinariat erfolgte am 01.07.1981.

Als 1977 der erste Forschungsbericht der inzwischen verselbständigten Medizinischen Hochschule Lübeck erschien, gehörten 14 ärztliche Mitarbeiter zum Personalstamm der Abteilung. Ende 1985, als Eichler die Klinik seinem Nachfolger übergab, hatte sich die Zahl seiner Kollegen bereits etwa verdoppelt.

Im Verlaufe der Jahre traten zu den wissenschaftlichen Schwerpunkten im Bereich der Kreislaufforschung und Medizintechnologie selbstverständlich zunehmend auch Forschungsvorhaben aus allen anderen Bereichen der klinischen Anästhesiologie und Intensivmedizin. Neben der Hypo- und Hyperthermie und der medizinischen Telemetrie zählten v. a. aber auch die Flugmedizin, die medizinische Photographie und Kinematographie sowie die Medizindidaktik zu Eichlers besonderen Interessen.

Notfallmedizin

Dies führte nicht zuletzt dazu, dass auch der Bereich der präklinischen Notfall- und Rettungsmedizin schon in den frühen Jahren ein zunehmend wichtiges Betätigungsfeld im Lübecker Leistungsspektrum sowie in der Forschung und Lehre bildete. Damit wuchs dem Zentrum die unbestritten führende Rolle bei dem logistischen und personellen Aufbau sowie der wissenschaftlichen Begleitung eines flächendeckenden, land-, see- und luftgestützten Rettungswesens für Schleswig-Holstein und seine Küstenregion zu. Selbst aktiver Hobbypilot und ausgewiesener Experte für u. a. Luft- und Raumfahrtmedizin und Intensivtransporte, hatte Eichler insbesondere maßgeblichen Anteil daran, dass bereits seit 1958 (v. a. dann aber ab den 70er-Jahren) in Schleswig-Holstein Hubschrauberlandeplätze an Krankenhäusern eingerichtet und die Land- und See-Luftrettung (z. B. SAR-Hubschrauberstandorte einschließlich dazugehörigem Flugatlas) etabliert wurden. Seit dem 02.06.1980 ist in Lübeck ein bodengestütztes Notarztsystem unter maßgeblicher, interdisziplinärer Beteiligung der heutigen MUL eingerichtet.

Lehre

Eichlers didaktisches Geschick schließlich kam u. a. in seinen beiden Lehrbüchern zum Tragen: Die „Grundlagen der apparativen Beatmung" und v. a. sein „Kompendium der Anästhesiologie", welches das wohl am weitesten verbreitete frühe „Kitteltaschenbuch" der Anästhesiologie im deutschsprachigen Raume gewesen sein dürfte. An der jungen Fakultät in Lübeck, deren Institutionen zudem fast ausschließlich medizinisch und technisch-naturwissenschaftlich ausgerichtet sind, wurde von Anfang an der Diskurs in Forschung und Lehre mit den geisteswissenschaftlich geprägten Disziplinen, insbesondere der Philosophie und Ethik in der Medizin, der Rechts- und Geschichtswissenschaft, der theoretischen Wissenschafts- und Erkenntnistheorie und -methodologie, der Psychologie, der Soziologie und den Wirtschaftswissenschaften schmerzlich vermisst. Dies führte nicht nur zur Gründung einzelner Institute und Veranstaltungen mit „Brückenkopf-" bzw. „Schnittstellenfunktionen" an der MHL und MUL, sondern auch zur Ausbildung und Pflege durchaus eigenständiger Teilkompetenzen sowie interdisziplinärwissenschaftlicher Kooperationen an einigen Kliniken und Instituten. Am Institut für Anästhesiologie fand dieser Diskurs mit den Geisteswissenschaften wiederum bereits besonders früh und – ebenfalls bis zum heutigen Tage – besonders intensiv statt. Dabei wurde von Eichler und seinen Mitarbeitern und Doktoranden zunächst großes Gewicht auf die medizin- und wissenschaftshistorische Entwicklung des jungen Fachgebietes gelegt sowie auf die Erörterung medizinethischer und rechtlicher Fragen wie z. B. die Grenzen der Behandlungspflicht in der Intensivmedizin.

1986–1989 Direktorat Prof. Klaus van Ackern

Am 01.01.1986 wurde der Lehrstuhl für Anästhesiologie der Medizinischen Universität zu Lübeck von Prof. Dr. med. Dr. h.c. Klaus van Ackern als Nachfolger von Eichler übernommen (Lebenslauf von K. van Ackern s. S. 503). Mit dem Wechsel im Ordinariat war seinerzeit eine weitere Stufe des strukturell-logistischen Ausbaus des Lübecker Klinikums verbunden, der auch mit einer Aufstockung der Anzahl der Mitarbeiter einherging: Als Eichler die Klinik Ende 1985 seinem Nachfolger übergab, verfügte diese über rund 30 ärztliche Mitarbeiter. Unter van Ackern und Albrecht waren es dann bereits 48 Assistenten und Oberärzte. Noch deutlich höher fiel der Zuwachs im Bereich des Pflegepersonals aus. Zugleich begann damals auch die Zahl der zu leistenden Narkosen weit überproportional anzusteigen, was selbstverständlich auf das zeitgleich erheblich expandierende Leistungsspektrum der operativ tätigen Disziplinen zurückzuführen war. Trotz der damals auch schon in Lübeck ebenso chronisch wie extrem angespannten Haushaltssituation galt es darüber hinaus, einen erheblichen technisch-apparativen Investitionsbedarf – z. T. durch die Anwerbung erheblicher Drittmittel – zu bewältigen. Dieser umfasste u. a. die Neuanschaffung zahlreicher Narkose- und Überwachungsgeräte, die Einrichtung von Aufwachräumen in etlichen operativen Kliniken, den Aufbau eines Gerätewartungszentrums, einer nunmehr auch fest etablierten Schmerzambulanz nebst Akutschmerzdienst für postoperative Patienten, eines ersten Dokumentationssystems sowie den erheblichen Ausbau der Lehrtätigkeit innerhalb der Universität und darüber hinaus.

Die bisherigen wissenschaftlichen Schwerpunkte des Instituts blieben auch in den Jahren von 1986 bis 1990 erhalten, wurden jedoch z. T. noch erheblich ausgebaut und um zahlreiche, meist immunologische Forschungsvorhaben ergänzt. Dies führte u. a. auch zu einer sprunghaft angewachsenen publizistischen Aktivität der Klinik insgesamt. Van Ackern kommt das Verdienst zu, unter für die junge Universität damals insgesamt sehr schwierigen Rahmenbedingungen den weiteren Ausbau des Lübecker Instituts für Anästhesiologie mit großem Engagement und Organisationsgeschick nachhaltig vorangetrieben und mittel- und langfristig mit vorbereitet zu haben. Dieser Erfolg trug wesentlich dazu bei, dass er bereits 1989 den Ruf als Ordinarius auf den Lehrstuhl für Anästhesiologie und Intensivmedizin der Fakultät für Klinische Medizin Mannheim der Ruprecht-Karls-Universität Heidelberg erhielt und damit Nachfolger seines ersten Chefs wurde.

1989–1990 – Direktorat (komm.) Priv.-Doz. Detlev Michael Albrecht

Bis zur Amtseinführung seines Nachfolgers übernahm van Ackerns Leitender Oberarzt und zugleich erster Lübecker Habilitand für das Fach Anästhesiologie, Priv.-Doz. Dr. med. Detlev Michael Albrecht als kommissarischer Direktor die Leitung der Klinik (Lebenslauf von D.M. Albrecht s. S. 370). Albrecht wechselte wenig später als Leitender Oberarzt ebenfalls nach Mannheim und wurde dort auf eine Professur (C3) für Anästhesiologie berufen und folgte 1994 einem Ruf auf den Lehrstuhl für Anästhesiologie der Technischen Universität Dresden.

Am 01.07.1990 wurde der Lehrstuhl für Anästhesiologie der Medizinischen Universität zu Lübeck vom heutigen Inhaber Prof. Dr. med. Peter Schmucker übernommen.

Seit 1990 Direktorat Prof. Peter Schmucker (◻ Abb. 2)

Prof. Dr. med. Peter Schmucker

Geboren am 09.10.1947 in Nürnberg; 1967–1973 Studium der Medizin Ludwig-Maximilians-Universität (LMU) München; 1973–1974 Klinik Krecke, Chirurgische Abteilung; 1974 II. Medizinische Klinik LMU München; 1974–1976 Bundeswehrkrankenhaus München; 1975–1985 Institut für Anästhesiologie LMU München (Peter) ;1975 Promotion LMU München; 1980 Oberarzt Institut für Anästhesiologie LMU München; 1984 Habilitation LMU München; 1985 Berufung auf den Lehrstuhl für Anästhesiologie an der Freien Universität Berlin/Deutsches Herzzentrum Berlin; 1990 Berufung auf den Lehrstuhl für Anästhesiologie der Medizinischen Universität zu Lübeck; 1992–1994 Dekan der Medizinischen Fakultät.

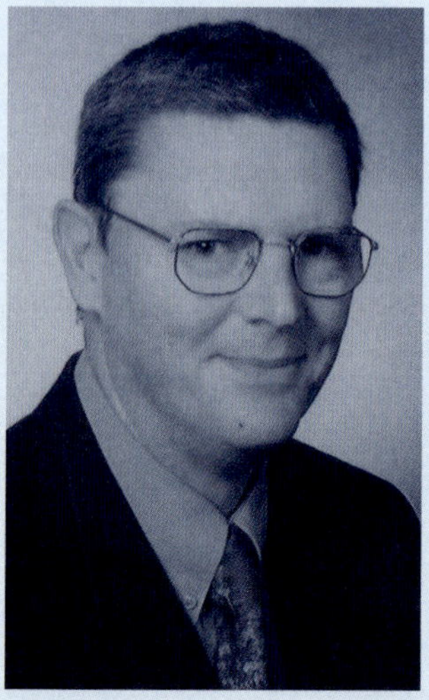

◻ Abb. 2. Peter Schmucker

Klinische Anästhesie

Seit dem Amtsantritt von Schmucker wurde das gesamte klinisch-medizinische Leistungsspektrum personell wie logistisch nochmals erheblich weiter auf- und ausgebaut: Inzwischen besteht der Stab des Klinikums aus über 70 ärztlichen Mitarbeitern. Ursächlich für diesen Zuwachs war ein weiterer Anstieg der zu leistenden Anästhesien von rund 14.000 (1990) auf zuletzt über 22.000 pro Jahr. Dabei zeichnet sich ab, dass eine in jüngerer Zeit weiterhin erfolgte Ausweitung des (peri)operativen Spektrums am Universitätsklinikum Lübeck sowie die erheblich veränderten rechtlichen und betriebswirtschaftlichen Rahmenbedingungen sogar noch eine abermalige Aufstockung der personellen, wie auch eine Modernisierung der technisch-apparativen und logistischen Ausstattung der Klinik erzwingen werden. Deutlich über 14% der geleisteten Anästhesien werden inzwischen außerhalb der Regeldienstzeit begonnen, was ebenfalls unter medizinischen, logistischen, wirtschaftlichen und rechtlichen Gesichtspunkten ein Problem von zunehmender Brisanz für das Universitätsklinikum Lübeck, seine Mitarbeiter und nicht zuletzt auch die zeitnahe und sachgerechte Patientenversorgung darstellt.

Rund 7–10% der operativen Anästhesien werden als Regionalanästhesien verabreicht; 34 Regelarbeitsplätze werden in 12 operativen und interventionellen Funktionsbereichen besetzt. Darüber hinaus besteht eine ebenfalls noch stetig zunehmende Zahl weiterer Arbeitsplätze, die bei Bedarf in Betrieb genommen werden können bzw. müssen.

Seit 1998 existiert eine Prämedikationsambulanz, die wesentlich zur Entlastung und Optimierung der Logistik sowie der Qualitätssicherung und -kontrolle in diesem Bereich beiträgt: Durch sie wird z. B. die Vermeidung nicht notwendiger oder doppelt durchgeführter Diagnostik, eine Verbesserung der Planungen für die OP- und Intensivkapazitäten sowie der Abbau von kostenintensiven Überstunden für das ärztliche Personal ermöglicht. Darüber hinaus konnten positive Einflüsse dieser Einrichtung auf das postoperative körperliche und psychische Befinden im Aufwachraum und die Zufriedenheit der Patienten mit der anästhesiologischen Betreuung insgesamt wissenschaftlich belegt werden.

Schließlich ist die Anästhesie über das OP-Management und ihre zentrale Rolle bei der bereits klinikweit vernetzten Leistungserfassung auch intensiv in die Organisationsstrukturen aller operativen Abteilungen eingebunden. Voraussichtlich ab dem 01.01.2003 ist die Fusion der beiden Universitätskliniken des Landes zum „Universitätsklinikum Schleswig-Holstein“ beabsichtigt. Angesichts der hierfür notwendigen Umstrukturierungen und Harmonisierungen zwischen beiden Standorten kommt daher diesen v. a. am Lübecker Zentrum erworbenen Erfahrungen und Kompetenzen auch in den Bereichen der Betriebswirtschaft und der medizinischen Informatik zunehmend auch eine überregionale Bedeutung zu.

Intensivmedizin

Mit Beginn 1991 wurde zunächst – auf einer Startbasis von 2 Betten – eine interdisziplinäre Intensivstation unter anästhesiologischer Leitung an der Klinik für Neurochirurgie eröffnet. Seit August 1991 erfolgte dann über knapp 4 Jahre der schrittweise Aufbau der eigenständigen anästhesiologischen Intensivstation 15i mit zunächst 4, später dann 8 und schließlich 15 Pflegeplätzen. Bei jährlich etwa 1000 Eingriffen an der extrakorporalen Zirkulation werden derzeit rund 60% der postoperativen Patienten der anästhesiologischen Intensivstation nach einem herzchirurgischen Eingriff betreut; $^2/_3$ aller Patienten fallen dabei – auf der Grundlage u. a. des täglich erhobenen „TISS"-Scores – in die höchste von 4 möglichen intensivmedizinischen Pflegekategorien. Neben der Möglichkeit der apparativen Beatmung an allen Betten sowie der einschlägigen Nierenersatzverfahren stehen seit Mitte der 1990er-Jahre routinemäßig auch die Möglichkeiten der extrakorporalen Membranoxygenierung (ECMO), der Stickstoffmonoxid-(NO-)Beatmung, des Einsatzes der intraaortalen Ballonpumpe sowie der Hochfrequenzjetventilation und der Magenmukosatonometrie zur Verfügung.

Notfallmedizin

Über das bereits erwähnte notfallmedizinische Engagement des Instituts in Forschung und Lehre hinaus werden selbstverständlich auch die notärztlichen Dienste im Bereich Lübeck u. a. von Mitarbeitern der Klinik für Anästhesiologie der MUL besetzt. Mehrere Kollegen sind als Leitende Notärzte tätig. Eine Rettungswache und eine Notersatzstation mit 30 Betten für etwaige Großschadensereignisse und Zivilschutzfälle wurde im Rahmen der ersten Baustufe des 1988 neu in Betrieb genommenen Zentralklinikums eingerichtet; ein zentrales Reanimationssystem ist für das sehr weitläufige Klinikgelände etabliert und wird seit den 1990er-Jahren engmaschig validiert. Das Universitätsklinikum Lübeck ist unumstritten das führende Rettungszentrum in Schleswig-Holstein.

Schmerztherapie und Palliativmedizin

Durch die Schmerzambulanz und den Akutschmerzdienst der Klinik für Anästhesiologie wurden seit 1986 zunächst kontinuierlich steigende Patientenzahlen durch anfangs 2, später 3 ärztliche Mitarbeiter, eine Psychologin und 2 Fachpflegekräfte ambulant und konsiliarisch auf den Stationen des Klinikums betreut. Schließlich fielen bis zu 4200 Behandlungen, Patientenkontakte und Konsile im Berichtszeitraum 1993/94 an. Mit dem Ausbau der ambulanten Schmerztherapie durch niedergelassene Kollegen waren diese Zahlen dann ab Mitte der 90er-Jahre wieder etwas rückläufig und pendelten sich seitdem bei rd. 3000 Behandlungsfällen pro Jahr ein. Seit 1994 ist das Klinikum anerkannte Fortbildungseinrichtung gemäß den Kriterien der Deutschen Gesellschaft zum Studium des Schmerzes (DGSS) und seit Anfang 1995 auch nach den Kriterien der DGAI für den Erwerb der im Juni 1996 vom Deutschen Ärztetag verabschiedeten Zusatzbezeichnung „Spezielle Schmerztherapie". Vom 01.07.1991 bis 30.06.1994 wurde zudem durch die Schmerzambulanz eine kleine Palliativstation im Rahmen des ersten diesbezüglichen Modellprogramms der Bundesregierung unterhalten. Die dort mit der interdisziplinären Palliativbehandlung und Symptomenkontrolle gewonnenen Erfahrungen hatten nicht nur eine beträchtliche Initialwirkung auf die weitere Entwicklung der Palliativmedizin in Deutschland. Es gelang auch den Fortbestand der erworbenen Kompetenzen und Therapieangebote über die Förderungsdauer des Projektes hinaus weitgehend zu erhalten.

Forschung

Seit dem Amtsantritt von Schmucker wurden zunächst wissenschaftliche Grundlagenstudien zur Erforschung der perioperativen Hämodynamik und Rheologie sowie insbesondere zur Mikrozirkulation unter verschiedenen Bedingungen der Intensivtherapie (v. a. Infektion, Sepsis und Hyperthermie), der Anästhesie und der Notfallmedizin weiter intensiviert. Inzwischen stellen immunologische und endokrinologische Forschungen den – auch international anerkannten – Hauptschwerpunkt im Forschungsprofil der Medizinischen Universität zu Lübeck insgesamt dar. Hierzu bestehen u. a. auch eine Reihe von Sonderforschungsbereichen und Kooperationen (z. B. mit dem assoziierten Forschungszentrum Borstel). Die Klinik für Anästhesiologie forscht hier schwerpunktmäßig im intensivmedizinischen Bereich, v. a. in Bezug auf die Einflüsse von verschiedenen Operationstechniken (z. B. kardiopulmonaler Bypass), Anästhesieregime und intensivmedizinischer Behandlungsmaßnahmen auf die Immunkompetenz der Patienten insgesamt sowie auf Mediatorsubstanzen (z. B. Tumornekrosefaktor und Interleukine) und die Regulation natriuretischer Peptide. Darüber hinaus sind derzeit 2 sehr erfolgreiche Arbeitsgruppen tätig, die sich auch des Methodenspektrums der Molekularbiologie bedienen. Die eine befasst sich mit der Charakterisierung von Surfactantproteinen, die andere mit Mechanismen der Kreislaufregulation an einem transgenen Mausmodell.

Eine Reihe weiterer Untersuchungen widmete sich der Messung von Plasma- und Herzzeitvolumen sowie der Gewebeoxygenierung mit Hilfe invasiver und nichtinvasiver Messverfahren: Hierbei kamen Farbstoffdilutionstechniken in Verbindung mit neuen spektroskopischen Verfahren ebenso zur Anwendung wie die Validierung der (naso)gastralen Mukosatonometrie zur Beurteilung der Gewebeoxygenierung bei Sepsis und Multiorganinsuffizienz, großen allgemein- bzw. thoraxchirurgischen Eingriffen sowie unter differenzierten Beatmungsregimen. Seit Ende der 1990er-Jahre ist die Klinik darüber hinaus das europaweit führende Referenzzentrum für die Entwicklung und Validierung von Pulsoximetriegeräten. Weitere medizintechnologische Untersuchungen beurteilten die Praxistauglichkeit unterschiedlicher Anästhesie- und Intensivmedizingeräte (insbesondere der ortsansässigen Fa. Dräger) unter hauptsächlich ergonomisch-technischen und atemphysiologischen Gesichtspunkten.

Die Entwicklung von Instrumenten zur Sicherung und Optimierung der Prozess- und Strukturqualität im Rettungsdienst bildet einen weiteren, langjährigen Forschungsschwerpunkt der Lübecker Klinik: Zunächst erfolgte die Entwicklung eines standardisierten Notaufnahmeprotokolls, welches für die statistische und wissenschaftliche Auswertung auch einen direkten Datentransfer mit dem „Bundeseinheitlichen Notarzteinsatzprotokoll" sowie dem ebenfalls maßgeblich in Lübeck mitentwickelten und von der „Deutschen Interdisziplinären Vereinigung Intensivmedizin" (DIVI) empfohlenen „Bundeseinheitlichen Rettungsdienstprotokoll" ermöglicht. Ergänzt wurden diese Dokumentationssysteme später dann auch durch die erfolgreiche Erprobung und Validierung des inzwischen national wie international weit verbreiteten „Lübecker Dokumentationssystems für den Großunfall" („LüDoG"), die Etablierung und Validierung von Ausbildungs- bzw. Nachschulungskonzepten für die Frühdefibrillation durch Rettungsassistenten und die Verbesserung der Kommunikation und Kooperation zwischen dem Leitstellendisponenten, dem Rettungsdienstpersonal und Notarzt sowie dem Zielkrankenhaus.

Lübecker Studien zum Airwaymanagement in der präklinischen Notfallmedizin unter besonderer Berücksichtigung der neu entwickelten Beatmungshilfen (z. B. Larynxmaske, Kombitubus) hatten darüber hinaus auch wichtigen Einfluss auf die neuen Reanimationsempfehlungen der medizinischen Fachgesellschaften und führten zu technischen Neuentwicklungen. Das aktuelle **SARRRAH**-Projekt („search and rescue, resuscitation and rewarming in accidental hypothermia") hat die Zielsetzung, die Überlebenschancen von unfallbedingt stark unterkühlten Patienten (insbesondere aus dem Bereich der Seenotrettung bzw. von Ertrinkungsunfällen) zu verbessern. Hierzu werden auf der Grundlage des aktuellen medizinischen Wissens klare und im Realeinsatz anwendbare, standardisierte Rettungs- und Behandlungskonzepte erarbeitet, wissenschaftlich validiert und weiterentwickelt.

Im Bereich der klinischen Anästhesiologie lag schließlich ein wesentlicher Schwerpunkt in Untersuchungen zu den Effekten verschiedener Prämedikationsregime und Narkosetechniken auf psychomotorische Funktionen und die psychologisch-emotionale Befindlichkeit von Probanden und Patienten sowie deren Immunkompetenz unter perioperativem Stress. Andere prospektiv randomisierte, pharmakologisch-psychometrische Studien befassten sich u. a. mit den Risikofaktoren und Prädiktoren für das Auftreten des postoperativen Delirs (insbesondere in der Herzchirurgie) und der Anxiolyse im Rettungsdienst.

Bei kontinuierlich steigender Tendenz wurden zuletzt pro 2-jährigem Berichtszeitraum rund 20 medizinische Dissertationen zu allen Themenbereichen an der Klinik für Anästhesiologie der MUL fertiggestellt. Hinzu kommen bisher insgesamt 7 Habilitationen. Von diesen wurden seit 1997 jährlich eine abgeschlossen, was der Entwicklung des fachspezifischen Durchschnitts entsprechen dürfte.

Wissenschaftliche Publikationen

Zu allen genannten wissenschaftlichen Schwerpunktthemen sind die Beiträge des Lübecker Instituts – auch nach externer Evaluation durch die Deutsche Forschungsgesellschaft DFG und den Wissenschaftsrat – im nationalen wie internationalen Schrifttum gut repräsentiert und anerkannt. Alleine in den vergangenen 10 Jahren hat sich dabei die Anzahl der wissenschaftlichen Publikationen weit mehr als verdoppelt, in manchen Bereichen sogar vervielfacht. Im bisher letzten ausgewerteten Berichtszeitraum erschienen unter der Erstautorenschaft von Mitarbeitern der Klinik für Anästhesiologie der Medizinischen Universität zu Lübeck rund 40 wissenschaftliche Originalien, 30 Bücher, Buchbeiträge, Übersichtsbeiträge und Reviews, rund 130 Abstracts, über 50 zitierbare Hauptvorträge und freie Referate auf wissenschaftlichen Kongressen, über 70 Poster und 1 Film; über 200 Referate wurden von Mitarbeitern auf öffentlichen Fortbildungsveranstaltungen gehalten. Ergänzt wird das publizistisch-wissenschaftliche wie -didaktische Engagement am Lübecker Lehrstuhl auch durch Herausgebertätigkeiten: Hier ist v. a. auf ein bei Studenten und jungen Kollegen sehr geschätztes „Kitteltaschenbuch" zu verweisen, das – ähnlich wie seinerzeit Prof. Eichlers **„Kompendium der Anästhesiologie"** – heute zweifellos zu den in der klinischen Ausbildung am weitesten verbreiteten, praxisorientierten Anästhesiekurzlehrbüchern gehört: der von M. Reinhard und R. Schäfer herausgegebene **„Klinikleitfaden Anästhesiologie"** (1. Auflage 1993; Jungjohann) sowie zahlreiche Beiträge von Mitarbeitern zu anderen Büchern aus der in Lübeck insgesamt begründeten „Klinikleitfaden"-Reihe (Fischer-Verlag).

Aus- und Weiterbildung

In der akademischen Lehre und klinischen Ausbildung werden die Lehrveranstaltungen für die Studenten größtenteils als praxisbezogener Kleingruppenunterricht organisiert. Diese Maßnahme trug der Klinik in den regelmäßigen, unabhängigen Evaluationen der Lehrveranstaltungen der Universität durch die Studierenden selbst bis zum heutigen Tage höchste Anerkennung ein. Darüber hinaus wurde, unter maßgeblicher Beteiligung der Anästhesie, an der Medizinischen Universität – als einem der noch sehr wenigen Standorte im Bundesgebiet – bereits mit dem Aufbau eines „Reformstudiengangs Medizin" begonnen, der mit deutlich mehr Praxisbezug und interdisziplinärer Vernetzung der Ausbildung durch problemorientiertes Lernen (POL) wesentlich zur Erarbeitung der didaktisch-methodischen Grundlagen für die bereits angekündigte Reform des Medizinstudiums insgesamt beitragen wird (9. Novelle AppOÄ). Traditionell liegen die

Lübecker Studierenden der Medizin mit ihren Prüfungsleistungen in allen bundeseinheitlichen schriftlichen Prüfungsabschnitten deutlich über dem Bundesdurchschnitt und belegen vielfach Spitzenplätze.

Auch die betriebsinternen, klinischen Fortbildungen mit anschließender Diskussionsrunde für die ärztlichen und pflegerischen Mitarbeiter wurden seit 1990 – auf wöchentlicher Basis – weiter intensiviert, schriftlich festgehalten und inzwischen verstärkt auch zur gemeinsamen Erarbeitung allgemeiner Therapierichtlinien und Pflegestandards im Klinikum genutzt. Damit dienen sie zugleich auch als wesentliche Maßnahme der internen Qualitätssicherung.

Weiterhin finden während des Semesters 14-tägige öffentliche Fortbildungsveranstaltungen zu Themen aus dem gesamten Spektrum der Anästhesie, Intensiv- und Notfallmedizin sowie der Schmerztherapie (AINS) mit meist externen oder auch internationalen Referenten statt. Diese Veranstaltungen sind seit dem WS 2000/2001 durch die Ärztekammer Schleswig-Holstein als besonders geeignete Lehrveranstaltungen im Sinne der obligatorischen Weiterbildungsnachweise im Rahmen der neuen ärztlichen Weiterbildungsordnung akkreditiert.

Seit 1995 werden Fachpflegeworkshops angeboten; seit dem Wintersemester 1997/98 sind die vorwiegend anästhesiologisch-intensivmedizinischen Lübecker Herbst- und Frühjahrssymposien etabliert.

Auch die Bedeutung des Lübecker Zentrums für die Notfall- und Rettungsmedizin sowie den Zivil- und Katastrophenschutz in Norddeutschland wurde – gerade auch im didaktischen Bereich – weiter untermauert: Zu den bereits früher etablierten Veranstaltungen in Zusammenarbeit mit den Akademien für Medizinische Fortbildung der Ärztekammern Schleswig-Holstein und Hamburg zum Erwerb der „Fachkunde Rettungsdienst" und den inzwischen traditionellen Lübecker Notfallsymposien und -kolloquien traten nun auch regelmäßige „Refresher-Kurse" (u. a. zu den Themen Intensivtransport, Narkose, Beatmung und Thoraxdrainage im Rettungsdienst, Megacode-Training, Brandverletzten- und Polytraumaversorgung), Fortbildungsseminare zum Erwerb der Fachkunde „Leitender Notarzt", die Organisation von Übungen zur Bewältigung von Großschadensereignissen (einschließlich Seenotfällen) unter Einbindung sämtlicher Dienste der medizinischen und technischen Rettung sowie zeitweise auch wesentliche personell-qualifizierende Beiträge zum Aufbau mehrerer Rettungsdienstschulen und der kassenärztlichen Notdienste.

Darüber hinaus besteht auf Initiative der Schmerzambulanz des Instituts für Anästhesiologie bereits seit dem 18.07.1989 auch eine interdisziplinäre Schmerzkonferenz, der es u. a. gelungen ist, die Kooperation im Bereich der MUL – und darüber hinaus – bezüglich der einschlägigen Forschung, Diagnostik und Therapie deutlich zu intensivieren.

Zusammenfassung und Ausblick

Die „Schnittstellendisziplin" der Anästhesiologie hat sich in den vergangenen 50 Jahren erfolgreich in Lübeck wie auch in Deutschland insgesamt etabliert. Mit zunehmendem Selbstbewusstsein und Virtuosität hat sie ihr weit gefächertes, interdisziplinär-medizinisches Methodenspektrum sowie ihre Repräsentanz in der Forschung und Lehre fortentwickelt.

Eine immer wichtigere Herausforderung an den Anästhesisten dürfte daher zukünftig darin bestehen, seine im klinischen Spektrum einmalige Position **zwischen** den unterschiedlichsten Disziplinen und Funktionsbereichen – noch mehr als bisher – moderierend zu nutzen: Aus den vielfältigen und damit ebenso störanfälligen wie konfliktträchtigen „Schnittstellen" gilt es – schon vor dem Hintergrund der absehbar weiteren Verknappung der Ressourcen und der unvermeidlichen Grenzen des „medizinisch Machbaren" – auch die Ausbildung tatsächlicher „Nahtstellen" zu ermöglichen – mit ebenso verbindendem wie interdisziplinär zumindest weitgehend verbindlichem Charakter. Hierzu wird eine transparente, wissenschaftlich und argumentativ belegte Operationalisierung der medizinisch, logistisch, politisch, rechtlich und oft auch psychosozial komplizierten Prozesse in einem modernen Gesundheitswesen ebenso notwendig sein wie die Fähigkeiten, diese auch zu kommunizieren, zu lehren und in der Praxis durchzusetzen – im Sinne einer fairen Kooperation zwischen allen Beteiligten, der Beachtung der ökonomischen, strukturellen und sozialen Bedürfnisse und Verantwortlichkeiten eines Klinikums ebenso wie unserer Gesellschaft insgesamt sowie nicht zuletzt einer stets möglichst angemessenen und zeitnahen Betreuung auch des einzelnen Patienten.

Anhang

Habilitationen

- **Albrecht, Detlev Michael** (1989) Interstitielles Ödem nach traumatisch-hämorrhagischem Schock. Flüssigkeits- und Eiweißextravasation in Lunge, Leber, Dünndarm und Muskulatur sowie die Restitution der Mikrozirkulation unter verschiedenen Volumenersatzmitteln im Tierexperiment
- **Klotz, Karl Friedrich** (1997) Stickstoffmonoxid-vermittelte Kontrolle der Skelettmuskelmikrozirkulation. Entwicklung und Anwendung eines modifizierten Tiermodelles zur Untersuchung physiologischer und anästhesiologischer Fragestellungen
- **Gehring, Hartmut** (1998) Die Messung der Atem-Alkoholkonzentration als Monitoring der Einschwemmung von Spülflüssigkeit während endo-

urologischer Eingriffe – Klinische Bedeutung und technische Anforderungen
- **Uhlig, Thomas** (1999) Gewebsoxigenierung und Mikrozirkulation in Anästhesiologie und Intensivmedizin. Empirische Untersuchungen zur Bedeutung der Magenmukosa-Tonometrie mittels nasogastraler Sonde im anästhesiologischen und intensivmedizinischen Routinemonitoring unter besonderer Berücksichtigung kardioanästhesiologischer Fragestellungen
- **Dörges, Volker** (2000) Beatmung in der Notfallmedizin. Einfluss von Beatmungshilfe, Tidalvolumen und inspiratorischer Sauerstoffkonzentration auf die Beatmung bei ungesichertem Luftweg während der Herz-Lungen-Wiederbelebung
- **Wagner, Klaus** (2001) Pathophysiologie und Kompensationsmechanismen des Herz-Kreislauf-Systems einer Erythropoetin-transgenen Mauslinie
- **Roth-Isigkeit, Angela** (2002) Endokrine und immunologische Reaktionen auf extreme Belastungssituationen – Untersuchungen zur perioperativen Stressantwort bei aortokoronaren Venen-Bypass-Eingriffen

Informationen aus dem Internet

Aktuelle Informationen zu Tätigkeitsspektrum, Mitarbeitern, Forschungsaktivitäten, Publikationen und Veranstaltungen sind über die Homepage der Klinik für Anästhesiologie abrufbar: http://www.anae.mu-luebeck.de/index.htm

Fußnote zu Unterkap. 4.3.25

[1] Siehe auch: Strätling M, Schmucker P (2002/2003) 100 Jahre Sauerstofftherapie (1902–2002) – Eine medizinhistorische Neubewertung. Teil I/II. Anästhesiol Intensivmed Notfallmed Schmerzther 37/38: in print; Strätling M, Schmucker P, Dräger C (2002) Die Bedeutung der Universitätsstandorte Schleswig-Holsteins für die Entwicklung der Anaesthesiologie, der Intensiv- und Notfallmedizin, der Schmerztherapie und der Medizintechnologie. Schlesw.-Holst. Ärztebl 55 (6): 60–66.

4.3.26 Otto-von-Guericke Universität Magdeburg Universitätsklinik für Anaesthesiologie und Intensivtherapie

W. Röse, T. Hachenberg

Die Anfänge

In Magdeburg entstand erst 1954 mit der Gründung der Medizinischen Akademie eine medizinische Hochschuleinrichtung. Die Keimzelle eines späteren anästhesiologischen Ordinariats lag in der Etablierung einer zunächst kleinen Anästhesieabteilung an der Chirurgischen Klinik im Jahre 1954. Dies ist vor allen Dingen der Weitsicht des damaligen Ordinarius für Chirurgie, Prof. Werner Lembcke, zu verdanken, der u. a. durch persönliche Teilnahme am Gründungskongress der Weltföderation der Anästhesiegesellschaften (WFSA) in Scheveningen 1955 in seiner Anschauung bestätigt und bekräftigt wurde, dass Fortschritte in der modernen operativen Medizin nicht ohne eine zeitgemäße Anästhesie erreichbar sind und eine angemessene akademische Stellung dieses neuen Fachgebietes unerlässlich sei.

So förderte er auch die ersten beiden Habilitationsverfahren von Anästhesisten 1965 bzw. 1969 nach Kräften, die nicht unwesentliche Voraussetzungen für die strukturelle Verselbständigung der Anästhesie im Jahre 1969 waren, zunächst als Abteilung Anästhesiologie der Medizinischen Akademie Magdeburg (MAM) mit einem den anderen Hochschulkliniken und -instituten gleichgestellten Direktorat.

In diesem Zusammenhang ist hervorzuheben, dass die im Jahre 1965 erfolgte Habilitation von Frau Dr. Lisa Wilken (▫ Abb. 1) die erste Habilitation einer Anästhesistin in Deutschland war.

Zwischen 1954 und 1962 galt es, nach und nach die anfangs noch zu 50% von Schwestern und Pflegern ausgeführten Narkosen einer allerdings nur sehr langsam wachsenden Zahl von Anästhesisten und von diesen angeleiteten jüngeren Vertretern operativer Disziplinen – v. a. aus der Chirurgie – zu übertragen und zügig die „Intubationsnarkose" einzuführen. Diesen wenigen Ärzten oblag auch die Betreuung der seit Anfang 1960 in Dienst gestellten „Schnellen Hilfe", einer der ersten außerklinischen ärztlichen Notfalldienste in Deutschland überhaupt, sowie die Versorgung von mehr oder weniger langzeitig beatmungsbedürftigen Patienten, z. B. mit Tetanus, unter den Arbeitsbedingungen ohne eine Intensiv- oder Wachstation, mit an Zahl und Qualität unzureichendem Gerät und wenig geschultem und auf diesem Sektor kaum erfahrenem Personal.

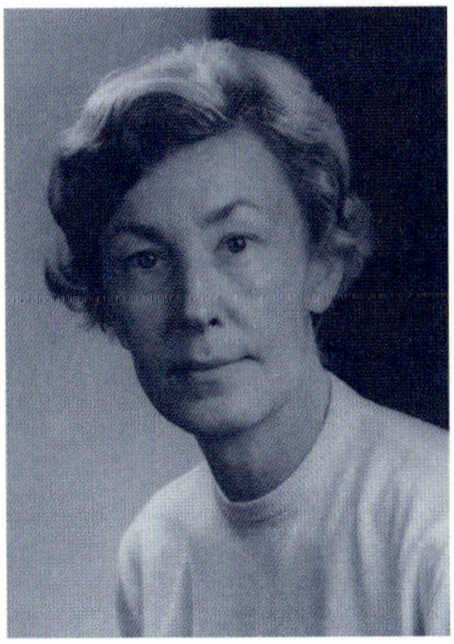

▫ **Abb. 1.**
Lisa Wilken

Hospitationen wie die von L. Wilken bei K. Hutschenreuter in Jena und W.W. Mushin in Cardiff oder die 2-monatige Gastarzttätigkeit von W. Röse an der von M. Zindler geleiteten Anästhesieabteilung in Düsseldorf waren anregend und Mut machend, konnten jedoch den zögerlichen strukturellen, personellen und materiellen Entwicklungsprozess des jungen Fachgebietes insbesondere nach der innerdeutschen Trennung von 1961 auch lokal kaum beschleunigen. Immerhin ist dankbar erinnernd festzustellen, dass sich in Magdeburg die Entwicklung der Anästhesie unter weitgehender Unterstützung durch die führenden Vertreter der operativen Fachrichtungen und nicht – wie an vielen deutschen medizinischen Fakultäten – im Widerstreit zu diesen vollzog.

Aus der am 01.04.1969 gegründeten Abteilung Anästhesiologie der MAM wurde durch Beschluss des seinerzeit für diese Strukturfragen letzthin zuständigen Ministeriums für Hoch- und Fachschulwesen (MHF) der DDR im Jahre 1981 eine Klinik für Anaesthesiologie und Intensivtherapie. Vorausgegangen war im September 1973 die Schaffung und erstmalige Besetzung eines Lehrstuhls für Anästhesiologie an der MAM.

1969–2001 Direktorat Prof. Wolfgang Röse

OMR Prof. Dr. med. habil. Wolfgang Röse (▫ Abb. 2)

Geboren am 23.01.1936 in Burg bei Magdeburg; 1952–1958 Medizinstudium in Berlin und Magdeburg; 1958 Promotion; ab 1958 Facharztweiterbildung an der Medizinischen Akademie Magdeburg (MAM) (Wilken) und in Düsseldorf (Zindler); 1964 Facharztanerkennung für Anästhesiologie; 1969 Habilitation; 1970 Dozentur; 1973 o. Professur; Seit 1969 Direktor der Abteilung Anästhesiologie der MAM, aus der 1981 die Klinik für Anästhesiologie und Intensivtherapie und nach Gründung der Otto-von-Guericke-Universität am 03.10.1993 die Universitätsklinik für Anaesthesiologie und Intensivtherapie hervorging; 1976–1981 Prorektor für Naturwissenschaften und Medizinische Forschung der MAM; 1992–1994 Ärztlicher Direktor am Universitätsklinikum; 1977 Ehrenmitglied der Ungarischen Gesellschaft für Anästhesiologie und Intensivtherapie; 1989 Ehrenmitglied der Allunionsgesellschaft der Anästhesiologen und Reanimatologen der UdSSR; 1988 Korrespondierendes Mitglied der Österreichischen Gesellschaft für Anaesthesiologie, Reanimation und Intensivtherapie; 2001 Professor emeritus.

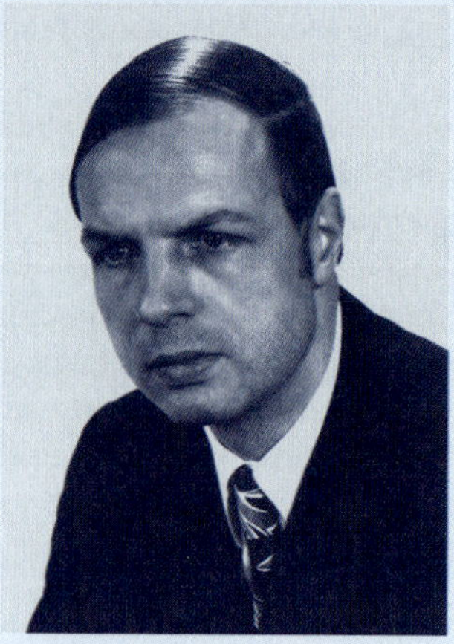

Abb. 2. Wolfgang Röse

Klinische Anästhesie

Den quantitativ größten Arbeitsanteil der Klinik nahm bei ihrer Gründung und nimmt auch heute noch die Vornahme unterschiedlicher Schmerzausschaltungsverfahren für Patienten jeglicher Alters-, Risiko- und Dringlichkeitsstufen ein, in nach und nach allen operativen und nicht wenigen konservativen Fachgebieten an mittlerweile oft mehr als 30 gleichzeitig zu versorgenden Arbeitsplätzen einschließlich der notwendigen Vorbereitung und Nachsorge in einem dezentral angeordneten Klinikum mit mehreren Hauptstandorten. Dabei ist es aus heutiger Sicht kaum vorstellbar, unter welchen schwierigen personellen und materiellen Bedingungen die Anästhesieversorgung in den „Gründerjahren" stattfinden musste.

Der in Tabelle 1 ablesbare Leistungszuwachs in den jeweiligen Zeitabschnitten lässt allerdings nicht annähernd erkennen, welche parallel dazu erreichten qualitativen Fortschritte erzielt wurden. Dabei ist unstrittig, dass nicht wenige operative Eingriffe erst durch anästhesiologische Mitwirkung ermöglicht werden konnten, z. B. in der Neugeborenen- wie in der Alterschirurgie, bei Mehrfachschwerverletzten oder Organvorgeschädigten, in der immer ausgedehnteren operativen Tumorbehandlung, bei der radiologischen oder bronchologischen Diagnostik von Säuglingen und Kleinkindern, in der Wiederherstellungschirurgie oder in der erst 1995 hinzugekommenen Herz-Thorax-Chirurgie. In den letzten 12 Jahren ist der Anteil regionaler Schmerzausschaltungsverfahren deutlich angestiegen und beträgt in einigen Arbeitsbereichen wie der Orthopädie und der Traumatologie weit über 50%.

Tabelle 1. Anästhesien im Zeitraum von 1969 bis 2001

Jahr	Gesamtzahl	Durchschnitt pro Jahr
1969–1973	35.382	7.076
1974–1978	43.027	8.605
1979–1983	51.514	10.303
1984–1988	63.765	12.753
1989–1993	76.114	15.223
1994–1998	80.838	16.170
1999–2001 (3 Jahre)	57.693	19.200

Intensivmedizin

Vor 30 Jahren gab es an der damaligen MAM zwar nicht wenige intensivbetreuungsbedürftige Patienten, aber noch keine für ihre Versorgung geeigneten Strukturen im Klinikum, ganz zu schweigen von der erforderlichen Geräte- und Personalausstattung. Kritisch Kranke, z. B. mit Wundstarrkrampf, Polytraumatisationsfolgen oder Vergiftungen, mussten auf Normalstationen behandelt werden. Beatmungspflichtige Patienten wurden schon damals von den wenigen vorhandenen Anästhesisten – oft im Schichtdienst – unter anerkennenswerter Mitarbeit der zumeist chirurgischen Krankenstationen und mit z. T. erstaunlichem Erfolg betreut. Erst 1975 konnte, wenngleich mit bescheidener Geräteausstattung, eine eigentliche Intensivtherapiestation (ITS) ihre Tätigkeit aufnehmen, ab 01.10.1976 am noch heute genutzten Standort, 1996 gründlich renoviert und geräteseitig auf den neuesten Stand gebracht. Diese ITS war für mehr als 15 Jahre die einzige Intensivbehandlungseinrichtung für Erwachsene am Klinikum der MAM. Lediglich an der Kinderklinik entstand in dieser Zeit mit dem Frühgeborenenzentrum eine weitere derartige Sonderstation.

Die ursprünglich für 10 Behandlungsplätze geplante anästhesiologische ITS konnte bis auf den heutigen Tag nur mit maximal 6 Patienten belegt werden. Trotz der inzwischen nach und nach etablierten Intensiveinheiten in der Inneren Medizin, in der Allgemeinen Chirurgie und in der Neurochirurgie ist ihr seit Jahren vorgesehener Ausbau auf 12 Betten dringend erforderlich, was nicht zuletzt durch die in Tabelle 2 ausgewiesene steigende Inanspruchnahme deutlich wird, die mit einer kontinuierlichen Verkürzung der Verweildauer verbunden ist.

In den 1990er-Jahren betrug die Bettenauslastung über 90%, eine für eine ITS schon aus krankenhaushygienischen Gründen viel zu hohe Belegung. Die lang geplante Verdoppelung der Zahl anästhesiologisch betreuter Intensivbetten wird im Rahmen eines Neubaus ab 2003 realisiert.

Mehr als 80% der Intensivpatienten bedurften einer längerfristigen Beatmungstherapie, alle der künstlichen Ernährung, die meisten einer Kreislauf-, Stoffwechsel- und speziellen Organunterstützung. Die unerlässliche Zu-

Tabelle 2. Intensivtherapiepatienten 1975–2001

Jahr	Gesamtzahl	Durchschnitt pro Jahr
1975–1978	598	150
1979–1983	948	190
1984–1988	1.215	243
1989–1993	1.615	323
1994–1998	2.101	420
1999–2001 (3 Jahre)	1.439	480

sammenarbeit mit den Fachvertretern der für die jeweilige Grundkrankheit zuständigen Disziplin begründete den Begriff der hier von Anbeginn praktizierten interdisziplinären Kooperation.

Ein solches Beispiel unter vielen bildete die über viele Jahre wahrgenommene Funktion der ITS als regionales Koordinierungszentrum bei der Vorbereitung zur Organspende für den damaligen ganzen Bezirk Magdeburg, ehe nach 1990 andere Regelungen auf diesem Gebiet erfolgten.

Notfallmedizin

Auf dem Gebiet der organisierten außerklinischen Notfallmedizin verfügten bereits die „Gründungsanästhesisten" über vieljährige Erfahrungen, war doch mit der Magdeburger „Schnellen Hilfe" am 21.01.1960 der erste arztbesetzte Notfallrettungswagen im Osten Deutschlands in Dienst gestellt (Abb. 3) und stets von Anästhesisten, anfangs auch von anästhesiologisch geschulten Chirurgen der MAM, begleitet worden. Mitte 1969 war bereits die 10.000. Einsatzfahrt erfolgt. Zwischen 1969 und 2001 wurden weitere über 63.000 Einsätze unter Mitwirkung von Ärzten der anästhesiologischen Hochschuleinrichtung dokumentiert. Diese betreuen nach Umstrukturierung des Rettungsdienstes in der Stadt Magdeburg die Rettungswache am Universitätsklinikum in Zusammenarbeit mit der Johanniter-Unfallhilfe. Hinzu kam von 1992 bis 1997 vorübergehend als neue Aufgabe die ärztliche Betreuung des Rettungshubschraubers Christoph 36, später bis zu dessen Ablösung durch ein bodengebundenes Intensivmobil im Sommer 2001 die ärztliche Begleitung eines Ambulanzhubschraubers für den Interhospitaltransfer, der sich mehr und mehr als Intensivtransportmittel profilierte.

Mit Fug und Recht kann festgestellt werden, dass die Magdeburger „Schnelle Hilfe" das Modell für das ab 1976 nach und nach flächendeckend etablierte Teilsystem der „Dringlichen Medizinischen Hilfe" (DMH) in der organisierten außerklinischen Notfallmedizin in der DDR bildete.

Auch derzeit engagieren sich die Magdeburger Hochschulanästhesisten notfallmedizinisch, u. a. in der ärztlichen Betreuung eines der 3 in der Landeshauptstadt

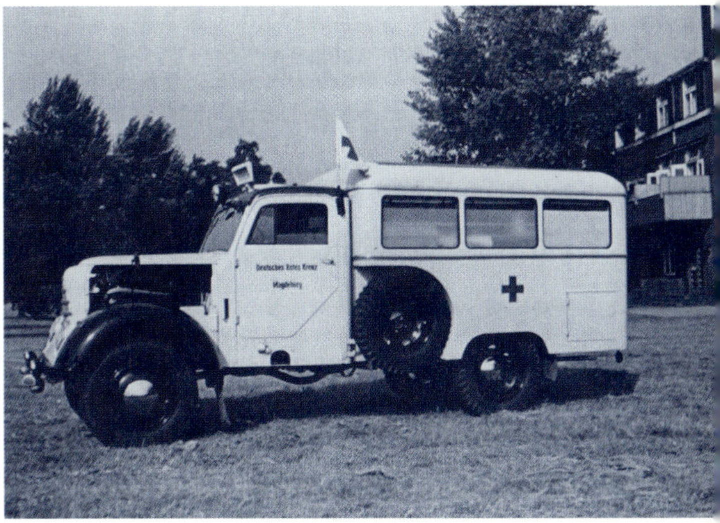

Abb. 3. Einsatzwagen der „Schnellen Hilfe" 1962

etablierten Notarztdienstbereiche und in der Leitung und Koordinierung der neu geschaffenen zentralen Notfallaufnahme des Universitätsklinikums.

Schmerztherapie

Bilden Schmerzlinderung und -aufhebung im Rahmen von Anästhesie, Intensivtherapie und Notfallmedizin bereits traditionell einen festen Bestandteil anästhesiologischer Tätigkeit, so stellt die Betreuung von Patienten mit chronischen Schmerzzuständen auch am Magdeburger Hochschulklinikum das jüngste anästhesiologische Arbeitsfeld dar. Seit Mitte der 1980er-Jahre nehmen sich ärztliche Mitarbeiter der Klinik dieser Problematik in zunehmendem Maße an. Eine „Schmerzsprechstunde" bildete den Anfang. Ab 1989 schuf eine „Schmerzambulanz" mit entsprechenden Räumlichkeiten bessere Bedingungen für diese nicht leichte, in interdisziplinärem Konsens zustande gekommene Arbeit. Sie wurde über viele Jahre von Frau Dr. Inge Beau geleitet, die als Doppelfachärztin für Pharmakologie/Toxikologie und Anästhesiologie für diese Funktion besonders geeignet war.

Da für die stationäre Betreuung von Patienten mit chronischen Schmerzzuständen derzeit noch keine speziell ausgewiesenen Betten zur Verfügung stehen und bislang auch noch eine dringend erforderliche Palliativstation fehlt, werden die ärztlichen Mitarbeiter der Schmerzambulanz – z. Z. 2 Fachärzte und 2 Weiterbildungsassistenten – für die Mitbehandlung derartiger Patienten von Fall zu Fall hinzugezogen.

Die Anzahl der ambulant betreuten wie der stationär versorgten Schmerzpatienten liegt seit Mitte der 1990er-Jahre bei jeweils deutlich über 1000/Jahr und kann den eigentlichen Bedarf noch bei weitem nicht decken.

Seit 12 Jahren durchlaufen alle in der Weiterbildung befindlichen Ärzte diesen Arbeitsbereich für mindestens ein Vierteljahr. Der zunächst ausschließlich anästhesiologische ständige Mitarbeiterstab der Schmerzambulanz konnte im Jahre 2000 durch Hinzugewinnung eines Facharztes für Psychiatrie wirksam verstärkt werden. Eine regelmäßig stattfindende Schmerzkonferenz steht auch Ärzten und Patienten außerhalb des Universitätsklinikums offen.

Aus-, Weiter- und Fortbildung

In allen anästhesiologischen Hochschuleinrichtungen stellt die Krankenversorgung den Kern der täglichen Arbeit dar. Er bildet zugleich einen hervorragend geeigneten Fundus für die Studenten- und Fachschwestern-/Pflegerausbildung, die Facharztweiterbildung und die ärztliche Fortbildung.

Von 1969 bis zur Übernahme der bundesdeutschen Ausbildungsnormen Anfang der 1990er-Jahre haben in Magdeburg mehr als 2500 Studenten der Humanmedizin einen obligatorischen Unterricht in Anästhesie, Intensivtherapie und Notfallmedizin erfahren und ihre erworbenen Kenntnisse und Fertigkeiten in einer den anderen Fachgebieten gleichgestellten Staatsexamensprüfung nachweisen müssen.

Dieses Vorgehen war 1969 durch das Ministerium für Hoch- und Fachschulwesen der DDR in einem „Ausbildungs- und Erziehungsprogramm für Studenten der Medizin in der DDR" für alle 9 medizinischen Hochschuleinrichtungen verbindlich festgelegt worden. Es enthielt vom Fachgebiet Anästhesiologie wahrzunehmende bzw. zu koordinierende Ausbildungsabschnitte, die sich über das gesamte Studium erstreckten:

- den IDK „Einführung in die Notfallmedizin" im 1. Studienjahr mit 35 Stunden,
- die Vorlesung „Anästhesiologie" im 4. Studienjahr mit 30 Stunden,
- den IDK „Notfallsituationen" im 5. Studienjahr mit 55 Stunden.

Die interdisziplinären Bildungskomplexe (IDK) wurden am Studienbeginn zu 50%, im letzten Abschnitt mit 11 von 55 Stunden anästhesiologisch wahrgenommen. Dabei blieb die detaillierte Gestaltung bei Verbindlichkeit der Zeit- und Ausbildungszielrahmen den medizinischen Fakultäten bzw. Akademien überlassen.

Die damalige Gesellschaft für Anaesthesiologie und Reanimation der DDR bildete unter Mitwirkung aller leitenden Hochschulanästhesisten eine ihrer ständigen Arbeitsgruppen, die AG „Studentische Erziehung und Ausbildung", die für die Dauer ihres 15-jährigen Bestehens unter Leitung von W. Röse stand. Sie legte die Einzelheiten der theoretischen und praktischen Studienanteile fest. Die Lehrprogramme wurden dann dem Beirat für Medizin beim MHF vorgelegt, diskutiert, ggf. verändert und bestätigt. Nach 5 Jahren erfolgte eine Aktualisierung unter gleichem Procedere.

Für die Durchsetzung dieser Lehrprogramme erwies es sich als vorteilhaft, dass in Magdeburg schon über längere Zeit Ausbildungs- und Praktikumserfahrungen bestanden, da der Lehrstuhl für Chirurgie regelmäßig Vorlesungsanteile an die Anästhesiologie abgegeben hatte und seit Einführung der Magdeburger „Schnellen Hilfe" von Anästhesisten durchgeführte Notfallpraktika angeboten worden waren.

Bereits 1969 entstanden die ersten Studentenzirkel, aus denen sich nicht wenige der damals schwer für das noch nicht etablierte Fachgebiet zu gewinnende Facharztkandidaten rekrutierten. Vor allen Dingen aber wurden so zahlreiche Diplomanden gewonnen. Bekanntlich hatten Medizinstudenten bis 1990 obligatorisch als Bestandteil des Studiums eine erste schriftliche wissenschaftliche Arbeit zu verfassen und zu verteidigen. Insgesamt 83 Studenten übernahmen einzeln oder im Kollektiv eine solche Diplomaufgabe auf dem Gebiet von Anästhesie, Intensivmedizin oder Notfallmedizin und legten sie in 74 Diplomdissertationen nieder.

In den letzten 12 Jahren ist infolge des Wegfalls motivationsfördernder Studienbestandteile, insbesondere des nun nicht mehr stattfindenden anästhesiologischen Staatsexamens, ein deutlicher Rückgang im Besuch der nicht mehr obligatorischen Vorlesungen festzustellen. Ungebrochen blieb lediglich der Zuspruch zu notfallmedizinischen Praktika, für deren Durchführung mit einem 1997 in Betrieb genommenen „Notfallparcours" deutlich verbesserte Lehr- und Übungsbedingungen angeboten werden können.

Seit Bestehen einer akademischen Hochschulabteilung für Anästhesiologie in Magdeburg haben hier weit über 150 Ärztinnen und Ärzte ihre Facharztqualifikation vollständig oder komplettierend erfahren. Fand dies bis 1990 nach den Vorgaben der hierfür zuständigen Akademie für Ärztliche Fortbildung (AäF) statt, erfolgte die nahtlose Fortsetzung in der Regie der Landesärztekammer Sachsen-Anhalt mit ihrer Fachkommission Anästhesiologie.

War die Magdeburger Hochschule 1989/1990 mit Doz. Dr. Bernd Freitag sogar als Vorsitzendem der Zentralen Fach- und Prüfungskommission an der AäF verantwortlich repräsentiert, so fand dies anschließend in der Mitwirkung von Prof. Röse in der Fach- und Prüfungskommission Anästhesiologie bei der Ärztekammer des Landes Sachsen-Anhalt über nun bereits 3 Wahlperioden Ausdruck.

Auch die Weiterbildung von pflegerischen Fachkräften gehörte stets zu den Aufgaben der Klinik. Seit 1968 das Berufsbild „Fachschwester/Fachpfleger für Anästhesiologie und Intensivtherapie" etabliert wurde, fanden – von der Bezirksakademie des Gesundheits- und Sozialwesens (BAGS) organisiert – jährlich entsprechende Kurse statt, die von Anfang an durch Fachanästhesisten der MAM mitgestaltet wurden. Die Anzahl der hier – auch für Krankenhäuser der gesamten Region Magdeburg – theoretisch und praktisch jeweils über 2 Jahre Qualifizierten übersteigt die Zahl der weitergebildeten Ärzte bei weitem und beträgt mehrere Hundert.

Konsequente Fortsetzung dieser Qualifizierungsbemühungen waren theoretische und praxisvermittelnde Veranstaltungen, die der Fortbildung von Fachärzten bzw. nichtärztlichem Fachpersonal dienten. Zwischen 1969 und 1989 fand alle 2 Monate eine 2-stündige Abendveranstaltung für die Mitarbeiter der rund 25 Anästhesieabteilungen des damaligen Bezirkes Magdeburg statt (so genanntes „Anästhesiologisches Bezirksreferieren"). Neben 2–3 wissenschaftlichen Vorträgen zu einem Hauptthema – wozu auch eingeladene Referenten der Nachbarfachgebiete beitrugen – wurden interessante Kasuistiken vorgestellt und ausreichend Raum für Diskussionen und für den allgemeinen Erfahrungsaustausch gelassen. Ähnliche Veranstaltungen, allerdings in größeren Abständen, wurden für Schwestern und Pfleger organisiert, teilweise in Zusammenarbeit mit der BAGS.

Eine zusätzliche Aufgabe, um dem landesweiten Mangel an Anästhesisten zu begegnen, erwuchs auch der Magdeburger Klinik mit der jeweils mehrmonatigen Unterweisung von Ärzten anderer Fachrichtungen in ausgewählten Anästhesiemethoden entsprechend einer vom Ministerium für Gesundheitswesen der DDR erlassenen „Anweisung über eine zusätzliche Qualifizierung von Fachärzten chirurgisch-operativer Fachrichtungen zur Durchführung von Narkosen". Da diese anzuleitenden Ärzte zumeist aus kleineren Krankenhäusern kamen, als operativ erfahrene Fachärzte erwartungsgemäß mehr an der anästhesiologisch zu betreuenden operativen Fachrichtung als an der Anästhesie interessiert waren und maximal für 6 Monate an der MAM verblieben, konnten sie dem auch hier herrschenden personellen Mangel kaum abhelfen. Ähnliches gilt für mehrere 100 Zahnärzte, die im Rahmen ihrer Fachzahnarztqualifizierung ein 2-monatiges Praktikum in Anästhesie und Notfallmedizin nachzuweisen hatten.

Nach der deutschen Wiedervereinigung wurde der lokale und regionale Rahmen der Weiter- und Fortbildung für ärztliches und nichtärztliches Personal deutlich erweitert. Ein großes Angebot nationaler und auch internationaler Veranstaltungen bot größere Attraktivität als das über 2 Jahrzehnte praktizierte „Bezirksreferieren". Dazu gehörte auch eine Vielzahl bislang nicht gekannter firmenunterstützter Vortrags- und Praktikumsaktivitäten. Die Teilnahme und Mitwirkung bei den jährlichen Veranstaltungen des regionalen DGAI-Landesverbandes, aber auch anderer Landesverbände und am im Gegensatz zu den DDR-Anästhesiekongressen jährlich stattfindenden DAK boten vielfältige Möglichkeiten der beruflichen Weiter- und Fortbildung.

Bald zeigte sich jedoch, dass auch weiterhin ein Bedarf an speziellen Qualifizierungsmaßnahmen bestand. Entsprechend den langjährigen notfallmedizinischen Traditionen der Klinik wurden entsprechende Veranstaltungen organisiert. In Zusammenarbeit mit der Landesärztekammer fanden bislang 12 Kurse über jeweils 80 Stunden zum Erwerb der Fachkunde „Arzt im Rettungsdienst" mit durchschnittlich 50 Teilnehmern statt, weiterhin 5 Spezialkurse für über 80 „Leitende Notärzte". Vorbereitung und Durchführung einschließlich Kursleitung oblagen dabei im Wesentlichen Anästhesisten der Hochschulklinik. In der Regie der Klinik lag auch der 1998 als einer der ersten in Deutschland durchgeführten Spezialkurse über „Intensivtransport".

Großer Beliebtheit erfreuen sich seit 5 Jahren jährlich wiederholte Kurse über spezielle Methoden der Regionalanästhesie, die in enger Zusammenarbeit mit der Orthopädischen Universitätsklinik stattfinden, in deren Operationssälen die praktischen Kursanteile abgewickelt werden.

Forschung

Innerhalb der hochschulspezifischen Aufgaben von Krankenversorgung, Lehre und Forschung hat die systematische projektbezogene, örtlich oder überregional geförderte, wissenschaftliche Tätigkeit an den Vorläufern wie an der heutigen Universitätsklinik für Anästhesiologie und Intensivtherapie nur eine objektiv begründbare, zwangsläufig nachgeordnete Rolle spielen können.

Nach den individuellen Kraftakten der ersten beiden, die akademische Gleichstellung und Selbständigkeit an der MAM vorbereitenden Habilitationen war das ganze Volumen der nie beseitigten personellen Unterkapazität auf Jahre hinaus den Schwerpunkten der wachsenden quantitativen und qualitativen Anforderungen in der anästhesiologischen und später auch der intensivmedizinischen Betreuung von Patienten der operativen Fachrichtungen, der außerklinischen Notfallbehandlung sowie der Studentenausbildung und der Facharztweiterbildung zu widmen. Die bei Gründung der Abteilung 1969 bestehende Ärztezahl von 11 verdoppelte sich innerhalb von 10 Jahren nicht einmal auf nun 21 Anästhesisten. In weiteren 10 Jahren wuchs sie bis 1989 auf 28. In diesen Zahlen sind jeweils auch die nur zeitweise zur Vervollständigung ihrer Facharztqualifikation von anderen Einrichtungen Abgeordneten enthalten. Der Anteil der Fachärzte machte rund 25% aus.

In dieser Periode zwischen 1969 und 1989 konzentrierte sich die wissenschaftliche Arbeit auf die Betreuung von 43 Promotionsarbeiten. Eine kleine anästhesiologische Kapazität wurde entsprechend dem seinerzeit ausschließlich neurowissenschaftlichen Forschungsprofil der MAM in das zentrale Forschungsprojekt „Psychonervale Störungen" eingebracht und 1989 mit einer A4-Abschlussleistung verteidigt. Auch mehrere Diplom- und Promotionsaufgaben verfolgten das in diesem Rahmen untersuchte Teilthema „Neurophysiologische Veränderungen bei intensivtherapiebedürftigen schweren zerebralen Schädigungen unter besonderer Berücksichtigung der Herzfrequenzvariabilität". Die allgemeinen und speziellen Anforderungen an eine – im übrigen vom MHF vergebene – Hochschuldozentur waren mit denen an eine heutige

Privatdozentur kaum vergleichbar. Der internationale Erfahrungsaustausch beschränkte sich nach 1961 im Wesentlichen auf mehr oder weniger intensive wissenschaftliche Kontakte zu anästhesiologischen Hochschuleinrichtungen in Osteuropa (u. a. Donezk und Taschkent).

Von 1990 bis 2000 verdoppelte sich die Anzahl ärztlicher Mitarbeiter noch einmal auf nunmehr – einschließlich AiP – 55. Angesichts dieser weiterhin bescheidenen Personalkapazität wirkt die Klinik nur in beschränktem Umfang an den nunmehr 2 bestehenden Forschungsprofillinien der Fakultät „Neurowissenschaften" bzw. „Immunologie" mit.

Die seit Bestehen der anästhesiologischen Hochschuleinrichtung in Magdeburg registrierten über 500 Publikationen in Wort und Schrift, dazu insgesamt rund 100 Promotionen, spiegeln zumindest das Bemühen wider, unter den gegebenen objektiven Bedingungen den wissenschaftlichen Anschluss nicht verloren zu haben und Ansätze für die notwendige Weiterentwicklung auf diesem für eine universitäre Einrichtung essenziellen Sektor zu bieten.

Seit 2001 Direktorat Prof. Thomas Hachenberg

Prof. Dr. med. Dr. Thomas Hachenberg (◘ Abb. 4)

Geboren am 17.05.1957 in Paderborn; 1977–1983 Medizinstudium in Münster; 1984 Promotion zum Dr. med. in Münster; 1984–1994 wissenschaftlicher Mitarbeiter an der Klinik und Poliklinik für Anästhesiologie und Operative Intensivmedizin der Westfälischen Wilhelms-Universität Münster (Lawin); 1989 Facharztanerkennung für Anästhesiologie; 1990 Ernennung zum Oberarzt; 1990 Habilitation und Verleihung der Venia Legendi für das Fach Anästhesiologie, Münster; Studienaufenthalte am Institut für klinische Physiologie der Universität Uppsala (Hedenstierna);

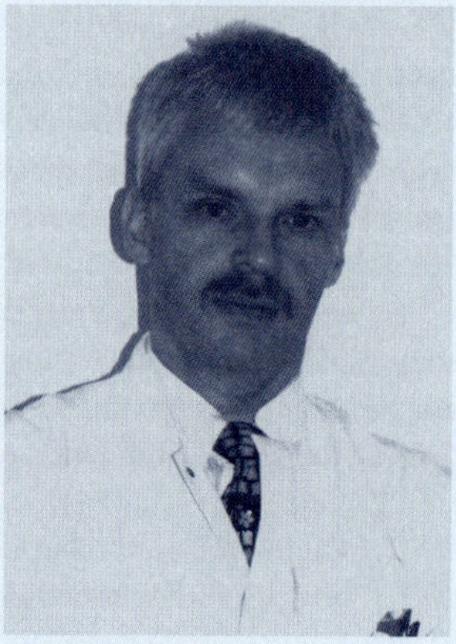

◘ Abb. 4. Thomas Hachenberg

1994 Berufung auf eine Professor (C3) für Anästhesiologie und Intensivmedizin an der Ernst-Moritz-Arndt-Universität Greifswald; 1995 Doctor of medical science der Universität Uppsala; 2001 Berufung auf den Lehrstuhl für Anästhesiologie und Intensivtherapie und Direktor der Universitätsklinik für Anaesthesiologie und Intensivtherapie der Otto-von-Guericke-Universität Magdeburg.

Ordinariat und Klinik

Die weitere Entwicklung der Klinik für Anaesthesiologie und Intensivtherapie der Otto-von-Guericke-Universität Magdeburg baut auf den vielfältigen Grundlagen in Klinik, Lehre und Forschung auf, die seit der Schaffung des Lehrstuhls gelegt wurden. Eine für den Patienten erfolgreiche Anästhesie kann nur bei engster interdisziplinärer Zusammenarbeit durchgeführt werden. Der ökonomische Erfolg einer Krankenhausabteilung wird jedoch unter den heutigen schwierigen gesundheitspolitischen Bedingungen nicht mehr ausschließlich durch die Qualität der medizinischen Versorgung bestimmt. Ebenso wichtig sind ein effektives Management und eine Qualitätssicherung. Schon jetzt wird durch den Arbeitsplatz Anästhesie und Intensivmedizin mit integriertem Datenerfassungssystem eine hohe Transparenz der medizinischen Leistungen gewährleistet. Mit Inbetriebnahme des neuen OP-Zentrums lassen sich diese Aktivitäten weiterentwickeln, insbesondere durch die Schaffung einer OP-Koordination. In dieses Konzept ist auch die zentrale Notaufnahme integriert, sodass die Akutversorgung von Notfallpatienten effektiv und auf hohem medizinischen Niveau unter Einbeziehung aller beteiligten Fachdisziplinen stattfindet.

Die wissenschaftlichen Schwerpunkte der Klinik für Anaesthesiologie und Intensivtherapie lagen bisher auf immunologischen Veränderungen durch Trauma und Narkose, hämatologischen Effekten der Volumenersatztherapie und der experimentellen Reanimationsforschung. Auf letzterem Gebiet besteht eine langjährige und enge Zusammenarbeit mit dem Peter-und-Eva-Safar Institute for Resuscitation Research der Universität Pittsburgh. Diese Forschungsaktivitäten werden ergänzt und erweitert durch wissenschaftliche Kooperationen mit dem Department of Clinical Physiology der Universität Uppsala und dem Department of Anesthesia Research der Universität Philadelphia. Schwerpunkte sind die Auswirkungen verschiedener Anästhesieverfahren auf die Lungenfunktion und die Störung des Gasaustauschs bei Sepsis. Hinzugetreten sind in jüngster Zeit molekularbiologische Studien zur Funktion membrangebundener Transportproteine der Darmmukosa und des ZNS sowie endokrinologische und immunologische Untersuchungen zur Katecholamintherapie.

Vor dem Hintergrund der Novellierung der Approbationsordnung für Ärzte und der Notwendigkeit, das Medizinstudium auch in Zukunft attraktiv zu gestalten, sind erhebliche Aktivitäten in der Lehre erforderlich. Im Bereich der studentischen Ausbildung werden curriculare Unterrichtsformen und stärkere Verbindungen von vorklinischer und klinischer Lehre umgesetzt. Das Fachgebiet Anästhesiologie muss sich wie bisher im Schwerpunktbereich Notfallmedizin präsentieren, aber in zunehmendem Maße auch in der Schmerztherapie und der klinischen Anästhesiologie. Darüber hinaus soll im Rahmen des Sokrates-Programms der Austausch von Studierenden der Otto-von-Guericke-Universität Magdeburg und der Universität Kaunas intensiviert und ausgeweitet werden.

Anhang

Habilitationen

- **Wilken, Lisa** (1965) Über den Einfluss des Halothans auf den Kohlenhydratstoffwechsel
- **Röse, Wolfgang** (1969) Untersuchungen zur Atemmechanik des Neugeborenen
- **Mühlnickel, Bernd** (1988) Aussagefähigkeit der Herzfrequenzvariabilität bei Patienten mit schweren zerebralen Schädigungen

Leitende Funktionen

Von vielen ehemaligen Mitarbeiterinnen und Mitarbeitern der Klinik wurden leitende Funktionen übernommen: H. Abel-Richter/Dresden-Neustadt, später Delitzsch; D. Fischer/Radebeul; B. Freitag/Rostock-Südstadt; I. Goltz/Neindorf-Oschersleben; H. Gringmuth-Dallmer/Essen; S. Hähnel/Rosslau; S. Hampel/Aschersleben; H.-D. Hennig/Magdeburg, Marienstift; I. Hörning/Cottbus; H. Jensen/Celle; D. Kaliski/Berlin-Buch; F. Kretschmar/Pritzwalk; K. Kühle/Wolmirstedt; H. Luther/Gardelegen; C. Milde/Wolmirstedt; W. Potrykus/Heiligenstadt; T. Rauschert/Salzwedel; B. Rimasch/Staßfurt; T. Schaarschmidt/Zerbst; G. Scheithauer/Zerbst; R. Schmidt/Schmalkalden; C. Selmer/Magdeburg, Pfeiffersche Stiftungen; E. Tautenhahn/Halberstadt; V. Thiele/Wernigerode; H. Ullrich/Jever; R. Welz/Magdeburg, Städt. Klinikum; L. Wilken/Lemgo; M. Wolff/Potsdam; G. Zimmerhäkel/Burg.

Außerplanmäßige Professuren

Zur außerplanmäßigen Professorin wurde ernannt: Prof. Dr. med. habil. Lisa Wilken, Lemgo 1993.

Informationen aus dem Internet

Aktuelle Informationen zu Tätigkeitsspektrum, Mitarbeitern, Forschungsaktivitäten, Publikationen und Veranstaltungen sind über die Homepage der Klinik für Anaesthesiologie abrufbar: http://www.med.uni-magdeburg.de/image/70.htm

4

4.3.27 Johannes Gutenberg-Universität Mainz Klinik für Anästhesiologie

W. Dick

Die Anfänge

Ein Briefwechsel zwischen Sir Robert MacIntosh und Professor K.-H. Bauer aus dem Jahre 1952, in dem Bauer darauf hinwies, dass sich sein Mitarbeiter Dr. Rudolf Frey als Leiter der Anästhesieabteilung der Chirurgischen Universitätsklinik Heidelberg bald habilitieren werde, markiert den Beginn der Entwicklung der Anästhesie in Mainz aus der Heidelberger Chirurgischen Klinik heraus. Nur wenige Jahre nach diesem Briefwechsel sollte in Mainz durch den damaligen Direktor der Chirurgischen Klinik – Professor Brandt – das Kind eines Ministerialbeamten aus dem Kultusministerium wegen einer Hiatushernie operiert werden; die Gefährlichkeit dieser Operation zur damaligen Zeit führte u. a. zu der Forderung von Brandt, einen Anästhesisten beizuziehen. Auf Bitten von Brandt lud man den inzwischen habilitierten Rudolf Frey aus Heidelberg zur anästhesiologischen Betreuung des Kindes während der Operation ein, die erfolgreich durchgeführt werden konnte.

Im Anschluss an diese Begebenheit wurde in „unbürokratischer Weise" in gemeinsamen Anstrengungen zwischen Ministerium und Fakultät die Möglichkeit der Einrichtung eines Lehrstuhls geprüft und – soweit damals stellenplanmäßig möglich (man verwendete eine vorübergehend vakante H4-Stelle der protestantischen Theologie) – durch die Schaffung eines Extraordinariates 1960 realisiert.

Schon 1959 hatte Frey von Heidelberg aus erste Gastvorlesungen in Mainz gehalten. Damit war er der erste „Anästhesieprofessor" in West-Deutschland. Die zugleich eingerichtete Anästhesieabteilung wurde 1962 in das – nunmehr unabhängige – Institut für Anästhesiologie umgewandelt, das Extraordinariat im Jahre 1967 zum Ordinariat erhoben. Aus dem Institut für Anästhesiologie wurde schließlich 1984 die Klinik für Anästhesiologie.

Über Jahre hinweg ist mit diesen Jahreszahlen eine Art akademischer Disput zwischen Hamburg und Mainz verbunden gewesen, darüber, welche Einrichtung zuerst welchen Status erreicht hatte. Man wurde sich schließlich dahingehend einig, dass Rudolf Frey der erste Extraordinarius und Karl Horatz der erste Ordinarius für Anästhesiologie in Deutschland waren. Damit besteht die Anästhesie als Mainzer Einrichtung 43 Jahre, das unabhängige Institut im Jahre 2002 40 Jahre, das Ordinariat 35 Jahre.

1962–1981 Direktorat Prof. Rudolf Frey

Prof. Dr. med. Rudolf Frey, FFARCS (◘ Abb. 1)

Geboren am 22.08.1917 in Heidelberg; gest. 23.12.1981 in Mainz; 1938–1943 Studium der Medizin in Heidelberg; 1944 Promotion, Medizinische Fakultät Universität Heidelberg; Facharztweiterbildung an der Chirurgischen Klinik der Universität Heidelberg (K.H. Bauer); 1949 Facharztanerkennung für Chirurgie; Facharztweiterbildung, Anästhesiologie in Heidelberg, USA, Schweiz und Frankreich; 1952 Facharztanerkennung für Anästhesie; 1952 Habilitation für Anästhesie, 1956 apl. Professor, Heidelberg; Leiter der Anästhesieabteilung der Chirurgischen Klinik; 1960 Berufung als außerordentlicher Professor für Anästhesiologie, Johannes Gutenberg-Universität Mainz; 1962 Direktor des Instituts für Anästhesiologie; 1967 Ordinarius für Anästhesiologie, Johannes Gutenberg-Universität Mainz; 1967 Bundesarzt, Deutsches Rotes Kreuz; zahlreiche Ehrungen, u. a.: Goldener Dieselring, Gutenbergplakette, Ernst von Bergmann-Plakette, Bundesverdienstkreuz 1. Klasse, Ehrenbürgerschaft des Staates Maryland USA, Ehrenmedaille des Taiwan Medical College.

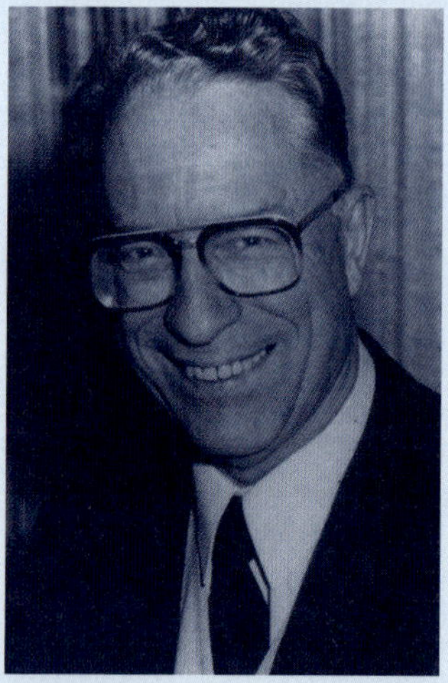

◘ **Abb. 1.** Rudolf Frey

Ordinariat und Klinik

Von Beginn an wurden neben der klinischen Anästhesiologie die Bereiche Notfallmedizin, Schmerztherapie und Intensivmedizin entwickelt.

Intensivmedizin

Schon 1961 wurden die ersten Intensivpatienten behandelt, vorwiegend solche mit Tetanus oder Intoxikationen, nach neurochirurgischen Operationen, Polytrauma u. a. (Miklós Halmágyi). Obwohl ein Neubau des Chirurgiegebäudes 1969/1970 in Betrieb genommen wurde, konnte die

Intensivkapazität nur marginal erhöht werden. Vor allem wurde die Situation dadurch verschärft, dass 12 Betten nun auf 2 verschiedene Gebäude verteilt waren. Dennoch stieg die Zahl der behandelten Patienten rasch an. 1970 ergänzten Überdruckkammer und Lungenfunktionslabor zugleich mit der prä- und postoperativen Inhalationstherapie das Spektrum der therapeutischen Möglichkeiten.

1971 gingen von Mainz (Miklós Halmágyi, Hans Nolte) und Ulm (Friedrich Ahnfeld, Wolfgang Dick) Impulse zur Einrichtung von Kursen für Intensivpflegekräfte aus, die entscheidend zur heutigen Qualität des Pflegepersonals auf Intensivstationen und zur Behebung des damaligen Pflegenotstandes beigetragen haben.

Notfallmedizin

Schon in seiner Heidelberger Zeit hatte Frey Erfahrungen mit einem der ersten deutschen Notarztwagensysteme gesammelt, das Karl-Heinz Bauer 1958 auf der Basis des Konzeptes von Martin Kirschner (1938) eingerichtet hatte. Es war nur konsequent, baldmöglichst nach Aufnahme seiner Tätigkeit auch in Mainz mit dem Aufbau eines solchen Systems zu beginnen (gemeinsam mit Friedrich Wilhelm Ahnefeld). 1972 ergriff Frey gemeinsam mit Peter Safar – neben Jean Lassner, Paris, und Gertie Marx, New York, einem der Ehrendoktoren für Anästhesiologie der Universität – die Initiative zur Gründung einer Institution vergleichbar dem Club of Rome, die der Bewältigung der ungeheuren Probleme der Katastrophenmedizin dienen sollte. Aus dieser Diskussion resultierte 1973 die Konzeption, den Club of Mainz zu gründen; es war Rudolf Frey, der dazu 1976 10 international anerkannte Experten nach Genf einlud. Der Club of Mainz wurde später zur „World Federation of Disaster and Emergency Medicine" (WADEM); der 1. Weltkongress fand unter Rudolf Freys Leitung 1977 in Mainz statt, der 10. Weltkongress 1997 wiederum in Mainz. 2001 beging der „Club of Mainz" in Lyon mit dem 12. Jahreskongress sein 25-jähriges Bestehen.

Schmerztherapie

Seine Antrittsvorlesung am 04.05.1961 widmete Frey „Neuen Wegen der Schmerzbekämpfung". Bereits frühzeitig folgte er seiner Vision und begann mit Hans Nolte, Hans Ulrich Gebershagen u. a. die Behandlung akuter und chronischer Schmerzzustände. In den Folgejahren konnte die Schmerztherapie ihre Aufgabenstellungen ausweiten, obwohl sich in den 1980er-Jahren in Mainz unter der Leitung von Gerbershagen eine eigene Schmerzklinik im DRK Alice-Krankenhaus etablierte.

Sonstige klinische Einrichtungen

Über viele Jahre gehörte zum Institut für Anästhesiologie eine eigene Einrichtung Medizintechnik (oder „Anästhesiewerkstatt"). Sie wurde Ende der 1970er-Jahre im Zuge der allgemeinen Zentralisierungsbestrebungen aufgelöst und in eine zentrale biomedizinische Abteilung integriert.

Forschung

Standen zu Beginn der Institution anästhesiologische Themen ganz im Vordergrund der wissenschaftlichen Aktivitäten, so kamen bald notfallmedizinische Aspekte hinzu, wie z. B. Probleme der Schocktherapie, der Herz-Lungen-Wiederbelebung, der Traumaversorgung außerhalb der Klinik sowie solche der Intensivmedizin (Pathophysiologie, Infusionstherapie, Ernährung, Beatmung u. a.). Später folgten katastrophenmedizinische Fragestellungen. Seit den späten 1960er-Jahren nahmen Themen der Regionalanästhesie einen immer breiteren Raum ein (Hans Nolte). Nach entsprechender Vorbereitung in den USA wurde die Kinderanästhesie ein klinisches und wissenschaftliches Arbeitsgebiet (Wolfgang Dick). Zusammen mit der Physiologie wurden Aspekte der O_2-Versorgung des Gehirns studiert (Hermann Kreuscher, G. Grote).

Untersuchungen zur Behandlung des Tetanus und bestimmter Intoxikationen kennzeichnen die Publikationsschwerpunkte Anfang der 1970er-Jahre. In diese Zeit fallen auch Veröffentlichungen zum neuen Berufsbild der Fachpflege Anästhesie – Intensivmedizin (Halmágyi). Zugleich nahmen intensivtherapeutische Aspekte einen immer breiteren Raum ein.

Die Arbeitsgruppe Gerbershagen entwickelte Strategien zur Behandlung chronisch Schmerzkranker. Lanz beschäftigt sich mit der geburtshilflichen Anästhesie.

Gegen Ende der 1970er-Jahre gewinnen ethische Themen im Publikationsverzeichnis des Instituts immer mehr an Bedeutung (Frey).

Freys bahnbrechende Schaffensperiode endete plötzlich und unerwartet auf tragische Weise kurz vor Weihnachten des Jahres 1981.

„He will be remembered as a tireless catalyst who developed resuscitation systems and inspired all those who had the privilege to work with him." (Resuscitation 2001, 51: 109–112)

Etwas mehr als 1 Jahr nach Rudolf Freys Tod wurde Wolfgang Dick – einer seiner Schüler – 1983 zu seinem Nachfolger berufen.

1983–2003 Direktorat Prof. Wolfgang F. Dick

Prof. Dr. med. Dr. h.c. Wolfgang F. Dick, FRCA (▪ Abb. 2)

Geboren am 31.07.1936 in Wesel; 1957–1963 Studium der Medizin an der Universität zu Köln; 1963 Promotion zum Dr. med. an der Medizinischen Fakultät der Universität zu Köln; ab 1965 Facharztweiterbildung in Mainz und Los Angeles; 1969 Facharztanerkennung für Anästhesiologie; 1970 Habilitation und Venia Legendi Mainz; 1971 Abteilungsvorsteher der Abteilung für Anästhesiologie der Universität Ulm; 1972 Leiter der Abteilung Anästhesiologie II am Department für

Anästhesiologie; 1973–1977 Dekan der Klinisch-Medizinischen Fakultät; 1976 Ärztlicher Direktor des Universitätsklinikums; 1982 Ernennung zum persönlichen „Ordinarius" an der Universität Ulm; 1982 Berufung auf den Lehrstuhl für Anästhesiologie an der Universität Mainz. Seit 1983 Direktor des Instituts/der Klinik für Anästhesiologie; 1987 Ärztlicher Direktor des Klinikums der Universität Mainz; 1992 Verleihung der Ehrendoktorwürde der Universität Poznan/Polen.

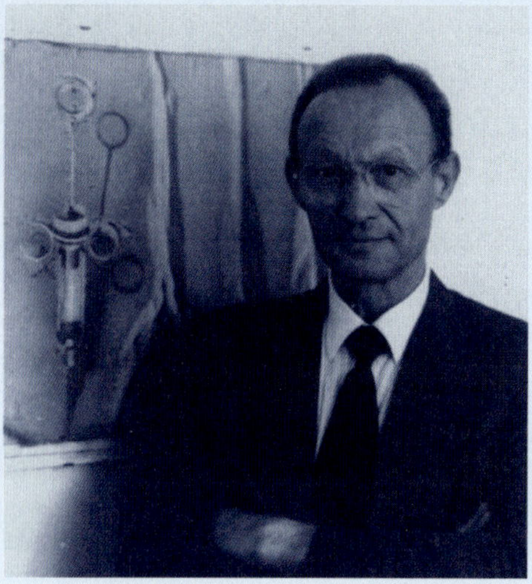

Abb. 2. Wolfgang Dick

Klinische Anästhesiologie

Die Zahl der Anästhesien stieg von 7000 Anfang der 60er-Jahre kontinuierlich auf über 20.000 (2000) unterschiedlichster Provenienz an. Zugleich nahm der Regionalanästhesieanteil zeitweise auf einen Prozentsatz von über 25% zu. Besondere Herausforderungen waren die Einrichtung einer Klinik für Herz-, Thorax- und Gefäßchirurgie 1984 und für Transplantationschirurgie 1999.

Eindrucksvoll ist die Entwicklung der nunmehr beiden Anästhesiesprechstunden. Begonnen wurde 1984 mit etwa 500 Patienten; heute werden in der Anästhesiesprechstunde 1 mehr als 10.000 Patienten/Jahr untersucht. Mitte 2001 wurde die 2. Sprechstunde für den Rest des Klinikums im Neubau HNO/Augen/Gynäkologie in Betrieb genommen; dort werden inzwischen täglich mehr als 20 Patienten voruntersucht.

Intensivtherapie

Nach Beseitigung der Brandfolgen (von 1988) wurde 1995 die neue Intensivstation mit 14 Betten auf einem Stockwerk endlich bezogen. In den 1960er-Jahren wurden pro Jahr 358 Patienten über durchschnittlich 23 Tage pro Patient therapiert; bis 2000 verdreifachte sich die Zahl der Patienten unter Reduktion der mittleren Behandlungsdauer auf 4,3 Tage. Zugleich nahm die Mortalität von 12% auf heute 5% ab. Intensivmedizinische Teams versorgen insbesondere Patienten der TISS-Kategorien 3 und 4 mit interventionellen Beatmungsmethoden, aufwändigem invasiven und nichtinvasiven Monitoring, Eliminations- und anderen Organersatzverfahren.

Die Zahl innerklinischer Intensivtransporte begann 1988 mit etwa 250 ärztlichen Versorgungen und hat bis 2000 auf 1000 Patienten/Jahr zugenommen.

Notfallmedizin

Der Mainzer Notarztwagen, 1964 in Betrieb genommen, begann im ersten Jahr mit etwas mehr als 200 Einsätzen; diese Zahlen stiegen kontinuierlich an auf heute über 4000. Inzwischen ist der Intensiv- und Rettungshubschrauber mit fast 1000 Einsätzen/Jahr hinzugekommen.

Schmerztherapie

Trotz zunehmender Restriktionen im ambulanten Bereich werden ca. 500 chronisch schmerzkranke Patienten pro Jahr behandelt (Rainer Schwab); daneben erfüllt die Arbeitsgruppe eine umfangreiche Konsiliartätigkeit im Rahmen der Tumorschmerztherapie. Mit dem Eintritt von Juergen Jage in die Klinik konnte ab 1988 auch eine breit angelegte effektive und komplikationsarme akute postoperative Schmerztherapie sowie ein Akutschmerzteam (AST) etabliert werden. Heute versorgt das AST bereits über 1000 Patienten/Jahr.

Räumliche Unterbringung

Im Jahre 1988 ereignete sich der verheerende Brand des Chirurgiegebäudes. Glücklicherweise konnte durch das exzellente Management des Brandes und seiner Folgen (Feuerwehr, Klinikleitung, Mitarbeiterinnen und Mitarbeiter) eine Schädigung von Patienten und Mitarbeitern verhindert werden. Das Chirurgiegebäude musste in Teilen über Monate stillgelegt werden und wurde schließlich vollständig renoviert (Nutzerkoordinator Wolfgang Dick).

Diese Tatsache bot zugleich die Chance, die seit Beginn der Existenz des Institutes unzulängliche räumliche Unterbringung (auf verschiedenen Stockwerken in verschiedenen Gebäuden) definitiv zu verbessern, v. a. endlich eine adäquate zusammenhängende Intensivstation zu schaffen, die als „Vision" bereits in den Berufungsverhandlungen entworfen war. Zugleich konnte das Institut um Forschungslabors ergänzt werden, die im Gefolge der Neubaumaßnahmen Urologie und Orthopädie verloren gegangen waren.

Lehre, Aus- und Weiterbildung

In der Lehre war und ist für alle notfallmedizinischen Aufgabenstellungen die Klinik für Anästhesiologie federführend und zuständig. Dies betrifft auch die Weiterbildung in den Bereichen Notfall- und Intensivmedizin. Die Klinik wurde als Weiterbildungseinrichtung für die Zusatzbezeichnungen Schmerztherapie und Notfallmedizin sowie für die Fachkunde Spezielle anästhesiologische Intensivmedizin von der Landesärztekammer ermächtigt.

Erst kürzlich gelang es – dank des Engagements von Wolfgang Heinrichs – gemeinsam mit der Lufthansa Flight-Training ein Simulationszentrum am Klinikum zu etablieren.

Forschung

Erst mit Bezug des renovierten Chirurgiegebäudes 1995 verfügte die Klinik wieder über hinreichende Forschungsflächen. Zur Überbrückung und Ergänzung dienten und dienen auch heute noch Flächen im sog. Verfügungsbau, die nach Projekt und finanzieller Ausstattung vom Fachbereich Medizin für jeweils 3 Jahre zugewiesen werden.

Alle wissenschaftlichen Projekte wurden nunmehr in Arbeitsgruppen und einer Forschungskonferenz koordiniert. Die Jahre 1983 und 1984 begannen mit den Arbeitsgruppen Voruntersuchung und Prämedikation, Klinisch-pharmakologische Untersuchungen von Anästhetika und Analgetika, Regionalanästhesie und Schmerzbehandlung, Kardiovaskuläre Anästhesie, Kinderanästhesie, Erprobung von Geräten, Intensivmedizin sowie Postoperative Analgesie.

Aktuelle Forschungsthemen Notfallmedizin (Auswahl). Kardiopulmonale Reanimation, zerebrale Ischämietoleranz, nichtinvasive intrakranielle Diagnostik(NIRS), „novel resuscitation from haemorrhage" (zusammen mit Pittsburgh), Atemwegsmanagement.

Aktuelle Forschungsthemen Intensivmedizin (Auswahl). „High frequency oscillation", Lungendarstellung mit Hilfe der Helium-3-MRT, Beatmungsoptimierung mittels dynamischem CT, Flüssigkeitsventilation, Validierung von Lungenmodellen, Vitamin- und Antioxidanzienstoffwechsel, Stoffwechselmonitoring, Expertensysteme (EDV-AIDA), Simulation.

Aktuelle Forschungsthemen Anästhesie (Auswahl). PONV, Zerfallsprodukte von Inhalationsanästhetika und der Lipidperoxidation, Muskelrelaxanzien, Airway-Management, Atemregulationsstörungen, maligne Hyperthermie, Kinderanästhesie u. a.

Forschungsfinanzierung. Mittel für Lehre und Forschung werden nach Lehrdeputat, Publikationstätigkeit, Funktionen in Lehre und Forschung, Zahl der Promotionen und Habilitationen etc. bemessen. An Drittmitteln wurden 1999 und 2000 jeweils 1,0 bzw. 1,6 Mio. DM akquiriert. Seit 1995 werden in einem – von den Krankenkassen teilfinanzierten – MH Labor 25–30 Patienten/Jahr untersucht.

Publikationen. Seit Gründung des Instituts sind nahezu 3000 Buchbeiträge, Original- und Übersichtsarbeiten sowie wissenschaftliche Abstracts in Zeitschriften mit Editorial Board veröffentlicht worden. Durchschnittlich werden derzeit jährlich >130 wissenschaftliche Mitteilungen in entsprechenden Publikationsorganen veröffentlicht.

Eine Reihe von Preisen und Stipendien belegen die Entwicklung in diesem Bereich.

Habilitationsschriften. 25 Habilitationsschriften (davon 13 zwischen 1962 und 1982 und 12 zwischen 1983 und 2001/2, s. Anhang) sowie mehr als 350 Dissertationen sind seit der Einrichtung des Lehrstuhls aus der Mainzer Klinik hervorgegangen.

Personelle Ausstattung

Das Institut begann im Jahre 1960 mit durchweg von anderen Fachgebieten ausgeliehenen Stellen. Die Zahl der dem Institut zugeordneten Positionen war 10 Jahre später auf >115 angewachsen, wieder ein Jahrzehnt später auf fast 200.

Derzeit liegt die Gesamtpersonalausstattung bei ca. 250–260 Voll- und Teilzeitkräften. Davon sind 11 Vollkräfte für Lehre und Forschung sowie 5 für NAW/NEF und RTH ausgewiesen.

Zukunftsaspekte

Derzeit bereitet sich die Klinik für Anästhesiologie intensiv auf die Herausforderungen des neuen Jahrhunderts vor (DRGs), deren Konsequenzen nur grob abschätzbar sind. Es bleibt zu hoffen, dass das Fachgebiet nicht zum Spielball von Wirtschaftlichkeitsinteressen und Begehrlichkeiten wird (Outsourcing von Leistungen u. a.). Eine externe Evaluierung im Jahre 2000 hat der Klinik für Anästhesiologie hervorragende Qualitäten in Krankenversorgung, Forschung und Lehre bescheinigt und die uneingeschränkte Kontinuität der 4 Säulen des Fachgebietes postuliert.

Diese Integrität wird durch die Ausschreibung der Nachfolge gewahrt werden, wenngleich neue Strukturen Wachsamkeit und Aufmerksamkeit verlangen und Begehrlichkeiten nicht auszuschließen sind, insbesondere in der Notfallmedizin.

Die neue Approbationsordnung birgt Chancen, aber auch Gefahren in sich, wenn die Notfallmedizin künftig fächerbezogen vermittelt werden soll; eine erhebliche Einschränkung der Lehrverpflichtungen würde auch ebensolche Konsequenzen für die Stellenausstattung in Forschung und Lehre mit sich bringen.

Die Einrichtung von Juniorprofessuren wird für die Klinische Medizin allenthalben als krasser Missgriff angesehen, der zudem bei Wegfall der Habilitationsleistung als verwertbares Bewerbungskriterien auf W-Positionen eine Benachteiligung der Habilitierten bedeutet. Wieweit diese Regelung einer verfassungsrechtlichen Überprüfung standhalten wird, bleibt abzuwarten.

Nicht zu übersehen ist aber derzeit bereits ein beginnender Mangel an Ärzten und Pflegepersonal, der sich auf die Versorgungsmodalitäten der Kliniken in einer Phase der Umorientierung gravierend auswirken dürfte. Ob dann alle „Reformvorhaben“ noch tragfähig sind oder eher an den Gegebenheiten des Alltags scheitern werden, bleibt ebenfalls abzuwarten.

Anhang

Habilitationen

- **Kolb, Ernst** (1963) Über die Bedeutung der Narkoseführung für die künstliche Unterkühlung auf Temperaturen von 20 °C und darunter
- **Ahnefeld, Friedrich-Wilhelm** (1964) Der Schock und seine Behandlung im Ablauf der Verbrennungskrankheit
- **Weis, Karl-Heinz** (1964) Tierexperimentelle Untersuchungen über den Einfluss der Narkose auf die Konzentration von Kalium und Natrium sowie den Kaliumaustausch einzelner Organe in vivo
- **Kreuscher, Hermann** (1966) Die zerebrale Durchblutung und Sauerstoffaustauschaufnahme beim Hund unter Neuroleptanalgesie
- **Nolte, Hans** (1967) Untersuchungen über die Effektivität verschiedener Methoden der Wiederbelebung der Atmung ohne Hilfsgeräte
- **Halmágyi, Miklós** (1968) Veränderungen des Wasser- und Elektrolythaushaltes durch Osmotherapeutika
- **Dick, Wolfgang** (1970) Respiratorischer Flüssigkeits- und Wärmeverlust des Säuglings und Kleinkindes bei künstlicher Beatmung
- **Gerbershagen, Hans Ulrich** (1972) Lungenmechanik und pulmonaler Gasaustausch nach hyperbarer Oxygenierung
- **Erdmann, Wilhelm** (1973) Pathophysiologie der Sauerstoffversorgung des Gehirns bei Mononarkosen mit intravenös applizierbaren Anästhetika. Eine tierexperimentelle Untersuchung mit Goldmikroelektroden im Cortex der Ratte
- **Stosseck, Klaus** (1976) Die fortlaufende transkutane Sauerstoffmessung in der Anästhesie – Methodische und klinische Untersuchungen
- **Sehhati, Gholam** (1977) Intraluminales Druckverhalten im distalen Ösophagus, unterem Ösophagussphinkter und Magen unter Einwirkung von Prämedikationsmitteln, Inhalationsanästhetika, i.v. Narkotika und Muskelrelaxanzien (elektromanometrische Untersuchung)
- **Abdulla, Walied** (1979) Elektrostimulationsanästhesie mit Klebeelektroden an den dem Operationsgebiet zugehörigen Dermatomen bei Netzhaut- und Glaskörperoperationen. Vergleichende Untersuchungen zur Objektivierung der Stressintensität
- **Lanz, Egon** (1980) Lokalanästhetika und Sauerstoffversorgung des Uterus – Eine experimentelle Untersuchung an schwangeren und nichtschwangeren Schafen
- **Kleemann, Peter-Paul** (1989) Tierexperimentelle und klinische Untersuchungen zum Stellenwert der Klimatisierung anästhetischer Gase im Narkosekreissystem bei Langzeiteingriffen
- **Jantzen, Jan-Peter A.H.** (1990) Untersuchung zur Auswirkung anästhesiologischer Maßnahmen auf intraokularen Druck unter besonderer Berücksichtigung der kontrollierten arteriellen Hypotension. Eine experimentelle Studie am Schweinemodell
- **Heinrichs, Wolfgang** (1991) Anwendung eines nichtlinearen Funktionsmodells der Lunge zur Beurteilung der therapeutischen Effekte des positiven endexspiratorischen Drucks (PEEP) bei Patienten mit „adult respiratory distress syndrome“ (ARDS)
- **Lipp, Markus** (1993) Untersuchungen zur Motilität der Kiefergelenke des Menschen während oraler und nasaler laryngoskopischer Intubation und deren Bedeutung für postoperative Störungen der Gelenkfunktionen
- **Duda, Dorothea** (1996) Histaminassoziierte kardiovaskuläre und respiratorische Störungen während der präoperativen Phase der Narkose: Inzidenz, klinische Relevanz und die Wirksamkeit einer Prophylaxe mit H1+H2-Rezeptorantagonisten
- **Gervais, Hendrik** (1997) Untersuchungen zum Einfluss des NMDA-Rezeptorantagonisten und Anästhetikums Ketamin auf Hämodynamik und regionale Organdurchblutung unter verschiedenen Beatmungsbedingungen – Eine experimentelle Untersuchung am Schweinemodell mit und ohne intrakranielle Pathologie
- **Weiler, Norbert** (1999) Experimentelle und klinische Untersuchung zur automatischen Entwöhnung des Patienten vom Respirator mit Hilfe der „adaptive lung ventilation“ (ALV)
- **Fauth, Ulrich** (2000) Ein mathematisches Verfahren zur detaillierten Beschreibung des Aminosäuren- und Energiestoffwechsels auf der Basis der Daten der indirekten Kalorimetrie
- **Latorre, Federico** (2001) Hämodynamik und Anschlagszeit von Muskelrelaxanzien am Beispiel des Rocuroniums: Eine experimentelle Studie am Schwein
- **Eberle, Balthasar** (2001) Entwicklung und Einsatz eines neuen Verfahrens zur Bestimmung der regionalen intrapulmonalen Sauerstoffkonzentration und ihres Zeitverlaufes. Experimentelle und

▼

klinische Untersuchungen mit der Helium-3-Magnetresonanztomographie

- **Mauer, Dietmar** (2001) Untersuchungen zum Einfluss der aktiven Kompressions-Dekompressions-Reanimation(ACD-CPR) im Vergleich zur herkömmlichen Reanimation anhand des endexpiratorischen Kohlendioxidpartialdrucks und verschiedener Parameter des Kurz- und Langzeitüberlebens von Patienten mit außerklinisch aufgetretenem Kreislaufstillstand
- **Brambrink, Ansgar** (2002) Induktion von Toleranz gegenüber globaler zerebraler Ischämie durch Gabe von 3-Nitropropionsäure („chemisches Präkonditionieren") im Tierexperiment

Leitende Funktionen

Mehr als 70 Mitarbeiter/innen verließen die Klinik, um auf leitende Positionen zu wechseln. Davon wurden 66 auf Chefarztstellen gewählt und die folgenden 6 auf Lehrstühle für Anästhesiologie berufen:

- Prof. Dr. Ernst Kolb, FU Berlin (1963)
- Prof. Dr. Karl-Heinz Weis, Universität Würzburg (1968)
- Prof. Dr. A. Madjidi, Universität Teheran (1967)
- Prof. Dr. Friedrich W. Ahnefeld, MNH Ulm (1968)
- Prof. Dr. Wilhelm Erdmann, Universitätsklinikum Rotterdam (1976)
- Prof. Dr. Wolfgang Dick, Universität Mainz (1983)
- Prof. Dr. Ludwig Brandt, Witten-Herdecke/Wuppertal (1989)

Außerplanmäßige und C3-Professuren

Zu außerplanmäßigen Professoren ernannt bzw. zu C3-Professoren berufen wurden: Prof. Dr. Hermann Kreuscher, Prof. Dr. Hans Nolte, Prof. Dr. Miklós Halmágyi, Prof. Dr. Hans Ulrich Gerbershagen, Prof. Dr. Gholam Sehhati, Prof. Dr. M. Stanton-Hicks, Prof. Dr. Egon Lanz, Prof. Dr. Klaus Stossek, Prof. Dr. Walied Abdulla, Prof. Dr. Peter-Paul Kleemann, Prof. Dr. Jan-Peter Jantzen, Prof. Dr. Wolfgang Heinrichs, Prof. Dr. Juergen Jage, Prof. Dr. Markus Lipp.

Informationen aus dem Internet

Weitere Informationen stehen über die Homepage der Klinik zur Verfügung: http://www.uni-mainz.de/FB/medizin/anaesthesie

4.3.28 Fakultät für Klinische Medizin Mannheim der Universität Heidelberg Institut für Anästhesiologie und Operative Intensivmedizin

J.-P. Striebel, K. van Ackern

Die Anfänge

Die Geschichte des heutigen Universitätsklinikums Mannheim gGmbH geht auf ein im Jahre 1922 in Betrieb genommenes Städtisches Krankenhaus unter der damaligen Leitung von Franz Volhard (1872–1950) zurück. Vor 1956 wurden hier Anästhesien unter der alleinigen Verantwortung der Operateure überwiegend von Schwestern, Pflegern und erst später zu einem geringen Teil durch Ärzte der operativ tätigen Fachbereiche (Frauenheilkunde, Hals-Nasen-Ohren-Klinik etc.) erbracht. Auf Betreiben des leitenden Chefarztes der Chirurgischen Klinik wurde erstmalig Frau Elisabeth-Margarethe Gräfin von Lüttichau von 1956 bis 1958 verantwortlich als Anästhesistin tätig. Da sie nach ihrer Heirat am 31.12.1958 ausschied, wurde die Fachärztin für Anästhesie, Frau Dr. Fiebig, von 1959 bis 1968 mit der verantwortlichen Durchführung der Narkosen zunächst nur für die 430 chirurgischen Betten betraut. Als weitere Mitarbeiter standen ihr neben einem ärztlichen Kollegen 8–10 überwiegend selbständig arbeitende überwiegend weibliche Pflegekräfte zur Verfügung.

Erst durch die Einrichtung der Fakultät für Klinische Medizin Mannheim der Universität Heidelberg an den Städtischen Krankenanstalten Mannheim im Jahre 1964 hatte der Fachbereich Anästhesie so an Bedeutung gewonnen, dass er nicht mehr im Rahmen der Chirurgie bzw. der operativen Fächer organisiert werden konnte.

Der Druck des Krankenhausträgers und die Empfehlungen und Entschließungen der Deutschen Gesellschaft für Anästhesiologie und Intensivmedizin (DGAI) mit den Hinweisen auf die unverantwortliche Praxis von Parallelnarkosen führten zur Schaffung einer selbständigen zentralen Anästhesieabteilung für alle anästhesiologischen Belange des Krankenhauses unter der Leitung von Priv.-Doz. Dr. med. Horst Lutz, der zuvor in Heidelberg unter dem Lehrstuhlinhaber Prof. Dr. med. Otto Just als leitender Oberarzt tätig war.

Lutz bekleidete ab dem 01.12.1968 zunächst als Chefarzt die leitende Position einer neu gegründeten zentralen Institution für Anästhesie an den Städtischen Krankenanstalten Mannheim. Die Fakultät für Klinische Medizin Mannheim der Universität Heidelberg verfügte zu diesem Zeitpunkt noch über keinen eigenen Lehrstuhl für Anästhesiologie.

Die Zuständigkeit dieser zentralen Einrichtung betraf die kontinuierliche anästhesiologische Versorgung von damals 2155 operativen und konservativen Betten in 13 Kliniken/Instituten und die verantwortliche Leitung eines Blutbankdepots des DRK-Blutspendedienstes Baden-Baden.

Schon bei Aufnahme seiner Tätigkeit fühlte sich Lutz der Gesamtaufgabe einer akademischen Anästhesiologie verpflichtet, neben der Klinik auch Forschung und Lehre zu betreuen. Im ersten Jahr des Bestehens der Abteilung wurden zusätzliche Aufgaben wie Lehrbetrieb, klinische und tierexperimentelle Forschungsprogramme, die Reanimationsorganisation im gesamtem Klinikbereich und die Fortbildung der Mitarbeiter aufgenommen. Der Abteilung standen am 01.12.1968 zunächst nur 5 Assistenzärzte und 8 Pflegekräfte zur Verfügung. Die Anzahl durchgeführter Narkosen von 6815 im Jahre 1968 erhöhte sich auf 8553 im Jahre 1969.

Mit Wirkung vom 01.01.1969 wurde an der Anästhesieabteilung ein Dokumentationssystem für anästhesiologische Leistungen eingeführt, das nach dem Prinzip der Randlochkarte angelegt war und sehr bald maschinenlesbar ausgewertet werden konnte.

Im Jahre 1969 wechselte Dr. med. Klaus Peter vom Institut für Anästhesiologie an der Universitätsklinik Heidelberg an die Mannheimer Abteilung und übernahm die Funktion des leitenden Oberarztes. Der ärztliche Personalschlüssel lag Ende 1969 bei 1/1/9, die Anzahl der Pflegekräfte erhöhte sich auf 13 Mitarbeiter.

Ende 1969 wurde unter Leitung von Lutz eine eigenständige Intensivtherapiestation mit Beatmungsmöglichkeiten für maximal 6 Betten eröffnet. Die Diensträume wurden erweitert und ein eigenständiges klinisches Labor für die Anästhesie und Intensivmedizin in Betrieb genommen. Den frühzeitig erkannten Personalproblemen im Intensivpflegebereich begegnete Lutz durch die Etablierung eines Ausbildungslehrganges für Intensivpflege am eigenen Hause unter seiner Leitung. Dieser Lehrgang wurde später in ein ständiges Ausbildungszentrum für Fachpflegekräfte für den Bereich Anästhesie und Intensivmedizin umgewandelt und ist bis heute, vom Institut verantwortlich geleitet, für den Nachwuchs im Fachpflegebereich unverzichtbar.

1971–1987 Direktorat Prof. Horst Lutz

Professor Dr. med. Horst Lutz (◻ Abb. 1)

Geboren am 25.06.1927 in Dessau; gest. 17.01.1987 in Heidelberg; 1947–1953 Medizinstudium in Halle/Saale; 1953 Promotion; 1953–1954 Medizinalassistent Bezirkskrankenhaus Dessau; 1959 Facharztanerkennung für Chirurgie; 1961 Beginn der Fachausbildung für Anästhesie; 1964 Facharztanerkennung für Anästhesie, Oberarzt Uni Heidelberg (Just); 1967 Habilitation; 1968 Leiter der Anästhesieabteilung am Städtischen Krankenhaus Mannheim; 1971 Berufung

▼

auf den Lehrstuhl für Anästhesiologie, Direktor des Instituts für Anästhesiologie und Reanimation, Fakultät für Klinische Medizin Mannheim der Universität Heidelberg.

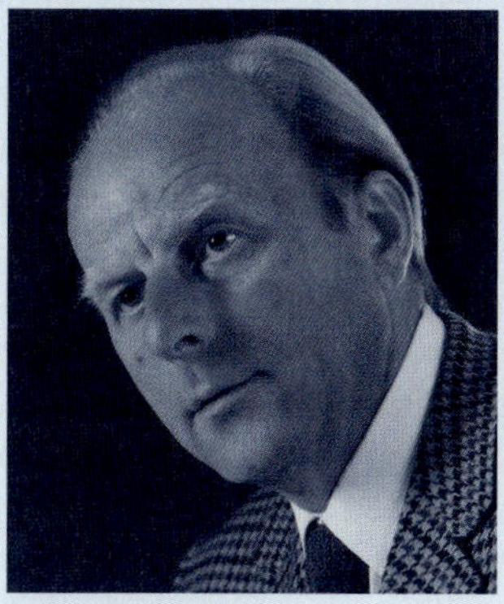

Abb. 1. Horst Lutz

Ordinariat und Klinik

Mit Beginn des Wintersemesters 1970/71 wurde Horst Lutz als Ordinarius auf den neu geschaffenen Lehrstuhl für Anästhesiologie und Reanimation berufen. Das Institut erhielt die Bezeichnung „Institut für Anästhesiologie und Reanimation". Im gleichen Jahr wurde ein in der unmittelbaren Nähe des Operationstraktes gelegener Aufwachraum für frisch operierte Patienten eröffnet, ein größeres blutserologisches Labor dem Blutbankdepot angegliedert und die anästhesiologische Versorgung in der Berufsgenossenschaftlichen Unfallklinik und Brandverletztenabteilung in Ludwigshafen-Oggersheim mit 5 ständig dort tätigen ärztlichen Mitarbeitern verantwortlich übernommen. Der ärztliche Personalschlüssel lag jetzt schon bei 1/1/24 zuzüglich 14 Mitarbeitern aus dem Pflegebereich und 2 MTAs für die Labortätigkeiten.

Das Jahr 1972 stand wesentlich im Zeichen der qualitativen Verbesserung der bisher übernommen Aufgaben. Schwerpunkte lagen in den regelmäßigen ärztlichen Fortbildungen, der Neueinrichtung der prä- und postoperativen Inhalationstherapie, eines Lungenfunktionsmessplatzes und eines Gerinnungslabors mit vielen differenzierten Analysemöglichkeiten.

Die anästhesiologische Mitversorgung der Unfallklinik in Ludwigshafen seit 1971 beinhaltete eine bedeutende Erweiterung des anästhesiologischen Fachspektrums durch „Anästhesie bei Brandverletzen und im Bereich der plastischen Chirurgie". Eine Herausforderung war auch die große Zahl von Unfallopfern, die es präklinisch mit dem Helikoptereinsatz (Christoph 5) notfallmäßig und anschließend klinisch-anästhesiologisch für modernste osteosynthetische Operationsverfahren zu versorgen galt. Nach langjähriger guter Zusammenarbeit wurde 1983 im Einvernehmen der beiden leitenden Direktoren der Status der Mitversorgung beendet und der Versorgungsauftrag dem damaligen leitenden Oberarzt des Instituts, Herrn Prof. Dr. Roderich Klose, als Chefarzt für Anästhesie verantwortlich übertragen.

Intensivmedizin

Die Planungsarbeiten für ein neues Operationszentrum inkl. größerer Aufwachraumeinheit, für eine Intensivtherapiestation mit größerer Kapazität und mit weiteren Räumen für das Institut wurden abgeschlossen und die Bauarbeiten konnten begonnen werden.

Mit Bezug des neuen Operationszentrums im Jahre 1974 verfügte das Institut über 23 weitere Raumeinheiten mit einer Grundfläche von ca. 300 m², die sich auf neue Diensträume, wissenschaftliche und klinische Laboratorien, eine Handbibliothek und einen Seminarraum erstreckten.

In der neuen operativen Intensivstation, die in der Planung eine Erweiterungskapazität bis auf 24 Betten ermöglichte, konnten 14 von 18 Betten funktionell belegt werden. Der neu gebaute Operationstrakt erweiterte die Kapazität für die Allgemeinchirurgie auf 4 ständige Operationstische und schaffte die Möglichkeit, in einem OP-Saal täglich neurochirurgische Eingriffe durchzuführen. Allein für die operativen Disziplinen standen 1972 in Mannheim bereits insgesamt 19 Operationssäle zur täglichen Verfügung.

Notfallmedizin

Das 1964 in Mannheim erstmalig eingeführte System einer Notfallversorgung (zunächst nur zur Notfallversorgung von außerhäuslichen, medizinischen Notfällen gedacht) stand in Form eines sog. „Unfallarztwagens" anfangs unter chirurgischer Leitung und wurde paritätisch von den ärztlichen Mitarbeitern des Instituts besetzt. Ab 1980 erweiterte sich der Versorgungsauftrag. Die Leitung und Besetzung des Notarztfahrzeuges (NAW) ging vollständig auf das Institut über. Erkenntnisse aus wissenschaftlichen Erhebungen führten 1982 zur kontinuierlichen Anpassung des Systems an die Erfordernisse des Standortes. Die Umwandlung des Notarztwagens (NAW) in ein Notarzteinsatzfahrzeug (NEF) reduzierte z. B. die Eintreffzeiten am Notfallort von 8 auf 6,5 min. Auf Initiativen des Instituts gingen auch die Etablierung eines weiteren NEF-Fahrzeuges für den Großraum Mannheim und die Einrichtung zusätzlicher Rettungswachen zurück.

Schmerztherapie

In das Jahr 1982 fällt die Gründung einer Schmerzambulanz. Diese hatte zunächst das Ziel, den Patienten verschiedene Regionalanästhesieverfahren bei chronischen Schmerzen anbieten zu können. Interdisziplinäre Schmerzkonferenzen wurden abgehalten und erste Forschungsprojekte in diesem Bereich gestartet. Ohne ausreichende eigene finanzielle Erlöse zu erbringen, wurde die Ambulanz wegen steigender Nachfrage trotzdem schrittweise personell und räumlich erweitert.

Blutbankdepots und klinisches Labor

Unter der verantwortlichen Leitung des Instituts für Anästhesiologie und Reanimation wurde seit 1968 eine Blutbank als Depot des DRK-Blutspendedienstes Baden-Baden betrieben. Dieses Depot wurde vom DRK Baden-Baden täglich beliefert und war für die gesamte Versorgung des Krankenhauses mit Blut- und Blutprodukten Tag und Nacht zuständig. In den angegliederten Laboratorien wurden nicht nur sämtliche serologischen Untersuchungen, die zur Verträglichkeitsprüfung bei Bluttransfusionen erforderlich waren, inkl. Antikörperdifferenzierung durchgeführt, sondern auch bei Bedarf Frischblutspenden abgenommen. Mehr als 10 MTAs und 3 Vollschwestern standen für den Betrieb des Depots und die angegliederte Frischblutspenderkartei zur Verfügung. Während die ausgegebene Anzahl an Blutkonserven 1970 noch bei 9512 Einheiten pro Jahr lag, war sie bis 1986 auf 20.103 Einheiten angestiegen.

Für die Bedürfnisse der Anästhesie und der Intensivstation wurde ein arbeitsplatznahes klinisches Labor etabliert, um eine kontinuierliche, nahezu bettseitige Versorgung mit den wesentlichsten Laborparametern (Elektrolyte, Blutzucker, Blutgase, Thrombozytenfunktion, Laktat, Gerinnungsparameter etc.) sicherzustellen.

Die Zahl der Laboruntersuchungen stieg von 1970 bis 1986 von 1123 auf 168.542 Untersuchungen an.

Am 31.03.1989 endete auf Betreiben der Universität und des DRK-Blutspendedienstes Baden-Württemberg die verantwortliche Leitung des Blutbankdepots durch das Institut für Anästhesiologie und Reanimation. Nach Errichtung einer Blutspendezentrale des DRK-Blutspendedienstes Baden-Württemberg in Mannheim übernahm das DRK ab dem 01.04.1989 auch die innerklinische Versorgung des Klinikums mit Blut und Blutprodukten.

Im Bereich der Orthopädischen Klinik wurde die Implantation von Hüftendoprothesen (TEP) zum Versorgungsstandard erklärt und Verfahren zu einer risikoärmeren Blutversorgung durch die präoperative Eigenblutentnahme und die intraoperative maschinelle Autotransfusion eingeführt. Im Jahre 1985 wurde die Technik der präoperativen Eigenblutspende in der Orthopädischen Klinik soweit verbessert, dass über 90% der Patienten zukünftig auf eine Fremdbluttransfusion verzichten konnten.

Forschung und Lehre

Der Aufbau einer experimentellen wissenschaftlichen Forschung wurde frühzeitig begonnen, wenngleich die Räumlichkeiten dafür z. T. noch unzureichend waren und mit vielen Forschergruppen anderer Kliniken geteilt werden mussten. Durch die Kooperation mit der Abteilung für Experimentelle Chirurgie in Heidelberg waren bald alle notwendigen Ausrüstungen vorhanden, um invasive Kreislaufexperimente mit vollständigem kardiorespiratorischem Monitoring im Tierversuch durchzuführen. Wesentliche Forschungsschwerpunkte unter Lutz waren: Trauma und Schock, seine pathophysiologischen Auswirkungen und die Möglichkeiten der Therapie mit kristalloiden und verschiedenen kolloidalen Plasmaersatzlösungen, tierexperimentelle und klinische Studien; das Anästhesierisiko, die Erkennungsmöglichkeiten, die Bedeutung für eine vorzeitige Risikoeinschätzung und die Validierung einer Riskocheckliste; kardiozirkulatorische Effekte neuer Hypnotika und volatiler Anästhetika im standardisierten Tiermodell; die präoperative isovolämische Hämodilution mit unterschiedlichen Lösungen und ihre hämodynamischen Auswirkungen; klinische Ernährung mit verschiedenen Aminosäurenmustern, Kohlenhydraten und Fettemulsionen in der postoperativen Phase und bei Organinsuffizienzen; Auswirkungen verschiedener Anästhesieverfahren bei Patienten mit ausgedehnten Brandverletzungen; das automatische Anästhesieprotokoll zur maschinellen Datenverarbeitung; Dokumentation und Datenverarbeitung in der Intensivmedizin; Effekte der Blutfilterung bei Massivtransfusionen; Auswirkungen der Hypothermie bei schwerem Schädel-Hirn-Trauma; Einflüsse verschiedener Beatmungsmuster auf die Hämodynamik des Intensivpatienten; rückenmarksnahe Regionalanästhesieverfahren und ihre Auswirkungen bei verschiedenen Operationsverfahren auf die Lungenfunktion, die Blutgase und den Outcome; Bedeutung des Surfactant in der Behandlung des ARDS.

Schwerpunkte in der Lehrtätigkeit waren: akute Notfälle und erste ärztliche Hilfe; allgemeine Anästhesiologie und Reanimation; spezielle Anästhesiologie und Intensivtherapie; Praxis der endotrachealen Intubation; klinische Visite auf der Intensivstation; anästhesiologisches Kolloquium.

Am 17.01.1987 verstarb Prof. Dr. Horst Lutz nach kurzer schwerer Krankheit. Die Führung des Instituts für Anästhesiologie und Reanimation wurde dem leitenden Oberarzt Prof. Dr. med. Jens-Peter Striebel kommissarisch bis zur Neubesetzung des Lehrstuhls verantwortlich übergeben.

1987–1989 Direktorat (komm.) Prof. Jens-Peter Striebel

Prof. Dr. med. Jens-Peter Striebel (◘ Abb. 2)

Geboren am 20.04.1943 in Mannheim; 1962–1968 Medizinstudium in Heidelberg; 1968–1969 Medizinalassistent Städtisches Krankenhaus Mannheim; 1969–1970 Vollassistent an der Frauenklinik, Germersheim; 1970 Beginn der Fachausbildung für Anästhesie im Klinikum Mannheim, Uni Heidelberg (Lutz); 1972 Promotion; 1974 Facharztanerkennung für Anästhesie, Oberarzt; 1977 Habilitation; 1984 Ernennung zum apl. Professor; 1987–1989 kommissarischer Direktor des Instituts für Anästhesiologie und Reanimation; seit 1989 Stellvertreter des Institutsdirektors Prof. K. van Ackern, Institut für Anästhesiologie und Operative Intensivmedizin, Fakultät für Klinische Medizin Mannheim der Universität Heidelberg.

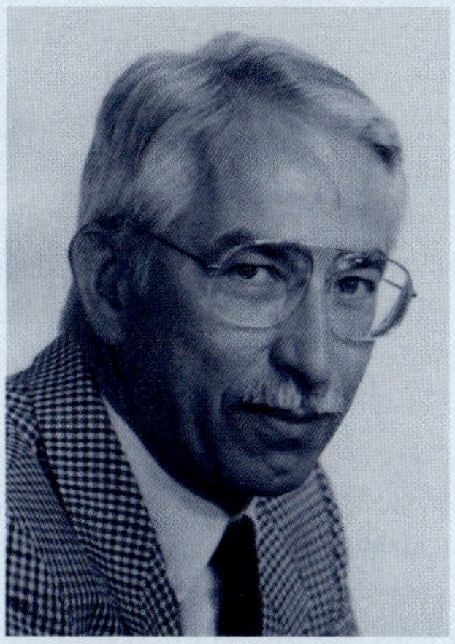

Abb. 2. Jens-Peter Striebel

„In memoriam Horst Lutz" veranstaltete das Institut im Juni 1987 mit seinen bedeutendsten Schülern zu seinen Ehren ein wissenschaftliches Symposium im Schwetzinger Schloss. Im Jahr 1987 fand der Deutsche Anästhesiekongreß (DAK) in Mannheim statt.

Im gleichen Jahr erfolgte die Einweihung eines weiteren Operationszentrums und mehrstöckigen modernen Bettenhauses (Neubau West) mit 10 weiteren Operationssälen und 4 zusätzlichen Eingriffsräumen. Die Zuständigkeit des Instituts erhöhte sich auf 33 operative Arbeitsplätze zusätzlich zu diagnostischen (Radiologie, Neuroradiologie, Endoskopie) und externen Arbeitsplätzen (Zentralinstitut für Seelische Gesundheit Mannheim, Unfall- und handchirurgische Oststadtklinik).

Das Leistungsspektrum des Instituts lag im Jahre 1989 bei insgesamt 21.647 Narkosen, die sich auf die verschiedenen Bereiche wie folgt verteilten: Allgemeinchirurgie 19,4%, Augenklinik 13,1%, Unfallchirurgische Klinik 10,1%, Orthopädische Klinik 9,8%, Kinderchirurgische Klinik 9,0%, Neurochirurgische Klinik 4,1%, HNO-Klinik 9,0%, Urologische Klinik 8,6%, Oststadt-Klinik 7,6%, Diagnostik inkl. Zentralinstitut für Seelische Gesundheit Mannheim 6,4% und Schockraumversorgung 2,9%.

Seit 1989 Direktorat Prof. Klaus van Ackern

Prof. Dr. Klaus van Ackern wurde zum 01.06.1989 als Nachfolger von Lutz auf den Lehrstuhl für Anästhesiologie an der Fakultät für Klinische Medizin Mannheim der Universität Heidelberg berufen. Nach 3-jährigem Wirken als Ordinarius an der Medizinischen Fakultät zu Lübeck wechselt er an seine frühere Wirkungsstätte, an der er sich 1975 habilitierte, als Nachfolger seines früheren Chefs.

Professor Dr. med. Dr. h.c. Klaus van Ackern (Abb. 3)

Geboren am 12.09.1941 in Essen; 1962–1968 Medizinstudium in Heidelberg; 1969 Promotion; 1968–1972 wissenschaftlicher Assistent am Institut für experimentelle Chirurgie, Uni Heidelberg (J. Schmier); 1972 Beginn der Fachausbildung für Anästhesie, Klinikum Mannheim, Uni Heidelberg (H. Lutz); 1975 Facharztanerkennung für Anästhesie, Oberarzt; 1975 Habilitation; 1977 Leitender Oberarzt am Institut für Anästhesiologie LMU München; 1980 Ernennung zum C3-Professor; 1986 Berufung auf den Lehrstuhl für Anästhesiologie an der Medizinischen Universität zu Lübeck; 1989 Berufung auf den Lehrstuhl für Anästhesiologie und Intensivmedizin an der Fakultät für Klinische Medizin Mannheim der Universität Heidelberg; 1991–1999 Dekan der Fakultät für Klinische Medizin Mannheim der Universität Heidelberg; 1999-2001 Ärztlicher Direktor; 1999 Doctor medicinae honoris causa der Universität Klausenburg/Rumänien; seit 2001 erneut Dekan der Fakultät für Klinische Medizin Mannheim der Universität Heidelberg.

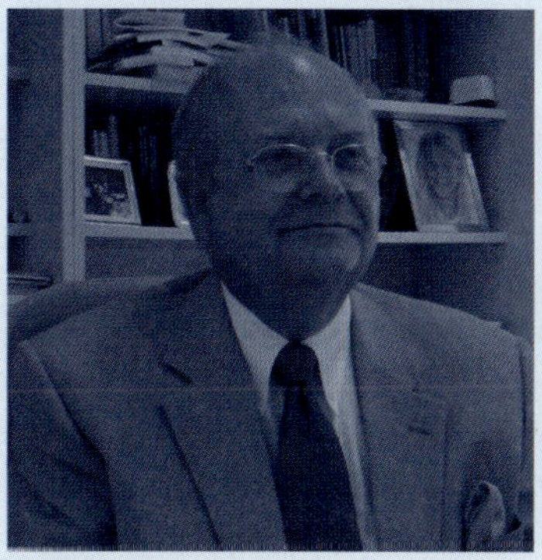

Abb. 3. Klaus van Ackern

Ordinariat und Klinik

Unter der Leitung von Klaus van Ackern entwickelt sich das Institut für Anästhesiologie und Operative Intensivmedizin zu einem zentralen Dienstleitungsbetrieb des Universitätsklinikums. Das Institut ist zuständig für die anästhesiologische, die perioperative und die intensivmedizinische Betreuung der Patienten aller operativen Kliniken. Jährlich werden ca. 27.000 Anästhesien durchgeführt, davon etwa ein Drittel bei Hochriskopatienten der ASA-Klassifizierung III und höher. Täglich werden in 25 Operationssälen und an weiteren 14 Arbeitsplätzen (z. B. diagnostische Arbeitsplätze, Endoskopie, Strahlentherapie, pädiatrische Intensivmedizin, Zentralinstitut für Seelische Gesundheit, Schockraum, Intensivverlegungstransporte, Notfallmedizin) anästhesiologische Leistungen erbracht. Die anästhesiologische Ausbildung umfasst alle Formen der Allgemeinanästhesie, der Regionalanästhesie und der perioperativen Intensivtherapie. Besonderer Wert wird auf ein individuell abgestimmtes, auf die Wünsche des Patienten ausgerichtetes, differenziertes Anästhesieverfahren gelegt. Modernste Überwachungsmöglichkeiten der zerebralen Funktionen (z. B. somatisch evozierte Potenziale) und der kardiozirkulatorischen Funktionen ermöglichen auch operative Eingriffe bei Patienten mit stark eingeschränkten Vitalfunktionen. Durch die Kombination von Allgemeinanästhesie mit Regionalanästhesieverfahren können perioperative Morbiditäts- und Mortalitätsrisiken sowie auch die Verweilzeiten für die postoperative Nachsorge auf den Intensivstationen deutlich gesenkt werden.

Die Leitung des Instituts für Anästhesiologie und Operative Intensivmedizin unterstützt konsequent die Veränderung im Berufsbild des Anästhesisten in Richtung einer perioperativen Medizin. Verkürzung der Krankenhausverweildauer und Erhöhung des Patientenkomforts gehören neben einer wirtschaftlichen Betriebsführung u. a. zu den angestrebten Zielen anästhesiologischer Versorgung.

Noch im Jahr seines Dienstantritts wurde van Ackern stellvertretender ärztlicher Direktor. Von 1991 bis 1999 war er Dekan der Fakultät für Klinische Medizin Mannheim der Ruprecht-Karls-Universität Heidelberg. Von 1999 bis 2001 übernahm er die Funktion des ärztlichen Direktors am Universitätsklinikum Mannheim, das inzwischen die Rechtsform einer gGmbH angenommen hat. Seit Wintersemester 2001 wurde er erneut für weitere 4 Jahre zum Dekan der Fakultät gewählt. Mit seinem leidenschaftlichen Einsatz für Forschung und Lehre warb er diesem Universitätsklinikum bis heute zu 6 Stiftungsprofessuren (C4: Klinische Pharmakologie, Medizintechnologie, Toxikogenomik, Infektiologie, Transfusion und Immunologie; C3-Professur für Forschung und Behandlung des Schmerzes), ein Zentrum für Medizinische Forschung wird gebaut und ein Institut für Computergestützte Medizin gegründet, in dem die forschende Industrie mit der Universität Mannheim zusammenarbeitet.

Zu den internationalen Aktivitäten, die aus dem Lehrstuhl hervorgegangen sind, gehören die Kontakte und die Förderung osteuropäischer Länder. Die Aktivitäten von Klaus van Ackern für die Anästhesiologie in Rumänien wurden 1999 mit dem Ehrendoktor der Universität Klausenburg gewürdigt. Im Jahre 2001 verlieh ihm die Republik Polen den Verdienstorden in Gold der Republik Polen. K. van Ackern wurde Ehrenmitglied der Polnischen und Rumänischen Gesellschaft für Anästhesiologie.

Zusätzlich zu seiner wissenschaftlichen Tätigkeit geht von Mannheim ein besonderes Engagement für die wissenschaftlichen Fachgesellschaften aus. Der erste Euro-Anästhesiekongress der European Academy of Anaesthesiology fand 1993 in Mannheim statt. Im Jahre 1995 wurde van Ackern zum Sprecher der Ordinarien für Anästhesiologie in Deutschland gewählt und zum Vizepräsidenten der Deutschen Gesellschaft für Anästhesiologie und Intensivmedizin (DGAI). Unter seiner Präsidentschaft fand 1996 der Deutsche Anästhesie Kongress erstmals mit starker internationaler Ausrichtung statt. 1997 wurde er zum Generalsekretär der DGAI gewählt.

Intensivmedizin

Das Universitätsklinikum Mannheim hat sich entschlossen, keine fachspezifischen Intensivstationen einzurichten. Es verfügt über einen internistischen und einen operativen Bereich. Der operative Bereich der Intensivmedizin ist dem Institut für Anästhesiologie zugeordnet. Zur Erfüllung der intensivmedizinischen Aufgaben verfügt das Institut für Anästhesiologie und Operative Intensivmedizin über eine Station mit 18 Intensivbetten und über eine Station mit weiteren 10 Betten mit „Intermediate-Care-Ausrichtung". Auch der Aufwachraumbereich der zentralen Operationseinheit kann aufgrund seiner räumlichen Nähe zur Intensivstation mit 10 + 8 Betten als Pufferzone einbezogen werden. Die Struktur der in 3 eigenständige Abschnitte unterteilten Intensivstation verfügt über geschlossene und offene Behandlungsbereiche.

Auf einer Fläche von 1200 m^2 sind neben den 18 Patienteneinheiten Räume für Logistik und Bevorratung, ein Arzt- und Schwesterndienstzimmer und ein Aufenthaltsraum untergebracht. Im Jahr 2000 konnten auf dieser Station insgesamt 1341 Patienten behandelt werden, dabei betrug die mittlere Verweildauer durchschnittlich 4,42 Tage.

Zur Versorgung der 18 Planbetten arbeiten im Schichtdienst 59 Vollzeitpflegekräfte, die von 4 Pflegehelferinnen unterstützt werden. Damit betreut in der Regel 1 Pflegekraft 2 Intensivpatienten. Die ärztliche Betreuung und Versorgung übernehmen – ebenfalls im Schichtdienst – ca. 14 Fach- und Assistenzärzte. Dieses Team wird durch 2 Fachärzte in Supervisionsposition und einen verantwortlichen Oberarzt geführt. Die Intensivmedizin ist ein klinischer und wissenschaftlicher Schwerpunkt des Institutes. Um hier eine „Professionalität" sicherzustellen, ist die Leitungsposition auf dieser Station weitestgehend von der Stellenrotation ausgenommen.

Besondere Schwerpunkte liegen in der Versorgung neurochirurgischer und neurotraumatologischer Patienten, von Polytraumatisierten, Patienten mit Sepsis und mit Multiorgandysfunktion. Ein weiterer besonderer Behandlungsschwerpunkt sind Patienten mit schwerer Lungenschädigung (ALI und ARDS). Die Intensivtherapiestation bietet als eines von 5 deutschen Zentren auch die Möglichkeit zur extrakorporalen Lungenersatztherapie (extrakorporale Membranoxygenierung, ECMO) bei erwachsenen Patienten mit akutem Lungenversagen.

Notfallmedizin

Das Universitätsklinikum Mannheim stellt vertraglich die Notarztversorgung für die Stadt sicher. Hierzu wird ein Notarztwagen zur Verfügung gestellt, der ausschließlich mit Anästhesisten des Instituts besetzt ist. Er wurde im Jahre 2000 beispielsweise bei 3154 Einsätzen eingesetzt. Aufgrund der steigenden Nachfrage nach Verlegungen von intensivpflichtigen Patienten wurde im Jahre 1999 ein Intensiv- und Verlegungssystem, kurz INuVer genannt, vom Institut für Anästhesiologie und Operative Intensivmedizin in Betrieb genommen. Der speziell ausgestattete Rettungswagen ist mit einem intensivmedizinisch erfahrenen Arzt des Instituts besetzt. Bereits im Jahr der Einführung konnten mehr als 100 Einsätze gefahren werden. Aufgrund der steigenden Bekanntheit nimmt die Zahl der Fahrten stark zu. Von der Einführung im Mai 1999 bis zum März 2001 wurden insgesamt 362 Transporte gefahren. Bei 66% der Patienten bestand ein künstlicher Luftweg, und 50% waren beatmet. In 40% der Fälle war eine Erkrankung des zentralen Nervensystems führend, in 20% stand ein pulmonales Problem im Vordergrund.

Erstmalig wurde im Jahre 2000 ein spezieller Notfallkongress, das 1. Südwestdeutsche Notfallsymposium, vom Institut für Anästhesiologie und Operative Intensivmedizin im Mannheimer Congress-Centrum Rosengarten (MCC) organisiert. Neben den neusten präklinischen Behandlungsstrategien werden auch die soziale Dimension der Notfallmedizin und das Datenmanagement diskutiert.

Für die notfallmedizinische Aus- und Weiterbildung stehen dem Institut für seine Mitarbeiter, Studenten und externe Hospitanten eine Reihe von Übungsgeräten und -modellen zur Verfügung. Neben den klassischen Kursen „Akute Notfälle und erste ärztliche Hilfe“ sowie „Intensiv- und Notfallmedizin“ wird die Ausbildung durch eine Reihe weiterer Angebote ergänzt. Im Tutorium „Mega-Code-Training“ werden in Kleingruppen einmal pro Woche praktische Reanimationen geübt.

Die Weiterbildung zum Erhalt des Zertifikates „Notfallmedizin“ zeichnet sich durch ihren starken Praxisbezug aus. Themen sind die allgemeinen Grundlagen des Rettungsdienstes, Traumatologie mit Fallbeispielen im Sinne eines Trauma-Code-Trainings, internistische Erkrankungen und schließlich pädiatrische und sonstige Notfallsituationen. Diese interdisziplinäre Veranstaltung bietet außerdem Einblicke in die Arbeit der Leitstelle, der Feuerwehr und des Rettungsdienstes. Sie wird ergänzt durch die Möglichkeit eines Praktikums auf dem NEF selbst, das einen eigens dafür eingerichteten und versicherten Ausbildungsplatz besitzt.

Am Universitätsklinikum ist auch der Notarztstandort der Forschung verpflichtet. Schwerpunkte dieses Aufgabenfeldes sind die Epidemiologie sowie die Weiterentwicklung der Dokumentation und des Qualitätsmanagements im Notarztdienst.

1996 wurde vom Institut für Anästhesiologie und Operative Intensivmedizin gemeinsam mit der Neurologischen Klinik das „Mannheimer Schlaganfallprojekt“ gegründet. Aufbauend auf einer 1997 durchgeführten Analyse der Schlaganfallversorgung wurden Strategien zur Verbesserung der Schlaganfallversorgung erarbeitet. Die hieraus abgeleiteten Maßnahmen wurden umgesetzt und bis heute weitergeführt.

Anästhesieambulanz

Im Rahmen der durch einen zunehmenden Kostendruck im Gesundheitswesen geforderten kurzen Aufenthaltsdauer und ambulant durchzuführenden operativen Eingriffe wird in einer eigens dafür eingerichteten Anästhesieambulanz ein Großteil dieser Patienten auf die Anästhesie für den geplanten operativen Eingriff oder die beabsichtigte diagnostische Maßnahme vorbereitet. Wartezeiten für Patienten können reduziert werden und auch die stationäre Prämedikationsleistung wird gesenkt.

Schmerztherapie und Schmerzforschung

Schon im Jahre 1982 wurde die Schmerzambulanz als spezielles Geschäftsfeld des Instituts für Anästhesiologie und Reanimation eingerichtet und entsprach den damaligen klinischen Anforderungen. Das Leistungsspektrum war damals im Wesentlichen auf die Behandlung chronischer Schmerzzustände durch regionale Blockierungsverfahren ausgerichtet. Ebenso, wie sich das Spektrum der Krankheitsbilder geändert hat, mussten zwischenzeitlich die Behandlungsverfahren erweitert und ergänzt werden. Durch eigene Räumlichkeiten und feste Sprechzeiten für die Schmerzambulanz wird heute auch den niedergelassenen Ärzten im Raum Mannheim die Möglichkeit gegeben, für ihre Patienten die konsiliarische Untersuchung und individuelle Schmerztherapie durch Mitarbeiter des anästhesiologischen Institutes in Anspruch zu nehmen. Heute sind ca. 75% der behandelten Patienten ambulant und lediglich 25% werden während eines stationären Aufenthaltes betreut. Planmäßig arbeiten in der Schmerztherapie heute 3 Ärzte, 2 Psychologinnen, 1 Sekretärin und 1 Fachpflegekraft.

Entsprechend dem universitären Auftrag und der Tradition des Institutes wurde die klinische Arbeit mit Forschungsprojekten kombiniert. Ein wissenschaftlicher Schwerpunkt ist die epidemiologische Erfassung und Erforschung des chronischen Schmerzes, speziell des Rückenschmerzes. Hier wurde zusammen mit dem Otto-Selz-Institut der Universität Mannheim unter der Leitung von Prof. R. Hölzl die Förderung im Rahmen des Landesschwerpunktprogrammes Baden-Württemberg erfolgreich eingeworben und eine langfristige Zusammenarbeit mit der Berufsgenossenschaft Nahrungsmittel und Genuss BNG sichergestellt. Von der Deutschen Forschungsgemeinschaft DFG wird ein Projekt im Rahmen funktioneller Bildgebung „MRT und Schmerzzustand“ zusammen mit dem Deutschen Krebsforschungszentrum gefördert. Gemeinsam mit der Klinik für Anästhesiologie Heidelberg und dem Zentrum für Seelische Gesundheit Mannheim hat das Institut eine DFG-geförderte „Klinische Forschergruppe" eingeworben mit der Thematik „Neuroplastizität". Mit dem Ziel, Forschung weiter zu professionalisieren, hat das Institut ferner eine C3-Professur „Zur Erforschung und Behandlung des Schmerzes" eingerichtet, die als Stiftungsprofessur vom DaimlerChrysler Fond des Stifterverbandes der Deutschen Industrie großzügig gesponsert wird.

Die neuronale Plastizität bei chronischen Schmerzsyndromen ist mittlerweile gut untersucht. Den Afferenzen folgend kommt es auf spinaler Ebene beginnend bis in den Neokortex zu funktionellen und strukturellen Reorganisationen, die Schmerz chronifizieren und damit zur eigenständigen Krankheitsentität werden lassen. Die experimentelle Modulation dieser Effekte sind bekannt, zumal der NMDA-Rezeptor bei der Entwicklung eines solchen Syndroms eine herausragende Rolle spielt. Die klinische Umsetzung dieser Ergebnisse ist ein Forschungsschwerpunkt im Fachbereich Schmerz. In experimentellen Schmerzmodellen werden – in Kooperation mit dem Otto-Selz-Institut der Universität Mannheim sowie dem Zentralinstitut für Seelische Gesundheit Mannheim – verschiedene pharmakologische Interventionen auf ihren Effekt auf Sensibilisierungsprozesse untersucht.

Ein weiterer Schwerpunkt sind Untersuchungen zur Komorbidität von akuten und chronischen Schmerzzuständen. Schmerz, insbesondere der chronische, verändert die Psychodynamik von Patienten nachhaltig. Im Rahmen einer Kooperation mit der Berufsgenossenschaft (BGN) Mannheim wird im Rahmen einer Längsschnittuntersuchung die Komorbidität von chronischen Schmerzprozessen am Beispiel des Rückenschmerzes untersucht. Darüber hinaus werden Untersuchungen zur Beeinflussung des akuten postoperativen Schmerzes durchgeführt.

Im Rahmen von tierexperimentellen Untersuchungen werden antiinflammatorische Effekte von Lokalanästhetika untersucht. Dabei werden bereits nachgewiesene protektive Effekte im Sinne einer Immunmodulation auf ihren Pathomechanismus hin überprüft. Die Schmerzforschung erhält einen neuen Impuls durch die Einrichtung einer C3-Professur, die sich ausschließlich mit der Erforschung des Schmerzes und wissenschaftlichen Ansätzen zu seiner Behandlung befasst.

Forschung und Lehre

Forschung gehört neben der Lehre und der Klinik zu den 3 essentiellen Aufgaben eines Lehrstuhls für Anästhesiologie. Zwar ist die Wissenschaft per se kreativ und daher nicht anordenbar, sie bedarf jedoch eines festen Rahmens, in dem das kreative Spiel stattfinden kann. Diese Rahmenbedingungen sind: langfristig angelegte Planung, organisatorische und thematische Struktur.

Zur Planung: Mitarbeiter, die sich entschließen, die wissenschaftliche Laufbahn einzuschlagen, werden mehrjährig, zwischen 2 und 4 Jahren, für Forschung freigestellt. Die Freistellung ist möglich, weil das Budget für Forschung und Lehre getrennt von dem der Krankenversorgung angewiesen wird. Von den von der Forschung und Lehre finanzierten Mitarbeitern sind im Durchschnitt 2–4 freigestellt.

Zur Organisation: Das Institut verfügt über die Einrichtung einer C3-Professur für Experimentelle Anästhesiologie und eine C3-Stiftungsprofessur (DaimlerChrysler) zur Erforschung und Behandlung des Schmerzes. Die C3-Professur für Experimentelle Anästhesiologie wird von S. Labeit geleitet, der mit seiner Arbeitsgruppe vom Molekularbiologischen Institut (MBL) Heidelberg gewonnen werden konnte. Seine organisatorische Aufgabe ist es, die molekularbiologischen Methoden und die darauf beruhenden Möglichkeiten in das wissenschaftliche Umfeld des Institutes zu integrieren. Die Funktion der C3-Professur für Schmerz, besetzt mit M. Schmelz, besteht darin, moderne Methoden der Schmerzforschung, die bisher in der Anästhesiologie a priori nicht existieren, zu etablieren. Beide C3-Professoren sind ausschließlich wissenschaftlich und nicht klinisch tätig. Sie verfügen über eine eigene angemessene personelle und räumliche Ausstattung.

Zur thematischen Ausrichtung: Entsprechen der von Lutz ursprünglich gelegten Tradition des Institutes liegt ein Schwerpunkt der Forschung auf dem Gebiet von Herz und Kreislauf, hier besonders der Mikrozirkulation sowie der pulmonalen Funktion und Zirkulation kritisch kranker Patienten. Aktuell sind an Themen zu nennen: Durchblutung und Sauerstoffversorgung von Myokard und Gehirn, künstliche Sauerstoffträger, Regulation der pulmonalen Strombahn, ARDS, Beatmungsmuster und -formen, z. B. ECMO und Flüssigkeitsbeatmung. Darüber hinaus bestehen zahlreiche nationale und internationale Kooperationen.

Die Finanzierung der Forschung geschieht einmal durch den von der Krankenversorgung getrennten Zuschuss für Forschung und Lehre im Personalbereich, zum anderen durch den Zuschuss der Fakultät sowie Drittmittel. Der Zuschuss der Fakultät wird ausschließlich leistungsorientiert vergeben. Die Leistung wird gemessen anhand von Drittmitteln und „peer reviewed" Publikationen.

Geschichte, Gegenwart und Ausblick

Insgesamt hat das Institut für Anästhesiologie und Operative Intensivmedizin bisher 134 Fachärzte ausgebildet, 22 Kolleginnen und Kollegen haben sich habilitiert, 37 Chefarztpositionen für Anästhesie wurden besetzt. Von den habilitierten Mitarbeitern wurden 6 auf Lehrstühle berufen, 2 auf C3-Positionen. Von den Schülern der 6 Ordinarien wurden 6 auf Lehrstühle berufen. Das Institut verfügt zurzeit über 82 ärztliche Mitarbeiter, 80 werden aus Mitteln der Krankenversorgung, 9 aus den Landesmitteln für Forschung und Lehre, etwa 2–3 Stellen pro Jahr aus Dritt-

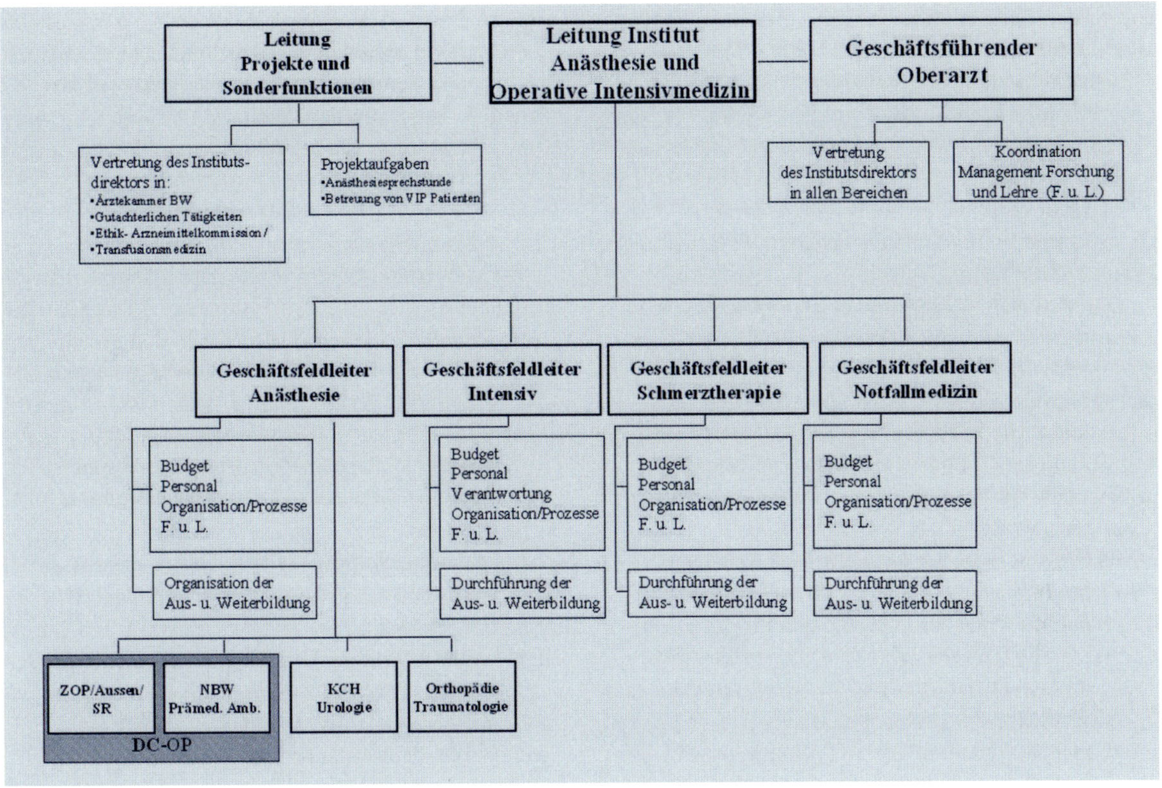

Abb. 4. Struktur des Instituts für Anästhesiologie und Operative Intensivmedizin nach Anpassung an die heutigen Herausforderungen

mitteln finanziert. Hinzu kommen die beiden C3-Stellen mit jeweils 1 Assistentenstelle sowie insgesamt 7 Drittmittelstellen.

Die Ansprüche an das Fach Anästhesiologie – will es sich in seiner jetzigen Breite erhalten – haben sich geändert. Diese sind: die Anforderungen unseres Fachs selbst nach einer stärkeren Spezialisierung innerhalb der 4 Säulen, auf denen das Fach ruht; die geänderte Erwartung von Patienten, Operateuren und Krankenhausträgern. Will ein großes Institut für Anästhesiologie diesen Ansprüchen gerecht werden, gleichzeitig aber bei aller Vielfalt das Fach unter einem gemeinsamen Dach halten, bedarf es anderer weniger hierarchischer, dafür mehr dezentralisierter Strukturen. Diese Anforderungen haben dazu geführt, dass sich das Institut für Anästhesiologie und Operative Intensivmedizin in Mannheim eine andere Struktur gegeben hat, die wesentlich auf den 4 Säulen unseres Faches beruht (Abb. 4). Diese 4 Gebiete, die unterschiedlich groß sind, wurden in Geschäftsbereiche gegliedert, die von Geschäftsbereichsleitern (Oberärzten) mit eigener Budgetverantwortung geführt werden.

Lehrveranstaltungen für Studenten und Ärzte in Weiterbildung

Akute Notfälle und erste ärztliche Hilfe; Praktikum der Notfall/Intensivmedizin; Anästhesiologie und Intensivtherapie; Klinische Visite auf der Intensivtherapiestation; Anästhesiologisches Kolloquium; Anästhesie bei Nebenerkrankungen; Regionalanästhesie; Ausgewählte Probleme bei Patienten mit chronischen Schmerzzuständen; Grundlagen der parenteralen Ernährung; Transfusionsmedizinische Grundlagen; Ausgewählte Kapitel aus Anästhesiologie und Intensivmedizin; Praktikum in der Notfallmedizin für Fortgeschrittene; Refresherkurs für Facharztanwärter; Medizintechnische Aus- und Fortbildung.

Anhang

Habilitationen

- **Peter, Klaus** (1972) Das hämodynamische Wirkungsprofil und der Wirkungsmechanismus von Ketamin
- **Klose, Roderich** (1975) Lungenveränderungen nach Langzeitbeatmung
- **van Ackern, Klaus** (1975) Beeinflussung der Kontraktilität des Warmblütermyokards durch verschiedene Narkotika
- **Martin, Eike** (1977) Die präoperative isovolämische Hämodilution, eine klinisch-experimentelle Untersuchung des Herz-Kreislauf-Verhaltens besonders in der postoperativen Phase und der Beeinflussung der Blutgerinnung durch verschiedene Dilutionslösungen

- **Striebel, Jens-Peter** (1977) Aminosäuren im Postaggressionsstoffwechsel, eine vergleichende klinische Studie bei verschiedenen Kollektiven in der postoperativen und posttraumatischen Phase während totaler parenteraler Ernährung
- **Geiger, Klaus** (1979) Biochemische und autoradiologische Untersuchungen zum Thema Surfactant in der Lunge
- **Osswald, Peter Michael** (1982) Entwicklung und Realisierung eines computergestützten Patiententsystems für eine operative Intensivstation
- **Tolksdorf, Werner** (1983) Das präoperative psychische Befinden – Anästhesierelevante Zusammenhänge mit biographischen und anamnestischen Daten sowie physiologischen Komponenten und Konsequenzen
- **Hartung, Hans-Joachim** (1985) Untersuchungen zur Anwendung der Computertechnologien in der Anästhesie und Intensivmedizin
- **Georgieff, Michael** (1986) Wirkung verschiedener intravenöser Ernährungskonzepte auf den Proteinstoffwechsel nach Trauma
- **Bender, Hans-Joachim** (1987) Entwicklung und Erprobung einer rechnergestützten Respiratorsteuerung am kontrolliert beatmeten Patienten mit Hilfe dynamischer Druck-Volumen-Schleife
- **Koch, Thea** (1995) Pathomechanismen und Mediatoren der systemisch-inflammatorischen Reaktion (SIRS) und Möglichkeiten zur therapeutischen Intervention
- **Segiet, Wolfgang** (1995) Untersuchungen zum Einfluss von Thromboxan und Prostacyclin auf den Reperfusionsschaden der Lunge
- **Waschke, Klaus F.** (1995) Durchblutung und Stoffwechsel des Gehirns nach Anwendung neuartiger Blut- und Plasmaersatzmittel
- **Ellinger, Klaus** (1996) Hämodynamische und endokrinologische Effekte hyperton-hyperonkotischer Lösungen im hämorrhagischen oder septischen Schock sowie bei normovolämischen Patienten mit kardialem Risiko
- **Quintel, Michael** (1997) Partielle Flüssigkeitsventilation mit Perfluorkarbonen – Tierexperimentelle Untersuchungen
- **Kerger, Heinz** (1997) Systemischer, mikrovaskulärer und subkutaner Gewebe-pO_2 im hämorrhagischen Schock und nach primärer Schocktherapie.
- **Schmeck, Joachim** (2000) Pathophysiologische Bedeutung von Endothelin-I in der pulmonalen Zirkulation
- **Fiedler, Fritz** (2001) Tierexperimentelle und molekularbiologische Untersuchungen zur funktionellen Charakterisierung der organspezifischen Akutphasereaktion des Pankreas bei akuter Pankreatitis
- **Konrad, Christoph** (2001) Modulation inflammatorischer Prozesse durch Lokalanästhetika, Ergebnisse tierexperimenteller Arbeiten

Informationen aus dem Internet

Weitere Informationen auch zu aktuellen Forschungsschwerpunkten und Publikationen über die Homepage der Klinik: http://www.ma.uni-heidelberg.de/inst/anae/index.html

4.3.29 Philipps-Universität Marburg – Klinik für Anästhesie und Intensivtherapie

H. Lennartz, H. Wulf

Die Anfänge

Von 1954 bis 1958 war Dr. med. Rüdiger Beer, geb. am 03.06.1925 in Königsberg, als Leiter der Anästhesie der Chirurgischen Universitätsklinik bei Prof. Zenker in der Funktion eines chirurgischen Oberarztes tätig. Seine 2,5-jährige Tätigkeit an den physiologischen Instituten in Kiel und Göttingen prädestinierten ihn für die Weiterentwicklung der Anästhesie in der Herzchirurgie. In Marburg trug er von Seiten unseres Fachgebietes zum Gelingen der ersten Operation am offenen Herzen mit einer Herz-Lungen-Maschine bei.

Am 22.07.1958 habilitierte er sich an der damaligen medizinischen Fakultät der Universität Marburg für das Fach Anästhesiologie. Das Thema seiner Habilitationsarbeit war „Der Gasstoffwechsel, Säure-Basen-Haushalt und Hämodynamik bei Anwendung eines extrakorporalen Kreislaufs". Noch im gleichen Jahr wechselte er mit Prof. Zenker an die chirurgische Universitätsklinik der LMU nach München.

Als Nachfolger von Zenker wurde Professor Schwaiger, Direktor der chirurgischen Klinik der städtischen Krankenanstalten Köln-Merheim, nach Marburg berufen. Sein damaliger Oberarzt, Dr. med. Heinz Oehmig, geb. 13.10.1919 in Baden-Baden, der für das Fach zuständig war, wechselte mit Schwaiger 1959 – nach 3-jähriger Tätigkeit von 1956 bis 1959 in Köln-Merheim – nach Marburg.

Seine Ausbildung zum Facharzt für Anästhesie hatte er in Heidelberg von 1952 bis 1956 bei Prof. Dr. med. Rudolf Frey erhalten.

Am 02.02.1962 habilitierte er sich für das Fach Anästhesiologie an der Medizinischen Fakultät der Universität Marburg und wurde Leiter der Anästhesieabteilung der chirurgischen Universitätsklinik Marburg. Das Thema seiner Habilitation war „Die konstante, geregelte Hypothermie, ihre Technik, Pathophysiologie, Anwendungsmöglichkeiten und bisherigen Ergebnisse".

Am 06.06.1967 wurde das Extraordinariat in eine ordentliche Professur umgewandelt und Prof. Dr. med. Heinz Oehmig zum ordentlichen Professor ernannt.

1967–1973 Direktorat Prof. Heinz Oehmig

Prof. Dr. med. Heinz Oehmig (Abb. 1)

Geboren am 30.10.1919 in Baden-Baden; 1940–1945 Studium der Medizin in Freiburg; 1945 Promotion zum Dr. med. in Freiburg; 1946–1949 Allgemeinmedizin, Bremen; 1949–1952 Chirurgie Bremen; 1952–1956 Anästhesie Heidelberg (Frey); 1956 Facharztanerkennung für Anästhesie; 1956–1959 Anästhesie, Universität Köln; 1959–1973 Anästhesie, Universität Marburg; 1967 Berufung auf den Lehrstuhl für Anästhesiologie der Universität Marburg; 1973–1977 Krankenhauswissenschaftliches Institut, Köln; 1977–1984 Institut für Anästhesie und Intensivmedizin, Baden-Baden.

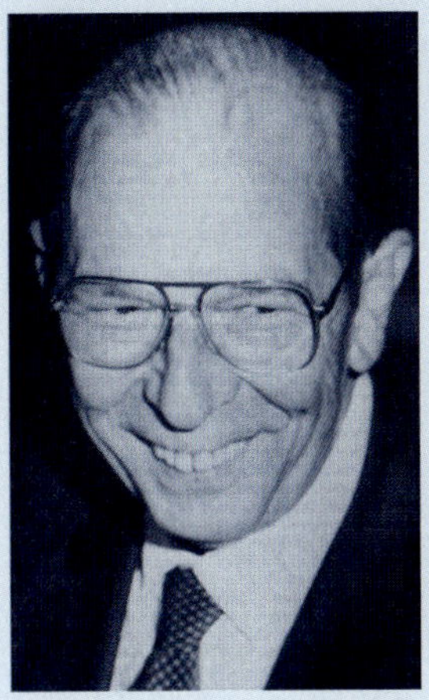

Abb. 1. Heinz Oehmig

Ordinariat und Klinik

Die Anästhesieabteilung wurde mit der anästhesiologischen Versorgung der operativen Fächer betraut und in Anästhesie-Zentrum umbenannt. Das Hauptarbeitsgebiet von Oehmig mit mehr als 100 Publikationen umfasste die Anästhesie, medizinische Technik und medizinische Messtechnik. Hervorzuheben ist seine Forschung auf dem Gebiet der Bestimmung der Isokonzentration, die Pionierleistung in der Entwicklung der Überwachung der Anästhesie und die Entwicklung des „Tussomaten".

1973 schied Oehmig auf eigenen Wunsch aus der Universität aus, bevor er seinen Wunsch nach einem Lungenfunktionslabor verwirklichen konnte.

In der Folge entstand ein 4-jähriges Interregnum mit wechselnden Leitern: Frau Prof. Dr. I. Bauer, Herr Dr. Regenfuß und Frau Gude.

1977–2001 Direktorat Prof. Herbert Lennartz

Prof. Dr. med. Herbert Lennartz (Abb. 2)

Geboren am 08.11.1932 in Grevenbroich; 1954–1960 Studium der Medizin, Universität zu Köln; 1960–1962 Medizinalssistent; 1962–1968 Facharztweiterbildung Anästhesie, Universität Düsseldorf (Zindler); 1964 Promotion zum Dr. med., Universität zu Köln; 1968 Facharztanerkennung für Anästhesiologie; 1969 Habilitation und Venia Legendi für Anästhesiologie, Universität Düsseldorf; 1971–1977 Oberarzt am Institut für

Anästhesiologie, Universität Düsseldorf; 1973 Ernennung zum apl. Professor, Universität Düsseldorf; 1977 Berufung auf den Lehrstuhl für Anästhesiologie an der Phillips-Universität Marburg und Leiter der Abteilung Anästhesie und Intensivtherapie; 2001 Professor emeritus.

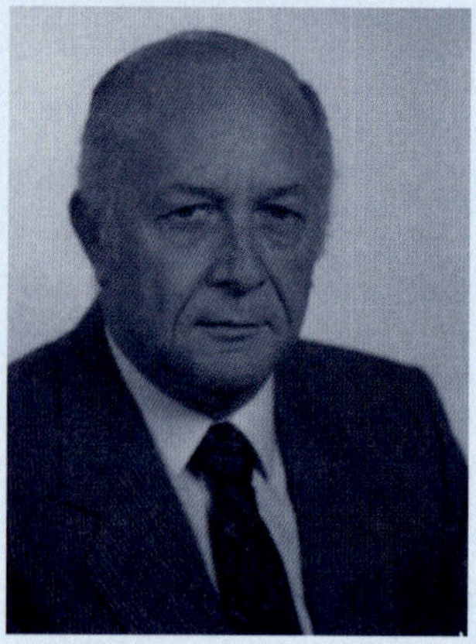

Abb. 2. Herbert Lennartz

Klinische Anästhesie

Am 02.05.1977 wurde Professor Dr. med. Herbert Lennartz zum Leiter des Anästhesie-Zentrums ernannt. In Marburg wurde unter seiner Leitung die Anästhesieabteilung weiter ausgebaut. 1978 wurde die Neurochirurgie in Marburg neu eingerichtet. Dadurch war Lennartz gezwungen, seine Mitarbeiter in die anästhesiologischen Probleme der Neurochirurgie einzuarbeiten. 1982 wurde die Klinik für Kiefer- und Gesichtschirurgie neu besetzt. Auch hier war wieder Aufbauarbeit zu leisten, da nun wieder Kinder mit Lippen-Kiefer-Gaumen-Spalten und anderen Gesichtsmissbildungen operiert wurden. Die Periduralanästhesie wurde in die Geburtshilfe eingeführt und die Schmerztherapie mit periduraler Applikation von Opiaten auf die Atmung erforscht und eingeführt. Im Rahmen der Zusammenarbeit mit der Chirurgischen Klinik unter Prof. Röher konnte Anfang der 1980er-Jahre auf der Intensivstation das invasive Monitoring mit Pulmonaliskatheter und die kontinuierliche venovenöse Hämofiltration eingeführt werden. Des Weiteren wurde eine Anästhesieambulanz mit präoperativer Lungenfunktionsuntersuchung eingerichtet.

Am 01.04.1908 wurde die Weiterbildungsstätte Anästhesie und Intensivtherapie für Pflegekräfte eröffnet, deren ärztlicher Leiter Lennartz wurde. Gleichzeitig wurde das Anästhesie-Zentrum in Abteilung für Anästhesie und Intensivtherapie – nach ausführlichen Diskussionen im Fachbereichsrat – mit ministerieller Genehmigung umbenannt. Mit Bezug des Klinikneubaues Lahnberge erhielt die Anästhesieabteilung eine abteilungseigene Intensivstation mit 8 Betten, die am 04.01.1984 eröffnet wurde und deren Schwerpunkt die Behandlung langzeitbeatmeter Patienten und die Behandlung des schweren fortgeschrittenen Lungenversagens ist. Um den Transport dieser schwerstkranken Patienten sicherzustellen, wurde in Zusammenarbeit mit dem Marburger Krankenpflegeteam und der Firma Siemens ein Transportsystem entwickelt, das eine Beatmung und Überwachung wie auch Therapie über 4 h und länger ermöglichte. Aus dem Tätigkeitsbereich der extrakorporalen Lungenunterstützung entstanden zahlreiche Publikationen, Buchbeiträge und 2 Habilitationen.

Nach jahrelangen Bemühungen wurde in Marburg am 01.07.1994 wieder eine Klinik für Kardiochirurgie eröffnet, wodurch es wiederum notwendig wurde, persönlich die Mitarbeiter in die Kardioanästhesie einzuarbeiten.

Am 31.03.2001 wurde Lennartz emeritiert und am 01.04.2001 trat ohne Interregnum Prof. Dr. med. Hinnerk Wulf, zuvor leitender Oberarzt der Klinik für Anästhesiologie und Operative Intensivmedizin der Universitätsklinik Kiel, seine Nachfolge an.

Seit 2001 Direktorat Prof. Hinnerk Wulf

Prof. Dr. med. Hinnerk Wulf (Abb. 3)

Geboren am 28.01.1959 in Kiel; 1977–1984 Studium der Medizin, Würzburg und Kiel; 1984 Promotion zum Dr. med., Universität Kiel; 1984–1989 Facharztweiterbildung Anästhesie, Universität Kiel (Wawersik); 1989 Facharztanerkennung für Anästhesiologie; 1994 Habilitation und Venia Legendi für Anästhesiologie, Universität Kiel; ab 1991 Oberarzt und ab 1994 Leitender Oberarzt an der Klinik für Anästhesiologie und Intensivmedizin, Universität Kiel; 1999 Ernennung zum apl. Professor, Universität Kiel; 2001 Berufung auf den Lehrstuhl für Anästhesiologie an der Phillips-Universität Marburg und Direktor der Klinik für Anästhesie und Intensivtherapie.

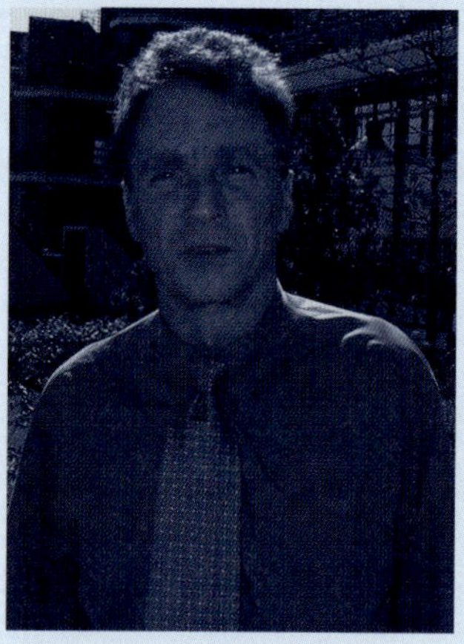

Abb. 3. Hinnerk Wulf

Ordinariat und Klinik

Die wissenschaftlichen Spezialgebiete von Prof. Dr. med. Hinnerk Wulf sind die klinische Pharmakologie der intravenösen Anästhetika und der Lokalanästhetika, die Regionalanästhesie, die Anästhesie in der Geburtshilfe, die Behandlung akuter (postoperativer) Schmerzen sowie die Therapie chronischer Schmerzzustände.

Innerhalb kurzer Zeit wurden unter seiner Leitung am Universitätsklinikum Marburg moderne Anästhesietechniken (TIVA, Larynxmaske, Regionalanästhesietechniken, fiberoptische Intubation etc.) etabliert, neue Monitoringmethoden (TEE etc.) eingeführt und das komplette Monitoring des Operationstraktes mit HBFG-Mitteln erneuert.

In Kooperation mit den operativen Fächern werden Konzepte des modernen OP-Managements und der perioperativen Patientenbetreuung (Schmerzbehandlung, beschleunigte Rekonvalezenz und Rehabilitation) klinisch etabliert und wissenschaftlich begleitet. Gemeinsam mit dem Institut für Theoretische Chirurgie werden u. a. Fragestellungen des perioperativen Risikos, der Anästhetikanebenwirkungen (z. B. Übelkeit und Erbrechen), der Sepsis und der Lebensqualität von onkologischen Patienten bearbeitet.

Neben dem akuten Lungenversagen soll die Sepsisbehandlung als weiterer Schwerpunkt der Intensivtherapie ausgebaut und in Kooperation mit den operativen und klinisch-theoretischen Fächern wissenschaftlich begleitet werden. Der Ausbau eines strukturierten Programms zur perioperativen Schmerzbehandlung, der Ausbau der Schmerzambulanz und in Zukunft die Errichtung einer Schmerzstation sind weitere Ziele. In der Notfallmedizin stehen Konzepte der Qualitätssicherung und fachübergreifende Standards im Vordergrund.

Wichtige Zukunftsaufgabe ist die planerische Begleitung des 2. Bauabschitts auf dem Lahnberg (Baubeginn Frühjahr 2002) mit den Abteilungen Gynäkologie, Geburtshilfe, Pädiatrie und Kieferchirurgie sowie die damit verbundene Erweiterung des Zentral-OP von 13 auf 17 OP-Säle.

Die Klinik für Anästhesiologie und Intensivtherapie in Marburg sieht es als Aufgabe, alle 4 Säulen des Fachgebietes – also Anästhesiologie, Intensivmedizin, Notfallmedizin und Schmerztherapie – nach modernsten Aspekten aus- bzw. aufzubauen. Damit kann zum einen den Patienten ein umfassendes Spektrum an aktuellen Behandlungsmöglichkeiten angeboten werden. Zum anderen bleibt damit gewährleistet, dass die Universitätsklinik Marburg sowohl in der Ausbildung von Medizinstudenten, in der Ausbildung zum Facharzt für Anästhesiologie und Intensivtherapie, aber auch in der Forschung einem hohen Standard gerecht werden kann und sich in der Konkurrenz zu anderen Universitäten behaupten wird.

Anhang

Habilitationen

- **Beer, Rüdiger** (1958) Der Gasstoffwechsel, Säure-Basen-Haushalt und Hämodynamik bei Anwendung eines extrakorporalen Kreislaufs
- **Oehmig, Heinz** (1962) Die konstante, geregelte Hypothermie, ihre Technik, Pathophysiologie, Anwendungsmöglichkeiten und bisherigen Ergebnisse
- **Kirchner, Erich** (1965) „Induzierte Hypervolämie" und „kontrollierte Volumenanpassung", zwei neue Methoden zur Prophylaxe und Therapie der akuten tonischen Kreislaufinsuffizienz
- **Dennhardt, Rüdiger** (1978) Die Beeinflussung der Elektrolyte und Wasserabsorption am Intestinaltrakt der wachen Ratte durch Vasopressin und aktiver transportierter Zucker
- **Konder, Heribert** (1987) Die Wirkung der Inhalationsanästhetika Äther, Enflurane und Halothan auf den epithelialen Wasser- und Elektrolyttransport am Beispiel des Jejunums
- **Kroh, Udo** (1991) Pharmakokinetik und Modellentwicklung zur Dosisanpassung von Medikamenten bei Intensivpatienten während kontinuierlicher pumpengestützter Hämofiltration
- **Müller, Ekkhard Eberhard** (1991) Zum Management der Lunge bei Neugeborenen mit kongenitaler diaphragmatischer Hernie (CDH). Ein tierexperimentelles Modell
- **Knoch, Michael** (1991) Extrakorporale CO_2-Elimination – Ein neues Behandlungskonzept für Patienten mit schwerem Lungenversagen
- **Höltermann, Walter** (1998) Stoffwechselüberwachung und Ernährungsplanung bei kritisch kranken Patienten mit akutem Organversagen

Außerplanmäßige Professuren

Zum außerplanmäßigen Professor wurde Prof. Dr. Udo Kroh ernannt.

Informationen aus dem Internet

Aktuelle Informationen zu Tätigkeitsspektrum, Mitarbeitern, Forschungsaktivitäten, Publikationen und Veranstaltungen sind über die Homepage der Klinik für Anästhesiologie abrufbar: http://www.med.uni-marburg.de/d-einrichtungen/anaesthesie/

4.3.30 Ludwig-Maximilians-Universität München Klinik für Anaesthesiologie

U. Kreimeier, G. Schelling, K. Peter

Die Anfänge

Wie an vielen medizinischen Fakultäten in anderen Bundesländern auch begann die eigenständige Geschichte des Fachgebiets Anästhesie an der Ludwig-Maximilians-Universität (LMU) in den frühen 50er-Jahren des 20. Jahrhunderts. Bis zu diesem Zeitpunkt war die Anästhesie ein Teilgebiet der Chirurgie. Die wissenschaftliche und technische Fortentwicklung praktisch aller Teilbereiche des Fachgebiets Chirurgie ermöglichte aber immer komplexere Eingriffe, die zunehmend auch eine spezialisierte intraoperative Betreuung der Patienten erforderlich machten. Die Anästhesie war damals also Bestandteil der Chirurgischen Klinik der LMU und stand unter der Leitung eines der ersten deutschen Dozenten für Anästhesiologie, Priv.-Doz. Dr. med. L. Zürn (▫ Abb. 1, s. auch S. 120).

Im Jahr 1967 erfolgte auf Beschluss der Medizinischen Fakultät die Einrichtung eines außerordentlichen Lehrstuhls für Anästhesiologie an der Ludwig-Maximilians-Universität München. Auf diesen Lehrstuhl wurde Rüdiger Beer berufen, der zugleich zum außerordentlichen Professor für Anästhesiologie ernannt wurde. In der Sitzung vom 10.07.1968 beschloss die Medizinische Fakultät die Umwandlung des Extraordinariats für Anästhesiologie in einen ordentlichen Lehrstuhl. Mit Wirkung vom 01.10.1970 wurde Rüdiger Beer zum ordentlichen Professor ernannt und ihm die Vorstandschaft dieses Instituts übertragen. Damit gab es erstmals in der Geschichte der Ludwig-Maximilians-Universität München einen Lehrstuhl für Anästhesiologie.

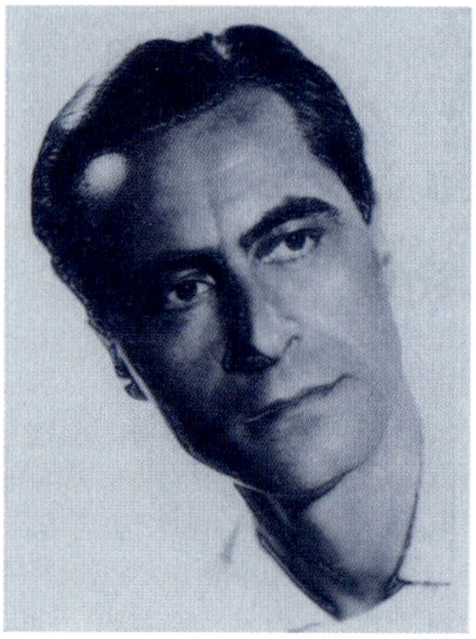

▫ Abb. 1. Ludwig Zürn

1970–1975 Direktorat Prof. Rüdiger Beer

Prof. Dr. med. Dr. Rüdiger Beer (▫ Abb. 2)

Geboren am 03.06.1925 in Königsberg; gest. am 18.02.1975. 1948–1954 Medizinstudium in Berlin, Freiburg und Kiel; 1954 Assistenzarzt an der Chirurgischen Universitätsklinik in Marburg (Zenker); 1958 Habilitation für das Fachgebiet Anästhesiologie, im gleichen Jahr Wechsel an die Chirurgische Universitätsklinik in München (Zenker); 1967 Ernennung zum außerordentlichen Professor und Vorstand des Instituts für Anaesthesiologie der Ludwig-Maximilians-Universität München; 1970 Ernennung zum ordentlichen Professor und Ordinarius für Anästhesiologie an der Ludwig-Maximilians-Universität München.

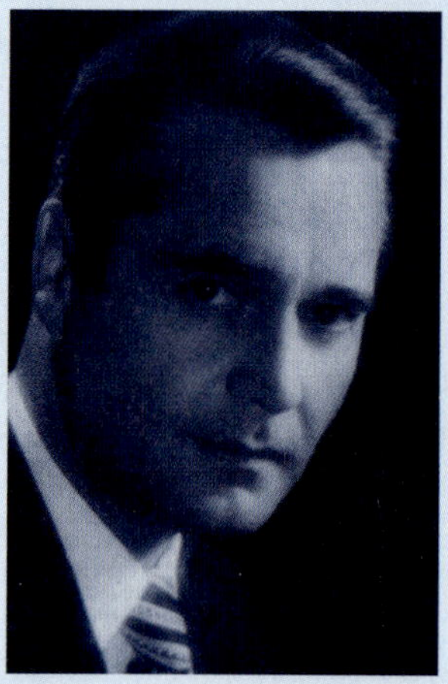

▫ Abb. 2. Rüdiger Beer

Zu jener Zeit war Alfred Doenicke als leitender Anästhesist in der Chirurgischen Poliklinik tätig. Er war es auch, der seit 1969 das Amt des Schriftleiters der Zeitschrift „Der Anaesthesist" innehatte und später über fast 2 Jahrzehnte ihr Herausgeber war. Doenicke erwarb sich besondere Verdienste um die Entwicklung der Anästhesiologie, und zwar weit über den deutschsprachigen Raum hinaus.

Prof. Dr. med. Alfred Doenicke (▫ Abb. 3)

Geboren am 18.08.1928 in Göttingen; 1948–1954 Studium der Medizin in Erlangen; 1954 Promotion zum Dr. med in Erlangen; 1954/55 Assistenzarzt in Miltenberg (Galm); 1955–1959 Chirurgie- und Anästhesieausbildung in Würzburg (Becker, Wachsmuth); 1959–1961 Innere Medizin, Chirurgie und Anästhesie, Hannover (Knepper, Tischendorf) und 1960 Pharmakologie ebenda (HH Frey); 1961 Facharztanerkennung für Anästhesie; 1964 Habilitation an der Uni-

▼

versität München; 1970 Ernennung zum Professor für Anästhesiologie, LMU München; Seit April 1961 bis zum Eintritt in den Ruhestand leitender Anästhesist in der Chirurgischen Poliklinik der Universität München.

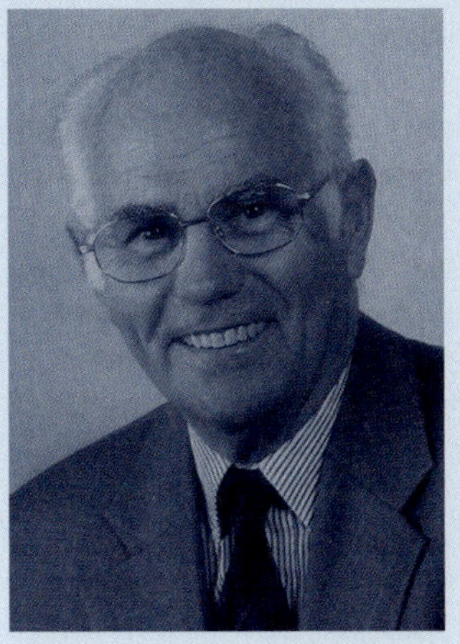

Abb. 3. Alfred Doenicke

Die Interimsphase

Nach dem plötzlichen Tod von Rüdiger Beer im Februar 1975 bis zur Berufung seines Nachfolgers zum 01.10.1976 wurde der Lehrstuhl für Anästhesiologie der Ludwig-Maximilians-Universität München kommissarisch von Udilo Finsterer geleitet.

1975–1976 Direktorat (komm.) Prof. Udilo Finsterer

Prof. Dr. med. Udilo Finsterer (Abb. 4)

Geboren am 6.03.1939 in Stettin; 1958–1964 Medizinstudium in München und Freiburg; 1964–1966 Medizinalassistentenzeit in München und Mühldorf am

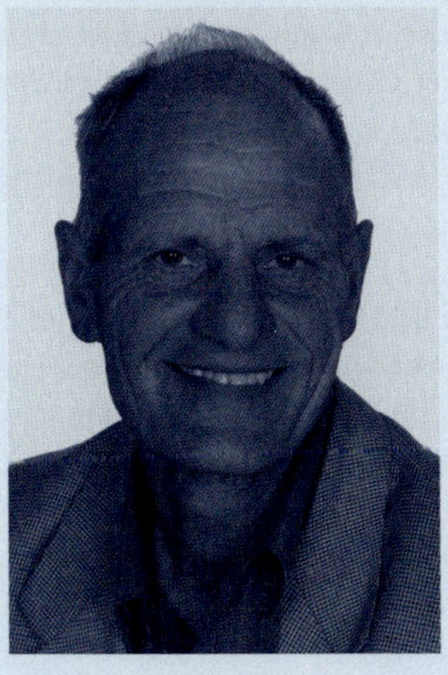

Abb. 4. Udilo Finsterer

Inn; 1965 Promotion; 1968–1972 Assistenzarztzeit am Institut für Anaesthesiologie der Ludwig-Maximilians-Universität München (Beer); 1972–1973 Physiologisches Institut der Universität München (Kramer); 1972 Facharztanerkennung für Anästhesiologie; 1974 Habilitation; 1975–1976 kommissarischer Leiter des Instituts für Anaesthesiologie der LMU München. Ab 1976 bis Mai 2002 (Eintritt in den Ruhestand) Leitender Oberarzt am Institut für Anaesthesiologie, später Klinik für Anaesthesiologie der LMU München.

In dieser Phase erfolgte auch die Inbetriebnahme des Klinikums Großhadern der Universität München. Als erstes operatives Fach nahm die Neurochirurgische Klinik und Poliklinik ihre Tätigkeit auf. Anästhesiologisch stand dieser Bereich unter Leitung von Prof. Dr. med. R. Enzenbach. Gleichzeitig begann Finsterer mit dem Aufbau des Instituts für Anaesthesie (operativer Bereich und Intensivstation) im Klinikum Großhadern. Neben dem neu eröffneten Klinikum Großhadern versorgte das Institut für Anaesthesie zu diesem Zeitpunkt im Bereich der Innenstadt die Augenklinik, die Chirurgische Klinik, die Dermatologische Klinik, die Klinik für Hals-, Nasen- und Ohrenkranke, die Herzchirurgische Klinik, die Urologische Klinik und die Klinik für Zahn-, Mund- und Kieferkrankheiten. Ihr gehörten insgesamt 61 ärztliche Mitarbeiter an. Auf Beschluss des Bayerischen Staatsministeriums für Unterricht und Kultus wurde 1976 eine Abteilung für Anaesthesiologie und Wiederbelebung speziell für Neurochirurgie gebildet und Robert Enzenbach zum Vorstand ernannt.

Prof. Dr. med. Robert Enzenbach (Abb. 5)

Geboren am 15.06.1927 in München; 1945–1951 Studium der Medizin in München; 1953 Promotion, München; 1951–1953 wissenschaftlicher Assistent an der Chirurgischen Univ.-Klinik München (EK Frey); ab 1953 Tätigkeit in der Anästhesieabteilung (Zürn) der Chirurgischen Univ.-Klinik München; 1957 Facharztanerkennung für Anästhesie; 1963 Habilitation, München; 1964 Vorstand der Anästhesieabteilung der Städtischen Krankenanstalten Wiesbaden; 1965 Ernennung zum Leiter der Anästhesieabteilung am neu gegründeten Lehrstuhl für Neurochirurgie der LMU München; 1970 Ernennung zum außerplanmäßigen Professor an der LMU München; 1974–1976 Leiter des Instituts für Anaesthesie, Abteilung Großhadern, der LMU München; ab 1976 Leiter der Abteilung für Anaesthesiologie und Wiederbelebung speziell für Neurochirurgie am Institut für

Anaesthesiologie (Peter); 1978 Ernennung zum C3-Professor für Anästhesiologie; 1992 Eintritt in den Ruhestand.

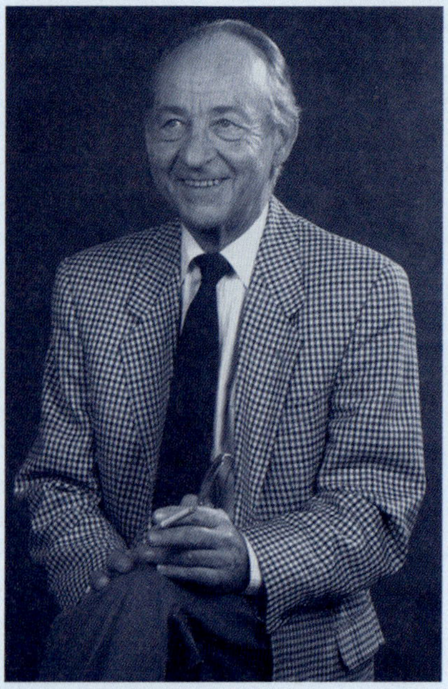

Abb. 5. Robert Enzenbach

Seit 1976 Direktorat Prof. Klaus Peter

Mit der stufenweisen Inbetriebnahme weiterer operativer Fachdisziplinen im Klinikum Großhadern und Berufung von Klaus Peter zum Direktor des Instituts für Anaesthesiologie der LMU München war der Grundstein für ein Ordinariat in München gelegt, das sich fortan an 2 Standorten (Innenstadt, Großhadern) weiterentwickeln würde.

Am 01.10.1976 wurde Prof. Dr. med. Klaus Peter auf den Lehrstuhl für Anästhesiologie der Ludwig-Maximilians-Universität München berufen mit der Aufgabe, die Anästhesiologie klinisch und in Lehre und Forschung für die gesamte Fakultät an beiden Standorten zu vertreten.

Prof. Dr. med. Dr. h.c. Klaus Peter (Abb. 6)

Geboren am 14.09.1938 in Zobten/Breslau; 1960–1966 Studium der Medizin und 1967 Promotion zum Dr. med., Ruprecht-Karls-Universität Heidelberg; 1968–1970 wissenschaftlicher Assistent an der Abteilung für Anaesthesiologie, Chirurgische Universitätsklinik Heidelberg (Just); 1970–1976 Funktionsoberarzt; 1972–1976 Erster Oberarzt am Institut für Anästhesiologie und Reanimation an der Fakultät für klinische Medizin Mannheim der Universität Heidelberg (Lutz). 1972 Facharztanerkennung für Anästhesiologie; 1972 Habilitation für Anästhesiologie, Universität Heidelberg; 1974 Ernennung zum außerplanmäßigen Professor; 1975–1976 Prodekan der Fakultät für Klinische Medizin Mannheim der Universität Heidelberg; 1976 Berufung auf den Lehrstuhl für Anästhesiologie und Direktor des Instituts für Anaesthesiologie an der Ludwig-Maximilians-Universität München, später Klinik für Anaesthesiologie im Klinikum der Universität München; 1983–1989 Ärztlicher Direktor des Klinikums Großhadern; 1988 Ehrenpromotion zum Dr. med. h.c. an der Medizinischen Akademie Universität Breslau; seit 1989 Dekan der Medizinischen Fakultät der Ludwig-Maximilians-Universität München; 1993 Bundesverdienstkreuz am Bande; 1995 Bayerischer Verdienstorden; 2000 Auszeichnung Pro Meritis Scientiae et Literarum, Bayerisches Staatsministerium für Wissenschaft, Forschung und Kunst; 2001 Ehrenmitglied der Deutschen Gesellschaft für Chirurgie.

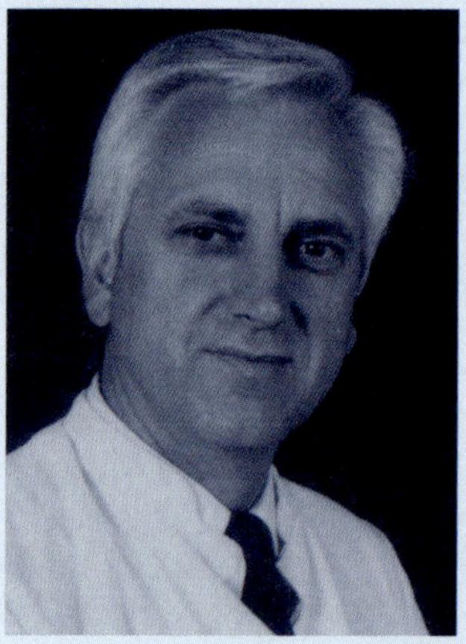

Abb. 6. Klaus Peter

Ordinariat und Klinik

Das Institut für Anaesthesiologie entwickelte sich zu einem Zentrum, das für die Durchführung des gesamten Spektrums anästhesiologischer Leistungen – und zwar an beiden Standorten (Klinikum Großhadern, Klinikum Innenstadt) – verantwortlich zeichnet. Hinzu kamen mehrere Intensivstationen, die unter anästhesiologischer Leitung stehen, und 3 Intensivstationen, die in enger Kooperation mit den jeweiligen operativen Fachdisziplinen (Gynäkologie, Herzchirurgie, Neurochirurgie) geführt werden. Diese Tatsache bedingte im Jahr 2000 die Umbenennung des Instituts entsprechend eines Beschlusses des Fachbereichsrats in „Klinik für Anaesthesiologie".

Ein weiterer, wichtiger Entwicklungsschritt für die gesamte Medizinische Fakultät war die im Jahr 2001 vollzogene Fusion der beiden vormals eigenständigen Klinika Großhadern und Innenstadt zu einem „Klinikum der Universität München". Dadurch wurden für alle Fachdisziplinen optimale Voraussetzungen für qualitativ hochwertige Leistungen in der Grundlagenforschung, der angewandten klinischen Forschung sowie auch der klinischen Versorgung der Patienten geschaffen. Die organisatorische Zusammenführung und Umsetzung der Fusion der beiden Klinika zu einem Universitätsklinikum bedingte die Auflösung alter Strukturen und die Schaffung neuer Formen der Zusammenarbeit. Dies bedeutete weitere, neue Aufgaben für die Klinik für Anaesthesiologie, in der seit der Fusion nunmehr über 180 Anästhesistinnen und Anästhesisten unter dem Dach des größten Krankenhauses in Deutschland beschäftigt sind.

Zum einen ist hierbei die immer engere Anbindung der Kinderchirurgischen Klinik im Dr. von Haunerschen Kinderspital zu nennen, wo im Bereich Pädiatrische Anästhesie und Kinderchirurgische Intensivtherapie seit mehr als 2 Jahrzehnten Anästhesisten in den akademischen Lehrbetrieb erst des Instituts und später der Klinik für Anaesthesiologie voll integriert sind. Andererseits sind Ärzte der Klinik für Anaesthesiologie im Kinderspital anästhesiologisch und intensivtherapeutisch tätig. Diese enge Verzahnung der beiden Kliniken führte mit der Wiederbesetzung des Lehrstuhls für Kinderchirurgie an der LMU München zum Wintersemester 2002/2003 zur Integration dieses Bereiches in die Klinik für Anaesthesiologie.

Bereits vollzogen ist die Anbindung eines zweiten herzchirurgischen Bereichs, nachdem im Jahr 1995 zu den bis dahin vom Institut für Anaesthesiologie betreuten 2 Standorten Klinikum Innenstadt und Klinikum Großhadern ein dritter Standort hinzukam: Wegen des steigenden Bedarfs an herzchirurgischen Eingriffen bei gleichzeitig begrenzter OP-Kapazität im Klinikum Großhadern wurde an der Stiftsklinik Augustinum ein herzchirurgisches Zentrum geschaffen. Nach erheblichen Baumaßnahmen entstanden dort ein herzchirurgischer OP-Bereich mit 2 Sälen sowie eine unter anästhesiologischer Leitung stehende Intensivtherapieeinheit mit 14 Betten.

Klinische Anästhesie

Der Klinik für Anaesthesiologie kommt eine zentrale Rolle als Weiterbildungseinrichtung für das Fach „Anästhesiologie" in Bayern zu. So erhielten beispielsweise allein im Jahr 2001 19 Mitarbeiter ihre Anerkennung als Facharzt/-ärztin für Anästhesie. Mehr als 100 Mitarbeiter verfügen über wichtige Zusatzqualifikationen aus den Bereichen Intensiv- und/oder Notfallmedizin.

Die Klinik für Anaesthesiologie verfügt derzeit an ihren 3 Standorten über 130 Anästhesiearbeitsplätze in Operationssälen, diagnostischen Bereichen und Funktionseinheiten. Die Mitarbeiter der Klinik führten im Jahr 2001 beispielsweise insgesamt 42.767 Anästhesien mit einer Anästhesiepräsenzzeit von 107.655 Stunden durch. Die behandelten Patienten zeichnen sich durch ein überdurchschnittlich hohes anästhesiologisches Risikoprofil aus. So war 2001 jeder vierte Patient bei Durchführung der Anästhesie älter als 65 Jahre; mehr als 30% aller Eingriffe wurden an Patienten vorgenommen, die aufgrund ihrer Vorerkrankungen als Risiko- und Hochrisikopatienten anzusehen waren. Für solche Patienten stehen zur sicheren Durchführung der Anästhesie differenzierte Anästhesieverfahren sowie ein aufwändiges intraoperatives Monitoring einschließlich transösophagealer Echokardiographie zur Verfügung.

Entsprechend diesem Risikoprofil bedarf die Mehrzahl aller operierten Patienten einer spezialisierten postoperativen Betreuung durch einen Anästhesisten. Für diesen Zweck stehen der Klinik insgesamt 56 Bettenplätze in verschiedenen Aufwachräumen zur Verfügung. Für die postoperative Betreuung und Überwachung von Hochrisikopatienten wurde darüber hinaus in den letzten Jahren die Zahl der belegbaren Intensivbetten erhöht.

Intensivmedizin

Die Entwicklung der Intensivmedizin in der Klinik für Anaesthesiologie begann in den 1950er-Jahren mit der Einrichtung einer kleinen Intensivbehandlungseinheit in der Chirurgischen Klinik in der Nussbaumstraße. Die Einheit stand von 1971 bis 1975 unter der Leitung von Udilo Finsterer. Als dieser die kommissarische Leitung des Lehrstuhls übernahm, folgten ihm Ute Jensen und Antje Beyer in dieser Funktion. Erste Erfahrungen in der Langzeitbeatmung kritisch kranker Patienten wurden in dieser Zeit v. a. bei der Therapie des Tetanus gesammelt.

Durch die Inbetriebnahme des Klinikums Großhadern im Jahr 1978 stieg die Anzahl der unter anästhesiologischer Leitung stehenden Intensivbetten an. Die Klinik verfügt heute an den 3 Standorten über insgesamt 48 Planbetten in der Intensivtherapie. Darüber hinaus wird die Intensivtherapieeinheit der Neurochirurgischen Klinik mit 10 Planbetten sowie die Intensivtherapiestation der Herzchirurgischen Klinik mit 10 Planbetten im Wesentlichen durch die Klinik für Anaesthesiologie betreut bzw. geleitet. Auf den eigenen Stationen der Klinik für Anaesthesiologie wurden im Jahre 2001 insgesamt 3057 Patienten behandelt.

Die klinischen Aktivitäten der Intensivstationen der Klinik für Anaesthesiologie gingen von Anbeginn an weit über die Versorgung postoperativer Patienten hinaus. Neben Patienten nach großen operativen Eingriffen werden dort v. a. Patienten nach Organtransplantationen (Herz-, Lungen-, kombinierte Herz-Lungen-, Leber- und Mehrorgantransplantationen), Sepsis oder schwerem Lungenversagen (ARDS) therapiert. Der Anteil beatmeter Patienten beträgt über 90%, die durchschnittliche Verweildauer bei diesem Patientenkollektiv liegt bei etwa 8 Tagen. Die Klinik für Anaesthesiologie ist eines von 5 deutschen und 12 europäischen Zentren, die auf die Behandlung von Patienten mit schweren Verläufen des akuten Lungenversagens spezialisiert sind. Hierfür werden alle derzeit verfügbaren therapeutischen Optionen einschließlich der extrakorporalen Membranoxygenierung (ECMO) eingesetzt. Seit 1992 wurden mehr als 170 Patienten mit schwerem ARDS von Intensivstationen aus dem gesamten Bundesgebiet und dem benachbarten Ausland zuverlegt, wovon 40 Patienten mit ECMO behandelt wurden. Mit Einführung des Therapiekonzepts einer optionalen ECMO-Therapie und der inhalativen Verabreichung von Stickstoffmonoxid betrug die Letalität des ARDS im Jahre 2000 12%. Sie liegt damit weit unter der in der Literatur berichteten Letalität von 30–52%.

Die anästhesiologischen Intensivstationen im Klinikum der Universität München wurden in zeitlicher Abfolge von Udilo Finsterer, Antje Beyer, Ute Jensen, Klaus Unertl, Wolfgang Kellermann, Helmuth Forst, Josef Briegel, Mathias Haller, Gustav Schelling und Manfred Thiel geleitet. Derzeit hat Lorenz Frey diese Funktion inne.

Notfallmedizin

Seit der Etablierung der Klinik sind deren Mitarbeiter an den Standorten Großhadern und Innenstadt in die Besetzung von Rettungs- und Intensivtransportmitteln eingebunden. Die Klinik ist im Rahmen des Schockraummanagements und des unter ihrer Leitung stehenden Herzalarmteams für die innerklinische Notfallversorgung von Patienten verantwortlich. Die Klinik stellt außerdem – in Zusammenarbeit mit den Rettungsdiensten der Stadt – einen Teil der Leitenden Notärzte für die Notfallversorgung der Landeshauptstadt München.

Eine wesentliche Entwicklung im Bereich der Notfallmedizin stellte die Gründung des Arbeitskreises Notfallmedizin und Rettungswesen e.V. an der Universität München dar, dessen Vorstand Klaus Peter von Anbeginn an angehört. Die Einrichtung des Instituts für Notfallmedizin und Medizinmanagement (INM) als interdisziplinäre klinische Institution im Klinikum der Universität München durch das Bayerische Staatsministerium für Wissenschaft, Forschung und Kunst ist zum Jahreswechsel 2001/2002 erfolgt. Das INM bildet die erste Einrichtung dieser Art an einer deutschsprachigen Universität, die Lehre und Forschung in der Notfallmedizin und im Medizinmanagement zur zentralen Aufgabe hat. Die Klinik für Anaesthesiologie engagierte sich in besonderem Maße bei der Etablierung dieses Instituts und ist auch im Vorstand vertreten.

Schmerztherapie

Die Einrichtung einer Schmerzambulanz im Klinikum Großhadern zur Versorgung stationärer und ambulanter Patienten mit chronischen Schmerzen erfolgte bereits im Jahre 1980. Die Leitung übernahm der damalige Oberarzt Dr. med. M. Frey. Im Jahre 1988 ging die fachärztliche Zuständigkeit für die Schmerzambulanz auf Antje Beyer über. Zwei Jahre später erfolgte durch eine Kooperation mit der Klinik für Physikalische Medizin der Ludwig-Maximilians-Universität München (damaliger Leiter Prof. Dr. med. E. Senn) eine Erweiterung der Einrichtung zu einem interdisziplinären Zentrum für Schmerzbehandlung. Dies stellte die erste deutsche Einrichtung dieser Art dar. Die zunehmende Zahl von Patienten mit akuten und chronischen Schmerzzuständen erforderte im Jahr 1991 den Umzug in größere Räumlichkeiten, blieb aber innerhalb des Klinikums Großhadern. In der Folge kam eine Tagesklinik hinzu.

Die personelle Ausstattung der Schmerzklinik umfasst derzeit im Rahmen eines multimodalen Therapiekonzepts neben den dort tätigen Ärzten auch Psychologen, Physiotherapeuten und speziell geschulte Pflegekräfte. Klinische Schwerpunkte der Schmerzambulanz sind die Versorgung von Patienten mit chronischen nichttumorbedingten Schmerzen (CNTS), die Betreuung von Tumorpatienten sowie die postoperative Schmerztherapie. Die Schmerzambulanz ist eine interdisziplinäre Weiterbildungsstätte gemäß den Richtlinien der Deutschen Gesellschaft zum Studium des Schmerzes (DGSS).

Die Schmerzambulanz versorgte im Jahr 2001 insgesamt 1939 ambulante Patienten mit 3084 Patientenkontakten. Hinzu kam die Betreuung von 3082 stationären Patienten mit 9195 Patientenkontakten. Dabei handelte es sich überwiegend (zu etwa 80%) um die Versorgung von Patienten nach operativen Eingriffen im Rahmen des postoperativen Schmerzdienstes.

In die Tagesklinik werden Patienten zur Erstevaluation aufgenommen sowie solche Patienten, die sich einem invasiven schmerztherapeutischen Verfahren unterziehen müssen. Insgesamt wurden im Jahr 2001 350 Patienten an 1207 Tagen teilstationär behandelt. Einen weiteren Schwerpunkt stellt die Betreuung von Patienten mit chronifiziertem Rückenschmerz im Rahmen des „Münchner-Rücken-Intensiv-Programms" dar.

Vom anästhesiologischen Schmerzdienst am Standort Innenstadt wurden im Jahr 2000 insgesamt 777 stationäre Patienten mit 4659 Patientenkontakten – überwiegend (ca. 80%) im Rahmen der postoperativen Schmerztherapie – betreut. 2001 erfolgte die Erweiterung dieser Einrichtung zu einer eigenständigen Schmerzambulanz zur Versorgung akuter und chronischer Schmerzpatienten am Standort Innenstadt. Diese wird derzeit von Dr. med. D. Irnich geleitet.

Transfusionsmedizin

Die Abteilung Transfusionsmedizin der Klinik für Anaesthesiologie entstand im Jahr 1997 aus dem damaligen Blutdepot Innenstadt durch die Einrichtung einer C3-Professur „Transfusionsmedizin". Der Leiter der Abteilung, Prof. Dr. med. Dr. h.c. W. Schramm, ist für die transfusionsmedizinische Versorgung des Klinikums der Universität München, Innenstadt, wie auch für die hämostaseologische Einheit der Medizinischen Klinik Ziemssenstraße verantwortlich. Ein wesentlicher Schwerpunkt seiner Tätigkeit in den letzten Jahren war die Schaffung struktureller Voraussetzungen für eine effiziente Versorgung der verschiedenen Kliniken der LMU im Bereich Innenstadt mit Blut und Blutkomponenten. Hierzu gehört u. a. die Etablierung eines zentral verwalteten EDV-Systems für die Leistungsanforderung, Leistungserfassung und Chargendokumentation von Blut und Blutprodukten. Die wissenschaftliche Tätigkeit der Abteilung umfasst v. a. die Evaluation von Möglichkeiten zur optimalen Anwendung von Blut und Blutprodukten im klinischen Bereich.

Lehre

Die Medizinische Fakultät der Ludwig-Maximilians-Universität München hat sich seit über einem Jahrzehnt intensiv bemüht, für alle Medizinstudenten der Fakultät eine neue Lehr- und Lernkultur zu etablieren, um den Anforderungen, die heute an junge Ärzte gestellt werden, gerecht zu werden. Dieses Engagement führte 1996 zur Gründung der München Harvard Educational Alliance, einer Kooperation, mit der es gelungen ist, die Elemente des Ausbildungsprogramms „New Pathway" der Harvard Medical School mit Teilen des Münchner Curriculums zu einem Reformprogramm zu verbinden. Klaus Peter ist gemeinsam mit Professor Dr. rer. nat. E.L. Winnacker, Präsident der Deutschen Forschungsgemeinschaft, und Professor Dr. jur. A. Heldrich, Rektor der Universität München, einer der 3 Initiatoren und Gründer der München Harvard Educational Alliance. Die Klinik für Anaesthesiologie ist im erheblichem Maße und federführend bei der Entwicklung, Organisation und Durchführung des Reformprogramms engagiert. Neben Frank Christ als Generalsekretär und Bernhard Zwissler als einem der verantwortlichen Organisatoren sind eine Reihe von Mitarbeiterinnen und Mitarbeitern der Klinik für Anaesthesiologie als Dozenten in den bislang 4 an der Ludwig-Maximilians-Universität München etablierten interdisziplinären problemorientierten Pflichtkursen (POL) tätig.

Die besondere Rolle, die die Klinik für Anaesthesiologie in diesem Reformprogramm spielt, findet ihren Ausdruck und besondere Anerkennung in der Etablierung eines Preises der Harvard Medical School für Verdienste um die medizinische Lehre. Diese Auszeichnung trägt den Namen „Klaus Peter Award" und wird jährlich verliehen. Ausgezeichnet werden Mitglieder der Harvard Medical School, die sich im besonderen Maße für den internationalen Studentenaustausch sowie die Ausbildung und Betreuung von „Residents" und „Fellows" an der Harvard Medical School und deren Lehrkrankenhäusern verdient gemacht haben.

Die Klinik für Anaesthesiologie richtet ferner allein oder zusammen mit Partnern aus anderen Fachgebieten 11 weitere Pflicht- sowie 10 fakultative Lehrveranstaltungen aus. Inhaltliche Schwerpunkte bilden hierbei die Notfallmedizin sowie die allgemeine Anästhesie und Intensivtherapie.

Forschung

Bedingt durch die Entwicklung der operativen Medizin an der medizinischen Fakultät und den sich hieraus ergebenden Anforderungen und Fragestellungen an das Fachgebiet Anästhesiologie kam der Wissenschaft und Forschung im Bereich der Anästhesie im operativen und perioperativen Bereich sowie in der Intensivmedizin, später im besonderen in der Notfallmedizin und Schmerztherapie, immer mehr Bedeutung zu. So werden in eigenen Forschungslabors Fragestellungen aus weiten Teilen des Fachgebiets experimentell und klinisch bearbeitet. Das inhaltliche Spektrum erstreckt sich dabei von klinischen Untersuchungen (häufig im multizentrischen Verbund) über klinisch orientierte tierexperimentelle Studien bis hin zur Grundlagenforschung. Hierzu wurde im Forschungslabor der Klinik in den vergangenen Jahren eine Vielzahl von modernen molekularbiologischen Methoden etabliert. Darüber hinaus bestehen vielfältige Kontakte und Kooperationen mit inner- und außeruniversitären Forschungseinrichtungen weltweit. Hierzu zählt v. a. die seit vielen Jahren bestehende intensive Zusammenarbeit mit dem Institut für Chirurgische Forschung der Universität, das ursprünglich von Prof. Dr. med. Dr. h.c. W. Brendel geführt wurde und seit 1990 unter Leitung von Prof. Dr. med. Dr. h.c. mult. K. Messmer steht. Weiterhin existieren sehr erfolgreiche Kooperationsprojekte mit dem Institut für Physiologie der Universität (Vorstand: Professor Dr. med. U. Pohl) sowie dem Max-Planck-Institut für Psychiatrie in München (Professor Dr. med. W. Zieglgänsberger).

Nachfolgend werden die verschiedenen Arbeitsgruppen einschließlich der ärztlichen Mitarbeiter innerhalb der Klinik sowie deren Forschungsschwerpunkte und aktuelle nationale und internationale Kooperationen vorgestellt:

Arbeitsgruppe	Mitglieder	Kooperationen
Periphere Opiatrezeptoren, Effekte der Cannabinoide, Akupunktur	**Dr. med. A. Beyer,** Dr. med. S. Azad, Dr. med. D. Irnich	Department of Neuroscience at the Albert Einstein College of Medicine, New York; Max-Planck-Institut für Psychiatrie, München; Physiologisches Institut der LMU München; Lehrstuhl für Neurophysiologie LMU München
Therapie mit Kortikosteroiden bei Sepsis und nach extrakorporaler Zirkulation, Einfluss von Steroiden auf die Granulozytenfunktion	**Priv.-Doz. Dr. med. J. Briegel,** Dr. med. E. Kilger	Institut für Klinische Chemie der LMU München; Hadassah-Universität, Jerusalem; Service de Réanimation Médicale, Université IV, Paris-Ouest, Garches

Arbeitsgruppe	Mitglieder	Kooperationen
Mikrozirkulation, Höhenphysiologie, hyperosmolare Lösungen	**Priv.-Doz. Dr. med. F. Christ,** Dr. med. J. Abicht, Dr. med. H. Baschnegger, Dr. med. A. Hagemann, Dr. med. M. Irlbeck, Dr. med. C. Moser, Dr. med. M. Niklas	Institut für Chirurgische Forschung der LMU München; Imperial College, London; Institute of Biomedical Problems, Moskau
Volatile Anästhestika, Myokardfunktion, Ischämiereperfusion	**Prof. Dr. med. P. Conzen,** Dr. med. S. Fischer, Dr. med. B. Heindl, Dr. med. S. Lison, Dr. med. F. Reichle	Physiologisches Institut der LMU München
Pharmakologie und Wirkung von Anästhetika und Muskelrelaxanzien, EEG und Narkosetiefe	**Prof. Dr. med. A. Doenicke;** R. Hörnicke	Department of Anesthesia and Critical Care, University of Chicago; Institut für Pharmakologie der LMU München.
Messung des Blutvolumens, Flüssigkeitstherapie, Säure-Basen-Haushalt	**Prof. Dr. med. U. Finsterer,** Dr. med. M. Jacob, Dr. med. V. Orth, Dr. med. M. Rehm	–
Therapie mit Blut und Blutprodukten, Pathophysiologie des Schocks, gastrointestinale Perfusion im Schock	**Dr. med. L. Frey,** Dr. med. K. Kesel	Institut für Chirurgische Forschung der LMU München; Abteilung für Transfusionsmedizin und Hämostaseologie der LMU München
Pulmonale Mikrozirkulation, molekulare Mechanismen des akuten Lungenschadens – Rolle von Leukozyten, Thrombozyten, PARS, NO; Monitoring der kardialen Vorlast bei herzchirurgischen Patienten	**Priv.-Doz. Dr. med. A. Goetz,** Priv.-Doz. Dr. med. G. Kuhnle, Dr. med. M. Göpfert, Dr. med. R. Kiefmann, Dr. med. E. Kilger, Dr. med. L. Ney, Dr. med. D. Reuter	Institut für Chirurgische Forschung und Herzchirurgische Klinik der LMU München; Herzchirurgische Kliniken der Universitäten Wien, Bern und Vancouver
Hämodilution, fremdblutsparende Maßnahmen, künstliche Sauerstoffträger	**Priv.-Doz. Dr. med. O. Habler,** Priv.-Doz. Dr. med. M. Kleen, Dr. med. G. Kemming, Dr. med. A. Pape	Institut für Chirurgische Forschung und Klinik für Nuklearmedizin der LMU München
Monitoring, nichtinvasive Beatmung, Herzfunktion während und nach herzchirurgischen Eingriffen	**Dr. med. E. Kilger,** Dr. med. C. Metz, Dr. med. C. Strom, Dr. med. F. Weiß	Herzchirurgische Klinik und Institut für Klinische Chemie der LMU München
Trauma, „small-volume resuscitation", Schock und Organprotektion	**Prof. Dr. med. U. Kreimeier,** Dr. med. V. Eichhorn, Dr. med. B. Gauter, Dr. med. S. Prückner	Institut für Chirurgische Forschung und Klinik für Radiologische Diagnostik der LMU München; Arbeitskreis für Notfallmedizin und Rettungswesen e.V. (ANR) an der Universität München; Safar Center for Resuscitation Research, University of Pittsburgh
Perioperative Myokardischämie (EPI2-Studie), Rekombinantes AT III, Cyclooxygenase-2-Inhibitoren, α-2-Agonisten	**Dr. med. E. Ott,** Dr. med. B. Hofstetter, Dr. med. U. Jänicke, Dr. med. S. Mantel, Dr. med. R. Maier, Dr. med. P. Möhnle, Dr. med. M. Sachs	Multicenter Study of Perioperative Ischemia Research Group (McSPI), San Francisco
Gesundheitsbezogene Lebensqualität nach Intensivbehandlung; posttraumatische Stressreaktionen (PTSD); Regulation des emotionalen Gedächtnisses durch Stresshormone	**Prof. Dr. med. G. Schelling,** Dr. med. T. Krauseneck, Dr. med. K. Hoecke, M. Baehr, M. Haag, A. Dagge	Klinik für Psychiatrie der LMU München; Institute of Learning and Memory, Department of Neurobiology and Behaviour, University of California at Irvine
Transfusionsmedizin, Hämostaseologie, Hämotherapie, Monitoring, ökonomische Aspekte	**Prof. Dr. med. W. Schramm;** Dr. med. J. Frank, Dr. med. H. Krebs, Dr. med. M. Spannagl	Paul-Ehrlich-Institut, Frankfurt; Max-Planck-Institut, Martinsried; World Federation of Hemophilia
Sepsis, Ischämie/Reperfusion bei Lebertransplantation	**Priv.-Doz. Dr. med. M. Thiel,** Dr. med. F. Büßecker, Dr. med. I. Kaufmann, Dr. med. A. Chouker	Institut für Chirurgische Forschung der LMU München; National Institute of Health (NIH), Bethesda; Institute of Biomedical Problems Moskau (BMPM)
Akutes Lungenversagen; Heterogenität der Organperfusion; Monitoring der Myokardfunktion; Therapie mit Aerosolen	**Prof. Dr. med. B. Zwissler,** Priv.-Doz. Dr. med. O. Habler, Dr. med. G. Kemming, Priv.-Doz. Dr. med. M. Kleen, Dr. med. C. Hofstetter, Dr. med. M. Flondor, Dr. med. H. Kisch-Wedelder	Institut für Chirurgische Forschung der LMU München; Gesellschaft für Umwelt- und Strahlenforschung (GSF), München-Neuherberg; Klinik für Nuklearmedizin LMU München

Die Forschungsaktivitäten dieser zahlreichen Arbeitsgruppen spiegeln sich u. a. in 135 Publikationen in Medline-gelisteten Fachzeitschriften in den letzten 3 Jahren wider. Im gleichen Zeitraum konnten ca. 3,8 Mio. EURO an Drittmitteln eingeworben werden, die zumeist aus öffentlichen Mitteln (BMBF, DFG) oder nach Begutachtung von öffentlichen Stiftungen stammen.

Anhang

Habilitationen

- **Zürn, Ludwig** (1956) Reflextodesfälle und Zwischenfälle bei örtlicher Betäubung im Halsbereich
- **Enzenbach, Robert** (1963) Hypotension
- **Doenicke, Alfred** (1964) Beitrag zur Klärung der Nachwirkungen von Thiobarbituratnarkosen
- **Gürtner, Thomas** (1966) Über Differenzierung und Herkunft der Serumcholinesterase des Menschen
- **Pichlmayr, Ina** (1968) Über den Einfluss verschiedener Narkosearten auf Durchblutung und Funktion der Leber sowie Durchblutung der Hirnrinde
- **Beer, Dubravka** (1971) Die Beeinflussung der Myokardkontraktilität durch Propanidid, Methohexital und Halothan: Vergleichende Untersuchungen am isolierten Papillarmuskel, Ganztier und Menschen
- **Loeschcke, Georg** (1971) Zum Problem des „Post-perfusion Lung Syndrome". Störungen der Lungenfunktion, hämorrhagische Diathese und Veränderungen des Gerinnungssystems im Zusammenhang mit unterschiedlichen Perfusionsbedingungen
- **Finsterer, Udilo** (1974) Das Verhalten von Natrium- und Wasserhaushalt beim wachen und narkotisierten Hund
- **Goetz, Eberhard** (1975) Stoffwechselwirkungen der halogenierten Kohlenwasserstoffe Halothan und Enfluran in der isolierten perfundierten Rattenleber
- **Jesch, Franz** (1981) Hämodynamische Veränderungen und Sauerstoffversorgung nach Blutersatz durch stromafreie Hämoglobinlösungen
- **Franke, Niels** (1983) Veränderungen der Mikrozirkulation während kontrollierter Hypotension mittels Natriumnitroprussid und Nitroglycerin
- **Laubenthal, Heinz** (1984) Dextrananaphylaxie: Pathomechanismus und Prophylaxe – Ergebnisse einer multizentrischen, klinischen Studie
- **Schmucker, Peter** (1984) Die mitogeninduzierte Lymphozytenproliferation unter dem Einfluss verschiedener Anästhetika
- **Taeger, Kai** (1985) Einflussgrößen der Wirkintensität und -dauer fettlöslicher Anästhetika
- **Jensen, Ute** (1986) Die Wirkung vasoaktiver Pharmaka auf die Mikrozirkulation – Untersuchungen am wachen Hamster
- **Unertl, Klaus** (1987) Nosokomiale bakterielle Infektionen des Respirationstraktes bei beatmeten Patienten. Untersuchungen zur Epidemiologie, Pathogenese und Prophylaxe
- **Schmitz, Eberhard** (1988) Einfluss von Pyruvat auf eine experimentell induzierte Herzinsuffizienz am Hund
- **Forst, Helmuth** (1989) Herzfunktion und ventrikuläre Interdependenz bei Beatmung mit positiv endexpiratorischem Druck
- **Kellermann, Wolfgang** (1989) Humorale und zelluläre Entzündungsmediatoren bei akutem Lungenversagen (ARDS) nach Trauma und Sepsis
- **Madler, Christan** (1989) Zum Problem der Objektivierung mentaler Kompetenz während Allgemeinanästhesie
- **Vogel, Johann** (1989) Zur Sauerstoffversorgung des Herzmuskels unter Hämodilution mit Hydroxyäthylstärke und Fluosol-DA 20% – eine tierexperimentelle Untersuchung
- **Conzen, Peter** (1990) Einfluss des Inhalationsanästhetikums Isofluran auf das kollateral versorgte Myokard
- **Hobbhahn, Jonny** (1990) Einfluss von Inhalationsanästhetika (Isofluran und Enfluran) auf das ischämische Myokard
- **Bardenheuer, Hubert** (1991) Die Bedeutung des koronaren Gefäßendothels für die Bildung und Freisetzung von Adenosin – Ergebnisse experimenteller und klinischer Studien
- **Schwender, Dierk** (1992) Zur Bedeutung der auditiven Modalität während Allgemeinanästhesie
- **Stein, Christoph** (1992) Periphere Mechanismen der Opioidanalgesie
- **Zwißler, Bernhard** (1993) Rechtsventrikuläre Funktion, ventrikuläre Interdependenz und Myokarddurchblutung bei experimentellem Lungenversagen – Einfluss der Beatmung mit positiv endexpiratorischem Druck
- **Weber, Werner** (1994) Hochfrequente Jetnarkosebeatmung zur Anästhesie während extrakorporaler Stoßwellenlithotripsie
- **Goetz, Alwin** (1995) Quantitative Analyse der pulmonalen Mikrozirkulation
- **Kreimeier, Uwe** (1995) Primäre Volumentherapie des hämorrhagischen und traumatisch-hämorrhagischen Schocks sowie bei hyperdynamer Endotoxinämie – Effekt einer

„Small-volume Resuscitation" mit hyperosmolar-hyperonkotischer Lösung auf Makrohämodynamik und regionale Durchblutung im Tiermodell
- **Schelling, Gustav** (1995) Experimentelle und klinische Untersuchungen zu Genese und Therapie stoßwelleninduzierter Schmerzen während extrakorporaler Stoßwellenlithotripsie
- **Adolph, Michael** (1996) Fett als Energieträger in der parenteralen Ernährung von Intensivpatienten – Untersuchungen mit dem stabilen Kohlenstoffisotop 13^{C}
- **Groh, Joachim** (1996) Einfluss von Isofluran auf die hypoxische pulmonale Vasokonstriktion
- **Häßler, Reinhard** (1996) Kardioprotektion bei Myokardischämie unter besonderer Berücksichtigung des ischämischen Präkonditionierens – experimentelle In-vivo-Untersuchungen
- **Welte, Martin** (1997) Initialtherapie des hämorrhagischen Schocks mit hyperosmolar-hyperonkotischer Kochsalz-Dextran-Lösung – Einfluss auf die linksventrikuläre Funktion im normalen Herzen und bei Koronarstenose
- **Briegel, Josef** (1998) Stressdosen von Hydrokortison im septischen Schock
- **Thiel, Manfred** (1998) Die Bedeutung von Adenosin bei Endotoxinämie und Sepsis
- **Christ, Frank** (1999) Untersuchungen über Veränderungen der mikrovaskulären Flüssigkeitsfiltrationskapazität mit Hilfe der venösen Kompressionsplethysmographie
- **Haller, Mathias** (1999) Das Verhalten des Renin-Angiotensin-Systems bei Patienten vor und nach Lebertransplantation
- **Habler, Oliver** (2000) Hyperoxämie bei normovolämischer Anämie
- **Kleen, Martin** (2000) Fraktale Heterogenität der linksventrikulären, myokardialen Perfusion im Schock bei Koronarstenose. Einfluss verschiedener Formen der Volumentherapie
- **Kuhnle, Gerhard** (2001) Das Verhalten von Leukozyten in der pulmonalen Mikrozirkulation unter physiologischen und pathophysiologischen Bedingungen

Leitende Funktionen

Viele ehemalige Mitarbeiterinnen und Mitarbeiter der Klinik erlangten andernorts leitende Positionen. Hierzu zählen u. a. folgende Inhaber von Lehrstühlen für Anästhesiologie: Prof. Dr. med. K. van Ackern, Fakultät für Klinische Medizin Mannheim, Ruprecht-Karls-Universität Heidelberg; Prof. Dr. med. H. Laubenthal, Ruhr-Universität Bochum; Prof. Dr. med. E. Martin, Ruprecht-Karls Universität Heidelberg; Prof. Dr. med. P. Schmucker, Medizinische Universität zu Lübeck; Prof. Dr. med. C. Stein, Freie Universität Berlin; Prof. Dr. med. K. Taeger, Universität Regensburg; Prof. Dr. med. K. Unertl, Eberhard-Karls-Universität Tübingen; Prof. Dr. med. B. Zwissler, Johann-Wolfgang-Goethe Universität Frankfurt/M. (bei Drucklegung Ruf erhalten).

Professuren

Zu Professoren wurden ernannt: Prof. Dr. med. K. van Ackern, Prof. Dr. med. P. Conzen, Prof. Dr. med. U. Finsterer, Prof. Dr. med. H. Forst, Prof. Dr. med. N. Franke, Prof. Dr. med. U. Helms, Prof. Dr. med. F. Jesch, Prof. Dr. med. W. Kellermann, Prof. Dr. med. U. Kreimeier, Prof. Dr. med. E. Martin, Prof. Dr. med. H. Laubenthal, Frau Prof. Dr. med. U. Jensen, Prof. Dr. med. J. Riemer, Prof. Dr. med. G. Schelling, Prof. Dr. med. D. Schwender, Prof. Dr. med. K. Unertl, Prof. Dr. med. B. Zwißler.

Informationen aus dem Internet

Aktuelle Informationen zu Tätigkeitsspektrum, Mitarbeitern, Forschungsaktivitäten, Publikationen und Veranstaltungen sind über die Homepage der Klinik für Anästhesiologie abrufbar: http://ana.klinikum.uni-muenchen.de/

4.3.31 Technischen Universität München Klinik für Anaesthesiologie, Klinikum rechts der Isar

G. Tempel, E. Kochs

Die Anfänge

Die Entstehung des heutigen Klinikums rechts der Isar geht auf das Jahr 1834 zurück. Damals wurde in der noch selbständigen Gemeinde Haidhausen ein an der Straße nach Ismaning gelegenes Kaffeehaus umgebaut und fand fortan als lokale Armen- und Krankenanstalt zu Haidhausen Verwendung. In 2 Stockwerken standen 34 Allgemeinbetten, 2 Separatbetten, 1 Bad und 2 Toiletten zur Verfügung. Der von der Gemeinde angestellte praktische Arzt war gleichzeitig Armen- und Spitalarzt. Bereits 1842 wurde ein zweckmäßigeres und geräumigeres Gebäude – 112 Fuß lang, 60 Fuß breit und 4 Stockwerke hoch – geplant, allerdings nur z. T. in die Tat umgesetzt. Nach der Eingemeindung Haidhausens im Jahre 1854 wurde das so erweiterte Krankenhaus Eigentum der Stadt München, die nunmehr über 2 Spitäler verfügte, über das 1814 geschaffene „Allgemeine Krankenhaus in der Ludwigsvorstadt", von nun an „Krankenhaus links der Isar", genannt und das Krankenhaus in der Vorstadt Haidhausen, das nunmehr als „Krankenhaus rechts der Isar" bezeichnet wurde. Im Jahre 1866, 20 Jahre nach der ersten öffentlich durchgeführten erfolgreichen Äthernarkose durch W.T.G. Morton am 16.10.1846 in Boston, erfolgte im Krankenhaus rechts der Isar erstmals eine Trennung in eine Chirurgische und eine Innere Abteilung. 1870 wurde ein hauptamtlicher Chirurg eingestellt; für ihn wurde 1875 ein neuer Operationssaal eingerichtet.

Die folgenden Jahre und Jahrzehnte waren von Um- und Anbau gekennzeichnet, auch der Bau eines Operationstraktes war erforderlich, da die Zahl der chirurgischen Eingriffe stetig zugenommen hatte. Im Jahre 1891 sind 420 Operationen verzeichnet. Nach vorläufiger Beendigung dieser Ausbauarbeiten verfügte das Krankenhaus bei der Feier des 100-jährigen Bestehens am 06.05.1934 über 850 Betten.

Durch die Wirren des 2. Weltkrieges hatte auch das „Rechts der Isar" erheblich zu leiden. Es wurde soweit zerstört, dass bei Kriegsende nur noch 200 belegbare Betten zur Verfügung standen. Unter schwierigsten Bedingungen wurde damals der Betrieb aufrechterhalten. Die Renovierung des Krankenhauses kam allerdings so gut voran, dass nach der Währungsreform 1948 schon wieder 820 Betten zur Verfügung standen. In den 50er-Jahren wurde der sog. Südbau als Chirurgische Klinik mit 420 Betten errichtet. Durch die Besetzung der Chefarztstellen mit habilitierten Ärzten erwies es sich schon bald als dringend notwendig, einen Hörsaal zu bauen. Im Jahre 1957 war dieses Bauvorhaben beendet. Der stetige Zustrom von Studenten an die Münchner Ludwig-Maximilians-Universität brachte schließlich die Idee hervor, eine weitere medizinische Fakultät zu gründen und diese an der Technischen Hochschule München anzusiedeln. Dieses Vorhaben wurde in den 60er-Jahren des vergangenen Jahrhunderts unter großem persönlichen Einsatz des späteren ersten Dekans der Fakultät und damaligen Direktors der Chirurgischen Klinik, Georg Maurer, in die Tat umgesetzt. In einem Festakt am 14.09.1967 wurde das Krankenhaus rechts der Isar mit der Schlüsselübergabe aus der Obhut der Stadt München entlassen und vom Freistaat Bayern als „Klinikum rechts der Isar der Technischen Hochschule" übernommen. Das Klinikum verfügte damals über knapp 1200 Betten. Mit 18 Fachabteilungen stand nunmehr ein Krankenhaus der Maximalversorgung zur Verfügung. Ein neues Kapitel in der langen Geschichte des Krankenhauses rechts der Isar konnte beginnen.

Mit der Fertigstellung des schon vor dem 2. Weltkrieg begonnenen, sog. Südbaus des Krankenhauses rechts der Isar, in den 1957 die Chirurgische Klinik einzog, hatte sich endgültig ein deutlicher chirurgischer Schwerpunkt im „Rechts der Isar" etabliert. 1957 verfügte die Chirurgische Klinik über 420 Betten. Es war der Weitsicht des damaligen Direktors der Chirurgischen Klinik, Georg Maurer, zu verdanken, dass im Klinikum rechts der Isar eine der ersten Anästhesieabteilungen in Deutschland eingerichtet werden konnte. Am 01.01.1954 wurde diese Stelle durch Frau Charlotte Lehmann besetzt. Diese Abteilung diente zunächst der anästhesiologischen Versorgung der chirurgischen Patienten, dehnte jedoch in den nächsten Jahren ihren Aufgabenbereich aus und übernahm bald den Anästhesiedienst im gesamten Klinikum. Zu Beginn des Jahres 1958 wurde eine Intensivbehandlungseinheit angegliedert. Die Versorgung des Klinikums mit Blutkonserven erfolgte gleichfalls durch die Anästhesieabteilung.

Es ist mit ihrer Initiative zu verdanken, dass der Vorstand der Deutschen Gesellschaft für Anaesthesie (DGA) im April 1961 den Beschluss fasste, den Berufsverband Deutscher Anästhesisten zu gründen, der sich am 19.09.1961 im Rahmen des Zentraleuropäischen Anästhesiekongresses in Genf konstituierte und am 20.09.1961 in das Vereinsregister am Amtsgericht München als „Berufsverband Deutscher Anästhesisten (BDA)" eingetragen wurde. Charlotte Lehmann übernahm das Amt der Schriftführerin, das sie bis zum Jahre 1972 ausübte (Abb. 2.14 und Curriculum Vitae s. S. 107).

1972 endete ihre Tätigkeit im Klinikum rechts der Isar. Sie übernahm als Chefärztin die Anästhesieabteilung des neu erbauten Städtischen Krankenhauses München-Neuperlach.

Im Jahre 1972 verfügte die Abteilung für Anästhesie und Blutspendedienst des Krankenhauses rechts der Isar als eine auf die Krankenversorgung ausgerichtete Einheit über 1 Chefärztin, 1 Oberärztin, 18 Ärztinnen und Ärzte,

2 Sekretärinnen, 16 Schwestern und Pfleger, 4 technische Assistentinnen und 2 Laborhilfen.

Am 14.09.1967 wurde die Fakultät für Medizin der Technischen Universität München mit 18 Fachabteilungen gegründet. Im Klinikum rechts der Isar standen 1189 Betten zur Verfügung. Der Lehrbetrieb wurde am 17.10.1967 mit 75 Studenten aufgenommen. Es dauerte dann allerdings noch fast 5 Jahre, bis auch die Anästhesie akademisch wurde. Zum 01.07.1972 ging ein Ruf an Ernst Kolb, der bis dahin den Lehrstuhl für Anästhesiologie der Freien Universität Berlin im Klinikum Steglitz innehatte.

1972–1991 Direktorat Prof. Ernst Kolb

Prof. Dr. med. Ernst Kolb (▪ Abb. 1)

Geboren am 25.12.1930 in Mainz; 1949–1955 Studium der Medizin in Heidelberg und Innsbruck; 1955 Promotion; 1955–1959 Assistenzarzt, Abteilung für Anästhesiologie der Chirurgischen Universitätsklinik Heidelberg (R. Frey); 1959 Leiter der Abteilung für Anästhesiologie der Chirurgischen Universitätsklinik Heidelberg; 1961 Wechsel an die Abteilung für Anästhesiologie der Universität Mainz (R. Frey); 1962 Facharztanerkennung für Anästhesiologie; 1963 Habilitation zu Fragen der Hypothermie; 1963 Extraordinarius für Anästhesiologie der Freien Universität Berlin – Klinikum Charlottenburg; 1967 Ordinarius für Anästhesiologie und Direktor des Instituts für Anästhesiologie der Freien Universität Berlin im Klinikum Charlottenburg; 1969 Berufung auf den neu geschaffenen Lehrstuhl für Anästhesiologie der Freien Universität Berlin im Klinikum Steglitz; 1972 Berufung auf den Lehrstuhl für Anästhesiologie der Technischen Universität München am Klinikum rechts der Isar; 1975–1979 Dekan der Fakultät für Medizin der Technischen Universität München; 1992 Professor emeritus.

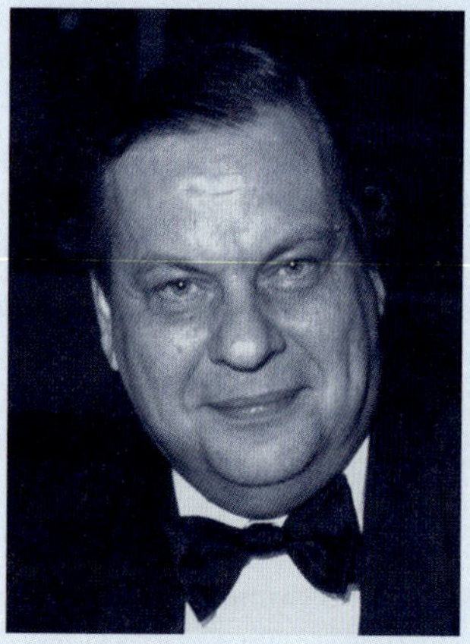

▪ Abb. 1. Ernst Kolb

Ordinariat und Klinik

Professor Kolb und seine Mitarbeiter, die ihn nach München begleiteten, verfügten über große Erfahrungen im Aufbau anästhesiologisch-akademischer Einrichtungen. Mit der Annahme des Rufs nach München gab es für ihn neben neuen akademischen Fragen eine weitere klinische Herausforderung. Vordringlichste Aufgabe war es, die personelle Situation im ärztlichen und pflegerischen Bereich so zu verbessern, dass damit die Überleitung von einer ihrem Wesen nach städtischen Anästhesieabteilung zur akademischen Einrichtung – zum Institut für Anaesthesiologie – bewältigt werden konnte. Am Tag der Arbeitsaufnahme, am 01.07.1972, bestand das Institut personell aus ihm, 2 Oberärzten und 17 Assistenzärzten. Darüber hinaus gab es 16 Schwestern und Pfleger, 1 Sekretärin und 2 Hilfsarbeiter. Durch geschickte Verhandlungsführung gelang es ihm, innerhalb der nächsten Jahre das ärztliche und pflegerische Personal mehr als zu verdreifachen, damit war es nunmehr möglich, die klinische Versorgung in der gesamten Breite der Anästhesiologie zu gewährleisten. 1975 konnte eine eigene Intensivstation mit 8 Betten in dem gerade fertig gestellten Neubau der Urologischen Klinik bezogen werden, nachdem die Intensivmedizin bis dahin eher behelfsmäßig inmitten einer chirurgischen Station untergebracht war. Mit Umzug in die neuen Räumlichkeiten wurde ein ärztlicher Schichtdienst eingeführt und die Intensivstation fortan von einem Oberarzt, einem Funktionsoberarzt und 5 Assistenten ärztlich betreut. Im Zuge der Erweiterung der Aufgaben wurde 1978 eine interdisziplinäre Schmerzambulanz gegründet und diese zusammen mit der Neurologischen Klinik der Technischen Universität betrieben. Diese Schmerzambulanz war auch die Keimzelle der postoperativen Schmerztherapie, die zunehmend entsprechende Aufgaben übernahm. 1985 etablierte sich der Arbeitskreis Hyperbarmedizin und im gleichen Jahr der Arbeitskreis spezielle Notfallmedizin, der sich zum Ziel setzte, Assistenten, Studenten und Pflegepersonal in der Notfallmedizin eine optimale Aus- und Weiterbildung zu vermitteln. 1987 erfolgte die Einrichtung einer Ambulanz für Eigenblutspende und 1988 eine Prämedikationsambulanz.

Mit Beginn des Wintersemesters 1972/73 wurde auch der Vorlesungsbetrieb aufgenommen. Zunächst wurde eine Hauptvorlesung angeboten mit dem Titel: „Einführung in die Verfahren der Anästhesiologie und Intensivmedizin". Besonderer Wert wurde mit regelmäßigen Klinikbesprechungen und Fortbildungsveranstaltungen sowie praktischen Anleitungen auf die Aus- und Weiterbildung junger Mitarbeiter gelegt. Im Bereich der Krankenpflege wuchs in diesen Jahren gleichfalls der Bedarf an Mitarbeitern und Mitarbeiterinnen mit Spezialkenntnissen in Anästhesie und Intensivmedizin. Der schon bestehende Weiterbildungskurs Fachkrankenpflege für Anästhesie und Intensivmedizin wurde erneuert, ausgebaut, den jeweiligen Bedürfnissen angeglichen und fand

1980 als Weiterbildungsstätte die Anerkennung der Deutschen Krankenhausgesellschaft. Mit der Studienreform und der Einführung des Praktischen Jahres 1977 kamen weitere erhebliche Lehrverpflichtungen auf das Institut für Anaesthesiologie zu. Neben der Hauptvorlesung wurden weitere Vorlesungen, Übungen und Praktika aus den Bereichen Anästhesie, Intensivmedizin, Schmerztherapie, Notfallmedizin und Transfusionsmedizin, z. T. in enger Kooperation mit anderen Lehrstühlen, durchgeführt. Besonderer Wert wurde auf das sog. Bedsideteaching auf der Intensivstation gelegt. Regelmäßig wurden Studenten im Praktischen Jahr ganztags in den Operationssälen und in der Intensivstation ausgebildet.

Dem Institut für Anaesthesiologie standen zunächst keine eigenen Laborräume zur Verfügung. Dieser schwerwiegende Nachteil konnte durch enge Zusammenarbeit mit dem Institut für Experimentelle Chirurgie (Direktor: Prof. Dr. G. Blümel) einen gewissen Ausgleich finden, darüber hinaus wurde jedoch das Hauptaugenmerk in der Forschung auf klinische und klinisch-experimentelle Fragen und deren Beantwortung gelegt. Die Schwerpunkte dieser Forschungstätigkeit fanden ihren Niederschlag in den hieraus entstandenen Habilitationen.

Kolb gehört zu den Pionieren der Anästhesie in Deutschland. Er ist ein Vertreter der Generation, der anders als viele seiner Zeitgenossen von vornherein und ohne Umwege über die Chirurgie oder über andere operative Fächer zur Anästhesie gefunden hat. Er hat durch sein Lebenswerk einen ganz entscheidenden Beitrag zur Entwicklung der Anästhesie in Deutschland geleistet.

Das wissenschaftliche Werk Kolbs ist breit gefächert und umfasst alle Gebiete unseres Faches, die Anästhesiologie, Intensivmedizin, Notfallmedizin, Schmerztherapie. Es handelt sich um klinische Beiträge, klinisch experimentelle Publikationen und experimentelle Untersuchungen. Die Schwerpunkte seiner Lebensleistung sind jedoch der Aufbau und die Weiterentwicklung dreier Anästhesielehrstühle in Berlin-Charlottenburg, Berlin-Steglitz und in München. Während seiner Münchner Zeit sind 10 Habilitationen erfolgreich abgeschlossen worden. Kolb und seine Mitarbeiter haben ab Mitte der 1970er-Jahre den Kontakt zu ausländischen, insbesondere auch zu osteuropäischen Kollegen und deren Fachgesellschaften gesucht; hier spielten sicherlich die speziellen Erfahrungen der Berliner Zeit eine prägende Rolle. In Anbetracht seiner diesbezüglichen höchst erfolgreichen Initiativen ist er zum Ehrenmitglied der Chilenischen und der Rumänischen Anästhesiegesellschaft ernannt worden. In den Jahren 1975–1979 war er Dekan der Fakultät für Medizin der Technischen Universität München. Kolb emeritierte im Wintersemester 1991/1992.

1992–1994 Direktorat (komm.) Prof. Gunter Tempel

Prof. Dr. med. Gunter Tempel (■ Abb. 2)

Geboren am 02.02.1940 in Worms; 1959–1965 Studium der Medizin in Heidelberg, Berlin, Düsseldorf; 1965–1966 Medizinalassistentenzeit in Rheinberg und Berlin; 1966 Promotion zum Dr. med., Düsseldorf (Fragen der Neuroleptanästhesie bei Operationen der Mitralstenose); Ab 1967 Weiterbildung für Anästhesiologie am Institut für Anästhesiologie, Klinikum Charlottenburg (Kolb); 1969 Wechsel an das Klinikum Steglitz der Freien Universität Berlin; 1971 Facharztanerkennung für Anästhesie; 1972 Oberarzt am Institut für Anaesthesiologie der Technischen Universität München am Klinikum rechts der Isar; 1977 Habilitation (Behandlung polytraumatisierter Patienten unter besonderer Berücksichtigung von Stoffwechselveränderungen); 1978 Extraordinarius für Anästhesiologie; Nach der Emeritierung von Prof. Dr. E. Kolb 1992–1994 kommissarischer Direktor des Instituts für Anaesthesiologie der Technischen Universität München; 1994 Ehrenmitgliedschaft der Rumänischen Anästhesiegesellschaft.

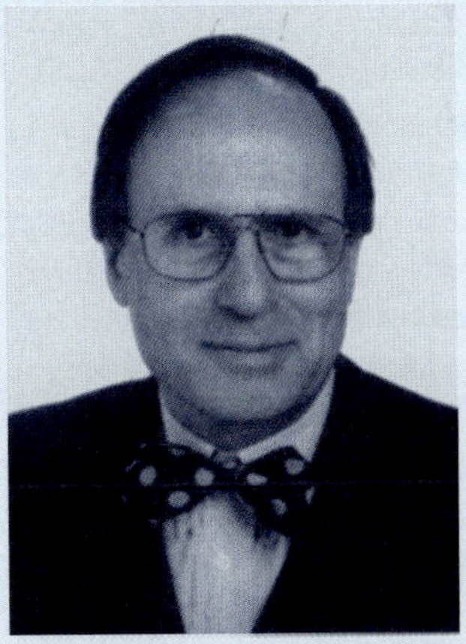

■ Abb. 2. Gunter Tempel

Zu Ende des Jahres 1991 trat Kolb in den Ruhestand und Gunter Tempel wurde kommissarischer Direktor des Instituts für Anaesthesiologie der Technischen Universität München für die Zeit vom 01.01.1992 bis 28.02.1994.

Tempel kam 1972 mit Ernst Kolb an den neu gegründeten Lehrstuhl für Anästhesiologie der Technischen Universität München ins Klinikum rechts der Isar. Zum damaligen Zeitpunkt war die Traumatologie im Klinikum rechts der Isar ein bedeutender klinischer Schwerpunkt. Es bestand ein großes Einzugsgebiet für polytraumatisierte Patienten, sodass pro Jahr bis zu 120 polytraumatisierte Patienten behandelt werden mussten. Den zahlreichen

Fragen, die sich im Zusammenhang mit dieser Behandlung auftaten, widmete sich Tempel klinisch und wissenschaftlich sehr intensiv, was schließlich auch in seine Habilitation im Jahr 1977 mündete. Probleme der Erstbehandlung, der Anästhesie, der Intensivbehandlung und der Schmerztherapie polytraumatisierter Patienten bestimmten wesentliche Teile seines wissenschaftlichen Werks, später erweitert durch Fragen der Behandlung von Patienten mit Sepsis und Peritonitis. In zahlreichen Publikationen, in Monographien und Buchbeiträgen und wissenschaftlichen Veranstaltungen fand dies seinen Niederschlag.

In der Zeit des kommissarischen Direktorates wurde eine Habilitation abgeschlossen und 3 weitere wurden vorbereitet, die unter Prof. Dr. Eberhard Kochs ihren Abschluss fanden.

Nach der Neubesetzung des Lehrstuhls für Anästhesiologie durch Eberhard Kochs am 01.03.1994 nahm Tempel wieder seine Position als C3-Professor, Extraordinarius und Leitender Oberarzt mit Schwerpunkt Intensivmedizin ein.

Seit 1994 Direktorat Prof. Eberhard Kochs

Prof. Dr. med. Dipl.-Phys. Eberhard Kochs (◻ Abb. 3)

Geboren am 09.06.1948 in Fulda; 1969–1974 Studium der Physik in Bonn; 1974–1975 wissenschaftlicher Mitarbeiter am Institut für elektrische Anlagen der Technischen Hochschule Aachen; 1975–1979 Studium der Medizin in Bonn und Lübeck; 1979–1982 Assistenzarzt in der Abteilung für Anästhesiologie am St. Petrus-Krankenhaus in Bonn; 1983 Wechsel an die Abteilung für Anästhesiologie des Universitätskrankenhauses Hamburg-Eppendorf (Schulte am Esch); 1983 Promotion zum Dr. med., Hamburg (Temperaturverhalten im Laminar-Air-Flow-Operationsraum unter verschiedenen Narkoseverfahren); 1985 Facharztanerkennung für Anästhesie; 1985–1994 Oberarzt an der Abteilung für Anästhesiologie des Universitäts-Krankenhauses Eppendorf; 1989 Habilitation (Tierexperimentelle Untersuchungen zur Reaktion des zentralen Nervensystems in der malignen Hypertermie (MH) – Krise) in Hamburg; 1990 Visiting Professor University of Illinois, Chicago; Berufung auf eine Professur (C3) für Anästhesiologie an der Universität Hamburg; 1994 Berufung auf den Lehrstuhl für Anästhesiologie der Technischen Universität München, Klinikum rechts der Isar, und Direktor des Instituts für Anaesthesiologie.

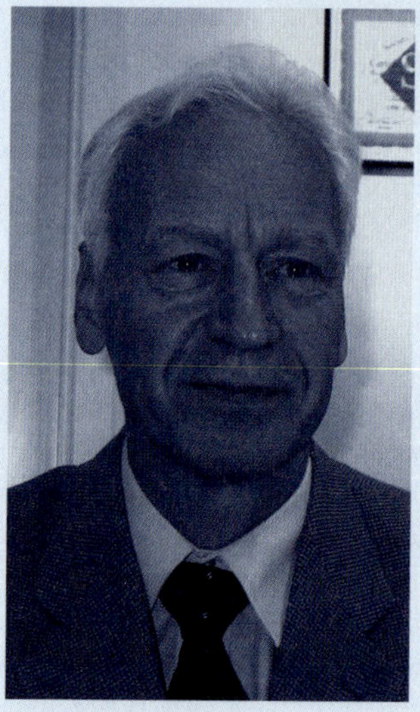

◻ Abb. 3. Eberhard Kochs

Ordinariat und Klinik

Kochs übernahm 1994 ein in die Krankenversorgung, Lehre und Forschung voll integriertes universitäres Institut. Eines der Hauptprobleme war der gravierende Mangel an Forschungsflächen und damit an experimentellen Forschungsmöglichkeiten. Dieser Angelegenheit nahm sich Kochs mit großer Energie an. Es wurden zunächst mehrere Forschungs- und Arbeitsgruppen gebildet, wie die Arbeitsgruppe Muskelrelaxanzien, die Arbeitsgruppe Sepsis, die Arbeitsgruppe Transösophageale Echokardiographie, die Arbeitsgruppe Zerebrales Monitoring, die Arbeitsgruppe Zerebrale Ischämie und Neuroprotektion.

Die wissenschaftlichen Fragestellungen fokussieren sich demnach auf Untersuchungen zur Aufklärung von Anästhetika- und Muskelrelaxanzienwirkmechanismen, auf die nozizeptiv vermittelte Signalweiterleitung und die Signalverarbeitung in Zusammenarbeit mit dem Institut für Physiologie, Universitätsklinikum Hamburg, sowie auf die Überwachung des zentralen Nervensystems unter Anästhesiebedingungen, des weiteren auf die septischen Enzephalopathie und auf die Neuroprotektion unter zerebraler Ischämie. Die Arbeitsgruppe Zerebrales Monitoring wird von der Europäischen Union gefördert. Hier gibt es eine enge Kooperation mit dem Institut für Technische Informatik der Gerhard-Mercator-Universität Duisburg sowie mehreren ausländischen Partnern (Prof. Dr. Kalkman, Universität Utrecht, Dr. C. Thornton, Northwick Park Hospital, London). Die Arbeitsgruppe Elektrophysiologie von zellulären Anästhetikawirkungen ist DFG-gefördert. Ein eigenständiger Patch-Clamp-Arbeitsplatz wird in Kooperation mit Prof. Zieglgänsberger am Max-Plank-Institut für Psychiatrie in München betrieben. Die Forschergruppe unterhält u. a. regen personellen und wissenschaftlichen Austausch mit der Harvard University, Boston. Ein weiterer Forschungsverbund auf dem Gebiet der elektrophysiologischen Untersuchungen schmerzleitender Bahnen wird in Zusammenarbeit mit Frau Priv.-Doz. Dr. Vahle-Hinz, Institut für Physiologie, Universitätsklinik Hamburg betrieben. Hier werden experimentelle In-vivo-Untersuchungen im Thalamus und anderen subkortikalen Schmerzbahnen unter Anästhetikaeinfluss durchgeführt. Die Arbeitsgruppe Zerebrale Ischämie und Neuroprotektion erhält klinikinterne und stiftungsgeförderte Forschungsunterstützung. Auch hier bestehen enge wissenschaftliche Verbindungen zur Duke University, Durham, NC und University of Illinois, Chicago. Eine Habilitation zu dem oben schon angesprochenen Themenkreis ist bereits abgeschlossen. Den genannten Arbeitsgruppen wurden mehrere renommierte nationale und internationale Preise für ihre wissenschaftlichen Arbeiten verliehen.

Dieser Aufschwung in den Forschungsaktivitäten konnte u. a. dadurch erzielt werden, dass es Kochs gelang, die räumliche Situation des Instituts entscheidend zu verbessern. Im Jahre 2000 erfolgte ein Umzug in ein „eigenes Anästhesiegebäude", in dem die Direktion, ein Seminarraum, Oberarzträume, mehrere Arbeitsgruppen und zahlreiche Assistentenarbeitsplätze untergebracht sind. Ein Jahr später – 2001 – konnten Laboratoriumsräume für experimentelle Arbeiten neu bezogen werden, sodass die Klinik für Anaesthesiologie – 1999 hatte die Umbenennung von Institut für Anaesthesiologie in Klinik für Anaesthesiologie stattgefunden – heute über ein gut ausgestattetes Forschungsareal verfügt, was insbesondere von der Arbeitsgruppe Zerebrale Ischämie und Neuroprotektion genutzt wird. Diese Gruppe wird von Christian Werner geleitet, der 1995 auf die zweite C3-Stelle mit dem Schwerpunkt Neuroanästhesie berufen worden war. Werner wurde für das Jahr 2000 zum Präsidenten der „Society of Neurosurgical Anesthesia and Critical Care" und im gleichen Jahr zum 1. Sprecher des Arbeitskreises „Neuroanästhesie" der Deutschen Gesellschaft für Anästhesiologie und Intensivmedizin gewählt.

Die Intensivbehandlungseinheit wurde im Jahre 1999 von Grund auf renoviert und apparativ auf den neuesten Stand gebracht. Die anästhesiologische Intensivmedizin verfügt über die volle Weiterbildungsberechtigung zur „Fakultativen Weiterbildung in der speziellen anästhesiologischen Intensivmedizin".

Im klinisch-anästhesiologischen Bereich erfolgte eine erheblich Ausweitung der Lokalanästhesieverfahren. Hierbei werden verstärkt rückenmarksnahe und periphere Leitungsblockaden eingesetzt. Eine deutliche Ausweitung fand die postoperative Schmerztherapie mittels intravenöser und epiduraler PCA-Technik, die nunmehr den Patienten im postoperativen Verlauf „rund um die Uhr" zur Verfügung steht. Derzeit werden pro Jahr ca. 3000 postoperative Patienten mit diesen Verfahren behandelt. Dazu wurden spezielle Konsiliardienste eingerichtet und mit ärztlichem und pflegerischem Personal ausgestattet. Die Notfallmedizin wurde organisatorisch der Klinik für Anaesthesiologie zugeordnet und wird weiterhin in Zusammenarbeit mit der Chirurgischen Klinik und mit dem am Klinikum stationierten Notarztwagen der Berufsfeuerwehr München betrieben. Im Jahre 2002 wurde Dr. Gürtler, Mitarbeiter der Klinik für Anaesthesiologie, zum „Sprecher Münchener Notärzte" gewählt. Der Prämedikationsambulanz stehen 3 zentral gelegene Räume zur Verfügung, sie wurde personell entsprechend aufgestockt und betreut nun bereits ca. 35–40% aller Patienten, die sich einem operativen Eingriff unterziehen müssen. In Zusammenarbeit mit dem Blutdepot der Chirurgischen Klinik wird eine Ambulanz für Eigenblutspende betrieben. Die schon seit Jahren etablierten Vorlesungen, Übungen und Praktika wurden durch zusätzliche Veranstaltungen erweitert, die z. T. gemeinsam mit dem Institut für Pathologie und Pathologische Anatomie, der Chirurgischen Klinik, der Neurologischen Klinik der Technischen Universität München sowie dem Deutschen Herzzentrum, München abgehalten werden.

Die Klinik für Anaesthesiologie verfügte Anfang 2002 über folgendes Personal: 1 Ordinarius, 2 Extraordinarien, 6 Oberärzte, 13 Funktionsoberärzte, 31 Assistenzärzte, 9 Ärzte im Praktikum, 61 Pflegekräfte, 4 Sekretärinnen, 1 Arzthelferin, 1 medizinisch-technische Assistentin, 2 Diplomingenieure, 1 Tierärztin, 1 Diplomphysiker, 4 studentische Hilfskräfte, 1 Werkstudent, 1 Zivildienstleistender.

Aus der vor fast 50 Jahren gegründeten Abteilung für Anästhesie und Blutspendedienst der Chirurgischen Klinik des Krankenhauses rechts der Isar ist vor 30 Jahren eine akademische Einrichtung, das Institut für Anaesthesiologie der Technischen Universität München im Klinikum rechts der Isar geworden. Im Jahre 1999 erfolgte die Umwandlung dieses Instituts in eine Klinik für Anaesthesiologie. Verbesserungen in personeller und räumlicher Hinsicht machen es jetzt möglich, dass neben der kompletten klinisch-anästhesiologischen Krankenversorgung seit einigen Jahren auch verstärkt experimentelle Forschung betrieben werden kann.

Anhang

Habilitationen

- **Tempel, Gunter** (1977) Fortschritte in der Intensivbehandlung polytraumatisierter Patienten unter besonderer Berücksichtigung von Stoffwechselveränderungen
- **Landauer, Bernd** (1977) Zur funktionellen Beeinflussung der Lunge durch Anästhetika
- **Jelen-Esselborn, Sabine** (1981) Leberfunktion und Eiweißstoffwechsel polytraumatisierter Patienten

- **Abbushi, Walid** (1983) Experimentelle und klinische Untersuchungen zur Beeinflussung des intrakraniellen Druckes durch verschiedene Beatmungsmuster und Lagerung
- **v. Hundelshausen, Burkhard** (1985) Rehabilitation polytraumatisierter Patienten unter besonderer Berücksichtigung des akuten Lungenversagens
- **Rust, Meinhard** (1987) Endorphinerge Schmerzmodulation während Schwangerschaft und Geburt
- **Schneck, Hajo** (1988) Besonderheit der zentral wirkenden Medikation in Anästhesiologie und Intensivmedizin unter spezieller Berücksichtigung anticholinerger Phänomene
- **Eisler, Klaus** (1990) Anästhesiologische Aspekte bei der extrakorporal induzierten Ganzkörperhyperthermie zur Krebstherapie
- **Hipp, Rudolf** (1991) Anästhesie bei der Magnetresonanztomographie
- **Hargasser, Stefan** (1993) Inhalationsanästhesie mit Low-Flow unter besonderer Berücksichtigung von Desflurane
- **Entholzner, Elmar** (1996) Untersuchungen zur Bestimmung des individuellen Anästhesieniveaus: Aussagefähigkeit von EEG-Befunden
- **Blobner, Manfred** (1997) Die Auswirkung des Kapno- und des Pneumoperitoneums auf die Hämodynamik unter besonderer Berücksichtigung der splanchnischen Perfusion
- **Detsch, Oliver** (2001) Einfluss von Isofluran auf die Signalverarbeitung im taktilen System und auf synaptische Mechanismen im Thalamus
- **Mielke, Lars** (2002) Die Entwicklung und Evaluation eines neuen Verfahrens zur endobronchialen Medikamentenapplikation bei der kardiopulmonalen Reanimation

Leitende Funktionen

Von vielen ehemaligen Mitarbeiterinnen und Mitarbeitern der Klinik wurden leitende Funktionen übernommen.

Außerplanmäßige Professuren

Zu außerplanmäßigen Professoren wurden ernannt: Prof. Dr. J. Eckart, Prof. Dr. B. Landauer, Prof. Dr. W. Abbushi, Prof. Dr. M. Rust, Prof. Dr. B. v. Hundelshausen, Prof. Dr. S. Jelen-Esselborn, Prof. Dr. H. Schneck, Prof. Dr. R. Hipp, Prof. Dr. Hargasser.

Informationen aus dem Internet

Aktuelle Informationen zu Tätigkeitsspektrum, Mitarbeitern, Forschungsaktivitäten, Publikationen und Veranstaltungen sind über die Homepage der Klinik für Anaesthesiologie abrufbar: http://www.anaesth.med.tum.de

4.3.32 Westfälische Wilhelms-Universität Münster Klinik und Poliklinik für Anästhesiologie und Operative Intensivmedizin

H. Van Aken

Die Anfänge

Wie in fast allen europäischen Ländern erhielt das Fachgebiet Anästhesiologie auch in Deutschland erst im Laufe der frühen 1950er-Jahre des 20. Jahrhunderts eine eigenständige Bedeutung. Mit Gründung der „Deutschen Gesellschaft für Anaesthesie" am 10.04.1953 und direkt nachfolgend mit der Schaffung des „Facharztes für Anästhesie" durch Beschluss des 86. Deutschen Ärztetages wurde diese Eigenständigkeit dokumentiert. Es bestand zunächst eine besonders enge Verbindung mit dem Fachgebiet Chirurgie, da in diesen Jahren viele Fachärzte für Anästhesie ihre Weiterbildung in der Chirurgie begonnen hatten und die meisten klinisch-anästhesiologischen Aufgaben zunächst innerhalb der Chirurgischen Kliniken wahrgenommen wurden. Auch an den Medizinischen Einrichtungen der Westfälischen Wilhelms-Universität Münster wurde im Jahre 1964 in der Chirurgischen Klinik (Sunder-Plassmann) eine Abteilung für Anästhesiologie (Menges) geschaffen, um derart dem wachsenden Bedarf nach Anästhesieleistungen Rechnung zu tragen.

1976–1995 Direktorat Prof. Peter Lawin

Prof. Dr. med. Dr. h.c. Peter Lawin, FCCM (◘ Abb. 1)

Geboren am 20.01.1930 in Königsberg, gest. 27.6.2002 in Le Tignet (F); 1950–1956 Studium der Medizin in München; 1956 Promotion zum Doktor der Medizin an der Medizinischen Fakultät der Universität München; 1958–1962 Facharztweiterbildung an der Chirurgischen Klinik (Zukschwerdt) und an der Anästhesieabteilung der Universitätskliniken Hamburg-Eppendorf (Horatz); 1962 Facharztanerkennung für Anästhesie; 1962 Chefarzt der neu gegründeten Anästhesieabteilung des Allgemeinen Krankenhauses Altona in Hamburg; 1970 Habilitation an der Universität Hamburg; 1972 Ernennung zum Professor für Anästhesiologie an der Universität Hamburg; 1976 Berufung auf den neu geschaffenen Lehrstuhl für Anästhesiologie und Direktor der neu gegründeten Klinik für Anästhesiologie und operative Intensivmedizin der Westfälischen Wilhelms-Universität Münster; 1983 Verleihung der Ehrendoktorwürde durch die Medizinische Akademie Krakow, Polen; 1987–1992 Ärztlicher Direktor der Medizinischen Einrichtungen der Westfälischen Wilhelms-Universität Münster; 1990 Verleihung des Titels „Fellow in Critical Care Medicine" (FCCM) durch das American College of Critical Care Medicine; 1993 Ernennung zum Ehrenmitglied der Deutschen Interdisziplinären Vereinigung für Intensivmedizin und Notfallmedizin; 1995 Professor emeritus; 1998 Ernennung zum Ehrenmitglied der Deutschen Gesellschaft für Anästhesiologie und Intensivmedizin.

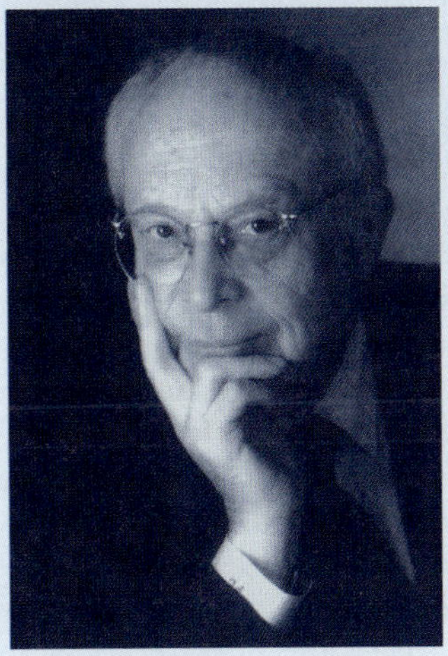

◘ **Abb. 1.** Peter Lawin

Ordinariat und Klinik

Anfang der 1970er-Jahre beschloss auch die Medizinische Fakultät der Westfälischen Wilhelms-Universität Münster einen ordentlichen Lehrstuhl für Anästhesiologie zu schaffen. Nach längeren Berufungsverhandlungen nahm Peter Lawin, damals Chefarzt der Anästhesieabteilung am Allgemeinen Krankenhaus Altona in Hamburg, den Ruf nach Münster an und übernahm am 01.06.1976 den ersten Lehrstuhl für Anästhesiologie an der Westfälischen Wilhelms-Universität. Erstmalig in der Bundesrepublik Deutschland wurde einer der universitären Anästhesieeinrichtungen, die in diesen Jahren entstanden, dabei auch die organisatorische und ärztliche Verantwortung für die operative Intensivstation übertragen, die damals 16 Betten umfasste. Da es sich nunmehr um eine bettenführende Einrichtung handelte, erreichte Lawin in seinen Verhandlungen als offizielle Namensgebung die Bezeichnung „Klinik für Anästhesiologie und operative Intensivmedizin". Diese wurde somit die erste anästhesiologische Einrichtung einer Universitätsklinik im deutschsprachigen Raum, die die Bezeichnung „Klinik" erhielt. Untergebracht waren die Räume der neuen Klinik zunächst im Gebäude der „Mutterdisziplin" Chirurgie am Jungeblodtplatz. Lawin ging mit einer Mannschaft von 40 Ärzten, 61 Pflegenden, 3 Sekretärinnen, 3 MTAs, 1 Fotolaborantin und 1 Bioingenieur – dieser war der erste an einer anästhesiologischen Einrichtung in Deutschland – an den Start. Einige der neuen Mitarbeiterinnen und Mitarbeiter waren mit ihm aus Hamburg gekommen; dort hatten sie bereits wertvolle Erfahrungen bei der Konzeption und dem Aufbau einer modernen Anästhesieabteilung mit Intensivstation im Rahmen des Neubaus des Allgemeinen Krankenhauses Altona sammeln können. Als leitenden Oberarzt hatte Lawin Priv.-Doz. Dr. med. Eberhard Götz von der Ludwig-Maximilians-Universität München für die nun beginnende Aufbauarbeit in Münster gewinnen können.

In diesen Jahren gab es einen wachsenden Bedarf an Fachärztinnen und -ärzten für Anästhesie in Deutschland. Die Weiterbildung junger Ärztinnen und Ärzte war deshalb eine der ersten zentralen Aufgaben der neuen Klinik. Dabei war es ein erklärtes Ziel von Lawin, kein autodidaktisches Arbeiten zuzulassen. So erhielt bald jeder neue Mitarbeiter am ersten Arbeitstag eine Mappe mit Dienstanweisungen, in der alle wichtigen organisatorischen wie auch medizinischen Dinge des Klinikalltags enthalten waren und die ständig ergänzt wurde. Die Klinikbesprechung am Nachmittag – eine Pflichtveranstaltung für alle Ärztinnen und Ärzte – diente neben Ausbildungszwecken v. a. der Etablierung dieses Klinikstandards. Außerdem wurden regelmäßig zusätzliche Fortbildungsveranstaltungen und sog. „Journal-Clubs“ abgehalten sowie eine Klinikbibliothek aufgebaut.

Im Bereich der Krankenpflege wuchs in diesen Jahren ebenfalls der Bedarf an Mitarbeitern mit Spezialkenntnissen in der Anästhesie und Intensivmedizin. Deshalb wurde eine Weiterbildungsstätte für die Fachkrankenpflege „Anästhesie und Intensivmedizin“ eingerichtet, die eine 2-jährige berufsbegleitende Weiterbildung nach den Richtlinien der Deutschen Krankenhausgesellschaft anbot. Diese Weiterbildung wurde seit 1981 von dem leitenden Lehrer für Pflegeberufe, Lothar Ullrich, begleitet und in Zusammenarbeit mit erfahrenen Pflegekräften und Ärzten durchgeführt, bis 1995 unter ärztlicher Leitung der Oberärztin Dr. Christa Goenner-Radig. Seit 1995 ist diese Weiterbildungsstätte ein eigenständiges Institut und führt diese Weiterbildung mit pflegerischen Mitarbeitern des Universitätsklinikums nunmehr nach der staatlichen Weiterbildungs- und Prüfungsordnung des Landes Nordrhein-Westfalen durch.

Die klinischen Aufgaben der Klinik für Anästhesiologie und operative Intensivmedizin umfassten die Versorgung von insgesamt 19 regelmäßig zu versorgenden Operationssälen an 6 verschiedenen Standorten: Chirurgische Klinik, Orthopädische Klinik, Frauenklinik, Augenklinik, Hals-Nasen-Ohren-Klinik, sowie Zahn-, Mund- und Kieferklinik. In all diesen operativen Bereichen wurden unmittelbar nach Klinikgründung Aufwachräume eingerichtet.

Intensivmedizin

Der schrittweise Umzug in das neue Zentralklinikum begann am 01.08.1983 und war ein entscheidender Entwicklungsschritt für die Klinik für Anästhesiologie und operative Intensivmedizin, die sich damit auch räumlich von der „Mutterdisziplin“ Chirurgie abgenabelt hatte.

Von den nunmehr 36 parallel zu versorgenden OP-Sälen lagen 18 im Zentral-OP des neuen Klinikums. Personelle Ressourcen konnten dadurch effektiver eingesetzt werden. Um die neuen Möglichkeiten, die sich aus der Konzentration ergaben, möglichst optimal zu nutzen, wurde ein Oberarzt im Zentral-OP mit den Aufgaben eines Anästhesiekoordinators betraut.

Im Bereich der operativen Intensivmedizin brachte der Umzug dagegen eine Dezentralisierung, galt es jetzt doch insgesamt 3 Intensivtherapiestationen (ITS) zu führen: eine Kurzzeit-ITS v. a. für kardiochirurgische Patienten mit zunächst 4 Betten im Zentral-OP, eine Langzeit-ITS auf Ebene 19 des östlichen „Bettenturms“ mit 13 Planbetten sowie die „alte“ ITS in der Chirurgischen Klinik, die nach einem Umbau über 8 Behandlungsplätze verfügte. Operative Intensivbehandlung (3 Stationen unter anästhesiologischer Leitung) und operative Intensivüberwachung (3 Stationen unter Leitung der operativen Fachvertreter) wurden mit Bezug des Zentralklinikums organisatorisch voneinander getrennt.

Notfallmedizin

Die notfallmedizinische Versorgung der Patienten im Universitätsklinikum im Rahmen des sog. „Herzalarms“ wurde mit Gründung der Klinik für Anästhesiologie und operative Intensivmedizin von den Anästhesisten übernommen. Die notärztliche Versorgung der Stadt Münster erfolgte unter organisatorischer Leitung eines Anästhesieoberarztes paritätisch zu je einem Drittel gemeinsam mit Ärzten der Chirurgie und Inneren Medizin.

Seit die Stadt Münster im Jahre 1997 das Amt eines Ärztlichen Leiters des Rettungsdienstes eingerichtet hat, wird diese Position, der eine halbe Stelle zugewiesen wurde, von einem Oberarzt der Klinik und Poliklinik für Anästhesiologie und operative Intensivmedizin bekleidet. Die Klinik stellt ebenfalls einige der Leitenden Notärzte für die Sicherung der notfallmedizinischen Versorgung der Stadt Münster in Zusammenarbeit mit dem Rettungswesen der Stadt.

Schmerztherapie

Eine Schmerzambulanz zur Versorgung stationärer und ambulanter Patienten mit chronischen Schmerzen richtete bereits 1981 der damalige Oberarzt der Klinik Jan Baum ein. Der Etablierung einer poliklinischen Patientenversorgung wurde im Namen der Klinik Rechnung getragen, der um den Zusatz „und Poliklinik“ ergänzt wurde. Seit 1986 ist die Oberärztin Priv.-Doz. Dr. med. Dipl.-Psych. Ingrid Gralow für diesen Bereich fachärztlich zuständig. Seit dem 01.09.1992 wurde die Schmerzambulanz durch eine Tagesklinik in ihrem Behandlungskonzept erweitert. Hierbei handelte es sich um ein Modellprojekt, das vom Bundesministerium für Gesundheit für einen Zeitraum von 3 Jahren mit 1,3 Mio. DM gefördert wurde und mittlerweile in die Regelfinanzierung überführt wurde. Die Tagesklinik ist für die Aufnahme von 8 Patienten konzipiert und steht für die Behandlung von Patienten sowohl mit maligner Grunderkrankung als auch nichtmalignen Schmerzursachen zur Verfügung. Neben Ärzten und Pflegenden sind in der Chronischen Schmerzambulanz und -tagesklinik Psychologen, Sozialarbeiter, Physio- und Kreativtherapeuten tätig, die jährlich rund 1000 Patienten betreuen. Dabei kommen in einem integrativen, multimodalen Konzept unter anderem folgende Behandlungsverfahren zur Anwendung: Pharmakotherapie, Psychotherapie, körperorientierte Verfahren (Entspannungsübungen, physiotherapeutische Maßnahmen), neuroaugmentative Verfahren (TENS, Akupunktur) sowie spezifische anästhesiologische Anästhesieverfahren. Diagnostik und Therapieverfahren werden in interdisziplinärer Zusammenarbeit durchgeführt.

Medizintechnik

Da die Anästhesie und die Intensivmedizin ohne Beatmungs- und Überwachungsgeräte sowie die entsprechende technische Infrastruktur unvorstellbar sind, gehörte von Anfang an eine medizintechnische Abteilung zur Klinik. Zu ihren Aufgaben zählen u. a. der Betrieb des Gerätepflegezentrums mit Wartung und Sterilisation bzw. Desinfektion der Geräte, die Umsetzung der gesetzlichen Normen, v. a. des Medizinproduktegesetzes, sowie Schulungen aller ärztlichen und pflegenden Mitarbeiter an den Geräten. Aufgebaut von Dipl.-Ing. Gunter Vietor, steht die medizintechnische Einrichtung der Klinik seit 1980 unter der Leitung von Dipl.-Ing. Klaus Henning. Neben ihm sind in diesem Bereich mittlerweile 14 weitere Mitarbeiter tätig.

Forschungsaufbau

Auch wenn der Klinik für Anästhesiologie und operative Intensivmedizin zunächst keine eigenen Laborflächen zur Verfügung gestellt werden konnten, so waren Dank einiger Initiative, v. a. des Oberarztes Michael Wendt, bald alle notwendigen Gerätschaften vorhanden, um in den Räumen der tierexperimentellen Abteilung des Klinikums invasive Kreislauf- und Beatmungsexperimente mit vollständigem kardiorespiratorischen Monitoring durchzuführen. Mit Umzug ins Zentralklinikum standen der Klinik ab 1983 dann 2 Laborräume für Forschungszwecke zur Verfügung, von denen einer als Respirationslabor, der andere – unterstützt durch DFG-Mittel – als Stoffwechsellabor genutzt wurde. Daneben wurde eine Vielzahl klinisch-experimenteller Themen bearbeitet, u. a. in den Bereichen respiratorische Therapie, Minimal-flow-Anästhesie, Neuroanästhesie, intraoperative maschinelle Autotransfusion, selektive digestive Dekontamination, Kinderanästhesie und Psychosomatik auf der Intensivstation.

Der Ausbau wissenschaftlicher Aktivitäten wurde durch Besuche auswärtiger, international renommierter Gelehrter stimuliert, die in regelmäßigen Abständen zu Gastvorträgen kamen, wobei sich die Referentenliste wie ein „Who is who" der damaligen Anästhesie und Intensivmedizin liest. Die wissenschaftlichen Aktivitäten in Münster wurden durch Forschungsaufenthalte von Mitarbeitern an namhaften europäischen und nordamerikanischen Forschungsinstituten systematisch ausgebaut, die die auswärts erlernten Kenntnisse und Erfahrungen in die Fortentwicklung Münsteraner Forschungsaktivitäten einbringen konnten (z. B. Anesthesia-Research-Institute (Traber) der University of Texas Medical Branch in Galveston; Department of Anaesthesia (Prys-Roberts) der Universität Bristol; Department of Physiology and Biophysics (Vanhoutte) der Mayo-Klinik in Rochester; Department of Clinical Physiology (Hedenstierna) am Karolinska-Institut in Stockholm; General Hospital der Harvard Medical School (Chernow) in Boston). Als Drittmittel konnte für die Schmerzambulanz als Modellprojekt eine Tagesklinik mit einer Förderung durch das Bundesministerium für Gesundheit für einen Zeitraum von 3 Jahren mit 1,3 Mio. DM eingeworben werden. Von der DFG finanziert wurde die Arbeitsgruppe der parenteralen und enteralen Ernährung in Zusammenarbeit mit dem Ernährungsphysiologischen Institut der Universität Stuttgart Hohenheim (Fürst).

Seit 1995 Direktorat Prof. Hugo Van Aken

Gegen Ende der Amtszeit von Lawin beschäftigte sich eine von der Fakultät gebildete Kommission mit der Frage, ob mit der Neubesetzung des Lehrstuhls die in fast 20 Jahren gewachsene Struktur der Klinik und Poliklinik für Anästhesiologie und operative Intensivmedizin geändert werden solle. Die Klinik hatte mittlerweile mit rund 90 Ärzten, 120 Pflegenden sowie 20 sonstigen Mitarbeitern beachtliche Ausmaße angenommen. Diese Strukturkommission empfahl der Fakultät nach 1 Jahr intensiver Beratungen, die Struktur der Klinik, die sich bewährt hatte, zu belassen, insbesondere keine Aufteilung in Parallellehrstühle vorzunehmen.

Vor diesem Hintergrund trat am 01.08.1995 Hugo Van Aken, der bis dahin 9 Jahre den Lehrstuhl für Anästhesiologie an der Katholischen Universität Leuven (K.U.L.) innehatte und dort Direktor des Departments of Anesthesia der K.U.L. war, die Nachfolge von Lawin an. Unter dem neuen Direktorat gab es bald 2 neue Schwerpunkte: Es wurden ein Akutschmerzdienst eingerichtet und die Forschungsaktivitäten deutlich verstärkt.

Prof. Dr. med. Hugo Van Aken, FRCA, FANZCA (▪ Abb. 2)

Geboren am 02.03.1951 in Mechelen (Belgien); 1969–1976 Studium der Medizin an der Medizinischen Fakultät der Katholischen Universität Leuven, Belgien; 1976 Promotion zum Doctor in de Genees-,

Heel- en Verloskunde an der Katholischen Universität Leuven; 1976–1980 Facharztweiterbildung an der Abteilung für Anästhesiologie, Katholische Universität Leuven (van de Walle) und Klinik für Anästhesiologie und operative Intensivmedizin, Westfälische Wilhelms-Universität Münster (WWU; Lawin); 1980 Anerkennung als Arzt für Anästhesiologie (Belgien); 1980–1986 Oberarzt an der Klinik für Anästhesiologie und operative Intensivmedizin (WWU; Lawin); 1981 Promotion zum Doktor der Medizin an der WWU Münster; 1983 Habilitation an der Medizinischen Fakultät der WWU Münster; 1985 Ernennung zum C2-Professor; 1986 Berufung auf den Lehrstuhl für Anästhesiologie der Katholischen Universität Leuven (Belgien) und Direktor des Department of Anesthesia der Katholischen Universität Leuven; 1995 Berufung auf den Lehrstuhl für Anästhesiologie an der WWU und Direktor der Klinik und Poliklinik für Anästhesiologie und operative Intensivmedizin der WWU; 1994 Fellow by election des „Royal College of Anesthetists" (FRCA); 1998 Fellow by election des „Australian and New Zealand College of Anaesthetists" (FANZCA).

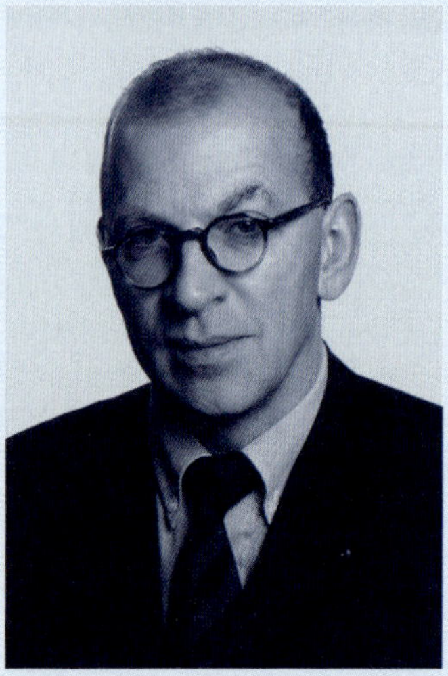

Abb. 2. Hugo Van Aken

Klinische Anästhesie

Inzwischen werden jährlich über 25.000 Anästhesien mit einer Durchschnittsdauer von 150 min durchgeführt, davon etwa ein Drittel bei Hochrisikopatienten (ASA ≥ III). Eine besondere personelle Herausforderung in quantitativer Hinsicht stellt dabei die wachsende Nachfrage nach Anästhesieleistungen außerhalb der Operationssäle dar, z. B. für radiologische und endoskopische Untersuchungen, strahlentherapeutische Eingriffe, Elektrokrampftherapie, kinderonkologische Eingriffe. An den hierfür eingerichteten 16 Anästhesiearbeitsplätzen in den verschiedensten Funktionsbereichen können die planmäßig eingesetzten 2 Anästhesieteams den Bedarf häufig nicht decken. Eine qualitative Herausforderung für das Anästhesiepersonal stellen die zunehmende Komplexität der Eingriffe und das gestiegene Alter sowie Komorbidität der Patienten dar. Dabei wird durch individuell differenzierbare Anästhesieverfahren, moderne Überwachungsmöglichkeiten (wie nichtinvasives Monitoring mittels transösophagealer Echokardiographie, Evaluation der Narkosetiefe mittels EEG) und die Techniken zur Wiederherstellung und Erhaltung von lebenswichtigen Funktionen erreicht, dass einer Vielzahl von Patienten, die früher aufgrund eingeschränkter Vitalfunktionen nicht operiert werden konnten, heute aus medizinischen Gründen fast keine Operation mehr verweigert werden muss. Das Dictum „nicht narkosefähig" gehört damit aus dieser Sicht der Vergangenheit an. Dazu trägt die mögliche Verwendung von Kombinationsanästhesietechniken (Allgemeinanästhesie und Regionalanästhesie) erheblich mit bei.

Neben den vielen kleinen Fortschritten in der Anästhesie, die zu diesen großen Veränderungen geführt haben, ist die Ablaufoptimierung, die aus ökonomischen Gründen gefordert war, ein wichtiges Thema der letzten Jahre. Dies gilt insbesondere auch für den besonders personal- und damit kostenintensiven OP-Bereich. Am Uniklinikum wurden daher 1999 vom Klinikumsvorstand eine OP-Verfahrensordnung erlassen und zu ihrer Umsetzung die Stellen eines OP-Koordinators sowohl für den Ärztlichen Dienst als auch für den Pflege- und Funktionsdienst geschaffen. Damit fiel im ärztlichen Bereich die Funktion des Anästhesiekoordinators weg, auch deshalb, weil sich der ärztliche OP-Koordinator bislang aus den Reihen der Anästhesieoberärzte rekrutierte. Dieser Optimierung dient auch der Ausbau des Anästhesieambulanzbetriebs, wodurch die Vorbereitung auf die geplante Anästhesie schon Tage vor dem geplanten Eingriff möglich wird und Wartezeiten vermindert werden können.

Ende der 1990er-Jahre beginnen Anästhesisten zunehmend, sich ihres Stellenwerts nicht nur für den intraoperativen Ablauf, sondern auch für den gesamten perioperativen Prozess bewusst zu werden. Als Ausdruck dessen werden die Bereiche von Aufwacheinheit und Intensivtherapiestation im Zentral-OP jetzt unter der Bezeichnung Perioperative Anästhesiestation (PAS) zusammengefasst. Zu den Aufgaben hier gehört neben der Aufnahme von frisch operierten Patienten mit voraussichtlich kurzer intensivmedizinischer Nachbehandlung eben auch die unmittelbar präoperative Optimierung z. B. des Kreislaufs durch gezielte therapeutische Interventionen.

Die Klinik und Poliklinik für Anästhesiologie und operative Intensivmedizin des UKM ist seit 1998 eine von 6 in Deutschland durch die European Academy of Anaesthesiology und des European Board of Anaesthesiology der UEMS zertifizierten europäischen Ausbildungsstätten für junge Anästhesisten. Ebenfalls hat sie als eine der ersten Kliniken Deutschlands die Anerkennung der DGAI als Fortbildungsstätte für die berufsbegleitende qualifizierte Fortbildung in der transösophagealen Echokardiographie (TEE) in der Anästhesiologie und Intensivmedizin. Mittlerweile werden 4 Echogeräte zur Diagnostik und Therapiesteuerung in der Klinischen Anästhesie und auf den Intensivtherapiestationen betrieben.

Intensivmedizin

Auf den 3 operativen Intensivtherapiestationen der Klinik werden jährlich rund 2200 Patienten betreut. Die Patienten sind in 1- und 2-Bett-Zimmern untergebracht, mit Ausnahme von 6 Intensivtherapiebetten der 14 Betten umfassenden Perioperativen Anästhesiestation. Darunter sind auch die äußerst personalaufwändigen Transplantations- (Leber, Herz, Lunge, Pankreas, Niere) sowie kardiochirurgischen Patienten mit ventrikulären Assistsystemen. Als besonderes Merkmal der operativen Intensivmedizin in Münster gilt die hohe Strukturqualität v. a. im hygienischen (Hygienefachschwester, Hygienemonitoring, selektive digestive Dekontamination) und im pflegerischen Bereich (1 Präsenzpflegekraft/2 Patienten und zusätzlich 1–2 Springer/8 Patienten; Praxisanleitung). Es besteht eine kontinuierliche ärztliche Präsenz im Rahmen eines 3-Schicht-Systems, wobei auf jeder Station zusätzlich ein Oberarzt tätig ist. Zu Beginn des Jahres 2001 wurde damit begonnen, die Intensivtherapiestationen der Klinik mit einem Datenmanagementsystem für die Onlinedatenerfassung auszustatten. Finanziert wird dieses etwa 2 Mio. DM teure System durch einen von der DFG begutachteten und bewilligten Großgeräteantrag (HBFG).

Den 3 Intensivtherapiestationen unter anästhesiologischer Leitung war bis Mitte der 1990er-Jahre jeweils ein eigenes klinisches Labor angeschlossen, in dem die wichtigsten Analysen zeitnah durchgeführt werden konnten. Inzwischen ist mit Blick auf Ökonomie und Qualitätssicherung die gesamte klinische Laboranalytik dem Institut für Klinische Chemie und Laboratoriumsmedizin zugeordnet. Mit Ausnahme von Blutgas- und Elektrolytbestimmungen sowie bettseitigen Blutzuckermessungen werden alle Bestimmungen im Zentrallabor durchgeführt.

Schmerztherapie

Beginnend im Jahre 1995 wurde ein Akutschmerztherapiedienst der Klinik eingerichtet. Von diesem werden jährlich etwa 2500 Patienten mit einer kontinuierlichen, patientenkontrollierten Schmerztherapie versorgt, hinzu kommen täglich mehr als 50 frisch operierte Patienten. Durch den „Rund-um-die-Uhr-Akutschmerzdienst" konnten der Patientenkomfort verbessert, postoperative Komplikationen vermindert und die Intensivstationen entlastet werden. Erstmalig in der Bundesrepublik ist es durch nachweislich kürzere Behandlungszeiten gelungen, für den Akutschmerzdienst in Verhandlungen mit den gesetzlichen Krankenkassen die Kostenübernahme von 2 Arztstellen und 1 Pflegestelle zu erreichen.

Forschung

Unter dem Ordinariat Van Aken wurden die Forschungsaktivitäten systematisch ausgeweitet. Erheblich mit dazu beigetragen haben sicherlich 4 neue Arztstellen als Ergebnis der Berufsverhandlungen, die von Anfang an ausschließlich der experimentellen Anästhesie zugeteilt wurden. Damit war ein Anfang gemacht, auch Anästhesiepersonal während der Regelarbeitszeit für andere als ausschließlich klinische Zwecke einzusetzen. Ein weiteres wichtiges Moment war die Einbindung der Klinik in ein internationales Netz von Forschungsaktivitäten, aufgebaut vom Klinikdirektor, der schon während seines Leuvener Ordinariats viele Kontakte und Freundschaften mit ausgewiesenen Wissenschaftlern geknüpft und gefestigt hatte. Diese Kontakte wurden durch mehrjährige Aufenthalte von Klinikmitarbeitern an diesen europäischen und nordamerikanischen Forschungszentren sowie Teilnahme an Multicenterstudien mit Datenakquirierung u. a. für die Food and Drug Administration (FDA) und das National Institute for Health (NIH) in den USA systematisch ausgebaut.

Einen besonderen wissenschaftlichen Schwerpunkt stellt seit 1998 die experimentelle und klinische Hämostaseologie unter Leitung von Prof. Beate Kehrel dar. Im Mittelpunkt der Forschung steht der Thrombozyt und seine Interaktionen mit anderen Blutzellen, insbesondere Monozyten und Granulozyten, mit Endothelzellen, Tumorzellen und Strukturen der subendothelialen Matrix. Die Rolle der Thrombozyten bei der Entstehung von Thrombosen, kardiovaskulären Erkrankungen und Entzündungsreaktionen sowie neue Therapiemöglichkeiten, die an diesen pathophysiologischen Funktionen der Thrombozyten ansetzen, werden erforscht.

Weitere Forschungsschwerpunkte sind die postischämische myokardiale Dysfunktion (Stunning), Sepsis, spinale Mechanismen des postoperativen Schmerzes, Intravitalmikroskopie der Mikrozirkulation, mesenteriale Perfusionsstörungen sowie die Pharmakologie von Anästhetika.

Die wissenschaftliche Leistung spiegelt sich in mehr als 310 medline-gelisteten Artikeln seit 1995 wider. Drittmittel in Höhe von 6,2 Mio. DM konnten v. a. aus öffentlichen Förderquellen wie der DFG akquiriert werden.

4

Anhang

Habilitationen

- **Menges, Georg-Heinrich** (1963) Die gelenkte Hypothermie in der chirurgischen Medizin unter besonderer Berücksichtigung des Temperaturverhaltens bei der extrem tiefen Hypothermie
- **Stellpflug, Heiko** (1979) Tierexperimentelle Untersuchungen über pulmonale und hämodynamische Veränderungen im Endotoxinschock
- **Van Aken, Hugo** (1983) Intrakranielle Druck-Volumen-Änderungen unter Antihypertensiva. Tierexperimentelle Untersuchungen und ihre klinische Relevanz
- **Paravicini, Dietrich** (1983) Intraoperative Autotransfusion. Untersuchungen zur Effektivität und Qualität der Aufarbeitung gewaschener, autologer Erythrozyten
- **Puchstein, Christoph** (1983) Kontrollierte Hypotension mit ATP. Tierexperimentelle Untersuchungen
- **Scherer, Ralf** (1984) Veränderungen im Lungenkreislauf unter Ein-Lungen-Beatmung und ihre Beeinflussung durch Prostaglandin F2-alpha
- **Reinhold, Paul** (1984) Alternierende seitengetrennte Lungenbeatmung. Tierexperimentelle Untersuchungen
- **Wendt, Michael** (1984) Untersuchungen zur Beeinflussung der Sauerstofftransportkapazität unter Hämodilution. Der Einfluss von β-Blockern, Ca-Antagonisten und Hypoxie. […]
- **Baum, Jan** (1987) Die Minimal-Flow-Anästhesie
- **Hannich, Hans-Joachim** (1988) Medizinische Psychologie in der Intensivbehandlung. Untersuchungen zur psychologischen Situation von Patient, Angehörigen und Personal. […]
- **Hansen, Jochen** (1988) Venturi-Volumina und Lungenvolumina während Hochfrequenzventilation und digitaler Ventilation mit einem neuen Kreissystem
- **Hartenauer, Ulrich** (1988) Erfassung und Häufigkeit nosokomialer Infektionen in der operativen Intensivmedizin
- **Prien, Thomas** (1989) Die Inhalationsverletzung der Lunge: Tierexperimentelle Untersuchungen zur Pathophysiologie
- **Anger, Christian** (1991) Die Bedeutung von Serotonin in der Pathogenese der postoperativen Hypertonie nach aortobifemoralen und aortokoronaren Bypassoperationen
- **Hachenberg, Thomas** (1990) Apnoeische Ventilation mit konstanter intrabronchialer Gasströmung („constant flow ventilation")
- **Theissen, Joseph** (1990) Tierexperimentelle Studie zu den Auswirkungen der Verbrennungskrankheit auf den pulmonalen Kreislauf
- **Möllhoff, Thomas** (1993) Präservierung des explantierten Donor Herzens zur Transplantation
- **Brüssel, Thomas** (1993) Experimentelle Untersuchungen zur Störung der Herzfunktion durch Inhalationsanästhetika allein und in Kombination mit Hypokalzämie
- **Zander, Josef** (1993) Vergleich dreier Formen einer parenteralen Ernährung bei polytraumatisierten, intensivpflichtigen Patienten
- **Möllmann, Michael** (1993) Erythropoetin, klinische und experimentelle Untersuchungen über diagnostische und therapeutische Einsatzmöglichkeiten
- **Gralow, Ingrid** (1996) Der chronische Schmerz: Untersuchungen zu einem Konzept der Schmerzdiagnostik und -therapie
- **Rolf, Norbert** (1997) Modulation des myokardialen „stunning" beim chronisch instrumentierten Hund
- **Booke, Michael** (1997) Noradrenalin und Stickstoffmonoxid-Synthase-Inhibition unter physiologischen Bedingungen sowie in hyperdynamischer Sepsis. […]
- **Berendes, Elmar** (1998) Endotoxinämie, systemische Inflammation und Akut-Phase-Reaktion nach extrakorporaler Zirkulation. […]
- **Marcus, Abraham Emanuel** (1998) Optimierung des anästhesiologischen Vorgehens im Hinblick auf die Testdosis und Volumengabe bei geburtshilflichen Regionalanästhesien
- **Knichwitz, Gisbert** (1998) Die intramukosale pCO_2-Messung – Monitoring gastrointestinaler Perfusionsstörungen
- **Hinder, Frank** (1999) Stickstoffmonoxid und die pulmonale mikrovaskuläre Schrankenfunktion im gesunden Organismus und bei experimenteller Sepsis im Schaf
- **Bürkle, Hartmut** (1999) Inhibition postoperativer Schmerzen durch Stimulierung peripherer und zentralnervöser Rezeptorsysteme. […]
- **Bone, Hans-Georg** (2000) Präklinische Untersuchungen zum Einsatz von zellfreier Hämoglobinlösung im septischen Schock
- **Brodner, Gerhardt** (2001) Multimodale Therapie zur Optimierung der postoperativen Pathophysiologie und Erholung
- **Sielenkämper, Andreas** (2001) Auswirkungen der Periduralanästhesie auf die gastrointestinale Perfusion

▼

- **Meißner, Andreas** (2001) Myokardiales „stunning": Biochemische Grundlagen und anästhesiologische Strategien zur Verbesserung der reversiblen myokardialen Dysfunktion
- **Goeters, Christiane** (2002) Ernährungsstrategien bei kritisch kranken Patienten unter besonderer Berücksichtigung der Substitution von Glutamin

Leitende Funktionen

Von vielen ehemaligen Mitarbeiterinnen und Mitarbeitern der Klinik wurden leitende Funktionen übernommen:

- **Lehrstühle für Anästhesiologie**
  - Prof. Dr. med. H. Van Aken: Katholieke Universität Leuven (1986)
  - Prof. Dr. med. Ch. Puchstein: Ruhr-Universität Bochum (Herne) (1987)
  - Prof. Dr. med. W. Kox: Universitätsklinikum Charité (1992)
  - Prof. Dr. med. M. Wendt: Ernst-Moritz-Arndt-Universität Greifswald (1993)
  - Prof. Dr. med. T. Hachenberg: Otto-von-Guericke Univerität, Magdeburg (2001)
  - Prof. Dr. med. T. Brüssel: University of Sydney (Canberra, Australien) (2001)
- **Lehrstuhl für Medizinische Psychologie**
  - Prof. Dr. rer. medic. H. Hannich, Ernst-Moritz-Arndt-Universität Greifswald (1994)
- **Lehrstuhl für Pflegewissenschaften**
  - Prof. Sabine De Geest, Universität Basel (Schweiz) (2000)

Außerplanmäßige Professuren

Zu außerplanmäßigen Professoren wurden ernannt:

Prof. Dr. E. Götz, Prof. Dr. H. Stellpflug, Prof. Dr. D. Paravicin, Prof. Dr. H. Schoeppner, Prof. Dr. R. Scherer, Prof. Dr. J. Baum, Prof. Dr. U. Hartenauer, Prof. Dr. T. Prien, Prof. Dr. J. Theissen, Prof. Dr. T. Brüssel, Prof. Dr. T. Möllhoff, Prof. Dr. M. Loick, Prof. Dr. J. Meyer, Prof. Dr. Beate Kehrel, Prof. Dr. P. Reinhold, Prof. Dr. N. Rolf, Prof. Dr. M. Booke, Prof. Dr. E. Berendes

Informationen aus dem Internet

Aktuelle Informationen zu Tätigkeitsspektrum, Mitarbeitern, Forschungsaktivitäten, Publikationen und Veranstaltungen sind über die Homepage der Klinik abrufbar: http://medweb.uni-muenster.de/institute/anaest/

4.3.33 Universität Regensburg Klinik für Anästhesiologie

K. Taeger

Die Anfänge

Die Medizinische Fakultät der Universität Regensburg blickt auf eine relativ kurze Geschichte zurück, stellt sie doch die jüngste Neugründung in Deutschland und einzige in der Nachkriegszeit dar. Hier wurden nicht vorbestehende Kliniken zusammengefasst und zu einem Lehrstuhl umgewandelt, sondern mit der Fertigstellung eines Klinikums (▪ Abb. 1) die medizinischen Fächer neu aufgebaut und innerhalb eines halben Jahres der klinische Betrieb in vollem Umfang aufgenommen.

Damit ist der Lehrstuhl für Anästhesiologie nicht älter oder jünger als die anderen klinischen Fächer der Regensburger Medizinischen Fakultät. Zu Beginn des Anästhesiologieordinariats bedeutete das Fehlen gewachsener Strukturen für die Medizinische Fakultät nicht nur eine gewaltige Herausforderung, sondern auch eine einmalige Chance zur interdisziplinären Zusammenarbeit.

Schon 1962, als der Bayerische Landtag die Universität Regensburg als vierte Landesuniversität mit vollem Forschungs- und Lehrbetrieb beschloss, war auch die Medizin als eine von 5 Fakultäten vorgesehen. Die Universität Regensburg nahm mit dem Wintersemester 1967/68 den Lehrbetrieb auf, darunter auch die vorklinischen Fächer, sodass seit 1970 Studierende in Humanmedizin bis zum Physikum in Regensburg studieren konnten.

Die Planung eines Klinikums mit zunächst 1635 Betten begann 1969. Wegen der angespannten Finanzlage im Bund wurde 1976 die Planung des Klinikums revidiert. Der Wissenschaftsrat schlug vor, den Ausbau in Regensburg auf rund 990 Betten zu beschränken und das Klinikum abschnittsweise zu errichten. Dass überhaupt am Plan eines Vollklinikums festgehalten wurde, ist dem unbeirrten Engagement des damaligen Bayerischen Ministerpräsidenten Dr. Franz Josef Strauss zu verdanken.

Als Standort wurde die höchste Erhebung in der hügeligen Landschaft am südlichen Stadtrand zwischen den Autobahnen nach München, Nürnberg und Passau hoch über der Stadt Regensburg ausgesucht. 1978 wurde der Grundstein für das Klinikum Regensburg gelegt und 1983 der erste Bauabschnitt, die Klinik und Poliklinik für Zahn- Mund- und Kieferkrankheiten, eingeweiht. In ihr begann 1984 mit 4 Lehrstühlen die Patientenversorgung und ab Wintersemester 1984/85 der Studienbetrieb für Zahnmediziner.

Der Wissenschaftsrat des Freistaates Bayern plante nun für den 2. Bauabschnitt ein Klinikum mit 430 Betten und 33.000 qm Nutzfläche. Die vorgesehenen 18 Lehrstühle sollten vorrangig die klinische Ausbildung der Studierenden der zahnmedizinischen Fächer ermöglichen und deshalb insbesondere die „Kopffächer" beinhalten. Erst 1989 wurden Kardiologie und Herzchirurgie mit in die Planung des 2. Bauabschnittes aufgenommen, um eine Versorgungslücke in der Region Ostbayern zu schließen.

1985 trat die Medizinischen Fakultät der Universität Regensburg zu ihrer konstituierenden Sitzung zusammen. Die Berufungskommission (unter Vorsitz von Prof. Dr. Dr. Klaus Peter, München) begann 1989, nach der Besetzung des Lehrstuhls für Pathologie, für 13 weitere Fächer aus 340 Bewerbern 80 für Vorstellungsgespräche auszuwählen. Die Berufungen erfolgten Ende 1990/Anfang 1991, sodass den Rufinhabern etwa 1 Jahr blieb, um noch letzte bauliche Veränderungen vornehmen zu lassen, die Einrichtung ihrer Kliniken zu planen und zu beschaffen, Mit-

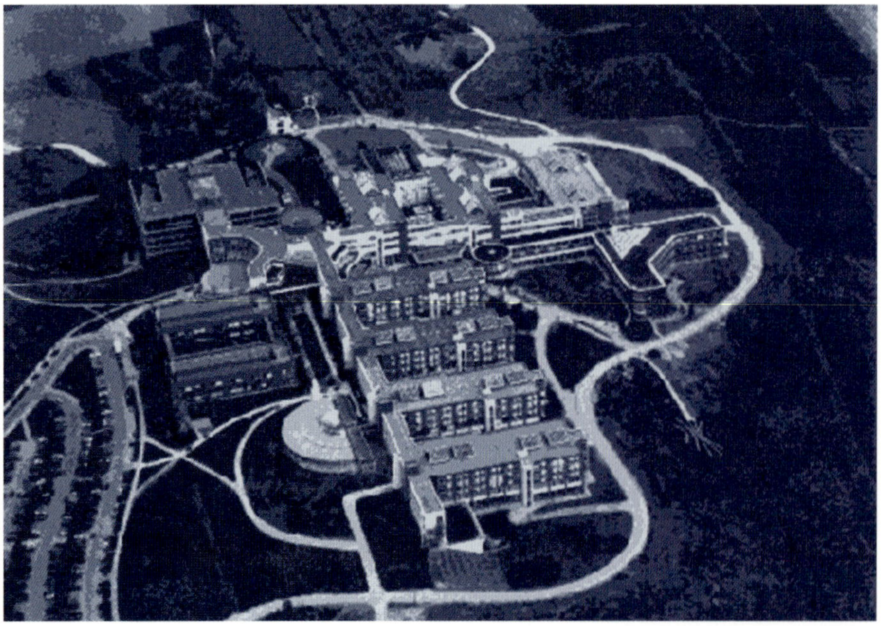

▪ **Abb. 1.** Universitätsklinikum Regensburg

arbeiter auszusuchen und einzuweisen und Funktionsstrukturen aufzubauen. Im Frühsommer 1992 wurde der 2. Bauabschnitt des Universitätsklinikums Regensburg schrittweise in Betrieb genommen und innerhalb weniger Monate Vollbetrieb einer Einrichtung der Versorgungsstufe IV mit 494 Betten erreicht.

Als Forschungsschwerpunkte kristallisierten sich besonders Onkologie, Unfallforschung und naturwissenschaftliche Forschung heraus. Dies führte u. a. zur Entwicklung ganzer Forschungszentren, wie dem Tumorzentrum, dem Zentrum für molekulare Diagnostik, dem Transplantationszentrum, dem Rettungszentrum und dem Zentrum für klinische Studien. Die Aufnahme des Vorlesungsbetriebs und der klinischen Ausbildung für Studenten der Humanmedizin seit 1992 stand von Anfang an unter einer strengen Evaluierung, was zu dem guten Ruf unter Medizinstudenten und dem hervorragenden Abschneiden der Staatsexamenskandidaten im Bundesvergleich beigetragen hat.

Allerdings war für ein volles Medizinstudium der weitere Ausbau der Medizinischen Fakultät notwendig. Die Planung des 3. Bauabschnittes, der v. a. die Erweiterung um fehlende medizinische Fächer bringen sollte, verzögerte sich, als der Bund wegen notwendiger Investitionen im Osten aus der Finanzierung ausstieg. Die Bayerische Staatsregierung entschied 1993, den Ausbau des Klinikums Regensburg auch alleine weiter zu betreiben. Mit dem ersten Teil des 3. Bauabschnittes, der 1994 begonnen und 1998 in Betrieb genommen werden konnte, wurde die Bettenzahl auf 818 erhöht und v. a. die bereits im Klinikum etablierten Fächer auf eine für die Ausbildung notwendige, leistungsfähige und wirtschaftlich betreibbare Mindestgröße einer Universitätsklinik gebracht. Die Zahl der Operationssäle stieg von 19 auf 25, die der Intensivbetten von 40 auf 84. Neben den angelagerten Universitätskliniken für Neurologie, Psychiatrie und Orthopädie wurden in Regensburg Lehrkrankenhäuser mit den Fächern Urologie, Gynäkologie, Geburtshilfe und Kinderheilkunde angegliedert. Derzeit studieren in Regensburg 1230 Studenten Zahn- oder Humanmedizin. Am Klinikum werden von ca. 500 Ärzten in 20 Fächern ca. 30.000 Patienten pro Jahr stationär behandelt.

Mit Inbetriebnahme der Zahnklinik im ersten Bauabschnitt des Klinikums der Universität Regensburg wurden auch anästhesiologische Leistungen für kieferchirurgische Operationen notwendig. Da dafür keine Anästhesieabteilung vorgesehen war, wurde die Versorgung in den ersten Jahren durch Mitarbeiter der Ludwig-Maximilians-Universität München gewährleistet. Mit steigendem Operationsaufkommen in 4 Operationssälen wurden 2 Aufwachräume und eine 3-Betten-Intensivstation betrieben. Ärzte und Pflegekräfte waren der Klinik für Mund-Kiefer-Gesichts-Chirurgie unterstellt. Erst mit der Gründung eines Bereichs Anästhesie und Intensivmedizin, der unter der Leitung von Dr. Dr. Ernil Hansen 4 Jahre lang bestand, wurde 1988 die Anästhesie eigenständig. 6 Ärzte und 8 Pflegekräfte betreuten pro Jahr ca. 1600 Narkosen. 1989 wurde das „Anästhesiologische Kolloquium an der Universität Regensburg" und in Zusammenarbeit mit dem Bezirksklinikum Regensburg eine „Schmerzkonferenz Regensburg" ins Leben gerufen.

1991 wurde Prof. Dr. Kai Taeger von der Ludwig-Maximilians-Universität München auf den neuen Lehrstuhl für Anästhesiologie an der Universität Regensburg berufen. Die Funktionsplätze der Anästhesie mussten eingerichtet und die neuen Mitarbeiter aus ganz Deutschland eingegliedert werden. Als ärztlichem Direktor fiel Taeger zusätzlich eine wichtige und sehr arbeitsaufwändige Aufgabe bei der zügigen Inbetriebnahme des Klinikums und bei der Integration der verschiedenen neu gegründeten medizinischen Fächer zu. Sie zeigte eindrucksvoll die zentrale Rolle der Anästhesie auf. Die außerordentlichen Verdienste von Kai Taeger in dieser so wichtigen Startphase des Universitätsklinikums, in der auch schon die Weichen für den weiteren Ausbau zu stellen waren, wurden 2001 mit der Verleihung des Bundesverdienstordens am Band der Bundesrepublik Deutschland gewürdigt.

Im Juni 1992, nur 1 Jahr nach der Besetzung des Lehrstuhls für Anästhesiologie, konnte mit der stationären Aufnahme von Patienten auch der volle Umfang anästhesiologischer Leistungen angeboten werden. Mit der Berufung von Prof. Dr. Jonny Hobbhahn Ende 1992 gewann die Klinik einen Leitenden Oberarzt, der wesentlich die Klinik mitprägte und die Forschung stimulierte. Die notärztlichen Tätigkeiten wurden von Anfang an nach Inbetriebnahme des NAW-Standortes Regensburg-Süd 1993 und des ITH Regensburg 1994 zum größten Teil durch Anästhesisten abgedeckt. Seit 1995 wird für Pflegekräfte die Fachweiterbildung Anästhesie/Intensivmedizin angeboten.

Mit dem 3. Bauabschnitt des Klinikums vergrößerte sich der Lehrstuhl von 48 auf 65 ärztliche Mitarbeiter. Die Anästhesiologische Intensivstation wuchs von 10 auf 14 Betten an. Zusammen mit der Klinik und Poliklinik für Neurochirurgie wurde eine weitere Intensivstation mit 10 Betten in Betrieb genommen. Für einen Ideenaustausch und um die volle Ausbildung bis zur Facharztprüfung zu gewährleisten, bestehen Vereinbarungen über den Austausch von Mitarbeitern mit mehreren Krankenhäusern der Region. Die Klinik verfügt über die volle Weiterbildungsermächtigung für das Fach Anästhesiologie und die Spezielle Intensivmedizin.

Seit 1991 Direktorat Prof. Kai Taeger

Prof. Dr. med. Kai Taeger (◘ Abb. 2)

Geboren am 05.10.1942 in München; 1965–1970 Studium der Medizin an der Medizinischen Fakultät der Ludwig-Maximilians-Universität (LMU) München; 1970 Promotion an der LMU München; 1971–1975

▼

Pharmakologisches Institut der LMU München (Kiese); 1975–1991 Institut für Anaesthesiologie der LMU München (Peter); 1979 Facharztanerkennung für Anästhesiologie; 1986 Habilitation an der Medizinischen Fakultät der LMU München; 1987 Ernennung zum Professor für Anästhesiologie (C2) an der LMU München; 1988–1991 Leitung der Anästhesie an den Münchener Innenstadtkliniken der LMU; 1991 Berufung auf den Lehrstuhl für Anästhesiologie an der Universität Regensburg und zum Direktor der Klinik für Anästhesiologie der Universität Regensburg; 1992–1996 Ärztlicher Direktor des Klinikums der Universität Regensburg; 2001 Verleihung des Bundesverdienstkreuzes am Band der Bundesrepublik Deutschland.

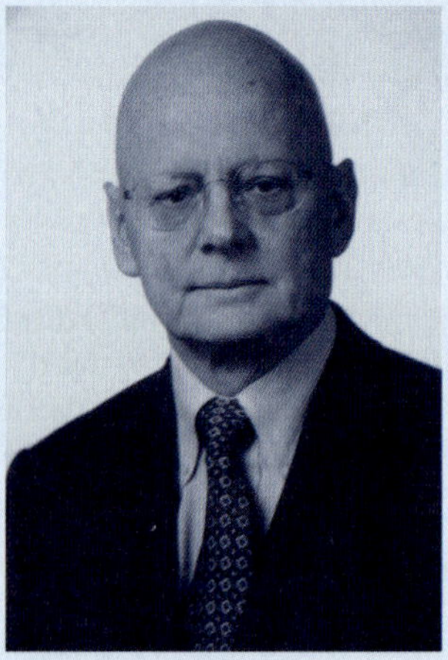

Abb. 2. Kai Taeger

Klinische Anästhesie

Zu den klinischen Aufgaben gehört die anästhesiologische Versorgung von Patienten in 25 Operationssälen der Fächer Chirurgie, Unfallchirurgie, Herz-Thorax-Chirurgie, Neurochirurgie, MKG-Chirurgie, HNO-Heilkunde, Augenheilkunde und Dermatologie sowie an einer Vielzahl weiterer Anästhesiearbeitsplätze in Polikliniken, Radiologie, Nuklearmedizin, Endoskopie, Audiometrie, Bronchoskopie und Herzkatheterlabor. Operative Schwerpunkte sind die Tumorchirurgie, Herz- und Gefäßchirurgie, Organtransplantationen und die Versorgung von Patienten mit Polytrauma. Pro Jahr werden etwa 15.000 Narkosen durchgeführt. Für das Narkoseaufklärungsgespräch wird tagsüber eine Anästhesieambulanz betrieben, für die postoperative Betreuung 2 Aufwachräume mit insgesamt 16 Betten. Die Anästhesiezeiten und -leistungen werden über ein beleglesbares Protokoll erfasst.

Durch eine einheitliche Ausstattung mit transportablen Monitoren kann eine lückenlose Überwachung der Patienten vom Schockraum über Diagnostik, Operation, Aufwachphase oder Intensivtherapie einschließlich aller Transporte gewährleistet werden. An allen Anästhesiearbeitsplätzen ist der EDV-Zugang zu Patientenbefunden, Dienstanweisungen und Fachinformationen gegeben. Zu den speziellen klinischen Interessensgebieten gehören v. a. intraoperatives Neuro- und Herz-Kreislauf-Monitoring, der Einsatz volatiler Anästhetika und die maschinelle Autotransfusion in der Tumorchirurgie.

Intensivmedizin

Die Klinik für Anästhesiologie verfügt über eine Station für interdisziplinäre operative Intensivmedizin mit 14 Betten und betreibt gemeinsam mit der Klinik für Neurochirurgie eine operative Intensivstation mit 10 Betten, die sich insbesondere der Versorgung neurochirurgischer Patienten widmet. Pro Jahr werden etwa 1400 Patienten behandelt. Bauliche Besonderheiten dieser Stationen sind die Ebenerdigkeit und große Fensterfronten, die den Blick auf Wiesen und Bäume freigeben.

Der hohe Anteil an neurochirurgischen Patienten richtet besonderes Augenmerk u. a. auf multimodales Neuromonitoring und die Behandlung des erhöhten Hirndrucks und zerebraler Vasospasmen. Operative Fächer ohne eigene Intensivstation wie Mund-Kiefer-Gesichts-Chirurgie, Hals-Nasen-Ohren-Heilkunde, Augenheilkunde und Dermatologie werden intensivmedizinisch von der Anästhesie versorgt. Dazu kommen Patienten mit Polytrauma, Beatmungsproblemen, ARDS, Sepsis oder Multiorganversagen, die hausintern oder von Krankenhäusern der Region zuverlegt werden. Spezielle klinische Interessensgebiete sind u. a. kinetische Therapie, Beatmungsstrategien, moderne Methoden der hämodynamischen Überwachung, pumpenlose ECLA und die Pharmakokinetik unter Polymedikation oder Hämofiltration. In Zusammenarbeit mit dem Institut für Mikrobiologie ist die Erfassung aller nosokomialen Infektionen (KISS-Studie) etabliert.

Schmerztherapie

Seit 1992 besteht eine anästhesiologische Schmerzambulanz für Patienten mit chronischen und mit akuten Schmerzen. Neben schmerztherapeutischer Beratung, medikamentöser Therapie, Nervenblockaden, TENS und Akupunktur werden den chronisch Schmerzkranken auch manuelle Therapie, Verhaltenstherapie und Kunsttherapie angeboten. Für die fächerübergreifende Betreuung der Schmerzpatienten besteht eine enge Zusammenarbeit v. a. mit den Kliniken für Neurologie, Neurochirurgie und Psychiatrie. Monatlich findet eine interdisziplinäre Schmerzkonferenz statt.

Die Schmerzambulanz, die durch die DGAI zertifiziert ist, gewährleistet rund um die Uhr auch eine Akutschmerztherapie. Dafür stehen u. a. 32 Infusionspumpen zur PCAI und PCAE zur Verfügung, mit denen ca. 850 bzw. 200 Patienten pro Jahr versorgt werden.

Notfallmedizin

Die Klinik für Anästhesiologie deckt zur Hälfte den hausinternen „Herzalarm" ab. Alle Stationen und Funktionsräume sind mit einer einheitlichen Notfallausrüstung ausgestattet. Regelmäßig werden Übungen in Reanimation für Studenten, Pflegekräfte, Ärzte und Zahnärzte durchgeführt.

Das Universitätsklinikum ist zweiter Notarztstandort für Regensburg. Er wird rund um die Uhr mit ca. 1300 Einsätzen pro Jahr hauptsächlich durch die Anästhesie betrieben. Seit 1995 ist am Klinikum ein Intensivtransporthubschrauber (ITH) stationiert, mit dem pro Jahr etwa 500 Primär- und 300 Sekundärtransporte durchgeführt werden. Die Notaufnahme des Klinikums wird gemeinsam mit der Chirurgie und der Inneren Medizin versorgt.

Forschung

Der Anästhesie stehen 110 m^2 Forschungsfläche für Methoden der Zellseparation, Zellkultur, Durchflusszytometrie und Mikroskopie, für die Messung von Arzneimittelkonzentrationen (HPLC, GC, GC-MS) unter Betreuung durch einen Chemiker, von Thrombozyten- und Granulozytenfunktionen, für Genotoxizitätstestung und MIGET-Technik und für einen Arbeitsplatz zum 2-Elektroden-Voltage-Clamping zur Verfügung. Weitere Laborplätze werden in Zusammenarbeit mit Pathologie, Labormedizin, Pharmakologie und Physiologie genutzt. Die Forschung wird finanziert aus Mitteln des Lehrstuhls, der Universität Regensburg, der DFG sowie der pharmazeutischen und medizintechnischen Industrie.

Mehrere Mitarbeiter hatten Auslandsaufenthalte für Forschungsprojekte, wie Priv.-Doz. Dr. T. Bein am Institut für Klinische Physiologie der Universität Uppsala, Schweden (Hedenstierna), Priv.-Doz. Dr. D. Fröhlich am Institut für Toxikologie der Universität Zürich, Schweiz (Moser), und Frau Dr. S. Wittmann an der Welsh School of Pharmacy in Cardiff, England (Daniels). Hervorzuheben sind folgende Forschungsschwerpunkte:

- Pharmakokinetik von Anästhetika
- Analytik von Xenobiotika in biologischer Matrix
- Arbeitsplatzexposition durch Inhalationsanästhetika und ihre Auswirkung
- Fluoridtoxizität
- Verträglichkeit und Sicherheit neuer Inhalationsanästhetika
- Zelluläre Wirkmechanismen von Anästhetika
- Thrombozytenfunktion unter Anästhesie und Intensivmedizin
- Granulozytenfunktion bei Sepsis und während Narkose
- Kreislaufregulation während Sepsis
- Autonome Kreislaufregulation während Narkose
- Kreislauf- und Atmungsregulation in der Höhenmedizin
- Validierung von Methoden der HZV-Messung
- Zerebrale Ischämie bei Karotisoperationen und nach Trauma
- Postoperative Übelkeit und Erbrechen
- Behandlung schwerer Lungenfunktionsstörungen
- Bedeutung von Tumorzellen im Wundblut
- Maschinelle Autotransfusion bei tumorchirurgischen Eingriffen
- Kognitive Defizite nach Operation und Anästhesie
- Psychopathologie chronischer Schmerzkrankheiten

Anhang

Habilitationen

- **Hansen, Ernil** (1995) Intraoperative Autotransfusion in der Tumorchirurgie
- **Bein, Thomas** (1996) Effekte der kontinuierlichen axialen Rotation und Seitlagerung auf Ventilations-Perfusions-Verhältnisse und extravasales Lungenwasser bei akuter respiratorischer Insuffizienz
- **Fröhlich, Dieter** (1999) Phänotypische Veränderungen neutrophiler Granulozyten bei der Sepsis des Menschen
- **Rödig, Gabriele** (2000) Frühe postoperative Gedächtnisfunktionen bei kardiochirurgischen Patienten: Einfluss des Anästhesieverfahrens und ein Vergleich mit gefäßchirurgischen Patienten
- **Metz, Christoph** (2001) Vergleichende Untersuchungen zur Morbidität und Mortalität bei Arteria-carotis-Endarteriektomien in Allgemeinanästhesie vs. Regionalanästhesie unter besonderer Berücksichtigung der zerebralen Ischämie
- **Funk, Wolfgang** (2001) Pharmakokinetische Variabilität von Medikamenten zur Sedierung und Analgesie bei kritisch kranken Patienten

Leitende Funktionen

Von einer Reihe von Mitarbeitern wurden leitende Funktionen in anderen Krankenhäusern übernommen: Dr. P. Eberl, Krankenhaus Zell am See, Österreich; Priv.-Doz. Dr. T. Bein, Evang. Diakonissenkrankenhaus Karlsruhe, Lehr-KH der Universität Freiburg; Priv.-Doz. Dr. W. Funk, Klinikum St. Marien Amberg, Lehr-KH der Universität Erlangen; Priv.-Doz. Dr. C. Metz, Krankenhaus Freising, Lehr-KH der TU München; Dr. N. Kutz, Kreiskrankenhaus Kelheim.

Außerplanmäßige Professuren

Zum außerplanmäßigen Professor wurde Prof. Dr. Dr. E. Hansen ernannt.

Informationen aus dem Internet

Aktuelle Informationen zu Tätigkeitsspektrum, Mitarbeitern, Forschungsaktivitäten, Publikationen und Veranstaltungen sind über die Homepage der Klinik für Anästhesiologie abrufbar: http://www-cgi.uni-regensburg.de/klinik/klinikum/a_php/kliniken/klinik.php?id=10

4.3.34 Universität Rostock – Klinik und Poliklinik für Anästhesiologie und Intensivtherapie

G. Benad, G. Nöldge-Schomburg

Die Anfänge

Der Direktor der Chirurgischen Universitätsklinik, Prof. Dr. med. Walter Schmitt, hatte schon frühzeitig die Bedeutung der Anästhesiologie für die Chirurgie erkannt und gründete deshalb bereits 1954 eine Anästhesieabteilung an seiner Klinik. Sie wurde von 1954 bis 1961 von Oberarzt Dr. med. Horst Blume geleitet und führte in dieser Zeit jährlich 4300–4400 Anästhesien durch. Nach einer 2-jährigen Vakanz der Abteilungsleiterstelle, in der der 1. Oberarzt der Klinik, Prof. Dr. med. Gerd Kuhlgatz, der Facharzt für Chirurgie und Facharzt für Anästhesiologie war, die Abteilung kommissarisch leitete, übernahm Oberarzt Dr. med. Gottfried Benad 1 Jahr nach seiner Anerkennung als Facharzt für Anästhesiologie, die er an der Anästhesieabteilung der Chirurgischen Universitätsklinik Halle-Wittenberg unter der Leitung von Oberarzt Dr. med. Karl-Heinz Martin erworben hatte, am 01.08.1963 die Leitung der Rostocker Abteilung. Ihr gehörten damals 6 in Weiterbildung zu Fachärztinnen für Anästhesiologie befindliche Assistenzärztinnen und 1 Assistenzarzt an, dessen Facharztweiterbildungszeit kurz vor dem Abschluss stand.

Zu dieser relativ selbständigen, aber ausschließlich für die anästhesiologische Versorgung der Chirurgischen Universitätsklinik zuständigen Abteilung gehörten ferner 3 OP-Schwestern, die bis dahin Äthermononarkosen und auch Intubationsnarkosen selbständig durchgeführt hatten, eine Tätigkeit, die sie ab August 1963 nicht mehr ausführen durften. Sie wurden nunmehr als Anästhesieschwestern eingesetzt. Die apparative Ausstattung bestand aus 8 einfachen Narkosegeräten des VEB Medizintechnik Leipzig mit Äthertropfern, aber ohne Halothanverdampfer. Nur 3 dieser 8 Geräte waren mit einem Dräger-Pulmomaten ausgerüstet. Ferner war 1 Wechselstromdefibrillator vorhanden.

Eine der Facharztkandidatinnen nahm die Funktion einer Stationsärztin der Ende der 1950er-Jahre von Prof. Dr. med. Walter Schmitt geschaffenen „Chirurgischen Wachstation" wahr, auf der gelegentlich auch respiratorisch insuffiziente Patienten aus anderen Kliniken mit den 2 vorhandenen Dräger-Poliomaten unter anästhesiologischer Regie prolongiert beatmet wurden.

An Räumlichkeiten standen der Anästhesieabteilung ein Bereitschaftszimmer für alle Mitarbeiter und ein kleineres Zimmer für den Leiter zur Verfügung, in dem sich außerdem der Arbeitsplatz der halbtags beschäftigten Sekretärin befand.

Den Bemühungen des Leiters der Anästhesieabteilung der Chirurgischen Klinik, die anästhesiologische Tätigkeit – wie er es von seinem Lehrer K.-H. Martin in Halle gelernt hatte – schrittweise auch auf die anderen operativen Kliniken auszudehnen, die noch keine eigenen Anästhesisten hatten, stand der Direktor der Chirurgischen Universitätsklinik zunächst völlig ablehnend gegenüber.

Unter dem Druck der anderen Klinikdirektoren, die ohne Anästhesisten operieren mussten bzw. denen später nur – wie in der Frauenklinik – 1 bzw. 2 „hauseigene" Anästhesisten zur Verfügung standen, setzte an der Medizinischen Fakultät erst 1966/67 langsam ein gewisser Gesinnungswandel ein, der sich an den großen Stadt- und Bezirkskrankenhäusern der DDR schon viel früher vollzogen und dort bereits Ende der 50er-, v. a. aber zu Beginn der 60er-Jahre zur Bildung von selbständigen zentralen Anästhesieabteilungen geführt hatte.

Positive Impulse gingen in dieser schwierigen Anfangsphase immer wieder von Besuchen international anerkannter ausländischer Anästhesisten aus, die in den Auseinandersetzungen mit Vertretern der operativen Fachgebiete kollegialen Beistand leisteten. Es sei an dieser Stelle nur an den zweimaligen Besuch von Sir Robert Macintosh (Oxford) in den Jahren 1963 und 1966 sowie an den Besuch von Prof. H. G. Epstein (Oxford) 1966 und des damaligen Sekretärs der „Weltfoederation der Anästhesiegesellschaften" (WFSA), Prof. Dr. Dr. mult. h.c. Otto Mayrhofer (Wien), 1966 erinnert. Solche Besuche international anerkannter Anästhesisten waren sowohl für die seit dem Mauerbau 1961 von internationalen Kongressen im sog. „kapitalistischen Ausland" völlig isolierten Mitarbeiter als auch für die weitere Entwicklung der Einrichtung von aller größtem Nutzen.

Dies zeigte sich u. a. auch dadurch, dass man nach diesen Besuchen dem Problem einer Zentralisation der anästhesiologischen Versorgung auch an der Medizinischen Fakultät der Universität Rostock nicht mehr gar so strikt ablehnend gegenüberstand. So wurde 1966 zunächst die HNO-Klinik und 1967 vorübergehend auch die Frauenklinik in den Versorgungsbereich der „Anästhesie-Abteilung der Chirurgischen Klinik" mit einbezogen. Dies hatte zur Folge, dass die Zahl der jährlich durchgeführten Anästhesien, die 1963 noch bei 4428 lag, 1967 auf 6942 anstieg.

Die Frauenklinik scherte vorübergehend noch einmal aus diesem losen Verbund der gerade begonnenen, teilweise zentralisierten anästhesiologischen Versorgung wieder aus und versuchte, ihr Anästhesieproblem durch die Einstellung von 2 „hauseigenen" Fachärzten für Anästhesiologie allein zu lösen. Sie waren aber keinesfalls in der Lage, alle Anästhesien in dieser Klinik zu übernehmen, sodass auch diese Klinik sehr bald merkte, dass sie ihr Anästhesieproblem nur gemeinsam mit der Anästhesieabteilung der Chirurgischen Klinik lösen konnte.

1969 trat in der DDR die III. Hochschulreform in Kraft. Sie führte mit der dadurch eingeleiteten „sozialistischen Umgestaltung der Hochschulen" zu einer schmerzlichen Zerschlagung altbewährter, bis dahin noch gesamtdeutscher universitärer Strukturen. Diesen negativen allgemeinen Auswirkungen stand aber für das Fachgebiet Anästhesiologie der Vorteil gegenüber, dass der von der 1964 gegründeten ostdeutschen anästhesiologischen Fachgesellschaft, der „Gesellschaft für Anaesthesiologie und Reanimation der DDR", erhobenen Forderung nach akademischer Anerkennung des Faches im Rahmen dieser Reform stattgegeben und mit dem Beginn des Wintersemesters 1969 obligatorische Anästhesiologievorlesungen für Medizin- und Zahnmedizinstudenten eingeführt wurden. Die damit verbundene fächerübergreifende Ausbildung der Studenten wirkte sich ausgesprochen positiv auf den Zentralisierungsprozess unseres Fachgebietes an allen Universitäten und Medizinischen Akademien der DDR aus.

Das von leitenden Hochschulanästhesisten erarbeitete Ausbildungsprogramm der Studenten umfasste Vorlesungen, Seminare und Praktika, die schon damals alle 4 Arbeitsbereiche des von vornherein interdisziplinär ausgerichteten Fachgebietes – die Anästhesie, Notfallmedizin, Intensivmedizin und die Schmerztherapie – einschlossen.

Die anästhesiologische Ausbildung wurde für Medizinstudenten durch eine mündliche und für Zahnmedizinstudenten durch eine schriftliche Prüfung abgeschlossen. Die dabei erzielten Zensuren wurden als Abschlussnoten im Fachgebiet „Anästhesiologie" wie die der anderen sog. „kleinen Fächer" (z. B. Ophthalmologie, Hals-Nasen-Ohren-Heilkunde usw.) im medizinischen und zahnmedizinischen Staatsexamenszeugnis separat ausgewiesen, und sie wurden in der gleichen Rangordnung wie die Noten der anderen „kleinen Fächer" zur Ermittlung der Abschlusszensur des medizinischen bzw. zahnmedizinischen Staatsexamens herangezogen.

1969–1998 Direktorat Prof. Gottfried Benad

Prof. Dr. med. habil. Gottfried Benad, FRCA (◘ Abb. 1)

Geboren am 15.03.1932 in Dresden; Studium der Medizin 1950–1956 an der Medizinischen Fakultät der Martin-Luther-Universität Halle-Wittenberg; 1956 Staatsexamen Promotion zum Dr. med.; 1956–1958 Pflichtassistenz: Institut für Pharmakologie, Medizinische Univ.-Klinik und Chirurgische Univ.-Klinik Halle/S.; 1958–1962 Facharztweiterbildung, Anästhesieabteilung; Chirurgische Univ.-Klinik Halle/S. (K.-H. Martin); 1962 Facharztanerkennung für Anästhesie; 1962–1963 Assistenzarzt an der Anästhesieabteilung der Chirurgischen Univ.-Klinik Halle/S.; 1963–1969 Oberarzt und Leiter der Anästhesieabteilung der Chirurgischen Univ.-Klinik Rostock; 1967 Habilitation für das Fachgebiet Anästhesiologie an der Universität Rostock; 1969–1981 Direktor der Anästhesieabteilung des Bereiches Medizin der Universität Rostock; 1969 Berufung zum Hochschuldozenten für Anästhesiologie; 1972 Berufung zum ordentlichen Professor für Anästhesiologie auf den ersten Lehrstuhl für Anästhesiologie der Universität Rostock; 1981–1998 Direktor der Klinik und Poliklinik für Anästhesiologie und Intensivtherapie der Universität Rostock; 1964 Gründungsmitglied der „Sektion Anaesthesiologie" der „Deutschen Gesellschaft für Klinische Medizin"; 1985 Wahl zum Mitglied der Deutschen Akademie der Naturforscher Leopoldina sowie Ernennung zum Ehrenmitglied der Bulgarischen Gesellschaft für Anästhesiologie und Reanimation und der „Tschechoslowakischen Gesellschaft für Anästhesiologie und Resuscitation"; 1988 Wahl zum Korrespondierenden Mitglied der „Österreichischen Gesellschaft für Anästhesiologie, Reanimation und Intensivmedizin" und 1990 der „Deutschen Gesellschaft für Anästhesiologie und Intensivmedizin"; 1990–1996 Dekan der Medizinischen Fakultät der Universität Rostock; 1991 Wahl zum Fellow of the Royal College of Anaesthetists of Great Britain (FRCA); 1992 Übernahme als C4-Professor für Anästhesiologie und Intensivtherapie; 1994 Wahl zum Mitglied der „Joachim-Jungius-Gesellschaft der Wissenschaften"; 1998 Professor emeritus; 1999 Wahl zum Ehrenmitglied der „Deutschen Gesellschaft für Anästhesiologie und Intensivmedizin" sowie zum „Ehrensenator der Universität Rostock"; 2000 Verleihung des „Verdienstkreuzes am Bande des Verdienstordens der Bundesrepublik Deutschland"; 2002 Verleihung der „Heinrich-Braun-Medaille" der „Deutschen Gesellschaft für Anästhesiologie und Intensivmedizin".

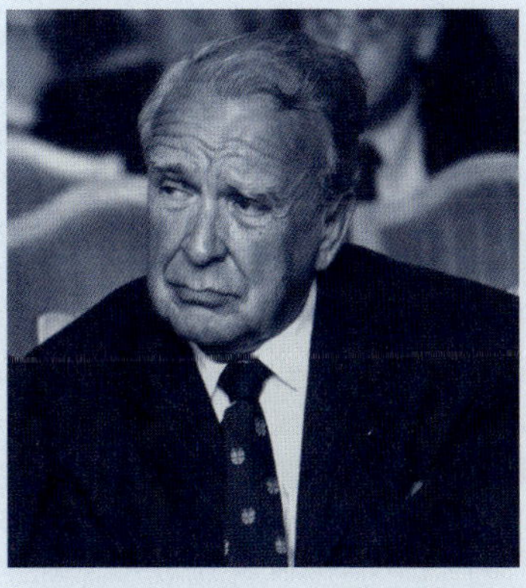

◘ **Abb. 1.** Gottfried Benad

Ordinariat und Klinik

Am 01.09.1969 erfolgte schließlich die Gründung der „Anästhesie-Abteilung des Bereiches Medizin der Universität Rostock" und die Berufung des seit 1967 für das Fachgebiet habilitierten Leiters der „Anästhesie-Abteilung der Chirurgischen Klinik" zum „Hochschuldozenten für Anästhesiologie" sowie seine Ernennung zum „Direktor" dieser zentralen Einrichtung, wodurch er mit den anderen Instituts- und Klinikdirektoren völlig gleichgestellt wurde.

Die Grundlage für die Bildung dieser zentralen Einrichtung war eine Zusammenlegung aller von Anästhesisten in den einzelnen Einrichtungen besetzten Stellen, denen zur Erfüllung der nunmehr größeren interdisziplinären Aufgabe weitere Planstellen aus den neu in die anästhesiologische Versorgung aufgenommenen Kliniken hinzugefügt wurden. Der Stellenplan der „Anästhesie-Abteilung des Bereiches Medizin" umfasste bei ihrer Gründung am 01.09.1969 folgende Stellen: 1 Direktor, 2 Oberärzte, 5 Fachärzte für Anästhesiologie und 8 in Weiterbildung zum Facharzt für Anästhesiologie befindliche Assistenten sowie 9 Anästhesieschwesternstellen, von denen aber nur 5 besetzt waren.

Daraus ergab sich die Konsequenz, sich vorerst nur auf eine Zentralisation der anästhesiologischen Versorgung zu konzentrieren und sie in Abhängigkeit von einer unbedingt notwendigen Erweiterung des Stellenplanes schrittweise auf alle Kliniken auszudehnen. Dazu war es auch notwendig, die bis dahin bereits durch eine Anästhesistin geleitete „Chirurgische Wachstation" wieder in die Leitung der Chirurgen zurückzugeben, um diese Anästhesistin in die zentralisierte anästhesiologische Versorgung mit einbeziehen zu können. Dieser Rückzug von der „Chirurgischen Wachstation" bedeutete keineswegs einen Verzicht auf die Intensivmedizin, vielmehr wurde ein solcher Schritt auch deshalb erforderlich, um nunmehr auch im intensivmedizinischen Bereich eine klare Abgrenzung von der „Mutterdisziplin Chirurgie" vorzunehmen.

Gleichzeitig begannen wir, uns innerhalb der eigenen Einrichtung auf den Aufbau einer „Interdisziplinären Intensivtherapie-Station" vorzubereiten, und bemühten uns zielstrebig um die Schaffung der dafür notwendigen personellen, räumlichen und apparativen Voraussetzungen, wodurch neue Probleme mit den anderen Fachgebieten, diesmal nicht nur mit operativen, sondern nun auch mit konservativen Fächern, vorprogrammiert waren, bei deren Lösung uns – wie schon im anästhesiologischen Bereich Jahre zuvor – im November 1972 durch den Besuch des damaligen Sekretärs der WFSA, Prof. Dr. med. Henning Poulsen (Aarhus), einem international sehr angesehenen Anästhesisten und Intensivmediziner, wiederum wertvolle Hilfe von außen zuteil wurde.

Zweifellos verbesserte sich die Stellung des Direktors der Anästhesieabteilung des Bereiches Medizin durch die Schaffung eines Lehrstuhles für Anästhesiologie an der Medizinischen Fakultät der Universität Rostock und die Berufung von Doz. Dr. med. habil. Gottfried Benad zum ersten ordentlichen Professor für Anästhesiologie der Universität Rostock zum 01.09.1972.

Durch eine Verbesserung der personellen Situation war es möglich, in den Jahren 1969–1972 die anästhesiologische Versorgung schrittweise auf alle Kliniken des Bereiches Medizin auszudehnen. Die jährlich durchgeführten Anästhesien stiegen in diesem Zeitraum von 7992 auf 12.216.

Die dezentrale Lage der Kliniken mit Entfernungen von 3–8 km vom Hauptsitz der Einrichtung in der Chirurgischen Klinik innerhalb des Klinikums Schillingallee erschwerte die Organisation des Anästhesiebereiches und machte die Einrichtung von zunächst 5, später 7 Funktionsbereichen erforderlich, die von Oberärzten geleitet wurden. Die apparative Ausrüstung im anästhesiologischen Bereich entsprach bis 1990/91 dem damals üblichen allgemeinen DDR-Standard, d. h. die meisten Operationssäle waren vorwiegend mit Narkose- und Beatmungsgeräten des VEB Medizintechnik (Leipzig) ausgerüstet. Darüber hinaus standen für hoch spezialisierte Eingriffe auch 2 Narkosespiromaten der Firma Dräger sowie 3 Engström-Respiratoren ER 200 bzw. 300 zur Verfügung. Der aufwändige Wechsel von Druckgasbehältern im Operationssaal war über viele Jahre hindurch erforderlich; denn erst nach 1985 wurde zunächst in den Operationssälen der Chirurgischen Klinik sowie nach und nach auch in den anderen Kliniken eine zentrale Gasversorgung – vorerst nur mit Sauerstoff und ein wenig später auch mit Druckluft, aber erst nach der Wende mit Lachgas – installiert.

Die Anästhesien wurden vorwiegend nach klinischen Gesichtspunkten gesteuert und überwacht. Auf welch niedrigem Niveau sich das intraoperative Monitoring vor der Wende befand, geht aus einer Erhebung hervor, die 1988 mit dem Ziel durchgeführt wurde, den Druck auf die Verwaltung zur Bereitstellung entsprechender Gelder, d. h. v. a. von Valuta, verstärken zu können. Dabei zeigte es sich, dass im 2. Halbjahr 1988 anhand einer Auswertung des DDR-einheitlichen Anästhesieprotokolls im Bezirk Rostock bei 31.178 Anästhesien insgesamt nur 12,4% unter intraoperativer EKG-Kontrolle erfolgten. Unsere in dieser Zahl enthaltenen 6624 Anästhesien waren in 34,6% der Fälle EKG-kontrolliert durchgeführt worden. Ein pulsoxymetrisches Monitoring war zu diesem Zeitpunkt an keiner Klinik des Bezirkes Rostock möglich; denn das erste Pulsoxymeter dieser Region erhielt Benad im Sommer 1989 als Gastgeschenk von Prof. Dr. Kenneth Sugioka (Chapel Hill/USA) anlässlich seiner Gastvorlesung in Rostock! Diese Daten machen deutlich, welch große Bedeutung damals der klinischen intraoperativen Überwachung zukam, mit der jeder junge Anästhesist vom ersten Tag seiner Weiterbildung an intensiv vertraut gemacht wurde, sodass unsere Komplikationsrate trotz des Mangels an Überwachungsgeräten dieses Defizit nicht widerspiegelte.

Mit der Wiedervereinigung Deutschlands änderte sich diese Situation völlig. Das betraf sowohl die bauliche Situation vieler Operationssäle als auch die apparativ-technische Ausrüstung im gesamten anästhesiologischen Bereich. 1995 wurde in der Chirurgischen Klinik, 1996 in der HNO- und Augenklinik sowie 1997 in der Frauenklinik neue, modern ausgerüstete Operationsabteilungen mit entsprechenden Aufwachräumen geschaffen. Es war Benad eine besondere Freude, bei seinem Ausscheiden aus der Klinik einen gemäß den Empfehlungen der DGAI ausgerüsteten Anästhesiebereich mit 43 modernen Arbeitsplätzen zu hinterlassen, an denen es kein aus DDR-Zeiten stammendes Gerät mehr gab und in dem 1998 15.068 Anästhesien durchgeführt wurden.

Intensivmedizin

Nachdem die anästhesiologische Versorgung aller Kliniken sowohl während des Routine-OP-Programms als auch für die Notfallversorgung abgesichert war, wandten wir uns dem nächsten Aufgabengebiet, der Intensivmedizin, zu. Wir begannen am 28.02.1978 sehr bescheiden zunächst mit 2 Betten, die vorwiegend zur postoperativen intensivmedizinischen Betreuung von kardiochirurgischen Patienten eingesetzt wurden. 1979 erfolgte eine Erweiterung der intensivmedizinischen Kapazität auf 4 Betten. Schließlich konnte im April 1981 unsere neue Intensivstation zunächst aus personellen Gründen mit nur 6 Betten in Betrieb genommen werden. Damit war eine der wesentlichen Voraussetzung dafür erfüllt, dass die „Anästhesie-Abteilung des Bereiches Medizin" am 01.09.1981 in den Status einer „Klinik und Poliklinik für Anästhesiologie und Intensivtherapie" übergeleitet wurde. In der Folgezeit wurde die Kapazität der „Interdisziplinären Intensivtherapiestation" 1986 zunächst auf 8, 1990 auf 10 und 1995 auf 11 Betten erhöht. Die Zahl der jährlich behandelten Patienten stieg von 1990 bis 1998 von 395 auf 1098 Patienten. Ähnlich wie im anästhesiologischen Bereich erfolgte nach der Wende auch auf der Interdisziplinären Intensivtherapiestation eine umfassende Verbesserung der apparativ-technischen Ausrüstung, die 1998 alle modernen Anforderungen erfüllte.

Obwohl die Intensivtherapiestation primär einen interdisziplinären Charakter hatte, so ermöglichte sie durch die Übernahme der postoperativen intensivmedizinischen Versorgung von kardiochirurgischen Patienten auch eine kontinuierliche Steigerung der kardiochirurgischen Betreuungskapazität, die im Jahr 1998 780 Herz-Lungen-Maschinen-Operationen erreichte.

Notfallmedizin

In der Mitte der 1960er-Jahre wurde an der Chirurgischen Klinik ein aus einem alten Sanitätskraftwagen umgebauter Rettungswagen stationiert, der von Chirurgen und Anästhesisten gemeinsam betrieben wurde. Durch die weitere Entwicklung der Notfallmedizin im Stadtgebiet Rostock wurde aber Ende der 1960er-Jahre eine eigene Notfallmedizinische Versorgungszentrale der Stadt gegründet, in deren Dienstpläne neben Mitarbeitern verschiedener Kliniken v. a. Weiterbildungsassistenten des Fachgebietes Anästhesiologie der Universität integriert wurden. Sie wurden dadurch in die Lage versetzt, die für die Weiterbildung zum Facharzt für Anästhesiologie erforderlichen Kenntnisse und Fertigkeiten zu erwerben. Infolge der Einbeziehung von Mitarbeitern der Klinik und Poliklinik für Anästhesiologie und Intensivtherapie in diese städtische Notfallversorgung, in die übrigens auch Medizinstudenten regelmäßig mit integriert wurden, entwickelte sich eine gute Kontinuität zwischen ambulanter notfallmedizinischer Versorgung und der späteren stationären Behandlung auf unserer Interdisziplinären Intensivtherapiestation.

Schmerztherapie

Während des ersten Direktorates von 1969 bis 1998 war es aus rein personellen Gründen noch nicht möglich, dieses wichtige Teilgebiet umfassend auszubauen. Wir beschränkten uns deshalb vorwiegend auf die postoperative Schmerztherapie und führten nur gelegentlich auch eine Tumorschmerztherapie durch.

Forschungsaufbau

In den Anfängen der Etablierung des neuen Fachgebietes an der Chirurgischen Klinik und der Ausdehnung auf das gesamte Universitätsklinikum hatte zunächst eine optimale Organisation und Durchführung von Betreuungsaufgaben auf anästhesiologischem und später auch auf intensivmedizinischem Gebiet absolute Priorität, wenngleich auch schon damals wissenschaftliche Untersuchungen über die Anwendung neuer anästhesiologischer Pharmaka durchgeführt und allgemeine klinische Studien zur Optimierung verschiedener Anästhesieverfahren angefertigt wurden. Sehr bald kristallisierte sich dabei eine bis an das Ende des Berichtszeitraumes beibehaltene Hauptforschungsrichtung zum Thema Muskelrelaxation heraus. Mit selbst gefertigten Geräten wurde zunächst der Relaxationsverlauf von Succinylbischolin untersucht, woraus sich weitere Untersuchungen zur elektromyographischen, akzelerographischen und mechanomyographischen Relaxationskontrolle mit modernen Muskelrelaxanzien bis hin zur regelkreisgesteuerten neuromuskulären Blockade ergaben. Weitere zentrale Forschungsthemen waren genetische Aspekte der Cholinesterasevarianten, Anästhesie bei Herz-Kreislauf-Erkrankungen, geburtshilfliche Analgesie, Optimierung des Volumen- und Blutersatzes sowie der Antikoagulation, Dokumentation von Anästhesiedaten sowie die Erprobung des „Rostocker Kunstherzens" im Tierexperiment. Viele der Forschungsergebnisse schlugen sich in 9 Habilitations-, 75 Promotions- und 61 Diplomarbeiten nieder.

Weiterbildung

Von 1963 bis 1998 wurden an der Universität Rostock insgesamt 71 Fachärzte für Anästhesiologie weitergebildet. Im Rahmen der Fortbildung ist die Durchführung von 36 „Arbeitstagungen der Anästhesisten des Bezirkes Rostock bzw. des Landes Mecklenburg-Vorpommern", zu erwähnen, die der Direktor der Rostocker Anästhesieeinrichtung zunächst in seiner Eigenschaft als „Beratender Arzt für Anästhesiologie und Intensivtherapie des Bezirkes Rostock" und später als „Landesvorsitzender der DGAI" in den Jahren von 1968 bis 1998 durchgeführt hat.

Seit 1999 Direktorat Prof. Gabriele Nöldge-Schomburg

Nach der Amtszeit von Benad, die am 31.12.1998 endete, übernahm zunächst der stellvertretende Direktor, Prof. Dr. med. habil. Günter Lange kommissarisch die Klinikleitung, bis nach erfolgreich abgeschlossener Berufung am 01.09.1999 Prof. Dr. med. Gabriele Nöldge-Schomburg als erste Frau in der Geschichte unseres Faches mit großer Freude die Nachfolge von Benad antrat.

Prof. Dr. med. Gabriele Nöldge-Schomburg (Abb. 2)

Geboren 19.08.1951 in Neustadt an der Weinstraße (Pfalz); 1971–1976 Studium der Medizin an der Albert-Ludwigs-Universität Freiburg im Breisgau; 1976–1977 Medizinalassistentenzeit an der Universitätsklinik Freiburg; 1977 Promotion zum Dr. med. Freiburg; 1978–1986 Assistenzärztin am Anästhesiologischen Institut der Universitätsklinik Freiburg (Wiemers); 1982 Facharztanerkennung für Anästhesiologie; ab 1987 Oberärztin an der Anästhesiologischen Universitätsklinik Freiburg (Geiger); 1993 Habilitation für das Fachgebiet Anästhesiologie, Universität Freiburg im Brg.; 1999 „außerplanmäßige" Professorin an der Universität Freiburg; 1999 Berufung auf den Lehrstuhl für Anästhesiologie und Intensivtherapie an der Medizinischen Fakultät der Universität Rostock und Direktorin der Klinik und Poliklinik für Anästhesiologie und Intensivtherapie der Universität Rostock.

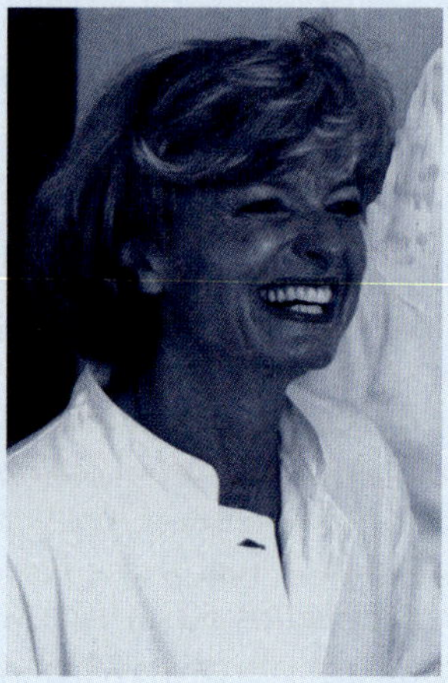

Abb. 2. Gabriele Nöldge-Schomburg

Klinische Anästhesie

Im Jahr 2000 und 2001 konnte die anästhesiologisch-klinische Versorgung auf ca. 16.600 Narkosen gesteigert und die durchschnittliche Anästhesiedauer von 98 auf 128 min erhöht werden. Etwa $^1/_3$ dieser Narkoseleistungen werden bei Hochrisikopatienten (>ASA-Klasse 3) erbracht. Die Leistungssteigerung war möglich durch flexiblen Personaleinsatz mit Einrichtung von Arbeitszeitverlagerungen und durch Zusammenfassung von Organisationsbereichen der dezentral angelegten Klinikstruktur. Das wachsende Bewusstsein, als Anästhesist für die gesamte perioperative Versorgung der Patienten Verantwortung zu tragen, mündete in der Ausdehnung von Sprechzeiten der schon eingerichteten Anästhesieambulanz und im Neuaufbau von Anästhesiesprechstunden in den Außenkliniken (HNO, Augen-, Frauenklinik, Orthopädie) zur Optimierung der präoperativen Patientenversorgung. Es mündete ebenfalls in der Ausdehnung des bisher schon etablierten anästhesiologisch geleiteten Aufwachraumes (Allgemeinchirurgie, Unfallchirurgie, Gefäßchirurgie, Neurochirurgie) auf die Bereiche Augenheilkunde und Urologie zur postoperativen Betreuung frisch operierter Patienten. Die Umsetzung des Arbeitszeitgesetzes nach Bereitschaftsdiensten war mit einer Zunahme ärztlicher Planstellen verbunden (s. auch Tabelle 1).

Intensivmedizin

Die Steigerung v. a. kardiochirurgischer und neurochirurgischer Leistungen brachte eine Zunahme der auf der anästhesiologisch geleiteten Interdisziplinären Intensivtherapiestation behandelten Patienten auf mehr als 1400 pro Jahr mit sich. Die Erkenntnis über die Unwirtschaftlichkeit und die Notwendigkeit zur Bündelung von Fachkompetenz im intensivmedizinischen Bereich führte zu einer Erweiterung der Kapazität von 11 auf 13 Beatmungsbetten mit Einschluss der postoperativen intensivmedizinischen Betreuung nun auch urologischer Patienten. Die Zuweisung von 4 Arztstellen als Berufungszusage machte die

Tabelle 1. Pesonalbestand 1998 und 2001

Personalbestand Ende 1998	Personalbestand Ende 2001
1 C4-Professor	1 C4-Professor
1 C3-Professor	1 C3-Professor
8 Oberärzte	10 Oberärzte
39 Assistenzärzte, davon 14 Fachärzte	57 Assistenzärzte, davon 16 Fachärzte
3 AiP	5 AiP
1 Naturwissenschaftler	2,5 Naturwissenschaftler
1 Techniker	1 Techniker
–	1 EDV-Administrator
4 Kardiotechniker	4 Kardiotechniker
37 ITS-Schwestern	33 ITS-Schwestern
34 Anästhesieschwestern	42 Anästhesieschwestern
2,5 Sekretärinnen	3 Sekretärinnen

Überführung des Ärztlichen Dienstes aus einem Bereitschaftsdienst nunmehr in einen kontinuierlich mit 2 Ärzten (1 Facharzt, 1 Assistenzarzt) besetzten 3-Schicht-Dienst möglich. Die wachsende qualitative Leistungsanforderung auf der Station spiegelt sich in der zunehmenden Anzahl extrakorporaler Behandlungsverfahren (Kunstherz und ECMO-System) bei kardialen Hochrisikopatienten und Säuglingen mit angeborenen Vitien wider. Mit Freude sieht die Klinik für Anästhesiologie und Intensivtherapie den bereits begonnenen baulichen Aktivitäten entgegen, die im Jahr 2004 den Umzug in einen Neubau mit dann 18 Intensivtherapiebetten unter anästhesiologischer Leitung ermöglichen.

Notfallmedizin

Die schon etablierte Integration von Mitarbeitern der Klinik für Anästhesiologie und Intensivtherapie in die notfallmedizinische Versorgung der Stadt wird sich zusätzlich auf den Bereich Rostock-Warnemünde ausdehnen. Anästhesisten des Südstadt-Klinikums unter Leitung von Prof. Dr. Freitag und Anästhesisten der Klinik für Anästhesiologie und Intensivtherapie der Universität Rostock werden diese ambulante notfallmedizinische Versorgung zusammen mit der notfallmedizinischen Versorgungszentrale der Stadt erfüllen.

Schmerztherapie

Mit Ende des Jahres 2000 wurde ein ärztlicher Akutschmerztherapiedienst der Klinik eingerichtet. Bereits im ersten Jahr (2001) wurden von diesem Dienst 3295 schmerztherapeutische Visiten durchgeführt und insgesamt 640 Patienten mit einer kontinuierlichen patientenkontrollierten Schmerztherapie sowie zu ca. 50% mit einer thorakolumbalen Periduralanästhesie versorgt. Der Anspruch der Patienten auf eine adäquate perioperative Schmerzfreiheit und die Erkenntnis reduzierter postoperativer Komplikationen durch eine systematisierte ärztlich kontrollierte Schmerzbehandlung macht die Notwendigkeit einer Rund-um-die-Uhr-Versorgung erforderlich, deren Verwirklichung nächstliegendes Ziel unserer Klinik darstellt.

Forschung

Ziel der Forschungsaktivitäten unter dem Direktorat von Frau Prof. Nöldge-Schomburg war es zum einen, den unter Benad begonnenen Forschungsschwerpunkt „Muskelrelaxanzien“ und „Neuromuskuläres Monitoring“ zu erhalten und weiter auszubauen und zum anderen neue experimentelle Forschungsrichtungen zu etablieren. Ein DFG-Antrag, dessen Schwerpunkt die Weiterentwicklung der Regelung der neuromuskulären Blockade und der Narkosetiefe ist und der in konstruktiver Zusammenarbeit mit dem Institut für Regelungstechnik der Universität Rostock (Prof. Dr.-Ing. habil. Ralf Friedrich, Prof. Dr.-Ing. habil. Bernhard Lampe) gestellt wurde, machte nach positiver Begutachtung die Zuteilung einer drittmittelgeförderten Arztstelle für 3 Jahre möglich. Weiterhin gelang es, in den vergangenen 2 Jahren 2 experimentelle wissenschaftliche Schwerpunkte neu zu etablieren. Das von Nöldge-Schomburg an der Anästhesiologischen Universitätsklinik in Freiburg aufgebaute Großtiermodell zur Untersuchung der Oxygenierung der Splanchnikusorgane konnte im Experimentellen Forschungszentrum der Universität Rostock mit tatkräftiger Unterstützung motivierter Mitarbeiter aufgebaut werden, sodass bis Ende 2001 100 Experimente mit einer 5-köpfigen Forschungsgruppe erfolgreich abgeschlossen wurden. Themen wie der Einfluss von Xenon (Kooperation mit der Klinik für Anästhesiologie, Universität Aachen, Prof. Dr. med. R. Rossaint), die regionale Sympathikolyse durch Periduralanästhesie mit und ohne Endotoxinämie, verschiedene PEEP-Level auf die hepatische und intestinale Oxygenierung sind inhaltliche Fragestellungen. Zudem werden die Auswirkungen einer partiellen hepatischen Ischämie auf den Reperfusionsschaden der Leber und anderer Organe am Großtiermodell untersucht. Die im experimentellen Bereich bearbeiteten Fragestellungen werden ergänzt durch bereits begonnene prospektive klinische Studien an kardiochirurgischen Patienten, an denen die Einflüsse der extrakorporalen Zirkulation auf die Splanchnikusoxygenierung untersucht werden. Einen weiteren neuen wissenschaftlichen Schwerpunkt stellt die Atemgasanalytik als diagnostisches Werkzeug zur Charakterisierung und Quantifizierung systemischer Entzündungsprozesse bei beatmeten Intensivpatienten dar. Die an der Anästhesiologischen Universitätsklinik in Freiburg unter Leitung von Prof. Geiger begonnene Forschungsrichtung konnte durch große materielle und ideelle Unterstützung im Rahmen eines Kooperationsprojektes mit der Anästhesiologischen Universitätsklinik Freiburg (Prof. Dr. Klaus Geiger) in Rostock in das Experimentelle Forschungszentrum integriert werden. Die Arbeitsgruppe umfasst heute bereits 2 Chemiker und 5 ärztliche Mitarbeiter. Ein 2001 an die Fresenius-Stiftung gestellter Förderungsantrag über 250 TDM wurde bewilligt. Beide neu aufgebauten Forschungsschwerpunkte werden mit ca. 100 TDM von der Forschungsförderung der Universität Rostock (FORUN) unterstützt.

Weiterbildung

Die von Gottfried Benad gegründeten Arbeitstagungen der Anästhesisten von Mecklenburg-Vorpommern werden unter wissenschaftlicher Leitung von Gabriele Nöldge-Schomburg und in Kooperation mit dem Landesvorsitzenden der DGAI, Prof. Dr. med. Michael Wendt, und dem Landesvorsitzenden des BDA, Prof. Bernd Freitag, erfolgreich fortgeführt. Darüber hinaus übernahm die Klinik für Anästhesiologie und Intensivtherapie der Universität Rostock ab 2001 die wissenschaftliche Leitung und Organisation des von Prof. Dr. med. Ingrid Podlesch

(Düsseldorf) gegründeten Internationalen Symposiums für Anästhesie, Intensivtherapie, Notfallmedizin und Schmerztherapie in St. Anton. Eine klinikinterne Fortbildungsveranstaltung, die zusammen mit dem ehemaligen Direktor der Chirurgischen Universitätsklinik Rostock, Prof. Hopt, ins Leben gerufen wurde, fördert die interkollegiale tägliche Zusammenarbeit.

Anhang

Habilitationen

- **Benad, Gottfried** (1967) Untersuchungen über den Wirkungsmechanismus von Succinylbischolin am Menschen
- **Borchert, Klaus** (1973) Ein Informationsrecherchesystem für das Fachgebiet Anästhesiologie
- **Lange, Günter und Wilms, Karl-Heinz** (1985) Ein Blutkomponententherapieprogramm für die operative Praxis – Biochemische und biophysikalische Untersuchungen an Patienten und Blutpräparaten
- **Güthenke, Hennrich** (1985) Genetik und Suxamethoniumempfindlichkeit
- **Hergert, Matthias** (1986) Intrakutane und intravasale Messung des Sauerstoffpartialdruckes
- **Hinsenbrock, Klaus-Peter** (1987) Untersuchungen zum Verhalten des hämostatischen Gleichgewichtes während intra- und postoperativer Antikoagulation
- **Jacobi, Klaus** (1987) Beitrag zum Einfluss des Anästhesieverfahrens auf den intra- und postoperativen Verlauf des Patienten: Endokrin-metabolische Parameter der Stressantwort, Lymphozytensubpopulationen, Schmerz
- **Wiegand, Karl und Egerer, Karl** (1989) Zum Operationsstress bei Eingriffen unter verschiedenen Anästhesieverfahren
- **Hofmockel, Rainer** (1997) Quantitatives neuromuskuläres Monitoring mit simultaner Anwendung der Mechano-, Elektro- und Acceleromyographie

Informationen aus dem Internet

Aktuelle Informationen zu Tätigkeitsspektrum, Mitarbeitern, Forschungsaktivitäten, Publikationen und Veranstaltungen sind über die Homepage der Klinik für Anästhesiologie abrufbar: http://www-kpai.med.uni-rostock.de

4.3.35 Eberhard-Karls-Universität Tübingen Klinik für Anaesthesiologie und Transfusionsmedizin

K. Unertl

Die Anfänge

Viktor von Bruns, seit 1843 als Professor der Chirurgie in Tübingen tätig, hat bereits ab etwa 1847 in Tübingen Äthernarkosen durchgeführt. Er konstruierte verschiedene Ätherinhalationsapparate und publizierte seine Erfahrungen im Jahre 1873. Später wechselte Viktor von Bruns vom Äther zum potenteren Chloroform und machte es in seiner Klinik zum Standardanästhetikum. Ebenfalls 1873 soll Viktor von Bruns auch wiederholt Intubationen der Trachea mit einem Silberrohr vorgenommen haben, möglicherweise also noch vor William Macewen, der seine Versuche erst 1878 publizierte und allgemein als Erfinder der Intubation gilt. 1882 übergab Viktor von Bruns den chirurgischen Lehrstuhl an seinen Sohn Paul, der wieder vermehrt Äther als Anästhetikum einsetzte. Sein Nachfolger, Georg Perthes, überließ ab 1910 die gesamte Narkosetätigkeit der Verantwortung seines 1. Assistenten Max von Brunn. Dieser führte als Neuerung die Lachgasnarkose kombiniert mit Äther ein und sorgte für die Einrichtung eines Ruheraumes für frisch Operierte als erste Form eines Aufwachraums. Von Brunn stellte fest, dass seine mit der Narkose beschäftigten Ärzte gegen Nachmittag deutliche Ermüdungserscheinungen zeigten, und installierte im gesamten OP-Bereich großkalibrige Schläuche, um die Narkosedämpfe aus dem OP abzuleiten. Martin Kirschner, sein Nachfolger ab 1927, entfernte diese Schläuche aber wieder, da ihn diese „Stolperfallen" im OP störten. Er propagierte die intravenöse Narkoseeinleitung mit Tribromäthanol, die jedoch 1932 durch die Entwicklung von Evipan wieder überholt war.

Weiter wurde er bekannt durch die Hochdruckregionalanästhesie und durch die segmental begrenzte Spinalanästhesieplombe. Bei der Hochdruckregionalanästhesie wurde ein Gemisch aus Tetracain, Procain und Adrenalin mit bis zu 3 atü Druck ins Gewebe eingeschossen.

Bei der Spinalanästhesieplombe wurde in den Durasack zunächst Luft und anschließend ein mit Liquor nicht mischbares Lokalanästhetikum injiziert. Wie man sich heute leicht vorstellen kann, war dieses Verfahren bei den Patienten wegen seiner zerebralen Nebenwirkungen gefürchtet.

Martin Kirschner hat sich unbestrittene Verdienste um die Installation separater Räumlichkeiten für die spezielle Versorgung frisch Operierter erworben. Bei den Neubauten in den 1930er-Jahren in Tübingen hat er seine publizierten Ideen auch konsequent umgesetzt.[1] Martin Kirschner wird deshalb, zusammen mit Sauerbruch, als einer der Inauguratoren der Intensivmedizin in Deutschland angesehen.

Nach dem 2. Weltkrieg erlebte die Anästhesie mit der Berufung von Theodor Nägeli 1946 zum Professor der Chirurgie einen Innovationsschub. Sein Vorlesungsassistent Meissner lud den amerikanischen Herzspezialisten Longmeyer sowie den Anästhesisten Dillon 1948 zu Vorträgen ein. Durch sie wurde das Ansehen der Anästhesiologie bei Nägeli nachhaltig gestärkt.

1953 kam der in England zum Anästhesisten ausgebildete Jochen Bark nach Tübingen. Er erhielt schon frühzeitig die Zusage, eine eigene Anästhesieabteilung einzurichten. Mit der Berufung von W. Dick zum chirurgischen Chefarzt in Tübingen wurde diese Zusage aber wieder zurückgenommen. Jochen Bark war berufspolitisch sehr engagiert, er hatte Anteil an der Gründung der **Deutschen Gesellschaft für Anaesthesie** sowie der Schaffung des **Facharztes für Anästhesie** in Deutschland und er organisierte auch den ersten Zentraleuropäischen Kongress für Anästhesiologie 1954 in München. Seine erfolgreichen Bemühungen um die Entwicklung der Anästhesiologie fanden durch einen tödlichen Flugzeugabsturz im Jahre 1963 ein jähes Ende.

Sein Nachfolger Gerhard Clauberg leitete bis 1968 die Anästhesiegruppe in Tübingen. In einer umfassenden Denkschrift forderte er 1967 die Gründung eines eigenständigen Instituts für Anaesthesiologie in Tübingen. Diese Denkschrift, unterstützt durch die Entwicklung des anästhesiologischen Fachgebietes an anderen Universitäten in Deutschland, führte zur Einrichtung des Zentralinstituts für Anästhesiologie im Jahre 1968.

1968–1992 Direktorat Prof. Rudolf Schorer

Prof. Dr. med. Rudolf Schorer (Abb. 1)

Geboren am 27.06.1926 in Weilheim; 1948–1953 Studium der Philosophie an der Universität München; 1953–1958 Studium der Medizin; 1958 Promotion zum Dr. med.; 1959–1961 Medizinalassistentenzeit;

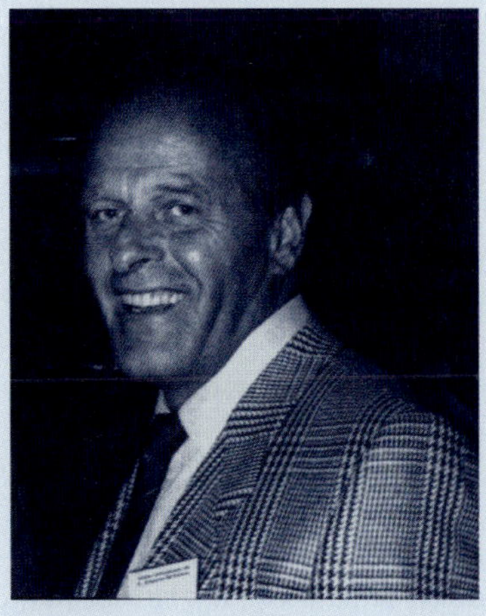

Abb. 1. Rudolf Schorer

1961–1962 Assistent an der Chirurgischen Klinik in Göttingen; 1962–1964 wissenschaftlicher Mitarbeiter, Abteilung für Physiologie, Max-Planck-Institut in Göttingen; 1964 Habilitation (Auswirkungen der Atemmechanik auf den Kreislauf); 1964–1967 Assistenzarzt, dann Oberarzt an der Anästhesieabteilung der Universität Göttingen (Stoffregen); 1967/68 Leitung der Anästhesieabteilung der Städtischen Krankenanstalten Augsburg; 1968 Direktor des neu gegründeten Zentralinstituts für Anaesthesiologie in Tübingen; 1992 Professor emeritus.

Ordinariat und Klinik

Rudolf Schorer baute die von Jochen Bark und Gerhard Clauberg begründete Tübinger Anästhesie mit seinen Mitarbeiterinnen und Mitarbeitern konsequent zu einem leistungsfähigen universitären **Zentralinstitut für Anaesthesiologie** aus mit umfassenden Aufgaben in der anästhesiologischen und intensivmedizinischen Krankenversorgung sowie in der Lehre und Forschung.

Im Universitätsklinikum mit seinerzeit mehr als 1800 Betten waren neben der Chirurgischen Klinik mit mehreren OP-Bereichen für die Allgemein- und Unfallchirurgie, Herz-, Thorax- und Gefäßchirurgie, Neurochirurgie, Kinderchirurgie (neonatologisches Zentrum), Urologie und Orthopädie im sog. Talklinikum in jeweils eigenen Gebäuden die Frauenklinik (diese hatte bis 1977 einen selbständigen Anästhesisten), die HNO-Klinik, die Mund-Kiefer-Gesichts-Chirurgie und die Zahnklinik, die Augenklinik, die Hautklinik und die Psychiatrische Klinik zu versorgen. Mit der weiteren medizinischen Entwicklung wurden Anästhesien auch für diagnostische und interventionelle Eingriffe in der Kinderklinik, Radiologie, Neuroradiologie, Strahlentherapie, Endoskopie und im Herzkatheterlabor durchgeführt.

1968 standen Schorer für die anästhesiologische Versorgung der operativen Disziplinen 10 Ärzte und wenige Narkosepfleger zur Verfügung, die zusammen mit den operativen Disziplinen insgesamt 12.000 Anästhesien jährlich durchführten. Die klinische Anästhesiologie musste deshalb in personeller, apparativer, organisatorischer und – soweit möglich – baulicher Hinsicht rasch weiterentwickelt werden. Mit hoher Priorität konnte durch geschickte Verhandlungen die ärztliche und pflegerische personelle Situation verbessert und im Weiteren den steigenden Anforderungen weitgehend angepasst werden. Im ärztlichen Bereich wurde auf eine profunde klinische Aus- und Weiterbildung großer Wert gelegt und durch Rotation in allen Bereichen ein umfassender Erfahrungs- und Wissenstransfer ermöglicht.

Parallel zur Entwicklung in den operativen Disziplinen wurden anästhesiologische Schwerpunkte in Kardioanästhesie, Neuroanästhesie, Kinder- und neonatologischer Anästhesie und Transplantationsmedizin gesetzt. Die dezentralen Strukturen erforderten einen erheblichen organisatorischen Aufwand, um alle Arbeitsbereiche adäquat fachärztlich zu besetzen. Die geforderte ärztliche Qualifikation konnte zuletzt durch 14 Oberärzte und Dienst tuende Oberärzte und einen Facharztanteil von etwa 50% im Kollegium gewährleistet werden.

Im Pflegebereich wurde als wesentliche Grundlage einer qualifizierten Pflege früh eine von der Deutschen Krankenhausgesellschaft anerkannte Weiterbildung Fachkrankenpflege Anästhesie und Intensivmedizin etabliert. Bereits in den ersten Jahren wurden von Schorer in der „alten" Chirurgischen Klinik Aufwachraumkapazität, ein Schockraum, ein großes Gerätepflegezentrum, eine eigene Medizintechnik mit Anästhesiewerkstatt, ein EKG-Labor, ein Blutgaslabor und ein Lungenfunktionslabor eingerichtet, in den einzelnen Außenkliniken wurden Aufwachbereiche und Gerätepflegeeinheiten organisiert. Als zukunftsweisende Einrichtungen wurden ab Anfang der 1980er-Jahre eine Anästhesieambulanz, eine Eigenblut-/Plasmapheresеambulanz im Rahmen eines Konzepts eigenblutsparender Maßnahmen sowie eine Schmerzambulanz aufgebaut und betrieben. Zu dieser Zeit wurde auch mit der Onlinedatenerfassung in den beiden kardiochirurgischen Operationssälen begonnen. Durch enge Zusammenarbeit mit der Kinderchirurgie wurden ambulante Operationen in großem Umfang bei Kindern und Säuglingen realisiert.

Schorers besonderes Anliegen war die **kontinuierliche** Überwachung **aller** Patienten an **allen** Arbeitsplätzen, insbesondere nichtinvasiv durch Elektrokardiographie und Kapnometrie/Kapnographie, ein Ziel, das im Wesentlichen bereits zum 10-jährigen Bestehen des Instituts 1978 erreicht war. Seine Vision eines integrierten Anästhesie- und Intensivarbeitsplatzes konnte mit dem Umzug in das CRONA-Klinikum 1989 in Angriff genommen werden.

Schorer zeigte sich allen wichtigen Entwicklungstendenzen in der Anästhesiologie offen. Auf dieser Grundlage entwickelte sich ein breites klinisches Methodenspektrum, das neben den Inhalationsanästhesieverfahren auch die intravenösen Anästhesiemethoden und schon frühzeitig die Verfahren der Regionalanästhesie umfasste.

Eine große Bedeutung für die Tübinger Anästhesiologie hatte 1989 der Umzug der „alten" Chirurgischen Klinik in das lang geplante CRONA-Klinikum auf dem Schnarrenberg [Chirurgie (Allgemein- und Transplantationschirurgie, Kinderchirurgie, Herz-, Thorax- und Gefäßchirurgie, Neurochirurgie und Urologie), Radiologie und Strahlentherapie, Orthopädie, Neurologie, Anästhesiologie]. Schorer und seine Mitarbeiter brachten viele Ideen in das Konzept dieses Klinikums mit ein, das allerdings im Verlauf der Bauphase wiederholt umgeplant wurde. Das neue Klinikum bot, trotz einer Reihe von Abstrichen durch ein verändertes Raumkonzept, erheblich bessere Voraussetzungen für die Arbeit der jetzigen **Abteilung Anaesthe-**

siologie der Universitätsklinik für Anaesthesiologie und Transfusionsmedizin (Dir.: Prof. Dr. R. Schorer).

Die studentische Ausbildung war Schorer von Anfang an ein besonderes Anliegen, insbesondere durch seine Pflichtvorlesung „Anästhesiologie, Wiederbelebung und Erste Ärztliche Hilfe“ mit anschließendem Praktikum. Das Vorlesungsangebot wurde später durch eine Reihe fakultativer Vorlesungen und Kurse erweitert, z. B. „Klinik der Anästhesiologie, Intensivtherapie, Notfallmedizin und Schmerztherapie“ für das 4. klinische Semester und „Notfallmedizin“ für höhere klinische Semester.

Schorer initiierte und förderte viele klinische und experimentelle Forschungsvorhaben. Da dem Institut in den Anfangsjahren nur wenige Laborräume zur Verfügung standen, war eine enge Zusammenarbeit mit anderen klinischen und theoretischen universitären Einrichtungen erforderlich. Mit dem Umzug des Instituts in das CRONA-Klinikum auf dem Schnarrenberg 1989 verfügte die Anästhesie über einen eigenen Tier-OP sowie mehrere Labore im Bereich der „alten“ Chirurgischen Klinik. Insgesamt wurden 13 Habilitationen abgeschlossen und 2 weitere vorbereitet sowie zahlreiche Dissertationen und wissenschaftliche Publikationen erarbeitet. Schwerpunktthemen waren die Entwicklung eines PDMS (Patient Data Management System) für den OP- und Intensivbereich, Auswirkungen von Inhalationsanästhetika auf die Leberfunktion, Sauerstoffverbrauch unter Narkose, zerebrale Funktionsstörungen im Schock, intrazellulärer Säure-Basen-Haushalt, nichtinvasive und invasive Überwachungsverfahren in Anästhesie und Intensivmedizin, Blockade von Schmerzfasern, systemische und pulmonale Hämodynamik bei Sepsis, Lungenfunktion und Beatmung unter Anästhesie und bei ARDS, modifizierte Hämoglobinlösungen als sauerstofftransportierender Volumenersatz und neuromuskuläre Differenzialblockade.

Intensivmedizin

Seit Anfang der 1960er-Jahre existierte – hervorgegangen aus den Ansätzen von Martin Kirschner – in der Chirurgischen Klinik eine kombinierte Wach- und Intensivstation, die von dem für die Anästhesie zuständigen chirurgischen Oberarzt, unterstützt von den Pflegekräften, betreut wurde. Die Gegebenheiten vor Ort waren im Sommer 1968 bei Gründung des Zentralinstituts für Anästhesiologie sehr begrenzt. Drei Räume dienten gleichzeitig als Aufwachraum, Wachzimmer und Intensivstation. Außerdem stand ein kleines Dienstzimmer für alle organisatorischen Funktionen zur Verfügung, lediglich 11 Pflegekräfte waren dieser Station zugeteilt und kümmerten sich um die 12 Betten, die je zur Hälfte für Intensivtherapie und die Überwachung von frisch Operierten vorgesehen waren.

Wegen der ständig wachsenden Zahl der zu betreuenden Patienten wurde 1970 eine neue Intensivstation mit integriertem Aufwachraum eröffnet. Sie bestand aus einem großen Saal mit 12 Betten und einem als Isolierzimmer genutzten Behandlungsraum mit 4 Betten. Die nach dem offenen Plan konzipierte Station ermöglichte eine zentrale Überwachung der Patienten und einen rationellen Personaleinsatz. Allerdings musste nach mehreren nosokomialen Infektionsepidemien, die auch Todesfälle forderten, die Intensivstation zeitweilig geschlossen werden. Es wurde daraufhin ein erneuter Umbau der Intensivstation in Angriff genommen und 1974 fertiggestellt. Diese Station bestand nun aus 3 Räumen mit 10 Überwachungsplätzen und 3 Räumen mit 11 Intensivbehandlungsplätzen, dazu einem Aufnahmeraum mit 2 weiteren Behandlungsplätzen.

Zugleich wurde mit einer neuen Patientenüberwachungsanlage 1978, ergänzt durch einen Rechner zur Erfassung und Speicherung der Vitaldaten, der Grundstein einer bis heute immer weiter ausgebauten Nutzung der Möglichkeiten der EDV gelegt. In der engen Zusammenarbeit mit der Industrie und der gemeinsamen Entwicklung eines automatisierten Narkose- und Intensivdokumentationssystems fand dies seinen Niederschlag.

Wegweisend für die Zukunft war auch das von Schorer geprägte Verständnis der anästhesiologischen Intensivstation als Zentrum interdisziplinärer Zusammenarbeit, die in einem Statut über Zuständigkeiten und Verantwortlichkeiten mit den operativen Disziplinen, unter Einbeziehung der verantwortlichen Stellen der Klinikumsleitung und des Trägers, vereinbart wurde.

Eine neue, modernere und v. a. größere Intensivstation wurde im Rahmen des Neubaus des Klinikums am Schnarrenberg verwirklicht. Von den insgesamt 46 Behandlungsplätzen wurden 24 organisatorisch und fachlich der Anästhesiologie zugeordnet, die damit für die Intensivtherapie und Beatmung für Patienten aus allen operativen Fachdisziplinen zuständig war. Ferner wurde eine fachgebundene Wachstation von der Abteilung für Allgemeinchirurgie und der Abteilung für Neurochirurgie betrieben. Wegen eines über Jahre hinweg andauernden gravierenden Mangels an qualifizierten Pflegekräften konnten auf der Intensivstation zunächst nur etwa $^{2}/_{3}$ der verfügbaren Planbetten betrieben werden.

1992–1994 Direktorat (komm.) Prof. Gunther Lenz

Prof. Dr. med. Gunther Lenz

Geboren am 16.09.1952 in Singen/Htwl.; 1971–1977 Studium der Medizin in Tübingen; 1977 Promotion zum Dr. med. Tübingen (Na-K-stimulierte Adenosintriphosphatase im Nierengewebe des Kaninchens); Assistenzarzt am Institut für Anästhesiologie der Universität Tübingen; 1982 Facharztanerkennung; 1983/84 Oberarzt am Bundeswehrkrankenhaus Ulm; 1985 Oberarzt am Institut für Anästhesiologie in

Tübingen; 1985 D.E.A.A.; 1988 Habilitation (Pyridoxalierte Polyhämoglobinlösung als sauerstofftransportierendes Volumenersatzmittel) und Venia legendi; 1990 Leitender Oberarzt und stv. Abteilungsleiter der Abteilung Anaesthesiologie der Universitätsklinik für Anaesthesiologie und Transfusionsmedizin Tübingen; 1.10.1992–28.2.1994 nach Emeritierung von Schorer kommissarischer Leiter der Abteilung Anaesthesiologie der Universitätsklinik für Anaesthesiologie und Transfusionsmedizin Tübingen; 1995 Ernennung zum apl. Professor für Anästhesiologie; 1996 Ernennung zum Direktor des Instituts für Anästhesie und Intensivmedizin des Klinikums Ingolstadt.

Seit 1994 Direktorat Prof. Klaus Unertl

Prof. Dr. med. Klaus Unertl (◘ Abb. 2)

Geboren am 08.09.1945 in Aschaffenburg; 1967–1973 Studium der Medizin an der Ludwig-Maximilians-Universität LMU München, 1975 Promotion zum Dr. med.; 1975–1994 Assistenzarzt, dann Oberarzt am Institut für Anästhesiologie der LMU München (Peter); 1981 Facharztanerkennung für Anästhesie; 1987 Habilitation an der LMU München (Nosokomiale bakterielle Infektionen des Respirationstraktes bei beatmeten Patienten); 1988 Ernennung zum Universitätsprofessor an der LMU München; 1994 Berufung auf den Lehrstuhl für Anästhesiologie und Ärztlicher Direktor der Abteilung für Anaesthesiologie und Intensivmedizin am Universitätsklinikum Tübingen.

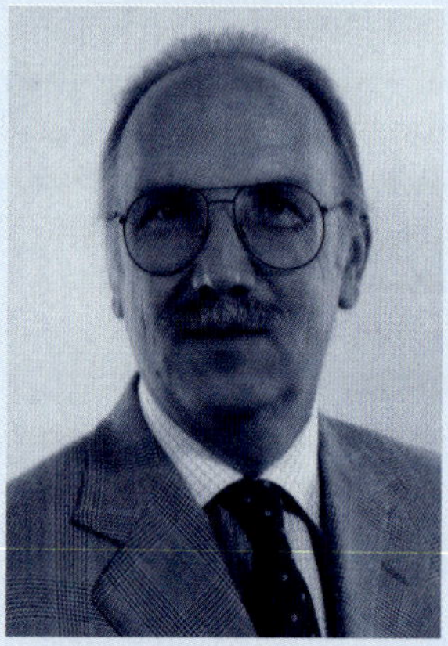

◘ **Abb. 2.** Klaus Unertl

Klinische Anästhesie

Zum Zeitpunkt der Emeritierung von Schorer verfügte die Abteilung für Anaesthesiologie über 74 Planstellen für wissenschaftliche Mitarbeiter (71 ärztliche Mitarbeiter und 3 im EDV-Bereich) und insgesamt 145 Planstellen im Pflegedienst für OP und Intensivstation. Die Abteilung versorgte als zentrale Einrichtung alle Kliniken und Abteilungen des Universitätsklinikums mit anästhesiologischen Leistungen. Im Jahre 1995 wurden von der Abteilung ca. 18.600 Narkosen durchgeführt mit einer mittleren Anästhesiepräsenzzeit von 2,6 h. Neuberufungen in verschiedenen operativen Disziplinen, Neubauten mit vermehrten Operationssaalkapazitäten und neue Arbeitsplätze (z. B. Open MR, Ambulantes Operationszentrum) führten zu einer Steigerung der Anästhesieleistungen auf nahezu 23.000 im Jahre 2001. Diese Leistungsausweitung musste angesichts gedeckelter Budgets ohne entsprechende Anpassung des Personalbudgets realisiert werden und erforderte erhebliche Anstrengungen im Sinne einer Straffung und Optimierung der Abläufe in den zentralen und dezentralen Bereichen des Universitätsklinikums. Darüber hinaus konnten finanzielle Mittel durch Einsparungen im Sachmittelbereich in den Personalsektor transferiert werden. Inzwischen sind diese Rationalisierungspotenziale vollständig ausgeschöpft und weitere Anforderungen, die z. T. auch durch gesetzliche Vorgaben entstehen, werden sich nicht ohne zusätzliche Finanzmittel realisieren lassen.

Gegenwärtig stehen für die Tätigkeit in der Anästhesiologie rund 60 ärztliche Mitarbeiter einschl. AiP zur Verfügung. Schwerpunkte im Zentral-OP sind neben der Thorax-, Herz- und Gefäßchirurgie (rund 1000 Eingriffe am offenen Herzen mit Einsatz der extrakorporalen Zirkulation, davon rund 250 bei Kindern), die Neurochirurgie, Kinderchirurgie und Allgemeinchirurgie; als weitere Disziplinen sind Urologie und Orthopädie im Zentral-OP vertreten. Unter den verschiedenen dezentral untergebrachten Einrichtungen nehmen neben der Augenklinik und der Mund-, Kiefer- und Gesichtschirurgie, die Hals-Nasen-Ohren-Klinik und die Frauenklinik mit Perinatalzentrum einen besonderen Schwerpunkt ein. Es finden rund 2400 Geburten im Jahr am UKT statt, davon werden mehr als 35% mit einem Periduralkatheter zur Geburtserleichterung von den Mitarbeitern der Anästhesie betreut. Das Risikoprofil der Schwangerschaften bedingt die Rate von etwa 600 Sectiones im Jahr.

Von den damit nahezu 24.000 anästhesiologisch zu betreuenden Patienten werden etwa 6000 ambulante und stationäre durch die Anästhesieambulanz auf die Narkose vorbereitet. Über die Schmerzambulanz werden neben den stationären Patienten (postoperative Schmerztherapie, Patienten mit Tumorschmerzen) auch 2200 ambulante Behandlungen durchgeführt. Der Rettungsdienst im Landkreis Tübingen wird zu 50% von den Ärzten der Abteilung für Anaesthesiologie versehen, je 25% von den chirurgischen Kollegen und von Mitarbeitern der nicht zum UKT gehörigen Berufsgenossenschaftlichen Unfallklinik. Derzeit sind im Mittel 8 Einsätze pro Tag zu erwarten.

Intensivmedizin

Die Belegung der Intensivtherapiestation ließ sich durch organisatorische Maßnahmen und Überwindung der Personalprobleme von Jahr zu Jahr kontinuierlich steigern. Gegenwärtig werden unter der Leitung von 2 Oberärzten, 2 Funktionsoberärzten, 17 Assistenten und 80 Pflegekräften maximal alle vorhandenen 24 Betten betrieben, im Jahresmittel zuletzt über 20 Betten. Die mittlere Verweildauer beträgt derzeit 5 Tage, die Pflegetage summierten sich auf nahezu 7400 im Jahr 2001. Das Spektrum der betreuten Patienten spiegelt das operative Spektrum des Klinikums wider, zahlenmäßig dominieren dabei Patienten nach herzchirurgischen Eingriffen, neurochirurgische Notfallpatienten sowie allgemeinchirurgische Patienten einschließlich Patienten nach Organtransplantation. Einen weiteren Schwerpunkt bildet die Versorgung von Patienten mit Polytrauma, Schädel-Hirn-Trauma, akutem Lungenversagen (ARDS) und Multiorgandysfunktion. Der Schweregrad der Erkrankung der behandelten Patienten lässt sich anhand eines Beatmungsanteils von über 90%, eines mittleren APACHE-II-Scores von 16 Punkten und eines mittleren TISS-76-Scores von 36 Punkten beschreiben. Das aus dem APACHE-II-Score abgeleitete statistische Letalitätsrisiko der Patienten beträgt 18,7%, die tatsächliche Letalität lag 2001 bei 6%.

Forschung

Eigene Forschungsschwerpunkte wurden in den vergangenen Jahren an der Abteilung für Anästhesiologie ebenso entwickelt wie Schwerpunkte in Zusammenarbeit mit anderen Einrichtungen.

Für die eigenen Projekte stehen der Abteilung Räumlichkeiten sowohl innerhalb des Klinikums (Simulatorzentrum) als auch an 2 weiteren Standorten in Tübingen zur Verfügung.

Infektion und Inflammation. In S2-/L2-zertifizierten eigenen Laboren werden zellbiologische Untersuchungen v. a. zum intrazellulären Signalweg bei Infektion respiratorischer Epithelzellen und zur Adhäsion potenzieller Pathogene an respiratorische Epithelzellen durchgeführt. Weiterhin finden Untersuchungen zur Zell-Zell-Interaktion bei Inflammation und Reperfusion auf der Oberfläche von Endothelzellen statt, speziell auch ihre Modulation durch künstliche Kolloide und die Abhängigkeit dieser Vorgänge von Viskosität und Sheer-Stress. Weitere Untersuchungen befassen sich mit der Detektion bakterieller Pathogene im Blut und der Modulation der Adhärenz von Bakterien an Kathetermaterial.

Simulatorzentrum. Im HBFG-Verfahren wurde ein Simulatorzentrum an der Abteilung eingerichtet. Hier werden neben der Aus- und Weiterbildung von Studenten und medizinischem Personal mit Förderung der EU Projekte der Telemedizin, Patientensicherheit und des Fehlermanagements bei komplexen Handlungsabläufen bearbeitet.

Forschungssektion „Experimentelle Anästhesiologie". Durch die Medizinische Fakultät der Universität Tübingen wurde die Einrichtung einer Sektion Experimentelle Anästhesiologie befürwortet. Nach Ausschreibung und ordentlichem Berufungsverfahren wurde 2002 eine C3-Professur besetzt, die Sektion nahm im Sommer 2002 in ihren Räumen die Tätigkeit auf. Die Sektion befasst sich schwerpunktmäßig mit der Erforschung der molekularen und zellulären Basis der Wirkungen von Allgemeinanästhetika auf verschiedenen Ebenen des Zentralnervensystems.

Schmerz. In Zusammenarbeit mit dem Institut für Medizinische Psychologie der Universität (Prof. Dr. N. Birbaumer) werden Untersuchungen durchgeführt zur Plastizität der Schmerzwahrnehmung bei Patienten mit chronischen Schmerzzuständen, insbesondere mit Phantomschmerz.

Anhang

Habilitationen

- **Bark, Heinz Joachim** (1956) Die Narkosetiefe, Untersuchungen mit dem EEG
- **Clauberg, Gerhard** (1966) Untersuchungen über den Einfluss von Inhalationsnarkose und Operation auf die Leberfunktion
- **Kronschwitz, Helmut** (1967) Die klinische Dosierung von Suxamethonium
- **Stolz, Christian** (1970) Der Einfluss der Inhalationsnarkotika auf den oberflächenaktiven Film der Lungenalveolen
- **Unseld, Hans** (1973) Der Einfluss einer stromafreien Hämoglobinlösung auf den Kreislauf, die Sauerstoffaufnahme und die Nierenfunktion von Zwergschweinen
- **Braun, Ulrich** (1974) Der Einfluss von Narkosen und Muskelrelaxanzien auf den Gesamtsauerstoffverbrauch. Untersuchungen im Tierexperiment und am Menschen
- **Junger, Hermann** (1975) Der Eigenstoffwechsel ACD-stabilisierter Vollblutkonserven sowie Serumkonserven und ihre Auswirkungen auf den Empfängerorganismus (Mensch und Kaninchen)
- **Voigt, Edgar** (1975) Die Beurteilung von ventilatorischen Verteilungsstörungen anhand von Stickstoffauswaschkurven der Lunge und einem daraus abgeleiteten inspiratorischen Gas-Verteilungs-Index (IDI)
- **Hausdörfer, Juergen** (1976) Klinische und tierexperimentelle Untersuchungen der akuten Auswirkung isolierter Schädel-Hirn-Traumen unter

besonderer Berücksichtigung metabolischer und enzymologischer Veränderungen
- **Hempel, Volker** (1977) Biochemische und klinisch-pharmakologische Untersuchungen über den Einfluss dampfförmiger Narkosemittel auf das endoplasmatische Reticulum der Leberzelle
- **Rothe, Karl-Friedrich** (1980) Tierexperimentelle Untersuchungen zum Einfluss von Veränderungen des extrazellulären pH-Wertes auf den intrazellulären pH-Wert von Geweben
- **Heuser, Dieter** (1983) Tierexperimentelle Untersuchungen der zerebralen Ionenhomöostase nach Kreislaufveränderungen und Endotoxinschock
- **Guggenberger, Heinz** (1988) Zerebrale Funktionsstörungen im hypovolämischen Schock: Tierexperimentelle Untersuchungen zur Pathophysiologie und Therapie der akuten inkompletten Ischämie
- **Klöss, Thomas** (1988) Klinische und tierexperimentelle Befunde zur pulmonalen Druck-Fluss-Beziehung bei akuter respiratorischer Insuffizienz infolge Sepsis
- **Lenz, Gunther** (1988) Pyridoxalierte Polyhämoglobinlösung als sauerstofftransportierendes Volumenersatzmittel: Tierexperimentelle Untersuchungen zu Hämodynamik, Sauerstofftransport und Organwirkungen
- **Schimek, Franz** (1988) Experimentelle Untersuchungen zum selektiven Leitungsblock der Schmerzfasern
- **Fretschner, Reinhold** (1996) Langsam dehnbare Kompartimente des respiratorischen Systems bei Patienten mit schwerem akuten Lungenversagen (ARDS)
- **Bissinger, Ulrich** (2000) Tierexperimentelle Untersuchungen zur Pharmakodynamik von nichtdepolarisierenden Muskelrelaxanzien an unterschiedlichen Muskelgruppen

Leitende Funktionen

Viele ehemalige Mitarbeiterinnen und Mitarbeitern der Klinik übernahmen leitende Funktionen. In eine Chefarztposition wurden berufen:

Priv.-Doz. Dr. U. Bissinger: Städt. Krankenhaus Esslingen; Prof. Dr. U. Braun (C3-Professur): Universität Göttingen, Abteilung Anästhesiologie III; Dr. K. Dettling: Hospital zum Hl. Geist Horb; Dr. J. Diedler: Kreiskrankenhaus Böblingen; Dr. A. Frei: Kreiskrankenhaus Ettenheim; Dr. V. Hauff: Kreiskliniken Albstadt, Balingen, Hechingen; Prof. Dr. J. Hausdörfer (C3-Professur): Medizinische Hochschule Hannover, Abteilung Anästhesie III; Dr. J. Heinze: Oberschwaben-Klinik Bad Waldsee; Prof. Dr. V. Hempel: Klinikum Konstanz; Prof. Dr. D. Heuser: Klinikum Nürnberg; Prof. Dr. H. Junger: Stadtklinik Baden-Baden; Dr. W. Junginger: Marienhospital Stuttgart; Dr. R. Kansy: Kreiskrankenhaus Waiblingen; Priv.-Doz. Dr. T. Klöss: Allgemeines Krankenhaus Hamburg-Harburg; Dr. U. Kotzerke: Kreiskrankenhaus Radolfzell; Dr. P. Krebs: Klinikum Villingen-Schwenningen; Dr. M. Kumm: Kreiskrankenhaus Groß-Umstadt; Dr. R. Leeser: Schmerztherapiezentrum Bad Mergentheim; Prof. Dr. G. Lenz: Klinikum Ingolstadt; Dr. I. Renz-Ey: St. Elisabeth-Krankenhaus Rodalben; Prof. Dr. K.F. Rothe: Klinikum Dresden-Friedrichstadt; Dr. H.J. Schmitt: Knappschafts-Krankenhaus Sulzbach; Dr. A. Schneider: Fachkliniken Wangen; Priv.-Doz. Dr. H. Unseld: Kreiskrankenhaus Donaueschingen; Dr. K. Van Deyk: Stadtklinik Baden-Baden; Prof. Dr. E. Voigt: Städt. Krankenhaus Süd Lübeck.

Außerplanmäßige Professuren

Zu außerplanmäßigen Professoren wurden ernannt: Prof. Dr. V. Hempel, Prof. Dr. D. Heuser, Prof. Dr. H. Junger, Prof. Dr. G. Lenz, Prof. Dr. K.F. Rothe, Prof. Dr. E. Voigt.

Informationen aus dem Internet

Aktuelle Informationen zu Tätigkeitsspektrum, Mitarbeitern, Forschungsaktivitäten, Publikationen und Veranstaltungen sind über die Homepage der Klinik für Anaesthesiologie abrufbar: http://www.medizin.uni-tuebingen.de/anaesth/public html/homepage/narkose.htm

Fußnote zu Unterkap. 4.3.35

[1] M. Kirschner: Zum Neubau der chirurgischen Universitätsklinik Tübingen. Chirurg 2 (1930), S. 54 ff.

4.3.36 Universität Ulm Universitätsklinik für Anästhesiologie

M. Georgieff

Die Anfänge

Auch nachdem 1953 die Deutsche Gesellschaft für Anaesthesie gegründet und noch im gleichen Jahr die Einführung des Facharztes für Anästhesie beschlossen wurde, sah die Realität in unserem Fachgebiet noch ziemlich anders aus. Die meisten Narkosen wurden entweder von nichtärztlichem Personal oder von nicht speziell dafür ausgebildeten Ärzten durchgeführt. In den Städtischen Kliniken in Ulm gab es lediglich im Bereich der Chirurgie eine ärztliche Anästhesie – bis 1955 Dr. Straub, Assistenzarzt der Chirurgischen Klinik, ab 1956 dann Dr. med. Günther Dombroschke, der ab dem 28.06.1960 mit der Facharztanerkennung als erster Anästhesist der Chirurgischen Klinik in Ulm tätig war. In den folgenden Jahren formierte sich unter seiner Leitung eine Gruppe von 3–4 Assistenzärzten, die unter einfachsten Bedingungen – ohne Monitoring, ohne Anästhesieschwestern – die Versorgung der 3 Operationssäle übernahmen. Dr. med. Edeltrude Traub, die 1966 in dieser Gruppe ihre anästhesiologische Laufbahn begonnen hatte, begleitete im weiteren Verlauf als langjährige Oberärztin bis zu ihrer Verabschiedung in den Ruhestand im Jahr 2000 die ganze Geschichte der Anästhesie an der Universität Ulm.

1974–1992 Direktorat Prof. Friedrich Wilhelm Ahnefeld

Prof. Dr. med. Dr. h.c. Friedrich Wilhelm Ahnefeld (■ Abb. 1)

Geboren am 12.01.1924 in Woldenberg (Neumark); 1946–1951 Medizinstudium an den Universitäten Posen, Münster und Düsseldorf; 1951 Promotion zum Dr. med. (Pharmakologie), anschließend 1,5 Jahre Tätigkeit in der Pharmakologie (Weese); 1952–1958 Weiterbildung im Fachgebiet Chirurgie, 1957 Facharztanerkennung für Chirurgie; 1959–1962 Weiterbildung im Fachgebiet Anästhesiologie, Johannes Gutenberg-Universität Mainz (R. Frey); 1962 Facharztanerkennung für Anästhesie; 1964 Habilitation (Experimentelle und klinische Studien zur Entstehung, dem Ablauf und der Therapie des Verbrennungsschocks); 1964–1967 Institut für Anästhesiologie der Universität Mainz und Leiter der Abteilung für Anästhesiologie und Verbrennungskrankheiten, Zentralkrankenhaus der Bundeswehr, Koblenz; ab 1968 Aufbau der Abteilung für Anästhesie an der neu gegründeten Universität Ulm; 1974 Berufung auf den neu geschaffenen Lehrstuhl für Anästhesiologie der Univerität Ulm; 1992 Professor emeritus. Ehrendoktorwürde der Semmelweis-Universität Budapest, Bundesverdienstkreuz 1. Klasse, Ernst-von-Bergmann-Plakette der Deutschen Ärzteschaft, Verdienstmedaille des Landes Baden-Württemberg, Rudolf-Frey-Medaille für Notfallmedizin der DGAI.

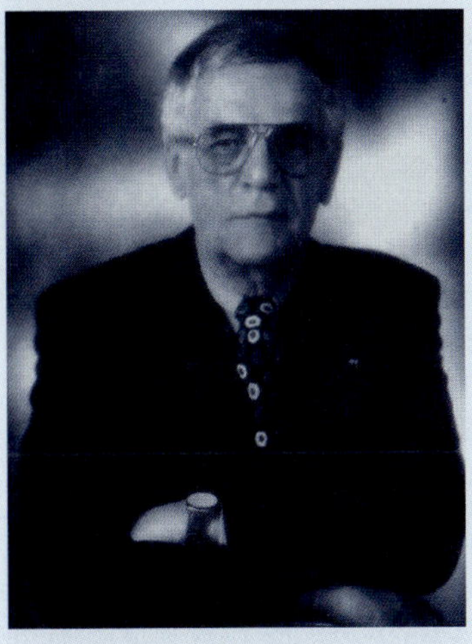

■ **Abb. 1.** Friedrich W. Ahnefeld

Entwicklung der Klinik

Die Universität Ulm wurde 1967 als medizinisch-naturwissenschaftliche Hochschule – primär geplant als Forschungsuniversität mit geringen Studentenzahlen – gegründet. Am 01.01.1968 wurde Friedrich W. Ahnefeld in Personalunion als Chefarzt des in Planung befindlichen Bundeswehrkrankenhauses und Leiter der Anästhesieabteilung nach Ulm versetzt. Vom Kultusministerium Baden-Württemberg erhielt er die Berufung zum Honorarprofessor mit den Rechten und Pflichten eines ordentlichen Professors an die Universität Ulm und wurde gleichzeitig von der Stadt Ulm, als Träger der Kliniken, zum Chefarzt der Anästhesieabteilung des Städtischen Krankenhauses ernannt. Da im Januar 1968 lediglich die Frauenklinik in eine Universitätsklinik umgewandelt war, begann dort mit einem Team von 3 Ärzten, 4 Pflegekräften und 1 MTA die klinische Tätigkeit – zunächst mit der Versorgung von 2 OP-Sälen und des Kreißsaales. Noch am Ende des gleichen Jahres kam die anästhesiologische Versorgung der Urologischen Klinik mit der Etablierung der üblichen Narkoseverfahren, insbesondere der rückenmarksnahen Leitungsanästhesie dazu. Im darauf folgenden Jahr 1969 kam die anästhesiologische Versorgung der Chirurgischen Klinik am Safranberg dazu. Neben der Durchführung von Narkosen wurden auch Beatmungsfälle von der Anästhesie betreut, jedoch zunächst innerhalb der chirurgischen Wachstation. Im Juli 1971 konnte dann die eigene Intensivtherapiestation der Anästhesie mit zunächst 8 Betten eröffnet werden. Prof. Dr. Jürgen Kilian und Dr. Diethelm

Spilker, später Dr. Jürgen Schmitz und Dr. Heidemarie Suger-Wiedeck betreuten im weiteren Verlauf die Entwicklung der Intensivmedizin. Im Jahr 1969 kamen außerdem noch die anästhesiologische Versorgung der Radiologie, der Kinderklinik und der Inneren Medizin für diagnostische Eingriffe dazu, sowie 1972 die Hals-Nasen-Ohren-Klinik am Michelsberg.

Im Rahmen der Facharztweiterbildung wurden nun wöchentliche Fortbildungsveranstaltungen sowie mehrere Symposien zu Schwerpunktthemen durchgeführt. Ebenfalls 1969 wurde mit der von der DGAI empfohlenen Weiterbildung zu Fachschwestern/-pflegern für Anästhesie und Intensivmedizin begonnen; zunächst noch mit 1-jähriger Ausbildungsdauer. Im gleichen Jahr erfolgte auch die Einrichtung der ersten Anästhesiewerkstatt zur Gerätepflege und Mitarbeitereinweisung.

Für die Universitätskliniken war in der Gründungsschrift ein Departmentsystem vorgesehen. Ende 1971 wurde eine zweite Abteilung für Spezielle Anästhesie am Michelsberg eingerichtet und Prof. Dr. Wolfgang Dick aus Mainz als Abteilungsleiter berufen.

1973 erhielt Ahnefeld – bis zu diesem Zeitpunkt in Personalunion für die Bundeswehr, das Land und die Stadt tätig – einen Ruf auf den Lehrstuhl für Anästhesie der Universität Münster. Daraufhin erfolgte vom Land Baden-Württemberg und der Universität die Zusage, im Falle einer Ablehnung in Münster den Ruf auf das nunmehr einzurichtende Ordinariat für Anästhesie in Ulm zu erhalten. Nach längeren Verhandlungen entschied sich Ahnefeld für Ulm, damit verbunden war sein Ausscheiden aus der Bundeswehr. Das Department für Anästhesie erhielt einen eigenen Forschungsbereich im Neubau der Universität auf dem Oberen Eselsberg. Die Gründung einer dritten Abteilung für Experimentelle Anästhesie folgte; Prof. Dr. Dr. A. Grünert wurde als Abteilungsleiter berufen.

Notfallmedizin

Ein ganz besonderer Schwerpunkt lag in Ulm jedoch in der Entwicklung des Rettungsdienstes. Nachdem sich Ahnefeld schon in Mainz seit 1962 mit Fragen der Rettungsdienstorganisation und dem Konzept der Rettungskette beschäftigt hatte, entstand für Ulm die Idee, ein von der Anästhesie betriebenes Testrettungszentrum aufbauen zu können. Im November 1971 konnte das Testrettungszentrum Ulm in Kooperation von Bundeswehr, Universität, Stadt Ulm und DRK Baden-Württemberg am Michelsberg in Betrieb genommen werden. Im Jahr 1972 wurden damit ca. 1400 Notarzteinsätze geleistet. Das Rettungszentrum, betreut von Dr. Michael Schorr und Dr. Bodo Gorgaß, bewährte sich in der Praxis sowohl in der schnellen Versorgung von Notfallpatienten als auch in der Entwicklung neuer Konzepte, der Testung von Geräten und Ausstattung für die Fahrzeuge sowie der weiteren Ausbildung von Notärzten und Rettungssanitätern. Hiermit wurde ein entscheidender Grundstein für die Etablierung des Rettungswesens in Deutschland gelegt, der auch international weitreichende Anerkennung brachte.

Forschung

Die Entwicklung des Forschungsbereiches begann im Oktober 1968. Erste Schwerpunkte waren Arbeiten zu postoperativen Störungen des Wasser-Elektrolyt-Haushaltes. 1969 konnten dann 2 Räume in der Hindenburgkaserne akquiriert werden, von denen einer, ein ehemaliger Waschraum, zum Tier-OP, der andere zum Labor umfunktioniert wurde. Ein Labor zur gaschromatographischen Aminosäurentrennung wurde eingerichtet; der experimentelle Bereich war nun mit einem ständigen ärztlichen Mitarbeiter besetzt. Forschungsschwerpunkte zu dieser Zeit waren Stoffwechsel, Infusionstherapie, Schock- und Verbrennungsbehandlung sowie im klinischen Bereich geburtshilfliche Anästhesie und Neugeborenenreanimation. Erster Habilitand der Klinik war im Jahr 1973 Jürgen Kilian mit dem Thema „Das Verhalten der Lymphe im hämorrhagischen Schock und nach Infusion von Ringer-Laktat-Lösung, 4%iger und 6%iger Dextran-60-Lösung".

Klinische Anästhesie

Zu den schon vorhandenen Aufgabenbereichen kamen 1974 noch die anästhesiologische Versorgung der Augenklinik und der Städtischen Belegklinik für Frauenheilkunde und Geburtshilfe in Söflingen dazu sowie 1983 die Zahn-Mund-Kiefer-Klinik in den Räumen des Bundeswehrkrankenhauses. 1988 wurde in Ulm dann noch der Bereich der Herzchirurgie etabliert und die dazugehörige Kardioanästhesiegruppe aufgebaut. In der klinischen Tätigkeit bildeten sich spezielle Aufgabenschwerpunkte, so z. B. die geburtshilfliche Anästhesie mit der Neugeborenenversorgung – betreut von Dr. Edeltrude Traub – oder die Kinderanästhesie, um die sich Dr. Karl-Heinz Altemeyer – Pädiater und Anästhesist – besonders verdient machte. Seine Forschungsarbeiten fanden mit der Entwicklung des Ulmer Kinderkreissystems auch direkten Eingang in die praktische Tätigkeit. Zur besseren präoperativen Evaluierung und Vorbehandlung der Patienten wurde 1975 am Michelsberg die erste Anästhesieambulanz eingerichtet, gefolgt von einer weiteren am Safranberg im Jahr 1981. Zur adäquaten postoperativen Überwachung waren bis Mitte der 1980er-Jahre in allen operativen Bereichen zusätzlich zu den Intensivstationen Aufwachräume eingerichtet – in der Chirurgie mit 10 Betten, der Urologie und Frauenklinik mit 6 Betten und der HNO-/Augenklinik mit 3 Betten.

Von 1968 bis 1990 gab es folgende Entwicklung der Anästhesieleistungen und des Anästhesiepersonals: Die Narkosen stiegen von 1800 auf 18.155, die Anzahl der Oberärzte von 1 auf 24, die der Fachärzte von 4 im Jahre 1973 auf 11 im Jahr 1990, die Assistenten von 5 auf 63 und das Pflegepersonal von 7 auf 100.

Mit der Inbetriebnahme der Intensivstation der Hals-Nasen-Ohren- und Augenklinik 1981 war dann auch die Intensivtherapie in allen operativen Bereichen etabliert. Am Michelsberg werden die Intensivstationen der Urologie, der Frauen-, Hals-Nasen-Ohren- und der Augenklinik in Zusammenarbeit mit den Fachkollegen der bettenführenden Abteilung betreut. Die anästhesiologische Intensivstation für den chirurgischen Bereich konnte im Rahmen des Umzuges in die heutigen Räumlichkeiten auf zunächst 12, ab 1986 20 Betten erweitert werden. Sie wird organisatorisch und personell von der Anästhesie geleitet.

Nach der Trennung von Bundeswehr und Universität wurde die Luftrettung von der Anästhesieabteilung des Bundeswehrkrankenhauses übernommen, der bodengebundene Rettungsdienst von der Universität. Seit 1980 erfolgten die Einsätze zusammen mit den Rettungsorganisationen im Rendezvoussystem. Unter Leitung von Dr. Rolando Rossi waren in Ulm ausschließlich Mitarbeiter der Klinik für Anästhesiologie als Notärzte tätig. Im Laufe der Jahre war eine Steigerung der Notarzteinsätze von 1280 im Jahr 1975 auf 2372 im Jahr 1990 zu verzeichnen, wobei der Schwerpunkt der Einsatzursachen mit ca. 50% bei den akuten Erkrankungen lag, gefolgt von etwa 20% Verkehrsunfällen.

Schmerztherapie

Bereits 1980 wurde von der Anästhesie unter Leitung von Dr. Bernd Kossmann und Dr. Ingrid Bowdler eine Schmerzambulanz gegründet. 1991 erfolgte der Umzug an den Safranberg mit einem eigenen stationären Bereich mit 4 Betten. Ein interdisziplinäres Schmerzzentrum mit regelmäßigen Schmerzkonferenzen und enger Kooperation mit dem Tumorzentrum Ulm entstand. Besondere Fördermittel erhielt die neue Einrichtung vom Sozialministerium und dem Krebsverband Baden-Württemberg.

Anästhesiologische Technologie und Verfahrensentwicklung

1989 erfolgte die Gründung einer eigenen Sektion Anästhesiologische Technologie und Verfahrensentwicklung unter Leitung von Dr. Wolfgang Friesdorf, die sich mit Problemen der Geräte- und Arbeitsplatzgestaltung sowie der Weiterentwicklung der Computertechnik zur Datenverarbeitung, insbesondere im Bereich der Intensivmedizin, beschäftigte.

Lehre und Forschung

1973 begann in Ulm auch der Studentenunterricht in den klinischen Fächern, der Vorlesungen über anästhesiologische und pathosphysiologische Themen sowie Notfallmedizin umfasste.

Im Rahmen der Facharztweiterbildung fanden wöchentliche Fortbildungsveranstaltungen statt, durchgeführt sowohl von Mitarbeitern des Departments als auch auswärtigen Gastdozenten. Als klinischer Leitfaden für die Ausbildung wurden die sog. Manuals zu den Themen Anästhesie, Notfallmedizin, Kinderanästhesie, Schmerztherapie, Ernährungs- und Infusionstherapie konzipiert. Außerdem wurde von Ulm aus in Zusammenarbeit mit zahlreichen Autoren im Springer-Verlag die Schriftenreihe „Klinische Anästhesiologie und Intensivtherapie" initiiert.

Schwerpunkte der Forschungstätigkeit waren Stoffwechselgeschehen, Infusions- und Ernährungstherapie, Beatmung, Schock und Volumenersatz. Im tierexperimentellen Bereich wurden besonders Projekte zur Sepsis, Endotoxinschädigung von Lunge und Darm, Schädel-Hirn-Trauma und kardiopulmonalen Reanimation realisiert. Zum Zeitpunkt der Emeritierung von Ahnefeld war die Klinik in insgesamt 6 Sektionen gegliedert worden, nämlich die Sektion Spezielle Anästhesie, Sektion Operative Intensivmedizin, Sektion Notfallmedizin, Sektion Schmerztherapie, Sektion Experimentelle Anästhesie und Sektion Anästhesiologische Technologie und Verfahrensentwicklung.

Seit 1992 Direktorat Professor Michael Georgieff

Prof. Dr. med. Michael Georgieff (■ Abb. 2)

Geboren 24.08.1951 in Hargeisa (Somalia), 1972–1978 Medizinstudium an den Universitäten Düsseldorf und Heidelberg/Mannheim; 1978 Promotion an der Medizinischen Fakultät Mannheim der Universität Heidelberg; 1983 Facharztanerkennung für Anästhesie; 1986 Habilitation an der Medizinischen Fakultät Mannheim der Universität Heidelberg, 1983–1985 DFG-Stipendium an der Harvard Medical School (USA) und Massachusetts Institute of Technology, Cambridge, Departement of Applied Biology; 1987–1989 Lecturer on Anaesthesia Harvard Medical School, Boston (USA); 1988 Berufung zum C2-Professor auf Lebenszeit des

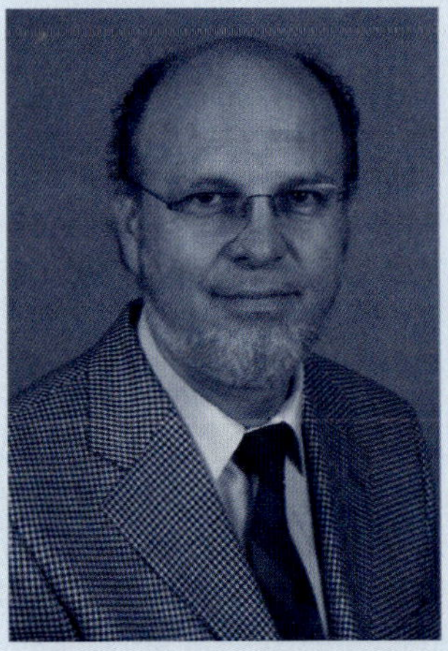

■ Abb. 2. Michael Georgieff

▼

Instituts für Anaesthesiologie der Universität Erlangen-Nürnberg; 1992 Berufung auf den Lehrstuhl für Anästhesiologie und Direktor der Klinik für Anästhesiologie der Universität Ulm.

Klinische Anästhesie

An der Universität Ulm werden heute im Jahr ca. 19.000 Narkosen durchgeführt. Eine Erweiterung des operativen Bereiches fand noch durch die Einführung spezieller tageschirurgischer Einrichtungen in der Chirurgischen Klinik, in der Augenklinik und im Neubau der Hals-Nasen-Ohren-Klinik statt. Die Patienten werden dort bis zu ihrer Entlassung nach Hause von der Anästhesie betreut. Mittlerweile sind im gesamten Klinikum 33 Operationssäle – verteilt auf verschiedene Bereiche – zu versorgen, dazu zahlreiche Außenposten wie z. B. Radiologie, Kinderklinik, Innere Medizin und Zahnklinik. Die Erstversorgung und Diagnostik polytraumatisierter Patienten erfolgt in Zusammenarbeit mit den chirurgischen Fachkollegen in einem speziell dafür eingerichteten Notaufnahmeraum mit dort integrierten modernsten Diagnoseverfahren in unmittelbarer Nähe zum OP-Bereich. Die Gesamtzahl der Narkosen ist in den letzten Jahren zwar nicht mehr wesentlich gestiegen, auffällig ist jedoch ein deutlich höherer Anteil an Risikopatienten. So betrug der Anteil der ASA-III-Patienten im Jahr 1985 nur 18%, im Jahr 1995 schon 33% und im Jahr 2000 36%. Durch verbessertes Monitoring, neuere, besser steuerbare Anästhetika und zunehmende Tendenz zur Kombination regionalanästhesiologischer Techniken mit Allgemeinanästhesie ist jedoch eine optimale Versorgung dieser Patienten gewährleistet. Der höhere Anteil an Risikopatienten bedingt auch eine ausgedehntere perioperative Betreuung der Patienten. Etwa 60% der zu operierenden Patienten werden mittlerweile in den Anästhesieambulanzen vorgestellt. Dort wird gegebenenfalls eine weitergehende Diagnostik oder Vorbehandlung eingeleitet. Auf diese Weise kann ein Patient unmittelbar nach der Aufnahme ohne Verzögerung seinem vorgesehenen chirurgischen Eingriff unterzogen werden. Auch die Zahl der anästhesiologischen Konsile auf Station hat deutlich zugenommen. Sie betrifft sowohl schmerztherapeutische Maßnahmen als auch Beratungen zu anästhesiologischen oder allgemeininternistischen Problemen sowie notfallmedizinische Versorgung.

Intensivmedizin

Die ärztlichen Mitarbeiter der Anästhesieabteilung betreuen heute 36 operative Intensivbetten. Die Chirurgische Intensivstation unter Leitung von Prof. Dr. Suger-Wiedeck ist hierbei mit 18 Betten der größte Bereich. Die Frauenklinik verfügt über 8, die Urologie über 6 und die Hals-Nasen-Ohren-Klinik über 4 Intensivbetten; letztere sind seit dem Jahr 2001 im Neubau der HNO-Klinik mit besonders guter räumlicher und modernster operativer Ausstattung untergebracht. Die allgemeine intensivmedizinische Entwicklung der letzten Jahre ist gekennzeichnet durch einen immer höheren Anteil multimorbider Patienten und damit verbunden auch aufwändigere Therapie- und Überwachungsverfahren. So stieg z. B. der Anteil von Patienten mit kontinuierlichen Nierenersatzverfahren von 2,7% im Jahr 1990 auf 9,2% im Jahr 2000. Umfangreiche Lagerungsmaßnahmen zur Verbesserung der Beatmungssituation bei akutem Lungenversagen oder die Versorgung der MRSA-Patienten bedingen auch eine sehr aufwändige pflegerische Versorgung.

Durch die Weiterentwicklung der intensivmedizinischen Versorgung können heute auch multimorbide Patienten lang dauernden und schwierigen operativen Eingriffen unterzogen werden.

Notfallmedizin

Der Rettungsdienst findet in der Kooperation von Bundeswehrkrankenhaus (Luftrettung) und Universität statt, die den bodengebundenen Rettungsdienst unter der Leitung von Dr. Dr. Burkhard Dirks organisiert. Als Notärzte tätig sind weiterhin ausschließlich Mitarbeiter der Anästhesie. Insgesamt zeigt sich in den letzten Jahren eine zunehmende Inanspruchnahme des Notarztdienstes. Im Jahr 2000 wurden allein im bodengebundenen Rettungsdienst ca. 3100 Einsätze geleistet. Ein zusätzlicher Schwerpunkt der Sektion Notfallmedizin liegt in der Ausbildung und dem Studentenunterricht. Kurse für den Erwerb des Fachkundenachweises werden in Zusammenarbeit mit der Landesärztekammer von Ulm aus organisiert. Für den Studentenunterricht wurde ein eigener notfallmedizinischer Parcours aufgebaut. Dieses Praktikum und die begleitende Vorlesung erhielt 1994 den Landeslehrpreis Baden-Württemberg und außerdem einen studentischen Preis für die beste Lehrveranstaltung der Universität Ulm.

Schmerztherapie

Auch hier lässt sich in den vergangenen Jahren ein steigender Trend zur Inanspruchnahme des schmerztherapeutischen Angebotes feststellen. So stieg die Anzahl neu behandelter ambulanter Patienten im Jahr 2000 im Vergleich zum Vorjahr um 13%, die der stationären Patienten um 15% und die der konsiliarisch betreuten Patienten um 31%. Neben den üblichen schmerztherapeutischen Verfahren wie medikamentöse Therapie, Nervenblockaden, Akupunktur und TENS erfolgt auch eine eingehende medizinpsychologische Beratung und Schmerztherapie. Zur besseren Versorgung der operativen Patienten gibt es seit 1993 im Bereich der Chirurgie am Safranberg einen eigenen postoperativen Schmerzdienst, der jährlich ca. 700 Patienten betreut. In den übrigen Kliniken am Michelsberg wird die postoperative Schmerztherapie über die Intensivstationen oder konsiliarisch versorgt. Zum Einsatz kommen i.v.-PCA, Periduralkatheter – auch als PCEA – sowie Plexuskatheter. Das subjektive Wohlbefinden der Patienten konnte damit deutlich erhöht werden; etwa 85% der Patienten beurteilten im Rahmen einer Befragung die angewandte Schmerztherapie als gut bis sehr gut.

Lehre

Im Rahmen der Weiterbildung für die ärztlichen Mitarbeiter finden wöchentliche Fortbildungsveranstaltungen statt, die zunehmend auch von internationalen Gastdozenten übernommen werden. Ergänzend werden regelmäßig Symposien zu verschiedenen Themenkreisen, zuletzt z. B. Intensivtherapie, Regionalanästhesie, Muskelrelaxanzien, Diagnostik und Behandlung spezieller klinischer Fälle, durchgeführt. Die jährlich stattfindenden Intensivmedizintage sowie TEE- und TCI-Workshops runden das Spektrum ab.

An studentischen Lehrveranstaltungen finden Vorlesungen zur allgemeinen und speziellen Anästhesie statt; jeweils eine eigene Vorlesungsreihe für Schmerztherapie und Notfallmedizin mit Praktikum im Notfallparcours sowie eine wöchentliche Weiterbildungsveranstaltung für Studenten im Praktischen Jahr.

Ebenfalls gestalten wir im Frühjahr und Herbst jeden Jahres an der Medizinischen Fakultät der Semmelweis-Universität Budapest Vorlesungen für deutschsprachige Studenten.

Für das Pflegepersonal wird der 2-jährige Fachkurs für Anästhesie und Intensivmedizin angeboten, den jährlich ca. 10–15 Kursteilnehmer abschließen.

Die Sektion Anästhesiologische Pathosphysiologie und Verfahrensentwicklung ist zum einen mit der Geräteschulung für das gesamte Universitätsklinikum Ulm entsprechend den Vorgaben des Medizinproduktegesetzes beauftragt. Zusätzlich nehmen Mitarbeiter der Sektion regelmäßig als Dozenten an der alljährlich vom Centre Hospitalier Universitaire in Angers (Frankreich) organisierten Weiterbildung zur Erlangung des Diplome Interuniversitaire de Mediane subaquatique et hyperbare teil.

1995 wurde im Springer-Verlag das Lehrbuch „Klinische Anästhesiologie" herausgegeben, das in Zusammenarbeit mit operativen Fachkollegen als praxisorientierter Leitfaden erstellt wurde.

Forschung

Der Forschungsbereich der Anästhesiologischen Klinik erhielt 1992 im Rahmen der Neubesetzung des Lehrstuhles neue Impulse durch die Erweiterung des vorhandenen Forschungsspektrums und durch den Umzug in das neue, größere Forschungsgebäude Parkstraße mit noch besserer Ausstattung und komplett eingerichtetem Tier-OP. Im Februar 1997 wurde die Sektion Anästhesiologische Pathophysiologie und Verfahrensentwicklung unter Leitung von Prof. Dr. Peter Radermacher ins Leben gerufen. Für die Leitung der Sektion Experimentelle Anästhesie wurde Prof. Dr. Marion Schneider berufen.

Der seit 1992 wesentliche neu eingeführte Forschungsschwerpunkt ist der Einsatz von stabilen, nicht radioaktiv markierten Isotopen, die eine Evaluierung von organ- bzw. stoffwechselspezifischen metabolischen Funktionen erlauben. Dabei wird u. a. an der Etablierung von Atemgastests für die Leberdiagnostik, die Quantifizierung der NO-Produktion während Sepsis und die Erfassung von Teilschritten des Zitratzyklus gearbeitet.

Zur systematischen Untersuchung des septischen Krankheitsbildes wurde ein Versuchsaufbau einer Langzeitendotoxinämie beim Schwein etabliert, die durch ein deutlich erhöhtes Herzzeitminutenvolumen gekennzeichnet ist und somit die Kriterien eines klinisch relevanten Modells der menschlichen Sepsis erfüllt.

Dieses Modell wird durch die Etablierung eines klinisch relevanten Sepsismodells bei transgenen Mäusen ergänzt.

Mit der Berufung von Marion Schneider wurden molekularbiologische Untersuchungsmethoden etabliert.

Des Weiteren wurde ein elektrophysiologisches Labor zur Anwendung der Patch-Clamp-Technik an der Whole-Cell-Konfiguration eingerichtet. Dabei wird die Wirkung verschiedener klinisch relevanter Anästhetika auf zentralnervöse Funktionen untersucht. Seit 1994 wird an der Möglichkeit der Verwendung von Xenon als Anästhetikum gearbeitet. Nach dem sich herausgestellt hat, dass eine Anwendung als Narkosegas trotz exzellenter Eigenschaften wirtschaftlich nicht vertretbar ist, wird an neuen Möglichkeiten der intravenösen Verabreichung von Xenon mittels Lipidträger geforscht. Die dabei zur Anwendung kommende Menge an Xenon beträgt ca. nur 1/100 der Menge im Vergleich zum Gebrauch als Narkosegas.

Die Forschungsförderung erfolgt durch Projekte des National Institute of Health, Bethesda, USA, der Deutschen Forschungsgemeinschaft, des Bundesamtes für Forschung und Technologie, des Bundesamtes für Zivilschutz, des European Resuscitation Council, der Deutschen Bundesstiftung Umwelt und zahlreiche Kooperationen mit der Industrie.

Die verschiedenen Forschungsprojekte werden personell durch „Research Fellows" aus dem In- und Ausland (USA, Japan, China, Ecuador, Frankreich, Italien, Tschechische Republik, Ungarn, Bulgarien) verstärkt, die durch einen Forschungsaufenthalt von ca. 1–2 Jahren neue Methoden erlernen und sich dadurch wissenschaftlich weiterqualifizieren.

Damit endet der Rückblick auf die letzten 40 Jahre der Ulmer Anästhesiegeschichte. Zusammenfassend lässt sich sagen, dass mit einer kontinuierlichen Weiterentwicklung und Verbesserung in unserem Fachgebiet das Wirklichkeit geworden ist, was in den Konzepten der Anfangszeit noch als reine Utopie erschien, nämlich die Etablierung einer gleichrangigen Fachdisziplin, die nicht mehr nur mit der Durchführung von Narkosen, sondern mit der gesamten perioperativen Versorgung der Patienten beauftragt ist.

4

Anhang

Habilitationen

- **Kilian, Jürgen** (1973) Das Verhalten der Lymphe im hämorrhagischen Schock und nach Infusion von Ringer-Lactat-Lösung, 4%iger und 6%iger Dextran-60-Lösung
- **Borst, Reiner** (1974) Tierexperimentelle Untersuchungen zur Plazentadurchblutung und Uterusmotilität in Narkose
- **Reineke, Henner** (1974) Funktionelle und morphologische Lungenveränderungen während einer Dauerbeatmung in Abhängigkeit vom Endexpirationsdruck und dem Sauerstoffpartialdruck in der Inspirationsluft
- **Dölp, Reiner** (1975) Untersuchungen über das Aminosäurenmuster im Blut und Harn bei polytraumatisierten Patienten unter fortlaufender Infusion von Aminosäuren
- **Milewski, Peter** (1976) Metabolische Wirkungen parenteral zugeführter Kohlenhydrate bei Mutter und Fetus und ihre Bedeutung für die Infusionstherapie im Bereich der Geburtsmedizin
- **Lotz, Peter** (1977) Der Einfluss der akuten Hypoxie auf den Gesamtorganismus bei parenteraler Ernährung mit Fruktose und Glukose – tierexperimentelle Untersuchungen an beatmeten Jungschweinen
- **Bock, Karl-Heinz** (1978) Der Einfluss des Respirators auf die Spontanatmung
- **Mehrkens, Heinrich** (1980) Initialer Flüssigkeits- und Volumenersatz mit kolloidfreien und kolloidhaltigen Elektrolytlösungen nach standardisiertem Verbrennungstrauma: Tierexperimentelle Untersuchungen an einem Verbrennungsschockmodell mit Schweinen
- **Spilker, Diethelm** (1981) Untersuchungen zum Einfluss unterschiedlicher Formen der Spontanatmung mit erhöhten Atemwegsdrucken auf Atemfunktion, Hämodynamik und Sauerstofftransport. Tierexperimentelle Untersuchungen an einem Modell des akuten Lungenversagens an Schweinen
- **Seeling, Wulf** (1981) Experimentelle Untersuchungen zur Stellung des Spurenelementes Chrom in der parenteralen Ernährung
- **Altemeyer, Karl-Heinz** (1983) Experimentelle und klinische Untersuchungen zur Bewertung und Neuentwicklung von Narkose- und Überwachungssystemen für die Anästhesie im Kindesalter
- **Schmitz, Jürgen** (1984) Klinische Untersuchungen zur Statusdefinition sowie zur Substrat- und Energieversorgung polytraumatisierter Beatmungspatienten
- **Heinrich, Helmut** (1987) Die systolische Druck-Durchmesser-Beziehung als Inotropiemaß der linken Herzkammer. Klinische Untersuchungen an Patienten in Narkose
- **Pfenninger, Ernst** (1987) Das Schädel-Hirn-Trauma – Klinische und tierexperimentelle Untersuchungen zur Pathogenese sowie zu neuen Behandlungsansätzen
- **Wiedeck, Heidemarie** (1988) Infusions- u. Ernährungstherapie bei akut nekrotisierender Pankreatitis. Tierexperimentelle und klinische Studie zur hormonellen Konstellation und unterschiedlichen Ernährungskonzepten
- **Lindner, Karl-Heinz** (1989) Untersuchungen zur medikamentösen Reanimation – Ergebnisse einer tierexperimentellen Studie
- **Konrad, Franz Xaver** (1993) Die mukoziliäre Klärfunktion bei beatmeten Patienten einer operativen Intensivstation
- **Ensinger, Hermann** (1994) Metabolische, kalorigene und hämodynamische Wirkungen von Noradrenalin, Adrenalin und Dopamin bei Probanden
- **Lampl, Lorenz** (1994) Veränderungen der Hämostase als unmittelbare Folge der Poytraumatisierung
- **Friesdorf, Wolfgang** (1995) Systemergonomische Gestaltung intensivmedizinischer Arbeitsplätze
- **Goertz, Axel Walter** (1995) Untersuchungen zur Wirkung bolusweise applizierter Vasopressoren auf die linksventrikuläre Funktion bei anästhesierten Patienten unter arterieller Hypotonie
- **Weiß, Manfred** (1997) Endogene und exogene Faktoren in der Regulation des oxidativen Bursts neutrophiler Granulozyten – Implikationen für die unspezifische Infektabwehr bei Patienten mit schwerer Sepsis
- **Prengel, Andreas** (1997) Die Wirkung von Adrenalin und Vasopressin während und nach kardiopulmonaler Reanimation
- **Schricker, Thomas** (1998) Untersuchung über den Einfluss von Operation und Anästhesieverfahren auf den perioperativen Glukosestoffwechsel
- **Schwilk, Bernhard** (1998) Risikofaktoren und perioperative Risikoverwirklichung in einem großen anästhesiologischen Patientenkollektiv
- **Schirmer, Uwe** (1998) Untersuchung von Einflussfaktoren auf die Funktion des rechten Ventrikels bei kardiochirurgischen Eingriffen
- **Strohmenger, Hans-Ulrich** (1998) Untersuchung zur Spektralanalyse des Kammerflimmerns
- **Marx, Thomas** (1999) Belastung des Arbeitsplatzes und der Umwelt mit Narkosegasen – Lösungsansätze

▼

- **Brinkmann, Alexander** (1999) Der Einfluss der endogenen Freisetzung von Prostaglandinen und Thromboxan auf perioperative Organfunktionen
- **Rockemann, Michael** (1999) Untersuchungen zur Verbesserung der Epiduralanalgesie nach Laparotomien
- **Weigt, Henry** (1999) Modulation des kardialen Natriumeinstroms in ventrikulären Myozyten des Meerschweinchens durch volatile Anästhetika und a-1 bzw. b-adrenerge Rezeptorstimulation
- **Geldner, Götz** (2000) Closed-Loop-Regelung des Relaxierungsgrades unter Verwendung des Muskelrelaxans Mivacurium mittels eines neuronalen Netzwerks
- **Schraag, Stefan** (2000) Prädiktive Wertigkeit elektroenzephalographischer Parameter bei der Beurteilung der Narkosetiefe während intravenöser Anästhesie
- **Calzia, Enrico** (2002) Untersuchungen zu aktuellen Aspekten der Beatmungstechnik in der Intensivmedizin
- **Träger, Karl** (2002) Untersuchung zur Bedeutung der Stickstoffmonoxid- und Eikosanoidsynthese im Endotoxinschock des Schweines für regionale Perfusion, Stauerstofftransport und Stoffwechsel im Hepatosplanchnikusgebiet
- **Kiefer, Peter** (2002) Einfluss intensivmedizinischer Routinetherapieverfahren auf Hämodynamik und Metabolismus der Hepatosplanchnikusregion bei Patienten mit akutem Lungenversagen und bei Patienten mit septischem Schock
- **Schütz, Wolfram** (2002) Messung des Leberflusses mit Hilfe der transösophagealen Echokardiographie

Leitende Funktionen

Von vielen ehemaligen Mitarbeitern der Klinik wurden leitende Funktionen und Chefarztpositionen übernommen, u. a. am Lehrstuhl für Anästhesiologie der Universität Innsbruck (Prof. Dr. K.H. Lindner) und am Lehrstuhl für Arbeitswissenschaften und Produktergonomie der Technischen Universität Berlin (Prof. Dr. W. Friesdorf).

Außerplanmäßige Professuren

Prof. Dr. Karl-Heinz Bock, Prof. Dr. Reiner Dölp, Prof. Dr. Helmut Heinrich, Prof. Dr. Franz Konrad, Prof. Dr. Lorenz Lampl, Prof. Dr. Peter Lotz, Prof. Dr. Hans-Hinrich Mehrkens, Prof. Dr. Peter Milewski, Prof. Dr. Ernst Pfenninger, Prof. Dr. Henner Reineke, Prof. Dr. Jürgen-Erik Schmitz, Prof. Dr. Diethelm Spilker, Prof. Dr. Heidemarie Suger-Wiedeck

Informationen aus dem Internet

Weitere Informationen, insbesondere auch zu den aktuellen Forschungsschwerpunkten und Publikationen, über die Homepage der Klinik: http://www.uni-ulm.de/klinik/anaesthesie

4

4.3.37 Universität Witten/Herdecke Zentrum Anästhesiologie, Intensivmedizin und Schmerztherapie

L. Brandt

Die Anfänge

Der Lehrstuhl Anästhesiologie an der Universität Witten/Herdecke dürfte der jüngste Lehrstuhl seiner Art in Deutschland sein. Dies hängt mit der erst kurzen Geschichte der Universität zusammen.

Nachdem im Jahr 1980 der Universitätsverein Witten/Herdecke e.V. gegründet und 2 Jahre später die Private Universität Witten/Herdecke staatlich anerkannt worden war, wurde sie am 30.04.1983 feierlich eröffnet und der Studienbetrieb im Studiengang Humanmedizin am 02.05. des gleichen Jahres aufgenommen. Unter Orientierung an dem Leitbild „Zur Freiheit ermutigen – Nach Wahrheit streben – Soziale Verantwortung fördern" stand von Anfang an die studentische Ausbildung im Vordergrund. Nach einem sehr aufwändigen und strengen Auswahlverfahren werden jährlich nur 40 (in Zukunft 60) Bewerber zum Studium der Medizin zugelassen. Der studentische Unterricht erfolgt prinzipiell nur in kleinen Arbeitsgruppen, der klinische Teil wird in Form von Blockpraktika mit maximal jeweils 4 Teilnehmern absolviert. Erstmals mit dem Jahrgang 2000 absolvieren die Studenten einen Modellstudiengang Medizin, der erst durch eine Novelle der Approbationsordnung für Ärzte möglich wurde. Dadurch hat sich für medizinische Fakultäten in Deutschland die Chance ergeben, einen Studiengang Humanmedizin ohne Trennung von Vorklinik und Klinik und ohne Unterbrechung der ersten 5 Studienjahre durch staatliche Multiple-Choice-Examina zu gestalten.

Der leitende Anästhesist des Gemeinschaftskrankenhauses Herdecke Christoph Müller-Busch war seit der Gründung der medizinischen Fakultät bis zum Januar 1995 kommissarischer Inhaber des Lehrstuhls Anästhesie an der Universität Witten/Herdecke.

Mit Wirkung vom 31.01.1995 wurde Ludwig Brandt, leitender Arzt am Zentrum für Anästhesie, Intensivmedizin und Schmerztherapie der Klinikum Wuppertal GmbH, auf den Lehrstuhl berufen.

Seit 1995 Direktorat Prof. Ludwig Brandt

Prof. Dr. med. Dr. Ludwig Brandt (▫ Abb. 1)

Geboren am 23.09.1948 in Heidelberg; 1968–1974 Studium der Medizin in Heidelberg; 1974 Promotion zum Dr. med.; 1976–1978 Weiterbildung zum Facharzt für Anästhesie am Klinikum Steglitz der FU Berlin, 1978–1980 am Universitäts-Krankenhaus Eppendorf, Hamburg (Horatz); 1980 Facharztanerkennung für Anästhesie; 1984 Habilitation an der Medizinischen Fakultät der Universität Hamburg; 1984 Oberarzt am Institut für Anästhesie der Johannes Gutenberg-Universität (JGU) Mainz; 1985 Ernennung zum apl. Professor an der Medizinischen Fakultät der JGU Mainz; 1990 Wahl zum Chefarzt für Anästhesie am Klinikum Wuppertal; 1995 Berufung auf den Lehrstuhl für Anästhesiologie, Intensivmedizin und Schmerztherapie der Universität Witten/Herdecke.

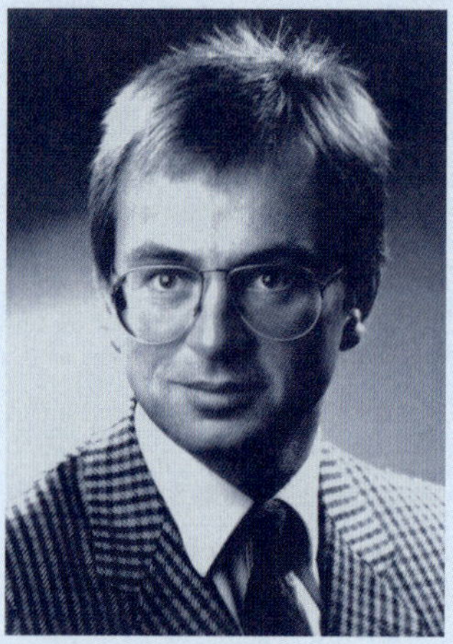

▫ **Abb. 1.** Ludwig Brandt

Ordinariat und Klinik

Gemäß der ursprünglichen Intention der Gründerväter der Universität liegen die Schwerpunkte im studentischen Unterricht, der Formulierung neuer Lehrcurricula und der Pflege der sog. „alternativen" Verfahren in der Medizin.

Leider ist die Anästhesiologie mit ihren wichtigen weiteren Säulen Intensivmedizin, Notfallmedizin und Schmerztherapie bisher an den traditionellen Universitäten in den Stundenplänen für den studentischen Unterricht nur rudimentär und im Wesentlichen als Fakultativangebot vertreten. An der Universität Witten/Herdecke ist es von jeher unser Bestreben, im Ausbildungsangebot v. a. auch der Schmerztherapie den ihr gebührenden Stellenwert einzuräumen. Bis zur Einführung des Modellstudiengangs Medizin im Jahr 2000 nahmen die Studenten in der 2. Hälfte des klinischen Teils in Gruppen von jeweils 4 Auszubildenden an einem Blockpraktikum in der Klinik teil, das aus insgesamt 64 h theoretischer und praktischer Unterweisung in allen Bereichen der Anästhesie bestand.

Mit Einführung des Modellstudiengangs wurde der Unterricht in unserem Fach deutlich ausgeweitet und umfasst nun 2 Blöcke, jeweils einen am Beginn und gegen Ende des Studiums, sodass genügend Zeit zur Verfügung steht, die gesamte Breite des Fachgebiets Anästhesiologie zu vermitteln.

Seit 1990 wird den Studenten ein Unterricht in den Bereichen „Akupunktur" und „Traditionelle Chinesische

Medizin" angeboten, der begeistert angenommen wurde. Die Fakultät für Medizin an der Universität Witten/Herdecke ist der Ansicht, dass es keine „alternative" oder „unkonventionelle" Medizin gibt, sondern nur die Medizin, die der Mensch braucht. Seit dem Wintersemester 1996 wurde erstmalig in Deutschland eine umfassende Fortbildung für Ärzte und Medizinstudenten in Akupunktur und Traditioneller Chinesischer Medizin auf universitärer Ebene angeboten. Die Dauer der Fortbildung beträgt 3 Jahre. Während dieser Zeit werden 24 Wochenendseminare mit insgesamt 365 Unterrichtseinheiten angeboten. Die Zahl der Teilnehmer ist auf 40 externe Postgraduierte und 20 Studenten der Universität begrenzt. Im Frühjahr 2002 beginnt der 7. Fortbildungsblock.

Anhang

Habilitationen

- **Müller-Busch, Christoph** (1996) Musiktherapie bei Patienten mit chronischen Schmerzen
- **Stuttmann, Ralph** (1999) Volumenbedarf und Volumenshift bei chirurgischen Eingriffen
- **Lampert, Reinhard** (2002) Untersuchungen zum Einfluss von Dopamin-Rezeptor-Agonisten auf die systemische Hämodynamik und die lebervenöse Sauerstoffsättigung bei Patienten mit Multiorgandysfunktionssyndrom

Leitende Positionen

Zu Chefärzten wurden berufen: Dr. Michael Thölke, Ev. Krankenhaus Schwerte GmbH (1996); Dr. Burkhard Rudlof, Kliniken St. Antonius gem. GmbH Wuppertal (1997); Dr. Reinhard Lampert, Krankenhaus Halle, Westfalen (2000); Dr. Reinhard Goerl, Krankenhaus St. Joseph-Stift Dresden (2000); Dr. Reinhold Hikl, Johanniter-Krankenhaus Radevormwald (2000).

Informationen aus dem Internet

Aktuelle Informationen zu Tätigkeitsspektrum, Mitarbeitern, Forschungsaktivitäten, Publikationen und Veranstaltungen sind über die Homepage der Klinik für Anästhesiologie abrufbar: http://www.Klinik-wtal.de und http://www.Uni-wh.de

4.3.38 Julius-Maximilians-Universität Würzburg Klinik für Anaesthesiologie

J. Mildenberger, C.-A. Greim, N. Roewer

Die Anfänge

Die Aufnahme der Würzburger Chirurgie in den universitären Betrieb begann einige Zeit nach 1582, dem Jahr der unter Fürstbischof Julius Echter von Mespelbrunn endgültig vollzogenen Fertigstellung der Universität. Das Fach hatte sich bereits an dem 1580 in der Würzburger Innenstadt errichteten Juliusspital etabliert, das 1576 vom Fürstbischof als katholische Stiftung angelegt worden war. Das Juliusspital wurde für die folgenden 2 Jahrhunderte das größte Hospital seiner Art in Deutschland. Nachdem der Vorlesungsbetrieb dort 1593 anlief, blieb die „Alma Mater Julia" bis 1921 der Hauptort medizinischer, chirurgischer und somit auch anästhesiologischer Entwicklungen in Würzburg. Ab 1769 erfuhr die Chirurgie am Juliusspital durch den 1801 geadelten Karl Kaspar Siebold (Professor für Anatomie, Chirurgie und Geburtshilfe) ihren großen Aufschwung als anerkannter Fachbereich und verfügte seit 1805 über den ersten modernen heizbaren Operationssaal. Die nunmehr bayerische Universität wurde 1814 in Julius-Maximilians-Universität umbenannt.

Wie nahezu an allen größeren Krankenhäusern der Welt, wurde die Äthernarkose auch am Klinikum des Würzburger „Julius-Hospitals" ab 1847 eingesetzt. Pionier war hierbei der seit 1829 in Würzburg ansässige Robert Ritter von Welz. Er arbeitete hier von 1843 bis 1847 als Assistent des bedeutenden Chirurgen Cajetan von Textor (◘ Abb. 1). Der später v. a. als Augen- und Zahnarzt tätige Welz, welcher sich schon frühzeitig mit der Erforschung von Arzneimittelwirkungen beschäftigte, führte ab Januar 1847 erste Narkoseexperimente mit Äther durch. Er ließ hierfür einen speziellen Einatmungsapparat herstellen. Mit Dokumenten belegt ist die am 03.02.1847 durchgeführte erste größere Operation in Äthernarkose am Juliusspital durch Cajetan von Textor, wahrscheinlich unter anästhesiologischer Mitwirkung des Robert von Welz.

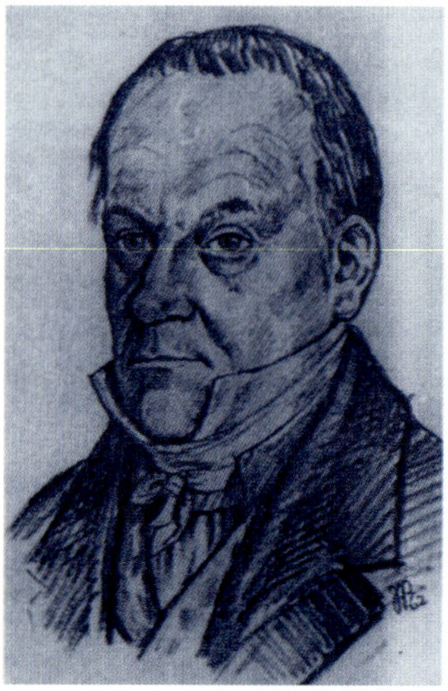

◘ **Abb. 1.** Cajetan von Textor

Der Ätherinhalierapparat des Ritters von Welz fand noch im selben Monat seinen routinemäßigen Einsatz bei fast allen dort stattfindenden schmerzhaften Eingriffen. Die Abhandlung des Robert Ritter von Welz über die Anwendung der Ätherdämpfe (verfasst im April 1847) gilt als erste anästhesiologische Publikation Würzburgs. Ähnlich wie 1920 Arthur Ernest Guedel, beschrieb Welz darin verschiedene Stadien der Narkosetiefe. Bekannter als durch seine anästhesiologische Pionierleistung wurde Welz indes als erster Würzburger Ordinarius für Augenheilkunde, dem die Universität seit 1879 ihre Augenklinik verdankt.

Da die Räumlichkeiten des Juliusspitals trotz Ausbaus der Medizinischen Fakultät zwischen 1871 und 1887 allmählich nicht mehr für alle Zwecke ausreichten, wurde 1912 unter dem Klinikchef und Chirurgieprofessor Eugen Enderlen mit dem Bau des von dem 1886–1912 Bayern regierenden Kronprinzen Luitpold 1907 gestifteten Luitpoldkrankenhauses im Würzburger Stadtteil Grombühl begonnen. Der Bergmann-Schüler Fritz König, Ordinarius für Chirurgie von 1918 bis 1935, förderte nach dem 1. Weltkrieg die Fertigstellung und übernahm 1921 die Gesamtleitung des nunmehr als Universitätsklinikum ausgerichteten neuen Krankenhauses.

Ein Jahr später übernahm der Gynäkologe Carl Joseph Gauß (ein Enkel des großen Mathematikers Carl Friedrich Gauß) die Leitung der Würzburger Universitätsfrauenklinik, die sich damals noch als Nebengebäude des Juliusspitals in der Klinikstraße befand. Seit 1922 lieferte Gauß aus den Gebieten Gynäkologie und Geburtshilfe heraus wichtige Beiträge zur modernen Weiterentwicklung der Anästhesieanwendungen. So führte er mit dem Heidelberger Pharmakologen Hermann Wieland 1923 die Narcylen-Anästhesie ein. Der dabei benutzte Narkoseapparat wurde mit der Firma Dräger, die bereits seit ihrem Gründungsjahr 1902 Inhalationsgeräte für die Äther- und Chloroformnarkose herstellte, weiterentwickelt und führte zum Prinzip der „Kreisatmung" auf Grundlage der seit 1869 angestrebten Kohlensäureabsorption. An der Würzburger Frauenklinik setzten Gauß und seine Mitarbeiter bereits ab 1927 die neu entwickelten Barbituratpräparate wie „Pernocton" oder „Eunarcon" ein. Ebenfalls auf Anregung von Gauß entstand 1940 ein in Würzburg für einige Jahre benutztes Versuchsmodell zur Wehenschmerzlinderung unter Anwendung einer Lachgas-Sauerstoff-Analgesie. Auch einige weitere von den Dräger-Werken entwickelte Narkosegeräte beruhen auf der Kooperation mit der Würzburger Universitätsfrauenklinik.

Carl Joseph Gauß und Hermann Wieland gaben mit dem Hamburger Narkosespezialisten Ernst von der Porten nach 3-jähriger Vorplanung 1928 die Zeitschrift „Der Schmerz" heraus, verlegt von der Würzburger Universitätsbuchhandlung Kabitzsch. Diese Zeitschrift war die erste deutsche anästhesiespezifische Fachzeitschrift und ist heute auch eine reichhaltige Quelle für die Würzburger Anästhesiegeschichte. An „Der Schmerz" war auch der schon genannte Fritz König beteiligt. Mit der kurz darauf erstmals verlegten Zeitschrift „Narkose und Anaesthesie" ab 1929 gemeinsam herausgegeben, erschien „Der Schmerz" dann bis 1945 als „Schmerz, Narkose und Anaesthesie" bei der Würzburger Universitätsdruckerei Stürtz und bildete eine wichtige Grundlage für die durch von der Porten seit 1924 geforderte Entwicklung der Anästhesiologie als eigenständiges Fachgebiet (1953 wurde auf Empfehlung des Deutschen Ärztetags der im Saarland bereits 1952 existierende Facharzttitel für Anästhesie deutschlandweit eingeführt).

Die erste Anästhesieabteilung der Universität Würzburg entstand 1954 unter Leitung des Chirurgen Franz Becker an der Chirurgischen Klinik, deren Direktor von 1946 bis 1968 Professor Dr. med. Dr. iur. h.c. Werner Wachsmuth war. Becker war an der Klinik von Oktober 1953 bis September 1961 als leitender Anästhesist tätig und hielt die ersten Anästhesievorlesungen Würzburgs. Von Wachsmuth gingen verschiedene Impulse für die anästhesiologische Forschung aus, die sich auch in eigenen Untersuchungen zu den kardialen Wirkungen verschiedener Anästhetika, der Narkoseführung im Bereich der Kriegschirurgie und wertvollen Beiträgen zum Blutspendewesen niederschlugen. Über seine Emeritierung im Jahre 1972 hinaus arbeitete er noch an der Weiterentwicklung des Rettungswesens mit. Bis zu seinem Tod am 07.06.1990 lebte Werner Wachsmuth, dem der Wiederaufbau der Chirurgischen Universitätsklinik des Luitpoldkrankenhauses nach dem Bombardement Würzburgs vom 16.03.1945 zu verdanken ist, in Würzburg.

Die erste Venia Legendi in Würzburg für das Fachgebiet Anästhesie erhielt 1963 Beckers Nachfolger, der aus den USA stammende Kai Rehder. Rehder verließ aber bereits 1965 Würzburg wieder, um nach Rochester an seine ursprüngliche Wirkungsstätte, die Mayo-Klinik, zu gehen, wo es bereits seit 1923 eine eigenständige Anästhesieabteilung gab.

Als Nachfolger von Wachsmuth übernahm 1969 Professor Ernst Kern bis 1991 die Leitung der Würzburger Chirurgischen Klinik und Poliklinik. Als Assistenzarzt unter Wachsmuth hatte er schon von 1952 bis 1954 dort gearbeitet und damals neben den im Allgemeinen von Schwestern und den jüngsten Assistenten durchzuführenden Äthertropfnarkosen auch alle größeren Intubationsnarkosen praktiziert, u. a. bei Würzburgs erster Operation einer Ösophagusatresie beim Neugeborenen.

Als Direktor der Chirurgischen Klinik erarbeitete Kern auch für die moderne Anästhesie und Intensivmedizin wichtige Grundlagen, oft in Zusammenarbeit mit dem für die anästhesiologische Intensivmedizin bedeutenden Freiburger Anästhesisten Kurt Wiemers. So beschäftigte sich Kern beispielsweise eingehend mit kontrollierter Hypotension, Schockbehandlung und maschineller Beatmung, aber auch mit der Kulturgeschichte des Schmerzerlebnisses.

1968–1995 Direktorat Prof. Karl-Heinz Weis

Prof. Dr. med. Karl-Heinz Weis (▫ Abb. 2)

Geboren am 23.07.1927 in Rottweil; 1948–1954 Studium der Medizin an der Johannes-Gutenberg-Universität in Mainz; 1954–1956 Medizinalassistentenzeit Pathologisches Institut der Universität Mainz; 1955 Promotion zum Dr. med. Universität Mainz; 1956 Medizinische Poliklinik Universität Mainz; 1957–1959 Weiterbildung an der Chirurgischen Universitätsklinik Mainz mit Schwerpunkt Anästhesie; 1957/58 wissenschaftlicher Mitarbeiter Pharmakologisches Institut Mainz (Kuschinsky); ab 1959 Oberarzt am Institut für Anästhesiologie der Universität Mainz (R. Frey); 1961 Facharztanerkennung für Anästhesie; 1964 Habilitation Universität Mainz; 1966 Oberarzt an der Würzburger Chirurgischen Klinik und Leitung der dortigen Anästhesieabteilung; 1968 Berufung auf den Lehrstuhl für Anästhesiologie als außerordentlicher Professor und anästhesiologische Leitung des Würzburger Gesamtklinikums; 1969 Berufung als ordentlicher Professor; 1971–1973 Dekan der Medizinischen Fakultät; 1995 Professor emeritus; 1996 Ehrenmitgliedschaft der European Academy of Anaesthesiology und Aufnahme des Studiums der Kunstgeschichte.

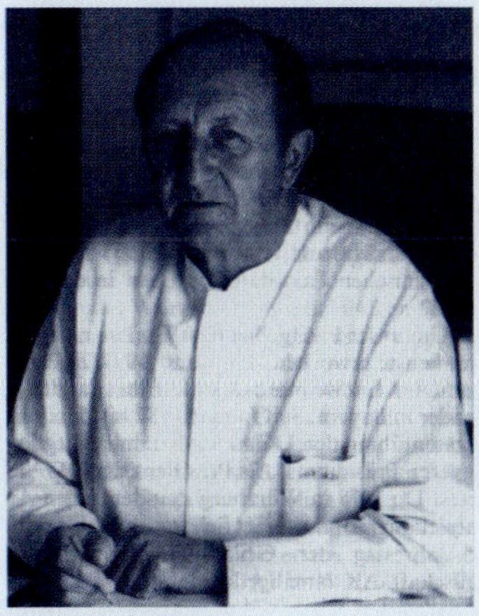

▫ Abb. 2. Karl-Heinz Weis

Ordinariat und Klinik

Noch unter Direktor Werner Wachsmuth übernahm Karl-Heinz Weis, der zuvor als Oberarzt bei Deutschlands erstem außerordentlichen Professor für Anästhesiologie Rudolf Frey in Mainz gewirkt hatte, am 01.01.1966 die Leitung der anfangs mit 5 Ärzten besetzten Anästhesieabteilung der Chirurgischen Universitätsklinik im Luitpoldkrankenhaus. Im selben Jahr berichtete Weis über 2 in der Chirurgischen Klinik durchgeführte erfolgreiche Langzeitbeatmungen, die er mit Recht als „Schrittmacher" für die Etablierung der anästhesiologischen Intensivtherapie bezeichnete und die den Weg zum Neubau einer Intensivstation ebneten. Diese wurde 1967 eröffnet, umfasste zunächst 6 Betten und wurde 1983 im Neubau auf 12 Betten erweitert. Am 16.06.1969 erhielt Weis als Institutsvorstand in Würzburg den ersten ordentlichen bayerischen Lehrstuhl für Anästhesiologie, nachdem 3 Jahre zuvor Karl Horatz in Hamburg zu Deutschlands erstem ordentlichen Professor für dieses Fach ernannt worden war.

Beim Ausbau der Abteilung und der Erweiterung der anästhesiologischen Versorgungsbereiche auf weitere operative Fächer, einem Hauptziel von Weis, standen ihm in den kommenden Jahren auch wissenschaftlich aktive Mitarbeiter wie Klaus Eyrich und Günther Cunitz zur Seite, die sich in der Anästhesiologie später ebenfalls einen Namen machen sollten.

Auch der anästhesiologische Pflegebereich wurde mit Unterstützung Wachsmuths personell bereits früh gestärkt. Zu dem schon vor Weis in der Anästhesieabteilung tätigen Pfleger Hart kamen zunächst 2 weitere aus der chirurgischen Abteilung hinzu. Pflegekräfte mit Fachausbildung gehörten seit 1972 zum Mitarbeiterkreis, unter ihnen auch Karl-Peter „Harry" Piel, der heute noch als Fachpfleger an der Klinik tätig ist. Oberpfleger Günther Stengel unterstützte Weis über 25 Jahre, bevor seine Funktion mit der Pflegedienstleitung der Intensivstation zusammengelegt und diese 1983 der heutigen Leitenden Oberschwester Renate Grohmann übertragen wurde.

Weis war entscheidend an der Mitgestaltung der modernen Entwicklung und Organisation der Anästhesiologie beteiligt. Insbesondere die 1953 gegründete „Deutsche Gesellschaft für Anaesthesie" verdankt ihre heutige Bedeutung als DGAI in besonderem Maße seinem engagierten Einsatz.

Forschung

Neben seinem Bestreben, das Fach Anästhesiologie klinisch zu entwickeln, verfolgte Weis früh auch den Aufbau anästhesiologischer Forschung am Würzburger Institut für Anaesthesiologie. Seine bereits in Mainz begonnenen Untersuchungen zur Inhalationsanästhesie führte er hier weiter. Schon 1973 habilitierte sich unter ihm die Anästhesistin Ingrid Rietbrock mit einer Arbeit, die im selben Jahr mit dem Karl-Thomas-Preis der Deutschen Gesellschaft für Anaesthesie und Wiederbelebung ausgezeichnet wurde. Ihr Forschungsschwerpunkt am Würzburger Institut in den 1970er-Jahren war die Auswirkung von Halothannarkosen auf die Leber. Im Jahr 1985 nahm Ingrid Rietbrock die Stelle als Chefärztin der Klinik für Anästhesiologie und Intensivmedizin am Städtischen Krankenhaus Wiesbaden an und führte diese bis zu ihrem vorzeitigen Tod im Jahre 1988.

Ebenfalls 1973 habilitierte sich bei Weis auch Günther Cunitz, der von 1979 bis 2001 als Direktor der Klinik für Anästhesiologie und Intensivmedizin am Knappschaftskrankenhaus Langendreer einen Lehrstuhl an der Ruhr-Universität Bochum besetzte. In seiner Würzburger Zeit erforschte er v. a. die Narkoseführung und Intensivtherapie bei Patienten mit Schädel-Hirn-Trauma und bei Patienten mit neurochirurgischen Grunderkrankungen. 1980 gab er mit Weis die Festschrift zum 25-jährigen Bestehen der DGAI heraus.

Als leitender Oberarzt von 1969 bis 1978 arbeitete Klaus Eyrich am damaligen Würzburger Institut für Anaesthesiologie an einer Vielzahl von Forschungsprojekten, darunter Arbeiten zu Langzeitbeatmung und Wundstarrkrampf. Auf dem Gebiet der Notfallmedizin setzte er sich für die frühzeitige Intubation bzw. den Transport von respiratorisch insuffizienten Patienten in ein Beatmungszentrum ein. Er wurde 1978 auf den Lehrstuhl für Anästhesiologie an der FU Berlin berufen und leitete bis zu seiner Emeritierung 1996 die Klinik für Anaesthesiologie und operative Intensivmedizin des Berliner Universitätsklinikums Benjamin Franklin.

Eine führende Rolle in der deutschen Notfallmedizin spielt seit über 20 Jahren Peter Sefrin, der sich unter Weis 1978 habilitierte und sich mit seinen unzählbaren Beiträgen zur Entwicklung dieser Subspezialität hochverdient gemacht hat. Unter anderem gründete er 1981 die Arbeitsgemeinschaft der in Bayern tätigen Notärzte (AgBN) und bekleidete das Amt des stellvertretenden Vorsitzenden der Bundesvereinigung der Arbeitsgemeinschaft der Notärzte Deutschlands (BAND). Im Jahr 1984 wurde Sefrin außerplanmäßiger Professor am Würzburger Institut und erhielt im Jahr 1996 eine C3-Professur für Notfallmedizin. Für seine Verdienste, die auch die erfolgreichen Bemühungen um eine Verbesserung der Ausbildung von Ersthelfern umfassen, wurde ihm 1986 das Bundesverdienstkreuz am Bande und 1993 die Ernst-von-Bergmann-Plakette der Bundesärztekammer verliehen. Unterstützt wurde Sefrin bei seinen Arbeiten u. a. von Detlef Blumenberg, der sich 1989 habilitierte und mittlerweile Chefarzt des Instituts für Anästhesiologie am Klinikum Osnabrück ist, sowie den Oberärzten der Klinik Herbert Kuhnigk und Gerhard Schwarzmann.

Einen besonderen Stellenwert für die Forschung wie für die Klinik nimmt die unter Weis von Edmund Josef Hartung aufgebaute Maligne-Hyperthermie-Ambulanz ein, die mit der Eröffnung 1987 zu den weltweit ersten Einrichtungen dieser Art zählte. Neben Arzt- und Patienteninformationen werden heute mit eigenem Labor auch die Untersuchungen der selbst durchgeführten Muskelbiopsien (ca. 40–50 pro Jahr) zur Abklärung einer MH-Disposition ausgewertet. „Edi" Hartung und Martin Anetseder erarbeiteten mit Hilfe anderer Mitarbeiter des Instituts bis 1994 das sog. „Würzburger" Ryanodin-Testprotokoll, den Gegenstand der von Hartung 1995 abgeschlossenen

Habilitation. Seit 1997 ist Hartung Chefarzt der Klinik für Anästhesiologie und Intensivmedizin am Klinikum der Hansestadt Stralsund.

Auch zur Regionalanästhesie lieferte das Würzburger Institut unter Weis wichtige Beiträge. So entwickelte Günter Sprotte die 1980 patentierte und heute weltweit benutzte „atraumatische Sprotte-Nadel", welche durch einen speziellen Schliff die Verletzungsgefahr für nervale Strukturen bei Regionalanästhesien deutlich herabsetzt. Mit weiteren Arbeiten lieferte Sprotte wesentliche Beiträge zu den Auswirkungen der differenziellen Epiduralblockade auf den Geburtsverlauf und zum Einsatz des „3-in-1-Blocks". Seit 1983 ist Sprotte Leiter der anästhesiologischen Schmerzambulanz am Universitätsklinikum Würzburg.

Besonderen Einfluss auf die Entwicklung der Beatmungstechniken und die Behandlung der respiratorischen Insuffizienz – v. a. zur Prophylaxe und Therapie des ARDS – hatte über das Würzburger Institut hinaus in den 1980er-Jahren Günter Lazarus, der seit 1992 Chefarzt der Klinik für Anästhesie und Intensivtherapie am Zentralklinikum Suhl ist.

Eine der heute noch in Würzburg oft zitierten Aphorismen eines weiteren ehemaligen Würzburger Mitarbeiters – „Luft muss in die Lunge" – war nicht nur Motto von Anton Rothhammer, sondern im erweiterten Sinn auch das Thema der 1986 abgeschlossenen Habilitation. Seit 1990 leitet Rothhammer als Chefarzt das Institut für Anästhesiologie und operative Intensivmedizin am Leopoldina-Krankenhaus in Schweinfurt.

Weitere klinisch-wissenschaftliche Untersuchungen beispielsweise zur Pneumonieprophylaxe und Autotransfusion wurden von Barbara von Haefen, geb. Homann, angestellt, die 1980 die Anerkennung als Privatdozentin erhielt. Sie ist seit 1986 Chefärztin an der Abteilung für Anästhesiologie und Intensivmedizin des Krankenhauses Benrath, eines akademischen Lehrkrankenhauses der Universität Düsseldorf.

Markus Sold, der 1992 zu einem anästhesiologischen Thema aus der Kardiochirurgie habilitierte, wurde 1992 Chefarzt des Instituts für Anästhesiologie und operative Intensivmedizin am St.-Markus-Krankenhaus der Frankfurter Diakonie-Kliniken.

Mit Hans-Georg Kress, der sich klinisch und experimentell u. a. mit den Anästhetika-Interaktionen von Katecholaminen und Granulozyten auseinander setzte und im Jahr 1991 am Würzburger Institut habilitierte, konnte 1992 das Direktorat der Klinischen Abteilung für Anästhesie und Allgemeine Intensivmedizin B am Allgemeinen Krankenhaus der Wiener Universitätskliniken besetzt werden.

Unter Weis habilitierte 1993 auch der promovierte Biologe Petrus Tas, der u. a. mit Hans-Georg Kress im Rahmen eines von 1991 bis 1996 laufenden Forschungsprojektes die Effekte von Allgemeinanästhetika auf den kapazitiven Kalziumeinstrom in Rattengliom-C6-Zellen bearbeitete und heute die sich hieraus entwickelten Projekte maßgeblich betreut.

Im Jahr 1995 schloss Wolfram Engelhardt seine Habilitationsschrift zum Thema Neuromonitoring ab. Seit 1998 ist er Chefarzt der Abteilung für Anästhesiologie und operative Intensivmedizin am Klinikum Offenburg.

Mit Michael Herbert, der 1990 mit Untersuchungen zur Wirkung des NMDA-Rezeptorantagonisten Memantine auf die Schmerzwahrnehmung beim Menschen begann und seine Schmerzforschung auf weitere experimentelle Untersuchungen ausdehnte, reihte sich ebenfalls 1995 ein weiterer Mitarbeiter in die Reihe der Habilitanden unter Weis ein.

In eigenen Worten (Karl Heinz Weis):

Prof. Dr. Dr. h.c. Werner Wachsmuth, erster Direktor der Chirurgischen Universitätsklinik und Wiederbegründer der Medizinischen Fakultät Würzburg nach dem 2. Weltkrieg, hatte frühzeitig erkannt, dass es für die Chirurgie von Vorteil wäre, wenn sich Ärzte speziell mit den Problemen und Techniken der Narkose auseinander setzten und innerhalb ihrer chirurgischen Tätigkeit wenigstens für einige Zeit mit der Narkose einen Arbeitsschwerpunkt bildeten. Da aber diese Lösung, bedingt durch einen häufigen Wechsel der Personen – ein chirurgischer Assistent wollte ja sein Berufsziel „Chirurg" erreichen –, unbefriedigende Resultate zeitigte, beauftragte Wachsmuth den Chirurgen Franz Becker (1953–1961) im Sommersemester 1954 mit dem Aufbau einer Anästhesieabteilung.
Das Verdienst, am 05.06.1950 die erste Intubationsnarkose an der Chirurgischen Universitätsklinik durchgeführt zu haben (Operation eines Ösophaguskarzinoms), kommt Hans-Joachim Viereck, dem langjährigen Leiter der Lungenchirurgischen Abteilung der Chirurgischen Klinik, zu. Die Technik hatte er sich bei einem Aufenthalt an der Mayo Clinic, Rochester/USA, angeeignet. Der zunehmende Anspruch an Anästhesieleistungen gab Becker kaum Zeit für eigene wissenschaftliche Arbeiten. Als er 1961 eine chirurgische Chefarztstelle übernahm, gehörten zur Anästhesieabteilung der Chirurgischen Klinik 4 Assistenten. Durch die zur Mayo Clinic bestehenden Kontakte konnte von dort Kai Reeder 1962 als Leiter der Anästhesieabteilung an die Chirurgische Klinik Würzburg geholt werden. Als erster Anästhesist in Würzburg erhielt er 1963 die Venia legendi. Wachsmuth hatte inzwischen erreicht, dass das Ministerium die Stelle eines Extraordinariates für Anästhesie an der Medizinischen Fakultät einrichtete. Reeder zog dem Extraordinariat jedoch ein Angebot der Mayo Clinic vor und kehrte 1965 in die USA zurück.

Nach dem medizinischen Staatsexamen 1954 in Mainz arbeitete ich dort über 2 Jahre am Pathologischen Institut, dann 1 Jahr in der Medizinischen Poliklinik und anschließend an der Mainzer Chirurgischen Universitätsklinik ausschließlich unter ihrer ersten Fachärztin für Anästhesie, Frau Dr. L. Riedemann. In Mainz hatte Rudolf Frey von der Chirurgischen Universitätsklinik Heidelberg 1959 den Ruf auf den ersten Lehrstuhl für Anästhesie in der Bundesrepublik Deutschland angenommen und baute dort eine zentrale Anästhesieabteilung auf. Durch ein Habilitationsstipendium der DFG konnte ich 2 Jahre am Pharmakologischen Institut der Universität Mainz unter Leitung von G. Kuschinsky arbeiten und mich im Sommersemester 1964 für Anästhesie habilitieren.

Im März 1965 hat mich Wachsmuth nach dem Weggang Reeders zu einem Gespräch eingeladen, um mich und meine Vorstellungen zum Aufbau einer Anästhesieabteilung in Würzburg kennen zu lernen. Im Oktober desselben Jahres vereinbarte er mit mir meinen Dienstbeginn an seiner Klinik zum 01.01.1966.

Der Aufbau einer Anästhesieabteilung in Würzburg beinhaltete für mich primär 2 Schwerpunkte: die klinische Anästhesie schrittweise auf operative Fächer außerhalb der Chirurgischen Klinik zu erweitern und die anästhesiologische Intensivmedizin zu etablieren. Hierbei erhielt ich die volle Unterstützung von Wachsmuth, indem er mir weitere Stellen für ärztliche Mitarbeiter und, was mir besonders wichtig war, Stellen für Krankenschwestern übergab. So gelang es bereits im Mai 1965 den ersten Tetanuspatienten (von 10–12 schweren Fällen pro Jahr) nach 18 Tagen Dauerbeatmung mit dem Engströmrespirator zur Rehabilitation zu führen.

Der entscheidende Durchbruch, der auch Wachsmuth vom Nutzen der künstlichen Beatmung und Intensivtherapie für operativ behandelte Patienten überzeugte, gelang mit der Langzeitbeatmung eines Mannes, der nach Entfernung eines Phäochromozytoms von 700 g Gewicht postoperativ in einen hoch fieberhaften Zustand mit Darmatonie geraten war und nach 7-tägiger Dauerbeatmung ebenfalls rehabilitiert werden konnte. Nach diesem Erfolg und weiteren positiven Erfahrungen übertrug Wachsmuth die ärztliche Verantwortung auf zwei Schultern: einem Oberarzt für die chirurgischen Belange und mir für diejenigen der Beatmung und Intensivtherapie auf einer von ihm neu erbauten und 1967 bezogenen „Chirurgischen Wachstation".

Die anästhesiologischen Aufgaben konnten noch 1966 mit der Versorgung der Kieferchirurgischen Klinik (Prof. Schröder) und der operativen Gynäkologie (Prof. Schwalm) erweitert und bereichert werden. Die Medizinische Fakultät Würzburg wollte die zunehmende Bedeutung des Faches Anästhesie mit einem eigenständigen Lehrstuhl betonen und bat deshalb 1967 alle deutschsprachigen medizinischen Fakultäten um Vorschläge für die Besetzung ihres Extraordinariates. Am 04.03.1968 erhielt ich vom Senator für Wissenschaft und Kunst, Berlin, einen Ruf auf den ordentlichen Lehrstuhl für das Fach Anästhesie an der Medizinischen Fakultät Berlin-Charlottenburg. Die Medizinische Fakultät Würzburg beantragte ihrerseits meine Berufung durch das Bayerische Staatsministerium für Unterricht und Kultus. Der Ruf aus München erreichte mich mit Datum vom 07.10.1968. Nach Verhandlungen in Berlin und München nahm ich den Ruf nach Würzburg im Dezember 1968 an.

Anlässlich meiner Berufung nach Berlin hatte Wachsmuth mit mir einen Privatvertrag geschlossen, in dem er mir, wenn ich dem Ruf nach Würzburg folgte, eine 6-Betten-Station der neu errichteten „Wachstation" übergeben würde. Die Verhandlungen im Ministerium in München verliefen in beidseitig gutem Einvernehmen. Meine Wünsche wurden, den damaligen Möglichkeiten entsprechend, weitgehend erfüllt:

Errichtung einer zentralen Anästhesieabteilung für alle operativen Fachgebiete der Fakultät, eine eigenständige anästhesiologische Intensivstation (seit 1970 werden die Betten der anästhesiologischen Intensivstation im bayerischen Krankenhausplan ausgewiesen), Ausbau von 3 wissenschaftlichen Labors, die Bezeichnung „Abteilung für Anaesthesiologie der Universität" und anstelle des Extraordinariates einen ordentlichen Lehrstuhl der Anästhesiologie. Die Ernennung erfolgte zum 16.06.1969, womit die Würzburger Medizinische Fakultät das erste Ordinariat des Faches in Bayern erhielt. Die gewünschte Bezeichnung „Abteilung für Anaesthesiologie der Universität" bedarf einer Erklärung: In den Jahren ab 1968 waren bekanntlich die Universitäten umwälzenden Veränderungen ausgesetzt; zeitgemäß war es, auch in medizinischen Fakultäten Lehrstühle zu teilen und selbständige Abteilungen in den Kliniken einzurichten. Meine Überlegung war die, dass eine jüngst neu errichtete Abteilung nicht sogleich in weitere Abteilungen zergliedert würde. Die Entwicklung gab mir Recht, und einige Jahre später konnte die Abteilung in „Institut für Anaesthesiologie der Universität" umbenannt werden.

Zur weiteren Geschichte des Lehrstuhls gehören die Verwirklichung einer zentralen Versorgung aller operativen Kliniken (einschließlich der Orthopädie im „König-Ludwig-Haus"; Träger: der Bezirk Unterfranken), die Planung einer neuen anästhesiologischen Intensivstation mit 12 Betten und deren Inbetriebnahme (1983), die Planung und Eröffnung (1984)

einer zentralen Notaufnahme im Klinikum für alle Schwerverletzten, die Einrichtung einer Schmerzambulanz (1983) und schließlich die Schaffung der bislang einzigen C3-Professur für „Präklinische Notfallmedizin" (Prof. P. Sefrin). 1973 erfolgte die erste Habilitation (Frau Dr. I. Rietbrock). Drei Mitarbeiter erreichten Lehrstühle: G. Cunitz in Bochum (1979), K. Eyrich am Klinikum Steglitz, Berlin (1978) und H.G. Kress in Wien (1992).
Für die Verankerung eines neuen Fachgebietes innerhalb einer traditionsreichen medizinischen Fakultät mag es keineswegs selbstverständlich sein, dass der erst 1969 ernannte Ordinarius des jungen Faches Anästhesiologie bereits 1971 zum Dekan und in der darauf folgenden Amtsperiode erneut gewählt worden war in einer für die bayerischen medizinischen Fakultäten kritischen Phase der Ausformulierung neuer Hochschulgesetze.
Als Präsident der „Deutschen Gesellschaft für Anästhesie und Intensivmedizin" 1977 und 1978 wurde mir die Ehre zuteil, in Würzburg im Oktober 1978 den Kongress „25 Jahre DGAI" auszurichten (Inauguration der „Hellmuth-Weese-Gedächtnisvorlesung"). Ergänzend sei hierzu bemerkt, dass dieser Kongress der letzte war, der in alleiniger Verantwortung eines Einzelnen lag. In London folgte am 30.11.1978 das erste Joint Meeting, zu dem „The Association of Anaesthetists of Great Britain and Ireland" die „Deutsche Gesellschaft für Anästhesiologie und Intensivmedizin" eingeladen hatte. Für die Förderung des wissenschaftlichen Nachwuchses in unserem Fach gründeten D. Kettler (Göttingen) und ich gemeinsam 1986 die „Wissenschaftlichen Arbeitstage der DGAI", die jährlich in Würzburg stattfinden und sich durch ein besonders strenges Reglement für die Prämierung der besten wissenschaftlichen Präsentation mit dem Preis der „Fresenius-Stiftung", dotiert mit 15.000 DM, von üblichen wissenschaftlichen Veranstaltungen deutlich unterscheiden. Von 1987 bis zu meiner Emeritierung zum 30.09.1995 war es mir vergönnt, diese inzwischen renommierten „Arbeitstage der DGAI" 9 Mal auszurichten und zu leiten.

Am 30.09.1995 wurde Weis emeritiert und widmet sich seitdem neben gesellschaftlichen und vielen anderen Aktivitäten der Kunstgeschichte.

Das Chefsekretariat wurde von 1984 bis 2002 mit außergewöhnlichem Engagement von Frau Sigrid Wendland geleitet.

Seit 1995 Direktorat Prof. Norbert Rudolf Roewer

Prof. Dr. med. Norbert Rudolf Roewer (▫ Abb. 3)

Geboren am 22.02.1951 in Köln; 1970–1976 Studium der Medizin an der Georg-August-Universität Göttingen; 1977 Promotion; 1977–1978 Medizinalassistentenzeit am Städtischen Krankenhaus in Hannoversch-Münden und am Städtischen Krankenhaus Neustadt/T.; 1978–1979 Wissenschaftlicher Mitarbeiter am Physiologischen Institut der Universität Freiburg (Fleckenstein); 1979–1981 Assistenzarzt an der Abteilung für Anästhesie und Intensivmedizin des Bundeswehr-Krankenhauses Hamburg; ab 1980 freier wissenschaftlicher Mitarbeiter des Physiologischen Instituts des Universitätskrankenhauses Eppendorf/Hamburg; 1981–1983 Assistenzarzt der Abteilung für Kardiologie des Universitätskrankenhauses Eppendorf; 1983–1986 dort Assistenzarzt an der Abteilung für Anästhesiologie (Schulte am Esch); 1986 Facharztanerkennung für Anästhesie; 1989 Habilitation und Venia Legendi für Anästhesiologie; ab 1990 Oberarzt; ab 1993 Leitender Oberarzt; 1994 Gastprofessur, Universitätsklinik Wien; 1995 Ernennung zum apl. Professor an der Universität Hamburg; 1995 Berufung auf den Lehrstuhl für Anästhesiologie und Direktor der Klinik für Anaesthesiologie der Julius-Maximilians-Universität Würzburg.

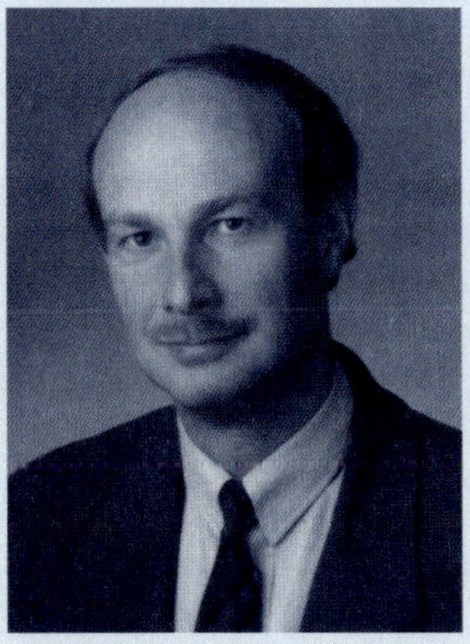

▫ **Abb. 3.** Norbert Roewer

Klinik für Anaesthesiologie

Seit Dezember 1995 wird die heutige Klinik für Anaesthesiologie des Klinikums der Universität Würzburg mit über 85 ärztlichen Mitarbeitern, davon zwei C3-Stellen, von Professor Norbert Roewer geleitet. Die Umbenennung des ehemaligen Instituts erfolgte mit der Übernahme des Lehrstuhls. Als Prioritäten stufte Roewer mit Beginn seines Amtsantritts 1995 die Erweiterung des ärztlichen

Personalstamms, die Beschaffung neuer Beatmungs- und Überwachungsgeräte für 81 Narkoseplätze, die komplexe Renovierung und Neuausstattung der Intensivstation und die Ausweitung der Forschungsaktivitäten ein. Mit Hilfe der in den Berufungsverhandlungen bewilligten Mittel und einer umfangreichen Finanzierung über das Hochschulbaufördergesetz gelang es ihm in den folgenden Jahren, diese Pläne u. a. durch Einwerben von 4 Arztstellen weitgehend umzusetzen und das Fach zum Jahrtausendwechsel mit einer modern organisierten und ausgerüsteten Klinik zu präsentieren. Mit dem für 2004 geplanten Umzug in das neue Operative Zentrum, in dem die Klinik für Anaesthesiologie, die Chirurgische Klinik, die Urologie und die Herz-Thorax-Chirurgie räumlich unter einem Dach vereint sein werden, wird ein weiterer Schritt der zeitgemäßen Patientenversorgung vollzogen.

Den aktuellen Anforderungen an die Anästhesiologie begegnet die Klinik bereits heute mit einem umfangreichen Leistungsprofil in allen Bereichen der Anästhesie, Intensivmedizin, Notfallmedizin und Schmerztherapie.

Klinische Anästhesie

Die Klinik stellt die anästhesiologische Versorgung aller operativen und nichtoperativen Kliniken des Universitätsklinikums sowie des orthopädischen König-Ludwig-Hauses des Bezirks Unterfranken sicher. Das gesamte Spektrum anästhesiologisch-operativer Tätigkeit präsentiert sich in jährlich über 24.000 Narkosen mit einem Regionalanästhesieanteil von etwa 15%. Der Aufgabenbereich umfasst die Durchführung von Anästhesien für operative, interventionelle und diagnostische Eingriffe, die Notfall- und Konsiliartätigkeit, u. a. auf den Intensivstationen der anderen Fachdisziplinen, und die zentrale Organisation der Notaufnahme. Die Klinik betreibt in eigener Verantwortung eine fachübergreifende, primär operative 12-Betten-Intensivstation, eine Schmerz- sowie eine Maligne-Hyperthermie-Ambulanz und stellt den ärztlichen Dienst für die Besetzung des in Würzburg stationierten Intensivtransportwagens. Die Teilnahme am Notarztwesen ist als Nebentätigkeit sichergestellt.

Mit dem seit 1996 stattgehabten Wechsel mehrerer Ordinariate der operativen Fächer wurden die Anforderungen an die Anästhesiologische Klinik kontinuierlich angehoben. Als Ursachen sind unter anderem die Ausweitung des operativen Angebots und die Verlagerung vieler stationärer Leistungen in den ambulanten Bereich zu sehen. Ein Beispiel für die nicht planbare Bindung hoch qualifizierten anästhesiologischen Personals, das gleichzeitig auch an anderer Stelle benötigt wird, liefert die dringlich angeforderte Anästhesieleistung für Kleinkinder und Säuglinge, die einer Untersuchung mit der Magnetresonanztomographie unterzogen werden sollen. Daneben sind zusehends auch Leistungen etwa im prästationären Versorgungsbereich gefordert, für den bislang Prämedikationsambulanzen in nicht ausreichender Zahl bestehen. Zudem weisen die allgemeinen Entwicklungen im deutschen Gesundheitswesen den ärztlichen Mitarbeitern auch in der Anästhesiologie seit einiger Zeit administrative Aufgaben, aber auch Vorgaben für die Arbeitszeitregelung zu, die in vielen Fällen wegen fehlender Personalaufstockung eine zusätzliche Arbeitsbelastung bedeuten.

Bei nahezu unveränderten personellen Ressourcen erforderte diese Entwicklung an der Klinik frühzeitig Maßnahmen, mit denen sich die Flexibilität steigern ließ, unter denen gleichzeitig aber die Mitarbeitermotivation und -ausbildung nicht leiden dürfen. Mit der Einrichtung einer Leitstelle in Person eines Oberarztes, der zentraler Ansprechpartner für die operativen Partner ist und über einen Zentralpool an ärztlichen Mitarbeitern verfügt, wurde auf ein Konzept zurückgegriffen, das sich in ähnlich dezentral strukturierten Kliniken mit Pavillonsystem bereits bewährt hatte. Ergänzt wurde dies durch eine EDV-gestützte Verbesserung im Personalmanagement beispielsweise durch eine systematische Planung und Erfassung der Rotation des einzelnen Mitarbeiters.

Den wachsenden Anforderungen in personeller wie materieller Hinsicht gegenüber steht auch in Würzburg der zunehmende Kostendruck und das Sparbestreben des universitären Krankenhausträgers. Die von Roewer forcierte Einführung der Dokumentation anästhesiologischer Leistungen u. a. mittels maschinenlesbarer Narkoseprotokolle und Konsiliarscheine ist heute nicht nur eine wichtige Grundlage für die Leistungsbemessung der Klinik für Anästhesiologie, sondern auch für die Verhandlungen um den aktuellen und künftigen Personal- und Flächenbedarf. Viele Kalkulationen im Rahmen von Raum- und Funktionsprogrammen, die bereits in der frühen Planungsphase für das derzeit entstehende neue Operative Zentrum erstellt wurden, müssen heute bereits wieder als überholt angesehen werden und bedürfen der Korrektur. Insbesondere die räumlichen Kapazitäten für Funktionsräume und für das Personal sind hiervon betroffen.

Bei allen Kosten-Nutzen-Überlegungen an der Klinik bleibt ein wichtiges Gebot im Personalbereich die Stellung von Qualität über Quantität. Die allseits genutzte Möglichkeit, den Personalstamm durch die Umwandlung von Assistenzarztstellen in AiP-Stellen zahlenmäßig zu erweitern, wird deshalb auch nur bedingt ausgeschöpft. Die hieraus entstehenden numerischen Nachteile werden durch die Vorteile einer strukturierten praktischen und theoretischen Ausbildung der Berufsanfänger ausgeglichen. Als Grundlage hierfür dienen die hausintern erstellten Leitlinien in der Form von Manuals, die die Sicherheitsstandards für die Anästhesieführung an der Klinik angehoben haben und mittlerweile auch als Lehrbuch im Buchhandel erhältlich sind.

Ebenfalls der inner- und außerklinischen Aus- und Weiterbildung dient der 1997 angeschaffte „Notfall- und Anästhesiesimulator", der in Fortbildungsveranstaltungen nicht nur den Anästhesisten, sondern auch interessierten

Studenten zugänglich gemacht wird. Neben der Schaffung künstlicher Notfallsituationen lassen sich hier auch verschiedene allgemeinanästhesiologische Verfahren auf ihre Kosten-Nutzen-Relation prüfen.

Ergonomische Studien mittels Anästhesiesimulator trugen auch dazu bei, die derzeitige Umstellung auf ein neues Anästhesiearbeitsplatzkonzept an der Würzburger Klinik für Anaesthesiologie zu optimieren. Ein Ziel des neuen Konzeptes, das im Wesentlichen mit der Lübecker Firma „Dräger Medical" erarbeitet wurde, ist ein einheitlicher Arbeitsplatz für alle Anästhesiebereiche. Weitere Vorteile werden in der Vernetzbarkeit der Arbeitsplätze und der Einbindung eines Monitorings der Narkosetiefe liegen.

Mit Narkosetiefemonitoren, TCI-Pumpen, Relaxometern, portablen Ultraschallgeräten, der transösophagealen Echokardiographie und anderen Geräten stehen der Klinik für Anaesthesiologie seit Übernahme des Ordinariats durch Roewer Instrumente zur Verfügung, mit denen das Spektrum der anästhesiologischen Weiterbildung über die klinische Standardausbildung hinausgehend erweitert wird.

Intensivmedizin

Mit der Auslagerung der Intensivbetten auf Räume der Chirurgischen Klinik begann 1997 die finanziell und technisch hochaufwendige komplette Renovierung der Anästhesiologischen Intensivstation. Im Rahmen einer großen Baumaßnahme wurden die Arbeitsplätze für insgesamt 12 Intensivbetten neu verteilt und ausgestattet sowie miteinander vernetzt. Heute besteht für 3 Betten im engeren Sinne die Möglichkeit der Ein- und Ausschleusung bzw. Isolation, auf die im Rahmen der MRSA-Problematik schon mehrfach zurückgegriffen werden musste.

Als Novum im süddeutschen Raum wurde der Öffentlichkeit mit der Fertigstellung der Intensivstation 1998 die computergestützte Dokumentation mittels eines vollelektronischen Patientendatenmanagementsystems (PDMS) vorgestellt. Das System erforderte einiges Umdenken im ärztlichen wie pflegerischen Bereich, weil die gewohnte papiergebundene Anordnung von therapeutischen Maßnahmen und die herkömmliche Dokumentation der Vitalparameter entfiel. Die Übergangsphase gestaltete sich dennoch unerwartet kurz, weil das PDMS nicht zuletzt wegen gut organisierter Einführungsveranstaltungen besonders im Pflegebereich früh toleriert und seine Vorzüge bei der unmittelbaren Patientenversorgung schnell erkannt wurden.

Heute werden durch die Intensivstation pro Jahr ca. 600 Patienten versorgt, hiervon ca. 20% wegen Polytraumata. Der Anteil der von auswärts zugewiesenen Patienten liegt bei durchschnittlich 6%. Angesichts der Einführung des voll pauschalisierten Entgeltsystems ist für die Belegungsstrategie der Intensivstation bereits heute eine Balanceakt gefordert, der sicher zwischen einer medizinisch höchst anspruchsvollen Patientenbehandlung und einer wirtschaftlichen Haushaltsführung entlangführt. Auch hier wird das PDMS und dessen Einbindung in das Klinikinformationssystem einen wertvollen Beitrag zur Datenerhebung leisten, die für eine künftige innerbetriebliche Leistungsverrechnung erforderlich sein wird.

Die therapeutischen Möglichkeiten der Anästhesiologischen Intensivstation entsprechen den Maximalforderungen an eine organsupportive Behandlung schwerstkranker Patienten einschließlich solcher mit Leberversagen. Neben der routinemäßigen 1-jährigen Facharztausbildung auf der Intensivstation bieten die Rotationsstelle des aufsichtführenden Facharztes und die fachärztlichen Konsiliartätigkeiten der Anästhesisten auf den 6 weiteren Intensivstationen des Klinikums (Chirurgie, Neurochirurgie, Neurologie, HNO, Kardiochirurgie, Innere Medizin) alle Möglichkeiten zum Erwerb der Fakultativen Weiterbildung in der Speziellen Anästhesiologischen Intensivmedizin. Der interdisziplinäre Wissensaustausch im Bereich der Intensivmedizin hat beispielsweise dazu geführt, dass die 1995 von den Anästhesisten eingeführte perkutane Dilatationstracheotomie nach Ciaglia mittlerweile auch auf den anderen Intensivstationen praktiziert wird. Als innovative Methode wurde im April 2002 erstmals bei einem polytraumatisierten Patienten mit akutem Lungenversagen ein pumpenloses arteriovenöses Lungenersatzverfahren („ECLA") eingesetzt.

Schmerztherapie

Unter Leitung von Günter Sprotte, der seit 1990 außerplanmäßiger Professor ist, entstand 1983 die hiesige Anästhesiologische Schmerzambulanz, deren Spektrum neben der ambulanten und stationären Versorgung von Schmerzpatienten auch die Beratung zu palliativmedizinischen Fragen umfasst. Im Jahr 2000 setzte sich das Patientenkollektiv aus 600 ambulant und 165 stationär behandelten Patienten sowie 5023 ambulant und 512 stationär beratenen Patienten zusammen. Auf Anregung von Roewer wurde 1999 der klinikinterne interdisziplinäre Arbeitskreis „Chronischer Schmerz" ins Leben gerufen, der die Möglichkeiten einer klinikgebundenen allumfassenden Schmerztherapie erweitert hat. Exemplarisch für einige der von Sprotte entwickelten schmerztherapeutischen Konzepte ist die vielerorts in Deutschland zur postoperativen Schmerztherapie eingesetzte kombinierte Infusionsanalgesie, der so genannte „Würzburger Schmerztropf". Auch die ganglionäre Opioidapplikation (GLOA) hat ihre Ursprünge in den Arbeiten von Sprotte und Mitarbeitern.

Notfallmedizin

Mit Peter Sefrin hat ein international renommierter Notfallmediziner die 1995 noch durch Weis initiierte C3-Professur für Präklinische Notfallmedizin inne. Neben den oben schon erwähnten und vielfach gewürdigten Leistungen auf dem Gebiet der Notfallmedizin hat Sefrin sich besonders auch um die ärztliche Fortbildung verdient gemacht, wofür ihm 1996 der Förderpreis der Fresenius-Stiftung für „Außergewöhnliche Verdienste um die ärztliche Fortbildung und Kongressgestaltung" verliehen wurde. Im Jahr 1997 wurde er anlässlich des Deutschen Anästhesiekongresses in Hamburg mit der „Rudolf-Frey-Medaille" geehrt. Zu den Errungenschaften der Sektion Präklinische Notfallmedizin zählen u. a. die Entwicklung des Megacodetrainings und eines PC-gestützten Simulationsprogrammes für präklinische Notfälle.

Zahlreiche ärztliche Mitarbeiter der Klinik nehmen am boden- und luftgebundenen Rettungsdienst in Form einer nebenvertraglichen Tätigkeit teil. In Zusammenarbeit mit dem Bayerischen Roten Kreuz besteht seit 1999 für entsprechend qualifizierte Mitarbeiter die Möglichkeit, den in Würzburg stationierten Intensivsekundärtransportwagen des Bezirks Unterfranken ärztlicherseits zu besetzen.

Forschung

Ein besonderes Gewicht legt Roewer seit Antritt des Ordinariats auf die Ausweitung bereits bestehender und die Schaffung neuer Forschungsschwerpunkte sowie internationale Kontakte des wissenschaftlich tätigen Mitarbeiterkreises. Mit Geldern aus den Berufungsverhandlungen und des Landes Bayern sowie Drittmitteln auch der Deutschen Forschungsgemeinschaft wurden Anschaffungen wie z. B. die confokale Lasermikroskopie getätigt, die zur Erforschung von Anästhetikawirkungen auf das neuronale System eingesetzt wird. Weitere umfangreiche experimentelle Arbeiten z. B. mit Anwendung der Mikrodialyse erfolgen auf dem Gebiet der malignen Hyperthermie durch Oberarzt Martin Anetseder. Wesentliche pathophysiologische Grundlagen der neurogenen Entzündung und Nozizeption wurden von Oberarzt Michael Herbert erarbeitet. Weitere Schwerpunkte sind die Erforschung von Risikofaktoren für das klinisch immer noch nicht ausreichend gelöste Problem von Übelkeit und Erbrechen in der postoperativen Phase sowie der Einsatz des Ultraschalls für die Regionalanästhesie und die intraoperative kardiale Funktionsdiagnostik. Die anwenderorientierten Projekte im Bereich Ultraschall sind einer C3-Professur zugeordnet und fügen sich in die Aktivitäten des am Universitätsklinikum bestehenden „Herz-Kreislauf-Zentrums" ein. Die Stelle ist mit Clemens-Alexander Greim besetzt, der zugleich die zahlreichen Forschungsaktivitäten an der Klinik koordiniert und als Personaloberarzt für deren Abgleich mit den klinischen Bedürfnissen der Patientenversorgung verantwortlich ist. Mehrere der Arbeiten auf den oben genannten Gebieten wurden in den vergangenen Jahren u. a. durch Preisverleihungen auf namhaften internationalen Kongressen gewürdigt.

Sonstige Forschungsaktivitäten der Würzburger Klinik für Anaesthesiologie bestehen in den Bereichen der Notfallsimulation, der Überwachung der Narkosetiefe, der ischämischen Präkonditionierung, der Regionalanästhesie und dem Einsatz von Immunglobulinen zur Behandlung chronischer Schmerzsyndrome. In jüngerer Zeit werden zudem klinisch-wissenschaftliche Erkenntnisse mit hoher praktischer Relevanz für die tägliche Arbeit systematisch hinterfragt und im Sinne der „evidence based analysis" aufgearbeitet.

Seit der Übernahme des Ordinariats durch Roewer sind über 15 wissenschaftliche Projekte mit einer Drittmittelsumme von mehreren Millionen Euro sowie durch die Vergabe von Auslandsstipendien u. a. durch die Deutsche Forschungsgemeinschaft unterstützt worden.

Lehre

Seit 1996 sind im Weiterbildungskonzept für die ärztlichen Mitarbeiter der Klinik wöchentliche Veranstaltungen zur systematischen Grundlagenvermittlung enthalten, die allen Nichtfachärzten angeboten werden und zu deren Besuch alle Ärzte und Ärztinnen im Praktikum trotz Personalknappheit verpflichtet sind. Die noch unter dem Ordinariat von Weis von ihm als Weiterbildungsveranstaltung, Komplikationsbesprechung und Diskussionskreis ins Leben gerufene wöchentliche interne „Schlaue Stunde" wird mittlerweile als öffentliches „Anästhesiologisches Kolloquium" angekündigt und hat sich zu einem oft durch hochkarätige Vorträge bereicherten Forum weiterentwickelt. In einem gesonderten „Wissenschaftlichen Kolloquium" wird allen wissenschaftlich tätigen Mitarbeitern an der Klinik regelmäßig die Gelegenheit geboten, ihre Projekte vorzustellen und sich kritischen Fragen zu stellen.

Die zunächst als interne Leitlinien unter Federführung von Oberarzt Holger Thiel konzipierten Manuals zur Anästhesieführung in den Versorgungsbereichen der Klinik sind mittlerweile bereits in 2. Auflage als Lehrbuch mit dem Titel „Anästhesie compact" erschienen. In Ergänzung dessen liegt seit 2001 von denselben Autoren der „Taschenatlas der Anästhesie" vor, der als Grundlage für die nach einem Jahr stattfindenden Lehrgespräche mit den Ärzten im Praktikum herangezogen wird.

Etwa 30 Lehrveranstaltungen der Klinik werden im Vorlesungsverzeichnis der Bayerischen Julius-Maximilians-Universität Würzburg ausgewiesen. Als Hauptvorlesungen sind angeboten „Einführung in die Anästhesiologie", „Grundlagen der Anästhesiologie", „Spezielle Notfallmedizin" sowie „Klinik und Pharmakologie der Lokalanästhetika". Für Anästhesisten in der fortgeschrittenen Weiterbildung werden regelmäßig Trainingskurse am Simulator und Ausbildungskurse in der transösophagealen Echokardiographie (TEE) angeboten. Die Klinik ist eine von der DGAI zertifizierte Einrichtung für die Ausbildung in der perioperativen TEE.

In der praktischen Ausbildung der Anästhesisten kann die Klinik auf eine lange Tradition der Unterweisung direkt am Patienten blicken. Große Verdienste um die Kinder- und Neuroanästhesie erwarb sich beispielhaft Irene Danhauser-Leistner, die ihre langjährige Erfahrung bis zu ihrer Pensionierung im Jahr 2000 mit einem Höchstmaß an Ausdauer und Einsatz den nachrückenden Mitarbeiterinnen und Mitarbeitern vermittelte.

Mit einem Tutorensystem erlernen die „AiPs" die gängigen Techniken der Anästhesieführung in allen Bereichen von Beginn an systematisch und werden schrittweise an die schwierigeren Fälle herangeführt.

Anhang

Habilitationen

- **Rehder, Kai** (1963) Über den Einfluss von Lagerung und Thorakotomie auf die Verteilung von Gas und Blut in der Hundelunge während künstlicher Beatmung mit intermittierendem positiven Druck
- **Rietbrock, Ingrid**, geb. Kreiß (1973) Beeinflussung der Leberzellaktivität der Ratte durch wiederholte Halothannarkosen unter besonderer Berücksichtigung der Arzneimittelelimination
- **Cunitz, Günther** (1973) Katecholamingehalt des Gehirns, des Herzens und der Nebennieren in Bezug zur Aktivität des Hypophysenvorderlappen-Nebennieren-Systems bei der Ratte unter dem Einfluss von Pentobarbital, Lachgas und Halothan
- **Sefrin, Peter** (1978) Klinische Untersuchungen biochemischer und hormoneller Veränderungen in Abhängigkeit vom Schweregrad der Traumatisation
- **Homann, Barbara** (seit 1986 Barbara von Haefen) (1980) Auswirkungen einer Autotransfusion mit Heparin sowie mit ACD- und CPD-Stabilisatoren auf Herz und Kreislauf des Hundes
- **Lazarus, Günter** (1980) Klinische Bedeutung der exspiratorischen Druck-Volumen-Beziehung zur Beatmungseinstellung bei respiratorischer Insuffizienz
- **Sprotte, Günter** (1981) Klinische Studie zum Differenzialblock
- **Plötz, Jürgen** (1982) Klinische Untersuchungen zur Reaktion der Skelettmuskulatur auf Succinylcholin und Halothan bei Kindern
- **Rothhammer, Anton** (1984) Die Wirkung von Lachgas in der Kombinationsnarkose: eine klinische Studie
- **Sold, Markus** (1988) Postoperative systolische und diastolische Ventrikelfunktion nach kardiochirurgischen Eingriffen
- **Kress, Hans-Georg** (1988) Beeinflussung zytoplasmatischer Calcium-Transienten neuronaler Zellen durch halogenierte Inhalationsanästhetika: eine In-vitro-Untersuchung mit der Zelllinie PC 12
- **Blumenberg, Detlef** (1990) Transfusions-assoziierte und nosocomiale Risiken durch primär hepatotrope Viren bei Intensivpatienten
- **Tas, Petrus W.L.** (1993) Effects of volatile anesthetics on functional membrane proteins of neural cells
- **Engelhardt, Wolfram** (1995) Der Einfluss des CO_2-Partialdrucks während hypothermer extrakorporaler Zirkulation auf die mit neurophysiologischen und neuropsychologischen Methoden gemessene Hirnfunktion
- **Hartung, Edmund Josef** (1996) Die Bedeutung des Pflanzenalkaloids Ryanodin für die Diagnostik der Malignen Hyperthermie
- **Herbert, Michael** (1996) Neurogene Entzündung an Haut und Gelenken: Klinische und tierexperimentelle Studien
- **Greim, Clemens-Alexander** (1999) Kardiozirkulatorische Auswirkungen des Kapnoperitoneums bei normaler und eingeschränkter Myokardfunktion

Leitende Funktionen

Die folgenden Habilitanden wurden auf leitende Positionen berufen: Klaus Eyrich, Ordinarius, Berlin, Klinikum Steglitz; Ingrid Rietbrock (geb. Kreiß), Chefärztin, Horst-Schmidt-Klinikum Wiesbaden; Günther Cunitz, Ordinarius, Bochum; Peter Sefrin, C3-Professur für Präklinische Notfallmedizin; Barbara Homann (von Haefen), Chefärztin, Krankenhaus Benrath; Günter Lazarus, Chefarzt, Klinikum Suhl; Jürgen Plötz, Chefarzt, Klinikum Bamberg; Anton Rothhammer, Chefarzt, Leopoldina-Krankenhaus Schweinfurt; Markus Sold, Chefarzt, St. Markus-Krankenhaus Frankfurt; Hans-Georg Kress, Ordinarius, Wien; Detlef Blumenberg, Chefarzt, Klinikum Osnabrück; Wolfram Engelhardt, Chefarzt, Klinikum Offenburg; Edmund Josef Hartung, Chefarzt, Klinikum Stralsund; Herbert Michael; Clemens-Alexander Greim, C3-Professur.

Informationen aus dem Internet

Im Internet stellt sich die Klinik für Anaesthesiologie umfassend auf einer Webseite dar:
http://www.anaesthesie.uni-wuerzburg.de

Anhang

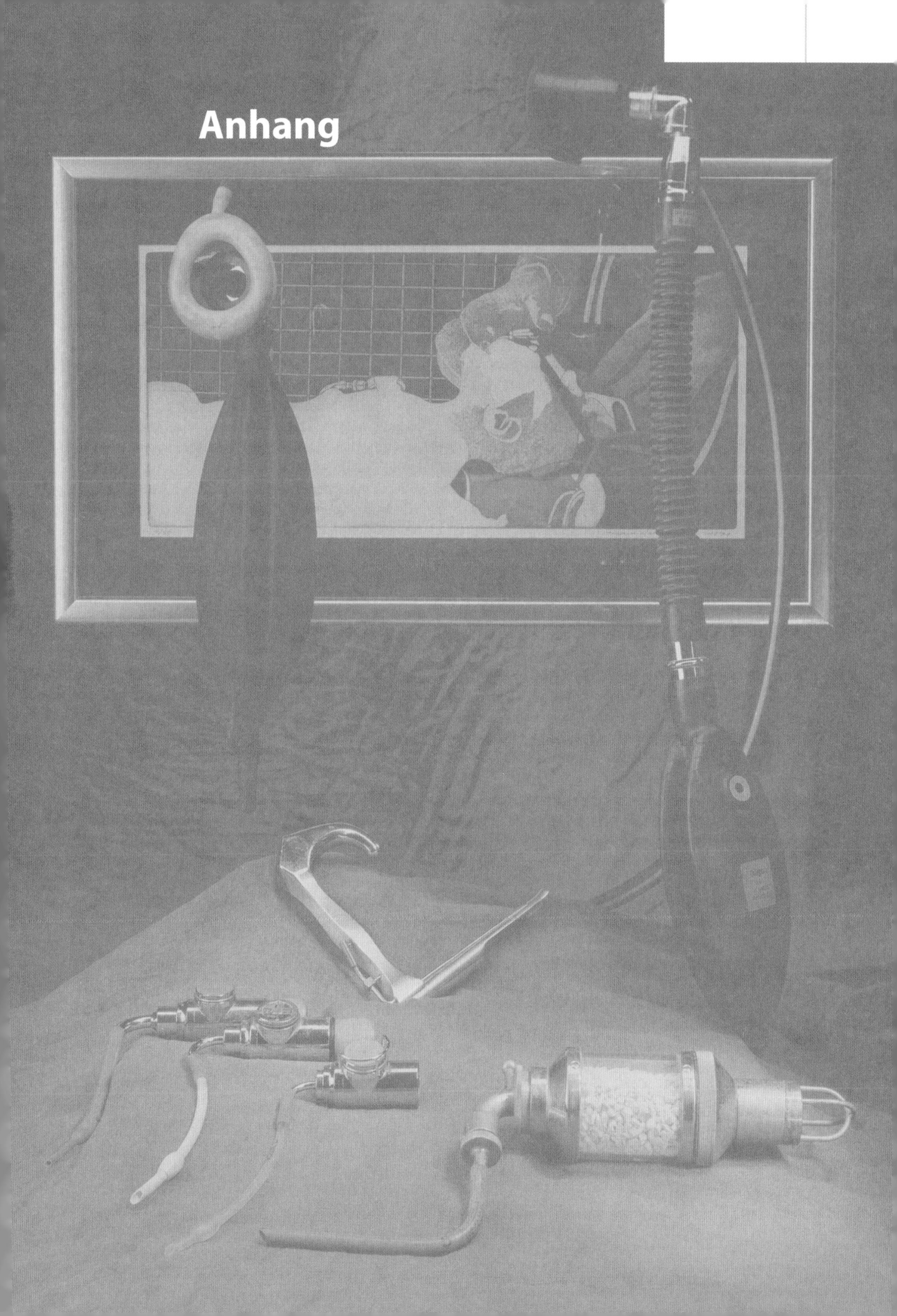

Abbildungsnachweise

Abb. 1.1. Nach Schedel H. (1493) **Weltchronik.** Nürnberg, Fol. 6v

Abb. 1.2. Nach Vesal A. (1543) **De humani corporis fabrica libri septem.** Basel. (Beginn des Textes)

Abb. 1.3. Nach Hügin W. (1989) **Anaesthesia.** Editiones Roche, Basel. S. 42/43. (Bearbeitung: Heike Petermann)

Abb. 1.4. Nach Mörgeli C. (1999) **Die Werkstatt des Chirurgen.** Editiones Roche, Basel, S. 192

Abb. 1.10. Nach **Illustrirte Zeitung** (1948). Leipzig 8: 149

Abb. 1.13. Nach **Intelligenzblatt der königlichen Regierung von Oberbayern.** Nr 28, 9. Juli 1847. Sp 980f

Abb. 1.18. © Karl-Heinz Krauskopf

Abb. 1.19. © Karl-Heinz Krauskopf

Abb. 1.20. Nach Davy H. (1800) **Researches, chemical and philosophical, chiefly concerning Nitrous Oxide, or dephlogisticated Nitrous air, and its respiration.** London

Abb. 1.21. Nach Smith W.D.A. (1965b) S. 876

Abb. 1.22. Nach Smith W.D.A. (1982) **Under the influence. A history of nitrous oxide and oxygen anaesthesia.** Park Ridge, Ill., S. 111

Abb. 1.23. Sammlung M. Goerig, Hamburg

Abb. 1.24. © Karl-Heinz Krauskopf

Abb. 1.25. von Mikulicz-Radecki (Fotosammlung des Autors)

Abb. 1.26. Lagerung nach Witzel. Nach Witzel O., Wenzel F., Hackenbruch P (1906) **Die Schmerzverhütung in der Chirurgie.** Lehmanns, Wiesbaden

Abb. 1.27. Franz Kuhn (Fotosammlung des Autors)

Abb. 1.28. Die Unterdruckkammer Sauerbruchs: Nach Sauerbruch F. (1904) Zur Pathologie des offenen Pneumothorax und die Grundlage meines Verfahrens zu seiner Ausschaltung. Mitt Grenzgeb Med Chir XIII: 399–480

Abb. 1.29. Überdruckoperationsapparat: Prof. Brauer-Dräger (Bildarchiv der Dräger, Lübeck)

Abb. 1.30. Henle-Gerät (Fotosammlung des Autors)

Abb. 1.31. Nach **Die Technik der digitalen orotrachealen Intubtion, Allgemeinnarkose und örtliche Betäubung.** Barth, Leipzig

Abb. 1.32. Handwerkszeug des Narkotiseurs. Nach Moritsch P. (1949) **Die Schmerzverhütung bei chirurgischen Eingriffen.** Maudrich, Wien

Abb. 1.33. Braun-Inhalator (Fotosammlung des Autors)

Abb. 1.34. Produktpalette von Narkosegeräten der Firma Dräger (Bildarchiv der Drägerwerke AG, Lübeck)

Abb. 1.35. Der Respirationsapparat von Läwen. Nach Läwen A., Sievers R. (1910) Zur praktischen Anwendung der instrumentellen Respiration. Münch med Wochenschr 41: 2221–2225

Abb. 1.36. Das Lachgas-Sauerstoff-Gerät von Neu. Nach Döderlein A., Krönig B (1912) **Operative Gynäkologie.** Thieme, Leipzig

Abb. 1.37a. Das berühmte Modell A. Nach Hesse F., Lendle L., Schoen R. (1934) **Allgemeinnarkose und örtliche Betäubung.** Barth, Leipzig

Abb. 1.37b. Funktionsschema zum Modell A. Nach Hesse F., Lendle L., Schoen R. (1934) **Allgemeinnarkose und örtliche Betäubung.** Barth, Leipzig

Abb. 1.38. Narcylen-Gerät (Bildarchiv der Dräger-Werke, Lübeck)

Abb. 1.39. Narkosemaske nach Kelling. Nach Kelling G. (1926) Demonstration einer Narkosemaske. Arch klin Chir 142: 176–177

Abb. 1.40. Vorschriften zum Narkotisieren. Nach Brunn M. von (1913) **Die Narkose.** Enke, Stuttgart

Abb. 1.41. Titelseite der Publikation Schneiderlins

Abb. 1.42. Carl Ludwig Schleich (Fotosammlung des Autors)

Abb. 1.43. Heinrich Braun bei einer Chirurgentagung (Fotosammlung des Autors)

Abb. 1.44a. August Bier im Kreis seiner Mitarbeiter (Fotosammlung des Autors)

Abb. 1.44b. Durchführung einer Spinalanästhesie (Fotosammlung des Autors)

Abb. 1.45. Unterschiedliche Spinalkanülen. Nach Schmidt H. (1929) Pitkins kontrollierbare Spinalanästhesie mit viskotischen, spezifisch leichteren Novokainlösungen. Arch klin Chir 157: 206–211

Abb. 1.46. Set zur i.v.-Ätheranästhesie. Nach Kümmell H. (1914) Weitere Erfahrungen über intravenöse Äthernarkose. Bruns Beitr klin Chir 92: 27–36

Abb. 1.47a. Hellmut Weese (Bildarchiv der Bayer-Werke)

Abb. 1.47b. Reklameschrift für Evipan (Bildarchiv der Bayer-Werke)

Abb. 1.48. Reklameschrift für Avertin (Archiv der Bayer-Werke)

Abb. 1.49a. Die Technik der Tropfnarkose, abgebildet ist u. a. Franz Oehlecker (Fotosammlung des Autors)

Abb. 1.49b. Die Technik der Bluttransfusion nach Oehlecker. Nach Oehlecker (1940) **Die Bluttransfusion.** Urban & Schwarzenberg, Berlin Wien

Abb. 1.50. Die Technik der pumpenunterstützten Bluttransfusion. Nach Oehlecker F. (1940) **Die Bluttransfusion.** Urban & Schwarzenberg, Berlin Wien

Abb. 1.51. Werbeschrift für Periston (Bildarchiv der Bayer-Werke)

Abb. 1.52. Helmut Schmidt (Fotosammlung des Autors)

Abb. 1.53. Narkoseprotokoll. Nach Schmidt H. (1930) Lumbalanästhesie mit spezifisch leichter viskotischer Novokainlösung (Spinocain) und prophylaktischer Stabilisierung des Blutdrucks durch Ephedrin. Klin Wochenschr 16: 748–756

Abb. 1.54. Autonograph (Bildarchiv der Siemens-Werke)

Abb. 1.55. Kardiotron-Gerät. Nach Schürer F. von (1937) Das Kardiotron, ein Apparat zur objektiven Messung der Herzfrequenz, des Blutdrucks und der Atmung während der Operation. Arch klin Chir *189:* 388–392

Abb. 1.56. Ernst von der Porten. Nach Tschöp M. (1986) **Ernst von der Porten.** Springer, Berlin Heidelberg New York Tokio

Abb. 1.57. Titelseite **Der Schmerz**

Abb. 1.58. Hans Killian (Fotosammlung des Autors)
Abb. 2.1. Nach Rupreht J., van Lieburg M.J., Lee J.A., Erdmann W. (eds) (1985) **Anaesthesia. Essays on its history.** Springer, Berlin Heidelberg New York Tokio, S. 280
Abb. 2.2. Archiv der DGAI
Abb. 2.3. Archiv der DGAI
Abb. 2.4. Dr. Werner Sauerwein, Konstanz
Abb. 2.5. Archiv der DGAI
Abb. 2.6. Archiv der DGAI
Abb. 2.7. Archiv der DGAI
Abb. 2.8. Archiv der DGAI
Abb. 2.9. Archiv der DGAI
Abb. 2.10. Archiv der DGAI
Abb. 2.11. Archiv der DGAI
Abb. 2.12. Archiv der DGAI
Abb. 2.13. Bildarchiv Klinik für Anästhesiologie der Universität Erlangen-Nürnberg, Erlangen
Abb. 2.14. Archiv der DGAI
Abb. 2.15. Prof. Dr. Jens-Peter Striebel, Mannheim
Abb. 2.16. © Bischof + Broel, Bayreuther Str. 21, 90409 Nürnberg
Abb. 2.17. Geschäftsstelle von DGAI/BDA, Nürnberg
Abb. 2.18. Prof. Dr. Jens-Peter Striebel, Mannheim
Abb. 2.19. © Bischof + Broel, Bayreuther Str. 21, 90409 Nürnberg
Abb. 2.20. Horst-Stoeckel-Museum für die Geschichte der Anästhesiologie, Bonn
Abb. 2.21. © MCN, Nürnberg
Abb. 2.22. © MCN, Nürnberg
Abb. 2.23–2.28. Bildarchiv der DGAI
Abb. 2.29. Anaesthesiol Reanimat 13, 1988: 253
Abb. 2.30. Bildarchiv Horst-Stoeckel-Museum für die Geschichte der Anästhesiologie, Bonn
Abb. 2.31. Anaesthesiol Reanimat 7, 1982: 190
Abb. 2.32. Anaesthesiol Reanimat 15, 1990: 375
Abb. 2.33. aus Privatbesitz
Abb. 2.34. aus Privatbesitz
Abb. 2.35–2.46 Bildarchive der Autoren
Abb. 2.47. © Springer-Verlag
Abb. 2.48–2.53 © Archiv **Anästhesiologie & Intensivmedizin,** Nürnberg
Abb. 2.54–2.56. © Thieme Verlag
Abb. 2.57. Archiv des Herausgebers von **Anaesthesiologie und Reanimation,** Prof. Dr. med. habil. Gottfried Benad, Beselin
Abb. 2.58–2.70. Bildarchiv Prof. Dr. Dr. h.c. mult. Horst Stoeckel, Horst-Stoeckel-Museum für die Geschichte der Anästhesiologie, Bonn
Abb. 3.1. Bildarchiv Michael Goerig, Hamburg
Abb. 3.2. Bildarchiv Michael Goerig, Hamburg
Abb. 3.3. © Springer-Verlag
Abb. 3.4. Bildarchiv Michael Goerig, Hamburg
Abb. 3.5. © Springer-Verlag
Abb. 3.6. © Gustav Fischer Verlag, Stuttgart
Abb. 3.7. Bildarchiv des Autors
Abb. 3.8. Bildarchiv Michael Goerig, Hamburg
Abb. 3.9. Bildarchiv Michael Goerig, Hamburg
Abb. 3.10. © Springer-Verlag
Abb. 3.11. Kollage Prof. Dr. Jürgen Schüttler, Erlangen
Abb. 3.12. Kollage Prof. Dr. Jürgen Schüttler, Erlangen
Abb. 3.13. Bildarchiv Michael Goerig, Hamburg
Abb. 3.14. © Springer-Verlag
Abb. 3.15. Bildarchiv Michael Goerig, Hamburg
Abb. 3.16. Bildarchiv des Autors
Abb. 3.17. Bildarchiv der Klinik für Anästhesiologie der Universität Erlangen Nürnberg
Abb. 3.18. © Drägerwerk AG, Lübeck
Abb. 3.19. Bildarchiv Michael Goerig, Hamburg
Abb. 3.20. © Karl-Heinz Krauskopf, Wuppertal
Abb. 3.21. Bildarchiv Klinik für Anästhesiologie der Universität Erlangen-Nürnberg
Abb. 3.22. Bildarchiv Michael Goerig, Hamburg
Abb. 3.23. © Springer-Verlag
Abb. 3.24. Bildarchiv Michael Goerig, Hamburg
Abb. 3.25. Bildarchiv Michael Goerig, Hamburg
Abb. 3.26. Bildarchiv des Autors
Abb. 3.27. Bildarchiv Michael Goerig, Hamburg
Abb. 3.28. Bildarchiv Michael Goerig, Hamburg
Abb. 3.29. Kollage vom Autor
Abb. 3.30. Bildarchiv Michael Goerig, Hamburg
Abb. 3.31. Bildarchiv Klinik für Anästhesiologie der Universität Erlangen-Nürnberg
Abb. 3.32. © MCN, Nürnberg
Abb. 3.33. Bildarchiv Michael Goerig, Hamburg
Abb. 3.35. © Springer-Verlag
Abb. 3.36. Archiv DIVI
Abb. 3.37. Archiv DIVI
Abb. 3.38. Bildarchiv Prof. Dr. Jürgen Schüttler, Erlangen (von Prof. Dr. Eberhard Gögler)
Abb. 3.39. Bildarchiv Prof. Dr. Jürgen Schüttler, Erlangen (von Prof. Dr. Wolfgang Herzog, Gummersbach)
Abb. 3.40. Bildarchiv Prof. Dr. Jürgen Schüttler, Erlangen (von Prof. Dr. Rudolf Frey aus einem Jahresbericht der Klinik für Anästhesiologie in Mainz)
Abb. 3.41. Bildarchiv Prof. Dr. Jürgen Schüttler, Erlangen (von Prof. Dr. Eberhard Gögler)
Abb. 3.42. Bildarchiv Andreas C. Bartsch, Bonn
Abb. 3.43. Bildarchiv Prof. Dr. Dr. h.c. Wolfgang F. Dick, Mainz
Abb. 4.1. Postkarte
Abb. 4.2. Nach Toellner R. (1986) **Illustrierte Geschichte der Medizin.** Wiss. Verlagsgesellschaft, Stuttgart, Bd. 3, S. 1592
Abb. 4.3. Nach **Illustrierte Geschichte,** Bd. 3, S. 1589
Abb. 4.4. Nach **Illustrierte Geschichte,** Bd. 3, S. 1590
Abb. 4.5. Nach Mörgeli C. (1999) **Die Werkstatt des Chirurgen.** Editiones Roche, Basel, S. 239
Abb. 4.6. Nach **Illustrierte Geschichte,** Bd. 3, S. 1596

Die Abbildungen in Unterkapitel 4.3 stammen aus Privatbesitz bzw. aus den Bildarchiven der jeweiligen Autoren oder deren Kliniken.

Die Motive der Schmuckseiten (Seiten 1, 67, 181, 232, 271, 285, 290, 297 und 571) wurden nach Aufnahmen aus dem Kalender **Tradition & Innovation, 1953–2003 – 50 Jahre DGAI** gestaltet (Fotos: Karl-Heinz Krauskopf, Wuppertal).

Namensverzeichnis

A

B

C

D

E

H

I

J

K

L

M

N

O

P

Q

R

S

T

U

V

W

Y

Z

Genealogie der Lehrstühle und Lehrstuhlinhaber für Anästhesiologie

HEIDELBERG 1950 - 1959

- Kolb (1963/1972) Berlin FU/München TU
  - Weis (1968) Würzburg
    - Cunitz (1983) Bochum
      - Kress (1992) Wien, A
  - Ahnefeld (1974) Ulm
    - Lindner (1998) Innsbruck, A
  - **Dick (1983) Mainz**
- Just (1963) Heidelberg
  - Lutz (1971) Mannheim
    - Peter (1976) München LMU
      - Schmucker (1985/1990) Berlin FU/Lübeck
      - Laubenthal (1987) Bochum
      - Taeger (1991) Regensburg
      - Unertl (1994) Tübingen
      - Stein (1997) Berlin FU
    - van Ackern (1986/1989) Lübeck/Mannheim
      - Albrecht (1994) Dresden
    - Geiger (1986) Freiburg
      - Nöldge-Schomburg (1999) Rostock
    - Martin, E. (1990) Heidelberg
    - Georgieff (1992) Ulm
  - Wawersik (1971) Kiel
    - Wulf (2001) Marburg
  - Stoeckel (1974) Bonn
    - Schulte am Esch (1982) Hamburg
      - Schüttler (1995) Erlangen
      - Kochs (1994) München TU
      - Roewer (1995) Würzburg
      - Brandt (1995) Witten/Herdecke
      - Scholz (2000) Kiel
- Stoffregen (1964) Göttingen
  - Schorer (1968) Tübingen
  - **Kettler (1975) Göttingen**
    - Larsen (1990) Homburg/Saar
      - Radke (1993) Halle
        - Hoeft (1995) Bonn
- Oehmig (1965) Marburg
  - Kirchner (1968) Hannover
    - Hempelmann (1978) Giessen
      - Zenz (1986) Bochum
        - Piepenbrock (1996) Hannover
- Zindler (1962)
  - Dudziak (1973)